U0304240

上 卷

Systemic Endocrinology
系统内分泌学

主审 宁 光

主编 赵家军 彭永德

中国科学技术出版社
·北京·

图书在版编目（CIP）数据

系统内分泌学 . 上卷 / 赵家军 , 彭永德主编 . — 北京 : 中国科学技术出版社 , 2021.3
ISBN 978-7-5046-8981-8

Ⅰ . ①系… Ⅱ . ①赵… ②彭… Ⅲ . ①内分泌学 Ⅳ . ① R58

中国版本图书馆 CIP 数据核字 (2021) 第 034353 号

策划编辑	王久红　　焦健姿
责任编辑	黄维佳
装帧设计	佳木水轩
责任印制	李晓霖

出　　版	中国科学技术出版社
发　　行	中国科学技术出版社有限公司发行部
地　　址	北京市海淀区中关村南大街 16 号
邮　　编	100081
发行电话	010-62173865
传　　真	010-62179148
网　　址	http://www.cspbooks.com.cn

开　　本	889mm×1194mm　1/16
字　　数	1334 千字
印　　张	52.25
版　　次	2021 年 3 月第 1 版
印　　次	2021 年 3 月第 1 次印刷
印　　刷	天津翔远印刷有限公司
书　　号	ISBN 978-7-5046-8981-8 / R · 2673
定　　价	499.00 元

（凡购买本社图书，如有缺页、倒页、脱页者，本社发行部负责调换）

编著者名单

主　审　宁　光

主　编　赵家军　彭永德

副主编　余学锋　杨　涛　王桂侠　张　波　焦　凯

编　委　（以姓氏笔画为序）

丁凤鸣　卜　乐　于　康　王红星　王育璠　王颜刚　王养维　王桂侠
巴建明　付　蓉　包爱华　母义明　曲　伸　吕朝晖　乔　虹　伍学焱
刘　铭　刘　超　刘　煜　刘礼斌　刘建民　刘喆隆　汤旭磊　孙子林
孙爱军　苏　恒　苏东明　李　强　李凤翔　李丽娟　杨　涛　杨　渊
杨　雁　杨刚毅　吴　镝　邱山虎　何　庆　何金汗　余学锋　宋勇峰
张　巧　张　旻　张　波　张　勇　张力辉　张曼娜　陆志强　陈　宏
罗佐杰　郑　博　单忠艳　孟卓贤　洪　靖　洪天配　秦贵军　袁慧娟
夏维波　顾　愹　高　聆　盛志峰　崔久嵬　崔景秋　鹿　斌　彭永德
焦　凯　窦京涛　蔡晓频　管庆波　霍　勇

编　者　（以姓氏笔画为序）

丁晓颖　上海交通大学附属第一人民医院

卫　静　西安国际医学高新医院

王　娜　中日友好医院

石勇铨　上海长征医院

卢　琳　北京协和医院

刚晓坤　吉林大学第一医院

毕长龙　中山大学附属第八医院

刘玲娇　陕西省人民医院内分泌糖尿病病院

许岭翎　北京协和医院

孙蔚明　兰州大学第一医院

孙　磊　山东大学齐鲁医院

苏本利　大连医科大学附属第二医院

李益明　复旦大学附属华山医院

杨海燕　广西医科大学第一附属医院

肖建中　北京清华长庚医院

何　钊　山东第一医科大学附属省立医院

宋璐璐　中日友好医院

张　烁　复旦大学附属华山医院

张　斌　北京大学第一医院

张　锦　兰州大学第一医院

张金苹　中日友好医院

张雪莲　中日友好医院

陆　欢　上海交通大学附属第一人民医院

陈　光　吉林大学第一医院

罗说明　中南大学湘雅二医院

庞雅玲　陕西省人民医院内分泌糖尿病病院

赵　静　北京大学第一医院

侯新国　山东大学齐鲁医院

贾红蔚　天津医科大学总医院

贾晓凡　北京医院

徐　磊　复旦大学附属中山医院

徐浣白　上海交通大学附属第一人民医院

高　莹　北京大学第一医院

高政南　大连市中心医院

黄振兴　广西医科大学第一附属医院

梁杏欢　广西医科大学第一附属医院

曾天舒　华中科技大学附属协和医院

温俊平　福建省立医院

甄东户　兰州大学第一医院

学术秘书　王育璠　宋勇峰　侍　茹

内容提要

现代研究发现，内分泌器官／系统与全身各器官／系统存在着"交叉点"，而这些"交叉点"正是未来内分泌学学术新发现、新进展的突破点。

本书的主创团队会集了国内几代内分泌领域的专家学者，由全国内分泌领域权威专家、山东第一医科大学附属省立医院的赵家军教授和上海交通大学附属第一人民医院彭永德教授领衔，在深入梳理内分泌学、遗传学、免疫学、分子生物学等多维度学术成果对人类神经内分泌调控及各系统内分泌疾病病理生理之间的脉络关联的基础上，紧抓临床各系统的常见疾病及热点问题这一主线，从各系统内分泌功能、各系统与内分泌系统相互作用出发，分上、下两卷，共十二篇，详细阐述了神经内分泌学、免疫内分泌学、肿瘤内分泌学、心血管内分泌学、呼吸内分泌学、消化内分泌学、血液内分泌学、肾脏内分泌学、骨骼内分泌学、肌肉内分泌学、脂肪内分泌学和生殖内分泌学等内容。

书中所述全面覆盖了全身与内分泌代谢相关的系统、器官及组织，不仅从内分泌学专业层面进一步拓宽了经典内分泌学的范畴，而且从多维视角深度融合了内分泌学与各学科、各系统之间的联系，反映了当前系统内分泌学的最新发展及其与疾病关系的最新认识，代表了国内当前内分泌领域研究的最高水平，且兼具科学性、创新性、系统性、完整性、权威性和实用性。本书内容系统全面，重点突出，可作为内分泌专业科研人员与临床医师的实用参考工具书，对新踏入该领域的研究者亦有重要引导作用。

序

内分泌学是一个充满魅力与活力的学科，分子生物学、细胞生物学、遗传学、免疫学等基础学科的迅猛发展，以及新技术和新药物的不断涌现，极大推动了内分泌学的发展。内分泌学具有丰富的内涵，对维持内环境稳态、对抗应激状态、保证生长发育及生殖功能等方面均发挥重要作用，同时内分泌系统与全身各器官系统相互联系且相互作用，涵盖了人类的全生命周期。

在近百年历史长河中，我国几代内分泌人对内分泌事业发展做出了巨大贡献。早在20世纪20年代，北京协和医院就开始进行女性骨软化症的研究。40年代，由我国内分泌学先驱刘士豪教授、朱宪彝教授率先在 Science（《科学》）上发表论文，首次提出了"肾性骨营养不良"的概念并沿用至今。50年代，上海广慈医院的邝安堃教授带领团队诊断了国内第一例原发性醛固酮增多症，并开展了卓有成效的内分泌疾病中西医结合系列研究。三位前辈对我国内分泌学的开拓性贡献特别令人敬仰，亦开创并奠定了我国内分泌学发展壮大的基础。基于此，在我担任中华医学会内分泌学分会主任委员期间，特别设立了以三位前辈冠名的学术讲座，至今已成功举办了12届。特别是改革开放后，我国内分泌学科得到了快速发展，取得了丰硕成绩。近十年来，来自我国的循证医学证据越来越多，由中国专家学者制订的指南及共识也越来越多，很大程度上促进了我国乃至世界内分泌学科的发展。

目前，内分泌学科面临诸多新机遇和新挑战。随着我国社会经济快速发展，人口老龄化日益凸显，人们的生活方式改变巨大，各种慢性非传染性疾病的患病率不断攀升，我国患有糖尿病、骨质疏松、高尿酸血症及肥胖症等疾病的人数均已过亿。此外，由于内分泌与肿瘤的关系非常密切，近年来肿瘤免疫治疗对内分泌系统的影响引发了多种免疫检查点抑制剂相关性内分泌疾病，这些变化均对内分泌学科提出了更紧迫的挑战，唯有励精图治、不断创新，才能不负这个时代。

《系统内分泌学》由赵家军教授、彭永德教授领衔主编，全书共分十二篇57章，针对临床上的常见疾病及热点问题，从疾病经典机制和诊疗规范出发，涵盖了神经、免疫、肿瘤、心血管、呼吸、消化、血液、肾脏、骨骼、肌肉、脂肪内分泌等各方面的内容，全景式地展现了近年来国内外内分泌学界的学术观点及前瞻思考，涉猎广泛，阐述周详，承继先贤，启迪来者，功莫大焉。

本书从策划至出版历时两年多，汇集了国内众多资深医学专家的辛劳和智慧，百余位内分泌学及相关学科作者参与了本书的编写。本书既可供从事内分泌及相关专业的临床医师参阅，又可供高等医学院校学生尤其是相关专业研究生精读。

在本书即将付梓之际，向诸位编著专家学者们致以诚挚祝贺。书将付样，先睹为悦，获益匪浅。谨呈以上感言，权充为序。

中国工程院　院士

上海交通大学医学院附属瑞金医院　院长

前　言

内分泌学是一门古老且充满活力的学科。人们常提及的"内分泌"概念，实为狭义"内分泌学"。内分泌器官通常包括下丘脑、垂体、甲状腺、甲状旁腺、胰腺、肾上腺及性腺等。近年来，随着基因、蛋白质和代谢组学、细胞克隆和基因编辑等生命科学及生物技术的飞速发展，除了经典的内分泌器官，心、肺、肠、肾、骨、肌肉及脂肪等器官或组织均能分泌激素，这些器官被称为广义内分泌器官。上述内分泌器官与全身各器官组织协同作用，构成了一个复杂精细的内分泌网络系统，精准调控着人体代谢、生长发育、生殖和衰老等生理过程。

现代医学已向系统医学与整合医学方向发展，内分泌学作为基础生命学科，无论在基础还是在临床领域都与很多学科有所交叉、相互交融，许多疾病在发生、发展过程中亦对内分泌系统产生影响。由此，人类健康与疾病需要从整体角度审视其发生、发展，诊疗模式更应以系统全面的思维去调整和操控。系统内分泌学就是以整体的、全面的、辩证的观点进行思考和诊治，将内分泌系统与全身各系统进行系统、科学的整合，从而达到防病治病的目的，确保人类健康。因此，这部《系统内分泌学》就应运而生了。

全书分上、下两卷，包含神经内分泌学、免疫内分泌学、肿瘤内分泌学、心血管内分泌学、呼吸内分泌学、消化内分泌学、血液内分泌学、肾脏内分泌学、骨骼内分泌学、肌肉内分泌学、脂肪内分泌学及生殖内分泌学，共十二篇。我们打破了纵向阐述的传统束缚，利用各系统之间的交互作用与横向联系，构建出各系统内分泌的全景视野；不仅在广度上将经典内分泌学做了进一步拓宽分层，覆盖了全身与内分泌代谢相关的系统、器官及组织，还在深度上涵盖了从基础到临床的主要相关热点及最新进展，从多维视角再现内分泌学与各学科、各系统之间的深度融合。本书选题视角开阔，立意创新独特，国内外鲜有类似著作，具有继往学、立新说的重要意义。

《系统内分泌学》汇集了国内众多资深医学专家的集体智慧，秉持科学性、权威性、实用性的编写要求，几经修改，最终在"十四五"开局之年，得以面世。本书充分兼顾教学、科研、临床的实际需要，对深入探究内分泌疾病的病理生理机制、提高临床诊治水平、推动内分泌代谢科与其他学科的融合发展具有重大意义，不仅可作为内分泌专业领域医生、研究生及科研工作者的学习用书，亦可作为参考用书供其他学科同行从新的广度及深度重新认识内分泌学。

希望本书能够抛砖引玉，成为各学科交流的"桥梁"。由于学科发展日新月异，加之参编人员众多，编写风格有所差异，书中所述可能存在一些疏漏和不足之处，敬请广大同行及读者指正。

山东第一医科大学附属省立医院　赵家军

上海交通大学附属第一人民医院　彭承德

目 录

上 卷

第一篇 神经内分泌学

第二篇　免疫内分泌学

第三篇　肿瘤内分泌学

第四篇　心血管内分泌学

第五篇　呼吸内分泌学

第六篇　消化内分泌学

下　卷

第七篇　血液内分泌学

第八篇　肾脏内分泌学

第九篇　骨骼内分泌学

第十篇　肌肉内分泌学

第十一篇　脂肪内分泌学

第十二篇　生殖内分泌学

第一篇

神经内分泌学

主　编　余学锋　刘喆隆
副主编　杨　雁　陆志强　鹿　斌　杨　渊

第1章

神经系统对内分泌系统的调控

一、调节内分泌系统的神经递质

神经递质是在神经细胞中合成，释放到突触间隙中，并作用于突触后神经元的化学物质。神经递质是神经元相互交流信息的信使。而激素是由内分泌细胞分泌的化学物质，大多数通过血液循环运送到远隔部位的靶细胞而发挥作用，所以传统观点认为神经递质和激素是不同的概念，然而有研究证明，许多神经元也可释放激素，如促黄体素释放激素（LHRH）、促甲状腺激素释放激素（TRH）等，它们也同样发挥神经递质的作用；例如，多巴胺是由下丘脑释放，被垂体门脉血流运送到腺垂体调节催乳素（PRL）分泌的促垂体激素，为公认的神经递质。

（一）神经递质的定义

神经递质是一种化学信使，它将信息从一个神经元传递到另一细胞。大多数神经元调节其他神经元，但有些也控制肌肉和内分泌腺。神经元可以通过自身受体（也称为突触前受体）的自分泌信号对神经递质做出反应。

（二）神经递质的分类

主要的神经递质分为四个大类：氨基酸、乙酰胆碱、单胺和肽类。此外，还有一些特殊的神经递质，如一氧化氮（NO）等，以及内源性大麻样物质，即内源性大麻素。

1. 氨基酸类神经递质

氨基酸类神经递质是哺乳动物中枢神经系统中最丰富的神经递质，存在于整个大脑和脊髓的神经元中。例如，兴奋性神经递质谷氨酸几乎涉及中枢神经系统中所有的生理性信号通路，并且在癫痫、脑卒中后脑损伤和成瘾依赖的病理过程也有作用。氨基酸神经递质受体是在突触后靶细胞的膜上离子通道。氨基酸神经递质与受体结合导致通道开放，从而对这些突触后细胞诱导快速兴奋或抑制作用。

在大脑和脊髓中最主要的兴奋性氨基酸类神经递质是谷氨酸和天冬氨酸，它们普遍存在于大脑中，所有脑突触中约有 50% 使用谷氨酸作为神经递质。谷氨酸和天冬氨酸受体通过打开突触后通道，使钙离子和钠离子进入细胞而诱导兴奋，它们参与了许多生理过程。谷氨酸最重要的效应是诱导突触功能的长期变化（称为突触可塑性），这构成了基础学习和记忆的神经变化的基础。

γ- 氨基丁酸（GABA）是最重要的抑制性氨基酸类神经递质，GABA 是中枢神经系统特有的物质，在脑和脊髓之外的含量极少，主要存在于神经末梢。GABA 神经元胞体多数在下丘脑外，GABA 受体主要有 A、B 两型，A 型为配体门控离子通道，是 α 和 β 亚单位组成的异源四聚体，配体与 GABA 识别位点结合，使氯通道开放，产生抑制性突触后电位，抑制神经元放电。地西泮与苯二氮䓬类识别位点结合，增加氯通道开放频率，从而增强 GABA 效应。B 型受体则主要分布在突触前末梢，可能通过激活耦联抑制性 G 蛋白（G_i 蛋白）、阻滞钙通道、减少钙内流实现突触前抑制。在突触后膜，则通过 G_i 蛋白开放钾通道，促进钾外流而实现突触后抑制。

甘氨酸也是重要的氨基酸类抑制性神经递质，主要作用部位在脊髓，通过不同的离子通道起作用，其受体还可调节氯离子进入突触后神经元。

2. 乙酰胆碱

乙酰胆碱（ACh）是首个被发现的神经递质，由胆碱能神经元释放。中枢胆碱能神经元分布很广泛，下丘脑的 ACh 神经元主要在外侧视前区（POA）和乳头体前核，有纤维投射到大脑皮质，下丘脑接受从脑干网状结构上行激活系统通过腹侧被盖通路来的胆碱能纤维投射，此外，还有在神经肌肉接头、副交感神经和自主神经节中的神经递质。乙酰胆碱在保持注意力和记忆过程中很重要，也可能与衰老有关，如阿尔茨海默病。乙酰胆碱还可以在动机行为中发挥作用，包括攻击性行为、性行为等。ACh 还与烟碱样受体结合，也可以通过毒蕈碱受体起作用。

3. 单胺类神经递质

单胺类神经递质在大脑中的浓度要比氨基酸类神经递质低得多，但作为药物靶标却极为重要，例如在治疗抑郁症、焦虑症、帕金森病和药物成瘾方面。当这些神经递质与其受体结合时，它们会激活一系列化学变化，这些变化涉及细胞质中的第二信使系统。

（1）儿茶酚胺：多巴胺（DA）、去甲肾上腺素（NE）和肾上腺素是由肾上腺素途径的神经元合成并释放的。它们的神经元细胞体定位在少数脑核中，但是它们的轴突在整个大脑中广泛分布。如在蓝斑中发现了突出的 NE 核，而在黑质中发现了多巴胺神经元。NE 是交感神经中重要的神经递质。儿茶酚胺在引起情绪和动机行为，以及调节下丘脑内分泌功能方面很重要。

（2）吲哚胺：主要有两种吲哚胺，一种是神经递质 5- 羟色胺（5-HT），另一种是褪黑素，是一种由松果体分泌的激素。分泌 5-HT 的神经元的细胞体几乎全部位于上脑干的中缝核区，但其轴突广泛分布于整个大脑中。

（3）组胺：组胺（H）神经元主要发生在下丘脑后部，其神经末梢遍布整个下丘脑、大脑皮质和脊髓，其神经支配广泛，表明组胺在大脑中具有诸多功能，包括调节激素释放、学习和记忆，以及睡眠觉醒控制。

4. 肽类神经递质

在中枢神经系统中起神经递质作用的神经肽最初是在胃肠系统中发现的。胆囊收缩素、血管活性肠多肽（VIP）、胃泌素和铃蟾素在许多中枢神经途径中的浓度非常低。P 物质、神经降压素、生长抑素和脑啡肽等其他神经肽在神经元中产生。

神经肽和经典神经递质之间的重要区别是神经元合成神经肽的方式。神经肽是通过大分子肽合成的，这些大分子肽经过加工可生成较小的活性肽。如脑啡肽或内源性阿片类药物，首先在大脑和脊髓的神经元细胞体中合成为大分子的前脑啡肽。最终产物脑啡肽是仅具有 5 个氨基酸的小分子，具有神经递质样活性，尤其是在调节疼痛感方面。其他神经肽则起神经调节剂的作用，即它们改变了神经元对另一种神经递质做出反应的方式。

5. 非经典神经递质

NO 是体内的精氨酸在一氧化氮合酶（NOS）作用下，首先水解，然后氧化生成瓜氨酸和 NO。L- 精氨酸作为 NO 的前体，硝普钠、吗多明等作为 NO 的供体，均可增强 NO 的功能。如硝酸甘油类的扩血管效应是摄入体内后生成 NO 而实现的。因为 NO 是气态的，所以它通过扩散从神经元释放出来，它不存储在囊泡中也并非分泌产生。此外，尽管 NO 穿过突触向后移动（逆行作用）并作用于突触前神经元以改变谷氨酸的分泌，但它也从神经元末端扩散出去，作用于更远的神经元和神经胶质细胞。NO 与其他神经递质的区别还在于它不作用于特定的受体，而仅扩散到其他细胞中，从而调节诸如环磷酸鸟苷（cGMP）的信号传导系统。虽然只有 1% 的大脑神经元表达 NOS，但是大部分神经元都能接受 NO 的信号发挥作用，这表明 NO 在脑功能中非常重要。NO 还在胃肠道蠕动、阴茎勃起、脑血管舒缩等活动中起作用，在中枢神经系统，NO 在痛觉传导、长时程增强、突触可塑性等活动中也有重要作用，NO 还参与下丘脑—垂体轴激素分泌的调节。

非经典神经递质还有锌离子和 *D*- 丝氨酸，它们作为辅助递质协同谷氨酸作用。锌离子与谷氨酸一起储存在囊泡中，并作用于神经元 NMDA 突触后受体。D- 丝氨酸从星形胶质细胞中释放出来，在谷氨酸受体上亦与谷氨酸具有协同作用，D- 丝氨酸还可能有增强记忆的作用。

（三）神经递质的生物合成和储存

氨基酸和单胺神经递质的合成与神经肽的合成之间存在显著差异。胺类和氨基酸生物合成所必需的酶在神经元细胞内质网的核糖体上产生，并储存在突触小泡中。氨基酸底物，例如酪氨酸和色氨酸也存储在这些突触小泡中。当神经递质沿着轴突向下运输到神经末梢时，神经递质的合成在突触小泡内完成。神经肽神经递质的前体（前肽）也可以在细胞体内进行生物合成，然后储存在含有转化酶的囊泡中，这些酶通过将前体肽切成较小的活性分子来进一步加工。囊泡被运输到神经末梢；在神经末梢内部，突触小泡在释放到突触中之前存在于储存池中。突触小泡在神经细胞中执行许多基本功能：①它们将神经递质前体 / 前肽和生物合成酶从细胞体沿轴突转运到神经末梢；②神经递质的合成通常在囊泡内完成；③囊泡储存神经递质直至释放；④囊泡保护神经递质免于失活；⑤当囊泡在钙离子存在下与去极化细胞膜融合时，通过胞吐作用，神经递质从神经末梢释放出来；⑥囊泡能够

对神经递质的合成施加反馈调节；即当囊泡中的神经递质耗尽时，诸如酪氨酸羟化酶之类的酶会被刺激产生更多的去甲肾上腺素；反之，当囊泡中的去甲肾上腺素水平恢复到正常时，囊泡对酪氨酸羟化酶产生负反馈作用，从而阻止去甲肾上腺素的过度产生。

（四）神经递质的释放

每个神经元既是突触后细胞又是突触前细胞。当一个神经元被另一个神经元的神经递质后突触刺激后，该神经元会通过突触将其神经递质释放到下一个突触中，逐级向下传导信息。当这些神经递质在兴奋性突触中刺激其突触后受体时，它们会导致离子通道开放，并使神经膜去极化，即钠离子流入而钾离子移出细胞。这种去极化作用导致细胞的电活动发生变化，称为动作电位，沿着神经细胞膜传播直至到达轴突的神经末梢。当神经末梢发生去极化时，存储神经递质的突触小泡与细胞膜融合，在钙离子的作用下，细胞膜的通透性发生变化，将神经递质从小泡释放到细胞膜中。

（五）神经递质的灭活

有效的神经传递不仅需要突触前末端分泌神经递质，还需要其有效而迅速的失活。因为神经递质对突触后受体的持续激活可能对神经元有害。例如谷氨酸受体的刺激如果持续失控，可导致神经元死亡和癫痫发作。神经递质主要通过两种途径迅速失活：①最有效的方法是通过转运蛋白重新摄取到突触前末端，再对神经递质进行灭活；②神经递质可以被酶降解，通过转运蛋白重新摄取，并重新包装在囊泡中，可回收未使用的神经递质。

转运蛋白在突触传递中非常重要，可卡因和苯丙胺等成瘾性药物通过与多巴胺转运蛋白结合来发挥其作用，以防止多巴胺的再摄取和失活。这些药物的刺激作用是由于突触中保留的多巴胺

的时间比生理过程中情况要延长。某些抗抑郁药如氟西汀（百忧解），其药理机制是阻止 5- 羟色胺的再摄取，并增加突触中的水平。

儿茶酚胺被单胺氧化酶（MAO）和儿茶酚邻甲基转移酶（COMT）进行酶促降解。其他类型的神经递质具有特定的降解酶，而神经肽神经递质通过肽酶被灭活。因此，GABA 被 GABA 转氨酶（GABA-T）降解，乙酰胆碱被乙酰胆碱酯酶降解，组胺被组胺酶降解。这些酶存在于突触中，它们可以在与突触后受体结合之前及之后使神经递质失活。

（六）神经递质通路

神经递质出现在人脑的特定神经元途径中。

多巴胺途径集中在三个主要系统中：①黑质伸向尾状核 / 丘脑（也称为纹状体）；②腹侧被盖凸出至大脑皮质和各种边缘结构，例如隔膜、海马、杏仁核和伏隔核；③下丘脑的结节 - 漏斗系统。黑质——尾状核多巴胺途径对于运动的整合至关重要，黑质中多巴胺细胞的丢失导致帕金森病患者的僵硬和震颤。注射多巴胺前体左旋多巴，能够穿过血脑屏障，并进一步合成多巴胺来缓解帕金森病这些症状。复杂奖励通路也包括多巴胺系统，这也是苯丙胺等成瘾药物起效的靶目标。多巴胺系统还与注意缺陷多动障碍（ADHD）的病因有关。此外，下丘脑结节漏斗部多巴胺系统主要负责腺垂体催乳素分泌的调节。

去甲肾上腺素神经元存在于许多大脑区域，神经元细胞主要分布在蓝斑。去甲肾上腺素能途径包括背神经束和腹内侧前脑束，它们支配许多结构，包括皮质、嗅球、杏仁核、丘脑和下丘脑。此外还支配小脑和脊髓。脑去甲肾上腺素与睡眠—觉醒周期、注意力、进食行为的控制有关，并且是生理性恐惧和压力反应的组成部分。去甲肾上腺素在抑郁症中亦有作用。去甲肾上腺素能神经元作用于下丘脑和正中隆起，影响情绪和动机行为，并调节下丘脑释放 / 抑制激素的

分泌，这些激素控制垂体激素的分泌，如生长激素、黄体生成素和催乳素。

乙酰胆碱神经元主要有两个途径：①在基底核和内侧中隔核中发现了基底前脑胆碱能神经元，它们支配了大脑皮质的广泛区域；②脑干的胆碱能神经元支配着丘脑和脊髓的运动神经元。第三组由纹状体中的中间神经元组成。下丘脑也是胆碱能调节的部位，乙酰胆碱刺激促肾上腺皮质激素（ACTH）、促甲状腺激素（TSH）和生长激素（GH），以及分泌催产素和加压素的神经元释放激素。乙酰胆碱对诱导神经肽分泌的促性腺激素释放激素（GnRH）神经元具有直接作用。

5- 羟色胺系统几乎仅从中缝核的细胞体延伸，轴突上升到大脑的大部分区域，包括大脑皮质、海马、下丘脑和杏仁核。中缝核的尾部轴突下降到小脑和脊髓。5- 羟色胺轴突的广泛分布和多种 5- 羟色胺受体表明该神经递质与多种脑功能有关。这些包括睡眠和清醒、抑郁、焦虑、迷幻药和偏头痛的影响。血清素神经元也参与垂体前叶激素的分泌调节，但也可能控制垂体后叶激素（如加压素）的释放。

氨基酸神经递质也是大脑中的关键信号分子。它们包括两大类：兴奋性神经递质，如谷氨酸和天冬氨酸；以及抑制性神经递质，如 GABA 和甘氨酸。GABA 是大脑和脊髓中最丰富的抑制性神经递质，许多 GABA 神经元以局部回路抑制性中间神经元的形式存在。具有极短轴突的神经元释放 GABA 来抑制邻近的神经元。但是，某些 GABA 能神经元的轴突更长，投射到大脑的许多区域，如伏隔核 / 黑质核中的细胞体支配海马、丘脑和皮质。GABA 能神经元还调节下丘脑和垂体激素的释放。谷氨酸是大脑中主要的兴奋性神经递质。但是在大脑中还发现了大量与神经递质功能无关的谷氨酸。除了其作为神经递质的作用外，谷氨酸还是 GABA 生物合成的前体，而谷氨酸在神经元代谢中也起着至关重要的作用。

具有谷氨酸受体亚型的神经元的分布如下：NMDA 亚型的谷氨酸受体位于许多脑区域，包括丘脑、嗅球、海马和皮质和下丘脑。谷氨酸对 GnRH 分泌具有促进作用，因此谷氨酸是下丘脑调节生殖功能的关键组成部分。谷氨酸还调控 TRH 和促肾上腺皮质激素释放激素（CRH）神经元，进而参与甲状腺和肾上腺激素分泌的神经化学控制系统。谷氨酸与调节神经可塑性有关，特别是作为学习和记忆的基础，GABA 和谷氨酸都与许多精神病有关。例如，GABA 功能异常与癫痫、亨廷顿舞蹈病和睡眠障碍有关，而谷氨酸与卒中、癫痫和神经毒性有关。

一氧化氮（NO）不会存储在囊泡中，而是从其生物合成位点扩散开。因此，很难定位特定的大脑通路。但是，可以通过定位生物合成 NO 的一氧化氮合酶（NOS）来识别产生 NO 的神经元。使用免疫组织化学将大鼠大脑中的 NOS 进行了映射，揭示了整个大脑中的 NO 特异性神经元，包括大脑皮质、嗅球、海马、杏仁核、小脑和黑质。脑中下丘脑一氧化氮合酶的浓度最高，NO 与大多数垂体激素的释放有关。

内源性大麻素也不储存在囊泡中，仅在需要时才以酶促方式产生，并且它们可自由扩散通过细胞膜，而不是被分泌产生。内源性大麻素是在包括下丘脑在内的脑组织中进行生物合成的，脑组织中内源性大麻素受体（在免疫系统中主要存在 CB2 受体）的分布提供了一种确定内源性大麻素在何处发挥作用的方法。CB1 受体在皮质、海马、杏仁核、纹状体和小脑中尤其丰富。CB1 受体存在于下丘脑，内源性大麻素信号在调节应激反应和能量平衡中起重要作用。在后一种情况下，治疗性靶向 CB1 受体可能是对抗肥胖的一种方法。下丘脑和垂体 CB1 受体还通过减少 LH 和 PRL 分泌，以及神经垂体催产素的分泌来控制生殖轴。

（刘喆隆）

二、睡眠行为中的神经内分泌调控

（一）睡眠概述

1. 什么是睡眠

人的睡眠一般来说是处于休息状态的一种高度保守的行为，其特征是机体行为静止、拥有意识但对环境刺激的反应性降低，一般是由特定标准的脑电图（electroencephalogram，EEG）来定义的内部生物钟控制的、可逆性的自主行为。整个睡眠周期性节律是由内部神经回路活动、激素和环境因素之间平衡结果。然而，目前对于为什么睡眠期间大脑活动水平高，睡眠的重要性是什么，以及睡眠作用是什么都知之甚少。

2. 睡眠的不同阶段构成和生理特点

(1) 睡眠的构成和生理变化：睡眠不是大脑活动简单减少的结果，大脑与人们觉醒时一样活跃。人在睡眠时会出现脑电波改变、面部肌肉运动及周期性的快速眼球运动。脑电图就是把电极接到实验者头皮上，从头皮上将脑部的自发性生物电位加以放大记录而获得的图像（表 1-1）。肌

表 1-1　正常脑电图的波形特征、常见部位及出现条件

波形	图像	频率（Hz）	波幅（μV）	常见部位	出现条件
α		8~13	20~100	枕叶	成人安静、闭眼、清醒时
β		14~30	5~20	额、顶叶	成人活动时
θ		4~7	100~150	颞、顶叶	少年正常时，成人困倦时
δ		0.5~3	20~200	颞、枕叶	婴幼儿正常时，成人熟睡时

电图（electromyography，EMG）是把电极接到脸上，监测肌肉静止或收缩时的电活动。眼电图（electrooculogram，EOG）是将电极附着在眼睛周围，监测眼球运动。因此，可根据睡眠过程中脑电图、肌电图和眼电图的变化情况将睡眠分为非快速眼动睡眠（non-rapid eye movement sleep，NREM sleep）和快速眼动睡眠（rapid eye movement sleep，REM sleep）。

①非快速眼动（NREM）睡眠：经过一天的活动，人从觉醒进入睡眠，首先进入的是 NREM 睡眠阶段。根据脑电图的频率和波幅，可将 NREM 睡眠分为四期或四个阶段。Ⅰ期为入睡期，脑电波表现为低幅 θ 波和 β 波，频率比觉醒时稍低，脑电波趋于平坦，这一阶段很快过渡到Ⅱ期。Ⅱ期为浅睡期，脑电波呈持续 0.5～1s 的睡眠梭形波（即 σ 波，是 α 波的变异，频率稍快，幅度稍低）及若干 κ- 复合波（是 δ 波和 σ 波的复合）。随后，睡眠进入Ⅲ期，此期为中度睡眠期，脑电波中出现高幅（> 75μV）δ 波。当 δ 波在脑电波中超过 50% 时，睡眠进入Ⅳ期，即深度睡眠期。Ⅲ期和Ⅳ期睡眠统称为 δ 睡眠也叫慢波睡眠（slow wave sleep，SWS）。从Ⅱ期到Ⅳ期，睡眠深度逐渐加深，视、听、嗅和触等感觉，以及骨骼肌反射、循环、呼吸和交感神经活动等均随睡眠的加深而降低，且相当稳定；但此期腺垂体分泌生长激素明显增多，因而 NREM 睡眠可能有利于体力恢复和促进生长发育。

②快速眼动（REM）睡眠：慢波睡眠之后，脑电波的渐进性高幅低频的变化出现逆转，呈现与觉醒相似的不规则 β 波（表 1-1），故又称快波睡眠（fast wave sleep，FWS）。表现为皮质的脑电波活动的去同步化（当皮质神经元的电活动不一致时，就出现高频低振幅的波形，称为去同步化），但在行为上却表现为睡眠状态，因此也称异相睡眠（paradoxical sleep，PS）。另外，在 REM 睡眠期，机体的各种感觉进一步减弱，肌紧张减弱；交感神经活动进一步降低；下丘脑体温调节能力显著减弱，表明其睡眠深度要比慢波睡眠更深。此外，REM 睡眠阶段尚有躯体抽动、眼球快速运动及血压升高、心率加快、呼吸快而不规则等间断的阵发性表现。若在此期间被唤醒，大部分的人会诉说正在做梦，但在被唤醒的人中仅有极少部分能回忆起梦中的情景。目前认为 REM 睡眠中的眼球运动和上述阵发性表现可能与梦境有联系。

睡眠并非是由浅睡到深睡的连续过程，而是 NREM 睡眠和 REM 睡眠两个不同时相睡眠的周期性交替过程（图 1-1）。入睡后，一般先

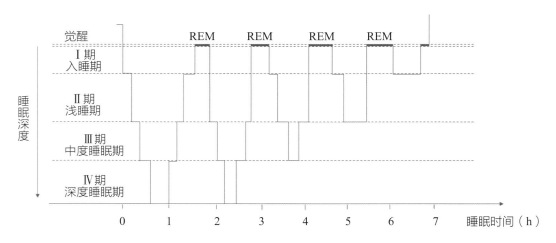

▲ 图 1-1 NREM 睡眠和 REM 睡眠的周期性交替
睡眠深度随着睡眠时间从开始最深逐渐变浅的过程，直到觉醒
NREM. 非快速眼动；REM. 快速眼动

进入 NREM 睡眠状态，由Ⅰ期开始，随后相继过渡到Ⅱ、Ⅲ、Ⅳ期睡眠，整个周期持续 80～120min 后转入 REM 睡眠阶段，REM 睡眠持续 20～30min 后又转入 NREM 睡眠阶段，NREM 期和 REM 期两个阶段在整个睡眠过程中有 4 或 5 次交替。NREM 睡眠主要出现在前半夜，睡眠后期逐渐减少甚至消失，与此相反，REM 睡眠在睡眠后期的比例逐渐增加。NREM 和 REM 睡眠均可直接转为觉醒状态，但由觉醒转为睡眠则通常要先进入 NREM 睡眠状态，而不是直接进入 REM 睡眠。

(2) 全生命周期的睡眠特征变化：人从胚胎、新生婴儿、成年早期到老年的整个生命中，睡眠的特征发生显著变化，包括总睡眠时间、快速眼动和非快速眼动睡眠的时间和比例，以及脑电波等特征。在新生儿期（出生后 28 天），婴儿每天的总睡眠时间 16～20h，白天的很大一部分时间是在睡眠，到 6 个月龄时下降到大约每天 13h，在 1—4 岁，每天的总睡眠时间减少到 11～12h，5 岁时下降到每天 9h。这种逐渐下降趋势一直持续到整个童年，青少年每天需要大约 9h 的睡眠。到中年的成年人至少需要 8h，尽管老人可能仍需要 8h，但他们很难在一个时间段里获得足够的睡眠时间。

①胚胎期：近年发现早于胎龄 25～27 周的正常早产儿就具有脑电图特征；早在 28 孕周就可以区分 EEG 的差异；到胎儿 31～32 孕周时，活动睡眠、安静睡眠和觉醒均能可靠地被 EEG 区分出来。这些都表明睡眠的电生理特征变化与胎龄、神经系统成熟水平密切相关。

②婴儿到青春期：在婴儿足月后 2～3 个月开始，脑电图形成短的高频突波睡眠纺锤体。通常到 3 月龄时，慢波的比例会增加并开始变得类似于成人的慢波睡眠。到 4 月龄时，纺锤体和慢波活动的程度可以将 NREM 睡眠细分为其组成的几个阶段。κ- 复合波是第二阶段 NREM 睡眠的另一个特征，通常在 6 月龄时出现，它们是具有特征性的两相形状的波（从负极到正极）。在婴儿早期，REM 和 NREM 之间的振荡周期大约是 60min（50% NREM，50% REM，间隔 3～4h 交替），而成年人则延长到 90min 左右。生命的第一个月中的新生儿或婴儿会通过快速眼动从清醒过渡到睡眠，或者在第一个 REM 期之前只有几分钟的 NREM 睡眠干预。2～3 个月后到成年，睡眠通常通过 NREM 进入睡眠。新生儿睡眠的约 50% 比例为 REM 睡眠，到青春期末逐渐下降至 15%～20%；而 NREM 睡眠期间慢波活动的比例在青春期急剧下降。

③成年和中老年：成人睡眠需求少于婴儿。成人每天睡 5～9h。20—29 岁的正常男性慢波睡眠时间约占总睡眠时间的 21%；40—49 岁的男性的慢波睡眠时间约占总睡眠时间的 8%；而 60—69 岁的男性慢波睡眠时间约占总睡眠时间的 2%。值得注意的是，在健康的成年人中，NREM 睡眠占睡眠时间的 75%～90%（Ⅰ期 3%～5%，Ⅱ期 50%～60%，以及Ⅲ和Ⅳ期 10%～20%）。REM 睡眠占睡眠时间的 10%～25%。但老年人的睡眠仅包括少量的深度睡眠（实际上没有Ⅳ期睡眠，勉强有Ⅲ期睡眠）。他们的总睡眠时间约为 6.5h。然而，REM 期在睡眠周期中的持续时间似乎在整个生命中都是不变的。

3. 睡眠的作用

睡眠显然是一种普遍的、进化成功的乃至生存所必需的生理行为，但我们为什么睡眠的原因仍未完全了解。目前对睡眠功能有几种猜想：从节能的角度来看，睡眠的功能之一是补充大脑糖原水平；二是晚上通常较冷睡眠能够节省能量来保暖。另一个解释是，人类和许多其他夜间睡眠的动物高度依赖视觉信息来寻找食物并避免掠食者。目前主流观点认为睡眠能使人精力和体力得到恢复，并增强免疫、促进生长和发育、提高学习和记忆能力、有助于情绪稳定，是保证机体正常生理活动的必需生理行为。

(1) 睡眠对大脑恢复作用：清醒过程中活跃

的神经元产生的代谢废物会在睡眠过程中从大脑中清除，因此可以解释睡眠的恢复作用。

(2) 睡眠对大脑发育和可塑性作用：睡眠脑电图的特征可能与大脑的信息处理能力有关，比如睡眠纺锤体的精确电生理的特征可能是认知能力的标志之一。因此，睡眠不仅可以作为大脑发育状态的有用标志，而且睡眠可能是促进正常神经系统发育的关键过程。

(3) 睡眠对记忆作用：越来越多研究表明在记忆巩固或固化阶段，睡眠对记忆处理有重要作用。比如睡眠对神经可塑性或经验依赖的突触变化的作用。目前实验证明 REM 睡眠有助于巩固非陈述性记忆，而慢波睡眠有助于促进陈述性记忆的巩固。

(4) 睡眠对学习作用：尽管在慢波睡眠中醒来的人很少报告叙事梦，但睡眠的大脑会练习在前一觉醒期间获取的信息。这些研究表明大脑似乎在慢波睡眠中排练新学习的信息，从而促进学习。

（占汇东）

（二）神经系统如何调控睡眠

睡眠是有规律的一种内在调控的可逆性自主行为。睡眠和觉醒是可以相互转换的，但是，是什么物质和中枢神经系统调控了这种转换呢？研究表明，大脑中高浓度的腺苷、下丘脑视前区神经元分泌的抑制性神经递质 γ- 氨基丁酸及松果体分泌入血的褪黑素都能促进睡眠。另外，脑桥和基底前脑的乙酰胆碱能系统分泌的乙酰胆碱、蓝斑的去甲肾上腺素能系统分泌的去甲肾上腺素、中缝核的 5- 羟色胺能系统分泌的 5- 羟色胺、结节乳头核的组胺能神经元分泌的组胺及外侧下丘脑的食欲能系统分泌的食欲素参与调节觉醒状态。这些物质都参与调控睡眠 / 觉醒周期（表 1-2）。

1. 腺苷

一个人熬夜后，第二天睡眠时间会有所延长，而午睡后，这一天或者后一天的夜间睡眠时间可能会减少。表明某些内在的生理机制会监控和调节机体所需的睡眠量。一种解释或猜想是人体会产生一种促进睡眠的物质，这种物质在清醒时积累，在睡眠时被破坏。研究发现这种物质可能是腺苷，当神经元活跃时，糖原被消耗，腺苷积累，累积的腺苷可能是促发睡眠的信号，而糖原在慢波睡眠时得到补充，腺苷水平则相应的下降，提示腺苷参与调控睡眠发生。后来发现高浓度的腺苷一方面是通过激活促睡眠的腹外侧视前区神经元，另一方面是抑制促觉醒的脑区来调控睡眠的。

表 1-2　参与调节睡眠 / 觉醒周期的化学物质的变化情况

化学物质	神经元胞体所在大脑区域	觉醒状态	NREM 状态	REM 状态
腺苷	—	逐渐增高	逐渐降低	—
乙酰胆碱	脑桥、基底前脑	高	低	高
去甲肾上腺素	蓝斑	高	低	低
5- 羟色胺	中缝核	高	逐渐降低	低
组胺	下丘脑结节乳头状核	高	低	低
食欲素	外侧下丘脑	高	低	低
γ- 氨基丁酸	下丘脑视前区	低	高	—
褪黑素	松果体	低	高	—

2. 乙酰胆碱

乙酰胆碱是参与觉醒尤其是大脑皮质活动的最重要神经递质之一。分泌乙酰胆碱的乙酰胆碱能神经元分为两组，一组位于脑桥，另一组位于基底前脑，收到刺激时神经元激活，大脑皮质同步去极化。皮质激活活动参与清醒状态和 REM 睡眠，正是因为有了这个活动作为生理基础，我们才会有思维过程，在清醒时表现为思想，在 REM 时表现为做梦。

3. 去甲肾上腺素

分泌去甲肾上腺素的去甲肾上腺素能神经元位于脑桥背侧的蓝斑，其轴突广泛分布于新皮质、海马、丘脑、小脑皮质、脑桥和髓质，可能影响广泛的大脑区域。去甲肾上腺素能神经元在清醒时的放电率很高，在慢波睡眠时较低，在快速眼动睡眠时几乎为零，而在醒来的几秒钟内放电速度急剧增加。大多数研究表明，去甲肾上腺素能神经元的活动增强了动物的警惕性，使其能够注意环境中的刺激物，这提示去甲肾上腺素参与警戒过程。临床上发现苯丙胺这样的儿茶酚胺激动药会引起失眠，这种影响可能是由位于蓝斑去甲肾上腺素能系统激活导致的。

4. 5- 羟色胺

分泌 5- 羟色胺的 5- 羟色胺能神经元位于网状结构的髓质和脑桥区域中缝核。这些神经元的轴突投射到大脑的许多部位，包括丘脑、下丘脑、基底节、海马和新皮质。与去甲肾上腺素神经元一样，这些神经元在清醒时最活跃，在慢波睡眠时放电速度下降，在快速眼动睡眠时几乎为零。然而，当快速眼动睡眠结束后，神经元突然变得非常活跃。有研究表明，刺激中缝核能引起运动和皮质兴奋，而对氯苯丙氨酸，一种阻止 5- 羟色胺合成的药物，能降低皮层的兴奋。5- 羟色胺能神经元的激活能促进持续的自主活动，如踱步、咀嚼等。另外，当对新刺激做出反应时，5- 羟色胺能神经元的活动会降低，这表明，5- 羟色胺能神经元可能参与促进正在进行的活动，并抑制感官信息的处理，防止可能破坏正在进行的活动的反应。临床上常见的抗抑郁药氟西汀就是一种 5- 羟色胺再摄取抑制药，可以改善刻板行为，缓解焦虑症状，促进睡眠。

5. 组胺

分泌组胺的组胺能神经元的胞体位于下丘脑的结节乳头状核，位于大脑的基底部。这些神经元的轴突主要投射到大脑皮质、丘脑、基底神经节、基底前脑和下丘脑的其他区域。组胺能神经元对大脑皮质的投射直接增加了皮质的激活和觉醒，而乙酰胆碱能神经元对基底前脑和脑桥背侧的投射是通过增加大脑皮质乙酰胆碱的释放间接增加了皮质的激活和觉醒。和其他的觉醒神经元一样，组胺能神经元的活动在清醒时较高，在慢波睡眠和快速眼动睡眠时较低。有研究显示，向大鼠基底前脑区注入组胺会导致清醒时间的增加和非快速眼动睡眠时间的减少，提示组胺参与维持清醒状态。临床上曾经用过的一代抗组胺药（抗过敏药）因为有较强的中枢神经抑制作用而逐渐被无镇静作用或镇静作用较轻的二代抗组胺药代替。

6. 食欲素

食欲素这个命名是来自于这种肽类物质在控制饮食和新陈代谢中的作用。此外，食欲素又叫"下丘脑泌素"，因为外侧下丘脑包含了所有分泌这种肽的神经元细胞体。食欲素能神经元位于外侧下丘脑，其轴突投射到大脑几乎每个部位，包括大脑皮质和所有参与觉醒的部位，食欲素在所有这些区域都有兴奋作用。有研究记录了未麻醉大鼠单个食欲素神经元的活动，发现这些神经元在警觉或活动的清醒状态时的活动强，而在平静的清醒状态、慢波睡眠和快眼动睡眠时的活动很弱，提示了食欲素参与警戒过程及维持清醒状态。

7. γ- 氨基丁酸（GABA）

GABA 是一种天然存在的非蛋白质氨基酸，

是哺乳动物中枢神经系统中重要的抑制性神经传达物质。在睡眠和觉醒的调控中，GABA 是由下丘脑视前区神经元（我们称为睡眠神经元）分泌的，大部分的神经元位于腹外侧视前区，另外一些位于邻近的视前核中位。当视前区变得活跃时，会释放 GABA 递质，抑制调控觉醒的神经元，然后我们就睡着了。研究发现，腹外侧视前区神经元受损会抑制睡眠，而这些神经元的活动在睡眠期间增加。

8. 褪黑素

褪黑素由松果体合成后分泌入血，松果体位于丘脑背侧中线附近。视交叉上核激活会引起下丘脑室旁核的反应，并最终引起胸椎脊髓外侧角中外侧区的节前交感神经元的反应，这些节前神经元调节颈上神经节的神经元，其中一些节后轴突投射到松果体，促进褪黑素分泌到血液中，通过与视交叉上核神经元上的褪黑激素受体相互作用，调节神经活动，进而影响睡眠—觉醒周期。

睡眠和觉醒到底是如何实现快速转换的呢？我们可以把这种转换比作一个开关，即睡眠/觉醒开关。当开关处于开启状态时，觉醒系统是活跃的，腹外侧视前区睡眠神经元被抑制，保持清醒状态。当开关处于关闭状态时，腹外侧视前区神经元是活跃的，这些神经元分泌抑制性神经递质 GABA，抑制促进觉醒的神经元系统，人就进入睡眠状态。而一旦我们进入睡眠状态，REM 阶段就会控制我们 REM 和 NREM 睡眠的周期。研究表明位于蓝斑腹侧的脑桥背侧区域，包含着仅在快速眼动时才会快速激活的 REM 启动神经元，这个区域称为 REM 睡眠启动区。中脑背侧的腹外侧中脑导水管周围灰质含有抑制快速眼动的神经元，这个区域称为 REM 睡眠关闭区。这两个脑区通过抑制性 GABA 能神经元相互连接。

当睡眠/觉醒的开关切换到关闭状态时，NREM 睡眠开始，腹外侧视前区神经元分泌抑制性神经递质 GABA 至调控觉醒的脑区，导致食欲素能、去甲肾上腺素能和 5- 羟色胺能系统向

REM 睡眠关闭区的兴奋性输入开始减少，最终 REM 睡眠状态开启。而在清醒状态下，REM 睡眠关闭区接收来自外侧下丘脑的食欲能神经元、蓝斑的去甲肾上腺素能神经元和中缝核的 5- 羟色胺能神经元的兴奋性输入，这种激活使 REM 睡眠进入关闭状态。

（吴珊珊）

（三）睡眠与内分泌系统的相互影响

1. 睡眠对内分泌激素的调控作用

现有资料表明儿童晚期很可能是一生中睡眠的"黄金时代"，超过 11 或 12 岁时，睡眠紊乱/障碍就会开始蔓延。每 10 个成年人中就有近 7 个人遇到睡眠质量的问题。许多睡眠问题是成年女性所特有的，她们中有一半报告在月经期间有睡眠障碍；3/4 的准妈妈说怀孕期间睡眠受干扰更大；而且更年期的许多人有睡眠中断问题，这可能部分原因是夜间的"潮热"导致的。这些表明睡眠受内分泌激素调控。比如，正常生理状态下，睡眠期间生长激素和催乳素的分泌量显著增高，而皮质醇和促甲状腺激素的释放则受到抑制；而觉醒状态与之相反。此外，睡眠还可以影响性激素的分泌，同时性激素也能影响睡眠质量。因此，随着年龄的增长，睡眠质量下降会造成某些激素紊乱和代谢失调，改善睡眠质量有助于维持内分泌稳态。

(1) 褪黑素：褪黑素只有在夜晚才能借由神经通路的活化而分泌，在明亮光线的情况下被抑制。褪黑素在傍晚时开始分泌上升，在凌晨 3—5 时到达高峰，白天下降，浓度最低。由此断定，傍晚褪黑激素分泌增加是机体即将进入睡眠状态的信号。

(2) 生长激素：睡眠期间生长激素与年龄有关，新生儿在其全部睡眠期生长激素均处于高分泌状态，不存在规律的高峰期，高峰期在 16 周岁之后出现。到了青春期，睡眠中生长激素分泌的增加超过任何年龄段，而且在觉醒状态也呈

高分泌状态。成年生长激素在觉醒状态下分泌稳定无波动，但入睡 30～40min 后则急剧上升，90～100min 后达到高峰。生长激素的高峰状态在第一次 NREM 睡眠的Ⅲ、Ⅳ期时出现，其后便缓慢地降低，当进入第二次 NREM 睡眠的Ⅲ、Ⅳ期时，分泌量再一次上升，呈现双相性的高峰。此后几个睡眠周期的 NREM 睡眠的Ⅲ、Ⅳ期，生长激素分泌不再上升。50 岁之后生长激素的分泌量显著减少，即使在睡眠中亦难检测出生长激素。值得注意的是，如果入睡时间推迟，生长激素分泌的高峰也随之推迟，而不随昼夜时间变化而变化，由此推测生长激素的分泌主要受睡眠的调节。

(3) 催乳素：正常情况下，催乳素在人体入睡 60min 后开始增加，至次日早晨 6～8 时达到高峰。觉醒后催乳素分泌量急剧减少，并可持续到上午 10 时左右达最低点，此后则保持在低分泌量水平上。不仅是夜间睡眠，通常日间小睡和睡眠时间变换时催乳素的释放也会增加，但只有在睡眠和昼夜节律相一致时催乳素的释放才能达到高峰值，由此可见，睡眠可促进催乳素的分泌。

(4) 促甲状腺激素：研究发现没有睡眠的情况下，夜间促甲状腺激素水平高于有睡眠的情况，且睡眠剥夺后的恢复性睡眠对促甲状腺激素分泌的抑制程度大于正常睡眠，这些证据提示睡眠对促甲状腺激素的分泌有抑制作用。

(5) 胰岛素：研究发现葡萄糖持续输注的情况下，无论是夜间还是白天进入睡眠阶段，机体胰岛素分泌均升高，这可能与睡眠时大脑葡萄糖代谢降低及肌肉活动缺乏，减少了葡萄糖的利用而导致血中葡萄糖水平增高。

(6) 食欲刺激素：研究发现食欲刺激素水平在睡眠早期增加，当没有睡觉时，这种反应减弱，这提示睡眠本身对胃食欲刺激素水平有影响。然而，另有研究提示，食欲刺激素与任何睡眠阶段之前并没有显著的关系。所以，睡眠与食欲刺激素的关系尚未明确，但值得注意的是，食欲刺激

素可促进生长激素的分泌，所以，睡眠期间生长激素分泌的增加可能与食欲刺激素有关。

(7) 瘦素：研究发现持续肠内营养支持的情况下，无论何时进入睡眠状态，血液中瘦素水平都会随睡眠的开始而增加，提示睡眠对瘦素的分泌有促进作用。

(8) 皮质醇：与昼夜节律系统相比，睡眠本身对皮质醇水平的影响相对较弱，研究表明皮质醇在睡眠的最初几个小时有所下降，结合睡眠周期的特点，前几个小时 NREM 睡眠占比较大，提示 NREM 睡眠有抑制皮质醇分泌的作用。

2. 内分泌系统对睡眠的影响

睡眠与内分泌系统存在着相互作用的关系。下丘脑—垂体—生长激素轴和下丘脑—垂体—肾上腺轴的激素波动与睡眠觉醒周期密切相关，生长激素会促进睡眠，皮质醇则会促进觉醒。正常男性入睡后 GHRH 和 GH 浓度突增，CRH 和皮质醇水平很低；而后半夜 CHRH 和 GH 水平下降，CRH 和皮质醇水平逐渐升高，直至结束睡眠。例如，在睡眠障碍的老年人（生长激素减少）和抑郁症患者（皮质醇增加）中均可发现生长激素：皮质醇比率下降。此外，不同于男性睡眠质量在衰老过程的逐渐下降，女性更年期是睡眠质量明显下降的重要节点，这个过程中性激素发挥了重要作用。对我们而言，研究不同激素对睡眠的影响有助于改善患者的睡眠状况。

(1) 下丘脑—垂体—生长激素轴相关激素。

① 生长激素释放激素（GHRH）：生长激素释放激素在健康青年男性中起到促进 NREM 睡眠和慢波睡眠的作用，但在青年女性中使 NREM 睡眠减少、觉醒增加。GHRH 应用在老年人（包括男性和女性）上会轻微地改善睡眠质量，使第一个 NREM 睡眠延长且觉醒症状减少；同时能用于改善睡眠剥夺患者的睡眠质量。

② 生长激素（GH）和胰岛素样生长因子（IGF-1）：生长激素（GH）是重要的内源性促睡眠物质，能够促进 NREM 睡眠。但如果给人注

射 GH 和高剂量 IGF-1，反而因为机体的负反馈作用引起睡眠质量下降。

③ 胃生长激素释放素：胃生长激素释放素（又被称为食欲刺激素）主要由人胃底部的 P/D_1 细胞产生，能够激发人的饥饿感，并会引起 GH 脉冲性释放。其作用与 GHRH 类似，促进青年男性的慢波睡眠。

④ 生长抑素：作为 GH 的抑制激素，生长抑素则会引起 NREM 睡眠减少。随着年龄增加，GHRH 促进睡眠的作用明显下降，而生长抑素的反作用上升。

(2) 下丘脑—垂体—肾上腺轴相关激素：下丘脑—垂体—肾上腺轴（HPA 轴）激素主要介导了人体的急性应激反应，多种研究提示 HPA 轴的激活参与觉醒状态的维持，而应用相关激素拮抗剂则能改善睡眠。HPA 轴功能亢进被认为与抑郁症及相应的睡眠障碍症状相关。

① 促肾上腺皮质激素释放激素（CRH）：促肾上腺皮质激素释放激素除了使 NREM 睡眠和慢波睡眠减少，也使 REM 睡眠减少。随着年龄增加，睡眠受 CRH 的影响越大。抑郁状态（CRH 活性增加）和正常衰老状态（GHRH 活性下降）下，GHRH：CRH 均下降，从而引起相关的睡眠异常。同时，HPA 轴功能亢进引起褪黑激素下降也是导致睡眠觉醒周期紊乱的因素之一。

② 促肾上腺皮质激素（ACTH）：由于机体的负反馈调节作用等影响，ACTH 注射入人体后对睡眠的影响暂无定论。

③ 糖皮质激素和盐皮质激素：睡眠障碍的患者常可以发现血中糖皮质激素增加。给人体注射糖皮质激素会促进觉醒，使慢波睡眠增加和 REM 睡眠减少，但同时也会引起 GH 增加。这些变化与 CRH 注射入人体后的结果略有不同，可能与负反馈作用相关。盐皮质激素暂未有对人体睡眠的明确调控作用。

(3) 褪黑素：褪黑素的分泌有严格的昼夜规律，可以诱导自然入睡。褪黑素的分泌量与年龄有关，3—5 岁分泌量最高，6—8 岁降至 70%，12 岁时降到成人水平，35 岁以后，自身分泌的褪黑素平均每 10 年降低 10%～15%，老年褪黑激素分泌减少会导致睡眠节律和多个系统功能紊乱。临床上，外源性褪黑素治疗被广泛用于治疗睡眠障碍。

(4) 下丘脑—垂体—甲状腺轴激素：睡眠—觉醒行为的改变是甲状腺疾病中非常重要的一个症状。甲状腺功能亢进患者常伴有失眠症状，给正常青年男性注射促甲状腺激素释放激素，会提前清晨时的皮质醇释放时间，从而导致觉醒提前。

(5) 性激素：成年女性较男性更容易有睡眠障碍，特别是绝经后睡眠质量会显著下降，性激素的变化能够影响睡眠。绝经后妇女中和抑郁相关的睡眠内分泌激素增加，如皮质醇分泌增多，引起慢波睡眠减少。如用雌激素替代治疗，可以增加绝经后妇女的 REM 睡眠，改善绝经后妇女的易醒症状，有助于恢复女性正常的睡眠。但性激素应用在正常成年人中对睡眠的影响很小。

(6) 催乳素：研究发现高催乳素瘤的患者的睡眠脑电图中的慢波睡眠有选择性地增加。高剂量的催乳素会引起 NREM 睡眠—REM 睡眠循环速率下降，每个 NREM 睡眠和 REM 睡眠的时间均延长。

(7) 糖脂代谢相关激素：胰岛素、胰高血糖素和瘦素等多种代谢相关激素水平的改变也可能会影响睡眠。例如临床上糖尿病伴有肥胖患者常伴有不同程度的睡眠障碍，可以观察到患者的 NREM 睡眠和 REM 睡眠减少，当应用胰岛素治疗则可以增加 NREM 睡眠。

(8) 其他激素：几种神经活性类固醇（孕烯醇酮、黄体酮、脱氢表雄酮等）通过 GABA 受体（γ- 氨基丁酸受体）对睡眠有特殊影响。如黄体酮对睡眠的作用类似于 GABA 受体激动剂，能够改善绝经后女性的睡眠，增加 REM 睡眠且减少易醒症状。脱氢表雄酮则对睡眠的作用则类似于 GABA 受体部分激动和部分机制的结果，能够选择性的增加 REM 睡眠。

3. 总结

睡眠障碍常与糖尿病、肥胖、肢端肥大症、皮质醇紊乱等内分泌疾病相关。睡眠不足或睡眠质量不高的人交感神经兴奋性增强，HPA 轴过度激活，糖皮质激素水平增加，从而使血糖升高；并且生长激素、甲状腺激素分泌紊乱，糖耐量降低，瘦素水平降低，从而导致糖耐量减低、胰岛素抵抗和肥胖。此外，熬夜或夜班会抑制内源性褪黑激素释放，而褪黑素的减少是一个潜在的诱发 2 型糖尿病和肥胖的机制。不过，长期睡眠时间过长的人患糖尿病的风险也会增高。治疗睡眠障碍有助于改善患者相关的内分泌疾病症状。

（葛悦萍 何钊）

三、摄食行为中的神经内分泌调控

（一）概述

1. 摄食行为

什么是摄食行为呢？摄食是动物和人类为了生存，保障各种器官的功能和从事各种活动的能量需要而进行的进食行为，是进化过程中固定遗传下来的对种族生存非常重要的、由多种器官和系统参与调控的一种本能行为。

2. 饥饿和饱腹感

"我们为什么感到饥饿？"这个问题似乎很容易回答。因为我们需要获取营养才能生存。饥饿驱使我们能够知道我们身体需要营养。那么，是哪些信号启动了饥饿呢？目前还未有真正的答案，不过当前有三个不同饥饿理论。

(1) 从生物学角度的饥饿理论：葡萄糖稳态理论认为血糖水平降低时会感到饥饿而摄食，高浓度的葡萄糖让我们有饱腹感而终止摄食。但是，血糖水平在正常情况下不会有太大变化，因此葡萄糖理论只能解释短期摄食现象。胃部收缩理论指出胃部收缩时我们会感到饥饿，但是胃被

全切除的人仍然感到饥饿。胰岛素理论认为胰岛素水平突然升高时，我们会感到饥饿。脂肪酸理论认为身体具有检测脂肪酸水平的受体，脂肪酸受体的激活引发饥饿感。最后，产热理论认为体温下降时会感到饥饿，而当体温上升时饥饿感下降。这些理论都不能完全解释饥饿，目前发现饥饿和食欲是多信号通路共同控制的结果。

(2) 从学习和认知角度的饥饿理论：作为人类，我们不能忽视心理作用，包括学习和认知。人类在日常生活中使用外部时钟（包括何时睡觉和进食）触发了我们的饥饿感。此外，食物的气味、味道、质地和颜色也会触发饥饿感。但是，口味、气味、质地和颜色的偏爱是一种文化偏爱，如果不喜欢就不会引起饥饿。颜色也会严重影响我们的饥饿感。看着黄色的香蕉让人想吃它，但是红色的香蕉却不想。同样，红色或绿色可以触发对苹果的饥饿感，但蓝色不能触发。

(3) 饱腹感：当我们吃了一定食物后对食物的欲望需求不再那么强烈，就会产生饱腹感，使我们终止摄食行为。饱腹感与饥饿是相辅相成，且调控机制不尽相同。目前认为调控饱食感有两种：一个是在大脑水平；另一个是在胃肠道水平。早期研究认为下丘脑腹内侧核发出停止进食信号，而下丘脑外侧发出开始进食的信号；近年研究发现以下丘脑、脑干多个神经核团为主，多个脑区形成复杂的神经环路调控饥饿和饱腹。在胃肠道水平上，来自胃肠和肝脏的机械和化学信号等饱腹感信号控制着短期进食。在食物的摄入及消化吸收过程中，触发食欲的信号逐渐下降，而在神经、内分泌和消化系统等多个系统的共同作用下产生饱食信号，停止进食（图 1-2）。

(4) 短期信号和长期信号：根据调节摄食效果的时间长短可分为短期和长期两种信号。短期信号主要是消化系统和部分其他系统分泌的细胞因子或内分泌激素，用于调节短期的食物摄入行为，即控制进餐量和进餐频率。长期信号主要是

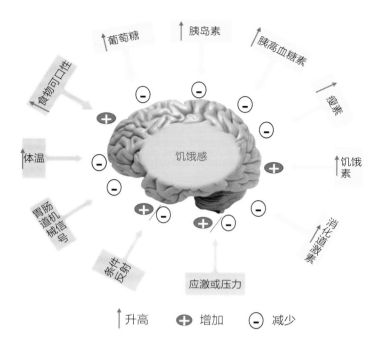

◀ 图 1-2　多种不同的信号调控饥饿和饱腹感
体内高浓度的葡萄糖、胰岛素、胰高血糖素、瘦素和消化道激素会抑制食欲和饥饿感；体温和胃肠道机械信号也能抑制食欲和饥饿感；高浓度的食欲刺激素和可口的食物能刺激食欲和饥饿感；而条件反射和应激压力对食欲和饥饿感有促进或抑制作用，不同个人作用不同

脂肪组织中产生的脂肪因子等。它们并不控制某顿饭的开始和结束，但从长远来看，它们通过调节大脑机制对饥饿、饱腹和满足感信号的敏感度来控制摄入，使身体的总能量平衡和体重保持相对稳定。

3. 摄食行为的构成

为了调节食物的需求，我们已经进化出了消化、循环、神经和内分泌等多个系统来调控摄食。这些调控过程可分为三个层面：首先是多个组织感知能量需求或感官刺激信号后分泌细胞因子或激素信号；其次，这些分泌的信号分子通过血液循环系统或者神经传递汇聚在中枢神经系统；最后，中枢神经系统对接收的各种信号进行处理，并通过神经系统和内分泌系统等反馈调控外周多个组织和器官，形成一个闭合的摄食和饱腹感反馈调控模式。

（王　静）

（二）摄食相关信号

正常的生理情况下，与整个摄食活动相关的信号可分为：①发动摄食行为的信号；②进食过程中维持摄食行为的信号；③介导摄食行为终止的饱食信号。

1. 发动及维持摄食的信号

在饥饿状态下，大脑、肝脏中分布着的感受器可以感知代谢信号的变化；排空的胃肠道也可以促进释放相应的信号来增加食欲、发动摄食。这些信号可以大致分为短期和长期饥饿调节信号。

(1) 食欲刺激素（ghrelin）：一种由胃底部的 P/D_1 细胞分泌产生重要的短期饥饿调节信号。当我们饥饿时，胃会分泌大量的食欲刺激素，释放到血液循环系统，运输到大脑，作用于下丘脑弓状核，与促食欲神经元上的食欲刺激素受体结合激活下游信号通路，促进食欲；进食后，食欲刺激素浓度恢复到正常水平。

(2) 脂联素（adiponectin）：由脂肪细胞产生分泌的一种长期饥饿调节信号。在饥饿状态下，血液和脑脊液中脂联素的水平增加，其受体表达上调，脂联素与受体结合，激活 AMPK 及级联反应，增加促食欲因子神经肽 Y（NPY）的表达，促进食欲。在进食完成后，脂联素恢复到正常的水平。

2. 引起饱食的信号

当我们摄入了一定的食物之后，大脑会在多

种饱食信号的作用下形成停止进食的信号，终止我们摄食的行为。同样地，这些饱食信号也可分为短期饱食信号和长期饱食信号。

(1) 短期饱食信号。

① 消化系统分泌的饱食信号。

a. 胆囊收缩素（cholecystokinin，CCK）：主要由十二指肠和近端空肠黏膜上的 I 型细胞分泌的胃肠道内的饱食信号。我们摄食后，多种营养素进入小肠，蛋白质和三酰甘油的水解刺激胆囊收缩素的分泌，在外周与受体结合，通过迷走神经传递到中枢神经系统，产生饱腹感。

b. 酪酪肽（PYY）：由远端小肠和结肠的 L 细胞分泌，在循环系统中主要以 PYY_{3-36} 存在。进食后，血液中 PYY 的水平增高，在餐后 $60 \sim 90 min$ 后达到最高峰。脂质的摄入更能促进 PYY 的分泌，PYY 可以通过抑制下丘脑中的 NPY 而起到抑制食欲的作用。

c. 胰高血糖素样肽（glucagon-like peptide-1，GLP-1）：由肠道中的 L 细胞分泌。GLP-1 的水平在清晨达到最低，在进食后随即升高。与胆囊收缩素不同，GLP-1 对血液中葡萄糖的浓度更为敏感，因此摄入碳水化合物更能够引起 GLP-1 的分泌。在进食后，GLP-1 的水平增高，作用于 GLP-1 受体，引起饱腹感，降低食欲，但 GLP-1 在中枢神经系统中发挥作用的机制仍未被阐明。

d. 胰岛素：由胰岛 B 细胞分泌。除了调控血糖的作用之外，胰岛素也参与了摄食行为的调控过程。在饥饿状态下，体内胰岛素的水平达到最低；进食后，血液和脑脊液中胰岛素的水平增高，在下丘脑弓状核与它的受体结合，通过降低 NPY 表达，刺激抑制食欲因子的释放，降低食欲，减少摄食。同时，胰岛素也与食欲刺激素及瘦素相互作用，共同参与调节下丘脑的摄食和能量平衡。

e. 成纤维细胞生长因子 21（fibroblast growth factor 21，FGF21）：主要由肝脏表达的细胞因子。在生酮饮食、果糖和酒精等刺激下分泌，它透过血脑屏障进入中枢神经系统结合受体，增加 *NUCB2/Nesf-1* mRNA 的表达，降低食欲，减少和停止摄食。

② 消化系统外的饱食信号。

a. 利尿钠肽：由心脏分泌的有强大的利钠、利尿和舒张血压作用的激素。其中脑钠肽和 C 型利尿钠肽参与了机体能量平衡和食物摄取的调控。脑钠肽升高，可以与下丘脑弓状核区的受体结合，降低食欲刺激素的表达，使人产生饱腹感，降低食欲，减少摄食。C 型利尿钠肽与脑钠肽的作用相似。

b. 脑源性神经营养因子（brain-derived neurotrophic factor，BDNF）：在大脑和肌肉中表达的一种因子。饥饿时 BDNF 在机体内的水平较低，进食后 BDNF 的水平升高。BDNF 可以抑制腹内侧核（VMN）中 NPY 与其受体结合，进而降低食欲。在室旁核（PVN）中，BDNF 水平的增高还可以促进 CRH 和尿皮素（Uro）的表达，通过自主神经系统降低食欲，减少摄食。

(2) 长期饱食信号。

① 瘦素：是由脂肪细胞分泌的多肽激素。当体内的脂肪储存过剩时，瘦素水平增高，降低食欲，是一种负反馈调节机制。在中枢神经系统中，释放的瘦素与瘦素受体结合，抑制促进食欲相关基因的表达，降低食欲。除此之外，瘦素也可以通过间接的作用，比如提高游离脂肪酸的水平，达到降低食欲的作用。

② 新饱食分子蛋白（nesfatin）：是一种具有降低食欲作用的神经肽。在饥饿情况下，室旁核和视上核中的新饱食分子蛋白表达减少，在进食之后表达升高。高水平的新饱食分子蛋白可以使促食欲神经元超极化，抑制神经元的活动，降低食欲，减少摄食。

3. 经典内分泌激素对于摄食的调控

除上面我们提到的调节饥饿和饱食的信号之外，经典内分泌激素也参与了摄食行为的调控。

(1) 甲状腺激素：甲状腺激素主要由甲状腺、

肝脏、肾脏和骨骼肌合成，它也参与了摄食过程的调节。当我们开始进食后，血浆中 T_3 的浓度增高，提高机体基础代谢率，同时作用于下丘脑弓状核中的促食欲神经元，促进食欲，这是一个自我强化的过程。在摄食后期，高浓度的 T_3 会负反馈调节降低 TRH 和 TSH 的水平，使血中的 T_3 浓度下降，降低食欲，减少摄食。在临床中，甲状腺功能亢进症患者食欲旺盛，而甲状腺功能减退症患者往往食欲缺乏、吃得很少，这很可能就是 T_3 在发挥作用。

(2) 性激素：性激素的分泌和合成受到下丘脑和垂体的调控，它也参与了机体其他组织的代谢和摄食调节。雌激素（雌二醇）对于摄食的调控主要与卵巢周期变化有关系。当接近排卵期，高水平的雌激素会降低下丘脑弓状核中 NPY 的表达，降低食欲；排卵期过后，高水平的雌激素负反馈调节 GnRH 和 FSH、LH，降低雌激素的水平，临近月经来临时，雌激素水平达到最低，下丘脑弓状核中 NPY 表达增加，促进食欲，增加摄食。雄激素也可以促进食欲，反过来脂肪的累积也可以促进雄激素的分泌，形成腹型肥胖和胰岛素抵抗，另外高水平的雄激素也与暴食症具有一定的关系。

(3) 糖皮质激素：HPA 轴参与摄食的调控。在受到短期刺激后，CRH 促进 ACTH 和糖皮质激素的释放增加，糖皮质激素的水平增高，作用于 NPY，促进食欲，同时降低大脑对瘦素和胰岛素的敏感性。刺激消失之后，高水平的糖皮质激素会负反馈调节 CRH 和 ACTH，使糖皮质激素的水平恢复到正常的水平。在长期慢性刺激下，体内 HPA 轴的基线升高，活动增加，糖皮质激素的水平持续维持在高水平，促进食欲，造成腹型肥胖。

（彭 力）

（三）影响摄食的外周神经内分泌作用机制

关于摄食的复杂神经内分泌调节机制目前尚不清楚。下面我们将分别阐述外周和中枢神经对摄食调节的研究进展。

1. 外周迷走神经对摄食的调节

在摄食行为的整个过程中，各种感官刺激（如视觉、嗅觉、味觉及口腔内所感受的其他刺激等）均参与影响摄食。而在进食过程中，胃及十二指肠中累积的食糜可同时产生机械、化学刺激信号（如机械扩张、胃肠道中营养物质浓度的改变、胃肠道内容物 pH 值及渗透压的改变等）。除此之外，食物消化吸收后的营养物质可刺激肝门静脉附近的感受器。以上食物所产生的刺激信号被内脏传入纤维组成的感觉神经接收并传递至中枢神经系统。除此之外，迷走神经还参与传递饱腹感信号来影响摄食。因此迷走神经充当着介导中枢神经系统调节摄食的关键角色（图 1-3）。

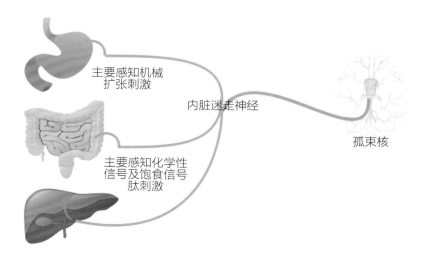

主要感知机械
扩张刺激

内脏迷走神经

主要感知化学性
信号及饱食信号
肽刺激

孤束核

◀ 图 1-3　各种进食相关的胃肠道内刺激信号通过迷走神经传递给大脑

支配胃和小肠的迷走神经末梢分别为机械敏感性和化学敏感性。胃肠道的迷走神经传入纤维遍布管壁全层。由于迷走神经是混合神经，其传出活动控制着胃肠道的消化和吸收，切断迷走神经传出纤维会同时影响消化液（胰液、胃液和胆汁）的释放和胃肠道的机械运动（胃排空、肠蠕动）。故利用迷走神经切断术证实迷走神经参与影响摄食具有方法学上的局限性。但是，后续一系列解剖及功能学实验均证实，迷走神经传入活动诱导参与饱腹感并导致摄食行为的终止。比如，通过胃肠道感受迷走神经切断术或应用辣椒素等方式阻断迷走神经传导，进而阻断了胃肠道食物产生的信号传导并导致机体摄食量增加。这些研究均证实迷走神经参与了脑－肠轴的调节从而影响摄食。

2. 影响摄食的内分泌信号分子与迷走神经之间的关系

单迷走神经纤维体内电生理实验证实，支配相应区域的迷走神经可接收多种进食相关的胃肠道内刺激信号，具体如下。①胃肠道的机械扩张：机械性敏感的迷走神经传入神经末梢感受到扩张之后会抑制进餐量；②肠内大量营养物质（脂肪乳剂、碳水化合物溶液、氨基酸或蛋白质溶液等）的输注：化学性敏感的迷走神经传入神经末梢感受到营养物质的刺激之后也会相应地减少进餐量；胃主要通过感受机械性扩张调节摄食量，而小肠主要通过感受化学性信号；③肠道内饱食信号肽的分泌。进食过程中食物除刺激胃和十二指肠分泌许多消化酶和黏液之外，还刺激管壁内分泌细胞产生超过 30 种神经内分泌激素，其中可以诱导产生饱腹感的激素除胆囊收缩素外，还有胰高血糖素样肽 -1、酪酪肽 $_{3-36}$（PYY_{3-36}）、5- 羟色胺等。除此之外，短链脂肪酸作为肠道微生物的衍生物也是可诱导产生饱腹感的信号分子。

以上激素的受体均在迷走神经传入纤维和中枢神经组织中表达。根据进食状态的不同，迷走神经传入神经元具有促进摄食和抑制摄食两种状态间转换的可塑性。迷走神经传入神经元的这一可塑性表现为不同进食状态下其对机械、化学刺激信号的敏感性不同，向脑传递摄食相关的精确信号。胃迷走神经传入纤维对于张力的敏感性餐后较前降低。迷走神经传入纤维的机械敏感性受多种胃肠激素影响。

(1) CCK：CCK 是目前在与迷走神经之间的关系中功能较确切的激素。支配胃肠道的迷走神经纤维表达 CCKA 受体，血浆中低浓度的 CCK 使得迷走神经元对饥饿进食信号更敏感，而餐后高浓度的 CCK 对饱腹感信号更敏感。外源性给予 CCK 可以激活孤束核（NTS）神经元并导致摄食量减少。CCK 受体全敲动物表现为单次摄食量增加，摄食时间增长，但总摄食量不变。以上说明迷走神经 CCK 信号传导参与调节短期摄食行为。

(2) 瘦素：除脂肪细胞外，胃主细胞在摄食过程中也分泌瘦素，并通过作用于自身细胞产生饱腹感。瘦素可能通过增加迷走传入神经对 CCK 的敏感性和胃黏膜机械感受器的敏感性来减少摄食量和进餐持续时间。近来发现，内脏传入神经特异性敲除瘦素受体之后，机体出现吞咽困难和体重增加，进一步支持了迷走神经的瘦素信号传导在能量平衡调控中的作用。

(3) GLP-1：GLP-1 主要在胃肌肉层广泛表达，表达 GLP-1R 的结状神经节几乎都对胃和近端十二指肠的机械扩张刺激敏感，而对十二指肠所感受到的营养物质的化学信号刺激并不敏感。敲除大鼠迷走神经传入纤维上的 GLP-1R 可以增加摄食量并导致进食时间增长。提示迷走神经缺乏 GLP-1 信号传导会导致胃机械刺激动作电位阈值升高，从而导致摄食量增加。

(4) PYY：关于 PYY 能否通过迷走神经传入纤维调控饱腹感仍有争议。但根据进食状态的不同，其受体 Y2R 在迷走神经上的表达是不同的。这在侧面支持了 PYY 可能在调节摄食方面发挥了一定作用。

（5）食欲刺激素：主要在胃内产生的食欲刺激素是通过抑制迷走神经元的放电促进摄食行为的唯一内源性激素。食欲刺激素不但抑制 CCK 通过迷走神经介导的饱腹感，还在空腹及进食的情况下均降低迷走神经传入纤维对于胃扩张的敏感性。

（6）短链脂肪酸：越来越多的证据表明，肠道微生物群可以调节摄食、焦虑和压力等行为。比如，肠道微生物代谢产物乙酸和丙酸可刺激肠道 L 细胞分泌 GLP-1，服用可发酵的菊粉可增加外周循环中 GLP-1 和 PYY 的水平。也有研究表明，迷走神经上表达 GPR41 等短链脂肪酸受体，通过阻断迷走神经传导可以抵消短链脂肪酸诱导的饱腹感，这说明 SCFA 抑制摄食作用也需要迷走神经的参与。

3. 迷走神经与摄食行为的关系

以往研究发现，虽然通过实施迷走神经切断术等方式阻断迷走神经可以导致单次摄食量增加，但由于进食频率的代偿使得总摄食量和体重并无明显增加。人们由此认为迷走神经不能影响长期摄食行为。但目前越来越多确切的证据表明，迷走神经在饮食性肥胖中的确起着至关重要的作用。研究发现，高脂喂养的肥胖大鼠与对照组相比迷走神经传入信号降低。其他研究也证实，高脂处理后除了引起迷走神经对 CCK、瘦素等诱导饱腹感的胃肠激素敏感性下降，此外还发现迷走神经传入神经元的兴奋性下降，动作电位阈值升高，可塑性下降等。

（四）参与摄食调节中枢神经系统

外周摄食信号通过血液和神经系统传入大脑，经过中枢神经系统的整合，再经神经及体液调控外周的消化系统、脂肪组织等。在这一过程中，多个脑区参与了饥饿和饱食信号的调控，最主要的是脑干及下丘脑。

1. 脑干

脑干中含有完整的神经环路，可以检测饥饿和饱腹感信号，参与食物摄入的调控。其中脑干的孤束核（nucleus tractus solitarius，NTS）是脑干控制摄食的主要核团。

（1）孤束核的外周传入信号：孤束核神经元主要由消化系统产生的饱食信号激活，接收的主要信号如下。

① 如前所述，作为内脏感觉通路的中继核，接收来自胃、肠道和肝脏感受器的饱食信号，这些信号通过迷走神经上传至孤束核。

② 孤束核的上部属于特殊内脏感觉核，接受面神经、舌咽神经和迷走神经传入的味觉初级纤维，故又称味觉核。

③ 血液中的营养信号，主要是葡萄糖。在脑干，主要是孤束核和迷走神经背核，以及下丘脑多个核团中含有对葡萄糖敏感的神经元，这些神经元与效应回路连接，通过发动或终止摄食行为、控制胰腺的内分泌、肝脏葡萄糖的产生、能量消耗等多方面，调控机体能量平衡。

腺苷三磷酸（ATP）的产生和 ADP/ATP 值的变化被认为是营养有效性的主要代谢信号。葡萄糖激活的神经元中的葡萄糖信号需要通过葡萄糖转运蛋白 -2（glucose transporter 2，GLUT-2）摄取葡萄糖，然后葡萄糖被葡萄糖激酶磷酸化，线粒体内葡萄糖氧化，增加的细胞 ATP/ADP 率。这导致 ATP 敏感的 K_{ATP} 通道的关闭，膜电位的去极化，Ca^{2+} 通过电压依赖性钙通道流入，刺激神经元活动和神经递质释放。在葡萄糖抑制的神经元中，葡萄糖如何抑制神经元的活动尚不清楚。一种可能是葡萄糖增加了 ATP/ADP 率刺激钠钾 ATP 酶泵，并触发了超极化电流。另外，葡萄糖诱导的 ATP 依赖的 Cl^- 通道的激活可能引起膜的超极化。

④ 外周组织器官（如脂肪组织、胰腺、胃肠道）分泌的内分泌信号除了通过迷走神经传递至孤束核外，还可以通过血液循环作用于孤束核。孤束核神经元有瘦素、胰岛素、GLP-1、胆囊收缩素及食欲刺激素等多种内分泌信号的受体表

达，血液循环中的内分泌信号与孤束核神经元上的相应受体结合发挥作用。

那么孤束核是如何整合这些外周信号的呢？研究表明，迷走神经介导的饱食信号和血源性能量信号在孤束核可能通过增强或拮抗作用而相互作用。例如，孤束核的瘦素信号通过增强胃肠道饱食信号而抑制摄食。而孤束核的食欲刺激素信号则可能削弱了迷走神经传入的胃肠道饱足信号所引起的神经元的神经活动，从而刺激进食。孤束核整合信号之后，可投射到其他神经元，包括脑桥（臂旁核）、下丘脑（下丘脑外侧核、室旁核）、基底前脑（终纹床核、杏仁中央核）、丘脑和岛叶皮质。这一投射系统被称为上行内脏传入通路。

(2)孤束核传出信号：孤束核除了接受脑干内神经回路的调控外，也接受下丘脑多个核团（弓状核、室旁核、外侧区）及其他前脑神经核团的下行神经投射，整合后重新输出。与摄食相关的投射：①投射到迷走神经背运动核中的迷走神经传出神经元，以控制副交感神经胃肠道反应，包括胰岛素分泌和胃排空；②投射到脊髓中间外侧细胞柱，与来自于后脑其他区域（中缝苍白核、延髓腹外侧区、臂旁核）和下丘脑（视前区、背内侧核、弓状核）的神经元投射，一起控制与能量消耗和胃肠道反应相关的交感神经传出反应；③投射至单细胞网状结构以控制摄食（舔食、咀嚼、吞咽、排斥）反应。最终，孤束核整合来自神经和激素的各种信号刺激，完成对摄食的调控作用。

2. 下丘脑

下丘脑是摄食行为的控制中枢，多个神经核团参与了摄食的调控。弓状核中神经元作为初级神经元能够直接感应外周血液中激素（瘦素、胰岛素、食欲刺激素等）和营养物质（葡萄糖、脂肪酸和氨基酸及其代谢产物）的变化，再将这些代谢信号经神经元轴突投射到位于下丘脑的次级神经元群，包括下丘脑外侧核、下丘脑室旁核、

下丘脑背内侧核和下丘脑腹内侧核，进而调控食欲和能量平衡。

(1)弓状核：弓状核包含两个在解剖学和功能上截然不同的神经元群，神经肽 Y（neuropeptide Y，NPY）/ 刺鼠相关蛋白（agouti-related neur-opeptide，AgRP）神经元，其释放神经肽 NPY/AgRP 促进食欲、抑制能量消耗；阿黑皮素原（pro-opiomelanoc-ortin，POMC）和可卡因 - 苯丙胺相关转录肽（Cocaineand Amphetamine-regulated transcript，CART）神经元，其分泌 α 促黑素（alpha-melanocyte stimulating hormone，α-MSH）/CART 抑制摄食、增加能量消耗。α-MSH 与次级神经元上的促黑素受体 3 和 4（melanocortin 3/4 receptor，MC3/4R）结合，发挥抑制摄食和增加能量消耗的作用。而 AgRP 与 MC3/4R 结合拮抗 α-MSH 在 MC3/4R 受体上的作用。NPY/AgRP 神经元还通过抑制性的神经递质 GABA，直接抑制 POMC/CART 神经元。而在结构上，POMC/CART 神经元却不能反向抑制 NPY/AgRP 神经元。这两类神经元受饥饿及饱食信号的影响。食欲刺激素与 NPY/AgRP 神经元上的食欲刺激素受体结合，兴奋 NPY/AgRP 神经元，NPY/AgRP 释放增加，同时抑制 POMC/CART 神经元，使饱食信号产生减少。PPY 则抑制 NPY/AgRP 神经元活性。胰岛素及瘦素作为重要的饱食信号，分别与 POMC/CART 神经元及 NPY/AgRP 神经元上的受体结合，增加 POMC/CART 神经元活性，抑制 NPY/AgRP 神经元活性，抑制食欲，增加能量消耗。

营养物质葡萄糖、脂肪酸、氨基酸及其代谢产物也作为信号分子参与能量代谢调控。

① 葡萄糖：葡萄糖敏感神经元广泛分布于下丘脑的多个核团，其作用与前述的孤束核中葡萄糖敏感神经元相同。葡萄糖兴奋神经元主要分布于 VMH、弓状核（ARC）和 PVN，而葡萄糖抑制神经元主要分布于外侧核（LHA）、ARC 和 PVN。研究表明，NPY/AgRP 神经元属于葡萄糖

抑制性神经元，POMC/CART 神经元属于葡萄糖兴奋性神经元。饥饿状态下，血糖降低，NPY/AgRP 神经元被激活，促进摄食；饱食状态下，血糖升高，POMC/CART 神经元被激活，抑制进食。

② 脂肪酸：大脑中的脂肪酸，主要是长链脂肪酸，作为机体整体能量过剩的信号，能被不同的下丘脑区域内的脂肪酸敏感神经元感知，参与控制进食行为、肝内葡萄糖生成和胰岛素分泌。LCFA 能够穿过血脑屏障进入大脑，其代谢产物脂肪酰辅酶 A 或丙二酰辅酶 A 浓度的增加是强烈的饱食信号。饥饿状态下，ATP 产生减少，AMP/ATP 率增加，AMPK 被激活，降低细胞内丙二酰辅酶 A 水平，引起摄食。

③ 氨基酸：高蛋白饮食可以减少总食物摄入量，减轻体重。氨基酸可以通过易化扩散进入中枢神经系统，且当血循环中氨基酸浓度发生变化时（如进食后），下丘脑及周围脑脊液的氨基酸浓度会发生相应的变化。实验研究，将亮氨酸注入中下丘脑可以减少食物摄入，从而减少体重增加；高氨基酸或添加亮氨酸的饮食降低了食物摄入量和体重。研究表明雷帕霉素靶蛋白（mTOR）信号通路参与了神经元氨基酸感应。氨基酸浓度升高伴随着下丘脑 mTOR 活性的增加和 AMPK 活性的降低，以及 ARC 内 NPY/AgRP 的表达降低和 POMC 表达的增加。需要指出的是，两种能量感性的蛋白激酶 AMPK 及 mTOR 在 NPY/AgRP 神经元及 POMC/CART 神经元中均有表达，它们对营养水平做出反应，同时也可对胰岛素、瘦素水平做出反应，对摄食和能量平衡产生强有力的影响。

下丘脑对三大营养物质的感应不是独立的，而是相互联系的。如脂肪酸对神经元的作用是刺激还是抑制，一定程度上依赖于细胞外葡萄糖水平，葡萄糖的代谢可能影响神经元对脂质的感知。另外，葡萄糖及氨基酸都可以代谢为丙二酰辅酶 A，作为饱食信号影响摄食。

(2) 外侧核（LHA）：LHA 中的神经元合成两种促进食欲的神经肽，黑素浓集激素（MCH）和促食欲素 A、B（orexin A、B），AgRP/NPY 神经投射兴奋 LHA 神经元，MHC、促食欲素 A、B 产生增加，刺激食欲，引起进食，POMC/CART 神经投射则起抑制作用。MCH 和促食欲素神经元的轴突进一步投射到大脑多个结构，包括大脑皮质、导水管周围灰质、网状结构、丘脑、蓝斑等，这些结构被认为与奖赏、动机和运动有关。同时这些神经元还与控制自主神经系统的神经元有联系，进而通过自主神经系统调控摄食及能量代谢。

(3) 室旁核（PVN）：PVN 中的神经元则合成抑制食欲的神经肽，促肾上腺皮质激素释放激素（CRH）、促甲状腺释放激素（TRH）、催产素。PVN 神经元表达促黑素受体 3 和 4（MC3/4R），α-MSH 与 MC3/4R 结合，PVN 神经元兴奋，释放 CRH 和 TRH，抑制摄食；而 AgRP 与 MC3/4R 结合，竞争性抑制 α-MSH 与 MC3/4R 结合，抑制 PVN 神经元，促进摄食。PVN 神经投射至臂旁核、孤束核、迷走神经背核等自主神经相关核团，通过自主神经调控外周能量代谢。

(4) 其他神经核团：VMH 主要接收弓状核的神经元投射，其轴突再投射至弓状核，以及背内侧核、外侧核、脑干等区域。抑食欲神经肽脑源性神经营养因子 BDNF 在 VMH 中产生。因此，VMH 被认为是产生饱腹感和维持饱腹感的关键区域。DMH 亦接受 ARC 区神经投射，同时发出信号调控 ARC 和（或）PVN。破坏 DMH 会引起摄食过量及肥胖。另外，LHA 及 PVN 亦神经投射至 ARC，同时 LHA 也神经投射到 PVN。可见，下丘脑次级神经元与初级神经元间存在双向神经投射，次级神经元之间也存在互相的神经投射，下丘脑各核团共同组成了一个相互联系的复杂的神经回路，共同调控摄食及能量代谢平衡。

3. 其他神经系统的摄食调控

(1) 多巴胺系统：多巴胺的摄食效果随着大

脑区域的不同而不同。位于下丘脑弓状核和背内侧核中的多巴胺信号抑制了食物摄入。而中脑边缘多巴胺通路则与食用美味食物的奖赏有关。美味食物的相关信号可激活大脑奖赏区域，多巴胺释放增加。奖赏所产生的愉悦感最终会战胜饱腹感和饥饿感，长期的摄食活动失控，"鼓励"摄入过多美味的高能量食物，导致食物成瘾行为的发生，形成肥胖。

(2) 去甲肾上腺素系统：去甲肾上腺素在脑干合成，如迷走神经背侧复合体和蓝斑。这些区域从尾部投射到脊髓及下丘脑、丘脑和皮质。去甲肾上腺素信号在下丘脑区域的增加可能导致摄食过量，瘦素通过抑制下丘脑的去甲肾上腺素的释放产生部分厌食作用。

(3) 5- 羟色胺系统：由包括中缝背核在内的位于脑干尾部的细胞体组成，广泛地投射于整个大脑，抑制食物摄入及体重增加，是几种用于治疗肥胖的中枢作用药物（如右芬氟拉明和西布曲明）的主要作用靶点。

(4) 内源性大麻素系统：Ⅰ型大麻素受体CB1R广泛分布在中枢神经系统的下丘脑、脑干及中脑缘区域。在下丘脑，内源性大麻素增加促进食欲的神经递质 MCH 及促食欲素的产生，并减少抑制食欲的信号。在中脑边缘区域的奖赏中心，它们促进寻找和食用美味食物的动机，与多巴胺系统相互作用，增强进食的满足感。而在脑干，它们阻断了迷走神经传递的恶心和饱腹感的信号。

(5) 一些研究显示作为躯体运动调节中枢的小脑也可能与摄食行为的调节有关。毁损小脑皮质引起动物的摄食行为变化、营养利用障碍和体重降低；而刺激小脑顶核和间位核影响 LHA 神经元的放电活动，这一作用是通过小脑—下丘脑直接投射实现的。小脑可以通过对 LHA 神经元活动的影响，参与动物摄食行为的调节和摄食动机的形成。

4. 小结

短期调控

饥饿状态

① →血糖下降→脑内葡萄糖抑制性神经元兴奋，葡萄糖兴奋性神经元抑制→自主神经→发动摄食行为

② →饥饿素分泌增加→弓状核受体结合→ NPY/AgRP 神经元兴奋，NPY/AgRP 合成增加→ LHA 神经元兴奋，MHC、orexinA、B 产生增加→自主神经→发动摄食行为

进食后

① →血糖升高→脑内葡萄糖兴奋性神经元兴奋，葡萄糖抑制性神经元抑制→自主神经→终止摄食行为

② →胃肠道所受机械刺激及化学信号→迷走神经→孤束核→多个参与参量调控的脑区→自主神经→终止摄食行为

③ → PPY、胰岛素等多种饱食信号增加→弓状核受体结合→ POMC/CART 神经元兴奋，α-MSH/CART 分泌增加→ PVN 神经元兴奋，CRH、TRH 合成增加→自主神经→终止摄食行为

长期调控

长期摄入增加消耗减少

→脂肪细胞内三酰甘油储存增加，细胞体积增大→瘦素分泌增加→弓状核受体结合→ POMC/CART 神经元兴奋，α-MSH/CART 分泌增加，NPY/AgRP 神经元抑制，NPY/AgRP 合成减少→ PVN 神经元兴奋，CRH、TRH 合成增加→自主神经→调控消化系统、脂访组织→能量摄入进食、消耗增加→维持能量平衡

长期摄入减少消耗增加

→脂肪细胞内三酰甘油储存减少，细胞体积缩小→瘦素分泌减少→弓状核受体结合→ NPY/AgRP 神经元兴奋，NPY/AgRP 合成增加，POMC/CART 神经元抑制，α-MSH/CART 分泌减少→ LHA 神经元兴奋，MHC、orexinA、B 合成增加→自主神经→调控消化系统、脂肪组织→能量摄入增加、消耗减少→维持能量平衡

（五）摄食障碍

摄食障碍是以进食行为异常为显著特征的一组精神障碍疾病，主要有神经性厌食症、神经性贪食症（导致肥胖）等，也包括神经性呕吐、暴饮暴食等。厌食症常发生在女性的身上，她们吃的往往非常少接近于饥饿状态。相对的贪食症似乎失去了对于摄食的自我控制，他们经常不停地摄入食物导致肥胖。暴食症则是指在非常短的时间内进食了大量的、超过自我限度的食物的情况。目前这些摄食紊乱的机制尚未阐明，认为是环境和遗传等多因素共同作用的结果，与社会文化因素、心理因素、遗传因素、生物学因素等有关。

（刘墨客　何　钊）

四、认知、学习与记忆行为中的神经内分泌调控

认知是指信息加工的过程，是人最基本的心理过程，包括感觉、知觉等。大脑接收外界输入的信息，经过加工处理，转换成内在的心理活动，进而支配人的行为，这个过程是信息加工的过程，也就是认知过程。学习（learning）和记忆（memory）是大脑的高级功能。学习是指人或动物通过神经系统接收外界信息而影响自身行为的过程，而记忆是获得的信息或经验在脑内储存和提取（再现）的神经活动过程。学习和记忆是两个不同又密切联系的神经生物活动，基本过程包括获得、巩固和再现。

（一）下丘脑—腺垂体—性腺轴激素与认知、学习和记忆功能

1. 雌激素

海马和前额叶皮质与认知、学习和记忆功能有密切的相关性，而雌激素对认知、学习及记忆的影响也通过这两个部位发挥作用。雌激素的波动与海马及前额叶皮质的体积和活性改变有关。

与未使用避孕药的女性相比，使用激素避孕药的女性的额叶前皮质、中央前和中央后回、海马旁和梭状回和颞叶区域明显更大。灵长类动物体内内源性雌二醇水平的提高，海马的兴奋性也随之增加，这与突触密度、突触蛋白和 LTP 的变化有关。数据表明，海马及前额叶皮质依赖性认知与雌性雌二醇水平呈倒 U 形关系。

研究雌激素对认知贡献的一种方法是观察月经周期中认知水平的变化情况。在女性中，与处在黄体中期或排卵前期的女性相比，处于月经期间的女性其卵巢激素的低生理水平与空间旋转任务的表现改善有关。在月经周期规律或服用避孕药的年轻女性中，雌二醇水平与心理旋转能力呈负相关。成人的雌激素水平与语言记忆和口语表现流利程度有关，激素疗法（hormone therapy, HT）可以改善绝经后妇女的语言记忆能力。在整个月经周期中可以看到口语表现能力的差异，雌激素与表现能力呈正相关。

与女性一样，雌二醇影响男性的认知能力。雌二醇对男性认知的调节是特定于任务的，也可能与年龄有关。雌二醇和睾丸激素会影响男性的不同认知域。在大脑中，空间记忆能力主要与海马有关，而非空间记忆能力则更多的与前额叶皮质有关。研究发现，男性中某些类型的空间和非空间记忆更容易受到雌二醇和睾丸激素的调节。由于非空间记忆能力对睾丸激素敏感但对雌二醇不敏感，因此，睾丸激素对男性的前额叶皮质可能有更多的影响，而雌二醇可能优先影响男性的海马功能。

2. 孕激素

在月经周期中，雌二醇和孕酮都存在一定程度的波动。卵巢功能的丧失除雌二醇水平降低外，还存在孕酮水平的降低。因此，我们还需要了解雌二醇和孕酮对学习和记忆，以及神经可塑性的联合及单独作用情况。从机制上来说，雌激素的全身治疗会增加与生殖行为相关的区域（如下丘脑、杏仁核、视前内侧区域和脊髓）中孕激素受体的表达。同时，近期的研究发现雌二醇甚

至能诱导与认知、学习和记忆密切相关的海马体中孕激素受体的表达。因此，由于背景雌二醇水平的不同，孕酮可能会对认知产生双相影响。

在女性中，孕激素尤其是人工合成的变体，在单独或与雌激素联合使用时会对海马和前额叶认知产生负面影响。例如，具有里程碑意义的 WHIMS 研究发现，与接受安慰剂的女性相比，绝经后女性单独使用结合雌激素（premarin）治疗，两者患痴呆的风险没有显著差异，而与接受安慰剂的女性相比，接受结合雌激素和甲羟孕酮（MPA）联合治疗的女性则更容易被诊断出患有痴呆症。

3. 雄激素

前期研究发现，雄激素影响前额叶皮质和海马的结构可塑性，这表明雄激素会影响这两个区域的功能。在男性中，与高睾丸激素组相比，低睾丸激素组的空间记忆能力更佳。而在女性中则相反，睾丸激素较高的女性其空间记忆能力要比睾丸激素较低的女性好。这些研究共同表明，睾丸激素水平与空间记忆能力之间的关系存在性别差异。

研究人员对接收消除雄激素信号以对抗转移性前列腺癌的治疗方案的男性的空间推理、空间导航和视觉工作记忆进行了研究。维持雄激素剥夺治疗 3 个月后的男性表现出神经性能缺陷，例如完成的复杂设计结构减少，以及 SOPT（Subject Ordered Pointing Task）上的指向误差增加。这些结果表明，由于雄激素水平降低，这些男性在空间推理和视觉工作记忆方面产生缺陷。然而实验结果存在一定的争议，因为在雄激素剥夺治疗的 3 个月后血清雌二醇水平也相当低。

当女性接受变性手术后，需要常规服用雄激素来进行后续的治疗。对这类人群的研究表明，雄激素治疗对认知功能有影响。在雄激素治疗之前，变性者在空间和口语流利度测试中为典型的女性表现。在 3 个月的雄激素治疗后，将他们的认知表现与基线水平进行比较时，雄激素改善了空间记忆测试的表现，但口语流利性下降。因此，女性变性者在空间任务中展现出典型的男性表现，同时从女性过渡到男性时失去了女性的语言优势。

（二）下丘脑—腺垂体—肾上腺轴激素与认知、学习和记忆功能

1. 促肾上腺皮质激素（ACTH）

前期研究表明，ACTH 仅在很小程度上影响受试者在学习和记忆任务中的表现，这些肽的本质作用在于注意力而不是记忆过程。

2. 皮质醇

皮质醇通过糖皮质激素（GR）和盐皮质激素受体（MR）发挥作用。GR 和 MR 都存在于边缘大脑区域，这些区域对学习和记忆，以及处理情绪唤起信息非常重要。鉴于 GR 和 MR 在大脑中的位置，它们在记忆中的作用，以及 GR 和 MR 基因多态性对皮质醇敏感性可能造成的影响，这些基因的变异可能会调节情绪记忆过程以及这些过程对皮质醇的敏感性。通过对多种皮质醇相关基因表达的表观遗传修饰，生命过程中的早期压力会改变皮质醇对学习的影响。同时，个人经历还会极大地改变皮质醇对学习和海马可塑性的影响。另外，早期生活压力可能会导致支持情感学习的神经回路激活阈值发生持久变化。有不幸经历的人群倾向于表现出杏仁核敏化作用。此外，有外伤史的人群表现出肾上腺素能或儿茶酚胺能激活作用增强。甚至有童年创伤史的健康个体也表现出对高度消极刺激的儿茶酚胺能反应增强。同时，记忆在建立后并不是永恒的，回忆可以激活已经建立的记忆。人体研究表明，记忆重建对记忆激活后短暂时间内的皮质醇水平变化很敏感。与安慰剂组相比，服用皮质醇的受试者记忆恢复能力受损。

（三）下丘脑—腺垂体—甲状腺轴激素与认知、学习和记忆功能

1. 促甲状腺激素释放激素（TRH）

促甲状腺激素释放激素（TRH）是一种三肽，

可诱导血液中促甲状腺激素（TSH）的释放。除了在甲状腺系统中的作用外，TRH还被证明可以调节大脑中的多个神经系统，但是其在海马体中的作用仍存在争议。对小鼠脑切片进行电生理记录发现，TRH通过对NMDA受体的作用抑制CA3-CA1突触处的谷氨酸应答，因此降低了突触长时程增强（LTP）的改变，这有助于更好地理解TRH影响情绪状态，学习和记忆过程的突触功能的机制。

2. 促甲状腺激素（TSH）及甲状腺激素（TH）

现有大量文献显示甲状腺激素（TH）对于大脑发育至关重要。TH通过调节关键的神经生物学过程中的关键基因起作用，例如神经发生、细胞迁移和分化、突触形成和髓鞘形成，并通过激活或抑制神经元核中特定的TH受体来实现这一目的。在胚胎发育的关键时期，TH缺乏会导致呆小症，严重影响认知功能。成人甲状腺功能减退症常与记忆减退、精神运动缓慢、情绪抑郁等相联系。对健康老年人的甲状腺激素水平与认知的关系进行研究发现甲状腺激素在正常变异范围内时，其T_4水平与认知功能存在正相关。有研究对200名年龄在75—96岁的老年人进行观察发现，T_4与认知功能无关，促甲状腺激素（TSH）与事件记忆功能呈正相关，而且这种相关性不受年龄、文化程度和抑郁情绪症状的影响，而TSH对词语流畅性、短期记忆、知觉运动速度和视觉空间功能无影响。

（四）下丘脑—腺垂体与认知、学习和记忆功能

1. 催乳素

催乳素（PRL）在认知学习中的作用目前看法不一致，在啮齿动物中，催乳素可提高认知能力，改善空间记忆，而在人类孕妇中发现，较高水平的PRL与语言回忆、涉及处理速度的任务中的认知障碍有关。同时也有研究表明，高催乳素血症的雄性大鼠识别能力受损，而空间学习没有

任何改变。在老年男性中，较高的PRL水平与口头和工作记忆中较低的认知表现有关。

2. 生长抑素及生长激素

生长抑素（SST）是神经系统中广泛分布的神经活性肽，以下丘脑和大脑的皮质和海马含量最高，脑室内注射生长抑素明显改善大鼠的主动回避行为。生长抑素能神经元分布与胆碱能神经元一致，这可能为其功能上联系提供了方便，生长抑素可以促进乙酰胆碱的释放从而影响学习和记忆功能。

生长激素（GH）的分泌由下丘脑控制，GH释放激素（GHRH）作为刺激物，生长抑素为抑制剂。GH从垂体前叶中释放出来扩散到各个周围组织的靶器官促进生长和代谢。GH的特定受体在中枢神经系统的许多区域表达，尤其是对认知至关重要的区域。脑脊液（CSF）中GH的存在表明它能够穿过血脑屏障。在过去的几十年中，研究发现GH影响中枢神经系统的某些区域，包括与健康有关的边缘结构及与激素调节有关的下丘脑区域。此外，GH分泌受损的人表现出许多与心理健康有关的问题，包括感知与警觉障碍、幸福感下降，以及记忆力和认知能力障碍。GH治疗可以显著改善这些患者其症状。目前认为生长激素对认知功能的影响是通过与N-甲基-D-天冬氨酸受体复合物（N-methyl-D-aspartate receptor，NMDAR）的相互作用导致的。生长激素与NMDAR复合物的相互作用导致了长时程增强作用的加强。

（五）下丘脑—神经垂体与认知、学习和记忆功能

1. 催产素

催产素（OT）可以在不同时间以不同的方式影响学习和记忆。大约在分娩时，它会暂时将γ-氨基丁酸（GABA）神经传递从其兴奋性转变为抑制形式，从而潜在地保护海马神经元免受缺氧性损害。最近通过氧/葡萄糖剥夺实验证实了催

产素对未成熟的海马神经元的这种保护作用。研究还表明，催产素可以触发发育海马中连贯的模式活动，因此表明它在神经元微电路的成熟中起作用。催产素对突触接触形成的贡献也可能影响成熟大脑的学习和记忆过程。有研究者在母体中观察到，催产素诱导海马依赖性的突触可塑性的改善。同时，越来越多的证据表明，妊娠晚期和哺乳期大鼠海马树突棘的密度高于未生育大鼠，这样的改变可以确保其更好地照顾幼崽。

2. 血管升压素

一些研究表明血管升压素（VP）可以增强人类的记忆。早期研究发现，血管升压素在人体中的作用可能与性别有关。因为VP类似物可改善男性（而非女性）的语句记忆能力，并增强其单词记忆能力。同样，对患有学习障碍的男孩进行急性和慢性VP治疗可增强其故事记忆能力。由于在实验后摄入VP类似物并不能增强对用药前所记忆段落的回忆能力，因此VP对于记忆的影响只有在摄取时才能发挥作用。还有其他的研究者认为，VP不会直接影响记忆，但可能会增强注意力和唤醒能力。

（付　麒）

五、生殖与性行为中的神经内分泌调控

（一）生殖的神经内分泌调控

生殖是生命的基本特征，指人体生长发育成熟后，能够产生与自己相似的子代个体的功能。生殖同时也是生物界普遍存在的生命现象，是生物产生后代并且繁衍种族的过程。整个生殖过程涉及复杂而精细的神经内分泌调控，多种激素及活性肽类物质参与其中。

1. 促性腺激素释放激素

目前认为，生殖的调控始动于下丘脑分泌的促性腺激素释放激素（gonadotropin-releasing hormone，GnRH）。GnRH能正常完成生殖过程的启动取决于两个方面：①胚胎期分泌性GnRH神经元能否准确迁移至下丘脑；②GnRH是否呈周期性脉冲分泌。具体参与GnRH的分泌调控的因素极多，其中神经递质与激素具有重要作用。据报道，阿片类物质、神经肽Y、儿茶酚胺、催乳素、性激素、促肾上腺皮质激素释放激素（corticotropin releasing hormone，CRH）及吻素等均参与GnRH调控。其中，性激素对GnRH的调控最为重要，涉及正向及负向调节两个方面。同时，性激素对GnRH的调控但也极为复杂，具体机制暂未明确，可能与人们无法准确找到下丘脑GnRH神经元的性激素受体有关。

GnRH的周期性脉冲分泌可介导生理状态下垂体释放促性腺激素，包括黄体生成素（luteinizing hormone，LH）与卵泡刺激素（follicle stimulating hormone，FSH）。促性腺激素LH及FSH进一步介导睾酮、雌二醇及孕酮等性激素的合成。其中，LH的分泌主要受到GnRH调控，故GnRH也被称为黄体生成素释放激素（luteinizing hormone releasing hormone，LHRH）。由于GnRH生物半衰期极短，仅约5min，故临床常用血清LH水平来评估下丘脑GnRH分泌的峰值与频率。类似于GnRH，LH脉冲的正常维持同样也是生殖发育的关键因素，其频率及幅度的异常与人类多种生殖疾病密切相关。需要注意的是，GnRH的脉冲性刺激才能促进LH和FSH的产生。假如持续性予以GnRH刺激，则仅在刺激初期LH和FSH分泌出现暂时增加，随后LH及FSH分泌则反而明显减少。相应的，重新予以GnRH脉冲刺激可恢复LH及FSH的正常分泌。临床利用上述激素分泌特点，通过长效GnRH激动药如曲普瑞林等抑制促性腺激素释放，从而治疗性早熟、乳腺癌、前列腺癌、子宫内膜异位症等疾病。

下丘脑及垂体局部解剖结构的正常维系同样与其功能执行密不可分。下丘脑神经元末梢局部富集毛细血管丛，这些毛细血管丛沿垂体柄下行汇入垂体门脉系统，直接完成对垂体前叶供血。

这是下丘脑分泌激素能在分泌时迅速且高浓度作用于垂体靶细胞从而避免被外周循环稀释的解剖基础。该结构的正常维持是保证下丘脑激素脉冲分泌所必备的。先天性变异或者后天性因素如手术、外伤、产伤等影响局部结构，可导致下丘脑 – 垂体 – 性腺轴出现不同程度的功能异常。

2. 促性腺激素

促性腺激素 FSH 与 LH 由腺垂体嗜碱性细胞分泌。FSH 与 LH 对女性第二性征的维持、月经周期的建立及生殖功能的执行有重要作用。其中，FSH 是参与卵泡发育的最主要激素。FSH 不仅能促进窦前卵泡及窦状卵泡的发育，还在优势卵泡选择、促进雌二醇合成及颗粒细胞膜 LH 受体建立等环节发挥多种生理功能。相比较于 FSH，女性 LH 则主要对卵巢排卵、排卵后黄体功能的维系及雄激素合成起到调控作用。卵泡期经 LH 刺激后，卵巢卵泡膜细胞可产生雄激素，这一部分雄激素可作为雌二醇的底物进一步参与女性雌激素的生成。针对育龄期女性，临床上可以通过监测 FSH 及 LH 水平来评估其卵巢储备功能。通常测定月经来潮第 3 日 FSH 水平，如果 FSH < 10U/L 则提示卵巢功能较好，这一理论基于月经早期贮备卵泡可产生低剂量雌激素抑制 FSH 分泌。相反，卵巢功能较差的女性的储备卵泡无法抑制 FSH 分泌而导致 FSH 水平偏高（通常 > 20U/L）。需要注意的是，女性卵巢储备功能降低会诱发未成熟卵泡募集增加，这一过程会导致女性基础雌二醇水平较高（通常 > 80pg/ml）从而抑制 FSH 分泌，故表现为 FSH 偏低但实际卵巢储备功能已经减低的假象。结合上述特点，临床可通过同时检测 FSH 及雌二醇水平来综合评估卵巢功能，如果血清 FSH < 10U/L 合并雌二醇 < 80pg/ml 则提示卵巢储备功能尚可。

FSH 与 LH 也是参与男性性腺调节的主要激素。其中，LH 可以刺激睾丸合成睾酮及雌二醇，是睾丸来源性腺激素的最重要调控激素之一。LH 作用至睾丸间质细胞上 LH 特异性受体，刺激睾丸间质细胞合成睾酮及少量雌激素。在 LH 刺激下，睾丸内睾酮浓度明显升高，甚至可接近外周循环的 100 倍，而睾丸局部的高浓度睾酮水平恰恰是精子发生的必备条件。相对而言，FSH 的受体则存在于睾丸支持细胞。FSH 通过作用于支持细胞处受体，激活 MAPK、CREB 等多个信号通路，调控精子的发育。目前观点认为，雄激素及雌激素均可参与促性腺激素 LH、FSH 分泌的反馈调节。传统观点认为，垂体局部存在的芳香化酶可将局部睾酮转化为雌二醇从而抑制垂体 LH 分泌。近期研究表明，睾酮及双氢睾酮可直接抑制垂体 LH 分泌。与 LH 不同，FSH 的分泌主要受到抑制素 B 的调节。除上述调控机制外，睾酮及雌二醇水平升高还可以间接影响下丘脑 GnRH 脉冲，导致 GnRH 传递的刺激信号减弱并因此抑制 LH 及 FSH 的分泌。

由于主要受 GnRH 刺激调控，生理状态下 LH 同样呈脉冲式分泌。每隔 90～120min 产生一个临床可测的 LH 脉冲，这一脉冲的频率及幅度接近 GnRH。LH 半衰期短，仅 30min。虽然 FSH 也在 GnRH 刺激下分泌，但 FSH 的半衰期长达 3h，远超过两个 GnRH 脉冲时间间隔，因此便无法准确分析 GnRH 刺激下 FSH 的脉冲分泌时相。临床上利用这一生理特性开展 GnRH 兴奋试验评估垂体分泌的 LH 对下丘脑 GnRH 的反应性。同样，上述生理特点也被用于治疗男性促性腺激素功能低下型性腺功能减退症，即使用微量泵每隔约 90min 皮下注射 GnRH，刺激垂体分泌促性腺激素从而促进睾丸产生睾酮及精子发生。促性腺激素功能低下型性腺功能减退症的女性患者同样可以接受脉冲式 GnRH 治疗，从而获得接近正常的月经周期及妊娠机会。需要注意的是，该类女性患者 GnRH 脉冲治疗前一方面需先予雌激素、孕激素替代，促进子宫及乳腺的发育，为后续孕育胚胎做好准备；另一方面，整个治疗过程中也应密切观察有无卵巢过度刺激综合征及卵泡破裂的发生。需要注意的是，脉冲式 GnRH 治疗的成功必须以垂体前叶存在足够的促性腺激素分泌细胞为前提。针对无生育需求的促性腺激素功能低下型性腺功能减退症的患者，通常仅予相应的性激素补充替代治疗。

3. 性腺激素

(1) 雌激素：天然雌激素主要是雌二醇及雌酮，其作用部位包括生殖器官、心血管、内分泌及骨骼等多个系统，是女性第二性征建立、性器官发育成熟、月经周期维持的重要调控激素。此外，雌激素对女性正常性欲及生殖功能的调控同样必不可少，围绝经期及绝经后女性性行为减少、性欲减退、性交疼痛等均与其雌激素水平显著下降相关。男性的雌二醇约有 1/5 在睾丸中由睾酮转化而来，其余则多来自于外周如脂肪、皮肤、脑及骨骼等经局部芳香化酶芳构化后而来。其中，脂肪组织是正常男性雌二醇合成的主要部位，与睾酮一样，主要受到 LH 调节。雌激素对于男性性腺发育、峰值骨量建立、骨骺闭合、性功能及体脂含量等有重要生理性调节作用。男性雌二醇相对或绝对增加可表现为男性乳腺发育、身材高大及性功能减退；而男性雌二醇的减少则与骨质疏松、骨骺延迟闭合及体脂率上升等相关。

雌激素的主要作用途径包括基因组效应及非基因组效应。其中，基因组效应由雌激素受体（ER）介导。目前认为有两种 ER 受体，分别命名为 ER-α 和 ER-β。研究表明，ER-α 缺失的雌性小鼠完全不孕，可能与雌性哺乳动物 ER-α 缺失导致其交配行为遭到严重破坏有关。血清雌激素水平的减低导致 ER-α 作用不足进而激活 LH 基因转录，这与卵巢功能不全或卵巢切除的女性患者血 LH 水平增加相关。ER-α 对 FSH 的作用极为复杂，有待进一步阐明。研究表明，ER-α 对雄性动物正常生殖功能的执行同样不可或缺。ER-α 缺陷的雄性动物无法产生精子，推测 ER-α 的激活在精子发生及成熟过程中亦具有重要调节作用。此外，ER-α 对于雄性动物交配行为的正常执行必不可少。与 ER-α 不同，ER-β 缺失的

雌性小鼠仅表现为生育能力的下降。

(2) 雄激素：雄激素是男性体内最重要且含量最为多的类固醇激素之一。睾丸是成熟男性合成雄激素的主要器官。男性雄激素的合成主要部位在睾丸间质细胞，合成原料为循环中的胆固醇。雄激素的合成过程由 LH 调节，多种蛋白及酶类包括类固醇生成急性调节蛋白（steroidogenic acute regulatory protein，StAR）、17α- 羟化酶等参与。睾酮是成年男性体内最重要的雄激素，除了受 LH 调节外，睾酮的产生还受到昼夜节律影响。研究表明，睡眠会促使睾酮合成增加并于晨起达到峰值，这一过程与男性晨勃有关。正因为存在上述调节机制，临床检测到血清睾酮的水平与 LH 分泌水平往往呈非同步脉冲。雄激素对男性生理调节作用起自胚胎发育，大致包括：胚胎期男性表型正常分化及发育、诱导下丘脑—垂体—性腺轴的正常建立、维持性功能及产生精子、诱导及终止青春期发育、增加肌肉及峰值骨量、降低体脂，以及促进红细胞生成等。

正常男性每日总睾酮合成总量 5～7mg，但血循环中睾酮仅 3% 处于游离状态，剩余的睾酮则与性激素结合球蛋白（sex hormone binding globulin，SHBG）、血清白蛋白及黏蛋白等结合。与 SHBG 结合的雄激素无法解离，难以被组织利用，故生物学活性低。因此，SHBG 的水平变化与雄激素总量有关，但通常无法影响正常雄激素的生理功能。而与白蛋白结合的雄激素则较为松散，容易被组织利用，故具有较高生物学活性。血清中游离睾酮及与白蛋白结合的睾酮构成了男性的生物可利用睾酮。睾酮经 5α 还原酶作用后可转化成双氢睾酮（dihydrotestosterone，DHT）。循环中睾酮和双氢睾酮可作用于特异性雄激素受体（androgen receptor，AR）发挥其生物学效应。双氢睾酮对雄激素受体亲和力较睾酮更高，因此有着更为强大的生物学效应。皮肤及肝脏是除睾丸外男性双氢睾酮的主要合成部位。睾酮与双氢睾酮是生理状态下可执行功能的雄激素，其他雄

激素因缺乏特异性受体而不能直接执行雄激素的生理功能，故亦称为前雄激素。

自母体妊娠 7 周后，即可检测到男性睾丸的睾酮分泌，此时睾酮的高峰分泌有利于新生儿男性表型的建立。在妊娠中、后期直至胎儿分娩，其睾酮分泌逐渐降低，故出生时男性与女性血清睾酮水平无明显差异。在 LH 刺激下，男性睾酮会在出生后呈第二次分泌高峰，这一过程往往在 1 岁左右完成，该时段睾酮的分泌主要来自于肾上腺，医学上称为微小青春期。微小青春期生物学意义未明，可能与后期性腺功能的正常建立及稳定相关。微小青春期后直到青春期前，男性睾酮均保持在较低水平。青春期男性随着促性腺激素分泌的增加，睾丸间质细胞增生活跃并大量产生睾酮。此时，血清睾酮逐渐升高并于 17 岁左右达到接近正常成人水平。自此之后，睾酮的高浓度通常可以维持至 50 岁左右。紧接着，男性的睾酮水平便以接近每年 1% 的速度进行性下降，同时伴随生理及心理的系列变化，临床上可表现为男性迟发性性腺功能减退症（late onset hypogonadism，LOH）。男性迟发性性腺功能减退症是一种与年龄相关，雄激素缺乏所介导的综合征，可表现为性欲减退、勃起功能障碍、晨勃减少等表现，往往伴有血睾酮水平降低。

女性雄激素主要由肾上腺及卵巢产生，起到维持正常卵巢功能、骨密度、性功能，以及女性认知能力的作用。正常女性体内雄激素主要包括硫酸脱氢表雄酮（dehydroepiandrosterone sulfate，DHEAS）、脱氢表雄酮（dehydroepiandrosterone，DHEA）、雄烯二酮、睾酮及双氢睾酮。其中 DHEAS 是女性体内含量最多的雄激素，绝大部分由肾上腺产生。随着年龄变化，血清 DHEAS 波动于 $750\sim3750\mu g/L$。睾酮同样是女性体内重要的雄激素，约 50% 由卵巢及肾上腺的雄烯二酮在外周转化而来，25% 由卵巢直接生成，剩余 25% 则几乎来源于肾上腺。女性睾酮较为稳定，血清总睾酮 $0.7\sim2.1nmol/L$，随着月经周期的变

化略有波动，早卵泡期往往处于较低水平。雄激素参与卵泡发育成熟，对于女性生殖功能的建立及维持有重要作用，雄激素过多或不足均可导致卵泡发育的异常。虽然雄激素对于女性性功能的影响远不如男性，但仍有研究表明，针对促性腺激素功能低下型性腺功能减退的女性补充雄激素，可通过提高其血清睾酮浓度带来的性功能改善的临床获益，但确凿的治疗价值尚需进一步探讨。

(3) 孕激素：孕酮又称为黄体酮，主要由黄体产生，故排卵后孕酮水平明显升高。如果发生受精，孕酮在妊娠前 8 周左右主要由妊娠黄体产生，以促进胚胎着床。紧接着，伴随胎盘发育，在随后的孕期孕酮则主要由胎盘产生，从而实现黄体与胎盘间的功能交接。妊娠期孕酮作用广泛，是维持女性整个生殖过程的重要激素。妊娠期孕酮水平增加一方面可发挥抗炎及免疫抑制作用，保护胎儿不受母体的免疫排斥；一方面孕酮还可抑制子宫兴奋性，避免妊娠子宫持续性收缩，使胎儿在宫内安全生长；此外，孕酮协同雌激素还具有促进妊娠期乳腺发育的作用，为产后乳汁的产生提供准备。

(4) 其他：除了上述作用于下丘脑—垂体—性腺轴的主要激素外，尚有多种神经内分泌激素如抗米勒管激素（anti-müllerian hormone，AMH）、抑制素 B、吻素等参与生殖过程调控。其中，AMH 除了在生殖器分化阶段起重要调控作用外，同样可以反映女性整体卵巢功能储备及生殖功能老化程度。血清 AMH 由窦前卵泡和窦状卵泡的颗粒细胞分泌，其分泌量与窦状卵泡数量平行，参与促进女性卵泡发育成熟。AMH 受月经周期影响较小，其水平减低提示卵巢对促性腺激素刺激的反应性减退，是卵巢功能衰退早期且敏感的指标之一。

抑制素 B 通过抑制 FSH 来实现对垂体—性腺轴的生理性调控。男性抑制素 B 由睾丸支持细胞分泌，而在女性中抑制素 B 的分泌则由卵巢颗粒细胞完成。抑制素 B 是 FSH 分泌最主要的抑制剂，与血清 FSH 水平呈显著负相关。目前临床上常用

抑制素 B 来评估男性生育能力及睾丸的生精功能。

近年发现，吻素作为参与下丘脑—垂体—性腺轴的另一种重要肽类激素，可通过刺激 GnRH 神经元介导 GnRH 分泌，调节青春期的启动。外源性予以吻素治疗能够促进生理性 GnRH 脉冲建立，可能在女性内分泌紊乱所致不孕不育中具有潜在治疗价值。吻素受体位于下丘脑，由 GPR54 基因编码，同样参与 GnRH 分泌的脉冲调节，其变异可导致特发性促性腺激素功能低下型性腺功能减退症。

（二）性行为的神经内分泌调控

性行为主要是指在性兴奋的基础上，男女两性发生性器官的接触或交媾，即性交的过程。在精神或肉体受到性刺激后，性器官等会出现一系列生理改变，通常称为性兴奋。性行为的发生主要建立在性兴奋基础上，受神经内分泌系统、环境及心理等多种因素调控。大脑是整合这一系列性活动的中心。

男性的性兴奋状态表现为心理活动、阴茎勃起、射精及性高潮等过程。阴茎的勃起受到副交感舒血管纤维所释放的舒血管物质一氧化氮、乙酰胆碱及血管活性肠肽等调控。射精同样是在性器官受到刺激后的一种反射性活动，由龟头触觉神经、输精管、精囊腺、尿道及会阴部神经等多个部位参与。正常的射精行为往往伴随欣快感、产生强烈的性兴奋从而达到男性性高潮。年龄、环境、疾病、药物及精神状态等多种因素参与相关神经内分泌调控，分析相关疾病病因时应注意全面、缜密。例如，老年男性常出现睾酮合成减少、一氧化碳合酶水平低下、基础疾病及相关药物使用等均与其性欲减退及勃起功能障碍有关。

女性的性兴奋除了表现为心理活动外，还可以表现为前庭大腺及阴道分泌物增多、阴蒂勃起、乳房充血、乳头变硬等，上述系列变化可带来的女性性高潮。女性性高潮通常指性紧张得到释放，伴随会阴部及子宫等处肌肉的节律性收缩。雌激素、孕激素，以及多种体液及因子均参与该过程调节。通常认为，雌激素可刺激性兴奋的发生而孕激素则与性欲减低有关。围绝经期或绝经后女性雌激素水平减低，性兴奋时阴道等分泌物减少、润滑作用减弱。长期雌激素的缺乏同样会导致阴道萎缩，以及出现反复泌尿生殖道感染。上述表现均参与女性性欲减退及性功能障碍的发生。相对而言，雄激素对于女性性行为的调控则更为复杂。研究表明，雄激素的水平（包括总睾酮、DHEAS 等）与女性性功能无明确相关性。然而，通过外源性补充雄激素，如经皮睾酮贴片、DHEA 口服片剂等治疗，可以改善女性性功能。但目前尚缺乏足够的循证学证据来支持女性性功能障碍者的雄激素补充治疗。

整个生殖及性行为的内分泌调控实际上是一个极为复杂及精细的网络系统，受遗传、环境及精神状态等多方面影响，依据性别、年龄以及生活方式的不同而产生明显个体差异。在整个网络中，多种神经及体液调节因素参与其中，具体调控机制目前尚未完全清楚。因此，临床对于生殖内分泌相关疾病的诊治需综合分析，既考虑生理及病理因素的作用，也应重视环境及心理因素在其中的影响。

（孙　侃）

六、衰老中的神经内分泌调控

（一）衰老的定义

衰老是一种复杂的自然过程，其特征是生理功能逐渐丧失，导致疾病风险和死亡率增加。随着时间的推移，衰老是生物自发的必然过程，表现为解剖结构的退行性变和生理功能的衰退，其适应性和抵抗力逐渐减退。在生理学上，把衰老看作是从受精卵开始一直进行到老年的个体发育史；从病理学上，衰老是应激和劳损、损伤和感染、免疫反应衰退、营养失调及代谢障碍的结果，而长期药物滥用等不良生活嗜好会加速衰老的进展。人口老龄化现已成为西方发达国家的普遍现象；而在当今中国，如何在延长人民群众寿命的同时尽可能延缓其身心的衰老，也已逐渐成为公共医疗卫生和社会发展的严峻挑战。

（二）衰老中的性别差异

女性的寿命要比男性长，这是人类生物学中一个很突出的特征。无论在怎样的生存环境中，女性的寿命都比男性要长。有一项回顾性研究报道了自 1840 年以来冰岛的平均预期寿命，在流行病暴发时曾低至 19 岁，而在最近 10 年可高达 82 岁，但是在每个时期，女性的预期寿命均高于男性。在发达国家中，几乎所有的主要死因中，妇女的年龄校正死亡率都低于男性。妇女在严重饥荒或流行病暴发等极端情况中也能更好地生存。

性别差异导致长寿的现象与生殖有关。在自然界，生育过的动物通常比没有生育的动物寿命要短。雌性如繁殖过多会缩短寿命，而交配本身会缩短许多物种的雄性寿命。在模型动物研究中发现，交配使黑腹果蝇的雄雌两性寿命均降低。在人类中也有类似情况，有一项关于阿什肯纳兹犹太百岁长寿老人的回顾性研究，与非长寿的阿什肯纳兹犹太人对照组相比，无论男女，他们生育的子女较少，且生育年龄普遍较晚。

关于生殖能力对寿命的影响，目前发现无论是雄性还是雌性，绝育手术可延长许多物种寿命，包括猫、狗和人。而且在猫和狗中，性腺切除术对雌性寿命的影响更为显著。Hamilton 等从美国堪萨斯州一家福利机构获得了有关 1870—1930 年出生的弱智患者的记录。该机构中的男性接受去势手术以防意外怀孕，对照组是来自同一机构的未行绝育手术的男性和女性。与男性对照相比，这些去势的男性的中位寿命延长了 14 年。作者还发现，男性被去势时间越早，其寿命延长就越明显。这提示去除男性性腺激素可能对人类健康和长寿具有重大影响。

（三）衰老的神经内分泌调控

下丘脑—垂体轴是联系神经系统和内分泌系统的重要枢纽。衰老伴随着内分泌系统功能的许多变化，与年龄相关的激素，如雌二醇、脱氢表雄酮、睾酮及生长激素在血中水平逐渐下降是衰老的典型症状，这些激素的变化也可能参与衰老的机制。

脊椎动物的繁殖需要在大脑和性腺之间进行复杂的激素对话。现在认为衰老与下丘脑—垂体—性腺（HPG）轴有密切关系。虽然无论男女，体内都存在相同的 HPG 轴激素，但是其节律、组织特异性和生理活性在男性和女性中迥然不同。此外这些激素在体内不同组织中的生理效应也不同，性激素存在非生殖作用，其中包括在衰老中的生理作用。现有研究发现，在校正了年龄因素后，阿尔茨海默病致死的女性多于男性。这可能与女性随年龄增长，雌激素等性激素作用衰减有关。还有学者认为黄体生成素（LH）可能在阿尔茨海默症的发病机制中起作用。

1. 性激素

在育龄妇女，雌激素通过卫星细胞的活化和增殖对肌肉力量有益，并减轻炎症反应和骨骼肌的损伤后破坏。更年期与雌激素水平显著降低有关，在绝经后妇女中有肌肉质量和肌肉力量的进行性下降，与雌激素水平下降有关。激素替代疗法可以延缓在绝经后女性中，增龄性肌肉流失和骨骼肌中脂肪的堆积。还有 Meta 分析显示，接受激素替代治疗的绝经后女性肌肉力量比未经治疗的对照组增高约 5%。雌激素对衰老和神经保护也具有重要影响。

现在在人体内几乎所有组织中都发现了雄激素和雌激素受体。此外，还有激活素和抑制素（均为 TGFβ 蛋白超家族的成员），它们与卵泡抑素一起，可以调节垂体的 FSH 合成和分泌，以及调节促性腺激素。激活素在性腺和垂体中均产生，具有增加 FSH 生成和活性的作用。但它也表达于心、肺、肾、胃肠道，以及肌肉和骨骼中，在细胞增殖、分化、代谢和凋亡以及免疫应答和伤口愈合中发挥作用。

激活素 A 可能具有对中枢神经的保护作用。有研究报道，在果蝇中激活素与胰岛素信号相互作用，可改善肌肉性能并延长寿命。卵泡抑素可抑制 FSH，它是激活素的抑制剂，此外还可以抑制肌生长抑制素和骨形态发生蛋白，能影响寿命和衰老。

2. 糖皮质激素

糖皮质激素在应激时释放，应激诱导的糖皮质激素水平升高会给大脑和免疫系统带来负面反馈，并抑制下丘脑—垂体—肾上腺系统的过度活动，从而保护人体免受自身内分泌和免疫反应的影响。皮质类固醇可以调节儿茶酚胺等神经递质的释放，进而影响情绪、睡眠、感觉，以及与压力相关的行为。但长期压力会诱导糖皮质激素慢性过度分泌，抑制神经活动，阻碍葡萄糖摄取和蛋白质合成，并使糖皮质激素靶细胞能量储备耗尽，最终导致神经细胞变性。长期高水平的糖皮质激素可能加速大脑衰老并抑制智力表现。

3. 生长激素

GH 基因表达可在垂体外许多组织中检测到，包括免疫、生殖、消化、呼吸、肌肉、骨骼和心血管系统。在这些组织中，GH 可能在局部充当自分泌/旁分泌因子，而不是作为循环内分泌激素。大脑也是 GH 表达的主要部位，GH 受体蛋白和 mRNA 存在于大脑皮质、下丘脑、丘脑、海马和小脑。在海马中，成年人的 GH mRNA 水平较高，并且女性水平显著高于男性。应激也会刺激海马 GH mRNA 的表达。脑源性 GH 在大脑发育中尤其重要。

（四）衰老、体力衰弱状态和神经内分泌

老年人全身功能逐渐下降，除了心、肝、肾等内脏器官功能衰老之外，还可发生骨质疏松，一旦跌倒发生骨折可能致残，髋部或踝部的骨质疏松性骨折可导致长期卧床、活动受限、生活不能自理，有些患者甚至需要住院，其死亡风险也显著上升。在 35 岁以后，人体肌肉质量呈生理

性下降，以每年 1%～2% 的速度递增；肌力每年递减 1.5%，在 60 岁以后加速，达 3%，而且男性肌肉组织的损失比女性更严重。以骨骼肌质量和功能丧失为特征的病症，称为肌少症。肌少症的典型病理表现包括 Ⅱ 型肌纤维的萎缩，肌肉运动单位的丧失，以及肌肉内脂肪和结缔组织的增生，即脂肪随年龄增长逐渐浸润到骨骼肌中，增龄性脂肪增加会掩盖肌肉的衰减，因此患者体重可能并无明显下降。

下丘脑—垂体—靶腺轴在调节老年人体力衰弱状态很重要，其相关激素的改变影响到衰老过程中肌肉萎缩及肌力下降，涉及炎症过程、肌肉再生和蛋白质合成失调的病理生理过程。糖皮质激素、胰岛素样生长因子（IGF）和雄激素的作用是控制体内能量代谢，这些激素随着年龄增长而变化，与衰老和体力衰弱状态有关。老年体力衰弱状态可能是多种激素共同作用的结果，而不是由某种特定激素的缺乏导致。

1. 糖皮质激素

糖皮质激素与老年体力衰弱状态患者骨骼肌、骨骼和心血管系统退变的临床表现有关。有研究报道，体力衰弱状态的老年患者血皮质醇水平呈慢性升高趋势，这促使骨骼肌逐渐分解代谢乃至萎缩。还有研究表明，在高龄老年人群，存在下丘脑—垂体—肾上腺轴负反馈调节能力受损。炎症是一种保护性免疫反应，由感染和组织损伤时触发。适度的炎症反应有助于感染控制和伤口愈合，此时中枢神经系统探测到体内炎症，会激活下丘脑—垂体—肾上腺轴，增加皮质醇释放。如果血循环中糖皮质激素过量，会激活海马，通过负反馈回路中抑制下丘脑，减少糖皮质激素的生成。海马活动增加，还可以导致代谢增加，大脑功能亦发生相应改变。但过度的炎症反应则过犹不及，可能导致细胞损伤，长期升高的糖质激素会损伤海马神经元，进一步损害下丘脑—垂体—肾上腺皮质轴的负反馈调节，导致恶性循环。糖皮质激素可促进肌纤维降解，抑制蛋

白质合成，最终使肌肉萎缩。

2. 生长激素和 IGF

人体内的生长激素由垂体前叶分泌，从 20 岁开始衰减，每 10 年以 14% 的速度递减。生长激素缺乏导致体内脂肪增加，肌肉减少。IGF-1 是生长激素产生生理作用过程中所必需的一种活性蛋白多肽物质，主要在肝脏中合成。IGF-1 可以刺激肌细胞的新生、促进肌肉细胞变大并抑制肌肉蛋白分解，从而增加肌肉力量。其中，IGF-1 通过肌肉干细胞增殖和分化而增加肌细胞数量；IGF 介导的激酶级联反应引起肌肉细胞变大；IGF 还通过抑制泛素—蛋白酶体信号通路来抑制肌肉蛋白的分解。IGF-1 受进食的调控，禁食和低能量饮食可导致血 IGF-1 浓度降低，而随着 BMI 的增加，IGF-1 浓度也会下降。IGF-1 的自分泌和旁分泌功能随年龄增长而减弱，其衰减与神经元和肌肉衰老过程有关。

3. 雄激素

下丘脑—垂体—性腺轴调节雄激素分泌，下丘脑脉冲式分泌促性腺激素释放激素，刺激垂体分泌 LH，它与靶器官结合后，男性睾丸间质细胞或女性卵巢产生睾酮，肾上腺也能产生雄激素，女性和男性均能生成脱氢表雄酮和雄烯二酮。雄激素的靶器官包括骨骼肌。睾酮可直接刺激肌肉雄激素受体，还可通过肌肉内 IGF-1 的作用增加肌肉蛋白的合成。成年男性的雄激素水平随年龄增长每年下降约 2%。老年男性低睾酮浓度和体力衰弱状态之间可能相关。无论是年轻或是老年男性，睾丸激素补充可以增加骨骼肌质量，主要机制是通过促进肌纤维肥大和增加干细胞增殖，但长期获益尚不肯定，而且应对雄激素长期治疗的安全性进行监测。

（刘喆隆　韩　夏）

参 考 文 献

[1] Purves D, Augustine G, Fitzpatrick D, et al. Neuroscience[M]. 6th ed. Oxford University Press,2017.

[2] Scammell TE, Arrigoni E, Lipton JO. Neural circuitry of wakefulness and sleep[J]. Neuron, 2017,93(4): 747–765.

[3] Peever J, Fuller PM. The biology of REM sleep[J]. Curr Biol, 2017, 27(22): R1237–R1248.

[4] Aslan S, Erbil N, Tezer FI. Heart rate variability during nocturnal sleep and daytime naps in patients with narcolepsy type 1 and type 2[J]. J Clin Neurophysiol, 2019, 36(2): 104–111.

[5] Yu X, Franks NP, Wisden W. Sleep and sedative states induced by targeting the histamine and noradrenergic systems[J]. Front Neural Circuits, 2018, 12: 4.

[6] Prober DA. Discovery of hypocretin/orexin ushers in a new era of sleep research[J]. Trends Neurosci, 2018, 41(2): 70–72.

[7] NG MC. Orexin and epilepsy: potential role of REM sleep[J]. Sleep, 2017,40(3):61.

[8] Gobbi G, Comai S. Differential function of melatonin MT1 and MT2 receptors in REM and NREM sleep[J]. Front Endocrinol (Lausanne), 2019, 10: 87.

[9] Dong H, Wang J, Yang YF, et al. Dorsal striatum dopamine levels fluctuate across the sleep-wake cycle and respond to salient stimuli in mice[J]. Front Neurosci, 2019, 13: 242.

[10] Steinert RE, Feinle-Bisset C, Asarian L, et al. Ghrelin, CCK, GLP-1, and PYY (3–36): secretory controls and physiological roles in eating and glycemia in health, obesity, and after RYGB[J]. Physiol Rev, 2017, 97(1): 411–463.

[11] Bedrosian TA, Fonken LK, Nelson RJ. Endocrine effects of circadian disruption[J]. Annu Rev Physiol, 2016,78: 109–131.

[12] 王庭槐 . 生理学 [M]. 第 9 版 . 北京：人民卫生出版社，2018.

[13] Higgs S, Spetter MS. Cognitive control of eating: the role of memory in appetite and weight gain[J]. Curr Obes Rep, 2018, 7 (1): 50–59.

[14] Hsu TM, Suarez AN, Kanoski SE. Ghrelin: a link between memory and ingestive behavior[J]. Physiol Behav, 2016,162: 10–17.

[15] Fang H, Judd RL. Adiponectin regulation and function [J]. Compr Physiol, 2018,8(3): 1031–1063.

第2章

神经、精神疾病对内分泌系统的影响

一、脑血管疾病

（一）临床概述

脑血管疾病（cerebrovascular disease，CVD）是脑血管病变导致脑功能障碍的一类疾病的总称。它包括血管腔狭窄、闭塞或血管破裂、血管畸形、血管壁损伤或通透性发生改变等各种脑血管病变引发的局限性或弥漫性脑功能障碍。脑卒中是脑血管疾病的主要临床类型，是由于脑血管阻塞或脑血管突然破裂，血液不能流入大脑而引起脑组织缺血、坏死，从而导致器质性脑损伤的一组脑血管疾病。

1. 流行病学

脑血管疾病是危害中老年人身体健康和生命的主要疾病之一，其发病率、致残率、死亡率随年龄的增长而增高。脑卒中是目前导致人类死亡的第二位原因，仅次于缺血性心脏病，是成人首要的致残疾病，约2/3的幸存者遗留有不同程度的残疾。脑卒中具有高发病率、高死亡率和高病残率的特点，已成为全球的公共卫生问题之一。

脑卒中的发病与年龄、性别、地域等诸多因素有关。随年龄的增加，男性和女性脑卒中的发病率均呈现升高的趋势。据报道，45—64岁的人群脑卒中发病率显著增加，出血性脑卒中整体发病率增加2.9倍，缺血性脑卒中发病率增加2.5倍。年龄超过65岁者缺血性脑卒中发病率整体增加6.2%，脑出血患者发病率无明显差异。男性

脑卒中的发病率是女性的1.25倍。2013年全球男性缺血性脑卒中发病（132.77/10万）高于女性（98.85/10万）。以上结果提示，年龄越大，发生脑卒脑卒中险越大；而男性相对于女性更容易发生脑卒中。

我国脑血管疾病发病呈现北高南低、东高西低的地域分布特征。与西方发达国家不同，我国脑卒中的发病率和死亡率明显高于心脏病。2008年国家卫生部公布的第三次全因死亡率调查显示，脑卒中已经成为中国第一致病死因。根据2017年发表的Ness-China中国脑卒中流行病学研究显示，我国卒中发病率为354.1/10万人年、死亡率159.2/10万人年、患病率为1596.0/10万人年。据此推算，我国每年新发脑卒中约240万人，每年死亡病例约110万人，存活者约1100万人。

2. 病因

脑血管疾病的发病与诸多因素有关。各种可引起血栓形成或血流动力学改变的疾病都可能导致脑血管病的发生，包括动脉硬化、血管炎症、心房颤动、先天性血管畸形、外伤、某些药物、血液病、心脏瓣膜病变等。根据解剖结构和发病机制不同，可将脑血管疾病的病因分为以下几类：

(1) 血管壁损伤：各种代谢性因素如高血压、糖尿病、肥胖、血脂异常、高同型半胱氨酸血症等均可导致血管内皮细胞炎症、损伤，进而发生动脉硬化；其中高血压、糖尿病是脑梗死的关键

危险因素，高血压是脑出血的独立危险因素。其次，感染或非感染性炎症（如结核、梅毒、各种结缔组织病等）亦可导致动脉炎症发生而损伤血管壁；最后，某些先天性血管疾病（如脑血管畸形、动脉瘤、动脉狭窄）及外伤、手术、侵入性医学操作（穿刺、血管内置管）等可导致血管损伤；此外还有某些药物、恶性肿瘤等也可损伤血管壁。

(2) 心脏和血流动力学改变：如高血压、低血压或血压的大幅波动、心力衰竭、心脏瓣膜病变、心脏电活动紊乱（尤其是心房颤动）等。

(3) 血液成分和血液流变学改变：包括各种原因导致的血液凝固性增加和出血倾向，如脱水、红细胞增多症、血小板增多症、高纤维蛋白原血症等高黏血症；抗凝血酶Ⅲ、蛋白 C、蛋白 S 缺乏及 V 因子基因突变等遗传学病变；应用抗凝血药、抗血小板药、弥散性血管内凝血和各种血液系统疾病等所导致的凝血机制异常。

(4) 其他病因：包括空气、脂肪、癌细胞和寄生虫等栓子，脑血管受压、外伤、痉挛等。

3. 分类

脑血管疾病的分类对临床进行疾病诊断、治疗和预防有很大的指导意义。中华医学会神经病学分会和脑血管病学组 2015 年根据脑血管疾病的病因和发病机制、病变血管、病变部位及临床表现等因素将脑血管疾病分为 13 类。

(1) 缺血性脑血管疾病，主要包括脑梗死（急性缺血性脑卒中）、短暂性脑缺血发作、脑动脉盗血综合征、慢性脑缺氧。

(2) 出血性脑血管疾病又称为出血性脑卒中，主要包括脑出血、蛛网膜下腔出血、其他颅内出血。

(3) 头颈部动脉粥样硬化、狭窄及闭塞（未导致脑梗死）。

(4) 高血压脑病。

(5) 颅内动脉瘤。

(6) 颅内血管畸形。

(7) 脑血管炎。

(8) 其他脑血管疾病，包括脑底异常血管网症（烟雾病）、头颈部动脉夹层等。

(9) 颅内静脉系统血栓形成。

(10) 无急性局灶性神经功能缺损的脑血管病。

(11) 脑卒中后遗症。

(12) 血管性认知障碍。

(13) 脑卒中情感障碍。

4. 临床表现

脑血管疾病的主要临床类型是脑卒中，又称脑血管意外，是由于脑部血管突然破裂或因血管阻塞导致血液不能流入大脑而引起脑组织损伤的一组疾病，包括缺血性和出血性脑卒中。

(1) 一般表现：脑卒中的最大特点是突然起病，起病前多有前驱症状如头痛、头晕、眩晕、短暂性肢体麻木、无力等，起病后很快出现恶心、呕吐、大小便失禁、意识障碍，甚至脑疝、死亡。

(2) 神经系统的定位表现。

① 肢体活动障碍：在活动或休息状态下突然出现手脚无力或不受控制。下肢的活动障碍可表现为突然的站立不稳、走路拖地；上肢的活动障碍可表现为持物不稳、上臂不能抬高甚至完全不能移动。脑卒中患者突然出现的一侧肢体活动障碍往往预示着对侧大脑半球运动功能区域的脑组织遭受损害并濒临死亡。严重脑卒中患者可以出现对侧肢体的完全瘫痪。

② 面瘫：与肢体活动障碍类似，面瘫即为面部肌肉的无力，患者多在照镜子时或被人提示发现自己左右面部的不对称，可表现为一侧鼻唇沟变浅、口角的左右不对称、口水从瘫痪侧的口角流出、鼓腮漏气等。

③ 感觉异常：人脑对于躯体感觉的支配也是交叉的，患者可以出现单个肢体或一侧上下肢体及躯干的感觉异常，表现为持续存在的麻木感、针刺感、蚁走感、痛觉减退甚至完全没有触觉等。

④语言障碍：脑卒中患者可能突然出现语言障碍。脑卒中的语言障碍可细分为以下几种。

a. 构音障碍：突然的讲话不利索，患者的表达、理解能力没有问题，但与人交流时语音、语调发生变化，讲话声音变轻，吐字不清晰，伴吞咽困难、饮水呛咳等。

b. 运动性失语：患者表现为语量少、说话费力，轻者出现漏字现象，严重者只能说"是"或者"不是"，甚至严重丧失口语能力；但对于别人的谈话、指令及书面文字却能够很好地理解，做出相应的回应动作。

c. 感觉性失语：患者听觉理解障碍最为突出，不能理解他人的谈话内容、指令等，无法完成书面阅读，但在自发谈话时言语却较为流利，谈话不费力，句子不短，发音及语调基本正常。

d. 完全性失语：主要表现为语言功能完全丧失，即听、说、读、写各种语言能力的全面缺失。

⑤视觉障碍：脑卒中患者以视觉障碍为首发临床表现的比例相对较低，这是因为相较于前述的肢体活动障碍、感觉异常、语言障碍等表现，存在视觉障碍的患者往往不自知，需要入院后进一步的检查方能发现。脑卒中患者的视觉障碍大多表现为对侧"同向性偏盲"的视野缺损，如左侧大脑视觉功能区域的梗死可导致双眼右半侧视野缺损。

⑥意识障碍：作为脑卒中患者最为严重的临床表现，往往预示着患者此次发病影响的神经功能区域面积很大。患者可以表现为轻微的神志模糊、嗜睡，到较严重的昏睡，以及对外界强光、疼痛刺激完全无反应的昏迷状态。

⑦记忆力减退：大脑内某些区域是人类记忆能力的关键部位，这些关键部位的神经功能损害导致的突发记忆力下降也是脑卒中的临床表现之一，但相对少见。

⑧失用：指脑损伤后大脑高级部位功能失调，表现为不存在瘫痪和感觉障碍的情况下肢体的运动障碍。患者神志清楚，对所要求完成的动作能充分地理解，却不能执行，不能完成他原先早已掌握了的、病前能完成的、有目的性的技巧动作，是相对少见的高级皮质功能障碍。

（3）不同类型脑卒中的临床特点。

①脑梗死（cerebral infraction，CI）：又称缺血性脑卒中，是指各种脑血管病变所致脑部血流供应障碍，导致局部脑组织缺血、缺氧性坏死，而迅速出现相应区域神经功能缺损的一类临床综合征。脑梗死是卒中最常见类型，占70%～80%。多发于老年人，常在安静或睡眠中发病，部分病例有肢体麻木、无力等短暂性脑缺血发作的前驱症状，局灶性体征多在10余小时或1～2天达到高峰。其局灶性定位表现取决于梗死灶的大小和部位，以及侧支循环和血管变异。患者一般意识清楚，当发生基底动脉血栓或大面积脑梗死时，可出现意识障碍甚至危及生命。

②脑出血（intracerebral hemorrhage，ICH）：是指非外伤性脑实质内出血，发病率为每年60/10万～80/10万，在我国占全部脑卒中的20%～30%。虽然脑出血发病率低于脑梗死，但其致死率却高于后者，急性期病死率30%～40%。常见于50岁以上患者，男性稍多于女性，寒冷季节发病率高，多有高血压病史，常在情绪激动或活动中突然发病，发病后常于数分钟至数小时达到高峰，少数也可在安静状态下发病。前驱症状一般不明显。ICH患者发病后多有血压明显升高。由于颅内压升高，常有头痛、呕吐和不同程度的意识障碍，如嗜睡或昏迷等。其局灶性定位表现取决于出血量及出血部位。

③蛛网膜下腔出血（subarachnoid hemorrhage，SAH）：是指颅内血管破裂，血液流入蛛网膜下腔所导致的疾病。分为外伤性和自发性两种情况。自发性又分为原发性和继发性两种类型。原发性蛛网膜下腔出血为脑底或脑表面血管病变（如先天性动脉瘤、脑血管畸形、高血压脑动脉硬化所致的微血管瘤等）破裂，血液流入到蛛网

膜下腔，占急性脑卒中的 10% 左右。SAH 临床表现差异较大，轻者可没有临床症状和体征，重者可突然昏迷甚至死亡。其中以青年发病居多，突然起病（数秒或数分钟内发生），多数发病前有明显诱因（剧烈运动、过度疲劳、用力排便、情绪激动等）。其局灶性定位表现取决于动脉瘤的位置，主要表现为突然发生的、异常剧烈的全头痛、脑膜刺激征、眼球活动障碍等。

5. 脑卒中诊断

脑卒中是急症，患者发病后是否及时送达医院并获得早期诊断和治疗是能否达到最好救治效果的关键，其诊断步骤包括以下几点。

(1) 明确是否为脑卒中：对于高血压、糖尿病、心脏病、高脂血症和吸烟等卒中高危因素的高龄患者，根据突然发病、迅速出现以下局灶性或弥漫性脑损害的症状和体征，临床可初步考虑脑卒中。①一侧肢体（伴或不伴有面部）无力或麻木；②一侧面部麻木或口角歪斜；③说话不清或语言理解困难；④双眼向一侧凝视；⑤一侧或双侧视力丧失或模糊；⑥眩晕伴呕吐；⑦既往少见的严重头痛、呕吐；⑧意识障碍或抽搐。

一旦确诊为脑卒中，应当立即分诊至卒中单元或神经重症监护病房，如院内无相应条件应立即转院，绿色通道可以为脑卒中患者的诊疗提供更加有效和标准化的路径。

(2) 明确是缺血性脑卒中还是出血性脑卒中：脑 CT、MRI、MRA、DSA 等检查可明确脑出血和责任梗死灶，即可明确诊断。当缺乏影像学责任病灶时，如果症状或者体征持续 24h 以上也可以诊断急性脑梗死。

(3) 不同脑卒中诊断要点。

① 脑梗死（CI）：a. 急性起病，可以追溯到发病的具体时间或最后正常时间（睡眠中起病）；b. 局灶性神经功能缺损表现（一侧面部或肢体无力或麻木、语言障碍、视觉障碍等），少数为全面神经功能缺损；c. 影像学显示有责任缺血灶，或者症状 / 体征持续 24h 以上；d. 排除非血管性

病因；e. 头颅 CT/MRI 排除脑出血；f. 评估脑梗死严重程度（如 NIHSS 卒中量表），了解脑梗死发病是否存在低灌注，并进行脑梗死病因分型；g. 了解发病时间及溶栓治疗的可能性。如在溶栓治疗时间窗内，应迅速进行溶栓适应证筛查，对有指征者实施紧急血管再灌注治疗。

② 脑出血（ICH）：ICH 发病后数小时内病情恶化常见，常出现血肿扩大，加重神经功能损伤；因此，ICH 的院前急救和急诊处理对抢救生命、改善脑出血患者的预后至关重要。a. 中老年患者在活动中或情绪激动时突然发病，迅速出现局灶性神经功能缺损症状以及头痛、呕吐等颅内高压等症状应考虑 ICH 可能；b. 多有高血压病史；c. 头颅 CT/MRI 检查可以明确 ICH 诊断；d. CTA 和增强 CT 的"点征"有助于预测血肿扩大风险。

③ 蛛网膜下腔出血（SAH）：临床出现突然发生的持续性剧烈头痛、呕吐、脑膜刺激征阳性，伴或不伴意识障碍、颈项强直、局灶性神经系统体征，应高度警惕 SAH；CT 证实脑池和蛛网膜下腔高密度征象或腰穿检查压力增高或血性脑脊液即可临床诊断。

6. 脑卒中鉴别诊断

(1) 脑卒中与颅内占位疾病鉴别：颅内占位病变如颅内肿瘤、硬膜下血肿、脑脓肿可呈卒中样发病，出现偏瘫等局灶体征，脑 CT、MRI 检查有助于鉴别。

(2) 脑出血与脑梗死鉴别：脑梗死有时与脑出血的临床表现相似，但脑出血往往在活动中起病，病情进展快，发病当时血压明显升高提示脑出血；脑梗死一般安静或睡眠中起病，脑 CT 检查发现脑实质内不同密度病灶可鉴别。

(3) 脑梗死与脑栓塞鉴别：两者均属于缺血性脑卒中。脑梗死一般发生在有动脉粥样硬化卒中危险因素（如高血压、糖尿病、高脂血症、吸烟等）基础上，在安静或睡眠中发病，部分起病前可有肢体麻木、无力等表现，局灶体征多在起病

后 10 余小时或 1～2 天达到高峰；脑栓塞起病急骤，局灶性体征在数秒至数分钟达到高峰。常见栓子来源的基础疾病包括心源性如心房颤动、风湿性心脏病、亚急性心内膜炎等；非心源性如颅内外动脉粥样硬化斑块脱落、空气、脂肪滴等。

(4) 脑出血与蛛网膜下腔出血鉴别：两者均属于出血性脑卒中。蛛网膜下腔出血主要是由于动脉瘤或者动静脉畸形破裂出血所致，常表现为剧烈头痛、颈强直、Kerning 征等脑膜刺激征表现，常无局灶性体征；脑出血患者常有高血压、动脉粥样硬化性疾病基础，常有偏瘫、偏身感觉障碍及失语等局灶性体征，脑 CT、MRI 或者 CTA、MRIA 等检查有助鉴别。

（二）脑血管疾病对内分泌系统的影响

神经与内分泌两大系统各有其特点且密切相关，共同调控和整合内、外环境的平衡。神经系统最常见疾病是脑血管疾病，脑卒中是脑血管疾病最常见的临床危急重症，急性脑卒中对内分泌系统发生一系列变化并对脑卒中的转归有一定影响。脑卒中后发生的主要神经内分泌变化包括下丘脑—垂体—靶腺轴的变化、儿茶酚胺的分泌增加，以及部分脂肪细胞因子的变化。主要原因如下。

下丘脑—垂体的病理改变：①丘脑出血和丘脑梗死；②脑出血时血液穿入脑室，进入第三脑室，直接侵袭下丘脑垂体；③急性脑血管病引起脑水肿和高颅压，压迫下丘脑和垂体柄；④脑血循环障碍可使垂体门脉循环受阻、缺血缺氧，造成垂体功能障碍。

与神经递质的调节障碍有关：在急性脑血管病时单胺代谢出现紊乱，引起多巴胺、去甲肾上腺素和 5- 羟色胺水平均升高，导致内分泌激素变化。

应激反应：急性脑血管病时机体处于应激状态，机体通过自身对内分泌的调节，有利于损害部位的修复。

1. 脑卒中对下丘脑—垂体—靶腺轴的影响

(1) 下丘脑—垂体—肾上腺轴（hypothalamic-pituitary-adrenocorical axis，HPA 轴）：急性脑卒中使机体处于应激状态，可引起 HPA 轴分泌功能亢进，导致促肾上腺皮质激素释放激素（corticotropin-releasing hormone，CRH）、促肾上腺皮质激素（adr-enocorticotropic hormone，ACTH）、皮质醇（cortisol，COR）分泌增加，引发一系列级联反应。HPA 轴异常可能在脑卒中早期发生，并与脑卒中预后相关。脑卒中早期，皮质醇的代谢和（或）清除率发生变化，肾上腺对促肾上腺皮质激素的反应性增加或皮质醇和下丘脑之间的负反馈效率降低可能导致皮质醇进一步升高。过多的 COR 反过来会导致 HPA 轴负反馈机制功能异常，且地塞米松不能抑制急性脑卒中患者的皮质醇水平升高，导致下丘脑 CRH、垂体 ACTH 和肾上腺 COR 的浓度持续增加，这被称为 HPA 轴的持续过度活跃，即 HPA 轴激活。由于 HPA 轴激活，急性脑卒中后血浆 ACTH、血浆或尿液 COR 均升高，可能引发高血糖、高血压、上消化道出血、免疫功能减退等并发症。

高皮质醇血症在缺血性脑卒中患者更常见，并与较差的神经功能预后有关。在缺血性脑卒中患者中发生的急性脑灌注不足会发生一系列病理变化，最终导致神经元、神经胶质细胞和内皮细胞的凋亡和坏死。缺血性脑卒中后级联反应是由许多过程引起的，包括细胞生物功能衰竭、兴奋性毒性、氧化应激、血脑屏障功能障碍、炎症、凝血功能变化和神经内分泌轴的激活。缺血导致的神经元死亡同时激活免疫系统，部分免疫因子运输到缺血区域，并导致大脑和周围的免疫功能发生了变化；小胶质细胞和血液来源的巨噬细胞是脑卒中后炎症反应的关键因素，白细胞介素 -1（interleukin-1，IL-1）、IL-6 和 TNF 在缺血性脑卒中后的促炎反应中起重要作用，并与 IL-10 和 IL-1 受体拮抗剂等抗炎细胞因子之间发生相互作用，引起脑卒中后炎症反应增加、细胞因子水平高、发热和白细胞计数增加。在调整了年龄、性别、糖尿病和意识水平后，急性缺血性脑卒中的高皮质醇水平是脑卒中死亡率的独立预测因子，并且与脑缺血后的高死亡率和功能预后不良有关。

(2) 下丘脑—垂体—甲状腺轴（hypothalamic-pituitary-thyrod axis，HPT 轴）：随着神经内分泌学的发展，甲状腺疾病与脑血管疾病的发病、严重程度和转归之间的关系受到了广泛关注。急性脑血管疾病常常会引起甲状腺激素代谢异常，表现为正常甲状腺功能病态综合征（euthyroid sick syndrome，ESS），包括三碘甲腺原氨酸（triiodomethylamine，T_3）、游离 T_3（free T_3，FT_3）降低，游离四碘甲腺原氨酸（free tetraiodothylamine，FT_4）降低、正常或升高，FT_3/FT_4 值降低，促甲状腺激素（thyroid stimulating hormone，TSH）正常。反映了 HPT 轴功能异常以及在急性应激状态下 T_4 向 T_3 转化受到抑制。ESS 有多种表现形式，最常见的包括低 T_3 综合征、低 T_4 综合征及高 T_4 综合征。急性脑卒中与低 T_3 综合征关系紧密，血清 T_3 浓度越低，脑卒中表现越严重，临床表现越复杂，病死率越高，预后越差。脑卒中后 T_3 水平下降一方面可以降低机体的代谢率，减少人体各组织器官的耗氧量，降低热量的产生，这是一种保护性应激反应，是机体的自我保护；另一方面，甲状腺激素通过调节神经可塑性、离子泵活性和防止谷氨酸毒性等过程来改善卒中后的神经功能损伤。其可能机制如下。

① 调节神经可塑性。

a. T_3 调节神经元特异性的神经颗粒蛋白基因（neurogranin gene，Nrgn），在钙缺乏的情况下与钙调蛋白结合，增强突触的可塑性。

b. T_3 调节海马中的 Reelin 蛋白（Reelin，Reln）基因表达，在成人大脑中与载脂蛋白 E 受体相互作用来调节突触的可塑性和神经再生。

c. T_3 调节与钙/钙调蛋白激活的激酶 4-cAMP

应答元件结合蛋白 1（calmodulin-activated kinase 4-cAMP responsive element-binding protein 1，CaMK4/Creb1）信号通路相关的基因，调节发育过程中的钙内流和树突状生长，通过 Creb 的磷酸化抑制凋亡，增加抗凋亡基因的表达；突触结合蛋白相关基因 1 也是甲状腺激素的反应基因，具有突触结构和介导活性的作用。

d. T_3 还调节神经元和星形胶质细胞中涉及细胞骨架形成的基因转录，影响神经元迁移和神经突触生长。

② 调节离子泵的活性：在细胞水平上，甲状腺激素基因组或非基因组的作用可能会在受缺血影响的脑组织中调节离子泵的活性，即降低钠钾 ATP 酶和钙镁 ATP 酶的活性，刺激 Na^+、H^+ 交换，以避免 H^+ 和 Ca^{2+} 的细胞内超负荷，从而防止细胞酸中毒和兴奋性毒性。

③ 防止谷氨酸毒性：T_3 促进星形胶质细胞摄取谷氨酸，保护神经元免受细胞内钙中毒的损害，同时 T_3 也降低 N—甲基—D—天冬氨酸（NMDA）引起的电流，防止谷氨酸诱导的海马神经元死亡。这些调节机制相互作用有助于预防缺血性脑卒中后急性期的细胞功能障碍或主要神经元死亡。

此外，研究显示脑卒中前患有甲状腺功能减退症的患者在脑卒中后神经元死亡延迟，可能与神经元的代谢需求减少、谷氨酸生成减少和氧化应激延迟有关。而甲状腺功能亢进的脑卒中患者与较差的临床预后相关，目前尚缺乏这方面的机制研究。

(3) 下丘脑—垂体—性腺轴（hypothalamic-pituitary-gonadal axis，HPG 轴）：下丘脑—垂体—性腺轴通过分泌雄、雌激素对机体起着促进男、女性生殖系统生长发育的作用，并参与机体内蛋白质、糖类及脂质代谢。下丘脑作为高级生殖中枢，一方面受到性激素的负反馈调节，另一方面受到神经系统高级中枢的控制。急性脑卒中直接或间接损伤下丘脑及垂体，导致性激素血液度改变。不同性别的脑卒中患者存在不同的性激素分泌异常。研究发现，男性患者在脑出血、脑梗死中睾酮（testis，T）水平明显降低，雌二醇（estradiol，E_2）水平无明显变化，E_2/T 值升高，且脑出血组 E_2/T 值高于脑梗死组；女性患者在脑梗死中 E_2 水平降低，睾丸激素无明显变化。脑卒中后的性激素变化说明性激素在 HPG 轴的调节下是相互协调和相互制约的。

①脑卒中性别差异的原因：在缺血性脑卒中临床和实验模型中观察到的性别差异的病因是多方面的。临床和实验室的最新研究显示导致性别差异的几个重要因素包括性腺激素、性染色体补体差异和表观遗传因素。

性激素主要包括雌激素和睾丸激素。在啮齿动物中，卵巢切除术会增加雌性的梗死面积，而补充雌二醇可减少梗死后的神经损害；提示雌二醇是神经保护剂。睾丸激素的作用目前是一个有争论的话题，其影响可能取决于患者年龄。

男性和女性的遗传补体不同，女性的 XX 和男性的 XY 染色体的基因表达可通过多种可能的机制促进缺血性细胞死亡，遗传行为在脑卒中性别差异的病因中可能起重要但未知的作用。

表观遗传修饰是指翻译后过程，可以修饰导致功能改变的基因表达（通常是蛋白质合成的抑制），脑卒中后通过组蛋白的乙酰化或甲基化作用来修饰基因的表达及其功能，这种翻译后修饰可能是脑卒中性别差异的重要病因。

②脑卒中在不同性别中诱导细胞凋亡的可能机制：性别导致的缺血诱导的细胞死亡途径，决定了对神经保护剂的反应。研究显示，急性脑卒中会诱发延迟的程序性细胞死亡（细胞凋亡），从而维持低脑血流水平。细胞凋亡一方面由线粒体功能障碍触发，引起线粒体细胞色素的释放，并激活胱天蛋白酶级联反应，从而导致依赖胱天蛋白酶的细胞死亡；另一方面由于 DNA 修复多腺苷二磷酸核糖聚合酶 -1（poly-ADP-ribose polymerase-1，PARP-1）的过度激活而导

致烟酰胺腺嘌呤二核苷酸（nicotinamide adenine dinucleotide，NAD）耗竭，形成有毒物质 DNA 修复多腺苷二磷酸核糖聚合物，引起细胞凋亡诱导因子（apoptosis-inducing factor，AIF）从线粒体到细胞核的移位，导致"半胱天冬酶依赖性细胞死亡"。尽管这些途径并不是完全不同，特别是在严重的缺血性损伤中，但似乎在女性中占主导地位的是半胱天冬酶依赖性细胞死亡，而在男性中占主导地位的是胱天蛋白酶依赖性细胞死亡（图 2-1）。

此外，脑卒中急性期，男性患者催乳素（prolactin，PRL）血浓度升高，而女性患者 PRL 无显著变化。其变化规律以脑卒中 1 周内升高显著，2 周后逐渐恢复正常。应激状态下神经递质 5- 羟色胺（5-hydroxytryptamine，5-HT）可促进 PRL 分泌，提示 PRL 血浓度升高可能为应激反应。性激素血浓度持续不恢复正常或异常升高，提示与并发多器官功能衰竭可能有关，提示预后不良。

2. 脑卒中对其他激素的影响

(1) 胰腺激素：急性脑卒中患者机体处于应激状态，出现应激性血糖升高。血糖升高可能与多种因素有关：①急性脑卒中刺激下丘脑—垂体—靶腺轴，引起皮质醇、生长激素、胰高血糖素、儿茶酚胺等激素分泌增加，各自通过不同机制引起血糖升高；②脑卒中后外周组织对胰岛素的敏感性下降，导致胰岛素抵抗（insulin resistance，IR），葡萄糖的代谢利用减少，血糖升高；③脑卒中时与糖调节有关的中枢受损，葡萄糖调节失调，导致血糖升高。血糖升高进一步刺激胰岛素（insulin，INS）分泌，INS 水平代偿性升高，空腹 INS 水平升高增加 IR 程度。

IR 可引起高血糖和高胰岛素血症，使 ACTH 分泌增多，皮质醇血浓度增加，加重脑组织缺血缺氧，加重脑损伤。在急性脑出血患者中，空腹血浆葡萄糖及 INS 升高程度与出血量大小呈线性相关，不同出血部位其升高程度也不同，血糖越

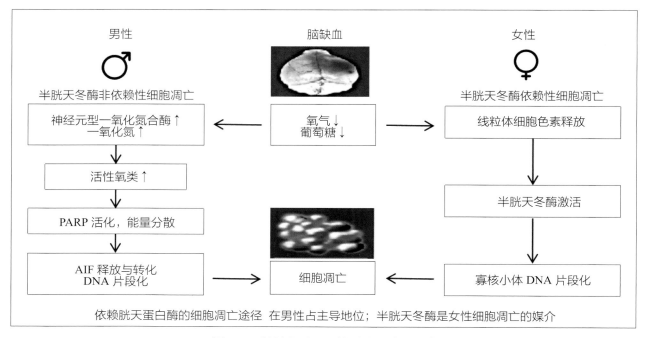

▲ 图 2-1　脑缺血后不同性别的细胞凋亡途径
AIF. 细胞凋亡诱导因子；PARP. 多腺苷二磷酸核糖聚合酶 -1

高，预后越差。在缺血性脑卒中患者中，空腹血糖、空腹 INS 升高，与梗死面积及神经功能受损程度相关。IR 与脑梗死后不良结局风险增加、脑卒中复发、死亡等相关。此外，高血糖导致脂质代谢紊乱，破坏血管内皮屏障，促进动脉粥样硬化和血栓形成，也进一步加重脑缺血损伤。

(2) 交感神经递质：交感神经系统（sympathetic nervous system，SNS）的神经递质标志物是儿茶酚胺，包括肾上腺素（adrenaline，AD）、去甲肾上腺素（norepinephrine，NE）、多巴胺（dopamine，DA）和 5-HT 等。急性脑卒中后启动的机体应激反应，除了影响下丘脑—垂体—靶腺轴外，还伴有自主神经的激活。下丘脑通过胆碱能神经通路和 SNS 相互作用，除了下丘脑室旁核（paraventricular nucleus，PVN）和腺垂体之间的通路外，PVN 还投射到自主中心，包括孤立核和蓝斑，通过巨噬细胞烟碱受体，PVN 使神经内分泌反应与胆碱能抗炎途径同步，从而抑制细胞因子释放到外周血。蓝斑和侧延髓是 SNS 的起源，并产生神经节前胆碱能传出纤维。胆碱能

神经节前交感神经元神经支配肾上腺髓质的嗜铬细胞，可导致儿茶酚胺大量释放到血流中，使急性脑卒中后 NE、5-HT、DA 水平升高。自主神经系统的激活和儿茶酚胺水平的升高进一步加重脑缺血，并与较差的功能预后和死亡率有关。此外，NE、5-HT 还参与人体睡眠周期及情绪的调控，与抑郁症的发生关系非常紧密，NE、5-HT 的表达异常将直接或间接导致抑郁的发生。

(3) 血浆神经内分泌生物标志物：神经内分泌系统的炎症和激活是脑卒中病理生理学的重要方面。血浆脑钠肽（B-type natriuretic peptide，BNP）、N 端脑钠肽前体（N-terminal pro-brain natriuretic peptide，NT-proBNP）、血管升压素（arginine vasopressin，AVP）和肽素等神经内分泌生物标志物的水平与脑卒中严重程度及功能预后相关。

① 脑钠肽（BNP）与 N 端脑钠肽前体（NT-proBNP）：BNP 属于一组血管活性肽激素，其释放部分受 SNS 刺激，是具有利钠、利尿和血管扩张活性的血管活性肽激素。具有抑制中枢神经系

统的交感神经活动，抑制肾素-血管紧张素-醛固酮系统，引起血管平滑肌松弛、血管舒张、内皮通透性增加。在急性缺血性脑卒中、SAH和颅内出血患者中，血浆BNP水平升高，并且与死亡率和脑卒中后功能预后相关。BNP对急性脑缺血更敏感，缺血性脑卒中后BNP升高与死亡率相关。入院时血浆BNP水平可预测急性缺血性脑卒中患者的院内死亡风险。

BNP可分解为N端脑钠肽前体（NT-proBNP）。脑卒中患者血清NT-proBNP水平升高，其含量随脑组织损伤程度的加深而逐渐升高，升高水平可能与脑出血或脑梗死的病变部位、面积等因素相关，脑出血或脑梗死面积越大，脑组织受损程度越严重，NT-proBNP水平越高。

②血管升压素（AVP）和肽素：急性脑卒中后血管升压素（AVP）水平升高。脑脊液AVP含量与颅内压呈明显的正相关，可能是由于AVP应激性升高使中枢交感神经兴奋，抑制迷走神经，直接收缩周围血管，导致高血压，使颅内压进一步升高，加重脑损伤。一方面，AVP抑制神经细胞膜钠钾ATP酶活性，引起细胞内水钠潴留从而进一步加重脑水肿；另一方面，AVP激活腺苷酸环化酶，使cAMP产生增加，并激活胞质内蛋白激酶A，使钠向细胞内转运增加从而产生脑水肿。VAP可能还充当涉及记忆巩固或恢复、体温调节的介质，也被认为与ACTH释放有关。

肽素是一种39个氨基酸的肽，是精氨酸加压素前体肽的C端部分。垂体分泌肽素和AVP，以适应急性脑卒中后血流动力学或渗透压刺激和急性应激。急性缺血性脑卒中后，肽素水平升高，并与脑卒中后的功能恶化和死亡率增加有关。肽素可能是预测短期结果和死亡率的最佳单一生物标志之一。

总之，血浆神经内分泌生物标志物的高浓度与脑缺血和神经功能缺损的发展有关。血浆BNP、NT-proBNP、AVP、皮质醇和肽素的水平与脑卒中严重程度及短期功能预后相关。研究显示，使用一整套神经内分泌生物标志物可能比任何单独的标志物具有更大的预后评估效用。在调整了所有其他重要的预后指标后，NT-proBNP、皮质醇和肽素仍是独立的预后指标。另外，不能排除这些神经内分泌标志物的持续释放调可能节脑卒中进程，因此需要进一步的研究来确认神经内分泌生物标志物对脑卒中预后的影响，其因果关系仍有待进一步探索。

(4)脂肪细胞因子：与脑卒脑卒中险相关的诱因种类繁多，包括但不限于年龄增加、高血压、2型糖尿病、肥胖症、高胆固醇、高脂血症、高肾上腺皮质激素血症、甲状腺功能减退症、心脏病和慢性肾病等。但是，超过40%的脑卒中患者没有已知的基础疾病。众所周知脂肪组织不仅是简单的能量存储，而且是可以分泌多种细胞因子的复杂内分泌器官，分泌的脂肪细胞因子包括脂联素、瘦素、抵抗素、单核细胞趋化因子蛋白质1和脂肪细胞脂肪酸结合蛋白等。与脑卒中关系研究较多的主要是脂联素（adiponectin，ADP）、瘦素（leptin，LEP）。

①脂联素（ADP）：ADP是脂肪细胞分泌的一种激素，参与慢性炎症反应、抗动脉粥样硬化及血栓形成，保护血管内皮功能，进而影响缺血性脑血管病的发生，与肥胖、胰岛素抵抗、糖尿病、血脂异常、高血压等疾病密切相关，可以直接和间接地参与对动脉粥样硬化过程的调控，与缺血性脑卒中的发生、发展存在一定的关联性。在缺血性脑卒中的患者中，ADP血浆水平降低，并随脑梗死面积增加，ADP下降趋势越明显；血浆ADP低水平还与5年后病死率增加呈正相关，梗死体积和神经功能缺损评分与血清ADP水平呈负相关；血清脂联素水平降低是卒中患者死亡的独立危险因素。

②瘦素（LEP）：LEP是由脂肪细胞分泌的一种内分泌因子，作用于下丘脑的靶细胞，具有降低食欲与体重，提高代谢率的作用。LEP能够通过血脑屏障，激活在大脑中表达的瘦素

受体，抑制下丘脑弓状核中的食源性神经肽Y（neuropeptide Y，NPY）神经元来减少食物摄入；通过刺鼠相关肽（agouti-related peptide，AgRP）发出饱腹感信号；激活弓形核中表达促使阿黑皮素原（pro-opiomelanocortin，POMC）、可卡因和苯丙胺调节的转录物的厌食神经元，从而降低食欲。此外，LEP还可以通过激活交感神经系统来增加能量消耗，并增加棕色脂肪组织的生热作用。研究发现，患有缺血性脑卒中的患者血清瘦素急剧增加，在脑卒中后最初的24h内血清瘦素增加程度与梗死面积独立相关。

脂肪组织分泌的脂肪细胞因子大多能通过抗动脉粥样硬化、糖脂代谢平衡、胰岛素抵抗等多种机制参与脑血管疾病的发生及发展，是脑血管病早期诊断、有效防治及改善预后的重要因素，但其具体作用机制及临床实践效果分析还尚待今后进一步深入探索。

尽管有大量证据表明脑卒中后神经内分泌变化普遍存在，并且可能与功能结局有关，其反应强度可能是潜在的脑损伤或脑损伤严重程度标志，但并不是改变脑卒中结果的决定因素。目前尚不清楚这些变化是否受脑卒中面积和位置的影响，是否是应激性反应的一部分。因此，脑卒中后神经内分泌改变的临床意义及调整神经内分泌系统功能，对改善其功能结果的潜力仍然是未来研究的热点。

（谭兴容　陈　婕）

二、摄食障碍对内分泌系统的影响

（一）神经性厌食

1. 神经性厌食临床概述

（1）流行病学及发病机制：有研究显示，在成年人群中，神经性厌食的患病率为0.6%，神经性厌食在女性中更常见；在青少年中的患病率为0.3%，女性和男性的患病率相同。一般人群中，

神经性厌食发病年龄的中位数是18岁。

目前，神经性厌食的发病机制尚不清楚，可能涉及遗传因素和（或）环境因素。有证据表明神经性厌食患者存在脑功能和结构的改变，神经递质系统也受到了破坏，但不能明确是病因还是后果。

（2）临床表现：神经性厌食的基本临床特征，即核心特征为：持续限制能量摄入，造成体重异常低下；强烈恐惧体重增加或变胖，或持续采取防止体重增加的行为；对体重和体型的感知扭曲和（或）过分关注。

其他特征还包括完美主义、认知和行为刻板、无能感、情绪表达受抑制、社交退缩、自知力差、抵抗治疗、躁动或多动，以及与食物和进食相关的症状和体征，例如遵循某种进食仪式等。

神经性厌食常合并精神疾病（焦虑、抑郁、冲动控制障碍、人格障碍等）、一般躯体疾病（包括心肌萎缩、二尖瓣脱垂、心包积液、心动过缓、功能性下丘脑性闭经、产前和产后问题、骨质疏松、胃轻瘫、便秘、电解质紊乱等），以及具有自杀倾向。

（3）神经性厌食的诊断：诊断神经性厌食需要满足以下每项标准。

① 限制能量摄入导致出现与年龄、性别、发育轨迹及身体健康状况不相符的低体重。

② 尽管体重低下，仍强烈恐惧体重增加或变胖或有阻止体重增加的持续行为。

③ 对体重和体型的感知扭曲，体重和体型对自我价值感有不当影响，或否认自身低体重的医学严重性。

根据BMI对神经性厌食的当前严重程度进行分类：轻度17～18.49kg/m²；中度16～16.99kg/m²；重度15～15.99kg/m²；极重度＜15kg/m²。神经性厌食可分为两个亚型，以过去3个月的症状为依据：限制型和暴食／清除型。

符合部分而非全部神经性厌食诊断标准的患

者被诊断为其他特定的喂食或进食障碍。

(4) 鉴别诊断。

① 神经性贪食：神经性贪食患者存在暴食和清除行为，许多神经性厌食患者也如此。神经性厌食的关键鉴别特征是出现与年龄、性别、发育轨迹及身体健康状况不相符的异常低体重（BMI < 18.5kg/m²），而神经性贪食患者的体重通常保持在或高于最低正常体重的水平。此外，神经性厌食中的低体重伴有结构和生理后遗症（如心脏重量和骨密度下降），而神经性贪食并无这些表现。

② 回避型 / 限制型食物摄入障碍：该类患者因能量和营养摄入不足导致低体重，这与神经性厌食中一样。然而，此类患者能量摄入限制是源于对食物缺乏兴趣，对食物的感官特征（如外观、气味或味道）反感，或担心进食带来有害后果（如噎塞或呕吐）；而神经性厌食中的能量摄入限制伴随害怕体重增加或变胖，以及对体重和体型感知和体会扭曲。

③ 其他精神障碍：如单相重性抑郁，社交恐惧症，强迫症，躯体变形障碍，精神病性障碍，注意缺陷 / 多动障碍等。

④ 一般躯体疾病：如果神经性厌食诊断不明确，应该考虑临床表现为体重下降、吸收不良或继发性闭经的一般躯体疾病。

(5) 治疗及预后：神经性厌食的治疗通常包括营养康复和心理治疗。此外，应监测患者有无神经性厌食的躯体并发症和再喂养综合征，严重者需住院治疗。

约 50% 的神经性厌食患者结局良好（包括体重增加），25% 结局中等，25% 结局不良。

2. 神经性厌食对内分泌系统的影响

神经性厌食患者的一些内分泌异常是机体对慢性饥饿的生理适应性反应，以便将有限的资源分给最重要器官的生理过程。有些异常甚至在体重恢复之后仍然存在，提示其可能在疾病的病理生理学中发挥作用，或者内分泌失调恢复延迟。

(1) 下丘脑—垂体轴的异常。

① 性腺轴：下丘脑 - 垂体 - 卵巢轴受到抑制，从而导致促性腺激素水平下降，同时伴有闭经、雌二醇缺乏和无排卵性不孕。闭经的原因还可能是神经性厌食引起的能量相对不足和脂肪量低等。大约 85% 的女性在体重恢复后生殖功能也随之恢复，通常在体重恢复后 6 个月内，但有时需要长达 18 个月甚至更长的时间。

② 肾上腺轴：在慢性饥饿应激状态下，下丘脑—垂体—肾上腺活动增加可导致高皮质醇血症。患者的高皮质醇血症可能与焦虑和抑郁症状的严重程度有关。

③ 生长激素轴：尽管神经性厌食患者的生长激素（growth hormone，GH）水平较高，但下游激素胰岛素样生长因子 -1（insulin-like growth factor-1，IGF-1）水平较低，提示慢性饥饿引起 GH "抵抗" 状态，但临床上没有必要测定 GH 或 IGF-1。

④ 甲状腺轴：由于慢性营养不良，神经性厌食的女性甲状腺功能检查常提示 "正常甲状腺病态" 模式：三碘甲状腺原氨酸（T_3）水平低，反式 T_3（rT_3）水平及甲状腺激素 T_4/T_3 值高。促甲状腺激素（thyroid-stimulating hormone，TSH）和 T_4 水平可能正常或偏低。甲状腺激素水平的这些改变会降低代谢率，以便有限的资源得以保存。女性患者体重增长后，甲状腺功能也随之恢复正常。

⑤ 神经垂体：抗利尿激素（antidiuretic hormone，ADH）是一种促进肾脏重吸收游离水并维持血清钠平衡的激素；神经性厌食患者的 ADH 分泌可高可低，分别与尿崩症（罕见）和抗利尿激素分泌失调综合征（syndrome of inappropriate antidiuretic hormone secretion，SIADH）风险相关。临床医生应特别关注 SIADH 的并发症（如癫痫发作），因为患者可能同时存在低钠血症的其他危险因素，例如过量饮水、营养不良和 "清除" 行为导致的低血容量，继发于慢性饥饿的肾脏钠重吸收受损，以及使用可能导致 SIADH 或烦渴

的精神药物等。

在神经性厌食的患者中催产素水平是下降的。催产素也参与了一系列生理过程，包括社会行为、焦虑和抑郁症状的调节、能量稳态及骨代谢。在神经性厌食患者中，催产素夜间水平低与骨丢失的严重程度有关。患者进食后催产素异常分泌与进食精神病理学紊乱、焦虑和抑郁症状，以及参与觅食动机的脑区活动减弱的严重程度相关。体重恢复后催产素分泌持续异常，提示该激素可能引起症状并影响康复。尽管催产素在神经性厌食的病理生理学中可能发挥作用，但目前临床上没有必要测定血清催产素浓度。

⑥食欲调节激素：瘦素是一种由脂肪细胞分泌的激素，能传达能量信号并抑制食欲，神经性厌食患者的瘦素水平低，体重增长后可恢复正常。

食欲刺激素是一种由胃释放的激素，能增进食欲，神经性厌食患者的食欲刺激素分泌增加，正如饥饿状态下的水平。酪酪肽（peptide YY，PYY）是一种由肠道分泌的激素，能抑制食欲，神经性厌食患者的 PYY 水平高，体重恢复后似乎不会恢复正常。尽管瘦素、食欲刺激素和 PYY 是重要的食欲调节因子，但在神经性厌食患者的诊断和评估中没有必要测定这些激素水平。

(2) 骨代谢的异常：神经性厌食的女性可能出现显著骨丢失和无法正常累积骨量。一项纳入 130 例神经性厌食年轻女性门诊患者（平均年龄 24 岁）的研究显示，90% 以上的患者骨质减少，近 40% 的患者符合 WHO 骨质疏松诊断标准。成人患者骨质吸收标志物水平升高，骨形成标志物水平降低。相比而言，处于青春期（正常情况下此时骨转换增加）的神经性厌食患者骨质吸收和骨形成均减少。与体重正常的下丘脑性闭经患者相比，神经性厌食女性骨丢失更严重，这提示除雌二醇缺乏外，还有其他因素促成了骨丢失，包括营养缺乏和激素异常，如 GH "抵抗" 状态（IGF-1 水平较低）、高皮质醇血症及睾酮水平下降均与患者骨质减少有关。此外，食欲调节相关

激素（如，催产素、瘦素和 PYY）异常对神经性厌食患者骨丢失也可能起到一定作用，但相关证据尚不确切。

对于男性患者，尽管研究有限，但有研究提示男性患者也存在骨丢失的风险。与女孩患者类似，男孩的骨转换标志物水平及髋部和脊柱骨密度降低。

(3) 糖代谢的异常：神经性厌食患者会出现低血糖。由于饮食限制加上体重减轻和过度运动耗竭了肝糖原储备，破坏了肝糖异生作用。不过在能走动的成人患者中，症状性低血糖非常罕见。对于重度营养不良的患者，再喂养时可能发生低血糖。一项研究连续纳入了 25 例神经性厌食成人患者（平均 BMI 为 13.1kg/m^2），其中 12% 在再喂养时血糖 < 400mg/L，重度肝功能异常预示了低血糖的发生。但该研究未提及症状性低血糖。目前营养康复指南强调的策略是，神经性厌食患者再喂养时来自碳水化合物的热量应控制在 40% 以下，以预防低血糖的发生。

(4) 体温的异常：神经性厌食女性可能出现下丘脑体温调节异常，从而导致低体温。一项门诊患者研究显示，22% 的神经性厌食患者存在低体温。相比而言，上述临床研究中接受再喂养的 25 例患者中，有 23 例（92%）出现了低体温。

(5) 电解质紊乱：一项纳入 214 例门诊神经性厌食女性患者的研究显示，20% 存在低钠血症。高钠血症（口渴、多尿）罕见，尽管罕见，但血清钠水平可能因加压素分泌减少而升高。但更常见的是，血清钠水平因 SIADH、低血容量或水摄入过多而降低。

（张　烁　麃　斌）

(二) 神经性贪食

1. 神经性贪食临床概述

(1) 流行病学及发病机制：神经性贪食症（bulimia nervosa，BN）多发于青春期女性，在年轻女性中 BN 的年患病率为 1%～1.5%。在男性，贪食症比厌食症更常见。BN 患者中男女比例为

1∶10，患病年龄通常在 17—25 岁。

神经性贪食症病因机制多样，涉及多个方面，如遗传机制、神经内分泌机制、免疫因素、社会因素、文化认知因素、心理因素等，近年来被认为与精神疾病关系密切，一些学者认为消极情绪参与了暴食症状的产生，在暴食后患者的压抑情绪会得到缓解，因而患者通常将暴食和清除行为作为不良情绪的应对措施。

(2) 临床表现：神经性贪食症是以反复发作和难以控制的暴食为特征，患者通常担心体重增加而在暴食过后反复出现采用极端方式控制体质量的代偿行为，如过度锻炼、催吐、禁食、服用泻药、利尿药、灌肠等代偿或清除行为，患者的暴食和不适当的代偿行为通常同时出现。

多数暴食行为由限制型神经性厌食症演变而来，因此也常合并如焦虑、抑郁、双向情感障碍等精神疾病。由于患者的代偿清除行为，其体重波动幅度可以不大，但清除行为同时引起的代谢问题会导致严重的健康问题，包括胃破裂、代谢性碱中毒、高脂血症、低血钾、胰腺炎、蛀牙、腮腺肿大和手足痉挛等。

(3) 神经性贪食的诊断：神经性贪食的诊断主要根据症状学，需要同时满足以下每项标准。

① 反复发作的暴食：暴食发作的特征为 a. 发作时感到进食无法控制；b. 在一段固定的时间内进食（例如，在任何 2h 内）。

② 反复出现不适当的代偿行为以预防体重增加，如自我引吐、滥用泻药、利尿药或其他药物、禁食、过度锻炼等。

③ 暴食和不适当的代偿行为同时出现，在 3 个月内平均每周至少一次。

④ 对自我的评价过分受体形和体重的影响。

⑤ 该障碍并非仅仅出现在神经性贪食的发作期。

患者暴食的严重程度基于不适当的代偿行为的频率可进行以下分类。轻度：每周有 1～3 次不适当的代偿行为的发作；中度：每周有 4～7 次不适当的代偿行为的发作；重度：每周有 8～13 次不适当的代偿行为的发作；极重度：每周平均有 14 次或更多不适当的代偿行为的发作。

(4) 鉴别诊断。

① 神经性厌食（暴食/清除型）：此型患者的暴食和清除症状发作期表现与 BN 相似，不能首先做出 BN 的诊断。对于最初诊断为神经性厌食症（暴食/清除型）的患者，当患者的表现不再符合神经性厌食症的全部标准（如：当体重正常时），在满足神经性暴食症的所有标准至少 3 个月后，可诊断为神经性暴食症。

② 暴食症：若仅发生暴饮暴食，但没有定期进行不适当的代偿行为，应考虑暴食症的诊断。

③ Kleine–Levin 综合征：患者对其进食行为无法自我控制，但是不存在神经性贪食症的特征性心理特征，例如认为自己过度肥胖，体质量过大等。

④ 重度抑郁症（非典型）：暴饮暴食在非典型重度抑郁症中很常见，但是患有这种疾病的人不会进行不适当的代偿行为，也不会过度关注自身体型和体重。

⑤ 边缘型人格障碍：暴食行为被包括在冲动行为的诊断标准中，如果同时符合边缘型人格障碍和神经性贪食症的标准，则应同时进行两种诊断。

(5) 治疗及预后：神经性贪食症有效的干预往往需要在全面调查患者的病史和生活情况的基础上进行多因素的干预，主要包括心理干预、药物治疗及认知行为疗法等。目前治疗 BN 的药物主要为抗抑郁药。近几年逐渐开始将综合认知—情感疗法（integrative cognitive–affective therapy, ICAT）作为 BN 的新型治疗手段。此外，还有辩证行为治疗、基于家庭的联合治疗等。

治疗疗效的主要评价指标是暴食/清除行为的减少或消失、体重正常或降低、特征性心理问题如躯体满意度、进食态度及一般心理健康如焦虑、抑郁、强迫等问题的缓解或消失。相关数据显示，约 50% 患者能够痊愈，10%～20% 的患者会有 10 年以上贪食症状，在少数情况下（10%～

15%）会发生转变为神经性厌食症，有一小部分 BN 患者会继续暴饮暴食，但不再伴有不适当的代偿行为，随之被诊断为暴饮暴食症。

2. 神经性贪食对内分泌系统的影响

BN 患者存在多种神经内分泌异常，但与厌食症相比，BN 患者内分泌紊乱的临床表现较少，且多数由于清除症状（催吐、导泄或利尿）引起。

(1) 下丘脑－垂体－性腺轴：患有 BN 的女性常出现月经紊乱，报道从 37% 到 64% 不等，主要表现为无排卵或不规则出血，5%～40% 伴有闭经，可能与体重波动、营养缺乏或情绪障碍有关，且催吐可刺激多巴胺能神经元和鸦片受体活性，进一步影响性腺轴的正常功能。在女性，暴饮暴食可能造成卵巢形态的异常，BN 患者较正常女性更容易发生多囊卵巢综合征，出现月经过少或闭经的 BN 女性患者被证实二氢睾酮分泌量降低。但由于 BN 患者常合并月经失调和情绪紊乱，性激素水平的改变个体差异明显。由于样本较少，BN 男性患者的性腺激素变化尚不清楚。

(2) 下丘脑－垂体－甲状腺轴：神经性贪食症患者的基础代谢率降低，可能与 BN 患者的低 T_3 水平有关，但与神经性厌食患者相比，BN 患者的 T_3 下降幅度较低。实验室检查发现部分 BN 患者的 TRH 峰延后且对 TSH 的反应降低，但也有部分患者的甲状腺功能测定显示各项正常。

(3) 下丘脑－垂体－肾上腺轴：HPA 轴在饱饥感受的信号调节中发挥重要作用，研究显示神经性贪食症患者在恢复正常饮食后血皮质醇水平降低，肾上腺对 CRH 的反应性增高；另外有报道显示 BN 患者的肾上腺体积增大，患者 HPA 轴对压力的应激反应减弱，交感神经／交感神经系统活动普遍降低。

(4) 神经内分泌与神经肽：暴食症状与瘦素的水平降低有关，暴饮暴食会影响瘦素的日分泌量，使得在白天瘦素的分泌量降低，晚餐后的夜间分泌量则有所推迟，瘦素含量与暴食和清除症状的严重程度并无相关性。BN 患者的食欲刺激素较正常有所增加，给 BN 患者注射食欲刺激素后，生长激素、催乳素、促肾上腺皮质激素、皮质醇、胰岛素、血糖与对照组相比显著增高。有报道称 BN 患者的脑脊液中神经肽 Y 有轻微升高，酪酪肽与正常对照组相比无差异。

(5) 糖代谢：BN 患者的暴食可导致胰岛素分泌异常与高胰岛素血症。BN 患者 2 型糖尿病的发病率增高，这可能与高胰岛素血症和（或）多囊卵巢综合征有关。患有 1 型糖尿病的患者容易发生饮食紊乱，对于青少年患者应尤其注意血糖的监测。当 1 型糖尿病并发 BN 时，过量使用胰岛素或可减轻食欲和减少进食行为，但易导致低血糖，此时应由内分泌科医师、营养师、心理医师多学科团队共同制定治疗方案。

(6) 电解质和酸碱平衡紊乱：患者暴食后的清除行为通常会导致电解质紊乱，如低钾血症、低钠血症、低氯血症。通便和利尿药的滥用引起的频繁腹泻或脱水会引起代谢性酸中毒，呕吐造成的酸损失会引起血清碳酸氢盐升高而导致代谢性碱中毒。在神经性贪食患者中，最常见的是低钾血症和代谢性碱中毒，神经性贪食后的呕吐会丢失大量的酸和体液，同时为了维持血容量，醛固酮的分泌及体液钾离子丢失均可导致低钾血症。若液体补充过快，患者又易出现水肿，可以采用小剂量螺内酯以预防和治疗水肿形成。

(7) 骨代谢紊乱：有报道提示在反复使用催吐药后会出现严重的骨代谢紊乱，可能与催吐药及 BN 患者的清除行为导致的钙质流失有关。BN 继发的骨质疏松症可通过适当的能量摄入、补充钙和维生素 D 来恢复。

（鹿　斌　张　烁）

三、肥胖对内分泌系统的影响

（一）肥胖临床概述

肥胖是指可能导致健康损害的异常或过量

脂肪聚集。世界卫生组织将肥胖定义为体重指数（BMI= 体重 / 身高^2）≥ 30kg/m²。肥胖是非传染性疾病的主要危险因素。根据肥胖及并发症的严重程度，患者预期寿命缩短 5～20 年。

肥胖会明显增加代谢性疾病（例如 2 型糖尿病和脂肪肝）、心血管疾病（高血压，心肌梗死和脑卒中）、肌肉骨骼疾病（骨关节炎）、阿尔茨海默病、抑郁症和某些类型的癌症（如乳腺、卵巢、前列腺、肝脏、肾脏和结肠）的患病风险。此外，肥胖还会导致生活质量下降、失业、社交障碍。重要的是，世界肥胖联盟、美国和加拿大医学协会等其他组织已声明，肥胖是一种慢性进展性疾病，而不单纯仅是其他疾病的危险因素。

1. 流行病学——肥胖是世界范围的流行病

近 50 年，肥胖的患病率达到了世界性流行病的水平。根据 1975—2016 年 1.289 亿儿童、青少年和成人的身高、体重的监测数据，全球所有国家国民的 BMI、肥胖患病率都有所上升。

全球儿童和青少年肥胖的患病率以惊人的速度增长。1975—2016 年，男孩肥胖患病率从 0.7%增长到 5.6%，女孩从 0.9% 增长到 7.8%。儿童和青少年 BMI 的发展趋势可以预测将来肥胖在全人群中的情况，因此尤其值得关注。儿童在童年和青春期体重增加最快的时期是 2—6 岁，3 岁时超重的儿童中 90% 到了青春期会发展为超重或肥胖。

1975—2014 年，成人男性肥胖（BMI ≥ 30kg/m²）患病率从 3.2% 增加到 10.8%，女性从 6.4% 增加到 14.9%。2014 年男性病态肥胖（BMI ≥ 40kg/m²）患病率为 0.64%，女性为 1.6%。我国 2004 年、2007 年、2010 年全国营养调查示，成人肥胖患病率分别为 7.1%、8.0%、12.0%，也呈快速上升趋势，已成为全球肥胖人数最多的国家之一。中国营养学会近日公布的最新数据显示，2017 年我国约有 4.4 亿成人超重，其中近 1.3 亿人肥胖。

2. 肥胖全球流行的原因

（1）身材偏好：直到 20 世纪初，肥胖一直是美丽、健康、财富的象征。甚至在某些文化中，直到现在较高的 BMI 可增加婚姻吸引力。以"大身材"为美的某些社会(例如在某些太平洋岛屿），肥胖的发展速度可能比以"小身材"为美的国家（如日本）更快。

（2）社会经济地位：肥胖患病率从 20 世纪 70 年代开始在高收入国家上升，随后在大多数中等收入国家上升，最近在一些低收入国家也开始上升。患病率的这种上升模式表明，肥胖的增加与经济和财富状况的好转密切相关。

（3）肥胖患病率的地区差异：肥胖患病率的区域差异一部分可通过社会经济地位、城乡间高度经济差异，以及久坐不动和进食行为差异解释。社会内部的经济差异也可能是导致肥胖患病率及肥胖相关社会负担的异质性的原因。经济差异较小的社会（例如日本或收入差距较窄的斯堪的纳维亚国家）似乎比差异较高的社会（例如英国和葡萄牙）的肥胖负担更低。

（4）当地环境：同一个城市内，肥胖患病率也存在差异。德国基尔肥胖症预防研究（Keil Obesity Prevention Study，KOPS）发现，超重和肥胖父母及兄弟姐妹家庭、父母吸烟、单亲家庭、社会经济地位低下、体育活动少的男孩、媒体消费高的女孩的社区，肥胖患病率更高。在中国，从农村到城市宜居形式的快速变化，以及使用机动交通工具的人数不断增加，被认为是肥胖流行的主要原因。

（5）危险因素组合：肥胖是多种异质性因素相互影响的结果，这些异质性因素包括一个人的饮食行为、体育运动及能量消耗。英国远见项目（UK Foresight Program）"应对肥胖"计划（"Tackling Obesities" project）明确了以下七个由个人、社会与环境及其相互作用组成的引起个体或群体肥胖的主要因素组合：生理学、个体心理学、个体体育活动、食物消费、食品生产、心理社会学和体育活动环境。

(6)食品市场：推进高脂高糖食品或饮料的食品市场营销会改变儿童的行为，也具有致肥胖作用。脂肪与肥胖相关基因（fat mass and obesity-assoc-iated gene，FTO）高风险单核苷酸多态性携带者比野生型等位基因携带者对食品销售的反应更为敏感。

(7)摄食调节：研究表明，FTO 等位基因的携带者可能饱腹感降低、能量消耗增加，即进一步支持 FTO 表达水平最高的大脑在摄食调节中起重要作用。此外，大脑网络（包括多巴胺中脑回路和阿片类、内源性大麻素和褪黑素系统）不仅控制食欲和饱腹感，而且还控制产热和自主活动。

3. 体重增加的主要驱动因素

(1)"西方化"的生活方式：近 50 年肥胖患病率的上升与居家烹饪减少、对方便食品的依赖增加、空调使用增加（导致保持体温的能耗减少）、体育活动减少、以计算机为基础的工作增多、休闲娱乐依赖于信息技术、零食消费习惯增长、更诱惑的食品销售有关。这种生活方式的"西方化"导致肥胖患病率大幅增加，变化特别迅速的中等收入国家肥胖患病率的增加更加明显。

(2)全球食品系统：瑙鲁、库克群岛等太平洋岛屿国家肥胖率增长速度是全球平均水平的 4 倍，目前是世界上肥胖率最高的国家。太平洋岛屿上的居民对进口食品的高依赖性是肥胖率居高不下的主要原因，这些国家更容易受到全球食品体系和食品销售的影响。

(3)能量"拐点"：20 世纪全球机械化、交通方式和计算机的技术革命使人类对能量的需求减少。但这些技术革命始于 20 世纪初，而肥胖患病率的显著上升却发生在 20 世纪 70 年代以后。因此，人群能量平衡变化的曲线可能出现了"拐点"。美国等高收入国家的"拐点"发生在 20 世纪六七十年代精制碳水化合物和高脂食物供应显

著增加时。但食物供应和浪费的数据可能仅能作为一个间接证据，表明全球食品系统是肥胖世界性大流行的主要驱动力。

4. 肥胖易感性的异质性

高糖、高脂、高热量密度、低纤维含量的"西方饮食"在世界范围的推广导致每个人都有发展为肥胖的可能，但个体也具有巨大差异。遗传和（或）表观遗传效应、生活方式是能量平衡重要的调节因子。生活方式包括进餐节律、是否吃零食、饮食习惯（如甜食奖励）、偏爱运动或电脑游戏等行为。睡眠不足或质量低下、心理因素、体重羞耻感和歧视等因素对体重增加也有重要影响。女性首次生育时年龄较大、育龄妇女较长时间暴露于致肥胖的环境和社会压力等社会因素也会导致后代对肥胖易感性表观遗传学改变。而肥胖中遗传因素被忽略的原因包括：单基因肥胖病例无法解释肥胖世界大流行、个体肥胖风险较小的一些基因位点也会导致肥胖、GWAS 检测发现罕见但具有重要生物学意义的基因变异致病能力不足、表观遗传修饰的作用尚未完全阐明。事实上，BMI 波动可能是基因与环境（包括宫内环境）或基因与行为的相互作用。母亲怀孕时的饮食会影响 DNA 甲基化，对子代中的影响可以持续十余年，甚至可以遗传给后代。N, N- 二乙基 – 间甲酰胺（DEET）、邻苯二甲酸盐、二噁英驱虫剂等成分环境中的化合物可能影响表观遗传修饰，导致肥胖易感性的差异。

5. 临床表现

肥胖，特别是重度肥胖，几乎影响全身所有器官。肥胖并发症主要由脂肪组织的代谢性影响和体重增加的机械性负荷导致。肥胖会导致死亡率增加。而体重与死亡率之间的关系呈"J 形"曲线，即 BMI $< 18.5 kg/m^2$ 和 BMI $> 30 kg/m^2$ 时死亡率增加，BMI=$25 kg/m^2$ 时死亡率最低。但也存在"代谢健康型肥胖"（metabolically healthy obesity，MHO）的临床表型，即尽管缓和肥胖，但血糖、血压、血脂正常。相当一部分这类表型

的患者会逐渐出现肥胖相关代谢并发症。

肥胖可导致的代谢性疾病涉及多个系统。内分泌系统出现糖尿病前期与2型糖尿病、高脂血症（高密度脂蛋白水平低、三酰甘油水平高）。心血管系统可发生高血压、冠脉疾病、脑卒中、充血性心力衰竭、心房颤动、静脉淤滞、静脉血栓性疾病（深静脉血栓、肺栓塞）。肥胖可导致多种肿瘤发生，以结直肠癌、绝经后女性乳腺癌、子宫内膜癌多见。消化系统可出现胃食管反流病、胆结石、非酒精性脂肪性肝病、非酒精性脂肪性肝炎。肾脏系统可发生肾结石、蛋白尿、慢性肾病。泌尿生殖系统可出现女性压力性尿失禁、多囊卵巢综合征、不孕、妊娠期合并症；男性良性前列腺增生、勃起功能障碍。神经系统主要表现为偏头痛、假性脑瘤。肥胖也易合并皮肤和软组织等感染，重度肥胖者流感等疾病严重程度更高。

肥胖的机械性作用导致的疾病也累及多个系统。呼吸系统表现为阻塞性呼吸睡眠暂停、肺动脉高压、限制性肺疾病、慢性低氧性呼吸衰竭。骨骼肌肉系统出现骨关节炎、腰背痛。

此外，肥胖还会导致抑郁、焦虑等心理社会学疾病，产生社交耻辱感。

6. 诊断与鉴别诊断

(1) 筛查：临床医生应对所有患者筛查肥胖，向患者强调体重减轻5%～10%对健康的益处，并为肥胖患者提供或推荐干预措施。

(2) 诊断标准：体重指数（body mass index, BMI），即体重（kg）除以身高（m）的平方，是超重、肥胖的诊断依据。不同人群代谢疾病风险增高的切点不同。欧美广泛接受的超重、1度肥胖、2度肥胖和3度肥胖（又称重度肥胖）的定义分别为 BMI 25～29.9kg/m²、30～34.9kg/m²、35～39.9kg/m² 和 ≥ 40.0kg/m²。我国目前的诊断切点低于欧美，正常体重、超重、肥胖的定义分别为 $18.5 \leqslant BMI < 24kg/m^2$、$24 \leqslant BMI < 28kg/m^2$ 和 $BMI \geqslant 28kg/m^2$。

但仅用BMI诊断肥胖有一定局限性。肌肉含量低的患者在较低水平BMI即可出现代谢并发症，称为"肌少性肥胖"。这种临床表型在老年患者中较为常见。仅根据BMI在肌肉含量高的人群（如精英运动员）中也会误诊。这些人的BMI可能很高，但并无较高的体重相关的代谢并发症患病风险。此外，女性一般比男性体脂含量更高，在大腿和（或）臀部有较多脂肪囤积，但这不会增加罹患糖尿病或心血管疾病的风险。

BMI是对总体肥胖程度的估计，并不能够反映患者体脂分布情况。腰围可以对心血管等代谢性疾病提供额外的风险评估信息。中心性肥胖与内脏脂肪堆积密切相关，而后者糖尿病、高血压和非酒精性脂肪性肝病的患病风险增加。腰围是内脏脂肪的最佳无创评估指标，可广泛应用于临床。腰围越大，糖尿病和心血管疾病的患病风险及全因死亡的风险越大。欧美女性腰围 ≥ 35 英寸（88cm），男性腰围 ≥ 40 英寸（102cm），中国女性腰围 ≥ 85cm，中国男性腰围 ≥ 90cm，属于腰围超标。

(3) 病史采集和体格检查：病史采集应包括体重史（如成年期最高和最低体重），与体重显著增加有关的生活事件（如怀孕）（表2-1）。医生应该询问患者既往减肥情况，询问重点是有无采取高强度干预措施、成功减肥史（减重 ≥ 5%～10%）、目前是否仍对减肥有兴趣。同时也需对患者的饮食习惯进行系统评估（例如，24h饮食回顾）。医生应了解患者的运动频率、时间和强度，阻碍患者运动的困难。病史采集和系统回顾应着重于与体重有关的并发症，所有肥胖患者都应筛查阻塞性睡眠呼吸暂停。

体格检查的主要内容包括生命体征（BMI、静息心率和血压、氧饱和度）和心肺检查（表2-2），以及压力或情绪化饮食评估。伴有压力或情绪化进食的患者应接受暴食症的筛查。暴食症是一种与肥胖有关的另一种疾病，具有独特的行为特点和药物疗法。

表 2-1 肥胖患者病史采集要点

项 目	问 题
肥胖并发症	糖尿病及病程和控制情况、骨关节炎及严重程度
减重目标	患者的目标，临床医生的目标（例如全髋关节置换术前准备），切实可行的减重目标（可能不是体重目标，而是能改善"健康"或功能的体重）
体重史	成年后最重和最轻的体重，之前减重尝试的方法及结果
饮食史	24h 饮食回顾，含糖饮料、水果、蔬菜的摄入情况
心理社会学	家庭支持，情绪化饮食或暴食
睡眠评估	询问是否存在睡眠呼吸暂停，睡眠持续情况和睡眠质量（柏林问卷、Epworth 睡眠量表、STOP-BANG 标准），根据症状进行睡眠研究

表 2-2 肥胖患者的体格检查

器官 / 系统	体 征	疾 病
皮肤	痤疮 / 多毛 黑棘皮 紫纹 [> 0.4 英寸（1cm）]、瘀斑	多囊卵巢综合征 胰岛素抵抗 库欣综合征
颈部	颈围超标 [男性 ≥ 17 英寸（43cm），女性 ≥ 16 英寸（41cm）]	阻塞性睡眠呼吸暂停
甲状腺	小 / 质硬 / 结节 / 肿大	甲状腺功能减退
心血管系统	血压 / 脉搏 氧饱和度（静息和 / 或行走） S_3/S_4 奔马律 充血性心力衰竭	高血压、心功能下降 肺动脉高压 心房颤动
腹部	腰围 肝大	腹型肥胖 非酒精性脂肪性肝病
四肢	外周水肿、色素沉着	静脉淤滞，肺动脉高压，充血性心力衰竭
眼部	视盘水肿	假性脑瘤
骨骼肌肉	近端肌肉无力 运动范围减少、畸形	库欣综合征 骨关节炎

(4) 继发性肥胖：甲状腺功能减退，皮质醇增多和脑外伤是成年人肥胖较少见的病因。较常见的继发性肥胖病因包括睡眠不足和服用促进食欲或脂肪沉积的药物。对睡眠时间和质量的评估，以及对服用药物的回顾应是肥胖初步评估的一部分。

有些水肿患者会被误诊为肥胖。需注意鉴别脂肪水肿，该疾病继发于局部脂肪堆积，以下肢对称性增粗为特征，几乎仅发生于女性患者，传统生活方式干预（减少热量摄入和增加体力活动）不能改善。

(5) 实验室检查：肥胖患者常规实验室检查应包括测量空腹血糖和（或）糖化血红蛋白、促甲状腺激素、肝酶和空腹血脂。某些患者可能需要完成睡眠评估、右上腹肝或胆囊超声检查、心脏超声或经阴道超声检查（排除卵巢囊肿、卵巢多囊样改变等病变）。除非有近端肌肉无力、宽紫纹、容易产生瘀斑或出乎意料的骨质疏松等特殊症状、体征，否则不建议常规排查库欣综合征。有减肥手术史且体重反弹的患者，有时需要吞钡或造影剂行上消化道造影，以确认原手术解剖结构完整性。

（6）基因检测：遗传因素在肥胖发生中起重要作用。2%～5% 重度肥胖儿童与促黑素 -4 受体的突变有关。几种罕见的遗传综合征可导致肥胖，婴儿期或儿童期表现为严重的早发性肥胖，并伴随发育迟缓和生殖功能异常。普拉德—威利综合征是其中最常见的，表现为身材矮小、手脚小、性腺功能减退和杏仁状的眼睛。但目前尚无针对遗传性肥胖的靶向治疗。

目前，仅对具有早发性肥胖、发育迟缓等单基因肥胖高度可疑的患者推荐基因检测。

7. 治疗

（1）逆转肥胖世界性流行：世界卫生组织（WHO）提出了预防肥胖的一些措施，其中塑造促进个人选择健康食品和规律运动的环境和社区是最容易达成的措施，而定期进行体育锻炼是最容易实现的运动。个人应该限制能量密集食品的摄入、增加健康食品（如水果、蔬菜和豆类）摄入、促进进行定期体育锻炼（儿童每天 60min，成人每周 150min）。目前全球只有少数政府成功地采用了以政策主导的措施来缓解肥胖的流行。因此，距离实现世界卫生组织到 2025 年将非传染性疾病的死亡率降低 25% 的目标还有很长的路要走。

（2）治疗策略：在与患者讨论病情时，需要使用适当的语言。有研究报道，患者讨论时更倾向于临床医生使用"体重"或"体重问题"，而不是"肥胖"这一术语。大多数超重和肥胖症患者都知道减肥可以改善健康状况。因此，医生不仅要建议减肥，还应询问患者希望采用哪种治疗方案。并告知患者适度的体重减轻（5%～10%）就可使健康获益。

对有减肥医学治疗指征并准备接受治疗的患者应推荐综合生活方式调整。未达到或不能维持体重减轻至少 5% 的患者应重新评估，并应考虑增加干预的强度。欧美推荐对于 BMI ≥ 30kg/m² 或 ≥ 27kg/m² 伴并发症的患者考虑药物治疗，对于 BMI ≥ 40kg/m² 或 BMI ≥ 35kg/m² 伴并发症的患者考虑手术治疗。

（3）生活方式干预：美国心脏学会（AHA）、美国心脏病学学院（ACC）、肥胖学会（TOS）（AHA/ACC/TOS）学术机构共同定义了一组综合性的生活方式干预措施，包括开具低热卡饮食的处方、每周至少 150min 的中等强度体育锻炼（维持期每周 200～300min），以及达到饮食和体育锻炼目标的行为策略（表 2-3）。行为干预也包含一系列原则和措施，包括自我监控、设定目标、解决问题、改变环境、社会支持和预防反弹。

AHA/ACC/TOS 提出高强度生活方式干预的标准是在最初 6 个月内至少进行 14 次访视，然后至少每月进行一次面对面的访视以保持体重减轻，并向患者提供个体化反馈。高强度运动起初 3～6 个月可使体重减轻 5%～10%。该指南还指出，电话或网络也可替代面对面访视，但后者体重减轻更明显。

（4）饮食策略：饮食治疗包括低热卡平衡饮食、低热卡饮食、极低热量饮食。较为简易的做法是建议肥胖患者每天减少摄入 500～1000kcal 热量来维持能量负平衡，这可使最初每周体重减轻 0.5～1kg。此外，现在较热门的饮食控制模式还有生酮饮食、轻断食和地中海饮食模式。生酮饮食以高脂肪、充足蛋白质、低碳水化合物为特点，迫使机体燃烧脂肪而非碳水化合物，产生脂肪酸和酮体，不仅减重效果良好，还能减少肝内脂肪含量，改善非酒精性脂肪性肝病、胰岛素抵抗。轻断食模式是指在 1 周中选择非连续的 2 天摄入日常能量的 1/4（女性约 500kcal/d，男性约 600kcal/d），其余 5d 正常饮食，可有效减轻体重、改善胰岛素抵抗。地中海饮食是环地中海地区及

表 2-3　实现并保持 5% ～ 10% 体重减轻的全面生活方式计划要点

项　目	体重减轻期	维持体重期
治疗频率、持续时间、类型	在最初的 6 个月（以小组或个人形式）中进行 ≥ 14 次访视，并通过网络或电话获得经培训的医师 / 营养师的个性化反馈	每个月至少 1 次与医师 / 营养师面对面访视，持续 ≥ 1 年
饮食处方	低热量饮食（女性 1200～1500kcal/d；男性 1500～1800kcal/d），或在基础热量基础上减少 500～1000kcal/d	继续低热卡饮食
运动处方	每周 ≥ 150min 的中度强度运动（包括力量训练）	每周 200～300min 的中等强度运动（包括力量训练）
行为改变	使用纸质或电子记录每日食物摄入和体育活动，每周监测体重，参加结构化课程，干预师的定期反馈	偶尔或每日监测食物摄入和体育活动，每周 2 次或每日监测体重，继续行为改变课程，包括预防反弹和个性化解决问题

国家（如希腊、意大利）的传统饮食方案，以橄榄油和乳制品为主要脂肪来源，配以大量的豆类、谷物、水果、蔬菜，适当的鱼类。该饮食方式含有大量不饱和脂肪酸，不仅能减重，还能降低冠状动脉硬化等心血管疾病风险。

(5) 药物治疗：对于仅通过改变生活方式不能达到减肥目标的患者，可以考虑药物治疗。患者应提前知晓停药后体重常会增加。高强度的生活方式干预联合药物治疗减少的体重是单用药物的两倍。因此，药物治疗的患者也应该坚持生活方式干预。美国食品药品监督管理局（FDA）药物治疗的适应证是 BM ≥ 30kg/m^2，或 BMI ≥ 27kg/m^2 伴有与体重有关的并发症，例如糖尿病、高血压或阻塞性睡眠呼吸暂停。药物治疗的目标是在起初 3～6 个月内体重减轻至少 5%。如果未达到此目标，则应停止使用药物。目前，已有 5 种药物获得 FDA 批准用于长期治疗超重 / 肥胖。

① 芬特明与芬特明 – 托吡酯缓释片：由于价格低廉，芬特明是美国最常用的减肥药，但不建议长期使用。芬特明 – 托吡酯缓释片是低剂量的复合制剂，目的是减少芬特明的刺激作用、减少托吡酯的不良认知作用、达到更大的减肥功效。芬特明 – 托吡酯缓释片在 FDA 批准的 5 种药中是减轻 5% 体重成功率最高的药物。

② 氯卡色林：氯卡色林（lorcaserin）是大脑 5- 羟色胺 2C（5–HT2C）受体激动药，参与食欲调节，不会明显影响情绪。氯卡色林达到体重降低 5% 的成功率最低，但不良反应发生的风险也最低。

③ 安非他酮 – 纳曲酮：安非他酮治疗抑郁症时会引起适度体重减轻。纳曲酮通过抑制下丘脑的自调节循环，增强了安非他酮的食欲抑制作用。在 FDA 批准的 5 种减肥药中，安非他酮 – 纳曲酮减轻 5% 体重的成功率中等，而不良反应的发生率第二高。

④ 奥利司他：奥利司他抑制肠内脂肪酶，使饮食中脂肪吸收减少 30%。该药体重减轻 5% 的成功率最低，但不良反应的发生率也低。

⑤ 利拉鲁肽：利拉鲁肽是胰高血糖素样肽 1（GLP-1）受体激动药，能够减慢胃排空、降低食欲。在 FDA 批准的 5 种减肥药中，利拉鲁肽达到体重减轻 5% 的成功率排第二位，但发生不良事件的风险也最高。

(6) 减重代谢手术：欧美减重代谢手术的适应证是 BMI ≥ 40kg/m^2 或 BMI ≥ 35kg/m^2 伴至少一种体重相关并发症（例如 2 型糖尿病、阻塞性睡眠呼吸暂停、严重骨关节炎）。中国人群手术适应证增加了腰围指标，以及对年龄、酒精 / 药物依赖、精神 / 智力障碍的限制。理想情况下，患者术前应首先接受一定强度的生活方式干预、结构化的饮食计划和（或）药物治疗，并充分了解减重手术的风险和益处、长期不良后果，知晓术后需要定期随访以监测体重和营养状况、补充维生素等。

目前主要减重术式为胃旁路手术和胃袖状切除术。胃旁路术限制食物的摄入，引起吸收不良、食欲调节激素（如生长素释放肽）和胆汁酸，以及肠道菌群的变化，从而减轻体重。袖状胃切除术切除约 75% 的胃，保持其余的肠道完整，体重减轻主要通过食物限制摄入实现。减重手术是维持长期体重减轻并改善与体重相关并发症（尤其是 2 型糖尿病）的最有效治疗方法。就减轻体重和改善血糖的效果而言，胃旁路术比袖状胃切除术更有效。而腹腔镜下胃束带术因体重减轻有限、术后需调整束带位置、并发症发生率高，目前已较少开展。

拟行减重手术的患者必须做好定期随访的准备，第一年的数次，以后每年 1 次。术后随访的目的是维持体重减轻并保持良好的营养状态。减肥手术后增加体育活动有助于保持肌肉量，并长期维持减重效果。除了筛查微量营养素缺乏症外，美国建议在胃旁路手术后 2 年筛查骨质疏松症。

（刘玥隽）

（二）肥胖对内分泌系统的影响

肥胖时脂肪组织炎症导致脂解作用增强、释放大量游离脂肪酸，导致机体胰岛素抵抗和慢性低度炎症。下丘脑 - 垂体 - 肾上腺、甲状腺、性腺轴及骨骼系统等多个内分泌系统 / 器官功能也受到相应影响，导致肥胖患者罹患内分泌疾病。而相关疾病由于肥胖本身的存在，增加了诊断难度，因而在临床中，需要引起重视并及时准确地识别。

1. 肥胖与下丘脑 - 垂体 - 肾上腺轴

肥胖时，下丘脑 - 垂体 - 肾上腺（HPA）轴活性失调，促肾上腺皮质激素释放激素（CRH）和皮质醇水平升高。高胰岛素血症和肥胖本身抑制皮质醇结合球蛋白的产生，肥胖脂肪组织中 11- 羟类固醇脱氢酶 1 型酶（11-HSD 1）表达增加从而催化皮质醇产生增多，游离皮质醇水平升高、尿游离皮质醇水平轻度升高，而血清总皮质醇水平正常。皮质醇水平的增加使糖皮质激素受体（GR）和盐皮质激素受体（MR）增加，并通过介导局部炎症加重胰岛素抵抗。

肥胖患者中亚临床库欣综合征（Cushing syndrome，CS）的发生率高于一般人群，但多数研究显示，肥胖患者真正 CS 的总体患病率较低，为 0.9%（95% CI 0.3%～1.6%）。代谢指标控制不佳的 2 型糖尿病患者 CS 患病率较高，为 2%～3%。虽然皮质醇增多会导致体重增加，但对 CS 的手术或保守治疗并不能使大多数患者的 BMI 正常化。

(1) 筛查：有以下临床表现并怀疑 CS 的患者应进行相关检查排除 CS。伴随分解代谢增加的征象如皮肤萎缩、骨质疏松、自发性瘀斑、近端肌病或宽紫色纹；中央型肥胖、2 型糖尿病、高血压或抑郁；肾结石、频繁感染和低钾血症等。拟行减肥手术的肥胖患者也应排除 CS。

建议 1mg 隔夜地塞米松抑制试验作为首选筛查工具。予以 1mg 地塞米松后皮质醇水平 ≤ 50nmol/L（≤ 18μg/L）为排除 CS 的切点。阳性结果可受其他疾病的影响，如抑郁症、酒精中毒和阻塞性睡眠呼吸暂停，这疾病在肥胖患者中很常见。因此，对于地塞米松抑制后皮质醇水平处于临界水平 [51～138nmol/L（19～50μg/L）] 的患者，需要进行额外的生化检查，如测量尿游离皮质醇和（或）午夜唾液皮质醇以确立或排除内源性皮质醇增多症。

(2) 治疗：单纯性肥胖引起的糖皮质激素紊乱，减肥是恢复激素平衡的关键。在确诊 CS 的情况下，优先治疗 CS。

2. 肥胖与下丘脑 - 垂体 - 甲状腺轴

(1) 肥胖时甲状腺的形态结构变化：肥胖患者可出现甲状腺肿大、结节，甚至甲状腺癌。有些甲状腺自身抗体阴性的肥胖患者，也可出现甲状腺弥漫性肿大、超声回声减低的表现。这可能是由于 TSH 刺激增加或脂肪组织产生的炎症介质增加所致。减肥手术后甲状腺低回声的改善证明了这一假设。据报道，肥胖或胰岛素抵抗患者甲状腺癌的发病率增加。最近的 Meta 分析显示，肥胖患者患甲状腺癌的风险要高出 55%。BMI 每增加 5U，患甲状腺癌的风险就增加 30%，无论全身肥胖还是腹部肥胖都会增加罹患甲状腺癌的风险。肥胖程度与乳头状、滤泡状和未分化甲状腺癌的患病率呈正相关，与髓样甲状腺癌呈负相关。肥胖对甲状腺癌侵袭性的影响仍有待明确。

(2) 肥胖对甲状腺功能的影响：肥胖与甲状腺激素的改变有关。肥胖患者促甲状腺激素（TSH）水平通常高于正常体重、年龄和性别匹配的个体。有研究发现 TSH 与 BMI 呈正相关，与空腹胰岛素和胰岛素抵抗显著相关。TSH 的升高可能反映了甲状腺激素浓度的降低，这是由于肥胖患者的血容量增加或甲状腺激素处置率增加，进而引起垂体—甲状腺轴的代偿性激活所致。这一现象与肥胖患者 FT_4 水平较低，且甲状腺功能减退的肥胖患者需要更高剂量的左甲状腺激素替代是一致的。

(3) 肥胖引起甲状腺功能改变的机制：有研究认为这与肥胖时"甲状腺调定点"升高、瘦素水平变化、高胰岛素血症等多种原因有关。"甲状腺调定点"越高，TSH、FT_3、FT_4 的水平越高。瘦素是一种脂肪因子，能调节下丘脑促甲状腺激素释放激素（TRH）分泌，而 TRH 刺激 TSH 释放又能增加脂肪组织分泌瘦素。瘦素缺乏导致的肥胖，下丘脑 – 垂体 – 甲状腺轴受抑制，从而发生导致甲减；而以瘦素抵抗为表现的肥胖，瘦素不能有效刺激 TSH 释放，导致甲状腺功能减退。高胰岛素血症和胰岛素抵抗可能通过抑制脂肪脱碘酶活性，抑制 T_4 向 T_3 转化，引起甲状腺激素改变。

肥胖患者甲状腺功能减退、亚临床甲状腺功能减退症的患病率增高。值得注意的是，一项研究指出，与普通人群相比，肥胖患者中显性或亚临床甲状腺功能减退症的患病率增加了 10 倍。Meta 分析显示，肥胖患者甲状腺功能减退症的患病率为 14.0%（95% CI 9.7%～18.9%），亚临床甲减的患病率为 14.6%（95% CI 9.4%～20.9%）。一项对 144 名重度肥胖患者的研究发现，19.5% 患者存在临床或亚临床甲状腺功能减退，而该患病率在一般人群中仅为 2%。通过限制热量摄入或减肥手术减轻体重后，甲状腺功能异常通常会得到改善。

(4) 筛查：建议对所有肥胖患者评估甲状腺功能。此外，建议严重肥胖患者在减肥手术前筛查 TSH。尤其对伴随便秘、眶周水肿和畏寒等症状，或有低钠血症、低血糖症、体温过低等表现的肥胖患者应该排除甲状腺功能减退症。

TSH 是绝大多数临床情况下甲状腺功能障碍的最佳筛查指标，正常的 TSH 足以排除原发性甲状腺功能减退症。中枢性甲状腺功能减退症在甲状腺功能减退症中占不到 1%，TSH 浓度低至正常水平，FT_4 浓度不相称地降低。

运用第三代技术检测 TSH，正常上限通常在 4mU/L 左右。在一项大型横断面研究中，TSH 范围在正常体重人群中为 0.6～5.5mU/L，在病态肥胖患者中为 0.7～7.5mU/L。目前还没有令人信服的证据证实对肥胖人群使用特定的参考值有助于确定哪些患者存在甲状腺功能障碍，以及需要治疗。所以，目前建议肥胖患者甲状腺功能的切点与非肥胖患者相同。

甲状腺抗体谱有助于诊断自身免疫性甲状腺功能减退症，并确定患者是否有发生临床甲状腺功能减退症的风险。TSH 升高的患者，甲状腺过氧化物酶（TPO）抗体可以预测进展到临床甲状腺功能减退症的风险，TPO 抗体水平 > 500U/ml 表明风险增加。因此，建议在亚临床甲状腺功能减退症的患者中评估 TPO 抗体情况。肥胖时甲状腺球蛋白抗体的价值当前证据还较弱。

有研究发现，肥胖慢性低度炎症会增加肥胖人群中的低 T_3 综合征的患病率，但肥胖人群中低 T_3 综合征发病率的尚无明确数据。相比之下，肥胖人群的 FT_3 高于非肥胖者，这主要与肥胖患者营养状况有关。

一般，在没有其他临床症状如甲状腺触诊异常的情况下，无论是显性的还是亚临床的甲状腺功能减退症都不需要超声检查。目前尚无超声早期发现甲状腺癌可以改善肥胖患者甲状腺癌预后的数据。综上所述，尽管肥胖症中形态异常和甲状腺癌的发病率更高，但目前尚无足够的文献资料推荐对肥胖症进行系统的超声评估。

(5) 治疗：肥胖患者甲状腺功能减退症、亚临床甲状腺功能减退症的治疗与一般人群无区别。

出现明显的甲状腺功能减退症或 TSH > 10mU/L 的亚临床甲状腺功能减退症时，应考虑使用左甲状腺激素替代治疗。目前尚无证据表明左甲状腺激素和碘塞罗宁联合使用有额外的好处。左甲状腺激素的起始剂量应根据甲状腺激素水平和临床情况来确定，随后通过定期评估血清 TSH 来调整。对于长期明显甲状腺功能减退症的患者，特别是老年人和（或）有心血管疾病的患者，应谨慎选择起始剂量和剂量递增。

TSH 的控制目标与一般人群相同，不应以降低 BMI 为目标调整治疗方案。如果没有实验室特异的 TSH 正常值，可以采用 TSH 0.45～4.12mU/L 为治疗目标。

TSH 水平为 4.5～10mU/L 的患者是否需要治疗，以及哪些患者能从治疗中获益尚不确定。自身免疫性甲状腺炎，或存在原发性甲状腺功能减退症的其他原因（例如，甲状腺功能亢进放射性碘治疗后或有破坏性甲状腺炎病史），特别是年轻患者或育龄妇女，应立即给予左甲状腺激素治疗。相比之下，年龄更大（如 70 岁），尤其是同时患有心血管疾病的患者，应该密切随访。

血清 TPO 抗体阳性且 TSH > 2.5mU/L 的育龄妇女应接受治疗，TSH 的目标范围应根据妊娠不同时期调整（妊娠早、中、晚三个孕期目标分别为 2.5mU/L、3mU/L、3.5mU/L）。然而，并没有专门针对肥胖女性的研究。

Meta 分析显示，亚临床甲状腺功能减退症的治疗并不能改善超重或生活质量。甲状腺激素在减重方面疗效轻微，且尿氮排泄量增加，表明甲状腺激素治疗不能减少脂肪组织，甚至会对骨代谢和情感状态产生不良影响。已经存在心血管疾病风险的肥胖患者甲状腺激素过多可能会促进心律失常、心力衰竭或缺血性事件的发生。一些研究显示甲状腺激素受体（TR）β 选择性激动药可以在不影响心率的情况下改善代谢参数。由于碘塞罗宁或左甲状腺激素替代治疗对心脏和骨代谢的不良反应，以及相对较少的减肥获益，因此不建议对无治疗指征的亚临床甲状腺功能减退症患者以减重为目的的替代治疗。在甲状腺功能正常的情况下，也不建议使用甲状腺激素治疗肥胖。

3. 肥胖与下丘脑 - 垂体 - 性腺轴

肥胖是性腺功能减退的重要因素。肥胖抑制下丘脑促性腺激素释放激素（GnRH）的释放，垂体黄体生成素（LH）分泌脉冲幅度变小，同时肥胖伴随的胰岛素抵抗使性激素结合球蛋白（SHBG）水平降低，从而增加男性性腺功能减退和女性不孕的风险。

(1) 男性性腺功能减退：肥胖患者雄激素缺乏主要表现为总睾酮及 SHBG 水平降低，游离睾酮正常或降低。中重度男性肥胖患者近 45% 的睾酮水平低下，约 32.7% 患者游离睾酮水平偏低，且 BMI 与游离睾酮负相关。重度肥胖（BMI > 35kg/m^2）男性患者血清 LH 水平较同龄正常体重男性显著降低。肥胖男性患者出现勃起功能障碍、晨勃减弱、性欲降低、瘦体重下降、体毛减少、男性乳房发育、小睾丸等表现，并常伴有精子浓度低下、活力降低和形态异常。严重肥胖被作为功能性继发性性腺功能减退的原因之一。肥胖患者性腺的这些变化常在体重减轻后得到改善。

产生上述表现的机制为，脂肪组织的芳香化酶活性增加，促进雄激素向雌激素转化，一方面加重雄激素缺乏；另一方面睾酮/雌激素变化可通过负反馈抑制下丘脑 GnRH 分泌。肥胖患者下丘脑－垂体－肾上腺轴的失调诱发功能性皮质醇增多症也可能在抑制促性腺激素中起作用，从而导致睾酮水平降低。此外，肥胖时伴随的阻塞性睡眠呼吸暂停综合征、2 型糖尿病、高血压和高瘦素水平会加重 GnRH 降低。低 GnRH 水平导致垂体 LH 脉冲分泌幅度减小，进一步降低雄激素水平。

① 筛查：不建议对肥胖患者常规进行男性性腺功能减退的激素筛查，当临床特征提示性腺功能减退时才应考虑检查。因此，我们建议对所有肥胖男性性腺功能减退的主要临床症状／体征进行常规检查，包括睾丸大小评估。建议对患有代谢综合征和（或）胰岛素抵抗和（或）2 型糖尿病的男性患者进行检查。

对于临床表现为性腺功能减退的肥胖男性患者，我们建议测量总睾酮和（或计算得出）游离睾酮、SHBG、卵泡刺激素（FSH）和黄体生成素（LH）。当发现总睾酮接近正常范围的下限时，建议测量游离睾酮水平。在这些情况下，SHBG 和游离睾酮浓度是确诊男性性腺功能减退的生化基础。

在解释睾酮结果时，应该考虑到以下影响因素：由于睾酮分泌有昼夜节律，应在早上 7—11 时或起床后 3h 内取样。因为食物摄入会抑制睾酮水平，睾酮浓度应该在禁食状态下检测两天的结果。男性睾丸激素水平随着年龄的增长而下降，肥胖患者建议应用年龄相关的睾酮参考范围。此外，睾酮测定还受到慢性疾病、药物、基因、生活方式和个体内部变异的影响。虽然肥胖与性腺功能减退患病率的增加有关，但尚没有数据表明是否需要调整 BMI 来确认性腺功能减退的生化诊断。睾酮的结果也取决于所使用的检测技术。大多数可用的睾酮测定法是免疫测定法（放射免疫、酶免疫测定法或荧光免疫测定法），这些方法快速、简单、廉价。然而，它们的准确度低于质谱法，后者更昂贵，需要定期校准。然而，液相色谱串联质谱（LC-MS）已逐渐被采用，显示出更好的准确度。免疫测定和 LC-MS 之间的差异范围为 -14%～+19%。样品的制备、处理及校准也会对可变性产生影响。平衡透析是衡量游离睾酮的金标准方法，但价格昂贵和技术要求高。大多数指南建议直接测量或通过公式计算游离睾酮，该结果与平衡透析测量方法相关性良好，其结果依赖于 SHBG 和白蛋白的结合解离常数，以及所使用检测方法的准确性。

一般来说，睾酮水平低同时伴有性腺功能减退的临床特征，如性欲减少、勃起功能障碍和晨勃减少，可诊断为男性肥胖－继发性性腺功能减退。一旦睾酮浓度低被证实，测量 FSH 和 LH 有助于区分原发性和继发性性腺功能减退。继发性性腺功能减退者血浆促性腺激素水平低下，而原发性性腺功能减退者促性腺激素水平升高。一旦诊断性腺功能减退，在将病因归咎于肥胖之前，应排除继发性性腺功能减退的其他原因，特别是高催乳素血症、瘦素信号异常、综合征性肥胖或下丘脑肥胖常与促性腺功能减退有关。当生化证实继发性性腺功能减退时，在特定的患者中也可能需要通过 MRI 对下丘脑—垂体区域进行形态学检查。如果影像学检查为阴性，则必须考虑评估瘦素和遗传因素。

② 治疗：对于肥胖患者，生活方式管理和减重才是最根本的一线治疗。建议对具有生化和临床性腺功能减退的肥胖患者，强调减肥恢复正常性腺功能的重要性。肥胖与男性性腺功能减退之间存在恶性循环。减肥是扭转肥胖男性功能性性腺功能减退的一线治疗方法。然而，通过改变生活方式、饮食和锻炼等保守的干预措施，实现 5% 的体重减轻，可能不足以使睾酮水平正常化。此外，保守性干预减肥后男性性腺的维持能力相对较小，因为体重反弹也很常见。对于严重肥胖

患者，减肥手术是增加睾酮水平和恢复下丘脑—垂体—性腺轴功能的一种非常有效的手段，除此之外，还可以实现显著和持续的体重减轻。然而，尽管性腺功能得到改善，但这并不能保证精子特征也会得到改善。

如果体重没有减轻和（或）睾酮水平和性腺功能减退的症状/体征没有改善，并且已经排除了其他导致性腺功能减退的原因，可以考虑单独使用睾酮替代疗法（TRT）。仅仅肥胖不是TRT的适应证。雄激素替代治疗可以增加肌肉力量、肌肉含量和骨骼密度，改善2型糖尿病等代谢综合征，但也增加睡眠呼吸暂停综合征、心血管疾病和静脉血血栓栓塞的发生风险。

TRT的潜在不良反应包括红细胞增多、前列腺增生或乳腺癌。禁忌证包括前列腺癌、高血细胞比容、乳腺癌、严重睡眠呼吸暂停综合征、心力衰竭和尿路症状。开始TRT之前应充分了解其潜在的益处和不利影响。十一酸睾酮的注射制剂（每12周1000mg）被广泛用于治疗性腺功能减退症，可保持血浆睾酮水平稳定。缺点是注射量大，会引起注射部位疼痛，注射后偶然出现咳嗽，效果可维持3个月。经皮注射睾酮制剂也可维持稳定的循环水平，但可引起皮肤刺激，并可通过身体接触将激素效应转移到其他人。虽然TRT给予性腺功能减退的男性可伴有体重减轻和身体成分改善，但在性腺功能正常的受试者中没有观察到这种有益作用的证据。因此，TRT不适用于肥胖和下丘脑—垂体—性腺功能正常的男性。

TRT的主要目的是改善由睾酮缺乏引起的症状和体征。虽然没有足够的数据来确定睾酮应达到的浓度，但目标是将睾酮值恢复到特定年龄的中等正常范围。

应定期评估性腺功能低下的症状/体征以监测TRT的疗效。TRT对性欲的影响通常在治疗后3周明显，而情绪的改善可能在治疗后第一个月明显。勃起功能障碍可能需要6个月的治疗才

能恢复。TRT后，脂肪量的减少和瘦体重的增加，以及胰岛素抵抗、血脂和BMI的改善都可预期。如果TRT在治疗6～12个月后没有改善性腺功能减退的症状/体征，应考虑停用睾酮以防止潜在的不良反应。

不建议将睾酮治疗作为有生育要求的性腺功能减退的肥胖男性患者的首选治疗措施。睾酮治疗会抑制促性腺激素的分泌和抑制精子形成，因此，当患有促性腺功能减退症的男性希望在未来1年内生育时，禁用单药治疗。此时，促性腺激素治疗应是一线治疗，以确保或恢复精子发生。

(2) 女性性腺功能改变：肥胖女性患者常出现高雄激素血症、无排卵、闭经、不孕。肥胖女性患者29%伴有多囊卵巢综合征（PCOS），重度肥胖患者36%伴有PCOS。此外，不孕不育和反复流产的病史也可能是肥胖相关性腺功能障碍的临床表现。

机制上，与男性患者不同的是，胰岛素抵抗在肥胖女性患者性腺异常中起重要作用。肥胖时高胰岛素水平促进卵巢产生雄激素，进而引起PCOS和高雄激素血症。低SHBG和胰岛素抵抗增加雄激素生物利用度，尤其是毛脂腺和肝脏的睾酮利用度，加重肥胖患者女性雄性化的表现。此外，脂肪细胞释放过多瘦素通过影响下丘脑GnRH分泌而抑制排卵，脂肪组织芳香化酶增加雄激素向雌激素（尤其是雌酮）的转化，促进子宫内膜增生，导致生育困难。

临床上，若肥胖女性患者出现月经失调、不孕、高雄激素血症的症状/体征（如痤疮、多毛、雄激素性脱发），则应进行相应筛查。除了LH、FSH、雌二醇、孕酮、睾酮、雄烯二酮等性激素和妇科彩超（卵泡个数），也应该检测血糖、胰岛素水平。PCOS的诊断应根据鹿特丹标准，并排除先天性肾上腺皮质症、其他肾上腺疾病、高催乳素血症、甲状腺功能异常和其他医源性病因。

① 筛查：当伴有内脏脂肪过多时，PCOS经

常与胰岛素抵抗和代谢异常有关，如 2 型糖尿病、血脂异常和心血管危险因素。在这种情况下，应该检测肥胖女性患者的空腹血糖和胰岛素浓度，以确定有无胰岛素抵抗并采取措施预防代谢后果。

除非有月经异常、不孕症或高雄激素症状／体征等临床疑似表现，否则不建议对女性肥胖患者进行性腺功能障碍常规检查。

即使没有被诊断 PCOS，肥胖与生育能力下降和流产风险增加有关。多种病理因素可能介导这些现象，包括胰岛素抵抗和低度炎症。如果出现月经不调、不孕症等情况，应进行充分的内分泌检查，以确定或排除高雄激素血症、无排卵、PCOS、胰岛素抵抗等女性性腺功能障碍的继发性原因。在雄激素过多的情况下，除 PCOS 外，其他疾病也应排除，如先天性肾上腺增生、严重胰岛素抵抗、肾上腺疾病和医源性因素。在存在月经紊乱或不孕症的情况下，还应评估是否存在高催乳素血症、甲状腺功能障碍和皮质醇增多症。

对于月经不规律的评价，建议评估 LH、卵泡刺激素（FSH）、总睾酮、SHBG、Δ4- 雄烯二酮、雌二醇、17- 羟孕酮和催乳素，卵巢超声（US）评估是否存在卵巢多囊样改变（PCOm），这些测量主要是为了确定或排除 PCOS。迟发性先天性肾上腺增生症虽然不常见，但可能表现出类似于 PCOS 的临床特征，因此也应检测血浆 17- 羟孕酮以排除 21- 羟化酶缺陷症。建议最好在月经周期的卵泡早期（月经周期的第 1～5 天）进行激素评估，此时大多数激素参考值范围已经确定。如果闭经或月经周期不可预测，这些激素评估可以在任何时候进行。

评估无排卵时，建议检测 LH、FSH、雌二醇、孕酮和催乳素来评估性腺功能。这些激素测量有助于区分原发性卵巢功能衰竭和中枢性性腺功能减退。虽然肥胖相关性腺功能障碍是由下丘脑功能障碍引起的，但原发性卵巢功能衰竭患者

也可发展为肥胖。在原发性性腺功能减退症中，FSH 和 LH 为高水平，中枢性性腺功能减退症患者 FSH 和 LH 为低水平。特别要注意的是 FSH，在原发性卵巢衰竭患者中水平较高，而在典型的 PCOS 和中枢性性腺功能减退患者中 FSH 水平较低。相反，高 LH 水平是原发性性腺功能减退的特征，但也可能出现在一些 PCOS 患者中，因为下丘脑垂体功能障碍，或原发或由外周雄激素失衡引起。高催乳素血症是无排卵和不孕的主要原因，因此应检测催乳素血浆浓度，并进一步探究引起高催乳素血症的潜在原因。

评估卵巢功能时，应在月经周期黄体期中期测量孕激素。

当激素评估提示中枢性性腺功能减退时，应评估下丘脑—垂体其他激素轴的损害，并可能需要对下丘脑—垂体区域进行影像学检查以排除肿瘤。

② 治疗：生活方式干预和减轻基线体重的 5%～10% 能有效恢复正常排卵。

建议对伴有代谢综合征的 PCOS 的女性予以二甲双胍治疗。二甲双胍通常用于治疗 PCOS 患者的胰岛素抵抗。二甲双胍主要通过增加肝脏、肌肉和脂肪组织胰岛素敏感性而起作用，从而改善月经异常、生育能力和心脏疾病代谢性危险因素。如果胰岛素抵抗在 PCOS 相关的高雄激素血症和下丘脑 - 垂体 - 卵巢功能障碍中起作用，二甲双胍可以作为一种治疗方法来恢复肥胖和性腺功能障碍患者的激素失衡，并改善患者的代谢状况。因此，除了生活方式干预外，二甲双胍是伴随胰岛素抵抗 PCOS 患者的优先选择。

不建议仅仅为了减肥而使用二甲双胍。虽然二甲双胍能引起轻微的食欲下降和体重减轻，但不能作为治疗肥胖的药物。其他药物，如利拉鲁肽或奥利司他，可作为生活方式干预的辅助用药用于肥胖症治疗，并可用于促进减肥。

不建议绝经后的肥胖妇女仅仅为了减肥而开始使用雌激素替代疗法。口服避孕药可以降低

PCOS妇女血液中的雄激素水平。然而，尽管大多数制剂含有低剂量的雌激素，而且非常罕见，但静脉血栓栓塞的潜在风险确实存在。仅以减肥为目的的绝经后肥胖妇女不建议使用雌激素治疗，该疗法对代谢问题和癌症的潜在负面影响也不确定。

4. 肥胖与生长激素

(1) 肥胖时生长激素轴的改变：肥胖者生长激素（GH）水平降低，并与BMI、内脏脂肪独立负相关，而GH结合蛋白（GHBP）水平升高，并与腰围和肥胖程度正相关，血清胰岛素样生长因子（IGF）-1水平无明显影响。肥胖患者GH缺乏的症状是非特异性的，可表现为肌肉含量减少、脂肪含量增加、骨折和心血管疾病风险增加。

(2) 肥胖引起GH缺乏的机制：肥胖时下丘脑GH释放激素（GHRH）减少，而外周组织对GH的敏感性增加，较低水平的GH即具有正常的组织反应，同时维持相对正常的IGF-1水平。食欲刺激素（ghrelin）是生长激素促分泌素受体的内源性配体，不仅能刺激GH分泌，还能刺激食欲。肥胖患者食欲刺激素水平降低，导致GH缺乏。

(3) 筛查：不建议肥胖患者常规进行IGF-1/GH检测。仅在怀疑垂体功能减退的患者中检测IGF-1/GH。GH分泌具有强烈的24h脉冲变化，因此测定基础GH水平对评估生长激素轴没有帮助。需要使用刺激试验，即诱发GH释放的试验，如GHRH试验、精氨酸试验或胰岛素诱导的低血糖试验。

(4) 治疗：对于GH水平正常的患者，不建议使用GH治疗肥胖症。

5. 肥胖与骨代谢

(1) 肥胖与维生素D：根据血清25-羟维生素D_3 [25（OH）D_3]水平降低定义的维生素D缺乏在肥胖症中非常常见，据报道发生率为55%～97%。肥胖患者补充维生素D并不会改变体脂量，但体重减轻后维生素D可以恢复正常，进一步说明肥胖导致维生素D缺乏而非维生素D缺乏导致肥胖。

(2) 肥胖患者25（OH）D_3低水平的机制：维生素D是一种脂溶性维生素，因此肥胖者体内较低的25（OH）D_3水平可以归因于容量稀释效应，而维生素D的储存是足够的。除了脂肪组织会螯合维生素D并降低其生物利用度之外，其他与肥胖相关的因素也可能导致真正的维生素D缺乏，如营养不良导致维生素D摄入量低、日照较少和皮肤合成能力下降。因此，低25（OH）D_3水平并不总是反映临床维生素D缺乏。

(3) 肥胖与甲状旁腺激素（PTH）：维生素D对骨骼矿物质健康和钙平衡至关重要。维生素D缺乏会导致甲状旁腺激素（PTH）代偿性上升，从而增加骨骼的骨周转率和钙动员，导致骨密度下降，增加骨质减少和骨质疏松的风险。因此，维生素D缺乏到一定程度导致骨周转率的增加或骨矿物质密度的降低是有临床意义的。

肥胖患者甲状旁腺激素（PTH）因维生素D降低而升高，并与BMI和脂肪含量呈正相关。据报道，肥胖患者中与维生素D缺乏相关的继发性甲状旁腺功能亢进（sHPT）的患病率超过20%，并根据维生素D的状况可高达71%。在肥胖手术干预2年后，sHPT的患病率增加了50%。

(4) 肥胖相关sHPT的机制：除了扰乱维生素D-钙稳态，肥胖还可能涉及其他尚未完全了解的影响PTH调节的机制。例如，肥胖与25（OH）D_3总量和游离量的减少，但维生素D结合蛋白未改变，这些蛋白是已知的最具多态性的蛋白质，不同的等位基因可能对其生物功能产生重大影响。因此，肥胖的sHPT的病因学还没有很好地建立。

(5) 肥胖与骨代谢：肥胖患者骨折风险增高，可能与骨密度降低、机体平衡能力较差、跌倒方式和作用力特点、特定骨骼部位脂肪组织的填充有关。

(6) 肥胖引起骨质流失、骨折风险增加的机制：胖患者外周血较高水平的炎症因子，例如白介素 –6（IL-6）、单核细胞趋化蛋白 –1（MCP-1）和 C 反应蛋白（CRP），导致骨转换亢进。而机械负荷下调骨髓基质细胞中的过氧化物酶体增殖物激活受体 –δ（PPARδ），使成骨细胞的生成减少而脂肪分化增加。此外，肥胖患者由于低肌肉含量和静坐不动的生活方式，对骨骼无法产生良好的机械刺激促进骨骼合成代谢，骨形成水平降低。

（7）筛查：不建议常规对肥胖患者进行维生素 D 缺乏检查。不建议肥胖患者常规检测甲状旁腺激素，除非存在临床疑似甲状旁腺功能亢进的迹象，如高钙血症、骨质疏松和肾结石。对于接受减肥治疗的肥胖患者，25（OH）D$_3$ 和 PTH 应该常规测量。

（8）治疗：重减轻约 10% 能有效改善肥胖及相关并发症，但同时也会导致髋部和整个身体的骨质丢失 1%～2%，股骨转子和桡骨等骨小梁部位可丢失 3%～4% 骨质。围绝经期妇女和老年男性体重下降导致的骨密度减少量是体重稳定同龄人群年骨密度减少的两倍以上。减重期间补充钙、蛋白质和维生素 D 等营养物质对骨骼具有积极效果，但不能完全抑制骨质流失。维生素 D 补充治疗也不能改善死亡率、心血管疾病风险或生活质量。不建议通过补充维生素 D 减肥、减少肥胖相关并发症的风险或者改善代谢。

为了防止或减轻骨质流失，建议确保达到足够的 25（OH）D$_3$ 水平，需要更高剂量的维生素 D 补充剂来克服吸收下降。肥胖患者维生素 D 补充剂量为一般人群的 2～3 倍，即每天补充维生素 D$_2$ 6000～10 000U，直至血清水平＞30ng/ml，然后再维持每日 3000＞6000U。然而，肥胖人群中理想的维生素 D 替代疗法和目标 25（OH）D$_3$ 浓度尚不明确。

6. 肥胖与肾素—血管紧张素—醛固酮系统

肥胖患者全身和局部组织（例如脂肪组织）的肾素—血管紧张素—醛固酮系统（RAAS）过度激活，与脂肪因子变化、交感神经张力增加、脂肪组织盐皮质激素受体增加等多种因素相关。

机制上，脂肪因子在局部组织促进 RAAS 系统激素的合成和释放。脂肪细胞产生的瘦素也能直接促进组织产生醛固酮。肥胖患者肾素水平升高，与交感神经张力增加、血管紧张素 II 水平升高有关。肥胖患者 RAAS 系统激活进一步加重胰岛素抵抗。肥胖患者体重减轻后，肾素和醛固酮水平降低。

（1）筛查：对于伴有难治性高血压、肾上腺腺瘤和（或）自发性或利尿药相关的低钾血症、家族史或早发性高血压或存在阻塞性睡眠呼吸暂停的肥胖患者，需要筛查醛固酮增多症。推荐根据醛固酮 / 肾素值筛查。

（2）治疗：肥胖患者使用醛固酮受体拮抗药对血压的控制更好，腰围较大的患者对醛固酮拮受体抗药的反应要优于瘦者。

7. 肥胖与其他内分泌激素

单纯性肥胖患者血清瘦素浓度升高，与 BMI 和体脂含量相关。仅应对怀疑严重早发性肥胖的患者测定血清瘦素水平，以排除瘦素基因突变。这些突变极其罕见，并循环中瘦素水平无法检测出。典型特征是正常出生体重与在出生第一个月后快速体重增加导致严重肥胖（平均 BMI SDS：5.8～7.8），极端摄食过量（食物摄入量 3～5 倍于健康儿童），以及 T 细胞数量和功能异常与更高的感染率，提示瘦素基因错义突变。瘦素受体基因突变的患者与瘦素基因突变的患者有相似的表型，但其血清瘦素浓度通常与肥胖程度匹配。瘦素和瘦素受体基因突变与下丘脑性甲状腺功能减退症（低 FT$_4$ 和低 TSH 水平）、部分生长激素缺乏症和多数缺乏青春期发育缺陷有关。

与正常受试者相比，肥胖患者的循环食欲刺激素水平降低，并且在恢复理想体重的患者中趋于正常。减肥手术尤其是包括切除胃底在内的手术会降低食欲刺激素水平，而饮食引起的体重减轻通常会增加食欲刺激素的浓度。

唯一被描述的食欲刺激素升高并可能导致体重增加的特殊肥胖综合征是普瑞德—威利综合征（Prader–Willi syndrome）。这些患者通常在儿童时期出现明显的体重增加、食欲明显增加、生长激素缺乏、性腺功能减退、睡眠障碍及其他异常。该综合征的诊断可根据临床特征、激素异常和基因检测确定。因此，测量普瑞德—威利综合征患者的食欲刺激素水平几乎没有额外的诊断价值，不应该在常规临床中进行。

因此，不建议对肥胖患者常规检测瘦素、食欲刺激素等激素，除非怀疑患有相关综合征型肥胖。

综上所述，肥胖对内分泌器官具有复杂的影响，临床中需要仔细甄别。鉴于肥胖患者甲状腺功能减退症的发病率较高，建议对所有肥胖患者进行甲状腺功能检查。对于皮质醇增多症、性腺功能障碍，只有在临床怀疑有潜在内分泌紊乱的情况下才建议进行激素测试。减肥是恢复激素失衡的关键，而治疗内分泌失调对减肥的影响是有限的。

总之，自1975年以来，全世界肥胖患病率几乎翻了3倍，并继续以世界性流行的速度持续增长。肥胖不仅影响生活质量，还与许多慢性疾病的发生密切相关。肥胖已取代烟草消费成为与生活方式相关的导致过早死亡的第一大危险因素。肥胖对内分泌系统的影响也逐渐受到更多的关注。世界卫生组织《2013—2020年预防和控制非传染性疾病全球行动计划》确定了防止全球肥胖进一步发展的战略措施。然而，尽管肥胖的主要病因与一些调节因素已明确，将其转化为有效的行动并与公共卫生政策结合实施仍然是全球的挑战。

（颜红梅　陆志强）

四、阿尔茨海默病对内分泌系统的影响

（一）阿尔茨海默病概述

阿尔茨海默病（Alzheimer disease）简称为AD，别称"老年痴呆症"，是以进行性的认知功能障碍和行为损害为特征的中枢神经系统退行性病变，病因迄今未明，占痴呆总人数的50%～70%。

1. 流行病学

AD常见于65岁以上人群，占AD的90%以上；65岁及以下的人群中发生的AD称为早发型AD，占比不足5%。随着年龄的增长，AD患病率逐渐上升，在90岁的人群中，AD患病率可超过30%。

2. 病因

AD的病因可分为两大类，一是遗传导致的AD，也称家族性AD，较少见（1%～2%），呈常染色体显性遗传，主要表现为淀粉样前体蛋白（APP）基因突变、早老素基因1及早老素基因2突变；二是散发性AD，较常见，占AD的90%以上，比较明确的高危因素为携带ApoE4基因。

3. 发病机制

晚发性AD、认知功能障碍的病因和发病机制与早发性AD之间有重要区别。

(1) 主要学说：目前AD的主要发病机制有两大学说。

一是β淀粉样蛋白（amyloid–β protein，Aβ）瀑布理论：Aβ是淀粉样神经斑块的主要成分，由BACE1切割淀粉样前体蛋白（amyloid precursor protein，APP）生成，在神经元胞核内形成，由突触释放。AD患者大脑中Aβ生成与清除失衡，导致Aβ在大脑中沉积，引发下游的一系列瀑布样反应，导致神经元功能障碍与死亡。

二是Tau蛋白异常修饰学说：过度磷酸化的Tau蛋白导致微管稳定性下降，神经原纤维缠结，从而影响神经元及突触的正常功能。

其他潜在机制包括神经血管功能异常、氧化应激、线粒体功能障碍、细胞周期调节蛋白障碍、炎性机制等多种观点。

(2) 发病机制研究进展。

① 从Aβ沉积到Tau聚集：最新研究发现，

AD病理生理变化的基本过程为早期在楔前叶和其他构成默认模式网络的皮质区域出现Aβ沉积，接着是局部皮质代谢降低、Tau蛋白病理性聚集、海马体积缩小，最后出现有症状的认知功能障碍。Aβ的积累可能是AD相关病理过程启动的关键因素，其他下游事件，如神经炎症和Tau蛋白过量积累，可能是神经退行性变的主要驱动因素。研究显示，在没有Aβ病理学改变的背景的情况下，Tau病理学一般不会从内嗅皮质进展到新的皮质区。

综上所述，现有的数据仍然强烈支持病理性Aβ沉积在介导AD发病机制中的中心作用，Aβ积累预示着Tau蛋白积累的开始，而Tau蛋白积累的速度预示着认知障碍的开始；且从Aβ沉积到Tau聚集属单向变化，暂时未发现明显的反馈环路。

② 从小胶质细胞功能障碍到Aβ聚集：Aβ聚集的过程可能需要小胶质细胞摄取Aβ，然后在细胞内"播种"和聚集。在AD患者脑内存在慢性炎症反应，参与炎症反应的小胶质细胞相当于脑中的"巨噬细胞"，在炎症早期，小胶质细胞被激活，可清除过多的Aβ，但大脑受到过度刺激后小胶质细胞转化成促炎性表型并且调控多种炎性介质的释放，这些介质的不断产生和播散从而造成了周围神经元的损伤，进一步加重Aβ沉积。近年来，研究人员应用单细胞转录组学技术新发现了与Aβ斑块沉积相关的小胶质细胞表型，如小胶质细胞神经退行性表型或疾病相关的小胶质细胞。这一类吞噬性小胶质细胞在AD晚期出现，可以限制淀粉相关病变的进展，可能作为新的治疗AD的潜在靶点。

③ 肠道微生物在先天性免疫和AD发病中的作用：越来越多的证据表明，肠道微生物组和中枢神经系统先天免疫系统（内脏－大脑轴）之间的相互作用可能调节AD发病机制。几项研究分别对淀粉样变性小鼠模型（APP/PS1）和AD痴呆患者的肠道菌群组成进行了分析，发现与WT动物和非痴呆对照组相比，微生物种类的总体丰度和多样性存在显著差异，而微生物代谢调节可促进小胶质细胞的成熟与发挥功效。

4. 病理学变化

主要包括两种典型病理改变，一是神经炎性斑（老年斑），位于神经元外，是由嗜银神经纤维轴索突起包绕Aβ形成；二是神经元纤维缠结，位于神经元内，由过度磷酸化Tau蛋白高度螺旋化形成。

5. 临床表现

AD起病隐匿，主要表现为进行性加重的认知功能减退，日常生活能力受损，晚期出现人格和行为变化等非认知性神经精神症状。具体表现为：接受和记住新事物的能力下降；口语、阅读和写作能力受损；视觉空间能力受损；对推理，复杂事情和判断能力的下降；人格和行为的变化。

6. 诊断标准

2011年美国国家衰老研究所（NIA）和阿尔茨海默病学会（AA）发布了阿尔茨海默病最新诊断标准，简称为NIA-AA诊断标准，其中将AD分为三个阶段。

(1) AD临床前期：可测量的生物标志物（如脑部影像学和脑脊液化学检测）的改变，在外部的症状可见之前表明疾病最早阶段的征象。

(2) 轻度认知功能损害期：在记忆和思考能力方面的轻微的变化，足以被注意和评估，但是损害还不至于影响日常活动和功能。

(3) 痴呆阶段：记忆、思考和行为症状损害到患者的日常生活的躯体功能。

7. 治疗

目前AD无特效治疗方法，主要是对症支持治疗，在综合治疗的基础上针对主要病因进行重点治疗，采取综合性治疗策略。主要包括以下几点。

(1) 认知功能缺损的治疗：胆碱酯酶抑制药是研究得最多的一类药，也是到目前为止临床证实疗效比较好的药。临床上使用的胆碱酯酶抑制药主要有以下几种：多奈哌齐、利斯的明、加兰他敏和石杉碱甲等。

(2) 精神症状的治疗：治疗精神行为症状的目的是希望减轻症状，增加患者、家属或照料者的舒适和安全，主要药物包括氟哌啶醇、奋乃静和舒必利等。

(3) 其他药物：神经营养药物，如奥拉西坦、神经节苷脂、银杏叶制剂等。

(二) 阿尔茨海默病对内分泌系统的影响

1. 对下丘脑 - 垂体 - 肾上腺素轴（HPA 轴）及其相关激素的影响

近年来研究显示，糖皮质激素在 AD 的发生发展过程中起着广泛而复杂的作用。有研究发现，AD 患者的血浆皮质醇水平明显高于正常对照组，且与病情的严重程度相关。Kalmijn 等对 189 名健康老年人进行 1.9 年的前瞻性研究发现，老年人的血清皮质醇水平与认知障碍呈正相关。KarinLind 等对 27 名轻度认知障碍患者唾液皮质醇水平测定研究后发现，轻度认知障碍患者存在 HPA 轴功能异常，其基础唾液皮质醇水平虽然正常，但摄取小剂量地塞米松实验后，其皮质醇水平较对照组增高，表明 HPA 轴功能异常可能与认知障碍的病理生理学改变相关。Landfield 在 20 世纪 70 年代提出了糖皮质激素 / 脑老化学说，认为：血浆糖皮质激素水平增高导致脑老化；长期服用糖皮质激素或处于应激状态下，可导致海马神经元细胞损伤，从而影响认知功能。另外，正常情况下海马区对 HPA 轴具有抑制作用，海马神经元细胞损伤后，其对 HPA 轴调控作用减弱，造成 HPA 轴功能亢进，血浆皮质醇浓度升高，进而导致更广泛的脑细胞退化与缺失。

2. 对下丘脑 - 垂体 - 甲状腺轴（HPT 轴）及其相关激素的影响

甲状腺激素（TH）是重要的神经调节剂，对 CNS 的发育及功能调节起着不可或缺的作用。据报道，AD 患者血清 T_3 水平和血清 TSH 水平降低，TRH 释放减少，而给予 TRH 后，Tau 蛋白磷酸化水平降低，因此 HPT 轴与 AD 之间存在密切的关联性。研究发现，甲状腺激素还可调节 APP 基因的表达，改变成熟和未成熟淀粉样蛋白（即 APP）比例，从而调节 Aβ 生成，T_3 水平下降，对 β 基因表达的限制缺乏可能会促进老年斑的形成。van Osch 等研究表明，TSH 水平越低，患 AD 的风险性越高。

上述研究均表明，成年期的甲状腺相关激素水平异常与脑的认知功能及 AD 的发生相关，但甲状腺功能异常是导致 AD 发生的病因还是 AD 本身导致的结果，目前仍存在争议。

3. 对下丘脑 - 垂体 - 性腺轴（HPG 轴）及其相关激素的影响

AD 患者血清促性腺激素水平明显高于正常，且与 AD 的发生率密切相关，因此 HPG 轴的紊乱可能是 AD 发病的风险因素之一。近年来多项研究发现，AD 的发生发展与雌激素水平下降相关。流行病学资料显示，AD 的发生有明显性别差异，绝经后女性 AD 的发病率明显高于同龄男性，且患 AD 女性的雌激素水平较同龄健康女性低。国内及国外的多项临床试验也表明，AD 患者的雌激素水平较同龄健康人明显降低，予以雌激素替代治疗后，可以明显改善 AD 患者的认知功能状态，推测雌激素具有神经保护作用。但最近也存在一些争议，有学者认为雌激素替代治疗并不能改善 AD 患者的认知功能，反而会增加女性发生子宫内膜癌、卵巢癌、乳腺癌等疾病的风险性。因此，对于雌激素是否有助于改善阿尔茨海默病患者的认知水平及延缓进程，还有待于更进一步的研究。

关于促性腺激素与 AD 的关系，目前研究最多的是黄体生成素（LH）水平对 AD 的影响。与学习记忆相关的脑区特别是海马区中存在着高密度的 LH 受体，LH 水平升高可加速海马区神经元的变性和死亡。研究发现，与同龄对照组相比，AD 患者血清及皮质神经元 LH 的含量明显升高。有研究进一步证实，LH 的升高可以加速 APP 向淀粉样变转化，加剧海马区 Aβ 沉积，而给小鼠服用抗 LH 药可以明显减少小鼠脑内的 Aβ 生成，从而改善 AD 转基因小鼠的认知功能。因此调节 LH 可能是一个有效的控制 AD 发生和发展的措施。

4. 对垂体体积的影响

关于大脑结构的研究显示 AD 及轻度认知功能损害（MCI）患者多个脑区存在体积/容积缩小，也有报道 AD 患者大脑皮质表面积呈"双向性改变"，即在部分脑回皮质表面积萎缩的情况下仍有部分脑回皮质表面积增加，这被认为是认知功能损害的一种神经补偿机制。总的来说，AD 及 MCI 患者垂体内分泌激素代谢异常；部分内分泌激素代谢异常的疾病可以引起垂体体积改变。研究者发现，在 AD 的发病进程中，垂体在 MCI 阶段增大，但进入 AD 阶段后又恢复到正常水平。因此，垂体 MRI 检查对 MCI 的诊断可能有一定临床意义。

（杨 雁）

五、认知功能障碍对内分泌系统的影响

认知（cognition）是指人脑接收外界信息，经过加工处理，转换成内在心理活动，从而获取知识或应用知识的过程。认知功能包括记忆、语言、视空间、执行、计算、理解判断等方面。认知障碍（cognitive impairment）是指上述几项认知功能中的一项或多项受损。轻度认知功能障碍（mild cognitive impairment，MCI）是介于正常衰老和痴呆之间的一种临床状态，是痴呆的重要"前驱信号"。与年龄和受教育程度匹配的正常老人相比，MCI 患者经客观的神经心理检查证实存在认知功能下降，或认知能力较以往减退，但日常生活能力没有受到明显影响，尚未达到痴呆的诊断标准。痴呆（dementia）是由于各种原因导致的获得性、严重的认知损害综合征，患者在无疑似障碍的情况下，出现 2 项或 2 项以上的认知域损害，其智能损害程度足以影响患者的社会或职业功能，可伴有精神、行为或人格的异常。

中国目前是世界上人口最多的国家，其中老年人口占 17.9%，我国已经逐步进入老龄化社会。老年人口的增多导致老年变性病尤其是痴呆的增多，目前推算有痴呆患者超过 1000 万，MCI 患者约 3100 万，卒中后痴呆患者 950 万，总计 5000 多万痴呆与认知障碍人群。国外研究中，认知衰退的人群中糖尿病的患病率为 17.1%，而正常对照组为 4.4%，老年痴呆患者中糖尿病的患病率要比一般人群高 4～5 倍。

（一）轻度认知功能障碍概述

1. 流行病学

由于分类和诊断标准的差别，各研究中 MCI 的患病率有所不同。有系统性分析研究显示，在全球 65 岁及以上的人群中 MCI 的患病率为 10%～20%；在过去的十几年间，关于中国 MCI 的患病率的研究很少为多中心和大规模的研究。2009—2015 年，6 项使用不同诊断标准的研究显示中国 MCI 患病率为 9.7%～23.3%。贾建平等关于中国人群 MCI 的大型流行病学研究显示，我国 MCI 总患病率为 20.8%。MCI 是老年性痴呆的前驱阶段，约有过一半的 MCI 患者在 5 年内会进展为痴呆，只有少部分 MCI 患者认知功能可保持稳定，甚至恢复正常；而正常老人每年仅 1%～3% 转化为痴呆，因此 MCI 是发展为痴呆的高风险人群。

2. 危险因素及发病机制

众多研究表明，高龄、受教育程度低、高血压病、高脂血症、心脏病、糖尿病、短暂性脑缺血发作（TIA）、吸烟和饮酒、*ApoE4* 等位基因多态性等是 MCI 发生发展的危险因素。慢性高血压可以引起脑动脉硬化和毛细血管病变，损害脑灌注和脑代谢，而以上这些改变最终导致神经元变

性、细胞死亡和认知下降。高脂血症（血浆胆固醇 > 2000mg/L；三酰甘油 > 1500mg/L）可增加血液黏稠度，加速脑动脉硬化的发生，降低脑血流，增加认知障碍的危险性。研究表明，胆固醇在 AD 的发病中参与了 Aβ 的形成与沉积，破坏突触的可塑性，促进 tau 蛋白磷酸化，最终导致神经元变性。心脏病（心肌梗死、心室疾病、心律失常、充血性心力衰竭、心电图和超声心动图异常等）是 MCI 的危险因素，血流动力学因素如脑的低灌注和低代谢是心脏病患者认知损害的原因。受教育程度低者是 MCI 的危险因素，可能的机制是受教育程度低者缺少知识的刺激，使神经元丧失很多，而受教育程度高者神经元储备充足，因而是 MCI 的保护因素。吸烟能加速低灌注，致使脑髓质缺血导而致认知下降，因而吸烟也是 MCI 的危险因素。ApoE4 多态性等位基因则是 MCI 的独立危险因素。研究表明 ApoE4 携带的正常人群认知水平低于非 ApoE4 携带者，MCI 患者 ApoE4 阳性率亦明显高于正常人群。此外抑郁状态、贫血、睡眠呼吸暂停综合征也是发生 MCI 的风险因素。糖尿病、高血压等血管性危险因素可能在 MCI 发病机制中起着重要的作用，早期和有效控制血管性危险因素能降低晚年认知功能下降和痴呆的发病率。糖尿病和前驱糖尿病使遗忘型 MCI 转化为 AD 的风险增加；研究表明，接受治疗的糖尿病患者相关风险要低于未接受治疗的患者。糖尿病也可增加非遗忘型或其他亚型 MCI 转化成全因痴呆的风险。代谢综合征和前驱糖尿病分别对遗忘型及任何亚型 MCI 转化成全因痴呆具有预测价值。

3. 临床表现

MCI 临床表现为记忆力、语言功能、注意力、执行功能、视空间结构功能或计算力的减退，在这些不同的认知领域中，记忆力减退是最主要也是最常见的临床表现，尤其是近期记忆力减退明显，表现为丢三落四、说完就忘、同一问题反复提问、学习新知识困难，而远期记忆相对保存，表现为十多年甚至几十年前的事都记得清清楚楚，但眼前的记忆任务难以完成；其他认知域亦可有不同程度的损害，同时尚可伴有情感障碍，如抑郁、焦虑、易激惹等。

影像学表现：在有关 2 型糖尿病患者的脑体积及认知功能的研究中，有研究者发现患者脑萎缩和其记忆、执行和信息处理等方面的功能下降相关，而且认知功能的恶化也与脑萎缩的进展相关，MCI 后期可见海马与内嗅皮质的萎缩，若海马体积缩小的速度加快，认知功能恶化的速度相应变快。总体来说：相比非糖尿病患者群，2 型糖尿病合并 MCI 患者有轻度全脑萎缩改变，并且在正常老化基础上随时间有所进展。

4. 临床分类

(1) 遗忘型 MCI：患者主要表现为记忆损害。根据损害的认知域，又可分为：①单认知域遗忘型：只累及记忆力，常由于 AD 的早期导致；②多认知域遗忘型：除累及记忆力，还存在一项或多项认知域损害。可由 AD、脑血管病、抑郁和其他疾病引起。

(2) 非遗忘型 MCI：患者主要表现为记忆功能以外的认知域损害，记忆功能保留。常由额颞叶变性、路易体痴呆等的早期病变导致。可进一步分为单认知域非遗忘型和多认知域非遗忘型。

5. 诊断

MCI 的诊断标准最早于 1999 年由美国 Mayo 诊所的 Peterson 教授等制定，主要内容包括：记忆减退的主诉（特别是由家属或其他知情者证实）；存在客观记忆损害一般认知功能正常；日常生活能力正常没有痴呆。此标准主要针对遗忘型 MCI。国际 MCI 工作组在 2003 年制定了广泛意义的 MCI 的诊断标准，2018 年中国痴呆与认知障碍临床诊疗指南与该标准一致：①患者主诉或知情者、临床医师发现的认知损害；②客观检查存在一个或多个认知域损害的证据；③基本生活能力正常，复杂的工具性日常生活能力可以有轻微损害；④尚未达到痴呆的诊断。

本标准只是 MCI 的一般标准，不同病因导致的 MCI 其具体的诊断标准不同，临床需灵活应用。目前国内外普遍采用的仍是 Peterson 教授等制定的遗忘型的诊断标准。

对于诊断标准中的整体认知功能、客观记忆能力的临床判断通常应用量表评估其损害程度。临床常用的诊断评估工具如下。

(1) 简易精神状态检查表（MMSE）：侧重于筛查整体认知功能（时间、地点定向力、计算力、记忆力、语言能力、视空间和运用功能），在临床和社区调查中作为痴呆初步筛选工具具有简短、敏感性高的特点，有着广泛的实用性。目前多以 MMSE < 24 分作为 MCI 的筛查标准。

(2) 临床痴呆量表（CDR）：对痴呆患者认知功能和社会生活功能损害的严重程度进行临床分级。它采用临床半定式访谈患者和知情者来获得信息，评估被试者六个方面的表现（记忆、定向、解决问题、社区事务、家庭生活、生活自理），按严重程度由轻到重依次分为：健康、可疑痴呆、轻度痴呆、中度痴呆和重度痴呆，描述了一个连续的、动态变化的过程。CDR=0.5 符合目前的 MCI 标准。

(3) 成套的韦氏智力或记忆检查：主要检测情景记忆，被认为是对 AD 的早期诊断和鉴别诊断最敏感的工具之一，但操作复杂费时长。虽然有较高的敏感性，因测验时间过长患者难于耐受。

(4) 听觉词语记忆测试：作为一独立测试，反映听觉情景记忆，较韦氏简单且耗时相对较短，包括三次即刻自由回忆，延迟自由回忆，线索回忆和再认。该测试是国内外 MCI 研究常用的记忆力减退的诊断工具。

尽管目前认知评估工具较多，但对于 MCI 的诊断最终需要通过临床医师结合患者及家属提供的临床病史信息辅以检测结果来综合评估诊断，而不能一味依赖工具评估的结果。

MCI 作为痴呆的早期预警已得到广泛认同，因此需要做到早期识别、早期干预，以期延缓病情进展，但目前尚不推荐在普通人群中进行 MCI 筛查。如若患者或其家属发现有记忆力减退，建议及时到医院记忆障碍门诊综合评估，完成临床病史收集、系统的神经心理学和神经影像检查。

（二）痴呆

1. 痴呆的流行病学

过去的几十年中，众多研究的重点都聚焦于中国痴呆患病率。1990 年进行的一项调查表明，65 岁及以上人群中痴呆患病率为 4.60%，而 AD 患病率为 2.99%，AD 约占痴呆整体的 65%，是痴呆的主要类型。此后，进行了许多研究，但结果显示出痴呆患病率范围比较广泛。多数结果显示，60 岁及以上人群痴呆患病率为 5.0%～7.7%，65 岁以上人群为 2.0%～13.0%。然而，这些研究中有许多是在样本规模小的单一地区进行的，可能并不能反映实际的流行病学。贾建平等通过多组调查数据系统分析显示，截至 2019 年，中国 60 岁以上人群痴呆患病率为 5.3%，农村高于城市（1.38 倍），女性高于男性（1.65 倍）。中国痴呆患病率自 1990 以后呈增长趋势，至 2016 年中国 60 岁以上人群痴呆患病率增长了 5.6%，而全球平均患病率仅增加了 1.7%，可能原因是中国人均寿命的延长和诊断标准的进展，导致老年人数量的增加和痴呆患者的检出率更高。

2. 痴呆的分类

痴呆的常见类型包括阿尔茨海默病（AD）和血管性痴呆（vascular dementia，VaD），前者占所有痴呆类型的 50%～70%，后者占 15%～20%。对于痴呆，中晚期往往治疗效果不佳，因此对疾病的早期诊断和干预是治疗重点。痴呆的分类方法较多，以下介绍几种临床常见的痴呆分类方法。

(1) 根据病因的不同，痴呆通常分为以下两大类。

① 变性病性：主要包括 AD、额颞叶变性、

路易体痴呆等。

②非变性病性：主要包括 VaD、正常颅压脑积水、抑郁和其他精神疾病所致痴呆综合征、感染性疾病所致痴呆、脑肿瘤或占位病变所致痴呆、代谢性或中毒性痴呆等。

(2) 根据引起痴呆的部位分类。

①皮质性痴呆：包括 AD、额颞叶痴呆。

②皮质下痴呆：包括帕金森病、正常压力性脑积水、脑白质病变等

③混合型痴呆：包括 VaD、蛋白粒子病、麻痹性痴呆、脑脓肿、中毒和代谢性脑病。

④其他：脑外伤后综合征、脑肿瘤及抑郁所致假性痴呆综合征。

其他分类方式包括：根据可治性、伴或不伴其他体征分类等。

3. 痴呆的主要临床表现

痴呆的临床表现较为杂乱，不同原因的痴呆表现和临床过程有所不同。一般认为，变性型痴呆均为进展型，没有明显的波动；VaD 病程波动，时好时坏，并与血管事件密切相关。

(1) 记忆障碍：记忆是指信息在脑内的编码、储存和提取 3 个基本过程。根据记忆的内容，记忆可分为工作记忆、情景记忆、语义记忆、前瞻性记忆和内隐记忆等。

①工作记忆：指对信息进行暂时性加工储存。

②语义记忆：指对词语意义和一般知识的记忆。

③前瞻性记忆：基于未来事件或时间的记忆。

④内隐记忆：不需要有意识而获得的技术、操作程序等。

根据记忆的持久性，记忆又被分为瞬时记忆、短时记忆和长时间记忆 3 类。

不同记忆成分的评估有助于认知障碍的鉴别诊断，如 AD 由于海马 – 内侧颞叶萎缩而损害信息的储存，患者出现严重的情景记忆障碍，而且

线索提示和再认不能改善记忆成绩，是 AD 诊断标准的核心症状。

(2) 视空间障碍：是指患者判断物体间、物体与患者所处空间方位的能力下降。常见的临床表现为：空间定向力下降，在熟悉的室外区域走错方向或迷路，严重时在较小的空间内也可出现，如在家里找不到自己的床；地理位置的选择性记忆丧失，表现为不能回忆熟悉地方的方位，且不能陈述熟悉的路线；无法判断物体的相对位置关系和物品陈放位置，如铺台面时不能使台布的角与台桌对齐，取物品时拿空，不能分清衣服前后正反导致穿衣困难，不能临摹立体图或平面图。病变主要发生于颞、枕叶交界处，常见于 AD、VaD、路易体痴呆和额颞叶痴呆等。

(3) 失语：是指在意识清楚、发音和构音没有障碍的情况下，大脑皮质语言功能区病变导致的语言交流障碍，表现为自发谈话、听理解、复述、命名、阅读和书写六个基本方面能力残缺或丧失。不同的大脑语言功能区受损可有不同的临床表现，主要类型包括：外侧裂周围失语综合征（Broca 失语、Wernicke 失语、传导性失语）、经皮质性失语综合征、完全性失语、命名性失语、皮质下失语等。

(4) 失用症：指在意识清楚、语言理解正常、无运动和感觉功能正常的情况下，患者不能执行有目的操作。临床上通常把失用分为以下几种：观念运动性失用、观念性失用（ideomotor apraxia）（指在概念和行动之间脱节，运动意念和运动的实施之间联系断开，患者不能遵嘱执行有目的的动作，也不能通过视觉模仿他人的动作，但是可以自发完成，也可以口述相关动作的过程，如向患者发出指令命其张口，患者不能完成动作，但给他苹果他会自然张口去咬）、结构性失用、肢体运动性失用、穿衣失用等。

(5) 失认症：指患者无视觉、听觉和躯体感觉障碍，在意识正常的情况下，不能通过某一特定的感觉通路辨认以往熟悉的事物，但能通过其

他感觉通路加以识别。临床上，失认有：视觉失认、听觉失认、触觉失认、体象障碍（表现为患者视觉、痛温觉和本体感觉正常，但是对自身躯体各个部位的存在、空间位置及各组成部分之间的关系存在认识障碍，即自体空间失认或人体自身的失认）。

(6) 执行功能障碍：执行功能是指确立目标、制定和实施计划，再实施过程中对照目标调整和修正计划，最终完成目标的能力和过程；从整体上来说，是一种综合运用知识、信息，能动地认识世界和改造的能力，是一个复杂的过程，涉及计划、启动、顺序、运行、反馈、决策和判断，其核心成分包括抽象思维、工作记忆、定势转移和反应抑制等。执行功能障碍与额叶—皮质下环路受损有关。执行功能障碍时，患者计划、设计、统筹安排能力下降，对照实施情况和既定目标调整修正的能力下降，见于多种痴呆，其中皮质下性痴呆（如 VaD、帕金森病痴呆、路易体痴呆和额颞叶痴呆等）执行功能损害相对突出。

(7) 计算力障碍：指运用数字符号进行计算的能力下降。在认知障碍患者的早期表现为：计算速度慢、不能进行复杂计算、计算错误或需要反复核对及更正才能确定答案，计算能力与其学历不对应，如买菜时不能正确计算款项及找零，不能计算账单。中晚期表现为对计算任务感到为难，简单的加法均不能计算，不能列出算式，不认识算数符号。常见于角回、优势半球顶叶受损。计算力障碍普遍见于各种类型的认知障碍患者中。

(8) 精神行为障碍：是 AD 的重要表现之一。患者往往极度过敏，在早期表现出猜疑、幻想、易激惹、人格改变等，抑郁也是 AD 患者的常见表现，患者常常终日忙碌，事无头绪，整日吵闹不休或寡言少动，也有不言不食或贪食等表现。

AD 患者的临床表现比较典型，尤其以记忆症状和精神症状为突出。VaD 患者的视空间障碍、失用、失语等症状较为突出，可以为临床鉴别诊断提供参考。

4. 痴呆的诊断与鉴别诊断

痴呆是一类综合征，其诊断需要依靠病史、一般体格检查及神经系统体格检查、神经心理评估、实验室和影像学检查结果综合分析，主要分三个步骤进行。

(1) 确立痴呆诊断：对于既往智能正常，之后出现获得性认知功能下降或者精神行为异常，影响患者的工作能力或者日常生活，且无法用谵妄或者其他严重的精神疾病来解释，可拟诊为痴呆。认知功能或者精神行为损害可以通过病史采集或神经心理评估客观证实，且至少具备以五项中的 2 项：①记忆和学习能力受损；②推断、判断及处理复杂任务等执行功能受损；③视空间能力受损；④语言功能，如说、读、写，等功能受损；⑤人格或行为举止改变。

(2) 明确痴呆病因：诊断为痴呆后，要结合患者认知障碍的起病形式、各认知域和精神行为损害的先后顺序及特征、病程发展特点及既往史和体格检查提供的线索，对痴呆的病因做出初步诊断，接着选择合适的辅助检查，最终确定痴呆综合征的病因，尤其注意识别可治性、可逆性痴呆。

(3) 判定痴呆严重程度：根据临床表现、日常能力受损情况或者认知评估等确定痴呆的严重程度，临床一般使用日常生活能力量表、临床痴呆评定量表或总体衰退量表来判定；日常生活能力减退是痴呆的核心症状，对于不能完成神经心理学评估者，可以根据以下标准判断。

① 轻度：其认知功能障碍影响到患者的日常生活，主要影响近记忆力，而远记忆力可以不受影响，完成复杂任务由明显障碍，但患者仍能独立生活。

② 中期：较严重的记忆障碍，影响患者的独立生活能力，对任何事物完全缺乏兴趣，需他人照料，可伴有括约肌障碍。

③ 重度：严重的智能损害，不能自理，完全

需要依赖他人照顾，由明显的括约肌障碍。

目前，相对于庞大的痴呆人群来说，中国的痴呆专科医师处于严重短缺状态，且各地区对痴呆的诊断水平参差不齐，造成全国痴呆诊断率和检出率不均衡的局面，需要引起重视。

（三）认知功能障碍对糖尿病的影响

前瞻性评估认知功能和大脑结构与糖尿病发病率之间关系的研究显示，对于成年中期的个体而言，较高的总体基线认知功能发展为糖尿病的风险较低但统计学意义不明显。相反，研究人员没有观察到大脑结构差异与糖尿病发病之间的关联。中年期认知差异与随后糖尿病发病率相关，可能是由于初期血糖异常或反向因果关系导致的潜在风险。

对于合并认知功能障碍的糖尿病患者，临床应注意评估其自我管理能力及治疗依从性，考虑适当放宽血糖控制目标、动态监测高危人群胰岛素水平、进行药物干预等，筛查和管理低血糖事件，避免加重认知损伤但所有患者应避免导致症状或急性高血糖并发症风险的高血糖。老年患者筛查糖尿病并发症也应该个体化。

（杨　雁）

六、帕金森病对内分泌系统的影响

（一）帕金森病临床概述

帕金森病（Parkinson disease，PD）是一种常见的神经退行性病变，多见于老年人，平均发病年龄为60岁。我国65岁以上人群帕金森病的患病率大约是1.7%，且多为散发病例，仅有不到10%的患者有家族史。帕金森病主要是由于黑质—纹状体系统中合成多巴胺（DA）的神经元发生变性死亡，从而导致静止性震颤、运动迟缓、肌强直、姿势步态异常等运动功能障碍，晚期可出现情绪及智力改变。目前帕金森病的确切

病因尚不明确，可能与遗传因素、环境因素、年龄老化、氧化应激等多种因素相关。

帕金森病起病隐匿、进展缓慢，其诊断主要根据病史，以及典型的临床症状和体征。若患者出现运动减少，并同时伴有肌肉强直或静止性震颤或直立不稳三者中的一条，可考虑帕金森综合征的诊断。而帕金森病的诊断则主要需与其他原因所致的帕金森综合征相鉴别，如：帕金森叠加综合征、继发性帕金森综合征、特发性震颤等。

（二）帕金森病对内分泌系统的影响

神经内分泌异常在帕金森病患者中很常见，帕金森病与多个下丘脑—垂体—靶腺体的神经内分泌调控轴及多种代谢性疾病都存在着不同程度的联系和相互影响，以下将对帕金森病对内分泌系统的主要影响逐一进行阐述。

1. 帕金森病与下丘脑–垂体–肾上腺轴

帕金森病的恶化和进展可能引起下丘脑—垂体—肾上腺轴功能的紊乱，主要表现在ACTH和皮质醇水平的改变。但不同的研究结果发现，帕金森病既可能升高ACTH和皮质醇水平，也可能降低它们的水平。有研究报道帕金森病相关的多巴胺能缺陷可能直接影响垂体功能和ACTH分泌，从而导致血浆ACTH的水平下降。帕金森病患者的皮质醇水平既可能升高，也可能降低，但升高的情况相对多见，可能与帕金森病诱发的应激有关。对于帕金森病患者来说，升高的皮质醇水平通常与更严重的运动障碍和抑郁呈正相关。有研究发现，左旋多巴和脑深部电刺激可能降低帕金森病患者的皮质醇水平，但长期的左旋多巴的治疗对于下丘脑–垂体–肾上腺轴的影响仍待进一步研究。

帕金森病还可能引起昼夜节律紊乱和睡眠障碍，而昼夜节律的调控与下丘脑–垂体–肾上腺轴存在密切联系。下丘脑前部的视交叉上核（suprachiasmatic nucleus，SCN）是人体生物钟的中央主时钟所在的位置，通过控制包括松果体在

内的其他脑区来调节睡眠和觉醒。褪黑素是松果体分泌的一种重要的可调节昼夜节律的激素。阿黑皮素原（pro-opiomelanocortin）是促肾上腺皮质激素（ACTH）和促黑素细胞激素（MSH）的前体，其表达受多巴胺 D_2 受体调控，因此帕金森病患者多巴胺不足可能会降低该系统的功能，并影响褪黑素和皮质醇的分泌。

2. 帕金森病与下丘脑 - 垂体 - 甲状腺轴

帕金森病和甲状腺功能异常之间目前尚无明确的因果关系，但是由于多巴胺可抑制促甲状腺激素（TSH）的释放，甲状腺功能与多巴胺能代谢之间可能存在密切联系。有研究发现，与少动型帕金森病相比，震颤为主型和混合型的帕金森病患者的 TSH 水平更低。与此同时，游离三碘甲腺原氨酸（FT_3）水平与疾病严重程度呈负相关。帕金森病患者之间 TSH 水平的差异可能与其黑质纹状体多巴胺能系统损害的程度不同有关。

3. 帕金森病与下丘脑 - 垂体 - 性腺轴

下丘脑 - 垂体 - 性腺轴调控性激素的产生，而性激素和帕金森病也存在密切联系。在啮齿类动物模型中，17β- 雌二醇已被证明对多巴胺能神经元具有神经保护作用。在动物模型中黄体酮也被发现具有神经保护作用。可能受激素水平的影响，临床上，男性和女性患者在帕金森的流行病学特征，临床表现，治疗效果等方面也表现出明显的不同。相较于女性而言，男性更容易罹患帕金森病，而且更容易出现性功能障碍，而多巴胺受体激动药可以刺激男性患者产生自发性勃起。也有研究发现在男性帕金森病患者中，睾酮水平较低的患者帕金森病进展更快。此外，绝经或子宫切除较早的女性的帕金森病发病率高于未绝经或未行子宫切除的女性。

4. 帕金森病与 2 型糖尿病

大型流行病学调查发现，2 型糖尿病（T_2DM）患者较非 2 型糖尿病患者的帕金森病发病风险显著增加约 40%。研究还发现，在 2 型糖尿病的基础上罹患帕金森病的患者，其运动及认知功能障碍，比单纯帕金森病患者更为严重。从目前已有的证据来看，线粒体功能异常可能是帕金森病和 2 型糖尿病发病机制中的关键共同点。在 2 型糖尿病中，线粒体功能异常可加重胰岛素抵抗，损伤胰腺 β 细胞功能；而在帕金森病患者中，黑质的线粒体复合体 I 表达受损，且线粒体相关 DNA 突变可能是其发病的重要机制。目前已有多种降糖药物显示出了对神经元的保护作用，包括二甲双胍、噻唑烷二酮类、胰高血糖素样肽 -1（GLP-1）类等，而在临床上，已有研究证实 GLP-1 类药可改善帕金森病患者的运动和认知功能。

5. 帕金森病与继发性骨质疏松

帕金森病患者还常常合并继发性骨质疏松，其骨折风险较普通人显著增高。大量研究表明，帕金森病患者的骨密度明显降低，其降低的程度与患者的年龄、性别、疾病的严重程度、体重指数等因素具有一定的相关性。帕金森病患者骨密度降低一方面可能是因其肢体活动减少所致，另一方面也可能是因为患者室外活动减少导致其接受日光照射不足，并进而引起维生素 D 缺乏和骨代谢紊乱。此外，由于帕金森病患者存在吞咽功能紊乱的问题，对于长期服用钙及维生素 D 的依从性较差，进一步加剧了其维生素 D 缺乏的问题。

（马德琳　杨　雁）

七、睡眠障碍对内分泌疾病的影响

（一）睡眠障碍的定义和分类

睡眠障碍是指睡眠的数量、质量、时间和节律紊乱。按照国际睡眠疾病分类第三版，睡眠障碍大致分为七类：①失眠；②呼吸相关睡眠障碍；③中枢性多眠；④睡眠节律紊乱；⑤异态睡眠；⑥睡眠运动障碍；⑦其他睡眠障碍。

至少有 15% 的普通人患有睡眠障碍，各年龄段的人都可能受到折磨。原发或继发于精神病、内科疾病、药物摄入或另一种睡眠障碍，当一个人不睡觉或感觉睡眠不足时；他/她的生活质量受到不可否认的影响。下面我们将简要介绍几种主要睡眠障碍疾病。

1. 失眠

失眠症是指入睡或睡眠维持困难所导致的睡眠质量差及白天功能受到损害，持续时间至少1个月，睡眠困难不能是因其他躯体疾病或精神障碍所导致的。按照国际疾病分类（international classification of diseases，ICD）及国际睡眠障碍分类（international classification of sleep disorders，ICSD），慢性失眠则是持续时间大于6个月。女性及年龄都是失眠症的高危因素。

2. 睡眠呼吸暂停

睡眠呼吸暂停指的是睡眠中呼吸反复中断的情况，包括阻塞性、中枢性和混合性睡眠呼吸暂停。阻塞性呼吸暂停可能是由于气道畸形（上颌骨畸形或腺扁桃体增大），气道脂肪组织过多，或睡眠时肌肉松弛和塌陷所致，从而阻塞气道；因此，它最常见于中年和超重男性。中枢性呼吸暂停是由于神经肌肉病变或脑干病变的情况下，大脑无法发出呼吸信号。混合性睡眠呼吸暂停同时包括阻塞性和中枢性症状。

睡眠呼吸暂停的后果有很多方面。白天嗜睡、觉醒后胸部不适、窒息、哽咽或强烈焦虑有关。记忆相关问题通常是由氧饱和度下降及与睡眠障碍有关的嗜睡引起的。氧饱和度降低引起的睾丸激素减少也可能导致性欲降低。

3. 昏睡病

昏睡病的特征是过度嗜睡，通常表现为白天多次小睡，10～20min，之后困倦再次增加，直到2～3h后需要再次小睡。可以很努力地忍受困倦，但最终，睡眠发作是不可避免的。

4. 失眠症

失眠症分为再发性失眠症、特发性失眠症和创伤后失眠症。所有形式的特征都是白天过度嗜睡和（或）夜间睡眠时间和每日睡眠时间延长。

(1) 再发性失眠症：最常见于青春期，但也发生在成年期。男性比女性受到的影响更大。再发性失眠症是一种严重的嗜睡发作，通常由急性发热发作和严重的躯体应激引起。在3天至3周的时间内，每天至少要持续18h的睡眠时间。每年至少发生1～2次。在克莱恩—莱文综合征（Klein–Levin syndrome）中，患者可能每天睡眠长达18～20h，醒来后只会迅速消耗大量食物和感到空虚。

(2) 特发性失眠症：在25岁前出现的白天持续或反复嗜睡、长时间白天睡眠或夜间睡眠是特发性失眠症的症状。这种罕见疾病的患病率尚不清楚。

(3) 创伤后失眠症：创伤后失眠症是过度嗜睡和频繁的白天睡眠发作与头部创伤有关。

5. 周期性肢体活动障碍

周期性肢体活动障碍最常见于昏睡病和阻塞性睡眠呼吸暂停。周期性肢体活动障碍包括从第1阶段睡眠开始出现的肢体运动的周期性发作。在第2阶段睡眠中运动频繁，在第3和第4阶段运动减少，并且通常在快速眼动睡眠中消失。

6. 不宁腿综合征

不宁腿综合征在女性中较常见。症状包括感觉不适和疼痛，夜间腿部拉扯或瘙痒，这些都会引起移动腿部的冲动。不宁腿综合征的特点是腿在运动时部分或完全缓解，运动停止时感觉复发。

7. 快速动眼期相关异睡症

快速动眼期相关的失眠症包括以下疾病：与睡眠有关的阴茎勃起受损，其定义为睡眠期间阴茎肿胀减弱，不足以进行性交，与睡眠有关的痛苦勃起，阴茎勃起的状况仅在睡眠期间会感到疼痛，并可能导致快速动眼期睡眠的觉醒及与快速动眼期睡眠相关的窦性停搏。其他如梦魇症、睡眠麻痹症和快速动眼期睡眠行为异常。

8. 非快速眼动期相关异态睡眠

非快速眼动期相关异态睡眠包括各种睡眠障碍，从本质上讲，它们是与睡眠有关的不良身体现象。包括睡眠磨牙症、原发性鼾症、精神错乱性唤醒、梦游症和睡眠惊醒症等。原发性鼾症最常见于中年和超重的男性。观察者注意到吸气或呼气过程中咽部组织的振动会产生很大的声音，而没有呼吸暂停、通气不足、失眠或白天过度嗜睡的迹象。通常，打鼾是连续的，并且发生在睡眠者仰卧时。患者并不总是知道打鼾，但可能会感到口干，这可能会迫使他醒来喝水。

9. 日夜节律睡眠障碍

日夜节律睡眠障碍是指由于需要、期望或预期时引起睡眠问题而导致的 24h 睡眠失调。其他睡眠障碍（如失眠或昏睡病）可能会影响睡眠时间，但在这些情况下，将保留主要诊断。仅当睡眠时间是造成睡眠问题的主要原因，并且在此方面未遇到社会影响时，才应进行昼夜节律障碍诊断。包括不规则的睡眠觉醒模式、睡眠相位延迟综合征、睡眠相位提前综合征、非 24h 睡眠—觉醒综合征。个体所依赖的环境因素可能导致某些昼夜节律紊乱。

因此，睡眠障碍在普通人群中非常普遍。尽管他们的存在有时在相当长的一段时间内（如呼吸暂停或周期性肢体活动障碍）可能不被注意，但对个人及其家人和同事来说，对日常功能的影响往往是显而易见的。某些患者的生活质量降低和受损，以至于它转化为失去工作，甚至在最坏的情况下，家庭解体（如离婚）。睡眠障碍的危险因素和副作用的程度仍未得到充分研究。

（二）睡眠与内分泌疾病

睡眠按照电生理过程通常分为两个主要状态，即非快速眼动（non-rapid eye movement，NREM）和快速眼动（rapid eye movement，REM）睡眠；以及伴随的内分泌激素分泌的不同模式。根据多导睡眠图将睡眠分为Ⅰ期、Ⅱ期、Ⅲ期、Ⅳ期、REM 和唤醒阶段。NREM 睡眠，通常又称慢波睡眠（slow-wave sleep，SWS），包括Ⅰ期和Ⅱ期，随后进入Ⅲ期和Ⅳ期。

电生理活动与激素的分泌是交互作用的，睡眠与内分泌节律密切相关，且睡眠是（神经）内分泌功能的重要调节因子。在睡眠时，生长激素、催乳素及促甲状腺激素的分泌增加，而促肾上腺皮质激素和皮质醇的分泌减少。睡眠剥夺会抑制夜间 GH 和 PRL 的分泌，并促进皮质醇和 TSH 的分泌，同时可导致黄体生成素、睾酮和雌二醇水平降低。此外，睡眠可通过激素调节碳水化合物及水电解质平衡。另外，近几年来已经发现了几种睡眠调节激素。在这一节中，我们将重点说明睡眠与神经内分泌功能之间的关系，尤其是下丘脑—垂体依赖性的激素如 GH、皮质醇、甲状腺激素及性腺激素。

1. 睡眠与生长激素

(1) 生长激素的调节：生长激素调节生长并通过调节组织代谢直接影响体细胞。它是刺激局部组织和肝脏中胰岛素样生长因子（IGF-1）释放的主要因子。GH 对生长和代谢的许多作用都是由 IGF-1 介导的。促生长系统包括 GH、生长激素释放激素、生长抑素、食欲刺激素，以及 IGF-1 和 IGF-1 结合蛋白。

GH 由垂体前叶以脉冲的方式分泌，其脉冲频率大约为 3h 出现 1 次。GH 分泌在青春后期最大，主要发生在深度慢波睡眠期间。GH 的生产率随着年龄的增长逐渐下降，成人大约每 10 年下降 14%。GH 的分泌受到广泛的中枢和外周促生长信号的密切调控，最终共同汇聚于三部曲即下丘脑—垂体—调节肽水平。GHRH 和生长抑素对生长激素细胞发挥相反的作用（分别为刺激和抑制）。

食欲刺激素，一种含 28 个氨基酸的多肽，主要在胃中产生，是 GHS1a 型受体的天然配体，它广泛表达于大脑中影响情绪、认知、记忆、学习、进食和睡眠的区域。除了公认的促进食欲的特性及其对能量平衡的影响外，食欲刺激素是一种强大的 GH 促分泌素。GHS 受体在视交叉上核（SCN）的表达水平相对较高，SCN 在调控昼夜节律方面很重要。我们发现接受 GHS 受体刺激药治疗的老年患者，其 REM 睡眠时间增加了 50%。GH 的反馈调节直接由其本身进行。在垂体和下丘脑水平，IGF-1 对 GH 分泌都有强烈的负反馈作用。

葡萄糖、氨基酸、游离脂肪酸、甲状腺激素、糖皮质激素及性腺激素都参与了 GH 的分泌。

（2）生长激素与睡眠之间的关联：GHRH 和促生长系统的其他成员参与了非快速眼动睡眠的调节。在健康受试者中，其 24h 血浆 GH 为稳定的低水平状态，大约每隔 3h 中断于 GH 分泌小爆发。在男性中，GH 分泌大部分为入睡后不久出现的 GH 脉冲式分泌。在女性中，白天的 GH 脉冲更为频繁，而与睡眠有关的脉冲通常不明显。已经发现女性日间 GH 水平升高和 GH 爆发与内源性雌二醇浓度有关。雌二醇使肝脏中生成的 IGF-1 减少，从而降低了 IGF-1 对 GH 分泌的反馈作用。

广泛研究表明，即使对睡眠—觉醒周期进行严格的控制，入睡后 GH 分泌仍然增加，例如入睡延迟、通宵后补眠、长期旅行、无时间提示的暂时隔离、睡眠中断及长期夜班。30 多年前，人们就已经发现入睡与血浆 GH 浓度的显著增加有着密切的联系。最近的研究表明，GH 浓度的显著上升与 NREM 睡眠周期强相关。此外，已经明确知道在睡眠调节中起作用的下丘脑与 GH 的调节有关。因此，最新的人体研究表明，下丘脑 GHRH 的激活及 NREM 和 SWS 的控制与夜间 GH 的释放有关。

已经发现，SWS 睡眠受药物干预后会影响 GH 的分泌。因此，据报道，睡前服用 γ- 氨基丁酸的代谢产物 γ- 氨基丁酸酯可以使 GH 分泌增多，这与增加Ⅳ期 SWS 睡眠时间有关。此外，服用酮色林（一种选择性 5-HT$_2$ 受体拮抗药）可

以使慢波睡眠活动与夜间 GH 上升的相关性高度提高。相反，氟马西尼（一种苯二氮䓬类拮抗药）可以使慢波睡眠时间及夜间 GH 减少。迄今为止，有关生长抑素与食欲刺激素作用的研究结果不一致。

（3）睡眠相关 GH 分泌与年龄的关联：GH 分泌与年龄有关。青春期时白天 GH 分泌和峰值会大大增加，尤其是晚上。青春期（前）少年睡眠与夜间 GH 分泌之间存在强关联。成人每日 GH 分泌与年龄呈负相关。老年人 24 小时 GH 总浓度比年轻人低。老年人全天平均脉冲幅度与持续时间均降低，但是脉冲频率未见降低。同时，血清 IGF-1 水平也会下降。随着年龄的增长，GH 和 IGF-1 的降低与睡眠质量的改变密切相关。青年时，睡眠质量就已受到影响，从而导致激素分泌的下降，尤其是 50 岁以后。

（4）肢端肥大症与 GH 缺乏症患者的睡眠：GH 高分泌的肢端肥大症患者，尽管存在 SW 睡眠，但发现其夜间 GH 脉冲消失，有报道称是由于 SWS 和 REM 睡眠减少。

GH 缺乏症患者中有一种特殊的临床综合征是指伴有垂体功能减退症患者应用肾上腺、甲状腺、性腺激素充分替代治疗后，骨矿物质密度减低，血脂紊乱，尤其是生活质量受损。相关研究发现与活力低下、缺乏耐力和动力、记忆力与注意力变差及精神疲劳有关。对于患有 GH 缺乏症的儿童，GH 替代治疗后 REM 睡眠减少，部分儿童恢复正常。据报道，一项针对成人 GH 缺乏症（adult growth hormone deficiency，AGHD）的研究表明，在短期（6 个月）GH 替代治疗期间，部分患者入睡延迟，以及 SWS 减少症状解除。仅有少量数据表明，关于 GH 替代治疗对睡眠的长期影响，未见明显改变。Schneider 等学者对应用 GH 替代治疗 6 个月前后的伴有垂体功能减退症的 GH 缺乏患者，进行夜间睡眠脑电图（EEG）及其日间睡眠倾向的研究，他们发现伴有垂体功能减退症的 GH 缺乏患者，其夜间睡眠及日间睡

眠倾向并不受影响，这说明 GH 缺乏对睡眠没有干扰效应。许多研究表明，GH 短期替代治疗期间，AGHD 患者的生活质量得以改善。近年来，关于 GH 替代治疗对 AGHD 患者生活质量的长期影响研究已有报道。Gilchrist 等证实了患病 9 年仍未接受治疗的 AGHD 患者，其生活质量有小幅度但具有重要意义的下降；相比之下，连续 9 年均接受治疗的患者，其生活质量有所改善。

肥胖与血浆 GH 低基础水平、自发性 GH 低分泌，以及对所有已知 GH 分泌刺激反应迟钝有关。肥胖者的 IGF-1 水平通常在低水平至正常范围内。肥胖导致的生长激素过少的潜在病理生理机制尚未阐明，GHRH 和生长激素的失衡在其发病机制中可能起到重要作用，后者是由于循环游离脂肪酸、食欲刺激素、胰岛素或 GH 清除率改变导致的。阻塞性睡眠呼吸暂停综合征中，肥胖者更易出现 GH 分泌减少。在没有睡眠呼吸暂停的肥胖受试者中，发现其 GH 分泌也较低，但 SWS 与夜间 GH 分泌之间的关系未受影响。经持续正压通气（continuous positive airway pressure，CPAP）治疗后阻塞性睡眠呼吸暂停的患者，其夜间 GH 分泌明显增加，在儿童，夜间 GH 分泌增加后纠正了睡眠呼吸暂停，生长速度得以恢复正常。

2. 睡眠与糖皮质激素

(1) 糖皮质激素的调节：肾上腺皮质分泌糖皮质激素的特征是对应激及昼夜下丘脑—垂体—肾上腺轴（HPA）活动具有反馈抑制作用。下丘脑促肾上腺激素释放激素联合血管升压素及催产素，共同刺激腺垂体促肾上腺细胞分泌促肾上腺激素。生理性与心理性压力刺激均可特异输入下丘脑增加 HPA 活性；物理应激通过感觉传入途径刺激 HPA 活动，而常见的心理应激则经额叶刺激 HPA 活动。

(2) 糖皮质激素与睡眠之间的关联：HPA 活动在昼夜之间有所变化，苏醒 2～4h 糖皮质激素水平到达峰值，入睡时到达最低值。在白天活动时，糖皮质激素水平峰值出现在苏醒后的清晨，而波谷出现在晚上 11 点左右；如果是夜间活动，则周期倒置。

糖皮质激素受体与盐皮质激素受体在大脑高表达。海马存在许多皮质类固醇受体，被认为在 HPA 活动的大多数方面起了重要作用。HPA 活动中昼夜节律由 SCN 控制，后者为哺乳动物和人类大脑的昼夜节律起搏器。但是，也有大量证据表明，海马以其高表达的皮质类固醇受体在昼夜 HPA 活动的反馈调节中起到了重要作用。因此，对大鼠的研究表明，海马的病变可在昼夜低谷时减弱对 HPA 活性的抑制，而在切除肾上腺小鼠的海马中注入皮质酮则可在低谷时更加抑制 ACTH 的活性。

糖皮质激素对调节生物钟基因起很大作用，后者与建立昼夜节律有关。有证据表明，糖皮质激素信号传导会影响 SCN 中的生物钟基因。睡眠障碍或睡眠剥夺会导致第二天的皮质醇水平降低，亦会累及睡眠正常的夜间皮质醇水平。有人提出假说，睡醒后唾液皮质醇可以是睡眠障碍的生物学标志，因为我们发现睡醒后皮质醇与夜间唤醒频率呈负相关。此外，早晨和白天皮质醇较低，可能是由于夜间皮质醇激活，唤醒后 HPA 活性降低。

(3) 睡眠相关皮质醇分泌与年龄的关联：一系列研究的综合数据表明，夜间皮质醇的升高与年龄的增加有关，这在 50 岁以后更为显著，这时睡眠更为分散，REM 睡眠减少。

(4) 库欣综合征患者的睡眠：皮质类固醇在中枢神经系统功能中起重要作用。睡眠障碍、心境改变、认知损害、精神病，以及大脑解剖结构改变的患病率增加，与慢性糖皮质激素增多症（库欣综合征）有关。在内源性糖皮质激素增多症（库欣综合征）及接受超生理剂量外源性糖皮质激素治疗的患者中，脑容量降低的患病率相当高。此外，皮质醇似乎也减少了大脑不同区域之间的神经相互作用。使用脑电图相干分析，我们发现额

076

叶皮质与顶叶皮质的神经相互作用与基础皮质醇水平呈负相关。与轻度库欣综合征相比，通过脑电图相干量化发现中重度抑郁症患者皮质间"对话"减少。

库欣综合征通常伴有抑郁症，后者至少部分是由高皮质醇血症介导的。相关报道显示，使用糖皮质激素拮抗药米非司酮治疗库欣综合征后，抑郁症及精神病症状有所改善。

3. 睡眠与甲状腺激素

(1) 甲状腺激素的调节：甲状腺激素的产生和分泌受下丘脑 - 垂体 - 甲状腺调节系统控制。下丘脑中产生的促甲状腺激素释放激素刺激腺垂体促甲状腺激素细胞合成和分泌促甲状腺激素。TSH 刺激碘化物的摄取及有机化，促进甲状腺激素、三碘甲腺原氨酸、甲状腺球蛋白的合成和分泌。约 20% 的游离 T_3 直接由甲状腺产生，甲状腺分泌的游离 T_4 可转化为 T_3。甲状腺激素的大部分生物作用来源于 T_3，后者多数来源于 T_4 外周脱碘。TSH 以脉冲的形式分泌并遵循昼夜节律模式：最低值出现在 14—19 时，随之逐渐上升，最大值在 23 时至第二日 4 时之间。TSH 脉冲频率为每 24h 8～14 次。脉冲幅度的上升解释了 TSH 夜间分泌增加。下丘脑调节甲状腺功能是通过甲状腺激素的反馈抑制来实现的，甲状腺激素抑制 TSH 分泌，并在较小程度上抑制 TRH 分泌。

(2) 甲状腺激素与睡眠之间的关联：一些研究表明，在健康受试者与重度抑郁症患者中，睡眠剥夺对垂体 - 甲状腺轴是有一定影响的。在健康受试者中发现睡眠剥夺与 TSH、T_3、T_4 水平升高有关。一项关于抑郁症患者的治疗性（部分）睡眠剥夺的研究调查结果显示：TSH 持续升高，但关于甲状腺激素变化方面存在分歧。Kuhs 等对重度抑郁症患者的 TSH 和甲状腺激素进行了研究，发现在整个研究过程中，部分患者在睡眠剥夺后的第一天，TSH 和 T_3 水平显著升高，而 T_4 水平往往下降。

4. 睡眠与性腺激素

(1) 性腺激素的调节：性腺激素的产生和分泌受下丘脑 - 垂体 - 性腺（HPG）轴调节控制。下丘脑中产生的促性腺激素释放激素刺激腺垂体分泌促性腺激素，包括卵泡刺激素和黄体生成素，促进性腺的生长，调节性激素的合成和分泌。女性卵巢主要分泌两种激素，即雌激素和孕激素；男性睾丸主要分泌以睾酮为主的雄激素。当性激素达到一定水平时，反馈于下丘脑和垂体水平，正负反馈均存在，主要是负反馈。除促性腺激素以外，卵巢还受许多神经递质及神经肽的调节，如 5- 羟色胺。

(2) 性腺激素与睡眠之间的关联：迄今为止，睡眠剥夺对 HPG 轴的影响程度尚不清楚。有研究表明，在雄性大鼠中，睡眠剥夺可能不会对下丘脑分泌 GnRH 产生不良影响，但会影响垂体分泌促性腺激素，尤其是 LH；此外，睡眠剥夺诱导的睾酮水平降低会增加海绵体中超氧化物的产生，并通过抑制 NO 合酶活性而导致勃起功能障碍。在另一项雄性大鼠的研究中也发现，睡眠剥夺后的青春期大鼠循环 LH 水平降低，而 FSH 水平不变；同时，其 LH 水平降低的机制可能是慢性应激及血浆皮质醇升高，通过 HPG 轴抑制 LH 高峰及循环 LH 水平。一项新的初步发现是快速眼动睡眠与血清 FSH 水平呈正相关；早期研究也发现睾酮的峰值发生在 REM 期间，且阻塞性睡眠呼吸暂停或年龄相关的快速眼动睡眠改变与低睾酮浓度相关。在一些人类干预性研究中发现，睡眠剥夺会导致年轻男性的睾酮浓度降低，然而睡眠时间与总或游离睾酮之间未见任何关系。睡眠剥夺可导致发情周期发生混乱，其引起 5- 羟色胺升高抑制 LH 的生成，最近的研究发现在睡眠剥夺的大鼠中，由于 5- 羟色胺水平升高，抑制雌二醇生成，导血清雌二醇浓度降低。

综上，未来有必要提高对内分泌疾病患者睡眠障碍的认识。需要进一步的研究来详细确定健康或疾病中睡眠与内分泌节律紧密相连的潜在机制。需要更多的研究来评估内分泌疾病治疗的长期影响，不仅仅在发病率和死亡率，而且在睡眠质量和与健康相关的生活质量方面。

（三）睡眠与肥胖

肥胖现在已经是全球流行病，据世界卫生组织估计，全世界有 3 亿人受到影响，2005 年全球有 2200 万儿童超重。依据体重指数（BMI）定义：$25kg/m^2 <$ BMI $< 30kg/m^2$ 为超重，BMI $\geq 30kg/m^2$ 为肥胖。现在发达国家有多达 5% 的成年人患有极度肥胖，其 BMI $\geq 40kg/m^2$。相比于正常 BMI 范围（$18.5\sim24.9kg/m^2$）的人，极度肥胖者的死亡率是其 2 倍。

至今有 40 多种疾病可由肥胖引起或恶化。这些医学并发症可分为代谢性疾病（糖尿病、高血压、脂肪肝等），解剖 / 结构改变（睡眠呼吸暂停、胃食管反流性疾病、假脑瘤、深静脉血栓形成等），退行性变（动脉粥样硬化、退化性关节疾病、椎间盘疾病等），肿瘤性疾病（乳腺癌、卵巢癌、结直肠癌等），心理疾病（焦虑症、抑郁症、进食障碍等）。上述并发症可直接或间接地导致各种各样睡眠障碍，例如失眠、白天嗜睡、睡眠中断、周期性肢体运动障碍及睡眠呼吸暂停。80% 的肥胖儿童成年后仍肥胖，其危险因素包括 7 岁以后肥胖持续存在，以及父母肥胖。根据记录显示，多达 7% 的肥胖儿童患有睡眠呼吸暂停综合征，高达 37% 受试者多导睡眠图异常。

1. 肥胖与睡眠之间的关联

尽管遗传学在肥胖症的发病机制中起重要作用，但它并不是主要因素。一些研究表明睡眠时间减少、每天看电视时间及工作中运动水平等生活方式对造成肥胖起很大作用。西班牙一项横断面研究发现，电视观看时间每增加 1h，肥胖的患病概率增高 30%，而每增加 1h 睡眠时间，其降低 24%。另一项针对异质初级保健人群的研究发现，超重和肥胖人群自我报告睡眠时间显著减少，近似呈线性关系。日本富士山出生队列研究评估了 3 岁学龄前儿童及 6—7 岁年龄组肥胖的相关因素，发现睡眠时间短与肥胖相关，而在青少年中，这种关联较弱，且仅在男性中发现。

自 2000 年以来，许多大型流行病学研究表明睡眠时间与体重有一定的关联，随着年龄的增长，该关联越来越弱。人们认为，通过增加交感神经活动，增加皮质醇分泌和降低糖耐量可使睡眠时间减少。瘦素及食欲刺激素水平的升高，相应的伴有饥饿感增加，同时发现睡眠时间受限。因此，在睡眠剥夺的个体中，肥胖可能仅仅是由于在饥饿感增加的情况下，有更多的时间去觅食。睡眠不足不利于碳水化合物的代谢及内分泌系统的作用，正常衰老时也会发生，因此，睡眠不足会增加睡眠相关慢性疾病的严重性，例如睡眠呼吸障碍。

睡眠不足可能通过改变下丘脑内的细胞核活动，以及下丘脑与周围系统和（或）中枢神经系统内其他回路的通信，干扰食欲调节和新陈代谢。最近的一些研究已经开始研究睡眠限制对这些系统和大脑区域的影响。睡眠不足可能会通过纹状体多巴胺的改变而影响奖励系统，最终影响饥饿感、食欲和进食行为。此外，有证据表明调节进食行为的外周循环激素（即瘦素和生长素释放肽）调节参与奖励行为的大脑区域的活动。有报道称，瘦素治疗对先天性瘦素缺乏症患者纹状体激活有调节作用。众所周知，睡眠不足会改变瘦素和生长素释放肽的循环水平，有利于增加进食，因此揭示了睡眠不足可能影响大脑奖励系统并调节进食行为的潜在机制。

肥胖不仅会导致睡眠呼吸紊乱，也会影响睡眠质量。在无睡眠呼吸暂停的人群中，进行了一项前瞻性研究：比较肥胖者与体重正常者的症状及多导睡眠图监测数据，显示肥胖患者的 REM 睡眠占比小，睡眠效率较低；关于与睡眠有关的症状，肥胖患者出现明显比对照组更为频繁，包括观察到的或记录到的呼吸暂停、苏醒、窒息及浅眠；肥胖患者中有 46.7% 打鼾，对照组则为 8.1%；另外，有 34.7% 的肥胖患者白天嗜睡，对照组则为 2.7%；肥胖组 Epworth 嗜睡量表评分较高。

一项针对前瞻性队列的多元 logistic 回归分析显示：BMI 与白天嗜睡有关，而与呼吸暂停通气不足指数无关；这个关系可以一个指数函数表示，前提是 BMI 下限大于 28。另一项前瞻性对照研究则调查了 73 名肥胖患者（来自于同一个减肥中心）的睡眠障碍情况，同时所选择的肥胖患者无睡眠呼吸暂停、上呼吸道阻塞综合征、肥胖低通气综合征；在睡眠实验室中，进行 8h- 多导睡眠图监测评估，继而小睡 2 次，每次 1h；在小睡的睡眠潜伏期，即苏醒的清醒过程，发现肥胖患者清醒时间明显缩短，总睡眠时间占比变大。夜间多导睡眠图显示肥胖患者睡眠后觉醒程度较高，觉醒时间较长，而睡眠时间反而缩短，表明肥胖患者存在潜在的异常昼夜节律。

2. 肥胖与睡眠障碍

(1) 肥胖与阻塞性睡眠呼吸暂停（obstructive sleep apnea，OSA）：肥胖与 OSA 之间有很强的相关性。体重增加 10%，中至重度 OSA 的发病率增加 6 倍。50% 以上的 OSA 可能是超重造成的。肥胖会影响上呼吸道的直径大小（与颅面骨结构无关）。通过侧向头颅测量法测量的上呼吸道直径大小与睡眠呼吸暂停的严重程度相关。最近发现肥胖患者的某些特征可以预测睡眠呼吸暂停，例如目击性呼吸暂停、年龄较大、BMI、腰围、颈围。一项基于 216 名伴有 OSA 的肥胖患者研究发现，单用饮食疗法可使 OSA 减少 11.1%（$n=24$）。然而，这是短暂的，仅 3% 的受试者在 3 年的随访中 OSA 长期缓解。在这 24 名患者中，有 13 名维持较低的体重，虽然有 6 名 OSA 复发。胃内球囊放置术，现被认为是减肥手术的标准，也被证实可以减轻 OSA 的严重程度。与其他减肥手术相比，该手术的发病率及死亡率更低，并且也有相当的效果。

(2) 肥胖与失眠：至少 65% 的重度抑郁患者至少有以下一种睡眠问题，入睡困难或早醒。其他常见的主诉包括夜间醒来更为频繁，非恢复性睡眠，梦境困扰，以及总睡眠减少。2002 年的加拿大社区保健对失眠患者的调查结果显示：Ⅰ级肥胖占 17%，Ⅱ / Ⅲ 级肥胖占 22%，而体重正常者占 12%。人们通常认为，体育锻炼有益于睡眠，因为它可以促进心理健康，放松肌肉，产生热量，保持活力。加拿大人调查发现，与久坐不动的人相比，适度活动的人失眠率较低。

(3) 肥胖与嗜睡：嗜睡通常定义为每天睡眠时间超过 9～10h，在抑郁症患者中更为常见，后者常常表现典型且具有季节性特征。尽管认为肥胖者易患重度抑郁症，因此容易失眠或嗜睡，但最近的一项研究发现：睡眠减少与超重或肥胖相关。极度肥胖患者的睡眠减少趋势得到了扭转。

(4) 肥胖并发症与睡眠。

① 慢性疼痛与睡眠：肥胖患者中骨关节炎的发病率增加，其治疗费用为肥胖治疗费用的主要部分。一项基于 129 名男性的研究表明：BMI ＞ 25kg/m² 会增加腰椎间盘退化的风险；本项研究还发现在随访过程中，与中年超重相比，年轻时超重更有可能导致椎间盘病变。慢性疼痛是一种常见病，据报道 70% 的患者睡眠受到影响。由美国睡眠基金会（National Sleep Foundation）赞助的盖洛普民意测验显示：美国 25% 的成年人每月至少有 10 个晚上遭受疼痛困扰，无法入睡。挪威一项基于 457 名慢性腰痛患者的研究发现，睡眠问题较对照组增加了 3 倍。

② 代谢综合征与睡眠：众所周知，肥胖症与代谢综合征有关，该综合征的主要潜在危险因素应当是腹部肥胖、胰岛素抵抗、缺乏体力运动、衰老及荷尔蒙失调。与体重无关的危险因素包括 2 型糖尿病的一级亲属和南亚人群。代谢综合征的重要性在于它与心血管疾病的发病率增加有关，此外，还会影响其他器官，如非酒精性脂肪性肝炎。上述并发症造成睡眠障碍的方式主要是

通过睡眠呼吸障碍。据估计，在睡眠呼吸暂停患者中，代谢综合征的患病率高达50%～90%。即使BMI没有明显升高，也与腹部肥胖有关。

国际糖尿病联盟和美国心脏协会/美国国立卫生研究院美国心肺血研究所于2009年联合发布了新的代谢综合征诊断标准。该标准界定以下5项危险因素中3项及以上者定义为代谢综合征：①中央型肥胖；②三酰甘油升高；③高密度脂蛋白胆固醇减低；④血压升高；⑤空腹血糖升高。

腹型肥胖常被认为可以导致炎症细胞因子升高、高瘦素血症及高胰岛素血症。通过压力刺激，以及夜间皮质醇和胰岛素等激素升高，加速腹型肥胖/代谢综合征的恶化，导致睡眠呼吸暂停的进行性恶化。一项前瞻性研究表明，控制体重后，睡眠呼吸暂停是胰岛素抵抗的独立危险因素；同时每增加一次睡眠呼吸暂停，空腹胰岛素水平升高约0.5%。同一作者还证实了经持续气道正压通气（CPAP）治疗6个月后，血清瘦素水平下降。另一项针对中年白种人的研究说明，以匹兹堡睡眠指数衡量的总体睡眠质量差与代谢综合征显著相关。

3. 小结

肥胖与多种并发症相关，可直接或间接影响睡眠和生活质量。这些并发症包括死亡率增加、恶性肿瘤、心血管疾病、代谢性疾病、风湿性疾病和心理性疾病。这些并发症中有许多会影响睡眠和生活质量，取决于肥胖程度。通过减轻体重，可以减少或消除这些并发症。展望未来，我们需要了解肥胖的遗传和心理社会易感性，探讨肥胖、代谢综合征及睡眠呼吸暂停之间的深层关系，需要进一步的研究来确定最佳的肥胖预防策略及最佳的医疗管理计划。

（四）睡眠与糖尿病

睡眠与糖尿病之间的关系很复杂。糖尿病不仅与睡眠障碍有关，而且越来越多的证据表明睡眠障碍可能会影响葡萄糖代谢，甚至可能成为糖尿病发展的危险因素。随着我们对睡眠和睡眠障碍的了解日益增加，对睡眠在主要器官（包括内分泌系统）功能调节中的作用的理解也随之增加。本节探讨近年来睡眠与糖尿病之间的关系。

1. 糖尿病与睡眠之间的关联

有大量证据表明，某些睡眠障碍，即与睡眠相关呼吸障碍和睡眠剥夺，可能会对葡萄糖代谢和胰岛素敏感性产生不良影响，并且可能是糖尿病发展的独立危险因素。

流行病学证据表明，睡眠时间可能是糖尿病发展的重要危险因素。一项针对1244名中年人群的瑞典研究发现，男性睡眠时间缩短及睡眠维持困难与患糖尿病的风险相关。护士健康研究和马萨诸塞州男性衰老研究的数据表明，中年人群的睡眠时间缩短（＜5小时/晚），自评睡眠时间长（女性超过9小时/晚，男性超过8小时/夜晚）显著增加患糖尿病的风险。在女性中，BMI校正后，患糖尿病的风险似乎有所降低，但是在男性中，校正腰围后并没有改变。在另一项基于6599名瑞典男性进行了15年随访的最新研究中，即使在校正混杂因子之后，服用催眠药及入睡困难的人其糖尿病的发生率较高。睡眠心脏健康研究的最新证据表明，予以排除失眠症患者及校正了性别、年龄、种族、体型和呼吸暂停低通气指数（apnea-hypopnea index，AHI）之后，自评睡眠时间≤5h或≥9h与糖尿病的OR值（比值比）升高及糖耐量降低相关联。

最新的实验研究表明，在健康人群中，睡眠剥夺会导致葡萄糖代谢及食欲改变，胰岛素敏感性降低及肥胖的风险性增高。虽然尚不清楚糖尿病患者的睡眠时间长短是否会影响血糖长期控制及糖尿病并发症的风险性，但这些试验表明，睡眠和睡眠障碍在葡萄糖代谢中起着重要作用。

另外一项研究表明，睡眠限制可能直接作用于周围组织，特别是脂肪细胞。本研究中观察到的睡眠不足的受试者分离到的脂肪细胞胰岛素敏感性降低了30%。因此，睡眠不足可能直接作用于外周脂肪组织，并通过皮下脂肪细胞内胰岛素敏感性的改变影响能量代谢。

糖尿病儿童的数据很少。Matyka 等研究了 IDDM 儿童与对照组的睡眠状况。糖尿病儿童入睡后清醒频率明显增加，唤醒次数有所增加，但在睡眠结构方面未见有所差异。睡眠已被证明可以降低低血糖的生理反应，但是在这项研究中，低血糖对睡眠质量没有影响。然而，在另一项调查中，Pillar 等发现糖尿病儿童在睡眠期间对低血糖的交感及唤醒反应受到抑制。血糖水平的快速下降与从睡眠中醒来有关。低血糖发作还与 SWS 延长及 EEG 的 δ 波有关。

2. 糖尿病与睡眠障碍

睡眠障碍在糖尿病患者中很常见。在一项基于 184 名糖尿病患者并且设有年龄与性别相匹配的对照组的研究中，发现有 33.7% 的患者其入睡困难及睡眠维持困难，较对照组常见。Skomro 等观察 58 名成人 2 型糖尿病患者的睡眠问题及不宁腿综合征的症状。与对照组相比，糖尿病患者白天嗜睡、失眠、夜间肌肉骨骼不适、夜尿症，以及催眠药的使用均更常见。糖尿病患者中不宁腿综合征的患病率为 24%，与贫血、铁缺乏症、尿毒症或血糖控制无关。在另一项针对 100 位 2 型糖尿病患者的研究中，45% 的受试者睡眠质量（通过匹兹堡睡眠质量指数衡量）受到了影响，26% 出现了白天嗜睡。不宁腿综合征的患病率为 27%，且与周围神经病变有关；与无不宁腿综合征的患者相比，伴有不宁腿综合征的患者其睡眠质量更差，睡眠时间更短，睡眠效率更低，使用镇静药的次数更多。

(1) OSA 与糖尿病：OSA 是一种非常普遍但仍未得到充分认识的疾病，由于 DM 在成年人中也很常见，且这两种疾病具有某些共同的危险因素（例如肥胖症），因此这两种疾病很可能并存于成年人。Resnick 等采用了睡眠心脏健康心脏研究数据库，探讨睡眠呼吸障碍与糖尿病之间的关系。在校正年龄、性别、BMI、种族和颈围后，

发现糖尿病组与非糖尿病组的睡眠紊乱指数、睡眠结构及夜间血氧饱和度未见差异；然而，糖尿病与中枢性呼吸障碍之间存在显著关联。这项大型横断面试验的结果表明，OSA 与 DM 之间无独立相关性，然而，DM 与中枢性呼吸暂停之间存在关联。在随后的研究中，同样采用睡眠心脏健康心脏研究数据库数据，Punjabi 等发现睡眠相关的低氧血症与葡萄糖耐量及胰岛素抵抗独立相关。然而，当美国威斯康星州睡眠研究小组对这种关系进行前瞻性研究时，Reichmuth 等在随访的 4 年中未发现这两种疾病之间存在重大因果关系的证据。尽管糖尿病在中至重度 OSA 中更为常见，但目前为止，尚无确凿证据表明 OSA 易患 DM。

(2) 糖尿病并发症与睡眠：糖尿病一些并发症与睡眠质量差有关，下面将简要描述其中两个。

① 糖尿病痛性多发性神经病变：糖尿病神经病变的最常见类型是糖尿病周围神经病（diabetic peripheral neuropathy，DPN），1 型糖尿病和 2 型糖尿病分别占 54% 和 45%。虽然仅有 10.9%～15% 的糖尿病患者神经症状，但夜间神经痛通常会加剧，从而严重损害睡眠质量。在一项针对 105 位有糖尿病神经痛的受试者的研究中，发现有 57% 的受试者报告对日常活动产生干扰，但其造成最大的影响在于睡眠。DPN 对睡眠的影响高于对其他活动的影响，例如活动能力、情绪、工作和娱乐活动。应用加巴喷丁治疗糖尿病神经痛可以改善睡眠，躯体疼痛以及心理健康。在另一项研究中，曲马朵治疗 DPN 可以减轻疼痛，但不能改善睡眠。

② 夜尿症：睡眠是影响尿量的重要生理机制之一，正常情况下睡眠期间尿量减少。夜尿症定义为患者夜间因尿意醒来排尿 ≥ 1 次，是 DM 患者的常见症状，在老年人中尤为常见。据报道，夜尿症患者的 OSA 发病率增加，用 CPAP 治疗 OSA 可以改善夜尿症。夜尿对睡眠质量的影响已得到充分证实，包括失眠、非恢复性睡眠及梦

魇。夜尿症患者的唤醒频率增加，跌倒的风险增加，以及排尿后入睡困难。夜尿≥3次的女性其睡眠时间缩短及白天嗜睡的概率增加4倍。当应用去氨加压素治疗夜间多尿时，患者睡眠时间延长。对于OSA和夜尿症患者，CPAP治疗可使夜间排尿感显著减弱，且60%的患者夜尿症完全消失。

（五）睡眠剥夺与心脏代谢疾病

自1980年以来，全球超重和肥胖症的患病率平稳上升，与肥胖相关的疾病（如心血管疾病和2型糖尿病）发病率同时也在增加。由于它们之间联系密切，这些疾病（肥胖症、糖尿病和心血管疾病）被统称为"心脏代谢性疾病"。因此，导致超重和肥胖症发生率增加的传统原因包括但不限于进食增多，高热量/高脂肪食物的摄入增加，以及体育活动的减少。近年来，也出现了一些其他假定的因果机制，包括慢性部分性睡眠不足。睡眠不足包括睡眠时间不足和（或）睡眠质量下降。许多研究报告显示，与白人相比，非裔美国人患心脏代谢疾病的风险更高，因为他们的睡眠时间较短，睡眠质量也较差。

前文已介绍了睡眠与肥胖症、糖尿病之间的关系，本节将主要介绍睡眠不足与心脏代谢疾病风险增加之间的关系。

1. 睡眠与心血管疾病的关系

相关流行病学证据表明自我报告的睡眠时间与心血管疾病的风险增加之间存在联系。一项趋势分析显示，在474 684名男性和女性参与的实验中，睡眠时间不足与患冠心病或由于冠心病死亡的风险增加有关。该分析还表明，睡眠时间过长（8~9小时/晚）与冠心病（1.38）和心血管疾病（1.41）的相对风险增加有关。此外，冠状动脉风险发展睡眠研究表明，睡眠时间短，睡眠持续时间短（睡眠质量的一个分支）预示着未来5年内血压将显著增加，血压升高幅度将更大。此外，在这项研究中，睡眠时间不足与5年内高血压的患病概率增加有关。

交感神经平衡的改变也与睡眠不足有关，并进一步暗示与心血管疾病有关。心脏交感神经平衡的改变，即交感神经活动增强，迷走神经张力降低，已在许多人类睡眠剥夺的研究中得到证实，包括部分睡眠限制的研究。失眠状态下自主神经系统控制的类似变化是否在多个器官水平发生尚不明确。一些研究表明，在睡眠不足过程中，以及患有阻塞性睡眠呼吸暂停综合征的个体中，去甲肾上腺素水平升高。肝脏、胰腺，以及胃肠道和脂肪组织等在葡萄糖调节中起主要作用的外周器官受到交感神经活动的强烈影响。同时，在睡眠不足情况下，可以观察到夜间皮质醇水平升高，白天生长激素和生长素释放肽的释放增加，以及肾上腺素水平升高。

2. 睡眠不足相关心脏代谢性疾病的机制

众所周知，肥胖是糖尿病及心血管疾病的高危因素，因此，我们将探讨在睡眠不足的情况下，三者是如何受影响的。

代谢调节和能量稳态是由包括脂肪（如瘦素和脂联素）和肠道（如生长素释放肽、酪酪肽、胰腺多肽和胆囊收缩素）在内的外周组织释放的各种肽和激素调节的。这些循环肽的受体也位于中枢神经系统内。睡眠不足可能会通过纹状体多巴胺的改变而影响奖励系统，最终影响饥饿感、食欲和进食行为。此外，有证据表明调节进食行为的外周循环激素（即瘦素和生长素释放肽）调节参与奖励行为的大脑区域的活动。因此揭示了睡眠不足可能影响大脑奖励系统并调节进食行为的潜在机制。

睡眠不足的情况下，交感神经兴奋。此外，睡眠不足对葡萄糖代谢、能量平衡和进食行为产生影响的机制可能包括对外周环境的改变，以及中枢神经系统参与能量、进食行为及奖励价值的调节。

越来越多的流行病学和实验室证据也表明，减少就寝时间的行为可能导致肥胖、2型糖尿病和心血管疾病等心脏代谢性疾病的流行。睡眠时间不足与体重指数增加和糖尿病风险增加之间存在关联，睡眠不足引起交感神经平衡的改变会增加高血压的风险，并与心血管疾病有关。提高对慢性部分睡眠不足和不良睡眠质量的有害影响的认识对于减少超重、肥胖症和相关的心血管不良健康结果的流行可能很重要。

（温俊平　欧阳丹）

八、抑郁症对内分泌系统的影响

（一）抑郁症临床概述

抑郁症（depression）又称抑郁障碍，以显著而持久的心境低落为主要临床特征，是心境障碍的主要类型。临床可见心境低落与其处境不相称，情绪的消沉可以从闷闷不乐到悲痛欲绝，自卑抑郁，甚至悲观厌世，可有自杀企图或行为；甚至发生木僵；部分病例有明显的焦虑和运动性激越；严重者可出现幻觉、妄想等精神病性症状。每次发作持续至少2周以上，长者甚或数年，多数病例有反复发作的倾向，每次发作大多数可以缓解，部分可有残留症状或转为慢性。

1. 抑郁症的分类

(1) 外源性抑郁症和内源性抑郁症：所谓外源性，通常是指由外部环境事件所引起的抑郁症，是对挫折、生活中的不幸事件、工作和学习的压力等精神刺激事件反应的结果；内源性是由躯体"内部"因素引起的抑郁症，带有明显的生物学特点，与遗传关系密切。

(2) 隐匿性抑郁症和反应性抑郁症：隐匿性抑郁症是一组不典型的抑郁症候群，其抑郁情绪并不十分明显，而突出的表现是持续出现的多种躯体不适感和自主神经系统功能紊乱症状，如头痛、头晕、心悸、胸闷、气短、四肢麻木及全身乏力等症状；反应性抑郁症又称心因性抑郁症，是由强烈的精神刺激或持久的精神紧张等应激因素作用起病的，临床表现以突出的抑郁情绪为主要特征，同时也存在认知、行为和躯体调节功能等多方面的障碍。

(3) 原发性抑郁症和继发性抑郁症：原发性抑郁症属情感障碍，过去可有情绪障碍史；非在其他精神疾病或躯体疾病或应用某种药物之后发生，病程多为反复发作的抑郁双相或混合性；继发性抑郁症，在使用某种药物后或在患器质性脑病、严重的躯体疾病，以及除情感性精神病之外的精神病基础上发生的抑郁症叫继发性抑郁症。

此外根据病程可分为急性和慢性抑郁症；同时根据自身特点，也有儿童抑郁症、产后抑郁症、老年抑郁症、更年期抑郁症等不同的类型。

2. 抑郁症的流行病学

抑郁症是一种较为严重的全球性的危害人类身心健康的常见病，据世界卫生组织统计，2015年全球超过3亿人受抑郁症困扰，约占全球人口的4.3%，女性抑郁症的发生率是男性的1.5~3.0倍，而我国抑郁症的发病率达到1.5%~3.5%，每年大概有20万人因抑郁症自杀。并且，据其预计，到2020年，在全球范围内，抑郁症将成为仅次于缺血性心脏病的第二大致残疾病。

13%~20%的人一生中曾有过抑郁的体验，其终生患病率为6.1%~9.5%。年轻患者在首次诊断后的第1年内尤其容易发生自杀。25.9%~63%的抑郁症患者曾有过自杀行为，其中11%~19%自杀身亡；年龄超过55岁的抑郁症患者，自杀率再增加4倍。更值得关注的是，儿童、青少年患抑郁症的人数在不断增加，学龄前期患病率约0.3%，学龄期约2%，青少年期患病率明显增高到5%~10%。在10岁以前男女患病比例相似，以后随年龄的增加女性患病率逐渐增加，男女比为1:2，其中产后抑郁症是女性精神障碍中最为常见的类型。在中国的调查研究中，产后抑郁症的发生率为10%~38%。同时，其子女患精神疾病的风险是正常母亲的子女的4倍。

3. 抑郁症的病因与发病机制

(1) 遗传因素：迄今为止，遗传学研究肯定地发现，在抑郁症的发病过程中，遗传因素具有重要的作用。也就是说家族中如果有抑郁症的亲人，那么后代中得抑郁症的可能性就要比家族中无抑郁症亲人的可能性要大很多，发生率高 2～10 倍。并且与抑郁症亲属的血缘关系越近，其患病的概率就越高。有研究报道，将 1029 例女性孪生子分为轻型、重型和不典型抑郁症，发现单卵双生子之间的抑郁类型高度一致。

研究发现抑郁症的发生与多个基因有关，其中，对 5-HT 转运体的研究最多。5-HT 转运体基因启动子区的多态性包括一个 44 号碱基对的插入（L 等位基因）或缺失（S 等位基因）。现已表明，S 等位基因可以减少 5-HT 的再摄取，同时研究发现，与 L 等位基因纯合子相比，S 等位基因携带者额叶边缘脑区存在白质微结构的异常，其抑郁症状缓解率也低。

国际上也对抑郁症进行了大量遗传连锁与关联分析研究，发现其主要的关联基因有：亚甲基四氢叶酸还原酶基因 MTHFR（1p36）、反应结合蛋白 1 基因 CREBl（2q34）、多巴胺受体 D₄ 基因 DRD4（11p15）、色氨酸羟化酶 1 基因 TPH1（11p15）、毒蕈碱型乙酰胆碱受体 M_2 基因 CHRM2（7q35）、FK-506 结合蛋白 5 基因 FKBP5（6p21）等。相信，随着科技的发展，在分子遗传学上对抑郁症的研究机制会更加深入。

需要强调的是，不是所有伴有抑郁症家族患病史的人都会患上抑郁症，也不是所有患上抑郁症的患者都伴有抑郁症家族患病史，遗传并不是抑郁症患者患病的唯一决定性因素。

(2) 生物化学因素：近年来的研究表明，中枢单胺类神经递质、多巴胺、胆碱能的变化和相应受体功能的改变及神经内分泌功能失调可能对本病的发生发展起重要作用。主要涉及单胺、氨基酸、乙酰胆碱等神经递质，其中，5- 羟色胺、去甲肾上腺素、多巴胺、γ- 氨基丁酸等的研究较

为深入，目前的大部分抑郁症治疗药物都围绕这些递质的调节或补充。经过研究发现抑郁症患者的脑内这些神经递质出现异常，进一步出现情绪低落、兴趣减退、动力不足等表现，经过调整或补充后抑郁症状明显改善。

(3) 心理社会因素：抑郁症的发生是多源性因素作用的结果，其符合现代医学的生物—社会—心理模式，抑郁症不单单是遗传因素或生物因素所致，心理社会因素是抑郁症发病的重要原因。在对多样本、多病种及多层次的抑郁症患者进行评估，可发现其与年龄、性格、文化程度、躯体疾病、日常生活、家庭环境等多因素相关，其中，文化程度、家庭环境、日常生活占主要作用，并会随着年龄的增长越发重要。存在性格缺陷的个体更加容易患抑郁症，比较常见的如性格敏感、多疑、情绪不稳、好强、悲观、自信心低、有不良的思维模式、过分烦恼或者感觉几乎无法控制生活事件的人较容易发生抑郁症。另外，现在家庭生活环境的优越，父母的过度溺爱和保护，让作为孩子们的下一代缺少经历挫折和抵抗压力的能力，遇到事情就容易被击垮，患上抑郁症。各种重大生活事件突然发生，或长期持续存在，引起不愉快的情感体验，这种情感体验越强烈、越持久，其致病作用也越大。生活质量越高，社会支持良好，生活就越有情趣、越有自信。

(4) 神经免疫因素：抑郁症是一种心理神经免疫紊乱性病，生理应激和心理应激能激活免疫系统，导致细胞因子的产生，影响中枢神经系统的多个方面。

国外研究发现小鼠实验性脑梗死后出现的快感丧失等抑郁症状可被白细胞介素 -1（IL-1）受体拮抗药治疗恢复，证明小鼠脑梗死后出现的抑郁是由 IL-1 的脑内作用所致。正常人体内注射伤寒杆菌后，很快就会有焦虑、抑郁的症状，而且其严重程度与外周血中细胞因子浓度的增加相关。

(5) 生物节律因素：人类和大多数生物一样，

受多种自然节律的影响。天气和季节也可能是抑郁症发病的原因之一。抑郁症的高发季节为冬季，冬季日照短，也容易导致人体内部环境的紊乱，出现情绪的问题。研究发现，抑郁症患者的生物钟常有一定程度的前置，造成各种生理指标和生化指标，以及内分泌系统的节律发生异常，如幅度减小或是提前，这些异常节律在经过抗抑郁药或情绪稳定剂治疗后可以重新回到正常。

(6) 其他因素：严重的疾病，各种严重的或慢性疾病，如糖尿病、脑卒中、冠心病、癌症等疾病很容易引起抑郁症。研究显示：心血管疾病患者中抑郁症的患病率为 19%（95% CI 16%～23%），明显高于一般人群的患病率。有些抑郁症可能与一些药物的使用有关，比如，缓解关节炎疼痛的止痛药、降低胆固醇的药物、治疗高血压和心脏病的药物等。

4. 抑郁症的临床表现

大多抑郁症患者症状表现类似，主要包括 4 个方面。

(1) 情绪症状：情绪症状是抑郁症的最普遍的症状，主要包括抑郁心情和兴趣的消失。患者似乎充满了无助和绝望，而且抑郁情绪随时间的不同而不同，即使是在一天的时间里也会有所变化；抑郁症患者往往体会不到生活的乐趣，随着病程的发展，患者慢慢地对几乎所有东西都失去了兴趣。

(2) 认知症状：主要表现为无端地自罪自责，夸大自己的缺点，缩小自己的优点，缺乏自信，

对自己的评价总是消极的，表现了一种认知上的不合逻辑性和不切实际性。

(3) 动机症状：抑郁症患者的动机症状体现在做任何事情都缺乏动力，他们要开始做任何事情都是一件极其困难的事，需要作巨大自我斗争。

(4) 躯体症状：32%～80% 抑郁症患者有躯体化症状他们常常胃口不佳，头痛头晕，睡眠不好，人变得消瘦，并渐渐变得虚弱、疲劳、抵抗力下降、性功能障碍、月经紊乱（表 2-4）。

5. 抑郁症的诊断

抑郁症的诊断模式主要包括国际疾病分类第 10 版（ICD-10）、中国精神障碍分类与诊断标准（CCMD-3）和美国精神障碍诊断统计手册（DSM-Ⅳ 和 DSM-Ⅴ）三种。DSM-Ⅳ 和 ICD-10 是目前国际上最权威、最常用的诊断模式。临床建立抑郁症诊断应根据病史、临床症状、病程及体格检查和实验室检查，排除器质性精神障碍或精神活性物质和非成瘾物质所致抑郁等来确立诊断。

2010 年美国精神病学学会（APA）发布了第 3 版抑郁症治疗指南，提出对于抑郁症的完整诊断评估应包含：①当前疾病的病史和症状；②精神疾病史：包括躁狂症状、既往和目前的治疗（药物持续时间和剂量），以及对治疗的反应；③全科医疗史；④药品使用史，包括处方药、非处方药和其他保健品；⑤物质使用史和物质使用障碍治疗史；⑥个人史（如个人心理发展、对生活变化的反应、重要生活事件等）；⑦社会状况、

表 2-4　抑郁症患者症状表现

情绪症状	生理和行为症状	认知症状
悲伤 情绪低落 快感缺乏 烦躁易怒	睡眠失调 食欲失调 精神运动迟缓或激越 紧张症 疲惫、无精打采	注意力不集中 犹豫不决 认为自己无用或有负罪感 自卑 无望 自杀念头 令人抑郁的妄想和幻觉

职业和家族史；⑧精神检查（由精神科医师进行）；⑨躯体检查（由精神科医师或其他卫生保健专业人员进行）；⑩诊断试验，用于排除其他可能导致抑郁症状的全科医学因素。

国际疾病分类第10版（ICD-10）中抑郁症的诊断标准：①以情绪低落为基本症状。②应有下列症状中的至少4项：a.对日常生活的兴趣下降或缺乏；b.精力明显减退，无明显原因的持续的疲乏感；c.精神运动型迟滞或激越；d.自我评价过低，或自责或有内疚感，甚至出现罪恶妄想；e.思维困难，或自觉思考能力显著下降；f.反复出现死亡的念头，或有自杀行为；g.失眠，或早醒，或睡眠过多；h.食欲缺乏，或体重明显减轻；i.性欲明显减退。③严重程度标准（至少有以下情况之一）：a.社会功能受损；b.给本人造成痛苦或不良后果。④病程标准：症状至少持续2周。⑤排除标准：a.应排除由脑器质性疾病、躯体疾病和精神活性物质所导致的抑郁；b.抑郁症患者可出现幻觉、妄想等症状，但应注意与精神分裂症相鉴别（表2-5）。

6. 抑郁症的鉴别诊断

(1) 精神分裂症：当以紧张症状群为主要表现时，精神分裂症患者可表现出精神运动性抑制，类似抑郁性木僵的表现。此时应注意到：①患者是否有别的提示精神分裂症的感知、思维方面的症状；②注意发现患者是否存在有提示情绪低落的情况。

(2) 焦虑症：焦虑症可与抑郁症合并存在，有33%～95%的抑郁症患者同时合并焦虑症状。而且两者症状有重叠，如食欲缺乏，睡眠障碍，心、肺和胃肠方面不适，易激惹，疲劳等。焦虑和抑郁的鉴别可从以下两个方面入手。①起病年龄：焦虑症中的惊恐障碍首发年龄为18—35岁，平均27岁，一般不超过35岁，抑郁症首发年龄无任何限制；②症状：抑郁症患者心境低落，厌烦与人接触，但不害怕突然发生的人际接触；惊恐障碍患者害怕突然发生的有关境遇，怕社交，怕去公共场所；抑郁症患者有明显悲观厌世、自杀观念，而焦虑症患者多以过度关心健康、恐惧疾病和死亡为主。抑郁症患者对家属、朋友冷淡，兴趣降低或消失，而焦虑症患者保持正常。在精神科临床诊断有一个抑郁症优先的原则，即当患者既有抑郁症状又有焦虑症状时，如抑郁症状足够诊断抑郁症，应先诊断为抑郁症，而不论其焦虑症状有多重，或是否符合焦虑症诊断。

(3) 神经衰弱：但神经衰弱起病前有一定心

表2-5　ICD-10中抑郁症的诊断标准

一般标准	抑郁发作需至少持续2周 既往不存在足以符合轻躁狂或躁狂标准的轻躁狂或躁狂发作 抑郁症状不是由于精神活性物质或器质性精神障碍所致	
症状标准	A. 典型症状 • 抑郁心境 • 丧失兴趣和愉悦感 • 精力下降和活动减少	B. 常见症状 • 注意力下降 • 自尊和自信心降低 • 罪恶观念和无价值观念 • 悲观想法 • 自伤观念 • 睡眠障碍 • 食欲下降
严重程度	轻度：至少具备A中的2项和B中的2项 中度：至少具备A中的2项和B中的3项 重度：具备A中的所有3项和至少B中的4项	

理因素，如长期紧张、用脑过度，情感以焦虑、脆弱为主，易兴奋、易疲劳及肌肉紧张性疼痛。神经衰弱患者自知力良好，症状波动大，求治心切。

(4) 双相情感障碍：双相情感性障碍患者既有躁狂或轻躁狂发作，又有抑郁发作的一类心境障碍。躁狂发作时，表现为情绪高涨、思维奔逸、活动增多；而抑郁发作时则出现情绪低落、思维迟缓、活动减少等症状。两者常交替发生，中间有正常间隔期（至少 2 个月），但也可见在同一病期中两者混合发作的患者。双相情感障碍的抑郁发作相与抑郁症从症状表现上无法鉴别，唯一的鉴别依据是患者的病史，应仔细询问患者，以确定已往是否曾有躁狂发作的病史。

(5) 与更年期综合征：更年期综合征多见于更年期女性，临床多表现为激越、焦虑，同时伴有自主神经功能紊乱、抑郁情绪等症状。虽有情绪抑郁的表现，但主要是焦虑、紧张、情绪不稳、易激惹等症状。同时伴有潮热、口干、面部潮红、耳鸣、头晕、皮肤麻木感等自主神经紊乱症状，且血清性激素水平明显异常。

(6) 躯体疾病：许多躯体疾病可以出现抑郁综合征，如甲状腺功能减退、系统性红斑狼疮、慢性肝炎、结核等。应注意：①在诊断疾病时应有全局观念；②注意相应的躯体症状和实验室检查的证据。

(7) 脑器质性疾病：脑血管病变、帕金森病、脑肿瘤等疾病均可出现抑郁综合征。鉴别过程中应注意的问题是：①注意病史特征；②注意神经系统检查；③注意影像学和其他实验检查结果。

(8) 药源性抑郁：许多类药物，如降血压药、抗癫痫药、抗癌药、抗帕金森病药、抗精神分裂症药、抗溃疡药等均可导致患者出现抑郁情绪或抑郁综合征。在鉴别中应注意：①患者的用药历史；②所用药物的性质、特点及不良反应（尤其是目前临床不断使用新药的过程中更应注意这个问题）；③药物的使用和抑郁症状出现之间的关系。

（二）抑郁症对内分泌系统的影响

神经内分泌系统包括神经系统及其控制的各种神经激素，主要包括下丘脑 - 垂体 - 肾上腺轴（HPA 轴）、下丘脑 - 垂体 - 甲状腺轴（HPT 轴）、下丘脑 - 垂体 - 性腺轴（HPG 轴）。这些系统通过反馈调节影响激素水平，最终影响一系列的生理代谢功能。

1. 下丘脑 - 垂体 - 肾上腺轴的功能改变

抑郁症患者存在下丘脑 - 垂体 - 肾上腺轴分泌昼夜节律的改变，其主要表现为脑脊液中促肾上腺皮质激素、皮质醇升高，其可能与抑郁症患者肾上腺皮质激素受体数量和功能下调，降低皮质激素的负反馈抑制作用，从而导致 HPA 轴活性增强，功能亢进。Rubin 等的研究还发现，与健康对照相比，抑郁患者的肾上腺皮质增生约 38%，增生的程度与皮质醇的浓度有关；且随着抑郁的恢复，这种增生似乎也随着皮质醇的正常化而逐步消失。Kaplow 等在对失去双亲的孩子进行精神损伤与 HP 轴之间相关性研究后发现，近期失去双亲的孩子 HPA 轴功能比失去双亲 6 个月的孩子及被收养的孩子有统计学意义。Jokinen 等的研究表明，老年抑郁患者自杀与 HPA 功能紊乱存在相关性，并认为监测 HPA 轴功能可有效降低自杀率。在重复经颅刺激治疗抑郁症的过程中，亦可发现 HPA 轴功能被抑制。

2. 下丘脑 - 垂体 - 甲状腺轴的功能改变

甲状腺激素几乎对机体的所有器官系统都有不同程度的生物活性作用，其主要作用是促进物质与能量代谢，维持机体各系统、器官和组织的正常功能，促进机体生长和发育。甲状腺激素的受体广泛分布在中枢神经系统中，所以甲状腺激素对神经系统发育十分重要，是中枢的神经递质或神经调质，也是中枢肾上腺素能受体的调节物。在正常生理状态下甲状腺有一定程度的自身调节能力，但甲状腺也受垂体激素的调节，而垂体激素则受下丘脑的调节，三者紧密联系构成了下丘脑－垂体－甲状腺轴，从而发挥正常生理功能。

在 20 世纪初，Asher 通过临床观察发现了甲状腺功能减退症与抑郁症之间的关系，并首次提出了通过纠正甲状腺激素的水平来促进抑郁症的恢复，这使得临床医师开始应用甲状腺激素来治疗抑郁症。有研究统计发现，8%～25% 抑郁症患者有不同程度的隐性的甲状腺功能减退症，9%～20% 抑郁症患者的抗甲状腺抗体水平升高。

普遍观察到在抑郁患者的甲状腺功能异常主要表现为 TT_4 或 FT_4 相对增加和 FT_3 的相对减少。外周组织中 T_4 向 T_3 转换减少，或者 T_4 增加可能反映了为维持正常脑功能机体所采取的补偿平衡机制来，之所以是 T_4 上升而不是 T_3，可能的原因是机体为减轻代谢负担，因为 T_4 可重吸收入脑而不增加外周甲状腺代谢。当患者病情得到缓解，其 TT_4、FT_4 水平也被观察到有所下降。在一项包含 93 位抑郁症患者的研究中，发现 22% 的难治性抑郁症患者临床的或亚临床证据显示有甲状腺功能减退，相比之下非难治性抑郁症患者的比例只有 2%。

3. 下丘脑－垂体－性腺轴的功能改变

抑郁症患者下丘脑－垂体－性腺轴功能紊乱，主要表现为活性下降。世界范围内女性抑郁症的发生率是男性的 1.5～3.0 倍。出现这种差异的原因尚不清楚，以往认为，女性承受的环境、家庭和社会压力大于男性，而忽视了雌激素的作用。现在发现雌激素与抑郁症的发生密切相关。雌激素和其他生殖腺激素可影响中枢神经系统。女性处于更年期时，其抑郁症的发病率较高，雌激素是围绝经期抑郁症的保护因素，患者血清雌激素水平下降将导致抑郁症。在对女性抑郁症患者治疗前后的血清雌激素进行对比后，亦可观察到雌激素水平的上升，并提出可对抑郁患者行激素补充治疗。目前认为雌激素可能是通过 5-HT 系统发挥抗抑郁作用的，雌激素与中枢受体结合可增

强突触后 5-HT 能效应，增加 5-HT 受体数量和神经递质的转运及吸收。雌激素水平的下降会引起中枢神经内 5-HT 浓度及活性下降，从而产生抑郁。

在男性抑郁症患者中，抑郁症的发生往往与睾酮水平下降有关。2002 年 3 月《美国精神病学杂志》上发表文章称，老年男性低落性情感障碍患者的睾酮水平较低。男性抑郁症的发病也与性激素水平改变有关。并有研究表明男性抑郁症越重，睾酮水平越低。

4. 单胺类神经递质

(1) 5-羟色胺（5-hydroxytryptamine，5-HT）：又称血清素，是机体重要的神经介质之一，与人类的行为有着密切的关系。Coppen 等首先提出 5-HT 假说，认为抑郁症的发生是中枢神经系统中 5-HT 释放减少，突触间含量下降所致。动物实验提示 5-HT 不仅能直接作用于海马内糖皮质激素受体，还参与了下丘脑－垂体－肾上腺轴的激活与反馈调节。临床实验发现抑郁症患者脑内 5-HT 含量降低，且随着药物的治疗和症状的改善，5-HT 含量逐步提高，进一步支持了抑郁症的 5-HT 假说。

(2) 去甲肾上腺素（norepinephrine，NE）：Schildkraut 首先提出抑郁症的发生是由于脑中 NE 不足所致。最近的研究发现，抑郁症患者脑内 NE 含量降低，随着药物治疗和症状的改善，患者脑内 5-HT 及 NE 含量逐步升高。有研究资料提示 NE 生成的减少可能是由于 α_2 受体活性增强所致，动物实验也证实了在突触前膜 α_2 受体拮抗药能加强 NE/多巴胺（DA）再摄取抑制药的作用，从而增加大鼠脑内细胞外 NE 的浓度。

(3) 多巴胺（dopamine，DA）：1975 年 Randrup 首先提出，DA 可能参与抑郁症的发病。后来 Maj 等通过一系列的实验证明，几乎所有的长期抗抑郁治疗的患者都会增加 DA 诱导的奖赏反应。国外有研究发现，抑郁症患者 DA 能低下导致海马－额叶皮质突触的可塑性受损，而出现

认知功能损害在健康志愿者的实验中显示，消耗其体内的酪胺酸（DA 合成的前体）后会出现一些抑郁症状。多种抗抑郁药可以影响脑内 DA 的神经传递，如地昔帕明能使额皮质内 DA 浓度升高，由于 DA 水平减少后会伴随着多巴胺 D_2/D_3 受体结合位点代偿性增加，小鼠抑郁模型实验提示 DA 受体缺乏可提高动物对抗抑郁药物的敏感性。

(4) 神经肽（neuropeptide）：近来研究发现，神经肽与抑郁症的发病机制也有着一定的关系，目前比较受关注的有神经肽 Y（NPY）、P 物质（SP）和内源性阿片肽等。临床实验发现，NPY 及其受体与一些精神疾病如抑郁症有着密切的联系，单相难治性抑郁症患者脑脊液中 NPY 水平较正常人明显降低。Blier 等研究发现，SP 受体（NK1）拮抗药有抗抑郁效应，其持续阻断 NK1 受体能增加大鼠海马 5-HT 和 NE 的传递，这种作用很可能与其抗抑郁作用有关。临床研究发现抑郁症患者血浆 SP 浓度明显高于正常人，且其对抗抑郁药高反应预示疗效较好。

5. 其他

(1) 血清总胆固醇（total cholesterol，TC）：血清总胆固醇水平与抑郁症的程度呈负相关，并且与自杀倾向有密切相关。国外研究结果显示，在有自杀倾向患者中，TC 水平下降的比例小但却有统计学意义，其与同年龄段组的 TC 水平有显著下降，并与抑郁自评量表（BDI）及感觉指数评分（SIS）相关。汪卫华等发现 TC 水平在正常人、抑郁症患者、自杀未遂人群中呈逐步下降趋势，是必须重点监测的指标。

(2) 生长抑素（somatostatin）：生长抑素是一个对外分泌、内分泌、旁分泌及自分泌均起作用的调节肽，也就是生长素释放抑制激素，是一种神经肽，它在人体内分布广泛，作用复杂、多样。研究发现，抑郁症脑脊液中生长抑素浓度低于健康人。阿格仁等发现抑郁症最严重的一周，脑脊液中生长抑素浓度显著低于两个月后。而当

抑郁症改善，脑脊液中生长抑素浓度明显增高。由此可以看出脑脊液中生长抑素是抑郁症的一个状态性的标志。

(3) 褪黑素（melatonin，MT）：褪黑素又称黑色素，是松果体细胞分泌的肽类激素，由于褪黑素是人脑部深处像松果体般大小的"松果体"分泌的一种胺类激素，所以也有人叫它松果体素。松果体的活动有着明显的周期性变化，光照可以抑制松果体素的分泌，黑暗则能刺激松果体激素的分泌。1956 年科学家成功地从牛的松果体提取物种分离出一种物质，就像褪了色的蛙皮，所以把它命名为褪黑素，它的下降就会随之引发抑郁症。

（王少华）

九、焦虑症

（一）焦虑症临床概述

焦虑症是以焦虑情绪体验为主要特征的神经症，包含惊恐障碍和广泛性焦虑障碍（GAD）。

1. 惊恐障碍

根据《中国精神障碍分类与诊断标准》（第 3 版）（CCMD-3）标准，惊恐障碍是一种以反复的惊恐发作为主要特征的急性焦虑障碍。这种发作并不局限于任何特定的情境，具有不可预测性。惊恐发作为继发症状，可见于多种不同的精神障碍，如恐惧性神经症、抑郁症等，并应与某些躯体疾病鉴别，如癫痫、心脏病发作、内分泌失调等。

(1) 惊恐障碍流行病学：惊恐障碍的终身患病率为 1%～2%，首次发病的平均年龄通常为成年早期或中期。在所有国家中女性发病率都高于男性，比例约为 2∶1，少数可在老年发病。

(2) 惊恐障碍病因：Crowe 等发现惊恐障碍的一级亲属中本病的发病风险率分别为 24.7%、20% 和 17.3%，惊恐障碍神经生物学研究着重于

去甲腺上腺素能、多巴胺能、5-羟色胺能和γ-氨基丁酸4种神经递质系统，特别是蓝斑核过度反应，近几年采用5-羟色胺再摄取抑制药治疗惊恐障碍取得良好效果，表明5-羟色胺能系统对惊恐障碍起了一定作用。

(3)惊恐障碍主要临床表现

①惊恐发作：惊恐发作典型症状在日常活动时患者突如其来的惊恐体验，患者突然感到惊恐、失控感、不可抗拒的害怕、发疯的感觉。其主要症状包括气促和窒息感、哽噎感、心悸和心率增加等自主功能失调，其表现将持续数分钟或几十分钟的急性症状，其起病快，终止也快，发作呈自限性。有些患者有惊恐障碍性的过度换气。

②焦虑和回避：多数患者发作的间歇期常表现为反复担心再次出现相似发作，因而惶惶不可终日。60%的患者由于担心发病时得不到帮助，必须有人陪伴，因而主动回避一些活动。

(4)惊恐障碍诊断标准

①反复出现不可预期的惊恐发作：一次惊恐发作是突然发生强烈的害怕或强烈的不适感，并在几分钟内达到高峰，发作期间出现下列症状中的4项及以上。a.心悸、心慌或心率加速；b.出汗、震颤或发抖；c.气短或窒息感；d.现实解体或人格解体；e.害怕失去控制或"发疯"；f.胸痛或胸部不适、哽噎感；g.恶心或腹部不适；h.感到头昏、脚步不稳、头重脚轻或昏厥；i.发冷或发热感；j.感觉异常。

②至少在1次发作之后，出现下列症状中的1或2种，且持续1个月或更长时间：a.持续地担忧或担心再次的惊恐发作或其结果；b.在与惊恐发作相关的行为方面出现显著的不良变化。

③这种障碍不能归因于某种物质的生理效应，或其他躯体疾病。

④这种障碍不能用其他精神障碍来更好地解释。

(5)惊恐障碍鉴别诊断：惊恐障碍的核心症状是惊恐发作，作为一组综合病征，在排除多种精神疾病和躯体疾病，才能下惊恐障碍的诊断。需要鉴别的精神疾病除广泛焦虑障碍和抑郁障碍外，还要注意与精神分裂症、人格解体障碍、躯体形式障碍等鉴别。躯体疾病需要鉴别的有：甲状腺功能亢进症、甲状腺功能减退症、心律失常、冠状动脉供血不足、二尖瓣脱垂、嗜铬细胞瘤、低血糖症、真性眩晕、药物戒断和酒精戒断症状等。

(6)惊恐障碍的治疗

①药物治疗

a.三环类抗抑郁药，常被作为一线药物，较多选用丙咪嗪、氯米帕明（氯丙咪嗪）亦可使用。

b.5-羟色胺再摄取抑制药可作为一线药物，特别是对三环类不良反应不能耐受者；合并强迫症状或社交恐惧症的患者可作为首选。常用药物有帕罗西汀、氟西汀、舍曲林等。

c.单胺氧化酶抑制药，适用于对其他抗抑郁药不能耐受者；合并非典型抑郁症或社交恐惧症者可作为首选。常用药物有苯乙肼和反苯环丙胺。

d.高效苯二氮䓬类，适用于对各种抗抑郁药不能耐受者。常用药物有阿普唑仑和氯硝西泮。

②心理治疗

a.支持性心理治疗：加强沟通，同惊恐障碍患者讲解疾病的性质，以减轻患者的精神压力，鼓励患者，让其坚持治疗计划。或组织患者参加小组治疗，互相帮助，建立战胜疾病信心。

b.认知行为治疗：认知行为疗法是由临床心理医师或精神科医师进行的专业治疗。认知行为疗法短期效果同药物治疗相当，并有较低的复发率。可以作为一线治疗方案。

2.广泛性焦虑障碍

广泛性焦虑障碍（GAD）是以持续时间超过6个月的显著紧张不安、伴有自主神经功能兴奋和过分警觉为特征的一种慢性焦虑障碍，一般症状持续主要表现为心理性焦虑症状，如紧张、担心、害怕等。以紧张不安及过度焦虑感为特征，可逐渐发展和波动。病程可表现为稳定不变型，也可表现加重或缓解型。其诊断需排除由疾病、服用药物等原因导致的继发性焦虑症状或焦虑障碍。

(1) 广泛性焦虑障碍流行病学：基于 DSM-Ⅳ诊断标准，美国国家发病率研究复测（NCS-R）数据显示，GAD 的终生患病率为 5.7%，年发病率为 3.1%。一项关于 6 个欧洲国家流行病学研究的 Meta 分析显示，GAD 的终生患病率为 4.1%～6.9%，其中规模最大的一项研究样本量为 21 000，报告显示符合 DSM-Ⅳ诊断标准的 GAD 终生患病率为 2.8%。GAD 的流行病学具有性别差异，女性患者约为男性患者的 2 倍，且在老年患者中最常见。

(2) 广泛性焦虑障碍病因

① 生物学因素

a. 研究显示本病的遗传度约为 30%，Noyes 等则报道广泛性焦虑障碍患者的亲属中本病的患病风险为 19.5%，仅有的研究提示该病可能与多巴胺 D_2 受体基因、5- 羟色胺转运体基因、多巴胺转运体基因存在关联。

b. 研究提示 5- 羟色胺系统在该病的发生中也有重要作用，也有研究提示 CAD 患者存在去甲肾上腺素能调节紊乱。

② 心理因素

a. 精神动力性理论：弗洛伊德认为焦虑是一种生理的紧张状态。

b. 认知行为理论：Aeron Beck 的认知理论认为焦虑是个体面临危险的一种反应。

此外，约 1/3 的广泛性焦虑患者伴有人格障碍，也与焦虑人格特质有关。

(3) 广泛性焦虑障碍主要临床表现：主要临床相为泛化或持续存在的焦虑，如过分担心、紧张、害怕等，伴有自主神经功能紊乱及运动不安的症状。临床表现为预期焦虑、警觉性增高、运动不安、自主神经功能紊乱、肌肉紧张、注意障

碍、睡眠障碍等。

(4) 广泛性焦虑障碍诊断

① 在至少 6 个月的多数日子里，对于诸多事件或活动表现出过分的焦虑和担心。

② 个体难以控制这种担心。

③ 这种焦虑和担心与下列 6 种症状中至少 3 种有关（儿童只需 1 项）：a. 坐立不安或感到激动或紧张；b. 容易疲倦；c. 注意力难以集中或头脑一片空白；d. 易怒；e. 肌肉紧张；f. 睡眠障碍。

④ 这种焦虑、担心或躯体症状引起有临床意义的痛苦，或导致社交、职业或其他重要功能方面的损害。

⑤ 这种障碍不能归因于某种物质的生理效应，或其他躯体疾病。

⑥ 这种障碍不能用其他精神障碍来更好地解释。

(5) 广泛性焦虑障碍鉴别诊断

① 抑郁障碍：抑郁症常有明显焦虑或激动不安，而广泛性焦虑障碍患者，由于长期紧张不安，生活往往也不愉快，其鉴别要点在于：广泛性焦虑障碍患者通常先有焦虑症状，病了较长时间才逐渐觉得生活不幸福；自主神经症状不如抑郁症丰富；食欲常不受影响；也较少出现兴趣缺乏等。

② 惊恐障碍：该病以惊恐发作为核心症状，是急性焦虑障碍，症状更为剧烈，并且持续时间常常较短，与广泛性焦虑障碍相反。

③ 躯体疾病：甲状腺疾病，心脏疾病，某些神经系统疾病，如脑炎、脑血管病、脑变性病，系统性红斑狼疮等易出现焦虑症状，体格检查和实验室检查可鉴别。

(6) 广泛性焦虑障碍治疗。

① 药物治疗：目前临床上对于广泛性焦虑障碍的药物治疗主要有选择 5- 羟色胺再摄取抑制药、5- 羟色胺和去甲肾上腺素再摄取抑制药、苯二氮䓬类、丁螺环酮、三环类抗抑郁药等。

② 心理治疗：通过心理教育向患者解释有关

疾病的知识，降低患者对疾病的继发焦虑，通过鼓励、支持等技巧向患者传递积极情绪，增进治疗依从性。

（二）焦虑症对内分泌系统的影响

焦虑症近期全球患病率估计为 7%。尽管与这些疾病相关的严重损害，但目前可用的药物治疗并不总是有效的，这表明需要继续研究可能的替代治疗方案。神经内分泌功能长期以来一直与焦虑有关，研究表明，焦虑症具有中等遗传性。然而，全基因组关联研究（GWAS）未能鉴定出与诊断显著相关的基因，这暗示了环境因素和表观基因组的重要作用。许多焦虑症亚型被认为与"压力有关"。研究的重点一直放在压力的表观遗传和焦虑样行为后果上。焦虑相关疾病的动物模型为应激对下丘脑－垂体－肾上腺（HPA）轴的表观遗传控制和应激反应性大脑区域的作用提供了有力的证据。神经表观遗传学可能会继续解释个体对环境的敏感性变化，进而导致焦虑行为。

早期生活压力在 HPA 轴和焦虑中的作用从各种研究中获得的证据表明，早期不良经历在精神病理学的发展中具有显著的作用。最新的回顾研究表明，早期生活压力与成年期患焦虑症的风险增加有关。查找近年来有关压力、HPA 轴功能、GAD、惊恐障碍和恐惧症之间关系的文献，以及早期生活压力作为 HPA 轴功能障碍重要危险因素的研究进展。除了忧郁性抑郁症，还有一系列其他症状可能与 HPA 轴的持续激活有关，包括恐慌、焦虑、恐惧症和焦虑。此外，HPA 轴的变化似乎是状态依赖性的，倾向于改善解决焦虑症候群。持续的 HPA 多动症与较高的复发率有关。这些研究表明，在治疗过程中对 HPA 轴的评估可能有助于确定复发风险较高的患者。HPA 轴功能障碍部分归因于糖皮质激素和盐皮质激素受体之间的不平衡，焦虑症中糖皮质激素受体功能受损。此外，社交恐惧症患者在心理社会危险期间会出现正常的基础皮质醇水平和肾上腺皮质的高

反应性。广泛性焦虑障碍患者还观察到 HPA 轴活动异常。

肠道微生物组动物模型证实肠道微生物组在焦虑和创伤相关疾病中的作用。微生物—肠脑（MGB）轴是这种新的心理健康方法的中心。微生物组在生命早期 HPA 轴的编程中起着重要作用，并在整个生命周期内产生应激反应。由肠道微生物引起的 HPA 轴失衡可能影响大脑的神经内分泌系统，导致出现类似焦虑的行为表型。研究表明，对肠道菌群的干预可能为治疗压力相关疾病提供一种新方法。

中枢神经系统调节并响应内分泌信号，这种相互关系决定了情绪加工和行为焦虑。尽管 HPA 轴仍然是这种关系的最具特征系统，但其他类固醇和肽激素因其对焦虑样行为作用而日益受到认可。尽管传统上对激素介导的关注一直集中在 HPA 轴的活动上。我们研究了焦虑研究中较少讨论的激素，描述了每种激素在临床前和临床研究中对焦虑反应的影响，并详细阐述了每种激素作为重点领域的潜力。用于开发新型抗焦虑疗法。

来自基础研究和临床研究的结果都表明，孕激素、类固醇、肠肽、神经肽和源自脂肪酸的激素信号在焦虑中的作用，这些替代系统可能补充或消除了应激引起的焦虑和类似焦虑行为的变化。通过拓宽抑郁症和焦虑症机制的范围，开发出新的策略来减轻与压力有关的精神疾病。这些潜在疗法的目标包括 HPA 轴以外的多个回路和系统。

孕烯醇酮通常是焦虑症行为的有效介质，主要是通过其对 GABAA 受体的作用。孕烯醇酮可能与情绪记忆有关，孕烯醇酮与焦虑症密切相关，因此这些激素是未来药物治疗的有希望的靶点。

尽管焦虑症状和内源性雌激素水平低相关，但雌二醇治疗并不总是具有抗焦虑作用。雌激素疗法在人类中也产生了矛盾的发现。例如，绝经后妇女的雌激素疗法对焦虑症状可减轻或无效。

雄激素在啮齿动物中表现出主要的抗焦虑作用，并被认为通过多种不同的机制影响类焦虑行为。雄激素在类似焦虑行为中的作用也可能存在性别差异。

神经肽Y（NPY）在中枢神经系统（CNS）中含量最高，并且涉及许多功能，从刺激食物摄取到抗焦虑和抗抑郁作用。NPY在焦虑症中的重要性也已在基因敲除和转基因动物研究，以及焦虑症患者中得到证实。NPY基因敲除小鼠表现出增加的焦虑样行为，而海马中过表达NPY的转基因大鼠表现出对急性应激诱发的焦虑的抵抗力。这些研究表明，NPY生成量低是情绪和压力相关疾病的促成因素，而NPY的过表达可导致对这些疾病的适应力。

催乳素是垂体前叶分泌的一种多肽激素。最近研究它与情感行为有关。健康人类受试者的研究报告发现，急性应激后血清催乳素水平升高。发现血清催乳素也与焦虑水平相关。

（毕长龙）

十、双相情感障碍

（一）双相情感障碍简介

双相情感障碍是以躁狂、轻躁狂，以及重型抑郁发作为特征的一种心境障碍疾病，又称双相障碍（bipolar disorder，BD），最典型的表现是躁狂和抑郁交替出现，其病因尚不清楚。2018年发布的ICD-11将BD归类为心境障碍的一种，并将BD分为2个亚型，BD I型为至少出现1次躁狂或混合发作；BD II型为出现至少1次轻躁狂发作和至少1次抑郁发作，但从无躁狂症发作。BD具有高患病率、高复发率和高自杀率的特点，是慢性疾病中危害较大的一类疾病，而BD在情绪异常的背景下，常伴随或导致不同内分泌腺体的功能异常，但尚缺乏大规模的流行病学研究。

1. 流行病学

估计全球成年人中BD的患病率为1%～3%，单相抑郁症女性患病率几乎是男性的2倍，但在BD患者中并无明显性别差异；BD I型的平均发病年龄为18岁，BD II型的平均发病年龄为20岁。

2. 病因

（1）遗传因素：BD先证者一级亲属患双相情感障碍的终生风险为5%～10%。同卵双生子患BD的终生风险为40%～70%。但单卵双生子均患BD的比例并不是100%，提示BD发生的风险与环境因素也有关。

（2）神经生物学：多种证据表明BD患者大脑结构和功能会发生改变，如功能神经解剖学模型认为，BD I型的前额叶网络和边缘结构之间的连接减少，特别是杏仁核。BD患者血清炎症标志物如白介素-4和肿瘤坏死因子增加，提示也与免疫系统功能紊乱有关。

（3）社会环境因素：父亲生育年龄越大，精子发生过程中基因突变的概率增大有关，会增加后代患BD的风险。此外，童年虐待等应激生活事件可能与BD的发生和更严重的病程有关，但各研究的结果并不完全一致。

3. 临床表现

BD发作时通常可以为抑郁症、躁狂症、轻躁症，以及混合特征（抑郁症和躁狂症同时发作）。这些症状的严重程度因患者而异，也有很大个体差异，亚临床综合征很常见。此外，一些患者的症状会由隐匿并变为正常，而另一些患者则会在短时间内从一种心境障碍类型转换为另一种类型（如从严重的抑郁症转变为躁狂症）。

（1）抑郁症：主要表现为心境或者情绪低落、兴趣缺乏、乐趣丧失和精力不足或过度疲劳，脑力和体力活动速度减慢，记忆力和注意力受损。部分患者会发生睡眠障碍，产生认为自己没有价值和过度内疚的感觉以及自杀的想法和行为。

（2）躁狂症：躁狂症表现为情感高涨、思维奔逸、情绪高度敏感，容易发怒，爱说话，精力旺盛、自我评价高等，有的患者还伴有一定幻觉、妄想等问题。

(3) 轻躁狂症：症状与躁狂症类似，但程度较轻。

(4) 混合特征：躁狂症、轻躁症和抑郁症发作可同时出现，并伴有相反极性的症状，如同时存在重型抑郁和躁狂症状，被称为混合特征的情绪发作。

(5) 精神病：BD 发作常包括精神病，大规模的研究显示将近 61% 的 BD 患者会出现至少一次精神病症状史，在这些症状中，可以有妄想、幻觉等，其中妄想比幻觉更常见。此外，BD 患者中出现精神病性躁狂和精神病性抑郁的患病率为 19% 和 15%。

因此，BD 的临床表现多种多样，具有复杂性，在症状的不同阶段，躁狂症和抑郁症还可动态转化或同时出现，还有潜在出现精神病症状的可能，需要根据美国精神病学会《精神障碍诊断与统计手册（第 5 版）》（Diagnostic and Statistical Manual，Fifth Edition，DSM-5）或 WHO 国际疾病分类第 11 版（International Classification of Diseases-11th Revision，ICD-11）对 BD 心境发作和双相障碍进行诊断。

（二）双相情感障碍对内分泌系统的影响

1. 对 HPA 轴的影响

HPA 轴包括了下丘脑、垂体、肾上腺，以及产生的多种释放因子及激素的正负反馈环路，下丘脑释放促肾上腺皮质激素释放激素（corticotrophin releasing hormone，CRH），CRH 作用于垂体产生促肾上腺皮质激素（adrenoco-rticotropic hormone，ACTH），ACTH 作用于肾上腺皮质产生皮质醇，皮质醇又通过下丘脑和垂体表面的糖皮质激素受体（glucoc-orticoid receptor，GR）来调控 CRH 和 ACTH 的分泌以维持体内皮质醇的稳态，HPA 轴具有典型的昼夜节律，晨起清醒时达到高峰，之后逐渐下降，在午夜睡眠状态下达到全天的谷值。情绪异常、应激、炎症、睡眠紊乱等多种因素均会激活 HPA 轴，作为一种心境障碍，在 BD 对内分泌系统的影响中，HPA 轴的异常改变一直是研究热点。虽然关于 HPA 轴的研究结果相互矛盾，但多数证据表明，HPA 轴过度活跃是长期应激的作用结果，正常 HPA 轴的反馈受损是 BD 的病理生理特征。

(1) 下丘脑功能异常：下丘脑室旁核和视上核可产生 CRH 和精氨酸血管升压素（arginine vasopr-essin，AVP），CRH 是一种由 41 个氨基酸组成的多肽，它是 HPA 轴中最重要的中枢调控因子，应激反应通过增加 CRH 的释放进而改变 HPA 轴下游内分泌激素的产生。而 BD 患者往往伴随 CRH 产生过多。而研究也证实了抑郁症患者血液、脑脊液 CRH 浓度高于正常人，这是 HPA 轴激活的特征之一。

而有关 BD 患者的血浆 AVP 水平变化的研究不多。早期的研究发现抑郁症患者的基础血浆 AVP 水平没有变化，之后大量的研究表明，与健康对照相比，重度抑郁症患者的血浆 AVP 水平明显升高，且抑郁症患者的基础血浆高 AVP 水平与高皮质醇血症状态正相关。

(2) 腺垂体产生 ACTH 异常：腺垂体的 ACTH 释放受多种因素调控，除了 CRH 结合于 CRH-R1 受体促进 ACTH 释放以外，来自于下丘脑的 AVP 也可作用于腺垂体的 V_3（也称为 V_{1b}）受体来刺激 ACTH 释放，在慢性压力和应激的状态下，后者的调控更为重要。有研究评价了清晨和夜间的 ACTH 水平，BD 患者血清 ACTH 水平明显高于对照组，进一步随访发现抑郁症复发的患者的 ACTH 较维持缓解期及对照组低，躁狂症复发的患者 ACTH 水平也会升高，提示 HPA 轴功能亢进可作为预测 BD 的复发的参数之一。但也有少数研究没有观察到这一现象，因为 BD 会在抑郁状态和躁狂状态之间发生动态改变，另外，随着 BD 治疗的起效，高 ACTH 水平也会逐渐降至正常，因此有关 BD 患者 ACTH 水平的不同变化可能与检测时机有关。

Dinan 等应用去氨加压素（DDAVP）兴奋试验检测 ACTH 的释放水平，发现与健康人相比，抑郁症患者的 ACTH 释放更多，存在过度反应。Watson 等应用地塞米松抑制试验观察对 AVP 的负反馈抑制作用，与健康对照相比，在 BD 患者和慢性抑郁症患者中服用地塞米松后的 AVP 水平明显偏高，故提出 BD 患者的 HPA 轴负反馈抑制下降，进一步促使了 HPA 轴过度活跃。

（3）肾上腺产生皮质醇的改变：研究表明，BD 患者和单相抑郁症的清晨血浆皮质醇 [分别为（342.6 ± 122.5）nmol/L 和（337.3 ± 120.4）nmol/L] 高于健康对照组 [（272.6 ± 117.3）nmol/L]，随着治疗后的病情好转，血浆皮质醇水平可逐渐下降，并接近健康对照的水平。一项纳入 42 项研究的综述提示 BD 患者，无论是抑郁状态还是躁狂状态，包括药物治疗过程中的患者，都存在明显皮质醇节律紊乱，抑郁状态患者表现更为明显。此外，80% 的重度抑郁症患者 24h 尿皮质醇水平也明显高于正常对照组。

（4）小剂量地塞米松抑制试验的改变：在正常个体中，进行小剂量地塞米松抑制试验，如晚上 11 时服用地塞米松 1mg，血皮质醇很快下降，并且能维持在很低的水平持续长达 24h，但高达 70% 的重度抑郁症患者，无论是给药后即刻或者长达 24h 血皮质醇为持续不被抑制的状态。小剂量地塞米松抑制试验不被抑制的现象在抑郁症和躁狂症患者中的报道均较多，不抑制率为 40%～50%。Watson 等进行了更全面的研究，对 53 例 BD 患者和 28 例健康对照进行联合地塞米松抑制 /CRH 兴奋试验，BD 患者的皮质醇水平显示为异常升高的反应。故小剂量地塞米松抑制试验不建议用于 BD 和内源性皮质醇增多症的鉴别诊断，但随着治疗起效，小剂量地塞米松抑制试验很快恢复正常（被抑制）的患者其病情缓解持续时间更长，可作为判断治疗预后的指标之一。

2. 对甲状腺的影响

心境障碍患者能发生下丘脑 – 垂体 – 甲状腺轴（HPT 轴）功能障碍，BD 患者中 HPT 轴功能异常非常普遍。甲状腺激素（特别三碘甲腺原氨酸）与多巴胺（DA）、去甲肾上腺素（NE）等神经递质系统有共同的前体——酪氨酸；边缘系统存在甲状腺激素受体已被证实涉及心境障碍的发病机制。在对快速循环型情感障碍患者的早期研究中，出现甲状腺功能减退症的比例高达 60%，1 级甲状腺功能减退 23%，2 级 27%，3 级 10%。此外，BD 躁狂型患者存在 FT_4 下降。当左甲状腺激素与治疗药物如锂盐、丙戊酸钠等同时服用时，特别是在患有顽固性抑郁症的 BD 患者中，缓解率提高了约 50%。同时有回顾性研究表明，双相 II 型患者接受碘塞罗宁辅助抗抑郁治疗，84% 的人抑郁症状有所改善，33% 的人病情完全缓解。因此左甲状腺激素、碘塞罗宁可作为锂盐治疗的辅助药物。通过 PET 检查，抑郁症状的减轻与大脑边缘系统糖代谢的降低有关。

同时自身免疫性甲状腺病变又是 BD 的独立危险因素。与躁狂为主要表现的 BD 患者相比，混合型或抑郁型 BD 患者的甲状腺过氧化物酶抗体（TPOAb）和甲状腺球蛋白抗体（TGAb）更高，有研究表明，相当一部分 BD 患者中发现异常高水平的 TPOAb 和 TGAb（分别为 45% 和 65%），应用锂剂治疗并不能解释 BD 患者甲状腺自身抗体水平的增加。甲状腺自身抗体可能是 BD 病理生理过程中一个独立且相关的危险因素，是 BD 易感性的标志。女性 BD 患者的自身免疫性甲状腺病变患病率较高，女性可能是 BD 患者患自身免疫性甲状腺炎的危险因素之一。

3. 对女性激素的影响

在女性 BD 患者中，丙戊酸钠治疗可能与高雄激素血症相关，除此之外，女性 BD 患者还会出现雌二醇水平降低，且绝经后妇女的症状更重，但雌激素与其症状严重程度无明显相关性。

4. 对体重的影响

代谢综合征是导致糖尿病，心脑血管疾病的危险因素，BD 患者在接受药物治疗后，有部分表现出现体重增加。第二代抗精神病药已被证明会导致体重增加、腹型肥胖、脂质和葡萄糖代谢改变，以及胰岛素抵抗。原因可能与药物的作用机制有关，此类抗精神病药的共同靶点有多巴胺受体，在大脑中，多巴胺对食物摄入量和体重有影响，在身体中，多巴胺会影响胰岛素的产生，尤其是在接受碳酸锂和丙戊酸盐治疗患者中，代谢综合征可能与更严重的抑郁症状和治疗结果更差相关。有证据表明，精神类疾病患者出现血脂异常，腹部肥胖，高血压和高血糖等表现的风险增加，精神病患者的代谢综合征患病率比普通人群高 58%，BD 患者的代谢综合征患病率提高了 1.98 倍。

5. 对垂体体积的影响

BD 患者垂体体积可能存在微小变化。有研究表明 BD 患者首次发作时有垂体体积增加，但亦有研究表明患者垂体体积有减小。有研究表明，由于 HPA 轴的过度活动，垂体的体积可能会在早期阶段增加。随着疾病进展过程中 BD 急性发作次数的减少和 HPA 轴的过度激活及负反馈抑制，垂体体积会随着时间的推移而萎缩，这种改变在女性中尤为明显，男性 BD 患者的垂体体积没有显著变化，提示性别在影响 BD 患者的垂体体积变化中起作用。

（三）内分泌疾病引起继发性 BD

多种内分泌疾病因为慢性和长期的激素分泌功能亢进或者激素分泌过少，也可引起心境障碍，在临床中需要注意鉴别。

1. 甲状腺疾病

甲状腺功能异常是临床常见的问题，引起甲状腺功能亢进的格雷夫斯病合并突眼的女性患者出现躁狂或轻躁狂发作的患病率（30%）高于对照组（4%）。此外，也有学者认为躁狂状态仅发生于既往有精神疾病或 BD 家族史的甲状腺功能亢进症患者。

甲状腺功能减退症通常引起抑郁症和认知功能障碍，少数病例也会就表现为躁狂发作。推测甲状腺功能异常引起的心境障碍与甲状腺激素异常对中枢神经系统儿茶酚胺受体敏感性的调节有关。纠正甲状腺功能异常是治疗的主要手段，只有在必要时才需要抗抑郁或者抗躁狂药治疗。

2. 库欣综合征

库欣综合征的病因包括内分泌肿瘤引起的内源性和应用糖皮质激素引起的医源性，但都会出现精神症状。部分内源性库欣综合征病例以心境障碍为主要症状起病，BD 在库欣综合征患者不少见，库欣综合征中慢性持续性升高的皮质醇水平可能会导致大脑解剖的改变（如海马萎缩），从而增加精神疾病、认知障碍、情绪波动和睡眠障碍的发生。库欣综合征引起的情绪波动可能包括情绪不稳、抑郁（37%～86% 的患者）、易激惹（86%）、焦虑（可多达 80%）、惊恐发作（可多达 30%），以及少见的轻度偏执和躁狂。精神异常症状见于一半以上的库欣综合征患者，即使手术治愈了库欣综合征，部分患者的精神症状也不会短期内好转，需要长期随访治疗。

3. 肾上腺皮质功能减退

与库欣综合征类似，未经治疗的严重肾上腺皮质功能减退症患者也会出现精神症状，包括轻度中度的脑器质性改变症状（5%～20%）、记忆力下降，严重者可表现为意识模糊、谵妄和木僵，20%～40% 的患者发生抑郁，表现为情感淡漠、不能思考和缺乏主动意识。20%～40% 的患者发生精神病性症状，表现为拒绝社交、易激惹、违拗、判断力下降、幻觉（40%）、偏执妄想和紧张性姿势（8%）等。还有研究提示肾上腺皮质功能减退患者还可能存在躁狂（12%）、焦虑（24%）、定向障碍（20%）及幻觉（40%）。这些精神症状在疾病早期出现，甚至可以为首发症状，但这些症状大部分在开始糖皮质激素替代治疗后几日内迅速消失，但精神病症状可能持续数月。

4. 胰岛素瘤

胰岛素瘤是一种罕见的胰腺内分泌肿瘤，因其主要表现为低血糖发作，而低血糖可能导致意识模糊、视觉改变和行为异常等，同时因为低血糖伴随有交感神经兴奋的症状包括心悸、出汗、饥饿感和发抖，进食后可以好转。但反复发作的低血糖会导致明显的记忆力下降、判断力差等，也可在低血糖发作时出现新发的精神病样症状，有些患者表现为癫痫，长期口服抗癫痫药治疗。通过手术治疗胰岛素瘤后，相关异常表现可逐渐好转。

（四）BD治疗用药对内分泌系统的影响

BD的治疗用药种类较多，但在治疗药物中，锂剂对内分泌系统有广泛影响，而治疗BD的药物中，糖皮质激素受体（GR）拮抗药、CRH受体拮抗药是近年来开展临床试验中效果较好的一类药物，故对这两种药物和内分泌的关系加以概述。

1. 锂剂对内分泌激素的影响

碳酸锂可用于治疗躁狂症、抑郁症和BD，同时会引起多种内分泌腺体功能异常。

(1) 甲状腺功能改变：碳酸锂影响甲状腺功能的机制可能与锂离子分布在甲状腺中的浓度高，锂盐能降低甲状腺滤泡内腺苷酸环化酶的活性，阻止甲状腺释放碘化物和甲状腺激素，导致血清中甲状腺激素水平下降。长期应用碳酸锂治疗的患者可表现为促甲状腺激素水平（TSH）逐渐升高，出现亚临床甲状腺功能减退或甲状腺功能减退。一项临床研究随访观察使用锂盐治疗的患者（$n=262$），35.5%的患者出现TSH水平升高，其中临床甲状腺功能减退症占少数（3.8%），多数为亚临床甲状腺功能减退症（31.6%）；此外，有3.8%的患者出现TSH水平下降，包括甲状腺功能亢进症（0.4%）及亚临床甲状腺功能亢进症

（3.4%）。由此可见，碳酸锂能够导致甲状腺功能紊乱，发生亚临床甲状腺功能减退最多，少数患者也表现为甲状腺功能亢进。

因此，碳酸锂治疗前应了解患者的甲状腺状况，进行甲状腺功能、甲状腺自身抗体等实验室检查，以评估应用碳酸锂对甲状腺影响的危险因素。

(2) 甲状旁腺素水平升高：碳酸锂治疗期间常会出现甲状旁腺素水平升高和血钙升高，进而出现甲状旁腺功能亢进，病理可以为腺瘤或增生。推测可能与锂剂干扰了钙对PTH的负反馈机制导致。在碳酸锂治疗期间需要监测PTH和血钙水平警惕甲状旁腺功能亢进的发生。

(3) 肾性尿崩症：20%～40%长期接受锂治疗的患者可出现为肾性尿崩症，机制可能为锂剂抑制肾集合管水通道蛋白2的表达，从而抑制水从肾小管的重吸收导致，长期应用锂剂还需要警惕间质性肾病。

此外，锂剂还可通过改善糖代谢的酶活性和增加胰岛素的分泌改善糖代谢，也可以干扰HPA轴的负反馈抑制等调节。故应用碳酸锂治疗过程中，需要全面监测内分泌激素水平。

2. 作用于HPA轴的药物

如前文所述，BD患者的CRH释放增多，通过CRH-R1受体作用于腺垂体，进而导致皮质醇分泌增加，有部分研究通过降低皮质醇的水平或者拮抗糖皮质激素作用的药物如酮康唑、甲吡酮、米非司酮等来治疗BD，其中米非司酮剂量为300～1200mg/d，可获得快速的症状好转，在治疗1周就可以观察到约50%阳性症状好转，此外，治疗前皮质醇水平更高的患者往往提示有更好的疗效。

体外试验提示抑制CRH-R1受体的表达，可降低CRH导致的类焦虑反应，拮抗CRH-R1受体会导致焦虑样行为减少；但抑制CRH-R2受体的表达却无法减少焦虑样行为。基于这些理论，研发了CRH-R1拮抗药用于BD的治疗，该药耐

受性好，也无肝酶升高等不良反应，早期临床研究通过应用 CRH-R1 拮抗药可使抑郁症患者的HPA 轴恢复正常，较快改善抑郁症状。但对于复发性重度抑郁症患者（n=167）进行双盲、对照平行研究，经过 6 周的治疗，应用 CRH-R1 拮抗药没有得到 HAM-D 评分的改善，与安慰剂组相似，但应用舍曲林的患者 HAM-D 评分得到显著改善，因此关于 CRH-R1 拮抗药在 BD 中的应用尚存在争议。

BD 对内分泌系统的影响多样、个体化且复杂，治疗用药如锂剂可进一步影响多种内分泌激素，而针对 HPA 轴异常的 GR 拮抗药、CRH-R1拮抗药可用于 BD 的治疗，因此对内分泌系统的影响为相辅相成，在临床实践中，需要更多的研究来探明 BD 与内分泌系统的相互影响。

（卢　琳　郑光耀）

十一、精神分裂症对内分泌系统的影响

（一）精神分裂症临床概述

精神分裂症（schizophrenia）是一种严重的精神疾病，根据世界卫生组织的数据，精神分裂症在全世界影响着超过 2000 万人。精神分裂症的临床表现多种多样，可涉及思维、观点、情绪、语言、自我意识和行为的扭曲，其症状包括阳性症状、阴性症状、认知障碍等，其中阳性症状主要包括幻觉，妄想，明显的行为紊乱，思维形式障碍；阴性症状主要包括情感淡漠，意志活动减退，言语贫乏。

精神分裂症的病因尚未完全阐明，包括基因、环境、生活经历等多因素的相互作用，近年来对精神分裂症发病机制的研究不再局限于单一的生物 - 精神模式，而是向内分泌、遗传、免疫等对精神的联合影响发展。内分泌系统的中枢下丘脑对情感表达起重要作用。许多精神性疾病伴随下丘脑神经核团及神经递质 / 受体系统改变，进而导致内分泌系统变化，促成疾病症状与体征。本章节将着重介绍内分泌系统与精神分裂症之间的关系。

（二）内分泌激素在精神分裂症中的可能发病机制

1. 多巴胺假说

多巴胺假说是目前解释精神分裂症发病机制最主要的学说。多巴胺是一种中枢神经系统的兴奋性神经递质，与学习和强化有关。一些来自药理学方面的证据支持该假说：①苯丙胺可促进中枢突触部位多巴胺类物质的释放，长期使用大剂量苯丙胺，患者可以出现类似急性精神分裂症症状；②短期使用苯丙胺的精神分裂症患者，可引起精神病性症状恶化；③多种经典的改善精神分裂症症状的药物，如氯丙嗪等，其作用机制正是通过阻断多巴胺受体功能来发挥作用的。

在遗传因素、环境因素、应激等一系列精神分裂症高危因素的相互作用下，患者多巴胺递质系统发生继发性功能性紊乱、皮质下多巴胺系统脱抑制、多巴胺功能亢进，可引起阳性症状，前额叶多巴胺功能降低，引起阴性症状。

2. 谷氨酸假说

谷氨酸属于中枢神经系统的兴奋性神经递质，中枢神经系统如存在谷氨酸功能不足，可出现幻觉、妄想等精神症状。精神分裂症发病过程中多巴胺含量异常继发于谷氨酸能神经元调节功能紊乱基础之上；研究发现谷氨酸受体拮抗药，如氯胺酮，可使健康个体产生类似精神分裂症的症状，如幻觉、妄想等阳性症状，或者出现精神淡漠等阴性症状。非经典型抗精神病药的作用机制之一就是提高谷氨酸兴奋性递质功能。

近年来，神经影像学的发展为该假说提供了新证据，影像学研究发现精神分裂症患者边缘系统的谷氨酸能传递、基底神经节的谷氨酸指数、丘脑的谷氨酰胺水平、基底神经节和内侧颞叶的谷氨酸及谷氨酰胺水平显著升高。

在尸检的结果中也发现谷氨酸能神经传递的多种异常，如在内侧颞叶区域谷氨酸能标志物是降低的；而在额叶区域，某些突触后谷氨酸受体的密度有所增加。以上结果更加充分提示中枢神经系统谷氨酸功能不足可能是精神分裂症的病因之一。

多巴胺—谷氨酸系统失衡假说：临床上也存在多巴胺—谷氨酸系统失衡假说，即在某些特定神经元中，谷氨酸可以和多巴胺协同释放。当兴奋性谷氨酸传入缺乏或抑制性多巴胺功能增加时，丘脑信息过滤作用减少，可表现为阳性症状，反之出现阴性症状。

3. 5- 羟色胺假说

5-HT2A 受体与情感、行为控制有关，研究发现 5-HT2A 受体激动药可抑制多巴胺的合成和释放，而 5-HT2A 受体拮抗药能增加中脑皮质及中脑边缘系统多巴胺的释放。麦角酸二乙酰胺是 5-HT 受体激动药，它可以使患者出现幻觉等精神分裂症的阳性症状。非典型抗精神病药，如氯氮平、奥氮平，除了对中枢多巴胺受体有拮抗作用外，还对 5-HT2A 受体有很强的拮抗作用，从而改善精神分裂症的阳性及阴性症状。

4. γ- 氨基丁酸假说

GABA 是脑内的主要抑制性神经递质。尸检脑组织研究表明精神分裂症患者海马区 GABA 能神经递质系统异常，包括海马本体阿蒙角的 CA2 和 CA3 中间神经元密度降低、GABA 能摄取位点缺失、突触后 GABA 受体结合活性代偿性增高。同时研究证实精神分裂症患者大脑皮质 GABA 合成酶——谷氨酸脱羧酶（GAD）水平下降；在精神分裂症患者脑组织中，存在 GABA 能神经元（其中包含细小清蛋白）的密度及其突触末梢均减少；另外，GABA 抑制作用的降低可导致其他神经递质系统活动过度，如多巴胺系统、5-HT 系统，间接导致精神分裂症的发生。

5. 内分泌激素及内分泌干扰物（endocrine disrupting chemical，EDC）

内分泌干扰物是一种外源性干扰内分泌系统的化学物质，近年来，许多物质被认定为所谓的"内分泌干扰物"，长期暴露于这些物质会导致正常内分泌功能的紊乱，同时也和精神分裂症发生有关。如在胎儿期过多的摄取某些来源的内分泌干扰物，可能会影响大脑发育，导致出生后发生精神分裂症比例显著增加。

双酚 A（BPA）广泛用于食品塑料包装材料、牙科密封剂、化妆品等各类生活用品的生产，在胎儿血清和足月羊水等各种体液中都可以检测出 BPA，提示 BPA 能够通过胎盘。研究表明 BPA 是一种内分泌干扰物，BPA 导致的小脑病理学改变与精神分裂症患者的小脑病理学改变相似。精神分裂症动物模型脑组织和 BPA 暴露的脑组织均可出现突触生成异常、少突胶质细胞及星形胶质细胞的改变。因此内分泌干扰物可能揭示出以前未被怀疑的暴露或未被发现的代谢和（或）其他异常，这些异常会使患有精神分裂症的儿童或成人更容易受到内分泌干扰物的影响。

6. 雌激素

雌激素作为一种重要的女性性激素，不仅影响第一性征、第二性征的发育，同时对胎儿期脑的胺能网络发育完善起着重要作用。雌激素可以通过谷氨酸受体依赖机制调节海马树突棘密度，雌激素受体可能影响代谢性谷氨酸受体的信号转导，雌激素还能提高突触可塑性。动物研究发现雌激素可以调节小鼠海马和前额叶皮质中 GABA 能神经元的发育。

特纳综合征（Turner syndrome）是儿童常见的性腺畸形性疾病，临床特点为身材矮、生殖器与第二性征不发育和躯体的发育异常。由于性染色体结构异常或缺失，将导致特纳综合征患者雌激素相对或绝对缺乏。临床研究证明，特纳综合征患者发生精神分裂症的风险是正常人群的 3 倍。

流行病学研究报告显示与男性患者相比，女性精神分裂症患者首次发病年龄出现延迟；女性青春期提前与精神分裂症发病延迟有关。育龄期女性机体雌激素、孕激素周期性波动，会增强个体对外界刺激的反应，导致精神分裂症患者临床症状的变化。女性在雌激素低下时更容易出现精神病发作，包括产后、堕胎或停止雌激素治疗后及绝经后。因此雌激素是和精神分裂症密切相关的内分泌激素。

7. 下丘脑

研究发现精神分裂症患者可出现下丘脑萎缩，同时下丘脑肿瘤可以导致精神分裂症症状，提示下丘脑参与精神分裂症的发病机制。

多种下丘脑激素水平测定支持这一理论，例如：①在未用药物治疗的偏执型精神分裂症患者中虽然存在完整的皮质醇昼夜节律，但血浆松果体素的昼夜节律完全丧失；②外侧下丘脑的旁穹窿区的功能是分泌食欲素，也参与嗜睡发作，而精神分裂症患者脑脊液内食欲素水平显著升高；③研究发现精神分裂症患者视交叉上核功能缺陷，下丘脑终纹床核、腹中隔及乳头体内去甲肾上腺素水平升高，组胺能系统活性下降。这些临床证据都可能成为下丘脑参与精神分裂症发病机制的新思路，有待深入研究。

（三）精神分裂症对内分泌系统的影响

1. 高催乳素血症

催乳素（PRL）是一种多肽激素，主要由垂体前叶的催乳素细胞合成和分泌，其主要生理作用为诱导和维持泌乳、妊娠期乳房增大、抑制下丘脑促性腺激素释放激素、维持卵巢正常功能等。血清中催乳素异常升高被称为高催乳素血症，女性患者表现为月经紊乱、停经、泌乳、性欲减退等，男性患者表现为勃起和射精障碍。高催乳素血症是抗精神病药治疗的常见不良反应。

催乳素的分泌可被下丘脑弓状核中作用于脑垂体多巴胺 D_2 受体的多巴胺所抑制。典型抗精神病药的特征是通过对大脑皮质和纹状体区域的多巴胺受体的强拮抗作用，发挥抗精神病作用。但由于药物在脑内与多巴胺受体非特异性结合，在发挥治疗精神分裂症作用的同时，多巴胺水平

降低减少了对催乳素分泌的抑制，患者可出现持续的高催乳素血症。其他非典型抗精神病药与多巴胺 D_2 受体的分离速度更快，其催乳素的增加程度往往不如典型抗精神病药。

2. 雌激素异常

多项临床研究显示精神分裂症患者存在性激素水平异常。首先，抗精神病药引起的高催乳素血症可抑制下丘脑—垂体—性腺轴，并可导致患者性功能障碍和女性月经周期异常。促性腺激素释放激素（GnRH）是生殖轴上的"主激素"，它以脉冲方式分泌促进垂体正常分泌黄体生成素（LH）和卵泡刺激素（FSH）。高催乳素血症可以抑制 GnRH 的脉冲分泌、降低垂体对 GnRH 的敏感性，从而导致性腺功能减退和不孕不育。

但无论抗精神药引起的高催乳素血症严重程度如何，均可导致雌激素水平显著降低，提示高催乳素水平不能完全解释在精神分裂症患者中存在的性腺功能减退。研究证明，患者使用抗精神病药前的低雌激素水平与治疗后出现闭经的比例显著相关，因此应用药物治疗之前，患者可能已经存在生殖轴功能紊乱，而抗精神病药可能会加剧性腺功能障碍。需要进一步研究明确的是，雌激素缺乏是通过影响神经系统发育而增加女性精神分裂症的患病风险，还是精神分裂症发生的结果。

3. 代谢综合征

代谢综合征是一组复杂的代谢紊乱症候群，包括腹型肥胖、高血糖、高血压、高脂血症等。国内外的多项研究显示精神分裂症患者发生腹部肥胖、高血压、高三酰甘油血症和代谢综合征的风险明显更高。Meta 分析显示精神分裂症患者胰岛素抵抗水平显著高于匹配对照组，糖耐量受损较对照组更严重。

诱发精神分裂症患者出现代谢综合征首先与不健康的生活方式有关，如吸烟、过量饮酒、睡眠欠佳、缺乏运动和不健康的饮食结构。其次，精神分裂症患者大脑中异常的多巴胺水平会影响

摄食和体重，同时也影响机体胰腺 β 细胞功能。抗精神病药物具有多巴胺 D$_2$ 受体拮抗作用，长期使用同样将会导致肥胖及胰岛素功能异常。同时抗精神病药对食欲刺激素和瘦素释放、自主神经系统的功能、炎症因子，以及其他多种代谢综合征相关信号通路均具有显著影响，因此这些患者在治疗过程中不可避免的出现代谢综合征。

精神分裂症内分泌系统紊乱包括下丘脑—垂体—肾上腺（HPA）轴和炎症反应等均可增加代谢综合征发病率。HPA 轴功能紊乱可导致高糖皮质激素血症，从而导致高脂血症、胰岛素敏感性降低、血糖代谢紊乱。近年来研究还发现与肥胖有关的基因同时参与了代谢综合征和精神分裂症的发病机制，如精神分裂症患者中 α- 酮戊二酸加双氧酶（FTO）、mRNA 脱甲基酶、亚甲基四氢叶酸还原酶（MTHFR）、甲基循环限速酶、瘦素等肥胖相关基因也发生改变，进一步支持代谢综合征和精神疾病有共同的发病机制的假设。

4. 骨质疏松症

骨质疏松是以单位体积内骨量减少为特点的代谢性骨病变，患者会出现腰腿疼痛、骨脆性增高及骨折风险增加，严重影响生活质量。长期接受抗精神病药治疗的患者出现骨质疏松症的比例显著增加，其原因一方面与生活方式有关，包括吸烟、缺乏锻炼和营养不良等骨质疏松症的危险因素。同时，抗精神病药所导致的高催乳素血症

可通过负反馈调节抑制下丘脑分泌促性腺激素释放激素（GnRH），低 GnRH 导致垂体分泌促黄体生成素（LH）和促卵泡激素（FSH）减少，降低雌二醇、孕酮和睾酮水平，低性腺激素水平将导致骨转换加速，出现骨质疏松。雌激素水平降低后可以抑制 1, 25-（OH）$_2$ 维生素 D$_3$ 的合成，减少肠道对钙的吸收，促进骨质疏松的发生。

5. 甲状腺功能异常

甲状腺激素与精神分裂症之间具有密切相关性。甲状腺是人体内最大的内分泌腺，它与大脑的功能活动、发育等都有密切的关系。甲状腺疾病本身可出现精神分裂症样表现，如甲状腺功能亢进症患者可出现惊恐、焦虑、躁狂、精神错乱等精神分裂症的阳性症状，而甲状腺功能减退症患者会出现情绪障碍、抑郁、功能减退。精神分裂症患者存在脑代谢障碍，脑部血流量减少，血管阻力变大，葡萄糖耗量和氧耗量减少，脑内 5-HA、多巴胺等神经递质异常均可导致促甲状腺激素的调节异常，抑制促甲状腺激素分泌。抗精神病药治疗时，应用多巴胺受体拮抗药时会拮抗 5-HA 和多巴胺，抑制甲状腺轴系及性腺轴系导致甲状腺功能异常。多种抗精神病药同时还可以影响甲状腺激素合成及转化过程中多种酶的活性，进而影响血液中甲状腺激素水平。

（庄向华）

参 考 文 献

[1] Wang W, Jiang B, Sun H, et al. Prevalence, incidence, and mortality of stroke in China: results from a nationwide population–based survey of 480 687 adults[J]. Circulation, 2017, 135 (8): 759–771.

[2] Zhang FL, Guo ZN, Wu YH, et al. Prevalence of stroke and associated risk factors: a population based cross sectional study from northeast China[J]. BMJ Open, 2017,7(9): e15758.

[3] Talhada D, Santos C, Goncalves I, et al. Thyroid hormones in the brain and their impact in recovery mechanisms after stroke[J]. Front Neurol, 2019,10: 1103.

[4] Bluher M. Obesity: global epidemiology and pathogenesis[J]. Nat Rev Endocrinol, 2019,15(5): 288–298.

[5] Geserick M, Vogel M, Gausche R, et al. Acceleration of BMI in early childhood and risk of sustained obesity[J]. N Engl J Med, 2018,379(14): 1303–1312.

[6] Afshin A, Forouzanfar MH, Reitsma MB, et al. Health

effects of overweight and obesity in 195 countries over 25 years[J]. N Engl J Med, 2017,377(1): 13–27.

[7] van Hulsteijn LT, Pasquali R, Casanueva F, et al. Prevalence of endocrine disorders in obese patients: systematic review and meta–analysis[J]. Eur J Endocrinol, 2020,182(1): 11–21.

[8] Iacobone M, Citton M, Scarpa M, et al. Systematic review of surgical treatment of subclinical Cushing's syndrome[J]. Br J Surg, 2015,102(4): 318–330.

[9] Oelkers W. Diagnosis and differential diagnosis of Cushing's syndrome[J]. N Engl J Med, 2017,377(2): e3.

[10] Grani G, Lamartina L, Montesano T, et al. Lack of association between obesity and aggressiveness of differentiated thyroid cancer[J]. J Endocrinol Invest, 2019,42(1): 85–90.

[11] Muller TD, Clemmensen C, Finan B, et al. Anti–obesity therapy: from rainbow pills to polyagonists[J]. Pharmacol Rev, 2018, 70(4): 712–746.

[12] Dhindsa S, Ghanim H, Batra M, et al. Hypogonadotropic hypogonadism in men with diabesity[J]. Diabetes Care, 2018, 41 (7): 1516–1525.

[13] Rastrelli G, O'Neill TW, Ahern T, et al. Symptomatic androgen deficiency develops only when both total and free testosterone decline in obese men who may have incident biochemical secondary hypogonadism: Prospective results from the EMAS[J]. Clin Endocrinol (Oxf), 2018,89(4): 459–469.

[14] 中国痴呆与认知障碍写作组 . 2018 中国痴呆与认知障碍诊治指南（一）：痴呆及其分类诊断标准 [J]. 中华医学杂志 , 2018, 98(13):965–970.

第3章

内分泌系统对神经系统的影响

一、神经内分泌系统的结构基础

神经系统与内分泌系统结构和功能的联系，主要体现在下丘脑和垂体的相互作用上。其中，下丘脑作为最主要的内分泌调节中枢，接收来自上级神经中枢的神经冲动，继而分泌神经激素，作用于垂体，直接控制着垂体绝大多数的分泌功能；这种下丘脑神经元分泌的控制垂体的激素被称为"促垂体激素"。而垂体是体内具有很多十分重要功能的内分泌腺，其分泌的多种激素作用于外周的各腺体，控制这些腺体的分泌；垂体分泌的这类激素被称为"促激素"。下丘脑—垂体系统的诸多功能遍及其他各大系统，几乎调控着机体所有的代谢活动。

（一）下丘脑的结构

下丘脑中存在两个大细胞核团：视上核和室旁核。构成它们的一些大细胞，既能作为神经元接收大脑或其他部位的中枢神经传来的神经冲动，将之转变为激素的分泌信息，又能根据此信息分泌活性物质，因此，这类细胞也被称为神经分泌细胞，这类活性物质则被称为神经激素。这些神经分泌细胞可分为两类：神经分泌大细胞和神经分泌小细胞。

其中，下丘脑视上核和室旁核的神经内分泌大细胞所分泌的肽类神经激素（催产素和抗利尿激素）可通过轴浆流动的方式，经轴突直接到达神经垂体，并贮存于此。而下丘脑促垂体区的神经分泌小细胞的轴突投射到正中隆起，轴突的终末在正中隆起与垂体门脉血液相接触。于是，它们分泌的多种促垂体激素（释放激素和释放抑制激素）经垂体门脉到达腺垂体，以调控腺垂体分泌各种促激素。神经分泌小细胞分泌的促垂体激素主要包括促肾上腺皮质释放激素（CRT）、促甲状腺激素释放激素（TRH）、生长激素释放激素（GHRH）、生长抑素（SS）、促性腺激素释放激素（GnRH）、催乳素释放抑制激素（DA）等。在这些激素的作用下，腺垂体可以分泌7种作用于外周腺体，对机体功能、活动具有诸多重要意义的激素，包括生长激素（GH）、催乳素（PRL）、促甲状腺激素（TSH）、促肾上腺皮质激素（ACTH）、卵泡刺激素（FSH）、黄体生成素（LH）和促黑素（MSH）。

（二）垂体的结构

垂体由神经垂体（垂体后叶）和腺垂体（垂体前叶）两部分组成。其中，神经垂体为神经组织，实际上是下丘脑的向下延伸，它的激素全部来自于下丘脑的神经分泌大细胞。腺垂体则主要由腺细胞构成，分泌7种（如上述）作用于外周靶腺的促激素。这些激素的功能重要而繁多，涉及机体的生长发育、行为、生殖、营养吸收代谢等，这些促激素的分泌受下丘脑神经分泌小细胞所分泌的促垂体激素控制影响。

二、神经系统与内分泌系统的相互作用

（一）神经系统对内分泌系统的调节控制作用

下丘脑分泌促垂体激素作用于腺垂体，导致腺垂体分泌促激素，作用于靶腺的分泌细胞，使之分泌激素。这个三级水平的系统被称为下丘脑—腺垂体—靶细胞调节系统；它集中体现了神经系统对内分泌系统的调控，并以下丘脑为神经冲动接受者，受到更高级中枢，如海马、大脑皮质等部位的调节。

首先，当来自更高一级中枢的传出神经冲动达到下丘脑时，下丘脑视上核和室旁核的神经元分泌促垂体激素，此为一级激素；促垂体激素经垂体门脉达到腺垂体，刺激或抑制腺垂体分泌多种促激素，即二级激素；促激素经血液循环传至全身，作用于外周靶腺，使这些靶腺的内分泌细胞释放外周激素，即为三级激素。通常情况中，较高位内分泌细胞分泌的激素对下位内分泌细胞的活动有促进作用；而下位内分泌细胞分泌的激素对高位内分泌细胞活动又表现为反馈调节作用，其中多是抑制效应。这就形成了一个闭合调节环路，使得血液中各激素水平得以维持相对稳定。

下丘脑－腺垂体－靶腺调节系统主要包括3个轴：下丘脑－腺垂体－肾上腺轴，下丘脑－腺垂体－甲状腺轴及下丘脑－腺垂体－性腺轴。分泌腺体与激素见表3-1。

以下丘脑－腺垂体－甲状腺为例介绍，详细过程如下：下丘脑释放促垂体激素，即促甲状腺激素释放激素（TRH），在此激素作用下，腺垂体释放促激素，即促甲状腺激素（TSH），此激素作用于甲状腺，使甲状腺分泌甲状腺激素（T_3、T_4）。三种激素共同参与机体的各种反应，调节三大营养物质的代谢，促进生长发育。

（二）内分泌系统对神经系统的影响

内分泌系统通过自身分泌的激素影响神经系统的功能活动，从而使神经系统更加精确、有效地发挥功能，这表现为，许多激素在脑和外周神经中都存在，它们并不参与靶组织和靶细胞的内分泌调节，而是呈现出明显的神经效应，表现出更广泛的生理效应。许多激素在脑内有相应的受体，这些受体对神经系统的影响更大。举例来说，据研究促甲状腺激素释放激素（TRH）在脑内广泛存在；促肾上腺皮质释放激素（CRT）在大脑及边缘都有受体分布。接下来，我们通过以糖皮质激素、甲状腺激素与雌激素为例，探讨内分泌系统对神经系统的影响。

1.糖皮质激素对神经系统的影响

糖皮质激素在中枢神经系统的功能和稳态中发挥重要作用。库欣综合征患者糖皮质激素长期超过生理水平会出现脑解剖结构改变，而且精神疾病、认知损害、心境改变和睡眠障碍的患病率增加。

糖皮质激素可以穿透脑并与两种胞内受体结合：一种是糖皮质激素受体，表达于脑神经元和

表 3-1　下丘脑－腺垂体－靶腺调节系统

	一级激素	二级激素	外周腺体	三级激素
下丘脑－腺垂体－肾上腺轴	促肾上腺皮质释放激素（CRH）	促肾上腺皮质激素（ACTH）	肾上腺皮质	皮质醇
下丘脑－腺垂体－甲状腺轴	促甲状腺激素释放激素（TRH）	促甲状腺激素（TSH）	甲状腺	甲状腺激素（T_3、T_4）
下丘脑－腺垂体－性腺轴	促性腺激素释放激素（GnRH）	卵泡刺激素（FSH）、黄体生成素（LH）	性腺	性激素

胶质细胞内，另一种是盐皮质激素受体，主要表达于脑边缘区，如海马。盐皮质激素受体结合皮质醇的亲和力是糖皮质激素受体的 10 倍。

基础低水平的皮质醇主要与高亲和力的盐皮质激素受体结合，而糖皮质激素浓度升高时，例如在昼夜周期的活动期、应激，以及库欣综合征时，糖皮质激素受体也会激活。

糖皮质激素的代谢发生在细胞内，由 11β-羟类固醇脱氢酶（11-beta-hydroxysteroid dehydrogenase，11β-HSD）所介导。11β-HSD 有两种亚型：1 型可以升高细胞内的皮质醇浓度，2 型则通过将皮质醇转化为无活性的可的松分子而灭活糖皮质激素。在海马细胞内只表达 1 型 11β-HSD，使转化为皮质醇。由于 2 型 11β-HSD 在海马及其他边缘结构中不表达，所以在这些脑区域，盐皮质激素受体可以被糖皮质激素激活。

(1) 对认知和记忆的影响：海马是处理和储存记忆的关键区域，糖皮质激素通过对海马的效应来影响认知功能。正常至中度升高的糖皮质激素水平可促进学习和记忆过程，但长时间暴露于高浓度皮质醇可引起持久性注意缺陷、视觉空间信息处理缺陷、记忆缺陷、条件反应缺陷、推理能力缺陷和言语不流畅。

一项研究纳入了 15 例内源性库欣综合征女性患者，除了确认语言学习能力受损和延时回忆障碍外，研究还发现了其他缺陷，包括学习速度慢、短期记忆容量下降、记忆污染，以及对自己测试表现的评价不准确，这些都提示糖皮质激素对记忆损害的海马外效应。皮质醇增多症得到治疗并恢复后，仍可能持续存在轻微的认知和记忆障碍。

一项研究纳入 30 例视神经炎或多发性硬化患者，连续 5 日静脉使用甲泼尼龙 500mg/d 的短期暴露也对长期记忆产生了快速可逆影响，但对短期记忆、注意力或觉醒度没有影响。

(2) 对心境的影响：糖皮质激素诱发心境和认知功能改变的证据主要来源于临床观察。若采用正式的精神检查，根据精神障碍诊断与统计手册的标准，约一半的自发性或医源性库欣综合征患者存在精神障碍，最常见的是抑郁。患者可能出现不同程度的躁狂行为，甚至明显的精神病。许多患者存在更轻微的心境障碍，特别是情绪不稳和易激惹。即使皮质醇增多症得到治疗并缓解，心境障碍症状仍可能持续存在。

肾上腺功能减退的患者也可能存在精神障碍，主要是抑郁、情感淡漠和嗜睡。至于什么机制介导了糖皮质激素对行为的这些影响，目前还不清楚。

心境障碍者，特别是急性重性抑郁障碍患者，存在下丘脑 - 垂体 - 肾上腺活动亢进（假性库欣综合征）的证据。一些研究人员报道用肾上腺类固醇生成酶抑制药或糖皮质激素拮抗药成功治疗了抑郁的案例。至少在一定程度上，可以将重性抑郁障碍视为机体对应激的反应失调。

(3) 对睡眠的影响：库欣综合征患者、接受大剂量糖皮质激素的正常受试者或用 ACTH 刺激内源性皮质醇分泌的正常受试者，快动眼睡眠时间均缩短。

(4) 对脑容积的影响：一些研究评估了糖皮质激素过量对人脑结构的影响。尸检研究显示，库欣综合征患者的脑重量减轻、脑容积缩小且脑室扩大。例如，一项研究对 31 例库欣病患者进行了气脑造影，发现 90% 的患者存在大脑半球皮质萎缩。几项研究采用现代脑成像检查发现，很大一部分患者的海马体积减小。其中一项研究显示，皮质醇水平升高、海马结构缩小与记忆障碍之间存在关联。

外源性糖皮质激素与内源性糖皮质激素对脑容量的影响相似。一项研究纳入了 40 岁以下诊断为脑萎缩的患者，约 10% 的患者长期接受糖皮质激素治疗。另一项研究表明，与年龄及性别相匹配的正常受试者相比，在系统性红斑狼疮或非狼疮患者组中，药理剂量的糖皮质激素均与脑萎缩相关。

2. 甲状腺激素对神经系统的影响

神经细胞的突起、突触及髓鞘形成均与甲状腺激素有关，后者的作用又受到下丘脑－垂体的调节和影响。下丘脑－垂体－甲状腺轴功能紊乱与脑的正常发育和多种神经系统疾患有密切联系。

(1) 甲状腺激素及其受体：甲状腺球蛋白上的酪氨酸残基碘化后形成甲状腺激素，它包括四碘甲腺原氨酸（T_4）和 3, 5′, 3′－三碘甲腺原氨酸（T_3），贮存于状腺裹泡内。脑内的 T_3 80% 来自 T_4 脱碘而成。T_3 与核染色质受体（T_3R）结合成受体复合物并使后者活化，进而调节特定基因 mRNA 表达。其靶细胞包括神经元、少突（和星形）胶质细胞。胎儿的脑发育与母体 T_4 血浆水平关系密切，但脑内 T_4 浓度低，且与 T_3R 亲和力弱。目前认为，脑的发育依赖于 T_3 的作用。

两个 T_3R 亚型（$T_3R\alpha$ 和 $T_3R\beta$）的基因分别位于第 17 和第 3 号染色体。在胚龄为 15～16 天的鼠胚大脑半球已有 $T_3R\alpha$ 和 $T_3R\beta$ 基因表达，且 T_3R 的 mRNA 表达先于甲状腺的发生。$T_3R\alpha_2$ 是 T_3R 的主要结合形式，$T_3R\beta_1$ 则是出生之后 T_3 的主要核内受体。每种 T_3R 在脑发育的不同阶段各具其功能特异性。不同受体亚型在脑内的定位也不同，应用特异抗体发现 $T_3R\beta_1$ 定位于浦肯野（Purkinje）细胞，而 $T_3R\alpha_1$ 则分布于皮质内粒层（IGL）、分子层等。有研究显示 $T_3R\alpha$ 和 $T_3R\beta$ 与脑发育过程中的颞叶功能明显相关。$T_3R\alpha_1$ mRNA 编码生前的功能性 T_3R，因而是影响脑发育的先决性 mRNA。$T_3R\alpha_1$ 对神经细胞分化的最初阶段具有特殊作用。甲状腺激素被认为是由 $T_3R\alpha_1$ 中介的推动神经细胞有丝分裂进程的计时钟。$T_3R\beta_1$ 则可能影响 T_3 对神经元分化作用的最后阶段，包括新生儿时期神经元的充分生长、突触发展、递质。在神经元有丝分裂停止时 $T_3R\beta_1$ 占优势。有研究显示，T_3R 的不活跃形式 $T_3R\alpha_2$ 可阻断 $T_3R\alpha_1$ 和 $T_3R\beta_1$ 所中介的 T_3 作用。这有助于认识成年脑 $T_3R\alpha_2$ 的高水平和组织对 T_3 呈现的自然不反应性。

(2) 脑发育：虽然在妊娠中期的胎儿甲状腺几近完全分化，妊娠 40 周时胎儿血甲状腺激素水平已达成体水平，但分娩时甲状腺激素仍有 10% 来自母体。胚初 12 周的脑发育只依赖母体甲状腺激素的作用，甲状腺激素对脑的最显著作用发生在神经元和胶质细胞的分化阶段，其影响促进轴突外伸的微管相关蛋白（MAP）的编码 mRNA，影响脑形态发生的次序协调性，如神经元的形态和大小、神经元的移行、神经突起的分支、轴突的延伸、髓鞘和突触的形成、神经递质合成酶的合成及活性、递质受体的代谢及特殊神经元的分化。T_3 调节小脑浦肯野细胞的 *Pcp-2* 基因表达，这种作用仅在婴儿出生后 2 周内发生。实验中甲状腺激素使小鼠脑组织内神经生长因子和乙酰胆碱酯酶活性增强，并具有区域和发育阶段特异性。甲状腺激素也参与少突胶质细胞的分化，间接或部分直接地减少髓鞘形成，对髓鞘蛋白如脂蛋白、碱性蛋白有作用。

先天性甲状腺功能减退症患儿常在出生后 2 个月才渐显症状，表现为头小肢短、腹膨便秘、语言障碍、智能低下及运动障碍，甚至痉挛全瘫。由于胚胎在妊娠初 12 周只靠母体来源的甲状腺激素，必须在妊娠早期补碘或甲状腺激素才能彻底预防和纠正脑发育障碍。初生儿甲状腺功能减退症如无替代治疗会引起正常脑活动的不可逆损害，对产妇及婴幼儿保证其充分的碘摄入十分必要。但是，对婴幼儿甲状腺功能减退症的治疗应严格控制甲状腺激素水平，血浆浓度过高或过低均可致神经元形态、生理、生化和行为缺损。成年人碘缺乏并不影响智力，但可引起情绪和行为抑制，以及胫前水肿和出汗异常。

(3) 神经－肌肉疾病：甲状腺功能亢进或减低时常有肌肉无力、肌肉疼痛及肌强直等。TSH、T_3、T_4 与神经－肌肉功能关系密切。神经的髓磷脂蛋白由蛋白脂蛋白（PLP）基因所编码，甲状腺激素及视黄醛（retinoic acid，RA）能使 PLP

基因 mRNA 在 C_6 胶质细胞的表达增高，此作用可被放线酮（cycloheximide）所阻断。$T_3R\beta$ 在存在一定数量的 $C-erbA/T_3R\alpha_1$ 的条件下发挥作用。这提示甲状腺激素可能对神经髓鞘磷脂蛋白代谢过程有影响，并进而影响神经 – 肌肉功能。而各种原因所致的髓磷脂基本蛋白代谢异常是轴突变性的主要病理基础。临床上各种神经 – 肌肉疾病与甲状腺激素之间的关系尚有待进一步研究。

（4）抑郁症：TSH 对 TRH 反应迟钝而催乳素（PRL）对 TRH 反应不变作为抑郁症的神经内分泌学特点已被认识。Maeda 等选择甲状腺功能正常的神经系统疾病 16 例，应用 TRH 1mg/d，共 10 日。尽管治疗未影响血浆 T_4 及 PRL 水平，但 TSH 基线水平受抑，其中 4 例患者在 TRH 长程治疗之后呈现 TSH 对 TRH 反应迟钝、PRL 对 TRH 反应正常。提示某些神经疾病与抑郁症有类似的病理生理机制参与，即下丘脑—垂体—甲状腺轴的功能异常。另外，甲状腺功能异常者常有情绪兴奋或抑郁，甲状腺激素对情绪等高级神经功能的作用机制有待进一步研究。

（5）家族性多发性淀粉样神经病（FAPN）：甲状腺激素转运蛋白（TTR）变异可致 FAPN。应用 DNA 限制性长度片段多态性分析已证实 Asn90、Met119、Met30 等几种 TTR 变异体杂合子与 FAPN 有关。TTR Met119 健康携带者的血浆 T_4 水平可以正常，在 1 例甲状腺功能正常的一过性甲状腺毒血症患者测 TTR Met119 变异，即甲状腺激素结合部位的蛋氨酸（Met）被苏氨酸（Thrll9）所替代。以上甲状腺激素代谢过程中的异常与碘缺乏与否无直接关系。

（6）脊髓—小脑通路变性（SCD）：TRH 对脊髓前角 α 运动神经元有营养作用。日本 SCD 治疗协会对国内 39 所医院 290 例 SCD 患者进行双盲治疗，用 TRH 肌内注射或静脉注射能使肌肉运动和共济明显改善。

（7）意识障碍：TRH 有促进 L- 多巴活性，改善行为和运动功能，抗睡眠及抗低温作用，并能促进脑损害的意识恢复。这些作用是 TRH 在 CNS 发挥递质和调质作用抑或甲状腺激素对 CNS 的综合作用所致尚不明确。

3.雌激素对神经系统的影响

雌激素是一种 G18 类固醇激素，包括雌二醇（E_2）及雌三醇（E_3）、雌酮。其中雌二醇的生物活性最强，雌酮活性为雌二醇的 10%，雌三醇活性最弱，仅为雌二醇的 1%。雌激素发挥作用需通过与其受体结合后，再通过信息转导，产生生物效应。雌激素受体为细胞内受体，有 α、β 两种亚型，广泛分布于生殖系统、心肌、血管内皮细胞、血管平滑肌细胞和中枢神经系统的神经元细胞，下丘脑内侧核细胞等。

脑内雌激素的来源主要有两条途径。一是来自外周循环中，血液中的雌激素能较容易地透过血脑屏障堆积在神经组织中；另一途径是局部合成，由中枢神经系统（CNS）和外周神经系统（PNS）的神经元和胶质细胞合成。局部合成的方法有两种：一是直接利用外周循环中的胆固醇，在神经元线粒体的细胞色素系列酶 P_{450} 的作用下催化生成的；还有一种就是利用雄激素在芳香酶的作用下，转化为雌激素。

（1）雌激素对神经系统发育的影响：在中枢神经系统内的下丘脑和边缘系统存在雌激素受体（ER）高水平表达的脑区，雌激素对这些脑区的发育有非常重要的作用。实验证明，在小鼠大脑皮质中，雌激素受体 β（ERβ）有高水平的表达。ERβ 基因被敲除后，其大脑出现严重的形态异常。经验证，对不同生长阶段的小鼠实行 ERβ 基因敲除的小鼠，在不同生长阶段，均出现了大脑皮质神经元的数量、体积等方面的改变或缺失。由此说明，ERβ 对于皮质神经元存活是必要的，可能是胚胎期大脑发育的一个必要条件。此外，雌激素可通过与下丘脑特异性的雌激素受体结合，对下丘脑神经元、神经胶质细胞形态、功能产生影响，影响多种神经肽的合成及释放。

（2）雌激素对神经系统的保护作用：神经营

养因子可促进神经细胞生长和分化、维持神经细胞存活和正常功能的作用。它们对中枢和周围神经组织具有保护作用。有证据显示，雌激素能起到神经生长因子（NGF）辅因子的作用，促进神经营养因子的表达，改善细胞修复功能，以此作为雌激素神经发挥保护功能的分子基础。研究发现雌激素能通过促进载脂蛋白 E（ApoE）合成来促进神经元轴突生长。ApoE 可以增加胆固醇和磷脂成分的转运。大量研究表明：谷氨酸在脑缺血的神经功能损害中起着关键作用，持续作用于其受体，引起对受体的过度刺激，最终导致神经损伤，此过程称作谷氨酸的神经兴奋性毒性。雌激素能降低脑缺血时谷氨酸的含量而保护脑组织。另外，雌激素可以直接作用于血管平滑肌和内皮细胞使血管扩张，增加脑血流量。雌激素还可通过刺激血管内皮细胞释放可抑制血小板凝集的前列环素（PGI_2），从而抑制了微小血栓的形成，改善脑微循环。雌激素能通过增加心排血量和动脉血流量，包括颈内动脉和大脑内血流量也均增加，从而增加大脑皮质的血液供应，保护神经元和神经胶质免于缺血。

（3）雌激素对神经系统疾病的治疗作用：阿尔茨海默病（AD）是一种慢性大脑神经退行性变性疾病，常可见弥漫性大脑皮质萎缩，主要表现为进行性记忆力障碍、下降、痴呆、语言、情感、认知、行为等方面改变。既往研究发现，AD的发病与雌激素有关，绝经后妇女 AD 的发生较同龄男性高 2～3 倍。据北京协和医院对 5000 多名老年人的调查发现，75 岁以上老年妇女 AD 的发病率呈几何级增长，雌激素水平与老年妇女的认知能力有关，AD 妇女血浆中雌激素水平较同龄健康女性低，脑内 ER 分布与 AD 患者脑内发生病理改变的部位一致。已有报道，通过雌激素替代疗法（ERT），不仅对 AD 的治疗有效，而且能预防 AD 的发病和推迟发病年龄。绝经后 AD 患者应用雌激素，1 周后认知功能即有改善，并且记忆的改善与雌激素水平有关，停止用雌激素后作用消失。在绝经后服用雌激素者 AD 的发病较未服用组妇女要明显地推迟，而发病的相对风险也显著下降；服用雌激素超过 1 年的女性，患病风险大大降低；绝经后长期接受雌激素治疗不仅可以降低 AD 的发病风险，而且可以推迟 AD 的发病时间。

脑血管病（CVD）是目前导致人类死亡的三大主要疾病之一，并且存活者中 50%～70% 患者遗留有严重的残疾。临床调查表明：绝经前妇女脑卒中的发病率远低于相应年龄段的男性，其严重程度也较轻，而绝经后发病率明显增高，从而提示体内高雌激素水平可能与卒中有密切的关系。

脑出血（ICH）是一种常见脑血管疾病，占全部脑卒中人数的 10%～15%。研究发现，给予 17β- 雌二醇（E_2）的实验动物组血肿的吸收、脑组织的水肿和神经功能恢复的时间明显优于其他组别，而且在实验中雄性组应用雌二醇后上述情况也明显好转。由此可推断雌激素对颅内血肿具有一定的潜在的治疗作用。有研究显示，在实验性大脑中动脉闭塞（MCAO）动物模型中，雌性大鼠脑梗死体积与同龄雄性大鼠相比明显缩小，同时去卵巢雌性大鼠的脑梗死体积又与同龄雄性大鼠脑梗死体积相似，而用雌激素处理后可使去卵巢雌性大鼠脑梗死体积明显缩小，提示雌激素在实验性脑缺血损伤中发挥着重要作用。

另外，雌激素可以调节很多神经递质系统，包括多巴胺（DA）、5- 羟色胺（5-HT）、去甲肾上腺素（NE）、乙酰胆碱（ACh）、谷氨酸系统。主要可能是通过 5-HT 系统影响心境，造成女性比男性易患抑郁症，现已证明女性在经前期、妊娠期、产后和围绝经期等雌激素剧烈减少的时期更易患抑郁症。经研究发现，雌激素能选择性刺激神经递质，起到抗抑郁作用。

综上所述，内分泌系统通过自身分泌的激素对神经系统有着广泛的作用，从而使神经系统更加精确、有效地发挥功能。随着内分泌系统中的各种激素的分子生物学作用和药理作用的深入研究，在其对包括神经系统在内的各系统的应用和研究将更加广泛。

（余学锋　陈　茜）

参 考 文 献

[1] Andela CD, van Haalen FM, Ragnarsson O, et al. Mechanisms in endocrinology: Cushing's syndrome causes irreversible effects on the human brain: a systematic review of structural and functional magnetic resonance imaging studies[J]. Eur J Endocrinol, 2015, 173 (1): R1-R14.

[2] de Kloet ER, Otte C, Kumsta R, et al. Stress and depression: a crucial role of the mineralocorticoid receptor[J]. J Neuroendocrinol, 2016,28(8):https://doi.org/10.1111/jne.12379.

[3] Berardelli R, Karamouzis I, D'Angelo V, et al. Role of mineralocorticoid receptors on the hypothalamuspituitaryadrenal axis in humans[J]. Endocrine, 2013, 43 (1): 51-58.

[4] Gomez-Sanchez EP. Brain mineralocorticoid receptors in cognition and cardiovascular homeostasis[J]. Steroids, 2014,91: 20-31.

[5] Wolf OT, Atsak P, de Quervain DJ, et al. Stress and memory: a selective review on recent developments in the understanding of stress hormone effects on memory and their clinical relevance[J]. J Neuroendocrinol, 2016, 28(8):doi: 10.1111/jne.12353.

[6] Pivonello R, Simeoli C, De Martino MC, et al. Neuropsychiatric disorders in Cushing's syndrome[J]. Front Neurosci, 2015,9: 129.

[7] Bauduin S, van der Wee N, van der Werff S. Structural brain abnormalities in Cushing's syndrome[J]. Curr Opin Endocrinol Diabetes Obes, 2018,25(4): 285-289.

[8] Burkhardt T, Ludecke D, Spies L, et al. Hippocampal and cerebellar atrophy in patients with Cushing's disease[J]. Neurosurg Focus, 2015,39(5): E5.

[9] Gibson DA, Saunders PT. Estrogen dependent signaling in reprod-uctive tissues - a role for estrogen receptors and estrogen related receptors [J]. Mol Cell Endocrinol, 2012,348(2): 361-372.

[10] Kumar R, Zakharov MN, Khan SH, et al. The dynamic structure of the estrogen receptor[J]. J Amino Acids, 2011,2011: doi:10 4061/2011/812540.

[11] Gillies GE, Mcarthur S. Estrogen actions in the brain and the basis for differential action in men and women: a case for sex-specific medicines[J]. Pharmacol Rev, 2010,62(2):155-198.

[12] Vargas KG, Milic J, Zaciragic A, et al. The functions of estrogen receptor beta in the female brain: a systematic review[J]. Maturitas, 2016,93: 41-57.

[13] Pike CJ. Sex and the development of Alzheimer's disease[J]. J Neurosci Res, 2017,95(1-2):671-680.

[14] Slowik A, Lammerding L, Hoffmann S, et al. Brain inflamm-asomes in stroke and depressive disorders: regulation by oestrogen [J]. J Neuroendocrinol, 2018,30(2):doi: 10.1111/jne.12482.

[15] Schmidt PJ, Ben DR, Martinez PE, et al. Effects of estradiol withdrawal on mood in women with past perimenopausal depression: a randomized clinical trial[J]. JAMA Psychiatry, 2015,72(7): 714-726.

第4章

内分泌疾病对神经、精神系统的影响

一、糖尿病与认知功能障碍

（一）糖尿病合并认知功能障碍临床概述

随着生活水平和医疗技术的提高，糖尿病患者的预期生存寿命显著延长，糖尿病一些不常见的并发症/伴发症逐渐显现出来。糖尿病晚期患者出现不同程度的认知功能障碍，痴呆的发病率较同年龄对照组明显增高。认知功能障碍属于正在被认识的糖尿病并发症。

早在1965年，Nielsen对16例合并认知功能减退的糖尿病患者进行尸检，发现其脑组织出现严重的灰质、白质和神经元弥漫性退行性变，首次提出了"糖尿病脑病"的概念。随后的众多流行病学研究均发现糖尿病与痴呆，尤其是阿尔茨海默病（AD）和血管性痴呆（VaD），存在某些内在联系，如两者的发病均与年龄增长相关，发病高峰年龄类似，均存在一定的遗传倾向等，且糖尿病患者脑部并发症风险较高，包括短暂性脑缺血发作（transient ischemic attack，TIA）、脑卒中及认知功能损害等。爱丁堡2型糖尿病研究（edinburgh type 2 diabetes study，ET2DS）发现糖尿病与认知功能损害、老化相关的认知衰退和痴呆的风险增加有关。鹿特丹研究（Rotterdam Study）发现2型糖尿病者发生痴呆的风险大约是正常人的2倍，其相对危险度（relative risk，RR）为1.9（95% CI 1.3～2.8），而且，应用胰岛素治疗者风险更高，其RR值为 4.3（95% CI 1.7～10.5）。国内大样本Meta分析同样证实，2型糖尿病认知功能异常的发病风险明显高于正常人，其发生AD、VaD、MCI等风险分别是非糖尿病者的1.46（95% CI 1.20～1.77）、2.5（95% CI 2.1～3.0）、1.21（95% CI 1.02～1.45）倍。故糖尿病成为公认的导致痴呆发生的危险因素。

（二）临床分类及定义

糖尿病相关认知功能改变主要可以按照以下方式分类。

根据疾病发生发展进程，可分为三类，包括无症状的认知功能减退、有症状表现的MCI期和痴呆期。认知功能减退仅涉及单个认知域的轻微损害，患者常常不自知，但已有脑部结构和功能的改变。老年人出现糖尿病相关认知功能减退可能为痴呆的早期阶段。轻度认知功能障碍指的是记忆力或其他认知功能出现进行性减退，但不影响日常生活能力，未达到痴呆的诊断标准的一种疾病状态。痴呆时患者的认知功能损害程度足以影响其社会或职业功能，可能伴有精神、行为或人格的异常。

根据发病机制不同，糖尿病引起的痴呆主要分为两种类型：一类是糖尿病相关脑血管损伤引起的认知功能损害，其临床表现接近VaD；另一类是指糖尿病引起的神经退行性病变，其临床表现近似临床最常见的痴呆类型AD。

（三）流行病学

当今社会，慢性疾病如糖尿病和痴呆等已成为老年人健康的巨大威胁。流行病学资料表明，我国成人糖尿病的患病率已超过 10%；越来越多的研究显示，糖尿病与老年痴呆关系极为密切，世界阿尔茨海默病报告（2015）显示，目前全球约有 5000 万痴呆患者，全世界大约每 3 秒钟即出现 1 名新的痴呆患者，其中 7%～13% 的痴呆与糖尿病相关。但目前对于糖尿病认知并发症的流行病学研究仍不完善。

2 型糖尿病患者认知功能减退起病隐匿，主要发生在中老年时期，其认知功能减退的主要表现为记忆、信息处理速度和执行能力等认知域受损。糖尿病认知功能减退速度较正常衰老快约 50%。既往横断面研究提示 2 型糖尿病患者中 MCI 患病率为 20%～30%，痴呆发病率约为 17.3%，糖尿病患者发生痴呆的风险为同年龄、同性别非糖尿病患者的 1.5～2.5 倍。糖尿病 MCI 者每年转变为 AD 的比例为 10%～15%，3～4 年可达 50% 左右，6 年可高达 80%，而正常老年人发展为 AD 的年均比例仅为 1%～3%。早期发现 MCI 并采取有效的干预措施，是防止和延缓痴呆发生的重要途径。因此，内分泌和神经学的学者们一直致力于研究和开发 MCI 的早期诊断工具，并已取得一定的进展。

（四）发病机制

2 型糖尿病是 MCI 和痴呆的重要影响因素，目前糖尿病认知功能障碍的机制尚未建立，相关研究提出了一系列假说，包括脑组织结构变化、脑血流量改变、脑细胞代谢异常、胰岛素抵抗和胰岛素缺乏、胰岛素信号通路受损、炎症介质增加、免疫失调等，这些病理生理改变进一步导致了神经细胞结构和功能受损，从而影响认知功能，其具体机制尚待进一步探讨。

（五）病因与危险因素

根据能否进行人工干预，糖尿病认知功能障碍的危险因素分为：不可调控的危险因素和可调控的危险因素。其中不可调控的危险因素包括年龄、性别、遗传因素等。痴呆的发病率和患病率在 65 岁以后呈指数增长，65—90 岁每 5 年几乎增加一倍；女性由于 AD 而死亡的概率比男性高 14%，男性死于血管性痴呆的概率比女性高 20%；而载脂蛋白 E（ApoE4）等位基因在 AD 的发病中起着不可忽视的作用。从观察性研究中得到的一致证据估计，全球约 35% 的痴呆患者是由 7 种常见的可改变危险因素解释：糖尿病、高血压、肥胖、中年听力丧失、缺乏锻炼、抑郁和社交孤立、吸烟和受教育程度低。研究显示，糖尿病、糖尿病前期均与明显的认知能力下降具有相关性，糖尿病特征因素如慢性高血糖、反复发作的低血糖、血糖波动、微血管并发症，以及糖尿病伴发因素如肥胖、高血压、血脂紊乱等也参与了患者认知功能减退的发生发展。

血糖：成人思维变化（adult changes in thought，ACT）大型前瞻性队列研究发现，较高的血糖水平，即使是非糖尿病范围内，也会增加老年人患痴呆的风险。在没有糖尿病的受试者中，5 年内的平均血糖水平较高与痴呆的风险增加相关。1150mg/L 的血糖水平与 1000mg/L 血糖水平相比，调整后的发生老年痴呆的风险比为 1.18（95% CI 1.04～1.33）。在糖尿病患者中，较高的血糖水平也与老年痴呆风险增加相关。1900mg/L 的血糖水平与 1600mg/L 血糖水平相比，调整后的发生老年痴呆的风险比为 1.40（95% CI 1.12～1.76）。

糖尿病视网膜病变（diabetes retinopathy，DR）：眼睛为大脑健康提供了大量信息，眼睛是唯一不需要手术或切开就能看到动脉、神经或静脉的部位，这将有助于我们对一些潜在的系统性疾病进行深入了解常被比喻为大脑的窗口，既往研究发现，青光眼、DR 和年龄相关性黄斑变性（age-related macular degeneration，AMD）可能与痴呆的发病有关，因为它们具有共同的特征，如都有神经退行性变性、Aβ 沉积和慢性微血管损伤。研究者对 ACT 研究数据库的受试者数据展开分析，调整混杂因素后分析显示：眼部疾病与 AD 风险之间存在明显相关性，青光眼、AMD 和 DR 可使 AD 发病风险增高 40%～50%。

其他：嗅觉功能与认知衰退相关。大脑是胰岛素敏感的器官，大脑中胰岛素受体广泛分泌，于嗅球浓度最高。嗅觉功能受损与遗忘型 MCI 及 MCI 进展为 AD 的过程相关，是认知功能障碍早期风险的重要指标。

充分了解并对于以上危险因素进行早期评估和防控，同时积极探寻新的早期诊断靶点，有助于延缓或避免糖尿病认知功能减退的发生，降低远期痴呆发生概率，提高患者生活质量。

（六）诊断与鉴别诊断

认知功能障碍是多因素的，阿尔茨海默病和血管疾病是痴呆病因学分类中占比最大的两方面。不同严重程度、不同阶段的认识障碍患者预后及管理方式不同，准确地诊断及鉴别诊断糖尿病患者认知功能障碍及其严重程度、阶段等具有重要临床意义。结合实验室检查、神经心理行为学评估及影像学可以分析糖尿病相关认知功能障碍的特征。

1. 脑脊液检查

Aβ42、tau 蛋白是认知衰退早期标志物。但大量队列研究并未显示血糖耐受性、糖尿病或胰岛素抵抗与阿尔茨海默病或脑内 Aβ 聚集相关。在 2 型糖尿病患者的脑脊液中，可发现磷酸化 tau 蛋白较健康对照组明显增加。

2. 神经心理学评估

对于诊断标准中的整体认知功能、客观记忆能力的临床判断通常应用量表评估其损害程度。临床常用的诊断评估工具有简易精神状态检查表，蒙特利尔认知评估量表和临床痴呆量表等。

3. 影像学表现

糖尿病患者认知功能相关的脑影像学变化主要包括脑实质与脑血管改变、纤维连接重塑及脑区激活程度改变、脑代谢改变等。

(1) 脑实质与脑血管改变。

① 脑容量改变：糖尿病前期即可出现脑部体积改变，1 型糖尿病患者局部灰质减少，2 型糖尿病患者广泛性脑萎缩且集中于脑室周围。

② 白质高信号 WMH：脑白质缺血性脱髓鞘改变，与注意力、执行功能等相关，加速认知衰退。糖尿病患者 WMH 略有上升，但各研究存在异质性。

③ 脑梗死：2 型糖尿病脑梗风险增加 1.3～2.2 倍，尤其在老年人中腔隙性梗死多发。

④ 小血管病变：脑内微血管局部缺血或出血，糖尿病患者较对照组增多。

(2) 功能改变。

① 弥散张量成像（DTI）：反映蛋白纤维功能连接与信息传递速度降低有关。

② 功能磁共振（fMRI）：反映各区域脑神经细胞激活或抑制强弱。研究存在异质性，但糖尿病患者的大脑存在广泛的活性降低。

③ 脑血管反应：反映血管舒张性、皮质血流量，有并发症者血管反应降低等。

由于在群体水平上与糖尿病相关认知功能减退有关的颅脑 MRI 改变并不能在个体中被有效检出和分类，因此脑影像学检查尚不能为糖尿病相关认知功能减退的诊断和评估提供有效信息，部分研究偶然发现的轻微脑白质高信号等似乎对个体没有临床意义。因此，糖尿病认知功能障碍的临床诊断需要医师综合判断。

认知功能障碍分级时需要注意，糖尿病与 MCI、痴呆等认知功能改变有关，但部分糖尿病患者仅存在部分轻微认知功能改变且不太会对日常生活及工作产生影响，如糖尿病认知功能减退状态，该阶段患者认知功能筛查如蒙特利尔认知功能评估量表结果一般是正常的，神经心理学测试敏感性一般，因此糖尿病患者有认知功能减退相关主诉但大部分生活和工作职能保留时可考虑糖尿病认知功能减退的诊断。

鉴别诊断中需要指出的是，抑郁症也可以表现为认知功能障碍，痴呆也常合并抑郁，因此需注意进行鉴别诊断。同时，甲状腺功能减退症、维生素缺乏症、贫血、肾脏或肝脏功能不全等也可能导致认知功能障碍，对症治疗并在症状好转后，需再次评估其认知功能。

（七）糖尿病患者认知功能障碍的预防与治疗

随着人口老龄化，糖尿病合并认知功能障碍的患者日益增多，ADA 糖尿病诊疗标准中表明，认知功能障碍及痴呆是糖尿病不可忽视的伴发病，应对患者的认知功能进行综合医学评估及个体化治疗。

1. 综合医学评估

对老年糖尿病患者考虑进行医学、功能、心理和社会领域的评估，以确定治疗目标和治疗方案，帮助患者进行糖尿病的自我管理。65 岁及以上的糖尿病患者应该每年筛查及早期检测 MCI、痴呆和情绪障碍。如发现认知功能较低和（或）认知功能下降，建议持续评估其认知功能。

糖尿病患者痴呆风险评分系统：为明确糖尿病与痴呆风险之间的相关性，研究者们通过一个近 3 万例 60 岁以上的 2 型糖尿病患者的大型队列研究（diabetes and aging study），制订出了一个简易的糖尿病相关痴呆风险评分系统（diabetes specific dementia risk score，DSDRS）。在评估患者的病例时，研究者使用了 45 个候选的危险因素标准，结果发现，与痴呆显著相关的因素包括年龄，受教育程度以及糖尿病相关因素（包括急性代谢性事件、微血管病、糖尿病足、脑血管病、心脏病及抑郁）。根据其风险程度，全部患者将被划分为从最低分（-1 分）到最高分（12~19 分）的 14 类。该研究结果显示，与最

低分的相比，最高分的患者痴呆风险将增加 15 倍。DSDRS 的推出可帮助临床医师在糖尿病患者中及时发现痴呆高危人群；此外，还可在某种干预的前后进行评分比较，以协助判断某种药物或治疗措施对患者认知功能的影响，可能对降低糖尿病患者的痴呆发生危险起到积极的促进作用。

2. 降血糖治疗

血糖控制不良可导致糖尿病并认知功能障碍患者住院频率增加，尤其是伴有执行功能损伤者。严格的血糖控制可能增加患者的低血糖发生风险。控制糖尿病患者心血管风险行动—记忆亚组（action to control cardiovascular risk in diabetes-memory in diabetes，ACCORD-MIND）研究结果显示，为期 40 个月的干预研究后，强化血糖管理对认知衰退并无裨益。其他研究，包括针对 1 型糖尿病的糖尿病控制与并发症研究（diabetes control and complications trial/epidemiology of diabetes interventions and complications，DCCT/EDIC）、针对 2 型糖尿病的强化血糖控制与血管并发症（action in diabetes and vascular disease: preterax and diamicron modified release controlled Eevaluation，ADVANCE）研究也支持此观点。因此，不建议在有认知功能障碍的患者中进行强化降血糖治疗，治疗方案的制定应个体化。对于合并认知功能障碍的老年患者，临床应注意评估其自我管理能力及治疗依从性，考虑适当放宽血糖控制目标、动态监测高危人群胰岛素水平、进行药物干预等，筛查和管理低血糖事件，避免加重认知损伤但所有患者应避免导致症状或急性高血糖并发症风险的高血糖。老年患者筛查糖尿病并发症也应该个体化。根据 ADA 糖尿病诊疗标准，老年人健康状况良好，较少伴有慢性疾病，功能和认知完整应该设定较低的血糖目标（HbA1C < 7.5%），而多种并存的慢性病，认知功能障碍或功能较差，应设定较宽松的血糖目标（HbA1C < 8.0%~8.5%）。研究显示，吸入式胰

岛素可增加脑脊液中的胰岛素浓度；DPP-4i 类药能够减少血糖波动，控制低血糖风险；SGLT-2i 类药及 GLP-1 受体激动药也可减少血糖波动，但大型 Meta 分析结果显示降血糖药改善认知功能的实际效果并不明显。因此，在适当的条件下，可以考虑用以上药物对患者进行血糖管理，同时密切关注患者的认知功能变化情况。

3. 生活行为干预

控制饮食和运动可能会改善糖尿病并认知功能障碍患者与认知功能有关的大脑区域神经元可塑性。观察性研究报告，依从健康饮食模式的个体具有更低的认知功能障碍、痴呆和 AD 风险。芬兰预防老年人认知损伤与认知障碍的干预研究（finnish geriatric intervention study to prevent cognitive impair-ment and disability，FINGER）发现多途径共同干预，如摄入健康饮食、运动、训练记忆能力、管理心血管危险因素的人群出现认知功能下降和记忆问题的可能低于其他老年人群。对于存在早期认知问题的患者，专家小组建议地中海饮食，即富含水果蔬菜的饮食，每周两次食用鱼、橄榄油、坚果、豆类和粗粮。

总而言之，目前对于糖尿病伴 MCI 或痴呆患者尚无特定治疗方案，其治疗方法与单纯 MCI 或痴呆患者一致。认知功能障碍患者的治疗应控制危险因素（糖尿病、高血压、脑卒中等）、非药物治疗（身体锻炼、生活行为干预、认知训练）、药物对因治疗（补充叶酸、维生素 B_{12} 等）、药物对症治疗（胆碱酯酶抑制药、麦角生物碱、谷氨酸受体拮抗药）。目前尚无 FDA 推荐的治疗 MCI 症状的药物，治疗认知功能障碍的药物疗效均有待进一步证实，积极预防或延缓痴呆发生、发展尤为重要。由于糖尿病患者认知功能障碍进展较缓慢，因此多数糖尿病并认知功能障碍患者预后较好，尤其是年龄 60 岁以下者。临床工作中需进一步加强老年认知保健的宣传，开展广泛的教育，从而进行有效的一级和二级预防。

（杨　雁）

二、糖皮质激素导致的神经精神改变

糖皮质激素（GC）是机体内很重要的一种类固醇激素，它在人体生长、发育、代谢、免疫功能和应激反应中起重要作用。内源性糖皮质激素是由肾上腺皮质产生，由下丘脑 - 垂体 - 肾上腺轴调控的一类类固醇激素，人体内主要以皮质醇形式存在。外源性糖皮质激素临床上有广泛的应用，可用于免疫抑制、抗炎、抗毒、抗变态反应，对各种自身免疫疾病的效果显著，还可用于器官移植后的免疫抑制。生理情况下 GC 可以跨越血脑屏障入大脑发挥重要作用，但过量的 GC 会对大脑的结构和功能产生不良影响。

（一）内源性糖皮质激素所致精神障碍

皮质醇增多症是由多种病因引起肾上腺皮质长期分泌过量皮质醇所产生的一组综合征，主要表现为向心性肥胖、满月脸、皮肤紫纹、糖、蛋白质、脂肪代谢紊乱等。此外，还会引起一系列精神症状，包括失眠、烦躁、抑郁、焦虑、认知障碍和躁狂等。据文献报道，80% 的活动性皮质醇增多症患者有焦虑症状，70% 有抑郁症状，66% 有认知功能障碍。近年来这些精神症状的产生与体内高浓度的糖皮质激素密切相关，其发病的机制受到了学者广泛的关注和研究。

（二）外源性糖皮质激素所致精神障碍

外源性糖皮质激素类药物有很多种，临床应用非常广泛。从剂型来说，有外用膏剂、内服片剂和针剂等。根据糖皮质激素在体内半衰期和作用时间长短，分为短效、中效和长效制剂。糖皮质激素的临床应用目的主要有两方面，一方面作为内分泌疾病的替代治疗或抑制治疗。前者包括各种原因引起的急慢性肾上腺皮质功能不全，后者主要针对先天性肾上腺皮质增生症患者。另一方面，作为治疗药物广泛用于多种疾病，利用激素的抗变态反应、抗炎、抗毒和免疫抑制作用来治疗多种临床疾病和器官移植时的排斥反应。此外，还可用于临床诊断，如大小剂量地塞米松抑制试验，协助判断皮质醇增多症的病因。

外源性糖皮质激素治疗引发的不良反应也日益受到临床重视。精神障碍是糖皮质激素常见的不良反应之一。糖皮质激素治疗常见的不良反应有类库欣综合征，糖、蛋白质、脂肪代谢紊乱，感染，消化系统、循环系统、泌尿生殖系统、血液系统不良反应，皮肤和骨关节并发症。神经精神系统不良反应主要表现为精神障碍，主要见于短时间内应用大量糖皮质激素患者，以欣快、激动、不安、失眠为常见，亦可有抑郁、焦虑、幻觉、妄想等，严重者可表现为精神病发作，如：精神分裂症、躁狂抑郁型精神病等。也可有癫痫发作，但少见，原有癫痫史者激素可使其诱发，原无癫痫史者亦可引起发作。

1983 年 Levis 等曾对 11 项研究共计 935 例应用糖皮质激素治疗患者的精神障碍发生率进行研究，结果显示平均发生率约为 27.6%，以轻中度精神障碍为主。闫素英等曾对 220 例采用糖皮质激素治疗的传染性非典型肺炎（SARS）患者进行调查，结果显示，220 例中发生精神障碍患者为 28 例，发生率为 12.73%。2016 年一项研究选取了 560 例采用糖皮质激素治疗的自身免疫性疾病患者进行综合分析，结果显示，糖皮质激素所致精神障碍发生率为 23.93%，其中妄想 14 例、烦躁不安 39 例、损物 25 例、意识障碍 5 例、情绪低落 14 例、伤害自己 7 例、冷天脱衣 2 例、易激惹 28 例。极少数患者同时出现多种精神障碍症状，患者精神障碍主要为轻中度，减少激素用量以后，患者逐渐好转，没有用抗精神病药治疗。该研究显示年龄、性格、激素类型、激素剂量、BMI 等均可影响精神障碍的发生率，进一步多因素 Logistic 分析显示，年龄增大、激素应用剂量增加和应用地塞米松是导致精神障碍的独立危险因素，该研究中，地塞米松治疗组发生率明显高于泼尼松，多因素分析显示地塞米松治疗是

患者发生精神障碍的危险因素。另有 Dubovsky 等研究显示，对 676 例接受泼尼松治疗患者进行监测，结果显示，用量 40～80mg/d 患者的精神障碍发生率较 < 40mg/d 明显升高，而 > 80mg/d 患者的发生率明显高于其余两组，结果支持糖皮质剂量是患者发生精神障碍的危险因素。王会接等研究显示，216 例采用糖皮质激素治疗的肾病综合征患者发生精神障碍 24 例，采用地塞米松治疗的患者发生率为 19.2%（17/88），采用泼尼松治疗的患者发生率为 6.2%（7/112），差异有统计学意义。年龄和糖皮质激素发生率的关系报道较少，闫素英等曾将 220 例接受糖皮质激素治疗的 SARS 患者按年龄 ≥ 60 岁和 < 60 岁分组，≥ 60 岁发生率为 10.81%，< 60 岁发生率为 13.12%，两组发生率没有显著性差异，该研究认为年龄不是发生精神障碍的危险因素。

（三）糖皮质激素引起精神障碍的机制

皮质类固醇激素受体分为糖皮质激素受体（GR）和盐皮质激素受体（MR）两种，他们在大脑中的分布有较大差别，盐皮质激素受体选择性地在海马等部位高表达，对 GC 有较高的亲和力，而糖皮质激素受体则广泛地分布于大脑各个部分，其对 GC 的亲和力只有盐皮质激素受体的 1/10。海马是学习记忆的关键和压力、情绪情感的调节器，GC 在生理浓度时可以调节认知功能，保持海马神经元的兴奋性和可塑性。而当 GC 过量时，盐皮质激素受体被饱和，糖皮质激素受体被激活，此时 GC 就会出现毒性作用损害海马、大脑皮质等结构，导致精神神经症状。

长期过量的 GC 是通过何种机制损害海马、大脑结构，导致精神神经症状的呢？

1. 高浓度 GC 可以诱导神经细胞凋亡

动物实验表明 GC 在大鼠海马中可以同时调控促凋亡因子（如 Bax）和抗凋亡因子（如 Bcl-2、Bcl-XL），当糖皮质激素浓度过高时，可以使促凋亡因子和抗凋亡因子的平衡失调，促进神经

细胞凋亡。

2. 高浓度 GC 引起神经细胞的损伤和死亡

一方面，可以降低海马内神经细胞对葡萄糖的利用，干扰细胞能量代谢而损伤细胞。另一方面，可以通过 N- 甲基 -D- 天冬氨酸（NMDA）型谷氨酸受体和 L 型钙离子通道，造成细胞骨架蛋白水解，细胞损伤甚至死亡。

3. 高浓度 GC 可以干扰神经细胞再生

可导致神经纤维萎缩。可以通过影响神经前体细胞分化抑制神经再生。可以通过减少神经生长因子 -β、脑源性神经营养因子（BDNF）在海马和大脑皮质的表达，削弱神经修复能力，干扰细胞再生。减少海马锥体细胞树突分支形成和轴突芽生，造成神经纤维萎缩，记忆功能受损。

4. 糖皮质激素级联损伤效应

过量的 GC 不仅损害海马的结构和功能，还能干扰海马介导的糖皮质激素对下丘脑—垂体—肾上腺轴的负反馈，使得糖皮质激素分泌进一步增多，造成海马的级联损伤。

5. 高浓度 GC 可以调控突触可塑性

抑制海马长时程增强效应，降低学习记忆功能。研究表明长期过量的 GC 可发挥毒理效应改变海马、前额叶皮质和杏仁核等大脑结构，以损害它们的功能。

6. 高浓度 GC 改变大脑结构

现已发现皮质醇增多症患者大脑内的海马体积有不同程度的减少，且与循环 GC 的浓度呈负相关。此外，慢性糖皮质激素升高不仅会减少海马的体积，还会降低整个大脑的重量。

（四）糖皮质激素和抑郁症

抑郁症是一类常见的严重精神疾病，下丘脑 - 垂体 - 肾上腺（HPA）轴功能亢进，其最明显的神经内分泌改变是循环中糖皮质激素含量升高，是抑郁症发病的基本病理。实际上，糖皮质激素分泌的增多和 HPA 轴负反馈调节的不敏感性这两点在抑郁症病例中约 50% 已被观察到，

HPA 轴负反馈调节的不敏感会进一步导致糖皮质激素分泌增加，HPA 功能失调与一些严重的抑郁性障碍和其他情绪和焦虑症相关联。

各种应激会诱导 HPA 轴亢进，促使糖皮质激素的非生理释放。应激性环境迫使机体在行为和生理上发生适应性改变以提高生存能力；压力可以是有益的，因为它可以增加机体的兴奋性和显著情感变化；然而，在调节应激状态或经过长期应激之后，压力可能会使人不适应并使机体处于一种对疾病的易感状态。例如，早起的生活压力可诱发内分泌应激反应改变，增加抑郁症的发病概率。成年的严重应激与精神病的发作也有很大的关联。

海马中糖皮质激素受体（GR）和盐皮质激素受体（MR）的平衡对 HPA 轴的负反馈调节具有重要作用，GR 的下调和 MR 的上调很可能在抑郁症的发病过程中产生变化。在抑郁症发病过程中，大部分研究认为 GR 是下调的，MR 是上调，不变或者下调的也有。

而在性别差异中，女性 GR 下调的程度相比男性要显著。研究表明 MR 在女性中的作用更优于男性，能提高女性乐观态度，减少绝望感和抑郁症的发病率。

国内研究发现这两个受体很可能是抑郁症新的作用靶点。郭晓冬等运用加味丹栀逍遥散干预抑郁模型大鼠，观察大鼠海马内 MR 和 GR 含量，结果发现，模型组大鼠海马内 GR 的蛋白表达下调而 MR 的蛋白表达升高；经加味丹栀逍遥散治疗后，各组大鼠海马内 GR 的蛋白表达较模型组显著上调，而各组大鼠海马内 MR 的蛋白表达较模型组显著下调。故认为，此中药汤剂抗抑郁的作用机制可能与恢复海马内 GR 和 MR 之间的比例失调有关。

另有研究在慢性长期糖皮质激素引起的抑郁动物模型中，观察海马脑区神经元脑源性神经生长因子（BDNF）mRNA 选择性转录的改变，以及 BDNF 蛋白质表达的改变。

（五）糖皮质激素与阿尔茨海默病

有学者研究报道，阿尔茨海默病（AD）患者中下丘脑－垂体－肾上腺轴功能失调，表现为循环水平的皮质醇水平显著升高。因此，GC作为应激反应中重要的神经内分泌激素很可能参与AD的发生发展。阿尔茨海默病是以进行性学习记忆和认知功能障碍为特征，最终导致患者生活能力丧失的一种老年性神经退行性疾病。在众多的环境因素中，应激等精神心理因素如抑郁、焦虑等在神经退行性疾病发病中的作用日益受到重视。应激反应的基础是体内一系列神经—内分泌—免疫网络系统反应，应激相关的神经内分泌激素很可能是AD发生发展过程中重要的因素。糖皮质激素属于类固醇激素，容易穿过血脑屏障结合糖皮质激素受体。现已证实，GC对于中枢神经系统的许多功能，包括学习和记忆都非常重要，但在应激中产生的过量GC会损害认知功能。

在AD发病机制的研究方面，目前大多数学者都认为，大脑淀粉样蛋白的代谢异常包括过度产生或降解减少，引起淀粉样蛋白聚合沉积形成β淀粉样蛋白斑在AD的发生发展中起关键作用。以往对AD发病中淀粉样蛋白代谢异常的研究主要集中于大脑的神经元。实验发现，GC可通过影响神经元淀粉样蛋白代谢，从而对AD的发生发展起一定的促进作用。近年来，星形胶质细胞在AD发病中的重要作用越来越受到关注。研究表明，星形胶质细胞具有分泌和降解清除淀粉样蛋白的双重功能。一方面，在对转基因AD小鼠和AD患者的研究中发现，星形胶质细胞来源的淀粉样蛋白参与蛋白斑形成和成熟，只是在时相上晚于神经元。另一方面，对老年AD患者大脑的尸检分析，常可观察到淀粉样蛋白斑块周围存在大量的星形胶质细胞，进一步的实验证实增生和活化的星形胶质细胞可以吞噬和降解淀粉样蛋白。有资料显示：GC能调控星形胶质细胞的增殖、分化过程及细胞因子的分泌，是神经退行性疾病中影响星形胶质细胞代谢的关键激素。经实验证实了GC能够促进星形胶质细胞生成淀粉样蛋白。

（六）新生儿使用糖皮质激素对神经系统的不良反应

自1972年Baden首次报道在患有呼吸窘迫综合征（RDS）的新生儿中应用糖皮质激素，近10年来许多报道显示新生儿期应用GC治疗可以促进气体交换，改善肺功能，从而缩短机械通气时间，降低早产儿死亡率，减少慢性肺疾病（CLD）及动脉导管未闭的发生。但新生儿期，尤其是新生儿早期，糖皮质激素治疗对中枢神经系统可能存在诸多不良反应，如对脑发育的不良影响、精神运动发育异常、脑瘫发生率增加和认知行为异常等。GC对CNS的正常发育是必需的，但体内或体外对皮质类固醇的过度暴露都会导致急性神经毒性效应及细胞凋亡，并增加海马对代谢性损伤的敏感性。在新生儿早期应用GC更会增加CNS损害的危险性，可能的解释是早产儿在出生后几天内处于一个相对不稳定期，对外界影响十分敏感。在这一时期应用GC会加重酸中毒、低碳酸血症、低血压、低血糖等症状。

Shinwell等进行了大规模多中心的随机对照双盲试验，132例新生儿于生后12h内接受地塞米松治疗，每12小时0.25mg/kg，共3d，对照组116例予安慰剂（生理盐水）。对其中159例（治疗组80例，对照组79例）平均随访53周，发现治疗组脑瘫发生率明显增高，治疗组为49%，对照组为15%，OR为4.62。脑瘫的最常见形式是痉挛性双瘫。发育延迟在治疗组也更常见，55% vs. 29%，OR为2.87，经消除混杂因素后仍有意义。作者通过多线性回归分析发现，早期地塞米松治疗是CNS发育异常的危险因素（P=0.0006）。

故新生儿使用GC治疗应把握适应证，采取

严格措施控制新生儿期 GC 的使用。GC 对于缺氧缺血性脑病无效，故应禁用；对于全身炎症反应综合征、低血糖、先天性肾上腺皮质增生症应尽量避免使用，以其他治疗方案代替为佳；对于严重肺部疾病必须应用 GC 者，应选用低剂量和短疗程疗法，或选择多途径给药，如静脉注射氢化可的松、口服倍他米松及布地奈德吸入等。

美国和加拿大儿科学会共同发表了新生儿期 GC 应用指南：不推荐在极低出生体重儿常规全身性应用 GC 预防和治疗支气管肺发育不良，只有在特殊情况下，如患儿病情比较严重，需依靠最大通气和氧气支持，并告知家属 GC 治疗的近、远期不良反应后才能应用，疗程不超过 3d。欧洲围产医学联合会也制定了相应的指南：新生儿期尽可能避免使用 GC，出生后 3～4d 内禁用地塞米松，能自主呼吸的新生儿不用 GC 治疗，病情严重，需要依赖机械通气的新生儿方可应用 GC，尽可能应用最低剂量，最短疗程。

（贾红蔚）

三、低血糖导致的神经精神功能障碍

（一）低血糖症

正常成人的空腹静脉血浆葡萄糖（简称血糖）为 4～6mmol/L，平均 5.0mmol/L。当血糖 ≤ 3.0mmol/L 时为低血糖。低血糖症的诊断依据是 Whipple 三联征：①低血糖症状；②症状发作时的血糖低于正常（如≤ 3.0mmol/L）；③供糖后与低血糖相关的症状迅速缓解。单凭血糖（除非 < 2.5mmol/L）不能诊断低血糖症。但目前对低血糖和低血糖症两者已没有严格区分。

常见的低血糖症分为三大类，第一类为空腹低血糖症，第二类为反应性低血糖症，第三类为药物性低血糖症。

1. 空腹低血糖症

(1) 内分泌代谢性低血糖

① 胰岛素或胰岛素样因子过剩

a. 器质性胰岛素分泌增多：i. 胰岛素瘤，腺瘤，微腺瘤、癌、异位胰岛素瘤；ii. 胰岛 B 细胞增生；胰岛细胞弥漫性增生症；iii. 多发性内分泌腺瘤 1 型伴胰岛素瘤；iv. 胰管细胞新生胰岛。

b. 相对性胰岛素增多：i. 胰岛 A 细胞分泌的胰高糖素减少；ii. 糖尿病肾病和（或）非糖尿病肾功能不全的晚期；iii. 糖尿病分娩的新生儿；iv. 活动过度和（或）食量骤减。

c. 非胰岛 B 细胞肿瘤性低血糖症：i. 癌性低血糖症，诸如：肺癌、胃癌、乳癌、胰腺癌、肝细胞癌、胆管细胞癌、盲肠癌、结肠癌、肾上腺皮质癌、类癌等；ii. 瘤性低血糖症，诸如：间质细胞瘤、平滑肌肉瘤、神经纤维瘤、网状细胞肉瘤、梭形细胞纤维肉瘤、脂肪肉瘤、横纹肌肉瘤、间质瘤、嗜铬细胞瘤、神经母细胞瘤、高恶神经节旁瘤等。

② 抗胰岛素激素缺乏：i. 脑垂体功能减退，垂体瘤术后、垂体瘤放射治疗后或垂体外伤后；ii. 单一 ACTH 或生长激素不足；iii. 甲状腺功能减退或黏液性水肿；iv. 原发性或继发性、急性或慢性肾上腺皮质功能减退；v. 多腺体功能减退。

(2) 糖类摄入不足：①进食量过低、吸收合成障碍。②长期饥饿或过度控制饮食。③小肠吸收不良、长期腹泻。④热量丢失过多。i. 妊娠早期、哺乳；ii. 剧烈活动、长期发热；iii. 反复透析。

(3) 肝脏疾病性低血糖症：①肝实质细胞广泛受损。②肝酶系糖代谢障碍。③肝糖原消耗过度。

2. 餐后（反应性）低血糖症

(1) 2 型糖尿病早期。

(2) 胃大部切除术后，又称饱餐后低血糖症。

(3) 胃肠功能异常综合征。

(4) 儿童、婴幼儿特发性低血糖症（含先天性代谢紊乱）。

(5) 特发性（即原因不明性）功能性低血糖症及自身免疫性低血糖。

3. 药物（诱导性）低血糖症

(1) 降血糖药诱导性低血糖症：①胰岛素用量过大或相对过大或性糖尿病；②磺脲类降血糖药；③双胍类和 α- 糖苷酶抑制药降血糖药较少见。

(2) 非降血糖类药诱导性低血糖症：常见有柳酸盐类、抗组胺类、保泰松、对乙酰氨基酚等。

4. 无症状性低血糖症

（二）低血糖对精神神经功能的影响

低血糖症的临床症状主要表现为肾上腺交感神经兴奋和中枢神经系统功能障碍两大类。其绝大多数患者有饥饿、心慌、出汗等症状，其脑部症状则可因发病时间的长短及血糖降低的程度不同而表现为意识改变、癫痫、精神症状、甚至偏瘫等。由于其脑部症状的复杂性，有时容易误诊为急性脑血管病、癫痫、脑炎等。

葡萄糖是维持大脑正常功能的主要能源。大脑每分钟耗氧、耗葡萄糖占全身供给能量的 20%～25%，由于脑组织中无氧和葡萄糖的储蓄，脑能量代谢的维持依靠循环中血糖的供给，致使大脑对低血糖非常敏感。低血糖初期表现为自主神经系统症状，如出汗、心悸、无力、震颤、烦躁等，然后大脑皮质受抑制，发生意识蒙眬、定向力丧失、肌张力低下、精神异常等；继而皮质下中枢及自主神经中枢相继累及，最后中脑和延髓活动受到影响。

低血糖导致的精神神经障碍发病机制复杂，最多见于老年糖尿病使用了胰岛素或者磺脲类降血糖药者，因为老年人糖尿病患者常合并脑动脉硬化，低血糖时脑的能量供给发生障碍，尤其以大脑皮质等处最为严重，脑组织受损早期可出现精神症状，受损晚期可发生永久性昏迷。且低血糖时脑细胞亦受损害，可表现脑功能障碍的症状，如躁动、行为怪异、谵妄等。动物实验表明，脑组织缺糖时和缺氧时不同，脑组织缺糖时早期呈现充血、多发性瘀点，后期由于泵失控，钠离子进入细胞内过多可引起脑水肿进而出现缺

血性点状坏死，临床出现脑功能障碍的症状，据研究，低血糖时出现的中枢神经系统功能紊乱与应激性神经损害有密切关系，低血糖出现后，脑组织的神经递质代谢，电解质转运和血脑屏障功能障碍，可引起精神障碍出现以上症状，而且脑组织又没有糖原储存，又不能像其他组织那样利用循环中的游离脂肪酸作为能量来源，脑组织所需要的能量几乎完全来源于血糖，故脑组织对低血糖极其敏感。

低血糖临床表现的严重程度取决于：①低血糖的程度。②低血糖发生的速度及持续的时间。③机体对低血糖的反应性。④年龄等。快速中度血糖下降表现为交感神经症状而无低血糖精神神经症状，反之，血糖下降缓慢，则以脑功能障碍症状为主。

一些糖尿病患者低血糖发作时，特别是老年 2 型糖尿病患者或者 1 型糖尿病患者，在出现神经性低血糖之前，不出现相应的交感兴奋症状，称为不伴警告症状的低血糖。因老年人体质差长期糖尿病存在自主神经功能障碍，胰岛素、肾上腺素分泌不足，不能进行及时有效的调节，部分反复低血糖导致机体敏感性下降，所以往往在出现精神神经症状之前，没有明显的交感神经兴奋症状，缺乏预警机制，更容易造成漏诊、误诊。

如果年龄较大，血糖下降速度较慢且历时较久，常出现复杂多样的脑功能障碍症候群，即低血糖脑病。常见症状有偏瘫、精神异常、震颤、抽搐等，严重时出现意识障碍。低血糖发作的脑部病变与局部缺血的细胞改变相似，神经系统的不同部位对低血糖的反应也不同。既往有很多报道低血糖精神神经症状可表现为脑血管意外、偏瘫样症状，多在老年人发作低血糖时候出现，临床查体可有病理征阳性，血糖纠正后，肢体无力或者瘫痪可逐渐恢复活动。低血糖性偏瘫可能与血管痉挛、选择性神经元受损或潜在的血管疾病有关。脑部损伤所导致的症状、体征，包括嗜睡

甚至昏迷、精神异常、反应迟钝、癫痫发作或偏瘫、失语等中枢神经损伤的表现，亦有报道出现双侧舞蹈样运动，提示与病变部位有关。

（三）低血糖引起精神神经功能障碍时脑磁共振表现

低血糖脑病（hypoglycemic encephalopathy，HE）除发作时血糖明显降低以外，头颅 CT 检查无特征性异常；Ma 等发现，低血糖脑病患者头颅磁共振弥散加权成像（DWI）可见双侧皮质及皮质下白质弥漫性损伤，白质损伤更明显，且呈现广泛、弥散性损伤的病例预后不佳，表现为严重的神经功能缺损及持续的植物状态。Johkura 等报道在低血糖脑病早期头颅 MRI 表现为内囊损伤，后延至半球白质，无病灶或仅有内囊局灶性损伤的患者 1 周后的结局良好，而弥漫性半球白质损伤则提示预后不良，说明低血糖脑病患者头颅 MRI 表现与临床结局之间存在关联性。Lee 等发现，低血糖脑病可出现皮质下白质损伤，且早期的 DWI 正常不能保证后期不出现损害。刘学伍等对 36 例低血糖脑病患者行头颅 MRI 检查，其中 11 例发现双侧尾状核头部及豆状核异常信号，且头颅 MRI 异常者其预后相对较差，也说明了低血糖脑病的头颅 MRI 表现与预后之间具有相关性。Witsch 等认为，低血糖脑病的死亡风险及预后不佳与急性期的 MRI 特征无关，而与其他的医学因素有关。

头颅 CT 对 HE 的诊断价值不大；MRI 对严重低血糖患者的诊治有重要意义，尤其 DWI 序列。有学者研究了 49 例低血糖脑病患者，其中有 7 例严重低血糖患者出现 MRI 异常改变，病变区域选择性很强，主要累及基底节区、大脑皮质、海马、胼胝体压部和皮质下白质，而脑干、丘脑和小脑未受累，与既往的临床研究和病理报道一致。

有研究发现，严重低血糖患者病损一旦侵犯尾状核和基底节区，病变多不易恢复。近年来

也有研究发现，部分 HE 患者在治疗后短时间内（2h）DWI 异常信号，即临床症状和 DWI 异常可在短时间内逆转，病变多在胼胝体压部，也可累及皮质下白质和内囊后肢；提示 DWI 序列在一定程度上有助于判断预后，胼胝体压部受损者预后相对较好。

（四）小儿低血糖

新生儿血糖 < 2.2mmol/L 为低血糖，较大婴儿和儿童空腹血糖 < 2.8mmol/L 即为低血糖。出生后 1～2h 血糖降低到最低点，然后逐渐上升，72h 血浆葡萄糖正常值应大于 2.8mmol/L。

葡萄糖是人体能量代谢的重要环节，葡萄糖几乎是新生儿脑耗氧代谢的全部物质，成年人肝脏产生的葡萄糖 60%～80% 被脑利用，而新生儿 80%～100% 被脑利用。足月新生儿体重 3.5kg 时脑重约为 450g，每 100 克脑组织每分钟利用葡萄糖 4～5mg，婴儿和儿童产生葡萄糖 5～8mg/(kg·min)，肝脏生成葡萄糖率为 5～7mg/(kg·min)，因此肝脏产生的葡萄糖全部被脑所利用。由于生后第一年脑发育最快，葡萄糖的利用率最大，于生后第一年内发生低血糖的婴儿脑损伤的程度也最严重，月龄越小婴儿低血糖的危害性也越大，对脑发育和脑功能的损害也更为严重。新生儿低血糖是由于肝糖原的储存量有限，为维持脑细胞能量而使脑组织的成分如结构蛋白质、髓鞘等物质裂解，产生氨基酸及酮体等作为脑代谢的物质，因而脑组织被损伤。新生儿脑利用酮体的能力虽然较高，但是产生酮体的量极有限，特别高胰岛素低血糖时，抑制糖原和脂肪的分解，缺乏糖异生的基质，因而对脑损伤更为严重，脑细胞膜功能完全破坏，致永久性脑损伤，脑灰质萎缩，脑白质髓鞘减少，脑皮质亦萎缩。对于婴幼儿来说，喂养困难、低出生体质量和剖宫产易致低血糖脑病的发生，而低血糖脑病亦是新生儿症状性癫痫发作的最常见病因。

（贾红蔚）

四、甲状旁腺功能减退导致的神经精神功能障碍

（一）甲状旁腺功能减退症临床概述

甲状旁腺功能减退症（hypoparathyroidism）是指甲状旁腺激素（parathyroid hormone，PTH）分泌减少和（或）功能障碍引起的一组临床综合征。甲状旁腺功能减退症由 Beumer 等在 1925 年首次报道，本病相对罕见，据估计美国甲状旁腺功能减退症患病率为 37/10 万、丹麦为 22/10 万、挪威为 9.4/10 万、意大利为 5.3～27/10 万。临床常见类型有特发性甲状旁腺功能减退症、继发性甲状旁腺功能减退症、低血镁性甲状旁腺功能减退症和新生儿甲状旁腺功能减退症，少见类型包括假性甲状旁腺功能减退症、假－假性甲状旁腺功能减退症等。

1. 病因

甲状旁腺功能减退症病因主要为 PTH 缺乏、PTH 分泌障碍、靶组织 PTH 抵抗。

2. 临床表现

甲状旁腺功能减退症的临床症状取决于血钙降低的程度、下降的速度和持续时间，主要表现为神经肌肉兴奋性增高、神经系统表现、外胚层组织营养变性、骨骼改变、胃肠道功能紊乱、心血管异常、异位钙化（多见于脑基底核，常呈对称分布）等。

3. 诊断与鉴别诊断

根据手足搐搦反复发作史、低钙击面征与低钙束臂征阳性、血钙降低、血磷增高、血清 PTH 水平降低或异常升高，基本可确定诊断。同时注意与其他原因引起的低钙血症相鉴别，如呼吸性或代谢性碱中毒，维生素 D 缺乏引起的骨软化症、肾性骨病和慢性腹泻等。

4. 治疗原则

大多数慢性甲状旁腺功能减退症患者需要终身服用高剂量的钙和活性维生素 D。治疗目标是缓解低血钙症状，维持血钙浓度正常或接近正常下限，同时避免高钙尿症。对于用钙剂和活性维生素 D 不能维持稳定的血钙和尿钙的患者，可以应用重组人甲状旁腺素（1–84）。

（二）甲状旁腺功能减退导致的神经精神功能障碍

1. 神经肌肉症状

神经肌肉兴奋性增加是急性低钙血症的标志。血清钙离子浓度降低，神经细胞的膜电位稳定性发生变化，阈电位下移，向静息电位水平靠近，刺激自发性高频放电，导致肌肉痉挛。情绪激动、寒冷、劳累等刺激可诱发发作。在肌电图检查中，单一刺激后引起反复的高频放电和肌肉痉挛（如手足搐搦）。手足搐搦表现为感觉功能障碍和肌肉功能障碍，非典型发作仅有口周麻木、手或脚刺痛等感觉异常，这些异常可引起过度通气，继发呼吸性碱中毒加重感觉异常。手足搐搦的运动症状包括僵硬、肌痛、肌肉痉挛，手足肌肉呈强直性痉挛呈助产士手或握拳手型。严重者自手向上发展，可导致全身肌肉收缩。成人神志清醒，小儿可有神志改变。严重的低钙血症可发生支气管痉挛或喉痉挛，可能导致呼吸停止，危及生命。

手足搐搦诱发试验低钙击面征、低钙束臂征有助于隐匿性手足搐搦的诊断。其机制被认为是分别通过机械刺激或局部缺血使得神经冲动传递阈值降低。需要注意的是低钙击面征在 10%～25% 的正常人中也可表现阳性，在 30% 的低钙血症患者中可能是阴性。低钙束臂征敏感性和特异性都比较好，90% 的低钙血症患者和只有 1% 的血钙正常个体表现为阳性。

2. 神经系统表现

(1) 癫痫发作：严重的低钙血症可引起癫痫发作，甲状旁腺功能减退症患者没有出现手足搐搦，也有全身性强直—阵挛和局灶性运动性癫痫发作的报道，非典型性失神或运动性癫痫发作也

有少数报道。尽管过去经常观察到癫痫发作，但最新研究表明甲状旁腺功能减退症患者的癫痫发作率仅为4%～8%。可能与较早研究的选择偏倚或较晚研究中对血清钙水平更好的控制有关。患者神经肌肉兴奋性增高引起发作性四肢抽搐或一侧肢体抽搐，常误诊为癫痫大发作，但患者无意识丧失、发绀或尿失禁等，抗癫痫药治疗无效。目前癫痫发作机制尚不十分明确，可能的原因是血钙浓度降低细胞膜通透性，钠离子内流增多，脑细胞兴奋性增加导致癫痫发作；脑脊液中钙离子浓度较低可能具有致惊厥效应；脑组织水肿及颅内钙化灶激发了大脑原有的致癫痫因素。另外，颅内钙化是本症较特异性表现，脑基底核及小脑齿状核钙化出现较早，也可能是癫痫发作的原因。

(2) 锥体外系症状：甲状旁腺功能减退症可出现锥体外系症状包括典型的帕金森病表现，如肌张力增高、不自主运动、舞蹈症、扭转痉挛、震颤麻痹、认知损害或共济失调。有研究表明可能与基底节钙化有关。甲状旁腺功能减退症导致低钙血症，是获得性舞蹈病的原因之一，可出现阵发性、由动作激发的全身性或局部舞蹈病。低钙血症可导致颅内压高、视盘水肿，纠正低钙血症后视盘水肿可逐渐消失。

(3) 中枢神经系统钙化：中枢神经系统钙化是甲状旁腺功能减退症患者的常见慢性临床表现，来自美国和印度的两个中等规模人群的患病率为52～74%。钙化最常见于基底节，也可发生在灰白质交界处、小脑实质、丘脑和齿状核中。尽管尚不清楚这些钙化的确切原因，但钙化进程的增加与血清中钙与磷酸盐比例的降低独立相关，这表明磷酸盐代谢的改变可能在异位钙化中起关键作用。Mitchell等对120例永久性甲状旁腺功能减退症患者进行回顾性研究，观察期结束时患者年龄为（52±19）岁（2～87岁），其中73%为女性，52%的患者出现基底节钙化。慢性低钙血症和高磷血症，导致钙磷产物升高，造成钙质异位沉积。除了钙磷产物升高被认为是颅内异位钙化的原因外，磷的升高本身也被认为是原因之一。

2.精神表现

甲状旁腺功能减退症患者的生活质量（quality of life，QOL）明显下降，多项研究使用抑郁量表及健康调查（SF-36）问卷等评估受试者身心健康状况，甲状旁腺功能减退症患者的生活质量较差，主要表现为全身疲劳乏力、感觉异常；认知功能减退，包括记忆力差、注意力不集中（通常被称为"脑雾"）、无法执行多任务；精神上表现为抑郁焦虑、人格障碍等。

低钙血症可引起抑郁症、躁郁症、妄想症、认知障碍等情感障碍。特别是情绪不稳定、焦虑和抑郁，意识模糊、幻觉或妄想状态、精神病症状较少见。治疗后精神症状可逆转。Arlt等进行的一项随机对照研究中，入组25例术后甲状旁腺功能减退症病史（6.4±8.0）年并且标准应用钙剂和维生素D治疗的女性患者，25例未造成甲状旁腺功能减退症并且年龄和术后时间相匹配的女性受试者作为对照，采用有效的问卷对幸福感和情绪进行评估。研究显示与对照组相比，甲状旁腺功能减退症患者的GBB-24（P=0.036）、B-L Zerssen（P=0.002）和SCL-90-R（P=0.020）的总体抱怨评分显著高于对照组，其中焦虑、恐惧症和生理性焦虑的亚量表评分显著增加。在一项丹麦的队列研究中，与年龄性别匹配的对照组相比，甲状旁腺功能减退症术后患者及甲状旁腺功能减退症非手术患者的神经精神症状如抑郁或双相情感障碍的风险显著增加。甲状旁腺功能减退症发生精神抑郁的机制目前尚不明确。患者脑电图有异常，但无特异性。血钙纠正后脑电图转为正常。急性发病者低血钙症状并不明显，而精神症状却很突出。

神经症症状群：头晕、头痛、睡眠浅、失眠、多梦、疲乏、记忆力减退，对各种事物缺乏兴趣等。Aggarwal等的一项关于特发性甲状旁腺功能减退症患者神经心理的对照研究中发现，多达 1/3 的特发性甲状旁腺功能减退症患者存在神经心理功能障碍，且与病程、女性性别、随访期间血清钙和钙磷产物相关，与颅内钙化无关。随着病程的延长、钙磷酸盐产物和血清钙浓度的变化，患者的认知功能也会受到影响。

癔症样发作：常于工作紧张后出现癔症样发作，表现为口角抽动、四肢抽动等。自主神经功能紊乱：出汗、肠道痉挛、肠蠕动加快腹痛、腹胀、腹泻、便秘、吞咽困难、心律失常等。

（侯新国）

五、酸碱失衡及电解质紊乱导致的神经精神功能障碍

（一）抗利尿激素分泌失调综合征

1. 抗利尿激素分泌失调综合征临床概述

抗利尿激素分泌失调综合征（syndrome of inappropriate antidiuresis，SIAD）是指由于病理性的抗利尿激素（antidiuretic hormone，ADH）不适当分泌或肾脏对 ADH 的超敏而引致的肾脏保水和稀释性低钠血症。是临床低钠血症最常见原因之一，占所有低渗性低钠血症患者的 20%～40%。

(1) 病因：SIAD 常见的五类病因，恶性疾病、肺部疾病、中枢神经系统疾病、药物，以及其他。其中恶性疾病主要为肺癌、胃肠道肿瘤等，这些肿瘤可分泌 ADH，导致异源性 ADH 分泌增加；肺部疾病主要是肺炎、肺结核等；中枢神经系统疾病包括颅脑创伤、脑炎、脓肿等，其可直接刺激 ADH 分泌或引起下丘脑受压迫、水肿或破坏，致使下丘脑—垂体功能紊乱，导致 ADH 的释放不受渗透压等正常调节机制的控制；药物包括抗抑郁药、抗癫痫药、抗肿瘤药、镇痛药、降血糖药、非甾体抗炎药等，这些药物可直接或间接刺激下丘脑分泌 ADH、垂体释放 ADH，或提高肾小管或集合管对 ADH 的敏感性，引起 SIAD。

(2) 诊断依据：血钠降低（常低于 130mmol/L）；尿钠增高（常超过 30mmol/L）；血浆渗透压降低 [常低于 275mOsm/（kg·H_2O）]；尿渗透压 > 100mOsm/（kg·H_2O），可高于血浆渗透压；正常血容量（无血容量减少的临床表现）。除外肾上腺皮质功能减退、甲状腺功能减退、服用利尿药等原因。病因诊断：首先考虑恶性肿瘤的可能性，特别是肺燕麦细胞癌，有时可先出现 SIAD，以后再出现肺癌的影像学发现。其次应除外中枢神经系统疾病、肺部感染、药物等因素。

(3) 治疗。

① 病因治疗：疾病的预后最终取决于患者的病因是否得到根本的处理。

② 对症治疗：根据低钠血症的程度、是否为症状性低钠血症、是急性低钠血症（< 48h）还是慢性低钠血症。如果患者病史不详或表现为无症状性低钠血症，应首先按慢性低钠血症处理。急性低钠血症治疗策略包括高渗盐水、袢利尿药、精氨酸血管升压素（arginine vasopressin，AVP）受体拮抗药及限水。治疗策略应随着低钠血症的进展而适时调整。慢性无症状性低钠血症的主要治疗是限水及 AVP 受体拮抗药（托伐普坦）。

2. 抗利尿激素分泌失调综合征的神经精神功能障碍

SIAD 患者的中枢神经系统表现取决于低血钠、低血浆渗透压的严重程度及进展速度，以脑细胞水肿造成的功能紊乱最为明显，严重者可危及生命。

(1) 慢性低钠血症：慢性低钠血症通常表现为不适、虚弱和神志不清。当低钠血症缓慢发展时，即使达到 < 100mmol/L 的水平，也可能不会出现脑水肿或猝死。这取决于大脑的渗透调节机制，中枢神经元发生渐进性渗透压丢失，限制 H_2O 进入，从而减少细胞内水肿。细胞内 Na^+ 含量降低，其他渗透物质如 K^+、Cl^-、牛磺酸、肌醇、甜菜碱和谷氨酰胺也会从神经元中排出，恢

复大脑细胞外液的渗透压，减轻脑细胞水肿。研究表明，在慢性低钠血症时，电解质对人类脑容量调节的贡献约为 70%，其余 30% 为有机渗透分子损失的贡献。

过去一直认为轻度慢性低钠血症是无症状的，几乎没有神经功能障碍。目前多项研究表明，轻度慢性低钠血症与轻微神经异常相关，包括注意力缺陷、跌倒和步态失衡。慢性低钠血症患者跌倒的风险升高，在老年患者中更为明显。随着血钠的改善，其中一些表现是可逆的。在亚临床慢性低钠血症中，神经学检查可以发现轻微的、不明显的反射减退或脑功能衰退。

尽管纠正轻度低钠血症在稳定步态、改善记忆等方面有潜在的获益，还没有大规模的临床数据表明轻度到中度低钠血症的治疗与更多的神经预后有关。

(2) 急性低钠血症：急性低钠血症患者血清钠的快速变化可导致神经系统症状。当血钠快速下降时，细胞外液中的自由水随着细胞膜两侧的渗透压梯度向细胞内转移，造成细胞水肿。急性低钠血症所致的脑水肿可造成颅内压急剧升高，发生急性脑水肿。患者恶心、呕吐、易激惹或嗜睡、食欲缺乏、软弱无力、体重增加等症状逐渐加重，甚至出现意识改变、性格改变、木僵状态、精神失常、惊厥、昏迷，严重时可引起脑疝形成，致中枢性呼吸衰竭而死亡。急性重度低钠血症中，高达 60% 的患者发生呼吸骤停，但随着血钠的纠正，症状可以逆转。

急性低钠血症可导致癫痫，约 1/3 的原因不明的癫痫发作可以用低钠血症（血清钠 < 125mmol/L）解释。癫痫发作症状与脑水肿的程度有关。急性低钠血症的症状可以是暴发性的，特别是当血清钠浓度 < 115mmol/L 时，在 20min 内可从恶心和头痛发展到全身强直性阵挛发作和呼吸骤停。

低钠血症通常会导致泛发性脑水肿，也可以局限于血脑屏障受损的区域，如脑内出血或脑卒中，引起局灶性神经症状。在无结构性损害的低钠血症中也有局灶性神经学体征，包括偏瘫、单瘫、共济失调、眼震、震颤、僵硬、失语和单侧皮质脊髓束体征等。

(3) 快速纠正低钠血症的并发症：如果低钠血症持续存在超过 48h 则进入慢性低钠血症适应性变化过程，其他有机溶质如磷酸肌酸、磷酸肌醇、氨基酸（谷氨酸、牛磺酸等）也由细胞内转运至细胞外以减轻细胞水肿。如使用高渗性液体纠正过快，血浆渗透压会迅速上升并且超过脑细胞重新捕获无机盐及有机溶质的速度，导致细胞内水分大量排出到细胞外，导致脑组织细胞脱水。急性脑脱水破坏血脑屏障的紧密连接，导致激活的补体大量涌入大脑。激活的补体对在中枢神经系统中产生和维持髓磷脂的少突胶质细胞是有毒的，引起渗透性脱髓鞘综合征（osmotic demyelination syndrome，ODS），中脑脑桥尤其容易受累，患者在临床症状一度好转后出现昏睡、语言或构音障碍、痉挛性四肢瘫痪及假性延髓麻痹等神经系统功能异常，甚至死亡。

当纠正慢性低钠血症时，以不超过 8mmol/（L·d）的速率可避免渗透性脱髓鞘，而在高危患者中，应当以 4~6mmol/（L·d）的速度进行纠正。当血清钠水平升高 10~12mmol/（L·d）以上时，渗透性脱髓鞘综合征的风险增加。纠正急性低钠血症不存在中枢脑桥脱髓鞘综合征的风险，因为大脑渗透性的变化需要 48h 才能发生。

此外，还要注意原发病的神经精神症状，如中枢神经系统疾病、恶性肿瘤、外科手术、精神刺激、剧烈疼痛，以及某些药物（如卡马西平、吗啡）的使用等。

（二）内分泌性低钾血症

1. 内分泌性低钾血症临床概述

低钾血症（hypokalemia）是指血清钾 < 3.5mmol/L 的一种病理生理状态，是临床上最常见的电解质紊乱之一。低钾血症的病因复杂，

体内总钾量丢失是造成低钾血症的主要原因；若体内总钾量不缺乏，也可因稀释或转移到细胞内而导致低钾血症。内分泌性低钾血症是住院患者常见的低钾原因，以下根据低钾的主要病因分类概述。

(1) 转移性低钾血症（细胞外转移到细胞内的钾增多）。

① 糖尿病酮症酸中毒：糖尿病酮症酸中毒（diabetic ketoacidosis，DKA）时，高血糖引起渗透性利尿及大量酮体从尿液中排出促进了尿钾的排出，同时患者出现呕吐、摄入减少、酸中毒使细胞内钾离子外移，导致全身性钾缺乏。在酸中毒早期由于细胞内外钾重新分布，低血钾可不明显。当补充血容量、注射胰岛素、纠正酸中毒后，可迅速逆转改变的钾分布，即使补钾后血清钾浓度常常仍大幅下降。胰岛素主要通过增加钠钾ATP酶活性促进钾进入细胞内，这种效应在DKA患者接受外源性胰岛素后最为显著。

② 甲状腺功能亢进：与甲状腺功能亢进相关的低钾血症比较少见，主要见于甲状腺毒性周期性瘫痪，亚洲男性患者多见，表现为一过性或反复发作的肌无力和瘫痪，是甲状腺功能亢进性肌病的一种。目前，甲状腺功能亢进导致低钾性周期性瘫痪的机制尚不清楚，可能是由于甲状腺激素增加组织对β肾上腺素能刺激的反应性，这与甲状腺激素共同作用可增加骨骼肌细胞膜表面钠钾ATP酶的活性，使钾离子由细胞外向细胞内转移，可能引起肌细胞膜超极化，以及肌纤维的相对无反应性。过多的甲状腺激素可能通过增加机体对肾上腺素或胰岛素的降血钾作用的敏感性，使患者容易发生瘫痪性发作。急性瘫痪患者需要尽快补钾并密切监测血钾，同时注意心律失常和吞咽困难的发生。

③ 亚急性甲状腺炎：亚急性甲状腺炎起病多急骤，典型病例表现为甲状腺毒症期、甲状腺功能减退期和恢复期。亚急性甲状腺炎出现低钾血症，考虑由于甲状腺毒症期甲状腺激素升高、交感神经兴奋，钾离子由细胞外向细胞内转移；另

外与发热、咽部不适、食欲减退可能会导致的患者摄入不足有关。本病为自限性疾病，轻症患者应用非甾体抗炎药，全身症状重者可给予糖皮质激素治疗。伴甲状腺功能亢进时无须抗甲状腺药治疗。

(2) 肾脏失钾过多（盐皮质激素作用增强）。

① 原发性醛固酮增多症（primary aldosteronism，PA）是由肾上腺皮质病变引起醛固酮分泌增多，导致潴钠排钾、体液容量扩增、肾素—血管紧张素系统受抑制，表现为高血压和低血钾的临床综合征。肾脏集合管主细胞管腔膜的钠离子通道（ENaC）受醛固酮的调节，肾上腺皮质病变致醛固酮分泌增多，醛固酮增加导致ENaC的通透性增加，肾小管对Na^+的重吸收增加，Na^+重吸收造成小管液的负平衡使得从上皮细胞进入管腔的K^+增加，造成过多的K^+从肾小管丢失而导致低钾血症。临床表现：早期可表现为仅有高血压，无低血钾症状；后可表现为高血压，血钾轻度下降或呈间歇性低血钾或在某种诱因下（如利尿药）出现低血钾；后期表现为高血压，严重钾缺乏。低血钾表现的神经肌肉功能障碍包括：a.肌无力及周期性瘫痪，血钾愈低，肌肉受累愈重。麻痹多累及下肢，严重时累及四肢，甚至出现呼吸、吞咽困难。b.手足搐搦，在低钾严重时，由于神经肌肉应激性降低，手足搐搦可较轻或不出现，而在补钾后，手足搐搦变得明显。醛固酮瘤和原发性（单侧）肾上腺皮质增生首选手术治疗；特发性醛固酮首选药物治疗，可选用螺内酯或高选择性醛固酮受体拮抗药。

② 库欣综合征（CS）是由于各种病因造成肾上腺分泌过多糖皮质激素（主要是皮质醇）所致疾病的总称。皮质醇有潴钠排钾作用，高水平的血皮质醇是高血压、低血钾的主要原因。另外弱盐皮质激素11-去氧皮质酮和皮质酮分泌增多；皮质醇生成率过高占用肾脏2型11β-羟类固醇脱氢酶，表达出盐皮质激素的潴钠排钾作用，尿钾排泄增加，导致低血钾、高尿钾，同时伴有氢

离子排泄增多导致代谢性碱中毒。30% 的 CS 患者可发生低钾血症，部分异位促肾上腺皮质激素（ACTH）分泌综合征可出现较严重的顽固性低钾血症。糖皮质激素长期分泌过多导致蛋白质、脂肪、糖、电解质代谢紊乱且伴多种其他激素分泌异常，患者除了高血压与低钾血症外，还有向心性肥胖、满月脸、多血质、皮肤紫纹、痤疮、糖耐量减低、骨质疏松等表现。CS 治疗取决于病因，ACTH 依赖性 CS 首选经蝶微腺瘤摘除术，不能手术者可行垂体放射治疗、双侧肾上腺切除或药物治疗。原发性肾上腺增生、腺瘤或癌则首选肾上腺病变切除，无法切除者予以药物治疗。

③ 先天性肾上腺皮质增生症（congenital adrenal hyperplasia，CAH）是由于肾上腺皮质激素生物合成酶系中某一或几种酶的先天性缺乏，导致肾上腺皮质激素合成不足的一组常染色体隐性遗传病。肾上腺皮质激素合成不足，ACTH 代偿性增多，造成肾上腺皮质增生和该酶作用前的激素和前体物过多。CAH 最常见的原因是 21- 羟化酶缺乏症（21OHD），占 90% 以上。其他类型包括 11β- 羟化酶缺乏症（11β-OHD）、17α- 羟化酶缺陷症（17α-OHD）等。其中 17α-OHD 由 CYP17A1 基因缺陷使得肾上腺及性腺功能损伤，导致皮质醇和性激素的合成途径受阻，盐皮质激素的合成增加，临床表现为高血压、低钾血症、性幼稚症。11β-OHD 由于 11β- 羟化酶活性缺乏阻断了 11- 脱氧皮质酮和 11- 脱氧皮质醇分别转化为皮质酮和皮质醇，继发 ACTH 分泌增加，导致 11- 脱氧类固醇前体积累，一些上游类固醇被代谢为肾上腺来源的雄激素。由于盐皮质激素脱氧皮质酮和血浆肾上腺雄激素增多，导致了高血压和低钾血症的临床特征。CAH 治疗目的是补充缺乏的类固醇，减少类固醇过度生成或阻断过度产生的类固醇的作用。

④ 嗜铬细胞瘤（pheochromocytoma）是肾上腺髓质和交感神经节或其他部位的嗜铬组织产生的肿瘤，持续或间断地释放大量儿茶酚胺，引起持续性或者阵发性高血压和多个器官功能及代谢紊乱。临床表现以心血管系统症状为主，阵发性或持续性高血压，可发生低血压、休克，引起糖、脂、电解质代谢紊乱，可有便秘、肠坏死、肾功能减退等不同表现。少数患者可出现低钾血症，是大量儿茶酚胺促使血钾进入细胞内，肾素和醛固酮分泌增加排钾过多导致。患者发作时实验室检查中血、尿儿茶酚胺及其代谢物升高，对于阵发性患者首选胰高血糖素激发试验协助诊断。早期手术切除肿瘤是根治嗜铬细胞瘤的唯一途径，一旦确诊并定位应及时手术治疗，术前需应用 α 受体拮抗药降低血压减轻心脏负荷、扩大血管容量保证手术的成功。恶行嗜铬细胞瘤对放射治疗和化学治疗不敏感，预后不良，可用抗肾上腺药对症治疗。

(3) 肾脏失钾过多（肾小管疾病）。

① 假性醛固酮增多症（利德尔综合征）是一种罕见的常染色体显性遗传病，认为其发病机制为 SCNN1B 和 SCNN1G 基因突变导致肾脏集合管主细胞管腔面的细胞膜上 Na 通道（ENaC）过度激活，而使肾远曲小管和集合管对钠离子重吸收增加，大多数患者钾离子分泌原发性增加。患者表现为早发的高血压、低钾血症和代谢性碱中毒、低血浆肾素活性、低醛固酮血症及尿醛固酮排泄减少。其治疗在纠正高血压、低钾血症的同时使用留钾利尿药如氨苯蝶啶，以及阻止肾小管上皮重吸收并排泄钾的药物如阿米洛利。氨苯蝶啶通过与盐皮质激素无关的作用，阻遏远端小管的离子转运，可以增加尿钠排出，同时减少尿钾排出，使血压也维持正常。醛固酮拮抗药螺内酯（螺内酯）不能纠正其低钾血症，对本病无效。

② 肾小管酸中毒（renal tubular acidosis，RTA）是由于肾小管泌氢或重吸收碳酸盐障碍引起的一组临床综合征。其主要临床表现为代谢性酸中毒伴高氯血症而阴离子间隙和肾小球滤过率正常。根据病变部位不同分为四型：Ⅰ 型 RTA（经典远曲小管性 RTA）、Ⅱ 型 RTA（近曲小管性 RTA）、

Ⅲ型RTA（混合性RTA）和Ⅳ型RTA（高血钾性RTA）。Ⅰ型RTA表现为远端肾小管氢离子排泄缺陷，Ⅱ型RTA是由于近端肾小管缺陷导致碳酸氢盐重吸收功能障碍。Ⅰ型和Ⅱ型患者因尿钾消耗出现低钾血症，Ⅰ型RTA患者低钾血症可通过补碱治疗好转，而Ⅱ型RTA患者在碳酸氢盐治疗前通常表现轻度低钾血症，主要是由醛固酮增多症所致。使用碳酸氢钠来纠正酸血症的治疗可增加远端小管钠和碳酸氢根的运送，造成肾钾消耗明显增加。肾小管酸中毒的治疗方案取决于不同类型的主要缺陷：Ⅰ型RTA患者碳酸氢盐治疗的目标是达到相对正常的血清碳酸氢盐浓度，Ⅱ型RTA患者的治疗包括纠正酸血症，以及在某些患者纠正低磷血症。

③Bartter综合征和Gitelman综合征是比较罕见的常染色体隐性遗传病，其主要缺陷分别为髓袢或远端小管中参与氯化钠重吸收的某转运蛋白受损。Bartter综合征表现出与长期应用袢利尿药相似的症状，Gitelman综合征表现出与类似于长期应用噻嗪类利尿药的症状。两者存在特征性代谢异常，包括低钾血症、代谢性碱中毒、高肾素血症、球旁器（肾脏肾素的来源）增生及醛固酮增多。其中Bartter综合征可伴有生长迟滞、智力发育障碍、尿钙排泄增加、尿浓缩能力下降。Gitelman综合征患者可出现肾性镁消耗和低镁血症；多数患者出现手臂和腿部痛性痉挛，偶有严重乏力，部分是由于低钾血症引导致。Bartter综合征和Gitelman综合征目前尚无特殊的根治方法，需对症治疗，终生服药。主要在补钾治疗同时应用螺内酯等阻滞远端小管钠钾交换的药物；伴有PGE合成增多的患者可选用非甾体抗炎药，常用的有吲哚美辛；伴有生长发育障碍的可选用生长激素；Gitelman综合征患者需持续补镁。

2. 内分泌性低钾血症的神经精神功能障碍

低钾血症临床表现的严重程度，通常与血清钾降低的程度和持续时间呈比例关系。轻度低钾血症（血清钾3.0～3.5mmol/L），患者通常没有任何症状，除非患者的血清钾浓度快速下降，纠正低钾血症后，症状通常缓解。

（1）神经肌肉症状：人机体98%的钾离子位于细胞内，其中60%存在于骨骼肌细胞内，这可能解释了血钾异常中肌肉疾病占据主导地位的原因。一般血清钾浓度低于3.0mmol/L时患者仅感疲乏、软弱、乏力；若低钾血症进展缓慢，血清钾浓度高于2.5mmol/L时也不会出现肌无力；当血钾浓度低于2.5mmol/L时，可出现全身性肌无力、肢体软瘫、腱反射减弱或消失；累及胃肠道系统时表现食欲不振、腹胀、恶心、肠麻痹；甚而膈肌、呼吸肌麻痹，呼吸、吞咽困难，伴麻木、疼痛等感觉障碍。病程较长者常伴肌纤维溶解、坏死、萎缩和神经退变等病变。补钾治疗后，肌肉力量甚至可完全恢复正常。

低钾血症偶尔会发生手足搐搦，尤其是在低钾性碱中毒的情况下。低钾血症可掩盖低钙血症中的手足搐搦。矛盾的是，手足搐搦可发生在低钙合并低钾血症患者纠正低钾治疗过程中。低钾血症相关无力可于数小时至数日内发生，通常累及近端肌肉，可伴随痛性痉挛，膈肌、颅肌和颈后肌也可受累。肌细胞膜兴奋性丧失，最终可发生肌纤维空泡形成和坏死。肌酸激酶可能正常或轻微升高，补钾1～2h内可改善，但重度无力患者改善可能需要数周时间。有个案报道了1例远端肾小管酸中毒青年女性患者严重低钾血症导致的四肢瘫痪、急性呼吸衰竭。也有报道肾小管酸中毒患者长期慢性钾消耗造成的严重低钾血症（血钾1.1mmol/L），出现全身性麻痹（包括四肢瘫痪、面部瘫痪和呼吸麻痹）及昏迷。

低钾周期性瘫痪表现为周期性发作的骨骼肌迟缓性瘫痪，发作时血清钾浓度低于3.5mmol/L，补钾后症状可迅速缓解。分为原发性低钾周期性瘫痪和继发性低钾周期性瘫痪，甲状腺毒性低钾周期性瘫痪约占继发性低钾周期性瘫痪的90%以上。临床表现为突然发作的全身无痛性肌无力为特征，患者意识存在，即使累及延髓和呼吸肌也很轻微，可能由剧烈运动后休息、应激或高碳水化合物膳食诱发。发作期间的神经系统检查可见肌无力，通常近端重于远端，下肢重于上肢；反射减弱或反射消失是典型表现。在两次发作间期，神经系统检查结果通常正常。多数低钾型周期性瘫痪患者最终可发展为进行性近端肌病。

(2)中枢神经系统功能紊乱：低钾血症的中枢神经症状相关报道很少。低钾血症中嗜睡、冷漠、意识模糊、烦躁、易怒、谵妄和昏迷等症状很少见，可能反映了相关的酸碱代谢紊乱。Rizvi报道了1例亚急性甲状腺炎因精神症状住院治疗的患者，表现为抑郁、偏执、妄想行为和精神病性躁狂，而纠正甲状腺毒性状态及电解质紊乱后，这些特征得到改善。Phelan等报道了1例患有肾小管酸中毒和严重低钾血症的中年女性，昏迷状态，血钾水平最低至0.9mmol/L，在补钾后症状好转。

某些库欣综合征患者以精神症状为首发症状，主要表现为少语、妄想、喜怒无常或有轻生行为，情绪多变及偏执特征，个别有定向障碍，反映中枢神经功能失调。上述症状可能与酪氨酸（抑制性神经递质）浓度降低有关，与患者低钾血症也有一定关系。

另外，有系统性回顾分析Gitelman综合征可能是癫痫的罕见原因，考虑与其电解质紊乱有关。一项纳入2948例成人住院患者的回顾性研究表示低钾血症可增加患者跌倒的风险，并且低钾血症和跌倒风险之间存在持续影响。

（侯新国）

六、甲状腺功能亢进或减退时神经精神功能障碍

（一）甲状腺功能亢进的神经精神功能障碍

1.甲状腺功能亢进的临床概述
甲状腺毒症是因血循环中甲状腺激素（TH）过多，引起的以神经、循环、消化等系统兴奋性增高和代谢亢进为主要表现的临床综合征。甲状腺功能亢进症（hyperthyroidism），是指甲状腺本身产生和分泌TH过多所致的甲状腺毒症。甲状腺功能亢进症常见的症状有心悸、疲劳、震颤、焦虑、睡眠障碍、体重减轻、怕热、出汗等。甲状腺疾病是一个全球性的健康问题，会对健康产生重大影响，尤其是在怀孕和儿童时期。

(1)病因和流行病学：甲状腺功能亢进症病因复杂，是由遗传因素和环境因素共同作用的自身免疫性疾病。弥漫性毒性甲状腺肿（Graves disease，GD）最常见，多见于成年女性，男性与女性比例1：（4～6）。甲状腺功能亢进症其他病因分类包括桥本甲状腺功能亢进症、毒性多结节甲状腺肿、自主性高功能甲状腺结节、毒性甲状腺腺瘤病、滤泡状甲状腺癌伴甲状腺功能亢进症、HCG相关性甲状腺功能亢进症、碘甲状腺功能亢进症等。临床甲状腺功能亢进症在碘充足地区的发病率为0.2%～1.3%。碘营养仍然是决定甲状腺功能的关键因素，在以往碘充足地区继续警惕碘缺乏症的复发仍然至关重要。

(2)临床表现。

① 高代谢症群：TH分泌过多和交感神经兴奋性增高引起高代谢症群。

a.主要表现为新陈代谢增快，患者常有疲乏无力、怕热、多汗、皮肤潮湿、体重下降、低热等。

b.心血管系统：以高动力循环为特征。表现为心动过速，心律失常，收缩压升高、舒张压下降或脉压增大。

c.消化系统：表现为食欲亢进，也有少数患者呈顽固性恶心、呕吐，体重下降。

d.造血系统：可有白细胞总数减低，淋巴细胞比例增加，单核细胞增加。可伴发血小板减少性紫癜。

e.生殖系统：女性患者常有月经稀少，周期延长，甚至闭经。男性多阳痿，偶见乳腺发育。

f. 皮肤、毛发及肢端表现：甲状腺皮肤病是格雷夫斯病少见的甲状腺外表现，发生在 1%～4% 的甲状腺眼病患者，几乎所有的患者都同时患有眼病。病变的特征是轻微色素沉着的增厚皮肤，主要累及胫骨前区。

g. 胫前黏液性水肿：GD 特异性的皮肤损害，约 5% 的 GD 患者伴发本症，多见于小腿胫前下 1/3 处，偶见于足背和膝部、上肢甚至头部。皮损多为对称性。

② 甲状腺危象：也称甲状腺功能亢进危象，分为兴奋型甲状腺功能亢进危象和抑制型甲状腺功能亢进危象。兴奋型甲状腺功能亢进危象典型表现为高热、大汗、心动过速，呕吐腹泻，烦躁、谵妄，严重患者可有心力衰竭、肝功能紊乱、休克及昏迷等。抑制型甲状腺功能亢进危象临床表现不典型，突出的特点为表情淡漠、嗜睡、乏力、心率慢及恶病质，最后陷入昏迷，甚至死亡。

(3) 诊断：结合临床表现和实验室检查进行诊断。原发性甲状腺功能亢进症的诊断通常基于血清游离甲状腺激素水平的升高，同时存在血清促甲状腺激素（TSH）水平降低。在正常游离甲状腺激素和游离三碘甲腺原氨酸水平存在的情况下，TSH 水平低或被抑制称为亚临床甲状腺功能亢进。仔细的临床病史问诊及查体（临床高代谢的症状和体征、甲状腺体征：甲状腺肿或甲状腺结节）可提供诊断线索。

2. 甲状腺功能亢进的神经精神功能障碍

(1) 脑病。

① 认知功能障碍：认知功能障碍在甲状腺功能亢进症中比较常见，其发病机制尚不明确。甲状腺毒症患者可表现为行为和人格改变。更为常见的表现为注意力分散、情绪激动、多言多动、失眠紧张、焦虑烦躁、多猜疑等神经系统兴奋性增高症状。甲状腺功能亢进症认知功能障碍通常亚急性起病，甲状腺功能亢进危象时起病急骤，若治疗不及时，可从兴奋性谵妄进展为嗜睡，甚

至昏迷。有研究发现甲状腺功能亢进症患者存在更为严重焦虑和抑郁症状，治疗后心理症状和生活质量评分均有好转。

淡漠型甲状腺功能亢进症发病较隐匿，临床症状不典型，多见于老年人。神经精神症状表现为嗜睡、寡言、抑郁淡漠等。可出现神志模糊等认知功能障碍。

新生儿甲状腺功能亢进症若出生后甲状腺功能亢进不能缓解，可出现颅骨缝早期融合，前囟突出、智力障碍；儿童甲状腺功能亢进症可有记忆力差、学习成绩下降等神经系统表现。

亚临床甲状腺功能亢进症的患者中，年轻和中年患者可有心悸、热不耐受和焦虑，生活质量评分下降。然而，在几个以人群为基础的队列中，没有发现症状或情绪或认知功能的变化。在两个基于社区的前瞻性研究和两项病例对照研究中，老年人亚临床甲状腺功能亢进症与痴呆有关，但在大型横断面研究或另一项前瞻性研究中均未发现。

② 癫痫：急性甲状腺毒症脑病可出现癫痫发作。在神经系统检查中可发现震颤和反射亢进伴其他锥体束征。兴奋型甲状腺功能亢进危象患者可出现极度烦躁不安、谵妄、昏迷，抑制型甲状腺功能亢进危象可表现为神情淡漠、乏力嗜睡，甚至昏迷、死亡。

③ 运动障碍：甲状腺毒症患者可出现上肢震颤，表现为高频、低振幅震颤。舞蹈病是甲状腺功能亢进症的一种罕见并发症，可能反映了甲状腺功能亢进对中枢神经系统的直接影响。

(2) 周围神经病：甲状腺功能亢进症可发生感觉性多神经病，常见特征为对称性的远端感觉障碍及跟腱反射减弱。神经传导及肌电图检查可发现异常。治疗后症状可得到改善。在一项对新诊断的甲状腺功能障碍的成人患者进行前瞻性队列研究显示，甲状腺功能亢进症患者中 19% 出现四肢对称性远端感觉障碍并伴有踝关节肌腱痉挛，临床上与多神经病变一致。也有研究发现甲

状腺功能亢进可伴发腕管综合征。

(3)甲状腺功能亢进症性低钾性周期性瘫痪：临床特征为一过性和反复发作性肌无力与瘫痪。多诉进行性下肢近端肌无力和肌萎缩，偶尔波及全身，甚至导致呼吸肌麻痹，肌痛不明显。在中国和日本，周期性瘫痪的发生率为2%，而北美为0.2%。这种情况的遗传基础已经得到了广泛的研究，并在中国或日本的患者中发现了某些HLA单倍型的变异，如DRw8、A2、Bw22、Aw19和B17。可能主要与钙通道α亚基基因的多态性、肌细胞钠钾ATP酶活性升高和对胰岛素的反应增强有关。高T_4血症刺激患者的钠钾ATP酶活性增加、儿茶酚胺活性增强、胰岛素释放增多，使得离子通道功能紊乱，血清钾向细胞内移动，导致低钾血症，诱发肌麻痹和肌无力。其症状与甲状腺功能亢进症病情无关，但甲状腺功能亢进症治愈后也会缓解。

(二)甲状腺功能减退的神经精神功能障碍

1.甲状腺功能减退的临床概述

甲状腺功能减退症（hypothyroidism）是各种原因导致的TH合成和分泌减少或组织利用不足而引起的全身性低代谢综合征。其病理特征是黏多糖在组织和皮肤中堆积，表现为黏液性水肿。

(1)病因和流行病学：甲状腺功能减退症的病因较复杂，根据发病部位分为原发性或甲状腺性甲状腺功能减退症、继发性或垂体性甲状腺功能减退症、三发性或下丘脑性甲状腺功能减退症、TH不敏感综合征和消耗性甲状腺功能减退症5类。临床上原发性甲状腺功能减退症约占99%，其次为垂体性甲状腺功能减退症，其他均少见。在碘充足的地区，原发性甲状腺功能减退症中最常见的原因是桥本甲状腺炎。按发病年龄分为3型，于胎儿或新生儿发病为呆小症；于青春期发育前儿童及青春期发病者，称幼年型甲状腺功能减退症；于成年起病为成年型甲状腺功能减退症。女性发病多于男性，随着年龄增加，患病率

逐渐上升。碘状况的差异影响甲状腺功能减退症的流行。根据使用的定义不同，在欧洲，显性甲状腺功能减退症的流行率为0%~2%和5%~3%，美国为0%~3%和3%~7%。

(2)临床表现：发病隐匿，进展缓慢，早期缺乏特异症状和体征。症状主要以代谢率减低和交感神经兴奋性下降为主，常见的表现为疲劳、嗜睡、怕冷、体重增加、皮肤干燥等。心血管系统表现为心排血量减低，血脂异常、心动过缓高血压等。消化系统常有厌食、腹胀、便秘等。内分泌系统：由于长期甲状腺功能减退症引起腺垂体增大、高催乳素血症和溢乳，女性可出现月经周期紊乱、经血过多，不孕等。血液系统：促红细胞生成素生成不足，红细胞的数量减少，可致轻、中度正常细胞型正常色素性贫血。呼吸系统：呼吸浅而弱，对缺氧和高碳酸血症引起的换气反应减弱。生殖系统：婴儿期甲状腺功能减退症会导致性腺发育不良，幼年期甲状腺功能减退症会造成无排卵周期、青春期延迟。肌肉骨骼系统表现为肌肉无力、抽筋，关节痛。皮肤干燥，毛发脱落，手掌发黄，斑秃。

(3)诊断：病史有助于诊断本病。临床表现以代谢率减低和交感神经兴奋下降为主。血清TSH增高，FT_4/TT_4减低，可诊断原发性甲状腺功能减退症；血清TSH升高FT_4/TT_4正常，诊断为亚临床甲状腺功能减退症；血清TSH减低或者正常，TT_4、FT_4减低，考虑中枢性甲状腺功能减退症。

2.甲状腺功能减退的神经精神障碍

(1)新生儿甲状腺功能减退症的神经精神障碍：脑组织在胎儿期对TH很敏感，从胎儿至出生后半年内，TH对生长发育的影响十分明显，严重缺乏者出现呆小症。表现为身材矮小、智力低下、小脑共济失调等。有研究表明，智力障碍的严重程度与胎儿在宫内和幼年时的TH缺乏程度和持续时间有关。有研究显示，母亲在妊娠期有轻至中度碘缺乏的儿童出现了轻微的神经心理

缺陷，表现为语言、阅读、语法能力更低。

(2) 成年型甲状腺功能减退症的神经精神障碍：TH 是维持神经系统正常功能和神经元的正常兴奋性的重要激素。缺乏 TH 时，出现脑功能下降。轻者常有记忆力、注意力、理解力和计算力减退。反应迟钝、嗜睡、精神抑郁或烦躁。有时多虑而有神经质表现，严重者发展为猜疑型精神分裂症。重者多痴呆、幻想、木僵或昏睡，20%～25% 重病者可发生惊厥。因黏蛋白沉积可致小脑功能障碍，出现共济失调或眼球震颤等。

多项研究表明甲状腺功能减退症患者存在情绪障碍，巴西研究发现 TSH 水平升高与女性患抑郁症的概率增加有关。Mowla 等在一项前瞻对照研究中，认为在重度抑郁患者中，合并甲状腺功能减退症者其焦虑及易激惹症状更严重。甲状腺功能减退症患者经过甲状腺激素替代治疗后，此类情绪障碍可逆转。有研究报道 1 例甲状腺功能减退症合并急性精神障碍的患者，接受小剂量甲状腺激素替代治疗 2～3 周后，患者精神症状消失，停用抗精神药患者未再出现精神症状。

甲状腺功能减退症患者存在认知功能障碍。Smith 及 Kramer 等研究发现，甲状腺功能减退症可引起反应时间延长、精细活动及处理速度减退，经治疗后均可逆转。Samuels 等发现甲状腺功能减退症患者经替代治疗后，其神经认知功能和心理健康仍不能完全恢复。甲状腺功能减退症的轻度认知障碍可能与焦虑、抑郁有关。焦虑抑郁可损害注意力和执行能力，甲状腺癌手术后甲状腺功能减退症的患者中，研究发现患者出现焦虑抑郁并伴有相应程度的注意力和执行力障碍。

有研究认为甲状腺功能减退是可逆性痴呆的原因之一。然而，这种情况发生的频率和真正可逆转的患者比例尚不清楚。亚临床甲状腺功能减退和认知障碍或痴呆风险之间的相关性仍然存在争议，因为一些基于人群的队列研究的结果表明亚临床甲减患者 TSH 浓度升高对痴呆风险有保护作用。

甲状腺功能减退症患者可出现周围神经病变，腕管综合征比较常见，研究表明甲状腺功能减退症患者中 25%～38% 存在腕管综合征表现，通常可在甲状腺激素治疗后逆转。

甲状腺功能减退症患者可出现感觉神经异常症状，表现为声音嘶哑、视力下降或听力下降、味觉下降。与神经病变、耳蜗功能障碍、嗅觉和味觉敏感度下降有关。

(3) 黏液性水肿性昏迷：黏液性水肿性昏迷是长期未经治疗的严重甲状腺功能减退的结果，现在已经比较罕见。可表现为意识改变，轻则嗜睡和意识模糊，重则昏迷，通常伴有低体温、呼吸减慢、心动过缓、血压下降、四肢肌肉松弛等。有时也发生局灶性或全面性癫痫发作，可能与并发的低钠血症。脑电图无特异性，表现为波速减慢和波幅减小，偶可见三相波。黏液性水肿昏迷是内分泌急症，其死亡率高，早期识别至关重要，一旦怀疑就应开始治疗，推荐使用 T_3 和 T_4 联合治疗。

(4) 桥本甲状腺炎相关的神经精神障碍：桥本脑病（Hashimoto encephalopathy，HE）是一种与桥本甲状腺炎相关的罕见综合征。目前尚不清楚本病的发病机制，仍没有明确本病和甲状腺功能的关系，这一术语描述仍存在一定争议。桥本脑病常见的临床表现为急性至亚急性发作的意识模糊伴意识水平改变、癫痫发作和肌阵挛。尽管显示有报道 HE 患者甲状腺功能正常，但接受甲状腺激素补充治疗后病情能够得到改善。

（侯新国）

七、性分化异常的神经精神功能障碍

（一）性分化及性分化异常

1. 性分化

性分化是一种序贯性渐进发育过程，性发育从胚胎时期启动，持续至青年时期并达到性成熟和具有生殖能力，分为 3 个阶段：①第一阶段是在性别决定相关基因的作用下，原始性腺分化为原始睾丸或卵巢；②第二阶段即生殖管道的分化；③第三阶段是外阴与附属外生殖器的分化与发育。每个阶段发生变异均可能导致性发育障碍（disorder of sex development，DSD）。性发育主要决定因素包括三个方面：染色体性别、性腺性别（性别决定）和表型性别（性别分化）。

染色体性别由染色体核型决定，是受精时就确定的 X 和（或）Y 染色体组成（46, XY；46, XX）。即使存在多个 X 染色体（如 47, XXY 或 48, XXXY），只要存在正常的 Y 染色体，睾丸就会发育，缺失一个 X 染色体可以影响卵巢的发育（45, X 或 45, X/46, XY 嵌合体），没有 X 染色体的胎儿（45, Y）无法存活。

性腺性别是指性腺（即睾丸或卵巢）的组织和功能特征。胚胎期性腺具有双向分化的潜能并且可以根据基因表达（从妊娠 42 天以后）发育为睾丸或者卵巢。性别决定与分化是一个以位于 Y 染色体性别决定区（sex-determining region on Y chromosome，SRY）基因为主导的、多基因参与的有序表达过程。重要的基因有：类固醇激素生成因子 1（steroidogenic factor 1，SFI）、SRY 相关 HMGB 基因 9（SRY-related HMG-box gene 9，SOX9）、胰岛素样因子 3（insulin-like factor 3，INSL-3）、Wilms 肿瘤 1（Wilms tumor 1，WT1）、核受体亚家族 5A 组成员 1（nuclear receptor subfamily 5 group A member 1，NR5A1）、GATA 结合蛋白 4（GATA-binding protein 4，GATA4），及其辅助因子 GATA-2、抗米勒管激素（anti-Müllerian hormone，AMH）、雄激素受体（androgen receptor gene，AR）等。在上述的性分化序贯过程中，至少有 50 种以上的基因（存在于性染色体和常染色体上）和众多的激素参与调节，其中某些环节异常可能导致性分化异常甚至性别逆转。

表型性别是指外部和内部生殖器结构和继发

性征。发育中的睾丸支持细胞（Sertoli 细胞）释放抗米勒管激素，睾丸间质细胞（Leydig 细胞）分泌睾酮。AMH 在妊娠后 60～80 天引起米勒管结构退化。妊娠 60～140 天以后，睾酮支持沃尔夫管结构发育，包括附睾、输精管和精囊。睾酮促进外生殖器，包括阴茎和阴囊的发育。泌尿生殖窦道在男性发育为前列腺和前列腺尿道，在女性发育为尿道和阴道下段。生殖小管在男性发育为龟头，而女性发育为阴蒂。泌尿生殖隆起区形成阴囊或大阴唇，尿道折叠小管形成阴茎主体和男性尿道或小阴唇。在女性沃尔夫管退化，而米勒管形成输卵管、子宫和阴道的上段。在性腺缺失的情况下仍可表现为女性表型，但是青春期需要补充雌激素促进子宫和乳腺的成熟。

2. 性分化障碍

性分化障碍是染色体核型、性腺表型及性腺解剖结构不一致的一大类遗传异质性疾病的总称。2006 年欧洲儿科内分泌协会（European Society for Pediatric Endocrinology，ESPE）和美国劳森威尔金斯儿科内分泌协会（Lawson Wilkins Pediatric Endocrine Society，LWPES）达成共识，将此类与性发育相关的疾病统称为 DSD，以前使用的两性畸形、性反转、间性等术语建议不再使用。DSD 患者的外生殖器可兼有男、女两性特征甚至性别模糊难以确定。据统计新生儿时期，大约每 4000 个婴儿就有 1 人因外生殖器性别模糊难辨需要诊治。一些疾病如先天性肾上腺增生症可能与危及生命的肾上腺危象有关，需要尽快对病情进行评估。有必要对家长提供支持及对诊断治疗方案进行沟通。组建有经验的多学科小组协商、制订适当决策，以及讨论长期治疗方案非常重要。DSD 也存在于其他年龄段，偶尔于健康人体检中会发现少数病例，此类疾病常伴有各种类型的心理、生殖和可能的医学问题，需要引起更多关注。性分化异常的临床表型具有高度异质性，临床表现差异显著，对其进行合理的分类较为困难，国际上较为普遍接受的分类方法是 2006

年 ESPE 和 LWPES 共识提出的病因分类法。以染色体核型作为主要分类标准，将 DSD 分为 3 类。①性染色体异常 DSD：主要包括 47, XXY（Klinefelter 综合征及变异型）、45, X（Turner 综合征及变异型）、45, X/46, XY 嵌合（混合型性腺发育不良）、46, XX/46, XY（嵌合体，卵睾型 DSD）。② 46, XY DSD：主要包括睾丸发育异常，雄激素合成障碍，雄激素作用异常，药物和环境影响，其他原因等。③ 46, XX DSD：主要包括卵巢发育异常，母亲或者胎儿因素的雄激素增多，其他原因导致的女性外生殖器表型模糊。46, XX DSD 以 CAH 最为常见。该分类方法以遗传学和分子生物学病因为分类基础，对临床工作而言，避免了过去因命名混乱给临床诊治带来的不便，但也存在缺点，如仍有部分病例不能明确病因诊断，临床上能够明确遗传基因异常的仅占小部分，相信随着分子遗传诊断技术的逐渐进步，该分类方式会得到进一步的完善。

(1) 性染色体 DSD。

① Klinefelter 综合征（47, XXY）及其亚型：Klinefelter 综合征（Klinefelter syndrome，KS）亦称先天性曲细精管发育不全、先天性睾丸发育不全综合征。该疾病是原发性睾丸功能减退症中最常见的疾病，也是引起男性不育最常见的遗传性疾病。KS 主要表现为性染色体数目异常引起的以睾丸生精小管发育不良及间质细胞功能减退为主的综合征。

据报道 KS 在新生儿中的发病率约为 1/660，KS 的病因是性染色体异常，即患者具有两条或两条以上 X 染色体，包括标准核型、变异型等。KS 染色体数目异常主要是由于生殖细胞发育时，减数分裂性染色体不分离或合子有丝分裂性染色体不分离导致。47, XXY 核型约 40% 是精子减数分裂异常所致，约 60% 是卵子减数分裂异常所致。嵌合体核型（46, XY/47, XXY）是由合子在有丝分裂时发生性染色体不分离所致，在 KS 患者中所占比例约为 10%。KS 的其他染色体亚型，

48, XXYY、48, XXXY 等已见报道。导致染色体异常的主要致病原因与父母生育时高龄有关，遗传因素对性染色体不分离可能也发挥重要作用，而放射照射和病毒感染等是否有致病作用，目前尚不确定。

KS 临床表现轻重不一，典型的临床表现包括：睾丸小而硬，外生殖器及第二性征发育不全，高促性腺激素性性腺功能减退，睾酮水平降低或位于正常值下限，不育（无精症或少精症），男性乳房发育，身高较高，下肢过长，肌肉运动迟缓或功能不全、骨质疏松、学习认知功能障碍，神经心理发育异常等，可伴有多种出生缺陷，如隐睾、尿道下裂、腹股沟疝、腭裂等，成年后易发生各种并发症，如糖尿病、肥胖、代谢综合征等。

KS 患儿能够经历同正常男孩相似的青春期启动过程，性激素水平表现为黄体生成素（LH）、卵泡刺激素（FSH）升高，睾酮水平也升高达正常水平或正常值低限。直至青春期中期，患儿的各种性激素异常才充分表现出来：LH、FSH 水平逐渐升高，达到高促性腺激素水平，尤以 FSH 的上升更为明显和迅速。血清睾酮水平下降并在整个青春期都维持在较低水平。胰岛素样因子 -3（insulin-like factor，INSL-3）的水平不再随 LH 的升高而升高，而是维持在较低水平，反映睾丸间质细胞的功能受损。抑制素 B（inhibin B）水平明显下降，直至检测不到，反映睾丸支持细胞的功能严重受损。伴随着青春期的启动，睾丸生精小管进行性萎缩和透明样变，间质逐渐纤维化，支持细胞退化，间质细胞增生。睾丸退化的过程在青春期明显加速，长期乃至终生的雄激素替代治疗是该病主要的治疗方法，其目的是改善患者雄激素不足的症状，促进第二性征发育，提高性功能和生活质量，预防并发症。通过现代辅助生殖技术，可以使部分患者达成生育后代的愿望。

② Turner 综合征（45, X）及其亚型：Turner

综合征（Turner syndrome，TS），又称先天性卵巢发育不全症，是由于 X 染色体部分或者完全缺失及结构异常所致的一种疾病。在女性中，Turner 综合征是最为常见的染色体疾病，其发生率在存活女婴中占 1/5000～1/2500。典型 Turner 综合征的染色体核型为 45, XO。导致 Turner 综合征性染色体异常的原因是由于双亲之一的细胞分裂过程中染色体不分离所致，其中 75% 的染色体丢失发生在父方。X 染色体丢失数目或结构异常程度的不同，导致患者的临床表现也存在极大差异，临床最常见的典型染色体核型为 45, XO，即缺少一条染色体的单体核型。Turner 综合征中 10%～20% 为染色体嵌合型，包括 46, XX/45, XO、47, XXX/45, XO、47, XXX/46, XX/45, XO，以及存在染色体结构异常的嵌合体 45, XO/46、XiXq、45, XO/46, XrX 等。

Turner 综合征患者的临床表现差别很大，典型者表现为身材矮小、性腺发育不全、淋巴水肿和躯体内脏畸形，轻型者仅表现为最终身高略矮、卵巢早衰等。典型的面容表现为多发黑痣、眼睑下垂、鱼形嘴、斜视、淋巴水肿，躯体畸形表现为身材矮小（未经治疗一般＜ 140cm）、小颌畸形、颈粗而短、颈蹼、盾形胸、肘外翻等，后发际低至颈部，第二性征发育不全，无乳房发育，无阴、腋毛生长，外生殖器为女性幼稚型，部分患者存在弱视和色觉缺失，传导性或者同时合并感音性耳聋等。

精神、神经系统发育，一般来讲，Turner 综合征患者的智能可以正常，也可以有较严重的低下。在核型为 45, XO 及部分染色体嵌合体中（如环形 X 染色体），患者存在不同程度的智力障碍，比如理解力、记忆力、运动协调能力、计算能力低等。本病患者在青春期时身材矮小和第二性征不发育会影响心理过程的健康成长，形成特殊的心理个性特征，患者表现为自卑感更明显、社会适应能力更差，精神性疾病的患病率也较高。

③ 45, X/46, XY 嵌合体（混合型性腺发育不全）及其亚型：45, X/46, XY 嵌合体核型的形成可能发生在受精卵有丝分裂的后期，45, X/46, XY 嵌合体的表型差异很大。患者的生殖系统表型涵盖了从正常女性外生殖器、轻度的阴蒂肥大、各种程度的生殖器两性畸形，直至尿道下裂或出现正常阴茎。性腺表型涵盖了从条索状性腺、睾丸不发育直至具有正常组织学结构的睾丸，性腺可能位于睾丸下降路径上的任何位置，条索状性腺更可能位腹内，而外形较完好的睾丸更可能位于腹股沟阴囊区。左右性腺的发育和组织学可以显著不同，甚至只有单性腺。45, X/46, XY 核型患者其他体征也非常多样，且不总是与性腺表型一致，对于此类患者而言，性别认定可能很难，需要考虑一系列因素，包括生殖系统的功能和外观、性腺恶变风险、生育能力、生殖选择、心理性别发育等。基于以上情况，该类型患者需要多学科的评估和治疗，以及长期的监测和支持。

④ 46, XX/46, XY 嵌合体及其亚型：46, XX/46, XY 嵌合体，以前称为真两性畸形，相对罕见，是指一个个体同时有一个卵巢和一个睾丸，或者有一个卵睾体。大多数此类患者具有 46, XX 染色体核型，出生时生殖器性征模糊或青春期有乳房发育和阴茎发育。46, XX/46, XY 嵌合体核型较少见且表型不一，该病的诊断需要在同一性腺或分别两个性腺中见到卵巢组织（具有卵泡）和睾丸组织。

(2) 46, XY DSD：主要包括以下几种情况，睾丸发育异常（完全性或部分性）、LH/HCG 受体功能缺陷、雄激素合成或作用障碍，以及其他原因等。

① 睾丸发育异常：睾丸发育异常可以根据外生殖器的发育程度分为完全性睾丸发育不全和不完全性睾丸发育不全。完全型睾丸发育不全又名 Swyer 综合征，因雄激素完全缺乏，以及 AMH 不足而具有米勒管衍生器官，性腺为条索

状组织，外生殖器完全女性化。不完全型睾丸发育不全可以产生足够的 AMH 使子宫退化和产生足够的睾酮维持部分雄激素合成，因此通常表现为新生儿期生殖器不典型，外生殖器部分女性化或女性型外阴伴阴蒂肥大，伴或不伴米勒管衍生器官。

性腺发育不全可能由于基因突变或睾丸增强基因缺失（WT1、CBX2SF1、SRY、SOX9、MAP3K1、DHH、GATA4、ATRX、ARX、DMRT）或含有"抗睾丸"基因的染色体位点复制（如 WNT4/RSPO1、DAX1），其中，SRY 基因缺失或者突变及 SF1（NR5A1）杂合子突变似乎最常见，虽然越来越多的致病基因正逐渐被发现，但目前 46, XY DSD 患者的基因诊断率仅有 20%～30%。

② LH/hCG 受体功能缺陷：LH/HCG 受体基因的突变引起机体对 HCG 及 LH 反应不良，伴随间质细胞发育不全或增生低下。外生殖器表型多样，重度患者为完全女性型，轻度患者为小阴茎伴尿道下裂。睾丸间质细胞发育不全的严重类型中，腹股沟区可见小且未下降的睾丸，较轻型可有体积相对正常且处于正常位置的睾丸。激素水平异常表现为青春期时 LH、FSH 的基础及促性腺激素释放激素刺激下的水平都明显升高，17- 羟孕酮、雄烯二酮、睾酮水平较低，且对 HCG 刺激无反应。完全型睾丸间质细胞发育不全的患者常被当作女性抚养，于婴儿期行性腺切除术，在青春期给予雌激素补充治疗。如果性认定为男性，在婴儿早期和青春期需补充雄激素。

③ 雄激素合成异常：雄激素的合成需要一系列酶的参与。任何一种酶的异常都会导致雄激素合成通路受到影响，导致雄激素合成异常。有以下几种酶的缺陷：类固醇生成急性调节蛋白（steroidogenic acute regulatory protein，StAR）缺陷、P_{450} 支链剪接酶缺陷、3β- 羟基类固醇脱氢酶 2 型（HSD3B2）缺陷症、17α- 羟化酶 /17, 20- 裂解酶缺陷症、17β- 羟基类固醇脱氢酶 3（HSD17B3）缺陷、类固醇 5α- 还原酶 2 型

（SRD5A2）缺陷。

④ 雄激素作用异常：循环中的睾酮主要与性激素结合球蛋白（SHBG）结合，以游离形式进入细胞后被转化为双氢睾酮，双氢睾酮是功能更强的雄激素，两种雄激素都通过雄激素受体（AR）结合，发挥调节男性性别发育及生精过程的重要作用。由于雄激素受体基因异常导致雄激素受体活性减弱，靶器官对雄激素无应答，出现不同程度男性化不全的表现。按照 AR 功能丧失的程度和临床表现的轻重将其分为完全型、不完全型、最轻型雄激素不敏感综合征（androgen insensitivity syndrome，AIS）。

a. 完全型雄激素不敏感综合征（CAIS）：患者有正常女性表型，性腺为睾丸，可位于腹腔、腹股沟区或大阴唇内，少数患者可有发育不良的子宫、输卵管或附睾、输精管。青春期出现同正常女性一样的乳房发育和女性体态，但原发闭经，阴毛缺如，部分患者因婴儿早期存在双侧的腹股沟或阴唇肿物而发现 CAIS。CAIS 患者的性别指认和抚养性别一律为女性，婴儿时期可以选择行性腺切除术，于青春期启动年龄开始雌激素替代治疗，考虑到患者通常无子宫，一般无须使用黄体酮治疗。对于决定青春期后行性腺切除术的患者需密切随访睾丸发育情况，一旦发现恶变或出现明显恶变倾向，需马上行性腺切除手术并予相应治疗。

b. 部分型雄激素不敏感综合征（PAIS）：指雄激素受体突变致受体功能部分丧失，导致 46, XY 患者出现男性化不全，出生时外生殖器可能有不同程度的发育异常，其表现从类似于女性外生殖器到正常男性表型仅伴不育症或男性乳房发育。PAIS 与 CAIS 的区别是 PAIS 有不同程度的男性化表现。PAIS 患者常有尿道下裂，小阴茎，隐睾多见，睾丸小，无精子，附睾和输精管发育不良，无子宫和输卵管。男性化程度差的患者可表现为重度尿道下裂，阴茎类似女性阴蒂甚至有盲管阴道，而男性化程度好的患者可仅表现为男

性不育或男性乳房发育。通常 PAIS 血清中 LH、睾酮和雌二醇高于正常男性，但男性乳房发育的患者雌激素水平可正常，其发病可能与雄激素对乳腺增生抑制不足和乳腺局部雌激素产生过多有关。

PAIS 的治疗方案应根据患者的心理性别及外生殖器的畸形程度而制订，外阴接近女性的患者应作为女性抚养，其治疗方案同 CAIS，不同之处在于 PAIS 由于其睾丸的分泌功能在青春期会出现不同程度的男性化表现，故睾丸切除术在青春期早期进行较为合适。而外生殖器畸形较轻（仅有小阴茎、尿道下裂或阴囊发育欠佳）接近男性者应作男性抚养，校正外阴畸形并用大剂量雄激素替代治疗，以促进阴茎的生长和维持正常的性功能。生殖器成形术应在儿童期即施行，以避免影响患者心理发育，激素补充应待青春发育时从小剂量开始逐渐加量，以免骨骺过早闭合而导致最终身高偏矮。

c. 最小型或轻型雄激素不敏综合征（MAIS）：表现为轻微的男性化不足，阴茎偏小、胡须稀少、少精不育、伴或不伴男性乳房发育。

⑤ 其他影响 46, XY 男性的疾病：米勒管永存综合征、单纯性尿道下裂、隐睾及无睾症等，另外某些环境化学物质也会导致性发育异常。

(3) 46, XX DSD。

① 卵巢发育异常：单纯性 46, XX 卵巢发育不良在青春期前少有表现，青春期时由于女性化障碍而表现明显。卵巢发育不良可由 FSH 受体突变引起，许多引起未成熟卵巢衰竭的基因已见报道，如 POF1、POF2A、POF2B、POF3、POF4 等。某些线粒体基因疾病，也可以引起卵巢发育不良。在极为罕见的情况下 46, XX 患者的卵巢中可能包含睾丸组织（46, XX 卵巢睾丸 DSD），甚至性腺可以发育为有功能的睾丸（46, XX 睾丸 DSD），46, XX 卵巢睾丸 DSD 患婴常伴出生时外生殖器发育不良，如果不将性腺切除，青春期会出现进行性男性化。46, XX 睾丸 DSD 患者通常

具有正常男性表型且米勒管结构缺失，但因 Y 染色体上与精子生成有关的基因缺失，睾丸不能完成生精过程。

② 雄激素过多：胚胎时期高雄激素环境可以导致 46, XX 女性出现性发育不良。如果高雄激素血症出现在胚胎 12 周以前，表现为小阴茎样阴蒂肥大，阴唇部分或几乎完全融合，如果出现在 12 周以后，则只有阴蒂肥大。最常见病因是 21- 羟化酶缺陷，还有 11β- 羟化酶 1 型缺陷、3β- 羟基类固醇脱氢酶 2 型（HSD3B2）缺陷、P$_{450}$ 氧化还原酶缺陷、芳香化酶缺陷症、家族性糖皮质激素抵抗症都可以导致雄激素水平升高，使女性胎儿出现男性化表现。

③ 其他：米勒管发育不全、子宫发育异常、阴道闭锁及其他多种综合征可以引起 46, XX 女性出现外生殖器发育异常，尽管相比于 46, XY 男性来说较为少见，这些情况下的发育异常多与雄激素无关，外生殖器整形可能是唯一的治疗手段。

（二）性发育异常的神经功能障碍

关于性发育异常患者的神经精神功能障碍的研究相对较少，大多数都集中在心理社会适应和精神疾病发病率的研究，而性发育异常患者神经功能障碍主要表现在神经认知功能的障碍，主要集中在 Klinefelter 综合征、Turner 综合征、性染色体三体（sex chromosome trisomies，SCT）、先天性肾上腺皮质增生症、雄激素不敏感综合征、5α- 还原酶缺乏症，关于其他类型 DSD 神经功能障碍鲜有报道。

1. 性发育异常的神经功能障碍

(1) Klinefelter 综合征（KS）：KS 患者神经功能障碍主要表现在认知障碍，智力水平处于平均及以下水平，与适应规划及反应抑制等相关的执行能力较差，患者的语言表达能力最易受到严重影响，包括早期的语言发展迟滞，音标及语法学习困难及拼写阅读能力低下等，与同等教育水

平的对照组相比 KS 患者的视觉及操作能力未受明显影响。患者认知方面的异常并非智力水平的整体下降，而是特殊领域的缺陷，尤其是语言和执行能力（包括概念形成、解决问题、任务切换、反应速度和计划能力）。患者精神错乱、犯罪行为、智力发育迟缓的风险增高。一项前瞻性研究显示，几乎所有的患儿都存在大量身心健康问题或社会问题。

(2) Turner 综合征：一般来讲，Tunner 综合征（TS）患者的智能可以正常，也可以有较严重的智力低下。TS 患儿的临床表现严重程度存在不一致性与其 TS 核型有关。45, X 核型组患儿因为 1 条染色体全部缺失，总智商值、言语理解、知觉推理、工作记忆、执行能力等方面显著低于对照儿童，而其他核型组患儿因只有一条染色体的部分异常，临床表现轻于 45, X 核型组患儿。研究发现，45, X 核型组 TS 患儿存在中央后回、顶枕叶的灰质体积萎缩，单体型 TS 患儿的右侧距状皮质、楔叶、楔前叶亦存在灰质体积的萎缩。这些结构与视觉空间、计算能力、逻辑思维和运动感觉功能密切相关。因此，这些区域灰质体积的下降可能与患儿运动和感觉功能损伤，以及视觉空间、计算能力、逻辑思维、注意力集中的障碍有关。研究发现 45, X 核型组 TS 患儿存在左侧中央沟附近、左侧顶下小叶区域白质体积的萎缩。其他核型组患儿左侧顶上小叶、楔前叶枕上小叶的白质体积减小。人类大脑发育进程的研究表明，白质的成熟是整个大脑发育过程的重要组成部分，皮质下白质结构完整性不仅影响患者的整体认知功能，也可能影响执行功能。因此白质部分区域体积萎缩可能是 TS 患者认知功能和执行能力障碍的重要神经机制之一。

(3) 性染色体三体：Evelien Urbanus 等对性染色体三体的 0—18 岁患儿的 18 项研究总结发现，除整体智力功能、语言发展以外，在执行功能和社会认知等方面，在儿童时期就受到显著影响，SCT 患儿智力能力存在广泛变异性，他们的智力范围从受损到高于平均水平，但整体智力功能（GIF）低于平均水平，而且不同核型之间可能存在一些差异。在语言发展领域，似乎语言困难在幼儿时期就已经被发现，并且在整个青春期都会持续存在。SCT 患儿普遍在语言表达、接收语言及语言处理方面存在困难，尤其在年龄大的患儿中表现更加明显。在执行功能方面，一项研究使用来自父母的报告来评估执行功能困难，显示有额外的 X 染色体（n=30）5—18 岁的孩子与正常发育的孩子相比，在所有领域（即抑制、转移行为的能力、情绪控制、工作记忆、计划 / 组织，启动行为和材料组织）存在更多困难，此外，与同一组参与者进行的一项横断面研究显示，在额外的 X 组中存在年龄效应，尽管在大多数领域似乎存在发展稳定性（即，不同年龄组之间的困难没有差异），但在启动和计划 / 组织领域的困难，随着年龄的增长变得更加明显。社会认知方面，SCT 患儿在社会认知方面有更多的困难。23%～25% 的儿童在面部表情处理方面有明显的临床相关困难。此外，16%～44% 的儿童在情绪识别（即识别悲伤、快乐或愤怒的情绪）方面经历了显著的和临床相关的困难。这种困难表现在准确性的降低，而不是反应时间的减少。存在一个额外的性别染色体，会对 SCT 儿童的神经认知功能产生影响，因此整体智力功能、语言发展、执行功能和社会认知都应纳入 SCT 儿童的标准筛选和评估中，以便给予早期支持和干预。

(4) 先天性肾上腺皮质增生症（CAH）：患者认知功能的报道结果不一致，在最重的 21- 羟化酶缺陷患者和新生儿期发生失盐型肾上腺危象伴电解质异常和（或）低血糖的患者，有出现认知损害的风险。部分资料表明 CAH 女孩会形成更符合男性特征的认知模式，即空间能力更强而语言能力更差。然而，另一项研究对 24 例失盐型或单纯男性化 21- 羟化酶缺陷女性患者进行了详细地认知测试，其总体智商、视觉空间处理或言语学习和智力能力与对照组无显著差异。有研究发现，46, XX CAH 患者空间能力与正常女性一致，其青春期和成人期时的手眼协调能力高于正常女性水平，而 46, XY CAH 患者的空间能力弱于正常女性，手眼协调能力亦无明显突出，这一结果说明两种能力受性染色体和雄激素双重影响。近期对 CAH 患者认知能力的评估结果进一步证明，受性染色体和雄激素影响最明显的认知能力就是空间能力和手眼协调能力，并且激素占引导作用。早期的工作证实，21- 羟化酶缺乏的 46, XY 男性和 46, XX 女性杏仁核体积明显小于年龄匹配的对照组、无论年龄大小，患有 CAH 的女孩杏仁核体积呈双侧减少，而 CAH 影响的男性仅左侧杏仁核有 20% 的单侧减少，这也是 CAH 女性左侧杏仁核的相同减少百分比。在 CAH 患者中存在脑白质分布异常，最常受影响的部位是脑室周围区域、小脑和胼胝体区域。绝大多数经评估显示脑白质异常的病例在神经功能的评分在正常范围内，表明尽管存在这些差异，但这种影响似乎并不损害正常的大脑功能。

（三）性发育异常的精神功能障碍

在各种 DSD 患者中，与对照组相比，精神疾病发生的频率更高。研究报道，饮食障碍、慢性焦虑和抑郁、自闭症、注意缺陷 / 多动障碍、自杀倾向等均高于一般人群。

一项欧洲 6 个国家的多中心横断面临床研究，评估 1022 名不同类型性发育障碍（DSD）患者的精神症状，参与者的平均（标准差）年龄为 32.1（13.4）岁。该队列包括 325 例 Turner 综合征患者、219 例 Klinefelter 综合征患者、女性各种 XY-DSD 患者（107 例有雄激素化和 67 例无雄激素化）、87 例男性 XY-DSD 患者和 221 例女性先天性肾上腺增生患者。采用焦虑和抑郁量表、自闭症谱熵、成人注意缺陷 / 多动障碍自我报告量表和自我报告的心理健康史来评估精神症状。结果显示，在 6 个 DSD 诊断组中，19.5% 达到临床焦虑，7.1% 为抑郁症，4.1% 为注意缺陷 /

多动障碍，9.1% 为自闭症。其比例明显高于普通人群。

与其他 DSD 患者相比，KS 患者的精神症状明显增多。另一项丹麦的研究表明，与一般人群相比 KS 患者因精神障碍入院治疗的概率是一般人群的 6.5 倍，病因包括抑郁、焦虑、精神分裂、自闭症、多动症、注意力涣散等。孤独症谱系障碍在一般人群中的发病率约为 1%（男孩中发病率 2%~3%），但在 KS 患者中的发病率高达 11%~27%；注意力涣散在 KS 患者中的发病率（63%）远远高于在普通人群中的发病率（5%）。在一项对先天性肾上腺皮质增生、5α- 还原酶缺乏症、完全型雄激素不敏感综合征的一项研究显示，DSD 患者的心理健康处于危险之中，有 68% 的患者患有一种或多种精神疾病，最常见的是情感障碍（27.9%）、性别认同障碍（27.9%）和焦虑症（16.4%）。携带 Y 染色体核型的 DSD 患者出现精神问题的风险增加。另一项男性 CAH 患者的 Meta 分析结果显示，患有 CAH 的男性与内在化行为（针对自我的消极行为）相关的问题更多，对情绪的负面影响也更大。

在患有 TS 的妇女和女孩中，注意缺陷 / 多动障碍（ADHD）和自闭症的患病率增加。一些研究还显示，与对照组相比，有更多的自述害羞、焦虑和抑郁症状，以及社交能力受损。与健康人群相比，患有 CAH 的女性患各种精神疾病，如酗酒、压力和调节障碍、多动症、自闭症增加、焦虑和抑郁的风险增加。然而其他研究发现在 CAH 中没有精神共病。在患有各种 XY-DSD 疾病的男性和女性受试者中，42%~68% 的受试者有临床意义的心理困扰，并且观察到高水平的焦虑、抑郁、行为问题和自杀倾向。

总之，DSD 患者具有常合并神经精神功能障碍，尽管在临床表现和病程上存在多样性，但 DSD 患者的症状可能源于不同 DSD 类型下类似的潜在机制，目前认为，内在的生物学因素在 DSD 的神经发育缺陷中起作用。例如，在 CAH

产前睾酮暴露可能与更典型的男性神经发育和自我报告的自闭症增加有关，但也有不同的研究结果，在各种 XY-DSD 条件下，这些雄激素化效应也可以预期。TS 和 KS 中的多动症和孤独症症状可能与伴随这些情况的特定的神经认知特征有关。DSD 患者的心理健康和身体健康密切相关，了解这些神经认知和精神障碍风险，对于改善临床护理和帮助确定早期支持和干预计划的目标以适应 DSD 患者的需要非常重要。

（潘红艳）

八、老年更年期的神经精神紊乱

（一）老年更年期临床概述

更年期（menopausal period）是指女性从生育期向老年期过渡的生理性转化时期，以出现月经不规律为共同临床表现，发生年龄介于 40—60 岁。更年期综合征（menopausal syndrome）是指在该时期因卵巢功能衰退、性激素水平波动或降低导致的，一系列以自主神经系统功能紊乱为主，伴神经精神心理症状的一组症候群。围绝经期（perimenopausal period）是指妇女绝经前后的一段时期（从 45 岁左右开始至停经后 12 个月内的时期），包括从接近绝经出现与绝经有关的内分泌、生物学和临床特征起至最后 1 次月经后 1 年。是指妇女从性成熟期逐渐老年期的过渡时期，即从卵巢功能开始衰退到完全停止的阶段，在此期间最突出的表现是绝经。绝经（menopause）是指女性一生最后一次月经，月经持续停止 1 年以上者进入绝经期。临床表现为月经的改变，高血压、心悸、情绪的异常，以及阴道干涩、尿频、尿失禁、频繁尿路感染等阴道尿道系列症状，需要与子宫内膜病变、心血管疾病、甲状腺功能亢进症、精神疾病及泌尿生殖道器质性病变相鉴别。我国女性平均绝经年龄为 49.5 岁，欧美女性为 51 岁。到目前为止 40—65

岁妇女为 2.2 亿，占我国人口的 11.28%，预计到 2030 年我国 50 岁以上的妇女将增加到 2.8 亿以上。

男性迟发性性腺功能减退症（late onset hypogonadism，LOH）是指中老年男性，随着年龄增加，睾丸内分泌功能减退，体内雄激素水平可能会持续、缓慢和稳定地下降，导致患者出现性欲减退、勃起功能障碍、肌肉萎缩和肌力下降，腹部脂肪堆积，容易疲劳，劳动耐力下降，骨质疏松，体脂增加，认知功能和记忆力下降，自我感觉不良的临床表现。由于男性迟发性性腺功能减退症的发病机制与女性更年期综合征类似，故有的学者将之称为男性更年期综合征。研究发现，晨起循环睾酮激素水平 < 11nmol/L 可以被认为是诊断男性迟发性性腺功能减退的最低标准。

女性更年期和男性迟发性性腺功能减退症均是由于性腺功能减退、性激素（女性为雌激素、男性为雄激素）为主的多种激素水平的降低，两者所表现的临床症状相似。这些临床症状多为非特异性的，个体差异非常大，临床诊断中常常要结合患者的性别、年龄、心理状态、社会关系、并发症、实验室检查等综合性因素来全面考量。但是，由于女性更年期性激素的变化短暂而快速，男性呈持续、缓慢、稳定下降，故女性更年期症状远比男性出现早、明显且严重，尤其精神神经系统症状最为突出，有的甚至表现为各种类型的精神病。

随着人类对此病的认识的不断深入，发现更年期的病理生理改变是多方面的，从而产生了表现各异的临床现象，对该病的治疗也从传统的单一性激素的干预，转向综合的、全面的、精准的治疗。

（二）老年更年期内分泌系统对神经、精神系统的影响

1. 老年更年期胰腺、甲状腺功能改变对神经精神系统的影响

胰腺外分泌功能随年龄增长而受损，与胰腺

体积、结构和灌注的变化有关，超过70岁的人中有5%的人患有胰腺外分泌功能不全（exocrine pancreatic insufficiency，EPI）。EPI相关营养不良经常与脂溶性维生素的吸收降低有关，维生素D的缺乏会导致骨量减少和骨质疏松，维生素K的缺乏可能对骨质流失具有协同作用。根据最近的Meta分析，维生素K水平降低，以及维生素A和维生素E的缺乏常与EPI同时存在。另外，脂溶性维生素A和E也会随着时间的推移而有所下降。

研究表明，脂溶性维生素与大脑的认知、记忆、情绪，以及其他心血管疾病相关。维生素（包括维生素D）的供应不足，可能会导致老年人大脑老化和老年痴呆症；正常化/补充维生素E和（或）维生素C可防止老年人的认知能力下降；补充维生素K能够减慢冠状动脉钙化和心肌梗死的发生率。大脑老化改变了包括维生素在内的基本营养素的需求，这种需求在痴呆或抑郁症中更为明显，维生素B可以减缓特定大脑区域的萎缩，这是阿尔茨海默病进程的关键组成部分，维生素B的缺乏与认知能力下降有关。血液和组织中的高维生素水平可能减缓导致衰老的大脑功能欠佳的细胞变化和化学变化，也从侧面说明了脂溶性维生素对衰老大脑的作用至关重要。

众所周知，甲状腺激素与神经精神功能之间的联系是多方面的，明显的甲状腺功能减退症与认知各方面的负面影响有关。在甲状腺功能亢进症中也有认知缺陷的报道。甲状腺激素对情绪和认知有多种潜在作用机制，比如许多边缘系统结构与情绪障碍的发病机制有关。此外，甲状腺功能与大脑神经递质系统（主要是去甲肾上腺素和5-羟色胺）的相互作用通常被认为在情绪和行为调节中起主要作用，可能有助于大脑的发育和成熟。甲状腺激素还与参与情绪调节的其他神经递质相互作用，包括多巴胺及基因调节机制。

甲状腺激素的分泌随着年龄的增长而降低，但甲状腺激素的清除率也降低，从而导致游离四碘甲腺原氨酸（FT_4）浓度不变。T_4相反，老年人群血清三碘甲腺原氨酸（T_3）浓度降低，可能是由于T_4向T_3的外周转化减少，并伴有 I 型脱碘酶活性降低。无效的代谢产物反向T_3（rT_3）似乎随着年龄增长而增加，TSH变化的数据尚不清楚。据报道，健康的老年受试者中TSH降低，因为垂体的TSH分泌与年龄相关。与此相反，也有报道表明，血清TSH水平随年龄增加而增加。抗甲状腺过氧化物酶（anti-TPO）和抗甲状腺球蛋白（anti-TG）抗体阳性者也随年龄的增长而增加，60岁以上的女性患病率更高，这可能表明甲状腺功能随年龄增长而降低。近年来，老年人甲状腺激素的差异（在正常范围内）对认知和情绪的影响越来越令学术界感兴趣。有专家指出的，应重新考虑老年人甲状腺激素参考范围，现有数据表明甲状腺激素的细微改变（甲状腺激素的血液水平仍在正常范围内）可能与特定认知功能的细微缺陷相关。研究表明认知或情绪改变的程度可能与甲状腺功能障碍的程度有关。亚临床甲状腺功能减退症的患者，接受甲状腺激素替代疗法的患者发生心力衰竭事件的风险显著降低，全因死亡率降低。但老年情绪改变和认知障碍（如果存在）不是左甲状腺激素替代的临床指征。

2. 老年更年期性腺改变对神经精神系统的影响

女性中，卵巢衰老是一个逐渐发展的过程，始于35岁左右，到51岁时达到顶峰。在绝经前的2～8年，卵巢卵泡的流失速度加快，直到卵泡的供应最终耗尽，这种损失与促卵泡激素水平的增长和抑制素水平的下降有关。促卵泡激素的增加，反映了衰老卵泡的质量和能力下降，抑制素是颗粒细胞产物，对垂体的促卵泡激素分泌具有重要的负反馈影响。与以往观点不同，更年期妇女仍能生产雌激素，绝经后妇女尿中雌激素的排泄是绝经前的一半，但绝经后所产生的雌激素成分有改变，绝经前主要是17β-雌二醇，而绝经后主要是雌酮，后者的生物活性是前者的1/10。绝经后雌激素的主要来源是卵巢之外。肾上腺分泌的雄酮和雄烯二酮在脂肪、肌肉、血液等处转化为雌酮和雌二醇。绝经后的卵巢约75%为门细胞，卵巢门细胞也可分泌大量睾酮，中等量的雄酮和小量雌酮和雌二醇。雌激素缺乏使得神经可塑性和神经元传递成为易受攻击的目标，并可能导致易怒、情绪低落、失眠、注意力不集中和记忆力下降。绝经发生的年龄越早，其对认知障碍的发生率甚至对冠心病发生率的影响就越大。绝经后睾酮的产量减少了25%，但绝经后卵巢比绝经前卵巢分泌的睾酮更多。当卵泡消失且雌激素水平降低时，促性腺激素的浓度升高使得睾酮分泌增加。绝经后卵巢产生雄激素的作用和意义尚不够清楚，可能对代谢和精神方面有影响。另外，雌激素本身也可能具有抗抑郁药及促睡眠作用。

在男性中，40岁以后，血清睾酮水平随年龄增长而减少，但这是一个缓慢而持久的过程，直到50—60岁才观察到男性激素的减少，但并非都会发生，15%～25%的50岁以上男性的血清睾酮激素水平将大大低于20—40岁男性认为正常的阈值。情绪低落、抑郁、疲劳、精力不足和认知症状是主要的非特异性主诉，而潮红和出汗，性欲降低和勃起功能障碍似乎与性腺功能减退直接相关。

3. 老年更年期肾上腺改变对神经精神系统的影响

与大多数激素不同，起源于肾上腺束状带分泌的皮质醇随年龄变化，其水平是增加的，而正常的昼夜节律模式没有明显改变。此外，下丘脑-垂体-肾上腺（HPA）轴灵敏度下降，故皮质醇分泌的负反馈机制减弱，皮质醇水平升高和HPA轴敏感性降低通常与认知状态差、血管性痴呆、抑郁和焦虑有关，此外，较高的尿游离皮质醇与阿尔茨海默病相关。有研究发现，过量的糖皮质激素可能会对大脑各个关键区域（包括海马、杏仁核、前额叶皮质）的结构和功能完整性产生严重影响，从而损害正常记忆、认知功能和睡眠周期。

肾上腺皮质的网状带响应ACTH刺激产生和分泌的脱氢表雄酮（DHEA）及其硫酸酯（DHEAS）在衰老过程中显著降低。DHEA以每年（1±2）%的速度逐渐下降，是人类衰老中最大的内分泌变化之一，减少到原来的1/5～1/10，从而导致"肾上腺停滞"。在外周组织中，DHEA/DHEAS转化为雄激素和雌激素，这在老年男性中起着重要作用，因为其中只有<50%的雄激素是由睾丸产生的。许多横断面研究发现几种疾病（如阿尔茨海默病、2型糖尿病和抑郁症）与DHEAS水平之间存在相关性。较低的DHEAS水平与精神缺陷有关，这种皮质分泌模式的解离，这可能是由于网状带细胞的选择性消耗导致了雄激素的损伤，而不是由下丘脑衰老控制的。

皮质醇通过增加对代谢和血管损伤的敏感性，减少树突长度和可能与凋亡相关的细胞死亡来刺激神经元变性而具有神经毒性作用。另外，DHEAS增强了神经元的长时程增强作用，并保护其免受结构功能的损伤，促进神经胶质和神经元存活。因此，在衰老过程中观察到的皮质醇/DHEAS值增加，导致神经毒性增强，并可能导致与年龄有关的神经退行性疾病。

4. 更年期生长激素（GH）—胰岛素样生长因子（IGF-1）轴改变对神经精神系统的影响

随着年龄的增长，GH的分泌能力下降，其分泌脉冲趋于平缓，因生长激素脉冲幅度的下降是血清IGF-1下降的重要因素，血清IGF-1水平也逐年下降，另外，动物实验中发现垂体提取物中生长抑素分泌增加与年龄有关，是生长激素脉冲振幅下降的重要因素；另外，生长激素释放激素（GHRH）随着年龄的增长而降低，生长激素与下丘脑之间的反馈关系受损也是GH水平下降的因素。故而下丘脑内涉及GHRH和生长抑素调节的缺陷是生长激素分泌随着年龄增长而减少的原因。这种与年龄相关的生长激素功能下降可能会导致分解代谢，最终导致老年人的虚弱、跌倒和骨折，被称为"生长激素分泌停滞"综合征。有报道，与年龄相关的大脑中生长激素受体密度的降低，生长激素替代治疗能显著改善老年人的认知能力，但因其不良反应应慎重考虑。

慢波睡眠的持续时间与释放的 GH 的量直接相关，尚不清楚慢波睡眠是否刺激 GH 分泌，或者睡眠与 GH 分泌之间的关联是否是由于下丘脑内共有的神经通路引起。GHRH 可能具有促进睡眠的作用，降低快速眼动（REM）睡眠期间的清醒水平并增加慢波睡眠的持续时间。这恰好说明了为何老年更年期睡眠结构会发生这样的变化，包括入睡困难，总睡眠时间减少，睡眠效率降低，慢波睡眠减少，以及睡眠碎片增多，但是 REM 睡眠得到了很大程度的保护。

5. 老年更年期脂肪内分泌的变化对神经精神系统的影响

一方面，性激素通过其受体及中枢神经系统的作用强烈影响着人体脂肪分布和脂肪细胞分化。临床可见到少数妇女阴道涂片持续显示雌激素作用，主要见于肥胖者，肥胖的绝经后妇女雄激素转化为雌激素的要多一些，换言之，其转化多少与体重有关，故而较瘦的女性更年期更早。

另一方面，众所周知，瘦素是脂肪细胞分泌的一种肽类激素，可调节食欲，能量平衡和神经内分泌功能。围绝经期妇女的雌激素水平与瘦素水平有着密切的关联。瘦素通过发挥厌食作用来调节下丘脑的能量平衡，并具有脂解作用。雌激素通过控制瘦素特异性受体的表达来提高瘦素敏感性。此外，瘦素也与大脑的发育有关，越来越多的研究表明，瘦素可能在学习和认知中发挥作用。瘦素受体在人脑中广泛表达，包括海马和新皮质。与大多数激素相同，血清瘦素水平随着年龄的增长而下降，瘦素可以通过调节海马突触可塑性的机制来增强记忆力和学习能力。另外，瘦素可刺激神经元分化的前体细胞增殖，并促进神经元终末分化，并对缺血性细胞损伤及多巴胺能细胞死亡具有神经保护作用。

（李树法）

参 考 文 献

[1] Biessels GJ, Despa F. Cognitive decline and dementia in diabetes mellitus: mechanisms and clinical implications [J]. Nat Rev Endocrinol, 2018,14 (10): 591–604.

[2] Lee CS, Larson EB, Gibbons LE, et al. Associations between recent and established ophthalmic conditions and risk of Alzheimer's disease [J]. Alzheimers Dement, 2019, 15(1): 34–41.

[3] Clarke BL, Brown EM, Collins MT, et al. Epidemiology and diagnosis of hypoparathyroidism [J]. J Clin Endocrinol Metab, 2016, 101(6): 2284–2299.

[4] Underbjerg L, Sikjaer T, Mosekilde L, et al. The epidem-iology of nonsurgical hypoparathyroidism in denmark: a nationwide case finding study [J]. J Bone Miner Res, 2015, 30(9): 1738–1744.

[5] Tachi T, Yokoi T, Goto C, et al. Hyponatremia and hypo-kalemia as risk factors for falls [J]. Eur J Clin Nutr, 2015, 69(2): 205–210.

[6] Fujisawa H, Sugimura Y, Takagi H, et al. Chronic Hypon-atremia Causes Neurologic and Psychologic Impairments [J]. J Am Soc Nephrol, 2016, 27(3): 766–780.

[7] Blanchard A, Bockenhauer D, Bolignano D, et al. Gitelman syndrome: consensus and guidance from a Kidney Disease: Improving Global Outcomes (KDIGO) Controversies Conference [J]. Kidney Int，2017, 91 (1): 24–33.

[8] Goichot B, Caron P, Landron F, et al. Clinical presentation of hyperthyroidism in a large representative sample of outpatients in France: relationships with age, aetiology

and hormonal parameters [J]. Clin Endocrinol(Oxf), 2016, 84(3): 445–451.

[9] Devereaux D, Tewelde SZ. Hyperthyroidism and thyrotoxicosis [J]. Emerg Med Clin North Am, 2014, 32(2): 277–292.

[10] Taylor PN, Albrecht D, Scholz A, et al. Global epidemiology of hyperthyroidism and hypothyroidism[J]. Nat Rev Endocrinol, 2018, 14(5): 301–316.

[11] Chaker L, Bianco AC, Jonklaas J, et al. Hypothyroidism [J]. Lancet, 2017,390(10101): 1550–1562.

[12] Garmendia MA, Santos PS, Guillen–Grima F, et al. The incidence and prevalence of thyroid dysfunction in Europe: a meta–analysis[J]. J Clin Endocrinol Metab, 2014,99(3): 923–931.

[13] Selmer C, Olesen JB, Hansen ML, et al. The spectrum of thyroid disease and risk of new onset atrial fibrillation: a large population cohort study[J]. BMJ, 2012,345: e7895.

[14] Selmer C, Olesen JB, Hansen ML, et al. Subclinical and overt thyroid dysfunction and risk of all–cause mortality and cardiovascular events: a large population study[J]. J Clin Endocrinol Metab, 2014, 99(7): 2372–2382.

[15] Akamizu T, Satoh T, Isozaki O, et al. Diagnostic criteria, clinical features, and incidence of thyroid storm based on nationwide surveys[J]. Thyroid, 2012, 22(7): 661–679.

第5章

神经精神疾病评估的常用工具和量表

一、抑郁障碍评估的常用工具和量表

（一）9项患者健康问卷

由 Spitzer 等于 1999 年编制而成，用于抑郁障碍的筛查及症状严重的评估。本量表为自评量表，操作简单。共 9 个条目，包括兴趣、心情、睡眠、疲劳、食欲、挫败感、行动力、躯体伤害倾向。卞崔冬等研究结果显示 PHQ-9 诊断抑郁症的敏感性为 0.91，特异度为 0.97。闵宝权等研究表明其诊断抑郁的敏感度和特异度为 0.86 和 0.94（表 5-1）。

（二）汉密尔顿抑郁量表

由 Hamilton 于 1960 年编制，是临床上评定抑郁状态时应用最为普遍的量表。本量表有 17 项、21 项和 24 项 3 种版本。在此介绍 17 项版本。

表 5-1　9 项患者健康问卷（patient health questionnaire-9 items，PHQ-9）

根据过去两周的状况，请回答是否存在下列描述的状况及频率，请看清楚问题后在符合您的选项上画√				
	没有（0 分）	有几天（1 分）	一半以上时间（2 分）	几乎天天（3 分）
做事时提不起劲或者没有兴趣				
感到心情低落，沮丧或绝望				
入睡困难、睡不安或者睡得过多				
感觉疲倦或没有活力				
食欲缺乏或吃太多				
觉得自己很糟或自己很失败，或让自己、家人失望				
对事物专注有困难，例如看报纸或看电视时				
行动或说话速度缓慢到别人已经察觉，或刚好相反，变得比平日更烦躁或坐立不安，动来动去				
有不如死掉或用某种方式伤害自己的念头				

总分：_____ 分
参考结果：
0～4 分：没有抑郁；5～9 分：轻度抑郁；10～14 分：中度抑郁；15～19 分：中重度抑郁；20～27 分：重度抑郁

HAMD 为他评量表，可归纳为 7 类因子结构：焦虑/躯体化、体重、认知障碍、日夜变化、阻滞、睡眠障碍、绝望感。评定者经严格训练后，所得的结果可取得相当高的一致性。其应用信度（$r = 0.88 \sim 0.99$）及效度（$r = 0.92$）均较好（表 5-2）。

（三）老年抑郁量表

由 Brink 等于 1982 年创制，专用于老年人的抑郁筛查。GDS 为自评量表，共 30 个条目。何晓燕研究显示本量表的信效度良好内部一致性 α 为 0.92，相隔 3 周的重测信度为 0.73（表 5-3）。

表 5-2 汉密尔顿抑郁量表 -17 项（Hamilton depression scale-17，HAMD-17）

项目	评分标准	得 分
1. 抑郁情绪	没有—0 分 只在提问时才诉述—1 分 在访谈中自发地表达—2 分 不用言语也可从表情、姿势、声音或欲哭中流露出这种情绪—3 分 患者的自发言语和非语言表达（表情、动作）几乎完全表现为这种情绪—4 分	
2. 有罪感	没有—0 分 责备自己，感到自己已连累他人—1 分 认为自己犯了罪，或反复思考以往的过失和错误—2 分 认为目前的疾病，是对自己错误的惩罚，或有罪恶妄想—3 分 罪恶妄想伴有指责或威胁性幻觉—4 分	
3. 自杀	没有——0 分 觉得活着没有意义—1 分 希望自己已经死去，或常想到与死有关的事—2 分 消极观念（自杀念头）—3 分 有自杀行为—4 分	
4. 入睡困难 （初段失眠）	没有—0 分 有入睡困难，上床半小时后仍不能入睡—1 分 每晚均有入睡困难—2 分	
5. 睡眠不深 （中段失眠）	没有—0 分 睡眠浅，多噩梦—1 分 半夜（晚 12 点钟以前）曾醒来（不包括上厕所）—2 分	
6. 早醒 （末段失眠）	没有—0 分 有早醒，比平时早醒 1h，但能重新入睡（应排除平时的习惯）—1 分 早醒后无法重新入睡—2 分	
7. 工作和兴趣	没有—0 分 提问时才诉述—1 分 自发地直接或间接表达对活动、工作或学习失去兴趣，如感到无精打采，犹豫不决，不能坚持或强迫自己去工作或活动—2 分 活动时间减少或成效下降，住院患者每天参加病房劳动或娱乐不满 3h—3 分 因目前的疾病而停止工作，住院者不参加任何活动或没有他人帮助便不能完成病室日常事务（注意不能凡住院就打 4 分）—4 分	
8. 阻滞（指思维和言语缓慢，注意力难以集中，主动性减退）	没有—0 分 精神检查中发现轻度阻滞—1 分 精神检查发现明显阻滞—2 分 精神检查进行困难—3 分 完全不能回答问题（木僵）—4 分	

（续表）

项目	评分标准	得　分
9. 激越	没有—0 分 检查时有些心神不宁—1 分 明显心神不宁或小动作多—2 分 不能静坐，检查中曾起立—3 分 搓手、咬手指、扯头发、咬嘴唇—4 分	
10. 精神性焦虑	没有—0 分 提问时诉述—1 分 自发地表达—2 分 表情和言语流露出明显忧虑—3 分 明显惊恐—4 分	
11. 躯体性焦虑（指焦虑的生理症状，包括：口干、腹胀、腹泻、打嗝、腹绞痛、心悸、头痛、过度换气和叹气，以及尿频和出汗）	没有—0 分 轻度—1 分 中度，有肯定的上述症状—2 分 重度，上述症状严重，影响生活或需要处理—3 分 严重影响生活和活动—4 分	
12. 胃肠道症状	没有—0 分 食欲减退，但不需他人鼓励便自行进食—1 分 进食需他人催促或请求和需要应用泻药或助消化药—2 分	
13. 全身症状	没有—0 分 四肢、背部或颈部沉重感，背痛、头痛、肌肉疼痛，全身乏力或疲倦—1 分 症状明显—2 分	
14. 性症状（指性欲减退，月经紊乱等）	没有—0 分 轻度—1 分 重度—2 分 不能肯定，或该项对被评者不适合（不计入总分）	
15. 疑病	没有—0 分 对身体过分关注—1 分 反复考虑健康问题—2 分 有疑病妄想，并常因疑病而去就诊—3 分 伴幻觉的疑病妄想—4 分	
16. 体重减轻	没有—0 分 按病史评定：A. 患者自述可能有体重减轻—1 分；B. 肯定体重减轻—2 分 按体重记录评定：A.1 周内体重减轻超过 0.5kg—1 分；B.1 周内体重减轻超过 1kg—2 分	
17. 自知力	知道自己有病，表现为忧郁—0 分 知道自己有病，但归咎伙食太差、环境问题、工作过忙、病毒感染或需要休息—1 分 完全否认有病—2 分	

总分：_____ 分

参考结果：

　< 7 分：正常；7～17 分：可能有轻度抑郁症；18～24 分：肯定有中度抑郁症；> 24 分：严重抑郁症

表 5-3　老年抑郁量表（geriatric depression scale，GDS）

指导语：选择最切合您最近 1 周来的感受的答案	是	否
1. 你对生活基本上满意吗？	0	1
2. 你是否已放弃了许多活动与兴趣？	1	0
3. 你是否觉得生活空虚？	1	0
4. 你是否常感到厌倦？	1	0
5. 你觉得未来有希望吗？	0	1
6. 你是否因为脑子里一些想法摆脱不掉而烦恼？	1	0
7. 你是否大部分时间精力充沛？	0	1
8. 你是否害怕会有不幸的事落到你头上？	1	0
9. 你是否大部分时间感到幸福？	0	1
10. 你是否常感到孤立无援？	1	0
11. 你是否经常坐立不安、心烦意乱？	1	0
12. 你是否希望待在家里而不去做些新鲜事？	1	0
13. 你是否常常担心将来？	1	0
14. 你是否觉得记忆力比以前差？	1	0
15. 你觉得现在活着很惬意吗？	0	1
16. 你是否常感到心情沉重、郁闷？	1	0
17. 你是否觉得像现在这样活着毫无意义？	1	0
18. 你是否总为过去的事忧愁？	1	0
19. 你觉得生活很令人兴奋吗？	0	1
20. 你开始一件新的工作很困难吗？	1	0
21. 你觉得生活充满活力吗？	0	1
22. 你是否觉得你的处境已毫无希望？	1	0
23. 你是否觉得大多数人比你强得多？	1	0
24. 你是否常为些小事伤心？	1	0
25. 你是否常觉得想哭？	1	0
26. 你集中精力有困难吗？	1	0
27. 你早晨起来很快活吗？	0	1
28. 你希望避开聚会吗？	1	0
29. 你做决定很容易吗？	0	1
30. 你的头脑像往常一样清晰吗？	0	1

总分：_____ 分
参考结果：
　　有症状为"1"分；无症状为"0"分。1、5、7、9、15、19、21、27、29、30 为反向计分，即回答"是"计"0"分，"否"计"1"分。
　　得分范围为 0～30 分。0～10 分：无具临床意义的抑郁症状；11～20 分：轻度抑郁；21～30 分：中重度抑郁

（四）医院焦虑抑郁量表

由 Zigmond 等于 1983 年创制，主要应用于综合医院患者中焦虑和抑郁情绪的筛查。HAD 共由 14 个条目组成，其中 7 个条目评定抑郁，7 个条目评定焦虑。孙振晓等研究显示 HAD 总体、焦虑亚量表及抑郁亚量表的信效度良好内部一致

性 α 系数分别为 0.879、0.806、0.806，重测信度组内相关系数分别为 0.945、0.921、0.932（$P <$ 0.001）。效标效度检验显示，HADS 总分、焦虑亚量表分、抑郁亚量表分与 SAS、SDS 总分相关系数分别为 0.596、0.685、0.552、0.601、0.552、0.663（表 5–4）。

（付佩彩　杨　渊）

表 5–4　医院焦虑抑郁量表（hospital anxiety and depression scale，HAD）

指导语：情绪在大多数疾病中起着重要作用，如果医师了解您的情绪变化，他们就能给您更多的帮助，请您阅读以下各个项目，选出最符合您上个月以来的情绪评定，对这些问题的回答不要做过多考虑立即做出回答会比考虑后再回答更切合实际

1. 我感到紧张（或痛苦）（A）	几乎所有时候—3 分 大多数时候—2 分 有时—1 分 根本没有—0 分
2. 我对以往感兴趣的事情还是有兴趣（D）	肯定一样—0 分 不像以前那样多—1 分 只有一点儿—2 分 基本上没有—3 分
3. 我感到有点害怕，好像预感到有什么可怕事情要发生（A）	非常肯定和十分严重—3 分 时有，但并不太严重—2 分 有一点，但并不使我苦恼—1 分 根本没有—0 分
4. 我能够哈哈大笑，并看到事物好的一面（D）	我经常这样—0 分 现在已经不大这样了—1 分 现在肯定是不太多了—2 分 根本没有—3 分
5. 我的心中充满烦恼（A）	大多数时间—3 分 常常如此—2 分 时有，但并不经常—1 分 偶然如此—0 分
6. 我感到愉快（D）	根本没有—3 分 并不经常—2 分 有时—1 分 大多数—0 分
7. 我能够安心因而轻松地坐着（A）	肯定—0 分 经常—1 分 并不经常—2 分 根本没有—3 分
8. 我对自己的仪容（打扮自己）失去兴趣（D）	肯定—3 分 并不像我应该做到的那样—2 分 我可能不是非常关心—1 分 我仍像以往一样关心—0 分

（续表）

9. 我有点坐立不安，好像感到非要活动不可（A）	确实非常多—3 分 是不少—2 分 并不很多—1 分 根本没有—0 分
10. 我对一切都是乐观地向前看（D）	不多是这样做的—0 分 并不完全是这样做的—1 分 很少这样做—2 分 几乎从来不这样做—3 分
11. 我突然发现恐慌感（A）	确实很经常—3 分 时常—2 分 并非经常—1 分 根本没有—0 分
12. 我好像感到情绪在渐渐低落（D）	几乎所有的时间—3 分 很经常—2 分 有时—1 分 根本没有—0 分
13. 我感到有点害怕，好像某个内脏器官变坏了（A）	根本没有—0 分 有时—1 分 很经常—2 分 非常经常—3 分
14. 我能欣赏一本好书或一个好的广播或电视节目（D）	常常—0 分 有时—1 分 并非经常—2 分 很少—3 分

A（焦虑）总分：_____ 分；D（抑郁）总分：_____ 分

参考结果：

　　焦虑和抑郁亚量表的分值区分为：0～7 分属无症状；8～10 分属可疑存在；11～21 分属肯定存在

二、焦虑障碍评估的常用工具和量表

（一）广泛性焦虑障碍量表

　　由 Spitzer 等于 2006 年编制而成，用于广泛性焦虑的筛查及症状严重程度的评估。本量表为自评量表，项目以短句文字表达。共分为 7 个条目，分别评定：紧张焦虑、不能控制的担忧、过度担忧、不能放松、静坐不能、易激惹、不祥预感。何筱衍的研究结果显示该量表的敏感性 0.86，特异性 0.96（表 5-5）。

（二）汉密尔顿焦虑量表

　　由 Hamilton 于 1959 年编制，主要适用于焦虑症状的严重程度评定。该量表应由经过训练的两名评定员进行联合检查。可分为躯体性和精神性两大类因子结构。汤毓华等研究显示该量表信效度较好，总分评定信度系数 r 为 0.93，各单项症状评分的信度系数为 0.83～1.00，效度系数为 0.36（表 5-6）。

（付佩彩　杨　渊）

三、双相情感障碍评估的常用工具和量表

　　心境障碍问卷：由 R. Hirschfeld 等编制，发表于 2000 年。该量表为自评量表，操作简单，

表 5-5 广泛性焦虑障碍量表（generalized anxiety disorder-7，GAD-7）

指导语：在过去两周，有多少时候您受到以下任何问题困扰，请在您的选择下打 √

	完全不会（0 分）	好几天（1 分）	超过一周（2 分）	几乎每天（3 分）
1. 感觉紧张，焦虑或急切				
2. 不能够停止或控制担忧				
3. 对各种各样的事情担忧过多				
4. 很难放松下来				
5. 由于不安而无法静坐				
6. 变得容易烦恼或急躁				
7. 感到似乎将有可怕的事情发生而害怕				

总分：_____ 分

参考结果：

0～4 分：没有焦虑；5～9 分：轻度焦虑；10～14 分：中度焦虑；15～21 分：重度焦虑

主要包含 13 个关于双向障碍症状的是非问题。量表原作者以 7 分为分界时，对双相障碍敏感性及特异性较好，分别是 73% 和 90%。国内研究表明：以 7 分区分单相抑郁和双相障碍时，其敏感性和特异性分别为 0.64 和 0.80（表 5-7）。

（付佩彩 杨 渊）

四、认知功能评估的常用工具和量表

（一）简易精神状态检查量表

由 Folstein 等于 1975 年编制，是最具影响的认知缺损筛选工具之一。该量表包括以下 7 个方面：时间定向力、地点定向力、即刻记忆、注意力及计算力、延迟记忆、语言、视空间。应用文盲≤ 17 分，小学程度≤ 20 分，中学程度≤ 22 分，大学程度≤ 23 分的分界值检测痴呆，敏感性达 92.5%，特异性为 79.1%（表 5-8）。

1. 定向力（最高分：10 分）

首先询问日期，之后再针对性地询问其他部分，如"您能告诉我现在是什么季节"，每答对一题得 1 分。

请依次提问，"您能告诉我你住在什么省市吗"（区县、街道、什么地方、第几层楼）每答对一题得 1 分。

2. 记忆力（最高分：3 分）

告诉被测试者您将问几个问题来检查他 / 她的记忆力，然后清楚，缓慢地说出 3 个相互无关的东西名称（如皮球、国旗、树木，大约 1 秒说 1 个）。说完所有的 3 个名称之后，要求被测试者重复它们。被测试者的得分取决于他们首次重复的答案。（答对 1 个得 1 分，最多得 3 分）。如果他们没能完全记住，你可以重复，但重复的次数不能超过 5 次。如果 5 次后他们仍未记住所有的 3 个名称，那么对于回忆能力的检查就没有意义了。（请跳过Ⅳ部分"回忆能力"检查）。

3. 注意力和计算力（最高分：5 分）

要求患者从 100 开始减 7，之后再减 7，一直减 5 次（即 93、86、79、72、65）。每答对 1 个得 1 分，如果前次错了，但下一个答案是对的，也得 1 分。

4. 回忆能力（最高分：3 分）

如果前次被测试者完全记住了 3 个名称，现在就让他们再重复一遍。每正确重复 1 个得 1 分。

表 5-6　汉密尔顿焦虑量表（Hamilton anxiety scale，HAMA）

指导语：圈出最适合患者情况的分数					
项　目	无症状（0 分）	轻微（1 分）	中等（2 分）	重（3 分）	极重（4 分）
1. 焦虑心境					
2. 紧张					
3. 害怕					
4. 失眠					
5. 认知功能					
6. 抑郁心境					
7. 躯体性焦虑：肌肉系统					
8. 躯体性焦虑：感觉系统					
9. 心血管系统症状					
10. 呼吸系统症状					
11. 胃肠道症状					
12. 生殖泌尿系统症状					
13. 自主神经系统症状					
14. 会谈时行为表现					

总分：＿＿＿＿＿ 分

参考结果：

　＜ 7 分：没有焦虑；7～13 分：可能有焦虑；14～20 分：肯定有焦虑；21～28 分：肯定有明显焦虑；≥ 29 分：可能为严重焦虑

注：14 个条目所评定的症状如下。

1. 焦虑心境：担心、担忧，感到有最坏的事情将要发生，容易激惹。

2. 紧张：紧张感、易疲劳、不能放松，情绪反应，易哭、颤抖、感到不安。

3. 害怕：害怕黑暗、陌生人、一人独处、动物、乘车或旅行及人多的场合。

4. 失眠：难以入睡、易醒、睡得不深、多梦、梦魇、夜惊、醒后感疲倦。

5. 认知功能：或称记忆、注意障碍。注意力不能集中，记忆力差。

6. 抑郁心境：丧失兴趣、对以往爱好缺乏快感、抑郁、早醒、昼重夜轻。

7. 肌肉系统症状：肌肉酸痛、活动不灵活、肌肉抽动。肢体抽动、牙齿打战、声音发抖。

8. 感觉系统症状：视物模糊、发冷发热、软弱无力感、浑身刺痛。

9. 心血管系统症状：心动过速、心悸、胸痛、血管跳动感、昏倒感、心搏脱漏。

10. 呼吸系统症状：胸闷、窒息感、叹息、呼吸困难。

11. 胃肠道症状：吞咽困难、嗳气、消化不良（进食后腹痛、胃部灼热感、腹胀、恶心、胃部饱腹感）、肠动感、肠鸣、腹泻、体重减轻、便秘。

12. 生殖泌尿系统症状：尿意频数、尿急、停经、性冷淡、过早射精、勃起不能、阳痿。

13. 自主神经系统症状：口干、潮红、苍白、易出汗、易起"鸡皮疙瘩"、紧张性头痛、毛发竖起。

14. 会谈时行为表现：①一般表现：紧张、不能松弛、忐忑不安、咬手指、紧紧握拳、摸弄手帕、面肌抽动、不停顿足、手发抖、皱眉、表情僵硬、肌张力高、叹息样呼吸、面色苍白；②生理表现：吞咽、打嗝、安静时心率快、呼吸快（20 次 / 分以上）、腱反射亢进、震颤、瞳孔放大、眼睑跳动、易出汗、眼球突出

表5-7　心境障碍问卷（mood disorder questionnaire，MDQ）

	是	否
1. 您是否曾经有一段时期与平时不一样，并且在那段时间里有下列表现：（筛查症状）		
你感到非常好或者非常开心，但其他人认为你与平时不一样，或者因为特别开心、兴奋而给你带来麻烦？		
你特别容易激动，好指责他人，易斗殴或争吵？		
你比平时更充满自信？		
睡眠比平时明显减少，但你并不感到缺乏睡眠？		
你比平时更健谈或讲话特别快？		
你感到思维迅速、想法特别多，或者难以减慢你的思维？		
你很容易随环境转移，注意力很难集中，或很难专心做一件事？		
你比平时更加精力充沛？		
你比平时更加积极主动或忙忙碌碌？		
你比平时更加乐于社交或外出，例如半夜还打电话给朋友？		
你比平时性欲更强烈？		
你与平时处事的方式不一样，使得他人感到过分、愚蠢或者太危险了？		
花钱大方给你或家人带来麻烦？		
	是	否
2. 如果上述答案中有1个以上为是的话，是否有上述几种情况同时发生？		
3. 上述这些情况给你造成多大问题——如工作、家庭、经济或司法问题，争吵或斗殴等？		

□没有问题　□轻度　□中度　□严重

参考结果：

13个筛查症状中存在＞7条，第二部分答"是"即有几条症状同时存在，并且第三部分的严重程度达"中度"或"严重"，即为双相障碍筛查阳性。

表5-8　简易精神状态检查量表（mini-mental state examination，MMSE）

指导语：我将问您一些问题，检查您的记忆力和思考问题的能力，有些问题很简单，有些问题对于每个人来说都较难，尽您最大努力回答问题，如果不会，您不必紧张

项　目					积　分	
定向力 （10分）	1. 今年是哪一年				1	0
	现在是什么季节？				1	0
	现在是几月份？				1	0
	今天是几号？				1	0
	今天是星期几？				1	0
	2. 你住在哪个省？				1	0
	你住在哪个县（区）？				1	0
	你住在哪个乡（街道）？				1	0
	咱们现在在哪个医院？				1	0
	咱们现在在第几层楼？				1	0

指导语：我将问您一些问题，检查您的记忆力和思考问题的能力，有些问题很简单，有些问题对于每个人来说都较难，尽您最大努力回答问题，如果不会，您不必紧张

项　目		积　分					
记忆力 （3分）	3. 告诉你三种东西，我说完后，请你重复一遍并记住，待会还会问你 （各1分，共3分）			3	2	1	0
注意力和计算力 （5分）	4. 100-7=？连续减5次（93、86、79、72、65。各1分，共5分。若错了，但下一个答案正确，只记一次错误）	5	4	3	2	1	0
回忆能力 （3分）	5. 现在请你说出我刚才告诉你让你记住的那些东西？			3	2	1	0
语言能力 （9分）	6. 命名能力 出示手表，问这个是什么东西？ 出示钢笔，问这个是什么东西？					1 1	0 0
	7. 复述能力 我现在说一句话，请跟我清楚的重复一遍（四十四只石狮子）！					1	0
	8. 阅读能力 （闭上你的眼睛）请你念这句话，并按上面意思去做！					1	0
	9. 三步命令 我给您一张纸请您按我说的去做，现在开始："用右手拿着这张纸，用两只手将它对折起来，放在您的左腿上。" （每个动作1分，共3分）			3	2	1	0
	10. 书写能力要求受试者自己写一句完整的句子					1	0
	11. 结构能力 （出示图案）请你照上面图案画下来！					1	0

总分：_____ 分
参考结果：
1. 认知功能障碍：最高得分为30分，分数在27～30分为正常，分数＜27分为认知功能障碍。
2. 痴呆划分标准：文盲≤17分，小学程度≤20分，中学程度（包括中专）≤22分，大学程度（包括大专）≤23分。
3. 痴呆严重程度分级：MMSE≥21分：轻度；MMSE 10～20分：中度；MMSE≤9分：重度

最高3分。

5. 语言能力（最高分：9分）

(1) 命名能力（0～2分）：拿出手表卡片给测试者看，要求他们说出这是什么，之后拿出铅笔问他们同样的问题。

(2) 复述能力（0～1分）：要求被测试者注意你说的话并重复一次，注意只允许重复一次。这句话是"四十四只石狮子"，只有正确，咬字清楚的才计1分。

(3) 阅读能力（0～1分）：拿出一张"闭上您的眼睛"卡片给被测试者看，要求被测试者读它并按要求去做。只有他们确实闭上眼睛才能得分。

(4) 三步命令（0～3分）：给被测试者一张空白的平纸，要求对方按你的命令去做，注意不要重复或示范。只有他们按正确顺序做的动作才算正确，每个正确动作计1分。

(5) 书写能力（0～1分）：给被测试者一张白纸，让他们自发地写出一句完整的句子。句子必须有主语，动词，并有意义。注意你不能给予任何提示。语法和标点的错误可以忽略。

（6）结构能力（0～1分）：在一张白纸上画有交叉的两个五边形，要求被测试者照样准确地画出来。评分标准：五边形需画出5个清楚的角和5个边。同时，两个五边形交叉处形成菱形。线条的抖动和图形的旋转可以忽略。

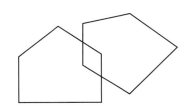

（二）蒙特利尔认知评估量表

由Nasreddine等于2004年编制，应用于各种疾病所致认知障碍的评定。包括了注意与集中、执行功能、记忆、语言、视结构技能、抽象思维、计算和定向力等8个认知领域的11个检查项目。国内研究显示MoCA诊断轻度认知功能障碍的敏感性为96.55%，特异性为76.47%（表5-9）。

1. 交替连线测验指导语："我们有时会用'123……'或者汉语的'甲乙丙……'来表示顺序。请您按照从数字到汉字并逐渐升高的顺序画一条连线。从这里开始[指向数字（1）]，从1连向甲，再连向2，并一直连下去，到这里结束[指向汉字（戊）]"。评分：当患者完全按照"1-甲-2-乙-3-丙-4-丁-5-戊"的顺序进行连线且没有任何交叉线时给1分。当患者出现任何错误而没有立刻自我纠正时，给0分。

2. 视结构技能（立方体）指导语（检查者指着立方体）："请您照着这幅图在下面的空白处再画一遍，并尽可能精确"。评分：完全符合下列标准时，给1分：图形为三维结构所有的线都存在无多余的线相对的边基本平行，长度基本一致（长方体或棱柱体也算正确）上述标准中，只要违反其中任何一条，即为0分。

3. 视结构技能（钟表）指导语："请您在此处画一个钟表，填上所有的数字并指示出11点10分"。评分：符合下列三个标准时，分别给1分。轮廓（1分）：表面必须是个圆，允许有轻微的缺陷（如，圆没有闭合）。数字（1分）：所有的数字必须完整且无多余的数字；数字顺序必须正确且在所属的象限内；可以是罗马数字；数字可以放在圆圈之外。指针（1分）：必须有两个指针且一起指向正确的时间；时针必须明显短于分针；指针的中心交点必须在表内且接近于钟表的中心。上述各项目的标准中，如果违反其中任何一条，则该项目不给分。

4. 命名指导语：自左向右指着图片问患者："请您告诉我这个动物的名字"。

评分：每答对一个给1分。正确回答是：①狮子；②犀牛；③骆驼或单峰骆驼。

5. 记忆指导语：检查者以每秒钟1个词的速度读出5个词，并向患者说明："这是一个记忆力测验。在下面的时间里我会给您读几个词，您要注意听，一定要记住。当我读完后，把您记住的词告诉我。回答时想到哪个就说哪个，不必按照我读的顺序"。把患者回答正确的词在第一试的空栏中标出。当患者回答出所有的词，或者再也回忆不起来时，把这5个词再读一遍，并向患者说明："我把这些词再读一遍，努力去记并把您记住的词告诉我，包括您在第一次已经说过的词"。把患者回答正确的词在第二试的空栏中标出。

第二试结束后，告诉患者一会儿还要让他回忆这些词："在检查结束后，我会让您把这些词再回忆一次"。

评分：这两次回忆不计分。

6. 注意

数字顺背广度。指导语："下面我说一些数字，您仔细听，当我说完时您就跟着照样背出来"。按照每秒钟1个数字的速度读出这5个数字。

表 5-9　蒙特利尔认知评估量表（Montreal cognitive assessment，MoCA）

姓名：	性别：		年龄：　岁	受教育程度：	日期：		总分：

视空间与执行功能							得分

画钟表（11 点 10 分）　__/5

[　]　　　　　　　　　　　　　　　[　]　　　　　　[　]　[　]　[　]

命名

[　]　　　　　　　　　[　]　　　　　　　　[　]　　　　__/3

记忆	读出下列词语，然后由患者重复上述过程 2 次，5 分钟后回忆。		面孔	天鹅绒	教堂	菊花	红色	不计分
		第一次						
		第二次						
注意	读出下列数字，请患者重复（每秒 1 个）。	顺背 [　]	21854					
		倒背 [　]	742					
	读出下列数字，每当数字出现 1 时，患者敲一下桌面，错误数大于或等于 2 不给分。	521 394 118 062 151 945 111 419 051 12						__/1
100 连续减 7	[　] 93	[　] 86		[　] 79	[　] 72		[　] 65	__/3

4~5 个正确给 3 分，2~3 个正确给 1 分，全部错误为 0 分

语言	重复：我只知道今天张亮是来帮过忙的人 [　]　　　　狗在房间的时候，猫总是躲在沙发下面 [　]	__/2　__/1

注：MoCA 量表评分指导

数字倒背广度。指导语："下面我再说一些数字，您仔细听，但是当我说完时您必须按照原数倒着背出来"。按照每秒钟 1 个数字的速度读出这 5 个数字。

评分：复述准确，每一个数列分别给 1 分（注：倒背的正确回答是 2—4—7）。

警觉性。指导语：检查者以每秒钟 1 个的速度读出数字串，并向患者说明："下面我要读出一系列数字，请注意听。每当我读到 1 的时候，您就拍一下手。当我读其他的数字时不要拍手"。

评分：如果完全正确或只有一次错误则给 1 分，否则不给分（错误时是指当读 1 的时候没有拍手，或读其他数字时拍手）。

连续减 7。指导语："现在请您做一道计算题，从 100 中减去一个 7，而后从得数中再减去一个 7，一直往下减，直到我让您停下为止"。如果需要，可以再向患者讲一遍。

评分：本条目总分 3 分。全部错误计 0 分，一个正确给 1 分，两到三个正确给 2 分，四到五个正确给 3 分。从 100 开始计算正确的减数，每一个减数都单独评定，也就是说，如果患者减错了一次，而从这一个减数开始后续的减 7 都正确，则后续的正确减数要给分。例如，如果患者的回答是 93—85—78—71—64，85 是错误的，而其他的结果都正确，因此给 3 分。

7. 句子复述

指导语："现在我要对您说一句话，我说完后请您把我说的话尽可能原原本本的重复出来 [暂停一会儿]：我只知道今天张亮是来帮过忙的人"。患者回答完毕后，"现在我再说另一句话，我说完后请您也把它尽可能原原本本的重复出来 [暂停一会儿]：狗在房间的时候，猫总是躲在沙发下面"。

评分：复述正确，每句话分别给 1 分。复述必须准确。注意复述时出现的省略（如，省略了"只""总是"）以及替换 / 增加（如"我只知道今天张亮……"说成"我只知道张亮今天……"；

或"房间"说成"房子"等）。

8. 词语流畅性

指导语："请您尽可能快、尽可能多地说出您所知道的动物的名称。时间是 1 分钟，请您想一想，准备好了吗？开始。"1 分钟后停止。

评分：如果患者 1 分钟内说出的动物名称 ≥ 11 个则计 1 分。同时在检查表的背面或两边记下患者的回答内容。龙、凤凰、麒麟等神化动物也算正确。

9. 抽象

让患者解释每一对词语在什么方面相类似，或者说他们有什么共性。指导语从例词开始。指导语："请您说说橘子和香蕉在什么方面相类似？"。如果患者回答的是一种具体特征（如，都有皮或都能吃等），那么只能再提示一次："请再换一种说法，它们在什么方面相类似？"如果患者仍未给出准确回答（水果），则说："您说的没错，也可以说它们都是水果。"但不要给出其他任何解释或说明。在练习结束后，说："您再说说火车和自行车在什么方面相类似？"当患者回答完毕后，再进行下一组词："您再说说手表和尺子在什么方面相类似？"不要给出其他任何说明或提示。

评分：只对后两组词的回答进行评分。回答正确，每组词分别给 1 分。只有下列的回答被视为正确：火车和自行车，运输工具；交通工具；旅行用的。

手表和尺子：测量仪器；测量用的。

下列回答不能给分：火车和自行车，都有轮子。手表和尺子，都有数字。

10. 延迟回忆

指导语："刚才我给您读了几个词让您记住，请您再尽量回忆一下，告诉我这些词都有什么？"对未经提示而回忆正确的词，在下面的空栏中打钩（√）作标记。

评分：在未经提示下自由回忆正确的词，每词给 1 分。

可选项目：在延迟自由回忆之后，对于未能回忆起来的词，通过语义分类线索鼓励患者尽可能地回忆。经分类提示或多选提示回忆正确者，在相应的空栏中打钩（√）作标记。先进行分类提示，如果仍不能回忆起来，再进行多选提示。例如："下列词语中哪一个是刚才记过的：鼻子，面孔，手掌？"各词的分类提示和（或）多选提示如下：分类提示多选提示面孔：身体的一部分鼻子、面孔、手掌。天鹅绒：一种纺织品棉布、的确良、天鹅绒。教堂：一座建筑教堂、学校、医院。菊花：一种花玫瑰、菊花、牡丹。红色：一种颜色红色、蓝色、绿色。

评分：线索回忆不计分。线索回忆只用于临床目的，为检查者分析患者的记忆障碍类型提供进一步的信息。对于提取障碍导致的记忆缺陷，线索可提高回忆成绩；如果是编码障碍，则线索无助于提高回忆成绩。

11. 定向指导语："告诉我今天是什么日期"。如果患者回答不完整，则可以分别提示患者："告诉我现在是 [哪年，哪月，今天确切日期，星期几]"。然后再问："告诉我这是什么地方，它在哪个城市？"评分：每正确回答一项给 1 分。患者必须回答精确的日期和地点（医院、诊所、办公室的名称）。日期上多一天或少一天都算错误，不给分。

总分：把右侧栏目中各项得分相加即为总分，满分 30 分。量表设计者的英文原版应用结果表明，如果受教育年限 ≤ 12 年则加 1 分，最高分为 30 分。≥ 26 分属于正常。

（付佩彩　杨　渊）

五、精神障碍评估的常用工具和量表

（一）简明精神病评定量表

由 Overall 和 Gorham 于 1962 编制，是精神科中应用得最广泛的评定量表之一，常作为验证新的精神分裂症或精神病性症状评定量表的参照工具。一般归纳为 5 个因子：焦虑忧郁、缺乏活力、思维障碍、激活性、敌对猜疑。张明园研究显示：该量表的信效度良好，联合检查一致性 Pearson 相关系数为 0.85～0.99；相隔 2 天的检查 – 再检查总分的一致性相当好（$r = 0.52$）。并且该量表的总分与临床医师判断的临床严重度的 Spearman 等级相关性 $r = 0.8$；与临床疗效判断的相关性 $r = 0.6$（表 5–10）。

（付佩彩　杨　渊）

表 5–10　简明精神病评定量表（brief psychiatric rating scale,BPRS）

指导语：主要评定最近一周内患者的精神症状及现场交谈情况，分为 7 级评分，根据症状强度、频度、持续时间和影响有关功能的程度，选择出最适合患者的答案

依据口头叙述	依据检测观察	未测（0分）	无（1分）	很轻（2分）	轻度（3分）	中度（4分）	偏重（5分）	重度（6分）	极重（7分）
1. 关心身体健康									
2. 焦虑									
	3. 感情交流障碍								
4. 概念紊乱									
5. 罪恶观念									
	6. 紧张								

（续表）

	7. 装相和作态						
8. 夸大							
9. 心境抑郁							
10. 敌对性							
11. 猜疑							
12. 幻觉							
	13. 动作迟缓						
	14. 不合作						
15. 不寻常思维内容							
	16. 情感平淡						
	17. 兴奋						
18. 定向障碍							

总分：_____ 分

因子分：焦虑忧郁 _____ ；缺乏活力 _____ ；思维障碍 _____ ；激活性 _____ ；敌对猜疑 _____ 。

参考结果：

总分（18～126 分）：反映疾病严重性，总分越高，病情越重。治疗前后总分值的变化反映疗效的好坏，差值越大疗效越好。

单项分（1～7 分）：反映症状的分布和靶症状的严重度。治疗前后的评分变化可以比较细致地反映对靶症状的治疗效果。

因子分（1～7 分）：反映症状群的分布和疾病的临床特点，并可据此画出症状群廓图。一般归纳为 5 个因子。

(1) 焦虑忧郁：包括 1、2、5、9 四项。

(2) 缺乏活力：包括 3、13、16、18 四项。

(3) 思维障碍：包括 4、8、12、15 四项。

(4) 激活性：由 6、7、17 三项组成。

(5) 敌对猜疑：由 10、11、14 三项组成。

六、睡眠障碍评估的常用工具和量表

（一）失眠严重指数

由 Morin 于 1993 年编制，不仅能评估失眠的严重程度，也能反映失眠对健康和日间功能影响的信息。该量表是对最近的自我认知失眠症状的自评测量工具，条目简单，便于患者使用，由 7 个条目构成，包括白天及夜间两部分的失眠测评，被证明是一种有效地用于失眠筛查及作为检验失眠干预研究效果的临床评估工具（表 5-11）。

（二）匹兹堡睡眠质量指数

由 Buysse 等于 1989 年编制，适用于睡眠障碍患者、精神障碍患者评价睡眠质量，同时也适用于一般人睡眠质量的评估。量表作答方式为自评，包括主观睡眠质量、睡眠潜伏期、睡眠时间、睡眠效率、睡眠障碍、睡眠药物的使用和日间功能障碍共 7 个维度。以总分 =7 为分界值，用该量表判断患者与正常人的灵敏度为 98.3%，特异度为 90.2%（表 5-12）。

PSQI 用于评定被试最近 1 个月的睡眠质量。由 19 个个评和 5 个他评条目构成，其中第 19 个

表 5-11　失眠严重指数（insomnia severity index, ISI）

1. 描述你当前（或最近一周）失眠问题的严重程度

	无（0分）	轻度（1分）	中度（2分）	重度（3分）	极重度（4分）
a 入睡困难					
b 维持睡眠困难					
c 早醒					

2. 对你当前睡眠模式的满意度

	很满意（0分）	满意（1分）	一般（2分）	不满意（3分）	很不满意（4分）

3. 你认为你的睡眠问题在多大程度上干扰了你的日间功能（如日间疲劳处理工作和日常事务的能力、注意力记忆力、情绪等）

	没有干扰（0分）	轻微（1分）	有些（2分）	较多（3分）	很多干扰（4分）

4. 与其他人相比，你的失眠问题对你的生活质量有多大程度的影响或损害

	没有（0分）	一点（1分）	有些（2分）	较多（3分）	很多（4分）

5. 你对自己当前睡眠问题有多大程度的焦虑和烦扰

	没有（0分）	一点（1分）	有些（2分）	较多（3分）	很多（4分）

总分：_____
参考结果：
0～7分表示没有临床意义的失眠（无）；8～14分表示亚临床失眠（轻度）；15～21分表示临床失眠（中度）；22～28分表示临床失眠（重度）

表 5-12　匹兹堡睡眠质量指数（Pittsburgh sleep quality index, PSQI）

指导语：下面一些问题是关于您最近 1 个月的睡眠情况，请选择填写最符合您近 1 个月实际情况的答案。请回答下列问题

1. 近 1 个月，晚上上床睡觉通常（　　　）点钟。

2. 近 1 个月，从上床到入睡通常需要（　　　）分钟。

3. 近 1 个月，通常早上（　　　）点起床。

4. 近 1 个月，每夜通常实际睡眠（　　　）小时（不等于卧床时间）。

5. 近 1 个月，因下列情况影响睡眠而烦恼

	无（0分）	<1次/周（1分）	1～2次/周（2分）	≥3次/周（3分）
a. 入睡困难（30分钟内不能入睡）				
b. 夜间易醒或早醒				

（续表）

c. 夜间去厕所			
d. 呼吸不畅			
e. 咳嗽或鼾声高			
f. 感觉冷			
g. 感觉热			
h. 做噩梦			
i. 疼痛不适			
j. 其他影响睡眠的事情			

6. 近 1 个月，总的来说，您认为自己的睡眠质量：（1）很好；（2）较好；（3）较差；（4）很差

7. 近 1 个月，您用药物催眠的情况：（1）无；（2）＜ 1 次 / 周；（3）1～2 次 / 周；（4）≥ 3 次 / 周

8. 近 1 个月，您常感到困倦吗：（1）无；（2）＜ 1 次 / 周；（3）1～2 次 / 周；（4）≥ 3 次 / 周

9. 近 1 个月，您做事情的精力不足吗：（1）没有；（2）偶尔有；（3）有时有；（4）经常有

A. 睡眠质量得分：＿＿＿＿；B. 入睡时间得分：＿＿＿＿；C. 睡眠时间得分：＿＿＿＿；D. 睡眠效率得分：＿＿＿＿；E. 睡眠障碍得分：＿＿＿＿；F. 催眠药得分：＿＿＿＿；G. 日间功能障碍得分：＿＿＿＿；PSQI 总分（成分 A ＋ 成分 B ＋ 成分 C ＋ 成分 D ＋ 成分 E ＋ 成分 F ＋ 成分 G）：＿＿＿＿。
参考结果：
PSQI 总分：0～5 分：睡眠质量很好；6～10 分：睡眠质量还行；11～15 分：睡眠质量一般；16～21 分：睡眠质量很差

注：匹兹堡睡眠质量指数使用和统计方法

个评条目和 5 个他评条目不参与计分，在此仅介绍参与计分的 18 个评条目。18 个条目组成 7 个成分，每个成分按 0～3 等级计分，累积各成分得分为 PSQI 总分，总分范围为 0～21，得分越高，表示睡眠质量越差。被试者完成试问需要 5～10 分钟。

注：各成分含义及计分方法如下

1. 睡眠质量：根据条目 6 的应答计分很好计 0 分，较好计 1 分，较差计 2 分，很差计 3 分。

2. 入睡时间

(1) 条目 2 的计分为≤ 15 分计 0 分，16～30 分计 1 分，31～60 分计 2 分，≥ 60 分计 3 分。

(2) 条目 5a 的计分为无计 0 分，＜ 1 周 / 次计 1 分，1～2 周 / 次计 2 分，≥ 3 周 / 次计 3 分。

(3) 累加条目 2 和 5a 的计分，若累加分为 0 计 0 分，1～2 计 1 分，3～4 计 2 分，5～6 计 3 分。

3. 睡眠时间：根据条目 4 的应答计分，＞ 7h

计 0 分，6～7h（不含 6h）计 1 分，5～6h（含 6h）计 2 分，＜ 5 小时计 3 分。

4. 睡眠效率

(1) 床上时间 = 条目 3（起床时间）– 条目 1（上床时间）。

(2) 睡眠效率 = 条目 4（睡眠时间）/ 床上时间 ×100%。

(3) 成分 D 计分位，睡眠效率＞ 85% 计 0 分，75%～84% 计 1 分，65%～74% 计 2 分，＜ 65% 计 3 分。

5. 睡眠障碍：根据条目 5b 至 5j 的计分为无计 0 分，＜ 1 周 / 次计 1 分，1～2 周 / 次计 2 分，≥ 3 周 / 次计 3 分。累加条目 5b 至 5j 的计分，若累加分为 0 则成分 E 计 0 分，1～9 计 1 分，10～18 计 2 分，19～27 计 3 分。

6. 催眠药物：根据条目 7 的应答计分，无计

0 分，＜ 1 周 / 次计 1 分，1～2 周 / 次计 2 分，
≥ 3 周 / 次计 3 分。

7. 日间功能障碍

(1) 根据条目 7 的应答计分，无计 0 分，＜ 1 周 / 次计 1 分，1～2 周 / 次计 2 分，≥ 3 周 / 次计 3 分。

(2) 根据条目 7 的应答计分，没有计 0 分，偶尔有计 1 分，有时有计 2 分，经常有计 3 分。

(3) 累加条目 8 和 9 的得分，若累加分为 0 则成分 G 计 0 分，1～2 计 1 分，3～4 计 2 分，5～6 计 3 分。

PSQI 总分 = 成分 A + 成分 B + 成分 C + 成分 D + 成分 E + 成分 F + 成分 G

（付佩彩　杨　渊）

七、帕金森非运动症状评估的常用工具和量表

帕金森病非运动症状评价量表

由 Chaudhuri 等于 2007 年编制，对每一种非运动症状的严重程度和发作频率都能进行评估。该量表包含 9 个方面：心血管、睡眠 / 疲劳、情绪 / 认知、感知障碍、注意力 / 记忆、胃肠道症状、泌尿系统症状、性功能及混合症状，可以为临床评价非运动症状的严重程度及其对治疗的反应提供帮助（表 5–13）。

表 5–13　帕金森病非运动症状评价量表（non–motor symptom scale，NMSS）

根据最近一个月以来患者的自身情况进行评分 严重程度：1= 轻度，出现症状但只给患者带来轻微的不适或痛苦；2= 中度，症状给患者带来一定的痛苦；3= 重度，症状给患者带来极大的痛苦 频率：1= 极少（少于一周一次）；2= 经常（一周一次）；3= 频繁（一周数次）；4= 非常频繁（每天都有或持续存在）	否	是						
		程　度			频　率			
		轻度	中度	重度	极少	经常	频繁	非常频繁
1. 从躺着或坐着到站着时，觉得轻度头痛、头晕或乏力		1	2	3	1	2	3	4
2. 因为头晕或失去知觉而摔倒		1	2	3	1	2	3	4
3. 白天常在一些场合打盹，如聊天、吃饭、看电视或阅读时		1	2	3	1	2	3	4
4. 疲劳或者无力影响患者白天的活动		1	2	3	1	2	3	4
5. 夜间入睡困难或者容易醒		1	2	3	1	2	3	4
6. 坐着或躺着休息时双下肢感觉不适，需不断活动才能缓解		1	2	3	1	2	3	4
7. 对周围发生的事情失去兴趣		1	2	3	1	2	3	4
8. 活动的主动性降低，不愿尝试新鲜事物		1	2	3	1	2	3	4
9. 看上去或患者自我感觉悲哀、情绪低落		1	2	3	1	2	3	4
10. 感觉到焦虑、紧张或者恐慌不安		1	2	3	1	2	3	4
11. 情绪没有起伏，缺乏正常情绪体验		1	2	3	1	2	3	4
12. 日常生活中缺乏愉快的生活体验		1	2	3	1	2	3	4
13. 看到或听到不存在的东西		1	2	3	1	2	3	4

（续表）

根据最近一个月以来患者的自身情况进行评分 严重程度:1= 轻度，出现症状但只给患者带来轻微的不适或痛苦；2= 中度，症状给患者带来一定的痛苦；3= 重度，症状给患者带来极大的痛苦 频率:1= 极少（少于一周一次）；2= 经常（一周一次）；3= 频繁（一周数次）；4= 非常频繁（每天都有或持续存在）	否	是						
		程　度			频　率			
		轻度	中度	重度	极少	经常	频繁	非常频繁
14. 妄想，如有人要害自己、遭抢劫或别人对自己不忠		1	2	3	1	2	3	4
15. 看东西重影，一个看成两个		1	2	3	1	2	3	4
16. 做事难以集中精力，如阅读或交谈时		1	2	3	1	2	3	4
17. 对近期发生的事情记忆有困难		1	2	3	1	2	3	4
18. 忘记做一些事情，比如吃药		1	2	3	1	2	3	4
19. 白天流口水		1	2	3	1	2	3	4
20. 吞咽困难或呛咳		1	2	3	1	2	3	4
21. 便秘（一周少于 3 次大便）		1	2	3	1	2	3	4
22. 尿急		1	2	3	1	2	3	4
23. 尿频（两次小便间隔少于 2 小时）		1	2	3	1	2	3	4
24. 夜间规律的起床排尿增多		1	2	3	1	2	3	4
25. 性欲改变，增强或减退		1	2	3	1	2	3	4
26. 性生活有困难		1	2	3	1	2	3	4
27. 不能解释的疼痛(是否与药物有关或抗 PD 药物能否缓解）		1	2	3	1	2	3	4
28. 味觉或嗅觉功能减退		1	2	3	1	2	3	4
29. 不能解释的体重改变（排除饮食的影响）		1	2	3	1	2	3	4
30. 出汗增多（排除炎热天气的影响）		1	2	3	1	2	3	4

量表总分 = 频度 × 严重程度。同时，患者可以在相对应的症状条目后回答"是""否"，分别代表有、无此症状，以此反映患者近 1 个月各种症状的发生数和未发生数

（付佩彩　杨　渊）

参 考 文 献

[1] Spitzer RL, Kroenke K, Williams JB, et al. Validation and utility of a self-report version of PRIME-MD: the PHQ primary care study[J]. JAMA, 1999, 282 (18): 1737-1744.

[2] 卞崔冬，何筱衍，钱洁，等 . 患者健康问卷抑郁症状群量表在综合性医院中的应用研究 [J]. 同济大学学报（医学版），2009, 30 (05):136-140.

[3] 闵宝权，周爱红，梁丰，等 . 患者健康问卷抑郁自评量表（PHQ-9）的临床应用 [J]. 神经疾病与精神卫生，2013, 13 (6):569-572.

[4] Hamilton M. A rating scale for depression[J]. J Neurol Neurosurg Psychiatry, 1960, 23: 56-62.

[5] 张明园 . 精神科评定量表手册 [M]. 长沙 : 湖南科学技术出版社，1998:17-27, 121-126.

[6] Brink TL, Yesavage JA, Lum O, et al. Screening tests for geriatric depression [J]. Clinical Gerontologist, 1982, 1 (1): 37-43.

[7] 何晓燕，肖水源，张德杏 . 老年抑郁量表在中国农村社区老年人中的信度和效度 [J]. 中国临床心理学杂志，2008 (05):473-475+543.

[8] Zigmond AS, Snaith RP. The hospital anxiety and depression scale[J]. Acta Psychiatrica Scandinavica, 1983, 67 (6): 361-370.

[9] 孙振晓，刘化学，焦林瑛，等 . 医院焦虑抑郁量表的信度及效度研究 [J]. 中华临床医师杂志（电子版），2017, 11 (02):198-201.

[10] Spitzer RL, Kroenke K, Williams JB, et al. A brief measure for assessing generalized anxiety disorder: The GAD-7[J]. JAMA Internal Medicine, 2006, 166 (10): 1092-1097.

[11] 何筱衍，李春波，钱洁，等 . 广泛性焦虑量表在综合性医院的信度和效度研究 [J]. 上海精神医学，2010, 22 (04):200-203.

[12] Hamilton M. The assessment of anxiety states by rating[J]. British Journal of Medical Psychology, 1959, 32 (1): 50-55.

[13] 汤毓华，张明园 . 汉密顿焦虑量表（HAMA）[J]. 上海精神医学，1984 (02):64-65.

[14] Hirschfeld RM, Williams JB, Spitzer RL, et al. Development and validation of a screening instrument for bipolar spectrum disorder: the Mood Disorder Questionnaire[J]. Am J Psychiatry, 2000, 157 (11): 1873-1875.

[15] 杨海晨，苑成梅，刘铁榜，等 . 中文版心境障碍问卷的效度与信度 [J]. 中华精神科杂志，2010 (04):217-220.

[16] Folstein MF, Folstein SE, Mchugh PR. "Mini-mental state". A practical method for grading the cognitive state of patients for the clinician[J]. J Psychiatr Res, 1975, 12(3): 189-198.

[17] 张明园，瞿光亚，金华，等 . 几种痴呆测试工具的比较 [J]. 中华精神科杂志，1991, 24(4): 194-196.

[18] Nasreddine ZS, Phillips NA, Bedirian V, et al. The Montreal Cognitive Assessment, MoCA: a brief screening tool for mild cognitive impairment[J]. J Am Geriatr Soc, 2005, 53(4): 695-699.

[19] 孔伶俐，孙忠国，周田田，等 . 蒙特利尔认知评估量表在轻度认知功能障碍诊断中的应用 [J]. 中国健康心理学杂志，2015, 23(08):1212-1215.

[20] Overall JE, Gorham DR. The brief psychiatric rating scale. Psychol Rep,1962,10:779-812.

[21] 张明园，周天驿，汤毓华，等 . 简明精神病量表中译本的应用（1）可靠性检验 [J]. 中国神经精神疾病杂志，1983(02):76-80.

[22] 张明园，周天驿，梁建华，等 . 简明精神病量表中译本的应用—（2）真实性检验 [J]. 中国神经精神疾病杂志，1984(02):74-77.

[23] Morin CM. Insomnia: psychological assessment and management [M]. New York: Guilford Press, 1993.

[24] Buysse DJ, Reynolds CF, Monk TH, et al. The Pittsburgh sleep quality index: a new instrument for psychiatric practice and research[J]. Psychiatry Research-neuroimaging, 1989, 28(2): 193-213.

[25] 刘贤臣，唐茂芹，胡蕾，等 . 匹兹堡睡眠质量指数的信度和效度研究 [J]. 中华精神科杂志，1996(02):103-107.

[26] Chaudhuri KR, Martinez-Martin P, Brown RG, et al. The metric properties of a novel non-motor symptoms scale for Parkinson's disease: Results from an international pilot study[J]. Mov Disord, 2007, 22(13): 1901-1911.

第二篇

免疫内分泌学

主　编　杨　涛　乔　虹

副主编　袁慧娟　陈　宏　宋勇峰　顾　愹

第6章

免疫系统的内分泌功能

一、神经内分泌与免疫共同信号

免疫系统是人体的防御网络，具有辨识"自我"和"非我"的功能，并且能对外来分子或细胞刺激产生应答，以维持生命机体的健康。免疫系统由免疫细胞及其产生的分子所组成。免疫细胞可以根据其是否具有发生基因重组的抗原（antigen，Ag）特异性受体分为固有免疫系统（innate immunity）和适应性免疫系统（adaptive immunity）。

固有免疫细胞包括但不限于树突状细胞（dendritic cell）、巨噬细胞（macrophage）、自然杀手细胞（natural killer cell）和固有淋巴细胞（innate lymphoid cell，ILC），它们一般位于黏膜或和外界环境接触的组织中，作为免疫系统的第一道防线。这些细胞表面表达模式识别受体（pattern recognition receptor，PRR）能快速识别细菌、病毒等病原体相关分子模式，并分泌细胞因子启动固有免疫应答。不仅如此，树突状细胞和巨噬细胞还能吞噬病原体，将其中的抗原分子经过蛋白酶体和其他肽酶切割成短肽（即抗原表位）后，和主要组织相容性复合体（major histocompatibility complex，MHC）结合后运输到细胞表面，与T淋巴细胞（T lymphocytes）上的T细胞受体（T cell receptors，TCR）结合，活化T淋巴细胞，启动适应性免疫。

适应性免疫细胞包括T淋巴细胞和B淋巴细胞（B lymphocytes）。T淋巴细胞又可以根据

表面表达CD4分子或CD8分子，分为CD4阳性辅助型T细胞（helper T cell，Th）和CD8阳性细胞毒性T细胞（cytotoxic T cell，Tc）。CD4阳性辅助型T细胞的T细胞受体被呈递表位肽的2型主要组织相容性复合体（MHC claSS Ⅱ）活化后，分化成不同功能的辅助型T细胞亚群：Th1、Th2、Th17、Treg等。不同的辅助型T细胞亚群由不同的转录因子调控基因表达，分泌不同的细胞因子（cytokines）并执行不同的免疫功能。例如调节性T细胞（regulatory T cell，Treg）通过表面分子（CTLA-4、CD25、TIGIT、CD39和CD73）；细胞因子（IL-2、IL-10、TGF-β、和IL-35）及分泌的或胞内分子（颗粒酶、环AMP和IDO）负向调节免疫应答。CD8阳性初始T细胞的T细胞受体和呈递表位肽（病毒抗原或变异的自身抗原）的1型主要组织相容性复合体（MHC class Ⅰ）结合后被活化，成为具有细胞毒性的效应性T细胞，分泌超分子攻击颗粒（supramolecular attack particle，SMAP）杀死被病毒感染的细胞或肿瘤细胞以维持健康。而B淋巴细胞表达B细胞受体（B cell receptor，BCR），B细胞同时和辅助型T细胞及抗原结合后被活化，产生抗原特异性的抗体（antibody），组成体液免疫（humoral immunity）中和病原体。

近年来，已有多项研究结果提示，从胚胎期至生命终止，中枢神经系统（central nervous system，CNS）、内分泌系统和免疫系统之间存在

双向沟通，尤其是感染、应激或创伤时。部分免疫细胞表达神经－内分泌激素的受体，内分泌系统的细胞亦能产生细胞因子或表达其受体，因此能通过共同的信号通路进行双向作用。

神经内分泌系统和免疫系统之间存在双向调节回路。下丘脑、垂体等神经内分泌器官分泌激素作用于免疫细胞，而免疫细胞分泌细胞因子作用于神经内分泌器官。

中枢神经主要通过下丘脑－垂体－肾上腺（hypothalamo–pituitary– adrenocortical，HPA）信号轴调控免疫系统。机体在应激状态或发生炎症时，免疫细胞被活化并分泌白细胞介素 –1、白介素 –6，也有其他研究证明大脑内的胶质细胞在炎症环境下合成白细胞介素 –1 和白介素 –6。这两种细胞因子均能活化下丘脑－垂体－肾上腺信号轴，使得垂体滤泡星状细胞通过 p38 MAPK/NF–B 通路释放白介素 –6，刺激垂体分泌促肾上腺皮质激素（adrenocorticotrophic hormone，ACTH），进而促使肾上腺产生糖皮质激素（glucocorticoid，GC）。糖皮质激素阻碍多种细胞因子的合成并诱导 T 细胞凋亡以抑制免疫应答，避免组织器官的免疫损伤。但过度刺激下丘脑－垂体－肾上腺信号轴则导致糖皮质激素大量生成，反而使机体对病原体易感。另外，机体应激时垂体前叶会分泌催乳素，其能抵消糖皮质激素的免疫抑制作用，提高机体在环境压力下的存活率。催乳素受体和多个细胞因子受体（如白介素 2-7 的受体）同属于 1 型细胞因子受体超家族（claSS I cytokine receptor superfamily），部分神经内分泌细胞和免疫细胞均表达催乳素受体，当催乳素与其受体结合后经由 Jak/STAT 信号通路这条共同的信号通路活化细胞，但其下游的效应分子不同。除 Jak/STAT 信号通路之外，催乳素和多种白介素和肿瘤坏死因子（tumour necrosis factor，TNF）等细胞因子还能活化 Ras/MAPK 或 PI3K 信号通路。

催乳素既有激素的生物活性，也有细胞因子的功能。催乳素主要由垂体合成分泌，但乳腺、脂肪组织和免疫细胞等均能合成催乳素，但垂体外的催乳素分子量大小和垂体内的不同且具有不同的生物活性。白细胞介素 –1、白介素 –2 和白介素 –6 能刺激催乳素分泌，而 γ– 干扰素（interferon-gamma，IFNγ）则抑制催乳素分泌。催乳素具有促进 CD4– CD8– 胸腺细胞分化为 CD4+ CD8+ 细胞；提高树突状细胞的抗原呈递效率；增加 T 淋巴细胞分泌 TNFα、γ– 干扰素及白介素 –2；促进巨噬细胞分泌趋化因子和促炎细胞因子等功能。高催乳素血症（hyperprolactinemia）妨碍自身反应性 B 淋巴细胞的克隆淘汰（clonal deletion），降低 B 淋巴细胞的活化阈值，进而促进自身免疫反应。高催乳素血症患者和多种自身免疫疾病的发病相关。一项临床研究表明，90% 的桥本甲状腺炎患者具有显著的高催乳素及低皮质素水平。而多巴胺能有效抑制催乳素分泌，因此，多巴胺激动药具有成为自身免疫疾病未来治疗方案的潜力。

细菌内毒素会引起高胰岛素水平及低血糖，后续研究发现巨噬细胞分泌的白细胞介素 –1 能刺激胰岛素的分泌和生物合成，及胰岛 B 细胞的体外扩增。生理状态下，白细胞介素 –1 通过二酰甘油蛋白激酶（diacylglycerol and protein kinase，PKC）信号通路刺激胰岛素分泌，而在病理状态下，则通过核因子 B（nuclear factor–B，NF–B）和有丝分裂原活化蛋白激酶（mitogen-activated protein kinase，MAPK）信号通路。生理情况下，餐后血糖水平上升促使网膜脂肪中巨噬细胞内的炎症小体（inflammasome）活化，导致 pro-IL-1β 被切割并释放 IL-1β，刺激胰岛素分泌使巨噬细胞摄入葡萄糖，进一步生成更多 IL-1β，形成一个胰岛素和 IL-1β 协同作用利用葡萄糖的前馈回路。2 型糖尿病（type 2 diabetes mellitus，T$_2$DM）的可能致病模型：全身性低度炎症（systemic low-grade inflammation）情况下，外周的低水平 IL-1β 导致胰岛素抵抗，但 IL-1β 仍刺激胰岛 B 细胞分泌更多的胰岛素以补偿低胰岛素敏感性。1 型糖尿病（type 1 diabetes mellitus，T$_1$DM）的可能致病模型：局部胰岛炎症（local islet inflam-mation）状况下，细胞间的高浓度IL-1β引起胰岛B细胞功能障碍和凋亡。根据IL-1β和胰岛素的交互作用，利用抗IL-1β的单克隆抗体或IL-1受体拮抗药阻断慢性炎症，为1型糖尿病和2型糖尿病的治疗方案提供了新的视角。

（徐湘婷　杨　涛　赵家军）

二、自身免疫反应损伤内分泌腺体

人体的免疫系统与内分泌系统存在着紧密的联系与相互影响。根据目前的研究，内分泌腺体自身免疫损伤的发病机制为存在易感基因或基因突变、自身抗体的产生、发生特异性免疫损伤、最终发展为自身免疫性疾病。腺体的自身免疫损伤可以由自身抗体驱动，如促甲状腺激素受体抗体致Graves病、胰岛素自身免疫综合征等；或主要通过免疫细胞介导，如致病性T细胞介导的1型糖尿病，免疫细胞浸润眼眶内组织致甲状腺相关性眼病等；而大多数内分泌腺体的自身免疫损伤，由体液免疫和细胞免疫的共同作用导致。临床上通过检测血液中的自身抗体作为预测、诊断、监测疾病发生发展的生物学标志物，如1型糖尿病相关的胰岛自身抗体（胰岛素抗体、抗谷氨酸脱羧酶抗体、抗酪氨酸磷酸酶抗体、锌转运体8抗体），自身免疫性甲状腺疾病相关的抗甲状腺过氧化物酶抗体、抗甲状腺球蛋白抗体、促甲状腺激素受体抗体，自身免疫性肾上腺炎的免疫标志物类固醇21-羟化酶抗体等。自身免疫反应损伤内分泌腺体可累及单个或多个腺体，自身免疫性多内分泌综合征即为多个内分泌腺或非内分泌腺同时或顺序发生功能障碍为特征的自身免疫性疾病。有研究认为，患有单器官特异性自身免疫性疾病的患者，随着时间的推移可能最终会发展成多器官自身免疫性疾病，故临床上应当重视对内分泌腺自身免疫性疾病患者进行其他自身免疫病的筛查和监测。近年来，随着免疫检查点抑制药应用于癌症的治疗，免疫检查点抑制药诱发的内分泌腺自身免疫性疾病的报道逐渐增多，这类药物可能通过自身反应性T细胞、自身抗体和细胞因子等多种途径损伤内分泌腺体，可累及甲状腺、垂体、胰腺、肾上腺等多个腺体。内分泌腺自身免疫性疾病目前大多需采取终身替代治疗，严重影响患者的生活质量，其预防及病因治疗是尚未攻克的医学难关。然而，"水能载舟，亦能覆舟"，一些免疫治疗药物逐渐被应用于此类疾病的预防和治疗中，如抗CD3抗体已被用于预防及治疗1型糖尿病，为安全有效地预防及治疗此类疾病带来希望和曙光。

（顾　愹　贾晓凡）

参 考 文 献

[1] Sakaguchi S, Mikami N, Wing JB, et al. Regulatory T cells and human disease [J].Annual Reviews of Immunology, 2020, 38:541–566.

[2] Ballint S, Muller S, Fischer R, et al. Supramolecular attack particles are autonomous killing entities released from cytotoxic T cells[J].Science, 2020, 368(6493):897–901.

[3] Borba VV, Zandman–Goddard G, Shoenfeld Y. Prolactin and autoimmunity[J].Frontiers in Immunology, 2018, 9:73.

[4] Tang MW, Garcia S, Gerlag DM, et al. Insight into the endocrine system and the immune system: a review of the inflammatory role of prolactin in rheumatoid arthritis and psoriatic arthritis[J].Front Immunol, 2017, 8:720.

[5] Donath MY, Dinarello CA, Mandrup–Poulsen T. Targeting innate immune mediators in type 1 and type 2 diabetes[J].Nat Rev Immunol, 2019, 19:734–746.

[6] Everett BM, Donath MY, Pradhan AD, et al. Antiinflammatory therapy with canakinumab for the prevention and management of diabetes [J]. J Am Coll Cardiol, 2018, 71: 2392–2401.

[7] George S. Eisenbarth. Immunoendocrinology: Scientific and Clinical Aspects[M].Heidelberg:Springer, 2011.

第 7 章

内分泌代谢对免疫系统的影响与调节

一、下丘脑 – 垂体 – 肾上腺轴影响固有免疫及适应性免疫

下丘脑 – 垂体 – 肾上腺信号轴（hypothalamic-pituitary-adrenal axis，HPA 轴）参与调控固有免疫及适应性免疫应答，主要通过多种细胞因子、神经肽共同合作调控，综合协调内分泌网络系统，能够及时对于机体出现的感染等应激反应产生有效的免疫及内分泌应答。这种双向的网络系统能够通过激素、神经肽与免疫调节介质配体与受体结合发挥效应。除了内分泌组织常见的经典激素与受体结合途径，免疫细胞也能够产生大量的激素和神经肽，并参与到炎症反应调控中，也可以通过远距离作用导致临床内分泌症状的出现。

HPA 轴影响固有免疫及适应性免疫应答，主要通过信使分子（包括促肾上腺激素释放激素、促肾上腺皮质激素、糖皮质激素）激活免疫细胞，促进释放细胞因子发挥作用，同时也通过一些内分泌组织与大脑共同参与神经 – 内分泌免疫调控。常见的细胞因子包括 IL-1α、IL-1β、IL-1Ra、IL-6 和 TNFα，不同的细胞因子作用于 HPA 轴，可以反馈调控 HPA 轴对免疫应答的调控。有研究证明，HPA 轴对细胞介导的免疫反应的影响，主要体现在细胞免疫反应被抑制和免疫反应被延迟，这种反应主要由糖皮质激素介导调控。还有研究提示，HPA 轴对于固有免疫及适应性免疫应答的影响，能够有效连接 HPA 轴与脂肪组织系

统，其主要通过瘦素发挥调控效应。糖皮质激素激发脂肪细胞瘦素表达，外周循环高瘦素水平可以调节 HPA 轴，是在调节应激反应中的一个重要成分。

综上所述，HPA 轴、免疫系统和脂肪组织通过细胞因子、瘦素及糖皮质激素共同组成机体双向调控系统。这三个系统之间的平衡可能是维持机体稳态的至关重要的环节。以中枢神经系统为核心的神经 – 免疫 – 内分泌系统，通过 HPA 轴、肠 – 脑轴等调控通路共同维持机体稳态的平衡。

（孙 磊 牛 奔）

二、生长抑素对免疫系统调节

生长抑素（somatostatin，SS）是一种广泛分布于全身的神经肽，是下丘脑合成的生长激素释放抑制因子，最早是从羊的下丘脑提取出的 14 肽，因其主要抑制脑垂体中生长激素的释放而得名。除此之外，SS 也抑制其他垂体激素如促甲状腺激素、促肾上腺皮质激素和催乳素的释放，还抑制降钙素、胰岛素、胰高血糖素、肾素、甲状旁腺激素和血管活性肠肽、胆囊收缩素的释放。同时又是免疫调节分子，参与对免疫应答和炎症反应的调节。SS 通过分泌两种生物活性形式发挥作用：14 肽 –SS 和 28 肽 –SS。SS 分布于中枢神经系统及外周神经系统的交感神经和肽能感觉神经、胃肠道、内分泌器官、血液及受中枢及外

周交感神经和肽能感觉神经支配的免疫器官。SS 由肽能神经元末梢和胃肠道、胰腺内的特殊内分泌细胞（D 细胞）合成和释放。巨噬细胞、上皮细胞、树突状细胞等免疫细胞也合成 SS。

淋巴器官的各种细胞中存在 SS 多肽、SS 受体和 SS 合成酶，表明 SS 具有调节免疫反应的功能。SS 直接或通过抑制生长激素的释放间接对免疫反应发挥重要的作用。SS 对 T 淋巴细胞的影响包括诱导 T 淋巴细胞黏附，促进胸腺细胞凋亡，调节 Th_1/Th_2 细胞平衡。SS 对 B 淋巴细胞的活化、增生、分化及抗体生成均有影响。这种影响一方面是由于与 B 淋巴细胞表面 SS 受体的直接相互作用，另一方面是间接地通过 Th 细胞和或巨噬细胞发挥抑制作用。此外除对 T、B 细胞的上述作用外，SS 对自然杀伤细胞亦发挥调节作用，它抑制自然杀伤细胞杀伤活性。巨噬细胞是 SS 的产生细胞，也是它的靶细胞。SS 可抑制巨噬细胞的活化、分泌，并诱导其凋亡，还抑制单核巨噬细胞产生 TNFα、IL-1β、IL-6 及 IL-8。研究认为 SS 还可抑制淋巴细胞增殖。由于 SS 在机体内具有广泛的免疫抑制作用，应用 SS 或 SS 类似物在临床上可治疗一些疾病如肿瘤。随着对 SS 免疫调节能力的日益认识（如降低淋巴细胞活性，减少细胞因子分泌，影响 T 细胞亚型变化等），SS 及其类似物有望在自身免疫性疾病治疗中发挥重要作用。

（罗说明　任　蕾）

三、生长激素对免疫系统调节

生长激素（growth hormone，GH）是一种含 191 个氨基酸残基的肽类激素，分子量为 22kDa，主要由垂体前叶的腺垂体以脉冲的形式分泌。其分泌受下丘脑释放的 GH 释放激素（GH releasing hormone，GHRH）的正性调控和生长抑素的负性调控影响。Ghrelin 可以激活 GHRH 促进 GH 的分泌，而脂肪细胞通过瘦素介导的生长抑素分泌

和游离脂肪酸（free fatty acid，FFA）对垂体的直接作用抑制 GH 的分泌。GH 可作用于多种类型的细胞、组织和器官，但作为促进生长的激素，它的主要靶点是肝脏和骨骺线。GH 与生长激素受体（GH receptor，GHR）结合发挥其作用，后者属于 I 型造血细胞因子受体家族成员。肝细胞上的 GHR 与 GH 结合后会激活 Janus 激酶（janus kinase，JAK）/ 信号转导与转录激活因子（signal transducer and activator of transcription，STAT）信号通路，诱导肝细胞合成和分泌胰岛素样生长因子 -1（insulin-like growth factor-1，IGF-1）、IGF-2、IGF 结合蛋白 3（IGF binding protein 3，IGFBP3）和酸不稳定亚基（acid labile subunit，ALS）。IGF、IGFBP3 和 ALS 组成三聚体复合物在血液循环中运输，并通过蛋白酶将 IGF 从复合物中释放出来，使后者可以到达靶器官。GH/IGF-1 轴以它们的协同作用影响机体，对几乎所有类型的细胞都具增强合成代谢的作用。

GH/IGF-1 轴对免疫系统的调节至关重要。1930 年，Philip E.Smith 报道大鼠在垂体切除后胸腺退化，首次提出内分泌系统和免疫系统之间存在着密切联系。另有研究报道，补充 GH 和 IGF-1 可恢复垂体缺陷小鼠的免疫系统功能，更确定了 GH/IGF-1 轴对免疫系统的调节作用。GH/IGF-1 轴对免疫系统的调节主要是通过激活免疫细胞表面的 GHR 实现的，部分 T 细胞、B 细胞和巨噬细胞存在 GHR 的表达。并且，骨髓、胸腺、脾脏和淋巴结都具有分泌 GH 的功能，外周血单核细胞（peripheral blood mononuclear cell，PMBC）产生的 GH 可能具有自分泌和（或）旁分泌效应，但调控其分泌 GH 的具体机制尚不清楚。

GH/IGF-1 可以增加造血祖细胞的数量，并刺激髓系淋巴细胞的发育，其分子机制包括抑制细胞凋亡、促进细胞分化和激活细胞周期，故 GH 可用于艾滋病（acquired immune deficiency syndrome，AIDS）的治疗。在先天免疫过程中，GH/IGF-1 轴可以增加单核细胞、巨噬细胞、中

性粒细胞和自然杀伤细胞的杀伤活性，刺激单核细胞和巨噬细胞产生肿瘤坏死因子 -α（tumor necrosis factor-α，TNFα），促进中性粒细胞的迁移和黏附，诱导树突状细胞的成熟。在体液免疫过程中，GH/IGF-1 轴会增加 B 细胞数量，促进 B 细胞的发育和分化，增加白介素 -6（interleukin-6，IL-6）的分泌和成熟 B 细胞产生免疫球蛋白的功能。在细胞免疫过程中，GH/IGF-1 轴可以维持胸腺微环境的稳态，对 T 细胞的增殖具有直接刺激作用，并参与胸腺内的细胞转运，其作用可能是通过 IL-7 实现的。

由于 GH/IGF-1 轴对免疫系统的调节作用，因此应用生长激素治疗各种类型的免疫缺陷疾病的研究越来越多。GH 在 AIDS 中的作用也越来越受到重视。研究发现，接受高效抗反转录病毒疗法的 HIV 感染的患者给予 GH 治疗后，胸腺的质量和分泌均增加，与未应用 GH 治疗组相比内源性 CD4 T 细胞水平增加，证实 GH 可以诱导新的 T 细胞的产生，提高艾滋病患者 CD4 修复。GH 治疗可以增加 IGF-1 水平，短期治疗快速体重减轻伴有急性感染的 AIDS 患者，可显著增加肌肉含量，并已被美国食品药品管理局（FDA）批准用于治疗体重减轻 > 10% 的 AIDS 患者。

随着年龄的增长，宿主对病原体产生正确免疫反应的能力下降，疫苗的效率降低，患癌症和自身免疫性疾病的风险增加，这些都被称为"免疫衰老"。引发免疫衰老的确切机制尚不清楚，可能的因素包括：①造血祖细胞增殖能力的改变；②骨髓和胸腺微环境的改变；③ GH/IGF-1 和性激素减少。GH/IGF-1 可以增加造血祖细胞的数量，逆转胸腺的老龄化，因此作为"免疫衰老"的"拮抗药"而备受瞩目。一些研究证实，应用 GH、IGF-1 和天然或合成的 GHRH 治疗老年啮齿动物，可以部分恢复衰老的胸腺，增强免疫力。然而一些研究发现，侏儒鼠的生长激素缺乏症可以延长寿命。GH 及 IGF-1 可以促进老年人的衰老和减少寿命。虽然 GH 的治疗明确具有

增强免疫系统的功能，但也存在促进癌症、胰岛素抵抗和高胰岛素血症发生的可能性，对老年人来说，应用此疗法必须慎重考虑，因为它们可能会引起严重的代谢不良反应，目前需要更多临床研究证实 GH/IGF-1 治疗免疫缺陷相关疾病的安全性和有效性，也期待治疗性 GH 激动药和拮抗药等药物在新的治疗领域如新陈代谢和恶性肿瘤中的作用。

（韦 晓 李晨嫣）

四、催乳素调节免疫应答

催乳素（prolactin，PRL）是由垂体和垂体外细胞产生的一种神经肽类蛋白激素（23kDa）。人类 PRL 基因是一条位于第 6 号染色体的单基因，长度为 10kb，包含 5 个外显子和 4 个内含子。PRL 的经典作用是调节哺乳动物乳腺、卵巢及男性附属生殖器官的生长和分化，促进泌乳。近年来发现，PRL 不仅可通过内分泌、旁分泌及自分泌等方式维持机体正常免疫功能及免疫器官正常生长，参与细胞免疫和体液免疫的调节，还对于病理状态下细胞及体液免疫功能的调节产生重要影响，如在众多自身免疫性疾病中均发现高催乳素血症（表 7-1）。

首先，动物实验证实 PRL 与免疫系统存在

表 7-1 高催乳素血症和自身免疫性疾病

全身性疾病	器官特异性疾病
系统性红斑狼疮	1 型糖尿病
抗磷脂综合征	多发性硬化
类风湿关节炎	重症肌无力
银屑病性关节炎	寻常性天疱疮
干燥综合征	寻常性银屑病
系统性硬化	腹腔疾病
贝赫切特综合征	自身免疫性甲状腺疾病
反应性关节炎	自身免疫性葡萄膜炎
	Addison 病
	淋巴细胞性垂体炎
	围产期心肌病
	心脏移植排斥反应

密切联系。低 PRL 血症动物表现出多种形式的 B 淋巴细胞和 T 淋巴细胞介导的免疫反应缺失，补充 PRL 后免疫应答恢复；而高 PRL 血症可提高机体的免疫反应。其次，离体实验发现，PRL 具多方面免疫调节作用，如可通过促有丝分裂作用或辅助其他有丝分裂原，以及通过增强抗原特异性增殖反应促进外周淋巴细胞增殖；通过拮抗糖皮质激素的凋亡诱导作用来保护淋巴细胞；可促进免疫细胞分泌细胞因子改善细胞免疫功能；可通过增加包括 IgG 和 IgM 在内的抗体产生而增强体液免疫功能；增强 NK 细胞的自然杀伤活性。

PRL 与免疫功能密切相关的最直接证据是活化的免疫细胞，特别是 T 淋巴细胞和胸腺细胞本身能够合成和分泌 PRL，而 PRL 可通过自分泌或旁分泌与细胞膜上的催乳素受体相结合，激活跨膜信号转导途径，调节核基因的转录，实现对免疫的调节，因此 PRL 具有细胞因子的特征。

催乳素受体是一个单一的膜结合蛋白，属于细胞因子家族中的第一类，其基因位于第 5 号染色体，包含至少 10 个外显子，在 T 细胞、B 细胞、自然杀伤细胞、巨噬细胞、单核细胞等免疫细胞膜上广泛表达。受体激活后的信号转导途径除 Jas/STAT 之外，还存在促分裂原活化蛋白激酶级联 Ras/Raf/MAP 途径和胰岛素 /IGF-1 信号级联途径。

综上所述，PRL 可对自身免疫疾病的发生发展产生重要影响，但其免疫调节作用十分复杂，其作用和意义的研究尚处于起步阶段，仍需深入研究以清楚地揭示其机制，为临床免疫相关疾病的防治提供新的手段。

（王贺元　龙　健）

五、雌激素调节 B 细胞作用

雌激素是一种促进女性生殖器官成熟、第二性征发育，并维持其正常功能的女性激素，其属于类固醇类激素，主要由卵巢合成和分泌。因为男、女两性在免疫应答和对一些自身免疫性疾病的易感性方面存在着差异，并且在更年期后，女性对某些疾病的易感性也发生了相应的改变，因此雌激素可能影响免疫系统。研究表明，雌激素可通过影响 T 细胞、B 细胞等免疫细胞及细胞因子的水平，进而影响免疫系统功能。下面主要介绍雌激素对 B 细胞的免疫调节作用。

（一）雌激素和雌激素受体

雌激素是一种类固醇激素。进入青春期后，卵巢开始发育，同时分泌雌激素。此外，妊娠时胎盘可分泌部分雌激素，肾上腺皮质和睾丸也分泌少量雌激素。在体内，雌激素由芳香化酶催化雄激素转化而来，为脂溶性激素。雌激素作用的靶器官和组织众多，包括生殖系统、骨骼、心血管血统等。人体内发现的雌激素主要有 3 种，即雌二醇、雌酮和雌三醇。雌二醇是雌激素的主要活性成分，其为十八碳类固醇。血中 70% 的雌二醇与性激素结合球蛋白（sex hormone binding globulin, SHBG）结合，25% 与血浆白蛋白结合，其余为游离型。雌二醇主要在肝脏被降解，雌三醇是雌二醇的主要代谢产物。雌三醇仅在妊娠期产生。这些代谢产物与葡萄糖醛酸或硫酸结合，随尿排出体外。

雌激素通常通过雌激素受体（estrogen receptor, ER）发挥生物学作用。雌激素受体复合物通过与各种基因启动子区域的 DNA 元件——雌激素反应元件结合，来调节基因表达。雌激素受体复合物对靶基因的反式激活也需要特定的辅助激活蛋白。此外，配体结合的雌激素受体可以以非基因的方式激活细胞内通路，如丝裂原活化激酶。ER 有 ERα 和 ERβ 两个亚型，ERβ 和经典的 ERα 有高度的同源性，但越来越多的研究结果表明它们在基因激活方面存在差异。ERα 有 2 个激活域（activator factor, AF），AF-1 和 AF-2，而 ERβ 只包含 AF-2。ERβ 的 AF-2 表现出启动子和细胞的特异性。在某些细胞类型中，雌激素受体需要 ERα 的 AF-1 和 AF-2 与辅助激活因子相互作用才能引起转录激活，而在其他细胞类型中，只需要 AF-1 与辅助激活因子相互作用就足以引起转录激活。不同组织表达的 ERα 和 ERβ 的模式不同，一些细胞系仅表达一种雌激素受体，而另外一些细胞系则表达两种受体。这两种受体似乎以相似的亲和力结合雌激素，并在许多情况下可以激活相同的雌激素反应基因。当 AF-1 和 AF-2 同时被激活时，ERα 的作用远远大于 ERβ；如只激活 AF-2，ERα 和 ERβ 的活性相似。一般来说，与 ERβ 相比，ERα 是一种更好的雌激素反应基因的反式激活因子。然而，当两种雌激素受体在同一细胞中表达时，ERβ 可抑制 ERα 的转录激活。

（二）B 细胞的发育

B 细胞的发育经过一系列过程（图 7-1）。在人类和小鼠的 B 细胞中均可以检测到 ERα 和 ERβ 的转录。现有研究表明，ERα 和 ERβ 广泛

存在于免疫和造血系统中。

（三）雌激素对 B 细胞功能的调节作用

1. 雌激素对 B 细胞发育的影响

(1) 雌激素对骨髓 B 细胞发育的影响：雌激素对成年小鼠 B 细胞的形成发挥负调控作用。胚胎期雌激素水平增高，母体淋巴细胞的形成受抑制，但胎儿淋巴细胞数却增高，因此胚胎期 B 细胞的形成不受雌激素影响，而只对糖皮质激素敏感。小鼠实验为雌激素调节骨髓 B 细胞发育提供了初步证据。在孕鼠骨髓中观察到前 B 细胞的数量急剧减少。予雌性小鼠外源性雌激素后发现，雌激素对骨髓中的祖 B 细胞的数量同样具有抑制作用，其中前 B 细胞受影响最大。在卵巢切除的雌性小鼠以及促性腺激素释放激素基因突变导致性激素水平极低的小鼠中，可以观察到 B 细胞增殖能力的增强。上述结果表明，雌激素在 B 细胞发育中为负性调节药。

Kincade 等的一系列研究有助于更好地阐述

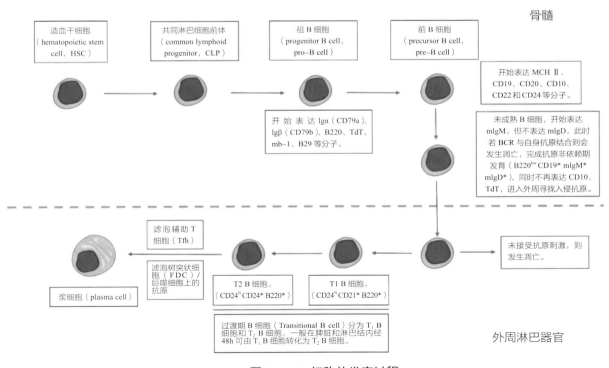

▲ 图 7-1　B 细胞的发育过程

雌激素对 B 细胞发育早期的影响。当祖 B 细胞与 IL-7 和基质细胞共培养时，向培养物中添加雌激素可抑制淋巴细胞增殖。体外培养骨髓细胞并应用雌激素处理后发现，雌激素会损害早期前 B 细胞的发育。应用雌激素处理的小鼠在体研究表明，雌激素水平的升高会减少 IL-7 反应性细胞的数量，降低骨髓前 B 细胞的增殖和存活。上述研究结果表明，骨髓中表达于前 B 细胞和基质细胞的雌激素受体都可能介导了这种作用。雌激素负调节 B 淋巴细胞生成的机制尚不完全清楚，最近的研究表明，雌激素可通过直接作用和对骨髓干细胞的间接作用来影响 B 细胞发育。雌激素对 B 细胞作用的机制可能包括：①雌激素可以克服免疫耐受，使自身反应性 B 细胞增加；②雌激素通过改变细胞因子诱导 B 细胞活化；③雌激素可以使活化的 B 细胞凋亡减少。

(2) 雌激素对脾脏未成熟 B 细胞的影响：雌激素对 B 细胞发育的抑制作用还导致迁移到脾脏的未成熟 B 细胞数量的减少。Kincade 等报道，具有与未成熟（过渡型）B 细胞一致表型的脾脏 B 细胞的百分比降低。文献报道，用雌激素干预小鼠，使雌激素浓度升高至发情周期高峰时的水平，干预组小鼠 T_1 B 细胞型和 T_2 B 细胞均显著减少。在正常小鼠中，T_1 B 细胞的数量约是 T_2 B 细胞数量的 2 倍。通常具有更成熟表型的 T_2 B 细胞数量的减少似乎是由于消除了 T_1 B 细胞阶段的自身反应性 B 细胞。在用雌激素干预的小鼠中，与 T_1 B 细胞相比，T_2 B 细胞并没有明显减少。过渡期 B 细胞群体的这种转变可能反映了自身反应性 B 细胞阴性选择的缺陷。

脾脏 B 细胞池中有 50%～60% 由滤泡性 B 细胞组成，而 5%～8% 由边缘区 B 细胞组成。T_2 B 细胞可分化为成熟的滤泡性和边缘区 B 细胞亚群。雌激素干预组小鼠的滤泡性 B 细胞百分比与安慰剂组的小鼠相似，但小鼠的边缘区 B 细胞显著扩增，表明雌激素选择性地调节了这种 T 细胞非依赖性 B 细胞亚群的发育。

(3) 雌激素受体在 B 细胞发育过程中的变化：雌激素受体的表达似乎是在 B 细胞发育过程中受到调节的。随着 B 细胞成熟，ERα 水平也会增加。B 细胞表达的 ERβ 多于 ERα。虽然两种雌激素受体都在 B 细胞中表达，但在 B 细胞发育的不同阶段，雌激素受体 ERα 和 ERβ 可能介导的作用不同，并且调节不同的基因和功能。阴性选择发生在 T_1 B 细胞阶段，导致 T_2 B 细胞数量减少。由于经雌激素干预处理的小鼠 T_2 B 细胞的数量并未显著减少，因此看出 R4A 小鼠的自身反应性 T_1 B 细胞逃避了阴性选择，并进入 T_2 B 细胞区域，在这里它们可以分化为成熟的边缘区或滤泡性 B 细胞。研究表明，雌激素治疗的 BALB/c 小鼠中分离得到的过渡期 B 细胞对抗免疫球蛋白治疗具有更高的抵抗性，其可以模拟结合自身抗原，并激发 BCR 介导的信号转导过程。因此，雌激素水平的升高似乎阻止了 B 细胞过渡期阶段自身反应性 B 细胞的消除。

在不同小鼠品系中，B 细胞对雌激素引起的扰动的敏感性不同，实际上这模拟了 SLE 患者的遗传易感的差异性。在这些研究中，雌激素对 B 细胞的作用不同，这些差异可能与实验动物、雌激素作用环境及 B 细胞发育阶段不同有关。因此，可能有些 SLE 患者是雌激素反应性的患者，而其他人为非雌激素反应性的患者。

此外，E_2 抑制 B 细胞受体（BCR）的信号，支持边缘区 B 细胞的产生和自身反应性 B 细胞的存活。

2. 雌激素对抗体产生的影响

雌激素通过影响 B 细胞发育、存活和活力，进一步影响抗体生成。IgG 主要由脾脏、淋巴结中的浆细胞合成和分泌。IgG 是血清中最主要的抗体类别，其具有激活补体、调节吞噬、抗体依赖的细胞介导的细胞毒作用（antibody dependent cell-mediated cytotoxicity，ADCC），以及结合葡萄球菌 A 蛋白（staphylococcal protein A，SPA）作用。有研究表明，雌激素可以升高非特异性

IgG 水平。研究发现，青春期前性腺切除或者注入雄激素并不能增加自身抗体的水平，而注入雌激素则明显增加自身抗体的产率和产量，这些结果说明雌激素是诱导抗体增加的原因。有研究发现，生理浓度的雌二醇可下调血清中 IL-6、TNFα，提高血清中 IgG 水平，对免疫系统有调节作用。雌激素刺激抗体产生的机制可能包括：①雌激素抑制 T 细胞的活力，进而抑制 B 细胞产生抗体。抑制性 T 细胞功能受抑，将对 B 细胞成熟和抗体的产生起促进作用。②雌激素抑制雌鼠辅助性 T 细胞的发育和成熟，而辅助性 T 细胞可以辅助 B 细胞成熟产生抗体，因此，在辅助性 T 细胞缺乏而抑制性 T 细胞存在的条件下，B 细胞产生抗体的能力也被下调了。

（四）选择性雌激素受体调节药与 B 细胞自身反应性

雌激素可能是狼疮发生的危险因素，因此有研究者推测狼疮患者可能从抗雌激素治疗中获益，而选择性雌激素受体调节药（selective estrogen receptor modulator，SERM）可能会抵消雌激素对免疫系统的影响。SERM 可以与雌激素受体结合，并以组织特异性方式发挥雌激素激动药或拮抗药的活性。例如在临床上广泛使用的 SERM（他莫昔芬和雷洛昔芬），在乳腺组织中表现为雌激素拮抗作用，但在骨骼中表现为雌激素兴奋作用。

雌激素和 SERM 的生物学效应是通过与雌激素受体 ERα 和 ERβ 结合介导的。他莫昔芬是 AF-1 激动药和 AF-2 拮抗药。晶体学研究提示，他莫昔芬和雷洛昔芬与 ERα 形成的复合物后，其构象发生了明显变化，这有助于解释它们的拮抗活性。这些复合物阻止了 AF-2 与其辅助激活因子的相互作用。研究表明，雌激素 -ERα 复合物与类固醇受体辅助激活因子（steroid receptor coactivator，SRC）-1 结合，而 ERα- 他莫昔芬复合物与另一种尚未确定的辅助激活因子结合。

上述结果已经通过对不同分子相互作用引起的受体表面变化的指纹研究得到了验证。这些数据表明，雌激素和他莫昔芬的激动药活性不是通过相同的途径发生的。

SERM 本身在组织效应上也存在差异。例如他莫昔芬会引起子宫内膜增生，而雷洛昔芬则不会。SERM 之间的这种组织选择性不能用 ERα 或 ERβ 的差异激活来解释；相反，配体 – 雌激素受体复合物的构象差异似乎在决定它们的功能活性方面发挥着至关重要的作用。受体的构象随配体结合的不同而变化，所以 ERα 与他莫昔芬和雷洛昔芬的形成的复合物不同，就像 ERα 与雌激素和他莫昔芬的复合物不同一样。不同的 ER- 配体构象导致其与特定的辅助活化因子的结合。因此，他莫昔芬和雷洛昔芬的转录谱是不同的。

在狼疮小鼠模型上进行的研究表明，他莫昔芬能够作用于免疫细胞。在 B/W 小鼠中，他莫昔芬降低了抗 DNA 抗体效价、蛋白尿和肾脏损害。在 MRL/LPR 小鼠中，他莫昔芬导致 T 细胞数量和 CD4-/CD8-T 细胞数量下降，并显著增加淋巴结内细胞 IL-2 的产生。在 16/6 Id 诱导的狼疮小鼠模型中，他莫昔芬可降低 IL-2、IL-4 和 IFNγ，升高 IL-1 和 TNFα 至正常水平。尽管在狼疮小鼠模型上取得了这些令人鼓舞的结果，但在一项包括 11 名狼疮患者的小型临床试验中，他莫昔芬治疗对疾病活动性并没有任何有益的影响。小鼠狼疮研究和人类狼疮研究之间存在差异的原因尚不清楚，但这可能反映了一个事实，即只有某些狼疮患者是激素反应性的。

总而言之，雌激素是一种重要的免疫调节因子，其对免疫系统的调节作用日益得到研究者的重视。深入探讨雌激素和 B 细胞间的关系，有助于揭示雌激素在 B 细胞发育的不同阶段发挥的作用，有助于临床实践中合理应用雌激素及 SERM。

（高　莹　许岭翎）

参 考 文 献

[1] Ranke MB, Wit JM. Growth hormone-past, present and future[J].Nat Rev Endocrinol, 2018, 14(5): 285-300.

[2] Bodart G, Farhat K, Charlet-Renard C, et al. The somatotrope growth hormone-releasing hormone/ growth hormone/insulinlike growth factor-1 axis in immunoregulation and immunosenescence [J].Front Horm Res, 2017, 48: 147-159.

[3] Bartke A, Sun LY, Longo V. Somatotropic signaling: trade-offs between growth, reproductive development, and longevity[J].Physiol Rev, 2013, 93: 571-598.

[4] Cabrera-Reyes EA, Limón-Morales O, Rivero-Segura NA, et al. Prolactin function and putative expression in the brain[J].Endocrine, 2017, 57(2):199-213.

[5] Hau CS, Kanda N, Tada Y, et al.Prolactin induces the production of Th17 and Th1 cytokines/chemokines in murine Imiquimod-induced psoriasiform skin[J].J Eur Acad Dermatol Venereol, 2014, 28(10):1370-1379.

[6] Brooks CL. Molecular mechanisms of prolactin and its receptor[J].Endocr Rev, 2012, 33(4):504-525.

[7] 曹雪涛 . 免疫学前沿进展 [M]. 第 4 版 . 北京：人民卫生出版社，2017: 439-441.

[8] Lasrado N, Jia T, Massilamany C, et al. Mechanisms of sex hormones in autoimmunity: focus on EAE[J].Biol Sex Differ, 2020,11(1):50.

第 8 章

内分泌系统自身免疫病

一、自身免疫性糖尿病

（一）1 型糖尿病

1 型糖尿病（type 1 diabetes mellitus，T_1DM），即自身免疫性糖尿病，是 T 细胞介导的以胰岛 B 细胞损害为主要特征的器官特异性自身免疫性疾病。遗传易感个体在某些环境因素（病毒感染、营养等）触发下，通过人类白细胞抗原（HLA）分子呈递胰岛 B 细胞抗原表位肽激活淋巴细胞，启动对胰岛细胞的自身免疫应答，产生自身抗原特异性 T 淋巴细胞，杀伤胰岛 B 细胞，导致胰岛素分泌能力短时间内丧失，同时胰岛细胞内抗原释放和暴露，特异性 B 细胞产生相应的抗体，最终导致胰岛 B 细胞的自身免疫损伤。该病具有发病年龄轻、胰岛功能衰竭的趋势不可逆转等特点，相当一部分 T_1DM 初诊时仅残存 10%～20% 的胰岛功能，需要终身依赖胰岛素治疗。

1. T_1DM 流行病学

T_1DM 占糖尿病患者人群的 5%～10%。全球范围内，T_1DM 的发病率从 20 世纪 50 年代开始上升，在过去 30 年中平均每年增长 3%～4%，影响人口众多。尽管中国 T_1DM 发病率在世界范围内较低，但仍然表现出较快的增加。以 0—14 岁的儿童为例，1984—1994 年的年发病率为 0.51/10 万，2010—2013 年的年发病率为 1.93/10 万。

T_1DM 可见于各个年龄段，但青少年、儿童多见，成人相对少见。我国 2010—2013 年的一项流行病学调查研究显示，T_1DM 的总体年发病率为 1.01/10 万，0—14 岁为 1.93/10 万，15—29 岁为 1.28/10 万，≥ 30 岁为 0.69/10 万。即使都是青少年儿童（0—14 岁），0—4 岁、5—9 岁、10—14 岁 3 个年龄段之间 T_1DM 的发病率也存在差异，10—14 岁是发病高峰。

同时，T_1DM 的发病率在全球范围内存在较大地理差异。总体来说，欧洲 T_1DM 的年发病率最高（> 15/10 万），其次是北美、澳大利亚、亚洲、中美洲、南美洲。我国 T_1DM 的发病率在世界范围内较低。

2. T_1DM 遗传因素

T_1DM 是一种复杂的多基因遗传病，受多个相关基因叠加的影响。随着分子遗传学的飞速进展，利用全基因组关联（GWAS）研究目前已发现了超过 60 种 T_1DM 易感基因。其中，*HLA* 是 T_1DM 最重要的遗传易感基因，它包含众多的基因且具有丰富的多态性。由 HLA- 抗原肽 -T 细胞抗原受体（T-cell antigen receptor，TCR）形成的"三元复合物"决定了免疫反应的特异性，最终影响 T_1DM 自身免疫反应的进程。*HLA* 基因编码 6 个经典的 HLA 抗原，包括 HLA- Ⅰ 类分子和 HLA- Ⅱ 类分子。这些抗原均为细胞表面蛋白，能够与抗原肽结合，加工处理后呈递给 T 淋巴细胞识别。因此，HLA 在机体针对外源性病原体以及内源性自身抗原诱发的免疫反应中扮演着重要角色。

HLA 区域内与 T_1DM 最相关的位点是 HLA-DR 和 HLA-DQ，均为 HLA- Ⅱ 类分子。在高加索人群中，HLA-DR3-DQ2（DR3）和 HLA-DR4-DQ8（DR4）单倍型是已明确的 T_1DM 高危基因，而 DR3/DR3、DR3/DR9 和 DR9/DR9 在我国和日韩地区 T_1DM 患者中频率增高。

HLA- Ⅱ 类分子中，HLA-DPB1 多态性亦能影响 T_1DM 发病风险，但关联性较 DR-DQ 弱。仅用 HLA- Ⅱ 类基因不能完全解释 HLA 与 T_1DM 的关系，在校正了 HLA- Ⅱ 分子的连锁不平衡后，HLA- Ⅰ 类基因也在 T_1DM 发病中发挥一定的作用。其中与 T_1DM 相关性最强的有易感性等位基因 B*39：06 和保护性等位基因 B*57：01。

除了 *HLA* 基因，GWAS 研究亦发现 60 多种非 HLA 区域基因多态性与 T_1DM 发病风险相关。目前已知的 T_1DM 风险关联基因大致可以分为 3 类，即胰岛素表达相关、免疫功能相关及胰岛 B 细胞功能相关。除此之外，尚有大多数位点作用的分子机制仍未确定。胰岛素基因（*INS*）是首个发现的、与 T_1DM 关联最强的非 HLA 位点。*INS* 基因的多态性与胰岛素启动子区域串联重复序列（VNTR）的长度相关，VNTR 可通过多种机制影响基因表达。此外，蛋白酪氨酸磷酸酶非受体型 22（PTPN22）、细胞毒 T 淋巴细胞相关抗原 4（CTLA-4）、*IFIH* 等基因均是除 HLA 以外危险因素较高的 T_1DM 易感基因。

3. T_1DM 环境因素

目前尚不清楚 T_1DM 发病率较快增长的原因，但数年来发病率的不断攀升不能仅归因于遗传因素，T_1DM 家族性聚集的研究表明除遗传因素外，环境因素在 T_1DM 的发生中扮演重要角色。在遗传易感的背景下，某种环境因素的诱发被认为在 T_1DM 发病机制有决定性作用。主要环境因素包括饮食（如牛奶、谷物纤维、维生素 D 或不饱和脂肪酸 $\omega-3$ 缺乏）、病毒感染（主要是柯萨奇 B 病毒）等。

4. T_1DM 自身免疫

许多自身免疫性疾病（如 T_1DM）的共同特点是存在针对多种自身抗原的体液及细胞免疫。

（1）体液免疫：虽然胰岛自身抗体不是导致胰岛免疫损伤的直接因素，但却是胰岛 B 细胞遭受免疫破坏最可靠的生物学标志。胰岛素自身抗体（IAA）、谷氨酸脱羧酶抗体（GADA）、胰岛细胞抗体（ICA）、人胰岛细胞抗原 2 抗体 / 蛋白酪氨酸磷酸酶抗体（IA-2A）、锌转运体 8 抗体（ZnT8A）是目前 T_1DM 最有效的预测和诊断抗体。其他胰岛相关抗体包括羧基肽酶 H（CPH）抗体、性别决定区 Y 相关蛋白抗体（SOX13-Ab）、Tetraspanin-7 抗体及其他尚未被发现的抗体。

胰岛自身抗体中阳性抗体的个数、种类对疾病有不同的预测价值。早期出现的阳性抗体数越多，个体快速进展为临床糖尿病的危险性越高。3 个及以上抗体阳性者 5 年内 50% 以上发展为 T_1DM；2 个抗体阳性者 10 年内 70% 发展为 T_1DM，15 年内 84% 发展为 T_1DM，随访至 20 年几乎 100% 的个体发展为 T_1DM；单个抗体阳性者 10 年内仅 14.5% 发展为 T_1DM，部分单个抗体阳性者在之后的随访过程中出现阳性抗体转阴的现象，这可能与低亲和力抗体的非特异性结合有关。

体内检测出阳性抗体后进展为 T_1DM 的速度与阳性抗体的种类、阳性抗体出现时的年龄、性别和 HLA 基因型有关。儿童青少年自身免疫糖尿病研究（diabetes autoimmunity study in the young，DAISY）研究中持续 IAA 阳性的儿童 5 年内 T_1DM 发病率 100%，而 IAA 波动阳性者随访 10 年仅 63% 发生 T_1DM，且 IAA 滴度越高者，疾病进展越快。5 岁以下儿童起病者几乎都以 IAA 最先出现，继而出现 GADA 抗体，成人起病者多以 GADA 为首个阳性抗体。携带 *HLA-DR4-DQ8* 单倍型的儿童多以 IAA 为首个阳性抗体，而携带 *HLA-DR3-DQ2* 纯合子的儿童最先出现 GADA 阳性。此外，幼龄、女性、携带 *HLA-*

DR3/DR4-DQ8 基因型者发病速度较快。

近 20 年来，胰岛自身抗体的生物学检测技术不断进步。目前胰岛自身抗体的检测方法主要有免疫印迹法（WB）、酶联免疫吸附法（ELISA）和放射性免疫沉淀法（RIP）。放射性免疫沉淀法（RIP）是目前国际上公认的敏感性及特异性均较高的胰岛自身抗体检测"金标准"方法。新型电化学发光（electrochemiluminescence，ECL）抗体检测法能有效检出更高亲和力、更高风险的疾病特异性胰岛自身抗体，降低由于交叉分子免疫反应引起的非疾病特异性低亲和力一过性抗体的假阳性率。此外，由于 ECL 无须使用放射性核素，不受同位素衰变的影响，试验的均一性好，重复性高，且利于临床的广泛应用和推广，具有广阔的临床应用前景。

在 T_1DM 免疫进程中，免疫细胞如 B 淋巴细胞、滤泡辅助性 T 细胞（follicular helper cells，Tfh）等参与了体液免疫的过程。B 细胞在 T_1DM 中的作用较为复杂，许多以 B 细胞为治疗靶点的研究也正在进行。

B 细胞在 T_1DM 的致病作用主要表现为：①产生自身抗体；②抗原加工呈递和共刺激作用；③分泌炎性因子。

B 细胞在 T_1DM 的保护作用主要体现在：①抑制先天性免疫系统，产生的 IL-10，抑制 Th_1 和 Th_{17} 淋巴细胞；②抑制获得性免疫系统，主要包括抑制致病性 T 细胞、辅助性 T 细胞及识别呈递环境中的微生物抗原；③调节淋巴组织结构及其再生。Tfh 是生发中心（germinal center，GC）形成且 GC 内部活动所必需的一类细胞，为 B 细胞分化成浆细胞、浆细胞分泌高亲和力 Ab 和 Ab 的类别转换提供关键信号，是体液免疫的重要组成部分。Tfh 细胞可在外周循环血中被发现，Tfh 细胞失调在包括 T_1DM 在内的多种自身免疫性疾病中都存在。Tfh 细胞可能参与了 T_1DM 相关的免疫反应，而 B 细胞可能在疾病进展中参与了 Tfh 反应的发展。

（2）细胞免疫：目前认为，CD4$^+$ 及 CD8$^+$T 淋巴细胞对胰岛 B 细胞的攻击破坏在 T_1DM 的发病中起重要作用。与 MHC Ⅱ类分子结合的抗原肽呈递给 CD4$^+$T 细胞，与主要组织相容性复合体Ⅰ（major histocompatibility complex-Ⅰ，MHC-Ⅰ）类分子结合的抗原肽呈递给 CD8$^+$T 细胞。经过处理的抗原肽一旦经由 MHC-TCR 间的相互作用而被识别后，就将发生依赖于所识别的 MHC 结构类型及活化的 T 细胞类型的信号传导的级联反应。CD4$^+$T 细胞主要参与细胞免疫应答，并对 CD8$^+$T 细胞和 B 细胞的活化、增殖起辅助作用。CD4$^+$T 淋巴细胞可以识别胰岛素 A 链的 N 末端位点，在 T_1DM 患者中可以检测到胰岛素抗原反应性 CD4$^+$T 淋巴细胞，并且这些患者体内高亲和力的胰岛素抗原反应性胸腺细胞可以逃避中枢耐受。CD4$^+$T 细胞根据其所分泌的细胞因子可分为 Th_1、Th_2、Th_{17}、Treg 等，可能参与了 T_1DM 整个自身免疫进程。

CD8$^+$T 细胞是参与细胞免疫的主要效应细胞，直接破坏胰岛 B 细胞。在 *HLA-A*0201* 转基因的非肥胖糖尿病鼠（NOD 鼠，nonobese diabetic mouse）中分离得到的自身反应性 CD8$^+$T 细胞能够杀伤鼠和人类的胰岛，充分证明自身反应性 CD8$^+$T 细胞在胰岛破坏中的关键作用。CD8$^+$T 细胞识别胰岛细胞表面上的 MHC-I 类蛋白后，可以通过分泌穿孔素，合成一氧化氮（NO）、IFNγ、TNFα 和 IL-1β 等细胞因子，Fas-FasL 的相互作用等途径促进胰岛 B 细胞的死亡。自身反应性 T 细胞介导胰岛 B 细胞自身免疫性破坏，外周血自身反应性 T 细胞的检出及动态变化可反映胰岛自身免疫进展，检出的 T 细胞阳性反应性胰岛抗原的种类数越多，而非单个抗原反应的阳性程度，对疾病的预测价值越高。自身反应性 CD8$^+$T 细胞是 T_1DM 重要的免疫标志物，能指示自身免疫的存在、疾病的进展、监测免疫治疗的效果。目前主流的 T 细胞检测方法包括酶联免疫斑点检测和 MHC- 抗原多肽四聚体技术。

T_1DM 的发病机制尚未完全阐明，除上述传统认为的机制外，一些新的观点逐渐被认识。例如肠道菌群的改变可能参与 T_1DM 免疫调节，表观遗传学参与 T_1DM 的发生发展，胰岛素抵抗可能在 T_1DM 发病机制占有一席之地。

5. T_1DM 自然病程

T_1DM 是某些遗传易感个体在环境因素触发下启动自身免疫进程，胰岛特异性自身反应 T 细胞杀伤胰岛 B 细胞，胰岛损伤导致胰岛细胞内抗原暴露，多种自身抗体的产生，随着病程进展最终胰岛功能完全丧失。

T_1DM 自然病程可分为 5 个阶段：遗传易感期、免疫异常期、胰岛损伤期、糖尿病期、胰岛衰竭期。

6. T_1DM 预测

T_1DM 的自然病程提示，患者在临床症状出现前存在很长一段时间的胰岛免疫期，此阶段患者存在疾病高危因素及早期的生物学标志物，但尚未出现典型的临床表现。随着抗体检测技术的不断进步，T_1DM 的病程已从之前的血糖异常起始提前至体内存在 2 个或 2 个以上胰岛自身抗体阳性而血糖完全正常为起始。而从体内出现多个胰岛自身抗体阳性到显著血糖异常的临床糖尿病期之间有很长一段时间的"1 型糖尿病前期"（pre–T_1DM），这也恰是目前大多数 1 型糖尿病免疫治疗的"黄金窗口期"。因此，对高危人群采用多种手段评估、以期能准确预测 T_1DM 的发生一直是内分泌学家孜孜不倦探索的目标。

T_1DM 患者一级亲属是疾病筛查和随访的重点关注人群，易感 HLA 基因的筛查以及 HLA 易感基因联合非 HLA 易感位点的预测模型为 T_1DM 提供综合遗传风险评估，外周血动态监测自身反应性 T 细胞、胰岛自身抗体提供了较好的免疫评估指标，影像学无创性观察胰岛局部炎症，血糖监测、胰岛功能的评估等以及其他生物学标志都有助于早期预测、精准评估。虽然 T_1DM 的预测仍在研究中，但对高危人群进行 HLA 基因筛查，

对携带高危基因者进行胰岛自身抗体的监测是 T_1DM 高效、精确的预测手段。胰岛自身免疫启动后，定期评估胰岛功能，监测血糖是 T_1DM 早期诊断的有效手段。

7. T_1DM 临床特征及诊断

T_1DM 原名"胰岛素依赖型糖尿病"，特指因胰岛 B 细胞破坏而导致胰岛素绝对缺乏，具有酮症倾向的糖尿病，患者需要终身依赖胰岛素维持生命。T_1DM 主要依据临床特征来诊断，年轻起病、发病急骤、"三多一少"症状明显，且伴有酮症或酮症酸中毒，胰岛功能差并依赖胰岛素治疗者应考虑 T_1DM 可能。根据胰岛自身抗体是否阳性又分为 1A 型糖尿病（自身免疫型）和 1B 型糖尿病（非自身免疫型）。

自身免疫性 T_1DM（1A 型）：通常发生于儿童及青少年，起病急骤，有"多饮、多食、多尿、体重下降"症状，酮症倾向明显，常以酮症起病且复发率高。胰岛自身抗体是目前诊断 1A 型 T_1DM 的主要免疫指标。新诊断的 1A 型糖尿病患者仍有残存胰岛功能。ADA 研究表明，约 1/3 未成年起病的 T_1DM 在诊断 1~5 年后峰值 C 肽仍在 200pmol/L 以上。1A 型糖尿病患者微血管并发症高发。微血管并发症主要为糖尿病视网膜病变和糖尿病肾病。前者可引起视力缺失或失明，后者可引起高血压和肾衰竭。1A 型糖尿病患者常合并其他自身免疫性疾病。约 1/3 患者可发展为自身免疫性多内分泌腺综合征。

特发性 T_1DM（1B 型）：特发性 T_1DM 临床特征与经典 T_1DM 类似，但缺乏胰岛 B 细胞自身免疫学证据。特发性 T_1DM 患者表现出肝脂肪变性和典型的动脉粥样硬化性血脂特征，即高 Ldl–C 和低 Hdl–C，同时胰岛素敏感性较低及内脏脂肪指数较高。有关特发性 T_1DM 的发病机制，目前尚不完全清楚，研究认为糖脂毒性可能与其胰岛素抵抗及短暂性 B 细胞功能障碍有关。尽管已经报道了 HLA 不同基因型的突变，但目前认为 HLA 相关基因不参与其发病机制，表明特发

性 T_1DM 可能具有特定的遗传背景。

8. T_1DM 治疗

(1) T_1DM 胰岛素替代治疗：T_1DM 患者因自身胰岛素分泌绝对缺乏，胰岛功能差，完全或部分需要外源性胰岛素，基础加餐时胰岛素治疗以模拟生理性胰岛素分泌方式是 T_1DM 首选胰岛素治疗方案。基础加餐时胰岛素替代治疗包括每日多次胰岛素注射（multiple daily injection，MDI）和持续皮下胰岛素输注（continuous subcutaneous insulin infusion，CSII）。

应个体化制订胰岛素治疗方案，兼顾患者胰岛功能状态、血糖控制目标、低血糖发生风险等因素，尽可能在避免低血糖的前提下使血糖达标，降低 T_1DM 急慢性并发症发生率。

胰岛素治疗使 T_1DM 从急性、致死性疾病转变成慢性疾病，但胰岛素治疗无法阻挡进行性胰岛自身免疫损伤。慢性高血糖导致不可避免的器官和组织损害，严重的低血糖亦可以危及生命安全。在胰岛功能完成丧失的终末期，即使是频繁监测血糖、及时调整胰岛素剂量，患者仍出现频发低血糖和巨幅血糖波动的脆性糖尿病。

(2) T_1DM 免疫治疗：自身免疫性疾病尚无确切的根治手段，对于 T_1DM 目前仅停留在胰岛功能的替代治疗，即胰岛素注射。因此，针对机体错乱的自我免疫攻击进行相应的免疫干预治疗，是保护和拯救 T_1DM 胰岛 B 细胞的有效手段。

根据自然病程 T_1DM 免疫治疗可分为一级预防、二级预防和三级干预。一级预防和二级预防统称为初级预防，三级干预主要针对胰岛功能的保护，也称为次级干预。免疫干预治疗包括抗原特异性、非抗原特异性免疫干预治疗。

初级预防包括抗原特异性、非抗原特异性免疫干预治疗。其中抗原特异性免疫干预治疗有 DPT-1（diabetes prevention trail-1）研究、Pre-POINT（primary intervention with oral insulin for prevention of type 1 diabetes）研究、DIPP（diabetes prediction and prevention trail）研究、INIT Ⅱ（intra

nasal insulin trial Ⅱ）研究等；非抗原特异性免疫干预治疗有 ENDIT（european nicotinamide diabetes intervention trial）研究、TRIGR（trail to reduce type 1 diabetes in genetically at risk）研究、NIP（nutritional intervention to prevent type 1 diabetes pilot trial）研究等。总体来说，大部分临床试验的结果令人失望，初级预防仍待深入探索。

次级干预主要干预对象是初发 T_1DM 患者，同样可分为抗原特异性、非抗原特异性免疫干预治疗。抗原特异性免疫干预治疗有 GAD65 疫苗、DiaPep277、NBI-6024（胰岛素 APL）等。非抗原特异性免疫干预治疗有麦考酚酸莫酯（MMF）/达克珠单抗（DZB）、抗 CD3 单克隆抗体、抗 CD20 单克隆抗体、抗感染治疗（TNFα 受体拮抗药、IL-1 受体拮抗药）等。

从已有的临床试验结果来看，单一手段的免疫干预试验普遍令人失望。正如 T_1DM 发病机制所阐明的，多种机制参与到胰岛 B 细胞的衰竭，那么从 T_1DM 发病机制的不同角度采取联合免疫应该行之有效。多个靶通路可能包括固有免疫和炎症反应，效应性 T 细胞、调节性 T 细胞、细胞因子和受体及抗原呈递细胞的调节等，但这些联合免疫治疗并没有达到预期。

虽然免疫干预治疗有望阻止/延缓自身免疫损伤、甚至恢复胰岛功能，但迄今完成的大量临床试验大多数并未取得预期的效果，成功的研究很有限，且结论不一致。经过 30 年的艰苦探索，免疫干预治疗临床研究众多，理性看待不同的免疫干预治疗十分重要。选择合适的人群，在恰当的时机进行免疫治疗，并联合多疗程、多方案等干预手段，是今后 T_1DM 免疫治疗的主要方向。

(3) 胰岛移植：随着胰岛分离与移植技术不断改进，胰岛移植逐渐被全球越来越多的糖尿病研究中心推广及应用。胰岛移植是 T_1DM 重要的治疗方法之一，自 1980 年首次报道了同种异体胰岛移植成功治疗第一例 T_1DM 患者后，全球进行胰岛移植的例数逐年增加。

目前胰岛移植的绝对适应证为脆性糖尿病或胰岛功能几乎完全衰竭的糖尿病患者，而由于 T_1DM 患者体内自身免疫及炎症等因素存在，胰岛功能急剧下降，从而发生血糖稳态失衡，因此 T_1DM 是胰岛移植的适应证。随着免疫抑制药的使用及胰岛移植物保护措施日益完善，目前世界上多个移植中心报道移植后大多数 1 型糖尿病患者可脱离外源性胰岛素使用达 5 年以上，甚至有部分患者超过 10 年之久。

尽管胰岛移植在糖尿病治疗中显示出重要的临床应用价值，但仍面临众多亟待解决的问题。胰岛移植与其他器官移植一样，患者在移植术后需要长期服用价格昂贵的免疫抑制药，且部分患者由于体内免疫因素、氧化应激及炎症因子等影响，导致胰岛移植物短期内发生功能衰竭，需要再次恢复外源性胰岛素使用或进行二次胰岛移植，这些均在一定程度上给国家、社会及患者家庭带来了沉重的经济负担。此外，胰腺供体来源有限，无法满足日益增长的移植需求，供体与受体两者之间的矛盾也成为限制临床胰岛移植发展的重要因素。因此，探索新的预防和治疗糖尿病的方法和途径将具有重要意义。

9. 未来及展望

T_1DM 是 T 细胞介导的以胰岛 B 细胞损害为主要特征的器官特异性自身免疫性疾病，遗传因素、环境因素均在其中发挥重要作用。目前尚无确切的根治手段，仅停留在胰岛功能的替代治疗，即胰岛素注射。

深入探索 T_1DM 发病机制、早期精准预测高危人群 T_1DM 发生、寻求更为有效地阻止/延缓自身免疫损伤的免疫干预治疗是未来的研究方向。

（施 云 杨 涛）

（二）成人隐匿性自身免疫糖尿病

成人隐匿性自身免疫糖尿病（latent autoimmune diabetes in adults，LADA）就是近年被逐渐认识的一类特殊糖尿病。除了 LADA 外，还有多个术语被用来描述和称呼这种特殊类型的糖尿病，主要包括成人迟发自身免疫糖尿病、缓慢起病 1 型糖尿病、1.5 型糖尿病、缓慢进展的胰岛素依赖型糖尿病、隐匿性 1 型糖尿病、非胰岛素依赖自身免疫糖尿病，但最为常用的是成人隐匿性自身免疫糖尿病即 LADA。

LADA 是在遗传易感的基础上由环境因素触发引起的胰岛 B 细胞自身免疫损害所致。根据 1999 年 WHO 对糖尿病分型的建议，LADA 属于自身免疫性 1 型（1a 型）糖尿病中的缓慢起病亚型。该类患者与经典的胰岛素依赖性糖尿病的发病机制相同，不同之处在于其胰岛 B 细胞功能减退缓慢，早期其起病方式隐匿，与 T_2DM 相似，易被误诊为 T_2DM。LADA 约占临床初诊 T_2DM 患者的 1.5%～14.2%，它在世界各地发病率逐年增高。中南大学湘雅二医院牵头的大规模多中心流行病学研究显示，中国成年自身免疫糖尿病患者估计约有 600 万，已成为世界上拥有自身免疫糖尿病患者最多的国家。LADA 的临床表型差异很大，可以表现为胰岛素绝对缺乏的经典 T_1DM，也可以表现为肥胖伴胰岛素抵抗的典型 T_2DM，已成为影响人群最广和容易误诊的自身免疫性疾病。

1. 自然病程

LADA 的临床表现可分为非胰岛素依赖阶段和胰岛素依赖阶段。在病程早期即非胰岛素依赖阶段，LADA 的表现与 T_2DM 相似，可用口服降糖药物控制血糖、无自发酮症倾向；后期出现胰岛细胞功能衰竭、继发性口服药物失效、需依赖胰岛素治疗。但每一个体从发病至出现胰岛素依赖的时间不一，一般需要 3～5 年。周智广教授等对 LADA 患者和 T_2DM 胰岛 B 细胞功能进行的前瞻性观察显示，LADA 患者在糖尿病诊断后 3～5 年内可进展为胰岛素依赖，而 T_2DM 诊断后 7～8 年才出现 C 肽水平降低。进一步随访研究发现，LADA 患者 C 肽的下降速度约是 T_2DM 患者的 3 倍。LADA 进展至胰岛素依赖阶段的时间差异性巨大，有的患者起病后 1 年即有胰岛功能衰竭；也有数十年一直胰岛功能保持稳定，只需二甲双胍等药物治疗即可达到血糖满意控制者。这些异质性与多种因素相关，如易感基因、起病年龄、胰岛自身抗体的数目与滴度等均可影响患者胰岛功能的衰减速度。

2. 环境影响因素

既往研究报道，部分 T_1DM 遗传高危的儿童在感染轮状病毒后出现胰岛炎伴胰岛细胞的损伤。牛乳 β- 酪蛋白抗体可能与自身免疫性糖尿病患者的胰岛 B 细胞免疫损伤有关。流行病学研究表明，咖啡可能会增加 LADA 的发病风险，大量吸烟也可能会增加 LADA 发病风险。此外，低出生体重可能与 LADA 的发病有关，而严峻的生活事件（如亲人去世、离婚、经济问题）并不增加 LADA 的发病风险。可见，不同的环境因素对 LADA 发病有不同的影响，尚需更多的调查来评估异常的环境因素其致病可能性。

3. 临床特征

(1) 起病年龄：年龄是影响胰岛功能衰竭的重要因素之一，也是预测病情的主要因素。年龄越小，抗体阳性的高危患者发展为 T_1DM 的风险越高；年龄越小，胰岛功能衰减的速度越快。年龄小于 7 岁者 C 肽下降的速率约是年龄大于 21 岁者的 2 倍。笔者所在中心关于老年 LADA 的研究显示，与年轻起病的 LADA 相比，老年 LADA 患者有更好的胰岛细胞功能，更严重的胰岛素抵抗水平，超重或肥胖的比率更高，高血压的比例更高，相似的胰岛自身抗体检出率，不同的 HLA-DQ 遗传背景。与 T_2DM 相比，老年 LADA 合并代谢综合征的频率相似，胰岛细胞功能与胰岛素抵抗水平相似，相似的 HLA-DQ 遗传背景。因此，老年 LADA 患者具有与年轻 LADA 不同的特点，更类似于 T_2DM。

(2) 肥胖与系统性炎症：随着现代生活方式变化所引起肥胖症的患病率逐渐增加，肥胖的 LADA 患者也在增多。我们关于初诊 T_2DM 的研

究表明，LADA 在肥胖 / 超重的糖尿病者中的患病率达 8.8%，提示肥胖并不是排除 LADA 的标准。瑞典的一项研究显示，肥胖是 LADA 患者的一个危险因素，肥胖与 LADA 的相关性在低 GADA 滴度患者中更为显著，在高抗体滴度者中依然存在相关性。

目前已公认，胰岛素抵抗所致的系统性炎症反应与 T_2DM 发病有关。LADA 存在胰岛素抵抗，其 HOMA 胰岛素抵抗指数显著性高于正常对照，但其胰岛素的分泌能力较 T_2DM 差，兼有经典 T_1DM 和 T_2DM 的特点。欧洲 Action LADA 研究及中国 LADA China 研究均报道，炎症因子 IL-6 在 LADA 与 T_1DM 患者中水平相似，均低于抗体阴性的 T_2DM 患者。LADA China 研究结果揭示，胰岛功能较好的 LADA 患者体内 hsCRP 水平较高，而脂联素水平较低，这提示 LADA 患者体内也存在胰岛素抵抗相关的系统性炎症，而脂联素水平的增加能改善 LADA 患者的胰岛素敏感性。

(3) GADA 滴度水平：LADA 患者临床表现有较大异质性，不同滴度的 GADA 可识别出不同临床特征的患者。GADA 高滴度患者的体重指数（BMI）更低、合并高血压等代谢紊乱的比例更少、血清空腹 C 肽水平更低，临床表现更接近经典的 T_1DM。而 GADA 低滴度患者的临床表现类似 T_2DM 患者。周智广教授通过 "LADA China" 研究发现，GADA 在 LADA 患者中呈双峰分布模式，其中 26.5% 为高滴度（GADA ≥ 180U/ml），73.5% 为低滴度（GADA < 180U/ml），与欧洲 Action LADA 研究报道的高滴度和低滴度患者构成比 74.5% 与 25.5% 相反，推测与不同的种族与环境诱发因素有关。这两个大型研究均证实了高滴度 LADA 患者起病年龄更小、体型更瘦、血糖控制更差、合并代谢综合征患病率更少等特点。LADA China 后续研究进一步发现，初诊高滴度 LADA 患者随访 3 年仍有 92% 保持 GADA 抗体持续阳性，而低滴度 LADA 患者仅 26% 为阳性，提示 GADA 滴度与胰岛自身免疫持续状态相关。

由此可见，GADA 滴度可识别特异性的 LADA 患者临床表现。

(4) GADA 表位：GADA 表位也与 LADA 临床异质性特征相关。谷氨酸脱羧酶（GAD）属于内分泌酶，包括 GAD65 和 GAD67 两种同工酶，故存在 GAD65A 和 GAD67A 两种亚型抗体，仅 GAD65A 出现在自身免疫糖尿病中。GAD65A 表位是指 GADA 特异性针对 GAD65 分子中某几个连续的氨基酸序列组成的一段肽链或某几个不连续的氨基酸残基组成的一段空间结构。现研究较多的线性表位主要有 GAD65 C 端，M 段及 N 端。LADA 患者中 GADA 单独与 GAD65 M 段、GAD65 C 端反应阳性的概率较低，而与 GAD65 M+C 端反应阳性的概率相对较高，与 N 端反应阳性的概率最低。与 GAD65 M 段反应阳性的 LADA 患者临床特征与 T_2DM 患者很相似，仅通过控制饮食或口服药物即可维持血糖平稳；而与 GAD65 C 端反应阳性者倾向于依赖胰岛素治疗；而与 M+C 端反应阳性的 LADA 患者临床特征与 T_1DM 患者类似，具有 BMI 低、基线 C 肽水平低、易合并其他自身免疫性甲状腺疾病而且需要依赖胰岛素治疗比例高等特点；而 N 端反应阳性者很少需要依赖胰岛素治疗。因此对于 GADA 阳性 LADA 患者，了解 GADA 表位有利于临床上指导治疗和判断预后。

(5) 多抗体状态：从临床特征来看，多种抗体阳性 LADA 患者临床特征与 T_1DM 相似，起病年龄轻，BMI、腰围较小，胆固醇、三酰甘油、尿酸均较低，血糖及糖化血红蛋白水平较高，较易合并甲状腺过氧化物酶抗体阳性，较少合并代谢综合征。因此，对于 GADA 阳性患者加测 IAA、IA-2A、ZnT8A 等其他胰岛抗体对指导临床实践有重要意义。UKPDS 研究报道，对于 45 岁以上的 LADA 患者，GADA 合并 ICA 阳性相对 GADA 单独阳性而言是预测未来依赖胰岛素的强有力指标。多种胰岛抗体阳性的 LADA 患者胰岛功能衰退速度较快，倾向于早期依赖胰岛素

治疗。因此，抗体联合检测对 LADA 患者胰岛功能的预测作用优于抗体滴度及抗体表位。

(6) 合并其他抗体情况：LADA 作为一种自身免疫性疾病，较易合并与经典 T_1DM 关联的其他自身免疫病，包括自身免疫甲状腺病、乳糜泻及 Addison 病等。LADA 患者与经典的 T_1DM 相似，易合并甲状腺自身免疫紊乱，其可作为自身免疫性多内分泌腺综合征（APS）的一个重要组成成分。研究发现合并甲状腺过氧化物酶抗体（TPO-Ab）、组织型转谷氨酰胺酶抗体（tTG-Ab）、抗壁细胞抗体（APC-Ab）等自身免疫相关抗体阳性的患者比例在高滴度 LADA、低滴度 LADA、T_2DM 患者中逐渐减少，且高滴度 LADA 患者中 73.3% 至少合并有一个其他自身抗体阳性，而这个比例在低滴度 LADA 中仅为 38.3%，提示高滴度 LADA 患者自身免疫紊乱更严重，更易于发生自身免疫性甲状腺疾病。和 T_2DM 相比，低滴度 LADA 患者虽然不存在更快的 B 细胞衰竭或明显的代谢表型异常，但仍有较大比例的患者合并有自身免疫性甲状腺疾病。这些结果都提示低滴度 LADA 患者在临床表型上虽然与 T_2DM 相似，但体内仍然存在免疫功能失衡。

4. 免疫学特征

(1) 体液免疫：LADA 的自身免疫证据包括体液免疫反应，如循环血液中存在针对胰岛抗原的自身抗体和细胞免疫反应如胰岛抗原特异性 T 细胞。当前，LADA 的免疫学诊断主要依据是存在胰岛自身抗体。LADA 患者循环中的胰岛自身抗体要包括 GADA、IA-2A、IAA 及 ZnT8A 等。在不同的种族中，受检测方法、阳性阈值不同等因素的影响，这些抗体的阳性率有所不同。国内 LADA-China 多中心协作研究发现，GADA、IA-2A 及 ZnT8A 的阳性率依次为 6.43%、1.96% 和 1.99%，若以 GADA、IA-2A 或 ZnT8A 任一抗体阳性诊断 LADA，其诊断阳性率为 8.62%。在 Action LADA 研究中，GADA、IA-2A 及 ZnT8A 的阳性率依次为 8.8%、2.3% 和 1.8%，若以三者

任一抗体阳性诊断，LADA 阳性率为 9.7%。

因 GADA 出现早且持续时间长，加之检测方法业已标准化，是迄今公认的在临床 T_2DM 中筛查 LADA 最敏感的免疫指标。其他抗体可以作为联合筛查指标提高 LADA 诊断阳性率。Lohmann 等根据具有不同胰岛自身抗体情况的 LADA 患者的临床特征，最先提出了 LADA-1 亚型和 LADA-2 亚型概念：ICA 和 GADA 皆阳性和高 GADA 滴度的 LADA 患者的临床特征更类似经典 T_1DM，故将其称为 LADA-1 亚型；两单一抗体阳性及低 GADA 滴度者的临床表现更接近 T_2DM，而将其归为 LADA-2 亚型。高加索人群和中国汉族人群的数据均支持高低 GADA 滴度可识别不同特征 LADA 亚型。

除了上述抗体外，LADA 患者中还存在其他的胰岛自身抗体如 IA-2βA、CPH-A、SOX13-A（转录因子 SOX13 抗体）、CCL3-A（趋化因子 CCL3 抗体）等。最近周智广教授团队发现，TSPAN7A（tetraspanin 7 抗体）是中国 LADA 人群中的一个新的胰岛自身抗体，TSPAN7A 阳性的 LADA 患者胰岛功能会衰退更快。

（2）细胞免疫：LADA 是一种 T 细胞介导的自身免疫性疾病，归属于免疫介导性 T_1DM 的亚型。胰岛自身抗体的出现反映了 LADA 的自身免疫特征，但对发病机制的阐明意义有限。LADA 患者外周血中存在某些"致敏"的 T 淋巴细胞，将其分离并予以胰岛抗原刺激后，产生多种细胞因子，体外再现其在 LADA 中的免疫反应。因此，利用外周血中的 T 淋巴细胞成为研究 LADA 发病机制的重要思路。Goel 等首次发现部分胰岛自身抗体阴性的 T_2DM 患者存在胰岛抗原反应性 T 细胞。胰岛抗原反应性 T 细胞是反映 LADA 自身免疫反应的细胞免疫指标。LADA 患者体内存在 GAD 反应性 Th_1 细胞及 Th_1/Th_2 向 Th_1 失衡。这是 LADA 自身免疫发病机制的细胞水平的证据。

随着研究者对 $CD8^+$ T 细胞在 T_1DM 中致病作用的认识，$CD8^+$ T 细胞 ELISPOT 检测技术不断发展。有学者利用该方法检测到 LADA 患者存在前胰岛素原（PPI）反应性 $CD8^+$T 细胞，但与经典 T_1DM 组相比，其 PPI 反应性 $CD8^+$T 细胞频率较低，且增殖能力较弱。这在部分程度上解释了 LADA 临床过程进展缓慢的原因。基于体液免疫和细胞免疫两方面的研究进展，Rolandsson 和 Palmer 等从免疫学角度提出 B-LADA 和 T-LADA 概念，前者为 B 淋巴细胞分泌的自身抗体阳性的 LADA，后者为具有抗原特异性反应 T 淋巴细胞的 LADA。

调节性 T 细胞（Treg）是一组抑制机体产生过度免疫反应的 T 细胞亚群。研究发现，LADA 患者外周血中 $CD4^+CD25^+$ Treg 细胞频率显著降低，同时 $CD4^+$ T 细胞 *Foxp3* mRNA 表达水平显著降低，提示 LADA 患者存在 Treg 频率的减少及相关功能分子表达的下降。而 Treg 功能的减低可能是 LADA 自身免疫发生的重要原因。进一步研究发现，外周血 $CD4^+$T 细胞中 *Foxp3* 表达水平与其基因启动子区域甲基化水平呈负相关，而介导其基因启动子发生甲基化的 DNA 甲基转移酶 -3b 表达升高，推测 DNA 甲基化通过下调 *Foxp3* 表达参与了 LADA 的发生和发展。

综上所述，胰岛抗原反应性 T 细胞是 LADA 的重要自身免疫证据，对阐明其发病机制具有重要意义。然而，结果受胰岛抗原的纯化、制备及 T 细胞检测方法等多种因素的影响。目前，GAD65 是主要用于胰岛自身抗体及自身反应性 T 细胞检测的胰岛抗原。然而，胰岛抗原特异性 T 细胞检测技术尚未实现全球标准化，限制了利用胰岛抗原特异性 T 细胞在初诊 T_2DM 中诊断 LADA 的推广。

（3）天然免疫：天然免疫是机体免疫的第一道防线。在天然免疫介导局部免疫应答和联系适应性免疫应答过程中，NK 细胞和 Toll 样受体（TLR）发挥了重要作用。研究发现，LADA 患者外周血 NK 细胞频率减少，其表面活化性受体

NKG2D 表达增加，而抑制性受体 KIR3dl1 表达降低。推测 NK 细胞频率及活化状态的改变可能通过影响外周的免疫耐受参与了 LADA 的发生和发展。单核细胞是机体重要的 APC，且细胞表面高表达 TLR2 和 TLR4，以及共受体分子 CD14，在天然免疫和适应性免疫中均发挥重要作用。LADA 患者单核细胞表面 CD14 表达增加，体外予以 TLR2 或 TLR4 的刺激物后，其单核细胞表面 CD14 表达增加，而 T_2DM 和正常对照组单核细胞表面 CD14 表达减少。提示 LADA 患者外周血单核细胞表面 CD14 表达水平及接受 TLR2 或 TLR4 刺激物后的表达改变可能与其自身免疫特性有关。

人类 B 淋巴细胞可进一步分为边缘区 B 细胞（MZB）、滤泡状 B 细胞（FoB）及调节性 B 细胞（Bregs）。MZB 和 FoB 作为 APC 具有激活 $CD4^+$ T 细胞的作用，是连接天然免疫和适应性免疫的桥梁。Bregs 通过分泌 IL-10 和抗原限制性方式抑制 T 细胞介导的免疫紊乱。周智广教授课题研究发现，LADA 患者外周血 Bregs 频率低于 T_2DM 及正常对照组，但高于 T_1DM 患者。推测 Bregs 频率降低，可能引起免疫调节功能减弱，导致免疫耐受失衡，进而自身免疫破坏胰岛 B 细胞导致 LADA。进一步分析 LADA 组 MZB 频率高于 T_2DM 及正常对照组，MZB 细胞频率与胰岛功能呈负相关，与血糖控制呈正相关。提示 MZB 细胞在 LADA 中可能发挥负性致病作用。因此 B 淋巴细胞亚群改变可能在 LADA 的发生、发展中具有重要意义。

5. 遗传学特征

有关 T_1DM 和 T_2DM 的相关基因在 LADA 患者中均有研究。相关基因可分为人类白细胞抗原（HLA）基因和非 HLA 基因。研究表明，LADA 与 T_1DM 和 T_2DM 有部分共同的遗传特征，认为 LADA 是这两者的混合体。HLA-Ⅱ 类基因是 T_1DM 的主效基因，尤其是 *HLA-DRB1*、*DQA1* 和 *DQB1* 基因，可解释其 40%～50% 的遗传易感性。LADA 作为 T_1DM 的一种亚型，在遗传背景上与经典 T_1DM 既有相似性亦有显著性差异。LADA 与经典 T_1DM 存在相似的遗传背景，既有较高的 T_1DM 易感基因频率，又携带 T_1DM 保护基因，故临床表现较轻。*DRB1*0405-DQA1*03-DQB1*0401* 与 *DRB1*0901-DQA1*03-DQB1*0303* 是 LADA 患者的主要易感单倍型，其遗传风险与 T_1DM 相似；*DRB1*0301-DQA1*05-DQB1*0201* 与 T_1DM 强相关，与 LADA 也有显著相关性，但对 LADA 的遗传风险仅为 T_1DM 的一半，进一步证实 LADA 与 T_1DM 共享某些相同 HLA 易感单倍型或基因型，但两者间也存在显著差异；高加索人 LADA 易感基因型为 *DR3/DR4*，而中国人 LADA 易感基因型为 *DR9/DR9*。不同遗传背景可能是影响 LADA 和 T_1DM 起病方式及病情进展的重要因素。不同种族与地区，HLA 的基因型及单倍型的易感性及频率分布存在较大差异（表 8-1）。高加索人群中 HLA-Ⅱ 类等位基因 *DR3*、*DR4*、*DQ2* 和 *DQ8* 的频率在经典 T_1DM、LADA、健康对照出现由高到低的顺序。中国人群中也发现类似现象，从遗传背景上提示糖尿病为一连续疾病谱。因此有学者认为 LADA 患者发病和病情进展不同于 T_1DM，与易感基因和保护性基因在 LADA 与 T_1DM 患者中分布差异明显不同相关。

非 HLA 基因与 LADA 的相关性也是近年来 LADA 遗传学研究的重要内容，涉及的非 HLA 基因主要包括人胰岛素基因 5' 端数目可变的串联重复序列（*INS-VNTR*）、细胞毒性 T 淋巴细胞相关抗原 4 基因（*CTLA4*）、蛋白酪氨酸磷酸酶非受体型 22 基因（*PTPN22*）、干扰素诱导解旋酶 C 域 1（*IFIH1*）和转录因子 7 类似物 2（*TCF7L2*）等。前 4 种基因为 T_1DM 相关遗传易感位点，后一种基因为 T_2DM 相关易感位点。与经典 T_1DM 相比，目前 LADA 的遗传学尚未得到明确阐述。因此，要阐明 LADA 易感基因的遗传学效应仍需进行大量的研究工作。

表8-1 人白细胞抗原Ⅱ类易感基因在高加索、日本与中国成人隐匿性自身免疫糖尿病中的比较

类 别	人 种	LADA 易感基因	LADA 保护性基因
HLA-Ⅱ类等位基因	高加索人	*DQB1*0201*、*DQB1*0302*、*DR3*、*DR4*	*DQB1*0602*
	日本人	*DR8*	
	中国人	*DR4*、*DQA1*0301*、*DQB1*0201*、*DQB1*0303*、*DR9*	*DQB1*0601*、*DQB1* 0602*、*DQB1*0301*
HLA-Ⅱ类基因型	高加索人	*DR3/DR4*、*DRB1*0301/0401*、*DQB1*0201/0302*、*DR3-DQ2/ DR4-DQ8*	
	日本人	*DRB1*0405-DQB1*0401/DRB1*0802-DQB1*0302 (DR4/DR8)*	
	中国人	*DR9/DR9*	*DQA1*0101/0104*
HLA-Ⅱ类单倍型	高加索人	*DRB1*04-DQB1*0302 (DR4-DQ8)*、*DRB1*03-DQB1*02 (DR3-DQ2)*、*DRB1*0301-DQB1*020l*、*DRB1*0401-DQB1*0302*	*DRB1*11-DQB1*0301 (DR11-DQ7)*、*DRB1*1501-DQBl*0602*
	日本人	*DRB1*0802-DQB1*0302*、*DRB1*0405-DQB1*0401*、*DRB1*1302-DQB1*0604*	*DRB1*1502-DQB1*0601*
	中国人	*DQA1*03-DQB1*0303*、*DQA1*03-DQB1*0401*、*DQA1*03-DQBl*0303*、*DQA1*05-DQB1*0201*、*DQA1*03-DQBl*0401*、*DRB1*0405-DQA1*03-DQB1*0401;RB1*0901-DQA1*03-DQB1*0303*	*DQA1*0601-DQB1*0301 DQA1*0201-DQB1*0201*

6. 诊断标准

(1) 国际自身免疫性糖尿病协会(immunology of diabetes society, IDS)标准:国际上 LADA 诊断标准为国际自身免疫性糖尿病协会(IDS)标准:①胰岛自身抗体(ICA,GADA,IA-2A)阳性;② 年龄大于 30 岁;③糖尿病确诊后至少半年不依赖胰岛素治疗。胰岛自身抗体作为 B 细胞自身免疫的标志物,可鉴别 LADA 与 2 型糖尿病;而糖尿病确诊后一段时间内不依赖胰岛素治疗则可将 LADA 与经典 1 型糖尿病相区分。

(2) 中华医学会糖尿病学分会(chinese diabetes society, CDS)标准:2012 年中华医学会糖尿病学分会关于 LADA 的诊疗共识中提出对 LADA 的诊断建议基于 3 条标准:①起病年龄 ≥ 18 岁 [如年龄 < 18 岁并具有①和②则诊断为年轻人隐匿性自身免疫糖尿病(LADY)];②胰岛自身抗体阳性(GADA 为首要推荐检测抗体,联合 IA-2A、IAA 及 ZnT8A 检测可提高阳

性率);③诊断糖尿病后至少半年不需要依赖胰岛素治疗。

胰岛自身抗体检测是目前筛查和诊断 LADA 的主要免疫学手段。目前国际上认可的胰岛自身抗体主要包括 GADA、IA-2A、ZnT8A 及 IAA 等 4 种。但这 4 种抗体在初诊 T_2DM 患者中阳性率、阳性重叠率以及随年龄等分别特征和对胰岛功能影响各异。因此,如何制定最优化的 LADA 筛查策略十分重要。根据 LADA China 多中心协作研究,建议 GADA 和 IA-2A 联合检测是中国 LADA 筛查的优化和首选策略,进一步联合 ZnT8A 检测可提高检出率及明确患者临床特征。

7. 干预治疗

严格控制血糖,减少慢性血管并发症,是糖尿病治疗的共同目标。而早期诊断和干预 LADA 对于保留残存的胰岛 B 细胞功能、延缓慢性并发症的发生和发展均具有重要意义。LADA 的治疗应以重建免疫耐受和修复胰岛 B 细胞功能的治疗

为核心。

(1) 磺酰脲类药：磺酰脲类药物通过刺激胰岛 B 细胞释放胰岛素从而起到降糖作用。UKPDS 和 NIRAD 7 研究发现，磺酰脲类药物治疗的 LADA 患者比单独饮食控制，或联用胰岛素增敏剂，或单用胰岛素治疗的患者更早依赖胰岛素治疗。研究表明，使用磺酰脲类药物的 LADA 患者更易在短时间内发展为依赖胰岛素治疗。近年研究显示，磺酰脲类药物的使用会增加 LADA 患者在诊断 1 年内发展为依赖胰岛素治疗的概率。这可能与持续刺激使 B 细胞过于疲劳，从而加速 B 细胞的氧化应激和细胞凋亡有关。也有学者认为，刺激 B 细胞释放胰岛素可能增加自体抗原的表达从而加重自身免疫反应。因此，尽量避免磺酰脲类药物用于 LADA 治疗。

(2) 胰岛素增敏剂：改善胰岛素敏感性的药物包括二甲双胍与噻唑烷二酮类。二甲双胍是 T_2DM 治疗的一线用药，但 LADA 患者中关于二甲双胍应用的临床研究较少。有研究表明，超重的 LADA 患者在接受二甲双胍治疗后，血糖得到了更好控制，且胰岛素剂量较前明显减少。噻唑烷二酮类能促进胰岛素的产生和释放，保护胰岛 B 细胞的数量，可抗炎、抗氧化应激，减少细胞凋亡，甚至促进 B 细胞增殖。我们前期的研究表明，LADA 患者单独使用罗格列酮及胰岛素联合罗格列酮治疗对胰岛 B 细胞功能均具有保护作用。

(3) 二肽基肽酶 - Ⅳ（DPP-4）抑制药：DPP-4 抑制药是一种基于肠促胰素的降糖药物，它通过提高内源性胰高糖样素肽 -1（GLP-1）的生物学效应从而起到降糖作用。动物研究发现，DPP-4 抑制药通过诱导 B 细胞增生、调节效应 T 细胞亚群和炎性细胞因子延缓和逆转 T_1DM。有研究报道，LADA 体内的 DPP-4 活性比 T_1DM 和 T_2DM 都高，具体机制不详。我中心前期一项随机对照研究表明，西格列汀联合胰岛素治疗能够更好地维持 LADA 的胰岛 B 细胞功能。近期研究报道，

LADA 的早期使用西格列汀可能较胰岛素治疗在保护胰岛 B 细胞功能方面有更好的疗效。DPP-4 抑制药对 LADA 胰岛功能有保护作用，期待更多研究证实。

(4) 胰岛素：早期胰岛素治疗有潜在的 B 细胞保护功能，这可能源于外源性胰岛素的补充减轻了高糖刺激给 B 细胞带来的压力，从而降低胰岛炎及抗原呈递细胞的聚集和对胰岛的浸润。同时，内源性胰岛素释放减少一定程度上也减轻了免疫介导的细胞损伤。研究证实，小剂量胰岛素能有效延缓 LADA 疾病进展，胰岛素治疗能使 LADA 的 C 肽水平维持 5 年以上。就抗体滴度水平而言，单个 GADA 抗体高滴度状态与较迅速的胰岛 B 细胞衰竭相关，低滴度水平则预示着较为缓慢的 B 细胞衰竭，故早期小剂量胰岛素治疗可以使 LADA 患者尤其是高滴度患者获益，而磺酰脲类药物可使高滴度患者胰岛功能衰竭更快。而事实上，高滴度 LADA 患者较低滴度 LADA 患者使用胰岛素治疗的比例更高。因此，应注重对 GADA 高滴度患者胰岛功能的随访，并早期使用胰岛素治疗以保护残余胰岛功能。

(5) 免疫调节疗法：干预自身免疫以阻止免疫性胰岛 B 细胞破坏或促进胰岛 B 细胞再生修复，是 LADA 的病因性治疗。鉴于 LADA 的自身免疫反应可能较弱且过程较长，其非胰岛素依赖阶段的"治疗窗口"时间较经典 T_1DM 长，为尝试免疫干预措施提供了难得的契机。免疫疗法对 LADA 患者有令人鼓舞的研究结果。一项 Ⅱ 期临床研究报道，钒结合的 GAD 抗原治疗的 LADA 患者在随访 5 年后空腹 C 肽增加，且使用胰岛素的风险降低。这项研究结果尚有待进一步验证。抗原特异性治疗的挑战是如何定义最佳治疗时间、疗程、剂量和抗原注射频率。LADA 患者免疫紊乱的精准机制尚不明确，特异性免疫治疗的道路漫长且艰难。

维生素 D 是近年来研究较多的一种免疫调节药。作为非特异性的免疫调节药，维生素 D 被认

为具有改善免疫失衡和胰岛素敏感性的作用。国内外研究均报道，维生素 D 对 LADA 的胰岛功能具有保护作用，可延缓疾病进展。其机制可能与维生素 D 及其代谢产物直接作用于胰岛 B 细胞有关。另有研究提示，补充鱼油可降低 LADA 的患病风险，而鱼油中富含维生素 D。但这一获益可能是由游离脂肪酸 ω-3、维生素 D 或两者共同作用的结果。目前 LADA 和维生素 D 缺乏的关系还不十分清楚，新发 LADA 患者补充维生素 D 可能有益，尤其对于维生素 D 缺乏的患者。维生素 D 对 LADA 患者的胰岛 B 细胞功能的保护还需要大规模的随机对照研究证实。

8. 未来展望

尽管目前对 LADA 的认识与研究有了较大的进展，但是学术界对这种特殊类型糖尿病的异质性仍存在争议。2019 年新版 WHO 糖尿病分类建议中将 LADA 列为混合型糖尿病一类，而美国糖尿病协会仍将 LADA 归为 1 型糖尿病的亚型。尽管大量的研究已证实 LADA 患者的临床特征存在异质性，人们已经认识到自身免疫所致胰岛炎、非免疫所致胰岛 B 细胞功能衰退与胰岛素抵抗在 LADA 中共存。但 LADA 的诊断分型要点尚未将异质性纳入考虑，LADA 的诊断主要依赖于起病情况和胰岛自身抗体的存在，其诊断定义还有很多部分值得商榷。期望达到 LADA 命名与诊断标准的一致性，同时希望提出简单实用的临床标准，能较大区别 LADA 与经典 T_1DM 和 T_2DM。此外，积极寻找新的特异性的胰岛自身抗原，改进评价胰岛特异性自身抗原 T 细胞功能检测方法，增加分析尸检或活检胰岛标本的比例，比较 LADA 患者的胰岛炎在定性和定量上与 T_1DM 的异同等，均会进一步揭示 LADA 的本质，为揭示 LADA 的本质提供新的思路。

（罗说明　李　霞　周智广）

（三）暴发性 1 型糖尿病

暴发性 1 型糖尿病（fulminant type 1 diabetes mellitus，FT_1DM）于 2000 年由 Imagawa 等首次报道，以起病急骤、重度代谢紊乱、血糖显著升高而糖化血红蛋白（hemoglobin A1c，HbA1c）正常或轻度升高、胰岛功能几乎完全、不可逆的丧失为特征，可伴横纹肌溶解等严重并发症。由于 Imagawa 最初关于 FT_1DM 的报道中，11 例患者胰岛自身抗体均为阴性，故认为该病与自身免疫无关，故将其暂归类为特发性 1 型糖尿病（1999 年 WHO 糖尿病分型，T_1DM 1B 型）。近 20 年来，随着世界各地的陆续报道及基础研究的深入，人们对 FT_1DM 的流行病学、发病机制、临床表现、危险因素等有了进一步的认识。

1. 流行病学

FT_1DM 已在世界各种族人群中被报道，包括高加索人、西班牙裔和东亚人，其中东亚人群的发病率最高。日本全国性调查显示，FT_1DM 占以糖尿病酮症或酮症酸中毒起病的 1 型糖尿病(type 1 diabetes mellitus，T_1DM）的 19.4%（43/222），并且多于成年后发病，其发病无性别差异。韩国的相关报道中 FT_1DM 占 7.1%（7/99）。郑超等对湖南汉族人群的研究显示，FT_1DM 占 T_1DM 的 9.1%。儿童及青少年虽然是自身免疫性 1 型糖尿病（T_1DM 1A 型）的高发人群，但不是暴发性糖尿病的高发人群。中国 18 岁以下 T_1DM 患者的研究显示，FT_1DM 仅占 1.29%；韩国的研究显示，FT_1DM 仅占儿童及青少年 T_1DM 的 1.33%。

2. 发病机制

FT_1DM 的发病机制尚未明确，目前的研究认为主要与遗传、环境（病毒感染）和自身免疫等因素有关。

(1) 遗传易感性：人类白细胞抗原（human leukocyte antigen，HLA）与自身免疫性疾病包括 T_1DM-1A 型密切相关。在 FT_1DM 的相关研究中，日本报道 *HLA DR4-DQ4* 基因频率在 FT_1DM 患者中为 41.8%，明显高于经典 T_1DM 患者（22.8%）和正常对照人群（12.1%），携带

DR4-DQ4（*DRB1*0405-DQB1*0401*）基因型的患者对 FT_1DM 易感，而在日本自身免疫性 T_1DM 中最常见的 DR9-DR3（*DRB1*0901-DQB1*0303*）基因型在 FT_1DM 人群中并未显示出易感性。进一步的研究对日本 207 例 FT_1DM 患者进行分析，32.6% 的 FT_1DM 患者携带 *DRB1*0405-DQB1*0401* 基因型，明显高于正常对照组的14.2%。为此，2012 年日本糖尿病学会（Japan Diabetes Society，JDS）关于 FT_1DM 的诊断标准增加了"FT_1DM 与 *HLADRB1*0405-DQB1*0401* 相关"这一临床特点。近期 Yumiko 等对 216 名 FT_1DM 患者进行全基因组关联研究进一步证实了DR4-DQ4 与 FT_1DM 风险之间的相关性，并发现HLA-DR 区单核苷酸多态性 *rs9268853* 与 FT_1DM 患病风险高度关联。韩国的研究亦显示，*HLA-DRB1*0405-DQB1*0401* 是 FT_1DM 的易感基因。中国人群 FT_1DM 的易感基因可能有所不同，郑超等的研究结果显示，*DQA1*0102-DQB1*0601* 和 *DQA1*03-DQB1*0401* 基因型与中国 FT_1DM 患者的发病风险增加相关，15.8% 的 FT_1DM 患者携带有 *DQA1*0102-DQB1*0601*，明显高于 T_1DM 组的 1.3% 及正常对照组的 3.9%。此外，在日本的 FT_1DM 患者中，谷氨酸脱羧酶抗体（glutamic acid decarboxylase antib-odies，GADA）阴性者的易感基因为 *HLA DRB1*0405-DQB1*0401*，而*HLADRB1*0901-DQB1*0303* 基因型在 GADA 阳性和妊娠相关性暴发性 1 型糖尿病（fulminant type 1 diabetes associated with pregnancy，PF）患者中更常见。

(2) 病毒感染：病毒可能感染胰岛 B 细胞引发一系列免疫反应从而导致 FT_1DM 患者的 B 细胞功能损伤。日本的 FT_1DM 全国调查中 71.7%的患者有流感样症状，一项近期的中国 FT_1DM研究中 46.7% 的患者出现流感样症状，提示病毒感染可能与 FT_1DM 发病有关。目前认为已报道的病毒有肠病毒、单纯疱疹病毒、人类疱疹病毒 6、巨细胞病毒、柯萨奇病毒、流感病毒及

腮腺炎病毒等。部分患者在病毒感染后多种抗体升高，推测可能为病毒感染后的继发反应引发 FT_1DM。Tanaka 等发现患者胰岛细胞和外分泌组织中有肠病毒，FT_1DM 的胰岛 B 细胞破坏的机制可能因为肠病毒感染 B 细胞，后者共表达干扰素 –γ 和炎症因子干扰素 –γ 诱导蛋白 10（CXCL10），CXCL10 通过炎症因子受体（CXCR3）激活自身免疫 T 细胞和巨噬细胞，产生炎症因子，从而破坏 B 细胞并使上述反应进一步增强并最终使 B 细胞超急性破坏，导致 FT_1DM 的发生。尽管 FT_1DM 患者疑似感染病毒的病例比例较高，但从未发生过 FT_1DM 的流行，因此宿主因素而非病毒是 FT_1DM 的主要因素。然而 FT_1DM 患者针对某种病毒特定免疫缺陷的机制并不清楚，推测可能存在以下几种机制：①直接感染个体的 B 细胞，导致细胞破坏；②病毒感染激活固有免疫应答，通过巨噬细胞及细胞因子清除病毒和受感染 B 细胞；③适应性免疫应答被激活，通过 T 淋巴细胞清除病毒和受感染 B 细胞。

(3) 药物：药物参与 FT_1DM 的发病机制较为复杂，涉及遗传易感性、免疫机制及激活病毒等因素。部分药物（卡马西平、布洛芬等）引起的药物过敏综合征（drug-induced hypersensitivity syndrome，DIHS）可能参与 FT_1DM 的发生，DIHS 后发生 FT_1DM 平均间隔时间为 39.9d。Onuma 等报道显示，DIHS 患者发生 FT_1DM 的概率高于普通人群，*HLA-B62* 为其易感基因，提示在遗传易感的基础上，药物的使用与 FT_1DM 的发生有关。研究表明，在 DIHS 急性期，Tregs 细胞大量扩增，但在缓解期 Tregs 细胞却出现功能缺陷，导致自身免疫病发生的风险增加，也使潜伏在人体的病毒得以再激活。有个案报道患者服用脉律定后相继出现 FT_1DM 和桥本甲状腺炎，伴巨细胞病毒和人类疱疹病毒 6 滴度升高，提示 DIHS可能通过影响自身免疫引起 FT_1DM。

免疫检查点抑制药相关：随着程序性细胞死亡因子 –1（programmed death-1，PD-1）、细胞

毒性 T 淋巴细胞抗原 4（cytotoxic T lymphocyte antigen-4，CTLA-4）等检查点抑制药在肿瘤免疫治疗中的广泛应用，不断有免疫治疗致内分泌腺体功能异常的报道，如抗 PD-1 药物 nivolumab，pembrolizuma 以及抗 CTLA-4 药物 ipilimumab。由于 PD-1 和 CTLA-4 都是活化 T 细胞中的抑制性共刺激分子，在免疫反应中起着负调节作用，在免疫治疗的干预下，针对胰岛相关自身抗原的细胞免疫可能被激活并参与了 T$_1$DM 及 FT$_1$DM 的发展。FT$_1$DM 患者在发病时都发现 PD-1 在外周 CD4$^+$ T 细胞中的表达受到调节，PD-1 的缺乏可能导致针对胰岛细胞的 CD4$^+$ T 细胞活化不当。与其他类型的糖尿病和正常对照组相比，FT$_1$DM 患者的 CD4$^+$ 辅助 T 细胞中 CTLA-4 表达水平较低，说明 CTLA-4 的减少可能与辅助 T 细胞功能障碍有关。此外，免疫检查点抑制药诱导的 T$_1$DM 或 FT$_1$DM 患者大部分携带了易感性 HLA 基因型，因此其发生机制可能与高风险 HLA 基因型及自身免疫反应相关。

(4) 自身免疫：虽然与自身免疫性 T$_1$DM 相比，FT$_1$DM 患者的较少出现胰岛自身抗体阳性，但日本的全国性调查显示，约 5% 的 FT$_1$DM 患者 GADA 阳性。我国的调查研究显示，20 例初诊 FT$_1$DM 患者中，GADA、蛋白酪氨酸磷酸酶 -2 抗体、锌转运体 8 抗体任一项阳性率达 40%（8/20），3 例检测到 GAD 反应性 T 细胞，证实部分 FT$_1$DM 患者存在细胞免疫或体液免疫异常。近期我国一项 24 家医院 53 例 FT$_1$DM 患者的调查显示，34.0%（18/53）患者存在一种或多种自身抗原的低滴度自身抗体。

Aida 等研究发现，3 例 FT$_1$DM 患者胰岛 B 细胞中，视黄酸诱导基因 1、黑素瘤分化相关基因 5 和 Fas 高表达，伴胰岛周围及胰岛内 T 细胞及巨噬细胞浸润，且浸润细胞表面 Fas 配体增加而无调节性 T 细胞（regulatory T cell，Tregs）浸润，提示固有免疫与获得性免疫均参与了本病的发生。Zheng 等研究发现，与 T$_1$DM、2 型糖尿病

和正常人群相比，FT$_1$DM 患者 CTLA-4 表达显著减少，提示 CTLA-4 表达的减少可能促进效应 T 细胞扩增并加速自身免疫反应，从而造成 B 细胞损伤。Haseda 等研究发现 FT$_1$DM 患者中表型为 CD45RA-FoxP3^{high} 的活化 Tregs 较对照组少，且其抑制效应细胞的能力下降，推测 B 细胞大量破坏使目标抗原缺失，引起 CD45RA$^+$FoxP3^{low} 表型的静息 Tregs 向活化 Tregs 的转化减少，伴 CTLA-4 水平的降低。Iijima 等研究发现，循环 CD4$^+$PD-1$^+$ 和 CD8$^+$PD-1$^+$T 细胞在 FT$_1$DM 发作时显著迅速地降低，而 Tregs 细胞逐渐减少，PD-1 在 CD4$^+$ 和 CD8$^+$T 细胞上的低表达，以及 Tregs 细胞表达水平下降和功能失调均与 FT$_1$DM 有关。

研究发现，FT$_1$DM 的发生与 TLR9/IRF7 通路下 Foxp3 表达减少和 Tregs 表达水平下降及功能失调有关，TLR9/IRF7 通路通过 CTLA-4 和 Foxp3 引起 FT$_1$DM。TLR9 作为固有免疫中的一员，主要参与并激活由病原体非甲基化 DNA 刺激后的细胞信号通路，诱导机体产生以 Th$_1$ 型占优势的免疫应答。巨噬细胞介导的胰岛炎亦可能是造成 FT$_1$DM B 细胞损伤的重要原因。研究发现，原先认为主要引起 FT$_1$DM 的 CD8$^+$T 细胞浸润较少，而 CD68$^+$ 巨噬细胞占主导地位；通过蛋白质组学分析发现有 38 种蛋白质仅表达于 FT$_1$DM，其中大部分蛋白质表达于 CD8$^+$T 细胞和 CD68$^+$ 巨噬细胞；巨噬细胞通过分泌肿瘤坏死因子 α、白细胞介素 -1β 等因子抑制胰高血糖素样肽 1 受体，促进 B 细胞的破坏。

(5) 妊娠：FT$_1$DM 根据其发生与妊娠的关系可分为 PF 和非妊娠相关性暴发性 1 型糖尿病（NPF）。研究表明，几乎所有妊娠期间起病的 T$_1$DM 均属于 FT$_1$DM，且多发于妊娠中晚期及分娩后 2 周内，亦有人工流产 10 天后出现 FT$_1$DM 的文献报道。由于怀孕期间其 T 细胞出现免疫耐受，而孕期出现 T$_1$DM 的可能较低，提示 PF 更多是由非免疫机制引起的。Shimizu 等在对比 PF

和 NPF 患者的临床特点后发现，PF 的发生可能与孕妇激素水平及代谢紊乱有关，性激素在孕期可促进 Th_2 型免疫反应，并拮抗 Th_1 型免疫反应。

2. 临床特征

FT_1DM 尚无国际通用的诊断标准，根据 2012 年日本糖尿病学会（JDS）提出的诊断标准：①出现高血糖症状后迅速（约 1 周内）发生糖尿病酮症或者酮症酸中毒（初诊时评估尿或血酮体）；②初诊时血糖 ≥ 16.0mmol/L 且 HbA1c < 8.7% [美国国家糖化血红蛋白标准化计划（national glycohemoglobin standardization program，NGSP）标准]；③空腹血清 C 肽 < 0.10nmol/L，胰高血糖素兴奋后或进食后血清 C 肽峰值 < 0.17nmol/L。具备以上 3 点可诊断 FT_1DM。此外，FT_1DM 还常伴随其他特征：①胰岛自身抗体多为阴性；② 98% 的患者血浆胰酶水平升高；③ 70% 的患者起病前有流感样症状或胃肠道症状；④ FT_1DM 可发生于妊娠期或产后；⑤可与 *HLA DRB1*0405-DQB1*0401* 等位基因相关。

从临床特征看，FT_1DM 与 1A 型 T_1DM 在体重指数、性别比例、三酰甘油及总胆固醇水平、收缩压及舒张压等指标上并无显著差异，其主要区别在于：①发病年龄，1A 型 T_1DM 多起病于儿童及青少年时期，而 FT_1DM 多于成年起病；②与妊娠高度相关，虽然 FT_1DM 的患者群无性别差异，但妊娠女性是本病的高危人群，约占妊娠伴 T_1DM 患者的 1/5；③起病时的临床特征，FT_1DM 起病前通常有流感样症状，急骤起病，从出现"三多一少"等高血糖症状到发生酮症酸中毒时间很短，一般在 1 周以内；④实验室检查特征，血糖水平明显升高而 HbA1c 水平相对较低。由于病程非常短，患者起病时的 HbA1c 接近正常或仅轻度升高。日本及韩国的研究中 HbA1c 的水平分别为 6.2% ± 0.9%（4.7%～8.4%）和 6.9% ± 1.1%（4.8%～8.0%）。中国报道的 FT_1DM 病例中鲜有 HbA1c 超过 8.0% 者，约 50% 患者 HbA1c < 6.2%。由于血糖和 HbA1c 的不匹配，

有学者将 PG（plasma glucose）/HbA1c ≥ 3.3 作为预测孕产期 DKA 患者 PF 的临界值；⑤胰岛自身免疫，1A 型 T_1DM 以胰岛自身抗体阳性作为诊断的必要条件，而大部分 FT_1DM 患者的胰岛自身抗体为阴性，但胰岛自身抗体阳性并不能排除 FT_1DM 的诊断；⑥胰岛功能，FT_1DM 起病时胰岛功能几乎完全、不可逆的丧失，并且在后续随访中未出现"蜜月期"，1A 型 T_1DM 起病时通常残存部分胰岛功能，"蜜月期"现象十分常见；⑦严重代谢紊乱及多器官功能损害，FT_1DM 起病时酮症酸中毒等代谢紊乱的程度比 1A 型 T_1DM 更为严重，部分患者起病时可合并心脏、肝、肾、横纹肌等多器官功能损害，表现为伴有肝酶、胰酶和肌酶等升高，严重时可发生横纹肌溶解、急性肾功能衰竭甚至心搏骤停；⑧遗传背景：FT_1DM 与 *HLA DRB1*0405-DQB1*0401* 等位基因相关，而 1A 型 T_1DM 则与 *DRB1*0901-DQB1*0303* 等位基因关系更为密切。

PF 通常在妊娠晚期或分娩 2 周内起病，在日本的全国性研究中 14 例妊娠期或分娩后 2 周出现的 T_1DM 患者中 13 例为 FT_1DM，仅 1 例为 1A 型糖尿病，13—49 岁女性 FT_1DM 患者中 21.0% 与妊娠相关，比 T_1DM 高 14 倍。我国多中心调查显示，PF 占女性 FT_1DM 患者的 34.6%，早期、多次妊娠可能是 FT_1DM 的危险因素。PF 起病急骤，进展迅速，相比 NPF，PF 患者酸中毒更为严重，考虑为妊娠期或产褥期患者激素及代谢改变，呕吐及感染概率增加所致，母体持续高血糖和严重的糖尿病酮症酸中毒致母体血容量不足、脱水，导致胎盘血流不足、胎儿酸中毒，存在致畸、影响生长发育，甚至胎死宫内等风险，据报道 PF 的婴儿死亡率可高达 67%。

3. 治疗和预后

FT_1DM 患者胰岛 B 细胞短期内几乎完全被破坏，一旦疑诊为 FT_1DM 应按酮症酸中毒的治疗原则给予积极补液、小剂量胰岛素静脉滴注、纠正电解质及酸碱失衡、对症及支持治疗等，同

时要严密监测血糖、酮体、肝肾功能、胰酶、肌酶、心电图等。同时需注意以下几个方面。

(1) 早期、积极、充分的补液及胰岛素治疗：FT$_1$DM 起病急骤，酮症酸中毒及其他代谢紊乱严重，患者的一般情况差，可合并心、肝、肾、横纹肌等多脏器功能损害，因此一旦疑诊应迅速建立两条静脉通道，一条通路用于胰岛素持续静脉滴注，另一通路用于补液扩容及抗感染等对症支持治疗。患者通常存在严重循环障碍，胰岛素皮下注射吸收差，故不推荐使用持续胰岛素泵治疗，而应以静脉输注胰岛素为主。

(2) 注意鉴别诊断及可能发生的严重并发症：由于 FT$_1$DM 可累及胰腺外分泌功能，绝大部分患者伴有胰酶升高，需与急性胰腺炎相鉴别，根据影像学改变及胰酶变化趋势进行鉴别。本病易发生多器官损害，需密切监测肝酶、心肌酶、肌酶、肾功能等，警惕急性肾衰竭、横纹肌溶解、心肌损伤，甚至心搏骤停等严重并发症，及早预防及治疗。

(3) 妊娠相关 FT$_1$DM 的治疗：PF 不但对患者自身危害大，且胎儿病死率高，因此在疾病早期识别并积极治疗对改善孕产妇和胎儿的预后非常重要。对于妊娠晚期患者，应及时行剖宫产术，则是挽救胎儿生命的关键，若已胎死宫内，需及早行引产术。

(4) 稳定期的血糖控制：FT$_1$DM 患者的胰岛 B 细胞及 α 细胞功能的严重受损，在酮症酸中毒纠正后往往血糖波动大，易发生低血糖，故需要长期使用每日多次胰岛素注射或持续胰岛素皮下输注的强化治疗方案以控制血糖。

4. 结语

综上所述，FT$_1$DM 作为近年来提出的 T$_1$DM 的新亚型，其发病机制尚未完全明了，其诊断标准亦有待更广泛的人群验证，其临床表现起病急骤，代谢紊乱严重，危害较大，需要临床医师早期识别，及时积极治疗以改善患者预后。

（贾晓凡　郭立新）

二、胰岛素自身免疫综合征

胰岛素自身免疫综合征（insulin autoimmune syndrome，IAS）是以高浓度血胰岛素自身抗体（insulin autoantibodies，IAA）和自发性高胰岛素血症性低血糖为特征的罕见病，1970 年被日本的 Hirata 首次报道，故也称 Hirata 病。IAS 是两种自身免疫性低血糖的其中一种，另一种是胰岛素受体抗体所致的 B 型胰岛素抵抗。IAS 最初定义为发生在未使用过外源性胰岛素及未发现胰岛病理异常的个体，但最近报道有胰岛素治疗的患者因胰岛素抗体产生致血糖不稳定的病例，其生化和临床特征与 IAS 相似。

IAS 容易被漏诊及误诊，其确切发病率存在争议，亚洲人群比西方国家更常见。在日本，IAS 被认为是低血糖的第三大常见原因，仅次于胰岛素瘤和胰腺外肿瘤，但在亚洲以外地区却少见，在过去几十年，白种人病例报道的越来越多。IAS 没有性别差异，好发于 40 岁以上成人，儿童少见。

1. 发病机制

IAS 的发病机制尚不清楚。最被广泛接受的理论是，IAS 是遗传易感性与环境诱因相互作用的结果，从而导致产生具有致病作用的 IAA。

(1) 遗传背景：大量研究提示 Ⅱ 类人类白细胞抗原（human leukocyte antigen，HLA）系统是 IAS 的免疫遗传决定因素，该疾病与 *HLA-DR4* 密切相关，尤其与 *DRB1*0406* 关系密切，和 *DRB1*0403* 和 *DRB1*0407* 相关性不显著。*HLA-DRB1*0406* 在亚洲人群中发生率较高，是日本 IAS 发病率高于西方国家的决定因素。此外，遗传易感性与药物诱导的 IAS 有关。甲巯咪唑诱导的 IAS 在日本发病率高于其他国家，且甲巯咪唑暴露后出现 IAS 的患者均携带 *DRB1*0406* 等位基因，因此，在日本以外地区，甲巯咪唑诱导的 IAS 发病率较低可能与 *HLA-DRB1*0406* 在人群中的发生率低有关。最初认为 *HLADRB1*0406* 也与日本患者中硫辛酸诱导的 IAS 有关，然而近期报道并没有一致提示 IAS 与上述免疫决定因素之间的联系，这表明该综合征涉及遗传因素众多。

(2) 诱发因素：IAA 可能由药物接触或病毒感染引发，或者无特殊原因自发出现。与 IAS 相关的药物（表 8-2），主要是含巯基和还原性化合物的药物。甲巯咪唑和 α- 硫辛酸是引发 IAS 最常见的药物。近十年来，α- 硫辛酸诱导的 IAS 的报道不断增加，现在可能比甲巯咪唑诱导的 IAS 病例更多。机制是这些药物将结合和裂解胰岛素 A 链和 B 链之间的二硫键，从而导致其分子结构的构象改变，使内源性胰岛素更具免疫原性。初次用药后至发病的间隔时间长短不等，平均时间为初次用药后 4～6 周。许多病毒感染也可能是 IAS 的诱因，如麻疹病毒、腮腺炎病毒、风疹病毒、水痘带状疱疹病毒、柯萨奇 B 病毒和丙型肝炎病毒等。推测可能的机制是，病毒感染作为一种超级抗原触发 IAA 的产生、导致 IAS。此外，IAS 与血液病如多发性骨髓瘤或单克隆丙种球蛋白病（MGUS）有关，可能是由 B 淋巴细胞克隆产生的单克隆抗体与自身抗原相互作用而导致。除了上述诱因以外，也有许多报告的 IAS 病例并没有发现确切的触发因素。这种自发性的 IAS 在日本被报道的最多，而在西方国家相对罕见。

IAS 被认为是Ⅶ型超敏反应，其特征是存在针对循环抗原的自身抗体。IAA 是针对自身内源性胰岛素分子的产生的免疫球蛋白，包括 3 种形式，其中 IgG 最常见，IgA 和 IgM 相对少见。IAA 结合力强，可与多个胰岛素分子结合，形成较大的抗原 - 抗体复合物。另外，它的低亲和力导致了显著的自发性解离率，在某些特定条件下，胰岛素大量解离导致低血糖发作。高结合力和低亲和力是 IAA 能够诱导 IAS 的特有特点。胰岛素类似物免疫原性较低，但在使用胰岛素类似物治疗的患者中有时也可检测到 IAA，这些 IAA 大多导致更小的抗原抗体复合物，具有更低的自发解离率，即更高的亲和力和更低的胰岛素结合力，很少能引起高血糖或低血糖。低滴度的 IAA 没有致病作用。

IAA 的致病过程分为两个阶段：第一阶段是正常情况下升高的血糖刺激胰岛细胞分泌的胰岛素与 IAA 结合，形成胰岛素 -IAA 复合物阻碍了胰岛素的生理作用，导致非结合胰岛素浓度降低和随后的短暂血糖升高；第二阶段是早期餐后高血糖进一步刺激胰岛素分子的分泌，这些胰岛素分子部分与循环中的胰岛素 -IAA 复合物结合，部分未结合自由发挥其生理功能，当血糖降低时，复合物中的胰岛素自发解离不会停止，从而导致未结合胰岛素的相对过剩引起低血糖发作。

2. 临床表现

IAS 的临床表现在严重程度、持续时间和缓解率等方面差异很大。IAS 的主要特征是低血糖，表现为自主神经兴奋（心慌、冷汗、饥饿、颤抖、焦虑）和脑功能障碍（易怒、行为改变、意识混

表 8-2　可能诱发 IAA 的药物及食物

药　物	类　别
甲巯咪唑、丙硫氧嘧啶、卡比马唑	抗甲状腺药
硫辛酸、谷胱甘肽、蛋氨酸、吡硫醇	营养补充剂
卡托普利、肼屈嗪、托拉塞米、地尔硫卓、普鲁卡因胺	降压药
氯吡格雷	抗血小板药
格列齐特、甲苯磺丁脲	口服降糖药
洛索洛芬钠、类固醇、双氯芬酸钠	抗炎药
盐酸托哌酮	肌肉松弛药
青霉胺、青霉素、亚胺培南、异烟肼	抗生素
泮托拉唑、奥美拉唑	质子泵抑制药
白蛋白	血浆蛋白
α- 干扰素	生物反应调节药
硫普罗宁	孤儿药
大蒜	食物

乱、失忆、癫痫、意识丧失）症状。IAS 患者出现低血糖症状的血糖临界值比健康人低，症状通常较轻微，但也有严重的表现（包括癫痫和昏迷）。IAS 患者大多出现餐后低血糖，也有患者出现空腹低血糖，甚至不可预测的低血糖发作。典型的表现是餐后高血糖和随后的反应性低血糖。糖化血红蛋白浓度可能会随着低血糖发作的频率及严重程度、葡萄糖浓度的波动而变化，可以为正常或升高的糖化血红蛋白浓度。对于合并系统性自身免疫疾病的 IAS 患者，低血糖可以发生在其他自身免疫症状之前、伴随或之后，可以伴随其他内分泌腺体或其他器官和系统受损的临床表现。

3. 诊断

了解患者的详细病史至关重要，包括年龄、性别、种族、自身免疫和血液疾病的个人和家族史，药物使用和任何保健品，伴随病毒或细菌感染，低血糖发作的时间和方式（禁食或餐后）及其对葡萄糖摄入的反应。IAS 的诊断通常非常困难，可分为以下几个步骤。

（1）低血糖的诊断：Whipple 三联征可用于诊断低血糖，包括低血糖的症状或体征，发作时血浆葡萄糖浓度 ≤ 70mg/dl（3.9mmol/L），提供葡萄糖后这些症状体征缓解。如果没有自发性低血糖发作，可行 72h 饥饿试验评估。不建议常规进行葡萄糖耐量试验。

（2）内源性高胰岛素血症性低血糖的诊断：低血糖时测定血清胰岛素浓度，IAS 患者胰岛素浓度通常极高，在 1000pmol/L 以上，其他形式的高胰岛素低血糖症很少升高到这种程度。免疫放射测定法（IRMA）测定未结合胰岛素的浓度比免疫化学发光测定法（ICMA）要准确得多。外源性胰岛素引起的低血糖症也是高胰岛素血症性低血糖症而 C 肽和胰岛素原可用于区分内源性和外源性高胰岛素血症。C 肽和胰岛素原浓度低时考虑外源性胰岛素引起。相反，C 肽和胰岛素原浓度过高则考虑内源性高胰岛素血症（如胰

岛素瘤或 IAS）。口服降糖药引起的低血糖需通过血药浓度测定来排除。胰岛素与 C 肽比值被提出作为 IAS 的诊断指标，胰岛素和 C 肽在生理条件下由胰腺 B 细胞同时分泌，前者的半衰期为 5～10min，后者的半衰期为 30～35min，因此正常的胰岛素与 C 肽的比率 < 1。而在 IAS 中，由于与 IAA 结合，胰岛素的半衰期延长，但 C 肽代谢时间通常保持不变，因此该比率反转至 > 1。然而，IAA 具有很大的异质性，并且有时也可以结合 C 肽，在临床解读时应该引起注意。

（3）IAA 检测：聚乙二醇沉淀法检测 IAA 可作为初筛试验，为诊断 IAS 提供证据。聚乙二醇可与血清中 IAA– 胰岛素复合物结合并沉淀，但对小分子质量蛋白（分子量小于 40kDa）胰岛素基本无影响。存在胰岛素自身抗体时，聚乙二醇沉淀后上清中胰岛素会明显低于沉淀前，从而证实胰岛素自身抗体的存在。添加外源性胰岛素的凝胶过滤层析可以提高胰岛素免疫复合物的识别灵敏度，在寻找胰岛素 –IAA 复合物时，应谨慎使用聚乙二醇。诊断 IAS 需行 IAA 滴度测定，主要有放射结合检测法和 ELISA 法。放射结合检测法较 ELISA 法灵敏度高，但放射结合检测法无法区分 IAS 相关胰岛素自身抗体、糖尿病相关胰岛素自身抗体还是应用外源性胰岛素产生的胰岛素抗体。近年来胰岛素自身抗体的噬菌体展示技术、抗原表位分析法为精确区分胰岛素自身抗体或胰岛素抗体提供了可能，但以上方法目前尚局限于国外少数实验室，还有待进一步完善和推广。大多数商业化检测只能识别 IgG 类的 IAA，在其他罕见类型的 IAA 患者中产生假阴性结果，而聚乙二醇沉淀法作为初筛试验，可沉淀出任何类别的 IAA。IAA 也可能在胰岛素治疗的患者甚至健康人中检测到，在这种情况下，可以用斯卡查德分析来分析抗体对抗原的亲和力和结合力，在 IAS 中检测到的典型抗体对内源性胰岛素具有高结合力和低亲和力。

（4）影像学检查：影像学检查对 IAS 诊断帮

助不大。IAS 与其他形式的内源性高胰岛素血症性低血糖的鉴别诊断困难，IAS 患者在诊断工作中经常进行不必要且昂贵的影像学检查，而且在影像学检测中可偶然发现无功能病变，后者可能会导致进一步的检查甚至是侵入性检查。

4. 鉴别诊断

(1) 胰岛素瘤：具有较高的发病率，与 IAS 都可致内源性高胰岛素性低血糖，最常与 IAS 鉴别。与胰岛素瘤相比，IAS 诱发的低血糖通常较轻，高胰岛素血症却高得多。鉴别诊断的唯一可靠工具是 IAA 测定法，胰岛素瘤患者通常不存在 IAA。

(2) 胰岛细胞增生症：可能导致非胰岛素瘤胰源性低血糖综合征（noninsulinoma pancreatogenous hypoglycemia syndrome，NIPHS），NIPHS 发病率比胰岛素瘤低，患者常有胃手术和倾倒综合征的病史，但鉴别诊断的标准仍是 IAA 测定。

(3) 外源性胰岛素使用：导致的低血糖症通常伴有低浓度的 C 肽和胰岛素原，且与 IAA 无关。

(4) 其他药物引起的低血糖：与其他药物引起的低血糖症的鉴别诊断，如口服磺酰脲类降糖药物引起的低血糖症可通过检测血液样本中血药浓度鉴别。

(5) 自身免疫性低血糖：B 型胰岛素抵抗是自身免疫性低血糖的另一种形式，胰岛素受体抗体滴度高时，主要通过竞争性抑制胰岛素与受体结合并加速受体降解的机制导致胰岛素抵抗，滴度低时则激活受体酪氨酸磷酸化导致低血糖症。B 型胰岛素抵抗患者往往表现为严重的糖尿病对胰岛素治疗反应较差和黑棘皮病，IAS 患者没有这些临床特征，且前者血中 IAA 阴性，后者 IAA 阳性。

5. 治疗

鉴于 IAS 有自发缓解倾向，多数在消除诱因 3～6 个月后自身抗体逐渐消失，胰岛素作用逐渐恢复，对每个 IAS 患者初始治疗方案的选择一直存在争议。通过调节饮食减少低血糖事件常为首选方案，措施包括少食多餐、摄入糖类含量低的食物、食用生玉米淀粉。机制是减少餐后早期高血糖刺激的胰岛素分泌，防止低血糖发作。生玉米淀粉最初用于糖原贮存疾病患者，已成功应用于 IAS 患者，玉米淀粉是一种葡萄糖聚合物，肠道缓慢吸收，能够避免餐后血糖峰值。α-葡萄糖苷酶抑制药（阿卡波糖）治疗同样可以防止餐后高血糖。对严重的低血糖发作，必要时需静脉注射葡萄糖。

为减少胰岛素的释放，已提出的治疗方案有使用生长抑素、二氮嗪，甚至胰腺切除术，但临床效果不一致。个别病例采用在上述药物的基础上联用二甲双胍治疗，目的是降低胰岛素抵抗（尤其是代谢综合征患者），从而减少胰岛素分泌，但无研究系统评价此治疗的结果。

由于 IAS 是自身免疫性疾病，大剂量的糖皮质激素治疗总体效果良好，在使用糖皮质激素时疾病仍不能缓解的情况下可使用其他免疫抑制药，如硫唑嘌呤。利妥昔单抗是一种抗 CD20 单克隆抗体，已用于治疗严重的难治性 IAS。利妥昔单抗能够使 40% 的 1 型糖尿病患者 IAA 转阴，其效果可持续 3 年。血浆置换用于更严重的病例，目的是迅速降低 IAA 滴度预防低血糖。

此外，连续血糖监测（continuous glucose monitoring，CGM）每 5min 测量组织液中葡萄糖，有高血糖和低血糖报警和血糖趋势信息，有助于降低糖尿病患者糖化血红蛋白浓度，现已应用于 IAS 患者血糖监测。但因组织液和血液中血糖平衡需要时间，CGM 显示血糖变化延迟于直接测量指尖血糖。扫描式葡萄糖监测（flash glucose monitoring，FGM）是另一种可应用于 IAS 管理的间歇扫描的连续监测系统，通过传感器监测组织液葡萄糖浓度，为低成本的非侵入性工具。与 CGM 相比，FGM 操作简单、成本更低。该系统提供的趋势箭头可以帮助患者预防血糖的下降波动，但不能对低血糖发作发出声音警报。

在骨髓瘤和 MGUS 的背景下治疗 IAS 非常

具有挑战性。如果骨髓瘤 /MGUS 病情活跃，IAS 症状不会自发缓解。患者需要少食多餐，保持低糖饮食，并可能需要终身维持，必须学会如何识别和治疗自己的低血糖事件。在某些情况下，严重的低血糖危象难以纠正，需要血浆净化、糖皮质激素甚至化疗，以降低抗胰岛素结合单克隆免疫球蛋白的水平。IAA 的水平和低血糖症状的严重程度有时与骨髓瘤的缓解 – 复发阶段平行，因此控制原发疾病至关重要。

（刘凤娇 陈 涛 童南伟）

三、甲状腺自身免疫病

（一）桥本甲状腺炎

桥本甲状腺炎（Hashimoto's thyroiditis，HT）是最常见的自身免疫性甲状腺炎（autoimmune thyr-oiditis，AIT），又称慢性淋巴细胞性甲状腺炎（chronic lymphocytic thyroiditis，CLT），由日本外科医生 Hakaru Hashimoto 基于患者术后检查于 1912 年首次报道。本病的确切发病机制尚不明确，目前认为与遗传、环境、自身免疫等因素密切相关。其病理特征为患者甲状腺组织内大量炎细胞浸润及纤维化。典型临床表现为轻至中度无痛性甲状腺肿大，甲状腺功能正常或减退，但甲状腺自身抗体往往呈阳性。

1. 流行病学

HT 是甲状腺功能减退的最常见病因，每年约有 5% 甲状腺功能正常的 HT 患者发展为甲状腺功能减退症。本病女性的发病率是男性的 3～4 倍，在各年龄均可发病，高发年龄为 30—50 岁，更易发生在产后女性。

HT 的发病率与 Graves 病相当，国外学者报道的发病率男性为 0.8‰，女性为 3.5‰，患病率为 1%～2%。我国学者报道的发病率为 6.9‰，患病率为 1.6%。有资料表明，在包括隐性病例的情况下，女性人群的患病率高达 1/30～1/10。

同时，HT 也是儿童甲状腺肿大的常见原因。美国学者报道青少年的 HT 患病率为 3%。据北京协和医院调查，在我国普查的 5061 名学龄儿童中有 19 名患有本病。

2. 病因和发病机制

HT 的发病机制尚未完全阐明，目前认为本病是由多方面因素共同引起的器官特异性自身免疫性疾病，可以和系统性红斑狼疮、干燥综合征等其他自身免疫性疾病同时存在。

（1）遗传因素：HT 的发病存在家族聚集现象，且双卵双胞胎的疾病共显率明显低于单卵双胞胎。这些现象提示遗传因素在 HT 的致病中起重要作用。大量研究发现，本病存在许多易感基因和保护基因，其中人白细胞抗原（human leukocyte antigen，HLA）复合体的一些等位基因在 HT 的发生发展中起重要作用。研究表明，HLA-A、HLA-DRB4 可以调控 HT 的易感性，HLA-DRB4 与细胞毒性 T 淋巴细胞相关抗原 4（cytotoxic T lymphocyte associated antigen 4，CTLA-4）相互作用，决定甲状腺过氧化物酶阳性患者的甲状腺功能。

（2）环境因素：碘摄入量高的国家 AIT 发病率明显高于碘摄入量低的国家，这表明碘摄入量是本病发生发展的重要环境因素。我国学者研究发现，高碘可增加甲状腺过氧化物酶抗体（thyroperoxidase antibody，TPOAb）、甲状腺球蛋白抗体（thyroglobulin antibodies，TgAb）水平异常的风险，这种现象在孕妇、哺乳期女性和儿童中也同样存在。高浓度的碘可刺激甲状腺滤泡细胞产生趋化因子，趋化因子上调可诱导甲状腺自身免疫的发生。另外，吸烟、应激等因素可能与 HT 的发生存在关系。

（3）自身免疫因素：甲状腺滤泡破坏的直接原因是甲状腺细胞的凋亡。引起其凋亡的确切机制尚不明确，但有证据表明，死亡受体如 Fas 的活化可启动凋亡相关信号通路。在甲状腺自身抗原的刺激下，T 细胞释放 IFNγ、TNFα 等细胞因子，刺激甲状腺细胞表面的 Fas 表达。浸润的淋巴细胞表达 Fas-L，与 Fas 结合导致细胞凋亡（图 8-1）。另外，TPOAb 和 TgAb 具有固定补体和细胞毒作用，参与甲状腺细胞的损伤。

3. 病理特征

HT 甲状腺大体病理多呈弥漫性或结节性肿大，质地坚硬，表面可呈结节状，边缘清晰无粘连。镜检可见正常的甲状腺组织被浸润的淋巴细胞、浆细胞破坏，腺体破坏后代偿形成新的滤泡，同时释放抗原刺激免疫反应，淋巴细胞增殖，腺体内形成淋巴生发中心。在不同的病程阶段，甲状腺滤泡及上皮细胞会出现不同的形态变化：早期可见滤泡腔内胶质增多；随着病程的进展，滤泡萎缩，腔内胶质减少，残余的滤泡上皮细胞肿胀增大，胞质呈明显嗜酸性染色，称为 Askanazy 细胞；晚期滤泡结构破坏，上皮细胞失去正常细胞形态，间质出现不同程度的纤维化，其内可见淋巴细胞浸润。发生甲状腺功能减退时，90% 的滤泡结构均被破坏。

4. 临床表现

HT 起病隐匿，病程缓慢，早期临床表现往往不典型，仅表现为 TPOAb 阳性，没有其他临床症状。多数病例因甲状腺肿大或甲状腺功能减退症状首次就诊。

（1）无痛性甲状腺肿：甲状腺呈弥漫性、结节

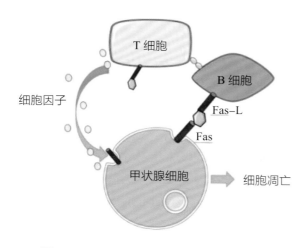

▲ 图 8-1　Fas 活化致甲状腺细胞凋亡示意图

性或分叶状轻到中度肿大，峡部和锥状叶同时肿大。触诊甲状腺质地坚韧，表面光滑或有结节感，边缘清晰，随吞咽上下移动，与周围组织无粘连。常有咽部不适感和全身乏力，偶有颈前区压迫感、隐痛，很少出现压迫所致的呼吸、吞咽困难。

（2）甲状腺功能异常的表现：HT 患者甲状腺功能一般正常，约 1/4 患者有甲状腺功能亢进或甲状腺功能减退的表现。这些患者早期常出现轻度甲状腺功能亢进，病情迁延数年后可出现甲状腺功能减退，病情进展的速度与年龄、性别、TSH 水平、甲状腺抗体滴度相关。一般情况下，女性较男性进展快，尤其是在 45 岁之后；最初 TSH 水平升高及甲状腺抗体滴度高者较其他患者进展快。

（3）HT 特殊临床表现：HT 的临床症状往往不典型，可与其他甲状腺疾病或自身免疫性疾病同时存在，常见表现包括：①桥本甲状腺功能亢进，指 HT 和 Graves 病合并存在或相互转化。患者具有典型的甲状腺功能亢进临床表现，由于甲状腺刺激抗体（thyroid stimulating antibody，TSAb）不断刺激尚未被破坏的腺体组织，使甲状腺激素水平增加，此后由于腺体组织破坏或阻断抗体的影响，最终出现甲状腺功能减低的表现。②桥本一过性甲状腺功能亢进，患者的甲状腺功能亢进症状可在短期内消失，此时无须抗甲状腺药物（antithyroid drugs，ATD）治疗，对症处理即可。③桥本脑病，其特征性表现是高滴度的甲状腺抗体，同时伴有癫痫发作、锥体外系症状、小脑失调、进行性痴呆等各类型神经精神症状。本病严重且罕见，使用糖皮质激素治疗效果良好。④桥本伴突眼，较少见，以浸润性突眼为主，甲状腺功能大多正常，甲状腺自身抗体阳性。⑤伴发甲状腺肿瘤，常为孤立性结节，病理学检查结节部分为肿瘤，周围组织为 HT。⑥伴发其他自身免疫性疾病。

5. 辅助检查

（1）实验室检查：①甲状腺激素及自身抗体，

多数 HT 患者甲状腺功能正常，也可出现（亚临床）甲状腺功能亢进或（亚临床）甲状腺功能减退。在甲状腺功能正常情况下，TPOAb、TgAb 滴度显著增高是最有意义的诊断指标。② ^{131}I 摄取率可正常或减低，偶有患者高于正常。本检查对 HT 的诊断无特异性。③过氯酸钾释放试验，约有 60% 的 HT 患者存在碘有机化障碍，过氯酸钾释放试验呈阳性。

（2）影像学检查：①超声检查表现为甲状腺呈弥漫性或结节性肿大，表面不规则，回声不均，常表现为颗粒状或片状低回声。②核素扫描表现为甲状腺增大，核素分布不均，可见不规则的稀疏和浓聚区，较大结节可表现为"冷结节"。

（3）病理学检查：甲状腺细针穿刺细胞学检查（fine-needle aspiration cytology，FNAC）是甲状腺疾病确诊率最高的诊断方法，主要用于合并或可疑合并甲状腺肿瘤的患者。镜下可见不同程度的淋巴细胞浸润，出现 Askanazy 细胞是本病较特征性的改变。

6. 诊断

凡甲状腺弥漫性肿大、质韧，尤其是峡部肿大者，无论甲状腺功能是否正常，均应怀疑 HT。如甲状腺肿大伴 TPOAb、TgAb 滴度显著增高，即可确诊 HT。

对于临床表现不典型的患者，可综合以下特征确立诊断：①临床表现不典型的患者连续两次检测到高滴度 TPOAb、TgAb；②有甲状腺功能亢进表现的患者，上述抗体持续高滴度 6 个月以上；③必要时考虑 FNAC，根据病理结果确立诊断。

7. 鉴别诊断

（1）Graves 病：HT 和 Graves 病关系密切，当患者同时存在甲状腺肿大和甲状腺功能亢进症状时，两者往往难以区分。HT 和 Graves 病均有甲状腺自身抗体的存在，HT 以 TPOAb 和 TgAb 为主，Graves 病以 TSH 受体抗体为主。通常情况下，Graves 病甲状腺质地较 HT 软，TPOAb、TgAb 滴度较 HT 低，必要时可选择 FNAC 或活检手术鉴别两者。

（2）甲状腺癌：部分 HT 患者甲状腺质地坚硬，需与甲状腺癌相鉴别。甲状腺肿坚硬、固定、边缘不清或短期内迅速增大者，尤其是伴有颈部淋巴结肿大或压迫症状时，均应怀疑甲状腺癌。HT 合并甲状腺癌的发生率高于一般甲状腺疾病合并甲状腺癌，因此当 HT 患者出现可疑甲状腺癌的表现时应做 FNAC 或活检手术进行鉴别。

（3）无痛性甲状腺炎：无痛性甲状腺炎患者甲状腺呈轻度弥漫性肿大，质地较硬，病理检查可见淋巴细胞性甲状腺炎改变，但多为局灶性浸润，少见 Askanazy 细胞。本病为自限性疾病，多数患者在 2～8 个月自行缓解，约 20% 患者进展为永久性甲状腺功能减退。

（4）Riedel 甲状腺炎：因本病患者的甲状腺质地坚硬如木，又称木样甲状腺炎，也称慢性侵袭性甲状腺炎，由 Riedel 在 1896 年首先报道。患者甲状腺组织结构被纤维组织取代，病变常侵袭周围组织，产生声嘶、吞咽困难、呼吸困难等症状。甲状腺可出现不同程度肿大，质硬，与周围组织粘连，不随吞咽动作运动。甲状腺功能、^{131}I 摄取率大多正常。抗甲状腺抗体滴度低或阴性。核素扫描未受累组织核素正常分布，受累组织无核素分布。当病变完全取代甲状腺组织，可发生甲状腺功能减退。需依赖 FNAC 或手术活检确诊。

8. 治疗

本病尚无针对病因的治疗措施，主要治疗目的是纠正甲状腺功能异常和缩小明显肿大的甲状腺。一般情况下，仅有甲状腺肿大而无功能异常者无须特殊治疗，限制碘摄入量可能有助于减缓甲状腺自身免疫破坏的进展。若甲状腺明显肿大且伴有压迫症状，可采用左旋甲状腺激素减轻甲状腺肿，但目前尚无证据表明其有阻止病情进展的作用。如有甲状腺功能减退者，需使用甲状腺激素替代治疗。

(1) HT 伴甲状腺功能减退：此类患者需长期使用左旋甲状腺激素替代治疗。剂量调整方式因人而异，一般情况下，左旋甲状腺激素起始剂量 50～100μg/d，逐渐加量至甲状腺开始缩小，TSH 水平恢复至正常；对于老年人或有心脏疾病的患者，左旋甲状腺激素应从更小剂量起始，增加剂量应缓慢，间隔 4 周为宜，使 TSH 在剂量变动后达到稳定浓度；而对于年龄 < 50 岁、无心血管疾病风险者，起始即可按 1.6～1.8μg/（kg·d）给予替代剂量；妊娠期患者左旋甲状腺激素剂量应增加 30%～50%。

研究表明，甲状腺激素空腹服用生物利用率更高。同时需注意，服用左旋甲状腺激素后应间隔足够时间方可服用其他特殊食物和药物。左旋甲状腺激素与维生素、降压药、营养品间隔 1h 以上，与钙、铁含量高的食物间隔 2h 以上，与奶类、豆制品间隔 4h 以上。否则会影响左旋甲状腺激素的吸收和生物利用率。

(2) HT 伴亚临床甲状腺功能减退：对于 TSH ≥ 10mU/L 的患者，建议给予左旋甲状腺激素替代治疗，方法与临床甲状腺功能减退一致。对于 TSH < 10mU/L 的亚临床甲状腺功能减退患者，目前认为伴有甲状腺功能减退症状、出现血脂异常、患有动脉粥样硬化性疾病等情况时给予左旋甲状腺激素治疗。

(3) 桥本甲状腺功能亢进：甲状腺功能亢进症状明显者，可给予 β 受体拮抗药、ATD 进行治疗，但 ATD 起始剂量宜小，避免出现甲状腺功能减退。通常不建议选择 [131]I 治疗和手术治疗。

(4) 甲状腺功能正常的 HT：一般情况下无须特殊治疗，避免摄入高碘的食物、药物即可。对于甲状腺明显肿大产生压迫症状者，可给予左旋甲状腺激素。若亚急性起病，伴甲状腺疼痛时，可考虑给予糖皮质激素治疗，通常给予泼尼松 30mg/d，分 3 次口服，症状缓解后减量。

(5) 手术治疗：由于手术治疗发生术后甲状腺功能减退的概率甚高，手术治疗 HT 仍颇受争议。

一般情况下，出现以下情况可考虑手术治疗：①出现明显压迫症状而药物治疗不能缓解者；②高度怀疑甲状腺肿瘤或 FNAC 提示癌变者；③并发 Graves 病反复发作，或有进展性 Graves 病者。患者术后应加强随访，多数患者需服用左旋甲状腺激素预防和治疗可能发生的甲状腺功能减退。

（乔　虹　石勇铨）

（二）Graves 病

Graves 病（GD）是最早被确诊的人类自身免疫性疾病之一，是由于抗 TSH 受体抗体刺激 TSH 受体（TRAb）而引发甲状腺激素生成增多的一种自身免疫性疾病。

普通人群的患病率为 0.4%～2.0%，20—50 岁为高发年龄，女性高于男性，男女比为 1 :（4～10）。在女性中，每年的发病率为 15/10 万～200/10 万。英国 Whickham 调查显示，甲状腺毒症的发病率为 1.1%～1.6%，GD 是其最常见的原因。我国在实施了 20 年的普遍食盐加碘政策下，甲状腺功能亢进的患病率呈现随着碘摄入量增加逐渐降低的趋势，2017 年全国 31 省市自治区 7 万余人的调查显示，甲状腺功能亢进的患病率下降至 0.78%，其中 67.9% 是 GD。

1. 病因和发病机制

GD 的发病机制未明，目前公认是在遗传因素和环境因素共同作用下发生的自身免疫性疾病。

(1) 自身免疫：GD 的病理过程与其他自身免疫性疾病相似，其中抗体是最独特的方面。在 GD 中主要的抗原是 TSH 受体（TSHR），它主要在甲状腺、脂肪细胞、骨细胞以及包括心脏在内的多种其他部位表达。TSHR 是一个 G 蛋白耦联受体，有 7 个跨膜结构。促甲状腺激素通过与 TSHR 结合后促进甲状腺生长和甲状腺激素的合成和分泌。TSHR 蛋白合成的过程经历复杂的翻译后修饰，包括二聚化和链接体裂解两个过程，最终会形成两个亚基的结构形式，尽管目前没有体内实验证实，但是现有的数据表明，TSHR 胞外域最终会脱落或降解。上述这种复杂蛋白加工过程的每一环节都可能影响受体的抗原性，可能会打破 TSHR 的免疫耐受性。在 GD 患者中，存在 TSHR 的抗体（TRAb），或称甲状腺刺激性免疫球蛋白（thyroid–stimulating immunoglobulin，TSI）或 TSH 结合抑制性免疫球蛋白（TSH–binding inhibitory immunoglobulin，TBII）。血清中也可以存在其他抗体如甲状腺过氧化物酶抗体（thyroid peroxidase antibody，TPOAb）和甲状腺球蛋白抗体（thyroglobulin antibodies，TgAb）。

浸润到甲状腺内的特异性的 B 淋巴细胞是甲状腺自身抗体的主要来源。淋巴结生发中心 B 细胞经历体细胞超突变，产生自身特异性 B 细胞。通常情况下，当暴露于可溶性自身抗原时，这些细胞通过细胞凋亡被清除。在 GD 患者中，与其他自身免疫疾病中的其他抗原一样，存在针对 TSHR 反应性 B 细胞，并产生 TSHR 抗体。此外，这种 B 细胞可以向 T 细胞初步提供甲状腺自身抗原，产生炎性细胞因子，这些发现表明 B 细胞在慢性炎症性甲状腺疾病中的作用。在 GD 中，究竟是 B 细胞还是 T 细胞起主要致病作用尚存争议，但很可能与两者都密切相关。许多自身特异性 B 细胞逃脱了破坏，但是通过克隆无能、克隆缺失、外周抑制或中枢抑制等其他机制阻止了 B 细胞对自身抗原的反应。在次级淋巴器官中识别特异性自身抗原的 B 细胞被困在 T 细胞区；如果没有被 T 细胞活化协助，B 细胞会死于凋亡，而结合可溶性自身抗原的 B 细胞将经历失能，下调膜 IgM 表达，仅存活很短的一段时间。B 细胞自我耐受的机制也包括受体编辑和自反应 B 细胞受体（BCR）等位基因排斥，以及克隆忽视（缺乏识别）。

TRAb 广义上包括 3 种抗体，即甲状腺刺激性抗体（thyroid stimulating antibody，TSAb）、甲状腺阻断性抗体（thyroid blocking antibody，TBAb）和中性抗体（neutral antibody）。TSAb 是 GD 甲状腺功能亢进的致病性抗体，即 Adam 和 Purves 发现的长作用甲状腺刺激因子（LATS）。TSAb 与 TSH 竞争性地与细胞膜上的 TSH 受体结合，激活多个信号通路包括腺苷酸环化酶通路，导致甲状腺功能亢进和甲状腺肿。95% 未经治疗的 GD 患者 TSAb 阳性。母体的 TSAb 也可以通过胎盘，导致胎儿或新生儿发生甲状腺功能亢进。TBAb 与 TSH 竞争结合，阻断了 TSH 对甲状腺的刺激作用，甲状腺激素产生减少，甲状腺萎缩。TBAb 是导致甲状腺功能减退的原因之一，但其占甲状腺功能减退病因的比例尚不清楚。中性抗体与 TSHR 结合后的影响是中性的或微弱的刺激作用，可能导致甲状腺细胞凋亡。

(2) 遗传因素：目前大量证据表明，GD 存在遗传倾向，同卵双生相继发生 GD 者达 30%～60%（异卵双生为 3%～9%），GD 在同卵双胞胎中的发病一致率高于异卵双胞胎。同卵双胞胎研究证实，遗传因素对 GD 发病的贡献率为 79%。GD 亲属中患另一种 AITD 的比率和 TRAb 的检出率均高于一般人群，患有其他自身免疫性疾病发病率增加。这些研究提示上述自身免疫性疾病具有某些相同的易感基因，但其表型依赖于其他基因和（或）环境因素的共同作用。

目前发现许多基因位点与 GD 发病相关。与 GD 相关基因包括编码人类白细胞抗原（HLA）复合体基因，其可能机制是改变抗原的呈递模式。其余的易感基因还包括 CD40、细胞毒性 T 淋巴细胞相关蛋白 –4（cytotoxic T lymphocyte–associated protein 4，CTLA-4）、蛋白酪氨酸磷酸激酶 –22（protein tyrosine phosphatase–22，PTPN22）、Fc 受体样 3（Fc receptor like 3，FCRL3）、Tg 和 TSHR。

(3) 环境因素：环境因素可能参与了 GD 的发生，感染 [如细菌、耶尔森菌（yersinia enterocolitica）]、性激素、精神因素和应激等都对 GD 的发生和发展有影响。

理论上一些细菌、病毒可能会触发自身免疫，然而目前尚无证据表明病毒感染和 GD 之间的相互关系。碘及含碘的药物（如胺碘酮）可能参与 GD 易感个体的发病。一些流行病学研究发现，在中重度碘缺乏地区补碘，容易导致甲状腺毒症。动物实验证明，碘过量能够直接破坏甲状腺细胞，释放甲状腺抗原，诱发免疫反应，进而导致甲状腺自身免疫损害。应激状态下会导致 ACTH 和皮质醇分泌，进而抑制免疫，而在急性免疫抑制后会出现过度代偿，这个过程可能参与了自身免疫性甲状腺疾病的发生。此外，GD 的发生的危险因素还包括性别、妊娠状态、吸烟等因素影响。

2. 病理特征

甲状腺呈对称性或非对称性弥漫性增大，可见椎体叶，有时有分叶状。甲状腺外表光滑，质地可以从软、韧到坚韧，此与甲状腺炎的程度相关。血管增多。显微镜下可见滤泡变小，甲状腺滤泡上皮细胞增生，呈高柱状或立方状，滤泡细胞由于过度增生而形成乳头状折叠凸入滤泡腔内。滤泡腔内的胶质减少，滤泡间可见不同程度的淋巴细胞浸润，浸润的淋巴细胞以 T 细胞为主、伴少数 B 细胞和浆细胞，但是滤泡结构未因此受到明显破坏是 GD 典型的病理特点。

3. 病理生理

GD 患者的 TRAb 与甲状腺细胞上 TSHR 结合，刺激甲状腺合成和分泌甲状腺激素，血中甲状腺激素（thyroxine，T_4）和（或）三碘甲状腺原氨酸（triiodothyronine，T_3）水平升高，导致甲状腺功能亢进。升高的甲状腺激素反馈抑制垂体正常的调节机制，TSH 分泌受到抑制，血清 TSH 降低甚至测不出。甲状腺分泌的主要产物是 T_4，对垂体发挥抑制作用的甲状腺激素是 T_3，T_4 需在垂体经过 2 型脱碘酶的作用下，脱碘转变为 T_3 发挥作用。

4. 临床表现

(1) 甲状腺毒症表现

① 高代谢症群：甲状腺分泌增多导致交感神经兴奋性增高和新陈代谢加速，同时对儿茶酚胺的敏感性增强。患者常出现疲乏无力、怕热多汗、低热（危象时可有高热）、消瘦。甲状腺激素可加速糖氧化和利用，此外，还可以促进肠道糖吸收、肝糖分解，可致糖耐量异常或糖尿病加重。蛋白质和脂肪分解加速致负氮平衡、体重下降。

② 精神神经系统：交感神经兴奋性增高等系列表现。患者多言好动、紧张失眠、易激动、焦虑烦躁、注意力不集中等。严重者出现幻觉、甚至躁狂。可有舌或手轻微震颤。腱反射活跃，深反射恢复期时间缩短。

③ 心血管系统：以高动力循环（hyperdynamic circulation）为特征。患者多为持续性心悸，自觉心搏有力，睡眠和休息时有所降低，但仍高于正常。严重时患者会出现气短、不能平卧等心力衰竭的表现。心律失常以窦性心动过速、房性期前收缩常见，其次为阵发性或持续性心房颤动，也可为室性或交界性期前收缩，偶见房室传导阻滞。心脏增大，听诊心率快、第一心音亢进、心律失常，可闻及收缩期杂音。收缩压升高，舒张压下降，脉压增大，有时可出现周围血管征如毛细血管搏动、水冲脉等周围血管征。

④ 消化系统：由于新陈代谢加速，多数患者表现为食欲亢进，多食易饥，极少数出现厌食甚至恶病质。肠蠕动加快，大便稀溏，便次增加。可出现肝功能异常，转氨酶升高，偶伴黄疸。

⑤ 肌肉系统：甲状腺功能亢进性肌病分急性和慢性两种。急性肌病于数周内出现吞咽困难和呼吸肌麻痹。甲状腺毒症性周期性瘫痪（thyrotoxic periodic paralysis，TPP）主要见于亚洲年轻男性患者。常在饱餐、高糖饮食、运动等之后发生。于久坐后或睡眠中发生四肢瘫痪，主要累及下肢，不能站立或行走，但是意识清楚、无二便失禁。发作时常伴低钾血症，与血清钾向细胞内转移有关。经补钾治疗，症状可缓解。也

有血钾正常的 TPP。TPP 呈自限性，甲状腺功能亢进控制后可以自愈。急性甲状腺功能亢进肌病于数周内出现吞咽困难和呼吸肌麻痹，是危及生命的急症。慢性甲状腺功能亢进肌病为进行性肌无力，久之伴肌萎缩。主要累及近端肌群的肩、髋部肌群，部分累及远端肌群，表现为登楼、蹲位起困难，甚至梳头困难。新斯的明试验无反应。需注意 GD 可伴发重症肌无力，同属自身免疫病。

⑥ 骨骼系统：骨骼代谢和骨胶原更新加速，尿钙磷、羟脯氨酸等排出增多，导致骨量减少、骨质疏松，偶尔会出现病理性骨折，随着甲状腺功能亢进治疗的好转，对年轻人来说骨密度可能恢复正常。严重的甲状腺毒症患者也可能有高钙血症，碱性磷酸酶和骨钙素升高。

⑦ 造血系统：GD 患者可有白细胞总数降低，主要是中性粒细胞数量降低，淋巴细胞相对增加，单核细胞和嗜酸细胞增加。可以伴有恶性贫血，也可以合并自身免疫性血小板减少症。

⑧ 生殖系统：青春期前起病可影响性发育，青春期后起病可影响生殖功能。女性可出现月经周期紊乱、月经稀少甚至闭经，生殖能力下降。男性可出现勃起功能障碍（阳痿），偶见乳腺发育。

⑨ 皮肤、毛发及肢端表现：皮肤光滑细腻，温暖潮湿，颜面及手掌潮红。部分患者色素减退，出现白癜风，头发细而脆，易脱落，偶有斑秃。少数伴有杵状指、软组织肿胀和掌指骨骨膜下形成肥皂胖样新骨，指或趾甲的邻近游离缘和甲床分离，称为指端粗厚症（acropachy）。

胫前黏液性水肿（pretibial myxedema）为 GD 少见的特异性的皮肤损害。多见于小腿胫下 1/3 处，偶见于足背和膝部、上肢，甚至头部。皮损多为对称性。起初呈暗紫红色皮损，继而出现皮肤粗糙增厚，呈片状或结节状叠起，最后呈枯树皮状，上面覆盖灰色或者黑色的疣状物，下肢粗大似象皮腿。

（2）眼部表现

① 非浸润性突眼（non-infiltrating exophthalmos）：也称良性突眼。发生原因主要与过量甲状腺激素引起交感神经兴奋性增高有关，常见的眼征有：a. 轻度突眼（突眼度在 18mm 以内）；b. 上眼睑挛缩，眼裂增宽（Dalrymple 征）；c. 上眼睑移动滞缓（von Graefe 征）：眼睛向下看时上眼睑不能及时随眼球向下移动，看到白色巩膜；d. 瞬目减少和凝视（Stellwag 征）；e. 向上看时，前额皮肤不能皱起（Joffroy 征）；f. 两眼内聚减退或不能（Mobius 征）。

② Graves 眼病（Graves ophthalmopathy 或 Graves orbitopathy，GO）：也称甲状腺相关性眼病（thyroidassociated ophthalmopathy，TAO）与自身免疫反应有关，将在下文和其他章节叙述。

（3）甲状腺危象（thyroid crisis）：也称甲状腺功能亢进危象，是甲状腺毒症急性加重的表现。主要诱因为感染、应激（包括急性创伤、心脑血管意外、分娩、精神刺激、过度劳累等）、未控制好的患者突然中断抗甲状腺药物、^{131}I 治疗及甲状腺手术前准备不充分。临床表现为原有甲状腺功能亢进症状的加重，高热、体温可达 40℃或更高，伴大汗、心悸、心率常在每分钟 140 次以上、恶心呕吐、腹痛腹泻、烦躁，甚至谵妄，严重患者可有心力衰竭、休克及昏迷等。死亡原因多为高热虚脱、心力衰竭、肺水肿及严重水、电解质代谢紊乱。

有严重甲状腺毒症并伴有全身失代偿证据的患者应临床诊断为甲状腺危象，此时应考虑辅助使用敏感的诊断体系。Burch-Wartofsky 量表（BWPS）≥ 45 或按照日本甲状腺协会（JTA）分类为甲状腺危象 1（TS1）或甲状腺危象 2（TS2）。伴有全身失代偿表现的患者需要积极治疗。BWPS 为 25～44 的患者应根据临床判断，决定是否积极治疗（表 8-3）。

5. 实验室检测

（1）血清 TSH 测定：甲状腺功能改变时，

表 8–3　甲状腺危象诊断评分量表

标　准	分　值	标　准	分　值
体温调节异常		胃肠 – 肝功能异常	
温度（℃）		临床表现	
37.2～37.7	5	无	0
37.8～38.3	10	中度（腹泻、腹痛、恶心 / 呕吐）	10
38.3～38.8	15	重度（黄疸）	20
38.9～39.4	20	中枢神经系统紊乱	
39.4～39.9	25	临床表现	
≥ 40	30	无	0
心血管系统		轻度（躁动）	10
心动过速（次 / 分）		中度（谵妄、精神错乱、严重嗜睡）	20
100～109	5	重度（癫痫，昏迷）	30
110～119	10	诱因病史	
120～129	15	存在	0
130～139	20	不存在	10
≥ 140	25		
房颤			
无	0		
有	10		
充血性心力衰竭			
无	0		
轻度	5		
中度	10		
重度	20		
总分			
＞ 45		甲状腺危象	
25～45		甲状腺危象前期	
＜ 25		甲状腺危象可能性小	

TSH 的变化较 T_3、T_4 迅速而显著，更加敏感，因此将敏感的免疫检测方法测得的 TSH 作为筛查甲状腺功能亢进的首选指标，尤其对亚临床甲状腺功能亢进的诊断有重要意义。

(2) 血清甲状腺激素：包括总 T_4（TT_4）、总 T_3（TT_3）和游离 T_4（FT_4）、游离 T_3（FT_3）。FT_3 和 FT_4 基本不受血 TBG 变化的影响，可以直接反映甲状腺功能状态，其敏感性和特异性高于 TT_3 和 TT_4，是诊断临床甲状腺功能亢进的首选指标。临床甲状腺功能亢进血清 FT_4/TT_4 和（或）FT_3/TT_3 升高，血清 TSH 低于正常。

(3) 促甲状腺受体抗体（TRAb）：有两种检测 TRAb 的方法：一种是临床广泛使用的荧光免疫法检测 TRAb，仅能反映有针对 TSHR 自身抗体的存在，不能反映 TRAb 的生物学作用；另一种是生物检测法可以鉴定 TSAb 和 TBAb。

使用新的 TRAb 测定方法诊断 GD 的敏感性和特异性均明显升高，对于初发的 GD 血 TRAb 阳性率可达 99%，正常对照阳性率仅有 0.6%。TRAb 是鉴别甲状腺功能亢进病因、诊断 GD 的重要指标，对判断病情活动、治疗后是否停药、停药后是否复发有指导作用。因为鉴定 TSAb 和 TBAb 不作为临床操作和常规检测。

(4) 促甲状腺激素释放激素（TRH）兴奋试验：目前已被敏感 TSH 测定所取代。甲状腺性甲状腺功能亢进时，血 T_3、T_4 增高，反馈抑制 TSH，故 TSH 不受 TRH 刺激而分泌增多，若 TSH 有升高反应可排除甲状腺性甲状腺功能亢进。

6. 辅助检查

(1) ^{131}I 摄取率（RAIU）：是诊断甲状腺功能亢进的传统方法，目前已经被敏感 TSH 测定所代替。通常甲状腺功能亢进时甲状腺对碘的摄取和清除均增强，正常值为 3 小时 5%～25%，24 小时 20%～45%，高峰在 24h 出现。甲状腺功能亢进时总摄取量增加，摄取高峰前移。^{131}I 摄取率主要用于甲状腺毒症病因的鉴别：甲状腺功能亢进所致的甲状腺毒症摄取率增高或正常；非甲状腺功能亢进所致的甲状腺毒症摄取率减低。目前临床上通常应用临床症状、TRAb诊断，通过^{131}I摄取率主要用于计算治疗甲状腺功能亢进时需要的^{131}I剂量。

GD患者的甲状腺摄碘率通常增高，毒性结节性甲状腺肿的患者的摄取率通常正常或者增高，近期碘暴露（如碘对比剂）除外。摄碘率几乎接近0常见于以下情况，如无痛性、产后及亚急性甲状腺炎；人为服用甲状腺激素；近期碘摄入过量。1~2个月使用过碘对比剂或者服用过海带紫菜的人群碘摄取率会降低。异位甲状腺组织位于卵巢畸胎瘤时，卵巢甲状腺瘤患者的颈部检测不到甲状腺摄碘率。

(2) ^{99m}Tc甲状腺核素显像：主要用于诊断甲状腺自主高功能腺瘤和毒性多结节性甲状腺肿有意义。具有自主功能的腺瘤或结节浓聚大量核素，腺瘤或结节外甲状腺组织和对侧甲状腺组织核素摄取减少。

(3) 甲状腺超声：可显示甲状腺大小、形态、内部结构、血流状态等。不是诊断GD的必做检查。主要用于GD和破坏性甲状腺炎的鉴别。当有核素显像禁忌证时，可应用超声检查进行鉴别；在甲状腺功能亢进合并结节时，明确甲状腺结节的诊断。

(4) 眼眶后CT和MRI：主要用于评价GO患者眼外肌受累的程度，详见下文。

(5) 心电图和心脏超声：心电图用于评估各种心律失常。心脏超声可以提示心脏大小、内部结构或血流异常。

7. 诊断标准

GD的诊断分为两个步骤，首先确定甲状腺毒症，然后确定病因。

(1) 甲状腺毒症的诊断：临床上，遇有不明原因的体重下降、低热、腹泻、手抖、心动过速、心房颤动、肌无力、月经紊乱，闭经等均应考虑甲状腺功能亢进可能；对疗效不满意的糖尿病、结核病、心力衰竭、冠心病、肝病等，也要

排除合并甲状腺功能亢进的可能性。

甲状腺毒症的诊断主要依靠临床症状及甲状腺功能检查。血清TSH是评估甲状腺激素水平升高最敏感的指标，血清TT_4和TT_3受TBG等结合蛋白影响，因此常规首选血清FT_3和FT_4。大多数甲状腺毒症患者FT_3或FT_4升高，TSH降低甚至测不出。仅FT_3增高，FT_4正常，TSH水平降低，考虑为T_3型甲状腺毒症。只有FT_4增高，FT_3正常，TSH水平降低，考虑为T_4型甲状腺毒症。亚临床甲状腺毒症患者，血清FT4和FT_3正常，TSH降低。

(2) 病因诊断：如果患者甲状腺对称性肿大、近期眼球突出、并有中至重度的甲状腺毒症症状，可以诊断为GD，不需要进一步检查病因。如果患者只是单纯表现甲状腺毒症，无甲状腺结节、无突眼及胫前黏液性水肿，可以通过以下3种检测明确病因：① TRAb；② RAIU；③甲状腺超声检测甲状腺血流。如果触及甲状腺结节并超声证实，应进行^{99m}Tc甲状腺扫描。

选择诊断试验时应该考虑费用、可行性以及当地的技术水平。TRAb是首选的GD诊断方法，敏感性和特异性高，简单、经济。如果TRAb阳性可以明确诊断GD。然而，在非常轻的GD患者中，TRAb也可以呈阴性，需要联合其他方法进行病因诊断。

8. 鉴别诊断

(1) GD与其他类型甲状腺毒症的鉴别：主要应与结节性甲状腺肿伴甲状腺功能亢进、毒性甲状腺腺瘤、碘甲状腺功能亢进、甲状腺癌伴甲状腺功能亢进鉴别。

RAIU是最主要的鉴别方法。甲状腺功能亢进患者核素摄取能力增强或正常，但是不能区别甲状腺功能亢进的病因。GD、毒性多结节性甲状腺肿或毒性甲状腺腺瘤的患者摄取率正常或者增高，需要进一步鉴别。破坏性甲状腺毒症，如亚急性甲状腺炎、无痛性甲状腺炎等疾病导致甲状腺破坏，核素摄取能力降低。近期

碘摄入过量，如 1～2 个月使用过碘对比剂、服用胺碘酮或者食用过海带、紫菜等含碘高的食物，碘摄取率会降低。如怀疑有过量碘摄入，检测尿碘浓度有利于碘营养的评估。当存在外源甲状腺激素增多时，有服药史，甲状腺球蛋白水平低，甲状腺摄取率明显降低，T_3/T_4 比值增高。当患者有甲状腺扫描禁忌证时，也可以用总 TT_3/TT_4 的比值评估甲状腺毒症的病因。甲状腺功能亢进时，产生的 T_3 多于 T_4，TT_3/TT_4 的比值（ng/μg）大于 20，甲状腺破坏时，TT_3/TT_4 值小于 20。HCG 相关性甲状腺功能亢进患者有相关疾病，血 HCG 显著升高。

与毒性多发结节性甲状腺肿、毒性甲状腺腺瘤和甲状腺癌伴甲状腺功能亢进鉴别。甲状腺超声下三者均可发现结节或肿瘤，^{99m}Tc- 甲状腺核素显像毒性甲状腺腺瘤为热结节，结节外甲状腺组织或对侧甲状腺核素摄取能力减弱。毒性多发结节性甲状腺肿患者的摄取图像呈现多病灶增强或者减弱。如果结节为热结节，甲状腺癌的可能性小。需要注意的是，GD 和非毒性结节性甲状腺肿可能同时存在，TRAb 阳性、超声可见结节以及 ^{99m}Tc- 甲状腺核素显像浓淡不均。

(2) GD 与 TSH 介导甲状腺功能亢进的鉴别：主要包括 TSH 瘤（TSHoma）、甲状腺激素抵抗综合征（resistance to thyroid hormone，RTH）。

TSH 瘤要发生在垂体，也有异位 TSH 瘤。磁共振显示垂体占位病变。肿瘤自主分泌 TSH，刺激甲状腺激素合成分泌，FT_3、FT_4 升高，TSH 升高或正常高值，$L-T_3$ 不能抑制 TSH 分泌，TRH 刺激 TSH 无反应或反应性低。RTH 较为罕见，病因为甲状腺激素受体 β 基因突变，甲状腺激素靶组织 [下丘脑垂体和（或）外周组织] 对甲状腺激素的敏感性降低，FT_3、FT_4 升高，TSH 升高或正常高值。$L-T_3$ 不能完全抑制 TSH 分泌（垂体型），TSH 对 TRH 刺激反应正常。

(3) GD 与甲状腺功能正常的高甲状腺激素血症的鉴别：妊娠或雌激素治疗、遗传性 TBG 增多症、肝炎或某些药物（雌激素、口服避孕药、吩噻嗪、三苯氧胺等），由于 TBG 增高，会引起血清 TT_4 和 TT_3 浓度成比例增加，但 FT_4 和 FT_3 水平正常。

家族性白蛋白异常性高甲状腺激素血症（familial dysalbuminemic hyperthyroxinemia，FDH）是一种以血清 T_4 水平升高而甲状腺功能正常为主要特征的常染色体显性遗传疾病。表现为 TT_4 升高或 FT_4 假性升高（计算值升高），而实际 FT_4 正常，TSH 浓度正常。

(4) GD 与其他疾病的鉴别

① 单纯性甲状腺肿：甲状腺肿大，无甲状腺功能亢进症状。血 TSH、T_4、T_3 正常。RAIU 可增高，但高峰不前移。

② 更年期综合征：更年期女性有情绪不稳、烦躁、失眠、阵发潮热、出汗等症状。甲状腺不大，血 TSH、T_4、T_3 正常。

③ 突眼：可见于颅内肿瘤、海绵窦动静脉漏、眶周炎、血管瘤、假瘤、结核瘤、囊肿、淀粉样变性、结节病、先天性青光眼、轴性高度近视和眼眶癌等。眼球后超声、CT 或 MRI 有助于明确诊断。

④ 抑郁症：老年甲状腺毒症多症状不明显，表现为体虚乏力、精神忧郁、表情淡漠，原因不明的消瘦、食欲不振、恶心、呕吐等表现，与抑郁症类似。甲状腺功能测定可资鉴别。

⑤ 糖尿病：甲状腺毒症患者可出现糖耐量异常、餐后血糖增高。甲状腺毒症使糖尿病患者的血糖恶化。糖尿病的症状与甲状腺毒症的多食、易饥相似，但甲状腺功能正常。

⑥ 心血管疾病：老年人甲状腺毒症的症状不典型，常心脏症状突出，如充血性心力衰竭、顽固性心房纤颤，易被误诊为冠心病或高血压病。年轻患者出现心律失常尚需注意与风湿性心瓣膜病相鉴别。当心力衰竭、房颤对地高辛治疗不敏感，降压治疗效果欠佳者须注意排除甲状腺毒症。

⑦ 消化系统疾病：甲状腺毒症可致肠蠕动加快，消化吸收不良，大便次数增多；有些患者的消化道症状明显，可有恶心、呕吐，甚至出现肝功能损害和恶病质，故应在排除消化道器质性病变的同时检测甲状腺功能。

⑧ 其他：以消瘦、低热为主要表现者，应注意与结核、慢性感染和恶性肿瘤相鉴别。伴严重肌萎缩者应与原发性肌病相鉴别。

9. 治疗

目前尚无针对 GD 的病因治疗。主要的治疗方法包括抗甲状腺药物（antithyroid drugs，ATD）、放射性碘治疗和手术治疗。ATD 的作用是抑制甲状腺激素合成，放射性碘和手术则是通过破坏甲状腺组织，减少甲状腺激素的产生来达到治疗目的。

GD 治疗方法的选择一般根据患者的年龄、病情、病程、并发症，以及患者的意愿、经济状况、医疗条件和医师的经验等。经医生充分告知 3 种治疗方法的优缺点后由患者最终选择治疗方法。

(1) 一般治疗：适当休息。补充足够热量和营养，包括糖类、蛋白质和 B 族维生素等。适当限制碘摄入。如出现精神紧张、不安或失眠，可给予镇静剂。

(2) 抗甲状腺药物（ATD）治疗：应用最广泛的 GD 治疗方法，但治愈率仅为 40%～60%。

① 基本作用机制：抑制甲状腺过氧化物酶（thyroidperoxidase，TPO）活性，抑制碘化物形成活性碘，影响酪氨酸残基形成碘化酪氨酸，抑制碘化酪氨酸的耦联，继而抑制甲状腺激素（T_4 和 T_3）的合成。

② 适应证、禁忌证及优缺点

• 适应证：患者缓解可能性较大（尤其是病情较轻的女性患者，甲状腺体积较小和 TRAb 阴性或低滴度）、妊娠女性、老年患者有并发症时手术风险增加或期望寿命有限、在养老院或其他卫生机构的有限预期寿命且不能

遵循放射安全规程的患者、既往颈部手术或外照射治疗、无法行甲状腺大部分切除术患者、中至重度活动性 GO 的患者及需要更快控制疾病的患者。

• 禁忌证：先前已知的此类药物的主要不良反应。

• 优点：疗效较肯定；不导致永久性甲状腺功能减退；方便、经济、使用较安全。

• 缺点：包括疗程长，一般需 12～18 个月，有时长达数年，可能减少患者的依从性；治愈率低，仅有 50% 左右，停药后的复发率较高，达 50%～60%；可能发生过敏、肝损害或粒细胞减少等不良反应。

在选择 ATD 治疗前，应预测患者用药后缓解的可能性。对于甲状腺肿大明显、维持 TSH 正常时的 ATD 剂量较大，TRAb 抗体滴度很高，患者依从性差，缓解率会明显降低，需要 ATD 长期治疗，如果没有相关不良反应发生，也可以一直应用药物治疗。

③ 疗程：ATD 包括丙硫氧嘧啶（PropylThio-uracil，PTU）、甲巯咪唑（Methimazole，MMI）和卡比马唑（Carbinmazole，CMZ），卡比马唑是甲巯咪唑的前体。目前我国常用 MMI 和 PTU。ATD 长程治疗方案分初治期、减量期、维持期及停药前期，按病情轻重决定药物剂量。

• 初治期：一般 PTU 200～300mg/d，分 3 次口服。MMI 10mg～30mg/d，一日 1 次或分 2～3 次口服，如果 MMI 每日剂量较大，建议将 MMI 分次服用。药物的剂量应根据甲状腺激素升高的程度个体化的选择，既保证甲状腺功能尽快恢复到正常，同时尽可能地减少药物不良反应。初治期每 4 周复查甲状腺功能，血清 T_3 水平是重要的监测指标，因为有些患者在服用 ATD 后 FT_4 先行下降，血清 FT_3 下降缓慢，这表明患者甲状腺功能亢进并没得到很好的控制。进入减量期的标志是症状缓解、血 FT_4 和 FT_3 基本恢复正常，此时 TSH

仍然处于很低的水平。血清 TSH 由于受到 FT_3 的抑制，恢复较慢，因此初治期 TSH 并不是最佳的监测指标。

- 减量期：每 2～4 周减量 1 次，PTU 每次减 50～100mg，MMI 每次减 5～10mg，每 4 周复查甲状腺功能，待 TSH 正常后再进入维持量期。维持量期重要的指标是 TSH 正常，此时提示下丘脑 – 垂体 – 甲状腺轴功能恢复正常。

- 维持期：PTU 50～100mg/d，MMI 5～10mg/d 或更少，如此维持 1～1.5 年。疗程中除非发生药物不良反应，一般不宜中断，并定期随访疗效。一旦用最小药物剂量能够将甲状腺功能维持在正常水平，可 2～3 个月进行临床评估和甲状腺功能检测。在治疗过程中出现甲状腺功能低下或甲状腺明显增大时可酌情加用左甲状腺激素（左旋甲状腺激素），同时减少 ATD 的剂量。

- 停药前期：如果服用 ATD > 18 个月，TRAb 阴性，准备停药的患者，可以将 ATD 剂量进一步减少，可 3～6 个月复查。

ATD 治疗的疗程不能少于 1 年。获得治愈的一般特点包括：a. 病情较轻；b. 甲状腺轻至中度肿大，经 ATD 治疗后进一步缩小；c. TRAb 较快转为阴性。TRAb 是决定能否停药的关键指标。TRAb 持续升高的患者不建议停药，长期小剂量 ATD 治疗能够维持甲状腺功能稳定，可以延长甲状腺功能监测的时间至每 3～6 个月。如果 TRAb 水平在长期随访过程中转为阴性，考虑停用 ATD。TRAb 明显升高的患者，可以考虑选择其他治疗方法。放射性碘治疗能够导致 TRAb 一过性升高，近期计划妊娠的女性需要注意，TRAb 能够通过胎盘作用到胎儿的甲状腺。

③ 不良反应：轻度不良反应，如皮疹、白细胞轻度减少、肝酶轻度升高等比较常见，发生率约为 5%。可以对症治疗，如出现严重不良反应，如剥脱性皮炎、粒细胞缺乏症、血管炎、严重肝损害等，必须停用 ATD。因此，在开始使用 ATD 治疗之前，建议患者化验血常规及肝功能，决定是否可以应用 ATD 治疗。

- 药疹和过敏性皮肤病：轻者（如皮肤瘙痒、发红、皮疹）可用抗组胺药物控制，不必停用 ATD。如皮疹加重，应立即停药，以免发生剥脱性皮炎。

- 粒细胞减少症和粒细胞缺乏症：多发生在用药后的 2～3 个月，也可见于任何时期。如外周血白细胞计数低于 $3 \times 10^9/L$ 或中性粒细胞计数低于 $1.5 \times 10^9/L$，应考虑停药，并用升白细胞药物。严重者可发生粒细胞缺乏症，中性粒细胞计数低于 $0.5 \times 10^9/L$，发生率 0.2%～0.4%。伴发热、咽痛、口腔溃疡等表现，须停 ATD 药并立即治疗，皮下注射重组人粒细胞集落刺激因子（rhG–CSF）2～5mg/kg，或重组人粒细胞 – 巨噬细胞集落刺激因子（rhGM–CSF）3～10μg/kg，白细胞计数正常后停用。

由于甲状腺功能亢进本身也可以引起白细胞减少，为区分是甲状腺功能亢进所致，还是 ATD 所致，在治疗前和治疗后定期检查白细胞总数和分类计数。GD 患者应用 ATD 治疗期间，要告知患者一旦出现发热、咽痛等症状，要停用 ATD，同时立即检测白细胞总分数。MMI 和 PTU 两药有交叉反应性，所以服用一种 ATD 发生粒细胞缺乏症，不能换用另一种药物。

- 肝脏毒性：MMI 主要为淤胆型肝损伤，但也可以表现为肝细胞受损。PTU 主要是肝细胞受损，严重时可引起致命性的暴发性肝衰竭。PTU 诱导的肝毒性平均发生在开始药物治疗后的 120 天，与药物剂量无关可能起病急，进展快。MMI 的肝脏毒性发生在用药后平均 36 天。如果一种 ATD 诱导严重肝毒性，另一种 ATD 可能会出现 50% 的交叉反应。

需要注意的是，甲状腺毒症本身可以导致

近 1/3 患者出现轻度肝功能异常，建议应用 ATD 前要检测肝功能。ATD 治疗后，特别是在 6 个月内，建议常规检测肝功能。对于服用 MMI 或 PTU 出现皮肤瘙痒、黄疸、粪便颜色变浅、深色尿、关节痛、腹痛或腹胀、厌食和恶心等症状的患者，需要评估肝功能。如果转氨酶水平超过正常上限 3 倍以上，1 周内重复检测肝功能并未好转，应该停用 ATD。停用药物后，应该每周监测肝功能，直到恢复正常。需要注意的是，碱性磷酸酶升高而其他肝功能指标正常不能表明肝毒性恶化，因为碱性磷酸酶可能来源于骨而不是肝脏。

- 血管炎：抗中性粒细胞胞质抗体（antineu-trophil cytoplasmic antibody，ANCA）相关性小血管炎，是少见的 ATD 副作用。主要见于长期应用 PTU 治疗的女性患者，MMI 罕见。ANCA 主要的靶抗原是粒细胞髓过氧化物酶。大多数患者停药后血管炎好转，重症患者需用大剂量糖皮质激素和免疫抑制药治疗。

④ GD 复发：引起 GD 复发最主要的因素是 TRAb。所以，停药后 6 个月应 1～3 个月监测甲状腺功能，在 6 个月后延长监测间隔时间。如果出现甲状腺功能亢进症状，建议复诊。即使停药前 TRAb 为阴性，如果复发，也要复查 TRAb，根据病情选择甲状腺功能亢进再次治疗方案，或再进行一个疗程的 ATD 或放射性碘治疗或手术。

(3) 放射性碘治疗：甲状腺功能亢进时甲状腺摄取碘的能力增强，放射性 ^{131}I 主要通过钠 / 碘转运体（NIS）被甲状腺细胞摄取，^{131}I 在衰变过程中释放出 β 射线，破坏甲状腺滤泡细胞，甲状腺激素合成和分泌减少，甲状腺体积可以缩小。

① 适应证、禁忌证及优缺点

- 适应证：对 ATD 过敏，或出现其他不良反应；ATD 疗效差或多次复发；有手术禁忌证或手术风险高；有颈部手术或外照射史；病程较长；老年患者，特别是有心血管疾病高

危因素者；合并肝功能损伤，合并白细胞或血小板减少；合并心脏病等。少数病例 GD 合并甲状腺高功能腺瘤或毒性结节性甲状腺肿，可以选择放射性碘治疗。

- 禁忌证：明确的禁忌证包括妊娠、哺乳期、罹患甲状腺癌或怀疑甲状腺癌的患者、不能遵守辐射安全准则的个人以及对于计划在 4～6 个月内妊娠的女性、选择 RAI 治疗应充分警告。
- 优点：放射性碘疗效确切，复发率低。
- 缺点：甲状腺功能减退发生率高，有放射性的担心。

② 治疗方案和疗程：治疗前低碘饮食至少 1～2 周，以避免影响 ^{131}I 的摄取。对没有控制的甲状腺功能亢进，^{131}I 治疗之前，应用 ATD 治疗，使甲状腺功能亢进病情相对稳定，以减少治疗后甲状腺毒症加重的风险。治疗药物首选甲巯咪唑，^{131}I 治疗前至少停用 3 天。

口服 ^{131}I 后一般在 2～3 周后逐渐出现效果，所以一般患者可在治疗后 1～2 个月内随访，初步评估疗效。如治疗前病情较重、治疗后病情有明显变化，应密切观察，随时复诊。^{131}I 治疗 3～6 个月后，持续 TSH 抑制、FT_3 和 FT_4 正常的患者可不立即再次 ^{131}I 治疗，应密切监测甲状腺功能判定甲状腺功能亢进或甲状腺功能减退。如果甲状腺功能亢进未缓解，根据病情需要，可再行 ^{131}I 治疗。

③ 不良反应：大部分 GD 甲状腺功能亢进患者 ^{131}I 治疗后，无不适反应，早期反应发生在 ^{131}I 治疗后几天内，表现有食欲减退、皮肤瘙痒、甲状腺肿胀等，可以暂观察。如果为放射性甲状腺炎，可以服用非甾体抗炎药，如果疼痛不缓解，也可以应用糖皮质激素。如果甲状腺毒症症状加重，特别是老年患者和有并发症的患者，建议应用 β 受体拮抗药，重症也可以在 ^{131}I 治疗后 3～7 天开始 ATD 药物治疗。^{131}I 治疗后要定期监测甲状腺功能，及时发现甲状腺功能减退并服用左旋

甲状腺激素治疗。^{131}I 治疗很少诱发甲状腺危象。

④ 手术治疗：GD 甲状腺功能亢进手术治疗虽然是经典治疗方法之一，但因创伤性的治疗手段可引起多种并发症，术后多年仍可复发或出现甲状腺功能减退，所以目前临床很少使用。

① 适应证、禁忌证及优缺点

• 适应证：下述 GD 甲状腺功能亢进患者可以考虑手术治疗：甲状腺有压迫症状或甲状腺肿大明显（≥80g）者；伴胸骨后甲状腺肿者；伴甲状腺恶性肿瘤者；合并甲状旁腺功能亢进需要手术治疗者；长期服药无效、停药后复发，尤其是 TRAb 水平特别高、不愿长期服药和做 ^{131}I 治疗者；多次 ^{131}I 治疗后仍有甲状腺功能亢进者；中至重度活动性 GO 者。

• 禁忌证：包括严重或发展较快的 GO；合并较重心、肝、肾、肺疾病，全身状况差不能耐受手术者；妊娠早期及晚期。

• 优点：疗效确切，甲状腺全切的效果优于甲状腺部分切除。

• 缺点：甲状腺功能减退发生率高和手术并发症的发生。

② 术前准备：术前应用 ATD 使甲状腺功能达到正常，应用 β 受体拮抗药控制症状，保持心率 < 80 次 / 分。于术前 10～14 天开始加服 Lugol 液（每滴约含 8mg），每次 5～7 滴（0.25～0.35ml），每日 3 次，可减少甲状腺血流以减少术中出血。在特殊情况下，如急需手术治疗，而术前甲状腺功能无法达到正常，可足量应用 β 受体拮抗药、复方碘溶液和糖皮质激素等。

③ 手术方式及并发症：既往采用甲状腺次全切除术，目前推荐行甲状腺近全或全切除术。手术常见并发症包括甲状旁腺功能减退（暂时或永久）导致的低钙血症，喉返或喉上神经损伤（暂时或永久）、出血、麻醉相关的并发症、甲状腺功能减退等。术后，应检测血清钙及甲状旁腺激素的水平，及早发现低钙血症。术后根据甲状腺功能结果决定是否应用左旋甲状腺激素治疗

及选择剂量。甲状腺危象可能在手术、麻醉或对甲状腺的操作后发生，术前应用 ATD 使甲状腺功能维持正常能一定程度上预防甲状腺危象的发生。

（5）其他治疗

① β 受体拮抗药：解除儿茶酚胺效应，可作为甲状腺功能亢进初治期的辅助治疗。有多种药物可供选择。非选择性 β 受体拮抗药普萘洛尔（10～40mg，每日 3～4 次）还具有抑制 T_4 转换为 T_3 的作用，在甲状腺危象时首选，但支气管哮喘或喘息型支气管炎患者禁用。

② 碘剂：用于术前准备和甲状腺危象。其作用为减少甲状腺血流，阻抑碘的有机化和甲状腺激素合成（Wolff-Chaikoff 效应），同时抑制甲状腺激素释放和外周 T_4 向 T_3 转换，但属暂时性，于给药后 2～3 周症状减轻，继而使甲状腺功能亢进症状加重，并延长 ATD 的治疗时间。

③ 碳酸锂：抑制甲状腺激素分泌，短期用于对 ATD 不能耐受者。常用量 300～450mg/d，每 8 小时 1 次。使用期间应密切检测血锂浓度，本药久用后失效。

④ 地塞米松：抑制外周组织 T_4 转换为 T_3，有抑制免疫作用。严重的威胁生命的甲状腺毒症，同时使用地塞米松、碘剂和 PTU 能迅速降低血清 T_3 水平，在 24～48h 内恢复到正常。

10. 预后

GD 总体预后良好。ATD 治疗的缓解率差异很大，为 20%～60%。男性、吸烟者（尤其男性）及甲状腺肿大 ≥ 80 g 的患者的缓解率较低。TRAb 的持续高水平及多普勒彩超显示甲状腺血流增加与复发率高相关。^{131}I 和手术治疗的缓解率高于 ATD，复发率低于 ATD，但是，永久性甲状腺功能减退的发生率高于 ATD。偶见没有及时发现和积极治疗的甲状腺功能亢进导致机体多系统受损，特别是心脏受累，或由于某些诱因导致甲状腺危象发生，可以导致死亡。

（李晨嫣　单忠艳）

（三）甲状腺相关性眼病

甲状腺相关性眼病（thyroid-associated opht-halmopathy，TAO）是以眼球后及眶周眼组织的浸润性病变为特征的器官特异自身免疫性疾病，是甲状腺疾病最常见的甲状腺外表现之一。TAO多见于Graves病（graves diseases，GD）患者，故又被称为Graves眼病（graves ophthalmopathy，GO），也可见于少数桥本甲状腺炎患者和甲状腺功能正常者。TAO在人群中的发病率约为42/100万，在GD患者中的发病率约为25%，可在任何年龄段发病，尤其好发于40—60岁的女性，是发病率最高的成人眼眶疾病。TAO病变主要累及眼眶脂肪和眼外肌，会导致眼球突出、眼睑退缩、眼睑水肿、上睑迟落、眼球运动受限、暴露性角膜炎及压迫性视神经病变等一系列的临床表现，严重影响患者的面部容貌，并有约5%的患者出现视力受损，因此，TAO的治疗需要兼顾心理健康和生理健康。TAO的发病与遗传、环境和免疫等多因素相关，具体机制尚不完全清楚，但随着研究的逐步深入，发现自身免疫在疾病进展过程中起着重要作用。

1. TAO的免疫学机制

TAO的发病主要是基于甲状腺组织与眼眶周围组织发生的免疫交叉反应，免疫因素对TAO的发病起至关重要的作用。自身反应性T细胞、B细胞作用于眼部组织细胞，产生一系列炎性反应，葡胺聚糖（glycosaminoglycans，GAGs）的合成和分泌增加，引起眼外肌纤维化，大量的细胞外基质和脂肪堆积在眶周间隙，最终导致眼眶内组织结构的改变，TAO由此产生。促甲状腺激素受体（thyroid stimulating hormone receptor，TSHR）是最常见的TAO致病抗原，TAO患者的甲状腺细胞以及眼眶成纤维细胞都能表达TSHR，B细胞可识别作为抗原的TSHR，产生相应的抗体，导致自身免疫反应。除TSHR外，胰岛素样生长因子1受体（insulin-like growth factor 1 receptor，IGF-1R）是导致TAO致病另一重要自身抗原，也参与了TAO的发生与发展。

眼眶内组织的自身免疫起始于免疫细胞的浸润，主要包括大量的$CD4^+T$细胞，还包括少量的$CD8^+T$血细胞、B细胞和巨噬细胞。在疾病的早期阶段，眼眶内的$CD4^+T$细胞主要为Th_1亚型，可分泌IFNγ、TNFα、IL-1、IL-2等炎症因子。由于炎性细胞的浸润和水肿，眼周组织体积增加，进而导致眼内压升高，结果使眼球移动到眼眶的骨性边缘之外。在疾病的发展过程中，眼眶内T细胞逐渐转变为以Th_2亚型为主，可分泌IL-4、IL-5、IL-10等。眼眶成纤维细胞是GAG的合成和分泌细胞，在这些免疫细胞的刺激下，成纤维细胞展现出强大的增殖和分泌能力，诱导GAG的合成和释放增多，GAG是一种大分子亲水物质，可结合大量的水分子，致使眼眶软组织的水肿。此外，脂肪和纤维组织增生可造成静脉和淋巴管从眼眶溢出，以及压迫视神经导致的视觉障碍。

眼眶成纤维细胞是TAO发病机制的核心，它们来源于骨髓中的$CD34^+$细胞，这些细胞在外周血中循环，并在趋化因子的诱导下进入眼眶内产生炎症反应。眼眶内的$CD8^+T$细胞参与了自身抗原呈递的过程，它们通过MHC Ⅱ和CD40识别成纤维细胞表面的CD90（也被称为Thy-1）激活后者增殖。含有CD90的成纤维细胞可以产生丰富的GAG，并在TNFα的作用下分化为成肌细胞，而Thy-1阴性细胞可以被诱导分化为脂肪细胞。

眼眶成纤维细胞高表达TSHR，这是GD和TAO的共同发病机制，促甲状腺激素抗体（thyrotrophin receptor antibody，TRAb）在这两种疾病中都发挥了重要作用。TRAb的水平高低与TAO的严重程度密切相关，早期的高水平TRAb提示了预后不良。眼眶成纤维细胞中TSHR异常活化的形式与甲状腺中相似，包括腺苷酸环化酶/cAMP和磷脂酰肌醇-3激酶（phosphatidylinositol 3-kinase，PI$_3$K）/ 蛋白激酶 B（protein kinase B，Akt）信号通路的激活。TAO 患者眼眶成纤维细胞的 IGF-1R 相关的信号通路会被异常激活，IGF-1R 通过与 TSHR 的相互作用促进了 TAO 的发生和发展。IGF-1R 是一种酪氨酸激酶受体，具有与胰岛素受体类似的结构。IGF-1R 的激活可以调控 PI3K/Akt 信号通路，介导细胞的增殖和促进脂肪的生成。TAO 患者的眼眶内组织 IGF-1R 的表达高于正常眼眶内组织，在 IGF-1R 缺失的情况下，极大的减弱了 TSHR 激活的下游信号通路，并抑制了成纤维细胞 GAGs 的合成和趋化因子的分泌。

2. TAO 的临床表现

TAO 依据眼部表现可分为单纯性（非浸润性）突眼和浸润性突眼。单纯性突眼主要表现为眼球轻度突出、眼裂增宽和瞬目减少。浸润性突眼表现为眼球突出明显，患者常有眼球胀痛、眼内异物感、畏光、流泪、复视、斜视和视力下降，且查体可见眼睑肿胀、结膜充血水肿、眼球运动受限和凝视。严重者可见眼睑闭合不全、角膜外露引起角膜溃疡，甚至失明。TAO 患者是否存在视神经病变与眼球突出无关，视神经受累可表现为视力下降、色觉障碍和视野缺损，眼底检查可见视盘水肿、视盘苍白和脉络膜褶皱。TAO 可呈单眼患病，可双眼先后发病，也可同时累及双眼。

3. TAO 的诊断

TAO 的诊断使用最多的是 Bartley 诊断标准。若患者出现眼睑退缩，只要合并以下体征或检查证据之一，即可做出 TAO 诊断：①甲状腺功能异常，患者血清中 TT$_3$、TT$_4$、FT$_3$、FT 水平升高，TSH 水平下降；②眼球突出，眼球突出度 ≥ 20mm，双眼球凸度相差 > 2mm；③眼外肌受累，眼球活动受限，CT 发现眼外肌增大；④视神经功能障碍，包括视力下降、瞳孔反射、色觉、视野异常，无法用其他病变解释。若无眼睑退缩，患者除需具备甲状腺功能异常外，还应有以下体征之一，可做出 TAO 诊断，

如眼球突出、眼外肌受累或视神经功能障碍，并排除其他眼病引起的类似体征。同时，实验室和影像学辅助检查对 TAO 的诊断具有重要价值。

4. TAO 的严重度和类型

评判 TAO 的严重程度目前有两种方法，一种是 NOSPECS 分级，一种是 EUGOGO 评估标准，严重程度评估对 TAO 的治疗和紧急转诊具有重要意义。

（1）NOSPECS 分级：见表 8-4。

（2）EUGOGO 评估标准：见表 8-5。

（3）CAS 评分：CAS 评分（Clinical Activity Score）可以判断 TAO 的活动性，对 TAO 的临床

表 8-4　NOSPECS 分级

分　级	定　义	英文缩写
0	无体征或症状	N　no signs or symptoms
1	仅有体征	O　only signs
2	软组织受累	S　soft-tissue involvement
3	眼球前突	P　proptosis
4	眼外肌受累	E　extraocular muscle involvement
5	角膜受累	C　corneal involvement
6	视力丧失	S　sight loss

表 8-5　EUGOGO 评估标准

分　级	严重度
轻度	具有一项或多项以下体征：轻度眼睑后退 < 2mm，短暂复视或无复视，角膜暴露对人工泪液治疗敏感
中 - 重度	具有一项或多项以下体征：眼睑退缩 ≥ 2mm，中 - 重度软组织受损，眼球突出度 ≥ 3mm，易变或持续的复视
威胁视力	具有甲状腺相关的视神经病变和（或）角膜损害

诊治具有重要指导作用（表8-6）。CAS评分大于3分为TAO活动，积分越多，活动性越高。

5. TAO 的治疗

大多数轻度或非活动期的TAO无须治疗，随着甲状腺功能的稳定，TAO可自行好转。TAO的治疗方法可分为一般措施、药物治疗、球后照射和手术治疗。一般措施包括：①戒烟；②维持甲状腺功能正常；③其他措施，包括人工泪液、佩戴墨镜和高枕卧位；④部分轻度TAO患者可通过补硒改善症状。一般措施常用于轻度TAO的治疗，并定期进行随访。轻度TAO患者的生活质量如受到明显影响，应当按照中-重度TAO处理，若处于非活动期可采取手术治疗。

糖皮质激素是中重度活动性TAO的首选治疗方法，它具有抗炎和免疫调节作用，对TAO的治疗快速且有效，疗效为63%～77%，还可以预防放射性碘治疗GD诱发的TAO。糖皮质激素的给药途径包括口服、静脉注射、球后和结膜下给药，但球后和结膜下给药不良反应大且疗效欠佳，故采用较为少见。2016年EUGOGO指南推荐的糖皮质激素治疗方案大部分患者可采用：甲泼尼龙0.5g，每周1次×6周+0.25g，每周1次×6周（累积剂量4.5g），病情严重者可适当增加剂量：甲泼尼龙0.75g，每周1次×6周+0.5g，每周1次×6周（累积剂量7.5g），糖皮质激素静脉冲击治疗累积剂量不应超过8.0g。治疗期间检测患者肝酶、血糖和血压水平，预防激素使用的不良反应，如消化性溃疡、骨质疏松等。糖皮质激素治疗对于病毒性肝炎、严重肝功

表 8-6　CAS 评分

- 自发性球后疼痛
- 眼球运动时疼痛
- 眼睑红斑
- 结膜充血
- 结膜水肿
- 泪阜肿胀
- 眼睑水肿

能异常、严重心血管疾病或精神疾病的TAO患者禁止使用。

激素治疗无效的TAO患者，并伴有进行性突眼、眼球运动障碍及早期视神经压迫征象者可考虑球后照射。球后照射具有非特异性的抗炎作用，可减少GAG的产生和淋巴细胞的浸润，改善眼球运动功能。2016年EUGOGO指南推荐连续2周内单眼给予10次放疗，每次2Gy，或者连续20周内每周给予1次放疗，每次1Gy。球后照射的不良反应主要包括早发性白内障、辐射性视网膜病变和辐射性视神经病变，且糖尿病视网膜病变和具有潜在病变风险的患者为不考虑球后照射治疗方法。

轻度TAO患者通过控制风险因素、维持正常的甲状腺功能、局部治疗和硒的使用可以达到很好的治疗效果。一项大型、多中心、随机、双盲、安慰剂对照研究评估了补充硒制剂对轻度TAO患者的影响。患者被随机分配接受亚硒酸钠（每天2次，每次100μg，相当于每天93.6μg元素硒）或安慰剂治疗6个月。主要结局是治疗6个月时生活质量评分（quality of life，QoL）的变化和总体眼部受累情况。与安慰剂组相比，硒制剂组可明显改善生活质量（$P < 0.001$），减少眼部受累情况（$P = 0.01$），且在停用硒制剂后的12个月内仍保持改善。此外，硒制剂组TAO病情恶化的发生率更低（$P < 0.001$），以上结果提示轻度TAO患者接受硒治疗可以显著改善生活质量，减少眼部受累，并减缓疾病的进展。但对于更严重的TAO患者，常规疗法无法逆转疾病的发生发展，除了应用糖皮质激素外，免疫治疗是更好的选择。有时单独使用免疫治疗药物即有效，有时免疫治疗药物需要与眼眶放射或甲状腺切除手术联合使用，以达到更好的疗效，以下介绍几种相对成熟的免疫治疗药物。环孢素是常用的免疫抑制药，可改善TAO眼部不适及充血症状，并可与激素类药物联用并减少激素的使用剂量，但对恢复眼外肌功能和改善突眼的效果不

明显。利妥昔单抗（rituximab）是一种人源化的嵌合单克隆抗体，可与 B 淋巴细胞膜上的 CD20 特异性结合，抑制 B 淋巴细胞的功能。CD20 诱导 B 淋巴细胞前体到成熟 B 淋巴细胞的过渡，是 B 细胞成熟过程中的必须膜蛋白。利妥昔单抗可以抑制 B 细胞的抗体生成，降低 B 细胞的抗原呈递和促炎因子分泌能力。利妥昔单抗已被临床用于非霍奇金性 B 细胞淋巴瘤、类风湿关节炎和血管炎的治疗，并发挥积极的抗炎作用。尽管，利妥昔单抗可有效抑制炎症性疾病，但它被用于 TAO 的治疗还存在争议，且它的不良反应和不良反应不容被忽视。所以，仍需要更多的研究证实利妥昔单抗对 TAO 的作用，以确定其在 TAO 治疗中的地位。托珠单抗（tocilizumab）是针对 IL-6 受体的重组人源化单克隆抗体，被用于治疗类风湿关节炎。活动性 TAO 存在 Th_1 细胞浸润和 IL-6 表达升高，导致 GAG 的生成和脂肪组织的增加。研究发现，托珠单抗可缓解 TAO 的 CAS 评分，降低 TAO 的严重程度。阿达木单抗（adalimumab）是 TNFα 的重组人源化单克隆抗体，可显著减少 IL-6 和 TNFα 的产生，抑制这些炎症因子对成纤维细胞的刺激作用。替普罗单抗（teprotumumab）是可用于 TAO 治疗的 IGF-1R 单抗，且可以通过阻断 IGF-1R 的活化抑制与 TSHR 信号的相互作用。在 TAO 治疗领域发现，替普罗单抗可降低患者的 CAS 评分，且不良反应和不良反应少于利妥昔单抗。

对一般措施和药物治疗效果不明显或视觉功能迅速恶化迅速的患者，应立即行手术治疗。手术方式包括眼眶减压手术、斜视矫正手术及眼睑手术。眼眶减压手术主要目的是扩大骨性眶及去除脂肪以降低眼球突出度、眶内压、改善眶周水肿和眼睑挛缩。眼眶减压手术的常见并发症为复视和眼位偏移。斜视矫正手术可以恢复第一眼位融合、避免向下注视时出现复视，同时行结膜后退术可维持肌肉接触弧，避免减弱肌肉后退术效果。眼睑手术包括上睑手术和下睑手术，上睑手术通过注射肉毒杆菌毒素或上睑延长术纠正上睑下垂，下睑手术通常需要合适的垫片，材料较难获取。TAO 的手术治疗不仅可以缓解症状，对患者容貌及心理健康也有积极的影响。

（韦晓 刘超）

（四）甲状腺激素抵抗综合征

甲状腺激素抵抗综合征（resistance to thyroid hormone，RTH）是指靶器官（如垂体、心脏、肝脏等）对甲状腺激素反应性降低的一种综合征，该病是一种常染色体显性遗传疾病，具有较强的遗传倾向，家族性病例约占 80%，其余散发病例约占 20%。

过去，根据临床表现 RTH 可分为：①全身性 RTH，即垂体与外周组织（心脏、肝脏等）对甲状腺激素都不敏感，反应性极低。②选择性垂体 RTH，即垂体对甲状腺激素不敏感。③选择性外周组织 RTH，即外周组织（心脏、肝脏等）对甲状腺激素不敏感而垂体对甲状腺激素反应正常。

随着遗传学诊断技术的发展，有人提出根据分子病因对 RTH 综合征进行分类：①绝大多数病例与位于 3 号染色体上的甲状腺激素 β 受体基因（thyroid hormone receptor beta，THRB）突变有关，一般称为 RTH-β。在大多数情况下，突变发生在 TR 大的羧基末端，包括与配体结合的区域以及相邻的铰链结构域。该病的特点是血清游离 T_4 的浓度升高，游离 T_3 的浓度一般也较高，伴血清 TSH 浓度正常或稍高。本病多发生于青少年及儿童，男女比例约为 1.2：1。②如果患者有 RTH-β 的临床和实验室表现，但无 THRB 基因缺陷，则为非 TR-RTH。③位于 17 号染色体上的甲状腺激素 α 受体基因（thyroid hormone receptor alpha，THRA）缺陷很罕见，通常称为 RTH-α，其患病率仍未可知。世界上第一个 RTH-α 病例是一名欧洲白种人女性，是通过全外显子测序确诊，其 THRA 基因存在新发的杂合突变，临床特征不显著。目前报道的 THRA 基因变异位点有

A263V、N359Y、A382fs388X、C392X、P398R、E403X、E403K、F397fs406X。

RTH-β 患者可能没有明显的临床表现，也可能会有一些甲状腺功能减退或甲状腺功能亢进的症状或体征，其表现不一，变化不定。在 RTH-β 所有的临床表现中，最常见的是甲状腺弥漫性肿大，其次是心动过速和多动障碍。如果患者存在甲状腺功能减退的症状，则临床特征可能包括生长发育迟缓、骨成熟延迟、智力低下、学习障碍、神经性耳聋等。有甲状腺功能亢进症状的患者可表现为心动过速、多动和基础代谢率增加、体重减轻、脱发、出汗、易疲劳等。有些患者因为甲状腺肿和甲状腺激素水平升高可能被误诊为甲状腺功能亢进，而接受了抗甲状腺治疗以降低甲状腺激素水平，在这些患者中甲状腺功能减退症状更为常见，通过正常或升高的 TSH 水平可以证实 RTH。这种情况还须与分泌 TSH 的垂体肿瘤区分开，该肿瘤一般没有家族史。非 TR-RTH 患者的临床表现与 RTH-β 临床相似，不再赘述。RTH-α 患者亦可无临床表现，有临床表现者多以甲状腺功能减退的症状或体征为主，表现为身材矮小、骨龄延迟、发育迟缓、认知障碍以及颜面部改变。

甲状腺激素的作用是由 2 种人类基因 [甲状腺激素受体 α（THRA）和甲状腺激素受体 β（THRB）] 的产物介导的，这些基因剪接产生 3 种高度同源的核受体亚型（$TR\alpha_1$、$TR\beta_1$ 和 $TR\beta_2$）且具有不同的组织分布。在 RTH-T 患者中所有表达 TR-β 的组织对 T_3 作用的敏感性都降低。在同一患者体内，不同组织的激素抵抗严重程度也不同，这可能是因为不同组织中 TR-β 和 TR-α 的相对表达亦不同。如心脏和骨骼中的甲状腺激素作用主要依赖于 TRα 而不是 TRβ，而下丘脑 - 垂体轴主要通过 TRβ 调节。对于 RTH-T 患者而言，其静息能量消耗（resting energy expenditure，REE）显著增加，这可能是由于组织选择性保留了甲状腺激素受体 α 对甲状腺激素水平的敏感性，骨骼肌中线粒体的解耦联增加所致。

对于 RTH-T 患者，目前尚没有能够纠正 TR 功能缺陷的治疗方法。因为 T_4 的分泌增加和 T_3 的生成增加似乎可充分代偿机体对甲状腺激素的低敏感性，大多数患者并不需要治疗。对那些伴有甲减症状，或由于应用抗甲药物、放射性碘治疗或因甲状腺肿误行手术治疗导致甲减的 RTH 患者需给予甲状腺激素治疗，首选 $L-T_3$，从小剂量起始，逐渐调整剂量。选择性垂体不敏感型尽管血 TT_3 和 TT_4 升高，但用 T_3 治疗不仅不会使患者的甲状腺功能亢进加重，相反由于血 T_3 更加升高，反馈抑制了垂体 TSH 分泌，可使血清 TSH 逐渐降低到正常，血清 TH 也随之降低，甲状腺缩小，甲状腺功能亢进症状得到改善或消失。全身型和周围型 RTH 也可用 $L-T_3$ 治疗，剂量应根据患者个体反应进行调整。部分周围型 RTH 患者，在每天给予 500μg 的 $L-T_3$，才使部分指标恢复正常。全身型者用 $L-T_3$ 治疗后，血清 TSH 可降低，甲状腺功能减退症状得到改善。对婴幼儿发病者治疗应尽早实施，否则严重病例可有生长发育延迟和脑发育障碍。对于儿童患者，应定期评估儿童的生长、骨成熟和智力发育来个体化地确定 $L-T_3$ 剂量，在治疗 4~6 周后、改变药物的剂量之前，应测定患儿的基础代谢率、氮平衡和血清性激素结合球蛋白；骨龄和生长状况则应长期随访。患儿出现分解代谢状态则提示治疗过度。由于 RTH-T 非常罕见，治疗经验有限，因此尚无确切的治疗方法。对于 RTH-T 患者，如果其 TSH 水平长期维持在正常范围，且无自觉不适，可随访观察，不予药物治疗；如出现甲状腺功能减退症状，则给予左旋甲状腺激素治疗，剂量随患者反应调整，可以改善患者的基础代谢率、便秘和血胆固醇水平。除非在患者早期进行干预，否则发育迟缓和认知障碍无法得到改善。对于身高低于平均水平 2SD 的矮小患儿，可用生长激素治疗。

目前，RTH 的诊断金标准为甲状腺激素受体基因突变检测，产前诊断在孕期 RTHβ 管理中发挥重要作用。对于孕有 WT 胎儿的 RTHβ 母亲，

使其 FT_4 水平不超过正常值上限的 50%，可以预防新生儿低体重出生和出生后 TSH 抑制。

（孙　磊　侯新国　陈　丽）

四、Addison 病

慢性原发性肾上腺皮质功能减退症（primary adrenal insufficiency，PAI）通常称为 Addison 病，1855 年，英国血液病学家 Thomas Addison 首次报道了该疾病相关的症状和体征，之后该疾病被命名为 Addison 病。在 Thomas Addison 最初描述的 11 例患者中，10 例是由结核感染或非肾上腺肿瘤转移引起的，1 例是临床特发性的（可能是自身免疫性来源），被认为是科学文献中报道的首例自身免疫性 Addison 病（Autoimmune Addison's disease，AAD）。

（一）流行病学

PAI 多见于中老年人，在欧洲每百万人群中约有 200 例 PAI。从德国保险公司数据库中记录的信息分析发现，2008—2012 年间 PAI 患病率每年约增长 1.8%。AAD 的发病率为 110/100 万～140/100 万，约为 1 型糖尿病（Type 1 diabetes mellitus，T_1DM）1/30，约为自身免疫性甲状腺疾病（autoim-mune thyroid diseases，ATD）1/200。AAD 常伴有其他脏器或其他内分泌腺自身免疫性疾病。在 AAD 患者的一级亲属以及 ATD 或 T_1DM 患者中，疾病风险上升到 1/400。在患有原发性卵巢早衰（primary ovarian insufficiency，POI）的女性中，临床前期或临床 AAD 的风险为 1/10～1/20。与其他自身免疫性疾病相似，AAD 在女性患者中更为常见（男女比例为 1.5∶1～3.5∶1）。任何年龄都可能发生 AAD，但在 30—50 岁的人群中发病率较高。

（二）病因与发病机制

结核病曾是全世界 PAI 的最常见原因，随着生活水平的改善，结核病得到基本控制，肾上腺结核在 PAI 中的发病率下降，而自身免疫性肾上腺炎上升为病因之首，约占全部病例的 70%。AAD 的特征是患者肾上腺皮质萎缩，呈广泛透明样变性，并伴大量淋巴细胞、浆细胞、单核细胞浸润。出现明显的临床症状者，肾上腺皮质细胞破坏程度一般达到 90% 以上（图 8-2）。

1. 体液免疫损害

约半数患者血清中存在抗肾上腺皮质自身抗体（adrenal cortex autoantibodies，ACA）。AAD 主要的肾上腺皮质自身抗原是细胞色素 P_{450}（cytochrome-P_{450}，CYP_{450}）酶、类固醇 17- 羟化酶（steroid-17-hydroxylase，17-OH）和类固醇 21- 羟化酶（steroid 21-hydroxylase，21-OH），70%～80% 的 AAD 患者 21-OH 抗体（21-OH-Ab）阳性。21-OH-Ab 以 IgG_1 为主，少量表达 IgG_2 和 IgG_4，可穿过胎盘屏障，约 0.5% 的健康人群中检测可呈阳性。21-OH-Ab 是肾上腺自身免疫炎病程中高度敏感和特异性的免疫标志物。据估计，有 1%～1.5% 的 ATD 患者、1%～1.5% 的 T_1DM 患者和 4%～5% 的 POI 患者 21-OH-Ab 阳性。在这些患者中，ACTH 刺激试验可明确患者的不可逆肾上腺器官损伤，最终导致明显的 AAD。测试反应正常的受试者中有 50% 以上会表现出临床前 AAD 的自发缓解，而 80%～95% 的反应不良的病例在几年内会出现 AAD。

2. 细胞免疫损害

AAD 是人类白细胞抗原（human leucocyte antigen，HLA）相关的器官特异性自身免疫病。尽管 21-OH-Ab 是揭示患有临床或临床前 PAI 患者肾上腺自身免疫过程的最佳标志物，但自身免疫介导的肾上腺皮质细胞破坏的效应细胞被认为是 T 淋巴细胞。目前普遍认为自身免疫风险基因产物参与致病性或自身特异性淋巴细胞的激活和（或）调节。其中具有最强关联的是 *HLA-DR3-DQ2* 和 *HLA-DR4-DQ8* 单倍型，特别是在杂合子组合中，这两种单倍型具有较高的 AAD 发

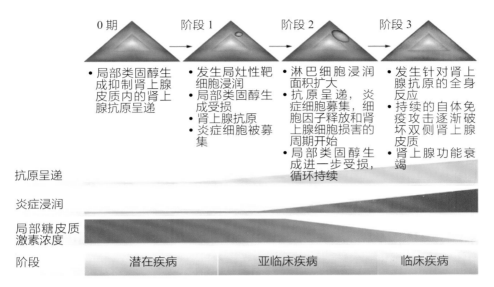

0期	阶段 1	阶段 2	阶段 3
• 局部类固醇生成抑制肾上腺皮质内的肾上腺抗原呈递	• 发生局灶性靶细胞浸润 • 局部类固醇生成受损 • 肾上腺抗原 • 炎症细胞被募集	• 淋巴细胞浸润面积扩大 • 抗原呈递，炎症细胞募集，细胞因子释放和肾上腺细胞损害的周期开始 • 局部类固醇生成进一步受损，循环持续	• 发生针对肾上腺抗原的全身反应 • 持续的自体免疫攻击逐渐破坏双侧肾上腺皮质 • 肾上腺功能衰竭

抗原呈递

炎症浸润

局部糖皮质激素浓度

阶段	潜在疾病	亚临床疾病	临床疾病

▲ 图 8-2　AAD 发病机制假设模型

在疾病过程中，AAD 患者肾上腺逐渐受到免疫介导的破坏。0 期：对应于本病自然史上的"潜在"阶段；一旦失去对肾上腺抗原的耐受性（阶段 1），抗原呈递增加导致腺体内炎症浸润加剧，破坏肾上腺细胞；第 2 阶段，局部糖皮质激素的产生受损，阶段 1 和 2 对应于 AAD 的"亚临床"阶段；第 3 阶段，肾上腺皮质被破坏，类固醇生成停止，对应"明显"的临床 AAD 阶段

生风险。风险遗传因素在抗原呈递细胞（antigen-presenting cells，APC）和 T 细胞之间发挥作用。通常与自身免疫性疾病相关的基因是细胞毒性 T 淋巴细胞抗原 4（cytotoxic T lymphocyte antigen 4，CTLA-4），CTLA-4 在 T 细胞活化后表达，以高度亲和力与 APC 上的 CD80/CD86 结合，并拮抗通过 CD28 对 T 细胞的连续共刺激。因此，T 细胞活化后，CTLA-4 会在 T 细胞与 APC 之间的免疫突触处积累，并最终阻止进一步的共刺激并消除 T 细胞应答。特异性识别 21-OH 的自身反应性 T 细胞驱动 AAD 的免疫病理进程，其中 CD4$^+$ 和 CD8$^+$T 细胞识别 21-OH 并分泌 IFNγ。特异性识别 21-OH 的 CD8$^+$T 细胞可通过穿孔素和颗粒酶 B 介导的细胞溶解作用，以抗原特异性和 HLA 限制的方式杀死肾上腺皮质细胞。

（三）临床表现

1. 典型表现

乏力和疲劳（74%～100%），食欲缺乏伴体重减轻（78%～100%），体重减轻伴儿童生长发育

不良（61%～100%），体位性低血压和心动过速（88%～94%），皮肤和黏膜色素沉着（80%～94%），恶心、呕吐和腹泻（75%～86%）或复发性腹痛（31%），闭经或性欲减退（25%～45%），抑郁（20%～40%）和嗜盐（9%～16%）。在儿童中，还可表现为低血糖危象后的癫痫发作。

2. 特征性表现

皮肤黏膜色素沉着，皮肤呈棕褐色或黑褐色，有光泽，可遍布全身或局部，通常以暴露部位及易摩擦部位（如面部、手部、掌纹、乳晕、甲床、足背、脐孔、会阴肛门、瘢痕等）；黏膜色素沉着常见于齿龈、舌部和颊部。皮肤黏膜色素沉着与高 ACTH 血症相关，ACTH 与 ACTH 前体 POMC 分子中的 MSH 刺激 MSH 细胞色素浓集，与雌激素、孕激素、雄激素、胡萝卜素含铁血黄素亦有一定关系。

3. 肾上腺危象

引起糖皮质激素需要量增多的任何因素均可诱发肾上腺危象，常见诱因有感染、创伤、手术、长期剧烈运动、剧烈疼痛、呕吐、腹泻、急

性代谢紊乱综合征、呼吸窘迫综合征、放射性损伤、休克等。患者常表现为原有症状加重，出现极度虚弱、厌食、嗜盐、立位时血压降低、心动过速、四肢厥冷、萎靡淡漠，严重者嗜睡、烦躁、谵妄或昏迷。

（四）辅助检查

1. 一般实验室检查

低钠血症（脱水严重者低钠不明显）；高钾血症，常合并氮质血症；少数患者有轻度高钙血症（糖皮质激素可促进排钙）；可有低总胆固醇血症，空腹低血糖症。常有正细胞正色素性贫血，少数患者有恶性贫血，嗜酸性粒细胞增多（嗜酸性细胞≥8%），中性粒细胞减少，淋巴细胞增多。

2. 血浆皮质醇

基础血、尿皮质醇、尿17-羟类固醇通常降低，急性危重症患者基础血浆总皮质醇正常不能排除AAD。

3. 血ACTH

血浆ACTH升高，超过55pmol/L，常介于88～440pmol/L，正常人低于18pmol/L。快速ACTH兴奋试验：静注人工合成ACTH1-24 250μg前、后30min测血浆皮质醇，正常人血浆皮质醇增加276～552nmol/L。对于病情较严重，疑有肾上腺皮质功能不全者，同时静脉注射（或静脉滴注）地塞米松及ACTH，该试验不受试验时间和正在应用的糖皮质激素（氢化可的松除外）替代治疗的影响，但不适用于近期发生过垂体卒中或接受过垂体手术者和Cushing病患者。

4. 自身抗体

通过放射免疫学或放射结合法检测21-OH-Ab是在有临床症状的PAI中确诊AAD的金标准，在同时存在ACA和21-OH-Ab的情况下，AAD确诊率高达99%。

5. 影像学检查

CT检查显示肾上腺体积缩小，肾上腺皮质

功能不全且肾上腺缩小钙化者，AAD可能性较大。大部分患者胸片提示心脏缩小（垂直型），心脏扩大者较少。心电图通常呈低电压，T波地平或倒置，P-R间期与Q-T间期延长。

（五）诊断与鉴别诊断

见表8-7。

对于无肾上腺皮质功能不全的临床症状体征及基础皮质醇水平正常的患者，21-OH-Ab阳性可以诊断为亚临床AAD。对于亚临床AAD患者，应进行1μg合成ACTH的刺激试验，以区分早期和潜在的可逆性肾上腺皮质功能不全与疾病的进展形式。

（六）治疗

1. 基础治疗

激素替代治疗同一般PAI。治疗原则：长期坚持，个体化治疗，应激时增加激素剂量，规律服药（通常早晨服用全日量的2/3，下午服用

表8-7 AAD诊断标准

1. 上午8—9时：基础皮质醇＜3μg/dl（83nmol/L）和（或）ACTH＞100pg/ml（22pmol/L）或静脉注射250μg合成的ACTH后30min或60min：血清皮质醇＜18μg/dl（500nmol/L）

2. 计算机断层扫描（CT）和磁共振成像（MRI）提示肾上腺体积正常或缩小，腹部X线或CT未见钙化

3. 抗肾上腺皮质抗体（ACA）或高滴度的抗21-OH-Ab

4. 排除引起PAI的其他原因：遗传（临床体征或症状：男性无泪症、贲门失弛缓症、耳聋或性腺功能减退）；肾上腺脑白质营养不良；传染病（结核病、副球孢子菌病、组织胞质菌病、艾滋病病毒或巨细胞病毒）；药物（米托坦、酮康唑、利福平等）；肾上腺出血或血栓形成；肿瘤浸润（结节病、淀粉样变性或血色素沉着症）

5. 其他伴随的自身免疫性疾病（桥本甲状腺炎、恶性贫血、风湿性自身免疫性疾病、自身免疫性疾病、自身免疫性血细胞减少症等）

同时具备①～④，则确诊AAD；同时具备①②④⑤，则为可能AAD

1/3），必要时补充盐皮质激素。一般成人常用糖皮质激素为：氢化可的松25～30mg/d（或可的松25～37.5mg/d）。此外，进食富含糖类、蛋白质和维生素且易消化的饮食，每日进食食盐10g以上，注意休息，预防感染，避免过劳。

糖皮质激素生理替代治疗的金标准，是使用泵持续皮下注射氢化可的松（continuous subcutaneous hydrocortisone infusion，CSHI）。由于患者的依从性低以及治疗的复杂性和高昂的成本，目前暂不能将CSHI推荐为AAD的常规临床治疗方法，但对于不能进行口服治疗或复杂临床病例，可以考虑采用该策略。

2.免疫抑制药

利妥昔单抗（rituximab）是靶向人鼠嵌合性单克隆抗体，与B细胞上的CD20抗原特异性结合后，启动B细胞介导的免疫反应。目前利妥昔单抗已应用于部分自身免疫性疾病的治疗，AAD患者应用利妥昔单抗进行治疗的病例较少。

3.再生医学疗法

肾上腺皮质是人体中最具可塑性的组织之一。肾上腺皮质的囊或囊下区域存在再生能力极强的肾上腺皮质干细胞或祖细胞（adrenocortical stem/ progenitor cells，ACSC）。这些细胞受到其营养肽激素（ACTH1-39）刺激后可重新填充肾上腺皮质。采用干细胞生物学的再生医学疗法有望在未来用于AAD的最终治疗，但该方法只能在有足够的残余肾上腺皮质功能的情况下使用，目前相关研究仍较少，需进一步深入探索。

（陈　宏　张素素　袁慧娟）

五、甲状旁腺功能减退

甲状旁腺（parathyroid gland）分泌的甲状旁腺素（parathyroid hormone，PTH）在钙磷代谢平衡、细胞凋亡、骨骼代谢等方面起重要作用。甲状旁腺所分泌的甲状旁腺素（PTH）在维持人体钙磷代谢平衡中有着非常重要的作用。PTH与降钙素（CT）和维生素D一起构成了对血液中钙离子的调节系统，并借助骨骼、肾脏和肠道实现这种调节，使血中的钙浓度维持在一个非常狭窄的范围内，保证了机体内环境的相对稳定。所以，当甲状旁腺发生疾病时，通常都会有钙磷代谢障碍方面的临床表现。

甲状旁腺功能减退是低钙血症鉴别诊断的重要组成部分，是甲状旁腺激素（PTH）分泌水平或甲状旁腺激素外周作用相对或绝对缺乏的一组异质性疾病。这种疾病可能是由医源性、浸润性、发育性、信号传导、自身免疫或遗传异常引起的，这使得病原学的鉴别诊断变得重要，因为这对诊断、治疗、咨询和并发症的预防都有意义。无论是作为一种孤立的内分泌病，还是作为自身免疫性多器官综合征（如APS$_1$和APS$_2$）的一个组成部分，自身免疫都是导致甲状旁腺功能减退的一个重要原因。

在过去的半个世纪里，越来越多的信息描述了甲状旁腺自身免疫性疾病的抗体靶点。除胞质抗原外，越来越多的甲状旁腺自身免疫的靶点是钙敏感受体（CaSR），其激活和灭活抗体已被检测出来。

在此，我们主要讨论甲状旁腺功能减退的各种病因的诊断和治疗，以及免疫介导的甲状旁腺功能改变。

（一）作用及机制

1.PTH作用途径

PTH的靶器官主要为骨与肾。PTH对乳腺、唾液腺等也有一定作用。机制是PTH激活细胞膜上的腺苷环化酶系统，催化细胞质内ATP转化成cAMP。PTH还提高细胞质内焦磷酸盐浓度，前者促使线粒体内贮存甚多的Ca^{2+}释出到细胞质中，后者改变细胞膜的通透性，促使细胞外Ca^{2+}进入细胞质。两者共同提高胞质Ca^{2+}浓度，促发细胞的生理效应。不同组织产生的生理效应不尽相同，骨细胞胞质内Ca^{2+}浓度达到一定水平后，细胞膜上依赖 Ca^{2+} 的 ATP 酶被激活，推动膜上钙泵，把胞质内 Ca^{2+} 运输到细胞外液，以提高局部细胞外液或血循环钙浓度，完成钙的转运。细胞内高浓度的 Ca^{2+} 激活磷酸二酯酶，后者加速 cAMP 水解，使 cAMP 失去活性，阻止细胞内 Ca^{2+} 浓度继续上升。另外，血循环 Ca^{2+} 浓度超过正常水平时，能反馈地抑制 PTH 分泌。这样，通过 PTH 对骨与肾的作用，来调节钙的代谢。

2. 钙受体

钙受体感受器（calcium-sensing receptor，CaSR）又称钙受体（calcium receptor，CaR）或钙感受器（calciumsensor，CaS）。CaSR 属于 G 蛋白耦联受体家族中的成员之一。钙受体（CaSR）是一个有 1078 个氨基酸的细胞表面蛋白。主要在甲状旁腺、甲状腺和肾脏的细胞中表达。在胃肠道、肺、中枢神经系统等处也有一定表达。CaSR 有 3 个功能区，即细胞外 N 端（含 613 个氨基酸）、7 个穿膜片段和细胞内 C 端（含 222 个氨基酸）。人的 CaSR 基因定位于 3q13.3~q21。

细胞外的 N 端可能与钙离子和带负电的门冬氨酸和谷氨酸残基结合有关。而 7 次穿膜片段所形成的 3 个细胞外环襻、3 个胞质内环襻及细胞内的 C 端部分可能是 CaSR 与 G 蛋白发生反应的桥梁。

CaSR 功能缺失突变的杂合子导致家族性低尿钙高钙血症（FBHH），而纯合子则表现为新生儿严重甲状旁腺功能亢进症（NSHPT）；相反，CaSR 的功能获得性突变则可以导致家族性高尿钙低钙血症（常染色体显性散发性甲状旁腺功能减退）。这种 CaSR 的功能获得性突变一般都发生在 N 端，即受体的细胞外部分。

CaSR 在甲状旁腺不但可以感受钙浓度的变化，还对细胞内 cAMP 的积集、Ca^{2+} 依赖性 K 通道的活化、PTH mRNA 的水平、PTH 分泌等有作用。而 FBH 高血钙的原因是 CaSR 对钙离子调节 PTH 的调定点升高所致，NSHPT 则是调定点升得更高的原因。使甲状旁腺对 Ca^{2+} 表现出"抵

抗"。高钙时 CaSR 活化某种关键信息传递通路进而抑制 PTH 分泌的机制仍不明了。磷脂酶 C、蛋白激酶 C 以及磷酸酶 A 都有可能参与。

CaSR 在甲状腺 C 细胞中的作用与在甲状旁腺中的作用有明显的不同。因为钙升高时是刺激降钙素分泌，而且此时将活化 C 细胞摄取钙离子，摄钙主要通过电压敏感性 Ca^{2+} 通路。FBHH 肾小管对钙和镁的重吸收不受血钙的调节，主要发生在远曲小管并通过细胞途径完成。纯合子的 NSHPT 则更为明显。另外，FBHH 的高钙血症进一步导致肾脏浓缩功能下降。但尿素氮的浓缩功能正常。CaSR 在肠道可能参与胃肠自律性水平的设定。可能是通过调节某些肽类的释放或某些与调节平滑肌收缩的因子来完成的。CaSR 在中枢神经系统中的作用主要体现在海马回和小脑，可能参与了神经元的活性调节。

3. PTH 受体作用原理

PTH 与特异性受体结合后，主要通过增加细胞内 cAMP 浓度而发挥作用。同时，也可以通过 IP_3、甘油二酯、胞质离子钙等途径起作用。活化的受体通过膜上 Gq（一种通过 β 或 γ 亚基兴奋磷脂酶 C 并且不受百日咳毒素抑制的 G 蛋白，暂时命名为 Gq 或 G11 家族并在 GTP 的 a 亚基协助下，产生类似于 Gs 的反应过程，使磷脂酶 C 水解 PIP_2 成 IP_3 和 DAG。PTH 可以与所有膜 Gq 家族起反应而导致 IP_3 的升高，本身也提示表达 Gq 蛋白的组织和细胞其细胞内的通道是由 PTH 刺激的。

此外，活化的 PTH 受体的信息通道和生物学作用也可能是由表达的受体密度所决定的。有证据表明，每个细胞表面受体密度约 40 000 个/细胞时，PTH 所致的 cAMP 反应最大，而 IP_3 反应最大时的受体密度为 300 000 个/细胞。大鼠 PTH 受体第 78 位和 111 位氨基酸的突变，使其羧基端与配体的亲和力比野生型受体高很多倍，同时产生更多的 cAMP，不过其 FC50 却没有改变。PTH 与受体结合后，改变了受体穿膜部分的

结构，进而带动胞内的 3 个 N 端环襻和与 G 蛋白相连的羧基端尾部的变化。进而活化 PLC（磷脂激酶 C）或 AC（腺苷酸环化酶），使 IP_3、DAG 或 cAMP 浓度发生变化，最终发挥生理作用。

PTH 亦可以通过影响一氧化氮（NO）而发挥调节作用。PTH 的扩血管作用可能与 NO 的第二信使作用有关。另外，血管内皮细胞产生的 NO，也使破骨细胞的移行能力下降，而 PTH 则间接参与了对内皮细胞产生 NO 的调节作用。

经典的受体间"串语"是指与蛋白激酶 C（PKC）有关的发生在腺苷环化酶系统和磷脂酶 C 系统间的种耦联效应。PTH 的作用会因为不同条件下 PKC 作用的不同而被增强或抑制，甚至可以导致细胞表面 PTH 受体位点的变化。

PTH 发挥作用的第一步是与骨和肾靶细胞特异的膜结合受体结合。受体与 GTP- 结合蛋白耦联（主要是 Gs 蛋白）。腺苷环化酶催化 cAMP 合成，后者通过刺激细胞内关键蛋白的磷酸化介导激素的作用。

4. 对骨的作用

机体不断地进行骨矿物质沉积及释出。骨组织的再建和吸收（骨转换）是维持血循环中钙磷浓度稳定的重要基础。骨骼中的破骨细胞、成骨细胞及骨细胞起着不同的作用：①破骨细胞的骨吸收作用是溶解释放骨骼钙盐和有机基质，溶解并释放出 Ca^{2+} 及磷酸盐，可以提高细胞外液及血浆钙及磷浓度。②成骨细胞分泌骨基质，并与磷酸酶的形成有关。磷酸酶分解磷酸酯，提高局部的无机磷酸盐浓度。磷酸盐与钙结合成羟磷灰石，沉积于骨基质。新骨形成后，成骨细胞转变为骨细胞，埋藏于骨基质中，并伸出许多长的胞质突起，互相连接并伸展到骨表面。一旦细胞外液中 Ca^{2+} 浓度降低时，骨细胞迅速反应，发挥骨细胞性骨溶解（osteocytic osteolysis）作用。这样，骨的作用不只是支持保护躯体，还是机体内最大的 Ca^{2+} 交换场所。在正常成人骨溶解与再形成的速度是平衡的，如果骨吸收比骨形成速度快，就会发生骨萎缩、骨质疏松等，如果没有足量钙盐沉积到骨基质就会发生骨质软化。

在骨组织，PTH 既促进骨吸收，又促进骨形成。在过高浓度的 PTH 作用下，破骨细胞活性超过成骨细胞，导致骨丢失大于骨形成。而在适当浓度 PTH 作用下，成骨细胞活性可超过破骨细胞，骨形成大于骨吸收。PTH 直接作用于成骨细胞，通过成骨细胞再影响破骨细胞活性，使钙和磷释放入细胞外液。骨的升高血钙作用和肾的降尿钙作用使血清钙水平升高。骨的升高血磷作用抑制 PTH 的升血钙作用，因为两者可形成钙磷复合物；但是 PTH 增加尿磷的作用抑制了高血磷倾向。PTH 促骨转换的作用依赖于活性维生素 D，如果缺乏 1, 25-$(OH)_2D_3$，即使有大量 PTH，骨的吸收和形成能力均下降。

骨组织对 PTH 的反应速度有两种。①快速效应，注射 PTH 后，可在 2h 内测出血清 Ca^{2+} 浓度升高，其来源是骨细胞的骨盐溶解释放作用。②慢效应，继骨细胞恢复活力之后，破骨细胞功能被兴奋，细胞数增加，促进骨吸收。骨内膜及骨外膜下出现破骨细胞侵蚀骨质的现象。这些现象在持续静脉注射 PTH 30min 左右开始，12～24h 最明显。慢效应可被蛋白合成抑制药阻滞，PTH 对破骨细胞的作用是促使细胞内糖原的无氧酵解，产生大量乳酸。PTH 抑制柠檬酸的氧化及脱羧、柠檬酸聚集。乳酸及柠檬酸扩散出细胞，使其周围 PTH 降低，加上柠檬酸与骨钙螯合成可溶性的复合物，以利骨矿物质溶解释出。

PTH 的慢作用表明在以下几个方面：① PTH 刺激破骨细胞的溶酶体，释放出各种水解酶，以分解骨的有机基质，释放钙及磷酸盐。结果提高了血循环的钙、磷水平。尿羟脯氨酸排出量可以代表骨基质胶原的分解程度。②持续大量的 PTH 分泌，促使巨噬细胞转化为破骨细胞，成骨细胞也相应增多，新骨生成，骨转换加快。③超生理量的 PTH 则能抑制成骨细胞合成胶原及基质，但所形成的骨基质有缺陷，不适合矿物质的沉积矿化。成骨细胞数量随 PTH 引起破骨细胞的增多而相应增加，形成新骨的体积可超过被破骨细胞吸收的旧骨体积。④ PTH 刺激间充质细胞，新骨纤维成分增多，胶原少而且钙化不良加上破骨细胞高度活跃的骨吸收作用，形成纤维囊性骨炎的组织学改变。⑤ PTH 亦可使骨细胞及其陷窝增大，恢复其功能活跃相。通过"酶促"反应，改变细胞膜对 Ca^{2+} 的通透性，从而骨陷窝及周围间隙液中的钙被摄入骨细胞，使胞质内线粒体内贮存的钙释放入胞质，再通过骨细胞的许多突起分支，把 Ca^{2+} 送入血循环。⑥ PTH 对骨膜下的间充质细胞（未分化的间叶细胞）有促 DNA 合成作用，使之加速分裂转化为成骨细胞及成纤维细胞。此外，骨髓中的单核巨噬细胞在钙化骨组织附近发育成为破骨细胞。

5. 对肾的作用

PTH 使肾曲小管上皮细胞的 cAMP 增多，从而抑制肾小管重吸收磷，尿磷增多，血清无机磷下降。PTH 轻度抑制近曲小管对 Na^+、K^+、Ca^{2+}、HCO_3^-、Mg^{2+} 及氨基酸的重吸收。PTH 还减少肾小管对水的重吸收。超生理量的 PTH 可引起氨基酸尿症，过多丢失 HCO_3^-，导致高氯性酸中毒。少数甲状旁腺功能亢进症患者的多尿，除因高尿钙引起的渗透性利尿外，也与水的再吸收减少有关。PTH 作用于远端肾小管上皮细胞，使管腔侧的刷状缘 cAMP 升高大于基底膜侧的 cAMP 升高。这样，肾小管管腔中原尿的 Ca^{2+} 易于进入小管上皮细胞，再经基底膜侧的细胞膜进入血液。通过此机制保留一部分由肾小球滤出的 Ca^{2+}，减少尿钙丢失。原发性甲状旁腺功能亢进症时的尿钙高于正常人，是由于在高血钙情况下肾小球滤出较多钙的结果。而在甲状旁腺功能减退症者，缺乏 PTH 对肾小管重吸收钙的作用，以致患者肾小管重吸收钙的能力减低，血钙低于正常，但尿钙可高于正常。每天 7～10g 钙从肾脏滤过，80% 在近曲小管被重吸收，这部分吸收作用与 PTH 无

关而与 Na^+ 有关，另 18%～19% 在远曲小管被重吸收，PTH 可对其进行调节，通过调节 Na^+–Ca^{2+} 交换而减少尿钙排泄。但在血钙过高情况下，钙在肾脏滤过增多，最终还是导致尿钙增多。PTH 还直接抑制磷酸盐在肾小管的重吸收而加速其排泄，这种作用与 cAMP 及 cAMP 依赖的蛋白激酶系统有关。PTH 对肾的作用可归纳为：① PTH 轻度抑制近曲小管对 Ca^{2+}、Mg^{2+} 及氨基酸的重吸收，在远曲小管从肾小球滤过液中增加钙和镁的重吸收；②抑制肾小管重吸收磷和碳酸盐，而使磷和 HCO_3^- 排出增加；③激活 1α– 羟化酶，后者可促进 1, 25–（OH）$_2$$D_3$ 的生成。

6. 对肠的作用

PTH 间接促进肠道的主动钙吸收，肾脏的 1α–羟化酶被 PTH 激活后，将 25–（OH）D_3 转变为 1, 25–（OH）$_2$$D_3$。PTH 刺激肠黏膜合成钙结合蛋白，促进肠对钙、镁及无机磷的吸收。这是 PTH 刺激肾脏近曲小管细胞羟化酶活性，使低活性的 25–（OH）D_3 转化成高活性的 1, 25–（OH）$_2$$D_3$ 的结果。1, 25–（OH）$_2$$D_3$ 增加了小肠钙的吸收，对维持正常的血钙浓度具有重要作用。

7. 其他作用

PTH 对血管张力的调节是 PTH 松弛平滑肌、降低血压作用的结果。PTH 增加心率、冠状动脉血流和收缩力，但并不影响心脏的自主节律。大鼠离体心脏的研究证实 PTH 的作用有明显的量效关系。而且当心率控制后，其增加冠状动脉血流和收缩力的作用仍存在。有作者提出 PTH 可能与左心室肥大有关。

综上所述，PTH 的生理作用主要包括：①促进骨质吸收，促进骨的转换，动员骨钙入血，骨钙释出进入血循环，血钙升高。PTH 对各型骨质细胞都有影响。首先，在 PTH 的作用下破骨细胞数目增多、功能增强、骨吸收作用加速；其次，成骨细胞随之增加，骨的代谢转换和新骨生成加快。②抑制近曲肾小管对磷和 HCO_3^- 的重吸收，加快肾脏排出磷酸盐，尿磷排出增多，血磷

下降；PTH 还促进远曲肾小管钙的重吸收，使肾小管管腔中的钙浓度下降。但是，由于肾小球钙的滤过负荷高，所以 PTH 分泌过多时（一般血钙水平在 12mg/d），尿排出的钙量仍是增多的。③促进 1, 25-（OH）$_2$D$_3$ 的生成。在 PTH 的作用下，肾脏的 1α- 羟化酶活性增强，25-（OH）D$_3$ 的 α 羟化反应加速，生成的 1, 25-（OH）$_2$D$_3$ 促进肠钙磷吸收，减少尿钙排泄，进一步升高血钙。④间接促进肠吸收钙和减少尿钙排泄。⑤近年的药理研究还表明，大剂量 PTH 对血管、胃肠、子宫和输精管平滑肌均有直接松弛作用。

（二）甲状旁腺功能减退的原因

1. 抗体介导的甲状旁腺功能 / 解剖的抑制 / 破坏

由甲状旁腺的免疫紊乱引起的钙稳态异常的认识越发清晰，观察表明抗体可能是甲状旁腺疾病的原因和结果。抗体介导的甲状旁腺功能减退症的最早和更广泛的公认机制涉及以甲状旁腺和其他腺体细胞器为靶点的破坏性抗体，如自体免疫性多器官综合征 1 或 2（APS$_1$ 或 APS$_2$）所示。存在 APS$_1$ 或 APS$_2$ 相关的内分泌病的患者通常具有较高的器官特异性自身抗体的患病率，这些抗体当它们吸附在内皮细胞表面时具有自身抗原的特异性，它们也有非特异性的细胞毒性，比如线粒体特异性表位或细胞表面抗原。最近，NACHT 富含亮氨酸重复蛋白 5（NALP 5）被认为是自身免疫性甲状旁腺疾病发病机制中抗体的靶点。这与本章后面将要讨论的不含 APS 其他成分的甲状旁腺功能减退症患者中针对其他独特表位的抗体形成对比。最近的重要观察已经确定了对 CaSR 特异的非细胞毒性抗体，并对甲状旁腺发挥功能作用，而不是上述针对甲状旁腺细胞自身抗原的破坏性细胞毒性抗体。

早在 20 世纪 40 年代，自身免疫破坏性甲状旁腺疾病就被认为是脂肪浸润、淋巴细胞浸润和萎缩。第一次对累及甲状旁腺的自身抗体的描述

可以追溯到 1966 年，当时 Blizzard 利用间接免疫荧光技术，在 33% 的特发性甲状旁腺功能减退症患者、26% 的特发性 Addison 病患者、12% 的特发性甲状旁腺功能减退症患者中发现了甲状旁腺自身抗体桥本甲状腺炎，正常对照组为 6%。然而，几年后，Swana 和 Betterle 分别使用类似的方法，鉴定了甲状旁腺嗜氧细胞的抗线粒体抗体。他们认为，这些抗体可以解释 Blizzard 所见的血清阳性，但对甲状旁腺本身并不是特异性的。Brandi 在 20 世纪 80 年代末的发表两篇文章是关于进一步研究抗甲状腺抗体在 AH 发病中的潜在作用，他们首先鉴定出与牛甲状旁腺细胞反应并引起补体依赖性细胞毒性的抗体。然而，在第二项研究中，这些抗体被证明主要针对牛甲状旁腺内皮细胞，增加了一种新范式的可能性。据此认为，甲状旁腺内皮细胞的损伤是甲状旁腺损伤和破坏的基础。然而，没有与这两项研究有关的后续调查。

2. CaSR 作为自身免疫性甲状旁腺功能减退症的抗原靶点

1996 年，在克隆了 CaSR 后不久，一组 AH 患者中发现 CaSR 是一种自身抗原。那些 AH 小于 5 年的患者比那些病情大于 5 年的患者（14%）更容易携带抗 CaSR 抗体（72%），这可能是因为随着甲状旁腺的持续破坏，抗原丢失。回顾过去，近十年前进行的一项研究已经描述了识别特发性甲状腺功能减退症患者甲状旁腺 200kDa 和 130kDa 自身抗原的自身抗体，其结果分别与 CaSR 的二聚体和单聚体形式相一致。最近，Mayer 和 Gavalas 的研究也表明，孤立性甲状旁腺功能减退症患者和 APS1 患者的血清中含有抗 CaSR 胞外区的抗体，其检测似乎受到所用分析系统的影响。这些研究中用于识别抗 CaSR 抗体的各种技术方法使得直接比较结果变得困难，而且一些技术方法可能低估了抗 CaSR 抗体的流行率。然而，似乎有相当比例的 APS1 或成人发病的 IH 患者携带抗 CaSR 抗体。然而，根据对这

一点的研究，不可能确定抗体是否在疾病的发病机制中起到任何直接作用，或者仅仅是疾病过程的标志，这可能是由于甲状旁腺的破坏和自身抗原抗体的相关产生。在各种 IH 中研究抗 CaSR 抗体，已在部分研究中存在抗 CaSR 抗体。

Kifor 报道，在 AH 中出现的抗 CaSR 抗体，可以直接作用于 CaSR，进而作用于甲状旁腺。在报道中激活受体的 CaSR 特异性抗体通过激活磷脂酶 C 增加细胞内磷酸肌醇浓度，激活细胞外信号调节激酶 1 和 2，抑制 PTH 分泌，与这些抗体的能力一致，与细胞毒抗体相反，改变甲状旁腺细胞功能，同时允许细胞存活。在该报道中，研究者描述了两个特发性甲状旁腺功能减退症患者，其中 1 例是 Addison 病患者出现短暂性甲状旁腺功能减退，原因是低血钙导致正常甲状旁腺激素水平过低。几周后，血清钙和甲状旁腺素水平正常，不需要长期治疗来维持正常的血钙水平。第二个患者同时患有甲状旁腺功能减退症，导致癫痫发作，需要口服钙和维生素 D 治疗，而且很难治疗 Graves 病，最终需要甲状腺次全切除。在手术过程中，甲状旁腺的大小和组织学指标均正常，表明患者的 AH 没有破坏甲状旁腺。这两名患者均携带抗 CaSR 抗体，通过免疫印迹法检测从甲状旁腺或转染 CaSR 的 HEK 细胞中提取的 CaSR，利用患者血清进行免疫沉淀，以及利用 CaSR 胞外区的肽进行 ELISA。在第一个病例中，抗体滴度随着甲状旁腺功能减退而降低。此外，两名患者的抗 CaSR 抗体都激活了 CaSR，这是通过刺激转染 CaSR 的 HEK293 细胞中的 PLC 和 MAPK，以及抑制甲状旁腺腺瘤分散细胞释放 PTH 得到证实的。因此，在这两种情况下，甲状旁腺功能减退可能是由于抗体对甲状旁腺 CaSR 的功能性影响，而不是由于不可逆的甲状旁腺损伤。

3. CaSR 的失活抗体导致的自身免疫性甲状旁腺功能亢进或低钙 / 高钙血症

与上述活化抗体相反，CaSR 的失活抗体作用于细胞内信号通路，可产生 PTH 依赖性高钙血症和低尿钙。Kifor 和 colleagues 描述了 4 例 PTH 依赖性高钙血症患者，两个姐妹以及一对母女，其中 3 例表现为低尿钙。与其他 3 例患者相比，患者女儿有高尿钙，指出这种情况的生化表现可能与原发性甲状旁腺功能亢进相似。患者母亲有先天性口炎，而女儿和两姐妹患有桥本甲状腺炎。PTH 依赖性低钙高钙血症的遗传原因是常染色体显性遗传综合征，家族性低钙高钙血症（FHH），其由杂合子失活 CaSR 突变引起。然而，Kifor 等通过对 CaSR 基因的突变分析排除了这些患者中的 FHH，并且他们的其他自身免疫表现促使研究者寻找低钙高钙血症的自身免疫基础。事实上，所有的 4 例患者都有灭活的抗 CaSR 抗体，可以减轻高 Ca^{2+} 刺激的 PLC 和 MAPK 的激活刺激甲状旁腺激素分泌。这种情况被称为获得性或自身免疫性低钙血症（AHH）。家族性低尿钙性高钙血症（FHH）和新生儿重症甲状旁腺功能亢进（NSHPT）的病因与钙受体功能障碍有关。FHH 为常染色体显性或隐性遗传性疾病，其遗传缺陷是钙受体发生突变或缺失。由于钙受体结构与功能发生障碍，细胞外液中的 Ca^{2+} 变化不能通过钙受体调节 PTH 的合成和分泌，从而导致 PTH 对钙浓度变化失敏或无反应。这些患者常有高钙血症，伴轻度高镁血症，血 PTH 正常或轻度升高，尿钙排出量低（尿 Ca^{2+}/ 尿肌酐清除率比值 < 0.01，尿钙 < 2.5mmol/24h），C 和维生素 D_3 正常，且无临床症状。患者常伴软骨钙化和急性胰腺炎等并发症。有的病例可伴有遗传性间质性肺病，NSPT 多表现为严重性高钙血症，骨矿化不良，多发性骨折和骨畸形。由于 FH 患者的后代常有 NSHPT 表现，所以一般认为，NSHPT 是 FHH 纯合子的一种表现型。现已发现的突变类型主要为胞膜外区的错义点突变（如天门冬氨酸和谷氨酸位点）。由于分子结构变化，钙结合位点减少或亲和力下降，导致细胞外 Ca^{2+} 的"调定点"（set-point）右移，Ca^{2+}

浓度调定点升高，肾小管钙重吸收显著增加，血钙升高，尿钙减少。肾小管重吸收钙增加是 FHH 的重要特征，也是导致血钙升高和尿钙下降的重要原因，但其发病机制未明。肾小管上皮细胞膜的钙受体突变使细胞外液 Ca^{2+} 浓度上升，肾曲小管腔内钙不断被过度重吸收。由于手术不能纠正钙受体缺陷，故术后的钙重吸收增加亦无法纠正，然而也有部分病例的病情较轻，常具有自限性，呈散发性分布。此外，影响 NSHPT 表现型的因素很多，如突变基因量（mutant gene dosage）、突变的部位和严重性、宫内时期的细胞外钙浓度（如母亲为高钙血症，患儿的病情相对较轻）、骨和肾对过量 PTH 刺激的敏感性等。因此，钙受体基因突变杂合子表现型（FHH）和钙受体基因突变纯合子表现型（NSHPT）事实上同为钙受体缺陷性代谢性骨病，在这种疾病谱中，临床表现可轻可重，具有自限性、轻者无症状，而重者可出现致命性高钙血症与肾损害不等。本病主要依赖钙受体基因突变分析确立诊断。钙受体调定点试验可协助评价钙受体的功能和对细胞外液 Ca^{2+} 浓度的敏感性。本病患者的钙调定点右移，但无诊断特异性。FHH 和 NSHPT 可表现为弥漫性甲状旁腺增生或甲状旁腺腺瘤，一般不会发生癌变。如为腺瘤，瘤外的甲状旁腺组织仍增生，手术切除后病情不见缓解为本综合征的另一特点。

来自同一组的后续报道描述一例 66 岁的高钙血症女性，有多种自身免疫症状（银屑病、成人哮喘、库姆阳性溶血性贫血、类风湿关节炎、葡萄膜炎、大疱性天疱疮、硬化性胰腺炎、自身免疫性垂体炎伴甲状腺功能减退和尿崩症）。她的高钙血症（高达 13.4mg/dl）伴有完整的甲状旁腺素水平升高（75～175μg/ml）和低尿钙。原发性甲状旁腺功能亢进的诊断已经提前，但在 3 周内甲状腺旁大部切除术后，她的高钙血症复发。值得注意的是，她的高钙血症随后在糖皮质激素治疗大疱性天疱疮期间得到缓解，并且她的

完整的 PTH 水平也随之下降到正常的上限。而高钙血症时，她的血清中有抗 CaSR 抗体，但这些抗体在糖皮质激素治疗期间滴度有明显下降。迄今为止，糖皮质激素治疗仅在该 AHH 患者中进行，如果长期使用可能与长期并发症（如骨质疏松症和糖尿病）有关。与前 4 例 AHH 一样，PTH 依赖性高钙血症的持续性明确证明抗 CaSR 抗体没有破坏患者的甲状旁腺。另一项研究描述了 1 例 74 岁的男性患者，他患有 AHH，并被发现携带抗 CaSR 抗体。抗体减轻了高钙对转染 CaSR 的 HEK293 细胞 MAPK 激活的刺激作用，同时使 HEK 细胞对高钙激活的 PLC 敏感，后者的作用更符合抗体的激活作用。作者将这些发现解释为抗 CaSR 抗体稳定了受体的新构象的证据，激活了一种异源三聚体 G 蛋白 Gq，它负责激活 PLC，同时减少了受体与 Gi 的耦合，在这个实验系统中，G 蛋白负责激活 MAPK。这样的机制可能使 CaSR 和其他 GPCR 的生理激动药能够优先地与一种或另一种 G 蛋白结合，进而与信号通路结合。一个值得随访的发现是在甲状旁腺腺瘤患者中，抗甲状旁腺抗体的检出率非常低（27 例），这增加了甲状旁腺自身免疫，也许还有 CaSR，可能参与原发性甲状旁腺功能亢进的发病机制。

4. 抗 CaSR 抗体与人类白细胞抗原相关性

对散发性特发性甲状旁腺功能减退症（SIH）患者，CaSR 特异性血清阳性与主要组织相容性复合人类白细胞抗原（HLA）Ⅱ类 DR 位点的关系的观察也同样重要。HLA-DR 位点参与抗原前感觉细胞对抗原的处理，并与系统性狼疮、银屑病、类风湿关节炎等常见的自身免疫性疾病有关。CaSR 血清阳性者 *HLA-DRB1*09* 或 *DRB1*10* 阳性率较高，比值比为 5.2。与其他自身免疫性疾病一样，由 CaSR 特异性抗体引起的散发性特发性甲状旁腺功能减退症的遗传基础可能是多基因的，在该疾病的临床表现中，环境危险因素可能起着重要作用。据报道，有 1 例携带这些抗体

的患者出现了疾病的自然缓解。AH 严重程度的波动也有报道，其中抗体对急性分散的人甲状旁腺细胞分泌 PTH 的体外抑制作用的大小与甲状旁腺功能减退的临床过程暂时相关，可能代表抗体滴度的伴随波动。

最后，在 Blizzard 和 Goswami 的研究中，6% 和 13% 的健康对照组甲状旁腺和 CaSR 自身抗体阳性。这些观察结果提出了在自身免疫性甲状旁腺疾病的发展过程中，对其他病理触发 / 过程的需求的问题。

5. 甲状旁腺功能减退的其他原因

(1) 甲状旁腺发育异常：甲状旁腺功能减退可能是甲状旁腺发育不全或发育不全所致。甲状旁腺胚胎发育不全最典型的例子是 DiGeorge 和 velo 腭心面综合征，其中第 3 和第 4 咽囊发育不良常常与甲状旁腺和胸腺的生殖缺失有关。尽管这些综合征强调胸腺发育不全，但临床上极少数患者出现明显的免疫缺陷。多数 DiGeorge 综合征病例是散发性的，但有明显的常染色体显性遗传的家族性发生。X 连锁隐性甲状旁腺功能减退症在文献中也有报道，是甲状旁腺发育的一个孤立先天性缺陷的结果。女性不受影响，连锁研究已将相关基因定位到 Xq26-q27。最近发现的甲状旁腺发育异常的遗传形式已被详细地回顾。

最近，由于新的杂合子导致的常染色体显性遗传的低血容量症，神经胶质细胞缺失 B（GCMB）基因的 5 个外显子中的最后 1 个显性负突变是一个指导甲状旁腺发育的关键转录因子，已被证实对甲状旁腺发育或全功能 PTH 分子的分泌有影响。该报道追踪先前因 GCMB 基因的同型突变而导致常染色体隐性甲状旁腺功能减退的病例。然而，目前尚不清楚这些突变是否对甲状旁腺素分泌有主要影响。值得注意的是，最近的一份报道显示，GCMB 基因反式激活 CaSR 基因，因此可能在甲状旁腺 CaSR 的高水平、组织特异性表达中发挥重要作用。

(2) PTH 基因产物异常引起甲状旁腺功能减退：人类 PTH 基因包含位于 11 号染色体短臂上的 3 个外显子。由于涉及 PTH 基因突变而出现孤立性甲状旁腺功能减退的患者常伴有婴儿期癫痫和低钙血症。迄今为止报道的异常涉及前体分子的信号肽，并已在常染色体显性和隐性的孤立甲状旁腺功能减退症病例中被描述。在这些条件下确定的突变被映射到 PTH 基因的不同部分 [外显子 2（常染色体隐性）和外显子 2- 内含子 2 边界（常染色体隐性）]。信号肽的突变干扰共转运，并将支撑分子释放到粗面内质网的内腔，从而干扰成熟的、全功能的 PTH 分子的形成。

(3) 与镁稳态障碍相关的甲状旁腺功能减退：细胞外镁是 CaSR 的一种直接激动药，其效价是钙的 2～3 倍，在体外已被证明能抑制甲状旁腺细胞中 PTH 的分泌。高镁血症腹膜透析患者及在产科实践中使用高剂量镁液治疗毒血症或早产，可能反映了血清镁水平升高刺激甲状腺旁细胞表达的钙敏感受体，从而抑制了甲状旁腺激素分泌的能力。

有趣的是，我们知晓严重低镁血症患者的 PTH 分泌异常阻滞已有 30 多年，并且发生在慢性酒精中毒、烧伤、Gitelmans 综合征和其他形式的遗传性肾或肠低镁血症患者，以及使用多种药物如顺铂、质子泵抑制药，以及最近的抗 EGFR 单克隆疗法，如西妥昔单抗。在这些情况下，镁缺乏时抑制 PTH 分泌似乎是通过一种新的机制介导的，这种机制涉及与 CaSR 耦联的异三聚体 G 蛋白 Gα 亚基活性的增加。有趣的是，抑制 PTH 分泌的镁结合位点与 CaSR 的细胞外结合位点不一致，因为镁缺乏依赖性信号增强没有被钙或镁亲和力增加或减少的 CaSR 突变体改变。

(4) 甲状旁腺功能减退的医源性和浸润性原因：手术是获得性甲状腺功能减退最常见的原因，可能发生在任何深部组织颈部手术后。结果甲状旁腺功能减退可以是暂时性的或永久性的，有时可能在许多年内都不会发展。只有在妊娠、哺乳或疾病等其他因素进一步强调矿物内稳态时，一些表现为低钙血症的患者可能存在"甲状旁腺贮备减少"的慢性状态。原发性甲状旁腺功能亢进初次颈部探查后，永久性甲状旁腺功能减退是不常见的，并且在不到 1%～2% 的患者中发生。反复颈部手术或由缺乏经验的外科医生操作的患者的发病率明显增加。

与许多其他内分泌组织不同的是，甲状旁腺对许多有毒物质的损害尤其具有抵抗力。服用放射性碘治疗甲状腺疾病，很少引起永久性的症状性甲状旁腺功能减退。同样，外照射对甲状旁腺功能的影响也很小，甚至没有影响。甲状旁腺组织对大多数化疗药物或细胞毒药物具有显著的抵抗力，但引起甲状旁腺坏死的天门冬氨酸基糖酶和引起甲状旁腺分泌可逆抑制的放射性和化学保护剂碘依可酯除外。酒精是影响甲状旁腺功能的一种不寻常的药物，尽管很常见。短暂或永久性甲状旁腺功能减退与经皮注射乙醇治疗透析患者甲状旁腺功能亢进或摄入大量酒精有关，可能与酒精对甲状旁腺的直接作用或通过诱发低镁血症有关。

影响甲状旁腺的浸润过程会降低甲状旁腺分泌甲状旁腺激素的能力。特发性血色素沉着症和慢性输血治疗常与甲状旁腺铁的大量沉积有关。在 Wilson 病患者中有一个类似的病理生理过程，患者甲状旁腺铜贮存增加，并发展出症状性甲状旁腺功能减退。甲状旁腺的病理受累也可发生在转移性肿瘤、粟粒性结核、淀粉样变和肉瘤样变中，但临床上甲状旁腺功能减退很少发生在这些情况下。

(5) 常染色体显性遗传性甲状旁腺功能减退症（OMIM）：常染色体显性遗传性甲状旁腺功能减退症（ADH），在临床上类似于由激活 CaSR 自身抗体引起的自身免疫性甲状旁腺功能减退症，虽然很少见，但可能占特发性甲状旁腺功能减退症病例的相当大一部分，可能占此类病例的 1/3。患有这种遗传性甲状旁腺功能减退症的患者通常无症状，但有些患者，尤其是发热的儿童，会表现出神经肌肉的易怒、癫痫发作和基底节钙化。患者一般表现为轻度至中度低钙血症，考虑到低钙血症，血清甲状旁腺素水平过低。受影响的个体经常表现出相对或绝对的高钙尿，尽管他们的血清钙浓度较低，但尿钙排泄量分别正常或明显升高。

这种情况下，患者体内有一个激活的 CaSR 基因突变，该突变使 Ca^{2+} 调节的 PTH 分泌的设定点向左重置，并降低肾钙的再吸收。克隆 CaSR 后不久，研究者发现 ADH 与第 3q13 号染色体上的一个位点连锁，这个位点包含 *CaSR* 基因。不久之后，一个杂合子错义突变，*Q127A*，被证明是一个非亲缘家庭 ADH 的病因。自这些首次报道以来，约有 40 个突变被认为是导致 ADH 的原因。大多数是 CaSR 胞外区和跨膜区的错义突变。此外，还描述了两种缺失突变。大多数 ADH 患者是激活突变的杂合子。在一个家系中，一个纯合突变被描述，但它与更严重的苯丙氨酸变异型无关，并且尽管对于给定的基因型存在一个表型严重性谱，但在同一家系的受影响成员中出现的症状往往相似。

(6) PTH 抵抗综合征：PTH 抵抗综合征是由于外周靶细胞对 PTH 有抵抗而导致的疾病。为一种遗传性疾病，由 Albright 最早发现，又称之为假性甲状旁腺功能减退症（pseudohy-pxynrathyroidism）。由于受累的靶器官不同，临床表现多样，但共同的特征为：①有甲状旁腺功能减退的生化改变（低血钙、高血磷）；②靶组织对生物活性 PTH 无反应；③血清 PTH 水平升高。多数患者还伴有特殊的躯体畸形。

① 假性甲状旁腺功能减退 I 型：本病属家族性疾病，典型的病例有特殊体型，血液生化符合甲状旁腺功能减退，但血 PH 增高，最重要的特点为周围组织对 PTH 无反应。有学者对 22 例假性甲状旁腺功能减退 I 型 PHP 进行家族分析，认为本病是 X 染色体伴性显性遗传性疾病，女为男性病例的 2 倍。近来发现 PsHP 的基因缺陷也可

在常染色体上，属显性遗传或隐性遗传；可出现多种类型的先天性畸形及缺陷，包括躯体、感觉器官及内分泌腺缺陷，从而认为 PsHP 是显性多基因遗传性疾病或隐性遗传。外显率差别大，可无或有先天性躯干或内脏畸形，畸形的病例占患者的 23%～50%。据文献报道，18 例骨对 PTH 有反应的 PsHP，其中没有躯体畸形的 14 例。有学者将之分为 Ⅰa、Ⅰb、Ⅰc 3 种亚型，其特征应其与原发性甲状旁腺功能减退、PHP Ⅱ 型、假性甲状旁腺功能减退（PPHP）相鉴别。

假性甲状旁腺功能减退（PHP）Ⅰa 型，又称 Albright 遗传性骨营养不良症（Albright's hereditary osteodystrophy，AHO），是 PHP 中的主要类型。其发病机制是由于 PTH 的受体蛋白 [N 蛋白，刺激性 G 蛋白亚基（G）活性下降] 功能缺陷，分子缺陷为 GNAS1 突变。靶细胞膜上的受体不能与 PTH 结合，或虽结合也不能激活腺苷酸环化酶系统，结果不能生成 cAMP，以发挥其对 PTH 的生理效应；即 PIH 不能提高血钙，不增加尿羟脯氨酸排出，不引起尿磷排出，不增加肾源性 cAMP，亦不促进 1, 25-（OH）$_2$D$_3$ 之形成。给患者注射有外源活性的 PTH 后，尿 cAMP 及尿磷排出量不增加，也不能纠正低血钙和高血磷；但如果注射可自行透入细胞内的二丁酰 cAMP，则可发生正常人注射 PTH 所引起的生理效应。cAMP 是许多肽类激素的第二信使。由于 cAMP 不能形成，故某些肽类激素作用亦欠佳，其中包括 TSH（表现为甲状腺功能减退）、增糖素（常无临床表现）、GnRH（闭经）、ADH（尿浓缩功能不佳）无效。

该病的症状与体征包括：①低钙血症之症状体征，如手足抽搐、癫痫样发作、白内障、齿异常、基底节钙化。②特征性体型（AHO 体征），矮、肥胖、圆脸、掌趾骨短粗、指（趾）短宽；身材矮小在幼童时常不被觉察，到十几岁时方知比同龄少年矮小。掌（趾）骨 X 线检查见第 4 与第 5 掌（趾）骨较短是典型表现。将手握拳，观察掌关节远端。由于第 4 与第 5 掌骨较短，可见该两掌骨远端处不呈关节结节而呈凹陷。另一检查方法是将掌指关节屈曲，第 4 与第 5 掌骨远端连线延长应超过第 3 掌骨之远端，即与中指相交。如第 4 与第 5 掌骨较短则上述连线与第 3 掌骨相交，称为"掌骨征阳性"。但掌骨征阳性并非 PHP Ⅰa 所特有，亦见于 10% 正常人或具有短指、弯曲桡骨或其他骨畸形的患者。PHP Ⅰa 患者的低钙血症和高磷血症往往较特发性甲状旁腺功能减退者要轻一些。这可能是由于周围组织对 PTH 仍保留一些作用的缘故。③其他，如异位骨化和智能较差等。实验室检查该病有低钙血症、高磷血症、高 TmP/GFR 及 Ellsworth-Howaro 试验反应欠佳。

本病的诊断在 PHP1a 型患者有特殊体型（圆脸、胖、矮、短指、短趾），低钙血症、高磷血症碱性磷酸酶正常。注射外源性 PH 后肾源性 cAMP 不增多、尿排磷不增加。血甲状旁腺激素升高或正常。X 线骨骼照片见第 4 第 5 掌（趾）骨较短粗、锁骨增宽、前臂骨弯曲、外生骨疣。有发育缺陷的家族史和甲状旁腺功能减退的症状。

②假性甲状旁腺功能减退Ⅱ型：PTH 作用于肾脏细胞可形成 cAMP，但 cAMP 未能引起肾脏排磷的效应，因而有高磷血症和低钙血症。患者尿中 cAMP 常高于正常。注射外源性 PTH 后，血尿中 cMP 进一步升高，但尿磷不增多，低血钙和高血磷不能得到纠正。部分患者于注射足量钙盐使血清钙升至正常水平后，再注射外源性有活性的 PTH 时不仅尿 cAMP 升高，而且同时尿磷增多，使低血钙和高血磷得到纠正，故认为细胞质内钙离子浓度的显著增高，是造成细胞内 cAMP 发挥作用的条件。

患者无特殊体型，但有低血钙症所导致的手足抽搐和其他症状体征，故与特发性甲状旁腺功能减退很相似。患者有低钙血症、高磷血症、正常碱性磷酸酶、正常或升高的血 PTH。血 cAMP

水平是正常的。注射外源性 PH 后尿 cAMP 增加，但尿磷的增加低于正常值。若先滴注钙剂使血钙恢复正常后再注射 PTH，则尿磷排出增加。Ⅱ型 PHP 的诊断比较复杂，在该病中 cAMP 反应部分正常表现为注射 PTH 后尿 cAMP 有反应而尿磷没有反应。由于维生素 D 缺乏本身就可使外源性 PIH 引起的尿磷和尿 cAMP 反应这两种效应分离，故在诊断Ⅱ型 PHP 前，必须先排除维生素 D 缺乏。在Ⅱ型 PHP 中血 PTH 值升高，以此可将该病与甲状旁腺功能减退区分开。可是这并不能鉴别是由于 PTH 分泌异常还是由于 cAMP 产生异常所致。某些Ⅱ型 PHP 患者的表现型可能实际上就是因为分泌了异常的无生物活性 PTH 所引起的继发性甲状旁腺功能减退。一般说来，若患者有慢性低钙血症及手足抽搐，但无特异体型，应考虑特发性（或手术后）甲状旁腺功能减退、PHP Ib 型和 PHP Ⅱ型。特发性甲状旁腺功能减退和手术后甲状旁腺功能减退对外源性 PTH 注射有反应；手术后甲状旁腺功能减退有颈部手术史；PHP b 型对 PTH 注射无反应；PHP Ⅱ型在注射 PTH 后尿 cAMP 增加，但排磷不增加。本型的治疗与特发性甲状旁腺功能减退相同。慢性低钙血症之治疗是终身的。

③ 伴纤维囊性骨炎的假性甲状旁腺功能减退症：伴有纤维囊性骨炎的假性甲状旁腺功能减退症（PHP with osteitis fibrosa cystica）是 PP 中的一种特殊类型，较少见。

患者的肾脏对 PTH 无反应，排磷减少，因而有高磷血症。PTH 亦不能使肾脏产生 1,25-（OH）$_2$D$_3$，因而肠道吸收钙减少，导致低钙血症。低钙血症引起 PTH 分泌增加。PTH 对骨骼能发生作用，因此过多的 PTH 引起纤维囊性骨炎，故本病称之为假性甲状旁腺功能减退伴亢进症（pseudo hypohyperpa-rathyroidism，PHHP）。多数病例无 AHO 的特异体型。病者有低钙血症所引起的手足抽搐。骨骼可有变形，易骨折。患者有低钙血症、高磷血症、碱性磷酸酶增高、

PTH 增多，外源性 PTH 对肾脏不增加 cAMP 或磷的排出。X 线检查骨骼见纤维囊性骨炎。

临床有慢性低钙血症的症状、体征，血钙低、血磷高，但骨骼呈甲状旁腺功能亢进的表现。诊断可成立。但必须与特发性甲状旁腺功能减退和 PP 鉴别，本症有甲状旁腺功能亢进的骨骼表现；与甲状旁腺功能亢进鉴别：本组的血钙低，血磷高可以鉴别。大多数患者可用维生素 D 或其衍生物使血钙恢复正常；随之 PTH 降至正常，骨骼病变愈合。

④ 假性甲状旁腺功能减退症：假性甲状旁腺功能减退症（pseudo pseudohypopa-rathyroidism，PPHP）是一种遗传性疾病，为 X 连锁显性遗传性疾病，家族史可供参考。PHP 与 PPHP 的遗传方式尚无定论，多数学者认为是性连锁显性遗传，但亦有人认为属于常染色体显性遗传或常染色体隐性遗传。一个家族也可出现 PHP 与 PPHP，因此认为 PHP 与 PPHP 有相同的发病机制，在一个广谱的症状群中有不同的表现。Albright 于 1952 年报告第一例，故又称 Albright 遗传性骨营养不良。患者身材矮胖，圆面，短指趾畸形、皮下钙化斑与假性甲状旁腺功能减退相同。但是甲状旁腺功能检查均属正常，血尿钙磷均正常，重要的是对注射外源性 PTH 的反应与正常人反应相同。在此类患者的家族中可有相同的患者或有典型假性甲状旁腺功能减退患者；有的患者在随诊观察中或身体需要钙量增加时，血尿生化可转变，成为真正的假性甲状旁腺功能减退。因此有人认为此型是轻型的肾不反应骨反应型。近年研究表明，患者有 Gsa 活性降低，为常显性遗传。杂合子有 GNAS1 基因突变。

患者无甲状旁腺功能减退的症状与体征，实验室有关检查均属正常，但患者有假性甲状旁腺功能减退的 AHO 特殊体态。本症亦由 Albright 首先提出。当时有一患者具有 AHO 的特征，但在代谢方面无异常。典型的 AHO 体型已见前述。患者无慢性低血钙手足抽搐。本病患者最终

也可出现低钙血症及其相应的临床表现。假性甲状旁腺功能减退症临床上可以看到 3 种不同程度的表现：①甲状旁腺功能正常的 Albright 骨营养不良症；②正常血钙的假性甲状旁腺功能减退，PIH 不反应程度轻，由内源性 PIH 增加代偿的不显性假性甲状旁腺功能低下症；③假性甲状旁腺功能低下症的轻型，有低钙血症但程度轻，临床无症状，与②的不同点在于对 PTH 反应更差一些。

实验室检查可见血钙、血磷、碱性磷酸酶、PIH 均正常。注射外源性 PH 后尿排磷及 cAMP 均增高，即反应正常。

PPHP 的诊断的主要依据是：①典型的 AHO 体型、皮下钙化及短指、趾畸形，血尿钙磷正常，iPTH 不高；②家族中有假性甲状旁腺功能减退患者，一级亲属中有 PHP 或 PPHP；③注射 PTH 后尿排 cAMP 和磷增高。

本病主要应与 PHP Ⅰa 型鉴别，因两者均有 AHO 体型。但本症无慢性低钙血症手足抽搐，无激素抵抗，血钙与血磷均正常，鉴别不难。Turmer 综合征（性腺发育不良）也可以有相同的躯体先天畸形及智力减退，鉴别依靠染色体分析，假性甲状旁腺功能减退者性染色体正常。

本病不需特殊治疗，只需随访血钙变化。因无低钙血症，故无须用维生素 D 或其衍生物及钙剂治疗。

（三）甲状旁腺功能减退症诊断

甲状旁腺功能减退是低钙血症鉴别诊断的重要组成部分。其他差异包括维生素 D 缺乏或抵抗、肾功能衰竭、肿瘤溶解综合征、横纹肌溶解症、使用双膦酸盐等药物、甲状腺切除术后"饥饿骨"综合征、急性胰腺炎，以及使用钙螯合剂（如柠檬酸盐）保存血液。回顾患者的病史和家族史，包括所有药物，可能提示甲状旁腺功能减退的原因。其他自身免疫性内分泌病的存在（如肾上腺功能不全）或念珠菌病应立即考虑 APS1

型。免疫缺陷和其他先天性缺陷是指 DiGeorge 综合征。体格检查应包括对 Chvostek 和 Trousseau 的体征、颈部瘢痕、皮肤变黑、白癜风或念珠菌病等皮肤征象或肝脏疾病征象的评估，提示有浸润性疾病。甲状旁腺切除术后，低钙血症可能反映饥饿骨综合征或短暂或永久性甲状旁腺功能减退，需要仔细评估。实验室测试应包括血清总（白蛋白校正）和游离钙、白蛋白、磷、镁、肌酐、完整的甲状旁腺素和 25- 羟基维生素 D_3 的测量水平。由于甲状旁腺功能减退症患者体内 1,25- 二羟基维生素 D_3 的水平可能高、正常或低，因此测定这种维生素 D 代谢物对诊断没有显著意义。

在低镁血症的病例中，评估 24h 尿镁排泄量或镁 / 肌酐比值可能有助于确定可能与低镁血症相关的甲状旁腺功能减退的病因。

甲状旁腺素输注 / 皮下注射，以及随后的血液和尿液检测，是区分不同 PHP 变体的最容易获得的临床试验方法。

（四）甲状旁腺功能减退症的治疗

目的是纠正低血钙，减轻症状和消除手足抽搐发作，预防长期低血钙的慢性并发症。

1. 补钙

(1) 增加食物钙和维生素 D 的含量：做到每日摄入钙元素 1000～2000mg，不足数量用药物钙补足，长期坚持。部分患者单纯应用大量钙（2000～4000mg 钙元素）摄入，可获疗效。

(2) 含钙制剂的补充：碳酸钙、氯化钙、乳酸钙、葡萄糖酸钙中，分别含钙元素 40%、35%、13%、9.3%。补充 1000mg 钙元素需分别给 2.5g、3.0g、7.7g、11g。市售钙尔奇每片含钙元素 600mg。

(3) 定期监测血、尿钙水平：调整剂量，以保持血清钙 2mmo/L 左右，不发生抽搐，避免高血钙。保持尿钙浓度 30mg/d 以下，24h 低于 400mg，以免发生肾结石。重症患者如果需要静脉推注或滴注钙，可用葡萄糖酸钙或氯化钙。滴注前用 5% 葡萄糖液或 0.9% 氯化钠溶液稀释，滴注钙的速度每小时应低于钙元素 4mg/kg。葡萄糖酸钙对血管刺激性较小。

2. 维生素 D

少数患者单纯补钙即可，但绝大多数患者需要维生素 D 才能矫正低血钙。由于缺少 PTH 的作用，摄入的维生素 D_2 或 D_3 不能被活化以促进肠钙的吸收，需每日用药理剂量维生素 D 1 万～30 万 U，并且需 7～14d 才能在体内活化升高血钙。活性维生素 D 有 1,25-$(OH)_2D_3$ 和 1α-$(OH)D_3$，每日的生理剂量是 0.25μg，药理剂量 1～3g，1d 内就能得到促肠吸收钙的疗效。肝功能正常的患者可用 1α-$(OH)D_3$。

3. 降血磷

减少肠磷吸收可口服氢氧化铝胶体，但肠钙吸收也因此减少，临床已很少应用。

4. 减少尿钙排出

治疗中常见尿钙已超过正常范围，但血钙仍很低。从钙磷平衡试验得知，甲状旁腺功能减退患者尿钙清除率高出肌酐清除率很多，说明肾回吸收钙功能太弱。氢氯噻嗪有减少尿钙排出的作用，口服 25mg，每日 3 次，可以升高血钙，应注意可能引起的低血钾，及时补服氯化钾。

5. 补镁

钙和维生素 D 治疗，疗效不佳时，应测血清镁，需要时补镁。氯化镁或硫酸镁可以口服或肌内注射，每日 3 次，每次 5g。

6. 癫痫

患者的治疗长期用抗癫痫药治疗的患者，应增加维生素 D 的剂量。

7. 细胞移植

微囊包裹甲状旁腺细胞移植已在试用。外周血单核干细胞移植治疗 DGS 亦有报道。

8. 抗 CaSR 激活抗体

对 CaSR 激活抗体患者的鉴定提高了用受体的药物拮抗药治疗的可能性。对抗抗体介导的

CaSR 激活，可刺激 PTH 分泌，促进甲状旁腺和肾脏钙排泄减少，从而使血清钙恢复正常。即使在患有 AH 和甲状旁腺功能不可逆丧失的患者中，也有可能发生溶钙作用，通过对抗肾 CaSR，在任何给定的血清钙水平下增加肾小管钙的再吸收，从而在不出现高钙尿的情况下促进维持所需的血清钙水平。

（王贺元　王桂侠）

六、自身免疫性垂体炎

自身免疫性垂体炎（autoimmune hypophysitis，AH）是一种由自身免疫介导的垂体破坏而引起的垂体炎症，临床主要表现为垂体增大和垂体功能低下。淋巴细胞性垂体炎是自身免疫性垂体炎最常见的类型。近年来，临床医师更加关注自身免疫性垂体功能减退潜在机制的研究，一些特殊类型的自身免疫性垂体炎被重新定义，如 IgG_4 相关性垂体炎、免疫检查点抑制药诱导的垂体炎、抗 PIT-1 垂体炎和孤立促肾上腺皮质激素缺乏症等。自身免疫性垂体炎是一种罕见病，国外报道的发病率为 0.3%～0.8%，国内尚无相关报道。

（一）分类

1. 淋巴细胞性垂体炎（lymphocytic hypophysitis，LYH）

LYH 由 Goudie 在 1962 年首次报道，是一组以垂体及其连续组织如垂体柄、神经漏斗甚至下丘脑大量淋巴细胞和浆细胞浸润为特征的垂体炎症性疾病，该病多发生于女性，男女发病比为 1:4，女性平均发病年龄为（35±13）岁，男性为（49±16）岁，其中女性发病与妊娠关系密切，约 49% 的女性于妊娠晚期或产后 2 年内发病。目前观点认为，其是由自身免疫反应引起，但具体的机制尚不清楚。有学者认为可能的机制是胎盘和垂体共同表达某种抗原或高度同源性的抗原，妊娠时母体免疫系统攻击胎盘抗原，同时交叉损

伤垂体表达的抗原，引起垂体特异性炎症。也有学者认为，该病是由免疫系统直接攻击垂体抗原所致，但具体启动因素尚不清楚。淋巴细胞性垂体炎常与其他自身免疫性疾病相关，其中 50% 的患者合并有自身免疫性甲状腺炎。

2. IgG₄ 相关性垂体炎

IgG$_4$ 相关性垂体炎是近年来发现的自身免疫性垂体炎，是 IgG$_4$ 相关系统性疾病（IgG$_4$-RD）的一种亚型。IgG$_4$-RD 最常见的受累器官包括胰腺和唾液腺，其次可以发生于胆管、肾、肝、肺、泪腺等，累及中枢神经系统较少见。累及垂体时可表现为垂体 IgG$_4$ 阳性浆细胞及淋巴细胞弥漫性浸润为特征，伴有垂体柄增厚和血清 IgG$_4$ 水平升高，长病程者可出现垂体"星状"纤维化。既往认为 IgG$_4$-RD 罕见累及垂体，但近期研究显示其患病率可能被低估。最近文献报道显示，IgG$_4$ 相关性垂体炎占 IgG$_4$-RD 的 14%，多见于老年男性，平均发病年龄（68±8）岁，常累及垂体前叶或垂体后叶。IgG$_4$ 相关性垂体炎的发病机制尚不清楚，考虑与器官特异性抗体参与的自身免疫相关。近期亦有研究发现，遗传因素可能参与 IgG$_4$-RD 的进展，如 MHC Ⅱ 类等位基因、Fc 受体样 3（FCRL3）等。此外，研究发现，与白介素（IL）-4、IL-5、IL-13 促进 IgE 向 IgG$_4$ 转化有关。

3. 免疫检查点抑制药（ICPi）相关性垂体炎

随着免疫抗肿瘤药物的广泛应用，ICPi 通过调控免疫应答杀伤肿瘤的同时，过度活化的免疫细胞也可能导致机体产生自身免疫等临床表现，即免疫相关不良反应（immune-related adverse event，irAE），而垂体炎是与 ICPi 治疗相关的最常见的内分泌 irAE 之一。一项涉及 ICPi 治疗的 34 项研究的 Meta 分析发现，3 级以上垂体损伤占病例总数的 0.5%。与其他常见类型垂体炎不同，ICPi 相关的垂体炎在男性中更多见，常见于 60 岁以上的男性，比女性风险高 2～5 倍。回顾性研究显示因抗 CTLA-4 治疗而引起的垂体炎，男女比例接近 4：1；在应用伊匹单抗治疗黑色素瘤的系列研究中，男性垂体炎的发生率为 15%～16%，而女性为 4%～9%。不同种类 ICPi 诱发垂体炎的风险不一，抗 CTLA-4 治疗高于抗 PD-1 治疗，联合治疗风险明显高于单药治疗。ICPi 相关性垂体炎潜在的机制尚不清楚，动物实验发现在健康的小鼠垂体组织中发现存在 CTLA-4 蛋白，因此有假说认为，ICPi 通过抑制 CTLA-4 从而激活的浸润性垂体 T 细胞增殖并分泌炎性细胞因子，进一步加重了免疫反应。体外研究和小鼠模型研究表明，抗体依赖性细胞介导的细胞毒性（ADCC）和补体途径在 Ipilimumab 相关的垂体炎中都具有潜在的激活作用。

4. 与垂体自身免疫相关的特异性激素缺乏

除孤立性 ACTH 缺乏外，无遗传缺陷的孤立性垂体前叶激素缺乏症很少见。在这些情况下，有学者认为自身免疫反应参与其中。例如在 ACTH 缺乏症、GH 缺乏症和性腺激素减退症患者中，分别有 15%、20% 和 21% 的患者出现高滴度的抗垂体抗体，这种抗体分别针对促肾上腺皮质激素细胞、生长激素细胞和促性腺激素细胞。此外，成人和儿童特发性生长激素缺乏症（包括成人和儿童）中存在抗生长激素抗体的报道。然而，这些抗体的病理意义和致病作用尚不清楚。

抗 PIT-1 垂体炎（抗 PIT-1 抗体综合征）是一种新发现的垂体自身免疫性疾病，以获得性和特异性生长激素（GH）、催乳素（PRL）和促甲状腺激素（TSH）缺乏为特征。这种疾病与胸腺瘤或异位表达 PIT-1 蛋白的肿瘤有关。循环中的抗 PIT-1 抗体是一种疾病标志物，PIT-1 反应性细胞毒性 T 细胞（CTL）在疾病的发生发展中起着关键作用。因为 PIT-1 是 GH、PRL 和 TSH 生成细胞分化和维持所必需的转录因子，PIT-1 的自身免疫被认为起因果作用。越来越多的证据表明，抗 PIT-1 垂体炎是一种与重症肌无力类似的胸腺瘤相关自身免疫性疾病，是副肿瘤综合征的一种形式。

（二）临床表现

自身免疫性垂体炎的临床表现主要包括以下5个方面。

1. 占位效应

这是最常见的症状，可表现为突然发生的头痛、恶心、呕吐、嗜睡等颅高压症状；肿块向上生长侵犯视交叉可引起视力下降、颞侧偏盲，向两侧生长侵犯海绵窦可引起眼肌麻痹、眼球运动障碍及海绵窦综合征；若病变侵犯硬脑膜则会出现脑膜炎的临床表现，如头晕、呕吐、颈强直等。

2. 垂体前叶功能低下

可以表现为全垂体功能减退，也可表现为单一激素的分泌减少。最常见的是 ACTH 低下，临床表现为头晕、恶心、呕吐、低血压、阴毛腋毛脱落等不适，症状严重时可表现为急性肾上腺皮质功能不全，甚至出现肾上腺危象而引起患者死亡；其次是甲状腺轴功能减退，表现为表情淡漠、反应迟钝、心率缓慢、心音低钝、畏冷、体重减轻等；最后可出现性腺功能减退，女性表现为闭经、性欲减退、乳腺及生殖器萎缩等，男性则表现为性欲下降、勃起功能障碍（阳痿）等。催乳素缺乏较少见，主要表现为女性产后不能泌乳。生长激素缺乏较为少见。

3. 中枢性尿崩症

若病变侵及垂体后叶，免疫细胞直接破坏神经垂体及漏斗，或者神经垂体及漏斗受肿块挤压，则可出现多饮、多尿的症状，如尿比重和尿渗透压降低，血渗透压升高等中枢性尿崩症淋巴细胞性漏斗神经垂体炎的特征性症状。

4. 高催乳素血症

约 1/4 的自身免疫性垂体炎患者可出现 PRL 增高，与 PRL 抑制因子下降有关，可表现为闭经和（或）溢乳。

5. 伴发其他自身免疫性疾病

约 30% 的自身免疫性垂体炎患者会伴发其他自身免疫性疾病，最常见的是桥本甲状腺炎和 Graves 病，有学者把自身免疫性垂体炎伴发其他自身免疫性疾病的情况归类为自身免疫性多发性内分泌腺病综合征（APS）。

（三）诊断与鉴别诊断

病变组织活检并行病理学检查是确诊自身免疫性垂体炎的金标准，但由于该方法有创，且有增加垂体功能减退的风险，故临床上不做推荐。目前诊断多用排除法：①根据临床症状及影像学表现，结合内分泌实验室检查结果，建立可疑垂体炎诊断，如果同时符合流行病学特点，且抗垂体抗体或其他自身免疫性抗体阳性，则高度怀疑；②结合相关检查排除继发性垂体炎及其他垂体病变，如垂体瘤、席汉综合征、肉芽肿性垂体炎和黄瘤病性垂体炎、生殖细胞瘤和颅咽管瘤等；③可行经蝶垂体穿刺活检术或通过术后病理检查确诊。

虽然对垂体自身抗体的研究不断增加，但其诊断灵敏度和特异性很低，且不同方法产生的结果相互矛盾，因此这些免疫标志物在自身免疫性垂体炎的诊断和治疗中的价值受到质疑。部分学者认为，如果高度怀疑，可先用糖皮质激素诊断性治疗，2 周后复查垂体 MRI；如果肿大的垂体缩小、增粗的垂体柄变细或临床症状明显减轻，则支持诊断，可不进行病理活检。

2011 年 Leporati 等通过文献复习提出了 IgG₄ 相关性垂体炎的诊断标准：①垂体组织病理，单核细胞浸润，淋巴细胞和浆细胞富集，每高倍镜视野 IgG₄ 阳性浆细胞超过 10 个；②垂体 MRI，蝶鞍处肿块和（或）垂体柄增粗；③其他受累器官生物活检发现 IgG₄ 阳性浆细胞；④血清 IgG₄ 浓度 > 140mg/dl；⑤激素治疗后垂体肿块迅速缩小，症状改善。当满足标准①或②和③，或同时满足②④⑤即可诊断。

（四）治疗及预后

由于自身免疫性垂体炎少见、临床表现多样化、缺少前瞻性研究结果，且有自发性缓解的可能性，因此目前尚无公认的治疗方法。目前该病的治疗目标主要是缩小肿块减轻占位效应、激素替代治疗和纠正高催乳素血症。

1. 缩小肿块

包括免疫抑制治疗、手术和放疗。

(1) 免疫抑制治疗：是自身免疫性垂体炎的首选方法，可缓解垂体炎症，缩小肿块。常用的方法为大剂量糖皮质激素冲击治疗。对糖皮质激素抵抗或复发的患者，可加用环孢素、甲氨蝶呤或环磷酰胺等免疫抑制药，据报道利妥昔单抗和英夫利昔单抗也能成功治疗复发性自身免疫性垂体炎。

(2) 手术治疗：手术切除垂体肿块是缩小垂体肿块的最有效方式，同时可以获得病理明确诊断；但因其可造成医源性垂体功能低下，临床上需慎用。只有当患者有明显的进行性加重的视觉损害症状或其他严重颅内占位症状时，或免疫治疗无效时，方可推荐手术治疗，常用的方法为内镜下经蝶垂体切除术。

(3) 放射治疗：立体定向放射治疗和 γ 刀治疗均能成功治疗免疫治疗和手术治疗无效或反复发的患者，但还需要大样本随机对照试验评价证明其安全性和有效性。

2. 激素替代治疗

存在垂体激素分泌缺乏的患者需长期激素替代治疗，治疗过程中要定期检测激素水平，调整药物剂量；存在中枢性尿崩症的患者，可给予去氨升压素（弥凝）等进行治疗。

3. 纠正高催乳素血症

溴隐亭能改善患者的高催乳素血症，同时改善视野缺损情况，但对垂体的大小及整个病程的进展影响不大。

有文献报道，部分自身免疫性垂体炎可自发性缓解，所以对于无严重颅内占位症状和垂体激素缺乏表现的患者，或怀孕和哺乳期女性可暂不治疗，临床密切随访观察。

随着 ICPi 在肿瘤患者中的广泛应用，ICPi 相关性垂体炎在临床上并不鲜见，其最常见的症状是头痛和疲劳，常伴有多种激素缺乏；MRI 是最敏感的影像学检查方法，病理结果不易获取；诊断依赖于病史、垂体靶腺激素测定及垂体 MRI 检查；无手术指征时不建议活检。ICPi 相关性垂体炎的治疗和预后也有别于其他常见的自身免疫性垂体炎。若患者在 ICPi 治疗后怀疑可能出现急性 ACTH 缺乏，应立即采血行血浆皮质醇测定，并立即同时静脉注射氢化可的松，待临床症状和生化指标改善后可继续口服氢化可的松。TSH 和（或）促性腺激素缺乏通常在几个月内恢复，因此多不需常规补充，可随访监测，视具体情况决定是否替代治疗。考虑到肿瘤学背景，不考虑给予生长激素替代治疗。出现 ICPi 相关性垂体炎后，是否调整抗肿瘤药物，目前意见不一，多数专家认为需根据病情分级确定：对于 CTCAE 1 级或 2 级的垂体功能减退，可继续使用 ICPi 治疗，并密切监测，因为继续 ICPi 治疗的生存获益远大于垂体功能减退的弊端；对于严重的 ICPi 相关垂体炎（CTCAE 3 级或 4 级），急性期应暂停 ICPi 药物治疗，当激素替代治疗改善症状后，可在与患者充分讨论 ICPi 治疗风险与获益的情况下，由肿瘤科医生与内分泌科医生共同考虑是否继续使用 ICPi。ICPi 相关垂体炎发生垂体功能减退时各轴系的恢复情况和预后差异较大；一般来说，甲状腺激素轴和性激素轴较容易恢复，而肾上腺轴则难以恢复，ACTH 缺乏在 86%～100% 的患者存在，且多为永久性，低催乳素水平往往提示肾上腺轴功能难以恢复。此外，新的激素缺乏可能在后期会出现。因此，长期规律的内分泌随访可动态观察垂体靶腺轴变化并及时起始再次干预，有利于及时评估病情与疗效。

（五）展望

随着临床认识水平的提高，新诊断的自身免疫性垂体炎病例将不断增加，垂体炎疾病谱不断扩大，病情也越来越复杂。目前垂体炎的发病机制仍不明确，值得进一步探索；可靠的血清学指标对于诊断自身免疫性垂体炎并与鞍区其他占位性病变进行鉴别具有重要价值，抗垂体抗体仍是垂体炎研究的热点；对于垂体炎的各种治疗方案目前尚无公认的方法，还需开展多中心、大样本、随机对照临床试验来评价不同治疗、管理策略的有效性和安全性效，为制订合理、可行的自身免疫性垂体炎诊疗方案提供科学依据。

（史晓阳　袁慧娟　陈　宏）

七、乳糜泻

乳糜泻（celiac diease）是一种慢性的免疫介导的小肠疾病，发生在暴露于含麸质食物的遗传易感人群中。早在 1888 年由 SamuelGee 首次报道，直至 1953 年研究人员才明确该病与麸质有关，因此又称为麸质敏感性肠病。该病曾经被认为是欧洲血统儿童的疾病，现在被广泛认为是一种影响所有年龄段患者的全球性疾病，约占世界人口的 0.7%。该病主要影响小肠，然而临床表现非常广泛，具有肠和肠外症状，从吸收不良到通过筛查高危人群而诊断出的无症状个体。在循环腹腔自身抗体存在和（或）对无麸质饮食（GFD）明确反应的情况下进行小肠活检并证实存在小肠绒毛萎缩方可诊断。治疗是终身坚持 GFD，严格坚持 GFD 可能对患者及家属形成一定的挑战，因此在启动 GFD 之前一定要明确乳糜泻的诊断。过去的几十年中，乳糜泻的患病率增加了数倍，但大多数乳糜泻患者仍未得到诊断。

（一）流行病学

关于乳糜泻患病率的初步研究来自欧洲，研究结果认为它影响了欧洲总人口的 0.6%～1%。在接下来的几十年中，基于人群的研究证实，乳糜泻在非白种人国家中也很普遍，如美国、澳大利亚和一些拉丁美洲国家，如秘鲁、阿根廷和巴西，来自中东和东南亚的研究报告了类似的流行率。辛格等报告仅基于血清学检测发现，全球普通人群乳糜泻合并患病率为 1.4%，基于活检的乳糜泻患病率为 0.7%。乳糜泻的合并患病率在南美最低（0.4%），在欧洲和大洋洲最高（两者均为 0.8%）。研究发现，流行率因大陆而异，但在国家和地区之间也存在显著差异，欧洲乳糜泻的患病率从德国的 0.3% 到芬兰的 2.4% 不等。

乳糜泻的患病率也随年龄和性别而变化。几项基于人群的研究表明，女性中乳糜泻的患病率较高。一项 Meta 分析证实，女性的乳糜泻合并患病率比男性高 1.5 倍。这项 Meta 分析还表明，儿童（合并流行率为 0.9%）乳糜泻患病率比成人（0.5%）高 1.8 倍。

尽管有关乳糜泻患病率的流行病学数据逐年在增加，但我国目前尚缺乏相关的基于人群的流行病学研究，大多仍以病例报告的形式描述了乳糜泻这种疾病在我国人群中的表现。

（二）发病机制

1. 麸质

造成乳糜泻的主要环境因素是麸质。谷蛋白（来自拉丁语，原义为“胶水”）是指谷类——小麦、黑麦和大麦的麦醇溶蛋白。谷蛋白是乳糜泻的致病抗原，其激活肠道免疫系统，通过细胞免疫和体液免疫途径最终导致肠黏膜甚至全身多系统损害。麸质（面筋）因其弹性而在面包制作中受到青睐，但是它富含谷氨酰胺和脯氨酸，被胃、胰腺和小肠刷状缘蛋白酶不完全消化，留下了长达 33 个氨基酸的长肽。这些肽通过跨细胞途径进入小肠固有层，经过副细胞途径，在受其影响的个体中发生适应性免疫反应，这一反应取决于乳糜泻的主要自身抗原，即组织谷氨酰胺转移酶（TTG）对麦醇溶蛋白分子的脱酰胺作用。脱酰胺作用增加了麦醇溶蛋白的免疫原性，促进结合抗原呈递细胞上的 HLA-DQ2 或 HLA-DQ8 分子，然后将 8 个麦醇溶蛋白肽呈递给予麦醇溶蛋白反应的 $CD4^+$ T 细胞。在此过程中，通过目前尚不清楚的机制制备了针对 TTG、麦醇溶蛋白和肌动蛋白的抗体。这些抗体可能会导致乳糜泻的肠外表现，例如疱疹样皮炎和麸质共济失调。伴随这种适应性免疫反应的是上皮区室中的先天免疫反应，在病理上通过明显的上皮内淋巴细胞增多表现出来。在乳糜泻的发病过程中，上皮内淋巴细胞表达天然杀伤性 T 淋巴细胞受体 NKG2D 和 CD9/ NKG2A，它们识别应激诱导的基因 MICA 和 MICB 的产物（细胞表面糖蛋白）以及在表面表达的 HLA-E 蛋白上皮细胞。白细胞介素 -15 在上调细胞毒性上皮细胞上的这些自然杀伤受体中起着重要作用。

患有乳糜泻的人会对小麦中的某些非麸质蛋白产生强烈的免疫反应，这些非麸质蛋白在乳糜泻发病机制中的重要性目前尚不清楚。

2. 遗传因素

基于家族性疾病的发生和高度一致性，遗传因素对乳糜泻发展的重要性显而易见。几乎 100% 的乳糜泻患者拥有 HLA Ⅱ 类基因 HLA-DQA1 和 HLA-DQB1 的特定变体，它们共同编码与乳糜泻相关的异二聚体蛋白的两条链（α 和 β），在抗原呈递细胞表面表达 DQ2 和 DQ8。乳糜泻患者中有 90% 以上是 DQ2 阳性，其余大多数是 DQ8 阳性。一些乳糜泻患者没有组成单倍型 HLA-DQ2 的全部等位基因，因此 DQ2 阴性被认为是 DQ2 阳性的 50%。这一发现表明，对于临床医师而言，患者是否为 HLA-DQ2 阳性或 HLA-DQ8 阳性的报告不仅应包括单倍型，还应包括等位基因成分。

3. 环境因素

必需的 HLA 基因和麸质摄入很常见，然而乳糜泻仅发生在约 1% 的人口中，这表明除麸质外其他环境因素也很重要。

(1) 母乳喂养和婴儿喂养方法：目前的研究结果尚未显示出母乳喂养对乳糜泻风险的影响。麸质（面筋）引入的观察性和前瞻性研究，在因家族病史和兼容的 HLA 单倍型而处于高乳糜泻风险的儿童中，未显示面筋引入的时间对乳糜泻的风险有显著影响。尽管测试各种面筋引入时间策略的研究结果均为阴性，但大量面筋仍然是拟议的危险因素。欧洲儿科胃肠病学、肝病学和营养学会发布了有关面筋引入的修改指南，这些指南建议在 4～12 个月的月龄之间引入面筋，并且在面筋引入后的最初几周内应避免食用大量的面筋。Meta 分析显示，面筋的引入较晚（> 6 个月）增加了患乳糜泻的风险。

(2) 其他风险因素：尽管选择性剖腹产的研究显示出矛盾的结果，但出生季节和选择性剖腹产是乳糜泻发展的危险因素。据报道，胃肠道感染、儿童轮状病毒和成人弯曲杆菌感染是该病的危险因素。抗生素和质子泵抑制药的使用与以后发生乳糜泻的风险增加相关。幽门螺杆菌定植可降低乳糜泻的风险。感染非病源性呼肠孤病毒可能会引发乳糜泻。

4. 微生物组的作用

基因、饮食和微生物组之间的复杂相互作用，可能对乳糜泻的发展以及潜在的预防或治疗措施产生至关重要的作用。对表达 HLA-DQ8 的小鼠进行的一项研究显示，在特定的微生物环境下，肠道菌群可以增强或减轻面筋诱导的免疫病理。横断面研究表明，乳糜泻患者的肠道微生物组发生了变化，这些变化在引入无麸质饮食后并未完全恢复正常。有研究发现，未经治疗的乳糜泻患者的双歧杆菌的粪便浓度明显高于健康成人。患有乳糜泻的儿童在诊断时，十二指肠革兰阴性菌和潜在的促炎细菌的发生率高于对照组儿童。年龄和无麸质饮食会影响乳糜泻患者的十二指肠微生物组，但无麸质饮食也会改变健康个体的微生物组。2015 年的一项研究显示，阴道分娩、母乳喂养的患乳糜泻风险的婴儿的粪便细菌会发生特定变化，并与 HLA-DQ2 存在相关，表明 HLA 类型选择了特定的肠道微生物组特征。

（三）临床表现

乳糜泻曾经被认为是儿童疾病，但现在已经认识到它可以在任何年龄出现，包括成年人和老年人。尽管吸收不良的症状，如脂肪泻和体重减轻被认为是典型的表现，但世界各地的一些研究表明大多数患者更多地表现出非典型症状。而且随着近些年来人们对乳糜泻认识的不断提高，血清学检测以及诊断方法的简化，乳糜泻也在具有很少症状或无症状的高风险人群中得到了诊断。

1. 胃肠道表现

经典或典型乳糜泻被定义为由含麸质食物引起的肠病，表现为吸收不良的相关症状。典型症状包括慢性腹泻、脂肪泻、腹胀、腹痛以及体重增加或体重减轻。如果延迟诊断，儿童会出现严重的营养不良和吸收不良，如贫血、骨质减少 / 骨质疏松或周围神经病。病情严重的婴儿也可能出现"腹腔危机"或"麦醇溶蛋白休克"，这是一种罕见的危及生命的疾病，其特征是严重的暴发性的腹泻、腹胀、低血压、低蛋白血症和严重的代谢紊乱。除上述经典症状外，患有乳糜泻的儿童也可出现便秘。患有乳糜泻的成人通常表现为肠易激综合征（IBS）。

2. 肠外表现

高达 50% 新诊断的乳糜泻患者最初出现肠外症状，并且诊断为非典型乳糜泻的患者变得越来越普遍，非典型乳糜泻是指由活检证实的含麸质食物性肠病，但没有典型乳糜泻的表现。临床医师通常会忽略乳糜泻的几种重要的肠道外表现。

(1) 贫血：欧洲和北美国家的乳糜泻患者中有 12%～69% 患有贫血。最常见的是缺铁性贫血，但由于维生素 B_{12} 和叶酸缺乏引起的大细胞性贫血也可能发生。在印度进行的一项研究中发现，发病年龄越轻、贫血持续时间更长和腹泻都

是贫血患者是否患有乳糜泻的独立预测因子。研究表明，患有贫血的乳糜泻比没有贫血的乳糜泻患者更为严重，因此有必要在疾病的早期阶段明确诊断。

(2) 肝病：乳糜泻中的肝病范围从肝酶轻度升高到肝硬化不等。据报道，患有乳糜泻的患者中 24%～54% 的患者血清转氨酶升高，而病因不明的肝功能检查异常的成年人中有 6%～9% 可能患有乳糜泻。乳糜泻亦可以与多种自身免疫性肝病共存，例如自身免疫性肝炎、原发性胆汁性肝硬化和原发性硬化性胆管炎。目前研究证明，在肝硬化患者中乳糜泻的发病率至少是普通人群的 2 倍，并且肝硬化是一小部分乳糜泻患者的表现。

(3) 骨代谢疾病：成人乳糜泻诊断时骨质疏松患病率在 38%～72%。同样，在一项前瞻性研究中，在诊断时发现多达 30% 的乳糜泻儿童和青少年骨矿物质密度（BMD）低于正常人群的 2.5%。相反，研究表明，低 BMD 患者乳糜泻的发生率高达 3.4%。一项系统评价汇总了 20 995 名乳糜泻患者发现，乳糜泻患者的骨折风险增加 43%。

(4) 内分泌表现：乳糜泻已被越来越多的认为是儿童身材矮小的常见原因之一。身材矮小儿童的患病率在 4%～15%，在特发性身材矮小的儿童中其患病率更高（21.0%～48.7%）。身材矮小的乳糜泻儿童的生长速度通常在采用 GFD 后提高。

其他内分泌疾病，如 1 型糖尿病（T_1DM）和自身免疫性甲状腺疾病（ATD），其乳糜泻患病率也有所增加。Meta 分析显示，经活检证实的乳糜泻合并患病率在 T_1DM 中为 6%，在 ATD 中为 1.6%。症状性低血糖发作的增加与乳糜泻之间也可能存在关联，这可能是由于乳糜泻患者糖类吸收受到干扰所致。

(5) 妇科表现：不孕症是乳糜泻最常见的妇科表现之一，且不孕女性罹患乳糜泻的风险是普通人群的 3.5 倍。多项研究还表明，孕妇乳糜泻与不良妊娠之间存在关联，如反复流产、子宫内

发育迟缓、低出生体重（早产和小胎龄）和早产。

（6）皮肤病学表现：疱疹性皮疹（DH）是一种起泡的、剧烈瘙痒性皮疹，以肘、前臂、膝盖、臀部、背部和头皮为好发，可能是与面筋有关疾病的唯一表现。多数 DH 患者在十二指肠活检中伴有绒毛萎缩。与乳糜泻相似，GFD 是 DH 的一线疗法。与乳糜泻相关的其他皮肤黏膜表现包括牛皮癣、荨麻疹、斑秃、复发性唇疱疹、舌炎和角唇炎。

（7）神经系统表现：乳糜泻的神经学表现包括周围神经病，小脑性共济失调和麸质（面筋）脑病。面筋共济失调定义为存在其他原发性散发性共济失调，伴有对 GFD 敏感的十二指肠活检有或无肠病的阳性抗麦醇溶蛋白抗体（AGA）（IgG 或 IgA，或两者兼有）。麸质脑病定义为与麸质有关的疾病，表现为头痛和 MRI 脑白质改变。

（四）诊断

乳糜泻的诊断标准已经从对 3 份连续的小肠活检的要求，发展到了积极的乳糜泻血清学检测和小肠活检存在肠病的组合。血清学、组织学和 HLA 基因分型的作用如下。

1. 血清学在乳糜泻中的作用

乳糜泻有两种主要的血清学标志物：①靶向自身抗原的自身抗体，包括抗内膜肌抗体（endomysium antibodies，EMA）和抗组织转谷氨酰胺酶抗体（anti tissue transglutaminase antibodies，anti-tTG）；②抗麦醇溶蛋白抗体，包括抗麸质蛋白抗体（anti gliadin antibodies，AGA）和酰胺化的麦醇溶蛋白肽（anti-deamidatedgliadin peptide antibodie，anti-DGP）。除了 AGA，这些抗体的敏感性和特异性都很高。EMA 是乳糜泻患者在胃肠道平滑肌内膜产生的特异性抗体。研究证实，这些抗体多由 IgA 组成，其敏感度及特异性均高于 AGA，故目前广泛应用，EMA 的结果目前更被用来作为检测其他抗体特异性的参考标准。TTG 在体内具有多种作用，其可与麸

质蛋白结合，参与诱导肠黏膜表面 T 淋巴细胞活化，乳糜泻患者体内多有其特异性抗体。EMA 及 TTG 是目前公认的敏感性及特异性均较高的检查方法。DGP 对于乳糜泻的检测同样具有较高的特异性为 90%～98%，但敏感性在部分研究中相对偏低。对于上述抗体阴性但高度怀疑乳糜泻的患者可行 DGP。鉴于乳糜泻患者中 IgA 缺乏症的患病率增加，建议除了标准的基于 IgA 的检测（EMA 或抗 tTG-ab）之外，还应检查总 IgA 的水平或使用基于 IgG 的检测，如 IgG 抗 anti-DGP。

尽管抗 anti-tTG 的滴度与乳糜泻症状的存在或严重程度无关，但一些研究表明，它与绒毛萎缩程度相关。因此，欧洲儿科胃肠病学、肝病学和营养学会（ESPGHAN）建议，在一小部分高滴度 anti-tTG [＞正常上限（ULN）10 倍以上] 的患者，无须进行十二指肠活检就可以诊断 CD。一项涉及 21 个国家 / 地区的 33 个儿科肠胃病学的研究表明，如果在第二次血液样本中抗 anti-tTG 水平＞ 10 ULN 且 EMA 阳性的有症状患者中符合上述标准，则可以诊断为 CD，而无须活检，也无须 HLA 分析。

2. 活检在乳糜泻中的作用

在大多数情况下，内镜和小肠活检仍是确诊 CD 的关键组成部分。过去仅有典型小肠绒毛改变的患者才被诊断为 CD，近年人们对 CD 组织病理学变化的认识有所改变。Mulder 等研究认为，CD 小肠绒毛的改变是一个进行性的过程并可表现为多种形式，并建立了相关的分级标准，目前多应用 Marsh Oberhuber 分级（表 8-8）。

CD 的黏膜变化可能是片状的，在某些情况下可能仅出现在十二指肠球中。建议从十二指肠球进行 1 次或 2 次活检，并从十二指肠的第二部分和（或）第三部分至少进行 4 次活检。由于 CD 中观察到的组织学变化是非特异性的，因此若受试者特异性血清学检测阳性以及病理活检分级在 2 或 2 以上以及对 GFD 有明确反应时方可诊断。在低度肠病（分级 0～1）的情况下，只有

表 8-8 **Marsh-Oberhuber 分级**

分　级	病理表现
Ⅰ：浸润性病变	肠黏膜结构正常仅表现为上皮内淋巴细胞浸润
Ⅱ：增生性病变	除淋巴细胞浸润外出现隐窝延长加深，但小肠绒毛正常
Ⅲ：破坏性病变	除上述病变外，逐渐出现小肠绒毛萎缩变平，根据绒毛变平程度又细分为 3a、3b 及 3c：轻微、明确、完全绒毛萎缩
Ⅳ：发育不良性病变	小肠绒毛完全萎缩，但不伴有隐窝异常及淋巴细胞浸润

10% 的受试者患有 CD。分级 1 病灶的非肠腔原因包括炎症性肠病，非甾体抗炎药的使用，小肠细菌过度生长（SIBO）和自身免疫性疾病。低度肠病（Marsh 0~1）的症状性血清反应阳性患者可从 GFD 中受益，但目前的数据不支持对其血清阳性和低度肠病的无症状患者开具 GFD。

3. HLA 基因分型在乳糜泻中的作用

HLA-DQ2/DQ8 基因分型在排除某些临床 CD 的可能性方面最有帮助。包括组织学提示 CD，但血清学阴性的患者及 GFD 诊断不明确的患者，或者在采用 GFD 之前未接受 CD 检测的患者。虽然 CD 最重要的遗传风险因素是 HLA-DQ 异二聚体的存在，但 HLA-DQ2 存在于 25%~30% 的白种人中。但若 2 种单倍型均为阴性，那么基本可以排除 CD（NPV > 99%）。使用 HLA-DQ2/DQ8 测试筛查高危人群具有一定的临床实用性，尤其是唐氏综合征，以及其他高危人群（例如 T_1DM、自身免疫性甲状腺疾病、Turner 综合征、Williams 综合征、选择性 IgA 缺陷等患者及 CD 的一级亲属）。以上高危人群只有在 HLA-DQ2 和（或）DQ8 呈阳性时才需要进行血清学检测和活检。

（五）诊断标准

对于临床表现疑似 CD 患儿，首先进行 TTG 等相关血清学检测（IgA 缺乏者行 IgG 或 IgM 检测），阳性者可行十二指肠黏膜活检，合并有小肠黏膜损伤（Marsh Ⅰ~Ⅲ级）的患儿可诊断 CD，建议去麸质饮食（gluten free diet，GFD）。对于血清学阳性而无黏膜改变的患儿则可复查病理或行其他血清学和基因学检测以明确诊断。对于无症状高危儿童可行基因学检测，若阴性则 CD 发生可能性极低，若阳性需完善血清学检测（> 2 岁后）以明确诊断。2012 年的最新指南提出，若患儿满足以下 4 项则可考虑诊断为 CD，无须小肠病理活检：①具有慢性腹泻、生长发育迟缓肠道内外症状、体征提示 CD；② anti-TTG 血清学检测（IgA 缺乏者行 IgG 或 IgM 检测）超过正常值上限 10 倍；③ EMA 血清学阳性；④ HLA-DQ2 或 DQ8 基因阳性。但目前对于儿童确诊是否需行小肠活检仍存在争议，在 2013 年 ACG 的最新指南中建议病理活检为明确诊断条件，并指出针对 2 岁以下儿童 DGP 与 TTG 结果结合更具有参考意义（图 8-3）。

（六）治疗

目前，唯一有效的乳糜泻治疗方法是严格遵守终身坚持 GFD 的原则。GFD 的早期采用可以减轻或消除症状，并阻止许多乳糜泻相关并发症的进展。有症状的患者坚持使用 GFD 时，通常可以缓解症状，使代谢和营养紊乱恢复正常并减轻体重。GFD 可改善乳糜泻的大多数肠外表现，包括低 BMD、身材矮小、不育、贫血和 DH。但如果乳糜泻诊断较晚，则 GFD 可能无法完全逆转某些与乳糜泻相关的并发症，例如肝硬化和身材矮小。此外，GFD 还可以改善身心健康，提高患者的总体生存质量。尽管乳糜泻与成人死亡率增加和恶性肿瘤相关的死亡增加有关，但目前的研究表明与未治疗的乳糜泻患者相比，GFD 治疗可降低整体死亡率。

GFD 要求严格避免小麦、黑麦和大麦及与每种谷物相关的载体蛋白。尽管大多数患有乳糜泻

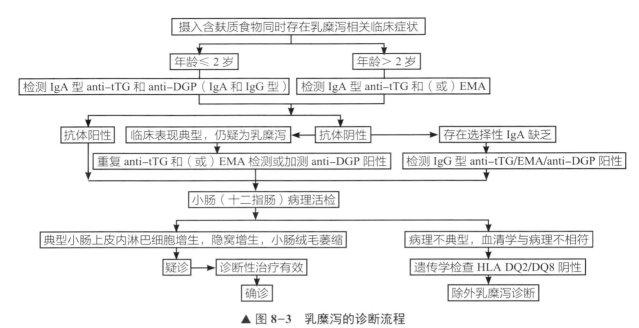

▲ 图 8-3 乳糜泻的诊断流程

anti-tTG. 抗组织转谷氨酰胺酶抗体；anti-DGP. 抗脱酰氨基麸质蛋白肽；EMA. 抗肌内膜抗体；HLA. 人类白细胞抗原

的患者对认证的无麸质燕麦有很好的耐受性，但燕麦在收获和碾磨过程中通常会被麸质污染。也有证据表明，一小部分乳糜泻患者不能耐受纯燕麦，并且可能对燕麦蛋白产生免疫原性反应。由于无麸质食品的污染，以及出于实际目的意外或有意暴露于麸质，GFD 通常不是完全不含麸质的食品。麸质暴露无害的确切水平尚有争议，但研究表明，每天摄入 < 10mg 对大多数患者不会造成损害。当前的国际食品法典对无麸质食品的定义是，其含量 < 20ppm 麸质（面筋）。注册营养师接受过专业的培训，他们可以教育患者如何维持严格的 GFD，其中包含健康而多样的面筋替代品。严格遵守 GFD 会带来许多实际、心理和财务方面的挑战。尽管总体健康状况良好，但乳糜泻患者报告的治疗负担与晚期肾病患者相当。遵守 GFD 可能会带来负面的社会后果，如避免麸质需时刻保持警惕以及防止意外接触麸质所造成的心理负担对 CD 患者都可能会带来更多问题。除了心理影响外，GFD 也是一种财务负担，因为大多数无麸质产品的价格比含麸质产品的价格要高出 2～3 倍。

由于 GFD 食物昂贵，且并非所有国家均已提供 GFD 食物，或商品食物中添加成分可能还含有麸质物质，导致 CD 患者饮食控制困难等问题，一些学者希望通过抑制免疫反应来控制 CD 的病程。如 Silano 等从硬质小麦中提炼出一种可溶于乙醇的肽，其可以作为麸质蛋白的拮抗药，抑制 CD 的免疫反应。目前只有 2 种药物进入 II 期临床试验阶段：一种为 ALV003（一种口服重组特异性麸质蛋白酶），其可减少由麸质导致的肠黏膜损伤；另一种为 Larazotide（一种口服肽类），其调节肠上皮紧密连接，减轻患者的症状同时研究显示 CD 患者体内微量营养素、维生素（铁、叶酸、维生素 D、维生素 B_{12} 等）多不足，故对于新诊断的 CD 患者均建议其及早完善维生素及微量元素检测并及时补充，有利于预防并发症的发生。

（七）监测指标

应定期监测乳糜泻患者的残留症状或新发症状以及对 GFD 的依从性。还应监测最初实验室检查时的一些异常指标，尤其是维生素 B_{12}、铁、叶酸和维生素 D。对 GFD 的依从性监测应通过医学访谈和血清学评估来进行。在开始使用 GFD 的一年内，应严格遵守 GFD，因此抗体滴度下降和（或）血清学指标持续阳性都强烈提示麸质污染。在最近对 CD 患者进行的 Meta 分析中显示，在 GFD 基础上进行的后续活检中，腹腔血清学检测对持续性绒毛萎缩的检测灵敏度较低（＜ 50%）。如果怀疑不遵守 GFD，与受过训练的营养师协商仍然是黄金标准。尽管饮食中避免麸质 6～12 个月，但乳糜泻的症状 / 体征或实验室异常的持续存在被定义为无反应性乳糜泻（NRCD）。造成 NRCD 的原因众多，包括不经意地摄入麸质（最常见的原因），其他食物不耐受（包括乳糖和果糖不耐受），以及 SIBO、微观结肠炎、胰腺不耐受、IBS 和难治性乳糜泻。因此，有必要进行详细评估以确定和治疗 NRCD 的具体病因。

（八）小结

乳糜泻是一种全球流行病，在过去的几十年中一直在增加。它的临床表现从胃肠道症状到非胃肠道症状或极少症状不等，目前仍有较多乳糜泻患者未得到诊断。因此有必要提高公众和卫生保健专业人员，对该病的普遍性和各种表现形式的认识。

（任 蕾 秦贵军）

八、自身免疫中枢性尿崩

中枢性尿崩（central diabetes insipidus，CDI）是最常见的尿崩症类型，患病率在 1/2.5 万左右。CDI 病因为下丘脑 - 神经垂体系统对渗透压刺激的反应时，精氨酸升压素（arginine vasopressin，AVP）分泌不足或合成不足所致，患者以多饮、多尿、持续性低比重尿为主要临床表现，需终身 AVP 替代治疗。

CDI 通常分为先天性 CDI 和获得性 CDI，先天性 CDI 少见，常以遗传形式表现，由 AVP 基因 [位于 20 号染色体的短臂（20p13）] 突变引起；获得性 CDI 较常见，是由神经垂体的损害（特别是产生 AVP 的大细胞神经元损伤）所引起，部分是由自身免疫性因素所致，也称为自身免疫中枢性尿崩（autoimmune central diabetes insipidus，ACDI），患病率为 1/900 万左右，自身免疫中枢性尿崩有自身免疫性内分泌病的特性，而自身免疫性内分泌病具有独特的临床表现，可以为激素缺乏或激素超量的症状。根据 Witebsky 定义的疾病的标准，自身免疫性疾病常有以下表现：①出现循环自身抗体和（或）细胞免疫介导的事件；②出现靶器官淋巴细胞浸润；③自身抗原的识别与特征；④对动物模型中注射该病的自身抗原出现血清或淋巴细胞的被动转移。在自身免疫性内分泌疾病中可以检测到器官特异性抗体和非特异性抗体，如导致 AVP 神经元自身免疫破坏的淋巴细胞漏斗垂体炎（lymphocytic infundibuloneurohypophysitis，LIN）具有典型的自身免疫性疾病特点，其发生通常是不可预测的，但是已经确定了一些危险因素，包括与自身免疫性疾病激活相关的状态，如产后时期、自身免疫性疾病个人或家族史、前叶垂体炎、鞍旁结构的慢性炎症 [如肥厚性脑膜炎（hypertrophicpachymeningitis）和 Tolosa-Hunt 综合征]，IgG_4 相关的系统性疾病（如自身免疫性胰腺炎和淋巴增殖），存在抗 rabphilin 3A 抗体等。

自身免疫中枢性尿崩可以检测到特异性抗精氨酸升压素细胞抗体（antibodies to arginine-vasopressin-secreting cell，AVPcAb），此外，还可以查到其他非特异性抗体，如类固醇激素分泌细胞抗体（steroid-secreting cell antibodies，StCA）、17- 羟化酶抗体（17-hydroxylase antibodies，17-OHAb）、21- 羟化酶抗体（21-hydroxylase antibodies，21-OHAb）、肾上腺皮质抗体（adrenocortical antibodies，ACA）、抗脑垂体抗体（antipituitary antibodies，APA）、胰岛细胞抗体（islet ant-ibodies，ICA）、谷氨酸脱羧酶抗体（glutamic acid decarboxylase antibodies，GADAb）、甲状腺过氧化物酶抗体（thyroperoxidase antibodies，TPOAb）、甲状腺球蛋白抗体（thyroglobulin antibodies，TgAb）、促甲状腺激素受体抗体（TSH receptor antibodies，TRAb）、顶骨细胞抗体（parietal cell antibodies，PCA）、组织型转谷氨酰胺酶抗体（tissue transgl-utaminase antibodies，TTGA）和肌内膜抗体（endomysial antibodies，EMA）。因此，自身免疫中枢性尿崩容易合并其他自身免疫性疾病，如桥本甲状腺炎、毒性弥漫性甲状腺肿、Addison病、1型糖尿病、卵巢功能早衰、自身免疫性垂体炎、恶性贫血、皮肌炎和系统性红斑狼疮等疾病，此外，在以上自身免疫性疾病患者体内可检测到AVPcAb的存在。因此，自身免疫中枢性尿崩可以单独存在，也可与自身免疫性多内分泌腺病综合征Ⅱ型、Ⅲ型和Ⅳ型合并存在，有其自身的特点（表8-9）。

自身免疫中枢性尿崩患者体内可检测到特异性的AVPcAb，根据AVPcAb的检测滴度、AVP检测和垂体MRI表现可分为3个阶段（表8-10）。治疗上还是以AVP替代治疗为主，如合并其他自身免疫性疾病时可酌情给予糖皮质激素治疗和对因治疗。

表8-9 自身免疫中枢性尿崩的特点

- 体内可检测到AVPcAb
- 淋巴细胞漏斗垂体炎的存在
- 垂体MRI显示可逆性垂体柄增厚
- 合并其他自身免疫性疾病
- 能检测到其他器官特异性自身抗体
- 其他自身免疫性疾病和（或）某些器官特异性自身抗体的一级亲属

表8-10 自身免疫中枢性尿崩的临床3个阶段

阶 段	临床特点
早期	AVPcAb+，AVP正常，垂体后叶高信号存在和垂体柄正常
亚临床	AVPcAb+，AVP减少，垂体后叶高信号存在和垂体柄正常
临床	AVPcAb++，AVP明显减少，垂体后叶高信号消失和垂体柄增厚

（牛 奔 苏 恒）

九、自身免疫早发性卵巢功能不全

按照2017年发表的《早发性卵巢功能不全的临床诊疗中国专家共识》，早发性卵巢功能不全（premature ovarian insufficiency，POI）是指女性在40岁以前出现卵巢功能减退，主要表现为月经异常（闭经、月经稀发或频发），促性腺激素水平升高[卵泡刺激素，follicle-stimulating hormone（FSH）> 25U/L]，雌激素水平波动性下降。虽然一些文章中提及，POI也称为卵巢早衰（premature ovarian failure，POF），但是按照《早发性卵巢功能不全的临床诊疗中国专家共识》，POF是指：女性40岁以前出现闭经、促性腺激素水平升高（FSH > 40 U/L）和雌激素水平降低，并伴有不同程度的围绝经期症状，即POF是POI的终末阶段。目前认为POI的常见病因包括遗传因素、医源性因素、免疫因素、环境因素等。其中，有5%～30%的卵巢功能不全的女性存在自身免疫因素。本章主要介绍自身免疫性POI。

（一）流行病学特征

有报道，5%的POI患者有自身免疫性卵巢炎，10%～30%的POI伴有其他自身免疫性疾病，如Addison病、桥本甲状腺炎、系统性红斑狼疮（systemic lupus erythematosus，SLE）、类风湿关节炎、特发性血小板减少性紫癜等。其中自身免疫性甲状腺疾病、Addison病与POI的关系最为密切。

（二）发病机制

在自身免疫性 POI 中，自身免疫因素究竟是病因还是结果目前尚无定论。已报道的与该病相关的自身免疫功能紊乱包括体液免疫和细胞免疫，体现在相关自身抗体、T 细胞、B 细胞等免疫细胞、细胞因子、卵巢的组织学表现等多个方面。临床工作中，可以观察到自发性 POI 患者出现一过性雌激素减少；抗米勒管激素（anti-mullerian hormone，AMH）和抑制素（常用于评价卵泡贮备的卵巢肽）升高；卵巢周期自发性恢复的概率高；在激素替代治疗（hormone replacement therapy，HRT）或未治疗的情况下自发妊娠，上述现象均提示自身免疫攻击至少部分可逆。

1. 诱发因素

诱发卵巢自身免疫的机制尚不清楚。目前有以下几种推测：①结构上与某种卵巢组织成分相似的病毒或其他物质，可能通过分子模拟活化淋巴细胞或产生抗体，与卵巢组织相互作用；②病毒或其他药物可能破坏了卵巢组织，使其产生了抗原性；③在免疫调节缺陷的基础上，机体丧失了针对某些卵巢成分的特异性免疫耐受，最终引起卵巢的自身免疫；④一些患者可能存在 AIRE 突变（详见 APS 部分）。总之，同大多自身免疫性疾病一样，在遗传背景或环境因素下，最终诱发了卵巢的自身免疫。

2. 体液免疫——自身抗体

POI 患者绝大部分携带一种以上的自身抗体，自身抗体与 POI 的发生、发展密切相关。已报道的与自身免疫性 POI 相关的自身抗体包括：类固醇细胞抗体（steroid cell antibodies，StCA）、肾上腺皮质抗体（adrenal cortex antibody，ACA）、抗卵巢抗体（antiovarian antibody，AOA）、抗颗粒细胞膜抗体、抗卵细胞胞质抗体和抗透明带（ZP）抗体等。其中 StCA 和 ACA 与 POI 的相关性最受关注。

（1）StCA 和 AAA：1960—1970 年间，由于发现患有原发性肾上腺功能不全（Addison 病）或自身免疫性甲状腺疾病等其他自身免疫性疾病患者性腺衰竭的发生风险增加，研究者开始重视 POI 潜在的自身免疫性病因。在 Addison 病患者的血清中可以检测到两种肾上腺抗体：一种仅与肾上腺皮质的 3 层结构反应，称为 ACA；另一种为 StCA。StCA 是 IgG 型抗体，其靶抗原可在卵巢、睾丸、肾上腺、胎盘等组织中检测到，主要是类固醇生成酶，包括 21- 羟化酶（21-OH）、17α- 羟化酶（17α-OH）和细胞色素 P_{450} 侧链裂解酶（$P_{450}SCC$），其可与卵巢门细胞、发育中的卵泡细胞（如卵泡膜细胞和颗粒细胞）及黄体细胞结合。研究发现，StCA 可能通过补体依赖的细胞毒作用杀伤类固醇细胞从而导致 POF，目前尚无法明确 StCA 究竟是 POI 的病因还是患者体内细胞破坏后的结果。

StCA 抗体阳性的患者多伴有肾上腺自身免疫异常，其卵巢功能衰退的病理生理特征不同于其他病因所致的 POI。StCA-POI 主要表现为卵巢抗体及炎细胞选择性攻击窦前卵泡及窦卵泡周围的卵泡膜细胞，而小卵泡和颗粒细胞不受影响；雌激素因缺少底物而合成减少，继而高水平的 FSH 刺激颗粒细胞产生更多的抑制素，影响卵泡的生长发育。因此，StCA-POI 患者常伴有正常或高水平的抑制素 B。由于 StCA 选择性攻击生长卵泡，有学者认为在 StCA-POI 的卵巢中尚存在一定数量的原始卵泡，存在间歇性排卵和自然妊娠的可能。

在自身免疫性多腺体综合征（autoimmune polygrandular syndrome，APS）1 型患者中，约 60% 患者表现为 StCA 阳性，StCA 预测 POI 的敏感度、特异度、预测价值分别是 100%、56% 和 50%，而 25%~40% 的 APS2 型患者也存在 StCA 阳性。在伴发 Addison 病的 POI 患者中，StCA 阳性率可高达 78.5%~100%。StCA 抗体在 Addison 病伴原发性闭经的患者中的阳性率几乎可达 100%，在继发性闭经患者约占 60%。临床上无明显性腺功能衰竭的情况下，已有 15%～20% 的临床或潜在的 Addison 病患者检测到了 StCA。在伴发 POI 的 Addison 病女性中，POI 相关症状往往比肾上腺皮质功能不全的症状提前发生，一般在 POI 诊断 8～14 年后 Addison 病的相关症状才会出现。StCA 阳性的 Addison 病患者，约 40% 的女性在随访 10～15 年内发生了卵巢衰竭。因此，StCA 被认为是筛查自身免疫性 POI 的重要指标。值得注意的是，在特发性 POI 以及与肾上腺免疫无关的自身免疫性 POI 患者中，StCA 的阳性率不足 10%，而此类患者性腺衰竭的发病机制尚不清楚。

此外，ACA 同样被认为是免疫性 POI 的诊断指标之一。文献报道，POI 患者中 ACA 阳性率可达 19.2%，提示 ACA 可作为 POI 的免疫相关标志物。但 ACA 并不是 POI 的特异性标志，该抗体可能是 POI 的结果而非原因。研究发现仅在 ACA 存在时才可以检测到 StCA。

(2) AOA：AOA 是以卵巢内卵母细胞、颗粒细胞等的胞质成分为靶抗原，常被认为是自身免疫性卵巢疾病的独立标志，但是其特异性和致病性均存疑。40%～50% 的 POI 患者及无法解释的不育症患者的体内均可检测到 AOA。它常在临床症状出现前出现，能预测不明原因不育女性发生卵巢衰竭的可能性，其与低妊娠率密切相关，且 AOA 阳性患者对雌激素反应差，其患 POI 的风险也较高。AOA 引起的 POI 机制可能是免疫细胞的功能紊乱引起卵巢组织损伤，导致某些致病性的 AOA 增多或产生新的异常的 AOA，作用于卵巢抗原的特异性靶细胞，引起过度的抗原抗体反应，导致卵巢细胞的病理性损伤，使卵泡过度闭锁，影响卵巢的内分泌功能，从而导致 POI 及不孕。尽管 AOA 在 POI 中很常见，但它与 POI、不明原因不育的因果关系尚不清楚。因此 AOA 同样可能是疾病导致的结果而不是病因。

(3) 抗卵巢透明带抗体：POI 患者体内存在抗卵巢各种组成成分的自身抗体，如卵子、黄体、颗粒细胞及透明带都可成为免疫细胞攻击的抗原。自身免疫性抗体与卵巢相关抗原结合后，在补体的协同作用下，产生细胞毒性作用，加速卵子耗竭，导致卵巢衰竭。卵巢透明带（zona pellucida，ZP）是围绕在卵细胞周围的一圈无结构、嗜酸性胶样物质，由卵细胞及其外围的卵泡细胞于卵的生长发育过程中共同分泌而成，抗 ZP 抗体可能与 ZP 结合影响后者发挥正常功能，导致卵巢功能受损。

(4) 促性腺激素受体抗体：是否存在血清黄体生成素（luteinizing hormone，LH）和 FSH 的受体抗体导致卵巢衰竭，目前尚无定论。曾有实验在 POI 患者体内检测到促性腺激素受体的自身抗体，并认为这可能是 POI 的病因。FSH 受体和 LH 受体为卵巢特有，其在卵泡发育过程中发挥重要作用，促性腺激素受体抗体可以与 FSH 及 LH 受体结合，但又缺乏激活受体的功能，因而与 FSH 及 LH 产生竞争性抑制。卵巢组织由于缺少促性腺激素的作用而出现卵泡闭锁，导致卵巢功能衰竭。文献报道抗受体抗体可能仅见于不到 8% 的 POI 患者，但也有观点认为，这类受体抗体并不是 POI 发生的主要原因，因此促性腺激素受体抗体在 POI 发病机制中的作用还需进一步探讨。

此外，在 POI 患者中也有报道针对 3β- 羟类固醇脱氢酶、α- 烯醇化酶、热休克蛋白 90-β 等自身抗体。上述抗体的敏感度、特异度仍存在争议，目前临床上难以普及应用。

3. 细胞免疫异常

(1) T 细胞：自身免疫性 POI 中可以观察到活化 T 细胞，尤其是表达 MHC- Ⅱ类分子的活化 T 细胞数量的增加。越来越多的研究发现，POI 患者外周血中存在 T 细胞亚群失衡及 T 细胞介导的免疫损伤，表现在 CD4+ T 细胞数量减少，CD8+ T 细胞数量增加，CD4+/CD8+ T 细胞比率降低，且 CD8+ T 细胞增多的程度与疾病的严重程度、病情变化、治疗反应及预后密切相关。但亦有报道 CD4$^+$ 及 CD8$^+$ T 淋巴细胞数量均明显增加，CD4$^+$/CD8$^+$ T 细胞比率升高。研究结果不一致的主要原因可能与病例的选择标准不同、疾病发展阶段不同及样本数不足有关。雌激素替代治疗可降低 POI 女性外周血活化 T 细胞的数量，但不能使增多的 MHC-Ⅱ阳性细胞减少。

调节性 T 细胞（regulatory T cell，Treg）是一类具有免疫抑制及维持自身免疫平衡的淋巴细胞亚群，可通过抑制 CD4$^+$ 效应 T 细胞及分泌 TGF-β 发挥免疫抑制作用。有研究报道，POI 患者外周血 Treg 数量下降，提示其免疫抑制功能受到影响。但具体通过何种方式、何种细胞损伤卵巢功能仍需进一步研究。在动物实验中也发现，免疫性 POI 小鼠模型组 Th$_{17}$ 比例较对照组显著升高，而 Treg 比例显著降低，Th$_{17}$/Treg 比值升高。

(2) B 细胞：研究报道，自身免疫性 POI 患者的外周血 B 细胞数量增加，且增加的数量与各种自身抗体的存在相关。雌激素替代治疗不能降低外周血 B 细胞增加的数目。

(3) 自然杀伤（NK）细胞等：对于 NK 细胞，研究报道 CD56$^+$/CD16$^+$/CD3$^+$ 的 NK 细胞数量减少。在 30% 的 POI 女性中，外周血 NK 细胞数目正常但活性降低，杀伤能力下降。此外，有研究报道，20%～46% 的 POI 患者单核细胞对趋化因子反应异常，巨噬细胞移动抑制因子减少，白细胞移动抑制因子增加，提示 POI 患者存在异常的免疫应答。

(4) 细胞因子：研究表明，细胞因子影响卵泡的发育和闭锁，如白细胞介素 -1（interleukin-1，IL-1）、IL-6、IL-21、IL-32、转化生长因子 α（TGF-α）、TGF-β、IFNγ、成纤维细胞生长因子（FGF）、胰岛素样生长因子（IGF）等。POI 患者的 Th1 细胞亚群数量增加，分泌的相关细胞因子 IL-2、IFNγ 增加。IFNγ 可以通过影响转化生长因子 -β（TGF-β）、肿瘤坏死因子 -α（TNFα）、IL-1β 等细胞因子的生成、分泌，引起卵泡闭锁；

同时这些因子可促进 B 细胞增殖、分化和分泌抗体，诱导自然杀伤细胞、CD8$^+$T 细胞等杀伤细胞的分化和效能，从而诱发自身免疫应答，促进颗粒细胞凋亡，加快卵泡闭锁。也有研究报道，在 POI 患者中观察到中性粒细胞 / 淋巴细胞比率明显下降。

TGF-β 在卵巢功能的调节中起关键作用，TGF-β 家族的几个成员在卵泡中由卵母细胞或颗粒细胞表达，TGF-β 在卵巢不同发育阶段参与颗粒细胞增殖、卵母细胞成熟和类固醇激素生成。有研究表明，POI 患者外周血的 Treg 细胞数量、TGF-β1 明显减少。在免疫性因素所致的 POI 小鼠卵泡中，颗粒细胞 TGF-β、TGF-β 受体 2、Smad2/3 蛋白表达比正常对照组小鼠明显降低，苏木精伊红（HE）染色发现卵泡闭锁显著增加。

(5) POI 卵巢组织 HLA-DR 抗原表达及意义：组织相容性（major histocompatibility complex，MHC）Ⅱ类分子参与抗原呈递，因此认为其是自身免疫调节的基石。自身免疫性 POI 的卵巢炎与人类白细胞抗原（human leukocyte antigen，HLA）-DR 异常表达有关。研究发现，正常卵巢的颗粒细胞、卵泡膜细胞和卵母细胞通常不表达 HLA-DR 抗原。自身免疫性 POI 患者的卵巢组织中，颗粒细胞灶性表达 HLA-DR 抗原，黄体细胞微弱表达。因此，HLA-DR 抗原的异常表达可能参与了 POI 的致病过程，激活机体辅助性 T 细胞（Th 细胞）识别自身抗原，导致自身免疫反应。但 POI 患者卵巢组织中特殊的 MCH-Ⅱ分子与疾病进展无关。一些研究显示，调节 HLA-DR3 亚类表达的遗传异常与较高的 POI 率相关，如 HLA-DR3 和 HLA-B35，但并非所有研究均提示两者存在相关性。

4. POI 的预测以及转归中的免疫学相关研究

有学者提出，用自身抗体作为自身免疫性 POI 的预测指标，从而在卵巢损伤发生前进一步采取措施预防卵泡的损毁、逆转卵巢功能。许多自身免疫性疾病都有几种特征性抗原，抗体的数量被认为是疾病从亚临床到临床阶段的最好的预测指标，抗体出现常常早于器官受损。研究表明，POI 患者体内自身免疫性抗体水平明显升高。其中 AOA、ZP 抗体、抗甲状腺微粒体抗体的检出率均高于正常女性。另外，POI 患者常伴有其他自身免疫性疾病如 SLE、类风湿关节炎等，因此抗双链 DNA 抗体（ds-DNA）、类风湿因子、抗核抗体（ANA）的阳性率亦明显升高。

目前对于 POI 转归中免疫学变化的报道较少。POI 患者的高促性腺激素、低雌激素水平可能导致活化 T 细胞增多，另外雌二醇具有免疫抑制作用，可抑制 T 细胞免疫应答。POI 患者给予激素替代治疗后，部分患者卵巢功能会有一定程度的恢复，其机制可能是经性激素受体途径将相关信息传递给了免疫系统，从而抑制 T 细胞免疫应答。

5. 卵巢组织学研究

据报道，约 5% 的 POI 患者存在自身免疫性卵巢炎表现。典型的自身免疫性卵巢炎多见于合并肾上腺自身免疫异常和 StCA 阳性的 POI 患者（60%～80%）。卵巢肉眼可见表面正常或有大小不等的囊腔样结构。卵巢组织学检查可见特征性表现，包括淋巴细胞选择性浸润生长卵泡及黄体，很少累及小的始基卵泡。随着卵泡成熟，浸润程度明显增加。在卵巢门部的血管和神经周围及卵巢髓质也可见到轻度的淋巴细胞浸润。随着生长卵泡的发育，淋巴细胞的密度也增加，并且不断浸润和破坏颗粒细胞，使颗粒细胞层逐渐减少。卵巢不同部位镜下浸润的模式有明显的相似性，提示产生类固醇的细胞可能是自身免疫攻击的主要靶标。

免疫组织化学分析显示，大量炎性细胞攻击卵泡膜细胞，较少累及颗粒细胞。炎性细胞主要由 T 淋巴细胞（CD4$^+$ 和 CD8$^+$），少量 B 细胞及大量浆细胞组成，以及巨噬细胞和 NK 细胞。浆细胞主要分泌 IgG，但也分泌 IgA 或 IgM，这些都提示卵巢自身抗体可能由局部产生。

所有 StCA 阳性病例都患有淋巴细胞性卵巢炎。据报道，在所有淋巴细胞性卵巢炎病例中有 78% 为 StCA 阳性。在无 Addison 病的情况下，POI 患者很少发生自身免疫性卵巢炎。

6. 其他自身免疫性疾病与 POI

文献报道，18%～92% 的 POI 患者体内存在自身免疫现象，很多 POI 患者携带至少一种自身抗体。在无肾上腺自身免疫受累的 POI 患者中，甲状腺自身免疫是最常见的（最多 14%）自身免疫内分泌异常，其次是胃壁细胞抗体（最高 2%）、1 型糖尿病（最高 4%）、重症肌无力或乙酰胆碱受体抗体（高达 2%）阳性。但是，甲状腺抗体和胃壁细胞抗体的阳性率仅比正常人群略高。1 型糖尿病、重症肌无力均是少见的自身免疫疾病（＜1%），在 POI 患者中相对常见（2%～4%）。这种高频率是由于发表文章的偏倚还是由于具有共同潜在的免疫调节异常因子，目前尚不明确。POI 患者的抗核抗体和类风湿因子的发生率也高于正常水平。

10%～30% 的 POI 伴有其他自身免疫性疾病。POI 伴发的自身免疫性疾病可分为两类：一类是内分泌腺相关疾病，包括肾上腺免疫相关疾病，如 APS 和 Addison 病；非肾上腺免疫相关疾病，如甲状腺功能减退／亢进、甲状旁腺功能低下、垂体炎、1 型糖尿病等；第二类是非内分泌相关疾病，如特发性血小板减少性紫癜、自身免疫性溶血性贫血、恶性贫血、SLE、类风湿关节炎、Crohn 病、干燥综合征及慢性活动性肝炎等。在伴发疾病中，自身免疫性甲状腺疾病在 POI 中的发生率为 25%～60%，其中 14%～27% 的 POI 患者合并桥本甲状腺炎，其是最常见的与 POI 相关的自身免疫性疾病。其次是自身免疫性多腺体综合征（autoimmune polyglandular syndrome，APS）。

APS1 型，又称自身免疫性多内分泌腺病 - 念珠菌病 - 外胚层营养不良（autoimmune polyendocrin-opathy-candidiasis-ectodermal dystrophy，APECED）

综合征。APS1 型是 21 号染色体 Q22.3 上的自身免疫调节基因（AIRE 基因）发生突变引起的常染色体隐性遗传疾病。AIRE 基因是 T 细胞的转录调节因子，与特异的 HLA 单倍体无关。APS1 型主要发生于儿童，该病特征主要与黏膜皮肤念珠菌病、甲状旁腺功能低下和 Addison 病相关。卵巢衰竭通常是综合征的一部分。POI 在 APS1 型患者中的发生率为 17%～60%，多发生在 Addison 病之后。早期研究表明，针对 21- 羟化酶的抗体破坏了肾上腺皮质，该抗体可能与卵巢发生了交叉反应。APS2 型，是一种更常见的自身免疫性疾病，又称 Schmidt 综合征或 Schmidt-Carpenter 综合征，在 20—40 岁女性中多见。在家系中几代人都可能受到影响，其与 6 号染色体相关，为常染色体显性遗传伴不完全外显，和 HLA–B8、DR3、DR4 单倍体有关。APS Ⅱ 型的特征主要与肾上腺功能衰竭、甲状腺功能减退、1 型糖尿病有关，但也观察到其他自身免疫性疾病，如重症肌无力和乳糜泻。只有 25% 的女性患有闭经。该病可能是由环境触发引起的。同样，患有 POI 和 APSII 型的女性通常有针对 21- 羟化酶的抗体。APS2 型中 POI 的发生率为 3.6%～25%，且多在 Addison 病之前发生，但 APS 在我国 POI 女性中并不常见。

POI 可单独合并 Addison 病，或同时合并其他自身免疫性疾病。2%～10% 的 POI 患者可伴发 Addison 病，10%～20% 的 Addison 病患者可同时发生 POI。卵巢和肾上腺存在类固醇生成细胞的共同抗原可能是两种自身免疫性疾病常常伴发的原因。

（三）临床特点

1. 临床表现

与其他原因导致的 POI 相似，自身免疫性 POI 包括月经功能变化 [月经稀发和（或）闭经]，以及雌二醇缺乏症状，如潮热和阴道干涩。但 50%～75% 的自发性 POI 患者会间歇性出现卵巢功能，因此患者月经不规则时，即使无血管舒缩症状及阴道干涩的症状也不能排除 POI。临床上，自身免疫性卵巢炎通常无明显症状，妇科检查可触及增大、有痛感的卵巢。

自身免疫性卵巢炎有一些独特的临床特点，包括增大的囊性卵巢、存在 ACA 及卵泡膜细胞（而非颗粒细胞）遭到破坏的证据。较大的卵巢囊肿可能是自身免疫性 POI 的早期特征。病程较晚时可见卵巢较小、无卵泡，和其他原因导致的 POI 表现相同。自身免疫性卵巢炎女性常在月经不规律多年之后才出现肾上腺功能不全相关的症状。肾上腺皮质功能减退症也可先于 POI 发生。约 3% 的自发性 POI 患者会发生肾上腺功能不全，发病率是一般人群的 300 倍。自身免疫性疾病的个人史或家族史可能提示 APS1 型或 APS2 型。

2. 实验室检查

(1) 性激素水平：血清雌二醇和雄烯二酮浓度极低，LH 浓度处于绝经后范围，而 FSH 浓度处于绝经前女性的正常高限。这不同于正常绝经及其他原因导致 POI 时的激素特征，后两者的血清 FSH 浓度通常高于 LH 浓度。

(2) StCA 的检测：在我国尚不是常规临床检测项目。文献报道间接免疫荧光法检测出的 StCA（使用肾上腺组织底物）与组织学证实的自身免疫性卵巢炎有显著关联。有学者认为检测 21- 羟化酶自身抗体基本等同于检测 StCA。

(3) AOA 的检测：目前有商品化的试剂盒，可通过锁骨后卵巢的间接免疫荧光和酶联免疫吸附试验（ELISA）检测 AOA，但文献报道检测结果的不一致性及较高的假阳性率使得商品化的 AOA 试剂盒在临床上不适用于评估女性自身免疫性 POI 的患病风险。

3. 组织学表现

卵巢活检可发现某些 POI 病例发生自身免疫性卵巢炎，其特征是淋巴细胞浸润累及次级卵泡和窦状卵泡，但是原始卵泡并不受累。然而，由于卵巢活检属于有创检查，因此免疫性 POI 的组织学诊断难以实现。

（四）自身免疫性 POI 的诊断

POI 的诊断通常有延迟，在评估过程中，有 20% 诊断为 POI 的女性经历了自发排卵，50% 的女性经历了间歇性卵巢功能。按照《早发性卵巢功能不全的临床诊疗中国专家共识》，POI 的诊断标准为：①年龄＜ 40 岁；②月经稀发或停经至少 4 个月以上；③至少 2 次血清基础 FSH ＞ 25U/L（间隔＞ 4 周）。

亚临床期 POI 指 FSH 水平在 15～25U/L，此类患者为高危人群。在诊断 POI 的基础上需进一步进行病因学诊断，结合病史、家族史、既往史、染色体及其他相关检查的结果进行遗传性、免疫性、医源性、特发性等病因的判断。

诊断自身免疫性 POI 的金标准是卵巢活检，由于风险较大，费用较高，且可以采用经过验证的自身抗体检测来评估类固醇合成细胞的自身免疫性，因此目前不推荐卵巢活检。现今对自身免疫性 POI 的诊断及治疗尚无标准或共识，可能与 POI 临床表现的高度异质性以及缺乏兼具敏感性和特异性的检测指标有关。有学者建议，自身免疫性卵巢炎的诊断依据如下：① POI 的临床证据，包括月经失调，血清雌二醇低而促性腺激素浓度高；②存在 StCA；③排除 POI 的其他原因，例如 X 染色体缺陷和 FMR1 前突变。

Silva 等认为，自身免疫性 POI 的诊断标准为 POI 伴有 ACA 或 SCA 或 AOA，或伴有 Addsion 病或卵巢活检提示淋巴细胞浸润。对于已证实有自发性 POI 的女性，检测有无 21- 羟化酶自身抗体或肾上腺自身抗体足以诊断自身免疫性卵巢炎。目前唯一得到验证的自身免疫性卵巢炎的标志物只有 StCA，检测方法包括采用免疫沉淀反应法检测抗 21- 羟化酶抗体或使用肾上腺组织作为底物的间接免疫荧光法。

其他免疫性抗体也可作为诊断依据，如 AOA、ANA、抗双链 DNA 抗体（ds-DNA）、

抗甲状腺球蛋白抗体（TgAb）、抗透明带抗体（AZPA）、抗磷脂抗体（APLA）等。另外，合并有自身免疫性疾病也是诊断参考之一。但伴随其他自身免疫性疾病（如自身免疫性甲状腺疾病）者，并不一定表明 POI 也是自身免疫性疾病。

（五）鉴别诊断

鉴别诊断包括 POI 的所有非自身免疫性病因，如染色体异常（Turner 综合征）和 FMR1 基因的前突变，此基因可导致脆性 X 染色体综合征。

（六）其他自身免疫问题的评估

除了检测 ACA 外，所有 46, XX 自发性 POI 的女性均应测定血清促甲状腺激素（TSH）、抗甲状腺过氧化物酶抗体和抗甲状腺球蛋白抗体，以评估有无自身免疫性甲状腺疾病。此外，临床工作中还应关注其他内分泌腺体受累或合并其他自身免疫性疾病的临床表现，以临床指征为依据，进行其他腺体和功能的评价。约 3% 的自发性 POI 女性存在无症状的自身免疫性肾上腺功能不全。所有自发性 POI 的女性都应在诊断时检测血清抗 21- 羟化酶抗体，抗 21- 羟化酶抗体呈阳性时应仔细评估有无肾上腺功能不全。

（七）治疗

自身免疫性 POI 女性的治疗与其他 POI 女性相同。治疗时需要考虑多种重要问题，包括雌激素缺乏症状、心理健康、生育力、性功能、骨骼健康、心血管健康，以及伴发的其他自身免疫性疾病。针对自身免疫性 POI，除了激素补充治疗（hormone replacement treatment，HRT），应用糖皮质激素、脱氢表雄酮（dehydroepiandrosterone，DHEA）可能会缓解炎症、改善卵巢功能。

1. HRT

HRT 不仅可以缓解低雌激素症状，而且对心血管疾病和骨质疏松起到一级预防作用。若无禁忌证，POI 患者均应给予 HRT。由于诊断 POI 后

仍有妊娠的机会，对有避孕需求者可以考虑 HRT 辅助其他避孕措施，或应用短效复方口服避孕药（combined oral contraceptives，COC）；有生育要求者则应用天然雌激素和孕激素补充治疗。与 COC 相比，HRT 对骨骼及代谢有利的证据更充分。口服雌激素可以通过激活各种免疫细胞、分子通路和特定的促凝和抗凝因子增强自身免疫和增强凝血，对于 SLE 患者，口服雌激素可能会加速疾病进程。因此，在 HRT 治疗前，应结合既往疾病史进行个体化治疗。HRT 透皮剂可能适用于凝血异常和易栓倾向的女性。

2. 糖皮质激素

根据自身免疫性 POI 患者的卵巢组织学特征，淋巴细胞多选择性攻击生长卵泡，原始卵泡及始基卵泡较少累及，对于有生育意愿的自身免疫性卵巢炎患者，糖皮质激素免疫抑制治疗或许可以诱导排卵。其机制是糖皮质激素能够减少 T 淋巴细胞尤其是 $CD4^+$ T 淋巴细胞的数量，从而抑制免疫反应，改善症状，短期适量应用糖皮质激素可暂时改善免疫环境，部分患者可出现卵巢功能的暂时性恢复，出现 FSH 水平降低，雌二醇水平增加，甚至自发性排卵。有报道应用泼尼松治疗使自身免疫性 POI 患者恢复了月经周期，其每日剂量为 20～40mg，持续治疗 1～6 个月；少数患者成功受孕。然而，糖皮质激素的长期使用也会产生很多不良反应，其会抑制免疫细胞及其功能，导致机会性病原体的感染，抑制下丘脑-垂体-肾上腺轴，导致钾钙失衡，以及高血糖、高血脂的发生，并且能够增加罹患骨质疏松、医源性库欣综合征的风险。目前没有证明糖皮质激素治疗改善生育力的临床试验。因此长期治疗需谨慎使用，应考虑其医源性不良反应，避免长期大剂量使用及突然停药，并要采取措施预防其不良反应。

3. 雄激素

绝经前的女性，每天体内约含有 300μg 生理性的睾酮，其中 50% 由肾上腺产生，50% 来自于卵巢。所以 POF 患者在缺乏雌孕激素同时还会缺乏睾酮。已证实雄激素具有免疫调节功能，其代谢异常与多种免疫性疾病直接相关。雄激素能调节细胞因子和免疫球蛋白的水平及淋巴细胞的功能，并能改变免疫系统的环境，直接影响淋巴细胞和下丘脑-垂体轴。雄激素能抑制免疫系统，因此可用于治疗免疫反应过度引起的疾病，如自身免疫性 POI。

在 POF 患者中补充雄激素近年来一直备受争议，至今仍不能完全确定其有益作用。适当剂量的雄激素与用糖皮质激素治疗效果相同，不良反应小，且有较好的依从性。DHEA 是由肾上腺网状带和卵泡膜细胞合成的甾体物质，是类固醇激素合成的最重要的代谢中间产物，DHEA 可以增加卵泡生长发育早期阶段 FSH 受体的表达，协同 FSH 增加颗粒细胞对 FSH 的敏感性。同时，DHEA 可增加窦前卵泡和小窦卵泡的数量，可能促进卵泡的早期生长。有报道应用外源性 DHEA 不仅能提高 POI 女性雄激素及雌激素水平，还能平衡 $CD4^+/CD8^+$ T 细胞及 Th_1/Th_2 淋巴细胞群比率和相关细胞因子，改善 POI 患者的免疫微环境，或可改善卵巢功能。但 DHEA 的免疫调节作用仍有待于临床大样本观察及临床试验的证实。

4. 干细胞治疗

目前的干细胞大多数来源于骨髓、外周血、脐带血等。动物实验中，体外成功诱导人类多功能干细胞分化成卵巢上皮样细胞，并将其注入环磷酰胺导致的 POF 小鼠卵巢内，发现其可以改善小鼠的卵巢功能。间充质干细胞（MSC）疗法是一种修复受损组织、重建正常组织功能的替代治疗手段，MSC 诸多的共同特性，使其可能成为临床治疗 POI 的成熟方法，目前也有相应的研究在动物实验中开展。

5. 生育问题

卵巢过度刺激方案间歇成功或大剂量糖皮质激素抑制自身免疫过程，进而恢复或维持生育的病例报道，数量有限。目前尚无相应的临床试验。单用雌二醇治疗不能改善月经周期。在 POI 患者中，常通过供体卵母细胞进行体外受精的方法进行生育。利用干细胞进行卵巢再生的方法，目前正在临床探索中。

6. 骨质疏松症的防治

对雌激素缺乏的年轻女性进行雌激素补充可以防止骨质流失。提倡摄入足够的钙和维生素 D 及定期进行负重锻炼。可以用双能 X 线吸收仪（DXA）评估骨密度；但是，除非有继发性骨质疏松的原因，否则通常不需要药物治疗。对于骨质疏松的治疗应考虑转诊给骨代谢专家，因为在年轻女性中使用双膦酸盐的好处必须与骨骼中潜在的长期滞留风险仔细的权衡。

（八）总结

自身免疫性 POI 是一种严重影响女性身心健康的生殖内分泌疾病，体液免疫异常和细胞免疫的失衡是导致自身免疫性 POI 的可能机制。目前 POI 患者绝大部分都是在出现闭经及围绝经期症状后就诊时才被诊断，此时卵巢功能恢复的机会极小，若能在卵巢功能出现不可逆性衰竭之前，筛查出异常的自身免疫因素并进行干预，或可保护甚至挽救患者生育力。但是，目前免疫攻击是何时、如何发生的，免疫损伤致卵巢衰竭的具体机制，自身抗体的卵巢抗原靶点等关键问题仍不清楚，临床缺乏有效的免疫监测或诊断指标。因此，进一步研究 POI 的发病机制，是今后研究的重要方向，而相关免疫干预治疗的效果仍需循证医学以及高质量临床研究的证实。

（高　莹　张俊清）

十、1型自身免疫性多内分泌综合征

自身免疫性多内分泌综合征（autoimmune polyglandular syndrome，APS）是一种以多个内分泌腺同时或顺序功能障碍为特征的自身免疫性疾病，可同时伴有非内分泌腺组织受累。1 型自身

免疫性多内分泌综合征（autoimmune polyglandular syndrome type 1，APS1）是 APS 的亚型，又称自身免疫性多内分泌腺病 – 念珠菌病 – 外胚层营养不良（autoimmune polyendocrinopathy–candidiasis–ecto–dermal dystrophy，APECED）综合征，是由于自身免疫调节（autoimmune regulator，AIRE）基因突变所致的一种罕见的常染色体隐性遗传病。

（一）发病机制

AIRE 的突变导致自身耐受性必需的 AIRE 蛋白缺陷是导致 APS1 的关键原因。AIRE 主要表达于髓质胸腺上皮细胞（mTEC），通过促进 T 细胞的负选择，在维持中枢免疫耐受中起着至关重要的作用。AIRE 基因缺陷导致多种组织特异性抗原的转录下调，自身反应性 T 细胞的克隆排除减少，介导胸腺髓质上皮细胞表达组织特异性自身抗原，抑制正常免疫耐受的形成，导致出现针对自身特定组织抗原的抗体，使靶内分泌腺体发生炎性反应。

（二）流行病学

APS1 是一种罕见的综合征，总的年发病率 < 1/10 万，在伊朗犹太人中发病率最高(1/9000)，芬兰人发病率也较高（1/2.5 万）。通常于儿童或青少年时期发病，女性多见。在北美的一项研究中，早期疾病发病中位年龄为 3.5 岁（0.2—14 岁），女性与男性的比例为 2.4∶1。

（三）临床表现

APS1 常先以慢性黏膜皮肤念珠菌病变（chronic mucocutaneous candidiasis，CMC）为先发病(1/3 病例)，继之伴以甲状旁腺功能减低（> 70%），再后出现阿狄森病（40%～70%）与性腺功能减退(40%)。有 1/3～1/2 患者出现所有表现，且第一种表现出现越早，越容易出现多种表现。因此疾病通常在前 20 年发生复杂演变，在 50 年内仍有其他次要表现相继出现。

1. 慢性黏膜念珠菌病

是 APS1 中最常见的表现，一般发生在 5 岁之前，但也可在成年期才发病。主要局限在口腔黏膜、指甲、食管，生殖器和胃肠道较少见。白色假丝酵母菌是感染的最常见病原菌。虽然 APS1 存在抑制性 T 细胞免疫缺陷，但有正常的 B 细胞反应，因此一般不会进展为全身播散性的念珠菌感染或其他机会性感染。CMC 是 APS1 的最早表现，可作为超早期标志，因此对患有 CMC 的患者，尤其是儿童，需仔细评估和随访内分泌腺功能，有助于早期发现 APS1。

2. 甲状旁腺功能减退症

常发生在念珠菌病之后，通常在 10 岁之前出现，高峰年龄为 4—5 岁。临床表现为手足痉挛、癫痫样全身发作（容易被误诊为癫痫），以及钙磷代谢障碍导致的颅内基底节区多发钙化、白内障等。在新生儿期需与先天性甲状旁腺缺如、发生或发育不良鉴别。

3. 自身免疫性肾上腺皮质功能减退

常常是 APS1 的第 3 种疾病，一般最后出现，多发生在 15 岁之前。肾上腺球状带首先受累，数月至数年后肾上腺束状带功能不全变得明显，可出现恶心、呕吐、厌食、腹泻、低血糖、抑郁、疲劳、肌肉无力、高钾血症、全身色素沉着，晚期出现脱水、低血压、体质量下降等。肾上腺危象、低钙血症、严重脓毒症可导致死亡。

4. 其他自身免疫性内分泌病

包括高促性腺激素性性腺功能减退、自身免疫性甲状腺疾病、1 型糖尿病等。

5. 非内分泌疾病

还可合并自身免疫导致的其他系统或器官损害，如贫血恶性、吸收障碍或脂肪泻、自身免疫性肝炎、角膜结膜炎、脱发和白癜风等。

（四）实验室检查

1. 内分泌功能评估

常规实验室检查包括血清电解质、钙、磷、甲状旁腺激素、皮质醇、ACTH 和甲状腺功能，必要时还需对其他内分泌腺功能进行评估。早期发现肾上腺皮质功能减退具有非常重要的意义，有风险的患者需要每年测量一次 ACTH，直至出现肾上腺皮质功能衰竭。

2. 自身抗体检测

高滴度自身抗体与多种自身抗原反应是 APS1 的标志之一，可作为诊断和治疗干预的生物标志物和预测因子。APS1 患者每 6 个月筛查 1 次自身抗体，若阳性可以行相关内分泌功能检测。抗 17- 羟化酶、21- 羟化酶、组织转谷氨酰胺酶、促甲状腺激素刺激激素受体、甲状腺刺激免疫球蛋白、甲状腺过氧化物酶、胃壁细胞和胰岛细胞等自身抗体常见。

3. 原发性免疫缺陷的相关评估

包括全血细胞计数和分类计数；免疫球蛋白水平；T 细胞、B 细胞和 NK 细胞亚群，以及 T 细胞功能等。

（五）诊断

APS1 的临床诊断通常基于以下标准三联征中的 2 种疾病，如慢性黏膜皮肤念珠菌病（持续 3 个月以上）、甲状旁腺功能减退和原发性肾上腺皮质功能不全。但若有相应的家族史，则具备 1 种疾患即可诊断。由于每位患者与 APS1 有关的临床表现及出现顺序存在显著变异性，使得 APS1 的早期诊断变得困难。

（六）治疗

由于 APS1 有不同的受累器官，目前提倡个性化的治疗策略。通常包括抗真菌治疗、相关内分泌异常的治疗和自身免疫异常的治疗几个主要部分。

1. 抗感染治疗

皮肤黏膜念珠菌病采用局部和（或）全身抗真菌药物治疗，但往往还需长期抑制治疗以防复发。全身抗真菌药物治疗时应严密监测肝功能。

2. 相关内分泌异常的治疗

对功能亢进的内分泌腺以药物或手术控制功能，功能减退的内分泌腺行激素替代治疗。

采用糖皮质激素替代治疗 Addison 病，常用氢化可的松、泼尼松龙，需要根据患儿骨龄、体质量和身高情况，准确调节药量，避免影响儿童发育。如出现肾上腺危象按危象紧急处理。此外，建议患者增加口服盐的摄入量，以缓冲血压和血清电解质的变化。

口服钙和维生素 D 补充剂治疗甲状旁腺功能减退症，治疗目标是缓解症状、提高并维持血清钙浓度在正常低限范围如 2.0～2.2mmol/L，密切监测血清和尿液中的钙，预防医源性肾结石的形成。

性腺功能减退者根据患者个体情况，给予相应的激素替代治疗，如人工月经周期、雄激素替代治疗等。

1 型糖尿病的治疗原则与单纯性 1 型糖尿病基本相同，包括体育锻炼，控制饮食，疾病知识教育，合理应用胰岛素。

3. 免疫抑制药

已成功应用于 APS1 自身免疫性疾病的治疗，如自身免疫性肝炎、间质性肺病、肾小管间质性肾炎和自身免疫性肠病。在 APS1 合并自身免疫性肝炎和（或）自身免疫性肠病中，皮质类固醇单独或与硫唑嘌呤联合应用已成为药物治疗的主要手段，可使 80% 以上患者的诱导缓解。目前生物疗法正在上市。据报道，使用单克隆抗体，如抗 CD52 单克隆抗体（alemtuzumab），抗 CD20 单克隆抗体（rituximab）和抗 TNFα（infliximab）抗体对治疗该综合征的非内分泌自身免疫症状表现出满意的效果。但是，免疫抑制引起的其他表现和感染风险使治疗方案变得复杂。例如在免疫抑制治疗开始之前，有必要进行全面的检测和治疗 CMC，以避免发生可能致命的系统性念珠菌病。因此，在免疫抑制治疗之前，需要对风险和益处进行全面评估和讨论。

（七）预后

APS1 是一种罕见的多器官疾病，所有患有自身免疫性疾病的患者都可能有其他自身免疫性疾病的风险。随着疾病的发展以及新器官的受累，医生应该能够识别新的疾病症状，这些症状可能会伴随患者一生并逐渐发展，因此治疗和随访需要终身及多学科方法。

（龙　健　李启富）

十一、2 型自身免疫性多内分泌综合征

2 型自身免疫性多内分泌综合征（autoimmune polyendocrine syndrome type 2，APS2）是指在一位患者身上涉及多种器官特异性自身免疫性疾病。1926 年 Schmidt 首次认识到自身免疫性原发性肾上腺皮质功能减退症与慢性淋巴细胞性甲状腺炎存在关联，并将这两种疾病组合命名为 Schmidt 综合征。Schmidt 综合征相关联的疾病，除了上述两种外，还包括 1 型糖尿病和 Graves 病等。Schmidt 综合征累及的多个腺体可先后发病，间隔时间较长，且常伴发其他非内分泌系统的自身免疫性疾病，如乳糜泻、慢性萎缩性胃炎 / 恶性贫血、慢性肝炎、促性腺激素性性腺功能低下和白癜风等，因此需要严密随访以提高诊断率。

相比 APS1 而言，APS2 更为常见。APS2 患者的疾病特征在于以下 3 种内分泌病至少有 2 种，如 1 型糖尿病、自身免疫性甲状腺病和原发性肾上腺皮质功能减退症。有些学者建议，将这种综合征分为更多的亚型，如将 APS3 定义为自身免疫性甲状腺疾病伴有 1 个或多个自身免疫性疾病，但不伴有原发性肾上腺皮质功能减退症和（或）甲状旁腺功能减退症；APS4 指 2 种或 2 种以上内分泌腺发生自身免疫性疾病，但不属于上述 3 型。近年来有学者认为，APS3 及 APS4 部分疾病与 APS2 重叠，从发病机制上均属于自身免疫性疾病，若再细化分型并没有明确病因学方

面的证据，因此对所有这些患者使用更广泛的术语 APS2 似乎更为恰当。女性在 APS2 患者中占主导地位。

许多 APS2 患者会合并其他自身免疫疾病，包括乳糜泻、脱发、白癜风、卵巢早衰和恶性贫血。尤其在患有原发性肾上腺皮质功能减退症的 APS2 患者中，其他自身免疫疾病更为常见。

（一）病理生理学机制

自身免疫性疾病的发生在于免疫耐受性机制遭到破坏。免疫耐受是指免疫系统识别针对自身的免疫反应并删除或修饰该反应的过程。免疫耐受发生在中枢（胸腺内）。T 淋巴细胞识别外周抗原呈递细胞所呈递的自身抗原的作用被删除，而一旦自反应性 T 淋巴细胞在胸腺中逃脱缺失，它们会以无反应的形式受到调节，或者在诸如脾脏和淋巴结等外周免疫组织中形成调节性 T 细胞。免疫耐受是一个复杂而持续的过程，容易在几个不同的时间点出现错误。

APS2 是一种多基因疾病，具有常染色体显性遗传和不完全外显的特点。所涉及的基因通常会增加自身免疫性疾病的风险或者增加特定自身免疫疾病的风险。而基于遗传易感性，表观遗传的环境因素，如病毒或细菌感染及心理社会因素等均可能诱发自身免疫级联反应。

1. 遗传因素

对 APS2 进行遗传研究的结果显示，相同的基因和单核苷酸多态性与几种器官特异性自身免疫性疾病有关。因此，在遗传关联方面，相似性多于特定差异性。一般来说，这种关联主要与适应性和先天性免疫系统（尤其是主要组织相容性复合物）中关键调节蛋白的编码基因相关。多基因病的病因复杂，无论哪种基因均仅决定 APS2 的易患性，而非直接病因。

（1）人白细胞抗原（human leukocyte antigen，HLA）：HLA 基因位于第 6 号染色体短臂，此区域内约含有 128 个表达基因，其中 40% 具有免疫功能。HLA 基因组编码的蛋白质在获得性免疫系统中起着至关重要的作用。它们在细胞表面与多肽相结合，以通过 T 细胞受体（T-cell receptor，TCR）与 T 淋巴细胞相互作用。HLA Ⅰ类分子与 CD8 T 细胞的 TCR 相互作用，而 HLA Ⅱ类分子与 CD4 T 细胞的 TCR 相互作用。不同的 HLA 分子可以通过结合不同分子的能力而赋予个体不同的自身免疫性疾病风险。因此，对一种自身免疫疾病具有高风险的 HLA 分子对另一种自身免疫疾病可能具有低风险（如 DQB1 0602，其对 1 型糖尿病的风险较低，但对多发性硬化症的风险较高）。

ASP2 与 HLA DR3 和 DR4 抗原相关，与对照组和单腺体自身免疫性疾病相比，ASP2 患者的 *DQA1*0301* 和 **0501* 频率增加。HLA-*DQA1*0501* 可能是一种 APS2 共同的易感基因，其在 1 型糖尿病中占 60%，在 Graves 病中占 65%，而在原发性肾上腺皮质功能减退症中占 70%。另有研究发现，在 1 型糖尿病患者中带有等位基因 *DQB1*0201* 纯合子者更易发生慢性淋巴细胞性甲状腺炎，而携带有 *DQB1*0302/DQB1*0201* 杂合子者更易患 Graves 病。1 型糖尿病的最高风险基因型是 *DR3-DQA 0501 DQB 0201/DR4-DQA 0301 DQB 0302*（*DR3-DQ2/DR4-DQ8*）。乳糜泻和自身免疫性甲状腺疾病与 1 型糖尿病一样拥有 HLA 风险。98% 乳糜泻患者至少具有一种高危 HLA DR 单倍型。在 DR3-DQ2 纯合的 1 型糖尿病儿童中，与乳糜泻相关的自身抗体的风险为 1/3。自身免疫性甲状腺疾病也与 DR3 单倍型相关。

（2）主要组织相容复合物（major histocompatibility complex Ⅲ，MHC）：1 型糖尿病基因组 1 包含 *MHC* 区域（6p21），与 *HLA DRB1*04-DQA1*0301-DQB1*0302*（*DR4-DQ8*）或 *DRB1*03-DQA1*0501-DQB1*0201*（*DR3-DQ2*）正相关，与 *DRB1*15-DQA1*0102-DQB1*0602* 负相关。此外，*MHC Ⅲ* 基因与 ASP2 相关是由

于其编码肿瘤坏死因子 α（TNFα）的基因，后者是一种多功能的促炎细胞因子，可介导炎症和免疫功能。而 MHC I 类基因相关基因 A（MHC claSS I chain-related A，MICA）是另一个与 APS 相关的基因，MICA.1 和 A5.1/5.1 也成为 APS 的易感单体型。

(3) 蛋白酪氨酸磷酸酶非受体型 22（protein tyrosine phosphatase non-receptor type 22，PTPN22）：PTPN22 基因的单核苷酸多态性与多种自身免疫性疾病相关，如 1 型糖尿病、自身免疫性甲状腺疾病、原发性肾上腺皮质功能减退症和乳糜泻等。PTPN22 编码一种称为淋巴酪氨酸磷酸酶（lymphoid tyrosine phosphatase，LYP）的蛋白质，存在第 620 位精氨酸转变为色氨酸的 SNP 特异性突变。LYP 是 T 细胞受体信号级联中的重要分子，自身免疫相关的多态性与 T 细胞受体信号级联的改变有关。

(4) 细胞毒性 T 淋巴细胞抗原 4（cytotoxic T lymphocyte antigen 4，CTLA-4）：CTLA-4 基因也与多种自身免疫性疾病的遗传易感性有关，包括 APS2 的组分疾病，即自身免疫性甲状腺疾病、自身免疫性原发性肾上腺皮质功能减退症、乳糜泻和 1 型糖尿病。CTLA-4 基因是由活化 T 细胞表达的共刺激分子，是 T 细胞活性和增殖的负调节药。CTLA-4 在人 CD4+ CD25+ 调节性 T 细胞中也高度表达，提示 CTLA-4 在抑制 T 细胞功能和维持自我耐受性方面的作用。

2. 环境因素

尽管遗传因素决定了疾病的易感性，但对于每种 APS2 组分疾病而言，单卵双生子的一致性低于 100%，这表明其他因素可能与疾病发病有关。环境因素包括病毒或细菌感染，以及心理社会因素等。可以引发 DR3 相关自身免疫的环境因素包括碘和导致乳糜泻的小麦蛋白麦醇溶蛋白。维生素 D 缺乏及 ω-3 脂肪酸不足可能与 1 型糖尿病的发病有关。虽然目前还没有明确是哪种病毒，但现有的证据表明，病毒感染可能在诱发糖

尿病相关自身免疫反应方面起重要作用。环境因素对自身免疫性疾病的发展具有重要影响，但是暴露于环境病原体并不总是导致疾病，提示遗传因素和环境因素在特定情况下的相互作用才能导致疾病。

（二）流行病学

APS2 比 APS1 更为常见，在一般人群中患病率估计为（1.4～2.0）/10 万，在女性中的发病率更高一些，男性与女性比例为 1∶3。在 20—60 岁人群中发病率较高，又以 30—40 岁为高峰阶段，罕见儿童发病。APS2 呈现家族聚集性的特点，因此对于 APS2 患者的亲属进行相关抗体的筛查和随访是有必要的。

（三）临床表现

APS2 的病理表现为受累器官内有大量淋巴细胞的浸润，因此临床上以器官功能不全（衰竭）为主，仅少数出现功能亢进的表现（如 Graves 病表现为甲状腺功能亢进）。

1. 1 型糖尿病

常常呈现高血糖相关的"三多一少"症状，如不能及时识别，将很快发展至糖尿病酮症酸中毒。体内常常可以检测到一种至多种糖尿病自身抗体，包括胰岛素自身抗体（insulin antoantibodies，IAA）、胰岛细胞抗体（islet cell autoantibodies，ICA）、谷氨酸脱羧酶抗体（GAD-Ab）、胰岛抗原抗体（IA-2）、锌转运子 8 抗体（ZnT8A）等，其中以 GAD-Ab 的敏感性为最高。胰岛 B 细胞功能衰竭，空腹 C 肽水平低，胰岛素释放曲线低平，且 IVGTT 试验提示第一时相消失。患者一旦确诊，需终身依赖胰岛素治疗。

1 型糖尿病患者如果合并自身免疫性甲状腺功能减退症或者肾上腺皮质功能减退症，通常低血糖出现的频率增加，是由于个体糖异生减少、对胰岛素需求减少以及胰岛素敏感性增加所致。而随着甲状腺激素和（或）肾上腺皮质激素的替

代治疗至足量，胰岛素的剂量又通常需要增加至之前的剂量。

2. 自身免疫性甲状腺疾病

包括两种常见的疾病，即慢性淋巴细胞性甲状腺炎和Graves病。临床表现为甲状腺肿大、甲状腺结节、甲状腺功能正常/减退/亢进。甲状腺过氧化物酶抗体和（或）甲状腺球蛋白抗体升高提示，慢性淋巴细胞性甲状腺炎。通常在甲状腺功能减退之前的很长时期，患者体内就可以检测到上述两种抗体。

Graves病相对来说比较独特，因为其临床表现为甲状腺功能亢进而非减退，Graves病患者体内产生的针对甲状腺激素受体的自身抗体甲状腺刺激免疫球蛋白（thyroid stimulating immunoglobulin，TSI）是甲状腺功能亢进的致病机制。正是存在高滴度的TSI，使得Graves病患者的临床表现与慢性淋巴细胞性甲状腺炎有明显的不同。此外，Graves病患者还可能出现突眼和胫前黏液性水肿等表现。

3. 自身免疫性原发性肾上腺皮质功能减退症

慢性肾上腺皮质功能减退症的患者主要表现为疲劳、肌肉无力、体重减轻、抵抗力差、呕吐、腹痛和色素沉着的皮肤，其实是在阳光照射的区域、腋窝、掌纹和黏膜部位。在特殊情况下可出现急性肾上腺皮质功能减退，表现为低血压、低钠血症和低钾血症，如果不及时予以诊断和治疗，则会进展为休克、昏迷，乃至死亡。急性肾上腺皮质功能不全可能由严重的感染、急性应激，双侧肾上腺梗死或出血引起。

与1型糖尿病类似，自身免疫性原发性肾上腺皮质功能减退症患者在起病前一段时间内体内即可以检测到21-羟化酶抗体。21-羟化酶抗体是自身免疫性原发性肾上腺皮质功能减退症较为特异的抗体，有较高的预测价值，有助于早期识别罹患肾上腺皮质功能减退症的患者。而一旦在患有原发性肾上腺皮质功能减退症的女性中，检测出17α-羟化酶自身抗体和P_{450}侧链裂解酶（P_{450} side-chain cleavage enzyme，$P_{450}scc$）自身抗体，常提示其患卵巢早衰的风险增加。肾上腺皮质抗体可在早期检测到，随着病程的延长，滴度可能会下降。

导致原发性肾上腺皮质功能减退症患者出现代谢异常，也是一个长期的过程，常见的情况为醛固酮合成异常首先发生，并且首先可检测到的代谢异常通常是血浆肾素活性（plasma rennin activity，PRA）的增加。糖皮质激素功能的异常首先通过ACTH的增加而表现出来。随着肾上腺功能逐渐下降，低钠血症、高钾血症和低血糖症等电解质出现异常，导致患者时刻处于肾上腺危象的风险中。对于临床上无明显肾上腺皮质功能减退临床表现的患者，如果体内检测到21-羟化酶抗体，推荐进行ACTH兴奋试验，有助于及早识别亚临床肾上腺皮质功能减退。给予250mg ACTH静脉注射后30～60min血皮质醇不能上升至18～20μg/dl，则提示存在肾上腺皮质功能减退。

4. 促性腺激素功能低下型性腺功能减退症和自身免疫性垂体炎

临床上出现相应的激素缺乏的表现，如单纯促性腺激素功能低下型性腺功能减退症患者女性出现闭经、男性出现勃起和生精功能障碍等，检查结果提示睾酮、雌激素、促卵泡素和促黄体生成素均低。自身免疫性垂体炎还可以出现生长激素、甲状腺激素和肾上腺皮质激素缺乏的临床表现，胰岛素低血糖兴奋试验提示生长激素、皮质醇等不被兴奋，胰岛素样生长因子-1、甲状腺激素、促甲状腺激素和促肾上腺皮质激素均低，血清中抗腺垂体细胞抗体阳性。

5. 非内分泌腺体的自身免疫性疾病

常见的有乳糜泻、萎缩性胃炎、恶性贫血、重症肌无力、僵人综合征、疱疹性皮炎、浆膜炎、肺出血-肾小球-肾炎综合征等。

其中乳糜泻的特征性表现为，幼年起病，进食含有麸质食物后出现腹泻，大便为乳糜状，体重减轻，生长发育延迟、水电解质紊乱。体内可检测出组织转谷氨酰胺酶（tissue transglutaminase，TTG）抗体。诊断乳糜泻需要根据小肠活检。特征性的病理变化包括肠绒毛被上皮内淋巴细胞所钝化。Marsh 评分标准从 0（正常）到 5。Marsh 评分大于 2 且 TTG 抗体为阳性，可以证实乳糜泻的诊断，并且可以通过采用无麸质饮食后观察腹泻情况，如果腹泻自行缓解则更支持诊断。

重症肌无力常常与 Graves 病共存，大多数情况下只累及眼睑肌肉。

僵人综合征（stiff-person syndrome），是一种中枢神经系统的自身免疫性疾病，其特征是进行性肌强直、僵直和痉挛，累及中轴肌，并伴有严重离床活动障碍。患者通常具有较高的抗GAD 抗体滴度，约 1/3 的患者发生糖尿病。

疱疹性皮炎好发于肘、膝、臀部和腿部皮肤，与乳糜泻和食用含麸质的食物有关。

浆膜炎表现为反复发作的胸膜、腹膜和心包膜的无菌性炎症，有时表现为漏出液。

（五）诊断

APS2 的确诊依据如下：①临床上有自身免疫性甲状腺疾病、特发性肾上腺皮质功能减退症和促性腺激素功能低下型性腺功能减退症，而又能排除腺垂体功能减退的其他原因，临床上可初步诊断，进一步做相关的抗体检查以确诊；②有1 种内分泌腺疾病或 2 种以上非内分泌腺疾病，相应的抗体为阳性者；③对可疑患者要通过长期随访来确诊。可以检测 HLA 作为辅助诊断，但不能作为诊断 APS2 的实验室依据，只对筛查患者家族中有发病风险的成员有用。

（六）治疗

治疗包括激素替代治疗、干预治疗和对症治疗 3 个方面。

1. 激素替代治疗

(1) 肾上腺皮质功能减退症的替代治疗：一经确诊，多数需要终身替代治疗，每天服用 2～3次氢化可的松（15～25mg/d）或每日 1 次双释放氢化可的松和氟可的松（0.5～2.0mg/d）。定期检测电解质、ACTH 等指标，必须根据临床和生化参数，确定可能的最低氢化可的松剂量，以最大程度减少包括骨质疏松症、心血管疾病和代谢改变在内的长期并发症。需要注意的是，临床上不能根据血和尿的皮质醇水平来调整氢化可的松的剂量。与年龄相仿的健康对照组相比，患有肾上腺皮质功能减退症的女性生育力和生产次数均较低。如果出现发烧或感染等应激情况，需要告知患者提高氢化可的松的剂量（2～3 倍）；如果发生呕吐，腹泻或急性低血压，则必须改用静脉输入氢化可的松。如果患者同时合并有甲状腺功能减退，应先补充肾上腺皮质激素，然后再补充甲状腺激素。因为对于未经治疗的肾上腺功能减退的患者，积极的甲状腺激素替代治疗可刺激肝脏中糖皮质激素的代谢增加，所以首先开始甲状腺激素治疗可能会引发危及生命的肾上腺危象。对于 21- 羟化酶抗体阳性，目前正处于亚临床肾上腺皮质功能减退的患者，可以在平时暂不使用糖皮质激素替代治疗，但在应激情况下需要给予氢化可的松或醋酸可的松治疗。

(2) 甲状腺激素替代治疗：首选左甲状腺激素，从小剂量开始，逐渐加量，并根据甲状腺功能的检测结果调整剂量。

(3) 降糖治疗：针对 1 型糖尿病患者，一旦确诊应当立即开始胰岛素治疗，首选胰岛素强化治疗方案（"三短一长"或 CS Ⅱ）。在胰岛素规范治疗的基础上，必要时可联用二甲双胍、葡萄糖苷酶抑制药及 DPP-4 抑制药等。同时需要予以医学营养治疗，适当运动，监测血糖，尽量避免低血糖反应和血糖波动。定期筛查糖尿病慢性并发症。

(4) 其他激素的替代治疗：根据其他内分泌腺体减退的情况及患者个体情况，给予相应的激素替代治疗，如人工月经周期、雄激素替代治疗及生长激素治疗等。

2. 干预治疗

对于 Graves 甲状腺功能亢进症患者，应根据患者具体情况分别选择口服抗甲状腺药物、同位素治疗及手术治疗。

对于其他非内分泌腺体的自身免疫性疾病，如角膜炎、肺炎、肝炎或肠炎，可能需要进行免疫抑制治疗。局部使用类固醇和环孢素可能有助于治疗角膜炎，但许多接受这种治疗的患者会出现不可逆的角膜瘢痕形成。可以局部使用的新型环孢素前体，可提高生物利用度。据报道，利妥昔单抗对肺炎和吸收不良有益，而环孢素改善了自身免疫性胰腺炎。生物治疗是目前 APS2 的二线疗法，需要在免疫抑制治疗之前对其风险及收益进行评估，检测潜在的感染风险，特别是机会性致病菌，避免免疫抑制治疗引发严重感染。对于乳糜泻，采用无麸质饮食通常可以缓解腹泻症状。

3. 对症治疗

如诊断慢性病引起的焦虑、抑郁等情绪予以心理评估和干预，对于腹泻症状给予肠蠕动抑制药等，对于肝功能异常者给予相应的保肝药物治疗等。

（七）随访与预后

一项针对 471 例 1 型糖尿病患者进行的研究中，患者年龄（39±16）岁，病程（15±10）年，发现 127 例（85 名女性）即 27% 的患者合并其他内分泌腺体受累；且另外分别有 19 例（4%）和 8 例（2%）患有白癜风和自身免疫性胃炎。随后一项更大型的临床研究，对连续 15 000 例内分泌疾病的受试者进行筛查，发现 ASP2 的患病率很高（1%）（n=151，其中女性占 75%）。此后该研究对这 151 名患有 ASP2 的受试者进行随访。ASP2 第 1 和第 2 组分疾病的发生之间通常存在很长的时间间隔，需要数年至数十年。最常见的疾病组合是 1 型糖尿病 / 自身免疫性甲状腺病（41%），其次是自身免疫性甲状腺病 / 原发性肾上腺皮质功能减退症（14.6%），1 型糖尿病 / 自身免疫性甲状腺病 / 恶性贫血（5.3%）和 1 型糖尿病 / 原发性肾上腺皮质功能减退症（3.3%）。因此，应每 2～3 年对单腺体自身免疫性疾病患者进行 ASP2 血清学筛查，如果出现阳性结果，则进行后续功能筛查。

也有学者认为，由于高达 50% 的自身免疫性肾上腺功能不全患者可能会发展为 APS2，因此推荐应每隔 5 年对患有这种疾病的成年人进行甲状腺疾病和糖尿病筛查。但另一方面，只有 1% 的自身免疫性甲状腺疾病患者会发展为肾上腺功能不全，因此，常规筛查其他自身免疫性疾病在甲状腺疾病患者中并非具有成本效益，临床医师可能更需要依据详细询问病史和查体来判断是否需要筛查其他自身免疫性疾病。对于 1 型糖尿病，有学者发现成年 APS2 患者与 1 型糖尿病儿童体内的胰岛素自身抗体氨基酸序列存在差异，故采用抗亚同位素试剂（antiidiotope reagents）检测胰岛素自身抗体来预测未来发展为 APS2 的可能性。

此外，由于 APS2 呈现家族聚集性的特点，一旦确诊 1 例 APS2 的患者，对其亲属进行相关抗体的筛查、相应病史的询问以及查体十分必要。如果出现阳性结果则进行后续功能筛查，而如果结果阴性也需要定期随访。

（许岭翎　夏维波）

十二、IPEX 综合征

X 连锁多内分泌腺病肠病伴免疫失调综合征（immune dysregulation, polyendocrinopathy, enteropathy, X-linked syndrome, IPEX）是一种临床表现为 X 连锁隐性遗传，以严重顽固性腹泻、多种内分泌腺病自身免疫性疾病（胰岛素依赖型糖尿病、自身免疫性甲状腺炎等）、皮肤疾病、高 IgE 血症、肾病等为主要特征的罕见的免疫系统遗传性疾病，常导致患者在婴幼儿早期死亡。现有理论认，为其发病与 *FOXP3* 基因突变所致 T 细胞功能紊乱有关。迄今为止，已发现 110 余种不同的 *FOXP3* 基因位点突变可导致 IPEX。

IPEX 患者男性居多，多在婴幼儿发病，约 93% 患儿起病时间在 1 岁以内，若未得到及时的诊断及治疗，患儿多于 1—2 岁死亡。近来有学者认为 IPEX 最早可发生于胎儿时期，约 11.5% 患儿在出生后即发病，且家族中多有男胎流产史，部分流产儿（孕 21 周）表现为皮肤苍白、贫血、水肿及腹腔积液，其胰腺组织活检显示 CD3$^+$ T 细胞浸润。IPEX 患儿最常见的临床表现为自身免疫性肠炎，主要表现为大量水性或血性腹泻，多发生于出生后数月，严重者起病急、进展迅速，需肠外营养逆转严重营养缺乏性发育不良。其肠组织活检可见肠绒毛萎缩及肠黏膜固有层大量单核细胞浸润。皮炎是另一常见临床表现，以湿疹性皮炎多见，银屑病皮炎和鱼鳞病皮炎也有报道。多发于四肢末端、躯干和面部，严重者可遍布全身。皮肤组织活检可见皮肤棘细胞层水肿或牛皮癣样改变、真皮浅层嗜酸性粒细胞和淋巴细胞浸润等。IPEX 患儿还可出现包括胰岛素依赖型糖尿病、自身免疫性甲状腺炎以及其他自身免疫性多内分泌腺体疾病在内的多种内分泌疾病。约 60%IPEX 患儿合并 1 型糖尿病，1 型糖尿病的发生主要与胰岛β细胞自身免疫性损伤相关，在部分 IPEX 患儿的血清中可见高滴度抗胰岛细胞抗体，胰腺组织活检可见大量淋巴细胞浸润。自身免疫性甲状腺炎也是常见的临床表现，表现为甲状腺功能减退或甲状腺功能亢进，以甲状腺功能减退常见。但甲状旁腺及肾上腺等内分泌器官的自身免疫疾病却罕见。其他较少见的临床表现还包括溶血性贫血、自身免疫性中性粒细胞减少症、免疫性血小板减少、肾病（膜性肾病、间质肾炎等）、自身免疫性肝炎及关节炎等。

实验室检查显示，大部分 IPEX 患儿血清 IgG、IgA、IgM 均基本正常，个别病例 IgG、IgA、IgM 降低可能由于低蛋白血症所致，但血清 IgE 水平升高、嗜酸性粒细胞数量增多，尤其是在临床表现典型的严重病例中，血清 IgE 和嗜酸性粒细胞数量变化的幅度尤为明显。白细胞计数、免疫细胞分型（B 细胞、T 细胞亚群，NK 细胞）通常基本是正常的。但有时，由于多克隆的淋巴细胞（主要是 CD4$^+$ T 细胞）增生可见 IPEX 患儿白细胞增多。IPEX 患儿血清中还可出现多种自身抗体阳性。包括抗肠上皮抗体、抗 AIE（75kDa）抗体、抗线粒体抗体（AMA）、针对皮肤抗原的多种自身抗体、器官特异性抗体如 GADAb、ICA 和 IAA、甲状腺的自身抗体抗甲状腺过氧化物酶（aTPO）抗体等。自身抗体阳性有助于诊断 IPEX，但其在发病机制中的作用尚未明确。

目前，诊断 IPEX 唯一的"金标准"是 *FOXP3* 基因测序。*FOXP3* 基因（Gen ID：50943）位于 Xqll.23～Xql3.30，是 CD4$^+$CD5$^+$ 调节 T 细胞（Treg）发育、分化及获得抑制功能的关键性调控因子。人类 *FOXP3* 基因含有 11 个外显子、10 个内含和 2 个非编码外显子。*FOXP3* 基因编码框的突变、表观遗传学方式改变包括 DNA 甲基化、蛋白组学修饰等，均可使 FOXP3 蛋白表达和功能改变，从而导致 Treg 细胞发育障碍及功能异常，最终引起 IPEX。*FOXP3* 基因序列中已发现约 110 个不同的突变位点。该基因的突变类型及数目均会影响 IPEX 的临床表现、严重程度及转归，但具体机制未明确。对 *FOXP3* 基因突变类型与 IPEX 临床表型关系的研究有助于进一步理解和诊断 IPEX。

目前，IPEX 尚无统一有效治疗方法，主要治疗措施包括支持治疗和替代治疗。支持治疗包括全胃肠外营养、纠正电解质紊乱及低血糖、控制感染，必要时输注白蛋白、丙种球蛋白或血细胞成分等，当皮肤或胃肠道屏障受损或存在中心静脉置管时，常规应用抗生素预防感染。替代治疗包括纠正内分泌系统激素水平的异常 [给予胰岛素和（或）甲状腺激素] 等；在一些不典型病例中，支持治疗和替代疗法可以维持数年，直到完全的临床确诊和其他治疗方案确定。其他治疗方法包括免疫抑制药物治疗、造血干细胞移植和调节性 T 细胞替代治疗等。免疫抑制药物，通常用于 IPEX 患者的急性期或重症 IPEX 的症状缓解。包括单用糖皮质激素或联合钙调神经磷酸酶抑制药环孢素、他克莫司。硫唑嘌呤联合糖皮质激素或他克莫司治疗亦有部分疗效。雷帕霉素 [0.15mg/（kg·d），血药浓度 8~12ng/ml] 作为钙调神经磷酸酶抑制药治疗失败的二线治疗药物，可长期缓解 IPEX 患儿顽固性腹泻等症状，减少激素剂量，且不增加感染风险。目前雷帕霉素（西罗莫司）已逐渐发展为主要的免疫抑

制药（单独或与类固醇联合使用）。异体造血干细胞移植（hematopoieticstem cell transplantation，HSCT）是目前唯一可治愈 IPEX 的措施。有报道，HSCT 成功率＞ 50%，因此推荐确诊 IPEX 后尽早行 HSCT 治疗。IPEX 主要由 *FOXP3* 基因突变导致 nTreg 细胞数量减少及功能缺陷所致，诱导 nTreg 细胞产生或输入外源性 nTreg 细胞可能也是一种有效治疗方法。此外，基因修复疗法和突变基因替代疗法治疗前景也较为广阔。但目前诱导体内 nTreg 细胞产生、外源性输注 nTreg 细胞或基因靶向治疗尚不成熟。

（孔　雯　曾天舒）

参 考 文 献

[1] Singh P, Arora A, Strand TA, et al. Global prevalence of celiac disease: systematic review and meta–analysis[J]. Clin Gastroenterol Hepatol, 2018, 16:823–836.

[2] Szajewska H, Shamir R, Mearin L, et al. Gluten introduction and the risk of coeliac disease: a position paper by the European Society for Pediatric Gastro–enterology, Hepatology, and Nutrition[J].J Pediatr Gastroenterol Nutr, 2016, 62: 507–513.

[3] Werkstetter KJ, Korponay–Szabo IR, Popp A, et al. Accuracy in diagnosis of celiac disease without biopsies in clinical practice[J]. Gastroenterology, 2017, 153:924–935.

[4] 陈家伦. 临床内分泌学 [M]. 上海：上海科学技术出版社，2011.

[5] 廖二元. 内分泌代谢病学 [M]. 第 3 版. 北京：人民卫生出版社，2012.

[6] European Society for Human Reproduction and Embryology (ESHRE) Guideline Group on POI, Webber L, Davies M, et al. ESHRE Guideline: management of women with premature ovarian insufficiency[J].Hum Reprod, 2016,31(5):926–937.

[7] Laven JS. Primary Ovarian Insufficiency[J].Semin Reprod Med, 2016, 34(4):230–234.

[8] Ghahremani–Nasab M, Ghanbari E, Jahanbani Y, et al. Premature ovarian failure and tissue engineering[J].J Cell Physiol, 2020, 235(5): 4217–4226.

[9] Ferre EM, Rose SR, Rosenzweig SD, et al. Redefined clinical features and diagnostic criteria in autoimmune polyendocrinopathy– candidiasis– ectodermal dystrophy[J].JCI Insight, 2016, 1.

[10] 尹娜娜，罗说明，林健，等. 成人隐匿性自身免疫糖尿病的遗传学研究进展 [J]. 中华糖尿病杂志. 2016;8(6):372–375.

[11] Bruserud O, Oftedal BE, Landegren N, et al. A longitudinal follow–up of autoimmune polyendocrine syndrome type 1[J].J Clin Endocrinol Metab, 2016, 101:2975–2983.

[12] Zaidi G, Bhatia V, Sahoo SK, et al. Autoimmune poly-endocrine syndrome type 1 in an Indian cohort: a longitudinal study[J].Endocr Connect, 2017, 6:289–296.

[13] Sharma CM, Pandey RK, Kumawat BL, et al. A unique combination of autoimmune limbic encephalitis, type 1 diabetes, and stiff person syndrome associated with GAD–65 antibody[J].Ann Indian Acad Neurol, 2016,19:146–149.

[14] Rodrigues ME, Silva S, Azeredo J, et al. Novel strategies to fifight Candida species infection[J].Crit Rev Microbiol, 2016,42:594–606.

[15] Zizzo AN, Valentino PL, Shah PS, et al.Second–line agents in pediatric patients with autoimmune hepatitis:

a systematic review and meta- analysis[J].J Pediatr Gastroenterol Nutr, 2017,65:6–15.

[16] CASSIM S, BILODEAU M, VINCENT C, et al. Novel immu–notherapies for autoimmune hepatitis[J].Front Pediatr, 2017,5:8.

[17] Kahaly GJ, Frommer L. Polyglandular autoimmune syndromes[J].J Endocrinol Invest, 2018, 41(1): 91–98.

[18] Husebye ES, Anderson MS, Kampe O. Autoimmune polyend–ocrine syndrome[J].N Engl J Med, 2018, 378(6): 2543–2544.

[19] Houcken J, Degenhart C, Bender K, et al. PTPN22 and CTLA–4 polymorphisms are associated with polyglandular autoimmunity [J].J Clin Endocrinol Metab, 2018, 103(5): 1977–1984.

[20] Dalin F, Nordling EG, Dahlqvist P, et al. Clinical and immun–ological characteristics of Autoimmune Addison's disease: a nationwide Swedish multicenter study [J].J Clin Endocrinol Metab, 2017, 102(2): 379–389.

[21] Jamee M, Zaki–Dizaji M, Lo B, et al. Clinical, immunological, and genetic features in patients with Immune Dysregulation, Polyendocrinopathy, Entero–pathy, X–linked (IPEX) and IPEX–like Syndrome [J]. The Journal of Allergy and Clinical Immunology in Practice, 2020,59:323–333.

第 9 章

免疫对内分泌系统的影响

一、药物引起的内分泌自身免疫疾病

常见的自身免疫性内分泌疾病（autoimmune endocrinopathies）主要包括 Graves 病（Graves' disease，GD）、桥本甲状腺炎（Hashimoto's thyroiditis，HT）、1 型糖尿病（type1 diabetes mellitus，T_1DM）及 Addison 病（AAD）等。这些疾病与自身抗体有关，这些抗体被经典地定义为仅限于特发性疾病状态。已知有几种药物会诱发自身抗体改变，从而导致自身免疫功能紊乱，引起免疫性内分泌疾病。

（一）甲状腺疾病

干扰素 α（IFNα）最常与内分泌自身免疫的诱导有关。早在 1985 年就有报道称，患者在接受 IFNα 治疗类癌和乳腺癌出现甲状腺功能障碍。干扰素性甲状腺炎（interferon-induced thyroiditis，IIT）是 IFNα 治疗最常见的并发症之一。IIT 既可表现为临床自身免疫性甲状腺炎（HT 和 Graves 病），也可表现为非自身免疫性甲状腺炎（破坏性甲状腺炎和非自身免疫性甲状腺功能减退）。

在慢性丙型肝炎（chronic hepatitis C，CHC）患者中，接受 IFNα 治疗后最常见的不良反应就是 Graves 病。Graves 病也是复发缓和型多发性硬化（relapsing remitting multiple sclerosis，RRMS）最常见的不良反应之一。阿仑珠单抗（campath-1H）是一种人源化的抗 CD52 单克隆抗体，是治疗 RRMS 的有效药物。在接受阿仑单抗治疗 RRMS 的患者中，有 20%～30% 的患者出现了自身免疫性甲状腺功能障碍，其主要表现为甲状腺功能亢进，抗 Tg、抗 TPO 抗体阳性，TSH 受体抗体阴性，继发自发甲状腺功能减退，经左旋甲状腺激素治疗后，甲状腺功能逐渐恢复正常。

此外，甲状腺功能障碍是胺碘酮常见的不良反应。胺碘酮可能触发其自身免疫过程，诱发甲状腺疾病。在一份关于 25 例既往甲状腺功能正常且接受 GM-CSF 治疗的癌症患者报告中，有 2 例患者分别出现了可逆性甲状腺功能减退或双相甲状腺炎。认为可能 GM-CSF 刺激抗原呈递细胞导致这一现象。

另外，甲状腺功能障碍也是最常见的免疫检查点抑制药（immune checkpoint inhibitors，ICPi）相关内分泌疾病之一，主要与抗程序性死亡受体 1（PD-1）治疗及联合抗 PD-1、抗细胞毒性 T 淋巴细胞相关蛋白 4（CTLA-4）治疗有关，它可以表现为甲状腺功能减退或短暂性甲状腺功能减退，症状通常表现为非特异性和轻微。

（二）1 型糖尿病

暴发性 T_1DM 是一种免疫内分泌疾病，是由于强烈的免疫攻击导致胰腺细胞完全破坏。IFNα 诱导 T_1DM 的发病已被报道多次。第 1 例在 IFNα 治疗期间出现的 T_1DM 见于 1992 年。多项研究表明，IFNα 在自身免疫性 T_1DM 的发病机制中起主要作用，触发自身免疫过程或改变糖尿病的自然病程。

有研究表明，在接受免疫检查点抑制药 nivolumab 治疗开始后 1 周至 7 个月内 T_1DM 都可能会发作，有各种临床表现，包括糖尿病酮症酸中毒（diabetic ketoacidosis，DKA）。这可能与 Nivolumab 可选择性地阻止程序性细胞死亡 –1（PD–1），破坏免疫耐受有关。此外，T_1DM 还与其他免疫疗法有关。有研究显示，IL–2 是 T_1DM 的非胰腺自身免疫靶点。

（三）胰岛素自身免疫综合征

1972 年，日本首次报道了由胰岛素结合自身抗体引起的 1 例严重低血糖症，称为胰岛素自身免疫综合征（insulin autoimmune syndrome，IAS），现也可称为 Hirata 病或胰岛素自身免疫性低血糖症（insulin autoimmune hypoglycemia，IAH）。其临床特征是空腹低血糖，血清总免疫反应性胰岛素浓度高，血清抗人胰岛素抗体阳性。它本质上是一种罕见的自身免疫性疾病，是由于内源性抗体的滴度和亲和力显著增加，而这些内源性抗体与胰岛素 / 原胰岛素和（或）胰岛素受体结合，从而导致糖代谢发生异常。

有多项研究表明，含硫 / 巯基的药物（如含 –SH 的硫醇）如甲咪唑、卡托普利、D- 青霉胺、氢丙嗪、谷胱甘肽、甲硫氨酸、硫醇、氯吡格雷、硫代葡萄糖、亚胺培南、青霉素、α–Lipoic 酸（ALA）和地尔硫卓被认为有诱发 IAS 的潜力。

（四）Addison 病

AAD 定义为由于肾上腺皮质功能衰竭导致的慢性糖皮质激素和（或）肾上腺皮质激素缺乏，可能导致危及生命的肾上腺危象。最近的数据显示，发病率正在上升。除了常见的"经典"病因，如自身免疫性疾病、感染性疾病、肿瘤和遗传疾

病之外，主要就是药物诱发，与抗凝药物、影响糖皮质激素合成、作用或代谢的药物和一些新的免疫检查点抑制药相关的肾上腺出血是造成这一现象的因素。

（五）垂体功能障碍

迄今为止，IFNα 诱导的垂体功能减退被认为是一种罕见的情况，很少有报道。在 1995 年首次报道 IFNα 可诱导垂体功能减退，表现为继发性甲状腺功能减退和肾上腺功能减退。停止 IFNα 治疗后垂体功能减退消失。有研究也表明，即使停止 IFNα 治疗 1 年后，垂体损伤仍是永久性的，有必要进行替代治疗。

此外，免疫检查点抑制药 Ipilimumab 和 Pembrolizumab 也与垂体炎的高发病率有关。垂体炎现已成为 Ipilimumab 和 Pembrolizumab 的独特不良反应。由于药物引起的垂体炎经常悄无声息地发生，很容易被忽视，因此，需积极监测和及时干预。

（徐浣白　彭永德）

二、癌症免疫检查点抑制药诱发内分泌腺自身免疫病

肿瘤免疫治疗是近年来肿瘤治疗领域的热点，是继手术、放化疗、靶向治疗后的重要治疗手段。免疫检查点抑制药（immune checkpoint inhibitor，ICPi）作为肿瘤免疫治疗的一种新方式备受关注。ICPi 通过靶向细胞毒性 T 淋巴细胞相关抗原（cytotoxic T lymphocyte–associated protein–4，CTLA–4）、程序性死亡受体 –1（programmed death–1，PD–1）和程序性死亡配体 –1（programmed death ligand–1，PD–L1），重新激活效应 T 细胞杀伤肿瘤细胞的功能，从而发挥抗肿瘤的效果。目前 ICPi 分为 3 类：PD–1 抑制药、PD–L1 抑制药和 CTLA–4 抑制药。

ICPi 在多项临床研究中显示出卓越的疗效，

目前已被批准用于多种肿瘤。但 ICPi 通过调控免疫应答杀伤肿瘤的同时，过度活化的免疫细胞也可能导致机体多个系统产生自身免疫等临床表现，即免疫相关不良反应（immune-related adverse event，irAE）。内分泌不良反应是最为常见的不良反应之一，主要涉及垂体、甲状腺、胰腺、肾上腺等内分泌腺体，引起相应的内分泌腺体功能紊乱。ICPi 引起的内分泌功能紊乱，多数情况下是相应腺体功能减退，仅在甲状腺中因破坏性炎症或诱发 Graves 病而引起甲状腺毒症。

甲状腺和垂体是最常受累的内分泌腺体，通常在用药后的几周至几个月内发生。ICPi 相关甲状腺损伤发生率为 6%～20%，可表现为甲状腺毒症、原发性甲状腺功能减退、甲状腺炎、多见于接受 PD-1 抑制药治疗的患者。ICPi 相关垂体炎的症状和特征是非特异性的，最常见的表现为头痛和疲劳，多见于接受 CTLA-4 抑制药的患者。ICPi 相关糖尿病常见于接受 PD-1 抑制药的患者，起病后胰岛功能衰竭快，几乎无残存胰岛功能，且胰岛 B 细胞功能损伤往往是不可逆的；约半数患者出现胰岛自身抗体阳性，且多为谷氨酸脱羧酶抗体（GADA）阳性。肾上腺损伤相对少见，其他如甲状旁腺损伤等也有零星报道。

内分泌不良反应多为单个腺体受累为主，但随着免疫检查点抑制药临床应用逐渐增加，2 个及 2 个以上腺体受累的报道不再罕见，其中糖尿病酮症酸中毒（diabetic ketoacidosis，DKA）、肾上腺危象等的合并存在易危及患者生命。研究发现，甲状腺损伤和胰腺损伤合并存在是最常见的多腺体损伤。

内分泌不良反应比较特殊，很少发生 3～4 级不良反应，通常不需要大剂量糖皮质激素或免疫抑制药治疗。目前尚无证据表明大剂量糖皮质激素治疗可改变 ICPi 相关内分泌不良反应的自然病程。

ICPi 致内分泌不良反应治疗以对症或替代治疗为主。在功能减退时激素替代治疗，应用糖皮质激素也主要为生理替代量，功能亢进时对症治疗，常容易恢复平衡。临床实践中应提高警惕、加强患者教育、定期监测，结合患者症状、靶腺激素水平，个体化制定方案；根据病情分级确定抗肿瘤药物的调整。

（施　云　徐浣白）

三、内分泌疾病的免疫治疗

免疫系统是由免疫细胞和免疫器官等组成的一个复杂的网络，其功能是保护机体免受病原体的侵袭，该网络通过细胞间的相互作用和体液因子（细胞因子）实现各种专职细胞间的信号传递。免疫应答可分为适应性免疫（adaptive immunity）和固有免疫（innate immunity）。适应性免疫具有抗原特异性，对病原体和感染细胞产生特异性 T 细胞应答和抗体反应，并且具有免疫记忆效应。而固有免疫作为机体抵御病原体的第一道防线，通过识别病原体发出生物学信号，对存在的外来病原做出进一步的免疫应答反应。当宿主的免疫防御反应转化成针对宿主自身抗原的免疫反应，且这一持久的自身免疫破坏过程导致了机体组织的损伤，最终将发展成为自身免疫性疾病。

免疫治疗（immunotherapy）是指针对机体低下或亢进的免疫状态，人为地增强或抑制机体的免疫功能以达到治疗疾病目的的治疗方法。内分泌系统中涉及自身免疫发病机制的疾病，往往因免疫功能亢进，使机体对自身抗原发生免疫反应而导致自身组织损害，最终靶器官或靶腺体发生功能紊乱。其确切的发病机制目前尚不完全明确，但研究认为可能与自身抗原的暴露释放或共同抗原的诱导，致中枢及外周的免疫耐受被打破，或机体的免疫调节功能异常，如 Th_1 和 Th_2 细胞的功能失衡等有关。因此，针对内分泌系统自身免疫性疾病的发病机制，相应的免疫治疗措施包括诱导自身抗原特异性免疫耐受、非抗原特异性免疫调节、免疫抑制治疗等。

（一）自身免疫性 1 型糖尿病的免疫治疗

自身免疫性 1 型糖尿病（type 1 diabtes mellitus，T₁DM）是由遗传、环境、免疫等因素共同作用于易感个体，导致免疫细胞破坏胰岛 B 细胞的一种器官特异性自身免疫性疾病。患者在临床发病时即已出现胰岛素绝对缺乏和糖代谢紊乱，需要终身依赖胰岛素替代治疗。尽管近年来随着胰岛素类似物、教育管理计划、血糖监测手段的发展，胰岛素替代治疗逐渐得到优化，T₁DM 患者的生活质量有所改善，但由于大血管和微血管并发症，其寿命与正常人相比仍缩短了 10～15 年。糖尿病控制和并发症研究（diabetes control and complications trial，DCCT）表明，使糖化血红蛋白（HbA1c）水平尽可能正常化的强化糖代谢控制可以减少微血管并发症。然而，低血糖是强化胰岛素治疗的主要限制因素，使大多数 T₁DM 患者无法达到血糖正常。虽然完全逆转代谢异常是最终目标，但来自 DCCT 的临床证据已证实残余胰岛素和 C 肽对于改善"脆性糖尿病"患者血糖波动及微血管并发症有重要的意义。因而，针对机体错乱的自我免疫攻击进行相应的免疫干预治疗，是保护和拯救 T₁DM 胰岛 B 细胞的有效手段。

目前，人们认为 CD4⁺ 及 CD8⁺T 淋巴细胞对胰腺 B 细胞的浸润及其分泌的细胞因子在 T₁DM 的发病过程中发挥着重要作用。另外，其他免疫细胞如调节性 T 细胞、B 淋巴细胞、NK 细胞也参与损伤胰岛 B 细胞的损伤。因此，T₁DM 非抗原特异性免疫调节主要通过生化免疫抑制药、组织工程单克隆抗体免疫抑制药和非特异性细胞免疫（如间充质干细胞、非特异性调节 T 细胞和树突状细胞）等措施，下调自身免疫应答并恢复机体免疫平衡。

目前临床研究数据较多的是单克隆抗体和组织工程融合蛋白，一般被称为生物制剂或生物制品，常用于自身免疫性疾病的治疗。生物制剂通过包括细胞因子阻断、抑制 T 细胞或 B 细胞及免疫调节作用等途径干预自身免疫进程。现阶段生物制剂治疗目标是在自身免疫进程早期保护胰岛细胞数量、尚不能视其为治愈性治疗方法，如抗 CD3 单克隆抗体 Teplizumab 和 Otelixizumab、抗 CD20 单克隆抗体 Rituximab 和 CTLA-4 融合蛋白 abatacept 等，另外一些新方法免疫治疗靶点在尚研究中，如针对 IL-1、TNF、IL-12p40、IL-17、IL-6 和 CD2 等。

非特异性生物制剂免疫治疗研究结果阴性或微效治疗作用、容易合并感染、影响正常免疫功能，重要的是生物制剂无法恢复正常的免疫耐受状态、即撤药后自身免疫病可再次复发。大多数 RCT 研究结果显示病程进展得到延缓，但会再次发生胰岛免疫损伤，因为非特异性免疫治疗无法使患者重建正常的自身抗原免疫耐受。免疫系统是包含细胞之间及与细胞因子之间相互作用的复杂网络系统，生物制剂虽然可以抑制一条已知的致病途径，但不足以完全阻断自身免疫疾病的发生。因而，目前已有一些研究试图通过改变触发或加速胰岛自身免疫破坏的关键特异性抗原，诱导致病性 T 细胞抗原特异性免疫耐受，包括针对致病性抗原胰岛素、胰岛素原、谷氨酸脱羧酶 65 的研究，以及针对非致病性抗原热休克蛋白 hsp60 的研究。为提高治疗效果又出现了各种联合免疫治疗研究—非特异性和特异性联合免疫治疗，如抗 CD3 联合鼻吸胰岛素、抗 CD25 联合霉酚酸酯等。

随着抗体检测技术和基因诊断技术的不断进步，T₁DM 的病程已从之前的血糖异常起始提前至体内存在 2 个或 2 个以上胰岛自身抗体阳性而血糖完全正常为起始。而从体内出现多个胰岛自身抗体阳性，到显著血糖异常的临床糖尿病期之间，有很长一段时间的"1型糖尿病前期"（pre-T₁DM），这也恰是目前大多数T₁DM免疫治疗的"黄金窗口期"。根据自然病程T₁DM免疫治疗可分为一级预防、二级预防和三级干预。一级预防指在遗传易感期对具有T₁DM遗传易感基因的对象采取诱导特异性免疫耐受的方法，阻止胰岛特异性自身免疫的发生；二级预防指在自身免疫攻击期，对已经启动自身免疫进程的对象采取免疫干预的方式阻止自身免疫破坏进展而导致临床糖尿病；三级干预指对于已经发生临床糖尿病的对象，采取免疫干预的方式阻止或延缓自身免疫对胰岛的进一步损伤，保护残存胰岛功能。

不论在疾病哪个阶段，免疫干预治疗都能给T₁DM病患者带来临床获益，尤其在疾病早期进行干预，可延缓胰岛免疫损伤进程、延长"蜜月期"，即使无法阻止疾病的发生，也能够延缓免疫进程并保护胰岛B细胞功能，推迟脆性糖尿病出现，减少微血管及大血管并发症，使患者长期获益。选择合适的人群，在恰当的时机进行免疫治疗，并联合多疗程、多方案等干预手段，是今后T₁DM免疫治疗的主要方向。

（二）甲状腺相关性眼病的免疫治疗

甲状腺相关眼病（thyroi associated ophthal-mopathy，TAO）是一种与Graves病密切相关的自身免疫性疾病，伴或不伴有甲状腺功能亢进，眼外肌及眼眶结缔组织的炎性反应及纤维化以及脂肪的沉积，导致眶内容物体积增大，引起眼球突出、眼睑退缩、球结膜水肿、复视、视神经压迫等症状。TAO的具体发病机制尚不清，目前认为该病是一种器官特异性自身免疫性疾病，为细胞免疫和体液免疫在遗传、环境因素等共同作用的结果。淋巴细胞、眶后成纤维细胞、眶后脂肪细胞、细胞因子和自身抗原抗体是TAO发病的重要因素。

糖皮质激素口服或大剂量静脉冲击是TAO主要的、有显著疗效的全身免疫抑制治疗方法。不良反应有类库欣征、骨质疏松、肾上腺皮质功能抑制、轻度兴奋、失眠、低钾血症、高血压、转氨酶高、食欲缺乏、反酸等消化道反应等，一般对症处理即可，停药后可改善。此外，细胞免疫抑制药环孢素选择性地作用于T淋巴细胞，对突眼、软组织炎症、眼肌病变、视力减退、复视、视神经损害疗效均可，但单用环孢素疗效不如糖皮质激素，与泼尼松联用疗效显著，联用后症状改善，时间、疗程明显缩短。生长抑素类似物的治疗作用具体机制不明，发现有抑制细胞因子及生长因子、抗细胞增殖作用，亦作为抗细胞因子的药物，常用的为奥曲肽和兰瑞肽。对软组织炎症、降低眼内压疗效尚可，对突眼、眼外肌病变疗效差。

过氧化物酶增殖物活化受体-γ（PPAR-γ）对脂肪细胞分化起重要作用，与其配体结合后触发成纤维细胞分化为成脂肪成纤维细胞。T细胞浸润TAO患者的眼眶，活化后表达环氧合酶（COX）-2及15-脱氧前列腺-J₂，可能导致成纤维细胞分化成脂肪细胞。因此，阻断PPAR-γ途径可用于治疗对于皮质类固醇疗法无效的患者，选择性COX-2抑制药塞来昔布可用于TAO的治疗。

B细胞在TAO的早期阶段非常重要，可将抗原呈递给自身反应性T细胞并合成IL-6、TNFα、IL-10等细胞因子，并产生自身抗体以对抗自身TSH受体及IGF-1受体，在TAO中产生体液免疫应答。因此，采用利妥昔单抗（rituximab）清除B淋巴细胞，能有效改善患者眼部的局部炎性反应和突眼度，且治疗后复发及不良反应的发生均少于静脉糖皮质激素冲击治疗者。针对IL-6受体的重组人源化单克隆抗体托珠单抗（tocilizumab），可缓解TAO的CAS评分，降低TAO的严重程度。TNFα的重组人源化单克隆抗体阿达木单抗（adalimumab），可抑制IL-6和TNFα等炎症因子对成纤维细胞的刺激作用。

IGF-1R 单克隆抗体替普罗单抗（Teprotumumab），可以通过阻断 IGF-1R 的活化抑制与 TSHR 信号的相互作用，降低患者的 CAS 评分，且不良反应少于利妥昔单抗。

另外，对于球后软组织炎症、突眼等，可使用免疫抑制药进行眼部的局部注射，如糖皮质激素等小剂量免疫抑制药球后、结膜下注射，注射部位可能会有轻微疼痛。眼部使用氯霉素、地塞米松眼药水，可缓解软组织炎症，但对突眼度、视神经损害、眼肌病变无改善作用。

（三）免疫性胰岛素抵抗综合征的免疫治疗

在某些胰岛素抵抗综合征中，胰岛素对靶细胞作用的通路是完整的，但循环中胰岛素的效应被抗体的存在所阻断，这些抗体可与胰岛素受体或胰岛素分子本身起反应。B 型严重胰岛素抵抗综合征是一种循环中存在针对胰岛素受体的抗体的自身免疫综合征，可引起靶细胞胰岛素抵抗和内源性高胰岛素血症。糖皮质激素、血浆置换、环磷酰胺、硫唑嘌呤、免疫球蛋白、环孢素和霉酚酸酯等免疫抑制疗法，可消除 B 型胰岛素抵抗患者循环中胰岛素受体的自身抗体，但也有许多患者在没有任何免疫调节治疗的情况下自发缓解，因此，关于免疫抑制是否影响病情缓解率或改变疾病自然史存在争议。B 型胰岛素抵抗综合征患者常伴随其他自身免疫现象，如系统性红斑狼疮或干燥综合征等。在对伴随的自身免疫疾病进行免疫抑制治疗时，患者的胰岛素抵抗可缓解。因此，可通过患者潜在的自身免疫疾病来指导免疫抑制药的选择。

此外，因为抗体是由 B 淋巴细胞产生的，所以使用利妥昔单抗来抑制外周血 B 淋巴细胞也被尝试应用于 B 型胰岛素抵抗的治疗。然而，利妥昔单抗并不抑制浆细胞，而浆细胞是产生抗体的主要细胞形态，且浆细胞在体内可以存活数月至数年。因此，为了靶向抑制血浆细胞，有人将利妥昔单抗和糖皮质激素或经典的免疫抑制药如环

磷酰胺联合使用，但临床使用经验有限。

（四）X 性连锁的免疫紊乱 – 多内分泌病 – 肠病综合征的免疫治疗

X 性连锁的免疫紊乱 – 多内分泌病 – 肠病（X-linked immune dysfunction- polyndocrine-opathy，IPEX）综合征，是一种综合了免疫功能失调、多内分泌病变以及肠病的相当罕见的 X 染色体性联遗传症候群，与 FOXP3 致病基因有关。患者体内可有抗胰岛抗原抗体、抗甲状腺抗原、抗小肠黏膜等自身抗体的出现。因此，除对症支持和替代治疗外，IPEX 患者也常使用免疫抑制药进行治疗。其中皮质类固醇是首选的免疫抑制药，但单独使用通常效果欠佳，往往与钙调神经磷酸酶抑制药，如环孢素、他克莫司等联用，进一步抑制 T 细胞的激活。

此外，有研究表明，西罗莫司或霉酚酸酯（MMF）能够有效地替代钙调神经磷酸酶依赖性药物用于早发性 IPEX 患者和有 IPEX 症状但未检测到 FOXP3 突变的患者。西罗莫司或 MMF 的使用有助于诱导 Treg 细胞介导的免疫耐受，而西罗莫司的临床疗效与其抑制 Teff 细胞功能并选择性诱导或扩增 Treg 细胞有关。因此，早期应用非钙调神经磷酸酶抑制药治疗 IPEX 值得进一步关注。

（五）自身免疫性多内分泌综合征的免疫治疗

自身免疫性多内分泌综合征（autoimmune polyendocrine syndromes，APS）是一组包括多个内分泌器官和非内分泌器官自身免疫疾病的综合征。临床表现复杂多变，累及的内分泌腺自身免疫疾病包括但不限于原发性肾上腺皮质功能减退、甲状旁腺功能减退、1 型糖尿病、自身免疫性甲状腺疾病（慢性淋巴细胞性甲状腺炎、Graves 病、产后甲状腺炎、自身免疫性萎缩性甲状腺炎、无痛性甲状腺炎、甲状腺相关性眼病）等。本综合征为多基因遗传性疾病，无法根治，

目前的治疗措施除了激素替代治疗、激素反馈治疗和对症治疗外，免疫调节疗法可以阻止甚至逆转自身免疫的表现。

（六）胰岛移植后的免疫抑制治疗

胰岛和胰腺移植治疗糖尿病面临着两个免疫障碍——胰岛B细胞自身免疫的重新出现和异体移植排斥反应。移植后免疫抑制药包括他克莫司、西罗莫司、MMF、类固醇激素、达克珠单抗、阿仑单抗、胸腺球蛋白等。其目的是降低急性排斥反应（AR）的发生率和严重程度，并防止长期慢性移植功能障碍。而通过来自加拿大Edmonton的研究者对移植受体的随访发现，接受移植及免疫抑制治疗后患者胰岛素抗体转阴，提示胰岛移植物免疫破坏可以通过免疫抑制治疗而克服。

（七）糖皮质激素作为免疫抑制药在内分泌及代谢性疾病中的应用

糖皮质激素有抗炎和免疫抑制的作用，能够抑制白介素、肿瘤坏死因子、巨细胞集落刺激因子等一些与慢性炎症有关的细胞因子的转录，并抑制巨噬细胞对抗原的吞噬和处理，减少淋巴细胞的浸润，降低自身抗体水平和针对抗原反应性T淋巴的细胞增殖反应，调节免疫紊乱、缓解病情。

糖皮质激素的免疫冲击治疗在内分泌与代谢性疾病中的应用较为广泛，如淋巴细胞垂体炎、甲状腺相关性眼病、慢性淋巴细胞性甲状腺炎或桥本甲状腺炎、甲状腺激素不敏感综合征、胰岛素抵抗综合征等，在不同疾病中的具体措施各有不同。

糖皮质激素的不良反应包括对下丘脑－垂体－肾上腺（HPA）轴的抑制，医源性肾上腺皮质功能亢进或功能不全，诱发和加重感染、溃疡、骨质疏松与自发性骨折、无菌性骨坏死、行为与精神异常，对生殖功能和儿童生长发育的影响等，临床应用时需注意。

（顾　愹　宋勇峰）

参 考 文 献

[1] Dougan M, Pietropaolo M. Time to dissect the autoimmune etiology of cancer antibody immunotherapy [J].The Journal of Clinical Investigation. 2020, 130(1): 51–61.

[2] Michot JM, Bigenwald C, Champiant S, et al. Immune–related adverse events with immune checkpoint blockade: a comprehe–nsive review[J].Eur J Cancer, 2016, 54: 139–148.

[3] Barroso–Sousa R, Barry WT, Garrido–Castro AC, et al. Incidence of Endocrine Dysfunction Following the Use of Different Immune Checkpoint Inhibitor Regimens: A Systematic Review and Meta–analysis[J].JAMA Oncol, 2018, 4(2): 173–182.

[4] Byun DJ, Wolchok JD, Rosenberg LM, et al. Cancer immuno–therapy–immune checkpoint blockade and associated endoc–rinopathies[J].Nature Reviews Endoc–rinology, 2017, 13: 195–207.

[5] Culier P, Santini FC, Scaranti M, et al. Endocrine side effects of cancer immunotherapy[J].Endocr Relat Cancer, 2017, 24: T331–T347.

[6] Clotman K, Janssens K, Specenier P, et al. Programmed Cell Death–1 Inhibitor–Induced Type 1 Diabetes Mellitus[J]. The Journal of Clinical Endocrinology and Metabolism, 2018, 103(9): 3144–3154.

[7] Gunjur A, Klein O, Kee D, et al. Anti–programmed cell death protein 1 (anti–PD1) immunotherapy induced autoimmune polyendocrine syndrome type Ⅱ (APS–2): a case report and review of the literature [J].J Immunother Cancer, 2019, 7(1): 241.

[8] Castinetti F, Albarel F, Archambeaud F, et al. French Endocrine Society Guidance on endocrine side effects of immunotherapy[J].Endocr Relat Cancer, 2019, 26(2): G1–G18.

[9] Brahmer JR, Lacchetti C, Schenider BJ, et al. Management of Immune–Related Adverse Events in Patients

Treated With Immune Checkpoint Inhibitor Therapy: American Society of Clinical Oncology Clinical Practice Guideline[J].J Clin Oncol, 2018, 36(17): 1714–1768.

[10] Puzanov I, Diab A, Abdallah K, et al. Managing toxicities associated with immune checkpoint inhibitors: consensus reco–mmendations from the Society for Immunotherapy of Cancer (SITC) Toxicity Management Working Group[J].J Immunother Cancer, 2017, 5(1): 95.

[11] Herold KC, Vignali DA, Cook A, et al. Type 1 diabetes: transla–tingmechanistic observations into effective clinical outcomes[J].Nat Rev Immunol, 2013,13:243–256.

[12] Orban T, Bundy B, Becker DJ, et al.Co–stimulation modulation with abatacept in patients with recent–onsettype 1 diabetes: a randomised, double–blind, placebo–controlled trial[J].Lancet, 2011,378:412–419.

[13] Herold KC, Gitelman SE, Willi SM, et al. Teplizumab treatment may improve C–peptide responses in participants with type 1 diabetes after the new–onset period: a randomised controlled trial[J]. Diabetologia, 2013,56:391–400.

第三篇

肿瘤内分泌学

主　编　王桂侠　母义明
副主编　单忠艳　刘　超　李　强　崔久嵬

第 10 章

肿瘤内分泌学概论

一、肿瘤特性与治疗对内分泌系统的影响

肿瘤组织由实质和间质两部分构成，肿瘤实质是肿瘤细胞，是肿瘤的主要成分，具有组织来源特异性。它决定肿瘤的生物学特点以及每种肿瘤的特殊性。根据其分化成熟程度和异型性大小来确定肿瘤的良恶性和肿瘤的恶性程度。肿瘤细胞有 3 个显著的基本特征，即不死性、迁移性和失去接触抑制。除此之外，肿瘤细胞还有许多不同于正常细胞的生理、生化和形态特征。

肿瘤特性：恶性转化细胞的内在特点和宿主对肿瘤细胞及其代谢产物的生物学反应共同影响肿瘤的生长和演变。典型的恶性肿瘤细胞生长及其生物学特征为单个细胞的恶性转化→转化细胞的克隆性增生→局部浸润→远处转移。

肿瘤治疗：肿瘤治疗强调综合治疗的原则，药物治疗是其中的一个重要手段，包括化疗药物治疗、生物治疗及辅助治疗。近年来抗肿瘤药物的研究取得了飞速进展，经历了肿瘤化学药物治疗及包括分子靶向药物、免疫治疗、基因治疗、内分泌治疗、诱导分化治疗和干细胞治疗的生物治疗，获得了较好的治疗效果，并且药物不良反应大大降低。传统的化疗药物都属于细胞毒性药物，在杀伤肿瘤细胞的同时，可不同程度地损伤正常细胞。而肿瘤生物治疗是基于分子生物学、细胞生物学和免疫生物学

的发展，是实现肿瘤精准诊疗的重要途径。随着肿瘤生物治疗工作的推进，在见证其治疗有效性同时，其不良反应也引起了临床专家们的关注。

（一）肿瘤的侵袭性—内分泌器官组织的损伤

1.肿瘤细胞的侵袭性

肿瘤扩散是恶性肿瘤的主要特征，肿瘤的浸润和转移共同构成肿瘤的播散。浸润是肿瘤细胞和细胞外间质在宿主多种因素调节下相互作用的结果，是肿瘤转移的前奏。具有浸润性生长的恶性肿瘤，不仅可以在原发部位生长、蔓延（直接蔓延），而且可以通过各种途径扩散到身体其他部位（转移）。

(1) 直接蔓延：肿瘤细胞从原发部位出发，持续地、不间断地沿着组织间隙、淋巴管、血管或神经周围间隙侵入邻近的组织或器官。

(2) 转移：肿瘤细胞从原发部位侵入淋巴管、血管、体腔，迁移到他处而继续生长，形成与原发瘤同样类型的肿瘤。良性肿瘤不转移，只有恶性肿瘤才转移，常见的转移途径有淋巴管转移、血管转移和种植性转移。

2.恶性肿瘤的浸润和转移机制

(1) 局部浸润：浸润能力强的瘤细胞亚克隆的出现和肿瘤内血管形成对肿瘤的局部浸润都起重要作用。

局部浸润机制：①肿瘤细胞的自主性增殖和

细胞接触性抑制丧失；②肿瘤细胞表面负电荷密度增大；③细胞连接发育缺陷；④肿瘤细胞的黏附性异常（同质型黏附、异质型黏附）；⑤细胞外基质成分对肿瘤侵袭的作用（支架、限制）；⑥肿瘤细胞产生的降解酶类增加及组织金属蛋白酶抑制物明显减少；⑦细胞外基质降解增加；⑧肿瘤细胞的运动性（原位运动、异位运动）；⑨肿瘤的血管形成。

（2）肿瘤细胞转移：肿瘤细胞从原发灶脱离释出，侵入脉管系统（或体腔）并在其中转运或者肿瘤细胞被阻留，穿出脉管，侵入组织间隙，在另一脏器脉管外增殖、生长，形成集落。肿瘤细胞转移取决于肿瘤细胞的生物学行为及宿主对其反应。

① 肿瘤细胞的生物学行为（除瘤细胞恶性增殖能力外）：肿瘤细胞的运动性（微管系统、自分泌运动因子）；肿瘤细胞的粘连性（细胞外基质及其受体）；肿瘤细胞分泌的金属蛋白酶抑制物（TIMP）显著减少；肿瘤细胞产生 TAF 及诱导血管生成的能力；肿瘤转移相关基因和转移抑制基因的作用。

② 宿主对肿瘤的反应：肿瘤局部纤维间质反应和免疫反应（TIL）；宿主整体免疫功能状态；其他，如通过自分泌、旁分泌或者内分泌方式产生多种因子，包括激素、精神因素等。

3. 易受侵的内分泌器官

（1）肿瘤转移的器官亲和性：转移的发生并不是随机的，而是具有明显的器官倾向性。血行转移的位置和器官分布，在某些肿瘤具有特殊的亲和性，如肺癌易转移到肾上腺和脑，甲状腺癌、肾癌和前列腺癌易转移到骨，乳腺癌常转移到肝、肺、骨，其可能机制如下。

① 机械学说：肿瘤转移的器官分布依据癌栓沿血液循环途径（静脉运行）播散的概率而定，癌细胞在靶器官停驻的量与该器官动脉供血量有关。

② 种子 - 土壤学说：肿瘤细胞对某种特定靶器官提供的局部环境有生长亲和性，一定的"种子"只有在一定的"土壤"中才能生长。

（2）易受侵的内分泌器官：肾上腺、性腺。肾上腺是人体转移瘤好发器官之一，转移瘤发生率仅次于肺、骨及脑组织。肺癌、肝癌、乳腺癌、神经母细胞瘤、淋巴瘤容易播散转移到肾上腺和性腺。另外，肾癌、胃肠道肿瘤也可侵及肾上腺。肾透明细胞癌可能转移到甲状腺。

（二）肿瘤的内分泌功能

异位内分泌综合征：一些非内分泌腺肿瘤能产生和分泌激素或激素类物质，引起内分泌紊乱的临床症状，这种肿瘤称为异位内分泌性肿瘤，其所引起临床症状称为异位内分泌综合征。此类肿瘤多为恶性肿瘤，以癌居多，如肺癌、胃癌、肝癌、肾癌、结肠癌，也可见于肉瘤，如纤维肉瘤、平滑肌肉瘤等。此外，APUD 系统（弥散性神经内分泌系统）的肿瘤，也可产生生物胺或多肽激素，如类癌、嗜铬细胞瘤等。

异位激素分泌比较普遍，但是临床上具有异位内分泌综合征表现的很少见，其原因是肿瘤分泌的有活性的激素量太少，或者被原发肿瘤的症状掩盖。

1. 异位分泌激素的特征

首先，肿瘤分泌的激素很少能被抑制。其次，激素分泌量很少，通常是激素的前体物质，因此肿瘤引起的异位内分泌综合征，不一定是激素本身，大多数是激素相关物质所引起的，比如胰岛素样生长因子，人甲状旁腺激素相关蛋白（PTHrP）等。

2. 异位激素分泌的可能机制

研究表明，甲状腺激素、类固醇激素及儿茶酚胺一般不发生异位分泌，糖蛋白类激素除卵泡刺激素（FSH）、黄体生成素（LH）和促甲状腺激素（TSH）外，几乎都可以由非内分泌肿瘤产生。肽类激素是单个基因的产物，多种细胞中存在肽链合成之后的加工功能。而甲状腺激素、类固醇激素及儿茶酚胺的合成需要复杂的、高度特异的酶链。关于异位激素分泌的机制还不清楚，可能有以下几个方面。

(1) 基因去阻抑学说：在肿瘤细胞恶性转化过程中，随机表达了在正常情况下被抑制的基因，其中包括编码激素的基因。

(2) 反分化学说：肿瘤的反分化是指细胞恶变后，细胞的多种表型又回到胚胎细胞表型的现象，如退回到与分泌一些激素的细胞的前体祖细胞阶段。

(3) 神经内分泌细胞（APUD）假说：APUD细胞与内分泌神经细胞一起称为弥散性神经内分泌系统，是指广泛分布在全身各部位的一些内分泌细胞和细胞群，这些细胞内含有胺或具有摄取胺的前体，进行脱羧反应的能力，把具有这种特性的所有细胞统称为 APUD 细胞系统，大多数 APUD 细胞起源于神经脊，一些起源于原始内胚层。APUD 细胞遍布全身各部位，中枢部分包括下丘脑 - 垂体轴的细胞和松果体细胞，周围部分包括胃肠道、胰、呼吸道、泌尿生殖道以及皮肤等。

(4) 其他：癌基因与生长因子等信号通路的调控。

3. 常见的异位内分泌综合征

由于肿瘤的产物（包括异位激素）或异常免疫反应引起内分泌、神经、造血、消化、骨关节、肾脏、皮肤等系统发生病变，引起相应的临床症状，称为副肿瘤综合征，其中包括异位内分泌综合征。

(1) 常见的副肿瘤综合征：①内分泌系统（异位内分泌综合征）类癌综合征、卓 - 艾综合征、肿瘤性软骨病、低血糖、异位 ACTH 综合征、SIAD；②神经系统 Lambert-Eaton 综合征、亚急性小脑变性、脑脊髓炎、斜视眼阵挛；③风湿性 / 皮肤系统 雷诺综合征、类癌关节炎、皮肌炎。

(2) 常见异位内分泌综合征：①异位 ACTH/CRH 综合征；②抗利尿激素分泌不当综合征（SIADH）；③胰岛素样生长因子 Ⅱ 引起低血糖症；④甲状旁腺激素相关蛋白（PTHrP）引起高钙血症；⑤人绒毛膜促性腺激素（hCG）引起男性乳腺发育，性欲下降；⑥促红细胞生成素引起红细胞增多症。

4. 诊断

诊断的关键是弄清楚异位激素和非内分泌肿瘤的关系。诊断要求符合：①非内分泌肿瘤合并内分泌综合征；②肿瘤合并有血或尿中某种激素水平异常增高；③测定的血或尿中的激素水平对生理反馈抑制无效；④肿瘤切除或放射治疗与化学治疗后激素水平下降；⑤证实肿瘤组织中有激素存在；⑥肿瘤组织体外培养可以继续合成激素；⑦肿瘤组织的瘤细胞内有该激素特异性的 mRNA，瘤组织的正常细胞内则无该激素的mRNA；⑧排除其他可能的原因。

（三）肿瘤药物治疗的内分泌器官的损伤

尽管肿瘤细胞和正常组织细胞代谢存在不同，表现为组成细胞基本结构的物质（如蛋白质、核酸等）合成异常旺盛，相反其分解代谢则显著降低，以致合成和分解代谢的平衡失调，但是目前抗肿瘤治疗特异性及靶向性较差，因此正常细胞难以在治疗过程中避免损伤，进而引起一些副反应发生。抗肿瘤药物引起骨髓抑制、肝肾心脏毒性和消化道反应比较常见，然而对于内分泌代谢系统的损伤同样重要，值得关注。

1. 肿瘤化疗药物

细胞毒性抗肿瘤药物治疗在消灭肿瘤细胞的同时，可能损伤机体代谢旺盛的器官组织及损害解毒排泄的器官，另外有些药物选择性的损伤某一特定的组织或器官，因此抗肿瘤化疗药物的不良反应一直是肿瘤治疗中予以重点关注的方面。其对内分泌代谢系统的损伤突出表现在以下几个方面。

(1) 性腺功能损伤

① 睾丸：化疗药物主要损伤精原细胞，处于

分化、增殖阶段的精原细胞对化疗最敏感。引起精子减少，睾酮降低，化疗药物的种类和剂量是最重要的影响因素。

② 卵巢：化疗药物引起卵巢功能损伤，甚至发育障碍或卵巢功能早衰，通常是不可逆的。表现为卵泡减少，雌二醇、孕激素下降，促性腺激素升高。化疗后发生卵巢早衰的影响因素包括患者年龄，肿瘤类型及化疗药物的种类及剂量。

(2) SIAD：很多药物可以引起抗利尿不适当综合征（SIAD），化疗药物中长春新碱，其次环磷酰胺、顺铂及美法仑等都可以引起 SIAD。

(3) 其他：糖代谢、脂代谢及骨代谢紊乱，尤其在联合糖皮质激素治疗的情况下。另外可能影响下丘脑 – 垂体 – 靶腺功能下降，导致相应的临床表现。

2. 肿瘤生物治疗

肿瘤生物治疗是指应用生物反应调节剂，通过免疫、基因表达和内分泌等生物调节系统或细胞信号通路及微环境来调节肿瘤患者机体的生物反应，从而直接或者间接抑制肿瘤发生、发展或减轻治疗相关的不良反应的肿瘤治疗手段。肿瘤生物治疗是多种方法的总称，可以单独应用，也可以联合手术、化疗或放疗应用。

(1) 肿瘤靶向治疗：是以肿瘤细胞的标志性分子为靶点进行阻断，干预细胞发生癌变的环节。根据其作用机制分为两大类。一是针对肿瘤细胞本身的治疗，二是针对肿瘤生长微环境的治疗。随着靶向药物在临床治疗的开展，在药物使用过程中的不良反应也日趋增多，同时也可以引起内分泌系统损伤，如多靶点酪氨酸激酶抑制药舒尼替尼有报道引起甲状腺功能低下。

(2) 肿瘤免疫治疗：机体的免疫系统对于肿瘤的发生发展同时兼具正面和负面的影响，作为肿瘤防御系统，免疫系统可以通过清除突变的细胞而防止肿瘤的发生，起到监视作用，一旦这种监视作用减弱，免疫系统未能完全清除突变的细胞，累积便形成肿瘤。进展中的肿瘤又具备了干扰宿主免疫系统功能的能力，从而促进肿瘤的生长。肿瘤免疫治疗是通过调动宿主的免疫防御机制或给予某些生物活性物质以取得或者增强抗肿瘤免疫效应的治疗方法的总称。包括特异性免疫治疗和非特异的免疫治疗，以克服肿瘤的免疫逃逸。目前，靶向肿瘤免疫检查点调控肿瘤已被认为是极具前景的新型肿瘤治疗方式，开启了肿瘤免疫治疗的新时代。自 2011 年 FDA 批准了首个细胞毒性 T 淋巴细胞相关抗原 –4（CTLA–4）抑制药 CTLA–4 单抗 Lpilimumab，到程序性细胞死亡蛋白 –1（PD–1/PD–L1）单抗取得了突破性进展。然而，随着临床用药时间的延长，患者生存期的延长，这类药物的不良反应也逐渐被认识，主要导致多种自身免疫性不良反应。肿瘤免疫治疗引起的内分泌系统损伤包括甲状腺功能紊乱、自身免疫性糖尿病、垂体炎、肾上腺皮质损伤等（表 10–1）。肿瘤免疫治疗引起内分泌器官损伤机制尚不清楚，可能由于单克隆抗体激活抗体依赖的 T 细胞介导的细胞毒性作用和补体通路激活发挥作用有关。

① 原发性甲状腺功能损伤：肿瘤免疫治疗相关的甲状腺功能损伤包括甲状腺功能亢进、甲状腺功能减退、甲状腺炎。大多数患者在出现甲状腺功能减退早期可以表现为一过性甲状腺毒症，可能免疫损伤引起甲状腺炎所致。

② 垂体功能损伤：肿瘤免疫治疗可以引起垂体炎或者垂体功能减退，发生率 3%～7%。与淋巴细胞性垂体炎不同，靶向肿瘤免疫检查点抑制药导致的垂体炎以男性为多。在发生时间上，CTLA–4 抑制药患者通常在治疗后 4～16 周发生垂体损伤，而 PD–1/PD–L1 抑制药治疗的患者发生相对晚，最长可以近 1 年。大多数患者出现垂体前叶功能下降，也有全垂体受损的报道。

③ 胰腺损伤（糖尿病）：靶向肿瘤免疫检查点抑制药治疗引起的自身免疫性糖尿病的报道不断涌现，一般发生在用药后的 1 周至数月不等，表现为胰岛功能迅速下降，血糖升高，如果治疗

表 10-1　美国国家癌症研究所 CTCAE 定义的特定内分泌毒性分级制度

内分泌毒性及其定义	一　级	二　级	三　级	四　级	五　级
垂体炎：一种以脑垂体炎症和细胞浸润为特征的疾病	无症状或轻微症状；仅临床或诊断性观察；无干预措施	中度症状；最低限度的，局部的，或无创性的干预措施；限制与年龄相关的工具性日常生活活动能力	严重或有医学意义但不立即威胁生命的症状；住院或现有住院时间延长；限制自我护理的日常生活活动能力	威胁生命的结局；紧急干预措施	死亡
垂体功能减退：一种以垂体激素合成减少为特征的疾病	无症状或轻微症状；仅临床或诊断性观察；未表明干预措施	中度症状；最低限度的，局部的，或无创性的干预措施；限制与年龄相关的工具性日常生活活动能力	严重或有医学意义但不立即威胁生命的症状；住院或现有住院时间的延长；限制自我护理的日常生活活动能力	威胁生命的结局；紧急干预措施	死亡
甲状腺功能减退：一种以甲状腺激素合成减少为特征的疾病	无症状；仅临床或诊断性观察；未表明干预措施	有临床症状；甲状腺替代治疗干预；限制工具性日常生活活动能力	严重临床症状；限制自我护理的日常生活活动能力；住院	威胁生命的结局；紧急干预措施	死亡
甲状腺功能亢进：一种以体内甲状腺激素水平过高为特征的疾病。常见原因包括甲状腺过度活跃或甲状腺激素过量	无症状；仅临床或诊断性观察；未表明干预措施	有临床症状；甲状腺抑制治疗干预；限制工具性日常生活活动能力	严重临床症状；限制自我护理的日常生活活动能力；住院	威胁生命的结局；紧急干预措施	死亡
高血糖症：一种以实验室检测结果显示血糖浓度升高为特征的疾病，通常提示存在糖尿病或葡萄糖耐量异常	高于基线的异常血糖且未进行医疗干预	根据血糖相对于基线的水平进行糖尿病患者的日常管理；口服降糖药；进行糖尿病检查	胰岛素治疗；住院	威胁生命的结局；紧急干预措施	死亡
肾上腺皮质功能不全：一种以肾上腺皮质不能产生足够量的皮质醇或醛固酮为特征的疾病。这可能是由于肾上腺皮质疾病所致，如 Addison 病或 PAI	无症状；仅临床或诊断性观察；未表明干预措施	中度症状；表明临床干预措施	严重临床症状；住院	威胁生命的结局；紧急干预措施	死亡

不及时，可导致糖尿病酮症酸中毒。因此，要及早发现，及早治疗。

④ 其他：如肾上腺、性腺，一种肿瘤免疫治疗所致肾上腺皮质损伤发生率在 1%～2%，如果联合治疗发生率将大大增加。原发性肾上腺皮质功能不全需要糖皮质激素治疗，也有患者可能需要盐皮质激素。所以在应用肿瘤免疫治疗时，应该定期进行内分泌腺体功能评估。

(3) 肿瘤基因治疗：是指应用基因转移技术将外源基因导入人体，直接修复和纠正肿瘤相关基因的结构与功能缺陷，或者间接通过宿主的防御机制和杀伤肿瘤的能力，进而抑制和杀伤肿瘤。CART 细胞技术是基因治疗和免疫治疗结合的典范。

(4) 肿瘤内分泌治疗：是通过调节和改变对某些肿瘤生长起着重要作用的机体内分泌环境及激素水平，达到肿瘤治疗的目的。主要针对乳腺癌、前列腺癌和子宫内膜癌。

① 乳腺癌：内分泌治疗在乳腺癌治疗中占有重要地位。自三苯氧胺之后，用于乳腺癌内分泌治疗的药物有孕激素类、芳香化酶抑制药（如氨鲁米特等）及类固醇抑制药类（如依西美坦、来曲唑等）。内分泌治疗需要长期应用，因此药物的长期安全性非常重要。三苯氧胺服用需要关注子宫内膜癌的发生。芳香酶抑制药可降低女性体内雌激素水平，可引起更年期症状、骨质疏松及脂代谢紊乱的发生。氨鲁米特不良反应比较大，可以引起直立性低血压、甲状腺功能减退及粒细胞减少等，另外还需关注脑血管事件及血栓性疾病。

② 前列腺癌：前列腺癌的内分泌治疗是前列腺癌治疗的重要部分，它能使进展期前列腺癌获得明显治疗效果，大多用于进展期前列腺癌患者。内分泌治疗包括手术或药物去势、雄激素受体拮抗药及其他抗雄激素药物。伴随着去势治疗的是性欲和性功能的降低、疲劳、抑郁、肌力降低。雌激素、非甾体抗雄激素治疗也会导致男性乳房女性化及乳房增大。

③ 子宫内膜癌：是常见的女性生殖系统肿瘤。由于雌激素替代疗法及乳腺癌他莫昔芬的应用，子宫内膜癌发生率逐渐上升。孕激素治疗子宫内膜癌的应用不断增多，孕激素可抑制子宫内膜癌细胞的生长，并可能抑制子宫内膜癌的浸润和转移。

(5) 肿瘤诱导分化治疗：在一些化学制剂的作用下，诱导肿瘤细胞的形态、生长和基因表达等表型向正常细胞分化，甚至完全转变为正常细胞的治疗方法。如全反式维 A 酸、三氧化二砷治疗白血病。

(6) 组织工程和干细胞治疗：肿瘤干细胞是指存在于肿瘤组织中的一小部分具有干细胞性质的，具有无限增殖能力、自我更新能力和多向分化潜能的细胞。因此，肿瘤组织工程及干细胞治疗在抗肿瘤治疗中处于前沿领域，目前在结肠癌、肝癌等领域已初步取得进展。

3. 肿瘤放射治疗

放射治疗中，射线多需要通过肿瘤周围正常组织才可以达到肿瘤病灶，因而射线对人体正常组织必然会产生不同程度的损伤。放射治疗引起的正常组织的损伤一般分为早期原发反应和晚期继发反应损伤。早期放射反应一般是射线引起的组织细胞本身的损伤，或并发炎症；晚期放射反应是放射引起的小血管闭塞和结缔组织纤维化而影响组织器官功能。放射损伤的影响因素包括射线的种类、射线强度、照射时间及易感组织和器官。放射治疗可以直接损害下丘脑、垂体、甲状腺、性腺和胰腺。

(1) 甲状腺：是人体最大的内分泌器官，也是放射治疗容易损伤的器官之一，随着放疗技术的提高，患者生存时间的延长，放射治疗所致的甲状腺损伤越来越受到临床重视。放射性甲状腺损伤包括甲状腺功能减退、甲状腺功能亢进、甲状腺炎、甲状腺良性腺瘤、甲状腺肿大及甲状腺癌。

(2) 下丘脑 - 垂体：颅内肿瘤包括垂体瘤和颅咽管瘤及颜面部肿瘤（如鼻咽癌），放射治疗范围包括下丘脑 - 垂体，可引起垂体功能下降，以腺垂体功能受损多见，并且引起垂体前叶激素缺乏的发生率随着时间延长而增加。对于儿童患者，较低剂量放量可能会导致青春期提前，放疗后青春期提前的机制可能与下丘脑 GnRH 分泌不断增加频率和振幅加速青春期启动有关。

(3) 睾丸、卵巢：睾丸对射线的耐受剂量很低，少量的照射即可以引起睾丸功能下降，雄激素下降，精子减少，以至于不育；卵巢的耐受剂量也很低，但比睾丸稍高，可以出现雌二醇减少，卵泡减少。因此在做盆腔照射时，尤其儿童，需要尽量保护好睾丸、卵巢。其他部位的照射也可以影响睾丸和卵巢，可以使畸胎的发生率增加，因此如果可能，应在放、化疗后 3 年再考虑生育问题。

(4) 骨骼：放疗可造成骨的发育延缓或者停

滞，对儿童肿瘤需要进行全脊柱或节段脊柱照射治疗时尤为注意，另外照射建议双侧照射，否则容易导致脊柱侧弯。另外放疗可以通过影响性腺、下丘脑－垂体及甲状旁腺功能，间接影响骨代谢，进而导致骨质疏松、骨骼发育及骨折发生风险增加。

（王桂侠　赵　雪）

二、内分泌代谢疾病对肿瘤的影响

肿瘤的特性与治疗会影响内分泌系统，同样内分泌系统也会影响肿瘤。下面将从神经－内分泌－免疫网络对肿瘤的影响，以及代谢紊乱对肿瘤的影响两方面介绍内分泌代谢疾病对肿瘤的影响。

（一）神经－内分泌－免疫网络调控与肿瘤的发生发展

1. 神经－内分泌－免疫网络

免疫细胞上有接受神经递质和激素刺激的受体，这些内分泌激素和神经递质都具有免疫调节功能。如下丘脑－垂体－肾上腺轴，各种应激刺激可以通过下丘脑分泌促肾上腺皮质激素释放因子，促进垂体释放促肾上腺皮质激素，导致肾上腺皮质释放糖皮质激素，而肾上腺皮质激素，可以抑制各种免疫细胞，包括淋巴细胞、巨噬细胞、中性粒细胞和肥大细胞。同样，免疫系统也可通过多种途径影响神经内分泌功能。免疫细胞本身可以产生和释放内分泌激素，也可通过它们所产生的细胞因子作用于神经内分泌及全身各器官系统。

2. 激素与肿瘤的发生发展

神经－内分泌－免疫网络的重要介质是激素。激素可作用于细胞的生长、成熟、分化、代谢和功能等多个环节，发挥调节作用。1896 年，Beatson 首次报道了 2 例晚期乳腺癌患者，在切除卵巢后症状明显缓解。1916 年，Lathrop 发现切除卵巢的雌性幼年小鼠，长大后乳腺癌的发生率明显降低。近年来研究表明，激素可通过直接或间接的方式，在肿瘤的发生、发展、转移和复发中产生影响，且有些激素在肿瘤的临床诊断和预后中，可作为临床指标加以应用。

(1) 甲状腺激素与肿瘤：甲状腺激素在调节正常的新陈代谢、生长和发育方面发挥着重要作用，同时还可以刺激肿瘤细胞增殖。甲状腺激素在正常组织中的作用主要由激素的核受体介导，在肿瘤细胞中则是与细胞表面受体整合素 $\alpha v \beta_3$ 结合发挥作用。不同器官中甲状腺激素的局部水平是通过甲状腺激素脱碘酶的激活和失活来调控，组织或器官中脱碘酶的相对活性不同也影响特定类型肿瘤的发生和发展。例如，研究表明甲状腺功能减退与乳腺癌的发病率降低有关，而甲状腺功能亢进与乳腺癌发病率和侵袭性增加有关。T_4 可通过结合整合素 $\alpha v \beta_3$ 上的一种质膜受体促进胶质母细胞瘤的生长。此外，多项研究表明甲状腺功能亢进症的患者发生甲状腺癌的风险较高。

(2) 性激素与肿瘤：行病学研究提示，性别是肿瘤发生风险和生存期的相关因素。在许多与生殖功能无关的肿瘤类型中，女性的发病风险更低，预后也更好，例如结肠癌、皮肤癌、食管癌、肺癌和肝癌等。男性中肿瘤风险普遍较高，这一现象先前被归因于饮食、接触环境中的化学物质或致癌物，以及吸烟和饮酒等风险行为。然而，即使对这些危险因素进行调整和统计学分析后，成年女性的肿瘤发生风险仍较低。

尽管大多数肿瘤类型在两性间发病率差异背后的机制仍未明确，但越来越多的证据表明，性激素受体介导的信号转导在肿瘤的发生、发展、转移和预后过程中起着重要的作用。雌激素受体 α（ERα）、雌激素受体 β（ERβ）、G 蛋白耦联雌激素受体 1（GPER1）和雄激素受体（AR）以不同的方式参与肿瘤的性别双态调控。

(3) 糖皮质激素与肿瘤：与其他类固醇激素受体不同，糖皮质激素受体（GR）并不包含致癌基因。相反，糖皮质激素通过 GR 发挥多种功能，包括抑制淋巴细胞生长和诱导细胞凋亡。研究证实糖皮质激素对一系列淋巴细胞性恶性肿瘤患者具有治疗效果，包括急慢性淋巴细胞性白血病、淋巴瘤、多发性骨髓瘤等，治疗效果从一过性缓解至完全缓解不等，但对髓系恶性肿瘤无效。

(4) 生长激素与肿瘤：生长激素（GH）轴的多个环节均可参与肿瘤的进展。生长因子虽不会直接导致恶性转化，但在细胞周期的快速进展期，其可通过缩短 DNA 修复时间增加突变风险。然而，GH–IGF 轴的不同组分可产生相反的作用。GH、IGF 和转化酶可通过促进细胞增殖、上皮细胞–间质细胞转化和血管生成及抑制细胞凋亡来促进肿瘤的发展，但如 IGFBP、蛋白酶和 IGF–IIR 等其他组分可通过抑制有丝分裂和促进细胞凋亡来抑制肿瘤的发展。

此外，多项研究证实先天性生长激素缺乏症（GHD）患者肿瘤发病率相对较低。GH 受体或 GH 诱导的细胞内信号分子纯合突变所导致的先天性 IGF–1 缺陷（Laron 综合征），也是一种肿瘤的保护性因素。

3. 神经 – 内分泌 – 免疫网络调控与肿瘤的发生发展

恶性肿瘤的发生发展常为复杂网络引起的功能紊乱。这种网络多由神经系统、内分泌系统、免疫系统所构成，由神经递质、免疫因子、内分泌激素作为信息因子相互连接。1977 年，Basedovsky 首先提出神经内分泌免疫网络这一概念。而神经免疫内分泌学（NIE）是针对该网络系统之间相互调节和依赖关系所进行的研究。

目前，有研究认为恶病质和抑郁状态是肿瘤患者的一种 NIE 紊乱性疾病，恶病质患者可的松水平增高，5- 羟色胺水平下降，这可能是持续的免疫激活和强烈的肾上腺活性异常的结果。此外，Wei 等通过皮下移植人胃癌细胞系的 MKN–45 细胞，构建异种移植瘤小鼠模型，给予重组人生长激素（rhGH）干预并利用流式细胞分选

技术检测外周血单核细胞中 NK 细胞活性。结果发现，与对照组相比，rhGH 低剂量组、中剂量组、高剂量组外周血单核细胞中，成熟 NK 细胞百分比分别增加了 126.1%、141.7% 和 146.9%，而活性 NK 细胞百分比分别增加 191.3%、95.7% 和 71.8%。

综上所述，激素虽然在肿瘤的发生发展中不占据主要地位，但其通过直接或间接的方式，对肿瘤的增殖、侵袭、转移和复发所产生的影响不可忽视，与肿瘤的发生发展密切相关。恶性肿瘤患者体内存在着神经 – 内分泌 – 免疫网络系统的功能紊乱，深入探究该网络系统与肿瘤发生发展的关系，可有助于阐明肿瘤的发生机制，并从该网络系统的角度探索肿瘤的预防、临床诊断和治疗方法。

（二）代谢紊乱与肿瘤的发生发展

细胞代谢的变化可以促进肿瘤的发生和发展。代谢表型也可用于肿瘤成像、判断预后和治疗。因此，了解肿瘤与代谢的关系对于认识肿瘤病理生理学和研究临床肿瘤学具有重要意义。

1. 代谢与肿瘤相互作用的机制

(1) 转化作用：转化作用是指代谢通路中酶突变引起代谢活动或代谢物水平异常，进而导致癌症，而阻断这些异常的代谢通路可能会阻止肿瘤的发生，拮抗疾病的进展。例如，编码异柠檬酸脱氢酶（IDH）–1 和 2 的体细胞单等位基因突变出现在多种肿瘤中，突变的 IDH1 和 IDH2 能够将 α- 酮戊二酸（aKG）转化为 D-2- 羟基戊二酸（D-2HG），导致 D-2HG 在 IDH 突变型肿瘤中积累，干扰双加氧酶的功能，进而阻碍细胞分化。琥珀酸脱氢酶（SDH）和富马酸盐水合酶（FH）是三羧酸循环中的催化反应酶，如果这两种酶出现突变，细胞中会积聚高水平的琥珀酸盐和富马酸盐，这些二羧酸也会干扰双加氧酶的功能。D-2HG、琥珀酸酯和富马酸酯等代谢物本身可能不会引起细胞的转化，但它们可协同其他突

变效应，通过非代谢效应促进肿瘤形成。

(2) 允许作用：允许作用是指尽管这些代谢通路不参与肿瘤转化，但肿瘤发生发展过程中需要这些代谢通路。在许多情况下，允许作用的相关酶是癌基因和抑癌基因的下游效应因子。例如，癌基因表达增强成纤维细胞的葡萄糖摄取。c-MYC 高表达可引起葡萄糖代谢、谷氨酰胺分解和蛋白生物合成所需要酶的转录激活，抑制这些通路的活跃程度可抑制 c-MYC 驱动肿瘤的生长。目前大多数研究和临床阶段的代谢疗法都针对的是代谢对肿瘤的允许作用。

(3) 中性作用：中性作用是指肿瘤增殖和存活中不需要的代谢通路，即便该代谢活动丧失也不会影响肿瘤的生长。例如，丙酮酸激酶 M2 (PKM2) 在大多数癌症中表达，并受原癌基因的调控，但在人乳腺癌、肝癌、白血病的小鼠模型中发现 PKM2 并不是肿瘤发展所必需的。

2. 代谢异常与肿瘤发生发展

(1) 糖代谢与肿瘤：早在 1920 年就人们已经认识到肿瘤细胞具有独特的糖代谢特征，在有氧条件下正常哺乳动物细胞的糖酵解被抑制，但恶性肿瘤细胞糖酵解较正常细胞活跃，这就是癌细胞的 Warburg 效应。然而，糖酵解并不会抑制癌细胞线粒体中氧化磷酸化的速率，换言之，癌细胞同时维持着高水平的葡萄糖代谢和氧化磷酸化，以满足对合成代谢的要求，只有在肿瘤生长过快导致核心细胞缺氧的情况下，氧化磷酸化的速率才会相对降低。

糖代谢重构研究最多也最全面的是肝细胞癌的糖代谢。正常分化的肝细胞的主要功能是调节葡萄糖的循环水平，因此，肝细胞不仅分解葡萄糖，还合成和储存葡萄糖。肝细胞中主要的葡萄糖转运蛋白是 GLUT2，具有高水平的双向转运量。葡萄糖的磷酸化由低亲和力己糖激酶 HK4 介导。正常的肝细胞根据机体需要将葡萄糖存储为糖原或将其分解。此外肝细胞还具有糖异生的能力。

在肝细胞癌中葡萄糖代谢通路发生了大量重构。首先，肝细胞癌中的主要葡萄糖转运蛋白是 GLUT1 而不是 GLUT2，GLUT1 具有相对较高的向细胞内转运葡萄糖的能力。其次，低亲和力己糖激酶 HK4 表达被抑制和高亲和力己糖激酶 HK2 表达被上调。另外，醛缩酶转换为同工型 A。醛缩酶一共有 3 种同工型，由 3 个基因 (*ALDOA*、*ALDOB* 和 *ALDOC*) 编码，能够可逆地将 F-1，6-BP 裂解为磷酸二羟基丙酮 (DHAP) 和 G3P。醛缩酶 B 是正常分化的肝细胞中的主要同工型，但醛缩酶 B 的表达在肝细胞癌中受到抑制，而醛缩酶 A 的表达被诱导上调。醛缩酶 B 比醛缩酶 A 更有效地催化 DHAP 和 G3P 缩合至 F-1，6-BP，而醛缩酶 A 比醛缩酶 B 更有效地裂解 F-1，6-BP。因此，醛缩酶 B 更适合于正常分化的肝细胞进行糖异生，而醛缩酶 A 更适合肝癌细胞进行糖酵解，在其他类型的癌症中醛缩酶 A 也是主要同工型。在肝细胞癌中，糖异生酶的表达受到明显抑制。此外，丙酮酸激酶同工型 PKL 是正常肝细胞的主要同工型，而 PKM2 是肝细胞癌的主要同工型。而且为了增加丙酮酸向乳酸转化，与正常肝细胞相比，肝细胞癌细胞中 LDHA 的表达水平增加。上述代谢通路的改变被认为可由 HIF1、KRAS、BRAF、MYC、AKT 等介导。HIF1 增加葡萄糖转运蛋白 GLUT1 和 HK2 的表达，从而分别增加葡萄糖摄取和葡萄糖磷酸化 (糖酵解的第一步)。HIF1 还增加了 LDHA 和 MCT4 的表达，从而分别增加了丙酮酸向乳酸的转化及其从细胞中的分泌。致癌的 KRAS、BRAF 和活化的 AKT 增加了 GLUT1 和其他葡萄糖转运蛋白的表达和向质膜的转运。AKT 还促进 HK1 和 HK2 与线粒体的缔合，而 HK2 被 AKT 磷酸化，继而增加 HK2 与线粒体的缔合，并可能增加其细胞内活性 13。MYC 能够上调 HK2 和 LDHA 的表达。

(2) 脂代谢与肿瘤：肿瘤中已发现多种异常脂代谢。在癌细胞中会生成大量脂代谢中间体，这些代谢中间体可用于合成代谢过程，作为膜结构单元、细胞外或细胞内信号分子激活致癌级联反应，最终导致肿瘤发生与进展。脂质是一类高度多样化的生物分子，包括脂肪酸、三酰甘油、固醇、磷脂和糖脂等。脂质的合成通过固醇调节元件结合蛋白（SREBP）调节，SREBP 感受上游信号（包括 PI3K/AKT/mTORC1 途径）和细胞营养状况，调节参与胆固醇和脂肪酸合成和摄取所需酶的表达。

脂肪酸的循环，包括脂肪的合成、存储和降解，构成了肿瘤相关脂代谢的核心节点。促进脂肪酸生成的通路已被证明在几种癌症中都具有促肿瘤作用。脂肪酸合酶（FASN）是一种产生饱和脂肪酸的多功能多肽酶，是 SREBP 的关键下游靶标，FASN 使用一个乙酰基辅酶 A，并依次添加七个丙二酰辅酶 A 分子以形成 16 碳棕榈酸酯。大量研究表明，FSAN 是脂肪酸合成最后一步的催化剂，在乳腺癌、前列腺癌、卵巢癌、胃癌和结直肠癌中被上调，且与肿瘤恶性进展密切相关。在前列腺癌中，过氧化物酶体增殖物激活受体 γ（PPARG）水平升高与人前列腺癌中 FASN 升高密切相关。PPARG/FASN 和 PI$_3$K/pAKT 途径的高水平激活预后较差。这些数据表明，可以根据 PPARG/FASN 和 PTEN 水平对前列腺癌患者进行分层，以识别出可能对 PPARG/FASN 抑制反应良好的侵略性前列腺癌患者。在乳腺癌中受体酪氨酸激酶抑制药（RTKI）治疗期间，肿瘤的生长受到抑制，并且肿瘤处于低氧和糖酵解状态。相反，停药可增强脂质合成并增加 TCA 活性，从而导致肿瘤再生长，血管生成恢复和转移。这些可以通过抑制 FASN 来逆转。

3. 代谢与肿瘤治疗

细胞毒性化学疗法在临床中已有大量实践。代谢相关的化疗药中很多都是针对性抑制核苷酸代谢（表 10-2）。这些药物在某些肿瘤中非常有效，但尚不完全了解这些药物在各种癌症的敏感性差异。而且，肿瘤可利用多种机制维持核苷酸库，研究这些不同的机制可能有助于提高疗效。

代谢酶突变的转化作用为治疗和药物开发提供了机会，但是大多数代谢变化不是由代谢酶突变驱动的，靶向代谢治疗能否起效受到种种限制，因此，如何识别易于接受代谢治疗的肿瘤、选择靶向代谢酶的药物仍然是治疗的关键问题。

（陈　适）

三、内分泌肿瘤

内分泌系统由内分泌腺和分布于各组织的激素分泌细胞以及它们所分泌的激素组成。内分泌肿瘤是发生在内分泌器官、组织的肿瘤，其核心

表 10-2　常见代谢相关的化疗药与肿瘤

药　物	靶　点	应　用
核苷酸代谢		
甲氨蝶呤	二氢叶酸还原酶	淋巴瘤、乳腺癌、绒毛膜癌、骨肉瘤
培美曲塞	二氢叶酸还原酶、甘氨酰胺核糖核苷酸甲酰转移酶、胸苷酸合酶	肺癌、间皮瘤
氟尿嘧啶	胸苷酸合酶	结肠癌、胰腺癌、乳腺癌
吉西他滨，阿糖胞苷，氟达拉滨	核糖核苷酸还原酶、DNA 合成	胰腺癌、肺癌、白血病、淋巴瘤
羟基脲	核糖核苷酸还原酶	急性髓细胞性白血病（AML）
来氟米特	二氢乳清酸脱氢酶	类风湿关节炎、银屑病
硫唑嘌呤	DNA 合成	器官移植的免疫抑制
氨基酸代谢		
L- 天冬酰胺酶	天冬酰胺耗竭	急性淋巴细胞白血病（ALL）

问题是鉴别肿瘤的有功能性和无功能性，其次是良性还是恶性。有功能性的肿瘤是指该肿瘤分泌内分泌相关的激素，并造成激素过多的症状，一般有功能性的肿瘤都要通过手术或药物治疗。无功能性的肿瘤是指肿瘤没有影响到内分泌激素分泌的功能，如果肿瘤比较小，可以随访观察；但无功能性肿瘤如果比较大，产生了周围组织压迫症状，或者怀疑恶变的可能，也需要进一步的治疗。由于内分泌细胞遍布于我们的全身各处，包括固有的内分泌腺体和弥散性神经内分泌细胞系统，可以分泌出几十种甚至上百种激素。因此，内分泌肿瘤可以发生在体内许多器官和组织，具激素紊乱与肿瘤危害双重威胁，致残致死率高。上海瑞金医院宁光院士、王卫庆团队针对传统激素检测、影像学定位与病理形态学分析问题，研发精确评估激素分泌能力并精准定位肿瘤技术，探讨内分泌肿瘤发病机制，推动内分泌肿瘤精准的个体化诊断与治疗。下面将重点阐述常见的内分泌腺肿瘤及神经内分泌肿瘤。

（一）内分泌腺肿瘤

1. 垂体瘤

垂体瘤是一组来自腺垂体和神经垂体及胚胎期颅咽管囊残余鳞状上皮肿瘤。垂体瘤约占颅内肿瘤的 10%。男性略多于女性，垂体瘤通常发生于青壮年时期，临床表现为激素分泌异常症群、肿瘤压迫垂体周围组织的症群、垂体卒中和其他垂体前叶功能减退表现（表 10-3）。

2. 甲状腺肿瘤

甲状腺肿瘤是一种起源于甲状腺滤泡上皮或滤泡旁上皮细胞的恶性肿瘤，是头颈部及内分泌系统中最常见的恶性肿瘤之一，发病率逐年增加，但是总体死亡率并未显著增加。甲状腺癌的发生、发展及预后受患者年龄、性别、环境因素、遗传因素、病理组织学类型、临床分期等诸多因素影响，其中肿瘤分期与组织学类型是甲状腺癌预后的主要影响因素。不同病理类型的甲状腺癌，在其发病机制、生物学行为、组织学形态、临床表现、治疗方法以及预后等方面均有明显不同。

(1) 组织学分型：根据肿瘤起源及分化差异，甲状腺癌分为乳头状癌、滤泡状癌、髓样癌、未分化癌 4 种类型。

① 甲状腺乳头状癌：是最常见的病理类型，约占成人甲状腺癌的 60% 和儿童的全部，多见于 30—45 岁女性，可以发生颈部淋巴结转移，分化

表 10-3　垂体瘤分类

肿瘤分类	肿瘤分泌激素	其他阳性反应标志物	临床表现
GH 细胞瘤	生长激素	Pit-1	巨人症、肢端肥大症、肿瘤压迫症状
PRL 瘤	PRL	ER	闭经、泌乳、性欲下降、肿瘤压迫症状
TSH 瘤	TSH	甲状腺胚胎因子	心慌、乏力、多汗及消瘦、肿瘤压迫症状
ACTH 瘤	ACTH	CUTE（NeuroD1/beta2）、角蛋白	向心性肥胖、多血质、紫纹、痤疮、高血压、肿瘤压迫症状
GnH（FSH/LH）瘤	FSH/LH	SF-1、ER	
混合细胞瘤	多激素	ER，TEF	根据细胞类型
未分化腺瘤			肿瘤压迫症状

好、恶性程度低、预后良好。

② 甲状腺滤泡状癌：约占 20%，常见于 50 岁左右的中年人，中度恶性、侵犯血管，可经血运转移到肺、肝、骨及中枢神经系统。甲状腺滤泡细胞癌的诊断需要血管侵犯或包膜侵犯的证据，因此不能通过细针穿刺活检进行诊断。

③ 甲状腺髓样癌：来源于甲状腺滤泡旁降钙素分泌细胞（C 细胞），较为少见，恶性程度高，可有颈部淋巴结侵犯和血行转移。

④ 甲状腺未分化癌：最为少见，多见于 70 岁左右老年人，恶性程度高、预后差。

(2) 临床分期：按照国际抗癌联盟提出的 TNM 分期法，T 代表肿瘤的大小或肿瘤对周围组织的侵犯程度，N 代表区域淋巴结转移的情况，M 代表是否有远处转移。肿瘤 > 4cm、癌肿突破腺体、颈部淋巴结转移及远处转移者预后差，TNM Ⅰ 期、Ⅱ 期预后较好，Ⅲ 期、Ⅳ 期较差；多灶性甲状腺癌被列为不良预后的危险因素之一。

3. 甲状旁腺肿瘤

甲状旁腺肿瘤包括甲状旁腺增生、腺瘤及腺癌，绝大部分是腺瘤，占 80%～90%，甲状旁腺增生占 10%～20%，常累及 4 个腺体，甲状旁腺癌非常罕见，占甲状旁腺肿瘤的 1%～2%。多见于中老年人，女性多于男性，可以是散发的或是多发性内分泌腺瘤一部分。绝大多数甲状旁腺肿瘤是单发的，位于颈部和纵隔，其中约 75% 发生在甲状腺下极，重量 0.1～5g。甲状旁腺肿瘤绝大多数腺瘤是功能性，即分泌甲状旁腺激素（PTH），影响钙的稳态，是原发性甲状旁腺功能亢进最常见病因。散发的甲状旁腺腺瘤病因不明，可能与颈部照射及基因突变有关。甲状旁腺组织微环境变化与肿瘤的发生发展密切相关，研究发现甲状旁腺肿瘤微环境，包括上皮细胞、肌成纤维细胞、淋巴细胞、巨噬细胞及基质细胞等，每种细胞都表现出与肿瘤相关细胞一致的表型。甲状旁腺肿瘤过度表达促血管生成分子，包括血管内皮生长因子（VEGF-A）、成纤维细胞

生长因子 -2（FGF-2）和促血管内皮细胞前体招募和增殖的血管生成素，从而导致微血管密度高于正常甲状旁腺。此外，甲状旁腺肿瘤内分泌细胞与基质细胞有多方面的相互作用，部分由 CXCL12/CXCR4 途径介导，而目前，甲状旁腺肿瘤的免疫相关研究才刚刚开始，对其分子机制和功能的理解有限。

4. 肾上腺肿瘤

肾上腺体积很小，一侧肾上腺为 3～8g，但是其组织构成十分复杂，包括周围的皮质和内部的髓质。肾上腺皮质在显微镜下自外向内分为球状带、束状带和网状带三层。球状带分泌醛固酮，束状带分泌糖皮质激素，网状带分泌性激素。肾上腺皮质的结构、生长及分泌活性主要受 ACTH 控制，球状带例外，它主要受血管紧张素调控。肾上腺髓质受节前胆碱能神经元支配，由大多边形嗜铬细胞组成，分泌肾上腺素和去甲肾上腺素。随着健康普查及影像学技术的发展，肾上腺肿瘤的检出率逐渐提高，其中大多数来源于肾上腺皮质，以良性腺瘤多见，多数具有内分泌功能，少数肿瘤无内分泌功能，临床上称谓非功能性内分泌肿瘤。肾上腺髓质肿瘤主要有嗜铬细胞瘤和神经母细胞瘤，嗜铬细胞瘤大多数是良性，多为功能性肿瘤；神经母细胞瘤呈恶性，一般不出现内分泌功能紊乱。图 10-1 提示肾上腺肿瘤的分类以诊疗流程。

5. 胰腺内分泌肿瘤

胰腺内分泌肿瘤人群发病率为（1～4）/10 万，仅占胰腺肿瘤的 1%～2%，可发生于任何年龄，男女比例约为 13：9，近年来有增加的趋势。胰腺神经内分泌肿瘤（表 10-4）按其是否导致临床症状可分为"功能性"及"无功能性"肿瘤，前者因产生某种激素而具有相应临床症候群，而"无功能性"肿瘤，可能并非不产生神经内分泌物质，只是不导致特殊临床症状而已。

6. 松果体瘤

松果体位于第三脑室后部。起源于松果体

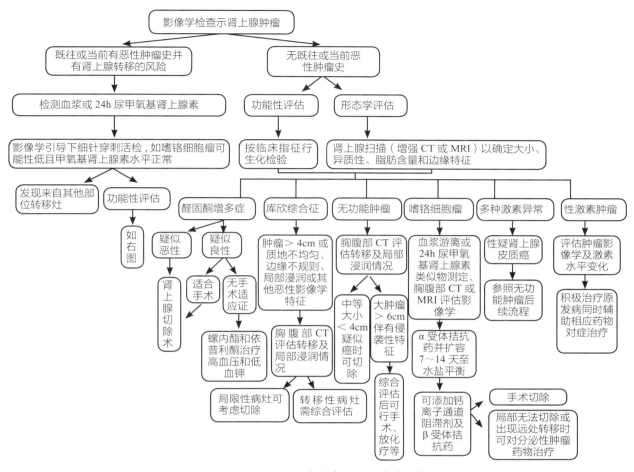

▲ 图 10-1 肾上腺肿瘤分类及诊疗流程

肿瘤可侵犯邻近结构，而邻近结构的肿瘤也可以侵犯或推移松果体，难以准确判断原发部位，所以发生在松果体部位的肿瘤统称为松果体区肿瘤。该区肿瘤占颅内肿瘤 0.4%～1%，松果体瘤中 75%～80% 是恶性的。组织类型包括以下几种。

(1) 胚细胞瘤：生殖细胞瘤、崎胎瘤、胚胎细胞瘤和绒癌。

(2) 松果体实质肿瘤：松果体细胞瘤、松果体母细胞瘤、神经节胶质瘤及混合瘤。

(3) 邻近组织的肿瘤：脑膜瘤、血管外皮细胞瘤、第三脑室后部与胼胝体肿瘤。

(4) 松果体区转移癌：如来自胃肠道的腺癌。

(5) 松果体退行性囊肿：其临床表现与组织类

型、大小、生长速度及生长方向有关。包括：①脑积水与颅内压增高；②眼部表现，如 Parinaud 综合征或四叠体上丘综合征；③尿崩症；④性早熟和青春期延迟；⑤下丘脑垂体功能异常症状；⑥马尾和神经根痛；⑦步态不稳。

7. 性腺肿瘤

(1) 卵巢肿瘤：是妇科肿瘤中致死率最高的恶性肿瘤，在我国卵巢癌年发病率居女性生殖系统肿瘤第三位，呈逐年上升的趋势。特别是卵巢病变处于早期时常无特异临床症状，那些因出现症状而就诊者多已处于晚期。从组织学观点看，它是全身最复杂的器官之一，覆盖在卵巢表面的腹腔生发上皮、卵巢的卵子卵子周围的性索间质细胞、卵巢中的血管以及其他的非特异性间质

表 10-4　胰腺内分泌肿瘤及其分泌的激素

肿瘤名称	分泌激素	典型临床表现	部　位	恶性发生率（%）	胰外表现
胰岛素瘤	胰岛素	饥饿性低血糖	均匀分布，头体尾各占 1/3	10%	1%（胃、十二指肠）
胃泌素瘤	胃泌素	顽固性溃疡、腹泻		> 90%	25%～50% 十二指肠
VIP 瘤	血管活性肠肽	大量水样腹泻、面色潮红、低血压、腹痛		75%	常见（神经母细胞瘤、神经节细胞瘤可发生在任何部位）
胰高血糖素瘤	胰高血糖素	坏死性游走性皮疹、糖尿病、贫血	胰体、胰尾	50%	少见
生长抑素瘤	生长抑素	体重减轻、胆石症、腹泻、多发性神经纤维瘤		50%	常见（十二指肠）
胰多肽瘤	胰多肽	腹痛、腹泻、肝大	胰头	> 90%	少见
无功能性胰岛细胞瘤	无或不明确	肿瘤压迫症状，阻塞性黄疸			

等，都有可能发生肿瘤。在临床上常见的具有明显内分泌活性的肿瘤是性索 - 间质肿瘤，还有生殖细胞肿瘤以及一些少见的肿瘤。表 10-5 提示常见的具有内分泌功能的卵巢肿瘤。

（2）睾丸肿瘤：较少见，仅占男性肿瘤的 1%～1.5%，占泌尿系肿瘤的 5%，但在 15—34 岁年轻男性中其发病率列所有肿瘤之首，绝大多数是单侧发生。发病原因可能与遗传、病毒感染、环境、睾丸外伤及内分泌疾病。先天性睾丸未降与肿瘤密切相关。睾丸肿瘤分为原发性和继发性两大类。原发性睾丸肿瘤又分为睾丸生殖细

表 10-5　内分泌功能的卵巢肿瘤

卵巢性索 - 间质细胞肿瘤	卵巢生殖细胞瘤
颗粒 - 间质细胞肿瘤	无性细胞瘤
支持 - 间质细胞肿瘤	卵黄囊瘤
伴环状小管性索肿瘤	胚胎性癌
两性母细胞瘤	多胚瘤
未分化肿瘤	绒毛膜癌
类固醇（类脂质）细胞肿瘤	畸胎瘤
	混合性生殖细胞瘤

胞瘤（占 95% 左右）和非生殖细胞瘤。生殖细胞瘤又分为精原细胞瘤（65% 左右）和非精原细胞瘤。

（二）多发性内分泌腺瘤病

为一组遗传性多种内分泌组织发生肿瘤综合征的总称，有 2 个或 2 个以上的内分泌腺体病变。肿瘤可为良性或恶性，可为具功能性（分泌活性激素并造成特征性临床表现）或无功能性，可同时出现或先后发生。MEN 分为 1 型、2 型和 4 型，这些类型的区别在于所涉及的基因、所产生的激素类型以及特征性的体征和症状不同。MEN-1 又称 Wermer 综合征，为 MEN-1 基因突变导致，主要累及甲状旁腺、胰腺、肾上腺和垂体等腺体。MEN-2 则由 RET 基因突变引起，主要表现为甲状腺 C 细胞增生（CCH）或甲状腺髓样癌（MTC）、嗜铬细胞瘤和甲状旁腺功能亢进（HPT）。MEN-2 可分为 MEN-2A 和 MEN-2B，其中 MEN-2A 细又分为 4 个亚型：经典 MEN-2A、MEN-2A 合并皮肤苔藓样淀粉样变（CLA）、

MEN-2A 合并先天性巨结肠（HD）和家族性甲状腺髓样癌（FMTC）。图 10-2 和图 10-3 分别提示 MEN-1 及 MEN-2A-2B 的诊疗流程。

（三）弥散性神经内分泌系统肿瘤

神经内分泌肿瘤（neuroendocrine tumor，NET）是一组起源于肽能神经元和神经内分泌细胞的异质性肿瘤。神经内分泌细胞是一种广泛分布于人体中的细胞，其不仅仅存在于一些内分泌

器官或组织中，还散在分布于支气管和肺、胃肠道、胰腺的外分泌（导管）系统、胆管和肝脏等，即所谓"弥散性神经内分泌系统"（diffuse neuroendocrine system，DNES）。常见的有肺、支气管、小肠、阑尾、直肠、胸腺等处的类癌，以及胰腺 NET，而相对少见的有甲状旁腺、甲状腺、肾上腺、垂体等部位的 NET。根据该类肿瘤是否有功能，可将其分为功能性神经内分泌肿瘤和非功能性神经内分泌肿瘤。

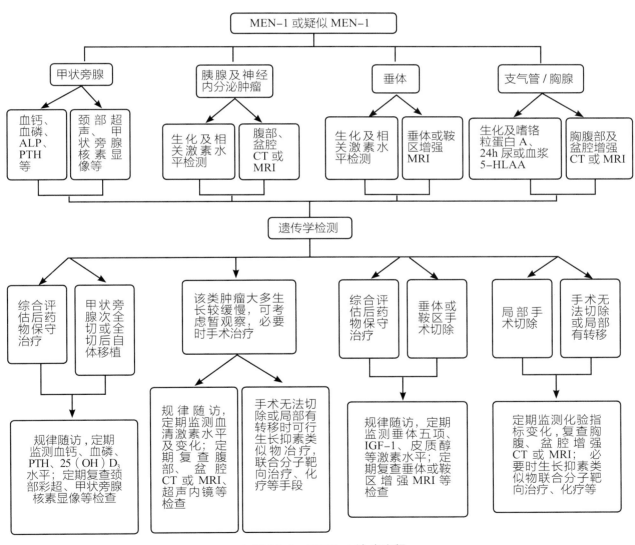

▲ 图 10-2　MEN-1 诊疗流程

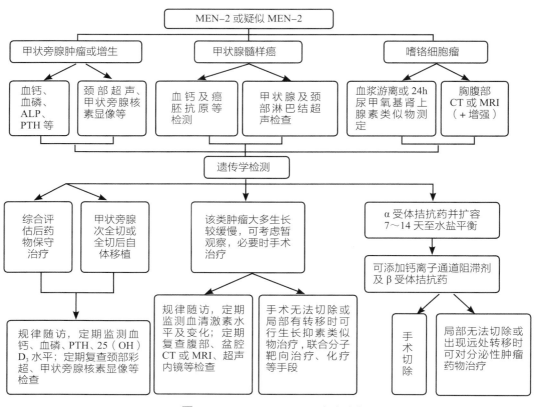

▲ 图 10-3　MEN-2A-2B 诊疗流程

（王桂侠）

参 考 文 献

[1] 陈家伦，宁光，潘长玉，等. 临床内分泌学 [M]. 上海：上海科学技术出版社，2011.

[2] 王秀问，王永刚. 肿瘤内分泌学 [M]. 上海：第二军医大学出版社，2009.

[3] 廖二元，袁凌青. 内分泌内分泌代谢病学 [M]. 第 4 版. 北京：人民卫生出版社，2019.

[4] 郝希山，魏于全. 肿瘤学 [M]. 第 2 版. 北京：人民卫生出版社，2012.

[5] Zeeshan R, Mutahir Z. Cancer metastasis – tricks of the trade[J]. Bosnian Journal of Basic Medical Sciences, 2017, 17(3):172–182.

[6] Aleksandra, Król, Tomasz, et al. Endocrine complications of cancer immunotherapy[J]. Endokrynologia Polska, 2018, 69(6):722–733.

[7] Judith, Gebauer, Claire, et al. Long-term Endocrine and Metabolic consequences of Cancer Treatment: A Systematic Review[J]. Endocrine Reviews, 2019, 40 (3): 711–767.

[8] Lin HY, Chin YT, Yang YC, et al. Thyroid Hormone, Cancer, and Apoptosis.[J] .Compr Physiol, 2016, 6:1221–1237.

[9] Zheng D, Williams C, Vold JA, et al. Regulation of sex hormone receptors in sexual dimorphism of human cancers[J]. Cancer Lett, 2018, 438:24–31.

[10] Puhr M，Hoefer J，Eigentler A，et al. The glucocorticoid receptor is a key player for prostate cancer cell survival and a target for improved antiandrogen therapy [J]. Clin Cancer Res，2018,24:927–938.

[11] Boguszewski CL, Boguszewski MCDS. Growth Hormone's Links to Cancer [J]. Endocr Rev. 2019; 40 (2): 558–574.

[12] Brittain AL, Basu R, Qian Y, et al. Growth hormone and the epithelial- to-mesenchymal transition[J]. J Clin Endocrinol Metab, 2017,102(10):3662–3673.

[13] Boguszewski CL, Boguszewski MC, Kopchick JJ. Growth hormone, insulin-like growth factor system and carcinogenesis [J]. Endokrynol Pol, 2016, 67(4):414–426.

[14] Clayton PE, Banerjee I, Murray PG, Renehan AG. Growth hormone, the insulin-like growth factor axis, insulin and cancer risk[J]. Nat Rev Endocrinol, 2011, 7(1):11–24.

第 11 章

肿瘤对内分泌系统的影响

一、肿瘤的内分泌功能

（一）基础理论研究进展

自 20 世纪初人们就认识到有些肿瘤可以通过产生具有生物学活性的激素或激素样物质引起与肿瘤原发灶及转移灶无直接关系的各种症状及体征。正常情况下，内分泌组织起源的肿瘤所分泌的激素与相应的内分泌组织正常分泌的激素相同，由内分泌组织起源的肿瘤分泌的非自身激素及非内分泌组织起源的肿瘤分泌的激素或激素样物质称为异位激素，这种现象称为异位激素分泌，所引起的临床内分泌综合征称为异位内分泌激素综合征，又称伴瘤内分泌综合征。因肿瘤分泌的异位激素数量少、生物学活性低，因此肿瘤分泌异位激素的现象常见，而异位内分泌激素综合征则少见。常见的异位内分泌综合征有异位促肾上腺皮质激素（ACTH）综合征、抗利尿激素（ADH）不适当分泌、肿瘤相关性高钙血症、非胰岛素瘤相关性低血糖等；少见的包括异位甲状腺激素综合征、异位生长激素综合征、异位促性腺激素综合征等。目前已有的异位内分泌综合征见表 11-1。

内分泌腺外肿瘤相关的异位激素有以下共同特征：①非内分泌肿瘤细胞不具有调节激素分泌的细胞机制，因此所分泌的激素很难被抑制；②非内分泌肿瘤缺乏正常加工肽类激素的能力，因此所分泌的激素分子量较大、未经完整加工、

生物学活性及效力相对较弱；③有的非内分泌肿瘤并非通过分泌正常激素，而是通过分泌类激素样物质模拟正常激素的生物活性而产生相应的症状。

激素分为 4 种类型：类固醇激素（肾上腺皮质激素、性腺激素）、氨基酸衍生物（甲状腺激素、肾上腺髓质激素）、脂肪酸衍生物（前列腺素）、肽类和蛋白质激素（下丘脑、垂体激素、胰岛素、降钙素等）。上述激素类型均可成为异位内分泌激素综合征肿瘤所分泌的异位激素，但有些激素只能由内分泌肿瘤分泌，有些只能由非内分泌肿瘤分泌，而有些两者均可分泌。大部分肽类激素都可以由肿瘤异位合成，且主要由非内分泌肿瘤分泌；糖蛋白激素（如 LH、FSH、TSH）很少由垂体外组织分泌，因为这些激素由 α 和 β 两个亚单位组成，合成此类激素要求两个亚单位的编码基因同时转录、剪切、翻译和修饰，才能合成具有生物学活性的激素二聚体。在这复杂的激素合成过程中需要多种酶类的催化，垂体外肿瘤细胞因大部分缺乏此类激素合成系统的酶类而不能分泌此类激素，但异位垂体组织可分泌这些糖蛋白激素。类固醇和甲状腺激素除了由含相应腺体组织的畸胎瘤产生外，不能由腺体外肿瘤分泌，其原因也是由于缺乏此两种激素合成的酶系。

异位内分泌激素综合征的发病机制目前尚不清楚。目前有以下假说：①随机阻抑解除学

表 11-1　异位内分泌综合征

异位激素种类	产生异位激素的常见肿瘤	主要临床表现
ACTH、MSH、LPH、内啡肽、CRH	肺癌（小细胞未分化癌、肺腺癌、鳞癌）、类癌、胸腺瘤、胰岛细胞瘤、甲状腺髓样瘤、神经节细胞瘤、甲状腺乳头样瘤、前列腺癌、卵巢癌、甲状腺髓样癌、嗜铬细胞瘤、黑色素瘤、肝癌等	Cushing 综合征，低钾碱中毒、皮肤色素沉着、水肿等明显
ADH	肺癌（小细胞未分化癌、腺癌、鳞癌、间皮癌）、胸腺癌、前列腺癌、肾上腺皮质癌、淋巴肉瘤等	低钠血症、肾性失钠、低血渗透压和不适当高尿渗透压，严重者出现水中毒
GH 和 GHRH	肺癌、卵巢癌、类癌、胰岛细胞瘤、肾上腺皮质腺瘤、神经纤维瘤、子宫内膜癌、嗜铬细胞瘤、皮肤癌等	肢端肥大症等表现
LH、FSH、hCG	肺癌（大细胞未分化癌）、肝癌、肝母细胞癌、肾癌、恶性黑色素瘤、支气管肺癌、绒毛膜上皮癌、绒毛膜腺癌卵巢癌、畸胎瘤等	成年男性乳腺发育、男性性早熟，女性月经失调、闭经
TSH	肺癌、绒癌、葡萄胎、睾丸畸胎瘤、胃癌、结肠癌、胰腺癌	甲状腺功能亢进
PRL	肺癌、肾癌、生殖母细胞瘤、舌癌肾上腺癌、直肠和结肠癌等	泌乳、闭经
PTHrP、PTH	肺癌（鳞状细胞癌和大细胞肺癌）、乳腺癌、多发性骨髓瘤、肾腺癌、子宫颈鳞状细胞癌、卵巢和胰腺肿瘤、膀胱癌、胰腺癌、结肠癌、前列腺癌、阴茎癌、睾丸癌、食管癌、腮腺癌、肝母细胞癌、血管肉瘤	高钙血症的各种表现，如恶心、食欲差、溃疡、腹胀、便秘、多饮、多尿等
降钙素	肺癌、类癌、乳腺癌、结肠癌、胰腺癌、胃癌、甲状腺髓样癌	多数无表现，少数有低钙、高磷
胰升糖素	肺癌、肾癌、类癌	一般无明显症状，有时有轻度高血糖
促红细胞生成素	肾癌、小脑血管母细胞瘤、子宫纤维瘤、肾上腺皮质癌、肺癌、嗜铬细胞、卵巢癌	红细胞增多、颜面潮红、头晕、乏力
肾素	肺未分化癌、眼眶血管外皮瘤、肝癌、肾上腺皮质癌、性腺肿瘤、血管瘤等	高血压、低血钾、继发性醛固酮增多症
血管活性肠肽（VIP）	胰岛细胞肿瘤、神经节瘤、成神经节细胞瘤、嗜铬细胞瘤、甲状腺髓样癌和肾癌等	水泻、低血钾、胃酸缺乏等临床综合征
胰岛素样生长因子（IGF）	纤维肉瘤、间皮瘤、神经纤维瘤，原发肝癌、肾上腺癌胃癌、结肠癌、胰腺癌、类癌等	低血糖症状，包括交感神经兴奋症状和中枢神经系统症状

说，这是最早提出的较有说服力的学说。人类基因正常情况下仅有 15% 表现出转录活性，而剩余 85% 的癌基因处于受抑制或非活化状态。内分泌腺外肿瘤细胞在正常状态下编码激素的基因不表达，但当这些细胞发生恶变后可以解除任何

基因，包括激素编码基因的表达抑制，导致这些基因的异常表达。肿瘤在分泌异位激素时并不是随机的，而有一定的规律性，某些肿瘤特异性的分泌某些激素，如小细胞肺癌常产生 ACTH 或 ADH，这是因为 DNA 不仅有活化和非活化两种

状态，还有较易去抑制和条件去抑制两种情况，即细胞在恶变等异常情况下才会去抑制。也有人认为，肿瘤细胞在分化过程中退变导致了胎儿期蛋白或不成熟细胞的激素表达，这解释了异位激素分泌的非随机性和目前所发现的异位激素几乎都是多肽或糖蛋白类激素。还有学者认为，某些致瘤事件和肿瘤发生的后天事件可以直接激活激素基因的转录而导致非内分泌肿瘤分泌异位激素。② APUD 细胞学说，即分泌异位激素的肿瘤细胞来源于胚胎期与正常内分泌激素前体有关的细胞，它们本身具有分泌其他激素的能力，但在正常情况下无分泌激素的功能，一旦发生肿瘤时这种细胞退化为分化不良或胚胎期细胞，才重新具有分泌激素的能力。这些细胞有共同的组织细胞化学特性和超显微结构的特点，统称为 APUD 细胞系统，它们来源于胚胎外胚层神经脊，分布于内胚层组织脏器，如肺、胸腺、甲状腺、胃及小肠、胰、肾上腺中，这些脏器发生肿瘤时可产生异位激素。③癌基因学说，目前已证实正常细胞也含有癌基因或原癌基因，某些癌基因的功能与内分泌功能密切相关，它们的产物类似生长因子、生长因子受体或其功能亚单位。癌基因激活异位激素的关系尚不清楚，可能只简单地提供对原始细胞增殖的刺激，然后出现分化异常，或细胞癌基因为染色体易位活化或其他机制激活内分泌基因的表达，这一学说可以解释非 APUD 细胞肿瘤产生的异位激素，以及不同肿瘤可产生同一种异位激素的现象。

（母义明）

（二）临床各论

1. 异位 ACTH 综合征

异位 ACTH 综合征（EAS）是非垂体组织肿瘤分泌促肾上腺皮质激素（ACTH）和（或）促肾上腺皮质激素释放激素（CRH）导致的双侧肾上腺皮质增生，是肿瘤导致 Cushing 综合征（CS）的原因，也称异位库欣氏综合征（ECS）。

（1）流行病学：据估计，每年每百万人中新发 Cushing 综合征 3～5 例，而异位 ACTH/CRH 分泌比例为 10%～15%。

（2）病因

① 异位分泌 ACTH 的肿瘤：常见肿瘤的部位是肺、胸腺和甲状腺，约占 70%。如肺癌、胸腺瘤、肺神经内分泌肿瘤（类癌）、嗜铬细胞瘤/副神经节瘤和甲状腺髓样癌等。

② 分泌 CRH 的肿瘤：主要是支气管类癌、小细胞肺癌、甲状腺髓样癌、胸腺类癌或胃肠内分泌肿瘤等分泌 CRH 增多，或同时有异位分泌 ACTH/CRH。

（3）发病机制：ACTH 是一个包含 39 个氨基酸的多肽。正常情况下，是下丘脑－垂体－肾上腺轴（HPA）对不同的应激包括低血糖、精神刺激等调节反应的垂体前叶分泌的介质。正常垂体前叶产生的 ACTH 是由有生物学活性的阿片－促黑素细胞－皮质素原（POMC）经过蛋白酶的作用水解生成。垂体和下丘脑的 *POMC* 基因能够被垂体特异性启动子（第 3 个外显子下游的启动子）激活产生具有生物学活性的 POMC 转录子，继而编码具有生物活性的 POMC 蛋白质。非垂体性 *POMC* 基因转录不能合成具有生物学活性的 POMC 蛋白质。但分泌 POMC 的非垂体性肿瘤的 *POMC* mRNA 可达 1150pb，与垂体的 POMC 表达相似，且癌基因的激活可以触发 *POMC* 基因启动子的去甲基化，被激活的 *POMC* 基因启动子可促进具有生物学活性的 POMC 转录子的生成，继而生成 ACTH，导致异位 ACTH 综合征的发生。但非垂体肿瘤中合成 POMC 的过程通常不完整，释放入血的 POMC 片段较大，生物活性也较低。在异位分泌 ACTH 的情况下，所有这些异位分泌 ACTH 或 CRH 的肿瘤都是由于肿瘤细胞的基因表达的改变，合成和分泌增加。这些组织的激素分泌不受正常的反馈调节。如果分泌的是 ACTH，直接刺激肾上腺皮质增生；如果是分泌 CRH，则刺激垂体分泌 ACTH 增多，最后导致皮质醇增多。

(4) 临床表现：异位 ACTH/CRH 分泌增多最终导致的是皮质醇增多症。这些异位分泌增多的临床表现不一，从隐匿的表现，到发展迅速的代谢紊乱和恶病质；从单纯的皮质醇增多症的表现，到分泌多种激素如儿茶酚胺分泌增多等。儿童也有异位 ACTH 分泌的报道。

① 肿瘤的内分泌表现：EAS 的肿瘤表现取决于肿瘤的恶性程度及分泌 CRH 和 ACTH 的水平。恶性肿瘤的内分泌表现是病程短，出现乏力、水肿、皮肤色素沉着，生化检查有严重的低血钾和碱中毒；而皮质醇增多的其他症状如满月脸、水牛背、高血压、高血糖等典型表现可能不明显。一些恶性肿瘤的自身的症状可以非常明显，如出现呼吸道症状、消瘦、恶病质或转移的表现，但一些类癌可以表现为很隐匿，仅仅表现为内分泌症状。部分患者可以表现为严重的骨质疏松，压缩性骨折。

② 其他内分泌的表现：一些内分泌肿瘤如多发性内分泌腺瘤或嗜铬细胞瘤也可出现 EAS，可以出现相应的内分泌激素增多的表现。

(5) 诊断：当临床上有皮质醇增多症的临床表现时，需要首先确定 CS 的诊断，皮质醇和 ACTH 的分泌节律的测定、过夜地塞米松抑制试验 / 小剂量地塞米松抑制试验是确定有无皮质醇增多的基本内分泌检查，在确定后寻找其病因。根据 ACTH 水平分为 ACTH 依赖的和不依赖的两种。在确定 ACTH 依赖的情况下，而根据大剂量地塞米松抑制试验、CRH 兴奋试验、垂体 CT/MRI 检查以及血钾及血气检查，确定 ACTH 是来源于垂体 – 下丘脑病变导致的，还是异位 ACTH/CRH 分泌增多引起。

① 影像学检查：

• 垂体增强磁共振：异位 ACTH/CRH 分泌增多通常垂体无明显异常，但异位 CRH 分泌增多，可导致垂体增大。由于垂体无功能的微腺瘤非常常见，如果存在垂体病变，会给一些原发灶不明显 EAS 鉴别带来困难。此时，岩下窦取血测定 ACTH（IPSS）和 CRH 试验有重要意义。

• 胸部磁共振 /CT 扫描：对发现肺部和纵隔病变有重要价值。EAS 可以是小细胞肺癌、胸腺和肺类癌分泌 ACTH/CRH 导致。

• PET/CT 扫描：文献报道，FDG–PET 扫描对诊断小细胞肺癌和侵袭性肿瘤导致 EAS 原发肿瘤定位有价值。

• 生长抑素扫描：[68]Ga 标记的生长抑素进行其受体扫描（[68]Ga–SSTR–PET/CT）对诊断支气管类癌有一定帮助。

• 其他的检查：如甲状腺 B 超，腹部和盆腔影像学检查对发现异位病灶有帮助。

Andrea M. Isidori 等报道了 231 例 ECS 患者影像学诊断价值：CT 发现 66.2%（137/207），MRI 发现 51.5%（53/103），[111]In–pentetreotide（OCT）发现 48.9%（84/172），FDG–PET 发现 51.7%（46/89），[18]F–DOPA–PET 发现 57.1%（12/21），[131/123]I– 间碘苄胍发现 30.8%（4/13），[68]Ga–SSTR–PET/CT 发现 81.8%（18/22）。表 11–2 提示了不同影像学方法的 EAS 阳性检出率，应该注意的是，影像学检查可能出现假阳性。在上述报道中，101 例肺部肿瘤 CT 在肾上腺、胰腺和肝脏发现肿瘤；而 MRI 和 FDG–PET 无假阳性。OCT、[18]F–DOPA–PET、[68]Ga–SSTR–PET/CT 均有假阳性的报道。其他部位的肿瘤也有假阳性的报道。

② 特殊内分泌检查

• 选择性岩下窦静脉取血（IPSS）：是鉴别 Cushing 病和 EAS 的关键技术。同时在岩下窦静脉和周围静脉置管取血测定 ACTH，正常情况下其比值约为 1.4：1；如果比值为 2 以上，要考虑 Cushing 病。需要注意的是 ACTH 可以是间歇性分泌的，使用合成的 CRH（100μg）刺激，在 0min、2min、5min、15min 分别取血，如果比值 > 3，其诊断 Cushing 病，敏感性 95%，特异性 100%。

表 11-2　不同影像学方法的 EAS 阳性检出率

部位（阳性率）	CT +	MRI +	OCT+	FDG–PET+	^{18}F–DOPA–PET+	MIBG+	^{68}G–SSTR–PET/CT+
肺	79.4%	66.7%	60.9%	54.6%	71.4%	50%	77.8%
例数（N）	77/97	20/30	50/82	18/33	10/14	1/2	7/9
胸腺、纵隔	85%	62.5%	85.7%	62.5%	33.3%	nd	50%
例数（N）	17/20	5/8	12/14	5/8	1/3		2/4
胰腺	85.7%	87.5%	66.7%	100%	nd	0TP，1FN	100%
例数（N）	12/14	7/8	6/9	6/6			2/2
肾上腺	100%	100%	60%	100%	100%	50%	nd
例数（N）	10/10	5/5	3/5	3/3	1/1	2/4	
胃肠道	90%	71.4%	50%	57.1%	100%	nd	100%
例数（N）	9/10	5/7	4/8	4/7	1/1		2/2
甲状腺	80%	100%	66.7%	100%	nd	0TP，1FP，2FN	100%
例数（N）	4/5	1/1	2/3	3/3			2/2
颈动脉小球、心房、主动脉旁	33.3%	33.3%	80%	100%	nd	nd	nd
例数（N）	1/3	1/3	4/5	2/2			
头部	57.1%	87.50%	80%	71.4%	0TP，1FN	nd	100%
例数（N）	4/7	7/8	4/5	5/7			3/3
腹部/其他（腹部、节旁卵巢）	60%	66.7%	20%	100%	nd	100%	nd
例数（N）	3/5	2/3	1/5	1/1		2/2	

nd. 无数据

Desmopressin 也被用来替代 CRH，但存在假阴性。在取血测定 ACTH 同时测定催乳素确定是否置管成功。

- CRH 试验：静脉注射 CRH 刺激 ACTH 分泌及皮质醇水平增高。正常人 ACTH 和皮质醇增加 15% 以内，而 Cushing 病 ACTH 增加 50% 以上，皮质醇增加 20% 以上。ACTH 在基线上增加 100%，皮质醇增加 50% 可以排除 EAS。应该注意，少数 Cushing 病可以对 CRH 无反应。

(6) 鉴别诊断：在确定 ACTH 依赖性皮质醇增多后，EAS 需要与 Cushing 病鉴别（表 11-3）。

(7) 临床治疗

① 原发病灶的治疗：原发肿瘤手术或化疗是治疗的主要选择。

② Cushing 综合征：一些患者的异位病灶隐匿，现有科技水平无法发现，可以通过进行双侧肾上腺切除可以缓解皮质醇增多的症状；另外可以应用其他皮质醇增多症治疗的药物。

(8) 随访：恶性肿瘤如小细胞肺癌原发疾病

表 11-3　Cushing 病与 EAS 的鉴别要点

鉴别点	Cushing 病	EAS
分泌 CRH/ACTH 部位	下丘脑或垂体	异位肿瘤分泌
发病年龄	20—50 岁多见	> 50 岁多见
男女比例	1：5	5：1
病程	长，数年	短，数月
特殊症状与体征	精神异常或抑郁	病程发展快，可有恶病质
低钾血症和碱中毒	轻	明显进行性加重
女性多毛或雄性化	轻，发展缓慢	重，发展迅速
肥胖	向心性肥胖	向心性，体重下降
血 ACTH/ 皮质醇	轻度升高	明显升高
睾酮与尿 17KS	轻度升高	明显升高
HDDST	85% 被抑制	100% 不抑制
IPSS	ACTH 梯度大于 2	ACTH 梯度正常
CRH 试验	ACTH 增加 50%，皮质醇增加 20%	ACTH 皮质醇增加不明显
影像学检查	垂体增大或肿瘤，肾上腺轻度增生	双侧肾上腺增生，CRH 可致垂体增大
异位肿瘤	无	可发现

的随访应按规范进行。监测激素如 ACTH 的动态改变也有助于鉴别诊断。长期随访在发现隐匿肿瘤、激素替代治疗剂量的调整和不良反应预防方面有重要意义。

异位 ACTH/CRH 的诊断和治疗基于对疾病的重视和严谨的临床思维。对一些少见的隐匿型患者，一些不常用的内分泌检查、影像学检查对明确诊断非常关键。开发抑制分泌药物或抑制皮质醇作用的药物对不能完全手术切除的患者具有重要作用。

（肖建中）

2. SIAD

抗利尿不当综合征（SIAD）是临床常见的低血钠原因之一。在 1956 年由 Frederic Bartter 和 William Schwartz 在 2 例肺癌患者中首次描述。虽然既往称为抗利尿激素不适当综合征（SIADH），

但是鉴于在一些患者中不能测量加压素水平的升高，因此术语 SIAD 更为合适。

（1）流行病学：低血钠在住院患者中非常常见，目前缺乏有关 SIAD 的流行病学调查。在一个社区中心医院的研究中，以尿渗透压 ≥ 100mOsm/kg，尿钠 ≥ 30mEq/L 同时 GFR > 60ml/min 为标准，1287 例血钠 ≤ 134mEq/L 患者的中 555 例符合 SIAD 的诊断，占低血钠患者的 43%。小细胞肺癌中 7%～16% 伴 SIAD。

（2）病因：SIAD 的病因复杂，可以分为内源性和特发性，使用外源性药物不当也可造成相似的临床表现，在 SIAD 诊断时要注意鉴别。

① 肿瘤：恶性肿瘤如小细胞肺癌、胃肠道及胰腺肿瘤、嗅神经母细胞瘤、淋巴瘤与白血病、Ewing 肉瘤，可以异位分泌 ADH，导致 SIADH。

② 中枢神经系统疾病：中枢神经系统疾病 /

精神疾病、颅内感染（脑膜炎、脑炎、脑脓肿）、脑血管疾病（血栓、栓塞、出血）、颅内肿瘤、多种脑病。

③ 药物：化疗药物、抗抑郁药物、精神病药物、溴隐亭等。一些药物可以使下丘脑分泌 AVP 增加，一些药物可以使得 AVP 活性增强。

④ 渗透压感受器 / 牵张感受器 / 压力感受器异常：肺部或胸部疾病或慢性感染。胸内压力增高、低盐、高碳酸血症可引起肺小血管收缩，肺血管阻力增高、肺静脉回心血量减少，刺激左心房和颈静脉窦压力感受器，通过迷走神经反射，兴奋中枢，使 AVP 分泌增加；低氧血症和高碳酸血症也可通过刺激外周化学感受器使 AVP 分泌；肺部感染如结核或肉芽肿可以分泌 AVP。

⑤ 其他：AIDS 或 AIDS 相关的情况，持续高强度的运动，如马拉松、铁人三项等；老年相关的、特发的 SIAD。

(3) 发病机制：SIAD 是当血浆钠浓度降低低于 AVP 释放的渗透压阈值，AVP 的分泌不被抑制定义的。AVP 分泌的类型，SIAD 可以分为 A、B、C 和 D 4 种类型（图 11-1）。

A 型 SIAD 是最常见 SIAD 类型，约占 40%。其特点是这些表现为过量的、随机的 AVP 分泌，血渗透压与 AVP 无线性关系。血浆 AVP 大幅波动，不受血浆渗透压调节，维持持续的抗利尿作用。常见于肺癌。体外实验发现肺癌组织表达 AVP mRNA，合成 AVP。但非肿瘤性情况下，也有 A 型 SIAD 被发现，饮水不能抑制 AVP 分泌。

B 型 SiAD 也占 40%。AVP 释放的渗透压阈值降低"渗透压稳态重调"，这样，在血浆渗透压低于正常时 AVP 仍然分泌。但血浆渗透压和 AVP 分泌的线性关系仍存在。由于调定点下移，在过度水化时，AVP 分泌可以得到抑制，低钠利尿出现，防止进一步的发展成严重低钠。

C 型 SIAD 是很少见的，以低的渗透压不能抑制 AVP 分泌为特点。在血浆渗透压低的时候，AVP 水平不适当低高。但生理水平的血渗透压 AVP 的关系存在。可能是下丘脑抑制性神经元功能异常，导致基础的 AVP 水平分泌降低。

D 型 SIAD 是一种很少见的 SIAD，循环中不能测出 AVP。有人称为肾性不适当利尿综合征（NSIAD）。肾脏 V$_2$ 受体激活型突变可导致这种情况。

(4) 临床表现：除原发病的表现外，SIAD 的主要表现为水潴留、尿钠增多，以及稀释性低钠血症。临床表现取决于低血钠发生的快慢，多数患者发展慢，可无明显症状或仅表现为食欲下降、恶心呕吐、嗜睡、惊厥，以至于昏迷。通常，无其他内分泌异常的表现。

(5) 临床诊断

① SIAD 的诊断

- 必备条件：血浆有效渗透压降低（< 275mOsm/kg）；低张状态时尿渗透压升高 > 100mOsm/kg；正常钠摄取时尿钠升高（> 40mmol/L）；血容量正常；甲状腺和肾上腺皮质功能正常；新近未用利尿药物。

- 补充条件：血清尿酸水平降低（< 240μmol/L）；血清 BUN 降低 < 3.6mol/L；尿钠排泄分数 > 1%；尿素排泄分数 > 55%；应用 2L 盐水不能纠正低血钠，而限水能够纠正低血钠；水负荷试验或尿钠稀释试验异常。

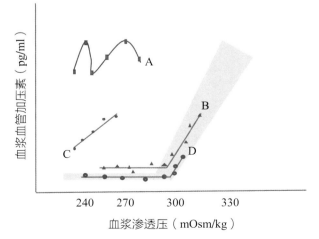

▲ 图 11-1　4 种不同类型 SIAD

② 化验检查：血钠＜ 130mmol/L；血浆有效渗透压降低（＜ 270mOsm/kg）；低张状态时尿渗透压升高，尿渗透压＞血渗透压；尿钠升高＞ 20mmol/L；血清尿酸水平＜ 240μmol/L；血清 BUN ＜ 3.6mol/L；心、肝、肾、甲状腺和肾上腺功能正常。

③ 影像学检查：诊断原发疾病需要头部、胸部或其他特殊影像学检查。

④ 特殊内分泌检查：SIAD 的诊断要排出肾上腺皮质功能低下、甲状腺功能低下后才能做出诊断。应该注意的是，部分全身严重疾病的患者可以出现低 T_3 综合征，TT_3，FT_3 低，TSH 不高。

(6) 鉴别诊断：低钠血症患者要与其他疾病进行鉴别。其中非常重要的是对有无低容量的确定非常关键。脑耗盐综合征是一种威胁生命的状态，治疗和 SIAD 相左，成为其鉴别诊断的重点

（表 11-4）。

(7) 临床治疗

① 治疗原发疾病：由于恶性肿瘤引起的，特别是由于分泌 ADH 增多的肿瘤，经手术切除、放射治疗或化学治疗后，SIAD 可减轻或消失。SIAD 是否消失也可作为肿瘤治疗是否彻底的佐证。肺结核或肺炎经治疗好转，SIAD 常随之恢复。

② 去除诱因：药物引起者需立即停药，停药后 SIAD 可迅速消失。中枢神经系统疾病所致的 SIAD 常为一过性，随着基础疾病的好转而消失。

③ 纠正低钠血症和水负荷过多

• 限制饮水：对于低钠患者，限制水的摄入，每日限制水 800～1000ml，7～10 天血渗透压和血钠多恢复正常。高渗盐水应该慎重使用，快速的血钠升高可能导致脑桥脱髓鞘综

表 11-4 SIAD 与脑耗盐综合征（cerebral salt wasting syndrome）的鉴别要点

鉴别点	SIAD	CSW
血浆容量	正常或增加	下降
盐平衡	正常或可变	负值
水平衡	正值或正常	负值
失水表现	无	有
血渗透压	下降	下降
血细胞比容	无改变	增加或正常
血浆 BUN/CR	下降	增加或正常
尿钠和氯	轻度增加	显著增高
血钾	正常	增高
HCO_3^-	正常或下降	增高
尿量	减少或正常	显著增多
肾素	正常或下降	增高或正常
血尿酸	下降或正常	显著下降
AVP/ 肽素	下降	增高
治疗	限制入水量 / 呋塞米	生理盐水 / 高渗盐水 / 盐皮质激素

合征。

- AVP 受体拮抗药：在 20 世纪 70 年代，AVP 受体拮抗药得到了飞速发展，主要是在 AVP 的多肽类似物上。1993 年，科学家们报道了第一个在人体中成功使用并能够产生利尿作用的非肽类 V_2R 拮抗药。V_2R 拮抗药会增加尿的排出量，就像襻利尿药。但它只排出水，而不会明显增加尿中溶质如钠、钾的含量。

  - 莫扎伐普坦：由日本大塚制药株式会社研发，于 2006 年上市用于低钠血症的治疗其对血管加压素 V_2 受体的选择性是 V_1 受体的 100 倍。为口服制剂，规格为 30mg/片。其用法为每日 1 次，每次 30mg。

  - 考尼伐坦：日本山之内公司开发，由安斯泰来公司在 2007 年 2 月 28 日在美国获批上市。本品为美国首个获批的血管加压素 V_{1a}/V_2 受体拮抗药，适用于高血容量和血容量正常的低血钠症的住院患者的治疗，但它不适用于充血性心力衰竭的治疗。在心力衰竭患者中，只有当确定本品带来的临床益处大于其给患者带来的不良反应风险时，才能在心力衰竭的患者中使用。由于所有非肽类血管加压素拮抗药都是细胞色素 P_{450}-3A4（CYP3A4）系统的抑制药。但考尼伐坦在这方面的作用影响更大。所以，尽管本品具有口服活性，但是 FDA 还是只批准了其注射剂型（规格为 20mg），而且规定类似于镇静催眠类药物安泰乐那样，只允许有 4 天的处方量，且只能在医院内使用。本品的使用较为复杂，一般在 15～30℃下避光保存（不可保存在 15℃以下环境）。只能经大静脉给药，建议每天更换一次注射部位，以减轻可能出现的血管刺激反应，且只能用 5% 葡萄糖注射液稀释给药，而不适用于乳酸林格注射液或生理盐水。

  - 托伐普坦：由日本大冢制药公司研发，为 FDA 批准的首个口服 V_2 受体拮抗药。用于治疗有临床明显症状的高血容量和正常血容量的低钠血症（血钠水平 < 125mEq/L 或已经限制摄取液体控制症状、低钠血症症状不是太显著）患者，包括心力衰竭、肝硬化及 SIAD 导致的低钠血症。但需要立即升高血钠水平以预防或治疗严重神经症状者不宜用此药。

  - 地米环素：1975 年，地美环素被首次报道用于抗利尿激素分泌异常综合征的治疗，曾是治疗抗利尿激素分泌异常综合征的首选药物。但现时它可能会被现在能够使用的加压素受体拮抗药（如托伐普坦）取而代之。

SIAD 临床常见，在有关的临床处理中，最重要的是寻找发病原因，与重要的内分泌疾病和其他低钠血症鉴别，肿瘤导致的有时非常隐匿，确定诊断，治疗原发病是最重要的。在低血钠的处理上，限制水的摄入，给予 V_2 受体拮抗药是有效的治疗。

（肖建中）

3.肿瘤类胰岛素分泌所致低血糖

肿瘤相关性低血糖（TIH）的病因有多种，其中最常见的是胰岛素瘤，即胰岛 B 细胞瘤分泌过多胰岛素所致的低血糖（详见"胰腺内分泌肿瘤"）。除此之外，非胰岛细胞肿瘤性低血糖（NICTH）也成为目前公认的 TIH 病因。NICTH 泛指由胰岛 B 细胞瘤之外的其他肿瘤导致的低血糖症，按机制分为分泌胰岛素或胰岛素样生长因子 -1（IGF-1）和 IGF-2，分泌干扰胰岛素物质（如胰岛素抗体或胰岛素受体抗体），以及肿瘤消耗导致低血糖三类。肿瘤通过分泌 IGF 导致的低血糖占绝大部分，称为肿瘤类胰岛素分泌所致低血糖，下面将具体进行阐述。

(1) 流行病学：肿瘤类胰岛素分泌所致的低血糖系自发性低血糖，发病率尚不清楚，估计约为百万分之一。本病可发生于任何年龄，主要在20岁以上，40—50岁为高峰。引发低血糖症状的胰外肿瘤的细胞组成及发生部位多种多样，常见两类：一类为间质组织肿瘤－胸腹部来源于间质细胞的巨大肿瘤占将近半数（42%），其中2/3分布在腹腔内或腹膜后，另1/3在胸腔内；男女患病率相近。另一类为上皮组织肿瘤，其引起的低血糖主要见于多种癌肿的晚期，包括肝细胞癌（约占22%）、肾上腺皮质癌（9%）、胰及胆管肿瘤（10%），其他如肺支气管癌、卵巢癌、消化道类癌、血管外皮细胞癌（17%）。

(2) 发病机制：早期的研究在一些肿瘤伴低血糖患者的血液中用胰岛素生物活性检测方法发现有胰岛素样物质，但放免法测定发现此物质并不是胰岛素，且胰岛素水平受抑制。有人提出这种胰岛素样物质可能是胰岛素样生长因子（IGF），后被证实在患者血浆中生长介素样物质或IGF增高。

① 分泌胰岛素样生长因子2的肿瘤（IGF-2-oma）：IGF-2介导的NITCH最初报道于1988年，是一位患有胸部巨大平滑肌肉瘤的患者，以反复发作的严重低血糖为主要表现，肿瘤切除后低血糖未再发生。研究者在此类肿瘤的高尔基体内发现了IGF-2mRNA高表达，并证实肿瘤组织中的IGF-2mRNA及蛋白表达明显高于无低血糖的肿瘤，也高于IGF-2高表达的肝脏组织，因此推测IGF-2的高表达是肿瘤导致低血糖发生的原因。肿瘤源性的IGF-2有4个不同的基因转录本，大小为6.0kb、5.3kb、5.0kb、4.8kb，分别来自P_3、P_1、P_2和P_4，与胎盘的转录方式类似，而其他组织的IGF-2mRNA转录本为单一形式。不同类型的IGF-2基因转录本mRNA的降解速度存在差异，肿瘤源性的IGF-2mRNA各种转录本的降解速度可能较正常转录本慢，呈高活性状态，导致肿瘤组织中IGF-2的高表达。IGF-2属于胰岛素样生长因子家族成员，是由67个氨基酸组成的单链多肽，结构上与胰岛素原具有同源性。

IGF-2在循环中的浓度约为胰岛素水平的1000倍，是一种强有力的胰岛素受体激动药，可与胰岛素受体、IGF-1受体、IGF-2受体结合，发挥内源性胰岛素样效应导致低血糖的发生。IGF-2生成过程中，首先形成共同前体（plGF-2），多次裂解后产生大IGF-2，再经蛋白水解酶作用去除E结构域的前21个氨基酸残基产生IGF-2。非胰岛素瘤相关性低血糖患者plGF-2的E结构域缺乏正常O-连锁糖基化，使plGF-2水解为IGF-2发生障碍，大IGF-2增加。正常情况下，血清中70%～80%的IGF-2以IGF-2-IGFBP-酸不稳定亚单位（ALS）三元复合物的形式存在，三元复合物的形成可以阻止IGF穿过血管壁，阻断IGF的内源性胰岛素样作用。而大IGF-2与IGFBP形成解离速度快、半衰期短的二元复合物；且大IGF-2还可抑制垂体GH的分泌，从而抑制肝脏IGF-1、IGFBP-3的合成与释放，导致三元复合物形成障碍，致使大IGF-2生物利用度和生物学活性增加。大IGF-2与IGF的2型受体及IGFBP的结合能力与IGF-2类似，但与胰岛素受体及IGF的1型受体结合刺激细胞利用葡萄糖的能力明显强于后者。总之，非胰岛素分泌肿瘤通过高表达IGF-2、分泌大IGF-2而导致严重低血糖。图11-2总结了目前IGF-2结合作用变化的认识。

② 分泌胰岛素样生长因子1的肿瘤（IGF-1-oma）：非胰岛细胞肿瘤患者因IGF-1生成和分泌过多所致低血糖的情况罕见。目前为止，仅报道过1例。64岁女性，诊断为大细胞肺癌，因反复发作的非高胰岛素性低血糖入院。患者血清中总IGF-1及游离IGF-1浓度明显升高，而GH、IGFBP-3、酸不稳定亚单位及bIGF-2水平正常，胰岛素及C肽水平受抑制。免疫组化的结果显示一些肿瘤细胞中存在IGF-1，而且在所有的肿瘤细胞中通过原位杂交技术均能检测到IGF-1mRNA。患者经过化疗后，低血糖症再未发生。研究者提出该患者发生低血糖的机制可能与游离

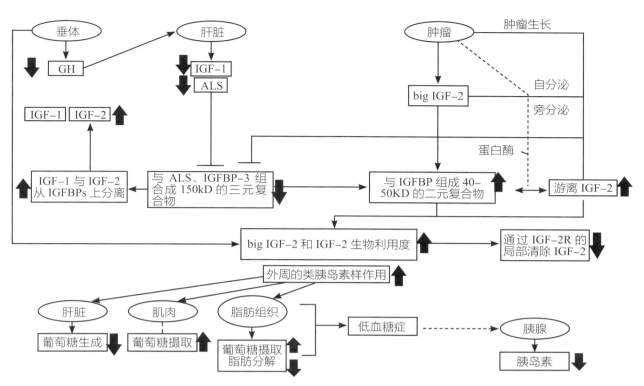

▲ 图 11-2　肿瘤分泌 IGF 致低血糖的病理生理机制及主要特征

GH. 生长激素；IGF-1. 胰岛素样生长因子 1；IGF-2. 胰岛素样生长因子 2；big IGF-2. 大胰岛素样生长因子 2；IGF-2R. 胰岛素样生长因子 2 的受体；ALS. 酸不稳定亚单位；IGFBP. 胰岛素样生长因子结合蛋白

IGF-1 的含量增加有关，过多的游离 IGF-1 作用于胰岛素靶组织，发挥类胰岛素效应。

(3) 临床表现：在一项回顾性研究发现，低血糖为肿瘤首发症状的患者约占 48%，而肿瘤先于低血糖出现者约占 52%，初治至出现低血糖症状间隔可长达 26 年。

肿瘤类胰岛素分泌所致低血糖的临床表现与胰岛素瘤所致的低血糖类似，通常表现为非酮症性低血糖，一般发生于（夜间）禁食状态。包括两大类症状：一是交感神经兴奋的症状，如饥饿、心慌、手抖、出汗，在血糖下降速度过快时发生，长期低血糖的患者发生交感神经兴奋症状的低血糖阈值下降，表现为对低血糖的耐受；二是中枢神经系统的症状，如思维缓慢、反应迟钝、行为怪异、大小便失禁、抽搐、嗜睡，甚至昏迷，多在清晨或长时间空腹时发作，为血糖缓慢下降、神经细胞能量缺乏所致。两大类症状中，以后者占主导地位。

为避免上述症状的发生，患者常被迫大量进食。亦有 2 型糖尿病患者在肿瘤发病后，出现所需胰岛素的治疗剂量减少，甚至糖尿病消失的情况。因肿瘤的类胰岛素效应，还经常伴有低钾血症的发生。另有部分患者出现肢端肥大症样的面部软组织肿胀及皮肤改变，如皮肤下垂或油脂分泌过多及甲状腺肿。

原发肿瘤的表现一般并不特异，因间叶肿瘤常位于胸腹腔、腹膜后，体积较大者常伴有压迫症状。部分肿瘤可出现副癌综合征的其他症状，这里不具体展开。

待肿瘤完全去除或减少时，低血糖症状可消失或好转。

(4) 诊断和治疗

① 诊断：肿瘤类胰岛素分泌所致低血糖的诊断参照低血糖的诊断流程，首先确定低血糖症的存在，继而明确低血糖的种类及病因。

目前，低血糖症的诊断主要根据 Whipple 三联征表现确定，即低血糖症状、发作时血糖水平降低、供糖后低血糖症状迅速消失。对定义低血糖的血糖界限值尚存在争议，目前文献多以血糖低于 2.8mmol/L 为标准。

对于空腹低血糖（血糖低于 2.8mmol/L）、低血糖时血胰岛素和 C 肽水平在一定程度上受抑[胰岛素＜ 36pmol/L（6μU/ml），C 肽＜ 0.2nmol/L（0.6ng/ml）]、胰岛素（μU/ml）/ 血糖（mg/dl）比值小于 0.3 的患者，在排除其他引起低血糖的疾病，如慢性肾衰竭、严重营养不良、急性重型肝炎、腺垂体功能低下、肾上腺皮质功能低下、酒精中毒等后，应高度怀疑分泌 IGF 的肿瘤所致低血糖的存在，进一步检查寻找原发肿瘤，行胸腹部影像学检查。诊断时注意与其他低血糖症的鉴别。需要排除服用磺酰脲类降糖药物或外源性胰岛素过量的可能性；除外由胰岛素受体抗体导致的低血糖症（可见于血液肿瘤如骨髓瘤、淋巴瘤和白血病）。诊断思路可见图 11-3。

对于 IGF-2-oma 的生化诊断，可检测 IGF-2 水平，为正常或增高。IGF-2 水平正常的患者，可通过其 IGF-1、GH 和 IGFBP-3 水平降低进行诊断。也有学者提出 IGF-2/IGF-1（摩尔浓度对比）对诊断具有更高价值，正常人血清总 IGF-2/IGF-1 约为 3：1，而 IGF-2-oma 患者血清 IGF-1 水平显著下降，IGF-2/IGF-1 多大于 10：1。若能检测 bIGF-1 水平升高，也支持该病的诊断，但目前国内尚无开展 bIGF-1 的测定。

肿瘤的病理检查对于低血糖的病因诊断至关重要。瘤组织 IGF-2 mRNA 和蛋白阴性结果可以排除 NITCH，阳性则有助于诊断。需要注意的是，因为很多无低血糖临床表现的肿瘤患者瘤组织 IGF-2 mRNA 和蛋白仍可为阳性，故阳性结果并不能准确预测患者的临床表现。

② 治疗：主要治疗方法是移除肿瘤。尽可能完整地移除肿瘤，尤其对于体积巨大且具有恶性倾向的肿瘤，能否完全移除肿瘤对预后至关重

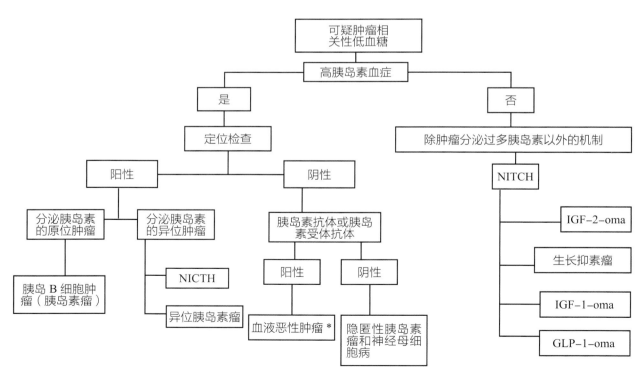

▲ 图 11-3　疑似肿瘤相关性低血糖的诊断流程

*. 排除其他非肿瘤原因的自身免疫性低血糖。NICTH. 非胰岛细胞肿瘤性低血糖；IGF-2-oma. 分泌胰岛素样生长因子 2 的肿瘤；IGF-1-oma. 分泌胰岛素样生长因子 1 的肿瘤；GLP-1-oma. 分泌胰高血糖素样肽 1 的肿瘤

要。长期随访还发现，外科手术切除肿瘤，可使 IGF-2/IGF-1 比值恢复正常，消除低血糖，恢复正常的 GH 及 IGFBP-3 的浓度。即使部分切除也能减轻低血糖症。但对于上皮来源的肿瘤如肝癌患者，在明确诊断时往往已错过手术机会，内科治疗的疗效也不明显，故这类患者预后很差。对于手术无法完全切除肿瘤或抗肿瘤治疗不理想，仍持续发生低血糖症状的患者，可以先采用增加饮食次数、缩短进食间隔，或持续静脉点滴葡萄糖缓解低血糖症状，并依据发病机制尝试其他治疗方法。GH、胰高血糖素、糖皮质激素、生长抑素或者他们的联合治疗已在一些无法切除肿瘤的个体患者上显示有效，但除非进行其他的肿瘤辅助治疗，这些治疗只是姑息性的。另外，是否选择化疗、放疗或靶向治疗，取决于肿瘤的病理学及患者全身情况。

对于 IGF-2-oma 的姑息治疗，大剂量的糖皮质激素在减少 bIGF-2 水平及肿瘤体积上效果最为显著，在一定程度上缓解低血糖的症状。糖皮质激素主要通过升高 IGF-1 水平及降低 IGF-2 水平（主要通过减少 IGF-2 合成及促进其降解），从而达到升高血糖及恢复血浆胰岛素和 C 肽水平的作用，治疗剂量为泼尼松龙 30～60mg/d 或地塞米松 4mg/d，但长期应用不良反应较大使其难以成为该病的单药治疗方法。重组人生长激素（rhGH）则是通过促进 IGF-2 三体复合物的合成从而阻碍其降糖作用，达到升高血糖目的，但其价格昂贵，临床应用受限。另外，由于患者的血浆胰岛素偏低，不应使用针对降低血浆胰岛素的药物（如二氮嗪、氯甲苯噻嗪）治疗。有关奥曲肽治疗的临床研究，多因缺乏对照，尚不能证实其对 IGF-2-oma 有确切疗效。

低血糖症是一种常见且风险极大的临床急症，病因多样，而肿瘤类胰岛素分泌所致的低血糖较为罕见，其起病隐匿，诊断较为困难，误诊率高，诊断往往需结合病史，进行排除性诊断，有时还需结合术后病理进行回顾性诊断方能确

诊。临床上对于不明原因的低血糖，这种罕见的病因不能放过。目前它的治疗主要是手术切除，手术方式在不断改进，腹腔镜有广泛应用前景。早期诊断及肿瘤的完整移除是影响预后的关键因素。但对于不能手术的患者，姑息治疗疗效欠佳，治疗方案仍存在争议。由于它发病率低，复杂的诊疗又跨越多个学科，建立多学科团队将有助于疾病的管理，应引起临床医师的广泛重视。今后的工作若能实现跨国研究体系的建立，联合多中心、多学科开展大型研究，不仅对疾病的病理、生化及临床特征有更清晰的认识，对疾病的诊疗与预后也将有深远的指导意义。此外，肿瘤类胰岛素分泌所致的低血糖的发病机制复杂，目前尚未完全阐明，对疾病的分子机制也有待进一步研究，这对理解疾病的发生发展以及新型治疗方法至关重要。

（刘礼斌　马　丽）

4. 其他及类癌综合征

异位内分泌激素综合征除了前面章节介绍的异位 ACTH 综合征、SIADH、肿瘤类胰岛素分泌所致低血糖外，还包括肿瘤相关性高钙血症、异位生长激素和生长激素释放激素综合征、异位人绒毛膜促性腺激素综合征、肿瘤性骨软化症等其他类型的内分泌综合征。

（1）肿瘤相关性高钙血症

①流行病学：高钙血症是恶性肿瘤中最常见的内分泌并发症，其患病率为 15/10 万人口，相当于原发性甲状旁腺功能亢进的 50%，晚期肿瘤患者约 10% 可有此并发症。预后不良，30 天内的死亡率高达 50% 以上。

②发病机制：肿瘤相关高钙血症的机制包括以下 3 个方面。a. 肿瘤异位产生甲状旁腺激素相关蛋白（PTHrP）。该蛋白正常时参与软骨细胞及皮肤细胞的分化，其氨基端的前 16 个氨基酸中有 8 个与甲状旁腺激素（PTH）同源，两者均可与成骨细胞的 PTH 受体结合而发挥生物学效应，加强破骨细胞分化，促进骨吸收及高钙血症的发

生。此型伴瘤高钙血症最多见。b. 骨化三醇 [1, 25-（OH）₂D₃] 的产生增多。淋巴瘤组织可高表达 1α-羟化酶，此酶可将血液循环中已存在的活性维生素 D₃ 前体物 25-（OH）D₃ 转化为骨化三醇而引起高钙血症。c. 甲状旁腺激素，甲状旁腺以外的肿瘤很少分泌 PTH，同时也需排除患肿瘤并伴有原发性甲状旁腺功能亢进症的可能，探查甲状旁腺组织并检查 PTH 流经肿瘤时的动静脉梯度有助于鉴别。

③ 临床表现与诊断：高钙血症是恶性肿瘤的晚期表现，多数发生高钙血症后的平均生存期为 4～8 周。临床表现主要包括腹胀、恶心、呕吐、烦渴、食欲减退、肌软弱无力、肌张力减退、肌阵挛等。严重者可发生嗜睡、精神错乱，甚至昏迷。实验室检查血钙一般在 3.5mmol/L 以上，通

常高于原发性甲状旁腺功能亢进症；血磷正常或降低；肾小管磷重吸收下降；血氯一般低于 100mmol/L；约半数患者血碱性磷酸酶升高；血 PTH 增高或正常；PTHrP 增高或正常；淋巴瘤患者 1, 25-（OH）₂D₃ 多升高。X 线片、CT 和 MRI 等检查有助于肿瘤定位，骨扫描是发现骨吸收最敏感的方法。诊断时应与原发性甲状旁腺功能亢进症进行鉴别。诊断思路见图 11-4。

④ 治疗：治疗主要争取及早切除原发肿瘤，或用放疗、化疗。发生于肿瘤患者的高钙血症通常急性起病，且症状严重，发现高钙危象时应积极进行抢救，治疗的关键是补充大量生理盐水、可同时使用呋塞米促进尿钙的排出，避免使用噻嗪类利尿药，可使用降钙素抑制破骨细胞活性或静脉使用第二代二膦酸盐抑制骨吸收，同时需要

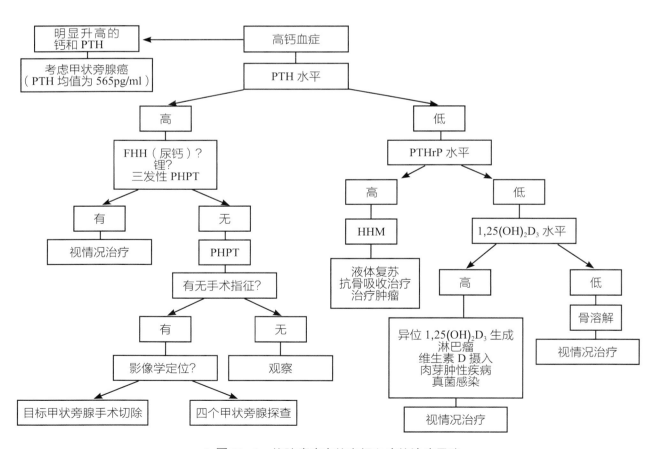

▲ 图 11-4　伴肿瘤病史的高钙血症的诊疗思路

FHH. 家族性低尿钙高钙血症；HHM. 恶性肿瘤体液性高钙血症；PHPT. 原发性甲状旁腺功能亢进症；PTH. 甲状旁腺激素；PTHrP. 甲状旁腺激素相关蛋白

注意肾功能；多发性骨髓瘤或淋巴瘤患者对糖皮质激素有效。以上方法均无效时，可用无钙透析液行血液透析或腹膜透析。

(2) 异位生长激素和生长激素释放激素综合征：非垂体瘤的肢端肥大症是由肿瘤分泌生长激素（GH）或生长激素释放激素（GHRH）引起的，从而提出异位 GH 综合征、异位 GHRH 综合征。异位 GH 综合征多见于肺癌、原发性或转移性卵巢癌、乳腺癌转移、皮肤癌，其肿瘤组织中 GH 含量很高，大于 10ng/g 组织。异位 GHRH 综合征多见于支气管类癌、胰腺肿瘤、肺癌等，主要是神经内分泌肿瘤，通常分化良好，胰腺或支气管来源的肿瘤约占 2/3。异位 GHRH 综合征的垂体一般为增生，而 GH 瘤患者为垂体腺瘤。

① 流行病学：异位 GH 和 GHRH 综合征不同于垂体瘤所致肢端肥大症，是一种罕见病，发病例数约占肢端肥大症总病例的 1% 不到。自 1980 年以来，报道的非垂体肿瘤相关的肢端肥大症的病例中，大多数与 GHRH 相关，异位 GH 分泌罕见，约占副肿瘤性肢端肥大症的 0.1%。

② 临床表现：与 GH 分泌过多有关的临床症状与垂体瘤所致肢端肥大症没有什么不同，常见临床表现包括骨骼和肢端过度生长和软组织肿大伴额叶隆凸、下颌前突、皮肤增厚及鞋的尺寸增加。其他功能包括多汗症、感觉异常、甲状腺肿、关节炎、脊柱后凸、头痛、视野缺损、结肠息肉、睡眠呼吸暂停和白天嗜睡、生殖疾病和心血管疾病。肢端肥大症在确诊前的平均存在时间为 7.9 年，与垂体性肢端肥大症大致相同。除了典型的肢端肥大症表现，也可伴有肿瘤压迫症状和其他内分泌异常。

③ 诊断：患者诊断时年龄常大于 40 岁，早期诊断较难，一般在出现骨关节表现后 7~8 年才可确诊。以下特点提示异位 GH 或 GHRH 综合征的存在。a. 40 岁以上患者出现肢端肥大症表现。b. GH 的正常昼夜节律消失，血 GH、IGF-I 和 GHRH 水平（正常阈值为 250~300ng/L）升

高。c. 垂体 CT 或 MRI 扫描无明显异常，有些伴有 PRL 升高。此时应进一步行胸部 X 线片、腹部 B 超或胸腹部 CT 检查，以寻找原发病灶，必要时行 [111]In- 奥曲肽闪烁扫描。

④ 治疗：一旦确诊，应首选手术切除肿瘤组织。虽然这些肿瘤约 50% 发生转移，但总体预后良好。无法接受手术等治疗者，可使用生长抑素类似物奥曲肽治疗，约 50% 的患者在经奥曲肽治疗后 GH 水平恢复正常，其余患者也大多可部分缓解。GHRH 降低的水平不如 GH，提示药物主要影响的是垂体对 GHRH 的反应，血浆 GHRH 测定具有良好的诊断特异性，可作为异位 GHRH 综合征治疗后患者随访的良好工具。

(3) 异位人绒毛膜促性腺激素综合征：人绒毛膜促性腺激素（hCG）正常时由胎盘滋养层细胞产生，一些正常组织（如肝、结肠）也可产生 hCG。绒毛膜癌和畸胎瘤可产生 hCG，但由于含滋养层细胞，不能视为异位 hCG 瘤。常见的产生异位 hCG 的肿瘤有肺部肿瘤（表皮样癌、分化不良小细胞癌、小支气管肺泡癌）、肝母细胞癌、肾癌及肾上腺皮质癌。

该综合征多见于男性，患有肝癌和肝母细胞瘤的男性可出现同性性早熟，表现为第二性征过早出现、杵状指、骨骺过早闭合等；在中年以上男性肺癌患者还可出现乳房轻度发育，可有疼痛和溢乳现象。女性患者可出现月经失调，常以闭经或月经过多就诊，女性临床表现一般较轻。另外，hCG 与促甲状腺激素刺激素受体呈低亲和力结合，但高浓度 hCG 可激活促甲状腺激素刺激素受体而引起甲状腺功能亢进症。实验室检查血、尿中促性腺激素水平升高，以黄体生成素（LH）、hCG 水平增高为主，血、尿雌酮、雌二醇升高，血睾酮水平升高，男童可达成人水平。尿 17- 羟皮质类固醇、17- 酮类固醇一般正常。升高的促性腺激素不能被外源性睾酮、雌二醇或皮质醇所抑制，呈自主分泌。典型的临床表现及实验室指标有助于诊断，确诊有赖于放免法在肿瘤组织中

测到 hCG。

治疗的关键是手术切除肿瘤组织，必要时辅以放疗和化疗。有甲状腺功能亢进症状的患者可予抗甲状腺功能亢进药物治疗。如肿瘤得到根治，血中激素异常可恢复，乳房发育可消失，性腺功能紊乱可得到纠正。

(4) 肿瘤性骨软化症：目前已有超过 50 例病例报道，多种中胚层来源的肿瘤（如血管瘤、肉瘤、间叶肿瘤、骨巨细胞瘤等）可引起血磷下降、尿磷增高和骨软化。这类肿瘤可分泌一种体液因子调磷素，其目前已被证实是成纤维细胞生长因子 23（FGF-23）。FGF-23 能在常染色体显性遗传病低磷酸盐骨软化症和纤维性发育不良中引起磷酸盐丢失，敲除 *FGF-23* 基因可引起严重高磷酸血症和高水平的 $1, 25-(OH)_2D_3$，结果导致高钙血症并死于肾钙质沉着症。尽管 FGF-23 是磷酸盐和维生素 D 自我平衡中的必需因子，但其确切的生理作用尚不清楚。

大多数的肿瘤性骨软化症为中年患者，在疾病确诊前数年可一直存在骨痛和近端肌病的临床表现。由于磷酸盐在肾的丢失，血磷水平显著下降。血清磷酸酶升高，但血清钙和 PTH 水平正常。$1, 25-(OH)_2D_3$ 水平一般降低，$25-(OH)D_3$ 水平正常。骨组织活检显示存在骨软化。切除肿瘤，补充磷酸盐和活性维生素 D 制剂可缓解临床症状。

(5) 类癌综合征：类癌综合征作为一种特殊类型的伴瘤内分泌综合征，是指类癌过量分泌 5-羟色胺、缓激肽、组胺、前列腺素及多肽激素等激素引起的以皮肤潮红、腹泻、右心功能不全、支气管痉挛为主要表现的一组临床综合征。

① 流行病学：类癌的发病率在西方各国大致相同，类癌的发病率为（2.8～4.5）/10 万，而类癌综合征的发病率约 0.5/10 万。类癌综合征的发生取决于肿瘤是否有功能、肿瘤的原发部位及其转移部位。类癌综合征多见于小肠及近端结肠的类癌患者，在支气管类癌患者中少见，直肠类癌

患者未见报道。典型的类癌综合征常伴肝多处转移灶，出现的症状可能与肝不能有效的灭活门静脉中的胺和肽类物质有关。

② 临床表现：临床表现除了典型的皮肤潮红、腹泻、类癌性心脏病（瓣膜小叶、心房和心室受累、右心纤维化、右心功能不全）、支气管痉挛外，还可出现其他部位的纤维化并发症，包括腹内和腹膜后纤维化（肠粘连、肠梗阻、尿道梗阻、肾后性肾功能不全）、动静脉闭塞、Peyronie 病和类癌性关节病，皮肤角化过度的糙皮样皮肤损害、色素沉着、肌病和性功能障碍临床亦有报道。

③ 诊断：类癌综合征的患者体内 5-羟吲哚醋酸（5-HIAA）水平稳定升高，5-HIAA 是 5-羟色胺代谢的终末产物，可以通过检测尿中 5-HIAA 的排泄水平来诊断。类癌患者尿中的 5-HIAA 水平在 100～3000μmol/24h（15～60mg/24h）（参考值为 < 50μmol/24h 或者 10mg/24h）。嗜铬粒蛋白 A（CgA）是一个比尿 5-HIAA 更具敏感性的指标，但由于各种类型的神经内分泌肿瘤都能分泌和释放 CgA，其特异性也低。因此对于有皮肤潮红或者其他类癌综合征症状的患者，应采用 CgA 联合 5-HIAA 或 5-羟色胺的检测进行诊断。在此基础上，进一步行内镜、钡灌肠、超声、CT、MR、血管造影术和 PET/CT（以 5-羟色胺的前体 ^{13}C-HTP 作为示踪剂）等方法进行肿瘤的定位诊断。近年来，生长抑素受体显像技术（SRS）和 ^{131}I 标记的间碘苯甲胍（^{131}I-MIBG）已用于肿瘤的定位和分期诊断，它们在诊断的敏感性上更具优势。

④ 治疗：对于伴有类癌综合征的类癌患者的治疗需要多种方法综合治疗，包括控制症状和减小肿瘤。

• 非手术治疗：症状的控制包括生活方式的改变、饮食补充和以减轻与类癌综合征相关症状的特殊治疗。避免各种精神上和躯体的刺激（如乙醇、辛辣食物和药物）使皮肤潮

红。对于糙皮病的患者补充维生素 B_{12} 和叶酸。对于右心功能不全的患者应给予利尿药或血管紧张素转换酶抑制药（ACEI）抗心力衰竭治疗。对于支气管痉挛的患者给予支气管扩张药。对于腹泻的患者可用洛哌丁胺或地芬诺酯治疗。生长抑素类似物可通过抗肿瘤增生、抗血管形成从而减少相关激素水平来达到缓解症状及减小肿瘤的目的。推荐使用长效、低释放的生长抑素类似物，如奥曲肽每月 20～30mg 或兰瑞肽每月 90～120mg，既能有效控制症状、降低激素水平，又能避免药物快速耐受，并提高患者的生活治疗。皮下注射 300 万～500 万 U 重组 INR-α2a 或 INF-α2b 每周 3～5 次可缓解症状，缩小肿瘤体积。对于单药治疗无反应的患者，可与奥曲肽联合治疗。

- 手术治疗：大部分有类癌综合征的患者在出现临床症状的时候肿瘤已演变为恶性，手术切除机会少。对于不能实行肿瘤根治术的患者，在治疗过程中需考虑减轻肿瘤负荷，包括：大部分肿瘤切除和旁路分流术。

⑤ 预后：类癌患者的生存类主要取决于类癌发生的部分和肿瘤病变的程度。对于病灶局限的类癌患者，中肠道类癌的 5 年、10 年、15 年生存率分别为 67%、54% 和 44%，对于远处病灶转移的类癌患者，5 年生存率降至 39%。

(6) 其他激素引起的临床综合征

① 促红细胞生成素和红细胞增多症：目前发现肾癌、小脑血管母细胞癌、子宫纤维瘤、肺癌、胸腺癌、肾上腺癌、肝癌等多种肿瘤均可生成和分泌促红细胞生成素。其中肾癌的发病率最高，约占全部病例的 50%，脑血管细胞瘤占 20%。

促红细胞生成素使患者红细胞数量增多，血红蛋白含量增多，一般无白细胞和血小板增多和脾脏增大。临床表现为多血质面容、口唇暗红、肢端发绀等，一般无自觉症状。除此之外，临床上还发现部分肿瘤患者存在促红素升高，但无红细胞增多症，提示分泌的促红细胞生成素可能无生物活性（如前体）。促红细胞生成素及其受体的低水平表达在其他肿瘤中也很常见，提示促红细胞生成素可能通过旁分泌效应增加肿瘤细胞增殖。

治疗方法为尽早手术切除肿瘤，术后红细胞增多症可消退。对无法手术治疗者可考虑放血疗法。

② 异位肾素综合征：某些源自中胚层的肿瘤，如肺未分化癌、眼眶血管外皮瘤、肝癌、肾上腺皮质癌、性腺肿瘤、血管瘤等可产生肾素，临床上表现为高血压、低血钾、继发性醛固酮分泌增多，称为异位肾素综合征。肿瘤切除后临床症状可消失或缓解，不能切除肿瘤者，可用螺内酯或血管紧张素转换酶抑制药治疗。

③ 异位催乳素综合征：少见，肺癌、肾癌、肾上腺癌、直肠和结肠癌可产生催乳素（prolactin，PRL），于女性可引起溢乳及闭经，于男性可导致性功能低下及乳房发育。临床上遇到非内分泌肿瘤的患者发生溢乳和 PRL 升高，应高度怀疑本综合征可能。治疗首选切除肿瘤组织。

④ 异位降钙素综合征：降钙素（CT）由甲状腺滤泡旁细胞产生，故甲状腺髓样癌时可大量分泌降钙素。异位分泌降钙素的肿瘤有多种，如肺燕麦细胞癌、其他类型肺癌、乳腺癌、白血病、结肠癌等。目前已明确一些肿瘤能表达降钙素基因和降钙素基因相关蛋白，并能在体外分泌降钙素，但肿瘤分泌的这类降钙素对刺激的敏感性低于甲状腺髓样癌所致的高降钙素血症。临床上常无降钙素升高的临床表现，血钙大多正常。

⑤ 血管活性肠肽：血管活性肠肽（VIP）的异常分泌导致胰性霍乱，以水泻、低钾血症和胃酸缺乏等一组临床综合征，又称 WDHA 综合征或 Verner-Morrison 综合征。常由胰岛细胞瘤引起，但在其他神经内分泌肿瘤（如神经节细胞瘤、神经节胶质母细胞瘤、神经母细胞瘤、嗜铬细胞

瘤、甲状腺髓样癌）中也可出现。由于 VIP 存在于中枢和周围神经系统，因此神经内分泌肿瘤分泌 VIP 应是原位的而不是异位的。WDHA 综合征的诊断除了典型的临床症状，还需要 VIP 水平升高及肿瘤的影像学支持。在没有肿瘤影像学支持的情况下，若血清 VIP 水平升高（＞500pg/mL 或＞80pmol/L）和提示性临床症状，也可以确诊。肿瘤的完全手术切除仍然是主要治疗形式。肿瘤切除后 VIP 可降至正常，并且临床症状消失。奥曲肽和糖皮质激素可能有助于改善症状。该病的 5 年总生存率高达 94%，但晚期转移患者的 5 年生存率明显下降至 68% 以下。

⑥ 异位内皮素综合征：在肝细胞癌、乳腺癌、卵巢癌和前列腺癌的肿瘤细胞中发现内皮素（endothelin，ET）的表达，肿瘤细胞同时表达内皮素受体，可见 ET-1 对肿瘤细胞生长有旁分泌作用。目前尚没有内皮素全身分泌的临床表现报道，可能与内皮素活性较低或降解太快有关，但 ET-1 是引起乳腺癌及前列腺癌骨转移成骨反应的因子，并且内皮素 A 受体拮抗药已用于治疗。

⑦ 其他胃肠激素综合征：目前有报道在肺癌组织中检测到生长抑素和胰高糖素分泌，但均属个例，十分罕见。类癌患者血清中有时可检测到胰多肽的存在。

促胃液素释放肽（gastrin-releasing peptide，GRP）存在于肺癌、前列腺癌、乳腺癌和其他肿瘤组织中，但血清水平升高很少见。GRP 前体有可能是一种更好的肿瘤标志物。GRP 受体广泛分布于肺癌、前列腺癌和乳腺癌中，而且 GRP 还是小细胞肺癌的促分裂药。GRP 拮抗药和抗体已用于抑制动物模型肿瘤生长的研究，早期临床试验也已经开始。

另外，临床上常有多种肿瘤仅异位分泌同一种激素及同一种肿瘤出现多个异位内分泌激素紊乱的现象，给临床诊断带来困难，也说明异位内分泌激素综合征的发病机制复杂。

随着肿瘤发病率的增加及患者寿命的延长，异位内分泌激素综合征的发病率也在不断增加。这些综合征影响患者的临床表现、临床病程和诊治。异位内分泌激素综合征可作为恶性肿瘤首发的症状和体征，成为早期诊断的线索。一些异位激素可作为临床肿瘤标志物，用于评价疗效、监视肿瘤复发或进展。随着分子生物学技术的不断发展，正在进行的对这些疾病的研究可能会揭示肿瘤发展、维持和增殖的机制，并有望通过对异位激素的研究而获得新的肿瘤治疗方法。然而，由于异位内分泌激素综合征的确切发病率仍然是一个争论的问题，联合国内外多中心开展这些综合征的登记，建立疾病的管理体系，将有助于确定其确切的病因及其对疾病过程的影响。

（刘礼斌　马　丽）

（三）展望

提高对异位内分泌激素综合征的认识有重要临床意义，有助于为早期发现和诊断肿瘤提供线索，可作为肿瘤定位、疗效观察、监测肿瘤复发的一个重要指标，利于及时纠正异位激素产生的严重临床症状而挽救患者生命。随着基础研究的进步及临床经验的积累，异位内分泌激素综合征的检出率及治疗有效率均得到大幅提升，但仍有很多问题亟待解决。

异位内分泌激素综合征的发病机制尚不明了，目前的理论假说能部分解释异位内分泌激素的合成和分泌机制，但仍有许多不能很好解释的地方，例如为什么某种肿瘤只产生某种异位激素，以及不同肿瘤可产生同一种异位激素的现象，这有待进一步对上述假说进行验证并发现其他存在的机制，非内分泌肿瘤细胞原始基因表达图谱的构建可能会对异位内分泌激素综合征的发病机制提供新视角，也为靶向治疗提供新方向。异位内分泌激素综合征发病率相对较低，针对该疾病诊断的特异性标志物检测较少在临床普遍开展，如 POMC、ADH、PTHrP、IGF-2 的检测多限于科学研究，这对疾病的诊断、随访及预后判断造成很大的困扰，高敏感性及特异性的生化检测方法的普遍开展对该类疾病的诊断及随访具有重要意义。异位激素综合征的肿瘤谱广，有些肿瘤分泌能力强但部位隐匿，定位诊断也是目前临床诊断和治疗的难点，高特异性和灵敏性的分子标志物检测方法的研发对提高肿瘤定位意义重大。抑制异位激素分泌、拮抗异位激素作用药物的研发及上市可有效改善激素带来的临床症状；针对异位激素分泌肿瘤的精准治疗模式将有效提高患者的生存质量及生存率。

（母义明）

二、肿瘤影响内分泌系统功能

（一）基础理论研究进展

前文主要讲述了肿瘤本身具有的内分泌功能，这一节中我们将重点讲述肿瘤对内分泌腺体及内分泌功能的影响。肿瘤的生物学行为和对机体的影响差别很大，多数肿瘤可以划分为良性和恶性。良性肿瘤分化较成熟，生长缓慢，在局部生长，不浸润，不转移，故一般对机体的影响相对较小，主要表现为局部压迫和阻塞症状。这些症状的有无或严重程度，主要与肿瘤发生部位和继发变化有关。例如，体表良性肿瘤除少数可发生局部症状外，一般对机体无明显影响，但若发生在腔道或重要器官，也可引起较为严重的后果，如凸入肠腔的平滑肌瘤，也可引起严重的肠梗阻；颅内的良性肿瘤，可压迫脑组织、阻塞脑室系统而引起颅内压增高等。恶性肿瘤分化不成熟，生长迅速，浸润并破坏器官的结构和功能，还可发生转移，对机体的影响严重，治疗效果尚不理想，患者的死亡率高，生存率低。恶性肿瘤除可引起局部压迫和阻塞症状外，还易并发溃疡、出血、穿孔等。恶性肿瘤细胞从原发部位侵入淋巴管、血管或体腔，迁徙到其他部位，继

续生长，形成同样类型的肿瘤。不乏一些非内分泌腺体肿瘤转移至内分泌腺体引起功能异常的情况。肿瘤累及局部神经，可引起顽固性疼痛。肿瘤产物或合并感染可引起发热。晚期恶性肿瘤患者，往往发生癌症性恶病质，表现为机体严重消瘦、贫血、厌食和全身衰弱。癌症性恶病质的发生可能主要是肿瘤组织本身或机体反应产生的细胞因子等作用的结果。因此，肿瘤可能通过直接或者间接的方式，对内分泌腺体及内分泌代谢系统的功能造成影响。而这样的影响可能是短暂可逆性的，也可能是永久不可逆性的。这样的影响可能累及多种内分泌代谢系统的功能。

1. 下丘脑 - 垂体 - 靶腺功能受损

鞍区肿瘤及转移瘤均可能导致下丘脑 - 垂体功能受损，而出现功能的减退，进而影响靶器官腺体的功能。脑肿瘤是下丘脑功能不全的主要原因，尤其是中线脑肿瘤，如生殖细胞瘤、脑膜瘤、胶质瘤、室管膜瘤和视神经胶质瘤。颅咽癌局部扩展或鼻咽霍奇金病可能导致下丘脑功能不全。

恶性肿瘤引起的转移性甲状腺毒症患者，血清 Tg 升高，提示甲状腺毒症是由不在颈部的甲状腺组织引起的。甲状腺毒性期的甲状腺摄碘率由于 TSH 抑制，即使甲状腺仍然存在，也不会显示颈部摄取。甲状腺组织可能存在于 5%～10% 的卵巢畸胎瘤中，有时这样的病灶功能亢进。极少数男性生殖细胞肿瘤也可能发展为 hCG 诱导的甲状腺功能亢进。在患有广泛性肝血管瘤的婴儿中，3 型脱碘酶可能会压倒婴儿甲状腺的分泌能力，导致甲状腺功能减退，这是一种称为消耗性甲状腺功能减退的综合征。尽管大多数消耗性甲状腺功能减退症患者都有血管瘤，但它可以发生在其他类型的肿瘤中，包括胃肠道间质肿瘤。消耗性甲状腺功能减退症患者可能仅代表由于恶性组织中甲状腺激素代谢失调引起的甲状腺功能减退症临床谱的极端表现。

除了肺结核和自身免疫性肾上腺功能衰竭

外，肾上腺转移瘤（最常见于肺或乳腺原发性肿瘤）或淋巴瘤也可能导致肾上腺功能不全。每个病例都应考虑恶性肿瘤的可能性。在已知肾上腺外原发性肿瘤的患者中，恶性肿瘤的发生率明显要高得多；如高达 20% 的肺癌患者在 CT 上有肾上腺转移。

2. 电解质紊乱

肿瘤患者可出现多种形式的电解质紊乱，与肿瘤关系密切的包括如钙、磷、钠、氯等代谢异常。

(1) 高钙血症：甲状旁腺激素相关蛋白（PTHrP）作为一种激素，从肿瘤中分泌到血液中，然后作用于骨骼和肾脏以提高钙水平。PTHrP 的第一个作用是与恶性体液性高钙血症相关的 PTH 样作用。最常与体液性高钙血症相关的肿瘤包括肺、头颈部、食管、宫颈、外阴和皮肤的鳞状细胞癌，乳腺癌，肾细胞癌，膀胱癌。良性或恶性嗜铬细胞瘤、胰岛细胞瘤和类癌也可过度产生 PTHrP，引起高钙血症。侵袭性 T 细胞淋巴瘤与人类 T 细胞淋巴瘤病毒 1 型（HTLV-1）感染有关，是唯——种血液恶性肿瘤，通常与 PTHrP 产生过量和高钙血症有关。同时，研究表明 PTHrP 不太可能是恶性体液性高钙血症的唯一原因。肿瘤产生的许多细胞因子可以刺激骨吸收。在许多实验中，这些细胞因子的作用已被证明与 PTHrP 协同作用模型。另外，溶骨性高钙血症也是肿瘤引起高钙的常见原因，肿瘤侵犯骨引起的高钙血症在多发性骨髓瘤和一些乳腺癌患者中最为明显。骨吸收增加不仅释放钙进入循环，而且在结构上影响骨质，加之骨的形成受到抑制，会导致严重的骨质疏松和骨破坏。

(2) 高磷血症：肿瘤可能因为影响磷的排泄和增加磷从细胞内的释放而导致高磷血症的发生。家族性肿瘤钙质沉着症者可能由于 FGF23 或 O- 连接糖基转移酶 GalNAc-T3 的失活突变，肾小管磷酸盐排泄减少。发生肿瘤溶解综合征时，细胞内磷酸溶解性释放引起的高磷血症相当严重，血清磷酸浓度可达或超过 20mg/dl。

(3) 低磷血症：肿瘤引发的低磷血症见于肿瘤性骨软化症的患者。从肿瘤性骨软化症（TIO）患者中分离的肿瘤分析显示，编码 FGF23 的 mRNA 水平显著升高。TIO 患者血清 FGF23 水平升高，肿瘤切除后 FGF23 水平恢复正常，与该疾病特征性低磷血症的缓解有关。

(4) 低钠血症：肿瘤相关的低钠血症，多见于肿瘤所致的抗利尿激素不适当分泌的患者中，以肺癌患者最为高发。

3. 其他

(1) 低血糖症：胰腺肿瘤直接破坏胰岛细胞可导致低血糖。

(2) 恶病质：恶性肿瘤可导致恶病质，表现为极度消瘦，形如骷髅，贫血，无力，完全卧床，生活不能自理，极度痛苦，全身衰竭等综合征。致病因素通过各种途径使机体代谢发生改变，导致体内氧化过程减弱，氧化不全产物堆积，营养物质不能被充分利用。

（刚晓坤）

（二）临床各论

1. 肿瘤内分泌代谢急症

(1) 肿瘤溶解综合征：肿瘤溶解综合征（TLS）是由于大量细胞溶解导致肿瘤细胞内容物释放进入体循环引起的代谢急症，可能导致急性肾衰竭、癫痫、心律失常、酸中毒、氮质血症，甚至猝死。TLS 最常见于细胞毒性化疗后，但也可能继发于高度增殖性肿瘤的细胞死亡。

TLS 是为数不多的肿瘤急症之一，如未能及早发现和适当治疗，其患病率和死亡率很高。随着更新、更积极的细胞毒性疗法使用，TLS 的发病率也有所上升。因此，及时、正确地诊断和管理 TLS 至关重要。

① 定义及分类：TLS 是由肿瘤细胞大量死亡引起的一组代谢并发症，可能包括高钾血症、高磷血症、低钙血症和高尿酸血症。在肿瘤学中，

Cairo-Bishop 分类是最广泛接受的诊断和分类系统，它对实验室 TLS（LTLS）和临床 TLS（CTLS）进行了区分。

在肿瘤开始治疗前 3 天或开始治疗后 7 天内出现以下 2 种或 2 种以上的代谢异常，包括高钾血症、高磷血症、高尿酸血症和低钙血症，即可诊断为 LTLS。

CTLS 的诊断，需在 LTLS 的基础上增加下列一种或多种不能直接或间接由治疗药物引起的表现，如肾功能不全（肌酐≥正常上限的 1.5 倍）、心律失常 / 猝死和（或）癫痫（表 11-5）。

Cairo 和 Bishop 还开发了 TLS 严重程度分级

系统，根据血清肌酐升高的程度，心律不齐的存在和类型，以及癫痫的存在和严重程度来确定其严重程度（表 11-6）。

②发病机制：TLS 通常发生在细胞毒性化疗开始后，很少继发于放射治疗、激素治疗、皮质类固醇治疗、免疫治疗、手术或高增殖肿瘤。由于大量的肿瘤细胞裂解，细胞内代谢产物释放入血，最致命成分的包括钾（胞质分解）、磷酸盐（蛋白质分解）和尿酸（核酸分解）。它们主要通过肾脏排泄，然而随着肿瘤细胞的快速破坏，肾脏的清除能力可能会不堪重负，高钾血症、高尿酸血症和高磷血症会随之而来。除此之外，尿

表 11-5　LTLS 和 CTLS 的 Cairo-Bishop 定义

LTLS[a]	
钾	≥ 7mEq/L（6mmol/L）或比较基线增加 25%
尿酸	≥ 8mg/dl（476μmol/L）或比较基线增加 25%
磷	儿童≥ 6.5mg/dl（2.1mmol/L），成人≥ 4.5mg/dl（1.45mmol/L）或比较基线增加 25%
钙	≤ 7mg/dl（1.75mmol/L）或比较基线下降 25%
CTLS[b]	
肾脏	肌酐 1.5 × ULN
心脏	心律失常、猝死
神经	癫痫

LTLS. 实验室肿瘤溶解综合征；CTLS. 临床肿瘤溶解综合征；ULN. 超过正常范围上限
a. LTLS 要求细胞毒性治疗前 3 天或后 7 天出现 2 项及以上异常；b. CTLS 需要 LTLS 加上下列 1 个及以上临床表现

表 11-6　CTLS 的 Cairo-Bishop 分级系统

	0 级	1 级	2 级	3 级	4 级	5 级
肌酐[a]	≤ ULN 的 1.5 倍	> ULN 的 1.5 倍	> ULN 的 1.5～3.0 倍	> ULN 的 3.0～6.0 倍	> ULN 的 6 倍	死亡
心律[a]失常	无	无须干预	无须紧急干预	有症状；药物不完全控制；仪器控制（如除颤仪）	威胁生命（如心衰、心律失常、休克）	死亡
癫痫[a]	无	无 / 有	短暂的全身性发作；抗惊厥药物控制良好；频繁局部发作但不影响日常生活	意识改变；药物控制不良的全身发作	持续、反复或难以控制的发作（如癫痫持续状态）	死亡

a. 与治疗药物无关
CTLS. 临床肿瘤溶解综合征

酸、磷酸钙和其他嘌呤衍生物在肾小管内沉积，导致急性肾损伤和肾清除能力下降。随着磷酸盐水平的升高以及磷酸盐与钙的结合，可能导致继发性低钙血症。

③ 临床表现：从无症状实验室异常（LTLS）到猝死（CTLS，5级）均可能是 TLS 的表现。部分临床表现较为显著，主要是电解质（钾、磷酸盐、尿酸、钙）水平异常以及由此导致的器官损伤（肾脏、心脏和大脑）。在已存在肾功能不全或肾衰竭的患者中，TLS 的代谢紊乱可能更严重，甚至危及生命。如果细胞内代谢产物过多，超过肾脏的正常排泄能力，即可导致 CTLS。

- 高钾血症：心脏和神经肌肉组织是对钾变化最敏感的组织，可导致肌肉痉挛、疲劳、厌食、感觉异常和心功能障碍。高钾血症是最致命的 TLS 表现，其定义为血清钾水平大于 6.0mEq/L，或较起始细胞毒性治疗前 3 天或开始后 7 天的基线水平增加 25%。根据高钾血症的程度，心电图可发生多种变化，包括 T 波高尖、PR 间期增加、Q-T 间期缩短、宽大的 QRS 波、P 波低平、正弦波形成（QRS 波群显著增宽，与高尖的 P 波形成双向波浪形）、完全性传导阻滞、室性心动过速、室颤和停搏。保钾药物（螺内酯、氨苯蝶啶等）或可能升高血钾水平的药物（ACEI）、肾衰竭和代谢性酸中毒可加重高钾血症。因此，需要密切观察血钾水平变化。假性高钾血症可能会出现在白细胞增多症（包括急性髓系白血病、急性淋巴细胞白血病、慢性淋巴细胞白血病、白细胞计数 $> 100 \times 10^6/ml$）的患者中。肾功能正常的患者，如仅有血钾升高时，也应考虑假性高钾血症。在考虑高钾血症的患者中，检测血浆钾水平可有助于排除假性高钾血症。

- 高尿酸血症：根据 Cairo-Bishop 的定义，高尿酸血症是指血清尿酸 ≥ 8.0mg/d，或较起始化疗前 3 天或化疗后 7 天基线水平升高

25%。在 TLS 中，尿酸水平升高是由于嘌呤核酸分解代谢为次黄嘌呤，在黄嘌呤氧化酶催化下转化为黄嘌呤和尿酸。正常情况下，尿酸在近端肾小管内清除。然而，随着尿酸水平的升高，转运体趋于饱和，导致尿酸性肾病、急性肾损伤，甚至可能导致急性肾衰竭。恶性肿瘤常可见脱水、恶心、呕吐、腹泻和尿崩症，可导致尿流速降低和尿酸浓度升高，从而导致尿酸沉淀和远端肾单位的损伤。

- 高磷血症和低钙血症：恶性肿瘤细胞的磷浓度可能是正常细胞的 4 倍，因此，随着肿瘤细胞的快速裂解，可能会发生高磷血症。高磷血症的定义是血清磷 ≥ 4.5mg/dl，或较起始化疗前 3 天或开始化疗后 7 天比基线水平增加 25%。高磷血症往往发生在起始治疗后 24～48 小时内。与尿酸类似，肾脏试图通过增加尿液排泄和减少肾小管吸收来降低磷酸盐水平。然而，转运机制最终不堪重负，导致肾小管内的磷酸钙沉淀，从而导致急性肾损伤，血清磷水平升高，钙水平下降。高磷血症可表现为恶心、呕吐、腹泻、嗜睡和癫痫。低钙血症表现为肌肉痉挛、手足抽搐、感觉异常、强直、精神状态改变、低血压、幻觉、癫痫发作、Q-T 间期延长和心律失常加剧。

④ 治疗：TLS 具有很高的发病率和死亡率，应对存在 TLS 发生风险的患者采取预防措施。有早期 TLS 症状的患者需立即开始治疗。TLS 防治的核心原则包括大量补液以保护肾功能，密切监测电解质以预防心律失常，以及监测神经肌肉组织的兴奋性。对于已确诊的 TLS 患者，建议入住重症监护病房，每 4～6h 测一次血清电解质、肌酐和尿酸。如果有必要，随时透析。TLS 中度风险的患者应每 8～12h 进行一次监测。

- 大量补液：对诊断为 LTLS/CTLS 或 TLS 高危的患者，应积极补液和利尿。对于肾衰

竭、少尿或充血性心力衰竭的患者，建议谨慎补液和利尿。补液不仅稀释细胞外电解质浓度，还增加血容量，导致肾血流量、肾小球滤过率和尿量增加，从而降低远端肾脏微循环中溶质的浓度。目前建议，成人与体重 > 10kg 的儿童，最少静脉输注 2～3L/d 的等渗液（ 0.9% 氯化钠溶液或 5% 葡萄糖 ），体重 ≤ 10kg 的儿童输注 200ml/（kg·d）；对成人与体重 > 10kg 的儿童，其尿量目标是 80～100ml/h，体重 ≤ 10kg 儿童的尿量目标是 4～6ml/（kg·h）。若无尿路梗阻和（或）低血容量，利尿药可用于维持足够的尿量。排钾利尿药是治疗 TLS 相关高钾血症的理想药物。对于存在 TLS 风险的患者，建议在细胞毒性治疗前 24～48h 开始静脉输液，化疗结束后继续 48～72h。

- 抗高尿酸药物：别嘌醇通过竞争性地抑制黄嘌呤氧化酶来阻止尿酸的形成。别嘌醇不能降低血清尿酸水平，故只用于有 TLS 发生风险的患者，而非既往高尿酸血症患者或 TLS 患者。根据 2008 年 TLS 国际专家小组的建议，有 TLS 中危风险的患者应在诱导化疗开始前 1～2 天预防性给予别嘌醇，并持续 3～7 天。成人建议口服剂量为 100mg/（m²·8h）（ 最大剂量 800mg/d ），儿童为 50～100mg/（m²·8h）（ 最大剂量 300mg/d ）或 10mg/（kg·8h）（ 最大剂量 800mg/d ）。若静脉给药，总剂量为 200～400mg/m²（ 最大剂量 600mg/d ），分 1～3 次给药。肾功能不全的患者，剂量应减少 50%。尿酸氧化酶存在于除灵长类动物以外的所有生物体内，它能将尿酸转化为尿囊素，其在水中的溶解度是尿酸的 5～10 倍。别嘌醇只影响尿酸的产生，尿酸氧化酶可以通过转化为可溶性更高的尿囊素来降低血浆尿酸。重组尿酸氧化酶能在数小时内迅速降低血清尿酸水平，且几乎没有不良反应，被推荐用

于 TLS 高危患者及与 LTLS 或 CTLS 相关的高尿酸血症患者。2008 年，国际 TLS 专家小组建议，TLS 预防剂量为每天 0.1mg/kg，治疗剂量为每天 0.2mg/kg。如果肿瘤大量裂解，可能需要每日 2 次服用。G6PD 缺乏症患者和孕妇或哺乳期女性禁用。给药后 4h 检查血尿酸，此后每 6～12h 输注一次，直到尿酸和乳酸脱氢酶水平恢复正常。目前，尚无有效研究支持对高尿酸血症患者碱化尿液有治疗获益，且碱化尿液可能会增加磷酸钙晶体的沉淀并进一步损害肾脏。但对代谢性酸中毒患者，可考虑碱化尿液。

- 纠正电解质异常：高钾血症是 TLS 最危险的表现，可引起恶性心律失常和猝死。对有 TLS 风险的患者，应避免口服和静脉给钾，并且每 4～6h 复查血钾，必要时应进行心电监护。TLS 高钾血症的治疗方法与其他高钾血症的治疗方法类似（如沙丁胺醇、胰岛素、葡萄糖、钙、碳酸氢盐、透析等）。高磷血症及其导致的远端肾小管磷酸钙沉淀，均可造成急性肾损伤和低钙血症。增加的磷酸盐应通过口服磷酸盐结合剂来控制，如每天 4 次 30ml 的氢氧化铝，可减少肠道对磷酸盐的吸收。此外，高渗葡萄糖和胰岛素可暂时降低磷酸盐水平。对于严重高磷血症或难治性高磷血症，可能需要透析。同时，也应纠正低钙血症。如果不能预防，严重的低钙血症可能会导致手足抽搐、癫痫和心律失常。由于过量的钙会导致磷酸钙沉淀，应尽可能使用低剂量钙剂治疗。无症状低钙血症不需治疗，但应监测患者的体征和症状。

尽管积极防治可避免严重的肾损伤，仍有少数 TLS 患者需要透析。研究表明，随着尿酸氧化酶的逐步应用，透析患者比例显著下降，约 5% 的成年人和 1.5% 的儿童在诱导治疗期间需要透析。如高度怀疑 TLS，应掌握透析的适应证并进行肾脏病学咨询。

(2) 恶性肿瘤导致的高钙血症 高钙血症见于10%～30%的恶性肿瘤患者中，与几乎所有恶性肿瘤有关，但最常见于乳腺癌、肺癌、非霍奇金淋巴瘤和多发性骨髓瘤。高钙血症的影响广泛，影响多个不同的器官系统，严重的低钙血症可能比癌症本身更危险。高钙血症的发生率随着疾病的进展而增加，预后不良。

① 定义：高钙血症指血清总钙浓度大于10mg/dl 或钙离子浓度大于 5.6mg/dl。

② 病理生理学：恶性肿瘤的高钙血症最常见原因是骨吸收的增加和骨钙的释放。主要有以下4 种机制。a. 恶性肿瘤的体液性高钙血症，与肿瘤细胞分泌甲状旁腺素相关蛋白（PTHrP）相关。b. 局部溶骨性高钙血症，与破骨细胞活化因子相关的广泛局部骨破坏有关。c. 1, 25-（OH）$_2$D$_3$ 生成增多。d. 异位甲状旁腺激素分泌。

约 80% 的高钙血症患者伴有癌症，PTHrP 与PTH 具有部分同源性，两者氨基端高度相似，使PTHrP 能够激活 PTH 受体后途径，增强骨吸收和远端肾小管中钙的重吸收，抑制近端肾小管磷的排泄，导致高钙血症。

骨转移常见于肺癌、乳腺癌、多发性骨髓瘤，而淋巴瘤与白血病较少见。骨转移与高钙血症密切相关，与活跃的破骨细胞因子增强骨吸收有关。约 20% 的恶性肿瘤相关高钙血症是由于骨转移释放（旁分泌）局部因子刺激破骨细胞的产生，而不是肿瘤细胞的直接影响。如成骨细胞介导的骨形成尚未代偿性增加，破骨细胞诱导的骨吸收可能导致弥漫性或局部骨丢失以及溶骨性损害。

某些淋巴瘤如霍奇金淋巴瘤能够产生活性维生素 D，即 1, 25-（OH）$_2$D$_3$（骨化三醇）。骨化三醇增强破骨细胞的骨吸收作用以及肠道对钙的吸收，导致高钙血症。

异位甲状旁腺激素分泌非常罕见，见于甲状旁腺癌。肿瘤产生的激素在结构上与 PTH 相同，由甲状旁腺的主细胞分泌。

③ 临床表现：高钙血症的症状广泛且没有特异性，易被忽视或归因于恶性肿瘤及其治疗。年老体弱的人更易出现症状，严重程度与血清钙的升高速率有关，而不仅仅是基于绝对值。慢性血清钙的增加通常是无症状的，直到达到某一高水平。高钙血症可影响神经系统、心血管系统、消化系统、肾脏系统和皮肤。

神经系统改变包括疲劳、肌肉无力、反射减弱、嗜睡、淡漠、认知和行为障碍、麻木和昏迷。高钙血症可引起缓慢性心律失常、二度或三度房室传导阻滞，当血钙浓度超过 20mg/dl时，可发生心搏骤停。心电图可见 P-R 间期延长、QRS 波增宽、Q-T 间期缩短和室性心律失常。胃肠道症状很常见，包括恶心、厌食症、呕吐、便秘等，肠梗阻可见于严重高钙血症。消化性溃疡和胰腺炎在恶性肿瘤的高钙血症中非常罕见。钙的升高会降低肾脏浓缩尿液的能力，导致多尿、烦渴和尿量减少，随后导致肾小球滤过率降低及肾小管损伤。当高钙血症持续存在时，会增加镜下肾内的钙沉积，导致进行性肾功能不全、肾钙质沉着症和肾结石。还可见瘙痒，但不常见。

④ 辅助检查：实验室检查应尽可能包括总钙和离子钙含量。可根据钙水平，将高钙血症分为轻、中、重三度（表 11-7）。如果无法获得离子钙值，则可以按以下方式计算校正后的钙值。

校正后的钙水平 = 测得的钙水平 + 0.8×[4.0- 血清白蛋白水平（g/dl）]

应行心电图检查，有助于发现 PR 间期延长，QRS 波增宽，Q-T 间期缩短和心律不齐。

表 11-7　高钙血症的严重程度分类

严重程度	血清钙（mg/dl）	钙离子（mg/dl）
轻度	10～12	5.6～8
中度	12.1～14	8.1～10
重度	> 14	> 10

⑤ 治疗：治疗应基于高钙血症的严重程度。轻度高钙血症，可推迟治疗。中度高钙血症患者可能已耐受，应根据临床症状进行治疗。重度高钙血症患者通常有症状，应积极干预治疗。无论血清钙水平如何，应首先确定是否治疗并发症。大多数恶性肿瘤相关的高钙血症发生在肿瘤晚期。由于多种因素对血清钙水平的影响，如高蛋白血症或低蛋白血症、酸碱紊乱、急性高磷血症、多发性骨髓瘤等，应在开始治疗前确认钙离子水平和血清钙水平。对于高危或症状严重的患者，如果临床病史提示可能存在高钙血症，可在确诊前开始治疗。

隐匿性恶性肿瘤很少导致高钙血症，大多数高钙血症的恶性肿瘤患者原发肿瘤较大或有弥漫性骨骼受累，很容易发现。长期无症状高钙血症且血清钙浓度 < 12mg/dl，提示甲状旁腺功能亢进，而急性高钙血症且血清钙浓度 > 12mg/dl 提示恶性肿瘤相关的高钙血症。在不明原因高钙血症的患者中，最重要的是检测血清甲状旁腺激素（PTH）浓度。甲状旁腺功能亢进患者 PTH 升高或正常高值，但肿瘤相关高钙血症的患者 PTH 则降低。如患者无症状，血清钙浓度小于 14mg/dl（钙离子浓度 < 10mg/dl），应该测量血清 PTH 浓度并密切随访。

稳定和降低钙水平是补液的主要目标。纠正高钙血症后，长期治疗需要控制高钙血症的潜在原因，尤其是抑制肿瘤生长，并降低骨转换。

- 补液：高钙血症患者常出现容量严重耗竭，首要原因是高钙血症引起肾浓缩功能缺陷，其次是高钙血症引起的恶心和呕吐引起摄入减少。应通过静脉输液恢复血容量，增加肾内钙的清除，并稀释钙的浓度。如患者无肾衰竭或充血性心力衰竭，将 1～2L 的生理盐水以 200～250ml/h 的速度输注，尿量达到 100～150ml/h。同时，监测血清钙水平、其他电解质和患者的容量状态。在严重肾功能不全、肾衰竭或严重充血性心力衰竭的患者

中，补液可能对排钙无效，需要透析来纠正他们的高钙血症。
- 襻利尿药：襻利尿药（特别是呋塞米）被常规推荐用于紧急治疗高钙血症。它可作用于肾小管增强钙的排泄，但应注意，仅应在正常血容量或容量超负荷的患者中考虑使用。
- 其他治疗：双膦酸盐通过抑制破骨细胞来降低钙水平，并通过形成磷酸钙来稳定骨基质，可在给药后 12～48h 持续降低钙含量，效果可持续 2～4 周。它通过肾脏排泄，需根据肾功能调整剂量。其并发症包括与输注有关的自发性发热或急性肾损伤。唑来膦酸是一种短期使用的双膦酸盐，其疗效优于其他双膦酸盐。降钙素使用途径包括皮下注射，肌肉注射和静脉注射。它可以通过抑制远端小管的钙再吸收，在 2～4h 瞬间降低血清钙水平。尽管其疗效一般，但治疗起效快。在需快速降低血清钙时，应考虑与双膦酸盐联合使用。糖皮质激素可用于多发性骨髓瘤和淋巴瘤患者，它能抑制 25-（OH）D_3 转化为 1, 25-（OH）$_2D_3$，降低肠道的钙吸收和肾脏对钙的重吸收。推荐剂量为氢化可的松 200～300mg/d 静脉注射。

血液透析可用于恶性肿瘤高钙血症，适用于严重的顽固性高钙血症、严重的精神状态改变、肾衰竭或无法耐受生理盐水负荷的患者。

(3) 免疫治疗相关的内分泌不良事件：免疫治疗通过阻断抑制性免疫检查点来增强抗肿瘤免疫反应，通过自身免疫系统对抗肿瘤细胞。此类药物具有独特的不良反应，即免疫相关不良事件（irAE），最常见于皮肤、胃肠道、肝、肺和内分泌系统。

目前认为，irAE 为迟发事件，中位发生时间约为 11 周，故而诊断较困难。与内分泌相关 irAE 的常见症状包括疲劳、头痛和恶心。13% 的患者可能出现自身免疫性垂体炎，通常与使用抗 CTLA-4 药物有关。垂体炎临床特征包括头痛和

视觉障碍，MRI 显示垂体增大和信号增强，实验室检查显示垂体功能减退。10% 的患者出现甲状腺疾病，多见于抗 PD-1 药物。甲状腺功能亢进症和甲状腺功能减退症均有可能，但后者更常见。与免疫检查点抑制药相关的其他不常见内分泌病变包括甲状腺炎、胰岛素依赖型糖尿病和肾上腺功能不全。

内分泌 irAE 可分为 5 级，1 级指无症状的 TSH 升高或内分泌疾病；2 级指有症状的内分泌病，如疲劳、头痛；3 级指出现严重的症状、垂体炎、肾上腺危机或黏液性水肿昏迷；4 级指症状危及生命并需急救；5 级即死亡相关事件。

除肾上腺功能不全和垂体功能减退外，1 级内分泌病需进行密切随访，每 2~3 周进行一次激素检查。对于 2 级或更高级别的内分泌病，可能需永久性激素替代治疗。对甲状腺功能减退症且无危险因素的患者，可以约 1.6μg/（kg·d）的剂量行左旋甲状腺激素替代治疗。对于患有多种并发症的年老体弱者，应从低剂量开始（25~50μg/d）。甲状腺功能亢进患者应予 β 受体拮抗药缓解症状（如阿替洛尔 25~50mg/d），以及甲巯咪唑（起始剂量通常为 15~40mg，分 3 次 8h 内服用，随后维持剂量为 5~15mg/d），每 2~3 周检查甲状腺功能。若患者症状严重，可能需额外的糖皮质激素治疗。若患者出现低血压或严重脱水，则应怀疑肾上腺危象，建立适当支持治疗，并排除败血症。

（徐书杭　陆晨雅）

2. 肿瘤相关的代谢性骨病

代谢性骨病是一类由多种原因破坏或干扰正常骨代谢和生化状态，导致骨骼矿盐代谢紊乱、骨转换异常或骨骼矿化障碍的全身性骨骼疾病。广义的代谢性骨病包括骨质疏松症、原发性甲状旁腺功能亢进症、甲状旁腺功能减退症、骨软化症、骨纤维异常增殖症、成骨不全症等。代谢性骨病可引起进行性骨痛、反复骨折、骨骼畸形等临床表现，明显影响患者的健康状况和日常活动

能力。前列腺癌和乳腺癌分别是男女最常见的恶性肿瘤，代谢性骨病是其常见并发症，与肿瘤本身或肿瘤治疗相关。

（1）肿瘤引起的代谢性骨病：骨骼是前列腺癌和乳腺癌最常见的转移部位，超过 2/3 的前列腺癌和乳腺癌患者会发生骨转移。由前列腺癌或乳腺癌骨转移引起的骨骼相关事件，如病理性骨折、骨痛等，严重影响患者的生存质量并增加病死率。1889 年，英国学者 Paget 提出的"种子 - 土壤"学说，是解释前列腺癌和乳腺癌细胞发生骨转移的主流学说。骨骼是前列腺癌细胞转移的适宜"土壤"，骨微环境为癌细胞提供必要的营养支持，并且癌细胞与骨微环境有一定的亲和性。

前列腺癌和乳腺癌骨转移是多步骤的级联反应过程，是多细胞多因子多分子参与的复杂过程。趋化因子通过与特定细胞表面的特异性 G 蛋白耦联受体相结合发挥作用，吸引特定细胞定向移动。趋化因子配体 12（CXCL12）/ 趋化因子受体 4（CXCR4）信号轴在前列腺癌和乳腺癌骨转移中具有重要作用。癌细胞转移的靶组织 - 骨中 CXCL12 表达水平较高，癌细胞表达 CXCR4，能检测到趋化因子的浓度梯度，从而迁入骨髓，使癌细胞通过 CXCL12/CXCR4 信号轴向骨骼定向迁移，CXCL12 配体 - 受体结合上调癌细胞整合素 $av\beta_3$ 的表达，有利于癌细胞定植于骨髓。当癌细胞在骨髓定植后可能不会立即生长，而是处于休眠期，这一阶段可达数年之久。进入休眠期的小部分肿瘤细胞被再活化，进入增殖期。在增殖期中，肿瘤细胞可释放多种细胞因子激活成骨细胞和破骨细胞，被激活的成骨细胞和破骨细胞又进一步促进肿瘤细胞增殖，从而启动骨转移的"恶性循环"。前列腺癌细胞通过释放甲状旁腺激素相关蛋白与成骨细胞上的甲状旁腺激素受体结合，刺激成骨细胞增殖和分化，活化的成骨细胞一方面产生大量生长因子，包括血管内皮生长因子（VEGF）、胰岛素样生长因子 1（IGF-1）、转

化生长因子 –β（TGF–β），支持肿瘤细胞增殖，另一方面通过分泌核因子 –κB 受体活化因子配体（RANKL）与破骨细胞前体上的核因子 –κB 受体活化因子（RANK）受体结合，诱导破骨细胞活化。活化的破骨细胞分泌组织蛋白酶 K 和其他半胱氨酸蛋白酶到骨基质中，促使骨基质中 Ⅰ 型胶原蛋白降解，导致骨基质破坏。同时，活化的破骨细胞及被破坏的骨基质均可释放 TGF–β、IGF–1，进一步刺激肿瘤细胞生长和增殖。

前列腺癌和乳腺癌发生骨转移的机制尚不完全明确，深入了解其分子机制可更加有效地防治骨转移，从而减少肿瘤引起的代谢性骨病。

(2) 肿瘤治疗引起的代谢性骨病：内分泌治疗是辅助治疗激素敏感性前列腺癌和乳腺癌患者的主要治疗手段，通常会对肌肉骨骼系统产生不利影响，引起代谢性骨病。

① 前列腺患者内分泌治疗：前列腺癌患者通过内分泌治疗抑制雄激素及其受体的表达。男性机体的雄激素约 90% 由睾丸产生，传统的手术去势可将睾酮浓度短时间内降低 95% 左右，但对患者的心理影响较大，已逐渐被药物去势所取代。药物去势主要包括促性腺激素释放激素（GnRH）激动药（如亮丙瑞林、戈舍瑞林、曲普瑞林）和 GnRH 拮抗药（如地加瑞克），可在 3 周内将睾酮浓度降低到去势水平，通常与雄激素类受体抑制药（如阿帕他胺、恩杂鲁胺）联合使用，阻止前列腺癌细胞中的雄激素信号传递。GnRH 激动药和拮抗药可阻止睾丸生成雄激素，但肾上腺和前列腺癌细胞仍可生成雄激素，醋酸阿比特龙通过抑制雄激素合成途径的关键酶 CYP17，从而抑制肾上腺、前列腺癌细胞的雄激素合成。

雄激素在脂肪组织与骨骼中经芳香化酶的作用转化为雌激素，骨细胞上有 3 种类型的类固醇受体，一种为雄激素受体，另两种为雌激素受体（ERα 与 ERβ），雄激素可直接作用于雄激素受体（AR），或通过芳香化为雌二醇和激活雌激素受体（ER）间接作用，从而促进骨形成，抑制

骨吸收。雄激素剥夺治疗使雄激素水平降低，经雄激素芳香化而来的雌激素也减少，通过调节 RANK–RANKL 信号通路，促进破骨细胞增殖、活化，促进骨吸收，从而导致代谢性骨病发生风险增加。

② 乳腺癌患者内分泌治疗：乳腺癌患者的内分泌治疗方案根据其是否绝经而有所不同。绝经前女性体内的雌激素主要来源于卵巢，卵巢功能抑制主要有卵巢切除、卵巢放疗、药物抑制 3 种途径。由于卵巢切除或放疗是永久性功能抑制，故临床最常使用通过减少垂体促性腺激素的分泌来暂时抑制卵巢功能。

绝经后女性体内的雌激素主要由肾上腺分泌的雄激素转换而来，芳香化酶 CYP19A1 能分别催化雄烯二酮和睾酮转化为雌酮和雌二醇。尽管绝经后女性体内雌激素水平较低，但足以对表达雌激素受体的乳腺癌细胞产生生物学效应。芳香化酶抑制药（如来曲唑、阿那曲唑、依西美坦等）可消除约 95% 以上的循环雌激素，从而发挥抗乳腺癌作用。除了抑制雌激素的产生，还可使用选择性雌激素受体调节剂（如他莫昔芬、雷洛昔芬和巴多昔芬）竞争性结合雌激素受体，阻止雄激素作用的发挥，使循环中雌激素浓度降低。

雌激素通过与骨细胞表达的 ERα 和 ERβ 受体结合发挥作用，可增加成骨细胞的数量和活性，抑制破骨细胞前体的成熟，还可导致破骨细胞凋亡。乳腺癌患者内分泌治疗后雌激素水平降低同样可以影响 RANK–RANKL 信号通路，增加骨细胞凋亡的速率，从而增加骨骼的脆性，导致代谢性骨病的发生。

(3) 肿瘤相关的代谢性骨病的防治：内分泌治疗前，建议行骨质密度测定（DEXA 检查）以了解患者骨质基线水平，并在治疗后每 1～2 年进行骨质变化监测。同时，建议适当体育锻炼、戒烟酒，补充钙剂及维生素 D，采用世界卫生组织推荐的骨折预测简易工具（FRAX）。临床常用改善骨代谢的药物有双膦酸盐（如唑来膦酸、帕

米膦酸、阿仑膦酸等）和地诺单抗等。

双膦酸盐是一类人工合成的焦磷酸盐类似物，与骨结合后被破骨细胞吸收，从而抑制破骨细胞的活性，使破骨细胞对骨的吞噬减弱，以预防骨丢失。双膦酸盐早已用于治疗骨质疏松症和恶性骨病，临床上分为口服或静脉制剂。在几个小型试验中，已经证实双膦酸盐可预防接受内分泌治疗的患者出现骨丢失。口服双膦酸盐对接受芳香化酶抑制药治疗的患者的骨密度有积极影响。对 303 名接受阿那曲唑治疗的绝经后乳腺癌患者进行口服阿仑膦酸测试，将患者根据骨质疏松 T 值评分进行分层。发现基线时诊断为骨质疏松症的女性在接受阿仑膦酸治疗 3 年后，骨密度增加了 15.6%。骨量减少的患者被随机分配至阿仑膦酸组和安慰剂组治疗，阿仑膦酸组腰椎骨密度增加了 6.3%，对照组患者腰椎骨密度减少了 5.4%。双膦酸盐也在接受内分泌治疗的前列腺癌患者中进行了多项试验，与对照组相比，双膦酸盐组均表现出骨保护作用。

地诺单抗是一种单克隆抗体，能特异性地作用于 RANKL，通过抑制 RANK–RANKL 系统进而抑制破骨细胞的形成，使骨密度增加。在一项评估骨密度的试验中，250 名接受芳香化酶抑制药治疗且骨量下降的患者使用地诺单抗，与对照组相比，地诺单抗组腰椎和髋部的骨密度分别增加了 5.5% 和 7.6%。另一项研究表明，与对照组相比，服用地诺单抗的患者所有测量部位的骨折发生率均明显降低。一项纳入接受 GnRH 类似物治疗的前列腺癌男性患者的对照试验中，评估了地诺单抗对骨折发生率和骨密度的影响，24 个月后，与安慰剂组相比，地诺单抗组腰椎骨密度增加了 5.6%，而安慰剂组减少了 1.0%，变化持续了 36 个月，并在所有其他测量部位也观察到了骨密度的增加。

前列腺癌骨折风险高的患者在内分泌治疗同时可联合唑来膦酸或地诺单抗治疗防治骨质疏松性骨折发生。若以预防或纠正骨质疏松为目的

使用唑来膦酸时，推荐每 6～12 个月输注 1 次即可；若以延缓骨相关事件为治疗目的使用唑来膦酸时，推荐每月输注 1 次，并建议用药前评估下颌骨坏死风险和肾小球滤过功能，以保证患者安全。

对于乳腺癌患者，欧洲肿瘤学会建议，任何开始或接受芳香化酶抑制药治疗 T 值 < –2.0 的患者都应接受双膦酸盐治疗。美国临床肿瘤学会建议，对于有明显骨质破坏的乳腺癌患者，每 3～4 周给予唑来膦酸 4mg 或帕米膦酸 90mg 口服。欧洲关于早期乳腺癌患者使用辅助性双膦酸盐的共识指南建议，绝经前女性的低剂量双膦酸盐治疗的持续时间不应超过卵巢抑制的持续时间（3～5 年），除非在低骨密度患者中有明确使用指征。对于绝经后女性，治疗持续时间应为 3～5 年，如果有骨折风险，则应在 5 年后才继续治疗。

双膦酸盐与地诺单抗一般耐受性较好，但大剂量长期使用会增加低钙血症的发生风险。与唑来膦酸相比，地诺单抗发生低钙血症的发生风险较高，与地诺单抗具有更强的抗骨吸收的能力一致。通过定期监测钙和维生素 D 水平及饮食补充，可以最大限度地降低低钙血症的发生风险。低钙血症患者在开始使用双膦酸盐或地诺单抗治疗之前，应该纠正其钙水平。对于严重的、未经治疗的低钙血症患者，禁止使用地诺单抗。唑来膦酸主要通过肾脏排泄，因此建议轻至中度肾损伤患者减少剂量。唑来膦酸不推荐用于预防严重肾损害患者的骨骼相关事件。建议在每次服药前测量血肌酐，因为一些接受唑来膦酸治疗的患者可能会出现肾功能下降。唑来膦酸通过重复给药在骨骼中积累。多变量分析显示，唑来膦酸在实体瘤患者中的累积剂量是肾损害的独立预测因子。地诺单抗不通过肾脏排泄，适用于肾损害患者，然而，严重肾损害的个体有发生低钙血症的风险，应密切监测。唑来膦酸和地诺单抗可导致下颌骨坏死的风险增加，并且此风险可随着治疗

时间的延长而增加。对于口腔内有未愈合的、开放的、软组织病变的患者，应该推迟使用唑来膦酸和地诺单抗。建议在开始治疗前进行牙科检查和个体获益风险评估。应鼓励所有患者保持口腔卫生，并定期进行牙科检查。在使用地诺单抗或双膦酸盐治疗期间，应避免侵入性牙科手术。

(4) 小结：代谢性骨病是肿瘤的常见并发症。前列腺癌和乳腺癌患者骨转移风险较高，内分泌治疗也会对骨骼健康产生不利影响，增加代谢性骨病的发生风险，可通过改变生活方式和使用骨保护剂进行预防和治疗。唑来膦酸和地诺单抗是研究最广泛的药物。唑来膦酸已被证实对接受内分泌治疗的前列腺癌和乳腺癌患者有骨保护作用。地诺单抗可用于预防癌症治疗所致骨丢失，因其可减少骨折的发生率，已成为高骨折风险患者的治疗选择。但双膦酸盐和地诺单抗长期使用会导致低钙血症和下颌骨坏死的风险增加，临床使用时应注意其适应证和禁忌证。

(徐书杭　王晓玮)

3. 肿瘤低 T_3 综合征

(1) 概述：低 T_3 综合征，也称正常甲状腺病态综合征（ESS），又称非甲状腺疾病综合征（NTIS），是指由于非甲状腺疾病引起的甲状腺功能异常。这是由 Oppenheiner 于 1963 年首次报道，最常见的改变包括低三碘甲状腺原氨酸（T_3）、正常促甲状腺激素（TSH）和升高的反向三碘甲状腺原氨酸（rT_3）水平，也可能存在包括低 T_4 综合征、低 T_3、T_4 综合征、高 T_3 综合征和高 T_3、T_4 综合征，而 TSH 通常正常。低 T_3 综合征的患者，尽管血清甲状腺激素参数异常，但很少有证据表明这些患者有临床意义的甲状腺功能障碍。一般来说，这些甲状腺激素参数的大部分改变被认为是生理性的适应代谢减低，并允许身体能量的重新分配，以应对急性疾病。然而，在心力衰竭、慢性阻塞性型肺病、恶性肿瘤等慢性病期间也会发生不同程度的变化，甚至持续的变化。

ESS 发生在很多肿瘤患者中，包括如白血病、胃肠道肿瘤、肺癌、多发性骨髓瘤、淋巴瘤、头颈部肿瘤等等。Tellini 等对 220 例不同器官恶性肿瘤患者甲状腺激素水平进行调查，发现 58% 的患者存在甲状腺激素异常。并且，在恶性肿瘤放疗和化疗的过程中，也可能出现甲状腺激素水平的下降，而没有相应的甲状腺功能减低的临床表现，随着病情好转甲状腺激素水平也可能随之发生变化。

非小细胞肺癌（NSCLC）和小细胞肺癌（SCLC）患者中均可见 ESS，有研究报道非小细胞肺癌的低 T_3 综合征发生率为 42.25%，在小细胞肺癌的发生率为 44.90%。最显著的甲状腺激素改变是单独的低 FT_3 或 FT_4 和正常或不适当的低 TSH。随着肺癌病程的增加或病情的加重，ESS 的发生率也随之增加。同时，ESS 可作为肺癌患者预后不良的预测指标，尤其是非小细胞肺癌患者的重要预后因素。

消化系统肿瘤，包括胃肠道肿瘤和肝癌等，多合并 ESS。胃癌和结肠癌的患者 T3 常明显低于正常，并随着浸润程度的加深、转移有更进一步下降。研究还发现，进行肿瘤根治术的患者，手术后 T_3 可能会较术前升高，而病情复发则又有下降。而病情较重，仅进行姑息手术和化疗无好转的患者，T_3、T_4 水平降低更明显，rT_3 水平相对更高。提示 ESS 与预后相关。肝脏是合成蛋白的主要器官，也是甲状腺激素转化、代谢的主要场所，因此肝癌患者肝功能异常将严重影响甲状腺脱碘代谢。肝癌中同样存在很多 ESS，且与病情发展和预后相关。

在血液恶性肿瘤中，ESS 发生率更高。Wehmann 等发现 ESS 发生率为 54%。白血病细胞发生增殖和髓外浸润，患者可能出现严重贫血、消瘦、发热、酸碱失衡，抑制 5' 脱碘酶活性，T_3 产生减少，rT_3 生成增加。另外，如果恶性细胞浸润甲状腺，可以抑制甲状腺激素合成恶分泌。研究发现，白血病在发病期 T_3 明显下降，而经治疗进入缓解期时，T_3 水平与对照组无显著差异。T_3 水平可以辅助白血病的分期和病情判断。

恶性肿瘤中可能存在不同程度的 ESS。尽量 ESS 发生的机制涉及多方面，还不完全明确，有时化疗，特别是方案中含有糖皮质激素的方案，也可能使 T_3 水平进一步下降，但 ESS 往往与病情的严重程度和预后具有相关性，对于此类不能治愈的疾病，血清 T_3 下降程度是疾病预后判断因子。

(2) 发病机制：包括下丘脑 – 垂体轴的变化、脱碘酶的作用、血浆结合球蛋白的影响、甲状腺激素的转运、细胞因子的作用等多方面的作用。

① 下丘脑 – 垂体轴的变化：在正常情况下，当循环中 T_3 水平下降时，会反馈性的促进促甲状腺激素释放激素（TRH）和 TSH 分泌增加。而在一些危重病中，下丘脑 – 垂体轴下调，TSH 的正常夜间波幅和脉冲幅度下降，分泌受抑制。与危重病相关的低促甲状腺激素（或在低 T_3 和 T_4 的情况下促甲状腺激素不能升高）似乎与下丘脑 – 垂体轴的设定点改变引起的中枢性甲状腺功能减退有关。ESS 时，下丘脑神经元 TRH 的丢失可能有多种原因，包括热量摄入的减少、应激、精神压力、炎性细胞因子的释放，以及一些药物（特别糖皮质激素、多巴胺）等。在一些患者中，血清 FT_4 升高，这可能会对下丘脑 / 垂体产生反馈，影响 TRH/TSH 分泌。

② 脱碘酶的作用：正常的甲状腺组织，大约以 17∶1 的比例分泌 T_4 和 T_3，以及少量的 rT_3。血浆中的 T_3 大部分（80% 以上）是在甲状腺外，在脱碘酶的作用下，有 T_4 转化而来。三种碘甲状腺原氨酸脱碘酶（1 型脱碘酶 D_1、2 型脱碘酶 D_2、3 型脱碘酶 D_3）在甲状腺激素的代谢与活性中起着至关重要的作用。脱碘酶 D_1、D_2 和 D_3 具有不同的组织分布、底物亲和力和生理作用。D_1 和 D_2 主要通过从其外圈移除碘原子（5' 脱碘）来激活 T_4，形成 T_3；D_3 则主要通过从内环中除去碘原子（5– 脱碘）来灭活 T_4 和 T_3，分别产生无生物活性的 rT_3 和 T_2

（图 11-5）。对于脱碘酶在 ESS 发病机制的作用，现在普遍接受的观点是，由于肝 / 肾 D_1 活性和骨骼肌 D_2 活性的降低，在疾病中 T_4 向 T_3 的甲状腺外转化降低；同时，肝脏和骨骼肌 D_3 活性可能增加，从而导致 T_4 产生的 rT_3 增加，T_3 分解代谢增加，产生 T_2。另外，T_3 的减少也可能是 D_3 增加 T_3 分解代谢的结果。而各种因素对于脱碘酶表达的影响，可能是导致 ESS 的主要原因。

③ 血浆结合蛋白的影响：甲状腺激素能够可逆性的与甲状腺激素结合球蛋白（TBG）、转甲状腺激素（以往也称为甲状腺激素结合前白蛋白）和白蛋白结合。TBG 在血液中运输大部分甲状腺激素。由于合成受损、迅速分解，转甲状腺激素和 TBG 的浓度在许多疾病（特别是严重或长期疾病）中都会显著下降，导致血浆总 T_3 和总 T_4 下降。许多与血浆蛋白结合的甲状腺激素竞争的物质积聚在肝肾衰竭患者的血浆中也可能导致患者血清甲状腺激素结合能力明显下降。呋塞米、芬克罗芬酸、卡马西平和水杨酸等药物可与甲状腺激素与血浆蛋白的结合竞争，这也导致总 T_3 和总 T_4 的减少。

④ 甲状腺激素的转运体和受体：甲状腺激素需要通过特异性、高亲和力、低容量的转运蛋白转运到靶组织中，与相应的受体结合而发挥作用。有研究提示，在严重疾病和饥饿的情况下，T_4 向周围组织（如肝脏和肾脏）的转运受到损害，

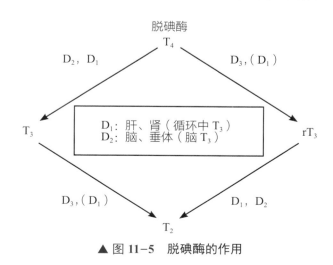

▲ 图 11–5　脱碘酶的作用

循环 T_3 的大部分在这些组织中产生，进一步导致 T_3 的产生减少；受体或辅助活化因子的调控异常会影响 T_3 作用。然而，对于这些机制的研究还需要更多的工作。

⑤ 细胞因子的作用：肿瘤、感染、应激及一些细胞毒性药物应用等情况下，细胞因子分泌会增加。细胞因子会影响下丘脑 – 垂体轴功能，影响甲状腺激素的合成、分泌及代谢，从而引起甲状腺激素水平的改变。

综上，肿瘤引起 ESS 的机制复杂，目前尚不十分清晰，可能包括：a. 消耗、恶病质对于下丘脑 – 垂体轴的抑制；b. 强大精神压力对下丘脑 – 垂体轴的抑制；c. 合并感染、应激等急性情况时对下丘脑 – 垂体轴及脱碘酶作用的影响；d. 细胞毒性药物对于垂体、甲状腺、肝肾造成损伤；e. 细胞因子的作用；f. 肿瘤患者肝肾功能异常对于脱碘酶的影响等，有待深入研究。

(3) 诊断与鉴别诊断

① 诊断要点：恶性肿瘤患者同时存在以下情况考虑合并 ESS。a. 甲状腺功能异常；b. 无明确的甲状腺疾病；c. 在诱发基础疾病好转时，甲状腺激素变化有所改善，甚至恢复正常。ESS 的甲状腺功能异常情况如下，但应注意这是一个动态的变化过程，可能几个不同的阶段依次进行：

• T_3 降低：低血清 T_3 是最常见表现，游离 T_3 也低于正常。

• T_4 减低：低血清 T_4 也很常见，游离 T_4 的测量通常在正常参考范围内，但根据具体的潜在疾病过程，可能较低或稍高。

• rT_3 升高。

• TSH 正常或降低：TSH 在正常参考范围内最常见，但某些情况下也可能降低，而在 ESS 恢复期间，TSH 也可能会暂时升高。

② 鉴别诊断：对于肿瘤合并 ESS，最重要的是要与原发性和继发性甲状腺功能减退相鉴别。

• 原发性甲状腺功能减退：原发性甲状腺功能减退者 TT_3、FT_3、TT_4、FT_4 降低，而 TSH明显升高，同时 rT_3 也降低，所以不难鉴别。

• 继发性甲状腺功能减退：此为下丘脑 – 垂体病变所致，TT_3、FT_3、TT_4、FT_4 降低，TSH也降低，鉴别有一定困难。rT_3 降低是重要鉴别点，但是对于不能检测 rT_3 的情况下，应综合分析病情，包括评估各下丘脑 – 垂体 –靶腺轴的功能，动态观察下丘脑 – 垂体 – 甲状腺轴的变化，协助鉴别。

(4) 治疗：探讨甲状腺激素替代是否有利，以及如果有利，应使用哪种制剂（T_3 或 T_4）的临床研究并不多，病例规模也比较小，肿瘤相关的研究更是鲜有报道。关于甲状腺激素替代治疗在 ESS 中的必要性存在争议。通常的观点认为，ESS 是对原发病及机体消耗或应激状态下一种保护性适应性反应，可以减少疾病时过度分解代谢，因此治疗原发病是最为重要的。原发病改善后也确实可见甲状腺激素异常相应的好转。盲目的提升 T_3 至正常水平，对疾病的预后无明显改善，还可能增加机体代谢率，促进负氮平衡，增加心脏负担，甚至使病情恶化。确有证据表明，给予 T_3 治疗可能对蛋白质和脂肪代谢产生负面影响，升高儿茶酚胺水平，并造成有害的心脏影响。在肿瘤合并 ESS 患者中，积极治疗原发病的同时，使用甲状腺激素是否对全身疾病的结果或预后有积极影响，仍需要更多大样本量的临床研究来回答。

(5) 展望：ESS 在恶性肿瘤患者，特别是危重患者中常见。甲状腺激素的改变特点提示在HPT 轴水平上，在设定点调节方面，在器官水平上，在甲状腺激素的局部代谢方面，出现了实质性和复杂的变化，其发病机制非常复杂，许多药物引起甲状腺激素变化，可能使 ESS 参数解读复杂化，有待更加深入的研究。这样的甲状腺功能变化对机体是有益或有害，可能取决于疾病的阶段和严重程度、对长期生命支持的需要以及环境因素（包括肠外营养）等等。ESS 与多种肿瘤的预后不良呈正相关，然而，用 T_4 或 T_3 治疗的试验似乎并没有显示出具体的益处，是否给予甲状腺激素替代治疗以恢复正常的血清甲状腺激素水平仍然存在争议。目前，还没有基于证据的共识或指南提倡进行甲状腺激素治疗。其他积极的治疗方法，包括硒制剂、抗氧化剂、下丘脑神经肽（包括重组生长激素释放激素、生长激素释放肽2、促性腺激素释放激素和 TRH）、重组人 TSH 等是否会在患者预后方面产生临床效益，需要进行充分的 RCT 研究。

（刚晓坤）

4. 肿瘤患者的营养状况对内分泌系统的影响

肿瘤本身和全身治疗都可能对患者的营养产生影响，营养不良对肿瘤患者的预后及癌症患者的并发症率、住院率、住院时间、费用、死亡率均具有负面影响，营养不良状态也可以影响癌症转移患者接受动脉化疗栓塞治疗的肿瘤治疗效果。

肿瘤的发生与代谢综合征紧密相关，如营养过剩体脂过多是多种癌症的原因之一，Meta 分析显示，在所有调查的位点中，体质指数（BMI）是仅次于癌症家族史的第二相关风险因素，代谢综合征与肿瘤的严重程度即肿瘤的大小和增殖指数等紧密相关。因此，基于身体成分的营养评估和生活方式的改变应该是肿瘤患者管理的一部分。

(1) 营养和身体成分与肿瘤：一些流行病学研究支持饮食在癌症的发生、发展中起重要作用。特别是神经内分泌肿瘤（NET），尤其是胃肠胰腺肿瘤（GEP），其营养状况深受胃肠道激素、多肽、胺类物质过量的影响，可导致吸收不良、腹泻、脂肪泻、胃肠道动力改变等。除了肿瘤产生的调节性胃肠肽，切除或改变胃肠道解剖结构的外科治疗，或使用生物治疗以抑制胰酶的分泌以及胃肠胰激素和功能，均可导致胃肠道分泌、运动和吸收功能的改变，对饮食和营养都有影响。

Arnold 等曾报道，2013 年世界上 3.6% 的癌症都是由肥胖引起的。一项 Meta 分析表明，体重指数每增加 $5kg/m^2$，癌症患病风险就增加 9%～56%。肿瘤的风险因素中，癌症家族史是最高的风险因素，其次是 BMI 和糖尿病。生物电阻抗法（BIA）及其衍生参数相位角（PhA）已被广泛应用于不同人群。BIA 是一种无创诊断工具，通过测量人体对电流的阻碍，并在测量中将液体和脂肪隔室分离出来，用于评估身体成分。可测量的参数包括水合状态（细胞内、细胞外和总含水量）、体脂肪量和电解质组成，这些是决定整体健康状态的关键。与营养不良相关的身体组成模式是细胞外基质（ECM）增加（主要由细胞外的水分决定）和体细胞质量（BCM）减少。PhA 是反映细胞膜完整性、细胞内外水分分布和预测体细胞质量的指标，通常与评估营养状况和存活率相关。多项研究表明，BIA 和 PhA 的应用对癌症患者的预防、诊断、预后和营养干预等方面的临床管理都有一定的帮助。

(2) 肿瘤患者营养状态与内分泌代谢效应

① 高血糖：营养不良在癌症患者中很常见，会增高肿瘤患者的发病率和死亡率并降低生活质量。糖尿病和血糖异常患者需要及时进行营养不良及营养评估。对于减肥无效，症状得到控制，身体健康，并且预期寿命长的患者像糖尿病患者一样需要关注健康均衡的饮食。糖尿病患者的医学营养治疗不应设定统一的目标，而是需要制订个性化的目标，且应遵循以下目标建议：a. 达到并保持体重目标；b. 达到个体化的血糖、血压和血脂目标；c. 延迟或预防糖尿病并发症。此外，应保持基于个人和文化偏好的饮食乐趣。在超重和肥胖患者通过饮食计划持续减重≥初始体重的 5%～7%，需要每天减少 500～750kcal 能量。

作为一种通用的方案，健康的饮食模式包含营养高浓度、高质量的食物（如全谷物、蔬菜、水果、豆类、低脂奶制品、瘦肉、坚果等）应强调均匀适量，不能太关注特定的营养成分或单一的食品，关于糖尿病患者的每日糖类、蛋白质和脂肪的理想摄入量尚未获得研究定论。通常要监测糖类摄入量，并考虑饮食对血糖的反应（血糖指数和血糖负荷）帮助改善餐后血糖水平，用全谷物、豆类代替精制糖和糖类鼓励摄取蔬菜和水果，应严格禁止含糖饮料和含糖食品，蛋白质摄入量应根据当前的饮食模式且需要考虑肾功能，建议摄取富含长链 ω-3 脂肪酸的食物预防或治疗心血管疾病，应减少饮酒量，钠摄入量应限制在 < 2300mg/d。在健康饮食模式中，地中海式饮食富含单不饱和脂肪酸（主要来自橄榄油）、水果、蔬菜、全谷类食品和鱼类，可改善血糖和血脂。

② 低血糖：胰岛素瘤患者胰岛素的过分泌是胰岛素瘤患者完全自主性。饮食疗法的目的是通过少量的饮食来防止长时间的禁食，如一日多餐，应保证足够的热量（30kcal/kg）及高蛋白、可变脂和低糖类等组合膳食，分成 5～6 顿分餐，可缩短喂食时间更有助于预防低血糖的发生。高蛋白饮食转换葡萄糖需长时间的代谢，使葡萄糖缓慢释放到血液循环，从而可以减少反应性胰岛素刺激而引发的继发性低血糖。低血糖指数和复合糖类膳食有助于长时间减少血糖负荷，预防出现餐后低血糖，且应避免饮酒，因为饮酒会减少肝糖原。

③ 脂代谢：肿瘤患者中高血脂现象的发生是因肿瘤本身或由癌症治疗所导致，但是肿瘤直接导致血脂异常的研究证据较少。目前依维莫司用于神经内分泌肿瘤，但是研究显示依维莫司增加总胆固醇水平的研究报告，依维莫司还与血浆三酰甘油显著升高有关。

(3) 肿瘤患者内分泌代谢紊乱的临床症状及营养调节

① 胃肠道症状：大多数肿瘤患者胃肠道症状是分泌性腹泻。当肿瘤导致生物活性胺和肽激素分泌过多时，刺激肠黏膜分泌过多的液体，导致腹泻。这种腹泻肠液的离子浓度和渗透压和血浆是等张液，分泌性腹泻既没有脏器结构损伤也

不是因炎症，禁食或夜间均可以发生，非依赖于饮食的摄入，可能主要是因大餐或高脂肪饮食所诱发。

除了药物治疗，饮食和营养干预可以改善胃肠道不适，首先补充液体预防脱水和离子紊乱（低钾血症），建议每天的水 / 液体摄入量至少 2L 以上。应避免饮用酒精饮料、碳酸饮料、咖啡和含咖啡因的饮料，因为其中含有的胺可能引发腹泻，也应避免"辣"香料和食物，以防止腹泻。含胺食品和饮料诱发的症状是与剂量相关，少量可能不会引发反应（每餐摄入 10～25mg 酪胺可引起严重反应；每餐摄入 6～10mg 酪胺可引起中等反应）。此外，食物的大小和脂肪含量也可能通过刺激肠道而引发腹泻，应避免大餐和高脂肪食物，有症状的患者应该少吃多餐，保持适度的低脂肪摄入，如以脱脂或低脂牛奶和奶制品以及无乳糖取代普通牛奶和乳制品（如奶油、黄油、奶酪、全脂酸奶）。还有一些富含膳食纤维的营养供应可能有助于患者更好地控制腹泻，建议所有癌症患者多吃水果、蔬菜和谷物（每天 5～10份），有症状者饮食中应减少不溶性纤维，增加可溶性纤维，推荐煮熟的削皮的水果和蔬菜。

② 皮肤潮红：营养干预也可能有助于防止皮肤潮红，这通常与类癌（典型和非典型）、VIP 瘤和甲状腺髓样癌有关，是由于肿瘤分泌的 5- 羟色胺、组胺、P 物质、血清素、儿茶酚胺、前列腺素、激肽释放酶、激肽、速激肽、VIP、降钙素等血管活性物质引起的皮肤血流量变化所致。某些食物和饮料也可能通过刺激肠道激素释放或通过含有胺的食物，以及任何增加肾上腺素能活动的刺激 [身体和（或）情绪压力] 而出现皮肤潮红现象。

③ 胃灼热：胃泌素瘤是一种罕见的胃肠胰肿瘤，主要由十二指肠（75%）和胰腺（25%）引起，占多发性内分泌肿瘤（MAN）-1 综合征的 20%～30%。胃灼热，腹痛和消化系统疾病是胃泌素瘤患者的最主要症状。饮食干预应基于生活

方式的改变正确饮食，减少胃酸分泌。如肥胖或超重患者应减轻体重，减少酸暴露；戒烟使下食管括约肌压力恢复正常，并促唾液碳酸氢盐生成；禁酒减少胃泌素分泌刺激，降低胃酸分泌；避免食用可能导致酸分泌的食物，如咖啡、巧克力、薄荷、柑橘、碳酸饮料、辛辣和高脂肪食品等。

④便秘：慢性便秘患者的营养和饮食干预旨在防止脱水，帮助排便。水/液体的摄入量应增加到患者的正常习惯摄取量，注意含高纤维食物的摄取如全谷物、蔬菜及水果，避免产气多的食物（如洋葱、大蒜、卷心菜，豆类、花椰菜、西蓝花、坚果）等。有规律和适度的体力活动也有助于调节肠道运动。

(4) 口服靶向药物和抗肿瘤药物的食物交互作用：食物和抗肿瘤药物之间存在相互作用，这被称为"食物 – 药物相互作用"，它可以改变吸收速度或与特定药物的代谢物发生相互作用。食物 – 药物相互作用涉及多种机制，包括食物种类、餐后消化系统生理学以及药物的药代动力学或药效学。口服抗肿瘤药的药代动力学中最重要的机制是细胞色素（CYP）P_{450} 超家族。依维莫司和舒尼替尼都是口服的，主要由细胞色素 P_{450}（CYP）3A4 代谢，因此影响 CYP 3A4 的食物会影响它们的代谢。研究表明，西柚是 CYP3A4 的有效抑制药，可增加依维莫司的毒性风险，提高舒尼替尼及其活性代谢物的血浆浓度。CYP 3A4 的其他食物抑制药有甘菊、蔓越莓、大蒜、人参、绿茶提取物、胡椒、白藜芦醇和大豆，美国印第安纳大学的 Flockhart 博士研究报道的"细胞色素 P_{450} 药物相互作用表"可作为临床治疗中的参考。

此外，药物的吸收依赖于肠道酶和转运体，其中 P– 糖蛋白（Gp–P）作为药物的外排泵，可以限制某些口服药物的生物利用度，包括酪氨酸激酶抑制药，特别是依维莫司和舒尼替尼。高脂肪膳食可抑制 Gp–P，阻断药物输出，从而增加

药物的生物利用度。CYP P_{450} 酶在替莫唑胺的代谢过程中只起很小的作用，它在生理 pH 条件下自发水解生成其活性物质。因此，改变胃肠道正常 pH 的食物可能会干扰该药物的药代动力学，降低机体对药物的吸收率和吸收程度，增加不良反应。

综上所述，在服用依维莫司和舒尼替尼期间，最好避免西柚和其他抑制 CYP34A 的食物，以及高脂肪的膳食，同时也应避免在进食时服用替莫唑胺。

(5) 肿瘤患者的营养评估及营养干预：营养不良会增加肿瘤术后并发症的发生率，住院期间主要是由于较多的感染性并发症，以及细胞毒性治疗的不良反应，降低了治疗效果和生活质量，最终导致营养不良的癌症患者预后较差。因此，定期的营养评估和营养治疗都被推荐给患有癌症或接受全切术的患者，以有助于改善疗效。

营养不良可能是肿瘤患者一个被低估的问题，应该用广泛可用的标准系统的诊断营养不良，因为营养状况是除肿瘤自身增殖能力外，影响肿瘤患者的一个重要的独立预后因素，它影响治疗效果、并发症、生活质量和生存期。利用营养风险筛查（NRS）等简单的筛选工具，结合广泛应用的营养不良血清代谢性参数（如血清白蛋白水平），或人体成分指标，如 BIA 来诊断临床上出现的营养不良。在肿瘤住院患者和门诊患者营养管理中，BIA 参数（如 PhA）的直接测量是广泛使用的一种方法，因为它提供了一个易于测量的、可重复的且有效的营养不良指标。Maasberg 等最近报道了营养不良对神经内分泌肿瘤患者预后和患者管理的具体作用，使用的临床评分包括主观综合性营养评估（SGA）或 NRS、人体测量学、BIA（尤其是 PhA）和血清代谢性参数（包括白蛋白）。在这项横断面研究中，发现多达四分之一的肿瘤患者有营养不良（由 SGA 和 NRS 定义）的风险，尤其是那些高级别（G_3）肿瘤、疾病呈进行性和正在接受化疗的患者。

对肿瘤患者的营养治疗的目标是制订个性化的营养保健计划，促进最佳的营养状况，提高肿瘤治疗期间的生活质量，对于营养不良的肿瘤患者应该考虑给予具体的营养治疗，因为肿瘤分泌过多的激素可以导致症状特异性胃肠道改变（腹泻、吸收不良、恶心和呕吐）和代谢紊乱（高血糖或低血糖、血脂异常）以及非特异性的厌食、虚弱和体重减轻等症状。生长抑素类似物（SSA）治疗，因抑制胃肠道和胰腺功能，可改变脂肪和脂溶性维生素的吸收，并且全身化疗和联合应用 SSA、干扰素、mTOR 抑制药或血管内皮生长因子抑制药，可引起厌食、体重减轻和肝功能异常。根据美国癌症协会的规定，建议每天至少吃 5 份（至少 400g）各种不含淀粉的蔬菜和水果，限量食用红肉和加工肉，每周应限制在 500g 以下，限量饮酒，限制在每天男性不超过 2 杯，女性不超过 1 杯，每顿饭都要吃相对未加工的谷类（谷物）和（或）豆类，并限制对精制淀粉类食物的摄入。建议每天摄入少于 6g 盐（2.4g 钠），避免食用盐腌制的、盐渍或过咸的食物。除了上述，高能量食品及快餐，应该少吃，且应避免含糖饮料。考虑到肿瘤患者中最常见的症状，包括腹泻、腹痛、气胀、潮红，以及轻度的疲劳、虚弱、体重减轻和皮疹，应有一些关键的营养方面的建议。为了防止潮红，必须避免辛辣食品和酒精饮料。为了帮助管理潜在内分泌肿瘤引起的腹泻，患者应选择生的、高纤维的水果和蔬菜，以及成熟的香蕉、蔬菜泥、熟水果、米饭、意大利面和土豆等。另外，应用全麦面包加果酱或果冻代替白面包加奶油芝士或黄油；用清汤代替奶油汤；用饼干或椒盐卷饼代替甜甜圈和黄油饼干；并补充电解质饮料，如佳得乐，代替碳酸软饮料或含果肉的果汁；以及用不含乳糖的饮料代替普通牛奶和乳制品。在肿瘤营养管理中，另一个营养考虑因素是补充烟酸丰富的食物，对类癌综合征患者治疗中需要补充摄入富含烟酸的食物，烟酸缺乏症是由色氨酸代谢增加而产生 5- 羟色胺

引起的，可导致皮炎、腹泻、痴呆和糙皮病。建议每日补充烟酸 25～50mg。此外，胰酶（如 pancrease、creon 和 ultrase），以及含有脂溶性维生素（A、D、E 和 K）的添加剂，特别推荐用于脂肪吸收不良和脂肪泻的患者，特别是与 SSA 治疗有关的患者。营养品或其他膳食补充剂的使用证据不足，而且这些产品可能会干扰各种化疗疗效，应该谨慎使用。有相当多的临床证据表明地中海饮食（MD）适用于预防非传染性疾病，一个包括队列研究和病例对照研究的 Meta 分析，其调查了依从 MD 对整体癌症风险的影响，证明对 MD 的高依从性可显著降低整体癌症死亡率（10%）、结直肠癌（14%）、前列腺癌（4%）及空气源性癌症（56%）的风险。

肿瘤患者营养管理的总体目标是制订个性化的营养护理计划，促进最佳营养状态，评估营养干预的有效性，以提高患者在治疗期间的生活质量，这也取决于患者是否有症状，疾病的阶段和治疗管理的类型。因此，一名熟练的营养学家应该是肿瘤治疗多学科医疗团队的一员，让患者适应肿瘤治疗过程中的具体营养需要。

（孙成林）

（三）展望

非内分泌系统的肿瘤也可能对内分泌系统造成巨大的影响，这些影响可以通过多种途径方式直接或间接的累及内分泌腺体，抑或通过影响全身的内环境稳态而发挥作用。随着医疗技术的发展和医疗水平的提高，肿瘤伴发的"神秘"的激素异常和代谢紊乱被发现，然而其中的机制很多仍有待进一步深入研究。治疗上，尽管积极治疗肿瘤原发病是根本，但是对于很多难于治疗的肿瘤，安全有效的激素管理和代谢调节治疗，在提高患者的生存质量、甚至一定程度上改善患者预后方面发挥着积极的作用。因此，关注肿瘤对内分泌系统的影响，对于肿瘤的管理至关重要。

（刚晓坤）

三、抗肿瘤药物对内分泌系统的影响

（一）基础理论研究进展

恶性肿瘤是对人类健康构成严重威胁的疾病之一，且近年来的发病率明显提高，其死亡率位居人类各类死亡原因首位。目前，临床对肿瘤的治疗由单一的化疗药物治疗发展为以化疗为基础的内分泌治疗、免疫治疗、靶向治疗、微生物治疗、细胞周期治疗等多种模式治疗。抗肿瘤药物主要通过对肿瘤细胞增殖进行干扰来将其杀伤或者阻碍其生长。但因肿瘤细胞和正常组织细胞代谢差异不明显，所以大部分抗肿瘤药物在杀伤肿瘤组织的同时，也会对机体正常组织细胞产生损害。抗肿瘤药物引起的骨髓抑制、肝肾毒性和消化道反应比较常见，研究得也比较系统。抗肿瘤药物对内分泌系统影响的认识和研究并不多。为此，下面将就抗肿瘤药物所致的内分泌紊乱的可能机制作简单阐释。

1.化疗药物治疗

目前，化疗仍是肿瘤内科治疗的主要方式。化疗药物不仅对肿瘤细胞具有细胞毒作用，还可以通过刺激机体的免疫系统，发挥抗肿瘤作用。有研究发现，化疗可导致肿瘤浸润性淋巴细胞增多。虽然化疗被广泛地应用于肿瘤的治疗，但肿瘤细胞对化疗药物的耐药性限制了其效果。

抗体靶向化疗（ADC）是以抗体耦联化疗药物，既可以克服单克隆抗体单独给药时临床疗效的局限性，又可以充分利用抗体的靶向性来降低化疗药物引起的不良反应。ADC 是肿瘤治疗领域发展最快的治疗方法之一，目前有超过 60 种 ADC 药物正在进行临床前期或 I ～ Ⅲ 期临床试验。

节拍化疗指以肿瘤内增殖的血管内皮细胞为靶点，通过持续应用低毒性剂量的药物而抑制肿瘤血管生成的一种化疗模式。节拍化疗可以诱导肿瘤血管正常化，增加肿瘤的血液灌注，从而减轻肿瘤灌注引起的缺氧，促进肿瘤免疫微环境的重构，进而激活机体的免疫反应，提高化疗药物的传输和治疗效果。低剂量的卡培他滨单药长期口服具有抗肿瘤血管生成和抗肿瘤作用。

尽管较传统化疗药物比较，新型的化疗药物和方式有不少优势，但化疗药物对内分泌系统的毒性作用依旧需引起关注。化疗药物对内分泌系统毒性可能的发病机制包括以下几点：①非激素类抗肿瘤药物几乎都有细胞毒性，由此造成的内分泌细胞的损伤或者死亡可导致腺体的功能紊乱；②在转录、翻译或翻译后的水平干扰激素的合成或正常的加工处理；③通过与受体相互作用或干扰第二、第三信使的代谢来增强或抑制激素的分泌；④通过改变血浆载体蛋白的水平或竞争载体蛋白的结合位点来干扰激素的传递；⑤通过与信号传导通路相互作用来加强或妨碍激素在靶器官的作用。

2.靶向治疗

靶向治疗是目前抗肿瘤药物治疗的重要组成部分，包括针对肿瘤生长信号通路的多个分子的分子靶向药物，调节细胞周期蛋白的细胞靶向药物，以及破坏肿瘤微环境的血管靶向治疗三大类。由于靶向治疗药物的作用准确性和高效性，在发挥抗肿瘤作用的同时对周围正常组织产生的毒性较弱，故相关不良反应相较化疗药物治疗明显减少。其内分泌系统影响相关报道并不十分常见。

血糖代谢紊乱包括高血糖和低血糖，常见于作用 PI$_3$K/AKT/mTOR 信号传导通路的抗肿瘤靶向药物，也有见表皮生长因子受体（EGFR）通路的药物报道。靶向治疗药物引起高血糖可能是由于影响了胰岛素的信号传导，导致外周胰岛素抵抗，以及糖异生增加和促进肝糖原分解等。

靶向治疗引起低血糖的报道仅在服用多种酪氨酸激酶抑制药（TKI）的患者中出现，包括伊马替尼、达沙替尼、索拉菲尼和舒尼替尼等。一项回顾性研究显示，用伊马替尼、达沙替尼、索拉菲尼和舒尼替尼治疗的患者，其平均血糖比对照组显著降低；其中 47% 接受 TKI 治疗的糖尿病患者可以中断糖尿病的药物治疗。靶向药物导致低血糖的机制目前仍不清楚。有学者认为血小板衍生生长因子受体（PDGFR）通路可能在血糖的调控中起到重要作用。

靶向药物导致的甲状腺功能异常通常表现为甲状腺功能减退，在使用靶向血管内皮生长因子受体（VEGFR）的 TKI 药物时比较常见，发生率在 11% ～70%。靶向治疗导致的甲状腺功能亢进比较少见，往往被认为是甲状腺功能减退前的先驱表现。目前认为 VEGFR—TKI 导致甲状腺功能减退的最可能机制是药物破坏了甲状腺的供血网络，使甲状腺供血减少，从而导致甲状腺功能减退。也有学者认为 TKI 药物损害了甲状腺的吸碘功能，并通过抗甲状腺过氧化物酶抗体诱发了对甲状腺的免疫反应。

靶向药物对肾上腺的影响比较微弱。虽然有动物研究显示舒尼替尼存在肾上腺毒性，但是在临床上仅有发现接受伊马替尼治疗慢性粒细胞白血病的患者，亚临床糖皮质激素缺乏症的患病率增加。其可能机制尚无相关研究。

靶向药物对下丘脑、垂体的影响暂不太清楚。有研究发现克唑替尼可使男性卵泡激素（FSH）和促黄体生成素（LH）分泌减少，从而导致男性的总睾酮水平明显下降。其可能机制是，垂体也表达未分化淋巴瘤激酶（ALK）和间质表皮转化因子（MET）这两种蛋白。克唑替尼靶向抑制 ALK 和 MET 作用时，因此也抑制了部分垂体功能。但也有研究观察到使用克唑替尼的患者，其 FSH 和 LH 的水平会高于正常水平。因此也有学者认为克唑替尼可能存在对睾丸的直接抑制作用。

3. 肿瘤免疫检查点抑制药（ICPi）治疗

ICIs 特定的作用机制可产生一些特殊的不良反应，称为免疫相关不良反应（irAE）。它们大多较为轻微，如果早期诊断和及时治疗的话，大部分是完全可逆的。ICPi 引起的 irAE 涉及多个系统，内分泌腺体是较常受累的靶点之一。

糖尿病在使用 PD-1/PD-L1 抑制药的患者中较为常见。某些 HLA 基因型如 HLA-DQ2 和 HLA-DQ8 与 1 型糖尿病易感性增加有关，而 HLA-DR4 在 ICPi 治疗后发生糖尿病的患者中最多见（76%）。发生糖尿病个体且不一定产生自身抗体，提示细胞免疫激活可能为其主要机制。

导致甲状腺功能障碍的潜在分子机制尚不清楚。在一项研究自身免疫性甲状腺炎的小鼠研究中发现，CTLA-4 治疗伴随着调节性 T 细胞功能障碍。此外，PD-1/PD-L1 通路阻断也会导致自身抗体的形成，80% 的甲状腺功能异常的患者自身抗体呈阳性。也有人假设 PD-1 轴阻断是通过单抗直接与甲状腺细胞结合导致甲状腺功能障碍，从而降低了免疫耐受，导致自身免疫性甲状腺炎。

原发性肾上腺皮质功能不全或肾上腺炎是最罕见的内分泌不良反应，只有少数报道。如某些基因的多态性也增加了自身免疫性肾上腺炎的遗传风险，包括 CTLA-4 和 PDCD1 基因。此外，HLA 单倍体如 HLA-DR3-DQ2 和 HLA-DR4-DQ8 亦与此相关。

垂体炎潜在的机制尚不肯定。研究发现，CTLA-4 表达于垂体内分泌细胞中，发生垂体炎者抗垂体抗体阳性，而没有发生垂体炎者则不然。因此推测，CTLA-4 抗体通过结合垂体前叶细胞中表达的 CTLA-4 蛋白介导了 Ⅱ 型超敏反应，且垂体细胞中浸润的 CD4$^+$ T 细胞和 CD20$^+$ B 细胞说明存在 Ⅳ 型超敏反应。此外，CTLA-4 抑制药相关垂体炎发生率明显高于 PD-1/PD-L1 抑制药相关垂体炎，可能是因为 PD-1 抑制药（纳武单抗和派姆单抗）为人 IgG$_4$，而伊匹单抗为人 IgG$_1$，后者可以激活经典补体通路和抗体依赖的细胞介导的细胞毒性。

任何抗肿瘤药物都不可避免有相关不良反应，但相信随着基础研究的深入和临床经验的积累，抗肿瘤药物引发内分泌腺体损伤的确切机制一定会被阐明，进而实现从源头上防治抗肿瘤药物相关内分泌 irAE。

（曾天舒　孔雯）

（二）临床各论

1. 抗肿瘤药物与糖尿病

糖尿病患者罹患肿瘤的概率大于普通人群，且患病后的治愈率显著低于普通人群。抗肿瘤药物本身也能够导致血糖发生变化，有可能影响肿瘤患者预后与生活质量，需要引起重视。

(1) 糖尿病与癌症的关系：糖尿病与癌症的关系可能取决于癌症的部位。目前已知的研究中糖尿病与胰腺癌、乳腺癌存在密切关联。胰岛素抵抗是 2 型糖尿病发生发展的主要因素，激素环境的改变，特别是高胰岛素血症，不仅为癌症发生创造了有利的代谢环境，还诱导了癌细胞转化所需的代谢重组事件的发生，同时糖尿病与癌症的发生拥有一定的共同危险因素。

高血糖是癌症的独立危险因素，可能会促进癌细胞增殖，因为癌细胞依赖有氧糖酵解以产生能量，故具有高葡萄糖需求。但现在尚未有明确的研究表明改善血糖与降低癌症之间存在关联。

(2) 导致血糖水平发生改变的抗肿瘤药物

① 传统抗肿瘤药物

- 顺铂：顺铂是临床应用特别广泛的含铂类化疗药物，孙燕等提出顺铂会在部分患者中产生胰腺毒性，致使患者发生糖尿病。李建鹏等以顺铂为基础的联合化疗 150 例非小细胞性肺癌中有 30 例出现过 1 次及以上高血糖症，且其中 6 例发展为了继发性糖尿病。冯觉平等对 30 例患有肺小细胞癌、鳞癌、腺癌的患者使用有顺铂的联合化疗，其中 17 例有血糖升高。

- 氟尿嘧啶：氟尿嘧啶是一种经典的抗肿瘤代谢药物，同时也是三大常用的治疗恶性肿瘤的化疗药物之一。氟尿嘧啶的作用机制是干扰 DNA 合成与 mRNA 翻译，可对 B 细胞功能造成损伤最终导致胰岛素分泌不足，对肿瘤患者使用以氟尿嘧啶为基础的化疗，可能造成继发性糖尿病或者糖耐量异常。徐方贵等以氟尿嘧啶为基础，对 357 例胃肠道恶性肿瘤患者化疗前后的血糖及临床资料进行分析发现化疗期间出现继发性糖尿病 8 例，化疗后出现继发性糖尿病 21 例，2 例因血糖控制不好而死亡，32 例出现空腹血糖调节受损。

- 紫杉醇：紫杉醇是迄今为止发现的一种较为优良的天然抗癌药物，是具备抗癌活性的一个二萜生物碱类化合物，在临床对患者血糖影响较大，可使患者空腹血糖值明显升高，造成患者合并糖尿病，甚至死亡。

- 左旋门冬酰胺酶：左旋门冬酰胺酶是治疗急性淋巴性白血病的重要药物，它通过抑制肿瘤细胞的蛋白质的合成及蛋白质的功能，从而达到破坏蛋白质的目的，使得其不能生长存活。虽然缺乏大规模的左旋门冬酰胺酶对血糖影响的随访研究，左旋门冬酰胺酶诱发高血糖的报道并不少见，但是其导致血糖升高的原因尚不明确。

- 糖皮质激素：糖皮质激素作为胰岛素反调节激素升高血糖已经为人所熟知，它主要通过拮抗胰岛素而达到升高血糖的作用。由于 T_2DM 患者的升糖激素作用高峰在上午，其血糖谱的特点是餐后高血糖，尤其以早餐后最为显著，表现为早餐后患者的血糖达峰最快，峰值最高，以及波动幅度最大。

② 分子靶向药物：靶向药物治疗是近年来产生的一种新一代肿瘤治疗技术。靶向药物可抑制癌细胞，增加癌细胞的死亡并限制癌细胞的扩散。但是随着临床试验和临床治疗的推进，越来越多的药物不良反应也逐渐被发现。由于抗肿瘤靶向药物及免疫制剂作用的促癌分子靶点及细胞内信号传导途径高度复杂，这就会导致患者出现

血糖异常波动甚至产生糖尿病的风险。在靶向药物中通过抑制 PI3K/AKT/mTOR 信号转导通路可引发高血糖。

- mTOR 抑制药：mTOR 是目前较为成熟的信号转导通路抑制药。对于 mTOR 抑制药而言，高血糖的发生率为 7%～93%，而且 mTOR 抑制药高血糖发生率通常比 AKT 或 PI3K 抑制药高。以依维莫司为例，在已完成的多个Ⅲ期临床试验中，依维莫司组高血糖的发生率远大于安慰剂组。在肾细胞癌患者中，依维莫司组高血糖血症发生率为 50%，3～4 级高血糖发生率为 23%；而安慰剂组高血糖血症发生率仅为 12%，3～4 级高血糖发生率为 1%。在针对胃肠道神经内分泌瘤和激素受体阳性的绝经乳腺癌的试验中，依维莫司组高血糖血症发生率均为 13%，安慰剂组高血糖血症发生率分别为 4% 和 2%。

- PI$_3$K 抑制药：PI$_3$K 的信号传导是在细胞表面酪氨酸激酶受体被激活时触发的，PI3K 信号传导通路可以在多个节点受到药物性抑制与调节。PI3K 家族参与细胞增殖、分化、凋亡，以及葡萄糖细胞转运等多种细胞生理功能的调节，PI3K 是能量物质代谢的重要调节信号分子之一。对于 PI$_3$K 抑制药，现阶段多为Ⅰ期临床试验，在实验中可以发现致患者高血糖的情况发生。

- IGF-1R 抑制药：正常机体常以多种方式来调节机体血糖水平，其中胰岛素通过与细胞膜上的胰岛素受体（IR）有效地结合，促使组织细胞摄取葡萄糖，胰岛素发挥降糖作用。除此之外，IR 还会激活细胞内信号代谢途径对血糖起到调控作用，如通过激活下游 PI3K/AKT/m TOR 等细胞信号分子通路，通过增加糖原合成情况和降低糖酵解的程度，进而对血清葡萄糖的水平产生影响。胰岛素生长因子受体 1（IGF-1R）与 IR 存在部分同源，IGF-1R 抑制药在各种血液学肿瘤（如多发性骨髓瘤、淋巴瘤、白血病）和实体肿瘤（如乳腺癌、前列腺癌、肺癌、视网膜母细胞瘤和肉瘤等）细胞中广泛表达。高血糖是最主要的不良反应。在混合实体肿瘤患者的Ⅰ期研究中，高血糖的发生率为 19%，在对神经内分泌肿瘤患者的Ⅱ期研究中，所有患者都出现了高血糖症状，严重的高血糖发生率为 32%。

- EGFR 抑制药：酪氨酸激酶受体 EGFR 并不直接参与葡萄糖代谢。临床上使用 EGFR 抑制药后出现高血糖的情况并不常见。Rociletinib 是第三代 EGFR 抑制药，在正常的药物剂量下有 47% 患者发生高血糖。

- PD-1/PD-L1 抗体：程序性细胞死亡 -1 蛋白（PD-1）抗体 Pembrolizumab 和 nivolumab 是促进 T 细胞活化和增殖的免疫检查点抑制药。PD-1 通过促进 T 淋巴细胞的活化和增殖，进而触发对肿瘤细胞或恶性细胞的免疫应答，发挥其抗肿瘤反应，同时也会对机体内非癌正常组织产生攻击，这可能会导致胰岛 B 细胞的自身免疫性破坏，胰岛 B 细胞受损，可能导致胰腺胰岛细胞自身免疫破坏。因此，会发生 T$_1$DM，导致胰岛素水平降低和高血糖症。

(3) 糖尿病及癌症的预后：在治疗癌症期间部分患者在服用抗肿瘤药物后会产生继发性糖尿病或因为高血糖导致治疗效果不佳。同时高血糖可能会造成癌症的复发及各种并发症的风险增加。有研究证实在治疗癌症期间不能很好控制血糖的患者，其癌症复发率要远高于血糖水平控制较好的患者。

(4) 治疗建议及思考：胰岛素能够促进肿瘤的发生与发展，部分肿瘤患者在使用抗肿瘤药物后会导致血糖水平发生改变，从而影响患者的预后，此类患者在治疗的过程中需要格外注意。

① 合理的膳食：对摄入的能量、脂肪及糖类等进行控制。做到维持健康体重，通过合理的营

养计划达到并长期维持理想体重；供给营养均衡的膳食，满足患者对微量营养素的需求，达到并维持理想的血糖水平，控制血脂异常及高血压。

② 对血糖进行监测：在服用抗癌药物进行治疗的同时，积极对血糖展开监测，特别对在服药前已患有空腹血糖受损或糖尿病的患者进行随机血糖、糖化血红蛋白等监测。

③ 积极开展运动治疗：规律运动有助于控制血糖，减少心血管的危险因素，减轻体重。在运动治疗时应在医师的指导下进行，对于患有肿瘤合并糖尿病的患者应做心肺功能和运动功能的评估，同时运动项目应该与患者的年龄、病情相适应，避免运动量大或者激烈的运动。

④ 选择合理的口服药物进行治疗：由于胰岛素可促进癌细胞生长，所以改善胰岛素敏感性的药物要比增加胰岛素浓度的药物（磺酰脲类药物、外源性胰岛素）更加理想。二甲双胍是治疗 T_2DM 的一线用药，二甲双胍不仅是一种含有两个甲基的双胍类降糖药，也是一种胰岛素增敏剂，优点是不降低生理性血糖，其能够维持血中胰岛素的正常范围，缓解各组织对胰岛素产生的抵抗，增加葡萄糖的消耗，抑制葡萄糖的来源，从而达到维持血糖正常的目的，并有大量研究表明二甲双胍有降低肿瘤发生风险，降低肿瘤死亡率和改善肿瘤。

对于患有糖尿病合并肿瘤的患者及在服用抗肿瘤药物后血糖出现波动的患者治疗方式未来仍然需要更多的研究，并以此来提供科学合理的治疗方案。

（侯新国　王　川）

2. 抗肿瘤药物与甲状腺功能减退

抗肿瘤治疗（例如靶向疗法和免疫疗法）与甲状腺功能障碍有关。抗肿瘤药物包括酪氨酸激酶抑制药、贝沙罗汀、丹尼洛丁、PD-1 单抗、阿仑单抗、干扰素 -α、白介素 -2、伊匹单抗、曲美单抗、沙利度胺和来那度胺等，大多数药物会导致 20%～50% 的患者甲状腺功能异常，有些

药物甚至更高。原发性甲状腺功能减退是最常见的不良反应。

许多癌症患者有发生甲状腺功能异常的风险。比如检查过程中碘对比剂可对甲状腺产生影响，放射疗法可直接作用于甲状腺或出现继发甲状腺炎引起甲状腺功能减退。很多的抗肿瘤治疗药物（如靶向疗法和免疫疗法）也被发现能引起甲状腺功能障碍，特别是原发性甲状腺功能减退。细胞毒性剂能影响甲状腺对伴随放射治疗的敏感性，从而增加放射诱发的原发性甲状腺功能减退症的风险；某些药物会改变甲状腺激素结合蛋白的水平；某些药物，如洛莫司汀、长春新碱和顺铂，对甲状腺有体外作用，而没有明显的临床影响。与细胞毒剂相反，抗肿瘤药，如靶向疗法和免疫疗法，更具体地靶向癌细胞中的信号传导途径，但通常对甲状腺有不利影响。

(1) 评估癌症患者甲状腺功能的重要性：由于癌症患者临床情况的复杂性，临床医生可能会忽略药物引起的甲状腺功能障碍。甲状腺功能减退的症状，如疲劳、虚弱、沮丧、记忆力减退、怕冷和心血管系统症状，可能错误地归因于原发疾病或抗肿瘤药不良反应。甲状腺功能障碍的诊断不足，可能对癌症患者的治疗产生重要影响。甲状腺功能减退还可以改变药物的动力学和清除率，可能会导致不良反应。因此，建议对接受这些抗肿瘤药治疗的患者进行甲状腺功能的检查，特别是对具有相关症状的患者，应考虑到甲状腺功能减退的发生，及时进行鉴别诊断。

有意思的是，甲状腺功能障碍对肿瘤治疗来说也并非完全是坏消息。一些研究发现，甲状腺功能减退的出现可能是患者对治疗反应性增加的标志。如在患有肾细胞癌接受索拉非尼或舒尼替尼治疗的患者中，发生甲状腺功能减退患者的总体存活率，要好于未患甲状腺功能减退的患者。推测可能原因，一是对治疗有反应的患者接触药物的时间更长，增加了患甲状腺疾病的风险；二是自身免疫变化的发生，可能表明治疗已经发挥

作用了。另外，甲状腺功能低下本身可能对癌症患者有益。例如甲状腺功能减退症与胶质瘤患者的生存改善有关。一种可能的解释是甲状腺功能减退会减少抗肿瘤药的新陈代谢，导致更高的药物水平，从而可能提高疗效。另外，甲状腺激素本身会导致肿瘤生长，而甲状腺激素的减少降低了对肿瘤的刺激。

(2) 靶向治疗药物与甲状腺功能减退

① 酪氨酸激酶抑制药：酪氨酸激酶抑制药（TKI）是 ATP 类似物，可阻止 ATP 与多种酪氨酸激酶的关键位点结合，参与细胞信号蛋白的磷酸化，对于肿瘤细胞的生存和增殖至关重要。

使用 TKI 可以诱发甲状腺功能减退。首先是既往甲状腺功能低下经替代治疗甲状腺激素水平正常的患者，在 TKI 治疗后再次出现甲状腺功能低下。伊马替尼、索拉非尼和莫特沙尼都可观察到这种作用。一项关于使用伊马替尼治疗转移性甲状腺髓样癌的前瞻性研究显示，在甲状腺切除术后使用稳定剂量的甲状腺激素的 8 名患者中，开始使用该药物后 2 周内，TSH 水平均显著升高（平均 TSH 水平从 1.32mU/L 升高至 23.83mU/L），血清游离 T_4 水平明显降低（平均游离 T_4 水平从 1.45 降至 1.09ng/dl）。停用伊马替尼后，TSH 水平恢复正常。在甲状腺切除术的甲状腺癌患者中，索拉非尼和莫替沙尼也有类似的效应。TSH 升高原因可能是由于甲状腺激素通过其失活途径加速清除，主要是 3 型脱碘酶的活性增加，从而使 T_3 和 T_4 失活加速。

对于接受伊马替尼、索拉非尼或莫替沙尼治疗患者，建议在治疗前就应检测 TSH，开始治疗后每 4 周监测 TSH 并适当调整左旋甲状腺激素剂量。一旦 TSH 和左旋甲状腺激素的剂量稳定后，监测频率可减少到每 2 个月一次。对于伊马替尼，建议在开始治疗时就将左旋甲状腺激素的剂量加倍。

TKI 治疗也能诱发既往甲状腺功能正常的患者出现甲状腺功能减退。在一项胃肠道间质瘤患者接受舒尼替尼治疗的前瞻性研究中，随访了 42 例不存在甲状腺功能减退症的患者。结果 15 名（32%）患者出现了甲状腺功能减退症（TSH 大于 10），其中 9 名 TSH 大于 20mU/L。在其他研究中（包括接受舒尼替尼治疗其他恶性肿瘤的人群），这种情况发生率也较高，范围为 32%～85%。索拉非尼也与先前甲状腺功能正常患者的甲状腺功能减退有关，一项研究显示其发生率为 18%，另一项研究的发生率为 67%。在一项对 64 名慢性粒细胞白血病患者的回顾性研究中，分别接受伊马替尼、达沙替尼或尼洛替尼治疗的患者，甲状腺功能减退症分别占 13%、50% 和 22%。塞地尼布也有甲状腺功能减退的报道，一项研究的发生率为 45%。

TKI 诱发甲状腺功能减退的机制尚不清楚，可能机制包括对甲状腺细胞的直接毒性作用、TPO 活性降、碘摄取受损或诱发桥本甲状腺炎。也可能由于这类药物影响血管功能相关的酪氨酸激酶（如 VEGFR）活性，导致甲状腺血流减弱，可能会逐渐破坏甲状腺，导致甲状腺功能减退。研究包括发现甲状腺细胞表达 VEGF 和 VEGFR mRNA，并且小鼠研究表明，TKI 暴露可引起腺体毛细血管分布减少。一些病例报告表明，通过多普勒超声检查，甲状腺体积减小，血管减少，并且随着舒尼替尼的停用，甲状腺的大小迅速增加。

② 贝沙罗汀：贝沙罗汀是类视黄醇 X 受体（RXR）的选择性激动药，该受体具有多种功能。贝沙罗汀与甲状腺功能减退存在相关性。贝沙罗汀会干扰垂体中甲状腺激素对垂体的负反馈。在一项研究中，27 例皮肤 T 细胞淋巴瘤患者接受贝沙罗汀治疗，有 26 例出现中枢性甲状腺功能减退症低。在其他 Ⅱ / Ⅲ 期研究中，接受贝沙罗汀的患者中有 40%～100% 发生了可逆的中枢性甲状腺功能减退症。

贝沙罗汀对甲状腺激素代谢也具有非 TSH 依赖性。接受甲状腺切除的甲状腺癌患者，开始使用贝沙罗汀后，T_3、T_4和游离T_4含量显著下降，而 TSH 水平未能适当升高，可能是对外周甲状腺激素代谢产生影响。

有学者针对贝沙罗汀治疗期间甲状腺功能减退症的治疗已提出了具体建议。建议与贝沙罗汀同时开始使用 50μg 左旋甲状腺激素，然后在最初 5～7 周每周测量一次游离 T_4 水平，然后每 1～2 个月测量一次。由于贝沙罗汀直接影响 TSH 分泌，因此应使用游离 T_4 而非 TSH 水平监测。由于甲状腺激素的降解受到影响，因此临床医生应预料到这些患者需要更高的甲状腺激素替代剂量。

③ 地尼白介素：地尼白介素由白喉毒素与其配体 IL-2 组成的一种重组融合蛋白。其 IL-2 结构域可与淋巴细胞和巨噬细胞上的 IL-2 受体结合，毒素部分抑制蛋白质合成，导致细胞死亡。它被批准用于皮肤 T 细胞淋巴瘤，也已被研究用于非霍奇金淋巴瘤和移植物抗宿主疾病。研究发现地尼白介素可造成甲状腺功能异常，在过氧化物酶（TPO）抗体阳性患者中，可出现一过性甲状腺毒症和随后发生的甲状腺功能减退。

地尼白介素诱发出现甲状腺功能障碍的机制尚不清楚。甲状腺毒症可能由甲状腺炎所致。原因可能在于抗 TPO 抗体阳性的患者甲状腺中 T 淋巴细胞的数量增加，地尼白介素诱发 T 细胞凋亡，细胞裂解并释放细胞因子，从而导致甲状腺炎。地尼白介素治疗前应检测 TSH 和 TPO 抗体。治疗期间，最初三个月，每个月检测 TSH，随后每 3 个月检测一次。

④ 阿仑单抗：阿仑单抗是一种单克隆抗体，可与淋巴细胞和单核细胞上的 CD52 受体结合，引起这些细胞的补体介导的裂解和严重的淋巴细胞减少症。它已获得 FDA 批准用于血液系统肿瘤，主要是高风险或先前治疗过的 B 细胞慢性淋巴细胞性白血病。一项对多发性硬化症患者的阿仑单抗的研究报道，该药可引起多种甲状腺异常，包括甲状腺功能亢进（14.8%），甲状腺功能

减退症（6.9%）和甲状腺炎为（4.2%）。阿仑单抗治疗后甲状腺自身免疫的机制，可能与严重淋巴细胞减少后发生的免疫重建中的自我耐受性丧失有关。建议治疗前应检测 TSH，并在治疗开始后，每 2～3 个月进行 TSH 监测。

⑤ PD-1/PD-L1 抑制药：PD-1 主要表达于活化的 T 淋巴细胞、B 淋巴细胞和巨噬细胞表面。多种肿瘤细胞表面表达 PD-L1，可与肿瘤浸润淋巴细胞表面的 PD-1 分子结合，抑制 CD4 和 CD8T 淋巴细胞的功能及细胞分子的释放，并诱导淋巴细胞凋亡，从而抵抗淋巴细胞的杀伤作用，最终导致肿瘤发生免疫逃逸。目前，PD-1 的配体被证实有 2 个，分别是 PD-L1（B7-H1）和 PD-L2（B7-DC）。PD-L1 蛋白广泛表达于抗原提呈细胞（APC）、活化 T 细胞和活化 B 细胞、巨噬细胞、胎盘滋养层、心肌内皮和胸腺基质上皮细胞。在许多人类肿瘤组织中均可检测到 PD-L1 蛋白的表达，且许多癌组织较正常组织中的 PD-L1 表达水平明显上调，且 PDL1 的表达水平和患者的临床及预后紧密相关。

PD-1/PD-L1 抑制药能有效抑制局部肿瘤生长；阻断 PD-1/PD-L1 信号可以促进肿瘤抗原特异性 T 细胞的增殖，发挥杀伤肿瘤细胞的作用；阻断肿瘤细胞上相关 PD-L1 信号可上调浸润 CD8T 细胞 IFN-R 的分泌，表明 PD-1/PD-L1 信号通路的阻断在以诱导免疫应答为目的的肿瘤免疫应答中发挥作用；选择抗 PD-L1 单抗配合肿瘤疫苗进行肿瘤免疫治疗可有效加强肿瘤疫苗的免疫激活作用，减弱肿瘤微环境对疗效的影响。

PD-1/PD-L1 抑制药的使用可发生免疫性甲状腺功能减退，发生率可达 11%，出现时间 24 天至 11.7 个月，联合伊匹单抗（Ipilimumab）治疗的患者发病率可达 17%。甲状腺功能减退在前期一般无明显症状，需要进行实验室检查才能发现，患者可出现促甲状腺激素水平增高，游离 T4 减低，若患者出现促甲状腺激素水平降低，还需

警惕甲状腺功能亢进的发生。PD-1/PD-L1 抑制药还可能诱发甲状腺炎，甲状腺炎患者可出现咽喉痛、心悸、心动过速及其他甲状腺功能亢进的症状，往往在几周后发展为甲状腺功能减退。故治疗过程中应进行甲状腺功能监测，一旦发现甲状腺功能减退需要补充甲状腺激素替代治疗。

(3) 免疫疗法与甲状腺功能减退

① 干扰素：干扰素 -α 是一种细胞因子，可增加 I 型主要组织相容性复合物（MHC）和肿瘤细胞表面肿瘤特异性抗原的表达，从而刺激免疫介导的细胞破坏。它还具有直接的抗肿瘤作用。干扰素 -α 用于丙型肝炎，黑色素瘤，肾细胞癌和某些血液系统恶性肿瘤。干扰素 -α 最常见的甲状腺异常是破坏性或自身免疫性甲状腺炎，在短暂的甲状腺毒性阶段后导致甲状腺功能减退。

据报道，干扰素治疗甲状腺功能低下的风险为 2%～10%，如果出现甲状腺自身免疫性异常（包括甲状腺自身抗体升高），则甲状腺功能减退的风险接近 20%。治疗前存在抗 TPO 抗体会使甲状腺功能减退的风险增加 4 倍。起病时间为开始治疗后 1～23 个月，中位数为 4 个月。甲状腺功能减退症在近 60% 的患者中可持续存在。

干扰素 -α 导致甲状腺功能减退的原因可能是由于激活免疫反应，使先前患有亚临床甲状腺炎患者的免疫反应增强。干扰素 -α 还可将免疫反应转变为 Th_1 介导的反应，这与促炎细胞因子干扰素 -α 和 IL-2 的产生增加有关。干扰素 -α 对甲状腺细胞还具有直接作用，导致非自身免疫性破坏性甲状腺炎。建议治疗前检测 TSH 和 TPO 抗体；治疗期间，如果 TPO 抗体阳性，每 2 月监测 TSH，若 TPO 抗体阴性每 6 个月检测 TSH。

② IL-2：IL-2 是一种可激活自然杀伤细胞和抗原特异性 T 细胞的细胞因子，在药理学上可用于刺激杀死肿瘤细胞，有时与淋巴因子激活的杀伤细胞结合使用。IL-2 治疗后自身免疫疾病的发生率增加。甲状腺疾病尤为常见，发病率

为 10%～50%，甲状腺功能减退通常在开始治疗后 4～17 周发生，停药后甲状腺功能减退有可能好转。

IL-2 疗法通过刺激自身反应性淋巴细胞引起甲状腺疾病，从而导致自身免疫性甲状腺炎。研究表明，接受 IL-2 治疗的患者，甲状腺自身抗体阳性率更高，甲状腺的淋巴细胞浸润增加。自身抗体阳性的患者在 IL-2 治疗期间出现甲状腺功能减退的风险更高。用 IL-2 治疗的患者，干扰素和肿瘤坏死因子 -α 水平也升高，这可能会增强人白细胞对人白细胞抗原 II 和相关自身抗原的呈递，从而导致自身免疫紊乱。

③ 沙利度胺和来那度胺：沙利度胺和来那度胺是具有一系列抗肿瘤作用的免疫调节药物。它们增强 T 细胞的刺激和增殖，诱导内源性细胞因子释放，并增加天然杀伤细胞的数量和功能，从而增强免疫介导的肿瘤细胞破坏。它们还通过抑制血管生成生长因子而具有抗血管生成活性，并且它们抑制肿瘤细胞的增殖并诱导其凋亡。沙利度胺和来那度胺经 FDA 批准用于治疗多发性骨髓瘤。

沙利度胺的使用可引起甲状腺功能减退。在一项研究中，接受沙利度胺治疗多发性骨髓瘤的参与者中有 20% 的 TSH 大于 5mU/L，7% 的 TSH 大于 10mU/L。甲状腺功能减退大多在开始治疗后 1～6 个月内发生。

来那度胺具有沙利度胺的许多特征，但作用更强且不良反应更少。在更大的研究中，来那度胺的甲状腺功能减退率据报道为 5%～10%。

对于沙利度胺所见的甲状腺功能减退，已提出了许多机制。由于这些药物具有抗血管生成作用，因此一种可能是沙利度胺和来那度胺以与 TKI 相似的方式，损害了甲状腺的血液。也可能是由于细胞因子水平失调或通过直接作用于 T 淋巴细胞引起的自身免疫性甲状腺炎。

④ 甲状腺功能减退的治疗 甲状腺疾病的治疗会提高患者的生活质量，并有可能继续有效治

疗潜在的肿瘤性疾病。在癌症患者中可能难以确定轻度甲状腺功能减退症是否真正无症状，因为甲状腺功能减退症的症状与潜在疾病的症状之间存在实质性重叠。因此，在这些患者中，开始低剂量左旋甲状腺激素治疗似乎是合理的。对于 TSH 大于 10mU/L 或游离 T_4 水平低的患者，应开始治疗。通常通过血清 TSH 测量来监测甲状腺激素的替代，目的是将 TSH 维持在正常范围内。对于中枢性甲状腺功能减退症，不能使用 TSH 浓度来监测治疗，应该监测游离 T_4 的水平。

综上所述，抗肿瘤药常常会引起甲状腺相关不良反应，主要是甲状腺功能减退。这些药物通过可以对下丘脑 – 垂体 – 甲状腺轴以及甲状腺代谢的多个环节发挥作用来影响甲状腺。尽管很常见，但这些脱靶效应的出现时间是不可预测的，因此，我们建议密切监视接受这些药物的患者。这可以使甲状腺疾病得到早期识别和治疗，从而可以继续治疗潜在的癌症，并改善患者的生活质量。

（侯新国　林　鹏）

3. 抗肿瘤药物与肾上腺功能减退

抗肿瘤药物是具有抗肿瘤活性的一类药物的总称。可分为细胞毒类药物（肿瘤化疗药物）、肿瘤分子靶向治疗药物、肿瘤免疫治疗药物、肿瘤内分泌治疗药物等几大类。因为肿瘤组织细胞和正常组织细胞的代谢和增殖有部分相似的机制，所以大部分抗肿瘤药物，在杀伤肿瘤组织同时，也会对机体正常组织细胞产生一定的损害，引发不良反应，影响预后。抗肿瘤药物引起骨髓抑制、肝肾心脏毒性和消化道反应比较常见，对于内分泌代谢系统的损伤同样值得关注。

下丘脑 – 垂体 – 肾上腺（hypothalamic pituitary adrenal，HPA）轴是维持人体基本生命活动的重要的内分泌功能轴之一，肾上腺皮质激素是维持生命的基本要素。肾上腺皮质分泌类固醇激素，已知从肾上腺提取的类固醇物质超过 50 种，其中大部分不向腺外分泌。在肾上腺静脉血中可

测到 18 种类固醇物质，主要有皮质醇、皮质酮、11- 去氧皮质醇、11- 去氧皮质酮、皮质素、醛固酮、孕酮、17- 羟孕酮、脱氢表雄酮、硫酸脱氢表雄酮等。在肾上腺皮质激素中最重要的是皮质醇、醛固酮及雄性类固醇激素。当两侧肾上腺绝大部分被破坏，出现种种皮质激素不足的表现，称为肾上腺皮质功能减退症，可分为原发性及继发性。原发性慢性肾上腺皮质功能减退症又称 Addison 病，是由于自身免疫、结核、感染、肿瘤等破坏肾上腺组织从而导致肾上腺皮质激素分泌不足和促肾上腺皮质激素（ACTH）分泌增多。继发性肾上腺皮质功能减退症指垂体、下丘脑病变引起的 ACTH、促肾上腺皮质释放激素（CRH）分泌不足，以致肾上腺皮质萎缩，皮质激素分泌相应降低。本章节针对抗肿瘤药物引起肾上腺功能减退予以阐述。

(1) 细胞毒类药物：研究报道氟尿嘧啶及铂类药物对肾上腺功能有抑制作用。

早在 1979 年 Morgan 和 O'Hare 报告以非增殖性的成人肾上腺皮质细胞系对 18 种细胞毒药物进行了筛选，所选择的药物浓度是皮质细胞可以存活及 / 或在治疗中可能使用的剂量，以观察药物对皮质类固醇生成的直接作用。其中仅氟尿嘧啶及其代谢物 5- 氟脱氧尿嘧啶发生显著影响：在以 $10\mu g/ml$ 的剂量作用 7 天后，无论培养有否以 ACTH 或单丁酰 cAMP 进行刺激，对人肾上腺皮质细胞均可产生不超过 80% 的抑制作用，但无明显的细胞毒作用。超微结构观察发现线粒体形态变化显著，提示线粒体可能为氟尿嘧啶抑制类固醇生成的作用部位。

铂类药物属于细胞周期非特异性抗肿瘤药物。近年来，国内外学者研究发现，含顺铂的化疗方案能使卵巢癌、非小细胞肺癌患者血清皮质醇水平下降。在正常情况下，肾上腺皮质每天都分泌一定的糖皮质激素（皮质醇）和盐皮质激素（醛固酮），对维持机体的正常代谢起着重要作用，当肾上腺皮质功能低下时，患者

出现色素沉着，早期可出现食欲减退，较重时有恶心、呕吐、腹胀、腹泻、体质量减轻等临床表现。在肿瘤化疗期间，患者常出现上述症状和体征，很可能其中的部分症状和体征与化疗导致的肾上腺皮质分泌功能受抑有关。尿皮质醇水平可作为预测呕吐的指标。Folfox 系列化疗方案（化疗药物包括奥沙利铂、亚叶酸钙及氟尿嘧啶）是结直肠癌术后辅助化疗常用的一线方案，有研究显示 Folfox4 和改良 Folfox6 方案化疗后的患者血清皮质醇及醛固酮水平较化疗前显著下降，提示经过化疗后，患者肾上腺皮质功能受到抑制。欧洲一项前瞻性研究评估晚期胃癌患者接受替吉奥联合顺铂作为一线姑息性化疗的肾上腺功能不全发生率和健康相关生活质量方法，在基线和化疗后 12 周中使用小剂量促肾上腺皮质激素刺激试验评估肾上腺功能，结果发现 52 例患者化疗 12 周后肾上腺功能不全发生率为 30.8%（16 例），不良事件发生率为 55%（29 例）。29 例不良事件患者中，34.4%（$n=10$）被诊断为肾上腺功能不全，23 例无不良事件患者中，26.1%（$n=6$）被诊断为肾上腺功能不全，提示晚期胃癌患者接受替吉奥联合顺铂化疗发生肾上腺功能不全的发生率并不罕见，且与有无非特异性不良事件无关。因此，对于接受化疗的患者，应该对肾上腺功能进行评估。

(2) 肿瘤分子靶向治疗药物：肿瘤分子靶向治疗是针对参与肿瘤发生发展过程中可能导致细胞癌变的环节，如细胞信号传导通路、原癌基因和抑癌基因、细胞因子及受体、抗肿瘤血管形成等的治疗，从分子水平来抑制肿瘤细胞生长，甚至使其完全消退的一种全新的生物治疗模式，因此靶向药物在肿瘤治疗方面更加精准。但是随着靶向药物在临床治疗的开展，在药物使用过程中的不良反应也日趋增多，同时也可以引起内分泌系统损伤。研究报道酪氨酸激酶抑制药可导致肾上腺功能减退。

甲磺酸伊马替尼是一种小分子蛋白酪氨酸激酶（TK）抑制药，可有效抑制 Bcr-Abl TK 及几个 TK 受体的活性，包括 Kit、通过 c-Kit 原癌基因编码的干细胞因子受体、盘状结构域受体、集落刺激因子受体和血小板衍生生长因子受体 α 和 β。伊马替尼还可以抑制这些受体激酶激活后介导的细胞行为。欧洲土耳其一项纳入 25 例患者接受伊马替尼治疗慢性粒细胞白血病患者的研究，采用胰高血糖素刺激试验和低剂量 ACTH 刺激试验评估 HPA 轴功能，结果显示当皮质醇的临界值达到 500nmol/L 时，17 名（68%）受试者的峰值反应出现了异常。17 名受试者中有 12 名（48%）对 ACTH 刺激试验没有反应。因此，12 例被定义为 HPA 缺陷。这 25 名患者中只有 2 名早上的血清皮质醇 < 200nmol/L（7.22μg/dl），并且未能完成上述试验，这表明大多数患者存在部分糖皮质激素缺乏。因此，对于在应激状态下，如疾病状态，明显的和未经治疗的部分糖皮质激素缺乏对 CML 患者造成了生命威胁。

有报道多靶点 TK 抑制药舒尼替尼可引起甲状腺功能低下，在舒尼替尼的动物研究中发现了肾上腺毒性，但在临床研究中，有研究对 400 名患者进行 ACTH 刺激试验，发现只有 1 名患者在治疗期间的试验结果持续异常，随后的患者中没有肾上腺功能不全的临床证据。FDA 药物批准摘要警告，尽管服用舒尼替尼的患者没有临床上严重的肾上腺抑制作用，但生理应激可能掩盖亚临床毒性；因此，建议存在接受手术、创伤或严重感染等应激因素的患者进行肾上腺功能监测。

(3) 肿瘤免疫治疗药物：目前靶向肿瘤免疫检查点调控肿瘤已经被认为是极具前景的新型肿瘤治疗方式，开启了肿瘤免疫治疗的新时代。自 2011 年 FDA 批准了首个细胞毒性 T 淋巴细胞相关抗原 -4（CTLA-4）抑制药 CTLA-4 单克隆抗体易普利姆单抗，到程序性细胞死亡蛋白 -1（PD-1）单抗取得了突破性进展。然而随着临床用药时间的延长，患者生存期的延长，这类药物的不良反应也逐渐被认识，主要导致多种自身免疫性不良反应。内分泌系统损伤包括甲状腺功能紊乱、自身免疫性糖尿病、垂体炎、肾上腺皮质损伤等。美国国家癌症研究中心将肿瘤免疫治疗引起的内分泌器官损伤进行汇总，并且根据损伤的严重程度进行分级。

易普利姆单抗是针对人 CTLA-4 的重组人 IgG_1 单克隆抗体，抗原呈递细胞上是 CTLA-4 和它的配体 CD80 和 CD86 与分子通过阻断结合，抑制活化 T 细胞中的抑制性调节并通过增殖，肿瘤抗原特异性 T 细胞活化和细胞毒活性的增强来抑制肿瘤生长。2011 年被美国 FDA 批准，并被越来越多地用作转移性黑色素瘤的靶向治疗方法。易普利姆单抗可引起神经内分泌紊乱，如垂体炎和肾上腺功能不全，研究报道易普利姆单抗免疫治疗晚期黑色素瘤可诱导自身免疫性肾上腺炎。

纳武利尤单抗是一种针对程序性死亡受体的人源化单克隆抗体（IgG_4 亚型）。在接受纳武利尤单抗单药治疗的患者中包括甲状腺功能减退或甲状腺功能亢进在内的甲状腺疾病发生率为 9.6%，也报告了垂体炎、垂体功能减退、肾上腺功能不全及糖尿病等。

以色列一项来自三级癌症中心的回顾性队列研究，分析自开始使用免疫检查点抑制药以来发生 HPA 内分泌疾病的风险。采用多变量逻辑回归分析评估调整协变量后发生 HPA 内分泌疾病的风险。结果显示，在 1615 例患者中，有 14 例（0.87%）患者出现了孤立性促肾上腺皮质激素缺乏症（IAD），6 例（0.37%）为垂体炎，未发现 1 例肾上腺炎。IAD 表现为轻度和非特异性症状，以虚弱为主。在多变量分析中，暴露于 PD-1/PD-L1 和易普利姆单抗以及女性均与发生 IAD 风险增加有关。

免疫检查点抑制药引起的自身免疫性肾上腺炎是一种罕见的毒性，据报道达到 0.7%，联合治疗的患者发病率增加，据报道达到 4.2%。自身免疫性肾上腺炎的发病机制由引起肾上腺皮质破坏的 T 细胞和其他免疫细胞驱动所致。几种基因多态性有自身免疫性肾上腺炎的遗传风险，包括 CTLA-4 和 PDCD1 基因。此外，人类白细胞抗原（HLA）单倍型，包括 HLA-DR3-DQ2 和 HLA-DR4-DQ8，也与此疾病相关。迄今为止，尚无任何报道评估免疫检查点抑制药诱发的肾上腺炎的发病机制，可能由于单克隆抗体激活抗体依赖的 T 细胞介导的细胞毒性作用和补体通路激活发挥作用有关。在联合治疗的患者中观察到的更高发生率表明，CTLA-4 和 PD-1/PD-L1 的阻断都起到重要作用。具有暗示原发性肾上腺功能不全的症状或体征，包括体质消耗，低血压，低钠血症，高钾血症，发热，腹痛，色素沉着或低血糖，应进行诊断。评估垂体 - 肾上腺轴的首选方法是测量晨禁食配对的 ACTH 和皮质醇。除非血清皮质醇水平非常低（< 3μg/dl），否则可以进行 ACTH 刺激试验以确诊，还建议监测血糖和电解质。在 ACTH 刺激测试中测量基线和 ACTH 刺激后 30min 的醛固酮水平将有助于区分原发性与中枢性肾上腺功能不全。在中枢性肾上腺功能不全的情况下，产生皮质醇的肾上腺皮质带状膜萎缩，无法适当地应对急性外源性 ACTH 刺激。相反，产生醛固酮的肾上腺皮质的球状带保持完整，因为它是由肾素 - 血管紧张素系统调节，因此仍然可以响应外源性 ACTH 刺激。在原发性肾上腺功能减退中，由于束状带和球状带均受影响，故醛固酮和皮质醇均对 ACTH 刺激没有适当的反应。原发性肾上腺皮质功能不全需要给予糖皮质激素治疗，也有患者可能还需要盐皮质激素。所以在应用肿瘤免疫治疗时，应该定期进行内分泌腺体功能评估，及时发现患者的内分泌不良事件。

(4) 肿瘤内分泌治疗药物：肿瘤内分泌治疗药物是通过药物调节和改变对某些肿瘤生长起着重要作用的机体内分泌环境及激素水平，达到肿瘤治疗的目的。主要针对乳腺癌、前列腺癌和子宫内膜癌。

内分泌治疗在乳腺癌治疗中占有重要地位。自三苯氧胺之后，用于乳腺癌内分泌治疗的药物有孕激素类、芳香化酶抑制药（如依西美坦、来曲唑等）及类固醇抑制药类（如氨鲁米特）。内分泌治疗需要长期应用，因此药物长期安全性非常重要。氨鲁米特是一种抗惊厥药，并有镇静作用，对 P_{450} 侧链裂解酶有强烈的抑制作用，对其他 P_{450} 类固醇合成酶、芳香化酶也有轻度的抑制作用，有明显的降皮质醇作用，对 60% 的肾上腺癌的患者有效。用药过程中若出现肾上腺皮质功能不全，需加以注意，并适量补充氢化可的松。需要注意的是，由于氨鲁米特能使地塞米松的肝脏清除率加快，更重要的是地塞米松以抗炎作用为主，其无明显的盐皮质激素活性，对水盐代谢几乎没有作用，因此，不宜应用地塞米松进行替代治疗。

醋酸甲地孕酮是天然孕激素的合成衍生物，作为一种人工合成的具有促进蛋白同化作用的孕激素，对激素敏感性肿瘤不仅能改善食欲和增加体重，促进蛋白同化，还能降低化疗药物对骨髓及胃肠道的毒性反应，全面提高晚期癌症患者的生活质量及对化疗的耐受性。近来有研究表明，醋酸甲地孕酮具有类似糖皮质激素的活性，可抑制下丘脑-垂体-肾上腺轴的功能，导致内源性皮质醇分泌减少，引起肾上腺皮质功能不全。由于该药常用于改善肿瘤、HIV、肾功能不全患者的食欲，尤其在肾功能不全的患者中，常存在低钠血症，导致服药后出现的肾上腺皮质功能不全的症状被忽视，因此，在服药过程中应观察患者的一般情况，并注意监测血 ACTH、皮质醇水平。

综上，抗肿瘤药物可通过不同的机制影响肾上腺的功能，导致肾上腺功能减退的发生。随着临床用药时间的延长，患者生存期的延长，药物引起肾上腺功能减退越来越受到临床医务工作者的重视，因此，提高认识、评估肾上腺功能，及时诊断和治疗抗肿瘤药物导致的肾上腺功能减退尤为关键，预防肾上腺危象。此外，抗肿瘤药物导致肾上腺功能减退的具体机制尚不完全清楚，需要我们在工作中不断的积累、总结。

（高政南　罗　兰）

4. 抗肿瘤药物与下丘脑-垂体功能减退

下面将重点阐述各类抗肿瘤药物对下丘脑、垂体的影响。早期发现和早期治疗下丘脑、垂体功能障碍，可显著提高癌症患者的生命质量和生存时间。

(1) 化疗药物所致下丘脑-垂体损害：化疗药物对下丘脑、垂体的影响不常见，相关研究也并不多。

长春新碱、环磷酰胺、顺铂及美法仑均是化疗中常用的药物，有研究表明这些药物可能对下丘脑、垂体后叶中的微管系统直接造成神经毒性损害，使其断裂、聚集，从而影响抗利尿激素（ADH）的形成和储存，导致抗利尿不适当综合征（SIAD）。也有学者认为部分肿瘤（如约 15% 的小细胞肺癌）自身可产生 ADH，不正常的分泌刺激（如胸腔炎症，正压通气）同样具有细胞毒性。而化疗药物导致含 ADH 的肿瘤细胞溶解也能加重或导致 SIAD。使患者出现：低钠、血浆渗透压下降、尿渗透压升高、心力衰竭及肝硬化等。据报道，长春新碱所致的 SIAD 发生率约为 1.3/10 万，且亚洲的患者在使用该化疗药物时，SIAD 的发生风险高于白种人和黑种人。

生长受限是儿童恶性肿瘤治疗常见的并发症。下丘脑-垂体受损所致的生长激素分泌缺陷和对骨生发中心的损害是引起生长迟滞的两个常见原因。患儿自身的全身性疾病是引起生长受限的重要原因，而化疗药物造成的下丘脑-垂体受损也是其原因之一。化疗与放疗的联合使用，尤其当化疗药物是长春新碱、顺铂、阿糖胞苷或者甲氨蝶呤时，会加重放疗所致的下丘脑-垂体损害。但文献报道，接受化疗的患儿往往只出现一过性的生长速率下降，而后有一个快速生长期。这些提示，化疗药物所致的生长激素分泌缺陷是可逆的。

（2）分子靶向药物所致下丘脑－垂体损害：分子靶向药物具有针对性强，毒性反应相对小的优点，但其对下丘脑－垂体损害仍然偶见报道。有文献报道克唑替尼可使男性卵泡激素（FSH）和促黄体生成素（LH）分泌减少，从而导致男性的总睾酮水平明显下降。其可能机制是，垂体也表达间变性淋巴瘤激酶（ALK）和间质表皮转化因子（MET）这两种蛋白。克唑替尼靶向抑制ALK和MET作用时，因此也抑制了部分垂体功能。然而，有趣的是，睾丸也同时表达了ALK和MET这两种蛋白。在有的研究中也观察到使用克唑替尼的患者，其FSH和LH的水平会高于正常水平。因此也有学者认为克唑替尼可能存在对睾丸的直接抑制作用。

（3）免疫检查点抑制药（ICPi）所致下丘脑－垂体损害：肿瘤免疫治疗是继化疗和分子靶向治疗后又一种能够改善恶性肿瘤患者生存的肿瘤内科治疗手段。其中，免疫检查点抑制药（ICPi）通过阻断免疫抑制分子，重新激活效应T细胞特异性杀伤肿瘤细胞的功能，是近年来获得突出疗效的药物。但是，ICPi通过调控免疫应答杀伤肿瘤的同时，过度活化的免疫细胞也可能导致机体产生自身免疫等临床表现，即免疫相关不良反应（irAE）。ICPi引起的免疫不良反应涉及多个系统，主要累及屏障器官如胃肠、肺黏膜或内分泌腺体。

ICPi对下丘脑—垂体的损害主要表现为垂体炎。垂体炎是与ICPis治疗相关的最常见的内分泌irAEs之一。不同研究报道ICPi致垂体炎的发病率相差很大，0.1%～18.3%不等，与药物种类、药物剂量和患者性别有关。单药治疗中，以伊匹单抗为代表的CTLA-4诱发的垂体炎发生率较高，约为3.2%，且呈剂量依赖性；抗PD-1诱发的垂体炎发生率仅为0.4%，抗PD-L1治疗的发病率＜0.1%。联合治疗会明显增加垂体炎的发

生，伊匹单抗和纳武单抗联合治疗诱发垂体炎的风险高达6.4%，明显高于单药治疗。与其他常见类型垂体炎不同，ICPi相关的垂体炎在男性中更多见，常见于60岁以上的男性，比女性风险高2～5倍。回顾性研究显示因抗CTLA-4治疗而引起的垂体炎，男女比例接近4∶1，分析原因可能与黑色素瘤在男性中的发生率高于女性，而这部分人多选用伊匹单抗治疗。在应用伊匹单抗治疗黑色素瘤的系列研究中，男性垂体炎的发生率为15%～16%，而女性为4%～9%，仍然提示男性发病率高于女性。垂体炎发生的时间与应用的ICPis有关：联合治疗时很早即可出现垂体炎（平均30d），单用抗CTLA-4治疗时发生垂体炎的时间为2～3个月，在抗PD-1/PD-L1治疗中则是3～5个月。

ICPi相关的垂体炎的临床症状多不典型，最常见的症状是头痛和疲劳。其他症状包括神经精神症状、视觉障碍、失眠、胃肠道症状、性欲减退、体重减轻等；神经精神症状多种多样，可表现为幻觉、记忆力减退、情绪波动、意识模糊。因占位效应引起视力障碍或尿崩症不多见。ICPi相关垂体炎在诊断时常有多发激素缺乏，其中TSH减少86%～100%，促性腺激素减少85%～100%，ACTH减少50%～73%，而GH缺乏或催乳素异常者少见；47%～50%病例可能伴有低钠血症。垂体后叶很少被累及，故而尿崩症比较罕见。

ICPi相关的垂体炎的发生机制目前上不完全清楚。有学者认为，伊匹单抗诱发产生的垂体自身抗体可能在所致的垂体炎中发挥作用。而且，不同ICPi药物结构上所分属的IgG亚型可能是造成垂体损伤风险有别的原因之一。

（4）诊断抗肿瘤药物所致的下丘脑－垂体功能减退：所有怀疑有抗肿瘤药物所致的下丘脑、垂体损伤的患者均需行进一步的检查。垂体及靶腺激素的测定最好在早上8时进行，检查项目包括甲状腺轴（TSH、游离T_4、游离T_3）、肾上腺

轴（ACTH、皮质醇或 ACTH 兴奋试验）、性腺轴（睾酮 / 雌二醇、FSH、LH）、GH、IGF-1 及 PRL。此外，生化检验（如电解质、血渗透压及尿渗透压）亦需同步检查。垂体 MRI 是最敏感的影像学检查方法。MRI 有助于鉴别肿瘤转移、感染性垂体疾病、垂体腺瘤等。在原发肿瘤的背景下，ICPi 相关垂体炎的早期 MRI 图像可以是轻微、短暂的，MRI 正常并不排除诊断。

（5）对抗肿瘤药物所致的下丘脑 - 垂体功能减退的治疗：内分泌激素替代治疗需遵循以下原则。

① 全面、定期评估垂体功能：对于接受抗肿瘤药物治疗的患者，在治疗前、治疗期间及治疗后均应密切监测垂体激素的水平，注意有无垂体功能不全的临床征象。

② 避免诱因：注意避免感染等诱因，当出现可能导致垂体危象的诱因时应积极治疗，控制诱因。

③ 早期积极治疗：当临床上有可疑的垂体功能减退的征象（恶心、呕吐、乏力、低血压、低钠血症等）出现时，应立即启动糖皮质激素治疗。避免垂体危象或肾上腺功能不全危象的发生是成功处理这类疾病的关键。

④ 长期用药监测：通常肾上腺皮质功能不全难以恢复，所以需要长期的糖皮质激素替代治疗，患者应接受垂体功能减退的相关医学知识教育，学会在应激等紧急情况下的初步处理措施，并接受长期的随访和监测。

治疗需根据患者下丘脑、垂体损伤不同，针对性进行激素替代治疗，具体如下。

① 下丘脑 - 垂体 - 肾上腺轴：当临床上有可疑的下丘脑、垂体功能减退的征象（恶心、呕吐、乏力、低血压、低钠血症等）出现时，条件允许的情况下应立即留取血样检测血浆皮质醇和 ACTH 水平，但无须等待检测结果，即可开始口服或静脉的糖皮质激素治疗。当合并急性应激状况时，早期静脉应用大剂量糖皮质激素，防止发生垂体危象或肾上腺危象。

② 下丘脑 - 垂体 - 甲状腺轴：对于中枢性甲状腺功能减退患者，拟开始左旋甲状腺激素（L-T_4）补充治疗之前，要进行肾上腺皮质激素缺乏的评估。如果无法进行肾上腺皮质激素缺乏的评估，应在其开始甲状腺激素补充治疗之前，经验性给予糖皮质激素治疗，直到可以准确评估肾上腺皮质激素缺乏的程度。甲状腺激素的长期补充剂量，应根据临床情况、年龄、FT_4 水平来调整 L-T_4 剂量。

③ 下丘脑 - 垂体 - 性腺轴：在男性，考虑评估 FSH、LH 及 T 水平，在绝经前女性需要结合疲劳、性欲减退、情绪低落变化等症状。如无禁忌证，可酌情补充睾酮和雌激素。

④ 生长激素轴：由于患者的基础疾病是肿瘤，所以不应进行生长激素的替代治疗。

（曾天舒　孔　雯）

（三）展望

随着社会经济的发展和现代医疗技术的不断进步，疾病谱发生了较大的变化，恶性肿瘤和内分泌代谢性疾病尤其是慢性代谢性疾病，已成为威胁人类健康的主要的疾病病种。随着肿瘤生物学研究的不断进步和现代生物技术的发展，恶性肿瘤也从原来在较短时间内危及生命而变成可能长期缓解带瘤生存。在肿瘤患者生存时间不断延长的同时，这一系列新的治疗手段也相应带来药物不良反应的问题。抗肿瘤治疗药物对于内分泌代谢系统所产生的不良反应越来越受到肿瘤学家和内分泌代谢病专家的重视。

本章节就肿瘤药物的内分泌代谢不良反应和对主要内分泌代谢器官和组织的影响做了简要的阐述。不难看出传统的化疗药物由于其细胞毒作用，对于多种内分泌细胞以及及时的代谢过程可能产生不良的影响。而靶向特定分子通路的分子靶向药物对于依赖于这些分子信号通路的细胞的功能，同样也可以产生较为广泛的影响。而近年来兴起的以针对免疫检查点治疗为代表的抗肿瘤免疫治疗，由于其对免疫系统的影响，尤其是可能导致多种自身免疫性疾病对内分泌代谢系统产生的影响更为广泛而深远。

另外，由于目前内分泌代谢性疾病十分常见，许多肿瘤患者在罹患或者发现肿瘤之前已经存在某些内分泌代谢性疾病，这些疾病的基础治疗和控制情况也成为在抗肿瘤治疗过程中需要加以考虑的问题。

由于上述抗肿瘤治疗手段，对于延长肿瘤患者寿命，提高生活质量具有不可替代的作用。因此如何早期识别其可能带来的内分泌代谢系统的不良影响，并及时加以遏制，以保证抗肿瘤治疗得以持续有效地进行就成为摆在内分泌代谢病学专家面前的首要问题。一方面，我们需要更加深入地了解各种抗肿瘤治疗手段导致内分泌代谢系统不良反应的发病机制和病理生理过程，并在此基础上发现那些可能导致严重不良后果的预测因素。在认识到导致不良反应的机制的基础上，加以针对性的干预，力争使不良反应控制在可以接受的范围。另一方面，我们需要发展更加精准专一的靶向抗肿瘤治疗手段，以减少发生各种药物治疗不良反应，包括内分泌代谢不良后果的风险。在不断促进医疗技术进步的同时，也需要大力推动多学科联合诊疗体系的发展，促进内分泌代谢病专家积极主动的参与到肿瘤患者的治疗过程当中去，和肿瘤学家们密切的合作以及时识别患者可能出现的内分泌代谢系统不良反应的早期信号，并加以积极的干预，为有效的抗肿瘤治疗顺利实施提供保障。

（曾天舒）

参 考 文 献

[1] 廖二元，袁凌青. 内分泌代谢病学 [M]. 第 4 版. 北京：人民卫生出版社，2019.

[2] 葛均波，徐永健，王辰. 内科学 [M]. 第 9 版. 北京：人民卫生出版社，2018.

[3] 陈灏珠，林果为，王吉耀. 实用内科学 [M]. 第 14 版. 北京：人民卫生出版社，2013.

[4] 孙燕，李丽庆. 抗肿瘤药物. 内科肿瘤学 [M]. 北京：人民卫生出版社，2001.

[5] Shlomo Melmed, Kenneth S Polonsky, P Reed Larsen, et al. Williams Textbook of Endocrinology[M]. 13th Edition. Amsterdam: Elsevier, 2015

[6] Nakhjavani M, Amirbaigloo A, Rabizadeh S, et al. Ectopic cushing's syndrome due to corticotropin releasing hormone[J]. Pituitary, 2019, 22(5):561–568.

[7] Dineen R, Stewart PM, Sherlock M. Acromegaly[J]. QJM, 2017, 110 (7):411–420.

[8] Guilmette J, Nosé V. Paraneoplastic syndromes and other systemic disorders associated with neuroendocrine neoplasms[J]. Semin Diagn Pathol, 2019, 36(4):1–10.

[9] Ferrari A, Glasberg J, Riechelmann R. Carcinoid syndrome: update on the pathophysiology and treatment[J]. Clinics, 2018, 73(1): 490–499.

[10] Klemencic S, Perkins J. Diagnosis and management of oncologic emergencies[J]. West J Emerg Med, 2019, 20 (2): 316–322.

[11] Higdon ML, Atkinson CJ, Lawrence KV. Oncologic emerge–ncies: recognition and initial management [J]. Am Fam Physician, 2018, 97 (11): 741–748.

[12] Barquín-García A, Molina-Cerrillo J, Garrido P, et al. New oncologic emergencies: What is there to know about inmunoth–erapy and its potential side effects? [J]. Eur J Intern Med, 2019, 66:1–8.

[13] Rahmani B, Patel S, Seyam O, et al. Current underst–anding of tumor lysis syndrome [J]. Hematol Oncol, 2019, 37(5): 537–547.

[14] D'Oronzo S, Coleman R, Brown J, et al. Metastatic bone disease: Pathogenesis and therapeutic options: Up–date on bone metastasis management [J]. J Bone Oncol, 2019, 15: 100205.

[15] Park SH, Keller ET, Shiozawa Y. Bone marrow microenviro–nment as a regulator and therapeutic target for prostate cancer bone metastasis [J]. Calcif Tissue Int, 2018, 102(2): 152–162.

[16] Rachner TD, Coleman R, Hadji P, et al. Bone health

during endocrine therapy for cancer[J]. Lancet Diabetes Endocrinol, 2018, 6 (11): 901−910..

[17] Salem AA, Mackenzie GG. Pancreatic cancer：A critical review of dietary risk [J]. Nutr Res, 2018 , 52: 1−13.

[18] Altieri B, Barrea L, Modica R, et al. Nutrition and neuroendo−crine tumors：An update of the literature [J]. Rev Endocr Metab Disord, 2018, 19(2):159−167.

[19] Gallo M, Muscogiuri G, Pizza G, et al. The management of neuroendocrine tumours：A nutritional viewpoint. Crit Rev Food Sci Nutr, 2019, 59(7):1046−1057.

[20] Stamatouli AM, Quandt Z, Perdigoto AL, et al. Collateral Damage：Insulin−Dependent Diabetes Induced With Checkpoint Inhibitors [J]. Diabetes, 2018, 67(8):1471−1480.

[21] Osorio JC, Ni A, Chaft JE, et al. Antibody−mediated thyroid dysfunction during T−cell checkpoint blockade in patients with non−small−cell lung cancer [J]. Annals of oncology: official journal of the European Society for Medical Oncology, 2017, 28(3):583−589.

[22] Friedman CF，Proverbs−Singh TA，Postow MA. Treatment of the Immune−Related Adverse Effects of Immune Checkpoint Inhibitors : A Review[J]. JAMA Oncol, 2016,2 (10):1346−1353.

[23] Chang LS, Barroso−Sousa R, Tolaney SM, et al. Endocrine Toxicity of Cancer Immunotherapy Targeting Immune Checkpoints [J]. Endocr Rev, 2019, 40(1):17−65.

[24] Barroso−Sousa R, Barry WT, Garrido−Castro AC, et al. Incidence of Endocrine Dysfunction Following the Use of Different Immune Checkpoint Inhibitor Regimens: A Systematic Review and Meta−analysis [J]. JAMA oncology, 2018, 4(2):173−182.

第 12 章

内分泌代谢疾病及治疗与肿瘤的发生和发展

一、基础理论研究进展

（一）内分泌代谢疾病与肿瘤的发生发展

内分泌代谢疾病已被证实与肿瘤的发生和发展具有紧密联系，且这两种疾病的患病率都在急剧增加，这对内分泌及肿瘤研究领域都是极大的挑战。随着我国经济发展、人口老龄化和城镇化进程的加速，糖尿病等慢性非传染性代谢疾病的发病率明显增加，中国成年糖尿病患者人数为1.14亿，已成为世界上糖尿病患者人数最多的国家。伴随糖尿病出现的如高血脂和肥胖的发生率也逐年攀升。以上疾病带来的代谢改变与肿瘤的发生发展有关，且BMI升高、血糖血脂异常、高胰岛素血症、性激素异常、炎症因子水平增加是这些疾病的共同危险因素。许多危险因素都参与了肿瘤发生发展的分子机制之中，通过一些受体和信号通路的激活，促进肿瘤的生长和转移，这些机制同样是代谢性疾病的调控靶点。

肿瘤细胞具有活跃的增殖过程，其生长需要消耗大量的葡萄糖。葡萄糖在正常细胞内通过糖酵解形成丙酮酸，大部分的丙酮酸进入线粒体参与三羧酸循环（TCA）产生ATP、水和二氧化碳。与之不同，在肿瘤细胞中，丙酮酸大部分被转化为乳酸，并不能进入TCA进行彻底氧化分解，而以厌氧方式产生少量的ATP。糖酵解产生的ATP量远少于氧化磷酸化过程，故肿瘤细胞通过许多机制逃避细胞内葡萄糖代谢调节的限制，

获得更多能量。多种参与糖酵解过程酶的表达被激活，如2, 6-二磷酸磷酸果糖激酶（PFKFBP）、丙酮酸激酶M_2亚型（PKM_2）和乳酸脱氢酶（LDH）等，以破坏糖酵解的反馈抑制机制。葡萄糖的快速消耗和乳酸的分泌是多种类型肿瘤的特征，通过检测乳酸的产生与浓度可以预测胃癌、宫颈癌和头颈癌等的不良预后，证实了代谢变化是肿瘤细胞的自身特征，并可能参与了疾病的进展过程。

高血糖和高血脂是肿瘤发生的危险因素。血液中糖类脂类物质含量的增多可能为肿瘤细胞提供更多的代谢能量，高血糖和高血脂带来的高胰岛素血症是诱导肿瘤进展的更重要原因。多数肥胖患者体内都存在一定程度的胰岛素抵抗，胰岛素抵抗会导致高胰岛素血症的发生。高胰岛素血症与乳腺癌、结直肠癌和肝细胞性肝癌等相关，且对肿瘤的治疗和预后产生不利的影响。肿瘤细胞的表面有胰岛素受体（INSR）和胰岛素样生长因子受体（IGFBP）的表达，且不易产生胰岛素抵抗，高胰岛素血症带来INSR和IGFBP的过度激活。肿瘤细胞高表达的INSR、IGF-1R和IGF-2R，INSR和IGFBP，均属于酪氨酸耦联受体，它们的配体和受体之间存在交叉激活反应，可以形成同源或异源二聚体，继而激活下游信号通路。INSR或IGFBP信号通路的活化包括受体与配体的结合，诱导胰岛素受体底物（IRS）的磷酸化，磷酸化的IRS继续激活下游的（ERK1/2）

信号通路和磷脂酰肌醇 –3– 羟激酶（PI$_3$K）信号通路。ERK1/2 的激活被认为是肿瘤细胞生长和增殖所必需。PI3K 可以直接被 IRS 磷酸化，继续激活蛋白激酶 B（PKB，亦称 Akt），Akt 具有多重调控细胞作用，通过抑制 p53、激活哺乳动物雷帕霉素靶蛋白（mTOR）和激活缺氧诱导因子 1（HIF–1）等蛋白，帮助肿瘤细胞拒绝凋亡和无限生长。因此，在高胰岛素血症下，INSR 和 IGFBP 信号通路的激活对肿瘤细胞的生存起到重要作用。

除胰岛素的直接作用外，代谢性疾病可以通过炎症途径影响肿瘤的进展。最近研究发现，脂肪组织属于内分泌器官，它可以产生游离脂肪酸（FFA）、单核细胞趋化因子（MCP–1）、白细胞介素（IL）–1β、IL–6、肿瘤坏死因子 α（TNFα）和纤溶酶原激活物抑制物 1（PAI–1）等细胞因子，这些因子在肿瘤的进展过程中发挥重要作用。例如，FFA 会诱导氧化应激造成 DNA 的损伤；MCP–1 会招募巨噬细胞，并促进局部血管组织的生成；IL–1β、IL–6 和 TNFα 都属于促炎因子，有利于肿瘤微环境的形成；PAI–1 的表达与多种肿瘤的不良预后有关。持续的慢性炎症既是肿瘤发生发展的始动因素，又是后者的促进因素。它可以通过调控局部免疫，使肿瘤细胞形成免疫逃逸，利用免疫检查点（如 CD80、CD86 和 PD–L1）的"免疫刹车"机制躲避自身免疫系统的攻击。

除了代谢性疾病，许多内分泌疾病与肿瘤的发生发展也密切相关。肢端肥大症患者发生乳腺癌、结直肠癌、前列腺癌、分化型甲状腺癌等肿瘤的风险显著增高，GH–IGF–1 轴参与肿瘤的发生发展，生长激素（GH）、胰岛素样生长因子 1（IGF–1）和转化酶可通过促进细胞增殖，上皮间质转化（EMT）、影响肿瘤干细胞的多能性和血管生成、抑制细胞凋亡以及其他因素如 IGFBP 等来促进肿瘤发展。此外，众多良性甲状腺疾病与甲状腺癌的关系密切。除甲状腺功能减退外，所有类型甲状腺功能亢进、甲状腺炎、无毒性结节

性甲状腺肿、单纯性甲状腺肿等分化型甲状腺癌的发病率均显著升高，其中甲状腺毒症和自身免疫性甲状腺炎的患者甲状腺癌的风险最高。甲状腺功能亢进还与乳腺癌风险的增加呈正相关性。曾有回顾性研究发现甲状腺功能亢进 Graves 病患者确诊甲状腺癌的比例高达 32.8%，台湾地区一项为期 4 年的研究发现，甲状腺功能亢进人群中有 1.23% 的患者诊断为癌症，明显高于无甲状腺功能亢进患者，校正了相关因素后，甲状腺功能亢进患者罹患癌症和甲状腺癌的风险仍然较高，且甲状腺功能亢进持续时间越长，甲状腺癌的风险越大。不仅如此，甲状腺功能亢进患者的甲状腺癌侵袭性更高、局部浸润的发生率高，预后更差。甲状腺功能亢进时，性激素结合球蛋白和性激素如雌二醇水平升高等等，雌激素通过雌激素受体结合至靶基因的雌激素反应因子上，启动多种癌基因，刺激癌细胞生长。同时，雌激素与膜结合受体 mER 结合，激活丝裂原活化蛋白激酶（MAPK）和 PI3K 信号通路，促进酪氨酸激酶受体 A（TrkA）的染色体重排，RET/PTC 基因或鼠类肉瘤滤过性毒菌致癌同源体 B（BRAF）突变，或甲状腺滤泡癌中 RAS 突变的异常激活，也可以通过抑癌基因（PTEN）的突变失活或其 mRNA 或蛋白质的表达降低 / 缺失来激活 PI3K/Akt 途径，从而导致肿瘤的发生。

（二）内分泌代谢病的治疗过程与肿瘤的发生发展

不仅内分泌代谢病的发生发展与肿瘤密切相关，内分泌代谢性疾病的治疗过程也可能影响肿瘤的发生发展。目前内分泌代谢病的治疗包括生活方式干预、药物治疗、放射治疗、手术治疗及中医药治疗等 5 种方式，其中生活方式干预、药物治疗、放射治疗等治疗方式与肿瘤的发生发展密切相关。

1. 生活方式干预

生活方式干预是内分泌代谢性疾病的基础

治疗手段，包括饮食、运动、行为、戒烟、睡眠等。多种代谢性疾病与肿瘤的发生发展密切相关。饮食及运动疗法是代谢性疾病的重要治疗方式，能够有效改善糖脂代谢紊乱。饮食、运动已成为多种癌症的辅助治疗方案之一，有望改善肿瘤的结局，其对疾病进展的影响是当前研究的重要主题。饮食疗法，特别是低碳高脂的生酮饮食是有效的癌症辅助治疗手段。生酮饮食通过抗血管生成，抗炎和促进肿瘤细胞程序性凋亡等机制抑制肿瘤细胞增殖，阻碍肿瘤的生长。美国临床肿瘤学会建议癌症幸存者进行体重管理及体育锻炼。吸烟是癌症和心血管疾病的主要危险因素，戒烟有助于可有效改善肿瘤患者尤其是肺癌患者的生存质量，甚至总体生存期。睡眠时间过长或过短则会增加肿瘤的风险，故改善生活方式，有助于减少肿瘤相关危险因素，改善肿瘤结局。

2. 药物治疗

药物治疗是内分泌代谢性疾病最常规的治疗方式。部分药物与肿瘤的发生发展具有相关性。抗甲状腺药物可增加癌症的发生率及死亡率，大多数治疗糖尿病的药物也会增加患癌症的风险，而只有极少数药物具有抗肿瘤特性。总体而言，目前研究认为应用胰岛素及胰岛素促泌剂与乳腺癌、胰腺癌、肝癌、结直肠癌等的肿瘤风险增加相关。胰岛素及促泌剂增加肿瘤风险的机制主要与胰岛素抵抗及 IGF-1 信号通路的激活相关。此外，胰高血糖素样肽 -1（GLP-1）受体激动药、二肽基肽酶 4（DPP4）抑制药似乎与甲状腺癌和胰腺癌具有相关性，但存在争议。α- 葡萄糖苷酶抑制药则无明确的致癌风险。胰岛素增敏剂可以降低乳腺癌、肺癌、前列腺癌、胃癌、胰腺癌、肝癌和结直肠癌的风险，这与循环中胰岛素减少，以及激活过氧化物酶体增殖剂激活受体（PPARγ）、Egr-1 调节信号通路、抑制 IGF-1 及胰岛素信号通路相关。曾有报道显示，吡格列酮或可诱发膀胱癌。二甲双胍是明确的具有抗肿瘤作用的降糖药物，因其抗肿瘤的潜力而被广泛

应用。二甲双胍通过激活肝脏激酶 B1（LKB1），腺苷酸活化的蛋白激酶（AMPK）等多种机制发挥抗癌活性。至于新型的钠 - 葡萄糖协同转运蛋白 2（SGLT-2）抑制药，因其应用时间相对较短，尚无足够证据表明其与肿瘤的相关性。

3. 放射治疗

除常规的药物治疗，放射疗法也是内分泌代谢性疾病的又一大治疗手段。分化型甲状腺癌手术后接受较高剂量的放射性碘（＞ 100mCi）治疗与继发性恶性肿瘤（包括骨和软组织肉瘤、唾液腺、消化道癌及白血病）的风险增加相关。乳腺细胞也表达钠 / 碘转运体（NIS），因此，乳腺组织也可能吸收放射性碘，而高剂量放射性物质的吸收可能会诱发癌变。研究显示器官吸收放射性碘的剂量越大，各种实体癌（包括乳腺癌在内）的死亡风险越高。然而，甲状腺功能亢进患者应用较低剂量的放射性碘（10～15mCi），并没有足够证据可证明低剂量的放射碘可增加肿瘤风险，与 [131]I 相关的癌症风险及死亡风险被明显夸大。

（刘　超　相萍萍）

二、临床各论

（一）代谢综合征 / 糖尿病与肿瘤

随着社会的进步和经济条件的改善，代谢性疾病，尤其是、糖尿病、脂质代谢紊乱及代谢综合征等疾病的患病率显著升高，与之相关的各种并发症随之飙升，恶性肿瘤即为其一。

1. 代谢综合征 / 糖尿病与胰腺癌

胰腺癌是一种恶性程度高、预后差的消化系统肿瘤，其预防及治疗成为医学界关注的热点。长期的糖尿病、肥胖、吸烟、饮酒、慢性胰腺炎、高龄、家族遗传史及基因突变等是胰腺癌的危险因素。下面将以糖尿病为重点，阐述代谢综合征与胰腺癌发生发展之间的关系。

（1）新发糖尿病或病情迅速恶化或为胰腺癌

征兆：糖尿病是包括胰腺癌在内的多种恶性肿瘤的高危因素。研究表明与胰腺癌相关性最强的 3 个因素为年龄、体重和血糖变化。

糖尿病导致胰腺癌高发的可能机制如下：① 2 型糖尿病患者常伴有胰岛素抵抗、不稳定的胰岛素浓度、肝脏抑制不恰当的肝糖原释放的能力减弱和 B 细胞克服胰岛素抵抗的能力减弱；② 2 型糖尿病常合并肥胖等因素，而这些因素也是胰腺癌的高危因素。

鉴于糖尿病患者的胰腺癌患病率远高于正常人群，故应作为胰腺癌的重点筛查人群。寻找有效的测量指标并建立监测模型，可明显提高胰腺癌的早期诊断率。

（2）其他代谢综合征与胰腺癌：代谢综合征作为一个整体，糖尿病、肥胖、高血脂及高血压等各种代谢因素密切相关，并与其他组分一起在肿瘤的发生发展扮演重要角色。

流行病学调查和 Meta 分析提示，胰腺癌发生风险与全身肥胖和腹型肥胖明显相关。肥胖者发生胰腺癌的机制假说如下：①过量的脂肪组织及其功能障碍导致胰岛素抵抗和高胰岛素血症，可通过 IGF-1 轴对胰腺癌发挥作用，促进肿瘤细胞增殖、分化，减少凋亡；②脂肪组织分泌的炎症物质和脂肪因子，如瘦素、抵抗素、脂联素、肿瘤坏死因子 $-\alpha$（TNFα）、白介素 -6（IL-6）、活性氧（ROS）等也与肿瘤发生进展有关；③其他，如肥胖致缺氧引起血管内皮生长因子增加可能发挥部分作用。

高脂血症和胰腺癌可能相关的几种潜在机制主要与线粒体 ROS 的产生引起细胞内氧化应激，以及炎症因子的分泌有关。对于高血压与癌症的相关性尚存有争议，尚未有数据显示高血压与癌症发生之间存在联系。

2. 代谢综合征 / 糖尿病与肝癌

糖尿病与肝癌、结肠直肠癌及膀胱癌等多种癌症的风险增加有关。尽管病毒性肝炎仍是导致肝癌的最主要原因，但肥胖、糖尿病等代谢性因素导致的肝癌发生率也在逐年上升。

（1）发病机制：糖尿病与肝癌的具体联系与机制尚不明确，可能缘于糖尿病与癌症之间的共同风险因素造成的，如高龄、肥胖和缺乏运动等，但也可能与糖尿病相关潜在的病理生理异常相关。研究显示，葡萄糖水平与肝病之间的正相关关系，反映胰岛素抵抗和相对胰岛素缺乏的共同作用，进而增加了游离脂肪酸向肝脏的传递，以合成三酰甘油。此外，葡萄糖可以通过新的脂肪生成转化为肝脏中的饱和脂肪，最终导致代谢相关性脂肪肝（MAFLD）的形成，后者亦成为促进肝癌发生发展的不可忽视因素，另外高胰岛素也是导致肝癌发生的重要原因。

（2）治疗：对于无肝癌、肝硬化的糖尿病患者，应控制血糖，减少肝癌肝硬化的危险因素。ADA 建议应鼓励糖尿病患者根据年龄和性别接受不同癌症筛查并关注可控的癌症危险因素如肥胖、吸烟和饮酒等。在 MAFLD 出现脂肪性肝炎和肝脏纤维化期，最为有效的降糖和治疗 MAFLD 的药物是噻唑烷二酮类，尤其是吡格列酮。总体而言，在治疗糖尿病的同时，应注意保护肝脏功能，避免使用肝损害的药物，加强患者教育，减少酒精和不必要药物的服用，防治酒精性和药物性肝损害的发生。

3. 代谢综合征 / 糖尿病与甲状腺癌

甲状腺癌是最常见的内分泌癌，近几十年来总体发病率增加了约 2 倍，在所有癌症中占 2%，女性患甲状腺癌的概率是男性的 3 倍，但隐匿性甲状腺癌在男女性之间无差异。糖尿病、肥胖、代谢综合征等都是甲状腺癌发生发展的潜在危险因素。

糖尿病患者原发性甲状腺功能减退症的发病率高于非糖尿病患者群。TSH 促进甲状腺细胞的有丝分裂，是甲状腺癌发展的独立危险因素。因此糖尿病患者的甲状腺癌增加可能与其 TSH 水平增加有关。慢性高葡萄糖和三酰甘油暴露增加甲状腺癌风险，游离脂肪酸和葡萄糖刺激核转录因子（NF–κB），增加了一氧化氮（NO）的产生，进而促进 ROS 的产生，增加的 ROS 会增加甲状腺癌的侵袭。瘦素的表达与乳头状甲状腺癌的发病率增加呈正相关，而瘦素及其受体在甲状腺癌组织中的表达亦显著增加。

4. 代谢综合征 / 糖尿病与肺癌

(1) 流行病学：流行病学研究表明，糖尿病会增加肺癌发病的风险，女性患者尤其如此。Meta 分析显示，糖尿病不仅增加肺癌的发病率，并且导致肺癌的预后不良。

(2) 发病机制：高血糖引起的转化生长因子 TGF 的高表达，促进上皮 – 间质化生，促进肿瘤细胞中高等级恶性肿瘤的发展。高糖还可以通过诱导表皮生长因子 EGF 表达，促进癌细胞增殖。EGF 通路和癌细胞代谢相关，抑制非小细胞肺癌的 EGF 通路可能通过逆转 Warburg 效应和重新激活氧化磷酸化，与改善葡萄糖代谢的治疗策略有协同抗肿瘤作用。此外，持续的高血糖会通过过表达微囊蛋白 –1、N– 钙黏蛋白、人类信息沉默因子 –3（SIRT–3）、人类信息沉默因子 –7（SIRT–7）、乳酸等导致细胞增殖。IGF–1 和 IGF–2 在高度发育不良的肿瘤组织中显著升高。胰岛素抵抗引起的胰岛素水平升高，可能通过 IGF–1 途径促进癌症的发生。高糖水平也可能导致谷氨酰胺果糖转移酶 2（GFAT2）过表达而增加肿瘤转移风险。

(3) 二甲双胍对肺癌的抑制作用：二甲双胍是最常用的口服降糖药之一，可阻止恶性细胞的增殖和集落的形成，诱导细胞周期的阻滞和凋亡，抑制肿瘤的生长。二甲双胍一方面通过改善高胰岛素血症发挥抗癌作用，另一方面二甲双胍减少 CD8$^+$ 肿瘤浸润淋巴细胞凋亡，从而增强 T 细胞介导的对肿瘤细胞的免疫反应。肿瘤缺氧是导致患者对免疫治疗产生耐药的因素之一，二甲双胍可抑制肿瘤细胞耗氧量，减少肿瘤内缺氧。

5. 代谢综合征 / 糖尿病与胃癌

(1) 流行病学：代谢综合征与胃癌之间存在很高的相关性，高血糖、高血压、高腰围都可增加胃癌的发病风险。Meta 分析显示，糖尿病可以使胃癌的风险增加约 19%。

(2) 发病机制

① 血糖与胃癌：高血糖可以通过多条途径促进胃癌发生：a. 胰岛素是胃癌等多个器官中癌变的关键调节因子，其可以通过抑制 IGF 结合蛋白的产生来改善 IGF–1 的生物利用度，IGF–1 和胰岛素穿过细胞膜，与相关受体结合，激活下游信号通路，进而抑制细胞凋亡，刺激细胞增殖，最终促进癌症发生。b. 幽门螺杆菌可以引起胃癌发生的多阶段级联反应。长期高血糖引起 ROS 相关的胃黏膜萎缩，幽门螺杆菌感染的风险增加，这是胃癌发生的级联反应的第一步。c. 高血糖可以产生 ROS 引起 DNA 损伤导致促癌基因和抑癌基因的突变，进而促进胃癌的发生。d. 葡萄糖可以作为肿瘤细胞的能量底物，特别是在快速生长、高度增殖的肿瘤细胞。

② 肥胖与胃癌：肥胖，特别是腹部肥胖患者，近端胃酸回流较多，胃黏膜延长并引起贲门处细胞扩张，进而促进胃食管反流病过渡到 Barrett 食管最终发展为胃贲门癌。研究证实，脂肪组织的积累会上调内源性激素，包括性激素、胰岛素和 IGF–1 的分泌，从而增加细胞增殖，损害细胞凋亡，最终促进肿瘤细胞的生长。此外，肥胖人群，由于脂肪细胞和某些浸润性免疫细胞，炎性因子（如 TNFα、IL–6）和氧化应激增多，机体处于一种慢性全身炎性状态和致癌环境，最终促进癌症（包括胃癌）发生。另外，已有报道血浆脂联素水平与 BMI 成反比。脂联素水平降低与胃癌风险增加有关，可能影响胃癌的进展，特别是上胃的未分化癌。

③ 高血压与胃癌：高血压与胃癌之间的关系尚不清楚，高血压与恶性肿瘤可能存在共同的生物学途径。例如，内源性有丝分裂原和促癌基因可促进肌糖醇三磷酸的增加和细胞质钙水平的增加，后者可能参与了高血压的发生和细胞增殖的

早期事件。

④ 血脂与胃癌：研究发现，血清胆固醇降低可能与胃癌发病呈负相关，尤其与肠型胃癌的发病密切相关。胆固醇是维持细胞功能所必需的一种结构脂质，血清胆固醇长期降低可通过影响 NF-κB 向细胞核内的转运和 p38-MAPK 途径，进而诱导 NF-κB 的激活，促进炎性反应，引起胃黏膜异型增生和肠上皮化生，最终导致肿瘤发生。此外，已有研究表明，载脂蛋白 E（apoE）在胃癌中高表达，且与更深的肿瘤浸润或淋巴结转移有关。

(3) 治疗：二甲双胍持续使用可以降低经胃切除术后的伴有 T₂DM 的胃癌患者的复发率及全因死亡率，这无疑给 T₂DM 合并胃癌患者提供了希望。但目前尚未发现其他降糖药物与胃癌的显著关系，日后还需进一步研究。

6. 代谢综合征 / 糖尿病与肠道肿瘤

(1) 代谢综合征 / 糖尿病与结直肠癌（CRC）

① 流行病学：2 型糖尿病患者的结直肠癌风险估计比非糖尿病对照组高出 27%。肥胖和糖尿病都被认为是 CRC 的独立危险因素。

② 发病机制：代谢综合征和结直肠癌之间的联系可能源其和癌症之间的共同危险因素。此外，糖尿病晚期糖基化终末产物 AGEs、高脂血症、局部炎症 / 氧化应激、细胞外基质改变，以及缺血，可能有助于癌症的发展。a. 胰岛素和 IGF-1 对多种肿瘤和非肿瘤细胞具有促生长和抗凋亡特性，包括正常结肠上皮和结肠癌细胞。b. mTOR 和 p21 激活的蛋白激酶 -1（PAK-1）/ Wnt/β-catenin 细胞内通路参与胰岛素刺激的肠道细胞原癌基因的表达。c. 高糖水平和 AGEs 增加了培养的结肠癌细胞的增殖和迁移，还能导致氧化应激和炎症，这可以破坏细胞成分，并促进恶性细胞转化。d. Wnt/β-catenin 作为腺瘤样息肉体（APC）突变的直接结果在大肠癌中被激活，而在糖尿病患者肿瘤组织周围的正常结肠上皮 β-catenin 表达和磷酸化改变以及细胞增殖均高于

非糖尿病患者。e. 炎症是糖尿病 / 肥胖引起靶器官损伤和大肠癌发生和发展的重要组成部分，炎症反应涉及多种信号通路，包括 MAPK、NF-κB、JAK/STAT 及缺氧诱导因子 -1α（HIF-1α）。持续的 NF-κB/IL-6/STAT3 能激活促进结肠炎相关的靶点。

③ 治疗：研究显示二甲双胍能降低直肠癌发病风险和死亡率。最新研究表明，除格列齐特外，磺酰脲类药物增加了 2 型糖尿病患者的 CRC 风险。而胰岛素治疗对 CRC 预后及复发率仍存在争议。

(2) 代谢综合征与小肠肿瘤：目前，对于小肠癌病因知之甚少，与 CRC 等其他胃肠道癌相比发病较为罕见故很少进行流行病学研究探讨代谢综合征与小肠肿瘤的关系。在美国 AARP 的研究（n = 237）中，BMI ≥ 35kg/m² 相比于 BMI < 25kg/m² 者患小肠癌的风险更大。

7. 代谢综合征与泌尿系肿瘤

泌尿系肿瘤中被证明可能与代谢综合征、糖尿病密切相关的肿瘤包括肾癌、膀胱癌、前列腺癌（PCa）等。

(1) 代谢综合征与肾癌：代谢综合征与肾癌的风险密切相关，大多数是肾细胞癌（RCC）。受胰岛素抵抗影响，胰岛素样生长因子家族通过影响有丝分裂原激活的蛋白激酶和磷脂酰肌醇 3 激酶途径，在细胞的有丝分裂、迁移和抑制细胞凋亡中发挥重要作用。肥胖会导致组织缺氧，进而诱导一系列炎性细胞因子产生，如 TNFα 和白介素。另外，TNFα 可在糖原合酶激酶 3β 的帮助下诱导 RCC 的上皮 - 间质转化，提示其参与了 RCC 的增殖和转移。增高的 IL-6 与肾细胞癌的侵袭性，转移和预后有关。

此外，在肥胖患者中脂联素效能降低可通过单磷酸腺苷（AMP）激活的蛋白激酶抑制体外肿瘤的生长，并作为癌症血管生成的抑制药。过氧化物酶体增殖物激活受体（PPAR）由 3 种亚型组成，即 PPARα、PPARβ 和 PPARγ。其中，PPARγ

已显示可改善胰岛素抵抗并调节脂肪细胞分化。PPAR 在 RCC 组织中的表达增加，PPAR 诱导细胞凋亡并抑制 RCC 的增殖。在培养的脂肪细胞实验中，缺氧可上调 HIF-1α 表达，升高的 HIF-1α 不仅会增加异种移植物中的血管内肿瘤微血管密度，而且，还会在 RCC 中过表达。这些生物学联系可能为我们提供了肾癌和代谢综合征之间因果关系的线索。即使代谢综合征得到控制，由于"代谢记忆"作用，仍然是肾癌的危险因素。

(2) 代谢综合征与膀胱癌：糖尿病和膀胱癌之关系的相关研究结果尚不一致。Meta 分析表明，糖尿病与膀胱癌的高风险（24%）显著相关，但在糖尿病患者队列研究中却没有得到相同的结论。实际上糖尿病患者的膀胱癌死亡率比普通人群高得多。此外，关于吡格列酮和膀胱癌的风险一直存在争议。

(3) 代谢综合征与前列腺癌：流行病学证据表明，代谢综合征与前列腺癌（PCa）之间存在关联，但不同研究结论尚不一致。加拿大一项纳入 2235 位患者的研究表明，代谢综合征患者代谢异常程度的增加与整体和侵袭性前列腺癌的诊断风险增加相关。

8. 代谢综合征 / 糖尿病与皮肤癌

(1) 高血压与皮肤癌：血压升高与 MM 发病风险呈正相关。高血压与癌症发生可能存在共同的生物学机制，一方面抗凋亡作用涉及血管平滑肌细胞的生长和一些神经激素如血管紧张素 Ⅱ（Ang Ⅱ）的有丝分裂作用；另一方面可能与低氧供给和血管内皮生长因子 VEGF 受体产生增加有关。

(2) 血脂与皮肤癌：有研究发现，三酰甘油与女性 SCC、NMSC 风险呈正相关，但没有发现胆固醇与皮肤癌相关的证据。澳大利亚一项研究发现，日常脂肪摄入量可能与 NMSC 呈正相关，间接表明脂肪代谢在 NMSC 发病中可能发挥一定作用。

9. 代谢综合征 / 糖尿病与中枢神经系统肿瘤

(1) 糖尿病与中枢神经系统肿瘤：关于颅内肿瘤与糖尿病的关系研究较少，且结论并不一致。大多数研究围绕发病率较高的脑膜瘤、胶质瘤进行。糖尿病可降低神经胶质瘤、脑膜瘤和听神经瘤的风险，但不显著。

(2) 肥胖与中枢神经系统肿瘤：多项前瞻性研究发现，女性 BMI 与脑膜瘤的风险呈正相关，与正常体重的女性相比，肥胖女性脑膜瘤的患病风险增加。但未在男性中未发现此种相关性。有研究发现，BMI 与神经鞘瘤风险之间呈负相关。

10. 代谢综合征 / 糖尿病与乳腺癌

(1) 糖尿病 / 代谢综合征与乳腺癌风险：Meta 分析显示，糖尿病的女性患乳腺癌的风险增加了 20%～28%，且糖尿病与较差的总体生存率和无病生存率相关。据报道，50 岁或以上的绝经后女性患糖尿病患者的乳腺癌风险增加了 20%～27%。同时，患有糖尿病的乳腺癌患者死亡率增加了 50%。代谢综合征患者，特别是中心型肥胖、糖尿病和高血压，与乳腺癌风险的增加有关。

(2) 糖尿病影响乳腺癌发生发展的分子机制

① 胰岛素和 IGF 配体及受体家族：胰岛素与骨骼肌、脂肪组织和肝脏中的酪氨酸激酶胰岛素受体（IR）结合可刺激葡萄糖摄取。胰岛素可刺激乳腺癌细胞中 IR 的表达，IR 过表达可导致乳腺上皮细胞系的恶性肿瘤。此外，胰岛素抵抗导致高胰岛素血症，通过激活 IR 或胰岛素样生长因子受体 IGFR 激活 Raf/Raf/ERK 级联和 PI₃K/Akt 通路。此外，糖尿病会导致血浆游离雌激素浓度增加，进而激活雌激素受体 ER，促进 ER 介导的信号传导，诱导癌症细胞增殖和肿瘤生长。

② 血脂异常：升高的胆固醇、LDL 和 VLDL 可能是乳腺癌的独立危险因素。游离脂肪酸在非典型蛋白激酶 C-PKC 的激活中扮演至关重要的角色。瘦素水平随着 BMI 的增加而升高，可以激活 JAK/STAT、MAPK/ERK 和 PI₃K/AKT 信号

通路，导致细胞迁移、侵袭和存活的增加。脂联素是一种具有抗炎作用的脂肪细胞因子。可显著抑制瘦素诱导的炎症、癌细胞增殖、存活和血管生成，逆转瘦素相关的抗凋亡作用。脂联素还调控不同抑癌基因、癌基因、促凋亡基因和抗凋亡基因的表达，调控血管生长因子及相关血管生成的信号通路。

(3) 抗糖尿病药物与乳腺癌：胰岛素与乳腺癌发病风险增加和病情预后较差有关，可以部分解释磺酰脲类和格列奈等胰岛素促泌剂会略微增加患乳腺癌的风险。体外癌细胞实验表明，TZD具有抑制癌细胞生长、增殖、诱导细胞凋亡的作用。然而某些啮齿动物的研究表明，TZD作用于PPARγ受体介导增加肿瘤发生。但TZD单独使用或与化疗和激素治疗联合使用时，似乎不会影响乳腺癌的风险。二甲双胍因其具有降糖和抗肿瘤的双重潜力而被广泛应用。而且，二甲双胍在降低癌症风险方面显示出良好的前景。

11. 展望

关于代谢综合征/糖尿病与多种肿瘤的发生密切相关，但是部分肿瘤与代谢综合征/糖尿病的流行病学证据尚不统一。我们仍然需要探索以下几个方面的问题。

(1) 探索不同代谢产物参与肿瘤发生的分子机制，以及代谢综合征/糖尿病与肿瘤发生的共同分子机制，寻找药物作用靶点，研制调节代谢同时遏制肿瘤发生的药物。

(2) 二甲双胍等降糖药被证明可以改善肿瘤的预后，胰岛素对肿瘤的作用尚有争议，应开展大规模临床试验，探索不同降糖药对肿瘤预后的影响，合并肿瘤的糖尿病患者，应选择可改善预后的降糖药，阻止肿瘤的进展。

(3) 尽管代谢综合征/糖尿病的患者可以短期改善相应代谢指标，由于"代谢记忆"作用，其发生仍然会促进肿瘤的发生发展，因此，这些患者应定期体检，尤其是幼年发病、有家族史的患者，重点筛查代谢综合征/糖尿病相关肿瘤。

(4) 调节生活方式对代谢综合征/糖尿病具有重要意义，同时，代谢异常指标的控制对改善肿瘤患者的预后的阈值待进一步探索。

(5) 此外，肿瘤本身，肿瘤的放疗、化疗都会对内分泌系统造成损伤，故肿瘤患者的治疗应评估患者情况，监测代谢物指标，综合治疗。

（王颜刚　黄雅静　周　月　孙胜男　魏凡翔）

（二）肢端肥大症与肿瘤

肢端肥大症是一种由生长激素（GH）长期分泌过量，继而胰岛素样生长因子1（IGF-1）水平增高所导致的内分泌代谢性疾病，95%以上的肢端肥大症患者是由分泌GH的垂体腺瘤所致。

1. 流行病学

肢端肥大症人群患病率为（36～125）/100万，发病率为（2.5～11）/100万。在肢端肥大症患者中，其他系统继发性肿瘤的总体发病率和病死率高于普通人群，平均患病率为10.8%（4.8%～21.3%），标化发病比为1.5。

肢端肥大症患者的死因中，心血管系统和呼吸系统并发症占据前两位，继发性肿瘤是肢端肥大症患者的第三大死因原因。

近年发现，肢端肥大症合并肿瘤以甲状腺肿瘤和结直肠肿瘤发病率较高，因此，下面将重点介绍这两种恶性肿瘤。

(1) 肢端肥大症合并甲状腺肿瘤：研究显示，肢端肥大症患者甲状腺结节的患病率为39%～65%，甲状腺癌的患病率为1.2%～10.6%，肢端肥大症患者的甲状腺癌的肿瘤生物学行为与非肢端肥大症患者无明显差异，预后良好，死亡率较低。

(2) 肢端肥大症合并结直肠肿瘤：与非肢端肥大症患者相比，肢端肥大症患者结肠腺瘤和结肠癌的风险显著增加。肢端肥大症患者合并结肠肿瘤的危险因素包括男性、有3个或更多皮肤赘生物以及有结肠息肉家族史、病程超过5年等。据统计，结肠增生性息肉和结肠腺瘤的患病率为12%～26%，结肠癌的患病率为4%～5%，标化发病比 1.68～3.1，标化死亡比为 2.47。美国临床内分泌医师学会和垂体学会推荐，肢端肥大症患者自确诊之日开始即进行肠镜筛查，并根据个人危险因素定期复查。

(3) 肢端肥大症合并其他肿瘤：肢端肥大症患者前列腺增生的患病率增高，达到 28%～59%，但前列腺癌的患病率为 0.8%～3.4%，与普通人群无明显差异。肢端肥大症患者乳腺癌的标化发病比为 0.9～1.3。此外，肢端肥大症患者还可合并肺癌、宫颈癌、皮肤癌等多种其他系统肿瘤，但多数为个案报道。

2. 发病机制

细胞的增殖、分化、迁移和凋亡均在一定程度上受 IGF-1 信号通路的调控，肢端肥大症患者 GH 和 IGF-1 水平均显著升高。除此之外，IGF-1 还通过影响上皮间质转化、细胞多能性、肿瘤血管生成和转移而发挥致癌作用。

(1) IGF-1 信号通路配体、受体及相关蛋白的作用：IGF-1 与靶细胞的 IGF-1 受体（IGF-1R）相结合，激活 Ras/Raf/ERK 和 IRS-1/PI3K/AKT 级联反应，促进细胞增殖，抑制细胞凋亡；当 IGF-1 或 IGF-1R 的表达水平增强时，IGF-1 信号通路增强会促使肿瘤的发生。

(2) IGF-1 诱导上皮间质转化：研究发现，上皮间质转化（EMT）过程与肿瘤干细胞及其转移能力密切相关。Guvakova 等证明，IGF-1 的过度表达和活化在上皮细胞中诱导去极化和上皮间质转化。转录因子 ZEB1、Twist 和 Snail 可识别 E-钙黏蛋白启动子区域的 E-box DNA 序列，从而下调 E-钙黏蛋白的表达，ZEB1 等的表达水平与 EMT 呈正相关。通过激活 PI3K/AKT 通路、Src 通路、IL-6/STAT3 通路，调控 ZEB1、Twist 和 Snail 等转录因子，可诱导上皮细胞发生间质转化，并增强肿瘤细胞的侵袭转移能力。

(3) IGF-1 影响肿瘤干细胞多能性：IGF-1 信号通路对肿瘤干细胞多能性的维持发挥着重要作用。IGF-1 信号通路通过对 p53 的磷酸化使其失活，减弱 p53 对 Oct-4 和 Nanog 的抑制，进而增加细胞重编程的效率。PI3K/AKT 通路介导 Oct-4 上调，形成 Oct-4/SOX2 复合物，能激活 Nanog 启动子，通过细胞重编程使细胞获得多能性。

(4) IGF-1 对血管内皮生长因子的影响：血管内皮生长因子（VEGF）可促进血管内皮细胞的增殖和趋化，在肿瘤转移中发挥着重要作用。VEGF 有 5 种亚型，其中，VEGF121 的 mRNA 稳定性约为 VEGF165 的 2 倍。IGF-1 可增加 VEGF121 在两种亚型中的比例，提高 VEGF mRNA 的稳定性，从而促进肿瘤的发生。IGF-1 还可调控 RNA 结合蛋白 HuR 的表达，降低 VEGF mRNA 的降解速率，增加 VEGF 的蛋白浓度。

3. 临床表现

肢端肥大症合并肿瘤的患者，临床表现包括肢端肥大症的临床表现和继发性肿瘤的临床表现两个方面。

(1) 肢端肥大症的临床表现：肢端肥大症起病隐匿，病程迁延，绝大多数患者在初始症状出现后 7～10 年才被确诊。男女患病概率相当。临床表现取决于垂体瘤大小、发展速度、GH 分泌情况及对正常垂体和邻近组织压迫的影响。

① GH 和 IGF-1 分泌过多引起的临床表现：主要表现为软组织增生和骨骼过度生长，并引起一系列并发症。肢端肥大症患者约 70% 合并睡眠呼吸暂停综合征，同时伴有打鼾病史的患者中发生率更高（约 90%）。此外，肢端肥大症患者 80%～90% 合并甲状腺肿大，心血管方面的表现主要包括心脏方面的变化和高血压。

② 垂体瘤引起的占位性临床表现：肿瘤向鞍上生长牵扯硬脑膜，侵犯海绵窦时刺激三叉神经，因此，头痛最为常见，约占 55%，肿瘤鞍上占位引起视交叉受压导致视野缺损，使 18% 的患者出现一侧视野缺损，61.3% 的患者出现双侧视野缺损。此外，垂体大腺瘤对正常垂体组织的压迫可引起垂体功能减退和垂体卒中，64% 患者因为腕管正中神经水肿而出现症状性腕管

综合征。

③ 其他并发症引起的临床表现：由于激素水平的改变，肢端肥大症患者可出现胰岛素抵抗、糖耐量减低、糖尿病及其急性或慢性并发症，女性闭经、泌乳、不孕，男性性功能障碍等。

(2) 肢端肥大症合并甲状腺或结直肠肿瘤的临床表现：肢端肥大症合并甲状腺癌或结直肠癌患者的临床表现与非肢端肥大症个体并无明显差别。当合并的继发性肿瘤为良性时，主要为局部占位表现；当合并肿瘤为恶性时，则表现为局部症状及全身表现。

① 合并甲状腺肿瘤：合并良性肿瘤者，大多数无临床症状，或仅为颈前区不适。过大的甲状腺结节患者可出现压迫症状，如异物感、吞咽困难、呼吸困难等。合并恶性甲状腺肿瘤，在肿瘤较大时可触及质地硬而固定、表面不平的肿块，多为无痛性，癌组织侵犯周围组织时，晚期可有声音嘶哑、发音困难、呼吸及吞咽困难、全身恶病质变现等。

② 合并结直肠肿瘤：良性结直肠肿瘤，即结直肠息肉，临床表现为大便习惯、性状改变，腹痛、腹胀等肠道刺激症状。较大的息肉可引起结肠脱垂，少数患者出现不完全性或完全性肠梗阻。恶性结直肠肿瘤，即结直肠癌，早期症状不明显，仅不适感、消化不良、大便潜血等，随肿瘤进展，出现排便习惯与粪便性状改变、不明原因的腹痛，病变进展可出现肠梗阻与肠穿孔等症状。中晚期根据癌的部位可出现腹部包块或直肠肿块。此外，患者可伴贫血、低热，晚期患者出现进行性消瘦、恶病质、腹水等。

4. 诊断与治疗

(1) 诊断：肢端肥大症合并肿瘤的患者，其诊断包括肢端肥大症及继发性肿瘤两个方面。

肢端肥大症者主要以容貌改变、头痛和视力视野障碍等相关典型临床表现为主诉就诊，通过检测血清 GH 和胰岛素样生长因子（IGF-1）水平、垂体影像学检查等可明确诊断。

① 临床表现：肢端肥大及肿瘤的典型临床表现如上所述。当患者没有明显的肢端肥大症表现，而出现 2 个及以上下述症状者，需考虑本病可能：新发糖尿病、多发关节疼痛、新发或难以控制的高血压、心室肥大或收缩舒张功能障碍等心脏疾病、乏力、头痛、腕管综合征、睡眠呼吸暂停综合征、多汗、视力下降、结肠息肉和进展性下颌突出。

② 实验室检查

• 血清 GH 水平、IGF-1 水平：GH 呈脉冲式的生理性分泌，有昼夜节律，受运动和睡眠刺激。GH 半衰期较短，波动范围大。空腹或随机血清 GH < 2.5μg/L 时可判断为 GH 正常。活动期肢端肥大症患者 GH 水平持续升高，24h 的 GH 水平总值较正常值高 10～15 倍。血清 IGF-1 全天分泌量稳定。活动期肢端肥大症患者血清 IGF-1 水平升高。其水平与肢端肥大症患者病情活动的相关性更为密切。

• GH 抑制试验：GH 抑制试验被认为是肢端肥大症诊断的"金标准"。当空腹或随机 GH 水平 ≥ 2.5μg/L 时需要进行葡萄糖耐量试验确定诊断。试验时，通常使用口服 75g 葡萄糖，分别在 0min、30min、60min、90min 及 120min 为患者采血测定其血糖及 GH 水平。若高糖试验中 GH 谷值 < 1μg/L，判断为被正常抑制，而活动期肢端肥大症患者血清 GH 水平持续升高，且不能被高糖所抑制。假阳性结果见于青春期、未控制糖尿病、肝肾疾病或神经性厌食症的患者。

• 结直肠肿瘤相关实验室检查：大便隐血试验可作为普查筛检或早期诊断的线索。血清肿瘤标志物在结直肠癌的诊断中尚不够灵敏和特异，但癌胚抗原（CEA）、CA125、CA19-9 等传统肿瘤抗原标志物检测对早期诊断、手术效果、复发监视具有一定价值。

③ 影像学检查：

- 垂体检查：头颅磁共振（MRI）和 CT 扫描可了解垂体 GH 腺瘤大小和腺瘤与邻近组织关系，其中 MRI 优于 CT。增强扫描及动态增强 MRI 扫描等技术可提高垂体微腺瘤的检出率。

- 甲状腺检查：欧洲内分泌学会建议，存在可触及的甲状腺结节的肢端肥大症患者，推荐甲状腺超声筛查，甚至可行甲状腺细针穿刺活检或基因诊断来明确结节性质。

CT、MRI、PET/CT 检查对体积大、生长迅速的侵入性肿瘤可用以估计甲状腺外组织器官被累及的情况。

- 结直肠检查：美国及我国肢端肥大症相关指南建议，肢端肥大症患者在诊断时应行结肠镜检查，以完善结肠肿瘤的筛查。

④ 其他检查：肢端肥大症确诊后，还应明确是否有相关并发症，定位定性诊断后应进行血压、血脂、心电图、心脏彩超、呼吸睡眠功能等的检测。

(2) 治疗：治疗包括肢端肥大症及继发性肿瘤两个方面。肢端肥大症所合并的肿瘤的治疗与非肢端肥大症肿瘤患者的治疗没有差异。当肢端肥大症合并良性肿瘤时，治疗包括肢端肥大症的治疗及对肿瘤的随访和监视；当肢端肥大症合并恶性肿瘤时，根据患者肿瘤的恶性程度及分期，在控制肢端肥大症症状后给予适当的外科或内科治疗。

① 肢端肥大症的治疗：肢端肥大症治疗目标包括获得生化缓解，即血清 GH 降至随机 GH < 2.5μg/L，OGTT 血清 GH 谷值 < 1μg/L；使血清 IGF-1 降至正常；消除或减小肿瘤体积，避免占位效应；减少疾病相关症状和临床并发症；尽可能保留垂体内分泌功能。

- 手术治疗：手术方式首选经蝶入路内镜下垂体瘤切除术，保留正常垂体功能前提下尽可能切除肿瘤组织以减少肿瘤负荷，通过缩小肿瘤体积缓解占位及减少压迫，降低高 GH 和 IGF-1 水平，减轻相关并发症。

- 药物治疗：预期手术无法完全切除的大腺瘤且无肿瘤压迫症状的患者，不适合接受手术的患者或不愿意做手术的患者，给予药物治疗。a. 多巴胺激动药（DA）溴隐亭对少数肢端肥大症患者有效，而卡麦角林作为选择性多巴胺受体 2 激动药临床疗效较好，尤其在患者 IGF-1 轻度升高且合并有高催乳素血症时疗效更好。b. 生长抑素类似物（SSA）可缩小肿瘤体积，治疗后超过 97% 患者的肿瘤生长得到控制。c. GH 受体拮抗药培维索孟是一种人重组 GH 类似物，可剂量依赖性降低血清 IGF-1 却增加循环中 GH，因此血清 IGF-1 是疗效观察的指标之一。d. 雌激素或选择性雌激素受体调节药，口服雌激素能减弱 GH 诱导的 IGF-1 产生。

- 放射治疗：放射治疗在手术和药物治疗无效时可考虑放射治疗，控制 GH 过度分泌和（或）肿瘤生长。垂体生长激素瘤治疗流程可参照图 12-1。

② 良性肿瘤的治疗：肢端肥大症合并良性肿瘤，应首先治疗肢端肥大症。

甲状腺结节患者，主要以定期复查与随访为主。对于碘缺乏地区患者，左旋甲状腺激素治疗可使结节缩小；对于高功能腺瘤，可采用放射性碘或消融治疗；结节出现压迫症状、刻意恶性等合并甲状腺癌高危因素者考虑手术治疗。结直肠息肉患者定期行肠镜检查关注肿瘤的变化，预防癌变，当肿瘤生长过快或过大，出现占位性改变时，需要专科就诊。

③ 恶性肿瘤的治疗：肢端肥大症合并恶性肿瘤，应首先治疗恶性肿瘤，首选手术切除，并以肢端肥大症治疗作为肿瘤的术前准备。

甲状腺癌的治疗主要包括手术治疗、术后放射性 [131]I 治疗和甲状腺激素替代抑制治疗。

结直肠癌的唯一根治方法为早期切除。结直肠癌对化疗不敏感，但可作为辅助疗法在术后应用；放射治疗主要用于直肠癌，术前放疗可提高

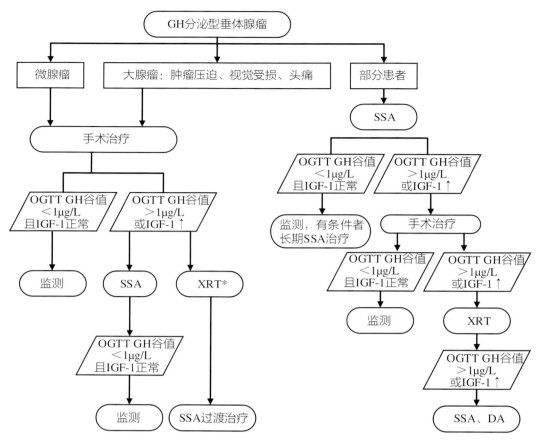

▲ 图 12-1　垂体生长激素腺瘤治疗流程

DA. 多巴胺受体激动药；IGF-1. 胰岛素样生长因子 -1；SSA. 生长抑素类似物；RT. 放疗；OGTT. 口服葡萄糖耐量试验

手术切除率和降低术后复发率，术后放疗则用于手术未达根治或术后局部复发者。

5. 展望

肢端肥大症本身是一种少见、起病隐匿的慢性进展性疾病，涉及多学科、多领域，容易延误诊断及治疗。肢端肥大症患者的死因中，继发性癌症高达 25%，尤其是大肠癌。

近年来，肢端肥大症与肿瘤受到越来越多领域的关注，制订肢端肥大症相关肿瘤的标准筛查指南也显得尤为重要，希望不久的将来，在各方努力下，肢端肥大症合并相关肿瘤患者的发病率及死亡率都能有大幅下降！

（乔　虹　张亚光）

（三）内分泌代谢疾病的放射治疗与肿瘤

放射治疗是一种局部治疗手段，是用放射线治疗恶性肿瘤或良性病变的临床策略。给予病变组织精确剂量照射的同时，尽可能保护周围正常组织，既可以最大限度地杀灭病变细胞、延长患者生存时间，又能保证患者较高的生存质量。

1. 放射治疗的分类

放射治疗按照放射源（指能够产生和释放出电离辐射粒子的物质和设备）产生方式分为以下两类：①放射性核素，可以释放出 α 射线、β 射线或 γ 射线；②人工放射源装置，可以产生不同能量的 X 线（电子直线加速器）、电子束、质子束、中子束、负 π 介子束及其他重离子束等（回旋加速器）。

依据射线源使用的方式分为：①远距离照射，简称外照射；②近距离照射，简称内照射。

2. 放射治疗的方式及机制

放射性核素可以分为体内近距离、体外远距

离两种照射方式，主要以内照射治疗为主。用于诊断或治疗的放射性核素及其标记化合物统称为放射性药物，其作用方式包括：①利用脏器的特异性摄取放射性药品，使其在靶器官浓聚；②利用抗原抗体的特异结合、受体与配体的特异结合机制，使放射性药品结合到富含相应抗原或受体的肿瘤细胞上；③通过介入治疗方法将放射性药品引入病灶；④将放射性药品制成敷贴制剂，用于皮肤疾病的治疗。

而人工放射源装置仅用于体外远距离照射，是肿瘤局部治疗的主要手段。使用电子直线加速器或回旋加速器等装置，将电能转化为具有电离辐射作用的放射线。通过对肿瘤靶区的分析，设计出合理而精确的靶区范围和受照射剂量。

3. 放射治疗的临床应用

(1) 1898 年，居里夫妇成功提炼出镭放射性核素，并用于治疗疾病，从此揭开了核医学的序幕。我国从 1956 年开始放射性核素治疗工作，时至今日，放射性核素治疗已发展为安全、经济且疗效确切的一种临床常用治疗手段。放射性核素治疗在临床上常用的有以下几种。

① ^{131}I 治疗：^{131}I 在衰变的过程中释放 99%β 射线和 1% 的 γ 射线。常用于治疗甲状腺功能亢进和分化型甲状腺癌（DTC）患者。

② ^{32}P 治疗：^{32}P 只发射 β 射线。常用于恶性肿瘤骨转移瘤、皮肤病、血管瘤、真性红细胞增多症的治疗。

③ ^{198}Au 治疗：^{198}Au 释放 β 射线及 γ 射线。常用于腔内血管瘤、恶性肿瘤等治疗。

④ ^{60}Co 治疗：^{60}Co 发射 β 及 γ 射线，主要利用其发射的 γ 射线，用于深部肿瘤的治疗，如颅脑内肿瘤。

(2) 1895 年物理学家伦琴发现 X 线，从 20 世纪 60 年代开始，放射治疗快速发展。我国的放疗事业近 30 年来迅速发展壮大。放射治疗成为包括手术治疗、药物治疗的肿瘤三大治疗手段之一。目前，放射治疗常用的治疗设备有如下几种。

① ^{60}CO 治疗机：利用放射性核素 ^{60}CO 产生和形成的 γ 射线，现多用于开展立体定向放射治疗技术。

② 医用电子直线加速器：是目前最常用的放射治疗设备，专用于远距离放射治疗。

③ 后装治疗机：专用于近距离治疗，通过施源器或插植针将放射源送入到肿瘤部位。

④ 重粒子回旋加速器：可以产生质量较大的电离辐射粒子，如快中子、质子、负 π 介子等。

4. 内分泌疾病的放射治疗与肿瘤

放射治疗破坏内分泌肿瘤或增生腺体，减少激素的分泌，可以用于内分泌系统肿瘤和功能亢进的治疗。但是，放射治疗是一把双刃剑，在治疗肿瘤的同时，也可能引起放射反应和损伤，包括诱发继发性恶性肿瘤。

(1) 内分泌疾病的放射治疗

① 内分泌腺体功能亢进性疾病：内分泌疾病中功能亢进是放射治疗的适应证，这里重点介绍放射性 ^{131}I 治疗甲状腺功能亢进症（甲状腺功能亢进）。

甲状腺具有高度选择性摄取碘的能力，而甲状腺功能亢进患者的甲状腺摄碘能力更强。^{131}I 被摄取后，在甲状腺高度浓集，β 射线的辐射导致部分甲状腺滤泡被破坏，逐渐死亡，甲状腺组织开始出现急性炎性变化，随后甲状腺细胞萎缩，结缔组织生成替代正常细胞，最终达到控制甲状腺功能亢进的目的。甲状腺高功能腺瘤，是起源于甲状腺滤泡的良性肿瘤，放射性 ^{131}I 治疗是首选方案之一，具有较好的有效性和安全性。

放射性 ^{131}I 治疗的剂量各国不尽相同，国内首次总剂量多小于 5mCi，而美国单次给予总剂量为 10～15mCi。确定 ^{131}I 治疗的剂量也可以根据甲状腺质量和甲状腺 24h 摄碘率计算。但需注意 ^{131}I 治疗前抗甲状腺药物停药 1～2 周。治疗后 6～12 周甲状腺功能恢复正常，未治愈者 6 个月后可行第二次治疗，剂量为首次治疗剂量的1.5倍。

^{131}I治疗后需要定期复查甲状腺功能，尽早发现甲状腺功能减退。除终身性甲状腺功能减退之外，^{131}I治疗还有发生放射性甲状腺炎、诱发甲状腺危象和加重甲状腺相关眼病的风险。

②内分泌系统肿瘤：一般而言，放射治疗并非内分泌系统肿瘤的首选方案，常用于以下疾病的特殊情况。

• 垂体瘤：放射治疗主要作为垂体瘤手术治疗的辅助治疗。外照射治疗的总剂量通常为45～54Gy，采用25～30次分割照射，主要用于治疗不规则肿瘤，特别是当肿瘤侵犯视通路垂体柄及脑干等重要结构时，常规外照射治疗对正常组织的损伤较小，可作为首选。

垂体瘤放射治疗的指征包括手术后残余肿瘤比较大，且药物不能有效控制；肿瘤术后复发；鞍上病变，患者拒绝经颅手术；影像学检查局部阴性，但具有生化改变和临床症状明显者。

垂体瘤放射治疗可能出现的并发症，包括垂体功能低下、中枢神经系统放射性损伤等晚期损伤；急性放射反应，常见的有皮肤黏膜损伤、唾液腺继发感染等。所以，垂体瘤放射治疗后一定进行定期随访，包括2～4周的短期效果评价，以及3个月以后的长期效果评价。

• DTC：首选方案为手术治疗，^{131}I是清除剩余甲状腺组织和残余癌细胞的必要手段。因此，除TNM分期Ⅰ期DTC，病灶≤1cm，且非高细胞、柱状细胞等侵袭性组织类型的DTC外，均应考虑术后行^{131}I治疗。

^{131}I治疗一般于手术后6～12周进行。低剂量的^{131}I治疗即可达到清除术后残余正常甲状腺组织的目的。

经手术和^{131}I治疗后的DTC患者，血清Tg对于监测DTC复发和转移具有高敏感性和特异性；当DTC患者在长期随访中血清Tg水平逐步

升高或可疑复发时，可以行^{131}I全身显像检查，了解有无残留病灶、复发或转移；当怀疑DTC复发、局部或远处转移时，可考虑行CT、MRI或PET检查。

• 恶性嗜铬细胞瘤及其转移灶：这类病变对常规的化疗及体外放疗效果不佳，间碘苄胍（^{131}I-间位碘代苄胍，^{131}I-MIBG）是抗神经元的阻滞剂，能被具有神经分泌颗粒的恶性嗜铬细胞瘤及其转移灶摄取，释放出β射线使肿瘤细胞受到较大辐射损伤，使肿瘤活性受到抑制和破坏，有效控制疾病进展，改善预后延长生存期。

(2) 内分泌疾病放射治疗的肿瘤风险：在放射治疗过程中，射线可能会辐射到一些正常组织。在长期存活的肿瘤患者中，有6%～40%曾出现不同程度的放射性损伤。放射治疗损伤包括急性放射治疗反应、亚急性放射治疗反应和晚期放射治疗反应。大部分反应症状在治疗结束后会逐渐消失，有一些反应会造成组织器官功能障碍，变成不可逆的损伤。急性放射反应通常在治疗期间发生，包括全身性的乏力、头晕、失眠等，以及局部的皮炎、黏膜反应等。亚急性和晚期放射反应在治疗数月和数年后出现，可能出现腺体功能衰退、组织坏死，小部分患者可出现继发性恶性肿瘤（SMN）。

① 甲状腺功能亢进的^{131}I治疗与肿瘤：关于放射^{131}I治疗与甲状腺功能亢进患者的肿瘤风险是否相关这个问题，从世界上首例使用^{131}I治疗甲状腺功能亢进开始，就没有停止过争论，但迄今意见仍未统一。

观点之一：^{131}I治疗与肿瘤风险无关。1974年，Dobyns等在平均随访时间为8.2年的甲状腺功能亢进治疗患者中，总结了手术治疗、抗甲状腺药物治疗和^{131}I治疗之间的差异，认为甲状腺功能亢进患者接受三种不同的治疗方法，其肿瘤相关死亡风险和白血病患病风险均未见明显差异。20世纪末，Elaine等对甲状腺功能亢进患者进行了

更长时间的随访研究，平均随访时间长达 21 年，结果仍然显示，^{131}I 治疗并未增加甲状腺功能亢进患者罹患甲状腺癌和白血病的风险。

观点之二：^{131}I 治疗可能增加肿瘤发生风险。2019 年 7 月，美国学者认为接受放射性碘治疗的甲状腺功能亢进患者，较大剂量的 ^{131}I 治疗可能与乳腺癌风险增加直接相关。虽然此结论来自于迄今为止世界上最大的接受放射性治疗甲状腺功能亢进患者的队列数据，但仍然受到研究方法存在局限性和没有充分验证的质疑；另外，反对意见还认为在讨论肿瘤发病率和死亡率时，该作者没有考虑其他影响因素，如年龄、性别、基础疾病等。

即使目前尚无定论，放射性碘治疗仍然是治疗甲状腺功能亢进的主要治疗选择之一，特别是在甲状腺功能亢进症复发或甲状腺功能亢进难以控制的患者。并且，患者尽快尽早控制甲状腺功能亢进，比关注 ^{131}I 的致癌风险收益更多。我国暂无大规模的研究数据支持 ^{131}I 治疗甲状腺功能亢进后会引起 SMN 或死亡风险增高。故在确保合适个体与合适剂量的前提下，^{131}I 依然是治疗甲状腺功能亢进的重要手段之一。

② DTC 的 ^{131}I 治疗与肿瘤：放射性 ^{131}I 治疗是 DTC 非常有效的辅助治疗手段，但这一疗法可能会导致 SMN 的发生。在放射性 ^{131}I 治疗的甲状腺癌患者中观察到 SMN 风险的增加，尤其是当放射性治疗剂量累计增加 150mCi 时，次生肿瘤风险明显增加，且女性高于男性。其中，发病率最高的肿瘤为白血病，其余依次为非霍奇金淋巴瘤、前列腺肿瘤、肺和纵隔肿瘤、胰腺肿瘤、肾和结肠直肠肿瘤、继发性骨髓瘤和乳腺癌等继发性恶性肿瘤。

综上所述，放射治疗虽然是内分泌腺体功能亢进症和内分泌系统肿瘤的常用治疗方案，但其导致的放射性损伤值得高度关注。在目前仍缺乏高级别临床证据的前提下，应该在个体化治疗方案的基础上，更好地开展相关研究，以期设计出内分泌疾病放射性治疗的精准方案。

（乔 虹 赵晓宇）

三、展望

内分泌代谢性疾病的发生、发展过程以及治疗均与多种肿瘤的发生密切相关。临床诊疗中，需进一步评估内分泌代谢病发生发展过程中的肿瘤风险，同时治疗过程中，也需兼顾治疗方案的可能致癌风险，力争最优治疗方案。

目前，甲状腺功能亢进、肢端肥大症、糖尿病、肥胖或代谢综合征等患者本身肿瘤的发生风险较普通人群更高，因此在确诊疾病的同时，即需评估发生各类肿瘤的风险。例如，对于肢端肥大症患者，结直肠癌的发生风险显著增高，则需常规行肠镜检查，排除结肠肿瘤。所有甲状腺功能亢进患者，应考虑甲状腺癌或乳腺癌的发生风险可能增加，需进行颈部超声及乳腺超声检查。

代谢性疾病和肿瘤之间的关系与代谢紊乱、肥胖、胰岛素抵抗、高胰岛素血症、炎症发生密切相关，且两种疾病具有多种共同的危险因素，故代谢性疾病的治疗过程可能会降低某些肿瘤的发生率和死亡率。今后需要对代谢性疾病和肿瘤之间的关系进行深入研究，寻找两者联系的分子机制，寻找药物作用靶点，以期在治疗其中一种疾病的同时对另一种疾病的预防、治疗和预后产生积极的影响。

治疗方面，尽管有报道显示抗甲状腺药物或 ^{131}I 与肿瘤发生风险相关，但对于甲状腺功能亢进仍需权衡利弊，积极治疗，切不可因噎废食。此外，降糖药物与多种肿瘤发生风险相关，迄今为止，几乎没有一种降糖药因明确的肿瘤风险被撤回，故治疗中需结合个体情况，优化治疗方案。如合并肿瘤的糖尿病患者，应选择可改善预后的降糖药，阻止肿瘤的进展。糖尿病自身可增加肿瘤风险，一些降糖药物亦有致癌的可能，究竟是糖尿病本身还是降糖药物引起的肿瘤风险增加，还有待进一步考证。最后，除了关注内分泌代谢疾病合并或导致肿瘤的风险外，还需特别重视肿瘤患者治疗过程中内分泌代谢系统的变化，积极监测代谢物指标，综合治疗，延长患者寿命，提高生存质量。

（刘　超　相萍萍）

参 考 文 献

[1] Yki-Järvinen H, Luukkonen PK. Diabetes, Liver Cancer, and Cirrhosis: What Next? [J]. Hepatology, 2018, 68 (4): 1220-1222.

[2] Luzón-Toro B, Fernández RM, Villalba-Benito L, et al. Influencers on Thyroid Cancer Onset: Molecular Genetic Basis [J]. Genes, 2019, 10 (11):3390.

[3] Kim Y, Vagia E, Viveiros P, et al. Overcoming acquired resistance to PD-1 inhibitor with the addition of metformin in small cell lung cancer (SCLC) [J]. Cancer immunology, immunotherapy, 2020:1-5.

[4] Linkeviciute-Ulinskiene D, Patasius A, Zabuliene L, et al. Increased Risk of Site-Specific Cancer in People with Type 2 Diabetes: A National Cohort Study[J]. International journal of environmental research and public health, 2019, 17 (1):246.

[5] Kim JM, Park JW, Lee JH, et al. Survival Benefit for Metformin Through Better Tumor Response by Neoadjuvant Concurrent Chemoradiotherapy in Rectal Cancer [J]. Diseases of the colon and rectum, 2020, 63 (6): 758-768.

[6] Shin CM, Kim N, Han K, et al. Anti-diabetic medications and the risk for colorectal cancer: A population-based nested case-control study [J]. Cancer epidemiology, 2020, 64: 101658.

[7] Murphy N, Jenab M, Gunter MJ. Adiposity and gastrointestinal cancers: epidemiology, mechanisms and future directions [J]. Nature reviews. Gastroenterology & hepatology, 2018, 15 (11): 659-670.

[8] Sayed A, Munir M, Bahbah EI. Aortic Dissection: A Review of the Pathophysiology, Management & Prospective Advances [J]. Current cardiology reviews, 2020.

[9] Díaz-Chirón L, Martín M, Rozado J, et al. Relevance of Etiological Study of Aortic Dissection: Family History and Histology as Key Players [J]. Revista espanola de cardiologia, 2019, 72 (1): 81-82.

[10] Aboonabi A, Meyer RR, Singh I. The association between metabolic syndrome components and the development of atherosclerosis [J]. Journal of human hypertension, 2019, 33 (12): 844-855.

[11] Boguszewski CL, Ayuk J. Management of endocrine disease: acromegaly and cancer: an old debate revisited [J]. Eur J Endocrinol, 2016, 175: R147-156.

[12] Abreu A, Tovar AP, Castellanos R, et al. Challenges in thediagnosis and management of acromegaly: a focus on comorbidities [J]. Pituitary, 2016, 19: 448-457.

[13] Petroff D, Tönjes A, Grussendorf M, et al. The Incidence of Cancer Among Acromegaly Patients: Results From the German Acromegaly Registry[M]. Pituitary, 2017, 100: 3894-3902.

[14] Shali H, Ahmadi M, Kafil HS, et al. IGF-1R and c-met astherapeutic targets for colorectal cancer[M]. Biomed Pharmacother, 2016, 82: 528-536.

[15] 徐向英，曲雅勤 . 肿瘤放射治疗学 [M]. 第 3 版 . 北京：人民卫生出版社，2017.

[16] 王鹏程 . 放射物理与辐射防护 [M]. 北京：人民卫生出版社，2016.

[17] 王荣福，安锐 . 核医学 [M]. 第 9 版 . 北京：人民卫生出版社，2018.

[18] 黄钢，申宝忠 . 影像核医学与分子影像 [M]. 第 3 版 . 北京：人民卫生出版社，2016.

[19] Kitahara, Amy Berrington De Gonzalez, et al. Association of Radioactive Iodine Treatment With Cancer Mortality in Patients With Hyperthyroidism[J]. JAMA Intern Med, 2019, 179, 26(8): 1034-1042.

[20] Justin G, Erin E, Kitahara, et al. Safety of the Use of Radioactive Iodine in Patients With Hyperthyroidism-Reply[J]. JAMA Intern Med, 2019, 179 (12): 1739.

[21] Taylor PN, Okosieme OE. Joint statement from the Society for Endocrinology and the British Thyroid Association regarding 'Association of Radioactive Iodine Treatment with cancer mortality in patients with hyperthyroidism[J]. Clin Endocrinol, 2020, 92 (3): 266-267.

[22] Chi Yun Yu, Omar Saeed. A Systematic Review and Meta-analysis of Subsequent Malignant Neoplasm Risk after Radioactive Iodine Treatment of Thyroid[J]. Thyroid, 2018, 28(12): 1662-1673.

[23] Boguszewski CL, Boguszewski M. Growth hormone's links to cancer[J]. Endocrine reviews, 2019, 40:558-574.

[24] Kitahara CM, D KRF, Jorgensen JOL, et al. Benign thyroid diseases and risk of thyroid cancer: A Nationwide Cohort Study[J]. The Journal of clinical endocrinology and metabolism, 2018, 103:2216-2224.

[25] Medas F, Erdas E, Canu GL, et al. Does hyperthyroidism worsen prognosis of thyroid carcinoma? A retrospective analysis on 2820 consecutive thyroidectomies[J]. Journal of Otolaryngology – Head and Neck Surgery, 2018,47:6.

[26] Erratum: Weight management and physical activity throughout the cancer care continuum[J]. CA: a cancer journal for clinicians, 2018, 68(1):64-89.

[27] Chen Y, Tan F, Wei L et al. Sleep duration and the risk of cancer: a systematic review and meta-analysis including dose-response relationship[J]. BMC cancer, 2018, 18:1149.

[28] Greenspan BS, Siegel JA, Hassan A, et al. There is no associ-ation of radioactive iodine treatment with cancer mortality in patients with hyperthyroidism[J]. Journal of nuclear medicine: official publication, Society of Nuclear Medicine, 2019, 60:1500-1501.

第 13 章

内分泌肿瘤

一、内分泌肿瘤基础理论研究进展

内分泌肿瘤既包括起源于内分泌腺体的肿瘤，也包括起源于其他部位具有内分泌功能的肿瘤。内分泌肿瘤具有细胞异常增殖的特征，大多具有分泌激素的功能，因此临床表现多样化。传统的内分泌肿瘤分类根据肿瘤部位、组织形态学特征、临床表现进行划分，近年来随着基因组学、表观遗传学的蓬勃发展，使我们能够从基因组学角度重新认识内分泌肿瘤，对内分泌肿瘤进行更系统、更精细的分子诊断与分类。

基因组学的数据帮助我们发现同一种类型的肿瘤，其实在分子层面存在很大的异质性，例如垂体瘤的全基因组测序结果发现，与垂体瘤相关的致病基因涉及多个通路，包括与细胞周期相关的 *PIK3CA*、*NOTCH1/2*、*GLI1/2/3*，与染色质修饰相关的 *ARID1A/B*、*ASXL1*、*BRD4*、*CREBBP*，与 DNA 损伤修复相关的 *PRKDC*、*BRCA1/2*、*ATM*、*FANCA*。而具有分泌不同激素的功能的垂体瘤亚型，也有特征性易感基因，如 ACTH 瘤与 *USP8* 基因相关，生长激素瘤与 *GNAS* 基因相关，*MEN-1* 突变在散发垂体瘤和家族性垂体瘤中都较为常见。不同类型的肿瘤，也可能存在相同的致病基因。过去我们对 2 型多发性内分泌腺瘤病（MEN-2）的认识，认为患者临床表现包括甲状腺癌患病率增加，尤其甲状腺髓样癌（MTC）高发，随着两个疾病基因组学的完善，发现 MTC

患者往往携带 *RET* 基因重排或突变，而 MEN-2 的分子机制也是 *RET* 基因的异常活化，*RET* 基因异常是两者共同的发病机制，也是导致 MEN-2 患者 MTC 高发的原因。LiFraumeni 综合征患者肾上腺癌的发病率高于一般人群，与两者共同的致病基因 *TP53* 基因突变相关。垂体瘤与遗传性骨营养不良（McCune-Albright 综合征）都具有 *GNAS* 基因突变。

在基因层面阐明内分泌肿瘤的分子机制，不仅有助于对疾病进一步认识，也对辨别肿瘤良恶性、指导疾病诊疗至关重要。MEN-2A 型患者常携带 RET 胞外部分蛋白丝氨酸残基 Cys 609、611、618、629、634 位点的突变，结合基因检测与降钙素原的水平，对携带高危突变位点的患者，及时进行预防性甲状腺切除手术，能很大程度地改善预后。研究发现，对于携带高危突变 Cys634 和 Cys883 的 MEN-2A 型患者，5 岁以内预防性切除甲状腺；携带高危突变 p.M918T 的 MEN-2B 型患者，出生即预防性切除甲状腺，可使患者获益。Ki-67 是恶性内分泌肿瘤的特征性基因，Ki-67 增殖指数与胰腺神经内分泌肿瘤、肾上腺肿瘤恶性程度相关，已被作为肿瘤恶性程度分级依据。

多数内分泌肿瘤都是由多个致病基因导致的复杂疾病，不能通过检测单个基因突变或表达水平来诊断或鉴别良恶性。近年来肿瘤数据库日益完善，筛选出了与肿瘤相关的基因集合，二代测序、芯片检测的普及使个体化基因诊断从概念变成事实，对于与多个基因相关的复杂疾病，个人基因组检测可以很好地指导疾病诊疗。一个典型的例子是分化型甲状腺癌（DTC）的诊断。人类癌症数据库（TCGA）检测了 496 例甲状腺癌的 DNA 外显子测序、RNA 表达谱、miRNA 谱、DNA 甲基化谱以及蛋白组学，奠定了研究 DTC 相关基因的基础。自 2010 年开始，若干研究尝试将筛选出的 DTC 相关基因用于可疑甲状腺结节穿刺标本的良恶性诊断，逐步研发出以二代测序的方法检测 DNA 突变的 Thyroseq，以及以芯片检测的方法检测 mRNA 表达谱的 GEC 和 GSC，临床应用证实 Thyroseq 对恶性甲状腺结节的阴性预测值可高达 90%～100%，GSC 的阴性预测值也可达到 96%。

除了 DNA 多态性和 mRNA 表达水平的研究，表观遗传学和非编码 RNA 的研究，也发现了新的与内分泌肿瘤相关的致病位点，使我们对内分泌肿瘤致病机制的认识更加丰富。表观遗传学和非编码 RNA 的研究成果还可用于预后判断，例如肾上腺癌，检测肿瘤 68 个 CpG 位点的 DNA 甲基化程度，结果划分为 3 个等级，评分等级高提示生存期短。

传统内分泌肿瘤的治疗方式主要是手术，但针对无法切除的病灶，联合化疗与放疗的治疗效果欠佳，内分泌肿瘤关键致病基因的发现，使针对基因靶点治疗成为可能。如 *RET* 基因是 MTC 和 MEN-2 的致病基因，*RET* 基因下游可激活酪氨酸激酶受体 TKR，将 *RET* 基因及下游通路作为靶点，研发了多种药物用于治疗 MTC 及其他携带 RET 基因突变或重组的肿瘤。包括抑制 RET 表达（ATF4、TFAP2C、玫瑰树碱类似物）、促进 RET 降解（热休克蛋白抑制药）、RET 负向调节（HSP90、CBL、NEDD4 泛素化酶），以及目前应用最广泛的酪氨酸激酶抑制药（伊马替尼、凡德他尼、卡波替尼等）来抑制酪氨酸激酶受体活化。其他具有 *RET* 基因重排或突变的疾病，如

一部分肺腺癌和乳腺癌，凡德他尼和卡博替尼在携带 *KIF5B-RET* 基因融合的肺腺癌患者中也具有良好疗效。第二代选择性 RET 抑制药 BLU-308、BLU-667 和 LOXO-292，对 RET 的选择性在体外试验和动物模型验证中，较酪氨酸激酶抑制药提高了至少 100 倍，目前正在投入临床试验。

另外，随着基因编辑技术的发展，基因编辑方法 ZFN、TALEN 和 CRISPR 逐渐成熟，尤其 CRISPR，以其迅速、高效、低成本的编辑效果，使基因编辑变得更加容易，有望率先应用在单基因致病的遗传性肿瘤中。

综上所述，基因组学、表观遗传组学、非编码 RNA 的研究，帮助我们更加系统地认识了内分泌肿瘤；特征性 DNA 多态性表现、mRNA 表达谱及表观遗传修饰的归纳总结，可能改变内分泌肿瘤分类的方式、良恶性鉴别方式和预后判断方式；个人基因组检测的可及性，在未来将使分子诊断变成内分泌肿瘤诊断不可或缺的部分；靶向药物和基因编辑技术的发展，将为肿瘤的治疗开辟全新的领域。

（单忠艳　刘婷婷）

二、临床各论

（一）甲状腺肿瘤

甲状腺癌是一种起源于甲状腺滤泡上皮或滤泡旁上皮细胞的恶性肿瘤，也是头颈部最为常见的恶性肿瘤。根据肿瘤起源及分化差异，甲状腺癌分为由内胚层衍生的滤泡细胞引起的甲状腺乳头状癌（PTC）、甲状腺滤泡癌（FTC）、甲状腺未分化癌（ATC）和源于甲状腺滤泡旁细胞的甲状腺髓样癌（MTC）。其中 PTC 最为常见，占全部甲状腺癌的 85%～90%，PTC 和 FTC 合称分化型甲状腺癌（DTC）。

1. 甲状腺癌的流行病学

(1) 全球甲状腺癌流行病调查现状：在全球

范围内甲状腺癌发病率逐年增长，年龄标准化后的统计数据显示，全球 2006—2016 年成年人的甲状腺癌发病率增长了 50%，在所有癌症中涨幅最大。甲状腺癌发病率迅速增长的主要原因目前仍存在争议。

(2) 我国甲状腺癌的流行病学特征：我国甲状腺癌的发病率总体呈明显上升趋势，且我国的甲状腺癌的发病率和死亡率均存在着明显的地区差异。根据国家癌症中心最新数据显示，2015 年中国甲状腺癌的发病率位居所有恶性肿瘤的第 7 位、女性恶性肿瘤的第 4 位。

2. 发病机制

国内外大量研究表明甲状腺癌的发病与多种因素相关，已被证实的最为密切的危险因素为放射接触史。遗传因素、碘摄入量、饮食和环境因素也在甲状腺癌的发生中起重要作用。甲状腺肿瘤的发生是一个多因素诱导、多基因参与的多阶段发展过程。目前的研究显示，甲状腺肿瘤的发生是包括癌基因突变（*BRAF*、*RAS*、*TERT* 等）、抑癌基因失活和突变、错配修复基因突变导致 DNA 错配修复系统功能降低或丧失，以及细胞凋亡等机体自稳系统调控失常等多种因素综合作用的结果。近年来研究发现，表观遗传学修饰与甲状腺癌的发生也密切相关。

3. 临床表现

(1) 症状：大多数甲状腺癌没有临床症状，合并甲状腺功能异常时可出现相应的临床表现。晚期局部肿块疼痛，可出现压迫症状，常可压迫气管、食管。肿瘤局部侵犯重时可出现声音嘶哑、吞咽困难或交感神经受压引起霍纳综合征，侵犯颈丛可出现耳、枕、肩等处疼痛等症状。颈部淋巴结转移引起的颈部肿块在 ATC 发生较早。MTC 由于肿瘤本身可产生降钙素和 5- 羟色胺，患者可出现腹泻、心悸、面色潮红等症状。

(2) 体征：甲状腺癌体征主要为甲状腺肿大或结节，结节形状不规则、与周围组织粘连固定，并逐渐增大，质地硬，边界不清，初起可随吞咽运动上下移动。若伴颈部淋巴结转移，可触诊颈部淋巴结肿大。

(3) 侵犯和转移

① 局部侵犯：甲状腺癌局部可侵犯带状肌、喉返神经、气管、食管、环状软骨及喉，甚至可向椎前组织侵犯，向外侧可侵犯至颈鞘内的颈内静脉、迷走神经或颈总动脉。

② 区域淋巴结转移：大部分 PTC 患者在确诊时已存在颈部淋巴转移。PTC 易早期发生区域淋巴转移，且以多区转移为主，中央区淋巴结为最常见转移部位。PTC 淋巴结转移常见原发灶同侧、气管旁淋巴结、颈静脉链淋巴结和颈后区淋巴结。少见的淋巴结转移部位有咽后或咽旁淋巴结。

③ 远处转移：肺部是甲状腺癌常见的远处转移器官，也可出现骨转移和颅内转移。DTC 较 ATC 或分化差的甲状腺癌出现远处器官转移的可能性低。

(4) 常见并发症：DTC 因生长相对较缓慢，极少引起并发症。MTC 因分泌降钙素和 5- 羟色胺，可引起患者顽固性腹泻，从而引起电解质紊乱。ATC 生长迅速，可引起重度呼吸困难等并发症。

4. 诊断

(1) 病史与症状：甲状腺癌患者早期无明显症状，以颈部肿块或者结节为主。若伴有如下病史时需要高度警惕甲状腺癌，如童年期头颈部放射线照射史或放射性尘埃接触史、全身放射治疗史、既往史或家族史。颈部触诊甲状腺时应注意肿块形状、大小、硬度、范围、活动度、位置，以及淋巴结是否肿大等情况。

(2) 实验室检查

① 甲状腺功能检查：包括血清甲状腺激素（T_4）、三碘甲状腺原氨酸（T_3）、游离 T_4（FT_4）和游离 T_3（FT_3）及促甲状腺激素（TSH）的测定。近年有研究表明，低水平的 TSH 和较高的 T_4 更倾向于良性结节。除此之外有时还需要对甲状腺自身抗体（包括 TgAb、TPOAb 和 TRAb）进行

检测。

②肿瘤标志物检查：包括甲状腺球蛋白（Tg）、降钙素（Ct）和癌胚抗原（CEA）。其中Tg 在 DTC 患者治疗后的随访阶段是判断患者是否存在肿瘤残留或复发的重要指标。在 DTC患者中，TgAb 是 Tg 的一个重要的辅助实验。TgAb 会影响 Tg 监测病情的准确性，因此每次测定血清 Tg 时均应同时检测 TgAb。MTC 患者建议在治疗前同时检测血清 Ct 和 CEA，并在治疗后定期监测血清水平变化，如果超过正常范围并持续增高，特别是当 Ct ≥ 150pg/ml 时，应高度怀疑病情有进展或复发。

（3）影像学检查：超声检查（US）和 CT 检查作为临床诊断结节性甲状腺肿并发甲状腺癌常用的诊断方式，均具有无创、可重复检查的特点。甲状腺影像报告和数据系统（TI-RADS）对甲状腺结节恶性程度进行评估，有助于规范甲状腺超声报告。但 TI-RADS 分类并未统一，可参考《甲状腺癌诊疗规范》（2018 年版）中的标准。临床推广应用超声联合 CT 诊断方法，提高甲状腺癌诊断的准确率。在进行 ^{131}I 治疗 DTC 之前，通常要行甲状腺核素显像明确患者术后残留甲状腺的大小和功能情况。

（4）超声引导下细针穿刺活检（US-FNAB）：US-FNAB 是一种方便易行、准确性高的检查方法，可初步鉴别甲状腺结节良恶性。直径 > 1cm的甲状腺结节且超声有恶性征象者，推荐进行US-FNAB；直径 ≤ 1cm 的甲状腺结节，不推荐常规行穿刺活检，但若超声提示结节有恶性征象或颈部淋巴结异常等危险因素，可考虑行超声引导下 FNAB。经甲状腺核素显像证实为有自主摄取功能的热结节、超声检查提示为纯囊性的结节的患者无须 US-FNAB 检查。

5. 治疗

不同类型的甲状腺癌采取的治疗方法不同。DTC 的治疗以外科治疗为主，辅以术后内分泌治疗、放射性核素治疗，某些情况下需辅以放射治

疗、靶向治疗。MTC 以外科治疗为主，某些情况下需辅以放射治疗、靶向治疗。ATC 极少有手术机会，总体来说预后很差。

（1）手术治疗

① DTC 的外科治疗

- 原发灶的处理：肿瘤 T 分级为 T_1、T_2 的病变，多局限于单侧腺叶，建议行患侧腺叶及峡部切除。对于部分有高危因素如多灶癌、淋巴结转移、远处转移和术后有必要行核素治疗的患者，也可行全甲状腺切除。T_3 病变肿瘤较大或已侵犯甲状腺被膜外肌肉，建议行全甲状腺切除。T_4 病变已经侵犯周围结构器官，一般建议全甲状腺切除。

- 区域淋巴结的处理

中央区淋巴结：对于 cN_{1a} 应清扫患侧中央区。对于 cN_0 的患者，如有高危因素可考虑行中央区清扫。对于 cN_0 低危患者（不伴有高危因素），可个体化处理。中央区清扫的范围，上界为舌骨水平，下界为无名动脉上缘水平，外侧界为颈总动脉内侧缘。

侧颈部淋巴结：侧颈部淋巴结包括 Ⅰ～Ⅴ区，建议对术前评估或术中冰冻证实为 N_{1b} 时行侧颈治疗性清扫。ⅤA 区及Ⅰ区淋巴结转移较少见，因此不建议常规清扫。

② MTC 的外科治疗：对于 MTC，建议行全甲状腺切除。如为腺叶切除后确诊的 MTC，建议补充甲状腺全切除。MTC 较易出现颈部淋巴结转移，大部分患者就诊时已伴有淋巴结转移，切除原发灶同时还需行颈部淋巴结清扫术（中央区或颈侧区），清扫范围除临床评估外，还需参考血清降钙素水平。

③ ATC 的外科治疗：少数 ATC 患者就诊时肿瘤较小，可能有手术机会。多数 ATC 患者就诊时颈部肿物已较大，且病情进展迅速，无手术机会。肿瘤压迫气管引起呼吸困难时，尽可能减瘤后，行气管切开术。

（2）^{131}I 治疗：采用 ^{131}I 清除 DTC 术后残留的

微量甲状腺组织和 ^{131}I 清灶治疗，清除手术不能切除的 DTC 转移灶（包括局部淋巴结转移与远处转移）。对高危复发危险分层患者强烈推荐 ^{131}I 治疗，低危分层患者则无须行 ^{131}I 治疗。有研究指出癌灶小且危险因素较少的中危患者经 ^{131}I 治疗后未能改善总体预后，因此中危分层患者是否应行 ^{131}I 治疗仍存在争议。

（3）TSH 抑制治疗：DTC 患者术后行 TSH 抑制治疗可以抑制肿瘤细胞的增长。近年来，TSH 抑制治疗的理念发生了转变，提倡应该兼顾可能带来的益处和潜在的损害，根据 TSH 抑制治疗的不良反应风险和 DTC 患者术后复发、转移和死亡危险度评估设定制订个体化的治疗目标，摒弃单一标准。

（4）甲状腺癌的外放射治疗、化学治疗：甲状腺癌对放射治疗敏感性差，单纯放射治疗对甲状腺癌的治疗并无好处，外照射放疗仅在很小一部分患者中使用。放射治疗原则上应配合手术使用，主要为术后外放射治疗（EBRT）。有痛性骨转移或肉眼可见肿瘤残余且无法行手术治疗或 ^{131}I 治疗可考虑行 EBRT。

（5）甲状腺癌靶向药物治疗：新型分子靶向治疗是治疗晚期或难治性甲状腺癌的另一种有前途的方法。激酶抑制药可以靶向治疗表现出特定基因突变的具有活性的甲状腺癌。目前小分子酪氨酸激酶抑制药、表皮生长因子受体（EGFR）抑制药和血管内皮生长因子受体（VEGFR）抑制药等是 DTC 临床治疗中常用的分子靶向治疗药物。

（6）积极监测（AS）：近年来，人们对监测经活检证实的甲状腺乳头状微小癌（PTMC）越来越感兴趣。事实上，对于其他癌症，如前列腺癌，已成功地建立了 AS。《甲状腺微小乳头状癌诊断与治疗中国专家共识》（2016 版）中也给出了 PTMC 密切观察的适应证。因此 AS 可作为对无症状 PTMC 患者即时手术的替代治疗方案。

6. 展望

分子诊断，方兴未艾。目前，术前诊断 DTC 准确性最高的手段是 FNAB，但高达 25% 样本细胞学表现介于良恶性中间型，即"不确定诊断"。分子诊断有望为术前从众多甲状腺结节中准确鉴别出 DTC 提供帮助。目前 BRAF 突变检测已经广泛应用于临床，但是尚未出现完美的 DTC 分子诊断工具。随着对甲状腺肿瘤分子机制的不断总结认识，相信会有更多优质分子诊断工具推出并应用于临床。

高发原因，仍不明确。有学者认为近年来甲状腺癌的高发可能与超声等诊断方法精准度提高从而导致的过度诊断有关。但是超声检出的微小癌的比例增加不能完全解释甲状腺癌发病率的增加。直径较大的甲状腺癌和儿童甲状腺癌发病率以及甲状腺癌的死亡率均有所增加。

NIFTP 如何诊疗？ 2016 年，Nikiforov 等提出了一项具有争议性的研究结果，将非浸润性包裹性滤泡型甲状腺乳头状癌重新更名为"具有乳头状癌核特征的非浸润性滤泡性甲状腺肿瘤"（NIFTP），成为一种肿瘤亚型。该分型的建立可避免过度治疗，减轻患者心理压力及经济负担，减少并发症的发生。

靶向治疗，任重道远。在甲状腺癌领域最令人兴奋的是关于晚期或难治性肿瘤患者靶向治疗的相关文献的迅速增长。这些多靶向激酶抑制药已被证明可以改善结构进展性、赖氨酸耐受性分化的甲状腺癌和甲状腺髓样癌患者的无进展生存，但其不良反应不可忽视。此外，免疫疗法（如检查点抑制药，其靶向免疫系统的调节因子以改变对癌症的反应）在甲状腺癌中的潜力也越来越受到关注，它们与包括垂体炎和甲状腺炎在内的各种内分泌功能障碍有关。在未来甲状腺癌临床治疗中，还需进一步开发出更为高效、低毒的全新靶向治疗药物。

总而言之，甲状腺癌是一个动态的多学科领域，目前仍存在许多问题，全世界的研究人员和临床医生都在积极寻求这些问题的答案。大量流行病学研究和临床试验将对理解与管理甲状腺癌至关重要。

（史晓光）

（二）甲状旁腺肿瘤

1. 概述

甲状旁腺是通过分泌甲状旁腺激素（PTH）来调节血液循环中钙的浓度，调整钙离子进出骨骼的过程及肾小管对钙离子的重吸收，从而控制血钙浓度在正常水平。甲状旁腺肿瘤主要为囊肿、腺瘤及甲状旁腺癌。甲状旁腺肿瘤往往以原发性甲状旁腺功能亢进症（primary hyperparathyroidism，PHPT）表现就诊。

2. 甲状旁腺的胚胎起源

上甲状旁腺与甲状腺起自第四鳃囊，而胸腺和下甲状旁腺则起自第三鳃囊（图13-1）。上位甲状旁腺大多数情况下位于甲状腺中上1/3背侧，下位甲状旁腺位置变异较大（图13-2）。

3. 流行病学特征

PHPT是一种相对常见的内分泌疾病。其患病率高达1/500～1/1000。女性多见，男女比约为1∶3，大多数患者为绝经后女性，发病多在绝经后前10年。在PHPT中，甲状旁腺癌占

1%～7.1%。

4. 病因及发病机制

（1）病因：大多数PHPT为散发性，少数为家族性或某些遗传性综合征的表现之一。

家族性/综合征性PHPT 此类PHPT多为单基因病变，由抑癌基因失活或原癌基因活化引起。已证实与PHPT相关的遗传综合征及其致病基因见表13-1。

散发性PHPT 甲状旁腺腺瘤或腺癌多为单克隆性新生物。少数患者在发病前数十年有颈部外照射史，或有锂剂使用史。部分腺瘤细胞中存在染色体1p-pter、6q、15q及11q的缺失。细胞周期蛋白D1基因是甲状旁腺原癌基因。部分腺瘤组织中发现了抑癌基因 MEN-1 的体细胞突变。抑癌基因 HRPT2 的突变参与了散发性甲状旁腺癌的发生。

（2）发病机制：PHPT的主要病理生理改变是甲状旁腺分泌过多PTH，PTH与骨和肾脏的PTH受体结合，骨吸收增加，骨钙释放入血，肾小管吸收钙增加，肾脏1,25(OH)$_2$D$_3$合成增加，活性维生素D增加肠道对钙的吸收，导致血钙升高。血钙上升超过一定水平时，肾小球滤过钙增多，使尿钙排出增多。PTH可抑制磷在近端和远端小管的重吸收，尿磷排出增多，血磷降低。

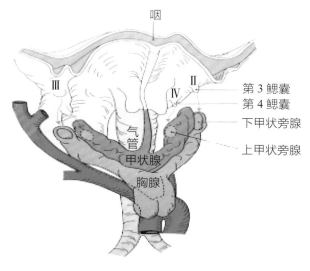

▲ 图 13-1　甲状旁腺胚胎发育

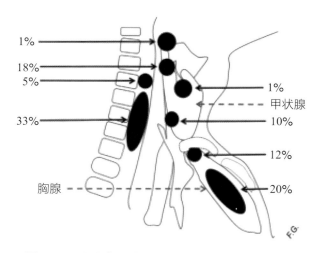

▲ 图 13-2　根据解剖部位，功能亢进的甲状旁腺分布情况

表 13-1　家族性 PHPT 的致病基因

综合征（OMIM）	染色体定位	致病基因	编码蛋白	突变类型
MEN-1（131100）	11q13	MEN-1	Menin	失活
MEN-2A（171400）	10q11.1	RET	RET	激活
MEN-4（610755）	12p13	CDKN1B	p27Kip1	失活
FHH1/NSHPT/NHPT（145980/239200）	3q13.3-q21	CaSR	CaSR	失活
ADMH（601199）	3q13.3-q21	CaSR	CaSR	不典型失活
FHH（145981）	19p13.3	GNA11	Gα11	失活
FHH（600740）	19q13.32	AP2S1	AP2 σ2	失活
HPT-JT（145001）	1q25-q31	HRPT2	Parafibromin	失活
FIHPT（145000）	11q13，1q25-31，3q13.3-q21/2p13.3-14，未知位置	CaSR、HRPT2、MEN-1	—	失活

PTH 过多加速骨的吸收和破坏，可发生纤维囊性骨炎。尿钙盐沉积形成肾结石、肾钙化，易致尿路感染、肾功能损伤。高钙可刺激胃泌素分泌，胃壁细胞分泌胃酸增加，形成高胃酸性多发性胃十二指肠溃疡；高钙还可激活胰腺管内胰蛋白酶原，导致急性胰腺炎。

5. 病理

(1) 病理类型

① 腺瘤：占 78%～92%，大多为单个腺体受累，少数有 2 个或 2 个以上腺瘤，0.4～60g（图 13-3）。

② 增生：占 8%～18%，一般 4 个腺体都增生肥大（图 13-4），也有以一个增大为主。

③ 腺癌：少见，一般瘤体较腺瘤大（图 13-5），细胞排列成小梁状，被厚纤维索分割，细胞核大深染，有核分裂，有包膜和血管的浸润、局部淋巴结和远处转移，转移以肺部最常见，其次为肝脏和骨骼。甲状旁腺癌的病理诊断具有挑战性。

④ 甲状旁腺囊肿：可分为功能性甲状旁腺囊肿和非功能性甲状旁腺囊肿两种，囊肿液体清亮

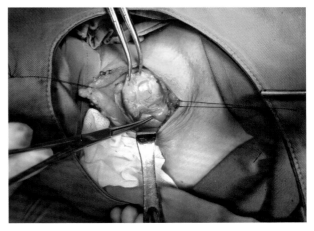

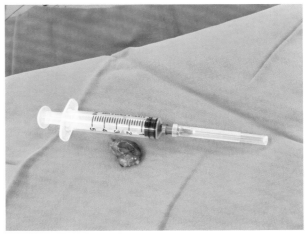

▲ 图 13-3　甲状旁腺腺瘤

或混浊（图 13-6）。

（2）PHPT 骨骼受累特征性改变：骨膜下吸收、纤维囊性骨炎（部分形成棕色瘤）、病理性骨折（图 13-7）。

6. 临床表现

（1）非特异性症状：乏力、易疲劳、体重减轻和食欲减退等。

（2）骨骼：常表现为全身性弥漫性、逐渐加

重的骨骼关节疼痛。病程较长可出现骨骼畸形、病理性骨折（图 13-8），或自发骨折。纤维囊性骨炎好发于颌骨、肋骨、锁骨及四肢长骨。

（3）泌尿系统：患者常出现烦渴、多饮、多尿；反复、多发泌尿系结石等。患者易反复罹患泌尿系感染。可以引发肾功能不全。

（4）消化系统：患者有食欲缺乏、恶心、呕吐、消化不良及便秘等症状。部分患者可出现反复消化道溃疡；部分高钙血症患者可伴发急、慢

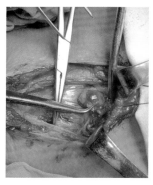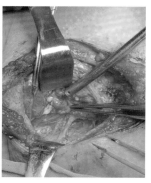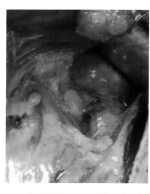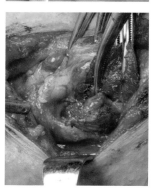

▲ 图 13-4　同一名患者中的 4 枚增生甲状旁腺

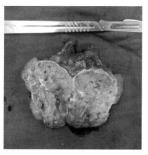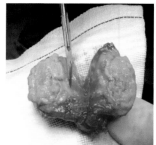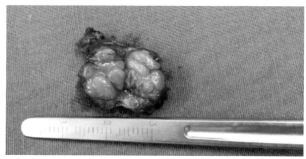

▲ 图 13-5　甲状旁腺癌可见坏死、分叶状、浸润周围组织等情况

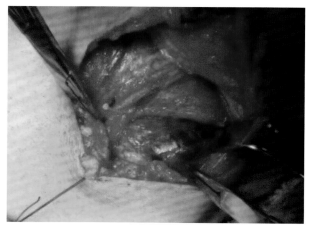

▲ 图 13-6　甲状旁腺囊肿

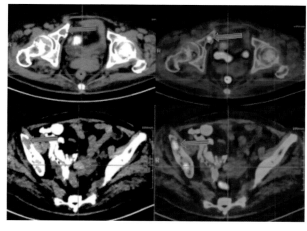

▲ 图 13-7　棕色瘤 PET/CT

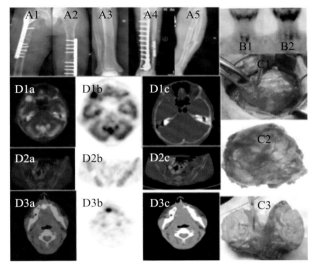

▲ 图 13-8 一例典型甲状旁腺癌患者资料
A. 多次骨折 X 线片；B. 甲状旁腺 MIBI 阴性，B1 为早期相，B2 为延迟相；C. 甲状旁腺癌侵犯周围结构（C_1），可见肿瘤坏死（C_2 和 C_3）；D. 术后全身 PET/CT，全身多发转移

性胰腺炎等临床表现。

(5) 心血管系统：高钙血症可引起血压升高，高血压是最常见的心血管系统表现。少数患者可以出现心动过速或过缓、ST 段缩短或消失、Q-T 间期缩短，严重高钙血症者可出现明显心律失常。

(6) 神经肌肉系统：高钙血症患者可出现淡漠、消沉、烦躁、反应迟钝、记忆力减退，严重者甚至出现幻觉、躁狂、昏迷等中枢神经系统症状。患者易出现四肢疲劳、肌无力，主要表现为四肢近端为主的肌力下降。部分患者还表现为肌肉疼痛、肌肉萎缩、腱反射减弱。

(7) 精神心理异常：可出现倦怠、嗜睡、情绪抑郁、神经质、社会交往能力下降，甚至认知障碍等心理异常的表现。

7. 实验室检查

PHPT 特征性实验室检查是高钙血症、低磷血症、高钙尿症、高磷尿症和高 PTH 血症。

(1) 血钙和血游离钙：PHPT 时血钙水平可呈现持续性增高或波动性增高，少数患者血钙值持续正常（正常血钙 PHPT）。血游离钙测定结果较

血总钙测定对诊断高钙血症更为敏感，且不受白蛋白水平的影响。

(2) 血清磷：低磷血症是 PHPT 的生化特征之一。甲状旁腺功能亢进时，由于 PTH 的作用使肾脏对碳酸氢盐的重吸收减少，对氯的重吸收增加，会导致高氯血症，血氯磷比值会升高，通常 > 33。

(3) 血清碱性磷酸酶：高碱性磷酸酶血症是 PHPT 的又一特征，往往提示存在骨骼病损。

(4) 尿钙：多数 PHPT 的患者尿钙排泄增加（家族性低尿钙性高钙血症除外），24h 尿钙女性 > 250mg，男性 > 300mg，或 24h 尿钙排出 > 4mg/kg。

(5) 血肌酐（Cr）和尿素氮（BUN）水平：测定血 Cr 和 BUN 等肾功能检查有助于原发性与继发性和三发性甲状旁腺功能亢进的鉴别。

(6) 血甲状旁腺激素（PTH）：PTH 测定对甲状旁腺功能亢进症的诊断至关重要。当患者存在高钙血症伴有血 PTH 水平高于正常或在正常范围偏高的水平，则需考虑原发性甲状旁腺功能亢进的诊断。

(7) 血维生素 D：PHPT 的患者易出现维生素 D 缺乏，合并佝偻病 / 骨软化症时可能伴有严重的维生素 D 缺乏，血 25-（OH）D 水平低于 20ng/ml，甚至低于 10ng/ml。

8. 影像学检查

(1) 骨骼病变：PHPT 的骨骼病变常规影像学检查为 X 线摄片。骨密度测量有助于评估患者的骨量状况及其治疗后变化。

(2) 骨骼 X 线检查：主要有骨质疏松、骨质软化、骨质硬化、骨膜下吸收及骨骼囊性变等。本病可累及关节，出现关节面骨质侵蚀样改变（图 13-9）。

(3) 骨显像：灵敏度高，能比其他放射学检查更早发现病灶。典型代谢性骨病的骨显像特征（图 13-10）包括中轴骨示踪剂摄取增高；长骨示踪剂摄取增高；关节周围示踪剂摄取增加；颅骨

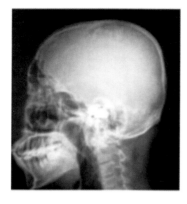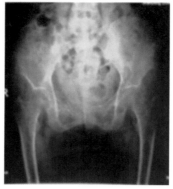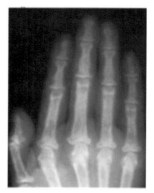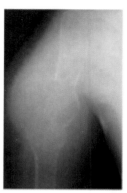

▲ 图 13-9　骨骼 X 线检查

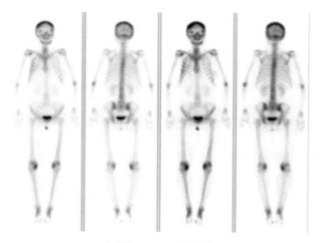

▲ 图 13-10　　骨显像

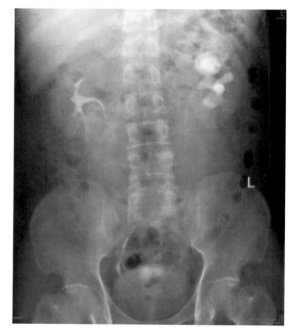

和下颌骨示踪剂摄取增加，呈"黑颅"；肋软骨连接处放射性增高，呈"串珠状"；胸骨柄和胸骨体侧缘示踪剂摄取增加，呈"领带征"；肾影变淡或消失。

（4）泌尿系统病变：X 线摄片是最常用的影像学检查。泌尿系超声亦可以发现结石。对于以上 2 种检查不能明确者，可借助 CT（图 13-11）或磁共振尿路成像确定。

（5）甲状旁腺超声

① 甲状旁腺腺瘤（图 13-12）：多为椭圆形，边界清晰，内部多为均匀低回声，可有囊性变，但钙化少见。彩色多普勒血流显像瘤体内部血供丰富，周边可见绕行血管及多条动脉分支进入。

② 甲状旁腺增生：常多发，增生较腺瘤相对小，声像图上两者难以鉴别，必须结合临床

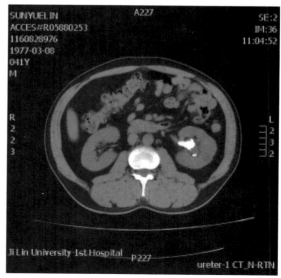

▲ 图 13-11　泌尿系统病变

考虑。

③甲状旁腺腺癌（图 13-13）：肿瘤体积大，多超过 3cm，分叶状，低回声，内部回声不均，可有囊性变、钙化、侵犯周围血管是其特异性表现。

（6）放射性核素检查：甲状旁腺动态显像是用于 PHPT 定位诊断的核医学功能影像技术。^{99m}Tc-MIBI 是应用最广泛的甲状旁腺显像示踪剂。当怀疑异位甲状旁腺时（图 13-14），应即包括颈部和上胸部。甲状旁腺病变过小、甲状旁腺增生、非典型甲状旁腺腺瘤、伴有液化坏死的甲

状旁腺癌、异位甲状旁腺腺瘤、合并甲状腺疾病（甲状腺腺瘤、甲状腺癌和结节性甲状腺肿等）、颈部异位胸腺瘤（图 13-15）等可出现假阴性或假阳性。

（7）CT 及 MR：CT（图 13-16）和 MR 主要用于判断病变的具体位置、病变与周围结构之间的关系及病变本身的形态特征。

9. 诊断

根据病史、骨骼病变、泌尿系统结石和高血钙的临床表现，以及高钙血症和高 PTH 血症并存可做出定性诊断（血钙正常的原发性甲状旁

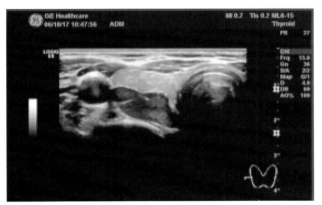
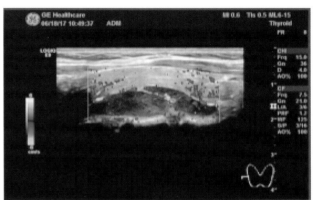

▲ 图 13-12　甲状旁腺腺瘤

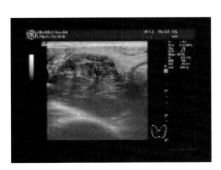
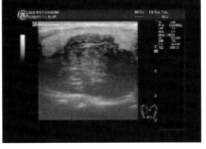
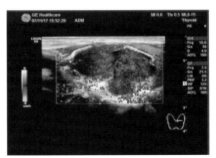
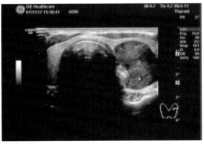
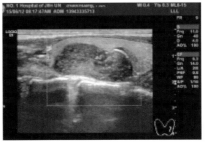

▲ 图 13-13　甲状旁腺癌

功能亢进例外）。定性诊断明确后，可通过超声、放射性核素扫描等有关定位检查了解甲状旁腺病变的部位完成定位诊断。

10. 治疗

PHPT 的治疗包括手术治疗和药物治疗

(1) 手术治疗：手术为 PHPT 首选的治疗方法。完整切除肿瘤为手术治疗目的。

① 手术指征：PHPT 治疗最有效的方法是甲状旁腺切除手术。PHPT 手术指征包括：a. 具有肾脏、骨骼、胃肠道、精神神经等任一系统症状或肌无力、功能障碍和睡眠障碍等不典型症状者。b. 血清钙水平高于正常上限 0.25mmol/L（1mg/dl）者。c. 有无症状性肾结石、肾钙质沉着

症、高钙尿（24h 尿钙＞ 400mg/dl）或肾功能受损（肾小球滤过率＜ 60ml/min）等任一肾脏受累客观证据者。d. 有骨质疏松证据（任何部位骨密度降低 2.5 个标准差）和（或）出现脆性骨折影像学证据者。e. 年龄＜ 50 岁。f. 难以进行随访观察的 PHPT 患者。

② 甲状旁腺癌手术：金标准治疗是根治性

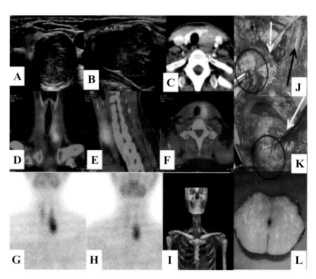

▲ 图 13-15　颈部异位胸腺瘤
A 和 B. 肿物呈低回声，边界清晰，形状欠规则，内部回声不均，内部及边缘见条状血流信号。C. 颈部 CT 示气管受压略移位，肿物轻度增强。D 至 I.^{99m}Tc-MIBI SPECT/CT 肿物对 ^{99m}Tc-MIBI 摄取增高，排泄延迟（D 至 F 为融合显像；G 为早期相；H 为延迟相）。J 至 L. 肿物标本与周围组织关系，肿物位于甲状腺（J 中黑箭，K 中白箭）背侧，喉返神经（J 中白箭）位于甲状腺与肿物（J 和 K 中黑圈，L）之间

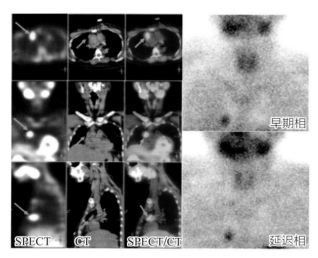

▲ 图 13-14　^{99m}Tc-MIBI SPECT/CT
纵隔内升主动脉右前方软组织密度伴放射性分布增高影

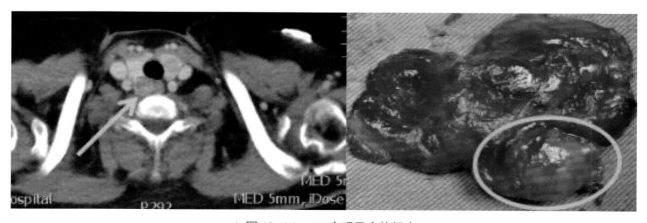

▲ 图 13-16　CT 表现及大体标本

手术，包括肿瘤病灶在内的连同周围组织的整块根治性切除是治愈甲状旁腺癌的唯一希望。甲状旁腺癌术中冰冻病理诊断准确率低。术中肉眼观察，甲状旁腺癌可呈分叶状，形态不规则，常被厚实的灰白色纤维包裹和分隔，致其呈黄白色而质硬，切面有钙化和囊性变，与甲状腺或周围肌肉等软组织致密粘连，可侵犯喉返神经。

(2) 药物治疗：PHPT 患者如出现严重高钙血症甚至高钙危象时需及时处理，对于不能手术或拒绝手术的患者可考虑药物治疗及长期随访。

① 高钙血症的治疗：

• 扩容、促尿钙排泄：补充 0.9% 氯化钠注射液一是纠正脱水，二是通过增加肾小球钙的滤过率及降低肾脏近、远曲小管对钠和钙的重吸收，使尿钙排泄增多。呋塞米和利尿酸钠可作用于肾小管髓襻升支粗段，抑制钠和钙的重吸收，促进尿钙排泄。噻嗪类利尿药可减少肾脏钙的排泄，加重高钙血症，因此绝对禁忌。

• 应用抑制骨吸收药物

双膦酸盐：静脉使用双膦酸盐是迄今为止最常用有效的治疗高钙血症的方法。高钙血症一经明确，应尽早开始使用。

降钙素（Calcitonin）：降钙素起效快，不良反应少，但效果不如双膦酸盐显著。

拟钙剂：西那卡塞（Cinacalcet）通过结合钙敏感受体（CaSR）而降低 PTH 的分泌。但其国内适应证只用在 CDK 所致的继发甲状旁腺功能亢进。

RANKL 抑制药：地诺单抗（Denosumab，商品名：狄迪诺塞麦）为针对 RANKL 的单克隆抗体，其特异性结合 RANK 配体，抑制破骨细胞的成熟及其破骨功能，促进其凋亡，抑制骨吸收，可快速有效地降低血钙。

其他：低钙或无钙透析液进行腹膜透析或血液透析，治疗顽固性或肾功能不全的高钙危象，可达到迅速降低血钙水平的目的。

② 长期治疗：

• 不能手术或不接受手术的患者：旨在控制高钙血症、减少甲状旁腺功能亢进相关并发症。应适当多饮水，避免高钙饮食，尽量避免使用锂剂、噻嗪类利尿药。药物治疗包括双膦酸盐、雌激素替代治疗及拟钙化合物。

• 术后药物治疗：低钙血症是病变甲状旁腺切除术后常见的并发症之一。严重低钙血症者需要补充大量钙剂。口服骨化三醇协助钙吸收，血钙维持正常后，骨化三醇逐渐减量，避免发生高钙血症。

(3) 其他治疗：甲状旁腺癌对放疗、化疗不敏感。对于局部病灶，如肺转移或椎骨转移，也有尝试射频消融或无水酒精或联合经皮椎体成形术，破坏转移灶的个例报道。

11. 预后、随访及展望

术后 1～2 周骨痛开始减轻，6～12 个月明显改善。多数术前活动受限者于术后 1～2 年可以正常活动并恢复工作。骨密度在术后显著增加，以术后第 1 年内增加最为明显。术后泌尿系统结石的发生率可减少 90%。术后定期复查的时间为 3～6 个月 1 次，病情稳定者可逐渐延长至每年 1 次。

甲状旁腺癌中位总生存期为 14.3 年，5 年和 10 年的生存率分别为 78%～85% 和 49%～77%。应终生随访患者的复发风险。一般最初 3 年内每 3 个月随访 1 次，3～5 年时每 6 个月 1 次，此后每年 1 次。对于晚期患者主要治疗是控制高钙血症，狄迪诺塞麦有显著疗效。

（陈　光　王培松）

（三）肾上腺肿瘤

肾上腺肿瘤广义上为起源于肾上腺或侵犯肾上腺的肿瘤，其临床或影像表现与多种肾上腺病变重合，因此需要鉴别。近年，由于胸腹影像技术的进步，尤其是 CT 应用越来越广泛，使得肾上腺意外瘤（或称肾上腺偶发瘤）成为临床评估的重点之一。肾上腺肿瘤并非单一的病理实体，包括源自肾上腺皮质、髓质或源自肾上腺外的良性和恶性病变，而对于肾上腺肿瘤的临床评估重点在于肿瘤的内分泌功能和良恶性；在治疗上需要依据评估结果决定是否需要手术，或采取其他不同的治疗方式。

1. 肾上腺肿瘤的病因和分子病理

肾上腺肿瘤发生的潜在机制尚不清楚。对于皮质肿瘤，克隆分析可以提示从正常到腺瘤再到癌性病变的进展，但具体分子途径仍不明确。有几个因素与恶性转化有关，包括编码 p53、p57 细胞周期依赖性激酶、menin、IGF-2、MC2R 和抑制素 –α 的基因。缺乏抑制素 –α 基因的小鼠通过促性腺激素依赖性过程可发生肾上腺肿瘤。对于嗜铬细胞瘤以及与之来源近似的副神经节瘤，泛基因组分析显示多达一半以上的肿瘤存在驱动基因突变或融合，涉及假性缺氧、Wnt 信号以及激酶途径，嗜铬细胞瘤和副神经节瘤也成为内分泌肿瘤中与遗传或基因异常关系最紧密的肿瘤之一。

近年已鉴定数种与肾上腺肿瘤相关的基因（表 13-2），主要影响功能性肾上腺肿瘤皮质醇瘤、醛固酮瘤、嗜铬细胞瘤及肾上腺皮质癌（adrenal cortical cacinoma，ACC），而对于无功能肾上腺良性肿瘤仍所知甚少。

2. 肾上腺肿瘤分类

肾上腺肿瘤发现的线索主要是为肿瘤功能性分泌表现及肿瘤占位效应，部分为意外发现（意外瘤或偶发瘤）。所发现的肾上腺肿瘤绝大多数（80%～90%）为良性腺瘤，很少进行手术而获得病理结果，但临床中需要对病变的分泌功能及良恶性进行鉴别。

肾上腺肿瘤包括源自肾上腺皮质、髓质或肾上腺外来源的良性和恶性肿瘤。由于近年胸腹影像越来越多的用于临床，非因肾上腺疾病线索而偶然发现的肾上腺意外瘤逐渐成为一个常见临床问题，也成为发现肾上腺肿瘤的重要途径，此时，肾上腺病变除肿瘤外，还需要与一些肾上腺少见病变进行鉴别（表 13-3）。

3. 肾上腺肿瘤功能评估

肾上腺肿瘤的功能评估应起始于临床表现，而这些表现通常为肾上腺过度分泌皮质醇（皮质醇瘤）、醛固酮（醛固酮瘤）、肾上腺雄激素（男性化腺瘤）及儿茶酚胺类（嗜铬细胞瘤）过度分泌所导致。

(1) 肾上腺源性库欣综合征：对于年轻且出现与年龄不符的骨质疏松、高血压等表现的患者，具有库欣综合征的临床表现如满月脸、水牛背、多毛、痤疮，尤其是肌病、多血质、紫纹、瘀斑和皮肤变薄的患者，儿童体重增加而身高百分位下降，生长停滞者，以及肾上腺意外瘤患者，应进行库欣综合征的筛查。

肾上腺肿瘤引起的库欣综合征，在生化上表现为高皮质醇血症且不被午夜 1mg 地塞米松抑

表 13-2　与肾上腺原发肿瘤发生相关的基因

来　源	肿瘤类型	基　因
肾上腺皮质	良性无功能瘤	*menin*（MEN-1）、*CTNNB1*、*CYP21A2*（CAH）、*APC*（FAP）
	醛固酮瘤	*KCNJ5*、*ATP1A1*、*ATP2B3*、*CACNA1D*、*ARMC5*
	皮质醇瘤	*TP53*（Li-Fraumeni 综合征）、*ZNRF3*、*CTNNB1*、*IGF-2*（Beckwith-Wiedemenn 综合征）、*CDKN2A*、*RB1*、*menin*（MEN-1）、*DAXX*
	皮质癌	*GNAS*（McCune-Albright 综合征）、*PRKAR1A*（Carney 复合征）、*PDE11A*、*PDE88*、*PRKACA*、*ARMC5*
肾上腺髓质	嗜铬细胞瘤	*SDHA*、*SDHB*、*SDHC*、*SDHD*、*SDHAF2*、*VHL*、*RET*（MEN-2）、*MAX*、*TMEM127*

表 13-3　肾上腺病变分类

肾上腺皮质病变
- 腺瘤（无功能）
- 腺瘤（功能）- 分泌皮质醇或醛固酮
- 结节性增生（原发性双侧大结节性肾上腺增生）
- 肾上腺皮质癌（分泌型或非分泌型）

肾上腺髓质病变
- 嗜铬细胞瘤（良性或恶性）
- 神经节细胞瘤
- 神经母细胞瘤，神经节神经母细胞瘤

其他肾上腺病变
- 髓质脂肪瘤，脂肪瘤
- 血管瘤、血管肉瘤
- 囊肿
- 错构瘤，畸胎瘤

转移（肺、乳腺、肾、黑色素瘤、淋巴瘤）

浸润性病变
- 淀粉样变性
- 肉状瘤病
- 淋巴瘤

感染
- 脓肿
- 真菌 / 寄生虫（组织胞质菌病、球孢子菌病、结核病）
- 巨细胞病毒

肾上腺出血或血肿

肾上腺假瘤

先天性肾上腺增生（CAH）

制试验及小剂量地塞米松抑制试验抑制，同时存在 ACTH 分泌抑制。非 ACTH 依赖性库欣综合征的病因定位通常为肾上腺，可为肾上腺皮质醇瘤、原发性双侧大结节性肾上腺增生（PBMAH），原发性色素结节性肾上腺病（PPNAD）及 ACC。PBMAH 也称为 ACTH 非依赖性肾上腺大结节增生（AIMAH），因近年的研究发现，此类疾病部分是由于肾上腺局部旁分泌 ACTH 而导致更倾向于称为 PBMAH。部分 ACC 可自主分泌皮质醇导致库欣综合征，但需注意 ACC 的大小和分泌功能常不匹配。另外，肾上腺皮质腺癌的自主分泌可能有组合，相对常见的是皮质醇伴肾上腺雄激素的过度分泌。

少数肾上腺嗜铬细胞瘤具有异位分泌 ACTH 的功能而导致异位 ACTH 综合征，这是肾上腺源性库欣综合征的罕见情况，通常表现典型库欣外貌而缺乏嗜铬细胞瘤的表现，但误诊可能导致不良后果。当 ACTH 依赖性库欣综合征患者肾上腺占位影像不能排除嗜铬细胞瘤时，也应筛查甲氧基肾上腺素类（MN）水平。

(2) 原发性醛固酮增多症：原发性醛固酮增多症的筛查人群应包括中重度高血压、难治性高血压者，高血压合并自发性或利尿药所致的低钾血症，高血压合并肾上腺意外瘤，早发性高血压家族史或早发（< 40 岁）脑血管意外家族史的高血压患者，以及原醛症患者中存在高血压的一级亲属而目前高血压合并阻塞性呼吸睡眠暂停是否纳入筛查有争议。

醛固酮过量筛查使用血浆醛固酮 / 肾素比值（ARR）。筛查时需要注意体位、血压、伴随用药、血钾、膳食钠摄入等因素的影响。对于 ARR 的切点尚不统一，但是清晨坐位 ARR 值 > 20~40 [血浆醛固酮以 ng/dl 表示，血浆肾素活性（PRA）以 ng/（ml·h）表示] 具有高度提示性。然而，血浆醛固酮水平也需要考虑，因为如果 PRA 极低，即使在醛固酮水平正常，也会导致 ARR 升高；醛固酮水平低于 9ng/dl 则诊断 PA 可能性小，而超过 15ng/dl 则有提示性的。有关注意事项可参考原发性醛固酮增多症诊断治疗的专家共识。ARR 作为筛查试验实际上提供了醛固酮分泌对于肾素非依赖性的检测，后续的确诊试验包括口服高钠饮食、氟氢可的松试验、生理盐水输注试验、卡托普利试验。由于多数确诊实验缺乏肾素非依赖性的判断，因此通常不应越过 ARR 筛查而直接进行。原醛的分型诊断依赖于肾上腺 CT 和双侧 AVS 等检查。如患者愿意手术治疗且手术可行，肾上腺 CT 提示有单侧或双侧肾上腺形态异常（包括增生或腺瘤），需进一步行双侧 AVS 以明确有无优势分泌。

（3）嗜铬细胞瘤：临床中如遇到以下情况应考虑嗜铬细胞瘤可能：①心悸、多汗、头痛等典型表现，尤其有阵发性高血压发作者；②使用多巴胺 D_2 受体拮抗药、拟交感神经类、阿片类、NE 或 5- 羟色胺再摄取抑制药、单胺氧化酶抑制药等药物可诱发 PPGL 症状发作者；③肾上腺意外瘤伴有或不伴有高血压者；④有 PPGL 的家族史或 PPGL 相关的遗传综合征家族史者；⑤既往有 PPGL 病史者。

推荐初始生化筛查试验是使用液相色谱结合质谱方法检测血浆游离（从仰卧位抽血）或尿分馏 MN（甲氧基肾上腺素类，包括甲氧基肾上腺素和甲氧基去甲肾上腺素）。该方法的敏感性和特异性分别为 99% 和 97%。另外，CT 或 MRI 对于嗜铬细胞瘤的定性和定位诊断可能有价值，但通常与 ACC 等无法完全区分，仍需要结合临床症状、生化检查（如 MN）或功能显像如间碘苄胍等进行诊断。

（4）分泌雄激素的肾上腺肿瘤：纯男性化良性肾上腺腺瘤很少见，大多数病例发生在女性身上；在男性中，这种疾病仅限于儿童期，表现为性早熟和骨龄加速。在对儿童期出现的患者进行 CAH 的鉴别诊断时，必须考虑这些肿瘤。在女性纯男性化腺瘤中，大多数患者在绝经前出现明显多毛、声音低沉和闭经。睾酮通常显著升高，但促性腺激素水平可能不会被抑制。尿中游离皮质醇通常是正常的。

（5）肾上腺功能减退筛查：由肾上腺外恶性肿瘤转移或浸润性疾病引起的双侧肾上腺病变偶尔会引起肾上腺功能不全；另外，不同年龄段均可能有就诊的 CAH 患者表现为双侧肾上腺病变，甚至合并腺瘤样改变。因此，在明显双侧肾上腺肿块 / 增生患者中，应考虑并临床评估肾上腺功能不全的可能性并行相应检查。

4. 肾上腺肿瘤影像和良恶性评估

影像检查是肾上腺肿瘤良恶性评估的主要手段，CT 和 MRI 对于预测病变性质及恶性潜能有很高价值。病变大小、形态、CT 平扫的 HU（hounsfield unit）值、MRI 正反相位变化、影像信号或密度均质性、PET 检查 FDG 摄取等对于不同性质的肾上腺肿瘤均有鉴别价值（表 13-4）。

病变大小被认为是区分良恶性肿瘤的参数之一。Meta 分析显示，直径 ≤ 4cm 肿瘤中 ACC 占 2%，而肿瘤直径 > 4cm 时，恶性肿瘤风险显著增加，直径在 4.1～6cm 的肿瘤为 6%，> 6cm 的肿瘤为 25%。其他提示恶性的影像表现还包括不规则的形状和边界，肿瘤异质性伴有中心坏死或出血以及侵入周围结构。但需要注意的是，这些提示恶性的影像表现与嗜铬细胞瘤或副神经节瘤不能完全区分。

CT 具有高空间分辨率和增强分辨率。多数良性肾上腺腺瘤富含脂质，平扫 CT 衰减值（密度）较低，而 ACC 和嗜铬细胞瘤为乏脂类的肿瘤，CT 衰减值较高；研究提示，肾上腺肿瘤 CT 平扫密度 ≤ 10HU 诊断良性病变的特异性可达 96%～100%，而敏感性较低，因高达 30%～40% 的良性腺瘤被认为是乏脂的，并且在 CT 平扫密度 > 10HU，此类情况可与恶性病变或嗜铬细胞瘤重叠。另外 7% 的肾上腺转移瘤的肿瘤密度可 ≤ 10HU，因此当患者有恶性肿瘤病史时需要注意这种情况。当占位密度 <－ 40HU，高度提示髓样脂肪瘤。实性部位密度 > 30HU，提示恶性病变或嗜铬细胞瘤的可能性更大。对于不确定的肾上腺病变（> 10HU），增强 CT 计算绝对洗脱百分比（absolute percentage washout，APW）和相对洗脱百分比（relative percentage washout，RPW）也可具有价值。

良性乏脂类腺瘤显示造影剂的快速洗脱，即 APW > 60%（敏感性 86%～100%，特异性 83%～92%）和 RPW > 40%（敏感性 82%～97%，特异性 92%～100%）；而转移瘤或 ACC 表现较慢的造影剂洗脱（APW < 60%，RPW < 40%），嗜铬细胞瘤也具有类似的快速增强和延迟清除。

表 13-4 常见肾上腺病变的影像学表现

表 现	良性腺瘤	ACC	嗜铬细胞瘤	转 移
大小	通常＜ 4cm	通常＞ 4cm	不一致	不一致
增长率	稳定或＜ 0.8cm/ 年	显著增长（＞ 1cm/ 年）	缓慢增长	显著增长（＞ 1cm/ 年）
形态	边缘清晰圆形或椭圆形	不规则形状和边缘，侵入周围组织	不一致	不一致
成分	同质的	异质（出血、坏死）	异质（坏死）	异质（出血、坏死）
CT 平扫	≤ 10HU（或＞ 10HU 用于乏脂腺瘤）	＞ 10HU	＞ 10HU	＞ 10HU
CT 增强洗脱百分比	APW ＞ 60% RPW ＞ 40%	APW ＜ 60% RPW ＜ 40%	APW ＜ 60% RPW ＜ 40%	APW ＜ 60% RPW ＜ 40%
MRI-CSI（反相变化）	信号损失（除了乏脂腺瘤）	信号强度没有变化	信号强度没有变化	信号强度没有变化
FDG 摄取（PET）	低（有些摄取量低至中等）	高	低（恶性嗜铬细胞瘤显示高摄取）	高
NP-59 摄取	存在	缺乏（除了一些分泌性肿瘤）	缺乏	缺乏

MRI-CSI. MRI 化学位移成像；APW. 绝对洗脱百分比；RPW. 相对洗脱百分比

肾上腺 MRI 也有助于肾上腺良性和恶性病变的鉴别诊断。与肝脏相比，良性肾上腺腺瘤在 T_1 加权像上表现为低信号或等信号，在 T_2 加权像上表现为低信号。大多数嗜铬细胞瘤在 T_2 加权成像上显示高信号强度（"灯泡征"），但这一征象特异性较差，在肾上腺良性病变或 ACC 中也可能有类似发现；原发性 ACC 的特征是 T_1 和 T_2 加权像上的中到高信号强度和异质性 [主要在 T_2 序列上，由于出血和（或）坏死引起的] 及具有延迟洗脱的明显增强。然而，这些特征不是特异性的，并且在良性和恶性病变之间显示出显著重叠。MRI 的化学位移成像技术（chemical shift imaging，CSI）技术利用水和三酰甘油分子中的质子在特定磁场序列的作用下彼此同相或异相振荡的不同共振频率，来识别肾上腺病变中的高脂质含量。与同相位图像相比，细胞内脂质含量高的肾上腺腺瘤通常在反相位上失去信号强度，而脂质含量低的肾上腺腺瘤、恶性病变和嗜铬细胞瘤保持不变。信号强度损失可以通过简单的视觉比较或使用肾上腺 - 脾脏信号比率的定量分析进行定性评估，并且识别腺瘤的敏感性为 84%～100%，特异性为 92%～100%。然而，需要注意，少数 ACC 和透明肾细胞癌转移有时也可能显示信号丧失。

5. 肾上腺意外瘤临床评估

腹部影像临床应用的大幅度增加，导致意外发现的无症状肾上腺疾病大幅度增加。这些患者可能没有功能性肾上腺疾病的典型表现。肾上腺意外瘤需要进行功能和良恶性的评估。功能上由于没有典型的症状，需要注意轻度皮质醇自主分泌、静寂性嗜铬细胞瘤、轻型原醛症尤其正常血钾的特发性醛固酮增多症（图 13-17）。

6. 治疗

目前相关指南和共识都认为，单侧肾上腺占位如导致明显激素过度分泌或疑似恶性肿瘤（主要是 ACC）的患者是外科干预的指征，而

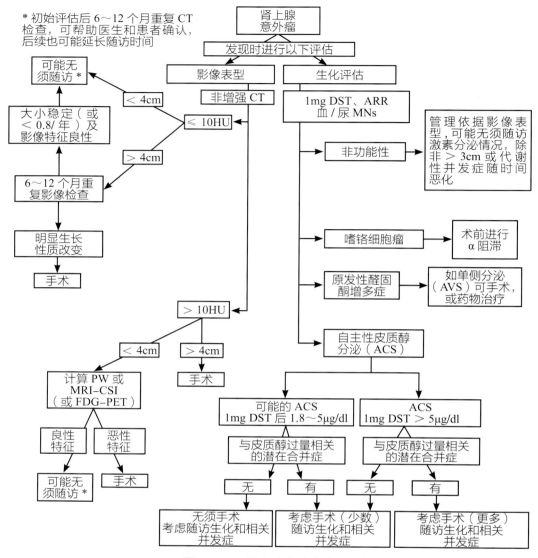

▲ 图 13-17 肾上腺意外瘤诊治流程

大多数在平扫CT中具有明显良性影像（衰减值≤10HU）表现且无相关临床活动性分泌的肾上腺肿瘤无须手术。肿瘤大小有时也纳入手术指征考虑的范畴。考虑到ACC在>4cm的肾上腺肿瘤中可能性大幅增加，有些学者建议将肿瘤大小的手术干预切点设为4cm。<4cm的非功能性病变，如影像学特征不明确，不能完全区分良恶性者，应通过增强CT、MRI化学位移成像或 ^{18}F-FDG-PET/CT进一步检查。

对于功能性病变，术前需要进行适当的药物治疗以控制症状；如原醛症需要控制血压和恢复

血钾、嗜铬细胞瘤需要进行扩容等以降低手术风险，肾上腺源性库欣综合征在术后可能会出现肾上腺功能不全，应于手术后接受皮质类固醇激素治疗。诊断原醛症伴双侧肿瘤并有意愿手术治疗的患者，在进行手术前应考虑进行肾上腺静脉取样（AVS）。

非功能性良性肾上腺肿瘤如未选择手术，应进行功能和影像随访。对于ACC或转移性嗜铬细胞瘤需要内分泌、病理、肿瘤、放疗、核医学等多学科协作制订诊治和随访计划。

（陈 康）

（四）胰腺内分泌肿瘤

胰腺内分泌肿瘤在目前疾病分类中属于胰腺神经内分泌肿瘤（pNET），是源于产生激素的胰岛细胞的功能性肿瘤，内分泌激素过量分泌可导致相应的临床表现，常见为胃泌素瘤和胰岛素瘤等。pNET 还包括非功能性肿瘤。多数胰腺内分泌肿瘤进展缓慢，少数为转移性。肿瘤分泌激素是疾病诊断的重要线索，但也会给临床诊治带来挑战。肿瘤标志物在 pNET 患者诊断和随访中可能有重要价值。近年，pNET 领域无论是病理学分类、分期、成像（^{68}Ga-DOTATE 聚酯），还是生长抑素类似物研发、细胞毒性药物化疗、靶向治疗（如酪氨酸激酶抑制药即 TKI 药物舒尼替尼和 mTOR 抑制药依维莫司），以及肽受体放射性核素治疗（PRRT）等方面均取得了进展。

1. 流行病学

pNET 的年发病率估计不足 1/10 万，占所有胰腺肿瘤的 2%～5%，但尸检报告如将 ＜ 5mm 的肿瘤纳入则患病率会增加。胰腺内分泌肿瘤约占 pNET 的 10%～30%。胰腺内分泌肿瘤在发病上没有表现性别差异，30—60 岁是高发年龄。pNET 多为散发，但也可能发生于各种遗传性疾病。pNET 可发生于 80%～100% 多发性内分泌肿瘤 I 型（MEN I）、10%～17% 的 von Hippel-Lindau 综 合 征（VHL）、10% 的 von Recklinghausen 病（即神经纤维瘤病 1 型，NF-1）患者，也偶尔发生于结节性硬化症患者。

在这些常染色体显性疾病中，MEN-1 是最常见的综合征类型。

2. 发病机制

（1）分子遗传学：以往研究 pNET 中三种最常见的突变基因是 MEN-1 和 DAXX/ATRX。这些基因突变的患者比其他基因突变的患者生存时间更长（表 13-5）。如前所述，大多数 pNET 是散发性的，少数可合并遗传综合征，如 MEN-1、VHL 综合征、神经纤维瘤病 1 型和结节性硬化症等，其致病基因和相应生理功能见表13-5。在散发性 pNET 中，有 21% 的病例检测到 MEN-1 基因突变，不同组织学类型的突变范围为 13%～44%。14% 的肿瘤中发现 mTOR 途径的突变。已知癌基因如 Kras 和 p53 的改变在 pNET 中少见。

（2）pNET 的可能诱发因素：近年在新胰岛形成模型（如胰岛细胞增殖症模型）中发现，胰腺导管细胞能够在刺激下分化成能够以完全调节方式分泌胰岛素的成人内分泌细胞。西格列汀可能在大鼠模型中增加内源性 GLP-1，诱导导管化生。对 2 型糖尿病患者胰腺标本的尸检研究也显示，肠促胰素如艾塞那肽或 GLP-1 显著增加了人胰腺导管系统中 GLP-1 受体的表达，导致外分泌和内分泌细胞团扩张，并伴有增殖、发育异常和增生。

3. 临床表现和诊断评估

（1）分类及临床特征：功能性胰腺内分泌肿瘤占 pNET 的 10%～30%，其症状和临床进程多

表 13-5　pNET 在病因学上需要注意的综合征

综合征	基　　因	功　　能
MEN-1	Menin 11q13	抑制 JUnD、SMAD 3、p27、p18 的负向抑制因子
VHL 病	VHL 3p25-26	抑制因子过表达 HIF 和 VEGF
神经纤维瘤病 1 型（NF1）	NF1 17q11.2	抑制 Ras 通路（mTOR）的抑制因子
结节性硬化症	TSC1 9q34、TSC2 16p13.3	抑制 mTOR 通路的抑制因子

取决于产生的特定激素（如胰岛素、胃泌素）。最常见的临床表现、定位和标志物列于表 13-6。较少见激素分泌可引起库欣综合征（ACTH 分泌肿瘤）、肢端肥大症（生长激素释放因子瘤或生长激素释放激素瘤）、类癌综合征或高钙血症（表 13-7），其他非常罕见的异位激素分泌包括黄体生成素、肾素、促红细胞生成素或降钙素（表 13-8）。

非功能性 pNET（NF-pNET）占所有 pNET 的 50%～90%。近年一些学者在神经内分泌肿瘤分类中提出具分泌性但非功能性亚类（图 13-18）。在大多数病例系列中，NF-pNET 位于胰腺内，特征是占位较大（70% > 5cm），并且首诊时 60%～85% 有肝转移。尽管如此，其病程多数是惰性的，晚期疾病 5 年生存率可达 30%～50%。NF-pNET 或者在影像检查中意外发现，或者表现为肿瘤占位效应引起的症状，包括腹痛

表 13-6 已知常见胰腺内分泌肿瘤及其特征

肿瘤类型和综合征	胰腺中的位置	体征和症状	循环生物标志物
胰岛素瘤（Whipple 三联征）	胰头、胰体、胰尾（均匀分布）	低血糖、头晕、出汗、心动过速、颤抖、困惑、癫痫发作	CgA 和 CgB，相对于血糖胰岛素不适当过度分泌，胰岛素原和 C 肽不适当增加
胃泌素瘤（Zollinger-Ellison 综合征）	胃泌素瘤三角 *，通常在胰腺外（十二指肠）；也可以在腺体任何部位	胃酸分泌过多、消化性溃疡、腹泻、食管炎、上腹痛	嗜铬蛋白 A（CgA）、胃泌素、胰腺多肽（PP）（35%）
VIP 瘤（Verner-Morrison 综合征，WDHA）	远端胰腺（胰体和胰尾），常扩散至胰腺外	水样腹泻、低钾血症、胃酸缺乏（或酸中毒）	CgA、VIP
胰高糖素瘤	胰腺体尾部，通常很大，分布在胰腺外	糖尿病（高血糖）、坏死游走性红斑、口腔炎、舌炎、唇炎	CgA、胰高血糖素、肠高血糖素（glycentin）
生长抑素瘤	胰十二指肠沟部、壶腹、壶腹周围	胆结石、糖尿病（高血糖）、脂肪泻	CgA、生长抑素
PP 分泌瘤	胰头	无	CgA、PP

*. 胃泌素瘤三角：以胆囊管与胆总管交汇处为上点，十二指肠第二、第三部分接合部为下点，胰腺颈体接合部为中点所围成的三角形区域，大部分胃泌素瘤位于此区域

表 13-7 罕见胰腺内分泌肿瘤及其特征

pNET	肿瘤 / 综合征名称	原发肿瘤位置	pNET 中占比	恶性百分比	致症状激素
GRF 瘤	GRFoma	胰腺（30%）、肺（54%）、空肠（75%）、其他（13%，如肾上腺、腹膜后）	未知	30%～50%	生长激素释放激素
ACTH 瘤	ACTHoma	所有异位库欣综合征的 4%～25%	< 0.1%	95%	ACTH
胰腺内分泌肿瘤导致类癌综合征	PET 所致类癌综合征	胰腺，占类癌综合征 < 1%	未知	60%～90%	血清素、速激肽
胰腺内分泌肿瘤导致高血钙	PTHrPoma	胰腺	< 0.1%	> 85%	PTHrP 或其他未知激素

表 13-8　其他胰腺内分泌肿瘤个案激素分泌和表现

相关激素	表　现
LH	性欲改变、月经异常、多毛症、不孕症
肾素	高血压
GLP-1	低血糖
IGF-2	低血糖
促红细胞生成素	红细胞增多症
肠高血糖（Enteroglucagon）	小肠肥大、结肠 / 空肠淤滞、吸收不良伴或不伴胰高血糖素瘤症状 / 体征
降钙素	腹泻
神经降压素	运动、血管异常
胰多肽	伴有或不伴有低钾血症的水样腹泻
生长素（Ghrelin）	影响食欲、体重

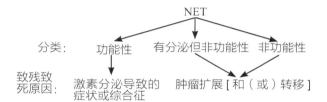

▲ 图 13-18　NET 分类和致残致死主要原因

表 13-9　WHO 关于 pNEN 的分类和分级（2017 年）

分　类	Ki-67 增殖指数	有丝分类指数
分化良好的 pNEN：胰腺神经内分泌瘤（pNET）		
pNET G$_1$	< 3%	< 2
pNET G$_2$	3%～20%	2～20
pNET G$_3$	> 20%	> 20
分化差的 pNEN：胰腺神经内分泌癌（pNEC）		
pNEC（G$_3$） 小细胞型 大细胞型	> 20%	> 20
神经内分泌 - 非神经内分泌混合肿瘤		

（40%～60%）、体重减轻或黄疸。虽然 NF-pNET 不分泌导致临床综合征的肽，但可能特征性地分泌许多其他肽而不产生症状。这些包括嗜铬蛋白，尤其是 CgA（70%～100%）及 PP（50%～100%）。然而，PP 或 CgA 升高在其他神经内分泌肿瘤中也不少见，对于 NF-pNET 不具特异性。

（2）病理、分类和分期：一些 pNET 初始是通过内镜超声过程联合细针抽吸（FNA）活检进行诊断或确诊的，部分 pNET 使用影像引导的病灶活检，特别是肝转移瘤或术前病理学诊断。而功能性胰腺内分泌肿瘤可以通过激素分泌表现和激素检查定性，结合定位进行临床诊断，进而手术获得病理确诊。

主要的分类系统有两种，即世界卫生组织（WHO）（表 13-9）和欧洲神经内分泌肿瘤学会（ENETS）所提出的系统。在 WHO 分类系统中，

所称"胰腺神经内分泌肿瘤"（pNEN）可分为良性胰腺神经内分泌瘤（即 pNET）和胰腺神经内分泌癌（pNEC）。细胞分化指标可包括有丝分裂指数、Ki-67、血管侵犯的存在、细胞大小和功能活性。肿瘤分级及良恶性基于有丝分裂速度和 Ki-67 指数，已显示在预后评估中有重要价值。

（3）pNET 的生化评估和监测：功能性胰腺内分泌肿瘤激素过度分泌的表现及相应的激素生化检查如前所述。激素过度分泌的表现可成为发现病例的重要线索，而通常功能性肿瘤的分泌性质

可由激素测定或进一步行相应的激发（激发后超出正常人的反应）或抑制（无法抑制到正常人范围）试验进行评估和定性诊断。除此以外，其他神经内分泌肿瘤的重要标志物如 CgA、神经元特异性烯醇化酶（NSE）等也有不可忽视的价值。

(4) pNET 影像定位：无论是功能性胰腺内分泌肿瘤的还是 NF-pNET，影像进行定位诊断对于后续治疗至关重要。影像检查方法包括常规检查（CT、MRI、超声、血管造影）、内镜超声（EUS）、检测激素梯度的功能定位检查、术中超声、生长抑素受体闪烁照相术（SRS）和 PET。

常规影像检查（包括增强扫描）的结果在很大程度上取决于肿瘤大小，对于大多数 < 1cm 的 pNET 而言检测率估计不足一半，临床中会出现遗漏小的原发 pNET（尤其是胰岛素瘤和十二指肠胃泌素瘤）和小的肝转移瘤的情况。

EUS 联合细针穿刺活检（FNA）有助于确认诊断和定位隐匿性病变、区分 pNET 与腺癌或其他胰腺肿块。EUS 定位胰腺内 pNET（如胰岛素瘤）比胰腺外 pNET（如十二指肠胃泌素瘤或生长抑素瘤）更有效。

超过 80% 的 pNET 过度表达生长抑素受体（SSTR），特别是 SSTR 2 型和 5 型，这些受体可与生长抑素类似物高亲和力结合。胰岛素瘤是一个例外，只有 40%～50% 表达 SSTR 2 受体。SRS 最广泛使用的放射性标记生长抑素类似物是 ^{111}In-DTPA 奥曲肽（Octreoscan）。胰岛素瘤患者可使用胰高血糖素样肽 -1（GLP-1）作为放射性示踪剂用于 SRS，报告敏感性为 95%。

传统的 FDG-PET 主要用于高增殖指数的未分化肿瘤，对分化良好者效用稍差。新型 PET 研发是近年成像领域的重大突破。现有数据显示 ^{68}Ga-DOTATATE-PET 优于常规影像检查（包括 CT 或 MRI）和功能影像检查包括奥曲肽扫描。另外，^{68}Ga-DOTATATE-PET 可定量生长抑素受体，有利于靶向治疗如肽受体放射性核素治疗（PRRT）的选择。

4. 胰腺内分泌肿瘤的治疗

治疗应个体化，需要考虑患者年龄和总体健康状况、临床表现和激素分泌、潜在治疗的不良反应、成本及对生活质量的潜在影响。

5. 展望

诊断治疗将继续获益于生物学和遗传学进展，分类、分期和个体化治疗进一步完善。对于某些肿瘤，肿瘤定位的示踪分子将更具特异性，如胰岛素瘤（PET 用 GLP-1RA）。基因图谱结果开始应用于临床，更多有价值的生物标记将被鉴定出来，一些生长抑素类似物和靶向药物的临床试验正在进行。

（陈　康）

（五）垂体瘤

垂体瘤是一组起源于腺垂体的肿瘤，是中枢神经系统和内分泌系统的常见肿瘤，占所有颅内肿瘤的 15% 左右。垂体瘤可发生于任何年龄，40—60 岁相对高发，女性略多于男性。在所有垂体瘤中，57% 为催乳素瘤，28% 为无功能瘤，11% 是生长激素瘤，2% 是 ACTH 瘤。垂体瘤绝大多数为良性肿瘤，垂体癌极为罕见（< 0.5%）。

1. 发病机制

垂体瘤的发病机制仍不清楚。多种机制被认为与垂体瘤的发生相关：①细胞周期调控异常，涉及 cyclin、CDK、CDK 抑制因子、Rb 和 E2F 的复杂调控；②染色体稳定性异常，如垂体肿瘤转化基因（*PTTG*）的高表达；③信号通路异常，如 GNAS 突变导致的 Gsα 持续激活、Akt、Wnt 信号通路异常；④旁分泌的生长因子和细胞因子异常，涉及 FGF、EGF、VEGF、NGF 等；⑤抑癌转录因子失活或表达减少，如 MEG3、PLAGL1、GADD45-γ；⑥促肿瘤转录因子增加，如 HMGA2。但这些异常的发病机制仍有待进一步研究。在散发垂体瘤中，基因突变少见，目前仅 *GNAS*、*PIK3AC*、*USP8* 和 *USP48* 分别在部分生长激素腺瘤、各类型垂体瘤和 ACTH 腺瘤中发现存在体细胞突变。表观遗传调控也可能参与垂体瘤的发生，如 MEG3、PLAGL1、GADD45-γ 被发现启动子甲基化而沉默；组蛋白 H3K9 乙酰化增加，一定程度上与 p53 错误表达相关。约 5% 的垂体瘤为家族性遗传综合征所导致，最常见的包括多发性内分泌腺瘤病 1 型（MEN-1）和 4 型（MEN-4）、Carney 综合征和家族性孤立性垂体腺瘤，分别由于 MEN-1、p27、PRKAR1A、AIP 基因突变导致。垂体瘤虽可发生局部侵袭，但很少真正发生恶变和远处转移。

2. 分类

垂体腺瘤按不同的特征可有不同的分类方法。按腺瘤是否具有分泌激素的功能可分为功能性腺瘤和无功能腺瘤。按形态学分类可分为微腺瘤（直径 < 1cm）和大腺瘤（直径 ≥ 1cm），直径 ≥ 4cm 的腺瘤为巨腺瘤。按肿瘤与周围结构的关系，目前临床最常用 Knosp 五级分类法：采用测量海绵窦冠状位 MRI 上垂体腺瘤与颈内动脉海绵窦段（C_4）及床突上段（C_2）血管管径的连线，来判断垂体腺瘤与海绵窦的关系。按病理分类，目前比较公认且普遍采用的是 2017 年版的 WHO 垂体瘤临床病理分类，其按激素免疫组化、细胞分化来源谱系进行分类。

3. 临床表现

垂体瘤的临床表现主要为占位效应和激素分泌亢进或不足所导致的症状。

（1）占位效应：由于肿瘤压迫周围组织导致。肿瘤压迫硬脑膜、鞍膈，或累及颅底部脑膜及血管外膜刺激痛觉神经纤维时，可引起头痛；肿瘤压迫视神经和视交叉可发生视力减退和视野缺损，压迫导水管导致颅内压升高时可见视盘水肿；当肿瘤向侧方发展压迫和侵入海绵窦，可损伤第Ⅲ、Ⅳ和Ⅵ对脑神经，产生海绵窦综合征、眼球运动障碍和突眼，如向蝶鞍外侧生长累及麦氏囊使第Ⅴ脑神经受损，可引起继发性三叉神经痛或面部麻木；少见情况下，巨大肿瘤向上生长影响下丘脑功能和结构，可表现为下丘脑综合征；肿瘤如向下生长破坏鞍底及蝶窦，则发生脑脊液鼻漏，可继发颅内感染。

（2）激素分泌亢进或不足：功能性垂体瘤可分泌过多的激素导致相关激素分泌亢进症状，其中生长激素腺瘤可分泌过多生长激素导致巨人症与肢端肥大症，促肾上腺皮质激素腺瘤可导致皮质醇增多症，催乳素腺瘤可导致溢乳 - 闭经综合征、性功能减退和不育，促甲状腺激素腺瘤可导致中枢性甲状腺功能亢进，但促性腺激素腺瘤并不表现功能性亢进症状。垂体瘤可压迫正常垂体组织，或者压迫垂体柄和下丘脑而影响其对垂体激素的调控而导致其他垂体功能异常。催乳素由于受到下丘脑催乳素抑制因子的抑制性调控，因此可表现为升高，其他激素则降低。局部压迫最容易导致生长激素降低，其次依次为性腺轴、甲状腺轴和肾上腺皮质轴。尿崩症在垂体瘤患者中少见。偶尔由于垂体突然出血或梗死可导致垂体卒中，多见于垂体瘤较大、生长迅速、放疗或服用溴隐亭后。

4. 诊断

在临床表现怀疑垂体瘤的基础上，进一步的确诊应该包括详细的病史询问和体格检查、影像学检查和内分泌激素的评估。部分垂体瘤为家族性遗传综合征的组分，还可进行基因检测明确诊断。

影像学检查是诊断垂体瘤的重要手段。垂体增强磁共振检查是首选的影像诊断手段，可发现 90% 以上的垂体腺瘤。其对软组织分辨率好，可发现小到 3mm 的微腺瘤，并能提供肿瘤的确切形状、大小、生长方向、与周围软组织包括鞍上池、第三脑室、视交叉、海绵窦的关系。在增强 MRI 上，垂体瘤多数表现为较正常垂体组织低信号的病灶，增强后强化低于正常垂体。CT 扫描对骨结构分辨率好，可用于显示鞍底和床突的形态及肿瘤对骨质的侵犯。CT 能够有效发现钙化，有助于与颅咽管瘤、脑膜瘤的鉴别。此外，CT 还用于发现出血、转移病灶。

对所有诊断为垂体瘤的患者均应进行激素的评估，以发现是否存在垂体及靶腺激素分泌亢进或减退。初始的评估应包括清晨的血 ACTH、皮质醇、FT_3、FT_4 和 TSH、雌二醇或睾酮、LH 和 FSH、催乳素、IGF-1。根据患者的症状体征及初始激素评估的结果进行进一步的抑制试验或激发试验。

对于影像学上肿瘤靠近或压迫视神经或视交叉的患者应进行视力和视野的检查。

基因检查在垂体瘤患者中并不常规推荐。但对于存在垂体瘤或其他神经内分泌肿瘤家族史、合并甲状旁腺功能亢进、甲状腺髓样癌、嗜铬细胞瘤、胰岛细胞瘤等提示遗传综合征线索的患者，建议进行基因检测以明确诊断，有助于个体化治疗方案的制订以及进行遗传咨询，指导优生优育。

5. 鉴别诊断

垂体瘤是最常见的鞍区占位的病因，一般根据影像学检查、血生化检查诊断并不困难，但仍需注意与其他鞍区占位的原因相鉴别。

(1) 颅咽管瘤：是来源于颅咽管的上皮肿瘤，发病高峰年龄段在 5—14 岁和 50—74 岁。鉴别主要依赖影像学。颅咽管瘤多位于鞍上，在 CT 平扫上囊液表现为低密度，增强后则表现为混合密度影，钙化常见。在 MRI 上颅咽管瘤固体成分表现为 T_1 等信号或低信号、囊内容物为 T_1 低信号 T_2 高信号，增强后固体成分强化，在 T_2 上表现为高低混合信号。而垂体瘤则一般密度较均匀，较易鉴别。

(2) Rathke 囊肿：是一种先天性发育异常，为来源于胚胎时 Rathke 囊的残余。Rathke 囊肿一般为圆形或类圆形，囊内容物多变，多数局限于鞍内，部分向鞍上扩展，完全位于鞍上的少见。在 CT 上多为低密度，少数为等密度、高密度或混杂密度，钙化少见。在 MRI 上，依据囊内容物蛋白含量不同，在 T_1WI 上可表现为低信号、等信号或高信号，在 T_2WI 上表现为高信号。

如囊内容物为血液物质，则表现为 T_1 高信号 T_2 等信号。增强后一般无强化。

(3) 垂体脓肿：最主要的临床表现为头痛和视野缺损，仅 1/4～1/3 的患者有脑膜刺激征或发热、白细胞升高等感染表现。在磁共振 T_1WI 上，垂体脓肿表现低信号或等信号病灶，内部不均匀，周围高信号，增强后显示环状强化。DWI 可以区分垂体脓肿和垂体瘤伴坏死，垂体脓肿在 DWI 表现为弥散受限，呈高信号强度，在 ADC（apparent diffusion coefficient）上信号明显降低，而垂体瘤坏死在 DWI 表现为低信号，在 ADC 上信号增加。

(4) 原发性垂体炎：是指非继发于其他部位炎症或全身性疾病的垂体炎性病变，包括淋巴细胞性垂体炎（最常见）、肉芽肿性垂体炎、IgG_4 垂体炎、黄瘤病性垂体炎和坏死性垂体炎。原发性垂体炎与垂体瘤最常用的鉴别手段是 MRI。在 MRI 上，淋巴细胞性垂体炎表现为垂体对称性增大、呈三角形或哑铃形、平扫条件下等信号、增强后均匀强化，垂体柄增粗居中，伴尿崩症的患者垂体后叶高信号消失。黄瘤病性垂体炎常表现为囊性、环状强化的病灶。肉芽肿性垂体炎的影像学表现仍未阐明，而坏死性垂体炎 MRI 表现不特异。FDG-PET 可用于提示垂体炎症性疾病，特别是 IgG_4 垂体炎和朗格汉细胞组织增生症。

(5) 原发性甲状腺功能减退继发的垂体瘤样增生：多见于青少年，鉴别诊断主要依据甲状腺功能减退症状、甲状腺激素降低、TSH 水平升高。本症经甲状腺激素替代治疗后，垂体可完全恢复正常。

(6) 生殖细胞瘤：生殖细胞瘤好发于儿童和青少年，尿崩症常见。在 MRI 上肿瘤表现为 T_1 等信号，T_2 等信号或高信号，增强后明显强化。在 CT 上，肿瘤实体部分高密度，增强后明显强化，钙化少见。血清 AFP、hCG 检测有助于鉴别诊断，必要时需进行手术或立体定向穿刺活检明确诊断。

(7) 转移瘤：最常见的来源是乳腺癌和肺癌。仅 2.5%～18.2% 的垂体转移瘤患者表现出症状，多数情况下是意外发现，因此转移瘤与垂体瘤在术前进行鉴别诊断很困难。两者鉴别点主要包括转移瘤更容易发生在后叶，尿崩多见，而破坏前叶导致垂体前叶功能减退临床上不常见，且更容易出现中枢性甲状腺功能减退和肾上腺皮质功能减退，与垂体瘤不同。此外，转移瘤通常起病较急，进展较快。累及脑膜的情况下脑脊液可检测到肿瘤细胞，可进行腰穿鉴别。

6. 治疗

垂体瘤的治疗手段包括手术、放射和内科药物治疗。治疗的目的包括解除占位效应、纠正激素的过度分泌、尽可能保存正常的垂体功能。应根据垂体瘤的类型、各治疗手段的优缺点选择合适的治疗手段。建议由内分泌科、神经外科、影像医学科、神经放射外科等相关科室组成的多学科团队对患者进行个体化治疗。

(1) 手术治疗：可通过直接切除肿瘤以解除腺瘤对视交叉及鞍区周围组织的压迫及破坏，纠正激素的过度分泌，是目前除催乳素腺瘤外的其他类型垂体腺瘤的一线治疗手段。手术方式目前有经蝶窦及经颅两种途径。内镜下或显微镜下经蝶窦手术是目前首选的方式。手术并发症包括脑脊液鼻漏、尿崩症、SIADH、感染、垂体功能减退、视力损伤等，多为暂时性，永久性并发症不到 10%，手术死亡率不到 1%。内镜、神经导航系统有助于提高肿瘤全切率和手术安全性。

(2) 药物治疗：分为两大类。一类为垂体功能减退的替代治疗，根据各靶腺受损的情况给予相应的激素替代；另一类为针对原发病的治疗。本节仅介绍针对原发病的药物。催乳素腺瘤的首选多巴胺受体激动药药物治疗溴隐亭和卡麦角林，它们可抑制 PRL 的合成，并抑制肿瘤细胞增殖、促进细胞凋亡。对于其他类型的垂体腺瘤，药物主要用于手术未能全切、存在手术禁忌、不愿接受手术治疗或放射治疗后等待起效的过渡治疗的

患者。多巴胺受体激动药对一部分生长激素腺瘤也有效，但生长抑素类似物能与肿瘤细胞上的生长抑素受体特异性结合，抑制生长激素的分泌和肿瘤细胞的增殖，具有更为显著的疗效，药物包括第一代的生长抑素类似物奥曲肽和兰瑞肽，以及第二代生长抑素类似物帕瑞肽。生长激素受体拮抗药培维索孟能够拮抗 GH 与其受体结合，阻断 IGF-1 的生成，还能够结合 GH 受体二聚体，并与生长激素结合蛋白相互作用。培维索孟适用于生长抑素类似物抵抗的肢端肥大症患者，也可与生长抑素类似物合用，可使 90% 的肢端肥大症患者 IGF-1 恢复正常。生长抑素类似物也可用于治疗 TSH 腺瘤和 ACTH 腺瘤的治疗。

(3) 放射治疗：主要作为手术和内科药物治疗的辅助手段，可分为外照射和内照射。外照射是国内常用的方法，主要采用立体定向放射治疗（γ 刀）其并发症主要包括迟发的腺垂体功能减退、脑血管病、视力损伤、脑坏死等。

绝大多数垂体瘤经手术、药物和放射治疗能够取得良好的疗效。虽然进袭性垂体瘤或垂体癌少见，但是垂体瘤治疗中的难点。替莫唑胺目前是进袭性垂体瘤或垂体癌标准治疗手段失败后的一线治疗药物。对于替莫唑胺无效的患者，可考虑全身化疗，洛莫司汀联合氟尿嘧啶在病例报道中最为常用，多柔比星、依托泊苷、卡铂、顺铂等多种药物也有报道。

（李益明）

(六) 睾丸肿瘤

1. 睾丸肿瘤的分类

(1) 按良恶性分类：良性肿瘤包括睾丸血管瘤、成熟畸胎瘤。恶性肿瘤包括睾丸生殖细胞肿瘤等，如未成熟畸胎瘤、卵黄囊瘤、胚胎性癌和未成熟畸胎瘤。

(2) 按病理分类：睾丸精原细胞瘤根据组织病理学特征可分为以下三类，即经典型精原细胞瘤（80%～90%）、精母细胞型精原细胞瘤（10%～

20%)、间变型精原细胞瘤（5%～15%）。非精原细胞瘤包括卵黄囊瘤、胚胎性癌、滋养细胞肿瘤（如绒毛膜癌、胎盘部位滋养细胞肿瘤）、畸胎瘤（青春期后）伴或不伴恶性转化侧睾丸、混合性和未分类的生殖细胞肿瘤。含有 2 种或以上成分的即为睾丸混合性生殖细胞肿瘤（TMGCT）。其他还包括性索 - 间质瘤（间质细胞瘤、支持细胞瘤、颗粒细胞瘤）、混合性和非分类性索 - 间质瘤（如性腺母细胞瘤）、卵巢上皮性肿瘤、血管瘤、淋巴瘤、集合管及睾丸网肿瘤（腺癌）、睾丸内残余肾上腺癌。按组织学分化把性索 - 间质肿瘤分成睾丸分化、卵巢分化和分化未定三大类。

(3) 按细胞来源分类：按生殖细胞肿瘤的起源分类：睾丸生殖细胞肿瘤（GCT）占睾丸原发肿瘤的 95%，一般分为精原细胞瘤及非精原细胞瘤型生殖细胞肿瘤（NSGCT）。睾丸生殖细胞瘤分为精原细胞瘤（起源于胚胎生殖细胞系）或非精原细胞瘤。大多数非精原细胞生殖细胞瘤包括多种细胞类型，发病高峰在 30 岁左右。只有当组织学结果显示纯精原细胞瘤和血清非精原细胞瘤标志物甲胎蛋白浓度正常时，才诊断为精原细胞瘤。精原细胞瘤约占所有睾丸生殖细胞肿瘤约 55%，多发于 40 岁，多见于单侧发病，血清人绒毛膜促性腺激素（hCG）浓度升高。精原细胞瘤对放疗敏感，而 NSGCT 则以化疗及手术为主，因此两者的诊断及鉴别对指导临床治疗具有重要价值。

性索 - 间质肿瘤占成人睾丸肿瘤 2%～5%（儿童占 25%），卵巢肿瘤 6%。睾丸性索 - 间质肿瘤多为支持细胞、Leydig 细胞构成的各类肿瘤；卵巢则以卵泡膜细胞、粒层细胞构成多见。性索 - 间质肿瘤主要分成两大类：几乎完全由性索或间质成分组成的纯型肿瘤；由性索和间质成分共同构成的混合性肿瘤。

(4) 按起病时间来分类：Ⅰ型睾丸生殖细胞肿瘤主要于青春期前起病，Ⅰ型包括青春期前畸胎瘤和卵黄囊肿瘤。Ⅱ型睾丸生殖细胞肿瘤是指原位生殖细胞肿瘤（GCNIS）。Ⅲ型睾丸生殖细胞肿瘤是指精母细胞瘤。

(5) 按功能分类：睾丸间质细胞瘤可分泌雌激素或是 hCG，属有功能肿瘤。大多数睾丸肿瘤无功能。

2. 流行病学

睾丸恶性肿瘤发病率占男性肿瘤 1%～2%，发病率有逐渐增加趋势。我国睾丸肿瘤年发病率在 1/10 万左右。不同种族之间睾丸精原细胞瘤发病率有显著差异，北欧和德国发病率最高，亚洲和非洲发病率最低。

3. 发病机制

生殖细胞瘤的发生有家族聚集现象，双胞胎之间共患病率更高。发病原因尚不十分清楚，可能与隐睾症、低出生体重儿、早产儿及双胞胎、21 三体综合征、家族遗传因素、Klinefelter 综合征、睾丸发育不全综合征及睾丸微石症等因素有关。

(1) 基因突变：睾丸混合性生殖细胞肿瘤与单一生殖细胞肿瘤均起源于不能分类的生精小管内生殖细胞肿瘤（IGCNU）。染色体 12p 改变是 IGCNU 进展成侵袭性肿瘤的标志，IGCUN 可进展为精原细胞瘤，再进展或独立进展为胚胎癌。Ⅰ型畸胎瘤为双倍体细胞，而Ⅱ型畸胎瘤为单倍体。Ⅰ型卵黄囊肿瘤表现为复发性染色体不平衡，可能涉及多个染色体问题。编码 KIT、细胞分裂周期蛋白 27 的基因突变可促进Ⅱ型睾丸生殖细胞瘤的发生。

(2) 相关危险因素：隐睾是最常见的睾丸癌危险因素。在这些患者中，当睾丸固定术延迟至青春期后或从未进行时，与早期的睾丸固定术相比，癌症风险增加。有睾丸癌病史患者对侧睾丸癌的风险是普通人群的 12 倍。不育男性患睾丸癌的风险增加，尿道下裂和精子含量低可能也是相关危险因素。围生期环境雌激素暴露是隐睾、睾丸癌的危险因素。人类免疫缺陷病毒感染 / 艾滋病会增加精原细胞瘤风险。

4. 临床表现

睾丸癌可能表现为无痛实性睾丸肿块，约20%患者可伴随肿瘤出血或梗死引起的睾丸疼痛或阴囊急性疼痛；睾丸坚硬，阴囊肿大。睾丸外和睾丸周围包块通常是良性，而睾丸内包块95%以上为恶性。体格检查还应注意有无男性乳腺增生（与肿瘤分泌β-hCG有关）。不足10%生殖细胞瘤发生在性腺以外部位，如纵隔和腹膜后部位比较常见，可能表现出腰痛和腹部包块、气短、胸痛或上腔静脉综合征。

5. 辅助检查

（1）超声检查：阴囊超声检查是评估睾丸肿块的首选影像学检查。超声检查敏感性为92%～98%，特异性为95%～99.8%。肿瘤通常表现为均匀低回声灶。

（2）CT及MRI平扫及增强扫描（包括DWI序列）：胸部CT对于发现肺部及纵隔淋巴结转移有重要价值。腹部和盆腔CT是确认腹膜后淋巴结转移的最佳检查方法。CT和MRI在区分精原细胞瘤和非精原细胞瘤上有一定的诊断价值。精原细胞瘤CT多表现为实性均匀低密度肿块，T_2WI均质性低信号是精原细胞瘤的特征性表现，DWI均匀高信号也提示该肿瘤。睾丸非精原细胞瘤在强化前后都呈现混杂信号。

（3）血清肿瘤标志物检测：对于睾丸生殖细胞瘤的诊断、术后监测及判断预后都有着重要价值，主要标志物包括甲胎蛋白（AFP，其升高主要见于胚胎癌、卵黄囊瘤）、β-hCG（其升高主要见于精原细胞、胚胎癌、绒毛膜癌）、乳酸脱氢酶（LDH）、胎盘碱性磷酸酶（PLAP）及γ-谷氨酸转肽酶（GGT）等。AFP在精原细胞瘤患者中并不会升高。AFP及hCG均阳性表达时通常提示非精原细胞瘤。

（4）组织学染色的肿瘤标志物：精原细胞瘤不表达角蛋白，胚胎癌、绒癌和卵黄囊瘤表达低分子角蛋白。精原细胞瘤和非精原细胞瘤均表达胎盘碱性磷酸酶。CD117是一种由*C-Kit*基因编码的跨膜酪氨酸激酶受体，其在精原细胞中高度阳性表达。D2-40为一种分子量为40kDa链接的唾液酸糖蛋白。精原细胞瘤100%弥漫阳性表达D2-40，而畸胎瘤、卵黄囊瘤阴性。CD30是肿瘤坏死因子（TNF）超家族中的一个成员，在胚胎性癌中高度表达。

6. 诊断

睾丸生殖细胞瘤的初步诊断主要依靠临床表现、阴囊超声和腹盆部CT等影像学检查以及血清肿瘤标志物检查，但诊断的金标准仍是病理学结果。睾丸切除术是一种既能诊断又能治疗的手段，术中冰冻切片组织病理检查对于诊断有重要意义，通常不推荐进行睾丸活检。

7. 治疗

对于实性睾丸内肿块，睾丸切除术既是诊断，也是治疗。并通过影像学、血生化学检查和肿瘤标志物进行分期指导治疗。良性肿瘤（如睾丸血管瘤）最好选择保留睾丸为宜。根治性腹股沟睾丸切除术，是睾丸肿块手术探查发现恶性肿瘤的主要治疗方法。睾丸精原细胞瘤一旦确诊，需接受以手术为基础的综合治疗，术后治疗方案包括密切随访、放疗及化疗。睾丸精原细胞瘤对放疗和化疗均呈高度敏感性，放疗时机在术后约1个月。

8. 筛查和预后

睾丸检查作为常规癌症筛查的一部分，不推荐在无症状男性中进行。经有效治疗，睾丸癌5年总生存率为97%。睾丸癌多在初级治疗2年内复发。所有睾丸癌患者在初次治疗后必须密切随访5年，以监测复发情况。

9. 展望

除了继发性恶性肿瘤、心血管风险、不孕和生育能力低下受到重视外，代谢综合征的发生和危害也必须受到关注。对于希望未来生育的年轻患者，如何在治疗过程中保留精子也是研究方向。

（李　静）

（七）卵巢肿瘤

卵巢肿瘤是妇科肿瘤中致死率最高的恶性肿瘤，在我国卵巢癌年发病率居女性生殖系统肿瘤第3位。

1.卵巢肿瘤的分类

(1)从组织来源分类：卵巢肿瘤最常用的分类是世界卫生组织（WHO）的卵巢肿瘤组织学分类。主要分为上皮性肿瘤、浆液性肿瘤、黏液性肿瘤、内膜样肿瘤、透明细胞肿瘤、Brenner肿瘤、浆黏液肿瘤、未分化癌、间叶性肿瘤、混合性上皮和间叶性肿瘤、性索–间质肿瘤、纯性索肿瘤、混合性性索–间质瘤、生殖细胞瘤、单胚层畸胎瘤和起源于皮样囊肿的体细胞型肿瘤、单胚层畸胎瘤、恶性甲状腺肿、类癌、神经外胚层型肿瘤、皮脂腺肿瘤、其他罕见的单胚层畸胎瘤、生殖细胞–性索–间质肿瘤、性腺母细胞瘤、包括性腺母细胞瘤伴恶性生殖细胞肿瘤、午菲管肿瘤、威尔姆斯瘤、实性假乳头性肿瘤、间皮肿瘤、继发性肿瘤等多种病理类型。其中最常见的是上皮性癌，约占卵巢恶性肿瘤70%，其次是恶性生殖细胞肿瘤和性索–间质肿瘤，各占约20%和5%。卵巢生殖细胞肿瘤主要包卵黄囊瘤、无性细胞瘤和畸胎瘤三大类。

目前对于卵巢上皮性肿瘤国际上公认最新分类，分为Ⅰ型和Ⅱ型。Ⅰ型肿瘤包括低度浆液性癌、黏液性癌、子宫内膜样癌、透明细胞癌和移行细胞癌（Brenner肿瘤）；Ⅱ型肿瘤包括高度浆液性癌、未分化癌和癌肉瘤（恶性中胚叶混合瘤）。卵巢高级别浆液性癌占卵巢浆液性癌90%，发病率高、侵袭性高、病死率高。卵巢黏液性癌常发生于年轻女性，是发病年龄最早的卵巢肿瘤之一。

(2)从功能上分类：卵巢男性化肿瘤的特点是肿瘤细胞向睾丸结构分化，与不同阶段睾丸组织相似，肿瘤由支持细胞形成的管状结构及间质细胞组成。如果以间质细胞为主，则多产生明显的男性化影响。如果以支持细胞为主，则可出现女性化症状，有些肿瘤既产生雄激素也产生雌激素。

①分泌雄激素的卵巢肿瘤：分泌雄激素增多的肿瘤主要是卵巢性索–间质细胞肿瘤。可来自两性生殖腺即卵睾体、残留在卵巢门的具有分泌雄性激素作用的原始睾丸细胞（门细胞瘤）、卵泡膜细胞瘤、畸胎瘤、卵巢间质内含苗勒上皮及睾丸衍生物的混合性中胚层肿瘤、支持–间质细胞瘤、脂质细胞瘤。

门细胞瘤是较少见的一种男性化肿瘤，多见于绝经后女性，位于卵巢门，实质性或囊性。脂质细胞瘤是一种极少见男性化肿瘤，其可来源间质细胞、门细胞及阔韧带和卵巢内残余的肾上腺细胞，后者可导致卵巢静脉血中肾上腺皮质激素水平升高，几乎总是单侧实性病变，20%～30%恶性。两性母细胞瘤含有成熟的两性细胞成分，占卵巢性索间质瘤10%，显微镜下见颗粒细胞和支持细胞，肿瘤均为单侧实性。卵泡膜细胞瘤是发病率较低的卵巢性索间质细胞瘤，多发生于绝经后，基本上是良性肿瘤，2%～5%为恶性。恶性卵泡膜瘤可直接浸润邻近组织，并可发生远处转移。少数囊性颗粒细胞瘤患者血浆中睾酮、17–羟孕酮等均升高，手术切除肿瘤后恢复至正常范围。

②分泌雌激素的肿瘤：主要分泌雌激素的肿瘤有卵巢颗粒细胞瘤、卵巢泡膜细胞瘤、卵巢硬化间质瘤及卵巢环管状性索肿瘤。卵巢颗粒细胞瘤约占性索间质瘤40%，属于低度恶性肿瘤，常晚期复发。卵巢泡膜细胞瘤占所有卵巢肿瘤0.5%～1%，往往与纤维瘤、颗粒细胞瘤并存。卵巢硬化间质瘤占卵巢性索间质瘤1.5%～7%，多见于年轻女性，属良性肿瘤。卵巢颗粒细胞瘤是卵巢性索间质瘤中常见分泌雌激素的肿瘤，分为成人型颗粒细胞瘤及幼年型颗粒细胞瘤，因其产生大量雌激素，可引起女性性早熟，如乳腺、外生殖器等特征发育迅速，并出现月经，但

不排卵，骨骼发育可超越正常范围。尿中雌激素和促性腺激素均升高，而达成人水平。

③ 既能分泌雌激素又能分泌雄激素的肿瘤：卵巢睾丸母细胞瘤也被称为卵巢男性母细胞瘤、卵巢男胚瘤，组织形态学来源于原始或未分化的性腺间质，好发于年轻女性。约 70% 患者表现雌激素分泌过多。约 20% 患者由于雄激素分泌过多。卵巢睾丸母细胞瘤多数是良性，10%～30% 恶性。少数脂质细胞瘤也表现为分泌雌激素过多引起的临床表现。有些卵巢泡膜细胞瘤也能分泌大量的雌激素，而引起相应的临床表现，甚至可引起性早熟的症状。

④ 分泌其他激素的肿瘤：卵巢肿瘤通常不分泌 hCG。但也有研究发现卵巢上皮癌患者中 53.8% 肿瘤组织异位阳性表达 hCG，并且其阳性表达率随肿瘤分化程度降低而升高，但在正常卵巢组织、良性卵巢肿瘤、交界性卵巢肿瘤组织中没有表达。提示 hCG 可能作为自分泌或旁分泌因素参与卵巢上皮性癌的发生。

2. 流行病学

普通女性一生中患卵巢癌的风险仅为 1% 左右，而 BRCA1 和 BRCA2 胚系突变携带者在一生之中发生卵巢癌的风险分别达 54% 和 23%，是卵巢癌高危人群。此外，Lynch 综合征、Li-Fraumeni 综合征家族的女性都是卵巢恶性肿瘤的高危人群。

3. 发病机制

大多数卵巢癌被认为是起源于卵泡破裂和修复后形成的卵巢包涵体囊肿。与卵巢癌低风险相关的因素包括妊娠、口服避孕药、母乳喂养、输卵管结扎和子宫切除术。由于这些因素都与排卵次数减少有关。终生排卵次数的增加在卵巢癌的发展中起着重要作用。

上皮性卵巢肿瘤分为两大类，即 Ⅰ 型肿瘤和 Ⅱ 型肿瘤。Ⅰ 型卵巢肿瘤通常从良性囊型病变、不典型增生病变或子宫内膜异位发展而来。Ⅱ 型卵巢肿瘤约占卵巢上皮性癌 75%，具有高度侵袭性，遗传上具有较高的不稳定性。浆液黏液性癌具有米勒管分化的特征，常发生于卵巢子宫内膜性囊肿，与卵巢子宫内膜异位症密切相关。

Ⅰ 型肿瘤中最具有代表性的是低级别浆液性癌，可能源自与输卵管管腔内黏膜上皮的乳头状增生，低级别浆液性癌一致性的表达 PAX8；而 Ⅰ 型卵巢上皮性癌中的黏液性癌有 50% 可表达米勒管特异性标记 PAX8 蛋白。卵巢上皮性黏液性肿瘤和 Brenner 肿瘤可能起源于发生于输卵管腹膜连接处的 Walthard 细胞巢，表达 GATA3 和 p63。Ⅰ 型肿瘤中 90% 以上过表达 HNF-1β，50% 存在微卫星不稳定，40%～50% 存在 ARID1A 基因突变，30%～65% 存在 KRAS 和 BRAF 突变，BRCA1/2 突变率较低。低级别浆液性癌一般不具有 TP53 基因突变，较常见的突变为 MAPK 通路上的基因突变，包括最常见的 BRAF 突变和 KRAS 突变、NRAS 突变。MAPK 通路基因突变可能是低级别浆液性癌的驱动突变，MEK 抑制药可能对其有治疗意义。

Ⅱ 型卵巢上皮性癌中，高级别浆液性癌很可能起源于卵巢外，来自于输卵管伞端的黏膜上皮，而卵巢中不存在肿瘤。高级别浆液性癌弥漫强烈表达 p16 和 CK7，大部分表达 WT-1、PAX8、ER、CA125 和 E 钙蛋白。Ki67 增殖指数增高为 50%～75%。50%～80% 存在 TP53 基因突变，很少过表达 HNF-1β，8%～28% 存在微卫星不稳定，不存在 ARID1A 基因突变，很少发生 KRAS 和 BRAF 突变，BRCA1/2 突变率较高。TP53 基因的突变被认为是卵巢高级别浆液性癌发病机制中的早期分子事件。

4. 临床表现

卵巢上皮癌多见于绝经后女性，早期症状不明显，约 2/3 患者诊断时已是晚期。卵巢上皮性癌多为双侧性、囊实性或实性。有淋巴结转移时可在腹股沟、锁骨上等部位扪及肿大淋巴结。合并大量腹水者移动性浊音阳性。

卵巢恶性生殖细胞肿瘤常见于年轻女性，

95% 以上为单侧性。早期即出现症状,除腹部包块、腹胀外,常因肿瘤内出血或坏死感染而出现发热,或因肿瘤扭转、肿瘤破裂等而出现急腹症症状。

有功能的卵巢肿瘤可表现出男性化或雌激素过度刺激的临床表现:①支持 – 间质细胞瘤、门细胞瘤、卵泡膜细胞瘤、脂质细胞瘤等患者,可表现为女性男性化;②卵巢颗粒细胞瘤、卵巢硬化间质瘤及卵巢环管状性索肿瘤等患者,发生在青春期前儿童,多数表现为假性性早熟。肿瘤发生于绝经后女性时,绝经后出血是典型临床症状,还会出现乳房胀、乳房增大等。

5. 辅助检查

(1) 肿瘤标志物检查:血 CA125、人附睾蛋白 4(HE4)是卵巢上皮癌较为特异的肿瘤标志物。CA125 在卵巢上皮源性肿瘤的诊断中被广泛认可,尤其是浆液性卵巢癌的首选标志物。CA125 的阳性率与肿瘤分期、组织学类型有关,晚期、浆液性癌患者的阳性率明显高于早期及非浆液性癌。在绝经后人群中,CA125 诊断卵巢癌敏感度(79.1%~90.7%)和特异度(79.1%~89.8%)均优于绝经前人群(敏感度 69.8%~87.5%,特异度 63.3%~85.7%)。可用于辅助诊断、疗效监测和复发监测。HE4 是新近发现的一种卵巢恶性肿瘤相关标志物,对卵巢癌的诊断特异度(90%~95%)明显高于 CA125(76.6%~86.5%),在绝经前人群中,其诊断卵巢癌的特异度(88.40%~96.80%)优于 CA125(63.30%~85.70%)。

CEA 在正常成人的血液中很难测出,在卵巢黏液性囊腺瘤、宫颈黏液性腺癌中可以升高。AFP 是卵巢内胚窦瘤(卵黄囊瘤)及含有内胚窦瘤成分的生殖细胞肿瘤标志物。hCG 也是原发性卵巢癌及卵巢混合性生殖细胞肿瘤的一种标志物。卵巢癌患者中 CA19-9 的水平也可明显升高,CA19-9 升高还见于未成熟或成熟畸胎瘤。神经元特异性烯醇酶(NSE)在卵巢无性细胞瘤、未成熟畸胎瘤或伴有神经内分泌分化的肿瘤中均可升高。乳酸脱氢酶(LDH)升高常见于无性细胞瘤。

(2) 相关激素的检测:如颗粒细胞瘤、卵泡膜细胞瘤可产生较高水平雌激素或雄激素。

(3) 影像学检查:主要包括超声检查、CT、MRI 等,可明确肿瘤形态、侵犯范围等,有助于定性诊断、术前临床分期、术后随诊观察和治疗后疗效监测。

超声检查是卵巢癌筛查的首选方法,但不推荐作为卵巢癌临床分期的检查手段。经阴道超声检查,图像分辨率高。没有性生活史的女性可采用经直肠超声。经腹超声还可以评估卵巢癌对周围脏器的侵犯、腹膜后淋巴结转移及腹腔种植转移情况,还可选择超声引导下穿刺获取细胞学或病理学诊断。

腹盆腔 CT 扫描是卵巢癌最常用的检查方法,有助于对卵巢生殖细胞来源肿瘤的检出,可辅助临床分期,为首选检查方法,在没有对比剂禁忌的情况下应行增强扫描。

盆腔 MRI 可较好显示卵巢正常解剖结构及异常病变组织,定量动态增强 MRI 可以较准确地鉴别诊断附件的良、恶性肿瘤,对于鉴别卵巢良恶性肿瘤的准确度可达到 83%~91%。但 MRI 扫描范围有限,对腹膜转移和大量腹水患者显示效果不如 CT,可作为腹盆腔 CT 的有效补充。

治疗前 PET/CT 显像有助于卵巢癌良恶性的鉴别诊断,有利于发现隐匿的转移灶,但价格仍较高,并不推荐为常规检查。对于下列情况,可推荐使用 PET/CT:①盆腔肿物良恶性难以鉴别时;②卵巢上皮来源肿瘤治疗结束后随访监测;③恶性生殖细胞肿瘤及恶性性索间质肿瘤,随访过程中出现典型症状、体检发现异常或肿瘤标志物升高;④Ⅰ期 2、3 级及Ⅱ~Ⅳ期的未成熟畸胎瘤、任意期别的胚胎性肿瘤、任意期别的卵黄囊瘤和Ⅱ~Ⅳ期的无性细胞瘤化疗后的随访监测。

(4) 细胞学和组织病理学检查：大多数卵巢恶性肿瘤合并腹水或胸腔积液，行腹水或胸腔积液细胞学检查可发现癌细胞。组织病理学是诊断的金标准。对于临床高度可疑为晚期卵巢癌的患者，腹腔镜探查活检术不但可以获得组织标本，还可以观察腹盆腔内肿瘤转移情况。

(5) 腹腔镜检查：作为一种微创性手术，对于部分盆腔包块、腹水患者需排除盆腔炎性包块或结核性腹膜炎时，可行腹腔镜探查活检，避免不必要的开腹手术。

6. 诊断

腹痛、月经异常、多毛、盆腔包块等临床表现提示卵巢肿瘤。辅助检测中，如发现血清雌激素、雄激素、hCG 水平异常及 CA125 等肿瘤标志物升高，需完善盆腔或阴道超声、CT 或 MRI 相关检查，以筛查有无卵巢肿瘤，但是病理组织学检查是卵巢肿瘤诊断的金标准。

7. 治疗

手术和化疗是卵巢恶性肿瘤治疗的主要手段。极少数患者可经单纯手术而治愈，但绝大部分患者均需手术联合化疗等综合治疗。化疗是卵巢上皮癌治疗的主要手段，在卵巢癌的辅助治疗、复发治疗中占有重要的地位。免疫检查点抑制药（PD1/PD-L1）在卵巢癌尤其是铂耐药复发卵巢癌中的 I 期 / II 期临床研究，有一定的疗效。

8. 筛查和预后

卵巢上皮癌的总体预后较差。影响卵巢恶性肿瘤患者预后的因素包括年龄、肿瘤分期、肿瘤组织学类型、分化程度、肿瘤细胞减灭术后残留病灶大小等。I 期卵巢癌患者 5 年生存率可超过 90%。利用外周血测定存在 BRCA1 和 BRCA2 胚系突变携带者发生卵巢癌的风险分别达 54% 和 23%，是卵巢癌的高危人群。对于这些突变携带者，在生育前或 30—35 岁起开始定期进行筛查。

9. 展望

目前亟待寻找敏感度和特异度高的肿瘤标志物对卵巢癌进行早期诊断和预后评估。磷酸化

肿瘤抑制基因 LATS 家族蛋白、HER-2/neu 等标志物在临床上的应用尚待进一步研究、验证。特别是如何在术前就能明确有功能性索肿瘤的类型，还有待研究相关分子标志物。免疫治疗可能为卵巢癌的治疗开辟了新方向，如蛋白和肽疫苗、肿瘤细胞疫苗、DC 疫苗、抗独特型肿瘤疫苗（ACA125）等。

（李 静）

（八）多发性内分泌腺瘤病

多发性内分泌腺瘤病（MEN）是一组累及多种内分泌腺体的罕见疾病。MEN 通常累及两个或两个以上内分泌腺，且肿瘤也可以在其他器官和组织中发生发展。这些肿瘤既可能是非癌性（良性）的，也可能为癌性（恶性）。如果肿瘤癌变，病情可能会危及生命。

MEN 分为 1 型、2 型和 4 型，区别在于所涉及的基因、所产生的激素类型以及特征性的体征和症状不同。MEN-1 又称 Wermer 综合征，为 MEN-1 基因突变导致，主要累及甲状旁腺、胰腺、肾上腺和垂体等腺体。MEN-2 则由 RET 基因突变引起，主要表现为甲状腺 C 细胞增生（CCH）或甲状腺髓样癌（MTC）、嗜铬细胞瘤和甲状旁腺功能亢进（HPT）。MEN-2 可分为 MEN-2A 和 MEN-2B，其中 MEN-2A 又分为 4 个亚型：经典 MEN-2A、MEN-2A 合并皮肤苔藓样淀粉样变（CLA）、MEN-2A 合并先天性巨结肠（HD）和家族性甲状腺髓样癌（FMTC）。

1. MEN 的流行病学

MEN-1 的患病率为 1/50 000～1/5000。MEN-2 的患病率约为 1/35 000，其中 MEN-2A 较为常见，患病率约为 1/2 000 000，而 MEN-2B 的患病率约为 1/39 000 000。约 95% 的 MEN-2 型患者被归类为 2A 型，5% 被归类为 2B 型。MEN-4 患者很罕见，发病率未知。

2. MEN 的发病机制

(1) 基因突变：MEN-1 基因的突变可导致

MEN-1 综合征。该基因位于 11 号染色体的长臂（11q13），编码一种名为 Menin 的蛋白质。

RET 基因突变与 MEN-2 的发生有关。该基因位于 10 号染色体的中心区（10q11-2），编码一种跨膜的酪氨酸激酶受体。美国甲状腺协会（ATA）的指南中，根据基因型与表型的关系，可以制订预防性甲状腺切除术和筛查的时间。

CDKN1B 基因为 p27 的蛋白质提供指令，其突变与 MEN-4 密切相关。*CDKN1B* 基因突变减少了功能性肿瘤抑制因子 p27 的表达。

（2）遗传模式：MEN-1 为常染色体显性遗传。*MEN-1* 基因必须有两份拷贝突变才能触发肿瘤形成，其中一个等位基因的突变遗传自父母中的一方，随后另一个等位基因发生了获得性突变。这种模式类似于视网膜母细胞瘤的二次打击学说。

MEN-2 和 MEN-4 也是常染色体显性遗传。在这些病例中，一个拷贝基因的突变就足以引起疾病。患病个体通常会从患病父母中的一方遗传 *RET* 或 *CDKN1B* 基因。但是，有些病例是由基因的新发突变引起。

3. MEN 的临床表现

（1）MEN-1

① 甲状旁腺功能亢进：HPT 通常是 MEN-1 患者最早出现和最常见的表现，发生于 90% 的患者。一般在二十岁左右就可发病，HPT 病程缓慢且呈进展性。MEN-1 患者发生 HPT 时，通常累及多个甲状旁腺且往往不对称，具体受累情况的临床变异很大。

② 胃肠胰腺内分泌肿瘤：60% 的 MEN-2 患者有胃肠胰腺神经内分泌肿瘤（NET），国外文献中最常见的胃肠胰腺 NET 是胃泌素瘤，而我国最多发的是胰岛素瘤。胃泌素瘤通常位于胰腺或十二指肠，具有多灶性、体积小的特点。其他可能出现的胃肠胰腺 NET 主要包括：无功能肿瘤、血管活性肠肽瘤、胰高血糖素瘤、生长抑素瘤和胰多肽瘤等。

③ 垂体瘤：垂体瘤是 MEN-1 中第三常见的肿瘤，见于 40% 的 MEN-1 患者。肿瘤一般具有功能，多为催乳素瘤。也有少数垂体瘤分泌生长激素或促肾上腺皮质激素（ACTH），引起相应的临床表现。

④ 肾上腺肿瘤：在 MEN-1 患者中，约 18% 出现肾上腺病变，可能为功能性、无功能性肾上腺皮质增生或腺瘤。MEN-1 患者肾上腺发生皮质癌的概率可能较普通人群增高。

⑤ 其他肿瘤：MEN-1 患者发生类癌的风险增高。类癌的发病部位包括支气管、胃肠道、胰腺或胸腺等，其中支气管类癌多见于女性，胸腺类癌多见于男性。长期服用 H_2 受体拮抗药或质子泵抑制药的 MEN-1 胃泌素瘤患者可能会伴发胃类癌。此外，女性 MEN-1 患者患浸润性乳腺癌的风险是普通人群的 2.83 倍。

（2）MEN-2

① 甲状腺髓样癌（MTC）：MEN-2 患者中，MTC 的侵袭性从高到低依次为：MEN-2B > MEN-2A > FMTC。经典的 MEN-2A 患者中，MTC 多发于 20—30 岁。FMTC 中，患病成员的症状和体征相对一致，四十到五十岁之间发生 MTC 的比例最高。与散发性 MTC 相比，MEN-2 患者的 MTC 通常发病年龄较小，尽管可能出现早期淋巴结转移，但其进展较缓慢，患者生存率更高。

② 嗜铬细胞瘤：MEN-2A 患者中，约 50% 患有嗜铬细胞瘤；MEN-2B 患者中，这一比例为 30%～50%。

③ 甲状旁腺功能亢进：HPT 仅发生在 20%～30% 的 MEN-2A 患者中，与 MTC 同时出现或在 MTC 后出现。MEN-2A 患者的 HPT 常累及多个甲状旁腺，确诊的平均年龄为 37 岁，68%～85% 的患者在诊断时并无典型症状。MEN-2B 患者很少有 HPT。

④ 胃肠表现：MEN-2B 患者可由于胃肠道广泛分布的神经节瘤病而出现异常胃肠运动。MEN-2B 患者儿时即可能表现出腹泻、便秘、结

肠扩张，其至巨结肠等异常。

⑤ 其他表现：少数 MEN-2A 患者可出现皮肤苔藓淀粉样变性或先天性巨结肠，归为 MEN-2A 的变异型。部分 MEN-2B 患者出生时或出生后可出现特征性的体征——眼睑、唇和舌的黏膜神经瘤、类马方体征和关节活动度异常增加等。

(3) MEN-4　尽管由不同的基因突变所致，MEN-4 的症状和体征与 MEN-1 很类似。其最常见的表现为 HPT，其次为垂体、其他内分泌腺体和其他器官肿瘤（表 13-10）。

4. MEN 的诊断和治疗

(1) 诊断

① MEN-1：符合以下 3 条标准之一即可诊断 MEN-1。基因检测存在 *MEN-1* 基因突变，无论是否存在临床、生化和影像学证据；有一种 MEN-1 相关肿瘤，并且一级亲属被确诊为 MEN-1；同一个体有≥ 2 种 MEN-1 相关肿瘤。

② MEN-2：对 MEN-2 的诊断基于基因检测和生化检验。诊断为 CCH、MTC 或嗜铬细胞瘤的患者应进行 *RET* 基因突变检测，以鉴别散发病例和 MEN-2。降钙素（Ctn）和癌胚抗原（CEA）可作为 MTC 的诊断标志物，其倍增时间与 MTC 的进展有关，对肿瘤预后有提示作用。血、24h 尿儿茶酚胺和影像学检查可用于 MEN-2 中嗜铬细胞瘤的诊断。影像学检查可用于定位肿瘤和转移病灶。

(2) 治疗

① MEN-1：总体而言，MEN-1 患者的治疗方法与该综合征的每一种成分肿瘤的散发患者相同。可根据患者临床表现制订个体化方案，以外

表 13-10　不同类型 MEN 受累部位和发生率

MEN 类型		受累部位（发生率）
MEN-1		甲状旁腺腺瘤（90%）
		肠胰 NET（30%～70%）：胃泌素瘤（40%）、胰岛素瘤（10%）、无功能性肿瘤和胰多肽瘤（20%～55%）、胰高血糖素瘤（＜1%）、血管活性肠肽瘤（＜1%）
		垂体腺瘤（30%～40%）：催乳素瘤（20%）、生长素瘤（10%）、促肾上腺皮质激素瘤（＜5%）、无功能性肿瘤（＜5%）
		其他相关病变：肾上腺皮质瘤（40%）、嗜铬细胞瘤（＜1%）、支气管肺部 NET（2%）、胸腺 NET（2%）、胃 NET（10%）、脂肪瘤（30%）、血管纤维瘤（85%）、皮肤胶原瘤（70%）、脑膜瘤（8%）
MEN-2	MEN-2A	MTC（90%）
		嗜铬细胞瘤（50%）
		甲状旁腺腺瘤（20%～30%） MEN-2A 变异型可伴皮肤苔藓淀粉样变性或先天性巨结肠
	家族性 MTC	MTC（100%）
	MEN-2B	MTC（＞90%）
		嗜铬细胞瘤（40%～50%）
		其他相关病变（40%～50%）：黏膜神经瘤、类马方体型、巨结肠
MEN-4		甲状旁腺腺瘤、垂体腺瘤 生殖内分泌肿瘤（如睾丸癌、神经内分泌卵巢癌） 肾上腺 + 肾癌

科治疗为主。因涉及甲状旁腺、胰腺、垂体等多个腺体，MEN-1 患者必须接受终生随访。

目前对 MEN-1 所致甲状旁腺腺瘤的推荐治疗是手术治疗。西那卡塞可激活甲状旁腺的钙敏受体，从而降低 PTH 水平。胃泌素瘤和 HPT 并存的患者需尽早切除甲状旁腺，因为 HPT 带来的血钙升高会增加胃酸分泌，促使胃泌素瘤恶化。

对胃肠胰腺 NET 的管理取决于肿瘤的具体类型，手术适应证上尚无统一意见。目前指南推荐对胃泌素瘤的治疗首选质子泵抑制药，其外科治疗指征为大于 2cm 的胰腺肿瘤和十二指肠肿瘤。几乎所有患胰腺疾病的 MEN-1 患者都有弥漫性胰岛细胞发育不良，其中只有少数人能治愈。对胰腺肿瘤不必全部进行全胰切除，但适时行胰腺次全切除术还是很有必要。局部晚期和（或）转移性疾病患者可考虑使用靶向药物治疗，如舒尼替尼和依维莫司。

催乳素瘤可使用溴隐亭或其他多巴胺类似物治疗。经蝶窦垂体切除术用于药物治疗效果欠佳的催乳素瘤患者。分泌生长激素的垂体腺瘤可选择手术治疗或奥曲肽。库欣病患者最好接受经蝶窦垂体瘤切除。放射治疗可用于其他方式治疗无效者。

对功能性肿瘤、形态不规则、体积 > 4cm 或 6 个月内显著增长的肾上腺肿瘤，推荐进行手术。

针对类癌的治疗，推荐手术切除，若已进展至无法手术，可选择放疗或化疗。

② MEN-2：甲状腺全切是 MEN-2 中 MTC 的主要治疗方法，手术时机和范围取决于肿瘤的侵袭性。根据 ATA 指南，应考虑于对携带最高风险 RET 突变者在 1 岁前、携带高风险突变者在 5 岁前（若 Ctn 升高则应更早）进行预防性甲状腺切除；携带中等风险突变者可密切随访，延迟甲状腺切除术至 5 岁以后。延迟甲状腺切除术适于血清 Ctn 水平低于 30pg/ml 的中度风险患者。随访的推荐方案为第一年内每半年一次，随后每年一次，包括病史询问、体格检查、血清 Ctn 和

CEA 检测和颈部超声检查。

对于嗜铬细胞瘤，儿茶酚胺分泌明显升高和有症状的患者可行肾上腺手术。如果嗜铬细胞瘤与 MTC 或 HPT 同时存在，应优先处理嗜铬细胞瘤。对即将进行甲状腺切除术和备孕的 MEN-2 患者，应注意筛查是否存在嗜铬细胞瘤并给予及时治疗。

5. MEN 的筛查和预后

(1) 筛查：一旦家族中有成员被确诊为 MEN-1，所有其他成员均应考虑接受遗传咨询和基因检测。建议诊断为 MEN-1 或携带突变型 MEN-1 基因的患者进行体格检查、生化检测和影像学检查。携带 MEN-1 突变基因的家庭成员，应每年进行生化筛查，持续终生。

就 MEN-2 而言，诊断为 CCH、MTC 或嗜铬细胞瘤的患者应考虑进行 RET 基因检测。一旦在先证者身上发现突变，其他家庭成员也应考虑进行基因检测，对于 RET 基因突变携带者应同时筛查 MTC 和嗜铬细胞瘤。根据 ATA 指南的建议，结合基因突变风险分类，对突变携带者宜从不同年龄开始，定期行 MTC、嗜铬细胞瘤和 HPT 的生化筛查，并结合颈部超声。对于经典 MEN-2A 患者的家族成员，若基因筛查表明不是突变携带者，通常无须进行定期的生化检验筛查。

对 MEN-1 和 MEN-2 的具体筛查建议，分列于表 13-11 和表 13-12。

(2) 预后

① MEN-1：MEN-1 的预后一般较好。胃泌素瘤患者中，MEN-1 和散发性患者的 15 年生存率分别为 93% 和 68%。MEN-1 患者过早死亡的风险增加，通常与转移性胰岛细胞瘤有关。据报道，MEN-1 者如伴发胰高血糖素瘤、血管活性肠肽瘤、生长抑素瘤和无功能胰腺内分泌肿瘤，死亡风险可能增高 3～4 倍。胸腺类癌也与 MEN-1 死亡风险增加有关。

② MEN-2：MEN-2 患者的进展和死亡常由 MTC 进展或复发所致，术后基础 Ctn 水平和肿

表 13–11　MEN–1 患者的筛查建议

肿　瘤	建议首次筛查时间	筛查项目	
		实验室检查	影像学检查
甲状旁腺腺瘤	8 岁	每年：血钙、PTH	无
胃泌素瘤	20 岁	每年：空腹血胃泌素	无
胰岛素瘤	5 岁	每年：空腹血糖、胰岛素	无
其他 NET	< 10 岁	每年：胰高血糖素、VIP、PP、CgA	每年：MRI、CT 或 EUS
垂体瘤	5 岁	每年：PRL、IGF-1	每 3 年：MRI
肾上腺肿瘤	< 10 岁	仅在有影像学证据或出现症状时	每年：MRI 或 CT
胸腺和支气管 NET	15 岁	无	每 1～2 年 MRI 或 CT

表 13–12　MEN–2 患者的筛查建议

肿　瘤	根据 RET 基因突变的 ATA 风险分层	建议首次筛查时间	筛查项目	筛查间隔
MTC	最高风险	半岁到 1 岁内尽早	血清 Ctn、CEA 和颈部超声	第一年内每半年，之后每年
	高风险	3 岁		
	中等风险	5 岁		
HPT	最高风险	—	血钙、PTH，如升高需进行影像学检查	每年
	高风险	11 岁		
	中等风险	16 岁		
嗜铬细胞瘤	最高风险	11 岁	血或尿儿茶酚胺，如有异常需行影像学检查	每年
	高风险	11 岁		
	中等风险	16 岁		

瘤分期是评估预后的独立因素。伴发嗜铬细胞瘤与否与 MTC 进展或生存期变短似乎无关。如患者出现临床显性 MTC 之前及早发现了 C 细胞增生并给予治疗，均可获得良好预后。因此，对无症状 RET 基因突变携带者进行筛查和随访非常重要。

6. 展望

基因筛查有助于 MEN 的早期诊断、早期干预。因此，随着对疾病认识加深、对基因检测的重视，以及基因检测的普及和价格降低，诊断患者数量可能会较前增多，使我们有机会更多地认识这组疾病。

对基因型和表型的关联性分析，是目前研究的热点与难点。同时，我们需要发掘更多、更好的方法来鉴别 MEN 中肿瘤的侵袭性强弱，以便指导个体化方案的决策。多学科团队有助于 MEN 患者的管理，这需要内分泌医师、病理科医师、影像学医师及临床遗传学家等的共同合作。目前急需建立跨国研究系统，联合多中心、多学科开展大型研究。MEN 患者的生活质量也应得到更多关注。

此外，对 MEN 的分子机制也有待进一步研究，这对理解疾病的发生发展以及新型治疗方法至关重要。

（关海霞）

（九）神经内分泌肿瘤

神经内分泌肿瘤（NET）是一组起源于肽能神经元和神经内分泌细胞的异质性肿瘤（表 13-13）。

1. 神经内分泌肿瘤的分类和分级

2017 年 11 月，在 WHO 肿瘤分类小组的支持下，国际癌症研究机构提出了 NET 的新分类，分类主要基于 6 项主要讨论指标，包括解剖学部位、肿瘤分类定义、肿瘤家族定义、肿瘤类型定义、肿瘤亚型定义和肿瘤分级定义。肿瘤分级，分为三级，G_1、G_2、G_3。在分级过程中，核分裂象、Ki-67 指数以及有无坏死均明确与预后相关。

2. 肺神经内分泌肿瘤

(1) 流行病学：肺 NET 又称肺类癌，是一组起源于神经内分泌细胞的肺部肿瘤。肺 NET 肿瘤谱可分为低级别的典型类癌（TC）、中等级别的不典型类癌（AC）及高级别的小细胞肺癌（SCLC）、大细胞神经内分泌癌（LCNEC）。

(2) 临床表现：根据肿瘤的生长部位，肺 NET 可分为中央型和周围型。典型类癌、小细胞肺癌大多为中央型，而不典型类癌、大细胞神经内分泌癌主要表现为周围型。

肺 NET 中副肿瘤综合征的发生率较低，症状可不典型，出现类癌危象的风险较低。在典型

表 13-13　各种常见神经内分泌肿瘤临床特点

	肺	胸 腺	胃 肠	胰 腺
部位	典型类癌、小细胞肺癌多为中央型，不典型类癌、大细胞神经内分泌癌多为周围型。	前纵隔	好发于小肠和直肠，还可位于胃、盲肠、阑尾等	多位于胰腺内
临床表现	中央型：压迫气道；周围型：症状较少 偶可分泌 ACTH、抗利尿激素	压迫症状（呼吸道、上腔静脉、喉返神经）；部分可分泌 ACTH、GH、抗利尿激素；偶可引起多关节病、近端肌病、周围神经病、肥大性骨关节病、Lambert-Eaton 综合征等	• 小肠：腹痛，肠梗阻，类癌综合征常见 • 胃：2 型可有高胃泌素血症 • 阑尾：多无症状 • 结直肠：偶有便血、排便习惯改变	常见可分泌胰岛素（引起低血糖）、胃泌素（引起消化性溃疡），偶可分泌胰高血糖素、生长抑素、ACTH、VIP；可有压迫症状
影像学	圆形、卵圆形阴影，点状、偏心状钙化，明显强化	前纵隔较大分叶状肿块，边缘不规则，密度不均匀，可见囊变出血坏死区域，偶可见点状钙化	富血供肿块，腔壁增厚；肝转移灶常见	胰腺灌注 CT，EUS
治疗	I～II 期手术切除，III～IV 期酌情手术、放疗、全身治疗等 单纯腔内生长的可选支气管内切除；全身治疗可选生长抑素类似物、依维莫司、肽受体放射性同位素治疗、替莫唑胺、顺铂或卡铂＋依托泊苷等	I～II 期手术切除，III～IV 期酌情手术、放疗、全身治疗等；化疗方案类似肺 NET	• 局限性及区域性：手术或内镜下切除 • 酌情选择全身治疗：生长抑素类似物、Telotristat、肽受体放射性同位素治疗、干扰素、依维莫司、细胞毒药物 • 肝转移灶：局部治疗	• 局限期：手术 • 局部进展期、转移性：手术和（或）全身治疗（生长抑素类似物、干扰素、细胞毒药物、舒尼替尼、依维莫司、肽受体放射性同位素治疗） • 肝转移灶：局部治疗

类癌与不典型类癌中，约 1% 因异位分泌促肾上腺皮质激素（ACTH）导致库欣综合征，也可合并导致低钠血症的抗利尿激素不适当分泌综合征（SIADH）等。

(3) 诊断：肺 NET 的临床症状缺乏特异性，确诊需借助特异性较高的辅助检查。胸部 CT 是较为高效的影像学检查方法。核医学标记显像可提高诊断准确性。如存在副肿瘤综合征，可进行对应的实验室检查。确诊通常需支气管镜活检或胸腔穿刺活检。生长抑素受体在约 80% 的典型 NET、约 60% 的不典型 NET 中表达，因此采用生长抑素受体显像技术可辅助识别 NET。NET 可分泌神经肽类物质，因此一些肿瘤标志物具有诊断价值，如 5-HIAA、CgA 等。如合并副肿瘤综合征，可测定相应的生化指标辅助判断，如测定 ACTH、血皮质醇浓度及 24h 尿皮质醇等。

(4) 治疗：手术切除是治疗肺 NET 的最主要的手段。肺 NET 对放疗、化疗不敏感，治疗效果不佳，可作为手术的辅助治疗手段。NCCN 2018 年指南中，对不同分期的肺支气管 NET 的治疗进行了汇总。

对于早期局限病灶（Ⅰ～Ⅱ期）患者，采用肺叶切除 + 纵隔淋巴结清扫术较为稳妥。手术目标是在清除肿瘤的基础上尽量保留有功能的肺组织。

如肿瘤已发展为 ⅢA/B 期，病灶侵犯周围组织，手术无法完全切除，需采取如下治疗方案：① ⅢA 期可进行手术切除，如病理结果为典型类癌，则可继续观察；如病理结果为不典型类癌，可考虑继续观察或行化疗，伴或不伴放疗。②如不可行手术切除，可考虑进行化疗，或者放疗同时伴或不伴化疗。

若肿瘤出现远处转移（Ⅳ期），应根据临床症状、肿瘤侵犯部位及分级，采用保守治疗、切除、放疗、化疗等措施。

对于手术未切除全部病灶、局部复发、远处转移的患者，应考虑进行化疗。化疗方案包括：

①长效生长抑素类似物，如奥曲肽或兰瑞肽；②依维莫司；③利用放射性标记生长激素类似物进行肽受体放射性配体治疗，如 ^{177}Lu-DOTATATE；④基于替莫唑胺的化疗；⑤顺铂或卡铂 + 依托泊苷。根据肿瘤的病理类型，可考虑选择对应化疗手段进行治疗。

进行手术根除性治疗后，推荐进行至少 7 年的随访。术后 3～6 个月进行首次评估，随后每 6～12 个月进行一次全面评估。

3. 胸腺神经内分泌肿瘤

(1) 流行病学：胸腺神经内分泌肿瘤（TNET）是一种伴有神经内分泌分化的原发性胸腺肿瘤。TNET 在临床上较为罕见，仅占胸腺肿瘤的 2%～5%，占全身神经内分泌肿瘤的 0.4%。该病以中老年男性多见。一项关于 TNET 的最大型病例研究显示，TNET 的中位发病年龄约为 57 岁，男女比例约为 3 : 1。

(2) 临床表现：TNET 通常表现为前纵隔区肿块。根据肿瘤的大小及对周围组织的侵犯程度，可出现不同程度的压迫症状。少数情况下，TNET 可引起副肿瘤综合征。早期病例分析显示，近 35% 的 TNET 患者可出现内分泌疾病。

(3) 诊断：对于前纵隔肿块的性质，推荐行胸部多时相 CT 进行评估。TNET 通常表现为前纵隔较大分叶状肿块，边缘不规则，密度不均匀，平扫或强化可见囊变出血坏死区域，少数情况下可见点状钙化。

在 TNET 肿瘤与恶性胸腺上皮肿瘤中，可检测到过表达的生长抑素受体。但是由于胸腺瘤、胸腺癌等也可表达生长抑素受体，因此该检查的特异性有限；少数情况下，对于存在副肿瘤综合征的 TNET 患者，可进行实验室检查辅助诊断。由于库欣综合征的发病率相对较高，可测定患者的血清皮质醇或 24h 尿皮质醇水平。

(4) 治疗：TNET 通常具有侵袭性，易于复发及转移，因此预后较其他部位同等分期、分级的 NET 更差。美国国家综合癌症网络（NCCN）根据 TNET 的分期制订了不同的治疗方案。

对于肿瘤局限于胸腺，即肿瘤分期Ⅰ～Ⅱ期的患者，手术切除病灶即可。

如病灶发生局部转移，即Ⅲ A/B 期：①对于病灶可切除的患者，如肿瘤病理切缘阴性，可继续观察。如切除不完全、切缘阳性，则视肿瘤病理分级高低选择保守治疗、放疗伴或不伴化疗。②对于病灶不可切除的患者，根据肿瘤病理分级（典型或不典型）选择化疗、放疗伴或不伴化疗。

如病灶已发生远处转移（Ⅳ期），则结合临床症状严重程度、转移情况与病理分级，采用保守治疗、切除、放疗及全身化疗。

胸腺 NET 的化疗方案与肺 NET 的方案较为相似。局部区域根治性治疗后，3～12 个月内应进行首次随访，包括影像学检查等。治疗 1 年后，每 6～12 个月进行 1 次随访。

4. 胃肠神经内分泌肿瘤

(1) 流行病学：2012 年美国的 NET 发病率为 6.98/10 万，是 1973 年发病率的 6.4 倍。不同部位的 NET 均有所增加，但位于胃和直肠的 NET 发病率上升最为明显。由于 NET 患者的生存期较长，NET 的患病率实际上并不太低，甚至高于胃癌、胰腺癌等。

胃肠 NET 的好发部位为小肠和直肠，此外还可位于胃、盲肠、阑尾等。胃肠 NET 的发病率为 3.08/10 万。肿瘤的部位在不同人口学特点的人群中分布不同。直系血亲患病的家族史能显著增加胃肠 NET 的风险。

(2) 临床表现

① 小肠 NET：小肠 NET 常见于回肠远端，其主要表现为腹部绞痛及间断性的肠梗阻，当累及十二指肠时还可能出现胆道梗阻，也有许多患者并没有明显症状。不少空回肠 NET 能分泌 5-羟色胺（5-HT）等血管活性物质，发生肝转移或其他远处转移后，5-HT 能不经肝脏灭活直接进入体循环，造成类癌综合征。

② 胃 NET：胃 NET 起源于胃黏膜下的肠嗜铬样细胞，可分为四型。1 型胃 NET 占 80%，继发于慢性萎缩性胃炎。长期低胃酸可刺激胃窦 G 细胞分泌胃泌素，从而促进 NET 的生成。该型为多发性的息肉样肿瘤，多不足 2cm，预后较好。2 型胃 NET 占 5%～10%，多继发于胃泌素瘤导致的高胃泌素血症，因此可有腹泻、胃灼热、消化性溃疡等卓艾综合征的表现，同时可能有 MEN-1 的其他表现。其肿瘤一般较小，为多发性，侵袭性不强。3 型胃 NET 为散发性，占不足 15%，发病与胃泌素无关，恶性倾向较高。4 型为胃 NEC，恶性程度高，生物学行为类似胃腺癌。

③ 阑尾及结直肠 NET：阑尾 NET 多无特异性症状，类癌发生率很低。大部分阑尾 NET 是良性的，且其恶性倾向于肿瘤大小密切相关，小于 2cm 的肿瘤几乎没有转移。此外，靠近阑尾根部、侵犯脉管系统、累及阑尾系膜是阑尾 NET 的预后不良因素。结直肠 NET 可表现为便血、大便习惯改变，但大部分是在肠镜检查中偶然发现，发现时多位于黏膜下且尺寸较小。对于直肠 NET，小于 1cm 者多为良性且局限在黏膜下，而大于 2cm 者常有转移。结肠 NET 侵袭性较直肠 NET 强，且分化较差，预后不良。

(3) 诊断

① 影像学检查：胃肠 NET 在 CT 上一般表现为可早期增强的富血供肿块或腔壁的增厚。对于小肠 NET，CT 通常较难发现尺寸不大的原发肿瘤，但可以看到肠系膜转移灶及其周围软组织密度的放射状突起和纤维条索影，并可发现受牵拉、扭曲的肠管及受累的血管，当发生肠缺血时亦可以看到相应征象。此外，有报道 MRI 能检出 2/3 的小肠 NET，其中以增强的 T_1 压脂像为佳。近年来，CT 或 MRI 小肠造影技术的发展有助于提高检出小肠 NET 的敏感度。对于阑尾 NET，可以看到阑尾壁弥漫增厚、周围条索影等类似阑尾炎的非特异性征象。胃肠 NET 的肝转移灶可通过超声、CT 及 MRI 检出。

核医学检查对 NET 的诊断具有重要意义。由于 NET 可表达生长抑素受体，^{111}In 标记的生长抑素受体常用于 NET 的显像。

② 标志物：嗜铬粒蛋白 A（CgA）存在于 NET 肿瘤细胞中，亦可释放到循环中，是最重要的 NET 标志物之一，对功能性和非功能性的 NET 均适用。有 Meta 分析表明 CgA 对 NET 的诊断有 73% 的敏感性和 95% 的特异性，对胃 NET 的敏感度可达 95%。

5-羟吲哚乙酸（5-HIAA）是 5-HT 的代谢产物，尿及血中的 5-HIAA 均可用作 NET 的标志物，特别是功能性的 NET。测定尿 5-HIAA 时注意避免摄入香蕉、菠萝等，以免造成假阳性结果。

③ 病理学：病理学上的诊断对 NET 的确诊是必要的。病理标本通常由超声引导下肝穿刺或手术获得。CgA 和突触素的免疫组化染色可用于支持 NET 的病理诊断，同时核分裂象计数和 Ki-67 指数可用于 NET 的分级。

(4) 治疗

① 局限性及区域性：局限性及区域性胃肠 NET 的治疗方案根据原发部位、肿瘤大小及患者一般情况等条件确定。手术切除是一线治疗，也是目前唯一可能治愈胃肠 NET 的方法。对于有内分泌功能的 NET，术前应进行相应评估，必要时运用 SSA 控制症状，预防类癌危象。

② 晚期：奥曲肽、兰瑞肽等 SSA 常被用于控制无法手术的 NET 患者的激素相关症状，能降低 40%～60% 患者的 5-HIAA 水平，并使 40%～80% 患者的症状得到控制。放射性核素标记的 SSA 能够被 NET 摄取，从而杀灭肿瘤细胞。常用的核素包括 ^{90}Y 和 ^{177}Lu，且后者的不良反应似乎更少。与奥曲肽相比，^{177}Lu-DOTATATE 的客观缓解率和无进展生存期显著提高，总生存期似乎也有延长。这类疗法的不良反应主要包括肾功能不全及骨髓抑制，急性白血病或骨髓异常增生综合征发生率约 2%。依维莫司是一种 mTOR 抑制药，已被批准用于治疗非功能性胃肠 NET。然而其风险获益比较低，只适用于肿瘤明显进展的患者。亦有小规模研究尝试以抗血管生成药物如舒尼替尼、索拉非尼和贝伐珠单抗治疗消化道 NET，有效率仅 5%～15%。化疗是分化差的高级别 NET 的一线疗法，基于铂类的化疗方案客观缓解率为 42%～67%。然而，缓解的持续时间通常较短，无进展生存期的获益不明显。卡培他滨、5-FU、达卡巴嗪、替莫唑胺等药物亦有相关研究，但整体而言胃肠 NET 对细胞毒性药物响应不佳。

（陈　适　陈　楝　顾　潇）

参 考 文 献

[1] Fitzmaurice C, Akinyemiju TF, Al Lami FH, et al. Global, Regional, and National Cancer Incidence, Mortality, Years of Life Lost, Years Lived With Disability, and Disability-Adjusted Life-Years for 29 Cancer Groups, 1990 to 2016: A Systematic Analysis for the Global Burden of Disease Study[J]. JAMA Oncol, 2018, 4 (11): 1553-1568.

[2] Kim J, Gosnell JE, Roman SA. Geographic influences in the global rise of thyroid cancer [J]. Nat Rev Endocrinol, 2020, 16 (1): 17-29.

[3] 中华人民共和国国家卫生健康委员会. 甲状腺癌诊疗规范（2018 年版）[J]. 中华普通外科学文献（电子版），2019, 13(1): 1-15.

[4] Ito Y, Miyauchi A, Kudo T, et al. Trends in the Implem-entation of Active Surveillance for Low-Risk Papillary Thyroid Microcarc-inomas at Kuma Hospital: Gradual Increase and Heterogeneity in the Acceptance of This New Management Option [J]. Thyroid, 2018, 28 (4): 488-495.

[5] Vaccarella S, Franceschi S, Bray F, et al. Worldwide Thyroid-Cancer Epidemic? The Increasing Impact of

Overdiagnosis [J]. N Engl J Med, 2016, 375 (7): 614–617.

[6] Bernier MO, Withrow DR, Berrington De Gonzalez A, et al. Trends in pediatric thyroid cancer incidence in the United States, 1998–2013[J]. Cancer, 2019, 125(14): 2497–2505.

[7] Naoum GE, Morkos M, Kim B, et al. Novel targeted therapies and immunotherapy for advanced thyroid cancers[J]. Mol Cancer, 2018, 17(1): 51.

[8] 中国研究型医院学会甲状旁腺及骨代谢疾病专业委员会，中国研究型医院学会罕见病分会. 甲状旁腺癌诊治的专家共识 [J]. 中华内分泌代谢杂志，2019,35 (5):361–368.

[9] Mark Z, Justin Y, Peter A, et al. American Head and Neck Society Endocrine Surgery Section Update on Parathyroid Imaging for Surgical Candidates With Primary Hyperparathy–roidism [J]. Head Neck, 2019,41 (7): 2398– 2409.

[10] Wilhelm SM, Wang TS, Ruan DT, et al. The American Ass–ociation of Endocrine Surgeons guidelines for definitive management of primary hyperparathyroidism [J]. JAMA Surg, 2016, 151 (10): 959–968.

[11] Crona J, Taïeb D, Pacak K. New Perspectives on Pheochromo–cytoma and Paraganglioma:Toward a Molecular Classifica–tion[J]. Endocr Rev, 2017, 38(6): 489–515.

[12] Bonnet–Serrano F, Bertherat J. Genetics of tumors of the adrenal cortex[J]. Endocr Relat Cancer, 2018, 25(3):R131–R152.

[13] 中华医学会内分泌学分会肾上腺学组. 原发性醛固酮增多症诊断治疗的专家共识. 中华内分泌代谢杂志，2016. 32(3): 188–195.

[14] 中华医学会内分泌学分会肾上腺学组. 嗜铬细胞瘤和副神经节瘤诊断治疗的专家共识 [J]. 中华内分泌代谢杂志，2016, 32(3):181–187.

[15] Dinnes J, Bancos I, di Ruffano LF, et al. Management of endocrine disease：Imaging for the diagnosis of malignancy in incidentally discovered adrenal masses: a systematic review and meta–analysis[J]. Eur J Endocrinol., 2016 175(2):R51–R64.

[16] Stevenson M, Lines KE, Thakker RV. Molecular Genetic Studies of Pancreatic Neuroendocrine Tumors：New Therapeutic Approaches[J]. Endocrinol Metab Clin North Am, 2018, 47 (3): 525–548.

[17] Scarpa A, Chang DK, Nones K, et al. Whole–genome landscape of pancreatic neuroendocrine tumours[J].

Nature, 2017, 543 (7643)：65–71.

[18] Scott AT, Howe JR. Evaluation and Management of Neuroend–ocrine Tumors of the Pancreas[J]. Surg Clin North Am, 2019, 99(4):793–814.

[19] 中国临床肿瘤学会神经内分泌肿瘤专家委员会. 中国胃肠胰神经内分泌肿瘤专家共识 [J]. 临床肿瘤学杂志，2016, 21 (10)：927–937.

[20] Pavel ME, Phan AT, Wolin EM, et al. Effect of Lanreotide Depot/Autogel on Urinary 5–Hydroxyindoleacetic Acid and Plasma Chromogranin A Biomarkers in Nonfunctional Metastatic Enteropancreatic Neuroendocrine Tumors [J]. Oncologist, 2019, 24 (4): 463–474.

[21] Araujo–Castro M , Víctor Rodríguez Berrocal, Pascual–Corrales E . Pituitary tumors: epidemiology and clinical presentation spectrum[J]. Hormones, 2020, 19(2):145–155.

[22] Vandeva, S. Somatic and germline mutations in the pathogenesis of pituitary adenomas[J]. Eur J Endocrinol, 2019, 181(6):R235–R254.

[23] Cheng L, Albers P, Berney DM, et al. Testicular cancer[J]. Nat Rev Dis Primers, 2018, 4(1):29.

[24] Baird DC, Meyers GJ, Hu JS. Testicular Cancer: Diagnosis and Treatment[J]. American Family Physician, 2018, 97 (4): 261–268.

[25] Smith ZL, Werntz RP, Eggener SE. Testicular Cancer: Epidemiology, Diagnosis, and Management[J]. Med Clin North Am, 2018:251–264.

[26] Van Leeuwaarde Rs DK, Ausems MG. MEN–1–Dependent Breast Cancer: Indication for Early Screening? Results From the Dutch MEN–1 Study Group [J]. J Clin Endocrinol Metab, 2017, 102 (6): 2083–2090.

[27] Rindi G, Klimstra DS, Abedi–Ardekani B, et al. A common classification framework for neuroendocrine neoplasms: an International Agency for Research on Cancer(IARC)and World Health Organization (WHO) expert consensus proposal[J]. Mod Pathol, 2018, 31(12): 1770–1786.

[28] Dasari A, Shen C, Halperin D, et al. Trends in the incidence, prevalence, and survival outcomes in patients with neuroendocrine tumors in the United States [J]. JAMA oncology, 2017, 3(10): 1335–1342.

[29] Cives M, Strosberg JR. Gastroenteropancreatic neuroe–ndocrine tumors [J]. CA: a cancer journal for clinicians, 2018, 68(6): 471–487.

第14章

肿瘤的内分泌学诊断和治疗

一、肿瘤内分泌学检测方法和诊疗技术

（一）激素检测

1. 内分泌常用激素检测方法及注意事项

不同于其他疾病，内分泌临床实践和基础研究联系最为密切。本节将简要地介绍内分泌常用激素实验室检测方法及其优缺点。目前用于激素检测的技术主要是两大类，即免疫分析（immunoassay）和色谱分析（chromatography）。这两大技术原理不同，前者又可分为竞争免疫分析和夹心（或三明治）免疫分析。后者又可分为联用不同检测系统的正向或反向层析技术。最后简略地介绍一下用于基因分型或组织表达的核酸检测技术。

（1）免疫分析技术：免疫分析技术根据是标记抗原还是标记第二抗体分为竞争免疫分析和免疫定量分析（又称夹心法或三明治），又可根据标志物分为竞争性放射免疫，免疫放射活度，酶联免疫定量分析、荧光免疫分析、电化学发光免疫分析等。其基本技术原理见图 14-1 和图 14-2。

放射标记检测一般不受溶血、蛋白浓度、颜色及药物干扰；而显色检测、荧光或化学发光检测或多或少会受到体系本底物质的干扰。动态光密度检测技术可以排除本底干扰物的影响。固体微球或磁性微球技术可简化结合抗原抗体符合物的分离。免疫检测系统多采用生物素 – 亲和素系统作为固定载体和抗原抗体之间链接物，但可受待测标本内存在生物素成分的影响。屡有生物素

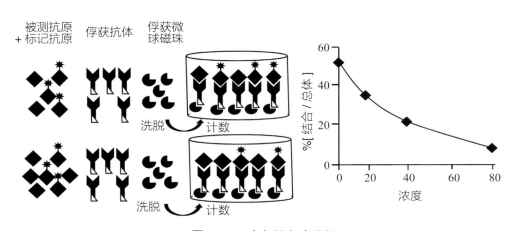

▲ 图 14-1　竞争性免疫分析

图中菱形为被测抗原，带星号菱形为标记抗原，叉形为俘获抗体，叉形下方三角为与俘获微球或磁珠结合的配基，缺口圆形为用于分离固相和液相的微球或磁珠

干扰甲状腺功能测定的报道。

当前免疫监测试剂盒多用单克隆抗体。单克隆抗体的局限性是不能识别循环中以多种形式存在的所有激素，另外也不能检测因基因突变所致的变异所致的变异激素。混合单克隆抗体虽然能提高提高检测适用性，但由于可能会结合激素前体，会显著干扰激素测定的准确性。待测标本中存在针对待测抗原的自身抗体，或动物蛋白的异嗜性抗体，均导致实验室结果异常（图14-3）。遇到与临床症状不一致的异常实验室结果，需要排除这些干扰的可能性。

循环中的脂溶性激素需要结合蛋白和转运蛋白结合，只有游离状态或与白蛋白结合的激素才能具有生物活性。检测游离状态的激素更具临床价值。现有检测游离的激素分析方法与免疫检测技术相同，不同之处就是样本处理方式差异。检测游离激素的方法有间接指数法、两步激素标记法、一步标记激素类似物法及标记抗体法。标记抗体法利用标记抗体与游离和结合激素的结合动力学不同，这种标记抗体选择性地与游离激素结合，其测定的结果基本反映待测标本中游离激素水平。当前全自动化分析技术多采用这种方法来

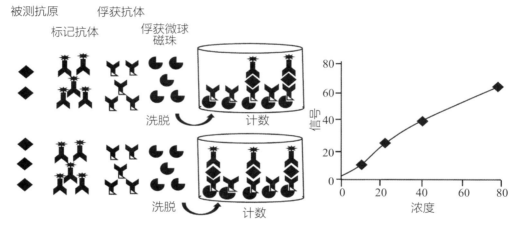

▲ 图14-2 免疫定量（夹心法或称"三明治"）分析
图中带星号的叉状图形代表标记第二抗体，其他图形含义见图14-1

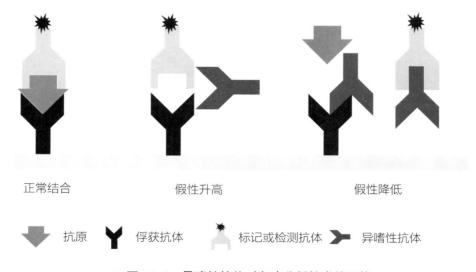

正常结合　　　　假性升高　　　　假性降低

抗原　　Y 俘获抗体　　标记或检测抗体　　异嗜性抗体

▲ 图14-3 异嗜性抗体对免疫分析技术的干扰

检测游离激素。目前不同商品的游离激素检测方法各有不同，检测灵敏度和准确性差异较大，与普通免疫分析技术一样会受到各种干扰物的影响，在解释临床结果时应高度重视，这也是为什么有些医生更喜欢同时检测总激素水平和游离激素水平，以便更加完整地了解患者激素状态。不同于一般我们对游离激素的认识，与白蛋白结合的睾酮与游离睾酮一样，都具有生物活性，因此在分析睾酮水平时应当同时考虑游离睾酮和白蛋白结合睾酮水平，才能反应患者的真实睾酮生物活性状态。

(2) 色谱分析：在激素检测方法中第二种主要手段是色谱分析。色谱分析更适用于分析具有多种生化变异形式及特殊分子结构的激素测定。高效液相色谱分析结合了激素的电荷及分子量特性，并通过光密度吸收、荧光及电化学发光检测技术，大大提高激素检测的灵敏度及准确性。同时这种方法具有两个优势，无须特异免疫检测试剂，一次加样可以同时获得一种激素多种形式的分析结果。

高效液相色谱法的基本步骤是加样、层析柱分离、光学检测、色谱输出。其关键步骤是层析柱分离。待测激素的大小和电荷特点不同，在经过层析柱时，则会表现出不同滞留时间不同。层析柱分为正向和反向层析。

质谱分析不同于普通色谱分析，质谱分析是待测样本先经过样本抽提纯化，加样后，待测样本先经过碎片离子化（化学离子化和电子离子化），然后经过四倍离子耦合层析柱，待测物质将会按质量-电荷比例不同通过层析柱进行分离，该技术与高效液相色谱法结合可以提供待测样本结构和组成信息。

串联质谱采用了两个质谱分析串联形式。第一个质谱分离过程是分离和解离待测物质，第二个进一步对分离的及解离的待测物再次离子化和碎片化。是一种可用于分析多种激素的快速、强效的分析技术。与液相色谱技术联用可以同时定量分析多种类固醇激素。

虽然美国及国际临床化学联合会都制订了参考方法，但是目前我国高效液相色谱法和质谱法激素测定主要在有条件的实验室进行，缺乏标准化和同质化质量控制规定。同时由于操作复杂，不利于自动化，目前临床实践中主要还是采取自动化的免疫分析技术进行激素测定。

2. 激素测定的实验室评估

(1) 方法学建立：由于循环中激素水平非常低，尽管目前免疫分析技术发展到了足够灵敏水平，除了固有的方法学限制之外，但是仍受实验方法、实验室技术操作水平和管理水平的限制。一项新的激素检测方法的开展，离不开严格方法学评估。具体来说设计到方法学比较、精确性、线性、回收评估，除此之外还应该对新开展的实验室方法进行检测限、检测范围、干扰物评价、采样器残留干扰、参考值范围、样本稳定性及种类适用性评估。

(2) 质量控制：通过统计学方法计算某一激素检测过程的随机和系统误差，包括样本或质控物的室内批内、批间、日间变异（CV）。还有一种质控是每日测定样本总体标准差，假设每天所测标本符合正态分布，如果某一日或数日总体标准差超过了20%，就提示检测体系出现了系统误差，而非随机误差。密切观察每日测定样本总体误差变异情况也是一个必不可少的室内质量控制的手段。室间质量控制是由一中心实验室或管理部门制作不同水平检测物的质控标本，发放到各临床实验室进行检测，回收结果并进行统计分析，给出总体均值和标准差，比较参加评估的实验室结果与总体均值和标准差之间差异程度，如果在总体均值和标准差范围内，则该实验室所用的检测方法在规定的时间内符合临床标本检测要求，否则就不适合继续开展临床检验工作，就需要进行整改，整改合格后方可继续开展临床检验工作。

3. 核酸检测技术

内分泌临床所涉及的核酸检测技术主要用于

鉴别先天性疾病、肿瘤基因诊断。早期多采用引物特异性 DNA 片段扩增、长度片段多态性、目标基因测序技术，随着基因测序技术的进步目前多采用二代基因测序技术进行全基因组测序、全外显子测序。二代基因测序技术主要是通过多通道基因测序技术及精细算法等计算机技术，分析待测样本的全基因多态性和突变情况，通过与数据库比较，得出待测标本基因变异和突变情况，判断待测标本 DNA 是否存在致病基因。目前致病基因发现的基本顺序是首先判断可疑基因，如果表型非常特异，可以直接进行目的基因突变分析，如果没有目的基因、但是存在明显的表型，可以采用全外显子或全基因组测序方法，发现可疑突变位置，进行更为烦琐的精确测序技术，最后对高度可疑基因进行细胞功能、转基因动物表型研究。核酸检测技术应用最重要的领域是单基因糖尿病、线粒体糖尿病、肾上腺皮质增生、甲状腺髓样癌 *RET* 及 *menin* 基因突变等。具体基因突变详见各相关疾病章节。

4. 组学方法

组学非常复杂，包括代谢组、蛋白质组、免疫组、转录组、表达组学。组学研究方法组学分析技术与大数据统计学和数学模型结合，分析疾病或不同健康状态组学分析物类聚、判断、神经网络模型判断等。目前代谢组学比较成熟，由糖代谢组、脂质代谢组学、氨基酸代谢组等，代谢组学主要研究不同疾病诊断、疾病进展状态及不同治疗方法组学改变等。代谢组学研究不涉及待测物质预先标记，只要利用液、气相质谱、串联质谱技术及自动检测信号俘获及数据处理。蛋白质组学、糖生物学蛋白蛋白组、免疫组等组学技术起步较晚、技术尚在开发中。这些组学技术都需要在样本预处理阶段进行特殊标记，以便于后期质谱、串联质谱检测及数据分析。转录组学设计到 RNA 表达，反转录及 cDNA 鉴定，表达组学主要利用蛋白组学技术进行。

（苏本利）

（二）内分泌功能试验

1. 概论

（1）肿瘤内分泌学科与内分泌功能试验：随着科技的发展，与肿瘤相关的内分泌代谢方面的问题也得到了越来越多的重视。肿瘤与内分泌系统存在复杂而又密切的联系，从肿瘤的内分泌病因、内分泌肿瘤和肿瘤内分泌综合征的诊断、肿瘤内分泌综合征的治疗、肿瘤的内分泌治疗以及肿瘤的激素预防和治疗，到肿瘤及肿瘤治疗对内分泌代谢系统的影响。

内分泌系统遍及全身各大器官组织，对人体正常的生长发育和肿瘤的发生发展转移起着重要的调控作用，肿瘤内分泌代谢性疾病与激素异常有关，激素的特征是微量、分泌合成复杂和精密调节机体代谢的特点（图 14-4），比如胰岛素血糖依赖性即时调节作用、下丘脑垂体激素的节律性分泌特征等。

此外，由于激素的分泌和作用受到多种因素的调节，部分激素还具有多种生理功能，如生长激素的作用和分泌除了受到上级中枢的调控外，还受到应激和睡眠的调控，而生长激素除了本身的直接作用外，还促进肝脏 IGF-1 合成分泌，调节软骨形成，蛋白质合成，脂肪分解，降低胰岛素敏感性，因此，其受到多重机制的调控，具有复杂多样的作用机制，参与人体多种生理功能的维持（图 14-5）。

如此的特征造就了肿瘤内分泌学科是一个主要以实验室和检验检查技术为支撑的科室。各种原因引起的内分泌代谢异常，主要表现为激素功能减低和亢进两个方面，一般可以通过直接测定血、尿中的激素及其代谢产物的浓度，浓度高则为亢进，浓度低则为减低这样的方式进行检查或确定。激素的效应器官或组织细胞对激素的反应异常是临床肿瘤内分泌疾病发病的重要病理生理基础，各种内分泌激素的功能试验（通过兴奋或抑制靶腺产生内源性激素的试验）是肿瘤内分泌

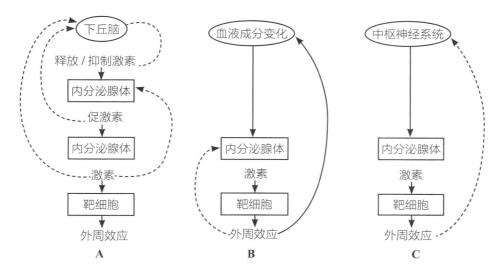

▲ 图 14-4　内分泌激素的调节

A. 下丘脑 – 垂体 – 靶腺轴调节系统；B. 激素所致外周效应的调节；C. 神经性调节

⟶ 调节作用途径；- - ▶ 反馈作用途径

（引自：人民卫生出版社《生理学》第 7 版）

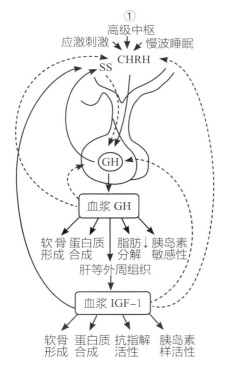

▲ 图 14-5　生长激素的作用及分泌调节

GH. 生长激素；SS. 生长抑制；GHRH. 生长激素释放激素；
IGF-1. 胰岛素样生长因子 –1

⟶ 兴奋作用；- - ▶ 抑制作用

代谢疾病诊断所必需的，甚至需要建立专门的内分泌激素功能试验室。这对于肿瘤内分泌学科的发展至关重要。

（2）内分泌功能试验的原理：由于激素分泌具有微量、精密调节、节律性和反馈调节的特点，在某些疾病的早期、轻症病例中，仅仅测定激素水平很难确定有无分泌的异常，需要通过一些特定的干预来判断其分泌功能是否异常。人们根据激素的反馈调节理论和环境因素调节内分泌代谢功能的原理，设计了一些动态试验检测激素的方法，称为内分泌功能试验。一般分为兴奋试验和抑制试验两类，其主要原理如下。

① 兴奋试验：使用上一级激素或相应的激动药后检测靶腺激素分泌状况或靶腺功能，如促甲状腺激素释放激素（TRH）兴奋试验、促肾上腺皮质激素（ACTH）兴奋试验等；通过改变靶腺代谢物质的血或尿浓度变化，了解相关内分泌腺体的功能，如胰岛素低血糖兴奋生长激素（GH）试验、高渗盐水试验等；观察生理性促激素分泌的刺激因素对患者激素分泌的作用，如运动试验，检测 GH；禁水试验，检测尿比重、尿渗透压和血浆精氨酸加压素（AVP）；使用药物扰乱激素内源性调控机制，测定激素轴的反应能力，如甲吡酮试验、氯莄酚胺（克罗米芬）试验；

兴奋试验一般用于：a. 怀疑内分泌功能减退，

但激素水平在正常低值，或难以定量时；b. 鉴别原发性或继发性内分泌功能减退；某些时段的激素测定难以说明情况时，如青春早期血浆促性腺激素仅在夜间升高；c. 帮助诊断一些内分泌功能亢进型疾病，如甲状腺功能亢进时 TSH 和 TRH 的反应时减退的；d. 甲状腺 C 细胞增生或甲状腺髓样癌患者，给予五肽胃泌素或钙后，降钙素分泌增加；e. 诊断潜在的激素受体疾病，如给予甲状旁腺激素（PTH）后，特发性 PTH 缺乏的甲状旁腺功能减退患者，尿排泄 cAMP 和磷酸盐是增加的，而假性甲状旁腺功能减退患者则无上述反应。

② 抑制试验：利用激素或激素的衍生物为抑制药，如地塞米松抑制试验；利用生理性抑制激素分泌因素为抑制药，如饥饿试验（可能抑制胰岛素分泌）；利用药物阻断激素的作用，如酚妥拉明阻滞试验。

临床疑有内分泌功能亢进性疾病，但需除外空腹或基础血激素水平的升高是由于应激等其他因素所致时，如口服葡萄糖后血生长激素（GH）水平不被抑制提示有垂体 GH 分泌功能自主，其空腹 GH 水平可能不是受应激等因素的影响。

鉴别内分泌功能亢进是由于周围腺体自主性过度分泌，还是由于下丘脑－垂体过度兴奋周围腺体引起，如大剂量地塞米松能抑制 ACTH 及皮质醇的分泌时，说明病变为下丘脑或垂体过度分泌 ACTH，若不能抑制则提示病变为肾上腺皮质肿瘤（自主性分泌过量皮质醇），或异位 ACTH 综合征。

2. 常见的内分泌功能试验

(1) 生长激素（GH）抑制试验

① 葡萄糖抑制试验

- 原理：葡萄糖的摄入可抑制升糖激素的分泌，GH 为一种升糖激素，正常情况下低血糖时 GH 分泌增多，而血糖升高时 GH 分泌受抑制。

- 方法：体重 $\leqslant$ 80kg 者，用 75g（或 100g）葡萄糖；体重 $\geqslant$ 80kg，给予葡萄糖 1.25g/kg。口服葡萄糖 0min、30min、60min、120min 及 180min 分别取血测定血糖及 GH 水平。

- 结果判断：服用葡萄糖后血糖峰值超过空腹值的 50%，且血 GH 水平谷值 $\leqslant$ 1.0ng/ml，为被抑制，反之为异常。生长激素瘤肢端肥大症或巨人症患者 GH 分泌为自主性，血糖增高 GH 分泌不受抑制，甚至可能反常性增高。

② 阿托品抑制试验

- 原理：胆碱能阻断剂阿托品抑制弓状核内乙酰胆碱的作用并抑制促生长激素释放激素的释放，从而使垂体生长激素分泌减少。垂体生长激素瘤生长激素分泌呈自主性，不受阿托品抑制。

- 方法：a. 禁食过夜，卧床不活动。b. 口服阿托品 0.6mg。c. 分别于 0min、30min、60min 和 90min 采血测 GH。

- 结果判读：正常人服药后 GH 水平可抑制至 3μg/L 以下。垂体 GH 瘤患者不受抑制，服药后的 GH 水平下降少于对照值的 50%。本试验有助于垂体生长激素瘤的鉴别诊断。

- 注意事项：部分患者使用阿托品后有恶心、头晕、口干等反应，一般不严重，30min 后能自行消失。

(2) 生长激素激发系列试验

① 胰岛素低血糖试验（ITT 试验）

- 原理：通过诱导低血糖，可以刺激多种升糖激素的分泌，尤其生长激素呈脉冲式分泌，睡后 1h 分泌达高峰，分泌量是一天总量的 1/2 以上。低血糖可导致生长激素的分泌，ITT 被认为是诊断生长激素缺乏症的金标准。

- 方法：静脉推注普通胰岛素，剂量一般为 0.1～0.15U/kg，让患者出现低血糖或者推注胰岛素后血糖值达到基础值的一半；定时（注射后 15min、30min、60min、90min、120min）抽取血样用于检测血糖和生长激素水平。

- 结果判断：正常儿童用药后 2～3hGH 水平大于 10μg/l，部分生长激素缺乏患者 GH 水平 5～10μg/L。生长激素缺乏患者 GH 小于 5μg/L。
- 注意事项：a. 胰岛素低血糖试验应该在有经验的医务人员的严格监管下，在设备齐全的科室进行。b. 心电图异常、缺血性心脏病或癫痫是 ITT 的禁忌证。c. 试验过程中可能出现低血糖反应，可通过口服或静脉推注葡萄糖、进食等方式缓解。d. 需要注意的是，同时存在其他多种垂体激素缺乏的垂体前叶功能减退患者，行 GH 兴奋试验前必须将其他激素替代治疗至正常生理范围内。

诊断生长激素缺乏症的其他临床试验，包括生长激素释放激素（GHRH）＋精氨酸联合兴奋试验，胰高血糖素试验等。当单纯 GH 缺乏而其他垂体激素正常且 ITT 结果可疑时，考虑做上述临床试验。

② 溴吡斯的明兴奋试验
- 原理：溴吡斯的明通过抑制胆碱酯酶提高中枢神经乙酰胆碱水平，刺激垂体 GH 释放。
- 方法：禁食过夜，卧床休息；口服溴吡斯的明 2mg/kg；分别于 0min、60min、90min、120min 抽血查 GH。
- 结果判读：正常儿童服药后 2～3hGH 水平大于 10μg/l，部分生长激素缺乏患者 GH 水平 5～10μg/L。生长激素缺乏患者 GH 小于 5μg/L。
- 注意事项：部分受试者对溴吡斯的明有反应，个别患者口服溴吡斯的明发生肠痉挛、腹痛和心动过缓等反应，可给予山莨菪碱对抗。

③ 左旋多巴兴奋试验
- 原理：左旋多巴是多巴胺的前体物质，在体内转化为多巴胺或正肾上腺素，兴奋下丘脑 - 垂体，刺激生长激素释放激素（GHRH）-GH 的释放。本试验适用于了解可疑垂体侏儒患者的储备功能。

- 方法：① 清晨空腹口服左旋多巴 0.5g(成人)，儿童 10mg/kg 体重（体重 15kg 口服 0.125g，15～30kg 口服 0.25g，大于 30kg 口服 0.5g）。② 分别于 0min、60min、90min、120min 采血 2ml，分离血清— 20℃保存查 GH。
- 结果判读：正常儿童服药后 2～3hGH 水平大于 10μg/l，部分生长激素缺乏患者 GH 水平 5～10μg/L。生长激素缺乏患者 GH 小于 5μg/L。
- 注意事项：a 约半数患者服左旋多巴后有恶心、吐清水、头晕、口干和全身发软等反应，一般不严重，0.5h 后能自行消失。b 此试验正常男性仅 70% 有反应，儿童 90% 有反应，正常女性几乎 100% 有反应，因此，对左旋多巴无反应的患者应做其他兴奋试验。

④ 精氨酸兴奋 GH 试验
- 原理：精氨酸可能通过抑制生长激素的分泌而兴奋垂体生长激素的分泌，因而定量精氨酸负荷后 GH 的分泌反应可以评价垂体 GH 细胞的储备功能。
- 方法：患者禁食过夜，卧床休息。盐酸精氨酸 0.5g/kg 溶于 150～200ml 注射用水中，在 30min 内静脉滴注完毕。分别于 0min、30min、60min 和 90min 采血 2ml，分离血清测生长激素。
- 结果判读：正常儿童服药后 2～3hGH 水平大于 10μg/l，部分生长激素缺乏患者 GH 水平 5～10μg/L。生长激素缺乏患者 GH 小于 5μg/L。
- 注意事项：正常成年男性仅有半数有反应，女性均有反应。若精氨酸漏到皮下，对局部有刺激，产生疼痛和肿胀。

(3) 甲吡酮试验
① 原理：甲吡酮（即双吡啶异丙酮）试验是测定垂体 ACTH 储备功能的一种方法。甲吡酮有抑制 11β- 羟化酶的作用，因此应用该药后血浆皮质醇含量减少（皮质酮含量亦减少），导致下丘脑分泌促肾上腺皮质释放因子（CRF）增多，

后者又促使垂体分泌 ACTH 增多；同时血浆 11-脱氧皮质酮和 11- 脱氧皮质醇含量亦增高。应用甲吡酮后，血中 ACTH 分泌增加，11- 脱氧皮质醇增多，尿 17- 羟皮质醇和 17- 酮皮质醇增高。

② 方法：口服甲吡酮 0.75g，每 4h1 次，共服 2 天，或按甲吡酮 30mg/kg，溶于 5% 葡萄糖液 500ml 静脉滴注 4h。收集用药前、当日或次日 24h 尿，测定 17- 羟皮质类固醇（17-OHCS）水平。也可前后采集血液标本测定 ACTH 水平。

③ 结果判断：正常人静脉滴注甲吡酮后尿 17-OHCS 较对照日增高 2～3 倍（至少增加 6～7mg）。垂体 ACTH 储备不足者，尿 17-OHCS 不增加或增加很少；服药或静脉滴注后尿 17-OHCS 排量不升高，提示下丘脑分泌 CRF 功能障碍或垂体分泌 ACTH 功能障碍；如对照日尿 17-OHCS 或 17- 酮皮质醇（17-KGS）排量高于正常，而做甲吡酮试验时升高不明显或不升高则提示垂体可能有分泌 ACTH 的肿瘤。由于肿瘤持续分泌大量 ACTH，肾上腺已接受了强大、持久的 ACTH 刺激，因而没有反应。皮质醇增多症患者尿 17-OHCS 排量不被大剂量的地塞米松抑制，而对甲吡酮有反应，提示其病变为增生性。如患者对 ACTH 有反应，而对甲吡酮无反应，提示为肾上腺皮质腺瘤。原发性肾上腺皮质功能减退者不能做此试验。

(4) TRH 兴奋试验

① 原理：促甲状腺激素释放激素（TRH）具有兴奋腺垂体（垂体前叶）合成分泌 TSH 的作用。当给受试者外源性 TRH 后，连续取血观察血清中 TSH 浓度的变化，可以反映垂体对 TRH 的反应能力，用于评价下丘脑 – 垂体 – 甲状腺轴的调节功能。

② 方法：TRH 400～600μg 静脉注射，分别于注射前、注射后 15min、30min、60min、90min、120min 采血，测定血清 TSH。

③ 结果判断：正常人 TSH 水平较注射前升高 3～5 倍，高峰出现在 30min，并且持续 2～3h。

垂体引起的 TSH 分泌不足，TSH 血清水平低，TRH 兴奋试验反应差，可反映 TSH 分泌细胞的储备功能差。

(5) 戈那瑞林试验

① 原理：戈那瑞林可刺激腺垂体 FSH 和 LH 细胞分泌相应的激素。

② 方法：静脉注射戈那瑞林 100μg，注射前和注射后 15min、30min、60min、90min、120min 分别采集血液，测定 FSH 和 LH 水平。

③ 结果判断：静脉注射戈那瑞林 100μg 后 15～30min，LH 与 FSH 峰值在女性为基础值的 3 倍以上，男性为 2 倍左右。无反应或低反应，提示腺垂体功能减退；峰值出现于 60～90min 为延迟反应，提示为下丘脑病变。

(6) 尿崩症 – 禁水加压试验

① 原理：比较禁水前后与使用血管加压素前后的尿渗透压变化。禁水一定时间，当尿浓缩至最大渗透压而不能再上升时，注射加压素。正常人此时体内已有大量 AVP 释放，已达最高抗利尿状态，注射外源性 AVP 后，尿渗透压不再升高，而尿崩症患者体内 AVP 缺乏，注射外源性 AVP 后，尿渗透压进一步升高。

② 方法：禁水时间视患者多尿程度而定，一般 6～16h，禁水期间每小时排尿 1 次，测尿量、尿比重和渗透压，当尿渗透压达到高峰平顶，即连续 2 次尿渗透压差 ≤ 30mOsm/（kg·H_2O），抽血测血浆渗透压，然后立即皮下注射加压素 5U，注射后 1h 和 2h 测尿渗透压。对比注射前后的尿渗透压。本法简单、可靠，但也须在严密观察下进行，以免在禁水过程中出现严重脱水。

③ 结果判断

• 正常人：禁水后尿量明显减少，尿比重超过 1.020，尿渗透压超过 800mOsm/（kg·H_2O），不出现明显失水。尿崩症患者禁水后尿量仍多，尿比重一般不超过 1.010，尿渗透压常不超过血浆渗透压。注射加压素后，正常人尿渗透压一般不升高，仅少数人稍升高。但一般不超过 5%。

- 原发性烦渴：接近或与正常相似。该类疾病烦渴、多饮、多尿主要与精神因素有关，但也可以由药物、下丘脑病变引起。此外，干燥综合征由于唾液分泌减少，也可表现为一定程度的口干、多饮、多尿。

- 部分性中枢性尿崩症：注射加压素后尿渗透压可增加 9%～50%，AVP 缺乏程度越重，增加的百分比越多。尿渗透压常可超过血浆渗透压。

- 完全性中枢性尿崩症：注射加压素后尿渗透压增加 50% 以上；尿渗透压常仍低于血浆渗透压。

- 肾性尿崩症：在禁水后尿液不能浓缩，注射加压素后仍无反应。

④ 注意事项：如患者禁水过程中发生严重脱水，体重下降超过 3% 或血压明显下降，应立即停止试验，让患者饮水，尿崩症诊断成立。症状较明显的患者禁水时间不宜过长，可以在白天进行。某些患者病情重，甚至意识障碍，不宜进行禁水加压试验，应根据病史、体格检查和实验室结果综合判断，必要时进行抗利尿激素诊断性治疗。

(7) 库欣综合征诊断实验

① 1mg 过夜地塞米松抑制试验

- 原理：正常人地塞米松抑制 HPA 轴，肾上腺皮质激素分泌减少，血皮质醇降低。库欣综合征患者的长期高皮质醇血症抑制了下丘脑垂体功能，应用外源性地塞米松不出现反馈抑制。

- 方法：需要 2 天时间，第 1 天清晨 8：00 取血（对照）后，于当日 23：00—24：00 口服地塞米松 1mg，次日清晨 8：00 再次取血（服药后）测定血清皮质醇。

- 结果判断：服药后 8：00 的血浆皮质醇 50nmol/L（1.8μg/dl）提示库欣综合征，其敏感性 ≥ 95%、特异性约 80% 过夜试验是一个

十分方便、有用的门诊筛查。过夜试验异常的患者应行经典小剂量地塞米松抑制试验。

② 经典小剂量地塞米松抑制试验

- 原理：同 1mg 过夜地塞米松抑制试验，其特异性较 1mg 过夜地塞米松抑制试验高。

- 方法：口服地塞米松 0.5mg，每 6 小时 1 次，连续 2 天，服药前和服药第 2 天分别留 24h 尿测定 UFC，也可服药前后测定血清皮质醇进行比较。该试验较 1mg DST 的特异性高，在对患者进行充分指导后可在门诊进行。

- 结果判断：正常人口服地塞米松第 2 天，24hUFC < 27nmol/24h（1g/24h）或血清皮质醇 ≤ 50nmol/L（1.8μg/dl），该切点值也同样适用于体重 ≥ 40kg 的儿童。

③ 大剂量地塞米松抑制试验

- 原理：用超生理剂量地塞米松（8mg/d×2 天的 DST）可抑制垂体 ACTH- 皮质醇分泌，因 ACTH 微腺瘤并非完全自主性，大部分垂体瘤可被大剂量外源性糖皮质激素抑制，也可受 CRH（促 ACTH 释放激素）兴奋。但对任何病因的肾上腺性内源性库欣综合征及异位 ACTH 综合征，大剂量地塞米松均不能产生抑制作用。

- 方法：口服地塞米松 2mg，每 6 小时 1 次，服药 2 天，于服药前和服药第 2 天测定 24hUFC 或血清皮质醇。

- 结果判断：用药后 24h UFC 或血皮质醇水平被抑制超过对照值日 50%，则提示为库欣病，反之提示为异位 ACTH 综合征或肾上腺肿瘤。

④ 促肾上腺皮质激素释放激素（CRH）兴奋试验：静脉注射合成的羊或人 CRH 1μg/kg，于用药前（0min）和用药后 15min、30min、45min、60min、120min 分别取血测定 ACTH 和皮质醇水平。取决于所使用的 CRH 类型（人或羊）、用于判断的指标（ACTH 比基线升高 35%～50%，而皮质醇升高 14%～20%）和判断的时间（ACTH

在 15～30min；皮质醇在 15～45min）。如结果阳性提示为库欣病；而肾上腺性库欣综合征及异位 ACTH 综合征患者通常对 CRH 无反应，其 ACTH 和皮质醇水平不升高。

CRH 兴奋试验主要用于库欣病与异位 ACTH 综合征的鉴别，但结果有重叠。绝大部分库欣病患者在注射 CRH 后 10～15min 呈阳性反应，仅少数异位 ACTH 综合征（如支气管类癌）患者对 CRH 有反应，其诊断特异性 ≤ 100%，故该项试验需联合其他检查来进行综合判断。

(8) 原发性醛固酮增多症诊断功能试验

① 静脉盐水负荷试验

- 原理：正常人血钠增高后，醛固酮分泌受抑制，而本病患者则不受抑制。患者输注盐水后，大量钠进入肾脏远曲小管进行钠 - 钾交换，尿钾增多，血钾降低更为明显，血钾较低的患者不宜行此试验。

- 方法：在正常饮食（钠摄入量每日不应低于 100mmol）基础上，于清晨平卧位至少 1h 后，抽血测血浆肾素、醛固酮、皮质醇和血钾，然后予 0.9%NaCl 溶液 2000ml 在 4h 以上静脉滴注完毕（8：00—9：30 开始），受检者保持卧位，监测血压和心率，4h 滴注完毕后抽血复查以上指标。

- 结果判断：正常人滴注盐水后，血浆醛固酮水平下降 50% 以上，通常降至 0.28nmol/L（10ng/dl）以下，血浆肾素活性受抑，血钾无明显变化。原发性醛固酮增多症者醛固酮下降很少或不下降，血钾下降。大多数继发性醛固酮增多症者能被抑制。2008 年指南推荐盐水负荷后血浆醛固酮＜ 0.14nmol/L（5ng/d）为正常；若＞ 0.28nmol/L（10ng/dl）支持原发性醛固酮增多症的诊断；若为 0.14～0.28nmol/L（5～10ng/dl），则结果不确定。

- 注意事项：必须先将血钾补至 3.5mmol/L 以上才能进行本试验。恶性高血压、充血性心力衰竭患者不宜进行此项试验。部分特发性醛固酮增多症患者可出现假阴性结果。

② 口服钠负荷试验

- 原理：同静脉盐水负荷试验。

- 方法：在高血压、低血钾得到控制后，患者高钠饮食 3 天，如补充氯化钠片剂，需达到 5000mg 的钠摄入目标值（相当于 218mmol 的或 12.8g 氯化钠）。高钠饮食的第 3 天，搜集 2h 尿量测醛固酮、钠和肌酐水平。如 24h 尿钠排泄量超过 200mmol，则表明已摄入足量的钠盐。

- 结果判断：试验中尿醛固酮排泄超过12g/24h 则提示有醛固酮的自主分泌。试验的敏感性和特异性分别达 96% 和 93%。

③ 卡托普利抑制试验

- 原理：卡托普利可以抑制血管紧张系转换酶，减少血管紧张素 I 的产生，即使在肾素很高的情况下，也可以抑制醛固酮的分泌。但对于自主性分泌醛固酮的原发性醛固酮增多症患者，卡托普利对醛固酮无明显抑制作用。与静脉盐水负荷抑制试验相比更简单，且无导致血容量急剧增加的危险。因此它适用于静脉盐水负荷试验禁忌的患者，如严重高血压和心力衰竭患者。

- 方法：清晨取站位或坐位至少 1h 后，抽血测血浆肾素、醛固酮和皮质醇，予以卡托普利 25～50mg 口服，服药后 1h、2h 再次抽血检查以上指标。试验期间患者保持站位或坐位。

- 结果判断：正常人服药后血浆醛固酮水平下降 30% 以上，而原发性醛固酮增多症患者则无显著变化。少数特发性醛固酮增多症患者可被抑制。

④ 氟氢可的松抑制试验

- 原理：9α- 氟氢可的松有潴水潴钠作用，使血容量显著扩张，在正常情况下抑制肾素 - 血管紧张素系统，进而使醛固酮分泌减少。

原发性醛固酮增多症时醛固酮分泌呈自主性，不受血容量扩张抑制。

- 方法：患者口服 0.1mg 氟氢可的松，每 6 小时 1 次，共 4 天，同时应用 KCl 缓释片（每 6 小时 1 次，尽量使血钾接近 4.0mmol/L，每日查血钾），应用缓释 NaCl（30mmol，约 1.8g NaCl，每日 3 次与餐同服），并保持足够的食盐摄取，以保证尿钠排泄率至少为 3mmol/kg（留第 3 天 24h 尿查钠）。第 4 日早上 7：00 取血查皮质醇，上午 10：00 坐位取血查醛固酮、肾素和皮质醇。

- 结果判断：服药后第 4 日立位血浆醛固酮＞6ng/l，同时 PRA ＜ 1ng/（ml·h）可确诊原发性醛固酮增多症。同时上午 10：00 的皮质醇水平应低于 7：00，以除外 ACTH 的影响。

⑤ 卧立位试验

- 原理：正常人在隔夜卧床，上午 8：00 血浆醛固酮值为 110～330pmol/L，保持卧位到中午 12：00，血浆醛固酮浓度下降，与血浆皮质醇浓度的下降相一致；如取立位时，则血浆醛固酮上升，因为站立后肾素 - 血管紧张素升高的作用超过 ACTH 的影响。特醛症患者在上午 8：00—12：00 取立位时血浆醛固酮上升，并超过正常人，由于患者站立后血浆肾素有轻度升高，加上此型对血管紧张素的敏感性增强；醛固酮瘤患者在此条件下，血浆醛固酮不上升，反而下降，因为患者肾素 - 血管紧张素系统受抑制更重，立位后也不能升高。肾素反应性腺瘤，由于站立位所引起的血浆肾素变化使血醛固酮明显升高。

- 方法：平卧过夜，清晨卧位采血测肾素、血管紧张素、醛固酮。保持立位走动 4h，再次采血测肾素、血管紧张素、醛固酮。

- 结果判读：肾上腺皮质醛固酮分泌腺瘤者，卧位醛固酮水平明显高于正常，肾素 - 血管紧张素水平明显低于正常，立位 4h 后醛固酮较前降低，肾素 - 血管紧张素较前无明显

改变。肾素反应性腺瘤者，立位后肾素、血管紧张素、醛固酮较前升高。

⑥ 呋塞米激发试验

- 原理：呋塞米抑制肾小管髓襻升支对 Na$^+$、Cl$^-$ 的重吸收，干扰了尿液的浓缩过程，使尿量增加；同时大量的 Na$^+$ 到达远曲小管和集合管，使 K$^+$–Na$^+$ 交换增加。净效应是血 Na$^+$ 降低，血容量减少，刺激肾小球旁器分泌肾素，水平增高，从而兴奋醛固酮的合成及分泌。因此，在一定剂量的呋塞米的作用下，通过 RAS 的分泌反应，可以比基础状态下的激素测定更好地反映醛固酮释放增多的性质。

- 方法：平卧过夜，清晨卧位采血测定醛固酮，肌内注射呋塞米 40mg，保持立位走动 2h，再次采血测定醛固酮。

- 结果判定：正常情况下，呋塞米激发试验后，血醛固酮明显增高；原发性醛固酮增多症时，血醛固酮无明显增高。

(9) 腺垂体功能减退和肾上腺皮质功能减退的功能试验

ACTH 兴奋试验

- 原理：利用外源性 ACTH 对肾上腺皮质的兴奋作用，测定肾上腺皮质的最大反应能力，即储备功能，从而鉴别是否存在肾上腺皮质功能减退。对于 ACTH 长期缺乏者，由于肾上腺皮质萎缩，对于 ACTH 的兴奋延迟，在快速兴奋后皮质醇无明显增高，但可出现延迟高峰。

- 方法：a. 快速 ACTH 兴奋试验，肌内注射或静脉注射 250μg ACTH 或 25U 国产 ACTH，分别于注射前（0min）、注射后 30min、60min 测定血浆皮质醇水平。正常人在 ACTH 注射后，血浆皮质醇＞ 500nmol/L（18μg/dl）。该试验可在全天任何时间进行，称为肾上腺功能减退症的筛查试验，而且开始皮质类固醇替代治疗的患者，只要服用时

间短且所用的类固醇激素不含氢化可的松，也可做该试验。b. 延长 ACTH 兴奋试验，静脉输注 250μg ACTH，测定输注后 24～48h 血浆皮质醇，滴完后，再做嗜酸性细胞计数以对照。该试验可区分原发性和继发性肾上腺功能不全。正常人血皮质醇在 4h 达到高峰值（1000nmol/L），超过这个时间皮质醇也不会进一步升高。继发性肾上腺功能减退表现出一个延迟反应，通常在 24h 和 48 小时有更高的值，而不是在 4h。原发性肾上腺功能减退在任何时候都无反应。但如果血浆基础水平 ACTH 测定准确，则很少需要进行该试验。

- 结果判断：肾上腺皮质功能正常者在滴注 ACTH 后，每日尿中 17-OHCS（17-羟皮质醇）应较对照增加 8～16mg（增加 1～2 倍），尿 17-KS 增加 4～8mg，血皮质醇呈进行性增高，尿游离皮质醇增加 2～5 倍，而嗜酸性细胞减少 80%～90%。

肾上腺皮质增生者往往呈过度反应，尿 17-OHCS、17-KS 均增加 2 倍以上，由于大剂量 ACTH 易造成肾上腺出血，目前已不常用。

肾上腺皮质腺瘤者的尿 17-OHCS、17-KS 排出量正常或稍增加，因肾上腺皮质贮备能力差，滴注 ACTH 当日常增加不明显。

肾上腺皮质癌者往往无反应，尿 17-OHCS 及 17-KS 无显著变化（自主性分泌）。

肾上腺皮质功能减退者的尿 17-OHCS 基础值正常或稍偏低，滴注 ACTH 后，17-OHCS 不增多，嗜酸性细胞无明显下降，说明其肾上腺皮质分泌功能已达极限。必须注意，肾上腺皮质功能明显减退者做此试验有诱发急性肾上腺皮质危象可能。

长期 ACTH 滴注试验最常用的改良法是持续 48h 滴注法。每 12h 滴注 ACTH 40U（于 500ml 液体中），共 48h。此法可找出肾上腺皮质功能减退的病因，可鉴别原发性肾上腺皮质功能减退与正常者；也可鉴别原发性与继发性肾上腺皮质功能减退。

高度疑为继发性肾上腺皮质功能减退者，如用 72h 连续滴注法则可较好地与原发者分开，因为继发者在最初几天内的反应低下，而持续滴注 5d 后，血皮质醇可升至正常水平。每天滴注 ACTH 8h，连续 3 天，两者的重叠率约 20%；如滴注 4 天，两者的重叠率约 8%；若滴注 5d，可基本消除重叠现象。

小剂量 ACTH 试验在筛选肾上腺皮质功能不全方面的敏感性至少不低于大剂量 ACTH 法，但关于 ACTH 的用量仍存在较多争议。事实上，根据患者的具体病情，ACTH 的用量不可能要求一致。可采用逐次增量的方法来诊断肾上腺功能不全，用 ACTH（1-24）1μg 静注后，每小时分别静脉注射 ACTH 5μg、50μg 和 100μg，认为这种方法既可发现轻型肾上腺功能不全病例，在避免大量 ACTH 诱发的并发症同时，又达到了 ACTH 滴注试验的最大应激负荷目的。但在常规应用中，一般主张用小剂量 1μg 的 ACTH 法代替以前所谓标准 250μg 的 ACTH 兴奋试验。长期以来，标准的 ACTH 刺激试验是用 ACTH（1-24）250μg 在 8h 内由静脉滴注。而 1μg（或 $1.0μg/1.73m^2$）即可达到肾上腺皮质最大刺激。小剂量 ACTH 滴注法和胰岛素低血糖试验结果相似。

ACTH 兴奋试验除用于判断肾上腺皮质功能不全外，还可用于评价糖皮质激素应用后的肾上腺皮质抑制程度。如使用泼尼松 25mg/d 以上，连续 5d 至 30d，停药后多数于 2 周内逐渐恢复，个别患者的肾上腺皮质功能需要数个月时间才能恢复。

为提高本试验可重复性和准确性，应在应用 ACTH 前和注射 ACTH 后 20min 和 30min 分别采血测定血浆皮质醇（因为 2/3 者的 ACTH 高峰在 20min，而少部分人的高峰在 30min）。在 ACTH 兴奋试验中，非高功能性肾上腺腺瘤患者的血清

17- 羟孕酮常升高，Toth 等比较各种肾上腺疾病对 ACTH 兴奋试验的反应。所有肾上腺肿瘤患者的基础血清 17- 羟孕酮均正常。所以不论是高功能性还是非功能性肾上腺肿瘤本身对 ACTH 刺激都有一定的反应性。

ACTH 刺激试验还可用于女性多毛的病因鉴别。由于 21- 羟化酶缺乏所致的迟发型先天性肾上腺皮质增生（LOCAH）者，血 17- 羟孕酮明显升高，ACTH 兴奋后血 17- 羟孕酮和孕酮进一步升高，超过正常人和非 21- 羟化酶缺乏者，但 ACTH 刺激试验对多囊卵巢综合征引起的多毛症状无诊断价值。

由于醛固酮受 ACTH 调控，呈脉冲式分泌，为最大限度地提高肾上腺静脉与下腔静脉之间的皮质醇浓度梯度，以及刺激醛固酮瘤（如存在）产生更多的醛固酮，可考虑行肾上腺静脉采血联合 ACTH 兴奋试验。插管前 30min 静脉滴注 ACTH（1–24）50μg/h，持续整个过程或插管开始前静脉滴注 ACTH（1–24）250μg 后进行双侧肾上腺静脉采血，一侧肾上腺静脉血皮质醇 / 同侧外周静脉血皮质醇 ≥ 3 : 1 提示插管成功，一侧静脉血醛固酮 / 同侧下腔静脉血皮质醇 ≥ 4 : 1 提示优势分泌。

- 注意事项：采血时间要求准确；静脉穿刺要顺利并采用留置针；每次采血前要求将封管肝素液抽尽后更换注射器抽血；快速兴奋试验对于 ACTH 缺乏者用注射后 30min 后进行判断；ACTH 缺乏病程小于 6 周的患者有假阴性结果。

(10) 胰高血糖素瘤功能试验

① 血浆胰高血糖素测定：正常人胰高血糖素在 25～200ng/L，胰高血糖素瘤患者一般超过 500～1000ng/L。目前多以胰高血糖素 ≥ 1000ng/L 作为诊断本病的标准。

② 动态试验：

- 胰泌素激发试验：静脉注射胰泌素 2U/kg 后，胰高血糖素瘤患者血浆胰高血糖素迅速上升

到正常高限的 2 倍以上。

- 精氨酸激发试验：在 30min 内静脉输注精氨酸 30g，胰高血糖素瘤患者血浆胰高血糖素明显上升，一般较注射前升高 ≥ 30%。

- 生长抑素敏感试验：静脉输注生长抑素后，胰高血糖素瘤患者血糖水平升高，正常人则变化不明显。

(11) 闭经临床试验

① 激素水平测定：建议停用雌、孕激素类药物至少 2 周后行 FSH、LH、PRL、TSH 等激素水平测定以协助诊断。

结果判断：a. PRL 及 TSH 的测定，血 PRL > 1.1nmol/L（25mg/L）诊断为高 PRL 血症；PRL，TSH 水平同时升高提示甲状腺功能减退引起的闭经。b. FSH、LH 的测定，FSH40U/L（相隔 1 个月，2 次以上测定），提示卵巢功能衰竭；FSH ≥ 20U/L，提示卵巢功能减退，LH ≤ 5U/L 或者正常提示病变环节在下丘脑或者垂体。c. 其他激素的测定，肥胖或临床上存在多毛、痤疮等高雄激素血症体征时尚需测定胰岛素、雄激素（睾酮、硫酸脱氢表雄酮）、孕酮和 17- 羟孕酮，以确定是否存在胰岛素抵抗、高雄激素血症或先天性 21- 羟化酶缺陷等疾病。

② 评估雌激素水平以确定闭经程度：

- 孕激素试验：黄体酮注射液，每日肌内注射 20mg，连续 5 日；或口服醋酸甲羟孕酮，每日 10mg，连续 5 日。停药后出现撤药性出血，即为阳性反应，提示子宫内膜已受一定水平雌激素影响，为 I 度闭经。停药后无撤药性出血，即为阴性反应，可能存在两种情况：a. 内源性雌激素水平低下；b. 子宫病变所致闭经。进一步行雌孕激素序贯试验。

- 雌孕激素序贯试验：服用雌激素如戊酸雌二醇或 17β- 雌二醇 2～4mg/d 或结合雌激素 0.625～1.25mg/d，0～30 日后再加用孕激素；停药后如有撤退性出血者可排除子宫性闭经；停药后无撤退性出血者可确定子宫性

闭经。

- 促性腺激素试验：目的在于检测卵巢对促性腺激素的反应性，以鉴别卵巢性和垂体性闭经。HMG（人绝经期促性腺激素）150U/d 肌内注射，共 10～14 天，或纯 FSH 75U/d 肌内注射，共 10～14 天，观察卵泡发育情况和激素反应。

结果判断：有卵泡发育或排卵者为垂体性闭经，反之为卵巢不敏感综合征。

- 氯米芬试验：氯米芬是一种具有弱雌激素作用的非甾体类雌激素拮抗药，在下丘脑可与雌、雄激素受体结合，同时又抑制下丘脑 ER（雌激素受体）的募集，解除雌激素对下丘脑-垂体的负反馈作用，引起 GnRH 的释放，同时也增强垂体促性腺细胞对 GnRH 的敏感性。目的在于检测 HPO 轴（下丘脑-垂体-卵巢轴）正、负反馈机制的完整性和功能状态。

方法：先测基础 FSH。月经第 5～9 天口服氯米芬 100mg/d，于第 10 天再测血 FSH 浓度。

结果判断：FSH ≥ 25U/L 为异常，提示卵巢储备功能下降。

(12) 低血糖功能试验

① 延长口服葡萄糖耐量试验（OGTT）：将 OGTT 延长至 4～5h，可发现餐后低血糖。OGTT 同时测定血浆葡萄糖、胰岛素、C 肽水平、GH、皮质醇、血钾等，对鉴别低血糖病因有一定价值。

② 饥饿试验：

- 原理：正常人当血浆葡萄糖 ≤ 2.8mmol/L 时，血浆胰岛素应降至 10U/ml（RIA 法）以下。血糖 < 2.2mmol/L 时，胰岛素应 ≤ 6uU/ml；血糖 1.67mmol/L 时，胰岛素应停止分泌。胰岛素瘤患者因内源性胰岛素水平分泌增多而频发低血糖，低血糖发作时，血浆胰岛素无相应下降，胰岛素 / 血糖（I/G）比值较正常人高。此试验对诊断胰岛素瘤有重要价值。

- 方法：患者晚餐后禁食，次晨 8：00 测血糖，如无明显低血糖，则继续禁食（可饮不含能量的水）并密切观察，每 4h 或出现症状时测血糖，直到血糖 ≤ 3.3mmol/L 时，每 1～2h 抽血一次测血糖。当血糖 ≤ 2.5mmol/L 且有低血糖症状时，测定血浆葡萄糖、胰岛素、C 肽、胰岛素原、皮质醇、生长激素等。

- 结果判断：正常人空腹放免法（RIA）胰岛素浓度为 5～10U/ml，胰岛素释放指数（I/G）= [血浆胰岛素（U/ml）]/ 血浆葡萄糖（mg/dl）≤ 0.3。胰岛素瘤患者当血浆葡萄糖 ≤ 2.5mmol/L（g/l），血浆放免胰岛素水平 ≥ 6U/ml（43pmol/L），胰岛素释放指数 ≥ 0.3，或化学发光法测胰岛素 > 3U/ml（18pmol/L），同时 C 肽水平亦高。

- 注意事项：约 2/3 的胰岛素瘤患者禁食 24h 出现低血糖，超过 90% 的患者在禁食 48h 中出现，可以明确诊断。如不出现低血糖，可延长至 72h，或加做 2h 运动以促进发作。如禁食 72h 仍无发作，则胰岛素瘤可能性小。若血浆葡萄糖 ≤ 2.5mmol/L 且伴低血糖症状或禁食达 72h，应立即终止试验。

(13) 高胰岛素 - 正糖钳夹试验

① 原理：胰岛素抵抗现象存在于很多常见疾病中，如多囊卵巢综合征、糖尿病、高血压、肥胖和脂代谢紊乱等。该实验用于定量评估胰岛素抵抗的程度，并为多囊卵巢综合征、糖尿病、肥胖等疾病的治疗提供更有效的方法。通过外周静脉灌注的方法，使受试者血清胰岛素水平上升到约 100mU/ml，并维持在这一水平。给予受试者 20% 葡萄糖的灌注，且使得血糖浓度维持在正常水平。

② 过程：受试对象空腹 12h 后，于次晨 8:00 排空小便，测身高、体重、腰臀围及血压；取仰卧位，分别在双侧前臂头静脉或正中静脉穿刺并留置导管，生理盐水维持静脉通道备用；将一侧手和前臂置于 60℃的恒温箱中，使静脉血动

脉化。

两步法正糖钳夹术：钳夹试验过程共持续 180min，分为第一阶段（0～90min）和第二阶段（90～180min）。置管后，受试者安静休息 30min，测定空腹血糖（FPG）并留取血清样本。在钳夹试验开始 10min 内用微量注射泵注入初始剂量普通胰岛素溶液（40U/ml），10min 内总剂量为 800mU/m²，使血胰岛素浓度迅速升高，随后以 30mU/（m²·min）速率持续输注胰岛素。整个钳夹试验过程中，每 5min 测定一次动脉化的静脉血糖（PG），输注并调整 20% 葡萄糖溶液输注率，使 PG 值稳定在 5.2mmol/L 左右（4.9～5.5mmol/L），记录葡萄糖溶液输注速率及其调整时间。钳夹 90～100min 再次注入大剂量胰岛素（4 倍于第一阶段前 10min 的输注量），使血胰岛素进一步升高。随后以 120mU/（m²·min）速率持续输注胰岛素，按第一阶段的方法使 PG 值维持在 5.2mmol/L 左右。钳夹试验期间每 10min 取血测定胰岛素、C 肽，每 30min 取血测定胰高血糖素、皮质醇、生长激素、游离脂肪酸等。所有血样均经离心分离血清后置于 –80℃保存。收集试验期间留尿样本测尿糖，以校正机体的葡萄糖输注率。

③ 结果判读：葡萄糖输注率（GIR）能真实反映外周组织的葡萄糖利用率，GIR 越低，提示胰岛素抵抗越重。

④ 注意事项：成功建立该技术的条件包括：a. 形成稳定高胰岛素状态，达到完全抑制肝脏内源性葡萄糖输出的目的；b. 将血糖钳夹在正常水平，变异系数小于 5%；c. 试验中内源性胰岛素分泌被抑制，升糖激素无明显释放。在安全性方面，选择女性受试者时，需要考虑月经周期对胰岛素敏感性进而对 GIR 造成影响。消除患者紧张和顾虑，稳定患者的情绪，以避免对胰岛素敏感性的影响，避免对实验结果产生影响。整个试验过程，要求患者保持清醒状态，不能入睡。因为清醒和入睡时下丘脑、垂体、靶腺所分泌的

各种激素可能有差异，因此，使受试者基础状态一致，减少试验误差。试验完毕继续输入葡萄糖液 30min，给患者喝葡萄糖水和进食饼干、面包或糕点，防止低血糖的发生，并密切观察患者情况。

（14）五肽胃泌素刺激试验

① 原理：甲状腺髓样癌或多发性内分泌腺瘤（MEN-2A 和 MEN-2B）患者空腹降钙素明显升高，禁食状态下静推五肽胃泌素后可进一步升高。类癌综合征患者静推五肽胃泌素后 5- 羟色胺的代谢产物 5- 羟基吲哚乙酸（5-HIAA）可进一步升高。

② 过程：禁食状态下静推五肽胃泌素 0.5μg/kg（混合生理盐水），10s 推完，于注射前及注射后 3min、5min、10min、15min 分别采血测降钙素或于静推后第三天收集 24h 尿 5-HIAA。

③ 结果判读：甲状腺肿瘤患者如果降钙素＞300ng/L，则有诊断意义；30～100ng/L 则不能肯定，应继续随访。类癌综合征患者注射前 24h 尿 5-HIAA＞10mg/d，激发后 24h 尿＞260μmol/d。以上指标也可作为肿瘤切除术后疗效的判断。

④ 注意事项：本实验有假阴性和假阳性。而引起降钙素分泌增多的情况也比较多，如甲状腺良性结节、高钙血症、高胃泌素血症、肾功能不全、甲状腺乳头状癌等，引起降钙素升高的药物包括奥美拉唑、糖皮质激素、胰岛素促泌剂等，需要仔细鉴别。若检测尿 5-HIAA 需患者禁食 3 天无 5- 羟色胺类食物（如香蕉、西红柿），以避免结果假阳性，一些药物包括愈创甘油醚、美索巴莫、吩噻嗪等，也会干扰试验结果。

（15）钙滴注激发试验

① 原理：甲状腺髓样癌或多发性内分泌腺瘤（MEN-2A 和 MEN-2B）患者空腹降钙素明显升高，禁食状态下静推钙剂后促进胃泌素分泌，升高降钙素。类癌综合征患者静推钙剂后促进胃泌素分泌，导致 5- 羟色胺的代谢产物 5- 羟基吲哚乙酸（5-HIAA）进一步升高。

②过程：禁食状态下静推葡萄糖酸钙注射液2.5mg/kg（混合生理盐水），30s推完，于注射前及注射后每5min采血测降钙素或于静推后第三天收集24h尿5-HIAA。

③结果判读：甲状腺肿瘤患者如果降钙素超过基础值3倍以上或峰值＞300ng/L，则有诊断意义；30～100ng/L则不能肯定，应继续随访。类癌综合征患者注射前24h尿5-HIAA＞10mg/d，激发后24h尿＞260μmol/d。以上指标也可作为肿瘤切除术后疗效判断。

④注意事项：本实验有假阴性和假阳性。而引起降钙素分泌增多的情况也比较多，如甲状腺良性结节、高钙血症、高胃泌素血症、肾功能不全、甲状腺乳头状癌等，引起降钙素升高的药物包括奥美拉唑、糖皮质激素、胰岛素促泌剂等，需要仔细鉴别。若检测尿5-HIAA需患者禁食3天无5-羟色胺类食物（如香蕉、西红柿），以避免结果假阳性，一些药物包括愈创甘油醚、美索巴莫、吩噻嗪等，也会干扰试验结果。

(16) 肾上腺髓质功能试验

①酚妥拉明阻滞试验：

• 原理：酚妥拉明（即苄胺唑啉）是一种α受体拮抗药，可阻滞儿茶酚胺的α受体效应，使因儿茶酚胺水平增高引起的持续性或阵发性高血压迅速下降。因此通过对酚妥拉明的反应，可以判断高血压与嗜铬细胞瘤的关系。

• 方法：试验前停用镇静药至少2天，降压药至少3天，利舍平至少14天。试验前患者平卧休息，周围环境应安静。建立静脉通道，缓慢滴注生理盐水。每分钟测量血压一次，直至血压平稳，持续在170/110mmHg以上，方可进行试验。在患者不察觉的情况下，从输液管中缓慢注射（在1min内）酚妥拉明5mg（儿童1mg）。注射完毕后，每30秒测量血压一次，共3min，以后每分钟测量一次，共7min，或直至血压恢复至试验前水平。

• 结果判读：正常人在注射酚妥拉明后2min血压有下降，但下降幅度不超过35/25mmHg。嗜铬细胞瘤患者在注射2min后，血压明显下降，下降幅度大于35/25mmHg，并持续3～5min或更长时间。

• 注意事项：阳性试验与嗜铬细胞瘤印证的准确率为75%～100%，可出现假阳性反应。假阴性反应少见，出现假阴性的原因可能与继发性小动脉病变有关。酚妥拉明用肌肉注射法进行试验，亦易出现假阴性反应。

②胰高血糖素激发试验：

• 原理：正常健康者及原发性高血压者，注射胰高糖素后血压不上升或有下降。而嗜铬细胞瘤患者注射胰高血糖素后儿茶酚胺分泌迅速升高，血压上升明显，因此通过对酚妥拉明的反应，可以判断高血压与嗜铬细胞瘤的关系。

• 方法：试验前一周内患者不应用任何降压药物。试验前48h内不应用镇静药和麻醉剂。试验日内患者静卧半小时后或血压平稳后开始试验，一般每5～10min测血压一次，须取得可靠的基础值。试验前先给患者作冷加压试验，以了解其血压的变化情况，作为以后的对照。静脉快速注射胰高血糖素，剂量：成人用0.5～1μg，加生理盐水至0.5ml。儿童剂量视年龄酌减。注射完毕后，立即测量血压，每分钟测血压一次，连测10～15min，同时记录脉搏，观察患者全身情况。注入胰高血糖素后，立即换上备有酚妥拉明5mg的注射器，等待血压变化的情况，一旦血压骤升，观察到阳性结果即可注入以解除危象。有条件时，可于试验前后各2h收集尿测儿茶酚胺、VMA比较其含量，有助于诊断。

（冷加压试验：将患者左手及腕置于4℃冷水中60s取出。自左手浸入开始，于15s、30s、

60s、2min、5min、20min 各测血压一次。)

- 结果判读：正常人注射胰高血糖素后血压可
  升高，但一分钟后可骤降 20～25mmHg，而
  嗜铬细胞瘤者于静注胰高糖素后约 15s，血
  压骤升，往往超过 200/160mmHg，最高可达
  400～500mmHg，升压反应明显，较冷加压
  试验时的最高血压增高 20～35mmHg 以上。
- 注意事项：做此试验时环境应安静，动作宜
  轻巧，尽量避免给患者造成紧张情绪；试验
  前先给患者静脉缓慢滴注 5%～10% 葡萄糖
  溶液，目的在于避免因静脉穿刺时引起血尿
  的波动，另外保持静脉畅通以便注射试验药
  物与抢救药物；有过敏史或哮喘史者不可做
  此试验；如患者收缩压升高达 200mmHg 以
  上持续 2min 不降，可立即静脉注射酚妥拉
  明 5mg，另外保持静脉畅通以便注射试验药
  物与抢救药物；本试验是目前主要采取的激
  发试验，有诱发心力衰竭或脑血管意外的危
  险，应注意防护。

(17) 胰岛 B 细胞功能试验

① 葡萄糖胰岛素、C 肽释放试验

- 原理：利用口服葡萄糖可刺激胰岛 B 细胞引
  起胰岛素和 C 肽释放增加，从而可反映 B 细
  胞的功能状态，因而对糖尿病的诊断、分型
  与指导治疗有一定价值。
- 方法：过夜空腹；口服无水葡萄糖 75g，于
  服糖前、服糖后 0.5h、1h、2h、3h 分别抽血
  查血糖和胰岛素。
- 结果判读：正常人空腹血浆胰岛素浓度
  5～20mU/L，口服葡萄糖后 30～60min 达最高
  峰，5～10 倍于基础值，3h 后恢复至原来水
  平。正常人空腹血浆 C 肽浓度 0.3～1.3nmol/L，
  口服葡萄糖后 30～60min 达最高峰，2～4 倍
  于基础值，3h 后恢复至原来水平；1 型糖尿
  病空腹血浆胰岛素和 C 肽浓度稍低于正常，
  口服葡萄糖后 90～120min 才出现高峰，但
  低于正常。2 型糖尿病肥胖者空腹血浆胰岛

素和 C 肽浓度高于正常或正常，口服葡萄糖
后 2h 才达高峰，较正常者明显增高。胰岛
素瘤患者空腹血浆胰岛素和 C 肽浓度明显增
高，与血糖浓度之间的生理关系失常，胰岛
素不适当分泌过多。

② 口服葡萄糖耐量试验（OGTT）

- 原理：在一定剂量葡萄糖负荷情况下，如果
  胰岛功能存在不足，不能释放出足够量的胰
  岛素，即可导致血糖增高，而这些患者在非
  糖负荷时的血糖是正常的。
- 方法：试验前 3 日患者每日摄入的总热量应
  足以维持体重和膳食中五.水化合物含量不
  应小于 300g；试验前 1 日晚餐后禁食，空腹
  过夜；试验期间患者应避免剧烈运动，忌吸
  烟和咖啡；前臂采血 1ml，不加抗凝，分离
  血清，作为对照；口服无水葡萄糖 75g，溶
  于 250～300ml 温开水中，5min 内喝完；分
  别于喝糖后 0.5h、1h、2h、3h 分别抽血测
  血糖。
- 结果判读：正常人，空腹血糖＜ 5.6mmol/L，
  服糖后 2h ＜ 7.8mmol/L（140mg/dl）；糖耐
  量异常（IGT）者，空腹 5.6～7.0mmol/L，
  服糖后 7.8～11.1mmol/L；糖尿病患者，空腹
  血糖＞ 7.0mmol/L，服糖后 ≥ 11.1mmol/L 或
  空腹血糖＜ 7.0mmol/L，而服糖后 2 次血糖
  ≥ 11.1mmol/L。

(18) 溴隐亭抑制试验

① 原理：溴隐亭是拟多巴胺药，能作用于催
乳素细胞的多巴胺受体，抑制催乳素的分泌。

② 方法：甲磺酸溴隐亭 2.5mg 口服；分别于
0h、0.5h、1h、2h、4h、6h 采血测定催乳素。

③ 结果判读：正常人抑制率＞ 50%，峰值在
60～120min 出现，并持续 4h 或以上。

④ 注意事项：单纯性和功能性泌乳多为正常
抑制反应。催乳素瘤、垂体前叶功能减退多为阴
性抑制反应。

（吴绮楠）

（三）肿瘤标志物检测

肿瘤标志物是指特征性存在于恶性肿瘤细胞，或由恶性肿瘤细胞异常产生的物质，或是宿主对肿瘤的刺激反应而产生的物质，并能反映肿瘤发生、发展，监测肿瘤对治疗反应的一类物质。

1. 来源

(1) 肿瘤细胞的代谢产物：如糖酵解产物、组织多肽抗原、核酸分解产物。

(2) 分化紊乱的细胞基因产物：如异位的 ACTH 片段、甲胎蛋白、癌胚抗原、胎儿同工酶。

(3) 肿瘤细胞坏死崩解释放进入血液循环的物质：主要是某些细胞骨架蛋白成分，如细胞角质素片段抗原 21-1（Cyfra21-1），多胺类物质。

(4) 肿瘤宿主细胞的细胞反应性产物：如 VCA-IgA、EA-IgA。

2. 分类

(1) 酶类肿瘤标志物：神经元特异性烯醇化酶（neuron-specific enolase，NSE）是参与糖酵解途径的烯醇化酶中的一种，存在于神经组织和神经内分泌组织中。前列腺酸性磷酸酶是一种前列腺外分泌物中能水解磷酸酯的糖蛋白。碱性磷酸酶（ALP 或 AKP）是广泛分布于人体肝脏、骨骼、肠、肾和胎盘等组织经肝脏向胆外排出的一组同工酶，目前已发现有 AKP1、AKP2、AKP3、AKP4、AKP5 与 AKP6 六种同工酶。淀粉酶（amylase）是水解淀粉和糖原的酶类总称，根据酶水解产物异构类型的不同可分为 α- 淀粉酶、β- 淀粉酶、γ- 淀粉酶、异淀粉酶。乳酸脱氢酶（lactate dehydrogenase，LD/LDH）为含锌离子的金属蛋白，分子量为 135～140kDa，由 H 和 M 两种亚基组成，是糖无氧酵解及糖异生的重要酶系之一，可催化丙酸与 L- 乳酸之间的还原与氧化反应，也可催化相关的 α- 酮酸。乳酸脱氢酶有 5 种同工酶。5'- 核苷酸酶（5'-Nucleotidase，5'-NT）是一种对底物特异性不高的水解酶，可作用于多种核苷酸，由 2 个相同的亚单位组成，每个亚单位的分子量均为 70kDa，在细胞膜表面外部有疏水基和 1 个酶催化活性中心。酸性磷酸酶（acid phosphatase，ACP）广泛存在于体内各组织、细胞和体液中。酸性磷酸酶有 20 种同工酶。丙酮酸激酶（pyruvate kinase，PK），别名丙酮酸磷转称酶、磷酸丙酮酸激酶，使磷酸烯醇式丙酮酸和 ADP 变为 ATP 和丙酮酸，是糖酵解过程中的主要限速酶之一，有 M 型和 L 型 2 种同工酶，M 型又有 M_1 及 M_2 两种亚型（表 14-1）。

(2) 激素类肿瘤标志物：人绒毛膜促性腺激素（human chorionic gonadotropin，hCG）是由胎盘的滋养层细胞分泌的一种糖蛋白，是由 α 和 β 二聚体的糖蛋白组成的。降钙素（calcitonin，CT）是由甲状腺滤泡旁细胞（C 细胞）分泌的一种多肽激素。催乳素是一种多肽激素，也叫催乳素（PRL），是脑垂体所分泌的激素中的一种。人生长激素是腺垂体细胞分泌的蛋白质。胃泌素是由胃窦部及十二指肠近端黏膜中 G 细胞分泌的一种胃肠激素，又称为促胃液素，人体中 95% 以上的活性胃泌素为 α- 酰胺胃泌素，酰胺化胃泌素包括 G17、G34、G14、G6、G52 等（表 14-2）。

(3) 胚胎抗原类肿瘤标志物：甲胎蛋白（AFP）是一种糖蛋白，它属于白蛋白家族，主要由胎儿肝细胞及卵黄囊合成。癌胚抗原（carcinoembryonic antigen，CEA）是一种具有人类胚胎抗原特性的酸性糖蛋白，存在于内胚层细胞分化而来的癌症细胞表面，是细胞膜的结构蛋白（表 14-3）。

(4) 特殊蛋白质类肿瘤标志物：细胞角蛋白 19 片段（cytokeratin-19-fragment CYFRA21-1）是肺泡上皮细胞凋亡时，其细胞中含有的角蛋白的碎片降解后变成可溶性物质。鳞状上皮细胞癌抗原（SCC）是从子宫颈鳞状上皮细胞癌（简称鳞癌）组织中分离出的糖蛋白。前列腺特异抗

表 14-1　常用酶类肿瘤标志物的临床意义

血清酶名称	常见瘤变类型
乙醇脱氢酶	肝癌
醛缩酶	肝癌
碱性磷酸酶	肝癌、骨、白血病、肉瘤
淀粉酶	胰腺癌、卵巢癌
肌酸激酶	前列腺癌、肺癌、乳腺癌、卵巢癌
酯酶	乳腺癌
γ- 谷氨酰转肽酶	肝癌
己糖激酶	肝癌
乳酸脱氢酶	肝癌、淋巴瘤、白血病、卵巢癌
神经元特异性烯醇化酶	小细胞肺瘤、神经母细胞瘤、黑色瘤、胰腺癌
5′- 核苷酸酶	肝癌
酸性磷酸酶	前列腺癌
丙酮酸激酶	肝癌、卵巢癌
核糖核酸酶	卵巢癌、肺癌、乳腺癌
唾液酰基转移酶	乳腺癌、直肠癌、肺癌

表 14-2　常用激素类肿瘤标志物的临床意义

激素名称	常见肿瘤类型
抗利尿激素	肺瘤、肾上腺皮质肿瘤、胰腺肿瘤、十二指肠瘤
降钙素	甲状腺髓样瘤
胃泌素	胃泌素瘤
生长激素	垂体腺瘤、肾癌、肺癌
hCG	胚胎性瘤、绒毛膜癌、睾丸癌（非精原细胞瘤）
催乳素	垂体腺瘤、肾癌、肺癌
甲状旁腺素	肝癌、肾癌、乳癌、肺癌

表 14-3　常用胚胎抗原类肿瘤标志物的临床意义

胚胎抗原	常见肿瘤类型
甲胎蛋白	肝癌、生殖细胞瘤
癌胚抗原	直肠癌、胰腺癌、胃癌、肺癌、乳腺癌、卵巢癌

原（prostate specific antigen，PSA）是由前列腺上皮细胞分泌产生，属激肽酶家族蛋白，在血清中主要以 3 种形式存在：①游离前列腺特异抗原（fPSA）；②前列腺特异抗原与 α1- 抗糜蛋白酶结合形成的复合物（PSA-ACT）；③前列腺特异抗原与 α_2- 巨球蛋白酶结合形成的复合物（PSA-α_2M）。后两者又称复合前列腺特异抗原（cPSA）。

组织多肽抗原（tissue polypeptide antigen，TPA）是存在于胎盘和大部分肿瘤组织细胞膜和细胞质中的一种单链多肽。人表皮生长因子受体 2（HER-2）蛋白是具有酪氨酸蛋白激酶活性的跨膜蛋白，属于 EGFR 家族成员之一。人附睾蛋白 4（Human epididymis protein 4，HE4）哺乳动物细胞表达的基因重组产品，分子量 44～50kDa（表 14-4）。

(5) 糖蛋白抗原类肿瘤标志物：糖类抗原 199（Carbohydrate antigen 19-9，CA19-9）属低聚糖肿瘤相关抗原，为细胞膜上的糖脂质，分子量大于 1000kDa，在血清中它以唾液黏蛋白形式存在。糖类抗原 125（癌抗原 125，CA-125），也被称为黏蛋白 16 或 MUC16，是一种蛋白质。在人中由 MUC16 基因编码，MUC16 是黏蛋白家族糖蛋白的成员。糖类抗原 15-3，又称癌抗原 15-3，属 2 株单克隆抗体识别的糖类抗原，分别来源于乳汁脂肪酸和乳腺细胞癌细胞糖蛋白抗原 CA27-29，是一种黏蛋白抗原，其分子是 O- 连接的低聚糖蛋白，分子量较大。糖类抗原 72-4，又称糖链抗原 72-4、癌抗原 72-4，其是一种高分子糖蛋白类癌胚抗原。糖蛋白原 CA242 是一种唾液酸化的糖类抗原，能被结肠癌细胞株经杂交瘤技术

表 14-4　常用特殊蛋白质类肿瘤标志物的临床意义

特殊蛋白质	常见肿瘤类型
细胞角蛋白（CK18、CK19）	非小细胞肺癌、菱形细胞癌、肠癌、大细胞癌
组织多肽抗原（TPA）	广谱肿瘤标志物
鳞状细胞癌抗原（SCCA）	肿瘤恶化、转移、预后的标志
铁蛋白	霍奇金病、白血病、肝癌、乳腺癌

得到的一系列单克隆抗体之一 CA242 所识别（表 14-5）。

(6) 癌基因蛋白类肿瘤标志物：见表 14-6。

(7) 尿液蛋白质肿瘤标志物：尿核基质蛋白 22（NMP22）是构成细胞核内部框架，并与 DNA 复制、RNA 合成、激素合成有关。核有丝分裂器蛋白在核基质蛋白中占有很大的比例（表 14-7）。

表 14-5　常用糖蛋白抗原类肿瘤标志物的临床意义

糖蛋白抗原	常见肿瘤类型
CA125	卵巢癌
CA153	乳腺癌、卵巢癌
CA549	乳腺癌、卵巢癌
CA27-29	乳腺癌
CA19-9	胰腺癌、肝癌、胃肠道癌
CA19-5	胰腺癌、卵巢癌、胃肠道癌
CA50	胰腺癌、直肠癌、胃肠道癌
CA72-4	胃肠道癌、胰腺癌、卵巢癌
CA242	胃肠道癌、胰腺癌

表 14-6　常用癌基因蛋白类肿瘤标志物的临床意义

癌基因蛋白	常见肿瘤类型
ras 基因蛋白	神经母细胞瘤、膀胱癌、消化道、乳腺癌
myc 基因蛋白	转移的肿瘤组织、复发
erbB-2 基因蛋白	乳腺癌
P53 基因蛋白	乳腺癌、胃肠道肿瘤、肝癌
Bc1 基因蛋白	淋巴瘤、白血病、乳腺癌、甲状腺髓样癌

表 14-7　常用尿液蛋白质类肿瘤标志物的临床意义

尿液蛋白质	常见肿瘤类型
尿核基质蛋白	膀胱癌、前列腺癌

(8) 其他肿瘤标志物：嗜铬粒蛋白 A（chromogranin A，CGA）是一种由 439 个氨基酸组成的酸性、亲水蛋白质，分子质量 48 000kDa，它是神经肽类家族中的一员。神经元特异性烯醇化酶（neuron-specific enolase，NSE）是参与糖酵解途径的烯醇化酶中的一种。5-HT 约 2/3 在肝脏与硫酸或葡萄糖醛酸结合后排出，或将吲哚断裂而分解；约 1/3 经单氨氧化酶作用氧化脱氨形成 5-HIAA 后从尿排出，5-羟吲哚乙酸（5-HIAA）是 5-羟色氨酸代谢的最终产物（表 14-8）。

3. 临床意义

① 肿瘤的早期发现；②肿瘤普查、筛查；③肿瘤的诊断、鉴别诊断与分期；④肿瘤患者手术、化疗、放疗疗效监测；⑤肿瘤复发的指标；⑥肿瘤的预后判断；⑦寻找不知来源的转移肿瘤的原发灶。

4. 临床应用时注意事项

(1) 肿瘤标志物的常用组合：肿瘤标志物非常之多，单个标志物的敏感性或特异性往往偏

表 14-8　常用其他类肿瘤标志物的临床意义

其他类肿瘤标志物	常见肿瘤类型
嗜铬粒蛋白 A/B（CgA/B）	神经内分泌肿瘤、前列腺癌、Ⅲ期非小细胞肺癌、内分泌肿瘤等
神经元特异性烯醇化酶	小细胞肺癌、神经母细胞瘤、NSCLC、甲状腺髓样癌、嗜铬细胞瘤、转移性精原细胞瘤、黑色素瘤、胰腺内分泌瘤等
5-羟吲哚乙酸（5HIAA）	类癌瘤综合征

低，不能满足临床要求，理论上和实践上都提倡一次同时测定多种标志物，以提高敏感性和特异性（表 14-9）。

（2）肿瘤标志物不是肿瘤诊断的唯一依据，临床上需结合临床症状、影像学检查等其他手段综合考虑。肿瘤确诊应具有组织或细胞病理学的诊断依据。

（3）因患者个体差异、患者具体临床情况等因素，肿瘤标志物的分析要结合临床情况综合分析，才能得出客观真实的结论。

（4）某些肿瘤标志物在某些生理情况下或某些良性疾病也可以异常升高，需注意鉴别。

（李　强）

表 14-9　多种肿瘤标志物的常用组合

恶性肿瘤	主要标志物	联合其他标志物
前列腺癌	PSA	f-PSA、PAP、ALP、CEA、TPS
乳腺癌	CA15-3	CEA、CA549、CA72-4、hCG、LASA
子宫颈癌	SCC	CA125、CEA、TPA
直结肠癌	CEA	CA19-9、CA72-4、NSE
胃癌	CA72-4	CA19-9、CA50、CES、铁蛋白
肝癌	AFP	Y-GT、ALP、TPS、GST
肺癌	NSE	ACTH、降钙素、CES、铁蛋白
卵巢癌	CA125	CA19-9、CES、TPA、LD、hCG
胰腺癌	CA19-9	CA242、CA50、CEA、ALP
膀胱癌	—	CEA、TPA

（四）超声检查技术与进展

1. 甲状腺超声

近年来，甲状腺癌发病率在世界范围内均呈现增加趋势。我国 2017 年国家癌症中心的数据显示，甲状腺癌上升至城市女性癌症的第五位。甲状腺癌包括乳头状癌、滤泡状癌、未分化癌和髓样癌四种病理类型，其中以恶性程度较低、预后较好的乳头状癌最为常见。

随着超声技术的不断发展，超声检查不仅在甲状腺结节的诊断中，更是在结节良恶性的鉴别中发挥着越来越重要的作用。主要的超声技术包括二维超声、彩色多普勒超声、超声弹性成像、超声造影、三维超声、超声引导下穿刺。

（1）二维超声：二维超声是甲状腺结节良恶性的鉴别诊断中常用的检查方法。它可明确甲状腺结节的数量、位置、大小、形态（是否规则）、成分（囊性、实性或囊实性）、质地（极低回声、低回声、等回声、强回声、混合回声）、形状（纵横比）、包膜、钙化（微钙化、粗钙化或周边钙化）及与周围组织的关系，同时可以判断结节是否突破包膜、侵犯邻近结构，并对颈部淋巴结的情况进行全面评估。

① 良性结节：多发结节；形态规则，边界较为清楚，具有较完整的包膜；内部回声较均匀，一般呈囊性或囊实性；如果有钙化，一般为粗大钙化，呈团块形，条形或圆形；纵横比＜1；无颈淋巴结受累（图 14-6）。

② 恶性结节：多为单发结节；形态欠规则，边界较模糊，包膜欠完整；内部呈低回声；可伴有微钙化，表现为针尖样弥散分布或簇状分布的钙化；结节纵横比≥1；有时伴有颈部淋巴结转移（图 14-7）。

（2）彩色多普勒超声：彩色多普勒超声在鉴别甲状腺结节的性质中有也具有一定帮助。甲状腺是血供丰富的腺体，而甲状腺恶性结节的血供情况与良性结节具有一定的差异，有研究报道甲状腺癌的生长存在血管依赖性，需要大量的新生毛细血管提供生长所需的养分。彩色多普勒超声可以观察甲状腺结节的血供程度及血管分布情况（图 14-8，图 14-9）。

根据血供程度不同，结节通常分为：①无血供，结节内未显示血流信号；②低血供，结节内血流信号低于周围正常组织；③中等血供，结节内血流信号大致等同于周围正常组织；④高血供，结节内血流信号高于周围正常组织。通常恶性结节血流分布杂乱，周边有或没有血流信号，而良性结节表现为内部及周边完全没有血流或周

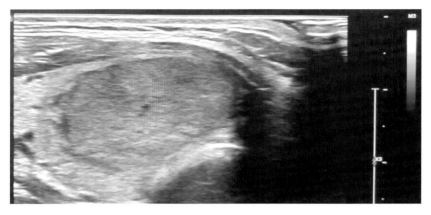

◀ 图 14-6　甲状腺良性结节超声改变

甲状腺右叶中等回声团块，大小约 32mm×22mm，形态规则，边界清晰，包膜完整、光滑。团块周边可见薄而均匀的晕环

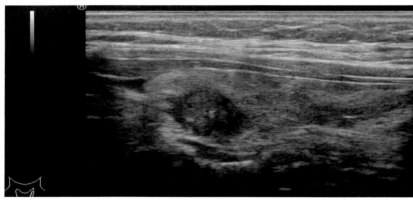

◀ 图 14-7　甲状腺恶性结节超声改变

甲状腺左侧叶内低回声团块，大小约 10mm×8mm，边缘欠清晰，内部回声不均，可见点状强回声

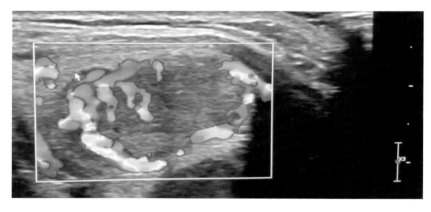

◀ 图 14-8　甲状腺恶性结节彩色多普勒超声改变

甲状腺右叶中等回声团块，大小约 32mm×22mm，形态规则，边界清晰，包膜完整、光滑。团块周边可见薄而均匀的晕环。CDFI 示，团块周边可见丰富的彩色环状血流信号，呈"花环"征

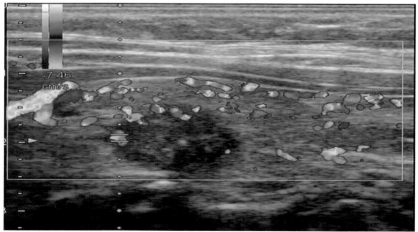

◀ 图 14-9　甲状腺恶性结节彩色多普勒超声改变

甲状腺左侧叶内低回声团块，大小约 10mm×8mm，边缘欠清晰，内部回声不均，可见点状强回声。CDFI 示，病灶周边见少量血流信号

边伴有环状血流。

近年来，临床常用甲状腺影像学报告及数据系统（TI-RADS）来预测甲状腺结节恶性危险程度，对甲状腺癌的术前诊断、评估及制订手术方案有重要的意义。

1级高度提示良性，以囊性为主，有声晕。

2级为可能良性，边界清楚，以实性为主，内部回声不均匀或呈高回声，可伴有蛋壳样钙化或粗钙化。

3级良恶性不确定，变现为内部回声均匀或/和低回声，边界较清楚，实性，纵横比大于1，无其他提示恶性的超声图像。

4级为可能恶性，具有1~2项提示恶性的超声表现，如极低回声、微钙化、边缘不光整、淋巴结异常等。

5级高度提示恶性，超过3项提示恶性的超声表现，如极低回声、微钙化、边界模糊、包膜不完整、淋巴结异常等。

(3)超声弹性成像：由于良恶性甲状腺结节的常规超声表现可能具有一定的重叠，因此寻找一种无创的检查方法能够更为准确、客观地评估甲状腺结节的良恶性尤为重要。2005年，弹性成像应用于甲状腺的诊断。甲状腺良性结节如结节性甲状腺肿等主要由滤泡细胞组成，其内充满胶质成分，质地较软；而甲状腺癌的硬度通常大于良性病变，如乳头状癌间质富含纤维，而且间质内常见呈同心圆状的钙化小体，即砂粒体，砂粒体的组织硬度较高，所以砂粒体越多，结节的硬度

越硬。正是根据这一特点，弹性成像可以较为客观地评价组织的变形率，能更准确、客观地评价结节的硬度，为鉴别结节良恶性提供一定依据。

目前临床常用的弹性成像包括应变力弹性成像和剪切波弹性成像（SWE）。应变力弹性成像又称静态弹性成像，国内也称压迫性弹性成像。应变力弹性成像在甲状腺结节良恶性鉴别中具有一定的限制性：①仅能提供定性或半定量信息，不能精确计算剪切波速度；②需要操作者手动操作，人为依赖性较强；③应变力大小与结节位置相关，表浅组织较深方组织受到的压力更大。剪切波弹性成像在一定程度上可克服应变力弹性成像技术的局限性，包括声触诊组织成像（VTI）、声触诊组织量化（VTQ）及声触诊组织成像和定量（VTIQ）技术。

根据甲状腺结节在弹性图中所显示的颜色进行评分：0分，结节表现为红蓝绿三色相间；1分，结节与周围组织均呈单一绿色；2分，结节以绿色为主，且分布较均匀；3分，结节呈杂乱的蓝绿相间的马赛克状，或结节以蓝色为主；4分，结节超过90%为蓝色。其中，0~2分多为甲状腺良性结节，3~4分为怀疑或诊断甲状腺恶性结节的标准。因此，临床上以常规超声为基础，联合应用各种弹性成像技术，可以为甲状腺结节的诊断提供更全面、准确的信息（图14-10）。

(4)超声造影：在常规超声检查基础上，通过静脉注射含有气泡的超声造影剂，借助超声造影剂气体微泡在声场中产生的强烈背向散射来获

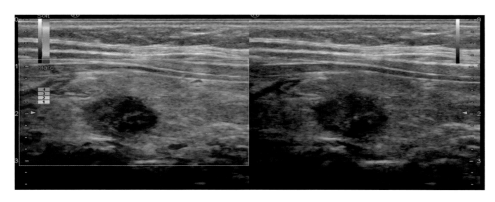

◀ 图14-10　甲状腺恶性结节弹性成像
弹性成像示，蓝色为主，评分4分

得对比增强图像、实时动态观察、定量评估器官、组织及病灶局部的血流灌注信息。目前已经广泛应用于肿瘤的检出和定性诊断。

超声造影对甲状腺结节的评估主要有定性和定量两种模式。在定性方面，主要考虑增强模式和增强程度。目前大多数研究提示恶性结节大多表现为不均匀的低增强，而环状增强有助于诊断良性结节。在进行定量分析时，需要考虑以下因素：造影剂到达的时间、达峰时间、峰值强度和曲线下面积（AUC）。

总体来说，与二维超声相比，超声造影能够较为直观地观察甲状腺结节内微血管的灌注情况，进一步提高了甲状腺癌的治疗水平。

(5) 三维超声：三维超声成像除了可以获得二维声像图外，还可以显示组织器官的立体结构及其任意切面，有助于客观评价病灶的整体形态，准确分析病灶与周围组织的关系，使病灶更为形象、直观。

微钙化是甲状腺癌的重要表现之一，三维超声对微钙化的敏感性和特异性均显著高于二维超声。因此，三维超声成像具有更高的分辨率、更高质量的图像，同时可以克服还二维超声的局限性，在甲状腺结节良恶性的鉴别中已经得到广泛应用。

(6) 超声引导下穿刺：超声引导下细针穿刺活检（US-FNAB）是鉴别甲状腺结节良恶性的一种安全、可靠的诊断方法。术前 FNAB 有助于减少不必要的甲状腺结节手术，并对明确治疗方案具有重要意义。

① 甲状腺结节 US-FNAB 的适应证：直径 > 1cm 的甲状腺结节，超声检查有恶性征象者应考虑行穿刺活检；直径 ≤ 1cm 的甲状腺结节，不推荐常规行穿刺活检。但如果存在下述情况之一者，可考虑 US-FNAB：a. 超声检查提示结节有恶性征象；b. 伴颈部淋巴结超声影像异常；c. 童年期有颈部放射线照射史或辐射污染接触史；d. 有甲状腺癌家族史或甲状腺癌综合征病史；

e. ^{18}F-FDG PET 显像阳性；f. 伴血清降钙素水平异常升高。

② 甲状腺结节 US-FNAB 排除指征：经甲状腺核素显像证实为有自主摄取功能的"热结节"；超声检查提示为纯囊性的结节。

③ 甲状腺结节 US-FNAB 的禁忌证：具有出血倾向，出、凝血时间显著延长，凝血酶原活动度明显减低；穿刺针途径可能损伤邻近重要器官；长期服用抗凝药；频繁咳嗽、吞咽等难以配合者；拒绝有创检查者；穿刺部位感染，须处理后方可穿刺；女性月经期为相对禁忌证。

与触诊下 FNAB 相比，超声引导下 FNAB 的取材成功率和诊断准确率更高。为提高 FNAB 的准确性，可采取下列方法：在同一结节的多个部位重复穿刺取材；在超声提示可疑征象的部位取材；在囊实性结节的实性部位取材，同时进行囊液细胞学检查。

2. 甲状旁腺超声

超声可以用于甲状旁腺的定位，但准确率和阳性率均不高。正常的甲状旁腺由主细胞构成，胞质内富含脂肪滴，细胞间质内含有丰富的脂肪细胞，外周也被脂肪组织包裹，因此正常的甲状旁腺在超声下表现为高回声结节。当甲状旁腺发生病变时，脂肪成分明显减少，甚至消失，而滋养血管扩张可导致腺体呈现低回声表现。

甲状旁腺病变临床上以原发性甲状旁腺功能亢进最为常见，其中以单发性甲状旁腺腺瘤（PTA）最多见。典型的 PTA 在超声上表现为边界清晰的椭圆形、长条形或圆形低回声团块，形态规则，边界光滑整齐，可伴有钙化和液化。甲状旁腺腺癌发病率较低，由于恶性肿瘤生长迅速，内部血供较丰富，因此更容易出血钙化和液化，形态表现为分叶状或不规则状，边界不清楚，可伴有颈部转移性淋巴结肿大。

3. 肾上腺超声

肾上腺与肾脏一起被肾周筋膜包绕，借助脂肪组织与周边脏器分隔，这样为超声检查提供了不同组织间的回声变化，有助于超声的诊断，因此超声是诊断肾上腺皮质增生、肾上腺肿瘤，并鉴别良恶性的重要检查方法。

肾上腺超声检查可以明确：①肾上腺的形状、大小、回声强度；②肾上腺区有无异常回声，并观察其位置、大小、分布、强度及其与肾脏和相邻组织的关系。

肾上腺常见肿瘤的超声改变如下：①肾上腺皮质腺瘤，超声显示为边界清楚，包膜完整的圆形或椭圆形低回声团块，无明显血流信号。②肾上腺皮质腺癌，肿瘤体积较大，可呈分叶状，边界相对较清楚，内部回声杂乱，肿瘤发生出血、坏死时可形成不规则的高回声或无回声区，可伴有钙化。实性回声内可探及丰富血流信号。③肾上腺嗜铬细胞瘤，肿瘤呈圆形或椭圆形，边缘回声高，内部为分布均匀的点状低回声。肿瘤发生囊性变、液化、坏死时内部可见大小不等的无回声区或高回声团块。内部血流信号不丰富。④肾上腺神经母细胞瘤和神经节瘤，巨大实质性肿物，轮廓清楚，边缘不规则或呈结节状，内部回声杂乱，为低回声区内分布不均匀的密集点状强回声结节，其间有不规则的无回声区。内部及周边血流信号丰富。⑤肾上腺转移性癌，常为单侧性，表现为圆形或椭圆形低回声团块，肿瘤较大发生坏死、出血时内部表现高回声，或呈混合回声团块。周边及内部具有丰富血流信号。

4.胰腺超声

超声是诊断腹部疾病的首选检查方法之一。对于胰腺疾病，超声也具有较高的敏感度，可以显示胰腺肿瘤与胆管、胰管及其周围组织器官的毗邻关系。

胰腺神经内分泌肿瘤（pNET）是一组起源于胰腺多能性神经内分泌干细胞的肿瘤，发病率较低，仅占胰腺肿瘤的 1%～2%。pNET 表现为圆形或类圆形低回声团块，外周环绕相对较高的回声晕圈，边界清晰。少数 pNET 呈中高回声或回声不均，内部可有囊性变。目前具有较大诊断价值的是超声内镜（EUS）。EUS 是有创性检查，超声探头可以尽可能贴近受检器官，获得良好的空间分辨力声像图。正常胰腺是乏血供器官，而神经内分泌肿瘤血供较丰富，在 EUS 超色多普勒超声下可见血流信号。

5.性腺超声

(1) 睾丸肿瘤：睾丸肿瘤主要发生于生殖细胞，常不伴有内分泌功能紊乱。超声检查是睾丸肿瘤较为常用的检查方法，特别是超声技术的发展，大大提高了临床诊断睾丸肿瘤的敏感性和特异性。睾丸常见的肿瘤超声改变如下。

① 睾丸精原细胞瘤：睾丸体积较正常对侧显著增大，轮廓清楚，可见大小不等、均匀性低回声区散在分布。

② 睾丸胚胎细胞癌：睾丸失去正常轮廓，边界欠清晰，呈不均匀性低回声，内部可见散在点片状高回声区及蜂窝状无回声区，血供较为丰富。

③ 睾丸淋巴瘤：睾丸显著增大，呈弥漫性低回声，血供较丰富。

④ 睾丸畸胎瘤：睾丸显著增大，形态不规则，边界不清晰，内部为囊实性混杂改变，如有骨骼或钙化，可表现为伴有声影的强回声。

(2) 卵巢肿瘤：卵巢肿瘤是女性常见的肿瘤之一。采用腹部超声检查卵巢时，要求患者于检查前要充盈膀胱，超声图像易受患者体重等因素的影响，清晰度一般较差。经阴道超声检查卵巢肿瘤具有一定优势：①可以使探头进一步靠近检查器官，无须充盈膀胱；②探头的频率更高，肿瘤内部回声显示更为清晰，对较小的肿瘤也具有较高的检查率。卵巢常见肿瘤的超声改变如下：

① 卵巢囊腺瘤：表现为圆形或椭圆形低回声或无回声区，单房或多房，边界清晰，形态规则，血流信号稀少。

② 卵巢成熟性畸胎瘤：呈圆形或椭圆形团块，内部回声可以表现为低回声、等回声或高回声，或者镶嵌存在。肿物内部及周边很少探及血

③卵巢内膜样囊肿：圆形或椭圆形低回声区，单房或多房，囊壁厚度均匀，如有血块沉积可表现为囊腔内一侧回声增强。

④卵巢浆液性囊腺癌：表现为囊性为主的囊实性团块。早期形态规则，边界清晰；晚期形态不规则，边界不清晰，囊壁厚薄不均。肿瘤内部可发生缺血坏死，形成不规则囊腔。实质部分血管分布紊乱，晚期可伴有腹水。

⑤卵巢黏液性囊腺癌：病变常为双侧，为囊性为主的囊实性团块，形态不规则，囊壁厚薄不均，局部可见等回声或高回声结构凸向囊腔，实性部分回声不均，发生缺血坏死时可形成不规则囊腔。实质部分血管分布紊乱，晚期可伴有腹水。

⑥内胚窦瘤：好发于青春期，恶性度高。表现为实质性为主的混合性团块，体积较大，囊壁厚薄不均，实质部分形态不规则，内部为分布均匀的等回声区，可见不规则小囊腔。血管分布紊乱。

⑦无性细胞瘤：好发于青春期，恶性度高，对放疗敏感。大部分表现为圆形或椭圆形、形态规则、边界清晰。肿瘤呈实质性，内部回声不均，可见高回声分隔，发生缺血坏死时可形成不规则囊腔。

⑧颗粒细胞瘤：属于低度恶性肿瘤，体积一般较小。表现为圆形或椭圆形，内部回声均匀。极少数发生缺血坏死时可形成不规则囊腔。

⑨转移性卵巢肿瘤：表现为双侧、实质性病变。内部发生缺血坏死时可形成不规则囊腔。血管分布较原发性恶性肿瘤少，可合并腹水。

随着弹性成像技术，超声引导下活检，超声造影在性腺肿瘤诊断中的应用，对于进一步提高诊断的准确率也具有重要价值。

（丛 丽）

（五）放射学检查本技术、特点及应用

内分泌肿瘤起源于垂体、甲状腺、甲状旁

腺、肾上腺、胰腺的内分泌细胞，或散在分布于胃肠道和呼吸道壁上的神经内分泌细胞，种类繁多。内分泌肿瘤的诊治不仅需要激素的检测和功能试验，还依赖于多种现代影像学技术，如X线片（X-ray）、计算机体层摄影（CT）、磁共振成像（MRI）、正电子发射断层成像（PET）等，这些在肿瘤的早期诊断、肿瘤定位、定性诊断及疗效评估中均起着重要作用。

1. X线片

X线片是诊断内分泌代谢疾病的常用辅助检查，选用X线时需注意以下三点：①多数内分泌疾病的早期缺乏形态学变化或病变不明显时，不能凭X线检查阴性而否定诊断；②许多内分泌疾病的影像在形态学上没有特异性，给诊断带来一定困难；③X线检查只能提供大体形态改变的诊断信息，对病因诊断帮助不大，需结合其他生化化验、激素测定、核素扫描等技术明确诊断。

(1) 垂体：垂体瘤是一组起源于腺垂体、神经垂体及胚胎期颅咽管囊残余鳞状上皮的颅内常见肿瘤，其中以来自腺垂体瘤占大多数。依据肿瘤细胞有无合成和分泌激素功能可将其分为功能性和无功能性垂体腺瘤。前者包括催乳素（PRL）瘤、生长激素（GH）瘤、促肾上腺皮质激素（ACTH）瘤、促甲状腺激素（TSH）瘤、黄体生成素/促卵泡激素（LH/FSH）瘤和混合性腺瘤等。影像学上根据腺瘤大小可分为微腺瘤（瘤体直径＜10mm）和大腺瘤（瘤体直径≥10mm）。

X线片不能直接显示垂体，但可以从蝶鞍的形状、大小及破坏情况间接判断垂体病变。蝶鞍前后径为蝶鞍前、后壁间的最大水平距离；深径为前、后床突连线到鞍底最低点的距离。多数垂体微腺瘤无蝶鞍扩大，X线检查常无阳性发现，因此蝶鞍大小正常不能排除垂体瘤。

(2) 甲状腺：甲状腺肿瘤是内分泌系统常见肿瘤，大多数原发于甲状腺上皮细胞，其中主要来源于滤泡上皮细胞，少数来自于滤泡旁细胞。普通X线不能直接显示甲状腺及甲状腺病变。当

甲状腺增大时，摄片可以发现颈前软组织肿块影，但边界不清，增大明显者可见气管受压变窄或移位、纵隔增宽等征象。甲状腺腺瘤或甲状腺癌患者的颈前软组织块影中可见点状、片状钙化灶，重者呈弥漫性分布。

对于肾上腺、胰腺、性腺等实质性脏器，X线检查临床应用价值有限。

2. CT

CT 是一种无创性影像学检查方法。由于空间分辨率高，目前已广泛用于内分泌肿瘤的早期诊断、鉴别诊断、分期及术后追踪复查。注射对比剂后进行多期动态增强扫描，可观察病变的血供特征，特别对血供丰富的肿瘤如胰岛细胞瘤、嗜铬细胞瘤等的检出和定性有非常大的帮助。同时借助三维重建可更加全面、直观地显示病灶与邻近结构之间的关系，为后续手术方案的制订提供帮助和指导。

(1) 垂体：垂体 CT 主要适用于疑有垂体疾病的诊断，常规冠状位 CT 增强扫描，增加病变组织与正常组织之间的密度差别，有利于显示细微病灶。选择不同的窗宽、窗位，常常采用骨窗和软组织窗，有利于观察骨质的破坏程度和软组织肿块。无功能性垂体瘤不分泌激素，所以其病情评价和疗效观察主要依赖于影像学检查。

① 垂体微腺瘤：临床怀疑垂体微腺瘤时，平扫常无异常发现，一般直接做冠状位增强后薄层扫描（层厚 1.5～3.0mm）。PRL 瘤典型 CT 表现为增强扫描早期表现为局限性低密度灶，多数边界清楚，呈圆形、椭圆形或不规则形，而 GH 瘤、ACTH 瘤也可以呈现类似低密度灶，但常无完整包膜，呈边缘不明确的不规则低密度区。由于伪影和部分容积效应的影响，微腺瘤体积较小时难以显示，因此 CT 显示垂体正常时，不能排除垂体微腺瘤的诊断。间接征象有助于诊断垂体微腺瘤，如高度增加、垂体上缘隆起不对称、鞍底骨质变薄、凹陷或破坏、垂体柄移位和垂体向外膨隆推压颈内动脉等。

② 垂体大腺瘤：表现为蝶鞍扩大，鞍内及鞍上可见类圆形、哑铃形或不规则肿块影，CT 平扫呈等或略高密度，其内可见低密度的液化、囊变、坏死区，部分可见高密度出血灶（后期呈低密度），瘤内钙化少见。肿瘤向鞍上突出生长，可使鞍上池闭塞；向下可导致鞍底压迫性骨质吸收，侵入蝶窦内；向前后方向生长，可使蝶鞍前后径扩大，鞍结节及前后床突骨质吸收、破坏；向两侧侵及海绵窦，可见海绵窦内充满等密度软组织影，外缘膨隆，向外移位。增强扫描呈均匀或环形中度强化，坏死、囊变区不强化。

(2) 甲状腺：由于 CT 检查具有很高的密度和空间分辨力，且甲状腺组织含碘高，血供丰富，与周围组织自然对比度好，CT 扫描可以清楚显示甲状腺肿瘤的形态及压迫周围邻近组织（气管、食管等）情况和有无颈部淋巴结转移。CT 图像上，正常甲状腺表现为下颈部气管两旁边缘清楚的稍高密度软组织影，密度与位于两侧的颈内静脉相似；由于甲状腺组织含碘，其密度高于肌肉组织，且血流丰富，增强后可表现为均一性强化。

① 甲状腺良性肿瘤

• 甲状腺囊肿：CT 检查有特征性表现：平扫时显示甲状腺实质内水样密度圆形囊性病灶，壁薄，其边缘光滑、锐利，密度均匀，增强扫描后无强化。囊肿较大时，可造成邻近组织结构受压，还可见囊肿大部分突出于甲状腺轮廓之外。

• 甲状腺腺瘤：肿瘤较小时，一般甲状腺形态改变不明显。CT 平扫时可见在甲状腺组织内边缘清楚的低密度占位病灶，密度常均匀一致，病变内可见出血、囊性变和钙化。增强扫描时病灶有强化，但强化程度低于周围正常甲状腺组织，肿块较大时常有囊变而强化不均匀，其中囊变区不强化。肿块较大时可造成甲状腺组织及邻近结构受压、推移，甚至造成气管移位或变形。

② 甲状腺恶性肿瘤：甲状腺癌是内分泌系统

最常见的恶性肿瘤，女性多见。组织学上可分为乳头状癌、滤泡癌、未分化癌和髓样癌。CT平扫可见肿块常单发，多数大小为20～50mm，较大者可累及一侧叶或全部甲状腺，约10%为双侧发病；肿块通常呈形态不规则或分叶状低密度灶，且与周围正常的甲状腺组织分界不清，常常侵犯邻近的组织结构，如气管、食管、颈动脉等；肿块密度不均匀，特征性变化为高密度区内混杂不规则密度低密度灶，少数可见肿块内沙砾状钙化灶，可增强，但其密度低于正常甲状腺组织。晚期可见邻近气管受侵犯（局部气管显示不清，管腔狭窄变形）和局部淋巴结转移（多见于颈动脉间隙区域）。

(3) 甲状旁腺：甲状旁腺常位于甲状腺内，下面的一对位于甲状腺左右两叶的下极。正常甲状旁腺在CT上表现为均质圆形软组织影，与周围血管、神经及淋巴结很难区分。当甲状旁腺组织发生病变，CT有助于病变的鉴别和诊断。

① 甲状旁腺腺瘤：多采用薄层及增强CT扫描。CT平扫上显示呈卵圆形或椭圆形软组织密度影，边界清楚或稍模糊，当发生囊变、坏死时，其内可出现低密度灶，甚至呈囊性表现，部分病灶内可见钙化灶。增强扫描后，肿块可有明显强化，由于囊变、坏死所致的低密度灶无强化。

② 甲状旁腺腺癌：一种较为罕见的内分泌肿瘤。CT检查是最有效的诊断方法之一，肿瘤直径>1cm者多能显示，但在无淋巴结转移情况下与甲状旁腺腺瘤难以鉴别。CT扫描肿块呈软组织密度影，类圆形或不规则形，边界欠清楚，肿块内可见钙化，毗邻组织常常受侵犯，可伴有颈部淋巴转移。CT增强扫描病灶多呈不均匀强化。甲状旁腺病灶内有钙化灶，并且有周围组织侵犯表现，应高度怀疑甲状旁腺腺癌的可能。

(4) 肾上腺：肾上腺是由两个不同胚层发生的内分泌器官，由皮质和髓质组成。肾上腺肿瘤是指发生在肾上腺皮质、髓质及间质的肿瘤，肾上腺还可以发生其他肿瘤及肿瘤样病变，如转移

瘤和淋巴瘤等。

肾上腺CT检查适用于：①有肾上腺皮质功能亢进的生化表现者；②X线检查或B超发现或怀疑肾上腺肿瘤者；③原有恶性肿瘤怀疑肾上腺转移者；④肾上腺恶性肿瘤术后的随访和转移性癌的追踪检查；⑤其他肾上腺疾病。

常规平扫，必要时加薄层扫描或扩大扫描。增强扫描主要用于鉴别肾上腺、肝及肾上极肿物或血管病变、恶性肾上腺肿瘤转移等的诊断。

正常肾上腺CT表现：左侧肾上腺呈人字形，位于肾上极、脾静脉后方与膈脚之间的脂肪间隙内，肾上腺内、外肢粗细与膈脚相近；右肾上腺呈长条形，位于下腔静脉后、肝后与膈脚之间。

① 肾上腺皮质腺瘤：原发性醛固酮增多症，由于临床症状较突出，就诊时肿瘤多较小，直径为3～5mm，一般不超过30mm。腺瘤瘤体内含有丰富的脂质，密度常较低，绝大多数肿瘤密度均匀，增强后可有强化。微小腺瘤表现为肾上腺局部结节状增大、外突，大的腺瘤边缘清晰锐利，有完整包膜。功能性腺瘤密度低而均匀，接近于水的密度。无功能性腺瘤呈软组织密度，均匀强化或边缘强化，轻至中度强化。典型肿瘤的边缘可出现薄纸样环状强化，中央仍为低密度影。少数腺瘤可发生出血、坏死及伴有钙化，倾向于局限性改变，其形态呈斑片状、条带状，一般不累及整个腺瘤。对侧肾上腺正常或较小。

② 肾上腺皮质腺癌：一般侵犯左侧肾上腺多见，约10%腺癌为双侧性。实质性肿块呈圆形、类圆形或分叶状，密度均匀，直径常>60mm；大的肿块中央出血、坏死液化而密度变低或不均匀，个别可见肿块中央或边缘散在点状钙化灶。增强扫描肿块实质中度不均匀强化。CT检查还可以发现下腔静脉受累，淋巴结转移及其他脏器转移。对侧肾上腺常正常。

③ 嗜铬细胞瘤：肿瘤呈圆形或卵圆形软组织块影，边缘清楚、锐利，少数为分叶状，平扫密度常不均匀。因为肿瘤血供丰富，增强后实性

部分可明显强化。中央坏死呈低密度影，当肿瘤强化不明显，有囊性变坏死区及边缘模糊不规则时，单纯靠影像学表现难以与皮质癌或转移瘤相鉴别。临床怀疑嗜铬细胞瘤而CT扫描双侧肾上腺显影正常时，应想到肾上腺外嗜铬细胞瘤可能，须扩大CT扫描范围以发现病灶。异位嗜铬细胞瘤常位于后腹膜沿交感神经节分布区域，常见于主动脉旁、肾门周围和膀胱后壁，也可位于胸腔内。异位嗜铬细胞瘤一般较大，形态不规则，增强后明显强化。恶性嗜铬细胞瘤的瘤体大，外形不规则，呈分叶状，密度不均匀；如发现肿瘤侵蚀邻近器官（如下腔静脉及肝和附近淋巴结转移），可确诊为恶性。有的良性肾上腺嗜铬细胞瘤的直径可达8～10cm，仅靠肿块的大小并不能鉴别良恶性。此外，发现双侧肾上腺嗜铬细胞瘤，需注意除外多发性内分泌腺肿瘤病、家族性嗜铬细胞瘤等，应进行相关部位及家族成员的检查。

④ 副神经节瘤：一种生长缓慢的少见良性肿瘤。瘤体通常比较大，直径多＞40mm，形态不规则，部分呈嵌入式生长，边界清晰锐利，对周围结构无侵犯，很少呈压迫性移位改变。平扫呈较均匀中低密度，部分瘤体内可见钙化灶。增强扫描后瘤体大部分强化或轻度强化，坏死或囊变区少见。

⑤ 神经母细胞瘤：为形态不规则的实性肿块，常合并坏死、出血及钙化。斑点状钙化最常见，但也可为环形或块状钙化影，化疗后钙化增多。密度不均匀，增强扫描有轻度强化。神经母细胞瘤也可表现为无钙化的软组织肿块或脂肪密度，有或无囊性成分。

⑥ 肾上腺转移瘤：转移瘤常累及双侧肾上腺，体积较大，呈椭圆形或不规则形，边界清晰或模糊，可侵犯周围结构，密度多不均匀，较大瘤体内可见坏死。增强扫描后呈中度明显强化，有时可见环形不规则强化，动态增强扫描多呈进行性延迟强化。

（5）胰腺：胰腺肿瘤可分为胰腺外分泌肿瘤和胰腺神经内分泌肿瘤（pNEN）两大类。胰腺外分泌肿瘤以胰腺癌多见，少见肿瘤为胰腺囊腺瘤和囊腺癌；pNEN是一组起源于肽能神经元和神经内分泌细胞的异质性肿瘤，按其有无分泌相关激素的功能而分为功能性和无功能性两大类。功能性pNEN包括胰岛素瘤、胃泌素瘤、胰高血糖素瘤、血管活性肠肽瘤（VIP瘤）、生长抑素瘤和其他罕见类型，其中以胰岛素瘤多见。

CT检查是诊断胰腺肿瘤最常用、最有效的影像学检查方法之一，扫描范围应包括肝和腹部邻近其他脏器，除了能清晰显示肿瘤形态、大小、密度、轮廓及肿瘤内部情况，如出血、坏死、钙化等，CT增强还能反映肿瘤血供以及与邻近血管、组织、器官的关系。

① 胰腺癌：胰腺肿瘤中最常见疾病，可发生于胰腺的任何部位，以胰头癌多见。

CT直接表现：局限性或弥漫性圆形、类圆形或不规则分叶状肿块，边界可清楚或模糊，常位于胰头，肿块较小局限于胰腺内时可不造成胰腺任何轮廓改变，肿块较大时常导致胰腺外形增大，无包膜，且瘤体和正常胰腺组织密度差小，CT平扫时瘤体与周围正常胰腺组织分界欠清。密度略低或等密度，少有钙化，如有钙化应考虑伴有慢性胰腺炎基础。增强扫描后，由于胰腺癌组织血供较正常胰腺组织差，绝大多数胰腺癌强化不明显，与周围明显强化的正常胰腺组织形成鲜明对比。

间接表现：胰胆管扩张、肿块远端胰腺组织萎缩、阻塞性囊肿、肾前筋膜增厚、胰周脂肪间隙模糊、胰腺周围血管包裹改变、腹膜后淋巴结肿大、肝脏等脏器转移等。

② pNEN：功能性pNEN一般体积较小，瘤体直径＜2cm，平扫呈均匀等或稍低密度，故常被漏诊，因此对于怀疑者应尽可能采用增强后动态CT扫描。肿瘤血管丰富，增强后动态扫描呈明显高密度强化，轮廓清楚。非功能性pNEN通

常肿块较大，CT平扫呈不均匀等密度或低密度，其内可见低密度坏死区和高密度钙化灶，增强后强化不均匀，肿瘤实性部分呈明显强化，坏死区无强化。致密的钙化常见于胃泌素瘤和胰高血糖素瘤。

(6) 性腺

① 睾丸肿瘤：睾丸肿瘤较为少见，但多为恶性，是年轻男性最常见的恶性肿瘤之一，组织类型包括生殖细胞瘤和非生殖细胞瘤，绝大部分是生殖细胞起源。CT检查很少用于检查睾丸局部肿块，常用于评估睾丸恶性肿瘤的腹膜后淋巴转移和远处脏器转移及观察治疗效果。常规做3~5mm薄层扫描。怀疑睾丸恶性肿瘤时应扩大扫描范围。除扫描盆腔外，常需加扫胸部和腹部。在CT图像上可表现为两侧睾丸大小不对称，患侧睾丸明显肿大，边缘不规则。睾丸肿瘤最常经淋巴引流转移。睾丸的淋巴引流伴随精索的动静脉上行到主动脉分叉至肾静脉间的腹膜后淋巴结，因此，睾丸肿瘤常转移到主动脉旁淋巴结，然后再累及横膈上组及锁骨上组淋巴结。腹膜后淋巴结转移可表现为少数淋巴结增大，呈散在分布；相邻肿大淋巴结融合；肿大淋巴结融合成巨大肿块，密度均匀，如中心有坏死则可呈低密度改变，巨大肿块可压迫邻近结构导致移位。

② 卵巢肿瘤：卵巢肿瘤组织学类型繁多，按肿瘤细胞起源分类包括上皮性肿瘤、生殖细胞肿瘤和性索间质肿瘤，可呈囊性、囊实性或实性，而且有良性、交界性及恶性之分。卵巢常见良性肿瘤有卵巢囊腺瘤和畸胎瘤，恶性肿瘤则以卵巢囊腺癌最为常见。

- 卵巢囊腺瘤：双侧卵巢单房或多房状囊性肿块，巨大者可占据大部分盆腹腔；囊壁和内隔多薄且均匀一致，壁内有乳头状突起或颗粒状钙化；肿块呈水样低密度，黏液性囊腺瘤的密度较高。增强后，壁和分隔可发生强化。
- 卵巢畸胎瘤：畸胎瘤因含有多种具有特征性

表现的组织，包括骨骼、脂肪、毛发等，故CT诊断并不困难。畸胎瘤的密度不均匀，其内可见高密度之骨组织及牙齿结构，有时可见斑片状或弧形钙化。脂肪组织为低密度影，有些畸胎瘤可呈囊性改变，囊壁厚薄不一，可有弧形钙化。如为单纯囊性畸胎瘤，其内无其他特征性结构，与囊肿不易区别。

- 卵巢癌：卵巢最常见的恶性肿瘤。典型CT表现为盆腔内或下腹部软组织肿块，大小不等，形态多不规则，与子宫分界不清，肿块可为实性、囊性或囊实性，质地多不均匀，可见囊性成分及钙化灶，多见于浆液性囊腺癌。囊腺癌的囊壁厚薄不均且不规则，可有壁结节。腹腔转移表现为肠管位置固定，肠襻周围或器官边缘模糊不清，伴结节状软组织块影。大网膜转移显示为横结肠与前腹壁间相当于大网膜部位有扁平如饼状软组织肿块，密度不均，边缘不规则，界限不清。卵巢癌淋巴结转移主要见于主动脉周围及髂外、髂总淋巴结，表现为局部淋巴结肿大，有时肿大的淋巴结出现融合。肝转移多见，表现为肝内多发圆形低密度区，大小不一，边界尚清，增强后边界更清晰。个别转移灶可见钙化。

3. MRI

随着MRI技术的发展和不断完善，其优势在于无电离辐射损害，组织分辨率高，能多序列、多参数、多方位成像，也可与CT一样进行动态增强扫描，反映病变的血供情况。MRI最具发展潜力的是功能成像，如弥散加权成像（diffusion-weighted imaging，DWI）、灌注加权成像和频谱分析，分别从不同角度和水平反映病变的功能和代谢状态，功能和代谢的改变往往早于形态学的改变，因此对于肿瘤的早期诊断和功能状态的监测更加有利。

(1) 垂体

① 垂体微腺瘤：MRI检查对垂体微腺瘤的

检出率明显高于 CT。一般采用冠状位及矢状位成像。T_1WI 呈低或稍高信号（伴出血时），T_2WI 呈高或等信号，瘤内可见出血、囊变等信号。可见垂体高度增加，垂体上缘上凸和垂体柄移位等间接征象，增强扫描早期肿瘤信号低于正常垂体组织，后期病灶信号高于正常垂体。

② 垂体大腺瘤：垂体腺瘤的实质部分信号特征与大脑灰质信号相近，平扫 T_1WI 呈等或低信号，T_2WI 上肿瘤呈等或稍高信号。当肿瘤内部发生出血、囊变、坏死，其信号强度不均匀。相比 CT，MRI 更能准确显示肿瘤周围结构的受压等变化，如视交叉抬高、三脑室变形及海绵窦受压、轮廓异常、颈内动脉海绵窦段变细或移位等。增强扫描肿瘤均匀或不均匀强化，囊变、坏死区不强化。

(2) 甲状腺 MRI 检查能清楚显示甲状腺位置、大小、肿块与腺体及与周围组织的关系。

① 甲状腺腺瘤：甲状腺腺瘤在 MRI 常呈边界清楚的结节影，瘤结节因成分不同，信号不同。T_1WI 呈等或略低信号，T_2WI 呈高信号。如果瘤内出血，则 T_1WI 和 T_2WI 均呈高信号。肿瘤的包膜呈低信号的晕环状表现。

② 甲状腺癌：在 MRI 上，甲状腺癌的信号强度并无特异性，可类似于腺瘤或囊肿，通常边缘不光整或呈分叶状软组织影，并与周围组织分界不清。T_1WI 为稍低或等信号，T_2WI 为稍高信号或混杂信号。瘤内可见囊变、出血区。增强扫描后病灶实质部分强化，出血、囊变、坏死区不强化。

(3) 甲状旁腺

① 甲状旁腺腺瘤：MRI 检查是甲状旁腺腺瘤有效的检查方法，其检出率要高于 CT 检查。肿块较小时多呈均质异常信号肿块，T_1WI 信号强度类似或略高于肌肉或甲状腺，而 T_2WI 上信号较高，强度显著高于肌肉，类似于脂肪，ST1R 序列为明显高信号。腺瘤体积较大时瘤内可有出血、囊变或坏死而导致信号不均。增强后，肿块

的实体部分发生明显强化。

② 甲状旁腺腺癌：T_1WI 呈低信号，T_2WI 呈高信号，与甲状旁腺腺瘤信号相似，难以鉴别，当出现周围结构侵犯及淋巴结转移时应考虑甲状旁腺癌可能。

(4) 肾上腺：肾上腺 MRI 检查的主要目的是为定位诊断并确定病变的范围及其与周围结构的关系。

① 肾上腺皮质腺瘤：肾上腺皮质腺瘤在 MRI 上表现为圆形或椭圆形肿瘤，包膜完整，可有分叶。腺瘤大小范围变化很大，可从数毫米至几十厘米。多数为功能性，少数为无功能性。分泌皮质醇的腺瘤较大，平均直径 $30\sim50mm$，分泌醛固酮的腺瘤较小，直径 $10\sim20mm$。平扫时的信号取决于其脂肪含量，一般为等信号或稍低信号。60% 以上的皮质腺瘤内含有较多脂质，而其他肿瘤的脂质含量很低，但无脂质的肾上腺区肿瘤并不能排除皮质腺瘤的诊断。动态增强扫描对于区别肾上腺皮质腺瘤与非皮质腺瘤具有较大意义，皮质腺瘤呈早期轻至中度强化，廓清较快，而非皮质腺瘤多呈渐进性中至重度增强，廓清较慢。巨大的皮质醇腺瘤中央可有坏死、囊变或出血，但包膜完整，生长缓慢，无明显浸润表现。必须注意，MRI 诊断肾上腺皮质腺瘤主要依靠形态表现而不是信号改变。肾上腺皮质腺瘤的信号与正常肝脏接近，在 T_1 加权和 T_2 加权图像上分别为低信号或等信号，少数腺瘤在 T_2 加权图像上为高信号。

② 肾上腺皮质腺癌：肿瘤瘤体大，外形不规则，浸润邻近器官。T_1WI 肿瘤信号与肝脏组织相比呈低或等信号，在 T_2WI 上信号明显增强，瘤体内信号不均匀，与脂肪信号强度比值通常 > 2.0。注射对比剂后皮质癌的典型表现时快速强化，注射对比剂后 10min 多于 75% 的病灶仍可见到持续的高信号强度。当肿瘤侵犯下腔静脉时，其内流空信号影消失。MRI 检查也可以敏感发现腹膜后和纵隔淋巴结转移及脊椎、肝脏等处

的转移灶。

③ 嗜铬细胞瘤：形态学的表现与 CT 相似。MRI 上为圆形或椭圆形肿块，少数为分叶状，信号不均匀，直径为 2～5cm，异位嗜铬细胞瘤可更大。由于嗜铬细胞瘤血供丰富，信号改变有一定特点，如 T_1WI 信号强度与肝脏类似，呈等或稍低信号，T_2WI 呈明显高信号，尤其囊变区信号更高。注射对比剂后，可见明显、快速强化，排空缓慢。异位嗜铬细胞瘤通常位于后腹膜沿交感神经节分布的区域，常见于主动脉旁、肾周、膀胱壁或胸腔内。形态不规则，增强明显。恶性嗜铬细胞瘤除肿瘤较大、坏死更常见外，与良性嗜铬细胞瘤不易鉴别，影像上发现转移灶有助于诊断。

④ 副神经瘤：肿瘤 T_1WI 表现为均匀的低信号，T_2WI 及脂肪抑制系列图像表现为不均匀的混杂信号，部分瘤体呈片状或条索样高信号区。增强早期有或仅有轻度强化。

⑤ 神经母细胞瘤：MRI 对显示神经母细胞瘤向周围的侵犯情况有较大价值，不需造影剂即可了解神经母细胞瘤对血管的侵犯程度和范围。典型的神经母细胞瘤在表现为不规则实质软组织肿块，T_1WI 上信号较邻近的肌肉组织稍高，T_2WI 上信号明显增高。冠状面 MRI 能更有效地显示周围结构，鉴别肿瘤的起源和了解对脊柱的侵犯等。点状钙化灶是神经母细胞瘤较突出的特征，钙化可为块状、环形或互相融合成团，但显示钙化不如 CT 敏感。少数神经母细胞瘤仅为软组织密度肿块甚至呈脂肪样信号改变。

⑥ 肾上腺转移瘤：肾上腺转移瘤属于恶性肿瘤，与肾上腺皮质癌 MRI 的信号改变接近，即 T_1WI 多为等信号，T_2WI 信号明显增高．密度较均匀，较大者中央可出现坏死和囊变，也可伴出血或钙化。较小的肾上腺转移瘤与其他肾上腺肿瘤不易鉴别，双侧病变则倾向于肾上腺转移瘤的诊断。鉴别有困难时可进行动态 MRI 检查或在影像学引导下细针穿刺活检进行鉴别。

(5) 胰腺：MRI 对软组织分辨力高，显示解剖结构详尽，无电离辐射，胰腺 MRI 已成为胰腺疾病的重要检查技术。胰腺 MRI 常用横断面和冠状面成像。为了显示较小的胰腺肿瘤，推荐应用快速扫描－动态增强序列，同时加用脂肪抑制技术，这有利于显示与正常胰腺组织血供有轻微差异的胰腺内分泌肿瘤。

① 胰腺癌：胰腺形态、轮廓发生改变，局部肿大，轮廓不规则。T_1WI 上肿瘤信号稍低于正常胰腺组织，坏死区信号更低；T_2WI 上信号则稍高且不均匀，坏死区呈更高信号。增强扫描后正常胰腺明显强化，肿瘤部分仅轻度强化。胰头癌除了胰头区肿块外，常见肝内胆管、胆总管不同程度扩张和胆囊增大，肿块远端的胰腺组织常伴有萎缩、胰管扩张。MRI 能很好显示扩张的肝内外胆管及胰管，呈长 T_1 长 T_2 信号。MRCP 为无创性检查，可以直观显示胰胆管梗阻的部位、形态和程度。

② 胰岛细胞瘤：多发生在胰体、尾部，通常为单发，多为圆形、卵圆形，边界清晰、锐利。在 T_1WI 上呈低信号，在 T_1WI 脂肪抑制序列上呈边界清楚的低信号区域，T_2WI 上呈高信号。肿瘤血供丰富，在动态增强扫描动脉期和门静脉期均呈明显强化，持续时间长，肿瘤较大时内部或中央常有坏死区。

(6) 性腺

① 睾丸肿瘤：精原细胞瘤睾丸肿块质地均匀，少见有坏死和出血，T_2WI 为等信号，T_2WI 为低信号；非精原细胞瘤类的肿瘤因为含不同组织成分，易有出血、坏死而信号不均，T_1WI 呈等信号或略高信号肿块，内混有高或低信号灶。MRI 检查还有利于发现腹膜后淋巴结转移和远处脏器转移。

② 卵巢肿瘤：

• 卵巢囊腺瘤：MRI 上表现为边界清楚的肿块，大小不一，常为多房状，肿块内多有分隔，壁和分隔均较薄。浆液性囊腺瘤表现为长 T_1

低信号和长 T_1 高信号；黏液性囊腺瘤由于含黏蛋白，在 T_1WI 和 T_2WI 均为较高信号。

- 卵巢畸胎瘤：表现为盆腔内混杂信号肿块。肿块内含脂肪信号灶，即 T_1WI 为高信号，T_2WI 为中至高信号，且在各种序列上均与皮下脂肪信号相同，可见囊壁向内突入的壁结节和钙化形成的无信号区。

- 卵巢癌：MRI 典型表现：盆腔内软组织肿块与子宫分分界不清；肿块呈囊实性、囊性或实性，T_1WI 呈低至中等信号，T_2WI 呈高信号，实性肿块呈等信号，其内有坏死区 T_2WI 呈高信号。增强扫描肿块实性部分不均匀强化，囊性部分囊壁可见不规则强化，坏死区无强化。

4. PET/PET/CT

正电子发射断层成像（PET）是集成核物理、放射化学、分子生物学的最新医学影像成像技术，它可以从分子水平观察细胞代谢的活动，因此又被称为"活体生化显像"或"分子显像"。PET/CT 将 PET 与 CT 两种检查设备一体化有机结合，实现功能图像和结构图像同机融合，一次显像即可能够提供精确解剖结构的基础上显示病灶的组织、细胞功能以及分子代谢的变化。

^{18}F- 氟代脱氧葡萄糖（^{18}F-FDG）是一种葡萄糖类似物，能被细胞吸收且在细胞内无法继续代谢，其分布情况可以很好地反映体内细胞对葡萄糖的摄取，是目前临床工作中应用最广泛的 PET/CT 示踪剂，由于绝大多数恶性肿瘤细胞的异常增殖需要过度利用葡萄糖，PET 显像可对内分泌肿瘤进行定位甚至定性诊断，现已应用于垂体、甲状腺、肾上腺及其他神经内分泌肿瘤的发现及恶性的鉴别诊断、临床分期、评价疗效及监测复发等。

(1) 垂体：PET/CT 可以观察到垂体瘤的血流量、局部葡萄糖代谢、氨基酸代谢、蛋白质合成、受体密度和分布等生理和生化过程，能区别治疗中的肿瘤坏死和肿瘤复发。^{18}F-FDG PET 显像对垂体瘤的显示较 CT 好，与 MRI 相近，而 PET/CT 可以提高阳性率，但昂贵的价格限制了 PET/CT 检查用于垂体瘤的诊断，主要应用于判断垂体瘤是否有转移或肿瘤复发。

(2) 甲状腺：对于甲状腺癌，^{18}F-FDG PET/CT 对于良恶性鉴别较为困难，易出现假阳性和假阴性。临床上主要适用于：①甲状腺癌术后、甲状腺球蛋白升高而 ^{131}I 全身扫描阴性者，有助于寻找残余病灶或复发灶；②甲状腺髓样癌和未分化甲状腺癌，用于术前了解全身转移情况，有助于分期；③评价转移或局部侵犯者经过全身或局部治疗后的疗效评估。

(3) 甲状旁腺：^{18}F-FDG PET/CT 在甲状旁腺肿瘤原发灶的定位价值目前还存在争议，但是有研究发现 ^{18}F- 胆碱 PET/CT 在定位及寻找转移灶方面有重要价值。

(4) 肾上腺：由于 PET/CT 能同时获得形态学和功能学信息，对肾上腺占位的定位及定性诊断具有不可替代的重要价值。全身扫描不仅能够定位肾上腺皮质、髓质病变外，还可以反映病变的功能、性质，且对肾上腺以外的肿瘤或转移灶探测阳性率高，以此精确术前分期，指导治疗，同时便于观察术后复发和有无残余灶。

(5) 胰腺：PET/CT 作为常规影像学检查（CT、MRI 等）的一个重要补充手段，在胰腺癌的早期诊断、TNM 分期、疗效评估及复发转移监测等方面具有一定的优势。而外分泌胰腺肿瘤，如胰岛素瘤通常 FDG 摄取阴性。全身扫描 PET/CT 能够早期发现肿瘤远处转移、较区域检查的 CT 或 MRI 具有优势，可以帮助发现多发转移，还可用于寻找隐匿部位的原发灶，获得更加准确的术前分期信息。

（丛　丽）

（六）放射性核素显像

1. 奥曲肽扫描

奥曲肽显像是利用放射性核素标记生长抑素

类似物，如奥曲肽，与肿瘤细胞表面表达的生长抑素受体结合使肿瘤显像，从而达到肿瘤定位和定性诊断的目的。

(1) 奥曲肽的生物学特点和作用：奥曲肽（Octr-eotide）是 1982 年人工合成的具有生物学稳定的生长抑素类似物，距今已有 40 余年历史，在血液循环中的半衰期比生长抑素更长，与肿瘤细胞表面表达的生长抑素受体（somatostatin receptor，SSTR）具有强亲和力，特异性结合。因此，奥曲肽显像主要用于肢端肥大症和神经内分泌肿瘤的诊断和治疗。生长抑素由 14 个氨基酸组成，奥曲肽由 8 个氨基酸组成。

(2) 生长抑素及受体在组织中的分布与表达：生长抑素（SS）主要由神经内分泌细胞产生，主要分布于中枢和周围神经系统，胰腺及胃肠道，少量分布于甲状腺，肾上腺，前列腺等组织中。生长抑素受体（SSTR）在人体内分布广泛，除了正常的靶组织外，神经内分泌肿瘤（如甲状腺髓样癌、小细胞肺癌、嗜铬细胞瘤、垂体腺瘤）、胃肠胰腺内分泌肿瘤、神经组织肿瘤等均有表达，其中 SSTR2 和 SSTR5 亚型在临床应用中发挥主要作用。多数 SSTR 阳性肿瘤组织中 SSTR2 和 SSTR5 高表达，采用放射性同位素标记奥曲肽作为肿瘤示踪剂，进行 SSTR 阳性肿瘤的定位与诊断，在分子水平上提供了可靠依据。

(3) 临床应用

① 胰腺神经内分泌肿瘤（NET）：也称为胰岛细胞瘤，是胰腺内分泌组织中罕见的肿瘤，具有发病隐匿及误诊率高的特点，可分泌多种肽类激素，包括胰岛素、胃泌素、胰高血糖素、血管活性肠肽等，出现多种不同的临床症状，然而 50%～75% 的胰腺神经内分泌肿瘤是无功能性的。NET 常用定位诊断除了彩超、CT、MRI、内镜超声和 PET/CT 检查外，大多数分化较好的 NET 表达较高的生长抑素受体，利用 [111]In 标记的奥曲肽成像技术被认为是目前最具敏感性的检查手段。

② 小细胞肺癌（SCLC）：小细胞肺癌是肺癌中恶性程度最高的一种类型，具有进展快、转移早、易复发等特点。几乎所有的小细胞肺癌细胞均有 SSTR 高表达，以 SSTR2 为主，放射性核素标记的奥曲肽显像是一种有效探测小细胞肺癌的理想方法，几乎所有的小细胞肺癌的肿瘤病灶均能显影。2015 年一项研究表明，分别用 ^{111}In-Pentetreotide 奥曲肽扫描和标准放射学检查分析了 52 位小细胞肺癌患者的肿瘤分期，与标准放射学检查相比，[111]In-Pentetreotide 奥曲肽扫描的准确性较低，但是 SSRS 阳性的患者接受标准治疗后，与 SSRS 阴性的小细胞肺癌患者相比，具有更好的疾病控制率，但具有相似的疾病无进展期（PFS）和总体生存率（OS）。

③ 类癌：类癌起源于胃肠道（约占 90% 是小肠肿瘤）、胰腺和肺支气管的神经内分泌细胞（支气管类癌）。多数类癌为良性或只有局部侵袭性，但回肠和支气管类癌通常为恶性。类癌生长缓慢，体积较小，传统的诊断手段很难定位，症状取决于肿瘤的部位和大小。类癌肿瘤细胞膜上 SSTR 表达较高，因此使用放射性核素标记的奥曲肽检查可用于辅助类癌的诊断，早期研究结果证实，[111]In 标记的奥曲肽显像可以诊断 86% 的类癌。

④ 神经母细胞瘤（NB）：是儿童常见的外周神经系统高度恶性实体瘤，常见于腹膜后、肾上腺区、少数可原发于纵隔、盆腔等部位，可沿交感神经节转移。NB 发病特点是起病隐匿、恶性程度高、进展快及晚期预后差。[99m]Tc- 奥曲肽显像（[99m]Tc-HTOC）对儿童 NB 的诊断和分期都有重要的应用价值，还适用于疗效评价和预后判断。

此外，奥曲肽显像还能用于检出脑瘤、脑膜瘤、嗜铬细胞瘤、甲状腺癌及非小细胞肺癌等肿瘤。

生长抑素类似物如奥曲肽等对生长抑素受体具有亲和力高，作用时间长等特点，可被放射性核素标记进行肿瘤显像，对生长抑素受体阳性的肿瘤进行诊断、分期和预后评价都有重要临床价值，可作为常规影像学检查的补充。

2. 间碘苄胍（MIBG）扫描

间碘苄胍（MIBG）是肾上腺素能神经元阻滞剂溴苄胺和胍乙啶的类似物，也是神经递质去甲肾上腺素的功能性类似物，其功能与去甲肾上腺素、肾上腺素等神经递质类似，能被交感神经元摄取。放射性核素标记的 MIBG 既可用于嗜铬细胞瘤、神经母细胞瘤等神经嵴起源肿瘤的诊断与治疗，也可用于心肌交感神经显像，评估心肌交感神经元的完整性与功能。

放射性碘标记的 MIBG 主要用于神经内分泌肿瘤的诊断和治疗。^{131}I- 间碘苄胍和 ^{123}I- 间碘苄胍为肾上腺素能神经元阻滞药，通过钠离子和能量依赖性胺摄取机制被嗜铬细胞摄取而使肿瘤显像。其临床应用有以下方面。

(1) 神经母细胞瘤（NB）：属于神经内分泌性肿瘤，是儿童颅外最常见的恶性肿瘤，好发于4 岁儿童，65% 原发于肾上腺。儿童 NB 肿瘤异质性大，40%～50% 患者初诊时已经发生转移，预后差，5 年生存率为 30%～40%。放射性碘（^{123}I/^{131}I）标记 MIBG 显像诊断儿童 NB 及其复发转移灶的特异性为 100%，灵敏度为 90%～95%，是其分期和疗效评价的标准方法。NB 起源于神经嵴，此处的细胞通常具有去甲肾上腺素转运体的表达，其表达量高低是 NB 细胞是否分化成熟的标志。90% 儿童患者 ^{131}I-MIBG 显影阳性。因此，^{123}I/^{131}I 标记 MIBG 可用于儿童 NB 诊断、分期和疗效预测。

(2) 嗜铬细胞瘤 / 神经节瘤（PCC）：是一种儿茶酚胺异常的神经内分泌肿瘤，发病罕见，大部分起源于肾上腺髓质中的嗜铬细胞，另外约15% 来源于肾上腺外的交感神经节，准确的定位诊断是进行治疗的关键。典型症状包括头痛、心悸、焦虑和发汗，常伴有继发性高血压，长期的高儿茶酚胺血症会严重损害大脑、心脏、肾脏等靶器官的功能，甚至危及生命，尽早确诊是治疗

PCC 的关键。被放射性碘标记的 MIBG 进入人体后，能被肾上腺髓质与全身其他富含肾上腺素能神经的组织充分摄取，是一种良好的显像剂（图14–11）。^{123}I/^{131}I–MIBG 显像对于嗜铬细胞瘤的定性和定位诊断非常重要，尤其对于异位和多发病灶的诊断意义更大，MIBG 显像较传统影像学（CT、MRI）显示出更高的特异性。

另外，MIBG 还可用于治疗神经嵴起源的神经内分泌肿瘤，主要包括嗜铬细胞瘤、神经母细胞瘤、甲状腺髓样癌、类癌等。

3. 单光子发射型计算机断层显像（SPECT）

放射性核素显像（RNI）是核医学诊断中的重要技术手段，主要技术有 γ 照相、单光子发射型计算机断层（SPECT）及正电子发射型计算机断层（PET/CT）。

RNI 的本质就是体内放射活度分布的外部测量，并将测量结果以图像的形式显示出来。它含有丰富的人体内部功能性信息，因此，NRI 以功能性显像为主。发射型计算机断层是通过计算机图像重建来显示已进入人体内的放射性核素。ECT 分为单光子发射型计算机断层（SPECT）及正电子发射型计算机断层（PET/CT）两种方法。

(1) ECT 成像的本质与方法：ECT 的本质是由在体外测量发自体内的 γ 射线技术来确定在体内的放射性核素的活度。SPECT 的放射性制剂都是发生 γ 衰变的同位素，体外进行的是单个光子数量的探测。SPECT 的成像计算法与 X-CT 类似，也是滤波反投影法。即有探测器获得断层的投影函数，再用适当的滤波函数进行卷积处理，将卷积处理后的投影函数进行反投影，重建二维的活度分布。

(2) 数据的衰减校正：和 γ 照相机一样，γ 射线转变成的电流脉冲要经过各自的放大器和单道脉冲幅度分析器进行处理，但处理后的数据还不能用于成像，还要进行射线的衰减校正。目前ECT 机中多采用平均衰减校正的方法。SPECT

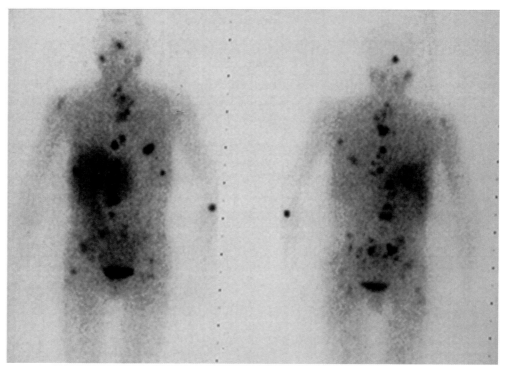

▲ 图 14-11   41 岁女性，诊断为嗜铬细胞瘤，MIBG 显像示体内广泛转移

可以提供建立三维图像的信息，也可以建立任意方位的断层图像，这为临床诊断提供了方便。

（3）SPECT/CT 优缺点

① 优点：用 CT 作衰减校正；融合图像中有 CT 信息，使 SPECT 诊断附加值提升；在患者同样体位下得到两种影像方法（SPECT 单光子发射图像和 CT X 线的图像）的信息。

② 缺点：增加设备的费用及安装时的房屋要求；患者移动和金属植入物在 CT 产生的伪影等；增加操作程序及时间、患者花费及辐射剂量。

（4）肿瘤的 SPECT 临床应用：SPECT 显像指向人体内引入发射 γ 线的放射性药物，间隔一段时间后放射性药物能选择性浓聚于某一器官或肿瘤病变区，用 SPECT 在体外显示放射性分布情况，根据放射性浓聚于病变区的强度来判断有无病变。放射性浓聚高于临近正常组织者为"热区"显像，反之称"冷区"显像。

① 神经内分泌瘤（NET）：神经内分泌肿瘤包括来源于神经嵴的嗜铬细胞瘤及甲状腺髓样癌

和发生于消化道、胰腺、肺或者其他少见部位，如肾脏、卵巢等。神经内分泌肿瘤的显像基本以生长抑素受体及其类似物、肾上腺能神经递质类似物间碘苄胍现象为主；对小病灶、远处转移，能准确定位病灶、明确肿瘤分期，对肿瘤治疗和预后起着很好的指导作用。

② 儿童中枢神经系统肿瘤和淋巴瘤：SPECT 可以对某些类型的中枢神经系统肿瘤的诊断具有价值，放射性示踪剂 $^{99m}T_C$-MIBI（Sestamibi）对儿童脑肿瘤，尤其是高级别星形细胞瘤具有很强的敏感性，其他如脑干胶质瘤、纤维性星形细胞瘤、低级别星形细胞瘤和多形性胶质母细胞瘤也可吸收 $^{99m}T_C$-MIBI，因此具有诊断价值。$^{99m}T_C$-MIBI 扫描这些肿瘤显像随着时间而发生变化，并与组织学分级有关。

^{201}TI-SPECT 显像可以诊断儿童头颈部，和磁共振协同诊断对原发性中枢神经系统淋巴瘤具有很高的准确性。

③ 骨转移瘤的诊断：肿瘤患者中 30% 会发

生骨转移，尤其是乳腺癌，前列腺癌和肺癌是最常发生骨转移的肿瘤。尽早准确发现骨转移对于肿瘤分期和治疗非常重要。^{99m}Tc-MDP 亚甲基二磷酸盐骨显像最常用的适应证，其诊断肿瘤骨转移的灵敏度可以达到 60%～100%。但是，骨显像特异性低，约有 25% 肿瘤患者难以确诊。

④ 黑色素瘤前哨淋巴结活检：黑色素瘤是一种罕见却极具浸润性的皮肤癌症，是由异常黑色素瘤细胞过度增生引起的高度恶性肿瘤。恶性黑色素瘤容易早期发生淋巴和血道转移，预后较差。前哨淋巴结活检已成为多种肿瘤术中分期的一种重要手段。2012 年发表 JAMA 上的一项研究表明，在皮肤黑色素瘤患者中，与仅用前哨淋巴结切除术相比，用 SPECT 扫描技术可以检测到额外的阳性的前哨淋巴结，并且与提高癌症转移发现率和无病生存率有关。

4. 骨骼核素扫描

骨转移是晚期肿瘤患者最常见的并发症，骨骼受累最常见于肺癌、乳腺癌和前列腺癌。骨骼是仅次于肺脏和肝脏外的第三大容易发生转移的器官。骨转移常预示患者生活质量的下降和生存期的缩短。发生骨转移及骨相关事件（SRE）的风险也随之增高，骨转移引起的 SRE，主要包括骨痛、病理性骨折、脊髓压迫、高钙血症等，严重影响患者的生活质量。

骨骼核素扫描，也称放射性核素骨扫描（ECT），是利用某些放射性核素可与骨结合的特性，采用核医学显像仪器探测体内被骨骼吸收的核素所发出的电磁射线，检测骨的形态、血液供应、代谢等异常的方法。包括两种扫描方法，即单光子发射计算机断层成像（SPECT）和正电子发射型计算机断层显像（PET/CT）检查。

(1) SPECT 检查：是把 ^{99m}Tc- 亚甲基二磷酸盐（^{99m}Tc-MDP）这种最常见的放射性药物经静脉注射入人体内，采用 SPECT 仪器进行显像，以发现人体骨骼是否有病变、病变是良性还是恶性的一种方法。^{99m}Tc-MDP 骨扫描在评价肿瘤骨转移方面扮演非常重要角色。

^{99m}Tc-MDP 全身骨扫描通过离子交换和化学吸附的方式结合在骨骼内，当转移骨组织局部血流量明显增加、骨代谢旺盛时，有病变的骨骼比正常的骨骼聚集更多的显像剂，在图像上表现为一个"热区"；有的病变会表现为"冷区"，意思时病变的放射性摄取比正常骨骼减低了。

骨显像分为动态显像和静态显像两种。静态显像又分平面（前位及后位）显像及断层显像，后者可用计算机进行三维立体图像重建，使病灶定位更准确。骨转移灶可由原发癌如乳腺癌、肺癌、前列腺癌、甲状腺癌、肝癌等引起。骨显像对诊断转移性病灶灵敏度高，表现为静态显像呈多发性"热区"，偶有呈单发者，甚或"冷区"，需结合临床表现不难做出骨转移性癌的诊断。但是需要指出，骨显像出现放射性"热区"并非骨肿瘤或转移性病灶所特有，骨折、骨髓炎、骨代谢性疾病、原发性甲状旁腺功能亢进症等均可引起局部骨摄取增加，应与骨肿瘤或骨转移灶鉴别。

SPECT 是骨转移的首选筛查方法，能够早期发现发生在骨骼中的成骨、溶骨或混合破坏性骨转移灶，特别是对成骨性转移具有独特的优势。具有灵敏度高、全身骨组织一次成像不易漏诊的优点；但除了骨转移瘤之外的其他骨病变也可以出现核素浓聚，呈现出假阳性，因此 ECT 诊断骨转移的特异性不强；特别是孤立性病灶，要排除陈旧性骨折及骨代谢性疾病。如果全身骨扫描结果与临床缩减不符合，X 线片、CT、MRI 等检查对患者来说是必要的附加检查。

(2) PET/CT 检查：^{18}F-FDG 是最常用的肿瘤显像剂，是葡萄糖的类似物，进入人体组织后参与代谢而被细胞摄取，通常恶性肿瘤对葡萄糖的摄取和代谢高于正常组织。恶性肿瘤细胞转移至骨骼时，由于肿瘤细胞葡萄糖代谢增高，^{18}F-FDG PET 显像示病变部位呈放射性摄取异常增高，因而诊断骨转移（图 14-12）。

骨转移瘤中异常的 ^{18}F-FDG 浓聚是肿瘤细胞代谢的直接证据，代表了骨转移瘤的活性，因此 ^{18}F-FDG PET 显像在肿瘤仅侵及骨髓，还未引起骨盐代谢改变时就能探及，此时 ^{99m}Tc-MDP 骨扫描通常为阴性。

众多研究者对 FDG-PET 显像诊断骨转移瘤的价值进行了报道。对些恶性肿瘤骨转移来说，如肺癌和乳腺癌，FDG-PET 扫描的准确性要比骨扫描更高，但是敏感性较低（尤其是对于成骨病灶），而且价格更贵。有学者在 13 项乳腺癌骨转移的 Meta 分析中，直接比较了 FGD-PET 显像及 ^{99m}Tc-MDP 骨扫描结果，发现：按患者来说，FDG-PET 的敏感性和特异性分别为 53% 和 100%，骨扫描的相应值分别为 88% 和 96%；按病灶来说，FDG-PET 的敏感性和特异性分别为 83% 和 95%，骨扫描的相应值分别为 87% 和 88%，与骨扫描相比，PET/CT 的敏感性较低，但是具有更高的特异性。

另外，FDG-PET/CT 可以改善敏感性和对肿瘤进行分期的主要检查方法。一项对 29 位初诊断的乳腺癌患者进行连续性的 FDG-PET/CT 和骨扫描检查，结果显示，按病灶来说，FDG-PET/CT 检查的敏感性和特异性分别是 96% 和 92%，骨扫描的相应值分别为 76% 和 95%。但是对于 16 个没有做 CT 检查的病灶来说，FDG-PET 的敏感性只有 77%。大部分骨转移是溶骨性和成骨性混合型的，占 69%。

PET/CT 对于骨转移的灵敏度、特异度更高（图 14-13），不仅可以反映全身骨骼受累的情况，同时还可以评价肿瘤的 TNM 分期，因此，NCCN 指南推荐对于新诊断的肿瘤患者使用 PET/CT 扫描检查，但缺点是价格相对昂贵，临床普及性差。

总结，对怀疑骨转移的肿瘤患者推荐进行以下的检查：①放射性核素骨扫描（ECT）检查或 PET/CT 检查。② ECT 检查阳性的部位行 CT 或 MRI 检查。③ ECT 检查阳性的部位行 X 线平片。

（李因涛）

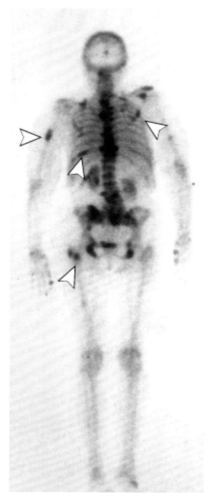

▲ 图 14-12　全身骨骼显像
箭头示右侧肱骨、肋骨、髋骨及左侧肩胛骨见异常放射性浓聚影，诊断为多发骨转移

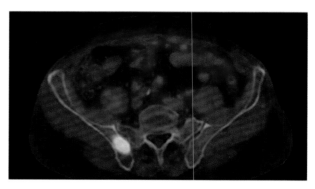

▲ 图 14-13　66 岁肺癌患者，PET/CT 示病变部位呈放射性摄取异常增高，诊断骨转移

二、肿瘤的内分泌治疗

（一）基础理论研究进展

内分泌治疗又称激素治疗，是指通过调节和改变机体内分泌环境及激素水平治疗肿瘤的方法。肿瘤的内分泌治疗经过一个多世纪的发展，已经成为肿瘤综合治疗的重要组成部分，尤其对于一些激素依赖性肿瘤，如乳腺癌、前列腺癌和子宫内膜癌等。

1. 激素与激素受体

激素是由内分泌腺或器官组织的内分泌细胞所合成和分泌、以体液为媒介、在细胞之间递送调节信息的高效能生物活性物质。激素对机体整体功能的调节作用大致可归纳为以下几个方面：维持机体稳态、调节新陈代谢、促进生长发育、调节生殖过程。根据激素的化学结构将其分为胺类、多肽与蛋白类以及脂类激素三大类。脂类激素主要从胆固醇和脂肪酸衍生而来，类固醇激素因其共同前体是胆固醇而得名，其典型代表是孕酮、睾酮和雌二醇。类固醇激素在激素依赖性肿瘤的发生发展中起到重要作用。

激素与靶细胞上的特异性受体结合后产生生物学效应。激素受体根据靶细胞中受体存在的部位不同，可分为细胞膜受体和细胞内受体（包括细胞质和细胞核）。细胞膜受体是一类跨膜蛋白质分子，通常由与配体相互作用的细胞外域、将受体固定在细胞膜上的跨膜域和起传递信号作用的细胞内域三部分组成。配体与受体结合后使受体经过一系列的空间结构的改变，膜内段与一些细胞内蛋白酶相互作用，相继通过细胞内不同的信号通路产生调节效应。与之结合的配体主要是一些亲水性的不能通过细胞膜的激素，如促甲状腺激素、促肾上腺皮质激素、卵泡刺激素、黄体生成素等。细胞内受体是指定位在细胞质或细胞核中的受体，包括类固醇激素受体、甲状腺激素受体等。类固醇激素穿过细胞膜进入细胞，与细胞内受体结合后进入细胞核，作用于 DNA 分子

的激素反应元件，通过调节靶基因转录以及所表达的产物引起细胞生物效应，其发挥作用所需时间较长（图 14-14）。研究表明，有些激素既可通过核受体影响靶细胞 DNA 的转录过程，也可迅速调节细胞的功能，如 G 蛋白耦联受体 30（GPR30）作为一种新型的雌激素跨膜受体，与雌激素结合后可快速诱导 ERK 以及 PI3K 活化，促进 Ca^{2+} 动员、cAMP 和 NO 生成等，参与雌激素非基因组效应的调节，从而促进雌激素依赖性疾病的发生和发展。

激素分泌受到多种机制调控。激素的基础分泌具有生物节律性，机体通过神经调节以及直接反馈调节、多轴系反馈调节的体液途径调节激素分泌以适应整体功能的需求。其中下丘脑 - 垂体 - 靶腺轴在激素分泌稳态中具有重要作用。系统内高位激素对下位内分泌活动具有促进性调节作用，而下位激素对高位内分泌活动多起抑制性作用，从而形成具有自动控制能力的反馈环路（图 14-15）。

2. 激素在肿瘤发生发展中的作用

肿瘤是由于机体内、外各种致瘤因素作用下导致的细胞异常增殖而形成的新生物。导致细胞恶性转变的最初改变称为"启动因素"，启动因素可以是遗传的，也可能是通过机体与物理、化学或感染的致癌物接触而获得的。导致最初的某些细胞沿着致癌途径进展的那些影响因素称为"推动因素"。启动因素中就包括激素，如雌激素与乳腺癌及子宫内膜癌有关。同时激素也作为推动因素使肿瘤生长、转移。因此可以通过干预这些激素类的使癌症发生、发展、加速的因素来预防或控制肿瘤。

以雌激素与乳腺癌为例，介绍一下启动阶段和推动阶段。启动阶段：雌激素通过与位于细胞核内的雌激素受体相结合，促进细胞增殖。在月经周期中，雌激素发生动态变化，使乳腺细胞周期性增殖，期间可能出现 DNA 损伤累积，当出现修复缺陷，可发生癌前病变，进一步恶变为肿

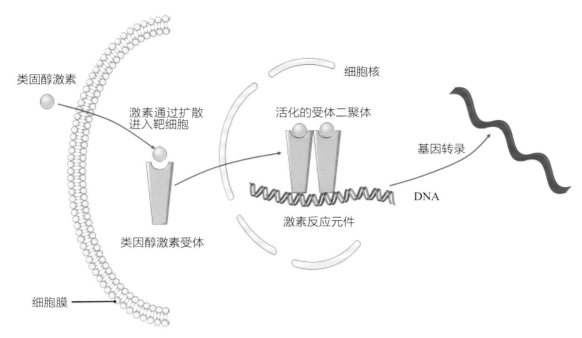

▲ 图 14-14 类固醇激素核受体介导的信号转导途径

瘤细胞。推动阶段：雌激素不仅能够直接与雌激素受体结合，促进肿瘤细胞的生长，同时可以通过刺激基质细胞增殖为肿瘤细胞提供营养。

另外，流行病学研究提示，初潮年龄每提早1岁，乳腺癌的危险度就增加 25%，而 55 岁后自然绝经者乳腺癌的风险是 45 岁前停经者的两倍，这是由于暴露于卵巢分泌激素的环境的时间延长所致。同时应用雌孕激素替代治疗等导致的雌激素长期暴露会增加乳腺癌发生的机会。正常乳腺上皮细胞表达激素受体，其生长发育有赖于多种激素的协调作用。乳腺发生癌变后，部分癌细胞可以保留全部或部分激素受体，生长发育仍受激素环境影响，即为激素依赖性肿瘤，雌激素主要通过 ER 介导的基因转录促使乳腺癌细胞增殖。有研究显示应用他莫昔芬抗雌激素治疗可以降低乳腺癌发生率，起到预防乳腺癌的作用。

3. 内分泌治疗作用机制

肿瘤内分泌治疗通过改变机体内分泌环境达到治疗肿瘤的目的。一些肿瘤细胞可表达激素受体，其生长和分裂受激素水平的影响，称为激素依赖性肿瘤，给予相应的激素或抗激素治疗，可

产生抗肿瘤作用。肿瘤内分泌治疗机制主要包括两个重要的环节，即减少激素的产生和阻断激素与受体的结合。近年来，肿瘤内分泌治疗机制研究的不断更新，使得越来越多的新型内分泌治疗药物被应用于临床。

(1) 减少激素的产生

① 从中枢水平减少激素的产生

• 药物去势：性激素的分泌受下丘脑 - 垂体 - 性腺轴调控。下丘脑分泌的促性腺激素释放激素作用于垂体，合成和释放促黄体生成素、卵泡刺激素，从而刺激性激素的产生。

促性腺激素释放激素（GnRH）类似物包括促性腺激素释放激素激动药（GnRH-a）和促性腺激素释放激素拮抗药（GnRH-ant）。GnRH-a刺激垂体前叶细胞合成卵泡刺激素（FSH）及黄体生成素（LH）的效应较 GnRH 高 50～100倍，其半衰期可达 5h 以上，与 GnRH 受体结合的稳定性高。重复给予大剂量的 GnRH-a，在首次给药后具有短暂刺激垂体细胞释放 LH 和 FSH的作用，即"点火效应"，使性激素短暂增加。GnRH-a 持续作用 10～15 天后，垂体中的 GnRH

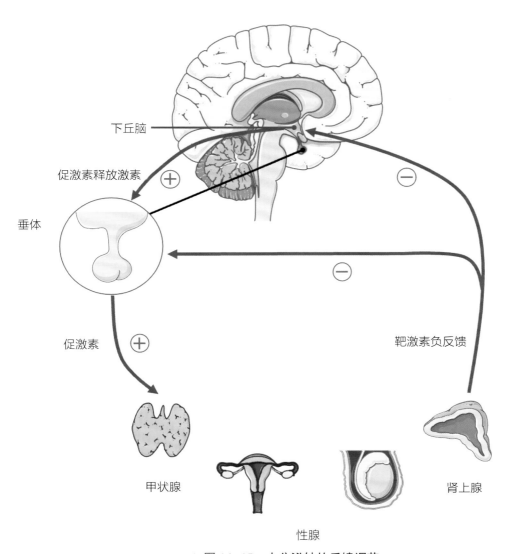

下丘脑

促激素释放激素　＋

垂体

促激素　＋

靶激素负反馈

甲状腺

性腺

肾上腺

▲ 图 14-15　内分泌轴的反馈调节

受体被占满和耗尽，对 GnRH-a 不再敏感，FSH 和 LH 大幅下降，进一步抑制卵巢和睾丸对促性腺激素的反应，从而降低雌二醇和睾酮的生成，是乳腺癌和前列腺癌内分泌治疗中最常用的一类去势药物。停止使用后可恢复性腺功能，具有可逆、不良反应小等优点，目前广泛用于乳腺癌和前列腺癌的内分泌治疗中，常用的药物有戈舍瑞林、亮丙瑞林等。GnRH-ant 则是通过与 GnRH 竞争性结合 GnRH 受体而达到快速抑制内源性 GnRH 对垂体的兴奋作用，其作用基础是 GnRH-ant 与 GnRH 受体的亲和力较 GnRH 强，这种快速抑制表现为在数小时内即出现促性腺激素的释

放减少。代表药物有西曲瑞克（Cetrorelix）、地加瑞克（Degarelix）等。虽然 GnRH-ant 无"点火效应"，但其因不良反应较大而限制了临床使用，目前主要用于晚期前列腺癌的内分泌治疗。

- 通过负反馈机制减少激素的产生：当外周组织中的雌／孕激素、雄激素增加时，反馈性抑制 GnRH 产生，进而减少外周性激素的合成和分泌。如孕激素和雌激素治疗晚期前列腺癌，雄激素用于治疗晚期乳腺癌。甲状腺激素在甲状腺癌的治疗中使用广泛，除了补充术后甲状腺激素的分泌不足，也是由于能够反馈抑制促甲状腺激素（TSH）的分泌，

降低 TSH 对甲状腺组织的促生长作用，从而达到控制甲状腺癌的目的。

② 从外周水平减少激素的产生

- 手术去势：手术去势是指通过手术的方法切除腺体而达到抑制腺体功能的一种内分泌治疗方法。主要用于乳腺癌和前列腺癌的治疗。去势后联合其他内分泌治疗可以进一步提高疗效。

- 放疗去势：放疗去势是指通过放射的方法破坏腺体，抑制腺体功能的一种内分泌治疗方法。主要用于卵巢去势，但由于所需时间较长、难于精确定位、容易造成卵巢功能阻断不完全以及对周围组织的放射损伤，目前较少使用。

- 抑制雄激素向雌激素转化：雄激素在外周组织中的芳香化酶的作用下可以转变成雌激素。绝经后乳腺癌患者的卵巢功能衰退，雌激素主要来源于外周雄激素的转化。芳香化酶抑制药（AI）能抑制芳香化酶活性，阻止雄激素向雌激素转化，降低雌激素水平，治疗乳腺癌。AI 通过抑制或灭活肾上腺、肝、脂肪等组织的芳香化酶，从而降低体内雌激素水平，可分为甾体类和非甾体类。甾体类 AI 结构上与芳香化酶的自然底物雄烯二酮相似，通过以共价键形式结合芳香化酶，不可逆地与芳香化酶的活性位点结合而使其失活；非甾体类 AI 在结构中含有杂原子（N 杂环），通过与细胞色素亚铁血红素中铁原子结合，与内源性底物竞争芳香化酶活性位点，干扰甾体羟基化过程，可逆地抑制酶的活性。常用的芳香化酶抑制药有非甾体类的阿那曲唑、来曲唑，以及甾体类的依西美坦，适用于绝经后和绝经前（与去势治疗联合）激素受体阳性的乳腺癌患者的辅助治疗以及晚期解救治疗。

- 抑制雄激素的合成：在雄激素的合成过程中，CYP17A1 同时具有 17α- 羟化酶、17，20- 裂解酶的活性，在类固醇性激素合成的途径中起关键作用，为雄激素生物合成的限速酶，在睾丸、肾上腺和前列腺肿瘤组织中表达较多。CYP17A1 催化两个顺序反应，即孕烯醇酮和孕酮的 17- 羟化（17α- 羟化酶活性）、17- 羟孕酮转化为雄烯二酮和 17- 羟孕烯醇酮转化为脱氢表雄酮（DHEA）（17，20- 裂解酶活性）。而 DHEA 和雄烯二酮是睾酮的前体。醋酸阿比特龙在体内被转化为阿比特龙，即 CYP17A1 抑制药，通过抑制该酶的活性阻断雄激素的合成，从而达到控制前列腺癌的目的，临床上用于去势抵抗性前列腺癌的治疗。

(2) 阻断激素与受体的结合

① 选择性雌激素受体调节药（SERM）：选择性雌激素受体调节剂通过与雌激素竞争性结合 ER，阻断 ER 的转录活性区域（AF），使 ER 的 AF2 功能区不能结合雌激素反应元件（ERE），进而阻断雌激素相关基因的表达，而 AF1 活性依然存在，所以有一定的类雌激素作用。他莫昔芬是最具代表性的内分泌治疗药物，在乳腺组织内表现为 ER 拮抗药，而在骨组织、心血管系统和子宫细胞中表现为 ER 激动药。托瑞米芬与他莫昔芬临床疗效及不良反应相似，不同之处是托瑞米芬可升高高密度脂蛋白，对骨组织和子宫内膜的雌激素样作用弱于他莫昔芬。

② 选择性雌激素受体下调药（SERD）：选择性雌激素受体下调药氟维司群（Fulvestrant）具有与雌激素高相似性的化学结构，与雌激素受体的亲和力达 89%，明显优于他莫昔芬（2.5%），用于治疗 ER 阳性晚期乳腺癌。氟维司群与 ER 结合后能够同时阻断 ER 的转录活性区域 AF1 和 AF2，阻止 ER 二聚体的形成，从而抑制 ER 激活转录。另外，氟维司群与 ER 的复合物不稳定，容易被降解，从而下调了 ER 表达。

③ 雄激素受体拮抗药：雄激素受体拮抗药与雄激素受体（AR）竞争性结合，抑制雄激素进

入细胞核，阻断雄激素对前列腺癌的刺激作用。雄激素受体拮抗药包括第一代的氟他胺（活性形式为羟基氟他胺）、尼鲁米特、比卡鲁胺，第二代的恩杂鲁胺等。单用此药，可以加速 LH 和 FSH 的生成，使血浆中睾酮水平增加，故常常与 GnRH 类似物联合应用于前列腺癌的治疗。

4. 内分泌治疗耐药机制

内分泌治疗后耐药是影响后续肿瘤治疗的重要因素，解决内分泌治疗耐药问题的关键是揭示内分泌治疗耐药的机制以及研制新的内分泌治疗药物。研究发现激素受体缺失、生长因子信号通路交互作用、细胞周期调控异常、药物代谢相关的酶缺乏等是导致肿瘤内分泌治疗耐药的重要原因，联合用药阻滞多个通路，对改善内分泌治疗耐药患者的预后及生存意义重大。

(1) 乳腺癌内分泌治疗耐药机制

① 雌激素受体表达水平及功能改变：ER 存在 ERα 和 ERβ 两种亚型，其中 ERα 由 ESR1 基因编码，与乳腺癌的发生、发展密切相关，是乳腺癌内分泌治疗的重要靶点。当 ER 的表达水平下降或 ER 突变时，均可能导致内分泌治疗耐药。

- ER 表达水平下降：15%～20% 内分泌耐药的患者可发生 ER 表达缺失，原因包括：a. 表观遗传学改变，ER 启动子区 CpG 岛异常甲基化、组蛋白去乙酰化，导致 ER 基因表达沉默；b. 缺氧，诱导蛋白酶依赖的 ER 降解，使 ER 表达水平下降；c. 其他信号通路激活，EGFR 或 HER-2 过表达、MAPK、PI3K 信号通路的激活可抑制 ER 基因转录，引起 ER 表达缺失。

- ER 基因突变：ESR1 基因突变类型包括有扩增、易位和点突变，其中导致内分泌耐药的主要形式是点突变。a. 点突变，在未接受过治疗的原发性耐药患者中十分少见，仅为 3%，但在晚期乳腺癌患者尤其是曾接受过 AI 治疗的患者中 ESR1 突变比例高达 25%～39%。ESR1 基因突变位点集中在 ER

配体结合域，可导致乳腺癌的非激素依赖性生长，可能是继发性耐药的重要机制之一。b. 重排，有研究表明部分 ESR1 融合蛋白活性显著超过 ER，提示 ESR1 易位可能是继发性内分泌治疗耐药的原因。c. 扩增，1%～37% 乳腺癌患者可检测到 ESR1 扩增，部分研究提示 ESR1 扩增与他莫昔芬耐药相关，但同时有研究提示 ESR1 扩增与内分泌耐药无关，因此 ESR1 扩增与内分泌耐药相关性目前存在争议。

② 孕激素受体缺失：孕激素受体（PR）在约 50% 的 ER 阳性乳腺肿瘤患者中表达，研究表明 PR 是激素受体阳性乳腺癌患者的预测因子，无论是在辅助治疗还是复发后晚期乳腺癌患者中，PR 阴性乳腺癌患者内分泌治疗效果较差，表明 ER 阳性乳腺肿瘤中 PR 的丧失可作为内分泌治疗结果的预测因子。以往的研究中 PR 的表达被看作是一个完整的 ER 信号传导通路的标志，由于 PR 是 ER 信号转导通路的下游基因产物，因此 PR 表达缺失是激素敏感性乳腺癌预后不良的指标。最近的研究表明 PR 可以影响 ER 与 DNA 的结合，使 ER 与新的 DNA 位置结合，直接调节 ER 功能，阻断 ER 介导的肿瘤生长。即 PR 表达不仅是 ER 阳性的被动结果，同时 PR 可以主动地改变 ER 与 DNA 结合的位置（图 14-16）。同时在乳腺癌中有些生长因子可以通过 PI3K/AKT/mTOR 途径直接下调 PR 水平，并降低 ER 表达水平和活性。此外，与 ER+/PR+ 肿瘤相比，ER+/PR- 的肿瘤生长因子信号途径表达水平较高，特别是 EGFR 和 HER-2 途径，生长因子可以降低激素受体阳性肿瘤的 PR 的表达水平，导致内分泌治疗耐药。因此，研究 PR 阴性的乳腺癌患者对内分泌治疗的耐药机制以及生长因子活性高与 PR 缺失关联的内在机制有助于更好地为激素受体阳性乳腺癌患者制订治疗策略。

③ ER 信号通路与细胞生长旁路途径交互

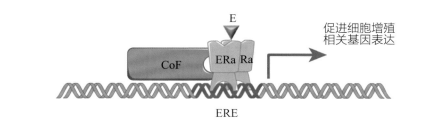

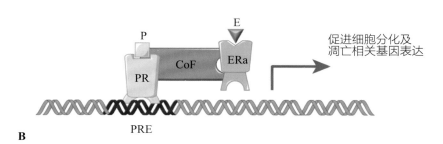

▶ 图 14-16　乳腺癌细胞中 PR-ERa 相互作用示意图
A. 无孕激素受体（PR）激活的情况下，雌激素（E）与雌激素受体（ERa）结合，募集辅助因子（CoF），并与含有雌激素反应元件（ERE）的染色质区域结合，从而促进细胞增殖的相关基因表达。B. 孕激素（P）与孕激素受体（PR）结合后能够与 ERa 转录复合物相互作用并将其重定向至包含孕激素反应元件（PRE）的结合位点，从而促进细胞分化及凋亡相关基因表达

作用：ER 信号通路受到其他细胞信号通路如 EFGR、HER-2、胰岛素样生长因子 1 受体（IGF-1R）、成纤维细胞生长因子受体 1（FGFR1）、丝裂原活化蛋白激酶（MAPK）、磷脂酰肌醇 -3- 激酶（PI3K）/ 蛋白激酶 B（PKB，又称 AKT）/ 雷帕霉素靶蛋白（mTOR）信号通路等的调节。这些信号通路的激活可以与 ER 通路交互作用，进而导致内分泌治疗的耐药。

• 表皮生长因子受体：HER-2 属于表皮生长因子受体家族。HER-2 阳性乳腺癌占乳腺癌的 20%～25%，其中，约 50% 的乳腺癌表达 ER 或 PR。激素受体阳性且 HER-2 阳性的乳腺约占所有乳腺癌的 10%，主要属于 Luminal B 型乳腺癌。对于激素受体阳性且 HER-2 阳性的患者，两条信号通路间存在交叉应答，共同促进肿瘤细胞的生长。HER-2 活化后可使 ER 与其共调节因子的磷酸化水平及活性增强，从而削弱了内分泌治疗的效果。*HER-2* 基因扩增也可降低 ER 的表达水平，甚至导致其表达缺失。此外，ER 也可对多个信号通路产生一过性的刺激效应，可以直接或间接地激活 EGFR、HER-2 及 IGF1-R，

这些生长因子又可通过其下游信号通路活化 ER 及其共调节因子，最终导致 ER 的基因组活性作用增强。

• 胰岛素样生长因子受体：IGF/IGFR 信号通路是细胞生长、生存及迁移的关键通路，IGF-1 和 IGF-2 通过与 IGF-1R 结合，激活 PI3K/AKT/mTOR 和 Ras/Raf/MAPK 通路，从而参与细胞的增殖、分化、代谢和转移过程。IGF-1R 与 ER 通路存在广泛的双向调节作用。研究发现雌激素能够诱导 IGF-1R 和及其下游信号分子胰岛素受体底物的表达，而 IGFIR 可以通过激活 mTOR/S6K 通路上调 ERα 的转录水平以及增加 ER 的磷酸化水平。同时 PI3K 途径可以被胰岛素受体底物激活，并导致 AKT/mTOR 激酶进一步磷酸化。IGF-1R 及其下游通路的超活化与内分泌耐药相关，同时有研究显示 IGF-1R 参与乳腺癌上皮间质转化的建立和维持，而乳腺癌上皮间质转化与内分泌治疗耐药相关。但由于 IGF/IGFR 信号通路具有复杂性和多变性，存在 IGF-1R 与胰岛素受体的功能重叠，通过抑制 IGF-1R 逆转内分泌耐药仍在探索

研究中。

- 成纤维细胞生长因子受体 1：FGFR 家族包括 5 个关键成员——FGFR1～FGFR5。FGFR1 也被称为碱性成纤维细胞生长因子受体 1。FGFR 通路可以调节细胞增殖、生存、迁移以及分化。*FGFR* 基因的激活在乳腺导管原位癌浸润发生的过程中发挥着重要作用，同时激素受体阳性乳腺癌中存在 FGFR1 扩增，而且 FGFR1 扩增与高 Ki-67 指数、早期复发以及预后差相关。在临床前研究中发现，FGFR1 扩增会增强 PI3K、MAPK 信号通路的活化，同时有研究表明 FGFR1 扩增的雌激素受体阳性患者肿瘤更具有侵袭性并且可能导致肿瘤细胞产生内分泌耐药，是乳腺癌的不良预后因素。

- 丝裂原活化蛋白激酶通路：丝裂原活化蛋白激酶信号转导通路 Raf/MEK/ERK（MAPK）信号通路的信号传送是通过其连续的磷酸化作用来实现的，将细胞表面的受体信号传导至细胞核转录因子，从而调节细胞增殖、增强细胞的抗凋亡能力。在激素依赖性乳腺癌中，活化的 MAPK 可以使雌激素受体磷酸化，并能增强 ER 与共刺激因子的结合，减弱 ER 与共抑制因子的结合，从而增强转录活性。

- 磷脂酰肌醇 -3- 激酶通路：磷脂酰肌醇 -3- 激酶 / 蛋白激酶 B/ 雷帕霉素靶蛋白（PI3K/ AKT/ mTOR）信号通路促进细胞的生长、增殖、转移和血管生成等，因此在肿瘤治疗中具有重要意义。这一系列的细胞信号传导异常可以促进乳腺癌细胞的增殖，加速乳腺癌进展，诱导内分泌治疗耐药的发生。依维莫司是雷帕霉素靶蛋白复合物 1（mTORC1）中 mTOR 的变构抑制药。依维莫司联合依西美坦用于 AI 治疗失败的绝经后激素受体阳性、HER-2 阴性的晚期乳腺癌患者的治疗。依维莫司可以抑制 mTORC1，但对雷帕霉素靶蛋白复合物 2（mTORC2）无明显抑制作用，且 PI3K 和 AKT 的反馈激活限制了依维莫司的有效性。同时，针对 PI3K/AKT 通路的抑制药 Alpelisib 等也正在通过临床研究逐渐应用于临床。

④ 细胞周期调控异常：大多数真核细胞通过细胞周期完成细胞生长和分裂。从 G1 期到 S 期是细胞正常复制的关键时期，在这一过程中，细胞周期蛋白 D（cyclin D）与细胞周期蛋白依赖性激酶 4 和 6（CDK4/6）结合形成 cyclin D–CDK4/6 复合物，使 Rb 蛋白磷酸化，高磷酸化的 Rb 蛋白可降低其对转录因子 E2F 家族的抑制作用，进而释放 E2F，促使细胞周期从 G1 期进入到 S 期。CDK4/6 抑制药将细胞周期阻滞于 G1 期，从而抑制肿瘤细胞增殖。

CyclinD–CDK4/6 的过度活化常见于 ER 阳性乳腺癌，cyclin D 和雌激素协同促进 ER 应答基因的转录。细胞周期检查点的改变会导致细胞周期的失调，进而导致内分泌治疗耐药。美国食品药品管理局（FDA）已经批准上市的 CDK4/6 抑制药有 palbociclib、ribociclib 和 abemaciclib。现有的临床数据表明 CDK4/6 抑制药与 AI 或氟维司群联合应用在乳腺癌的治疗中展现出良好的疗效并具有巨大的潜力。

⑤ 表观遗传学修饰：表观遗传学是指在 DNA 序列不发生改变的情况下基因表达发生的稳定、可遗传的变化。在乳腺癌中，*ESR1* 基因的沉默可能继发于基因启动子区的高甲基化和乙酰转移酶编码基因的突变。目前，可用于治疗内分泌治疗耐药的表观遗传学药物主要有 DNA 甲基转移酶（DNMT）抑制药与组蛋白去乙酰化酶（HDAC）抑制药，其中前者包括 5- 氮杂 -2'- 脱氧胞苷（5-Aza-dC）和己二酸二辛酯（DOA），后者包括恩替诺特、伏立诺他和西达本胺等。HDAC 抑制药与内分泌治疗相结合，旨在逆转激素受体阳性乳腺癌的内分泌治疗耐药，在乳腺癌治疗中具有巨大的应用潜力。HDAC 抑制药恩替

诺特和西达本胺有希望成为新一代逆转内分泌治疗耐药的药物，将为激素受体阳性的晚期耐药性乳腺癌患者提供新的治疗选择。

⑥ 药物代谢相关的酶缺乏：他莫昔芬是一种前体药物，本身抗雌激素活性不强，进入体内后经过 CYP_{450} 酶家族代谢为活化型才具有更强的抗雌激素活性。CYP2D6 属于 CYP_{450} 家族成员之一，能够催化他莫昔芬羟基化生成的 4- 羟基他莫昔芬，其与 ER 结合力是 TAM 的 100 倍，而其抑制 ER 阳性乳腺癌细胞增殖的能力则是 TAM 的 30～100 倍。另一主要代谢途径是他莫昔芬经 CYP3A4、CYP3A5 去甲基化成为 N 去甲基他莫昔芬，进一步被 CYP2D6 氧化成为吲哚昔芬，吲哚昔芬与 4- 羟基他莫昔芬具有相似的抗雌激素活性，其稳定的血浆浓度是 4- 羟基他莫昔芬的 5～10 倍。因此，CYP2D6 酶的异常可通过影响 TAM 向 4- 羟基他莫昔芬和吲哚昔芬的转化过程，最终影响药物疗效。CYP2D6 具有高度遗传多态性，*CYP2D6*9*、**10*、**17*、**29*、**36*、**41* 位点突变会导致酶活性降低，在中国人群中主要突变为 *CYP2D6*10*。有关 CYP2D6 的研究也许能进一步从不同方面解释激素受体阳性乳腺癌患者对 TAM 耐药的机制，但是目前关于 *CYP2D6* 基因型与乳腺癌患者 TAM 治疗效果之间的关系存在一定的争议。因此进行前瞻性、分层及精确设计的临床试验，有助于对 *CYP2D6* 基因型与 TAM 疗效之间的相关性提供更为可靠的结论，进而对患者开展个体化治疗，最终提高乳腺癌患者内分泌治疗的疗效。

(2) 前列腺癌内分泌治疗耐药机制：前列腺癌细胞的生存及演进依赖于雄激素，雄激素剥夺法是治疗前列腺癌的重要手段，但经过 18～24 个月后前列腺癌细胞逐渐产生内分泌耐药，疾病进入去势抵抗前列腺癌（CRPC）阶段。

① 雄激素受体相关通路的激活：前列腺癌进入 CRPC 阶段后，雄激素受体信号轴的持续激活依然是肿瘤存活与进展的重要通路。

• 雄激素合成的上调：睾酮主要来自睾丸，但其中 5%～10% 来自肾上腺。通常，药物或手术去势可以将血清睾酮水平降低 90% 以上；然而，前列腺组织中的雄激素浓度仍然足以激活 AR。ADT 后患者前列腺组织中的雄激素浓度显著低于血清雄激素。前列腺癌细胞可能通过多种途径合成雄激素，导致内分泌耐药。研究认为，前列腺组织内雄激素的持续产生可能是由肾上腺或肿瘤组织内转化生物活性弱的雄激素样雄烯二醇（AD）和脱氢表雄酮（DHEA）所致。

• AR 基因改变：a. AR 基因扩增，AR 基因扩增是 CRPC 中最常见的基因突变。超过 80% CRPC 患者中发生 AR 的 mRNA 转录增多。由于 AR 基因扩增引起 AR 表达增多，导致 AR 对低水平雄激素敏感，出现内分泌耐药。b.AR 基因突变，在 CRPC 中，8%～25% 发生 AR 突变，发生在铰链及 LBD 区域的突变将导致转录活性增强并且配体特异性降低，导致内分泌耐药。

• AR 剪切异变体：AR 剪切异变体（AR-Vs）是 AR 被截去部分结构域后形成的，通常截去含有配体结合域的 C 末端。ADT 治疗可诱导 AR-Vs 的表达，AR-Vs 不需要与 AR 配体结合就可发挥类似于 AR 的功能，故在前列腺癌进展中扮演着重要角色。

② 神经内分泌转变：前列腺神经内分泌肿瘤对于各种治疗手段皆不敏感，且代表着更高的恶性程度、侵袭性和不良预后。在对阿比特龙或恩杂鲁胺继发性耐药的 CRPC 患者中，约 25% 有神经内分泌的转变。

③ 其他通路激活：许多信号通路都参与 CRPC 耐药机制，如 EGFR、PI3K 等信号通路，可能是由于这些基因可以与 AR 信号通路相互作用。

内分泌治疗是肿瘤综合治疗的重要组成部分，对于激素依赖性肿瘤，内分泌治疗在术后辅助治疗和晚期解救治疗中都发挥着重要作用，随着内分泌治疗应用的不断增多，新辅助内分泌治疗也逐渐被重视起来。在肿瘤内分泌治疗的基础理论领域，近年来研究进展主要围绕着内分泌治疗耐药机制以及耐药后新的治疗靶点的探索，诸如新型激素受体拮抗药、细胞周期蛋白依赖性激酶 4/6 抑制药、mTOR 抑制药、PI3K 抑制药、组蛋白去乙酰化酶抑制药、CYP17A1 抑制药等新的药物为内分泌治疗耐药的患者带来新的希望。未来仍面临着如何确定生物标志物进行疗效预测、如何与其他药物联合使用克服复杂的耐药机制、如何降低不良反应等诸多挑战。

（崔久嵬　高阳阳）

（二）临床各论

1. 乳腺癌的内分泌治疗

（1）流行病学：乳腺癌是全球女性最常见的恶性肿瘤之一，严重危害女性健康。全球每年新发乳腺癌 208.8 万，死亡约 62.7 万，我国每年新发乳腺癌约为 30.4 万，占女性癌症发病率的 17.1%，居女性恶性肿瘤首位。

（2）病因与危险因素：乳腺癌的病因和发病机制十分复杂，尚未完全明确。

① 家族史及乳腺癌相关基因：乳腺癌家族史是重要的危险因素。5%～10% 的乳腺癌患者为遗传性乳腺癌，这种乳腺癌是指具有明确遗传基因的乳腺癌，遗传性乳腺癌最常见的原因是 BRCA1 或 BRCA2 基因的遗传突变。

② 生殖因素及激素：初潮早及停经晚的女性患乳腺癌的风险增加。女性第一胎正常妊娠年龄越小，患乳腺癌概率越低，母乳喂养也可降低乳腺癌的发病率。同时应用外源性雌激素会增加罹患乳腺癌的概率。

③ 其他：饮酒、肥胖、缺乏体育锻炼及接受胸部放疗等可使患乳腺癌风险增加。

（3）临床表现：乳腺癌早期表现是患侧乳房出现无痛、单发的小肿块，肿块质硬，表面不光滑，与周围组织分界不很清楚，在乳房内不易被推动。随着肿瘤增大，可引起乳房皮肤酒窝征、橘皮样改变。有 5%～10% 患者的首发症状是乳头溢液、乳头糜烂或回缩。乳腺癌淋巴转移最初多见于腋窝，肿大淋巴结质硬、无痛、可被推动，以后数目增多，并融合成团。乳腺癌转移至骨、肺、肝、脑等内脏器官时，可出现相应症状，例如：骨痛、咳嗽、呼吸困难、神经系统症状等。

（4）诊断：乳腺癌的诊断依靠病史、症状、体征、检验、影像学和病理学检查等综合确立。影像学检查包括乳腺超声、乳腺钼靶、乳腺 MRI 等。病理诊断是乳腺癌诊断的金标准，获取组织标本后可进一步完成形态学、免疫组织化学、分子学等相关检测。用于乳腺癌分型的常见免疫组化检测指标包括雌激素受体（ER）、孕激素受体（PR）、Ki-67、人表皮生长因子受体 -2（HER-2）等。

（5）治疗：乳腺癌的治疗手段包括对局部病灶进行手术治疗、放射治疗，以及对全身性疾病进行细胞毒化疗、内分泌治疗、分子靶向治疗、生物治疗或联合应用以上手段。乳腺癌是分子特征及临床表型高度异质性的恶性肿瘤，根据雌激素受体（ER）、孕激素受体（PR）、Ki-67、人表皮生长因子受体 -2（HER-2）的表达情况不同，乳腺癌分为 4 种亚型，即管腔 A 型（Luminal A 型）、管腔 B 型（Luminal B 型）、基底细胞样型（Basal-like 型）和 HER-2 阳性型。每种分子亚型对应的乳腺癌患者治疗手段不同。其中激素受体阳性的乳腺癌患者约占 70%，内分泌治疗是其重要的治疗手段。

① 新辅助内分泌治疗：乳腺癌新辅助内分泌治疗是指对非转移性乳腺癌，在应用局部治疗前所进行的系统性内分泌治疗。新辅助内分泌治疗和新辅助化疗相似，能够使对内分泌治疗敏感的乳腺癌达到降期的目的，从而提高乳腺癌的局部控制率，并为可能需要行乳房切除术的患者提供

保留乳房的机会。新辅助内分泌治疗目前主要适用于绝经后 ER 阳性的乳腺癌患者，多使用第三代芳香化酶抑制药类药物。

② 辅助内分泌治疗：对于 ER 和（或）PR 阳性的乳腺癌患者，不论其年龄、月经状况、肿瘤大小和是否存在区域淋巴结转移，术后都应该接受辅助内分泌治疗。辅助内分泌治疗的目的是降低肿瘤复发率，提高总生存率。对于绝经前激素受体阳性乳腺癌患者，治疗方案常用的有：雌激素受体调节剂（如他莫昔芬）、卵巢功能抑制加雌激素受体调节剂、卵巢功能抑制加第三代芳香化酶抑制药。方案选择时需要评估患者肿瘤复发风险，初始治疗已满 5 年且耐受性良好的患者，如伴有淋巴结阳性、组织学分级 3 级、诊断时年龄小于 35 岁、Ki-67 高、肿瘤大于 2cm 等危险因素可考虑延长内分泌治疗。对于绝经后激素受体阳性乳腺癌患者，辅助内分泌治疗常用第三代芳香化酶抑制药，初始辅助 AI 治疗已满 5 年且耐受性良好，如有淋巴结阳性、组织学分级 3 级，或其他需要行辅助化疗的危险因素时考虑需要延长内分泌治疗。

③ 解救内分泌治疗：晚期转移性乳腺癌治疗的主要目的是缓解症状、提高生活质量和延长生存期。内分泌药物使用方便、疗效确切且毒性小，广泛应用于晚期激素受体阳性乳腺癌的治疗。除非疾病需要快速控制或存在内分泌耐药顾虑，激素受体阳性晚期乳腺癌患者首选内分泌治疗。晚期内分泌治疗需考虑患者的辅助治疗方案、无病间期、复发 / 转移的疾病负荷制订治疗方案。

绝经后患者内分泌治疗方案的选择有：CDK4/6 抑制药 +AI、CDK4/6 抑制药 + 氟维司群、氟维司群、AI、西达本胺 + 依西美坦、氟维司群 + 依维莫司、依西美坦 + 依维莫司、他莫昔芬 + 依维莫司、他莫昔芬或托瑞米芬等。在晚期解救性治疗方面，国内外共识一致推荐芳香化酶抑制药联合 CDK4/6 抑制药作为激素受体阳性 /HER-2 阴性晚期复发转移乳腺癌的一线标准治疗。存在芳香化酶抑制药治疗禁忌证、曾行芳香化酶抑制药辅助内分泌治疗且无病生存时间短的患者，可选择氟维司群联合 CDK4/6 抑制药作为一线治疗方案。因经济原因或病情极轻、分型极低危、寡转移的患者，可考虑选择内分泌单药治疗。晚期二线及以上内分泌治疗的选择，应结合既往内分泌治疗用药及治疗反应情况，尽量不重复使用辅助治疗或复发 / 转移内分泌治疗使用过的药物。对于激素受体阳性的绝经前患者，可采取有效的卵巢功能抑制手段，如药物卵巢功能抑制（包括戈舍瑞林、亮丙瑞林等），或卵巢手术切除，随后遵循绝经后患者内分泌治疗方案选择。对于激素受体阳性 /HER-2 阳性的患者，化疗联合抗 HER-2 靶向治疗仍是目前国内外指南推荐的首选治疗，而不适宜解救化疗的激素受体阳性 /HER-2 阳性患者，可给予内分泌联合靶向HER-2 治疗。

④ 内分泌治疗耐药：内分泌治疗过程中患者可能会出现原发性内分泌耐药或继发性内分泌耐药，前者指术后辅助内分泌治疗 2 年内出现复发转移，或转移性乳腺癌内分泌治疗 6 个月内出现疾病进展，后者指术后辅助内分泌治疗 2 年后出现复发转移，或在完成辅助内分泌治疗 12 个月内出现复发转移，或针对转移的一线内分泌治疗 ≥ 6 个月出现疾病进展。内分泌耐药可能与激素受体缺失、生长因子信号通路交互作用、表观遗传学修饰等因素有关，随着研究的不断深入，克服内分泌治疗耐药的新的药物不断出现，为乳腺癌患者的内分泌治疗提供了更多选择。目前临床常用的药物有 mTOR 抑制药依维莫司、HDAC 抑制药恩替诺特、西达本胺等。

(6) 展望：乳腺癌是高度异质性的肿瘤，采取分子分型指导下的个体化治疗原则。乳腺癌的内分泌治疗不仅能够降低早期乳腺癌患者的复发风险、提高无病生存率和总生存率，而且能够延长复发转移患者的无进展生存期，改善患者生活质量和延长总生存时间。随着对内分泌治疗领域的不断探索，逐渐加深了对乳腺癌内分泌治疗及耐药机制的研究，出现了越来越多的乳腺癌内分泌治疗方案的新选择，使内分泌治疗成为乳腺癌综合治疗中非常有效的治疗手段。

（李　卓　高阳阳）

2. 前列腺癌的内分泌治疗

(1) 流行病学：前列腺癌全球发病高居男性恶性肿瘤第二位，死亡率高居第五位。前列腺癌多在老年男性中发病，平均发病年龄 70 岁，而 50 岁以下男性罕见。前列腺癌发病率在不同种族中存在差别，美国非裔前列腺癌发病率最高，欧洲裔次之，亚裔发病率最低。但随着我国人均寿命的增长，饮食结构改变及诊断技术的提高等，近几年发病率呈显著上升趋势。

(2) 病因：前列腺癌病因及发病机制复杂，确切病因尚不明确，可能与年龄、种族、遗传因素、饮食、肥胖和性激素等因素有关。前列腺癌发病时多数为激素依赖型，其发生发展与雄激素的调控关系密切，非激素依赖型前列腺癌占少数（如前列腺小细胞癌）。

(3) 病理

① 病理类型：腺癌占前列腺恶性肿瘤的 95% 以上。前列腺内也可发生其他类型的肿瘤（导管腺癌、导管内癌、尿路上皮癌、鳞状细胞癌等）。

② 病理分级：Gleason 分级系统是将前列腺癌穿刺组织中主要形态与次要形态根据生长方式和分化程度进行分别分级，再将两者相加后得到总分的评价系统。每个形态等级取值 1～5 分，所以 Gleason 评分的取值范围为 2～10 分。评分较高的患者治疗后的预后也相对更差。

③ 遗传学筛查：在前列腺癌患者中约有 11% 的人群携带与癌症风险增加相关的有害胚系突变。所以目前共识提出在临床上要对所有前列腺癌患者的个人和家族史进行全面回顾；并可对前列腺患者进行同源重组修复基因（*BRCA1*、*BRCA2*、*ATM*、*PALB2*、*CHEK2*、*CDK12*、*RAD51C*、*BRIP1*、*ATR*、*MRE11A*、*FAM175* 及 *EPCAM*）检测。此外，DNA 错配基因突变（*MLH1*、*MSH2*、*MSH6* 及 *PMS2*）也是推荐的检测基因。

(4) 临床表现：早期前列腺癌通常没有症状。随着肿瘤的进展，可表现多种症状。主要有三个方面。

① 尿道阻塞的症状：表现为尿频、尿急、排尿困难、尿流中断、排尿不尽，严重者出现尿潴留、血尿、尿失禁。

② 局部浸润的症状：肿瘤侵犯或压迫输精管可引起腰痛或患侧睾丸疼痛；侵犯膀胱三角区及输尿管口引起上尿路积液，严重导致肾功能损害。

③ 肿瘤转移的症状：前列腺最常见骨转移，可引起骨痛、病理性骨折，压迫脊髓致下肢瘫痪等，如转移到其他脏器会出现相关症状。

(5) 诊断：诊断前列腺癌的主要方法是前列腺直肠指诊（DRE）、血清前列腺特异性抗原（PSA）、经直肠超声检查（TRUS），DRE 联合 PSA 是目前公认的早期前列腺癌的初筛方法。对于前列腺检查结果异常（有结节、硬化或不对称）的男性应行前列腺活检，并根据活检所获组织进行组织学诊断。前列腺癌分期系统目前最广泛采用的是 2017 年第 8 版美国癌症分期联合委员会（AJCC）制订的 TNM 分期系统。

(6) 治疗：前列腺癌有多种治疗方法，包括观察、根治性前列腺癌切除、放射治疗、内分泌治疗、化疗、免疫治疗等。应根据患者年龄、全身状况、病理分级、临床分期和预期寿命综合分析。

① 观察等待与主动监测：观察等待一般适用预期寿命 10 年以下，肿瘤分期 cT_1 或 cT_2，PSA ≤ 10ng/ml，活检 Gleason 评分 ≤ 6，阳性针数 ≤ 2 个，每个穿刺标本中肿瘤所占比例 ≤ 50%。随访过程中要进行 DRE（至少每年 1 次）、PSA（至少每半年 1 次）、影像学检测（如

mpMRI）及重复穿刺（至少每 3～5 年 1 次）等检查。主动监测适用于没有某些组织学特征（筛状区域或导管内癌）、基因表达检测结果为低危、符合转移风险低的生物学标准且在心理上能接受主动监测的患者。

② 根治性前列腺切除术：根治性前列腺切除术的目的是彻底清除肿瘤，同时保留控尿功能，尽可能地保留勃起功能。手术可以采用开放、腹腔镜以及机器人辅助腹腔镜等方式。

③ 放射治疗

- 外放射治疗（EBRT）：EBRT 分为三类：根治性放疗；术后辅助和术后挽救性放疗；转移性癌的姑息性放疗。根治性 EBRT 与根治性前列腺切除术相似，是前列腺癌患者最重要的根治性治疗手段之一。

- 近距离放射治疗：近距离放射治疗是一种治疗局限性前列腺癌的技术手段，通过三维治疗计划系统的准确定位，将放射性粒子植入前列腺内，提高前列腺的局部剂量，减少直肠和膀胱的放射剂量，其疗效肯定、创伤小，尤其适合于不能耐受根治性前列腺切除术的高龄前列腺癌患者。

④ 内分泌治疗：前列腺癌的内分泌治疗指的是针对男性体内雄激素的剥夺治疗，是晚期前列腺癌患者的主要治疗，也是前列腺癌的新辅助 / 辅助治疗的手段。主要包括以下方法。

- 雄激素剥夺治疗（ADT）：ADT 抑制雄激素的生成，降低体内雄激素，去除雄激素对前列腺细胞生长的刺激作用。目前认为睾酮 < 20ng/dl（0.7nmol/L）是比较合理的去势水平。可单独应用或与化疗联用，也与其他治疗方法联合用于去势抵抗前列腺癌。ADT 可采用手术去势（双侧睾丸切除术）或药物去势。药物去势主要包括促性腺激素释放激素（GnRH）激动药或拮抗药。GnRH 激动药早期应用可引起睾酮反应性急剧增加（"闪烁"现象），患者症状加重或出现肿瘤进展现象，

所以去势治疗前一周或治疗时联合抗雄激素治疗。GnRH 激动药临床常用的药物有亮丙瑞林、戈舍瑞林、曲普瑞林等。GnRH 拮抗药与垂体促性腺激素生成细胞上的 GnRH 受体结合，抑制睾酮生成，GnRH 拮抗药可迅速降低睾酮水平，避免了使用 GnRH 激动药时"闪烁"现象的产生，临床药物有地加瑞克等。

- 抗雄激素治疗：抗雄激素药物通过与雄性激素竞争结合雄激素受体（AR），或抑制雄性激素的合成而抑制雄性激素受体激活途径，最终抑制前列腺癌细胞的生长，达到治疗前列腺癌的目的。目前临床应用的抗雄激素药物包括类固醇类（如甲地黄体酮和甲黄体酮）和非类固醇类（如氟硝基丁酰胺、比卡鲁胺、阿比特龙、阿帕鲁胺、恩杂鲁胺等）两类。

- 雌激素：雌激素受体是前列腺发育的重要受体之一，雌激素受体在前列腺癌的作用仍然存在争议。雌激素最初被用作前列腺癌最早的治疗方式之一，但是因为增加的心血管毒性和其他不良反应（如乳腺肿大和乳房压痛等）导致其逐渐被其他内分泌治疗所替代。

- 肾上腺来源雄激素合成抑制药：阿比特龙（CYP17A1 抑制药）与酮康唑（非选择性 CYP17A1 抑制药）能够广泛抑制类固醇激素的合成，意味着其不仅能阻断垂体—性腺轴来源的雄激素合成，而且可以抑制肾上腺及肿瘤组织来源的雄激素合成。目前临床上已经在晚期前列腺癌治疗中广泛应用阿比特龙治疗（包括 mHSPC 与 mCRPC 阶段）。酮康唑因其非选择性阻断作用（同时非选择性阻断 CYP_{450} 与 CYP17A1）而在临床应用受到限制。此外，外源性补充地塞米松与泼尼松可抑制肾上腺素类固醇激素的合成，也是 mCRPC 患者治疗选择方案之一。

- 新辅助内分泌治疗：为了进一步提高手术

治疗前列腺癌的效果，有一系列临床研究尝试使用手术前的短期新辅助内分泌治疗手段，部分研究发现新辅助内分泌治疗可以减小肿瘤体积、降低血清 PSA。但研究结果显示患者并未因为新辅助内分泌治疗而获得生存方面的受益，还需长期随访观察生存结果。

- 辅助内分泌治疗：局限期中危前列腺癌患者应采用放疗联合 4～6 个月内分泌治疗。对于局限期高危或局部进展期前列腺癌患者，目前国际上普遍推荐的放疗联合内分泌治疗时间为 24～36 个月。但长期内分泌治疗可能带来的心血管毒性、骨质疏松、代谢异常等不良反应，也需要临床上加以重视，按照实际情况调整内分泌治疗方式与时间。

- 解救内分泌治疗：晚期转移前列腺癌患者应该以内分泌治疗为主，包括手术去势或药物去势治疗。药物去势和手术去势比较，在患者总体生存和疾病无进展生存方面无明显差异，但可以避免手术带来的心理影响，并且药物去势可以给予间歇治疗方案以减少低睾酮血症带来的影响。药物去势治疗患者即使出现了内分泌治疗失败的情况，药物去势治疗也不能停止，否则将会出现肿瘤进一步的进展，因此患者在后线治疗中也应该持续给予药物去势治疗，使患者血清睾酮水平续保持在去势水平（小于 50ng/dl）或更低水平（小于 20ng/dl）。

内分泌治疗 18～24 个月，晚期前列腺癌患者大多会出现去势治疗抵抗情况（CRPC），即肿瘤在应用内分泌治疗过程中出现进展。这种情况下，可以在去势治疗基础上联合阿比特龙、恩杂鲁胺药物治疗。COU-AA-302 研究结果显示，阿比特龙＋泼尼松组能够将 PFS 提升 8 个月以上、死亡风险下降 19%;PREVAIL 研究结果显示，对于未化疗的 mCRPC 患者恩杂鲁胺能够将患者进展风险降低 81%，死亡风险降低 29%，并显著改善患者的生存质量。

⑤ 化学治疗

- 雌二醇氮芥（雌莫斯汀，ETM）：雌二醇氮芥为氮芥类化合物，具有烷化剂和雌激素双重作用，其主要代谢产物雌二醇氮芥和雌酮氮芥对前列腺有特殊亲和力，可通过下丘脑抑制促黄体生成素，降低睾酮分泌，又有细胞毒作用。

- 多西他赛：去势治疗、多西他赛联合泼尼松治疗方案目前已作为 mHSPC 及 mCRPC 选择推荐治疗方案。TAX327 研究显示，多西他赛较米托蒽醌化疗方案可显著延长患者 OS、缓解疼痛、提高患者的生存质量。

- 卡巴他赛：卡巴他赛于 2010 年被 FDA 批准用于多西他赛治疗过的 mCRPC。Ⅲ期 TROPIC 试验显示卡巴他赛比米托蒽醌联合泼尼松二线治疗更有效。

⑥ PARP 抑制药：20%～30% 的 mCRPC 患者发生同源重组修复（HRR）基因突变，其中约 12% 的 mCRPC 患者携带有害种系或体系 *BRCA1* 或 *BRCA2* 基因突变，PARP 抑制药，通过抑制肿瘤细胞 DNA 损伤修复、促进肿瘤细胞发生凋亡达到治疗肿瘤的目的。已有研究发现，在 *BRCA1/2* 和（或）*ATM* 基因突变的 mCRPC 患者中 PARP 抑制药，奥拉帕尼具有很好的治疗效果。尼拉帕利在 *BRCA* 双等位基因改变的 mCRPC 患者的 ORR 达到 41%。

⑦ 免疫治疗

- 免疫检查点抑制药：有研究显示显示纳武利尤单抗联合伊匹木单抗，在第二代激素治疗且未进行化疗的 32 例患者中客观响应率（ORR）为 25%；另有研究发现恩杂鲁胺耐药后加用帕博利珠单抗显示出中等强度的抗肿瘤活性。免疫治疗在前列腺癌中的应用价值还需要进一步临床研究进行探索。

- 疫苗：Sipuleucel-T 是由自体树突状细胞与融合蛋白 PA2024 在体外共孵化获得的肿瘤

疫苗，为首个获批用于 mCRPC 的免疫治疗药物，其中 PA2024 是一种由前列腺酸性磷酸酶（PAP）和粒细胞巨噬细胞集落刺激因子（GM-CSF）构建的融合蛋白（PAP-GM-CSF）。IMPACT 研究发现 Sipuleucel-T 能够延长 OS 4.1 个月，死亡风险降低 22%。Sipuleucel-T 可作为 mCRPC 患者的治疗选择之一。

⑧ 其他治疗：^{223}Ra 主要释放具有高能量、高线状能量传递和低组织穿透性 α 粒子，可有效治疗症状性 mCRPC 骨转移、缓解骨痛，延长生存。

(7) 展望：新型药物的研发和前瞻性随机临床试验的研究或将明显提高晚期前列腺癌的治疗效果，并为临床治疗提供更多潜在的联合治疗可能，而合理的序贯及联合治疗会提高疗效、改善患者的生活质量。此外，生物标志物的研究有助于精准和个体化治疗，为更有针对性地选择治疗方案提供切实的科学依据。

（于常华　王英迪）

3. 子宫内膜癌的内分泌治疗

子宫内膜癌又称子宫体癌，是发生于子宫内膜的一种上皮性恶性肿瘤，以来源于子宫内膜腺体的腺癌最常见。

(1) 流行病学：子宫内膜癌为女性生殖系统常见三大恶性肿瘤之一，约占女性肿瘤的 7%，占女性生殖系统恶性肿瘤的 20%～30%。近 20 年来我国子宫内膜癌发病率呈明显增高的趋势，发病年龄高峰为 50—59 岁。

(2) 病因与发病机制：子宫内膜癌发病相关因素有雌激素、子宫内膜增生、内分泌及代谢异常、遗传因素、饮食习惯、运动减少、饮酒、吸烟等。主要与内、外源性雌激素的过多刺激有关，其真正发病原因迄今不明，目前根据其可能发病机制及生物学行为特点分为两种类型。

Ⅰ型为雌激素依赖型，占子宫内膜癌的 80% 以上，多发生于绝经前期或围绝经期女性，一般为雌激素受体及孕激素受体表达阳性（ER+、PR+），主要特征为细胞分化好，组织形态为内膜样，常由子宫内膜增生进展而来，预后良好；其发病机制与 DNA 错配修复基因异常有关（如 MLH1、MSH2、MSH6），常见的基因突变有 K-RAS 突变、PTEN 失活等。现有的理论认为其发病模式为：①首先，雌激素作用于内膜基质，促进其产生能够刺激上皮增殖的生长因子；②当缺乏足够的孕激素"阻止"该作用时，上皮细胞增殖进展为不典型的增生；③ RAS 和 PTEN 基因突变导致单个不典型细胞克隆倍增，其后的 DNA 错配修复缺陷导致不典型增生向内膜癌进展。

Ⅱ型为非雌激素依赖型，约占 10%，以绝经后老年体瘦女性多发，为雌激素受体阴性 ER-，主要特征为细胞分化差，病理类型多样，肿瘤恶性程度高，与高雌激素无关，无内分泌代谢紊乱，伴有萎缩性内膜，侵袭性强，预后不良。典型组织学类型有浆液性癌、透明细胞癌。

(3) 临床表现：极早期患者可无明显症状，仅在普查或其他原因做妇科检查时偶然发现。随着疾病的发展可有阴道流血、阴道排液、腹部肿块及下腹痛、贫血、消瘦、恶病质等相应症状。

早期患者妇科检查可无异常发现；晚期可有子宫明显增大，合并宫腔积脓时可有明显触痛，宫颈管内偶有癌组织脱出，触之易出血。癌灶浸润周围组织时，出现子宫固定或在宫旁触及不规则结节状物。

(4) 诊断：诊断子宫内膜癌时需要结合患者的病史、临床检查、病理检查、实验室检查进行全面综合的分析。

① 病史及临床表现：对于绝经后阴道流血、绝经过渡期月经紊乱均应排除子宫内膜癌后再按良性疾病处理。注意高危因素的患者，如老年、肥胖、高血压、糖尿病、绝经延迟或不育等，仔细询问有无乳腺癌、子宫内膜癌等家族史、雌激素或三苯氧胺使用情况、有无子宫内膜增生及多

囊卵巢等病史。

②相关辅助检查包括：a. 妇科检查；b.CA125、CEA、CA153、CA199、HE4 等实验室检测；c. 超声检查、CT 和 MRI 等影像学检查；d. 宫腔镜检查；e. 细胞 / 组织病理学检查。其中子宫内膜的组织病理学检查是诊断的金标准。

（5）治疗：子宫内膜癌的治疗以手术治疗为主，辅以放疗、化疗和激素等综合治疗。除不能耐受手术或晚期不能手术的患者外，均应进行全面的手术 – 病理分期，同时切除子宫及可能转移或已有的病灶。早期术后具有高危因素的患者需辅助放疗，必要时加化疗。严格遵循各种治疗方法指征，避免过度治疗或治疗不足。强调有计划的、合理的综合治疗。

①手术治疗：手术治疗为首选的治疗方法，尤其对于早期患者。

- 肿瘤局限于子宫体：首选手术治疗，行全子宫 + 双附件切除 + 手术分期。不适宜手术者，可行肿瘤靶向放疗或内分泌治疗。

- 肿瘤侵犯宫颈：行根治性子宫 + 双附件切除 + 手术分期。对于手术切除困难者，先行术前放疗再行手术治疗。不能手术者则行肿瘤靶向放疗。

- 肿瘤扩散到子宫外：病变局限于腹腔内（包括腹水细胞学阳性、大网膜、淋巴结、卵巢、腹膜转移），行全子宫 + 双附件切除手术分期 + 减瘤术，也可进行术前新辅助化疗；病变局限在盆腔内（转移至阴道、膀胱直肠、宫旁）无法切除者，可化疗后再次评估；病变超出腹腔或转移到肝脏，可行化疗和（或）放疗和（或）激素治疗，也可以考虑姑息性全子宫 + 双附件切除。

②放疗：放射治疗是子宫内膜癌治疗的主要手段之一，包括 3 种治疗模式，如单纯放疗、术前放疗和术后放疗。放疗方式包括腔内照射及体外照射两种。

③化疗：对于子宫内膜癌的化疗包括术后的辅助化疗以及针对晚期不可手术或减瘤术后患者的解救化疗。

- 辅助化疗：Ⅰ期，术后治疗需结合患者有无高危因素，目前，多主张对于伴有复发高危因素的早期子宫内膜癌患者行放疗 + 辅助化疗。复发高危因素包括年龄＞ 60 岁、肿瘤直径≥ 2cm、低分化、肌层浸润＞ 50%、宫颈浸润或子宫体下段受侵、血管淋巴间隙受累（LVSI）、非内膜样癌组织类型（浆液性、透明细胞、未分化、小细胞等）。Ⅱ期，结合手术方式和组织分化选择术后放疗 ± 化疗。Ⅲ期，术后治疗只需按分期不需考虑组织分化程度，术后行化疗和（或）放疗。

- 解救化疗：各期患者在术后均有复发可能，Ⅰ期和Ⅱ期患者术后复发率约 15%，其中 50%～ 70% 的复发有症状。化疗推荐多药联合方案，卡铂 / 紫杉醇、顺铂 / 多柔比星、卡铂 / 多西他赛。对于Ⅳ A～Ⅳ B 期（减瘤术后无或仅有微小残留者）行化疗 ± 体外放疗 ± 腔内放疗。

④内分泌治疗：子宫内膜癌对内分泌治疗有一定敏感性，目前已经证实阻断雌激素和雌激素受体在治疗子宫内膜癌中具有抗肿瘤作用。

- 内分泌治疗理论基础：目前内分泌治疗仅用于子宫内膜样癌患者，治疗药物主要是抗雌激素药物治疗（他莫昔芬）和孕激素治疗（包括甲羟孕酮、甲地孕酮及己酸孕酮）及芳香化酶抑制药等。

他莫昔芬为非甾体类雌激素受体竞争性药物，有抗雌激素作用，可使 PR 水平上升，可以加强孕激素治疗的活性，有利于孕激素治疗。此外，他莫昔芬对 ER+ 和 ER– 的子宫内膜癌细胞的抗肿瘤作用是通过不同的通路介导的，这些通路与雌激素 – 雌激素受体的信号通路相互交叉关联。

孕激素对子宫内膜细胞具有保护作用。孕激素通过与子宫内膜孕激素受体结合，直接作用于子宫内膜细胞，发动级联反应，实现对子宫内膜的保护。其可能的机制包括：a. 转化为易受雌激素影响的分泌期子宫内膜；b. 诱导 II 型 17β- 羟甾脱氢酶，使雌二醇（E_2）转化为活性较低的雌酮（E_1）；c. 诱导硫酸转移酶，将雌激素转化为无活性的硫酸盐形式，从而加速 E_2 的代谢；d. 降解 ER，抑制 ER 的合成，降低内膜对雌激素的反应；e. 促进肿瘤抑制基因，如 PTEN 的表达，从而抑制 DNA 的合成及癌细胞的增殖与分裂；f. 抑制肾上腺产生雌激素的前身物质——雄激素；g. 对绝经前的女性，抑制垂体分泌促性腺激素。在孕激素治疗的过程中，可观察到内膜癌细胞经历了一个完整的分化、成熟、萎缩，最终消失的过程。

- 内分泌治疗的具体策略：内分泌治疗原则为高效药物、大剂量和长疗程，用药时间至少 1 年以上。

目前子宫内膜癌内分泌治疗的适应证主要包括：a. 年轻的早期患者、要求保留生育能力；b. 对晚期复发的子宫内膜癌患者，以及因严重并发症等不适宜接受手术及化疗等系统治疗的患者，作为姑息治疗手段之一；c. 对 ER/PR 受体阳性的低级别子宫内膜样腺癌患者，在手术治疗后应用大剂量孕激素治疗，减少复发机会，延长患者生存时间。

临床上对存在如下情况的患者，不建议行内分泌治疗：a. 严重肝、肾功能不全者；b. 严重心功能不全者；c. 有血栓病史者；d. 糖尿病患者；e. 脑膜瘤患者；f. 精神抑郁者；g. 对孕激素类药物过敏者。

首先，对于 I A 期选择保留生育能力的高级别子宫内膜癌患者应用内分泌治疗，必须满足以下所有标准：a. 分断诊断性刮宫的组织样本经病理专家确诊为分化良好的子宫内膜样腺癌；b. 首选 MRI 或者经阴道超声检查发现肿瘤局限于子宫内膜；c. 影像学检查无疑似远处转移的表现；d. 无药物治疗或妊娠的禁忌证；e. 患者应被告知保留生育能力的治疗选择并非子宫内膜癌的标准治疗方案。对于满足上述标准的患者，应该在治疗前咨询生育专家并进行遗传咨询，必要时对于一些选择性患者行遗传相关检查。在完成上述咨询后，可连续给予以孕激素为基础的治疗，包括甲地孕酮、醋酸甲羟孕酮、左炔诺孕酮宫内节育系统。在治疗过程中，每 3～6 个月行子宫内膜评估（分段诊断性刮宫或子宫内膜活检）。若 6 个月内肿瘤完全缓解，则鼓励怀孕，但怀孕期间应每 6 个月持续监测一次。在完成生育后或者子宫内膜取样发生疾病进展时行全子宫切除术 + 双侧输卵管 - 卵巢切除术及手术分期。若在 6～12 个月时子宫内膜癌仍然存在，则直接行全子宫切除术 + 双侧输卵管 - 卵巢切除术及手术分期。

其次，对于复发、转移的子宫内膜癌患者也可以选择内分泌治疗。但通常用于较低级别的组织学为子宫内膜样癌的患者，首选用于小体积的肿瘤或生长速度缓慢的肿瘤。对于播散性转移，如果为低级别或者无症状或 ER/PR 阳性者，也可给予内分泌治疗。对于复发转移性患者内分泌治疗可能疗效较好的预测因子包括肿瘤分化良好、高表达 ER/PR、无疾病间隔时间长及肿瘤盆腔外转移（特别是肺）的位置和程度。激素治疗的选择方案包括醋酸甲羟孕酮 / 他莫昔芬（交替使用）、醋酸甲地孕酮 / 他莫昔芬（交替使用）、孕激素类药物（如醋酸甲羟孕酮、醋酸甲地孕酮、左炔诺孕酮）、芳香化酶抑制药、他莫昔芬、氟维司群。在激素治疗后如果出现疾病进展，则给予其他全身治疗。

- 内分泌治疗具体药物选择方案及进展

他莫昔芬：对绝经后子宫内膜癌患者给予他莫昔芬 30mg/d，7～10d 后发现，患者的 PR 增加，而 ER 减少。因此，他莫昔芬可以增加子宫内膜癌患者 PR 水平，即使是在初始 PR 水平较低的患者应用他莫昔芬治疗也可诱导 PR 合成，使这些患者对孕激素治疗有潜在的反应性。美国妇科肿瘤组织（GOG）对晚期复发的子宫内膜癌患者的两项研究，应用不同的联合用药方案，分别为醋酸甲羟孕酮 80mg，每日 2 次，共 3 周与他莫昔芬 20mg，每日 2 次，共 3 周交替应用；他莫昔芬 40mg/d 联合每隔 1 周用 1 周的醋酸甲羟孕酮 200mg/d，分别取得了 27% 和 33% 的反应率，均提示他莫昔芬联合孕激素对子宫内膜癌有效。间歇给药，一般用药 6 周才开始出现疗效，但应等到 12 周肿瘤仍进展，才评为治疗无效；若有治疗反应，治疗应持续下去，直到明确疾病进展或复发。

孕激素：目前用于子宫内膜癌治疗的孕激素主要有 3 种：己酸孕酮、醋酸甲地孕酮（妇宁）和醋酸甲羟孕酮（安宫黄体酮）。用于子宫内膜癌治疗的孕激素剂量为避孕药或常规用量的十几或几十倍。己酸孕酮用于避孕时，每个月 1～2 支，用于癌的治疗时每日 1～2 支。醋酸甲地孕酮用于避孕时每日 1mg，用于癌治疗时每日 40～100mg；醋酸甲羟孕酮常用量 4～10mg，用于癌治疗时每次 100～200mg，每日 3～4 次。用法：除口服、肌内注射外，还可以子宫腔内给药。

此外，芳香化酶抑制药（如阿那曲唑、来曲唑）也可以作为孕激素或他莫昔芬的替代品。

另外，近年来的研究发现，促性腺激素释放激素（GnRH）受体存在于子宫内膜癌等恶性肿瘤的组织中。应用 GnRH 激动药（曲普瑞林）治疗子宫内膜癌，对预后较差的子宫内膜癌患者来说是一种安全、易控制、毒性低的治疗方案，主要治疗对象为复发性的子宫内膜癌患者。第三代选择性雌激素受体调节药（拉索昔芬）也用于子宫内膜癌的治疗，尤其对晚期和复发子宫内膜癌患者的反应率为 30%，临床上与孕激素联合或交替使用可提高疗效。

• 内分泌治疗存在的问题

不良反应问题：孕激素类药物不良反应较轻，常见的有轻度体液潴留、消化道反应和精神抑郁等。在子宫内膜癌的内分泌治疗过程中应严密随访。

治疗时长问题：内分泌治疗需要持续一段时间才会对治疗发挥出明显的反应，这个时间各文献报道各不相同。目前普遍观点认为子宫内膜癌患者应用内分泌治疗应至少持续 12 个月以上。

保留生育能力的激素治疗问题：目前对手术治疗后常规辅助内分泌治疗的必要性仍存在争议。对于希望保留生育能力的患者来说，应向其告知孕激素治疗并非标准治疗方案，如果患者后续分娩完成或出现疾病进展，仍然建议其采用手术治疗；高危病理类型的患者（高级别子宫内膜样腺癌、子宫乳头状浆液性癌，透明细胞癌，癌肉瘤以及子宫平滑肌肉瘤）不建议采用孕激素方案治疗。此外，对于这部分患者，应特别注意治疗期间定期进行子宫内膜活检，监测子宫内膜情况。随访期间除宫腔镜和诊断性子宫内膜活检外，还应进行盆腔磁共振等检查。并应及时考虑进一步手术治疗。

子宫内膜癌术后患者常规使用辅助内分泌治疗目前还存在争议，并且前瞻性研究报道甚少。目前的普遍观点认为，内分泌治疗不会促进内膜癌进展，对内膜癌患者术后是否常规辅助内分泌治疗，主要是权衡副反应与治疗益处问题，对患者应进行筛选。可以向患者讲明辅助内分泌治疗可能存在的风险与获益，让患者在充分知情前提下自主选择。

⑤ 其他治疗：化疗后肿瘤仍进展可考虑使用抗血管生成药物如贝伐珠单抗。另外条件允许的话也可以选择免疫治疗。

(6) 预后及随访：子宫内膜癌的预后较佳，其影响因素与分期明显相关，I、Ⅱ期 5 年生存率可达到 80% 或以上，Ⅲ期 5 年生存率 32%～60%，Ⅳ期 5 年生存率仅 5%～20%。

随访时间：术后 2～3 年内，每 3～6 个月随访 1 次；之后，每 6 个月至 1 年随访 1 次。

随访检查内容：病史采集、阴道视诊、盆腔检查，根据临床需要进行影像学检查和 CA125 检查。

（7）研究进展：近年来，无论手术还是放化疗对晚期和复发性子宫内膜癌患者的治疗效果都不够理想，并且随着对肿瘤分子机制和信号转导通路的加深理解，肿瘤分子靶向治疗的研究不断深入，越来越多的研究开始关注分子靶向药物在晚期子宫内膜癌中联合放疗的应用，并且显示出一定的疗效。有临床研究显示，贝伐珠单抗在复发性以及转移性子内膜癌中治疗的有效率为13.5%，其中位生存期为10.5个月，另外mTOR抑制药替西罗莫司在复发性以及转移性子宫内膜癌中二线治疗的部分缓解率达到4%。此外，文献报道，48%～60%的子宫内膜癌中可检测到表皮生长因子受体（EGFR）的过表达，并且与细胞分化、肌层浸润深度及预后具有相关性。另有文献报道，发现部分ER/PR阴性子宫内膜癌表达雄激素受体，特别是浆液性肿瘤；且有证据表明雄激素受体拮抗药可能是治疗子宫内膜癌的一个治疗选择。

关于子宫内膜癌的基因分子分型及免疫治疗的研究也有不少进展。2013年，癌症基因组图谱（TCGA）根据不同突变方式和拷贝数将子宫内膜癌分为4种，即POLE（DNA polymerase epsilon）突变型、微卫星不稳定（MSI）高突变型、低拷贝数型（CN-L）和高拷贝数型（CN-H）。POLE突变型、MSI-H型子宫内膜癌的肿瘤突变负荷较高，细胞毒性T细胞浸润增强，可能更容易从免疫治疗中获益，可能是程序性死亡蛋白1（PD-1）/程序性死亡蛋白配体1（PD-L1）阻断治疗的获益人群。2017年美国FDA首次批准帕博利珠单抗（PD1抗体）用于MSI-H或dMMR实体瘤，2019年美国NCCN子宫内膜癌指南（第3版）推荐将帕博利珠单抗作为MSI-H/dMMR子宫内膜癌的治疗方案。

（杨　雷）

（三）展望

内分泌治疗是激素依赖性肿瘤的综合治疗中

的重要组成部分，其价值越来越受到重视。随着对肿瘤内分泌分子生物学研究的不断深入，一些针对新的分子靶点的治疗药物的临床研究陆续取得成功，能一定程度上逆转肿瘤内分泌耐药，让患者在内分泌治疗中持续获益。但内分泌治疗仍存在许多亟待解决的问题，包括内分泌治疗耐药的发生机制、新的靶向治疗药物疗效预测标志物的发现、内分泌治疗不良反应的控制等。随着研究的不断深入，液体活检、基因组学研究、非编码RNA研究等可能是未来的探索方向，希望能在临床实践中更好地解决内分泌治疗的耐药和远期复发等难点。

内分泌治疗广泛应用于激素受体阳性的肿瘤患者，但仍有部分患者出现原发性或继发性内分泌耐药，因此对内分泌治疗的持续反应性或耐药性的监测十分重要；另一方面，获得详实的组织病理及遗传信息是制订肿瘤治疗决策的关键。传统肿瘤组织病理学活检存在创伤大、难以重复取材的缺点，以循环肿瘤细胞（CTC）、循环肿瘤DNA（ctDNA）检测为代表的液体活检技术越来越受到重视，有望成为补充或替代传统组织学活检的新兴检测手段，并成为精准医学时代肿瘤诊治的重要工具。液体活检技术可监测内分泌治疗期间相关耐药基因突变的动态变化，分析药物导致的肿瘤克隆改变，有助于更加及时地调整治疗方案。未来有望通过这些重复性强、无创的液体活检技术实时、全面地监测肿瘤的药物反应性，从而为患者量身定制个体化治疗方案。虽然液体活检目前仍存在缺陷，包括检出率低、存在异质性、反映的肿瘤分子特征和提供的遗传学特性不足等问题，但是随着循证医学证据的不断出现，未来应用液体活检长期监测内分泌反应性，从临床病理和基因表达情况总结远期复发肿瘤的特征，对高危复发的患者采取延长内分泌治疗时限、联合用药等治疗方案，可能最终降低肿瘤的远期复发的风险。

基因组学研究的目的是对一个生物体所有基

因进行集体表征和量化，并研究它们之间的相互关系及对生物体的影响。利用基因组学测序技术分析激素受体阳性肿瘤的基因组差异性，比较肿瘤原发病灶与转移病灶、内分泌治疗前病灶与治疗后病灶在分子层面的变化，从而揭示内分泌治疗耐药的分子机制并寻找可能克服耐药机制的药物靶点。同时，借助基因组学、蛋白组学、磷酸化蛋白质组学等技术，可深入认识肿瘤的发病机制、筛选相关的肿瘤标志物、研究潜在的靶向治疗药物。随着分子生物技术的发展，可从多组学层面理解分子本质，多视角进行机制研究，更加高效地挖掘潜在分子靶点并筛选高危人群，挖掘肿瘤组学特征，最终优化临床治疗策略。

非编码 RNA 包括微小 RNA（miRNA）和长链非编码 RNA（long non-coding RNA）等。miRNA 通过翻译抑制或降解 mRNA 转录调控基因表达，参与细胞增殖、分化和凋亡等；lncRNA 参与细胞内蛋白质骨架、染色质循环及 mRNA 稳定性调节等。关于非编码 RNA 在肿瘤中的作用的研究越来越得到重视，但对大多数的非编码 RNA 的认识还处于起步阶段。随着基因测序技术的发展，有望逐渐揭示非编码 RNA 在肿瘤发生发展中的作用，有些非编码 RNA 会成为肿瘤的诊断、系统治疗耐药、判断预后的生物标志物。

肿瘤的内分泌治疗已经进入了精准治疗时代。在肿瘤治疗过程中，及时、准确地发现对特定治疗方案敏感的患者是提高肿瘤内分泌治疗临床疗效的关键所在，该问题的解决有赖于对疾病机理的进一步研究和大量生物标志物的发掘。靶向药物联合内分泌药物的治疗模式能够为内分泌治疗耐药的患者提供新的治疗机会，因此，在未来我们需要应用组织学检测、液体活检等继续探索肿瘤的分子特征，对疾病做出更加精细的分型。利用基因检测结果指导晚期肿瘤患者的内分泌治疗、利用生物标志物筛选靶向药物的治疗人群对提高内分泌耐药肿瘤患者的预后及生存意义重大。未来的肿瘤内分泌治疗将着重于继续开发新的内分泌治疗药物、研究内分泌治疗药物与靶向治疗药物的联合使用、探索内分泌治疗药物与免疫治疗的联合使用以及扩大现有内分泌治疗手段的使用范围，如新的内分泌治疗方法用于肿瘤的辅助治疗、新辅助治疗、化学预防等。随着对内分泌治疗联合靶向治疗的机制的进一步探索、对肿瘤基因多样性的深入研究、对耐药相关标志物的检测，肿瘤的内分泌治疗将会有更深入、更广阔的发展。期待精准医学探索生物学指标指导精准内分泌治疗，并在大数据的支持下，让越来越多的临床研究结果从试验进入到临床应用当中，使内分泌治疗进一步改善肿瘤患者的预后和生存。

（崔久嵬）

参 考 文 献

[1] Karhade AV, Thio QCBS, Kuverji M, et al. Prognostic value of serum alkaline phosphatase in spinal metastatic disease[J]. Br J Cancer, 2019, 120(6): 640-646.

[2] Namikawa T, Ishida N, Tsuda S, et al. Prognostic significance of serum alkaline phosphatase and lactate dehydrogenase levels in patients with unresectable advanced gastric cancer[J]. Gastric Cancer, 2019, 22(4): 684-691.

[3] Godoy-Ortiz A, Sanchez-Muñoz A, Chica Parrado MR, et al. Deciphering HER-2 Breast Cancer Disease: Biological and Clinical Implications[J]. Front Oncol, 2019, 9: 1124.

[4] Plotti F, Scaletta G, Terranova C, et al. The role of human epidid-ymis protein 4 as a biomarker in gynecologic malignancies [J]. Minerva Ginecol, 2019, 71 (1): 36-43.

[5] Malczewska A, Kidd M, Matar S, et al. An Assessment of Circulating Chromogranin A as a Biomarker of Bronch-opulmonary Neuroendocrine Neoplasia: A Systematic

Review and Meta–Analysis [J]. Neuroendoc–rinology, 2020, 110 (3–4): 198–216.

[6] Hofland J, Zandee WT, de Herder WW. Role of biomarker tests for diagnosis of neuroendocrine tumours[J]. Nat Rev Endocrinol, 2018, 14 (11): 656–669.

[7] Raverot G, Burman P, McCormack A, et al; European Society of Endocrinology. European Society of Endocrinology Clinical Practice Guidelines for the management of aggressive pituitary tumours and carcinomas[J]. Eur J Endocrinol, 2018, 178 (1): G1–G24.

[8] Ott PA,Bang YJ, Berton –Rigaud D, et al. Safety and Antitum or Activity of Pembrolizumab in Advanced Programmed Death Ligand 1–Positive Endometrial Cancer: Results From the KEYNOTE–028 Study [J]. J Clin Oncol, 2017, 35 (22): 2535–2541.

[9] Fassnacht M, Dekkers OM, Else T, et al. European Society of Endocrinology Clinical Practice Guidelines on the management of adrenocortical carcinoma in adults, in collaboration with the European Network for the Study of Adrenal Tumors[J]. Eur J Endocrinol, 2018, 179 (4):G1–G46.

[10] Shah MH, Goldner WS, Halfdanarson TR, et al. NCCN Guidelines Insights: Neuroendocrine and Adrenal Tumors, Version 2.2018[J]. J Natl Compr Canc Netw, 2018, 16 (6): 693–702.

[11] Giovanella L, Treglia G, Iakovou I, et al. EANM practice guideline for PET/CT imaging in medullary thyroid carcinoma [J]. EurJ Nucl Med Mol Imaging, 2020, 47 (1): 61–77.

[12] Lamberts SW J, Hofland LJ. Anniversary Review：Octreotide, 40 years later[J]. Eur J Endocrinol, 2019, 181 (5): p. R173–R183.

[13] 支修益，王洁，赵军. 肺癌骨转移诊疗专家共识（2019 版）[J]. 中国肺癌杂志，2019, 22(4):187–207.

[14] Hussein YR, Soslow RA. Molecular insights into the classifica–tion of high–grade endometrial carcinoma [J]. Pathology, 2018, 50 (2): 151–161.

[15] Bray F, Ferlay J, Soerjomataram I, et al. Global cancer statistics 2018: GLOBOCAN estimates of incidence and mortality worldwide for 36 cancers in 185 countries [J]. CA Cancer J Clin, 2018, 68 (6):394.

[16] 中国抗癌协会泌尿男生殖系肿瘤专业委员会，中国临床肿瘤学会前列腺癌专家委员会. 中国前列腺癌患者基因检测专家共识（2019 年版）[J]. 中国癌症杂志，2019, 19(7): 553.

[17] Sanda MG, Cadeddu JA, Kirkby E, et al. Clinically Localized Prostate Cancer: AUA/ASTRO/SUO Guideline. Part II: Recommended Approaches and Details of Specific Care Options[J]. J Urol, 2018, 199 (4): 990–997.

[18] Hamdy FC, Donovan JL, Lane JA, et al. 10–Year Outcomes after Monitoring, Surgery, or Radiotherapy for Localized Prostate Cancer[J]. N Engl J Med, 2016, 375(15):1415–1424.

[19] Morris MJ, Rumble RB, Basch E, et al. Optimizing Anticancer Therapy in Metastatic Non–Castrate Prostate Cancer: American Society of Clinical Oncology Clinical Practice Guideline[J]. J Clin Oncol, 2018, 36(15):1521–1539.

[20] Fizazi K, Tran N, Fein L, et al. Abiraterone plus Prednisone in Metastatic, Castration–Sensitive Prostate Cancer[J]. N Engl J Med, 2017, 377(4):352–360

[21] Chi KN, Protheroe A, Rodríguez–Antolín A, et al. Patient–reported outcomes following abiraterone acetate plus predn–isone added to androgen deprivation therapy in patients with newly diagnosed metastatic castration–naive prostate cancer (LATITUDE): an international, randomised phase 3 trial [J]. Lancet Oncol, 2018, 19(2):194–206.

[22] James ND, de Bono JS, Spears MR, et al. Abiraterone for Prostate Cancer Not Previously Treated with Hormone Therapy[J]. N Engl J Med, 2017, 377(4):338–351.

[23] Kyriakopoulos CE, Chen YH, Carducci MA, et al. Chemoho–rmonal Therapy in Metastatic Hormone–Sensitive Prostate Cancer: Long–Term Survival Analysis of the Randomized Phase III E3805 CHAARTED Trial[J]. J Clin Oncol, 2018, 36:1080.

[24] Noel C, Pawel W, Boris A, et al. Olaparib Combined With Abiraterone in Patients With Metastatic Castration–Resistant Prostate Cancer: A Randomised, Double–Blind, Placebo–Controlled, Phase 2 Trial[J]. Lancet oncolo, 2018, 19(7):975–986.

[25] Wassim A, David C, Akash P, et al. Non–BRCA DNA Damage Repair Gene Alterations and Response to the PARP Inhibitor Rucaparib in Metastatic Castration–Resistant Prostate Cancer: Analysis From the Phase II TRITON2 Study[J]. Clin Cancer Res, 2020, 26(11): 2487–2496.

[26] Atif AH, Zubaida FH, Amna Q, et al.Androgen receptor expression in endometrial carcinoma and its correlation with clinicopathologic features[J].BMC Res Notes, 2018, 11:289.

第四篇

心血管内分泌学

主　编　彭永德　霍　勇
副主编　汤旭磊　孙爱军　郑　博　王育璠

第 15 章

心血管系统的内分泌功能

一、心血管系统内分泌功能的概念的提出和演进

对于心脏功能的现代认知，可以追溯到 1628 年英国生理学家威廉·哈维发现血液循环。在发现泵功能的同时，他也发现心脏似乎可以感知静脉回心血量并据此调节血容量。20 世纪 50 年代，Henry 与 Kisch 分别发现心房中存在感知牵张力的感受器，随后 Kisch 与 Jamieson 等进一步在电镜下发现心房细胞存在发达的高尔基体与大量电子致密颗粒，提示心房细胞可能存在分泌功能。Marie 等进一步发现这些致密颗粒的密度随血容量变化而改变，提示这些致密颗粒的释放受血容量调节。

但上述研究仅仅为推测心脏存在内分泌功能，直到 1981 年，Bold 等研究发现将心房匀浆注射到大鼠体内可以迅速增加 30 倍的尿钠与 10 倍的尿量，证实心房中存在强大的水钠重吸收抑制药。随后在 1983—1984 年，这种物质同时被多组科研人员发现并给予了 atriopeptin、cardionatrin、auriculin、atrin 多个名字，最终定名为 atrial natriuretic peptide（ANP），也就是我们熟悉的心房钠尿肽。同为心房分泌的脑钠肽（BNP）与血管内皮分泌的 C 型钠尿肽（CNP）分别在 1988 年与 1990 年被发现。

1988 年，Yanagisawa 等在猪主动脉内皮细胞中提纯出一种能强力持久收缩血管的 21 肽，因为其来源被命名为内皮素 –1（endothelin–1）。除了血管内皮外，此后还发现内皮素 –1 可以从心肌与非循环系统产生。已发现的内皮素家族共 3 种分子，按照发现顺序命名为内皮素 –1、内皮素 –2 与内皮素 –3，均由 21 个氨基酸组成，来源与生理作用存在差异。

1993 年，因为检测到血小板 cAMP 的活性增强，Kitamura 等从嗜铬细胞瘤中提取了一种可以强力扩张血管的 52 肽。因为这种分子存在于正常肾上腺髓质及肾上腺髓质的嗜铬细胞瘤，因此被命名为肾上腺髓质素（adrenomedullin）。除肾上腺外，后来发现心脏、血管、肺、肾等器官同样可以分泌肾上腺髓质素，而肾上腺髓质素除扩张血管外也可以影响心肌收缩、心室重塑，因此心血管系统既是肾上腺髓质素的来源也是靶点。

除上面提到的几种分子外，随着更多由心血管系统分泌的生长因子、细胞因子、小分子核糖核酸等物质的发现，以及自分泌、旁分泌等作用途径的发现，心血管系统的内分泌功能正在不断被揭示。

（费金韬　郑　博）

二、心血管系统中不同组织和细胞的内分泌功能

心血管系统存在多种细胞，包括心肌细胞、

成纤维细胞、内皮细胞、血管平滑肌细胞、周细胞、传导细胞、脂肪细胞与免疫细胞等。各种细胞所占的比例在不同研究中存在较大差异，可能与物种、年龄等因素有关。总体而言，占比最多的三种细胞为心肌细胞、成纤维细胞与内皮细胞。

心肌细胞是心脏最主要的细胞，可以分为心房肌细胞与心室肌细胞，两种细胞的结构功能存在差异。心室肌细胞的 T 管比心房更发达，决定了两者的钙稳态与兴奋－收缩耦联存在较大差异。在电镜下可以观察到心房细胞存在较多电子致密物颗粒，这些致密物颗粒包括钠尿肽、卵泡抑素样蛋白 1、内皮素、嗜铬粒蛋白 A、成纤维细胞生长因子等肽类心肌因子，以及脂质、核酸等非肽类因子，这些因子在正常心室肌细胞中很少，而在病态心室肌细胞中较多。心肌因子的主要作用靶点为心脏，也有少数会在远端器官起作用。

成纤维细胞是心脏除心肌细胞外最主要的细胞。与其他成纤维细胞类似，心脏的成纤维细胞会分泌心脏所有细胞的"住所"细胞外基质，同时成纤维细胞在心脏发育、感知外界信号中有重要的作用。心肌受损后，成纤维细胞可以进一步分化成为肌成纤维细胞，肌成纤维细胞介于成纤维细胞与肌细胞之间，既有成纤维细胞发达的内质网，也有类似平滑肌细胞的肌丝，可以弥补心肌细胞无法再生的不足，但成纤维细胞激活也会导致心脏重塑从而恶化心功能。成纤维细胞可以分泌多种生长因子与细胞因子，如血管紧张素 II、白细胞介素 –1、白介素 –6、肿瘤坏死因子 –α、基质金属蛋白酶，当成纤维细胞转化为肌成纤维细胞或成纤维细胞受外界信号刺激后内分泌功能可以随之调整。

内皮细胞包括心内膜细胞、心肌毛细血管内皮细胞与血管内皮细胞，这些内皮细胞是隔离血液与组织的单层屏障。心内膜细胞与心肌毛细血管内皮细胞紧贴心肌，通过分泌神经调节蛋白、血管内皮生长因子与血管生成素等，与心肌细胞

的相互作用从而影响心脏的生长与功能。

血管内皮细胞的主要功能是血管舒缩、止血纤溶、物质交换、白细胞迁移与血管生成，但同时可以分泌上一节提到的钠尿肽、内皮素与肾上腺髓质素，也可以分泌一系列生长因子与细胞因子。

脂肪细胞位于心外膜脂肪层与血管旁脂肪层，包裹心脏表面约 80% 的面积，占心脏总重量的 20%，但脂肪细胞的作用却长时间被忽视。目前，研究发现血管旁脂肪层可以通过分泌脂肪细胞因子、趋化因子、细胞因子、气体分子、小分子核糖核酸等影响血管舒缩、炎症、血管平滑肌细胞迁移、内皮功能与血管氧化还原状态，而心外膜脂肪层也通过旁分泌的方式影响相邻的心肌细胞与细胞外基质。

心脏中存在所有种类的免疫细胞，虽然总数不多，但出现频率约为骨骼肌的 12 倍。心脏中的免疫细胞主要为巨噬细胞，部分巨噬细胞在心脏形成过程中即位于此，还有部分巨噬细胞为心脏形成后由单核细胞迁移进入。心脏巨噬细胞通过更新细胞与基质、吞噬代谢产物维持心脏收缩功能，并参与心脏电信号传导。已有研究发现免疫细胞可以分泌促肾上腺皮质激素、甲状腺激素、褪黑素、生长激素、胰岛素、性激素等多种激素。

（费金韬　郑　博）

三、心血管系统活性多肽

（一）钠尿肽家族

1. 钠尿肽的代谢和生理学作用

钠尿肽家族由循环激素心房钠尿肽（ANP）、B 型钠尿肽（BNP）和旁分泌信使 C 型钠尿肽（CNP）组成，这三个成员的一级氨基酸结构相似。

钠尿肽受体也有三种，钠尿肽受体 A

（NPR-A）、钠尿肽受体 B（NPR-B）和钠尿肽受体 C（NPR-C），NPR-A 被 ANP 和 BNP 激活，NPR-B 被 CNP 激活，NPR-C 主要发挥清除 NP 的作用。

2. 心房钠尿肽

编码人类 ANP 的基因，称为 *NPPA*（GeneID 4878），编码的 mRNA 产生含 151 个氨基酸多肽的心房钠尿肽前体（preproANP）。前 25 个氨基酸构成信号序列，被切割后产生含 126 个氨基酸的心房钠尿肽原（proANP），存储在心房颗粒中。这些颗粒释放后迅速被 Corin（一种跨膜心源性丝氨酸蛋白酶）切割，裂解为具有生物活性的 ANP 和非活性形式的 NT-proANP。

ANP 的释放受心房壁压力与激素水平调节。活性 ANP 肽的降解主要是通过与钠尿肽清除受体（NPR-C）的结合而发生。此外，中性内肽酶（NEP）也协助 ANP 的降解。

在肾脏，ANP 抑制顶端 Na^+ 通道和基底外侧 Na^+-K^+-ATPase 活性，以增加尿钠排泄。另外，ANP 可以直接抑制肾小球球旁细胞释放肾素、减少醛固酮的合成和释放、抑制抗利尿激素分泌，并舒张入球小动脉增加肾小球滤过率。ANP 利尿、利钠，可以有效减少循环容量，降低交感兴奋性。

3. B 型钠尿肽

编码人 BNP 的基因 *NPPB*（GeneID 4879）同样由 3 个外显子和 2 个内含子组成。BNP 前体（preproBNP）长度为 134 个氨基酸，由 26 个氨基酸信号序列与 108 个氨基酸 BNP 原（proBNP）构成。

BNP 在心室中的浓度更高，一般不存储，根据心脏应激状态按需转录。正常人 BNP 的血浆浓度非常低，但在充血性心力衰竭时浓度显著升高。

BNP 在尿钠排泄、利尿、血管舒张方面发挥重要作用，此外 BNP 也直接作用于心脏，抑制心肌细胞凋亡和坏死，并减少心脏肥大和纤维

化。BNP 还可能在心肌梗死后促进基质重塑与愈合。

4. C 型钠尿肽

CNP 是脑中表达最多的钠尿肽，但后续发现其在软骨细胞和内皮细胞中也高度表达。编码 CNP 的基因 *NPPC*（GeneID 4880）仅包含 2 个外显子和 1 个内含子，编码一个 126 个氨基酸的多肽，具有 23 个氨基酸信号序列与 103 个氨基酸 CNP 原（proCNP）。proCNP 加工成其成熟形式可能通过细胞内丝氨酸内切蛋白酶（如弗林蛋白酶）的作用而完成。

CNP 并不储存在颗粒中，其分泌随生长因子和剪切应力而增加。CNP 在充血性心力衰竭患者中比 ANP 和 BNP 低得多。ANP、BNP 和 CNP 都具有心肾保护作用，但 CNP 抗纤维化作用最强，肾脏作用最弱。

5. 钠尿肽检测的临床意义

NPs 反映心脏的压力和功能，对心力衰竭（HF）诊断与预后价值很大。BNP 因其半衰期（22min）较长，相比 ANP（2min）稳定性更好，因此 BNP 和 NT-proBNP 用于 HF 诊断，临床指南已将其确立为 HF 的排除标准。BNP 和 NT-proBNP 均可被肾脏清除，但同时 BNP 被 NEP 和 NPR-C 降解，因此 BNP 的半衰期比 NT-proBNP（70min）短。

目前，血浆 NT-proBNP = 300pg/ml 时，作为排除急性心力衰竭的临界值。根据年龄划分的急性心力衰竭临界值：< 50 岁的患者，NT-proBNP 临界值为 450pg/ml；≥ 50 岁的患者为 900pg/ml；> 75 岁的患者为 1800pg/ml。血浆 BNP 水平 < 100pg/ml 和 > 400pg/ml 分别适用于排除和诊断急性心力衰竭。慢性心力衰竭临界值分别为血浆 NT-proBNP 125pg/ml 和 BNP 35pg/ml。

BNP 和 NT-proBNP 用于心力衰竭的诊断受一些混杂因素影响，如年龄、肥胖、贫血、败血症、高血压、心肌梗死、心脏肥大、肺动脉高压、心房颤动、糖尿病、肾衰竭、肝硬化、严重

烧伤和癌症化疗等。慢性肾脏病（CKD）患者 NPs 往往较高，NT-proBNP 受影响更大。在 CKD 患者中，对 < 50 岁的患者，血浆 NT-proBNP 水平 > 1200pg/ml 时，提示慢性心力衰竭，而 50—75 岁的患者为 > 4502pg/ml。

6. 钠尿肽的治疗作用

奈西立肽是 BNP 的重组形式，它通过与 NPR-A 结合，起到类 NPs 作用，但在急性 HFpEF 治疗中仍存在争议。

脑啡肽酶可以降解 NPs，其抑制药抑制 NPs 的分解。脑啡肽酶抑制药（ARNI）—沙库巴曲 / 缬沙坦（Sacubitril/valsartan）以 1：1 的摩尔比例结合脑啡肽酶抑制药（sacubiril）与血管紧张素受体拮抗药（valsartan），间接促进 NPs 发挥作用。NT-proBNP 不受脑啡肽酶抑制药影响，成为监测沙库巴曲 / 缬沙坦治疗的首选生物标志物。多项临床试验证实，沙库巴曲 / 缬沙坦在心力衰竭患者中的作用。

（二）局部肾素 – 血管紧张素 – 醛固酮系统

1. 肾素 – 血管紧张素 – 醛固酮的合成和代谢

肾素是由肾小球旁细胞分泌的一种蛋白水解酶，催化血管紧张素原（AGT）产生 10 肽血管紧张素 I（Ang I）。Ang I 形成数秒钟之后即被血液和肺中的血管紧张素转换酶（ACE）降解，生成血管紧张素 II（8 肽），Ang II 可刺激肾上腺皮质球状带合成醛固酮。Ang II 被氨基肽酶水解为血管紧张素 III（7 肽），而后被血液和组织内的血管紧张素酶所灭活。

2. 肾素 – 血管紧张素 – 醛固酮的生理学作用

肾素的分泌受到多方面因素的调节。肾内机制依靠牵张感受器与致密斑，位于入球小动脉的牵张感受器感受灌注压减低或流经致密斑的 NaCl 量减少时肾素释放增加。神经机制是指肾交感神经兴奋时去甲肾上腺素作用于球旁细胞 β 受体刺激肾素释放。体液机制指循环中的儿茶酚胺刺激肾素释放。Ang II 的主要作用包括升压和促进醛固酮合成释放。

升压上，Ang II 可直接使全身微动脉、静脉收缩，也可通过突触前调制作用促进去甲肾上腺素释放，同时可以作用于中枢神经系统使压力反射敏感性降低。

Ang II 刺激肾上腺皮质球状带合成和分泌醛固酮，进入肾脏远曲小管和集合管的上皮细胞，与胞质内受体结合生成多种醛固酮诱导蛋白，这些诱导蛋白包括顶端膜上皮的钠通道和基底侧膜的钠泵，前者有利于小管液中的 Na^+ 进入细胞内，后者加速 Na^+ 泵出细胞和 K^+ 泵入细胞，增大细胞内与小管液之间的浓度差，促进 K^+ 的分泌。由于 Na^+ 的重吸收，小管腔呈负电位，同时有利于 Cl^- 和水的重吸收。

3. 肾素 – 血管紧张素 – 醛固酮系统与心血管系统疾病

RAAS 基因的变异参与了原发性高血压。除收缩血管的作用，Ang II 还可通过氧化激活诱导高血压发生。继发性高血压中，原发性醛固酮增多症可以引起体内水钠潴留、血容量增加，导致血压升高。

RAAS 在心肌纤维化发生过程中起着重要作用。随着分子生物学的发展，越来越多的实验用基因敲除或转基因等技术排除了系统因素与血压影响，证明了单独的心脏局部 RAAS 的表达也可以促使心室重构。

目前认为慢性充血性心力衰竭（CHF）的发生发展是一个有多种神经体液共同参与的过程，RAAS 是其中之一。高表达的 Ang II 使心肌的收缩蛋白合成增加、血管平滑肌细胞增生，同时降低血管内皮细胞分泌 NO 舒张血管的能力，并促进交感神经释放去甲肾上腺素、促进肾上腺分泌醛固酮导致水钠潴留，共同促进 CHF 进展。醛固酮的拮抗剂螺内酯治疗心力衰竭的疗效不仅得益于其减轻水钠潴留、改善心肌纤维化，而且还与改善血管内皮功能、增加 NO 合成有关。

RAAS 参与了动脉粥样硬化过程。Ang II 与

AT1 受体结合可促进血中单核 / 巨噬细胞向血管壁聚集、形成泡沫细胞，此外 Ang Ⅱ 与 AT₄ 受体结合可介导促炎因子产生。除 Ang Ⅱ 致动脉粥样硬化外，醛固酮亦有参与。

（三）内皮素

除内皮细胞外，血管平滑肌细胞、巨噬细胞、肾髓质等也可分泌内皮素。内皮素具有强大的血管收缩活性，也存在促增殖、促纤维化、促氧化、促炎、保持血管平滑肌细胞张力等作用。

1. 内皮素的合成与代谢

内皮素（Endothelin，ET）由 21 个氨基酸组成，共有 3 个亚型：ET-1、ET-2、ET-3，其中 ET-1 是最早发现也是脉管系统中主要的同工型，是目前已知最强的内源性缩血管物质或多肽，下面主要叙述 ET-1 的生理特征与功能。人类中编码 ET-1，ET-2 和 ET-3 的基因分别位于第 6、1、20 号染色体上。许多因素影响 ET-1 的表达。血管紧张素 Ⅱ、转化生长因子 β、凝血酶、缓激肽、缺氧和低密度脂蛋白（氧化或乙酰化）诱导 ET-1 表达。另外，流体剪切应力和一氧化氮（NO）是 ET-1 基因表达的抑制因素。

哺乳动物中已发现两种 ET 受体，即内皮素受体 A（ETA）和内皮素受体 B（ETB）。生理浓度下 ET-1 和 ET-2 与 ETA 受体结合力相似，而所有三个 ET 配体均以相似的亲和力结合 ETB 受体。ETA 主要由血管平滑肌细胞表达，ET-1 与 ETA 的结合诱导血管收缩和细胞增殖；ETB 主要由内皮细胞表达，结合后可诱导血管扩张，支气管收缩和细胞增殖。内皮素主要以局部自分泌 / 旁分泌而非内分泌方式发挥作用。

大多数血管 ET-1 降解发生在细胞内。循环中的 ET-1 迅速与其 ETB 受体结合，转移至溶酶体进行降解，这一过程可清除系统中 80% 的 ET-1。内皮素在人血浆中的半衰期少于 5min。

2. 内皮素调节作用

心血管系统中，ET-1 是已知最强的内源性缩血管物质或多肽。ET-1 的血管调节作用由血管平滑肌细胞 ETA 和 ETB 受体介导，ETA 受体介导血管收缩，ETB 受体介导血管舒张。ET-1 在体外具有正性变时和正性肌力作用。在人体中全身施用 ET-1 可减少心排血量，可能通过增加后负荷和压力感受器介导的心率降低来实现。

泌尿系统中，ET-1 对肾脏具有两种直接作用，引起肾血管收缩（通过 ETA）和促进肾小管水钠排泄（通过 ETB）。ET-1 同时引起入球及出球小动脉收缩，降低肾血流量和肾小球滤过率（GFR）。ET-1 通过抑制近端肾小管和集合管中的 Na^+/K^+-ATP 酶抑制钠的重吸收，也可以通过抑制 ADH 来阻止水在集合管中的重吸收。

内分泌系统中，ET-1 增加血管紧张素转化酶及组织肾素 - 血管紧张素系统活性，刺激皮质肾上腺细胞释放醛固酮和肾上腺髓质细胞释放肾上腺素。血管紧张素 Ⅱ 会增加体内 ET-1 组织水平和 ECE 活性，而 ETA 受体拮抗药可阻断血管紧张素 Ⅱ 的血流动力学和增殖作用。

此外 ET-1 还可以促进原癌基因 *c-fos* 和 *c-myc* 表达，促进血管平滑肌细胞、心肌细胞和肾小球系膜细胞有丝分裂，还刺激猪和人冠状动脉平滑肌细胞和人肾小球系膜细胞的增殖等。

3. 内皮素与心血管疾病

在肺动脉高压（PAH）中，ETA 和平滑肌 ETB 的表达增加，但内皮 ETB 的表达减少。此外，PAH 患者血浆和肺血管内皮细胞中的 ET-1 浓度升高。内皮素受体拮抗药（ERA）可抵消该途径的病理改变。波生坦（bosentan）是非选择性的 ERA，结合 ETA 和 ETB 受体，可以改善患者临床症状，用药后主要不良事件为肝酶增加。安立生坦（ambrisentan）选择性结合 ETA 受体，与 ETB 受体的结合极少，同样可以改善患者症状，但产生了包括周围水肿，头痛和鼻充血等不良反应。马昔腾坦（macitentan）是新型 ETA 和 ETB 受体的靶向药物，在研究中显著降低了复合终点（发病率和死亡率），但死亡率降低证据不足。目前指南建议在 PAH 和 WHO 功能分级 II 级和 III 级患者中使用安立生坦和波生坦（I A 类推荐）和马西腾坦（I B 类推荐）。

对于高血压，ET 拮抗药在动物模型中进行了广泛评估，发现仅具有中等程度的降血压作用。然而 ETA 和 ETB 阻断药能够逆转高血压动物的血管重塑和血管收缩，这部分归因于增强了内皮依赖性 NO 的血管舒张作用。ERA 的不良反应限制其在临床上的应用，多个临床试验显示 ERA 增加水钠潴留风险，甚至增加死亡率，且具有致畸性，因此目前临床上尚未将其应用于高血压患者的降压治疗。

在慢性心力衰竭（CHF）中，血液和组织中 ET-1 的水平升高。ET-1 在心室重构中起核心作用，主要通过刺激心肌肥厚、刺激单核细胞募集并释放细胞因子、刺激心脏成纤维细胞产生细胞外基质蛋白（即纤连蛋白和胶原蛋白）等实现。尚未有临床试验证明 ERA 对治疗 CHF 有效，主要因为 ERA 引起的血流动力学改善作用短暂，另外内皮素拮抗药可引起低血压、肝功能异常，甚至有加重心力衰竭的报道。

在急性心肌梗死、不稳定型心绞痛和变异型心绞痛的患者中，血浆 ET-1 水平上调。由于 ET-1 介导的平滑肌细胞增殖和收缩作用，在成功经皮腔内冠状动脉成形术后患者的再狭窄发生，也与 ET-1 有关。

（四）降钙素基因相关肽超家族

降钙素基因相关肽（CGRP）成员，包括降钙素（CT）、肾上腺髓质素（ADM）、α-CGRP、β-CGRP、胰淀粉酶（amylin）和近些年来发现的新成员 – 中介素（intermedin）。

肾上腺髓质素（ADM）最早发现起源于肾上腺髓质，此后研究显示它是由许多其他组织/细胞合成的，特别是内皮和血管平滑肌细胞。ADM 是一种由 52 个氨基酸残基组成的多肽。

ADM 前体有 185 个氨基酸，它在内源性肽酶作用下可裂解成 5 个片段：①信号肽；②前导肽；③ ProAM（45～92）；④ ADM（ProAM95～146）；⑤ ProAM153～185。其中 ProAM95～146 即为有活性的肾上腺髓质素。ADM 可与 CGRP 受体或其特异性受体结合，在心脏、血管和肾脏等发挥各种生理作用。

ADM 具有降压、扩张血管、维持血管完整性、抑制血管重塑、利尿、利钠、抑制醛固酮分泌、刺激 NO 产生等作用，其中血管舒张和维持血管完整性是 ADM 两个最重要的功能。

心力衰竭患者中 ADM 水平明显升高，且更高水平与更严重的心力衰竭和较差的预后有关。ADM 可能会成为心力衰竭的治疗目标，ADM 被认为只被脑钠肽酶（neprilysin）降解，这也是目前沙库巴曲/缬沙坦在心力衰竭患者中能获益的机制之一。有研究认为，结合但不显著抑制 ADM 人源化单克隆抗体 – 阿德珠单抗（adrecizumab）的作用方式，可能引起人们的特别关注，认为它可以将 ADM 从间质转移到循环系统中，通过改善血管完整性减少组织充血来改善呼吸困难，从而可能降低心力衰竭的再入院率。但 ADM 对心力衰竭发展和（或）进展的长期影响尚未进行过临床研究。

动脉粥样硬化的发病机制与血管内皮细胞损伤、血管平滑肌细胞迁移和增殖、血小板激活等有关。ADM 由内皮细胞和血管平滑肌细胞分泌，其水平与内皮损伤相关，能反映动脉粥样硬化内皮细胞损伤的程度。通过大鼠试验发现，心肌梗死后注射 ADM 能抑制心力衰竭的进展和改善生存，短期应用能减少心肌梗死的面积，减轻心肌缺血和再灌注损伤。

血管内皮细胞损伤、平滑肌细胞迁移并过度增殖是经皮冠状动脉腔内成形术后再狭窄的关键环节。既往研究表明，ADM 可拮抗内皮素所致的血管平滑肌细胞增殖和迁移作用。

（张　斌　秦　峤）

四、心血管系统的生长因子

（一）血管内皮生长因子

血管内皮生长因子（VEGF）家族包括 7 种特定的蛋白质，分别为 VEGF-A、VEGF-B、VEGF-C、VEGF-D、VEGF-E、VEGF-F、PLGF，其中 VEGF-A 是目前认为最重要的因子。

VEGF 在一些代谢旺盛，血供丰富的组织表达呈较高水平，有促进内皮增生，增强血管通透性，改变细胞外基质，加速新生血管形成的作用。对维持血管正常状态和完整性，以及调节血管紧张性发挥了重要作用。毛细血管生成（angiogenesis）是在已存在的血管上，以出芽的方式长出新的毛细血管，该过程依赖内皮细胞的有丝分裂，最终增加缺血心肌的毛细血管密度，是 VEGF 作用的主要方式。VEGF 可通过抑制 p53、Fas、Bax 蛋白表达和增加 Bcl-2 表达，从而减少心肌梗死过程中心肌细胞凋亡的数量。VEGF 通过抗凋亡作用减少心肌梗死范围。大量研究发现，心肌细胞 VEGFR-1 受体在心肌缺氧和受到氧化应激压力时表达明显上调。

eNOS 是公认的心脏重构重要调节因子，心肌细胞特异性表达的 eNOS 可改善左心室功能并减少心肌梗死后的心肌代偿性肥大。VEGF-A 与 VEGFR-2 结合后，通过激活 eNOS 使内皮细胞释放 NO，促进血管舒张以增加缺氧心肌氧供，并通过促进血红素氧化酶 -1 的转录及表达起抗氧化、抗肥大、抗纤维化和促血管生成作用。

血清 VEGF 在 PCI 术前后可能发挥两重作用，在 PCI 术前诱导新生血管形成，减轻心肌缺血；术后早期促进相关血管内膜修复和平滑肌细胞增生。多项研究证实，VEGF 基因能够加速受损血管内皮的修复、抑制内膜增生、预防 PCI 术后再狭窄。

（二）胰岛素样生长因子

胰岛素样生长因子（IGF-1）是 70 个氨基酸残基组成的肽，普遍存在于包括心血管系统在内的大多数组织中。IGF-1 和胰岛素有约 50 % 结构同源性，IGF-1 的生物学作用有类胰岛素样的代谢作用和促有丝分裂作用。IGF-1 血浆浓度主要受生长激素（GH）调节，IGF-1 可通过负反馈调节 GH 水平，形成一个 GH-IGF-1 轴。IGF 结合蛋白（IGFBP）是与 IGF-1 具有高度亲和力和结合特异性的一类蛋白，通过阻止 IGF-1 与其受体结合来抑制 IGF-1 的作用。

低 IGF-1、低 IGFBP-1 水平与胰岛素抵抗和其他代谢综合征的特征独立相关，IGF-1 与 TC/HDL-C 呈负相关，IGF-1 水平在贝特类药物治疗后有所升高。IGF-1 与 IGFBP-3 的摩尔比也与 TC/HDL-C、三酰甘油和颈动脉内膜中层厚度呈负相关。游离脂肪酸抑制胰岛素样生长因子 -1 介导的 β 细胞增殖，提示肥胖、IGF-1 和葡萄糖调节失调之间存在直接联系。

C- 反应蛋白（CRP）是炎症的生物标志物，与心血管风险增加相关，CRP 与 IGF-1 水平呈负相关。最近，另一项研究中，低水平 IGF-1 和 IGFBP-3 与升高的 CRP 和 IL-6 水平相关，这表明 IGF-1 与炎症有关。

动脉粥样硬化涉及的炎症细胞、血管平滑肌细胞、巨噬细胞和血管内皮细胞均可分泌 IGF-1 及其受体和部分 IGF-1 结合蛋白，几乎参与了动脉粥样硬化的整个过程。IGF-1 和胰岛素通过与 IGF-1 受体结合可以刺激血管平滑肌细胞的增殖和迁移，从而加速粥样硬化的进程。血管损伤时 IGF-1 产生增加，表明 IGF-1 可能与血管成形术后再狭窄有关。另外，局部高表达的 IGF-1 可能在动脉弹力层的再生发挥重要作用。

血管内皮通过对各种刺激包括胰岛素和 IGF-1 做出反应而产生 NO。NO 通过局部扩散导致血管扩张。另外，IGF-1 由血管平滑肌细胞、心肌细胞和内皮细胞对各种刺激做出局部反应，可能通过自分泌和旁分泌效应导致局部调节内皮功能。

IGF-1 对心脏等多种脏器的缺血 – 再灌注损伤,具有极其重要的细胞保护作用。另外,IGF-1 对葡萄糖处理和胰岛素敏感性有影响,与心血管疾病显著相关。

(三)成纤维细胞生长因子家族

成纤维细胞生长因子家族(FGF)由 22 个成员组成,分为 7 个亚家族。成纤维细胞生长因子(FGF)家族的初始成员 FGF-1 和 FGF-2(也分别称为酸性 FGF 和碱性 FGF),最初被鉴定为促进成纤维细胞和血管内皮细胞增殖的有丝分裂原。

目前按照 FGF 分泌方式不同,可进一步分为旁分泌型、内分泌型和胞内分泌型 FGF。内分泌型 FGF 在两个主要方面与其他成员不同:首先,它们实际上不是生长因子,而是调节各种代谢过程的内分泌因子。其次,它们的生理受体不是 FGF 受体(FGFR),而是 FGFR 和 Klotho 蛋白的二元复合物。内分泌型的 FGF-23 和 FGF-21 是早期慢性肾脏疾病(CKD)中增加的生物标志物,也是加速 CKD 进展和加重心血管并发症的潜在致病因子。

循环中的 FGF-23 主要由骨细胞和成骨细胞产生,FGF-23 主要针对肾小管和甲状旁腺细胞。FGF-23 这些典型作用(即调节磷酸盐、维生素 D 代谢和甲状旁腺素)依赖于它与 FGF-23 受体及其专有肾脏辅助受体 α-klotho 的相互作用。心肌梗死后循环 FGF-23 浓度会上升,提示心 – 骨之间可能存在内分泌联系。FGF-23 升高对内皮功能障碍、肾素 – 血管紧张素系统、动脉僵硬、血管钙化、左心室肥大及心律失常等存在影响。

最近,研究中发现心血管疾病与血清 FGF-21 水平密切相关,在动脉粥样硬化、冠状动脉粥样硬化性心脏病、心肌缺血、心肌肥厚和糖尿病性心肌病患者中均有上升。因此,普遍认为 FGF-21 具有成为上述 CVD 生物标志物的潜力,有助于预测心血管疾病的发生。越来越多的证据表明,

FGF-21 不仅可作为心血管疾病生物标志物,且对心血管系统具有保护作用。与 FGF-23 不同,FGF-21 有抑制心肌肥厚的作用。有研究表明,FGF-21 在高血压人群中升高,但两者关系并不十分明确。FGF-21 也可以通过调节糖脂代谢及增强机体胰岛素敏感性改善胰岛素抵抗。在动脉粥样硬化中,FGF-21 可改善内皮细胞功能,同时减少泡沫细胞形成。在心肌梗死中,FGF-21 通过抗凋亡作用减轻心肌细胞炎症反应。在糖尿病患者中,FGF-21 可通过减少心脏细胞的凋亡及抗脂毒性等控制糖尿病心肌病的进展。

(四)血小板衍生生长因子

血小板衍生生长因子(PDGF)主要存在于血小板 α 颗粒中,也存在于受损的内皮细胞、移行于内皮下巨噬细胞、平滑肌细胞、成纤维细胞、系膜细胞等细胞中。这些细胞以自分泌、旁分泌的连锁放大反应形式大量释放 PDGF,介导多种组织中内皮与间质的相互作用。PDGF 家族包括 A、B、C、D 共 4 种不同的多肽链,通过二硫键形成纯合或杂合二聚体,组成 5 种亚型,分别为 PDGF-AA、PDGF-AB、PDGF-BB、PDGF-CC 及 PDGF-DD,其中具有生物活性的均为纯合二聚体形式。PDGF-BB 与心血管疾病的关系最为密切,相关研究较多。PDGF 生物学特征主要包括促细胞分裂效应、化学趋化性和血管收缩效应。

PDGF 具有血管生成活性,但不是直接作用于内皮细胞,而是吸引和维持覆盖所有毛细血管的壁细胞。PDGF 在成纤维细胞调节中起重要作用,不同的 PDGF 诱导的反应差异很大,有的为促进纤维化,有的为抗纤维化。

在动脉粥样硬化中,PDGF-BB 通过内皮损伤、血小板聚集、脂质代谢、炎症反应及促进平滑肌细胞增生、迁移等多种方式,参与动脉粥样硬化的形成及发展过程。PDGF 在几乎所有类型的动脉粥样硬化的动脉壁细胞和浸润性炎症细胞

中都有高表达。急性冠脉综合征患者血清 PDGF 浓度显著升高，尤其在冠状动脉局部 PDGF 呈现浓聚，提示 PDGF-BB 与急性冠脉综合征患者斑块急性事件相关。

（刘嘉慧　骆星谕）

五、心血管系统的气体信号分子

（一）一氧化碳

一氧化碳（CO）是由血红素加氧酶（HO）内源合成的，HO 可在多种环境下诱导或在多种器官中组成性表达。CO 被认为是调节人体新陈代谢的气体传递素或气体信使之一。在心血管系统方面，CO 通过调节血管平滑肌张力而具有舒张血管的作用，通过调节多种细胞因子的表达和释放而具有抗炎作用，通过抑制线粒体中的细胞凋亡途径发挥抗凋亡效应。

尽管许多实验和临床研究已经证明 CO 的效用，但 CO 的临床应用仍存在局限性，如果不能准确测量组织中的 CO 浓度可能会损害患者的安全。另外，CO 的作用因细胞或组织的不同而存在差异，其作用机制尚待阐明，还没有达到临床应用的程度。此外，各种研究所显示的积极效果大多是基于数分钟到数天的短期实验结果，无法得出长期获益的结论。

（二）一氧化氮

一氧化氮（NO）广泛分布于生物体内各组织中，在体内经一氧化氮合酶（NOS）生成。NOS 广泛分布于机体内，按存在的细胞类型不同，NOS 可以为三种类型，即神经型（nNOS）、内皮型 NOS（eNOS）和诱导型 NOS（iNOS）。

缺血再灌注或梗死导致的心肌损伤在 eNOS 或 nNOS 功能缺失时加剧。相反，心肌细胞特异性过表达 eNOS 或 nNOS 可缩小梗死面积，改善左心室功能。体内缺血再灌注可以导致 eNOS 抑

制。一氧化氮合酶通过多种可能重叠的机制在缺血再灌注期间保护心肌，通过抑制 LTCC 诱导的 ICa 电流降低 Ca^{2+} 超载，通过线粒体细胞色素 C 氧化酶抑制 ROS 生成。nNOS 和 eNOS 也被报道可以减少心室肌细胞去极化后早期的心房颤动和缺血心肌细胞的室性心律失常。

NO 依赖性内皮功能障碍被广泛认为是导致动脉粥样硬化的第一步。nNOS 在动脉粥样硬化中的作用尚不清楚，而 iNOS 在动脉粥样硬化形成过程中对氮氧化应激和炎症作用已得到很好的认识。iNOS 还可能通过促进整合素连接蛋白激酶（ILK）的内吞和溶酶体降解而产生 eNOS 依赖性内皮细胞功能障碍，通过阻断 eNOS-HSP90-ILK 相互作用导致 eNOS 解耦联，强调了亚型之间的复杂相互作用。

已经开发出恢复生理性 NO 信号的疗法，可以通过恢复 NO 产生和生物利用度，或者通过靶向 NO 产生下游的信号元素。由于 5 型磷酸二酯酶（PDE5）抑制药有血管舒张作用，最初被开发为冠心病的治疗药物。PDE5 在肺血管中高表达，肺动脉高压（PAH）时在重塑的动脉中上调。因此，PDE5 抑制药主要用于治疗特定形式的肺动脉高压。由于生理条件下 PDE5 在心肌中的低表达，最初 PDE5 抑制药被忽略用于心脏重塑的治疗。不过已有研究证明，在氧化应激和压力超负荷高血压中 PDE5 上调，但其在临床上的转化仍面临挑战。

（三）硫化氢

在过去的 20 年里，人们对硫化氢（H_2S）的认识已经从一种有害气体转变为一种在药物治疗中具有巨大潜力的气体信号分子。20 世纪 80 年代末，内源性 H_2S 在大脑中被发现。1996 年对其酶机制、生理浓度和特定的细胞靶点进行了描述。随后，揭示了 H_2S 的生理和药理特性。近年来，继 NO 和 CO 之后，H_2S 被确定为第三种气体信号分子。

H₂S 具有血管舒张作用，激活 K^+–ATP 通道，增加 K^+ 电流导致平滑肌细胞膜超极化。H_2S 对动脉粥样硬化的形成有抑制作用，如氧化应激、LDL 氧化修饰、细胞黏附和钙化。在血管平滑肌细胞中，低水平的 NaHS（30μM 或 50μM）是 H_2S 的供体，可减少有毒活性氧种类，包括 $H_2O_2^-$、$ONOO^-$ 和 O_2^-。同时，NaHS 还增强了抗氧化酶的功能，H_2S 通过减少细胞黏附分子（如 ICAM-1）来减轻动脉粥样硬化损伤，H_2S 抑制球囊损伤后大鼠颈动脉内膜增生。此外，也有证据表明 H_2S 可以减轻平滑肌细胞的凋亡和增殖。硫化氢可以减轻同型半胱氨酸引起的血管损伤。外源性 H_2S 可减少异丙肾上腺素诱导的大鼠心肌梗死样坏死。

（四）二氧化硫

二氧化硫（SO_2）是 L- 半胱氨酸代谢产生，正如 NO、CO 和 H_2S 一样，SO_2 也是心血管系统中的内源性气体信号分子。

SO_2 可在哺乳动物的心血管系统中生成，催化产生 SO_2 的关键酶是天冬氨酸氨基转移酶（AAT）。SO_2 衍生物可诱导离体大鼠主动脉环的浓度依赖性舒张，而 SO_2 合成酶 AAT 抑制药可引起比对照组更大的血管收缩。SO_2 对血管舒张作用的机制比较复杂。环境毒理学研究表明，长期暴露于 SO_2、NO 和 CO 等气体污染可能导致动脉粥样硬化的发生。而越来越多的证据表明，内源性 NO、CO 和 H_2S 有助于减轻动脉粥样硬化。

综上所述，心血管系统的内分泌功能是调节心血管系统稳态及维持心血管、肾脏及全身代谢正常工作的重要保障。同时，也在动脉粥样硬化、心力衰竭及其他重要脏器疾病的发生发展过程中扮演重要角色，并且成为检测和治疗的靶点。未来心血管系统的内分泌功能相关研究必将继续深入，在心血管疾病的防治工作中发挥更加重要的作用。

（赵　静　施秋萍）

参 考 文 献

[1] Marie J, Guillemot H, Hatt P. Degree of granul-arity of the atrial cardiocytes. Morphometric study in rats subjected to different types of water and sodium load (author's transl) [J]. Pathologie-biologie, 1976, 24(8): 549–554.

[2] Sudoh T, Minamino N, Kangawa K, et al. C-type natriuretic peptide (CNP): a new member of natriuretic peptide family identified in porcine brain [J]. Biochem Biophys Res Commun, 1990, 168(2): 863–870.

[3] Davenport AP, Hyndman KA, Dhaun N, et al. Endothelin [J]. Pharmacol Rev, 2016, 68(2): 357–418.

[4] Tsuruda T, Kato J, Kuwasako K, et al. Adreno-medullin: Continuing to explore cardioprotection [J]. Peptides, 2019, 111:47–54.

[5] ChibA A, Watanabe-Takano H, Miyazaki T, et al. Cardiomyokines from the heart [J]. Cellular and molecular life sciences : CMLS, 2018, 75(8): 1349–1362.

[6] Nagaraju CK, Robinson EL, Abdesselem M, et al.

Myofibroblast Phenotype and Reversibility of Fibrosis in Patients With End-Stage Heart Failure [J]. Journal of the American College of Cardiology, 2019, 73(18): 2267–2282.

[7] Félétou M. The Endothelium: Part 1: Multiple Funct-ions of the Endothelial Cells-Focus on Endothelium-Derived Vasoactive Mediators. San Rafael (CA): Morgan & Claypool Life Sciences, 2011,3(4):1–306.

[8] Oikonomou EK, Antoniades C. The role of adipose tissue in cardiovascular health and disease [J]. Nature Reviews Cardiology, 2019, 16(2): 83–99.

[9] Swirski FK, Nahrendorf M. Cardioimmunology: the immune system in cardiac homeostasis and disease [J]. Nature reviews Immunology, 2018, 18(12): 733–744.

[10] Theilig F, WU Q. ANP-induced signaling cascade and its implications in renal pathophysiology [J]. Am J Physiol Renal Physiol,2015,308(10):1047–1055.

[11] Cataliotti A, Tonne JM. Long-term cardiac pro-B-

type natriuretic peptide gene delivery prevents the development of hypertensive heart disease in spontaneously hypertensive rats [J]. Circulation, 2011, 123 (12):1297–1305.

[12] Van Kimmenade RR, Januzzi JR JL.The evolution of the natriuretic peptides–Current applications in human and animal medicine [J]. J Vet Cardiol, 2009, 11(Suppl 1):S9–S21.

[13] Yancy CW. 2013 ACCF/AHA guideline for the management of heart failure: executive summary: a report of the American College of Cardiology Foundation/ American Heart Association Task Force on practice guidelines [J]. Circulation, 2013, 128(16):1810–1852.

[14] Mcmurray JJV, Packer M, Desai AS. Dual angiotensin receptor and neprilysin inhibition as an alternative to angiotensin–converting enzyme inhibition in patients with chronic systolic heart failure: rationale for and design of the Prospective comparison of ARNI with ACEI to Determine Impact on Global Mortality and morbidity in Heart Failure trial (PARADIGM-HF) [J]. Eur J Heart Fail,2013,15:1062–1073.

[15] 朱大年，王庭槐 . 生理学 [M]. 第 9 版 . 北京：人民卫生出版社，2018.

[16] Price LC., Howard LS. Endothelin Receptor Antagonists for Pulmonary Arterial Hypertension: Rationale and Place in Therapy [J].Am J Cardiovasc Drugs, 2008, 8(3):171–185.

[17] Galie N, Humbert M, et al.ESC Scientific Document Group .2015 ESC/ERS Guidelines for the diagnosis and treatment of pulmonary hypertension: The Joint Task Force for the Diagnosis and Treatment of Pulmonary Hypertension of the European Society of Cardiology (ESC) and the European Respiratory Society (ERS): Endorsed by: Association for European Paediatric and Congenital Cardiology (AEPC), International Society for Heart and Lung Transplantation (ISHLT) [J]. Eur Heart J, 2016, 37(1):67–119.

[18] Kohan DE. Endothelin, hypertension and chronic kidney disease: new insights [J]. Curr Opin Nephrol Hypertens, 2010,19:134–139.

[19] Kelland NF, Webb DJ, Clinical trials of endothelin antagonists in heart failure: a question of dose? [J] Exp Biol Med(Maywood), 2006, 231(6): 696–699.

[20] Adriaan A, Voors, Daan K, et al. Adrenomedullin in heart failure: pathophysiology and therapeutic application [J]. European Journal of Heart Failure, 2019, 21(2):163–171.

[21] 刘天华，冯六六 . 肾上腺髓质素与心血管疾病的研究 [J]. 广州医科大学学报，2015,43(5).

[22] 何松坚，吴铿 . 血管内皮生长因子对心脏血管新生的研究进展 [J]. 河北医学，2011,17(7).

[23] Bayes–Genis A , Conover CA, Schwartz RS. The insulin–like growth factor axis :A review of ather–osclerosis and restenosis [J].Circ Res, 2000, 86 (2):125–130.

[24] WOH, LFahrt P, Melenovsky V , et al. Association of fibroblast growth factor–23 levels and angiotensin–converting enzyme inhibition in chronic systolic heart failure [J]. JACC Heart Fail, 2015, 3:829–839.

[25] Kharitonenkov A, Shiyanova TL, Koester A et al. FGF–21 as a novel metabolic regulator [J].The Journal of Clinical Investigation,2005,115(6):1627–1635.

[26] Gerhardt H, Betsholtz C. Endothelial–pericyte interactions in angiogenesis [J]. Cell Tissue Res, 2003, 314:15–23.

[27] Motterlini R, Otterbein LE. The therapeutic potential of carbon monoxide [J]. Nat Rev Drug Discov, 2010, 9(9):728–743.

[28] Reventun P. iNOS–derived nitric oxide induces integrin–linked kinase endocytic lysosome–mediated degradation in the vascular endothelium [J]. Arterioscler Thromb Vasc Biol, 2017, 37(7): 1272–1281.

[29] Qiao W, Chaoshu T, Hongfang J, et al. Endog–enous hydrogen sulfide is involved in the pathogenesis of atherosclerosis [J].Biochemical and Biophysical Research Communications, 2010, 396 (2): 182–186.

[30] Pvacek T, Rahman S, YU S, et al.Matrix metallopr–oteinases in atherosclerosis: role of nitric oxide, hydrogen sulfide, homocysteine, and polymorphisms [J]. Vascular Health and Risk Management, 2015, 11:173–183.

第 16 章

内分泌代谢对心血管系统的影响与调节

一、内分泌激素对心血管系统的影响与调节

（一）甲状腺激素对心血管系统的影响与调节

1. 甲状腺激素的来源及类型

甲状腺激素是一组具有激素活性的碘甲腺原氨酸的总称，包括 T_4、T_3、T_2 及反 T_3，是四种具有生物活性的甲状腺激素。

在甲状腺激素生物合成过程中，有一些重要的蛋白质参与其中：①甲状腺球蛋白（Tg），Tg 是甲状腺最重要且最丰富的蛋白质，可视为甲状腺激素合成的载运体；②碘钠同向转运体（NIS），NIS 作为重要的中间蛋白，是逆向电化学梯度进行 I^- 的跨膜转运。③甲状腺过氧化物酶（TPO）。④ NADPH 氧化酶。⑤ Pendred 蛋白和顶端碘转运蛋白（AIT）。⑥碘化酪氨酸脱卤酶（DEHAL）。

2. 甲状腺激素受体

甲状腺激素广泛存在于机体组织中，几乎对所有器官、组织都具有作用。1966 年，国外研究人员 TaTa 率先提出了 TH 作用的核机制学说。1972 年，研究人员对 TH 受体（TR）作了鉴定，发现其核受体主要与 T_3 结合。TR 包括 TRα 和 TRβ，TH 通过 TR 的 TRα 和 TRβ 正性或负性调节 TH 靶基因。

TRα1 主要分布在心肌细胞中，TRβ1 主要分布于肝脏组织中。TRβ2 的 mRNA 表达多限于脑

垂体和丘脑下部，为中枢性 TH 调节的主要因子。TRβ3mRNA 和 TRΔβ3mRNA 的分布也相当广泛。前者在肝、肾和肺分布最多，而后者在脾脏和肺部占主导地位。TRΔα1 和 TRΔα2 在小肠和肺部表达最多，对小肠的发育有重要意义。

3. 甲状腺激素对心脏和血管的作用

由于心肌细胞无脱碘酶活性，心脏的生理功能主要依赖于周围循环中的 T_3。TH 主要通过 TH 受体（THR）发挥其生物学活性。T_3 由转运蛋白运载至心肌细胞然后再进入细胞核，与特异性的转录共活化因子或共抑制因子相互作用。THR 在心室与心房中均有表达，参与调控肌质网 Ca^{2+}-ATP 酶（SERCA2）及其抑制物受磷蛋白、Na^+/K^+-ATP 酶及 Na^+/Ca^{2+} 交换体、电压门控 K^+ 通道、$β_1$ 肾上腺素受体、肌球蛋白重链（MHC）α 和 β 等基因转录，主要调节增殖、心肌收缩与舒张、起搏位点的调控。T_3 对心肌细胞的收缩有直接作用，并通过激活 SERCA2 调节心肌收缩与舒张功能，使 Ca^{2+} 浓度急剧降低。综合研究结论，T_3 对血流动力学的最终效应是正性肌力作用，使心脏在有效耗氧量下的做功达到最大。

目前认为，甲状腺激素可直接作用于心肌，促进肾上腺素对心肌细胞内的作用，使细胞内 cAMP 生成增多。甲状腺激素与受体结合后，促进心肌细胞肌质网释放 Ca^{2+}，激活与心肌收缩有关的蛋白质，提高心肌收缩力。甲状腺功能减退症患者会出现交感神经兴奋性降低表现，其表现

与甲状腺功能亢进患者的相反（如心动过缓、左心室功能降低、动脉粥样硬化加剧），同样，长期得不到补充会引起心肌梗死危险性增高。持续升高的甲状腺激素可引起交感神经兴奋性及高代谢疾病，表现为心肌收缩力增强、心率加快、外周血管阻力降低、收缩压增高、舒张压降低、脉压增大、心脏肥大等。也有研究人员认为，肾素－血管紧张素－醛固酮系统（RAAS）在动脉粥样硬化发生发展中有重要作用，T_3的抗粥样硬化的作用也许是通过下调AT1受体实现的。

(1) 甲状腺激素与高血压：在临床工作中，甲状腺激素升高常见于甲状腺功能亢进症（简称甲亢）。前文讲到甲状腺功能亢进可容易引起交感神经兴奋。甲亢可以增加毛细血管数量，使外周阻力降低50%，从而刺激肾素、血管紧张素、醛固酮的释放，使钠的重吸收增加。

甲亢时，血清甲状腺激素水平明显升高。T_3可刺激血管平滑肌细胞的β_2受体或者由局部代谢产物引起血管舒张，进而使全身血管阻力下降。甲亢时，过高的甲状腺激素可以使α型肌球蛋白增多，肌浆网中Ca^{2+}和Ca^{2+}的跨膜转运速度增加、Ca^{2+}-ATP酶和Na^+-K^+-ATP酶活性增强，心肌收缩力增强，心排血量增加。此外，甲亢时交感神经兴奋性增强，肾上腺素受体的数量和亲和力增加，机体对儿茶酚胺的反应性增强，产生升压效应。

甲状腺功能减退症也会有合并高血压的情况，在临床中这一部分患者称之甲减性高血压。由于这部分患者在甲状腺功能下降较多，故而在临床上多有相关的表现，如心率下降、系统血管阻力增多等，其所引发的高血压或是由于心排血量减少导致。现阶段的临床研究多认为，甲状腺功能减退症患者出现高血压的主要原因是其血浆中的去甲肾上腺素增多，使甲状腺激素含量降低、肾血流减少，进而导致肾小球过滤能力下降所致。

(2) 甲状腺激素与冠心病：国外研究人员发现，低T_3综合征不仅在急性心肌梗死（AMI）患者中存在，在不稳定型心绞痛患者中也存在。另外，AMI患者由于活动及进食减少、缺氧和甲状腺组织血流不足等，使其T_3、T_4合成减少；缺氧和心肌损害又使T_3在组织中的利用增加，形成恶性循环。其发生机制，可能为心血管疾病的应激状态可使儿茶酚胺、糖皮质激素和皮质醇分泌增加，抑制T_4转为T_3；T_3的清除率增加，导致血浆T_3水平降低，T_3/rT_3比值降低；组织缺氧使外周L的脱碘途径发生改变，使无活性的rT_3生成增多，rT_3代谢清除率减慢，也导致rT_3增多；甲状腺激素的生理功能有赖于与细胞核中的受体结合，从而调节特殊的基因表达。心肌梗死、充血性心力衰竭等患者该受体密度显著升高，与T_3具有较高的亲和力，从而也可导致血浆T_3水平下降。

甲状腺功能异常及甲状腺激素水平代谢变化最终都可能导致心血管疾病。尤其是血清胆固醇含量的变化是甲状腺激素最终引起冠脉病变的重要依据。此外，甲状腺疾病影响低密度脂蛋白受体的表达，降低低密度脂蛋白受体的产生，使总胆固醇和低密度脂蛋白升高，从而进一步参与动脉粥样硬化的发生与发展，在得不到及时治疗时进一步演变为冠心病。

(3) 甲状腺激素与心力衰竭：早在1785年就有学者注意到，甲状腺肿患者的结局多与心力衰竭相关。前文讲到，心脏是甲状腺激素的重要靶器官之一，甲状腺激素的异常可导致心力衰竭，同时心力衰竭亦可引起甲状腺激素水平的变化。

长期高甲状腺激素水平致心力衰竭可能的机制为：①甲状腺激素可使心率加快，心排血量增加，心脏舒张期明显缩短，心肌长期处于疲劳状态缺氧敏感性增加，造成心肌收缩力减退发生心力衰竭；②肾素－血管紧张素－醛固酮系统（RAAS）活性增加，引起心室重构和心肌纤维化，血管紧张素Ⅱ可引起病理性的心肌肥厚，最终不可避免地发展为心力衰竭；③高甲状腺激素所致氧化应激反应直接造成心肌细胞损伤，损伤细胞膜的结构和功能，尤其是线粒体、溶酶体的结构和功能。

大量研究对于甲状腺功能减退症与心力衰竭的发生机制做出如下解释。①心律失常：甲状腺功能减退症期发生的心律失常多表现为窦性心动过缓、窦房结起搏细胞和来自交感神经的刺激减少与减弱所致。②甲减性冠心病：正如前文讲到的，甲状腺功能减退症时血脂增高、血浆去甲肾上腺素浓度及分泌显著增高，可引起冠脉血管痉挛等，都是冠心病的高危因素，可加速冠心病进程。③甲减性心肌病：甲状腺功能减退症时心脏细胞间黏蛋白、黏多糖沉积，导致心肌张力减退，心肌假性肥厚，以及心肌纤维间质黏液性肿胀，变性坏死，肌收缩力下降，心脏扩大。

(4) 甲状腺激素与动脉粥样硬化：动脉粥样硬化是心脑血管疾病患者发病的基础，而内膜中层厚度（IMT）不仅能有效反映动脉局部病变，同时可作为动脉粥样硬化早期病变标志。甲状腺功能亢进患者 IMT 水平发生率显著高于正常人群可考虑如下原因：①部分甲状腺功能亢进患者或为自免性疾病引起，炎性因子生成，引起动脉炎性反应，诱发动脉内狭窄；②血脂异常是 IMT 增厚的重要因素，甲状腺功能亢进患者血清中高水平 FT_3、FT_4 会使 TG、LDL-C 水平升高；③ FT_3、FT_4 活性升高可促进高密度脂蛋白胆固醇（HDL-C）分解代谢，导致 HDL-C 水平下降、动脉内膜作用减弱，从而引起动脉粥样硬化；④血清 FT_3、FT_4 水平紊乱可能会导致血管内皮功能紊乱，引起血管动脉粥样硬化。综上所述，甲状腺功能亢进可影响机体血脂代谢及促进炎性因子分泌，促进机体动脉粥样硬化改变，是引起动脉粥样硬化的独立危险因子。

甲状腺功能减退症时甲状腺激素分泌缺乏影响脂质代谢，会表现为高胆固醇血症，且主要是 LDL-C 的升高，HDL-C 水平可升高或正常，促进了动脉粥样硬化的发生。目前发现，甲状腺功能减退症引起脂质代谢异常有如下机制。①甲状

腺功能减退症，使肝细胞 LDL-C 受体数量及活性降低，造成体内 LDL 降解途径受抑制，引起血 LDL-C 水平升高。②甲状腺功能减退症严重时 HDL-C 水平升高，这是由于胆固醇酯转移蛋白及肝酯酶在甲状腺功能减退症时活性降低引起的。③甲状腺功能减退症时血浆三酰甘油（TG）水平可增加、正常或减少，这可能与病情的严重程度有关。

甲状腺功能减退症可导致全身血管阻力增加，动脉壁弹性减退硬度增加，在高血压及动脉粥样硬化的早期病变中起重要作用。血管内皮细胞对于维持血管局部稳态和预示动脉粥样硬化形成起重要作用，而临床及亚临床甲状腺功能减退症可导致内皮细胞功能障碍，增加了机体发生动脉粥样硬化的风险。

综上所述，甲状腺功能减退症引起的系列变化，如以高 LDL-C 为特征的脂质紊乱、舒张期高血压、血管内皮细胞功能障碍等，均可促进动脉粥样硬化的发生与发展。

4. 甲状腺激素替代治疗与心血管反应

目前，左甲状腺素是比较认可的甲状腺激素替代治疗药物之一，左甲状腺素吸收进入体内后不会引起长期蓄积。甲状腺功能减退症患者使用左甲状腺素替代治疗 4 周后，甲状腺功能明显改善，病情好转。国外研究人员对 45 位甲状腺功能减退症患者进行了一次双盲、安慰剂对照研究，结果显示甲状腺功能减退症患者 TC、LDL-C、载脂蛋白 B（ApoB）、IMT 升高；进一步研究显示，左甲状腺素替代治疗显著降低了 TC、LDL-C、IMT 水平。

甲状腺激素替代治疗可以改善心功能降低全身血管阻力，从而减少心力衰竭和动脉粥样硬化的风险。多项研究发现甲状腺功能减退症患者 IVRT 延长、peak E/peak A 降低，经过 6 个月左甲状腺素治疗后 IVRT 缩短、peak E/peakA 显著升高、心脏收缩功能改善。此外，室间隔和室后壁厚度明显增厚，PEP 和 PEP/ET 明显延长，经

治疗后明显改善。

Cardiovascular Health Study 随访 12 年研究表明,分析超过 3000 名 65 岁以上且没有心力衰竭的甲状腺功能减退症患者进行甲状腺激素治疗,减少了 72% 的心力衰竭事件。另外一项以人口为基础的大规模临床研究随访 LT₄ 替代治疗后甲状腺功能减退症组心脏终点时间,揭示 LT₄ 治疗有益心脏的影响,早期干预甲状腺功能减低的临床病程。

综上所述,临床针对甲状腺功能减退症患者的实际情况,使用甲状腺激素替代治疗甲状腺功能减退症能够有效改善甲状腺功能,血清心肌酶及血脂水平可显著下降,降低动脉粥样硬化风险,预防冠心病,可作为甲状腺功能减退症患者的首选用药。

(王金羊)

(二)糖皮质激素对心血管系统的影响与调节

糖皮质激素(GC)主要作用于糖、脂类和蛋白质的代谢,临床作用极广泛,是机体维持内环境稳定不可或缺的重要活性物质。GC 主要通过与其受体相结合而产生一系列生理或病理性效应,其对心血管系统也有明显的影响。一方面,GC 产生的高血糖、高血压、血脂异常和向心性肥胖倾向,可引起不良心血管事件的发生;另一方面,GC 的抗炎作用,被证明可以抑制发病机制中起着核心作用的炎症,减少动脉粥样硬化和再狭窄,对心血管系统起到保护作用。在一些动物模型中,大剂量 GC 治疗已被证明能保护心肌免受急性缺血性损伤。

GC 以胆固醇为前体,由肾上腺皮质束状带合成分泌,主要为皮质醇和可的松,GC 的分泌主要受下丘脑 – 垂体 – 肾上腺轴(HPA)的调节。GC 可通过基因组效应与非基因组效应两种通路发挥生物效应。糖皮质激素受体(GR)具有 GRα 和 GRβ 两种亚型,为核受体超家族中的一员,是一种配体依赖的细胞转录调节因子。GC

具有升糖、使脂肪重新分布、在肝内促进蛋白质合成、在肝外促进蛋白分解的作用。参与应激反应,增强机体对有害刺激的耐受力。此外,GC 对全身多个系统均有影响,如增强骨髓的造血功能,促进胃腺分泌盐酸和胃蛋白酶原等,还能促进胎儿肺泡发育及肺表面活性物质的生成,维持中枢神经系统的正常兴奋性。药理剂量的 GC 还具有抗炎、抗毒、抗过敏和抗休克等作用。

1. GC 升高对心脏和血管的影响

GC 对心血管状态和心脏的发育具有重要的影响。GC 不仅能通过增强儿茶酚胺的血管活性反应,同时还能作用于内皮细胞和血管平滑肌细胞来调节血管反应性。一项前瞻性队列研究发现,出生前母亲暴露于重复剂量的 GC,出生后婴儿的血压值均高于正常婴儿,并且有 GC 疗程史的婴儿心脏舒张末室间隔和左心室后壁的厚度超过同等出生体重和胎龄的婴儿。GC 升高也会对成人心血管状态有较明显的影响,主要表现为血压升高、心肌改变等,临床上也常用 GC 来治疗,如急性重症心肌炎、终末期心力衰竭等心血管疾病。

(1) GC 对心肌细胞的影响:GC 可与其受体相结合,对心肌细胞产生作用。经地塞米松处理的心肌细胞可观察到其表面积增加,且存在剂量依赖,同时促进 SKA 蛋白的积累,诱导心肌肥厚。地塞米松与受体结合后,可抑制发育中的心肌细胞增殖,刺激心肌细胞提前终末分化,其机制可能与抑制了细胞周期素 D2 基因的表观遗传有关。

GC 可以通过与 RAAS 的相互作用,导致心肌细胞肥大、纤维化,继而引起心肌肥厚、心肌重构等一系列病理过程。地塞米松作用于心脏成纤维细胞能显著增加 *AGT* mRNA 水平,这表明心脏成纤维细胞中血管紧张素原基因水平和蛋白分泌受 GC 的正向调节。稳态条件下,心肌细胞的基础 ACE 活性很低,糖皮质激素通过增加 *ACE* mRNA 的转录和稳定性增强其活性,该作用具有时间依赖性。GC 与其受体结合后能刺激心脏血管紧张素 AT1 受体基因表达，抑制 AT2 受体基因表达，还可通过盐皮质激素介导的方式参与心肌肥厚、纤维化和心肌重构。

心肌细胞缺血、缺氧后形成细胞损伤，炎症因子的释放和炎症细胞的浸润进一步加重了细胞损伤。GC 与受体结合，发挥强大的抗炎和免疫调节作用，减少心肌细胞的凋亡和坏死，改善心脏功能。GC 对缺氧心肌细胞的保护作用与其抑制了对中性粒细胞和巨噬细胞的激活有重要作用的 CCL5 的表达有关，Bcl-xL 和 Gas2 在该抗凋亡反应中也有着重要作用。

GC 还能上调心脏 α_1 和 β_1 受体的表达，从而增强心肌收缩力，改善心肺复苏后心功能不全，该作用可能与 GC 诱导 AD 基因转录表达、改善心肌细胞膜稳定性、降低对 ADβ 受体的抑制作用有关。

(2) GC 对心脏电生理作用：目前 GC 对心脏电生理影响的研究尚不明晰。当前的研究认为，GC 与在心肌细胞表达的受体结合后，可使心肌细胞离子通道发生重构，INa、Ito 和 Iklow 活性降低及细胞钙稳态改变，从而对心肌细胞电生理产生负性作用，表现为 PR、QRS 和 QTc 间期延长，窦房结功能和房室结功能明显延长，心房不应期延长，兴奋性降低等。当阻断 GR 表达时，这些心电图改变可逆，GC 的这种作用可能与其对蛋白激酶 C 的影响相关。

心房颤动是临床上最常见的心律失常，炎症参与房颤的发生、维持和持续。心脏处于强烈的炎症状态时（如心脏手术），心房颤动的发生率高。GC 的抗炎作用是否能使接受心脏手术的人群受益，结论尚不统一。一方面，在早期的研究中，接受冠脉搭桥术的患者使用类固醇激素并未获益。有研究发现，地塞米松虽调节了炎症和与不良结果相关的急性期反应介质的释放，但对围手术期心房颤动的发生率无影响。另一方面，有研究认为，围术期应用地塞米松可降低术后最初数天内心房颤动的发生率。也有 Meta 分析显示，术后应用低剂量 GC 可降低术后新发心房颤动的发生率。

(3) GC 对血管张力的作用：GC 通过允许作用保持血管平滑肌对儿茶酚胺的敏感性来调节血管张力，同时还能使儿茶酚胺与受体的亲和力增强，增强心肌收缩力和血管紧张度，达到维持或升压的效果。

GC 作用于血管内皮细胞和血管平滑肌上的 GR 及 mRNA，使血管张力升高，也可通过经典途径增加血管平滑肌细胞上的多种缩血管物质受体的数目。此外，GC 可通过减少前列环素（PGI$_2$）的产生或抑制其释放，增加 α- 肾上腺素受体数目，抑制内皮型 NO 合成酶（eNOS）等机制，使血管张力增加。在多项动物实验中，小鼠 eNOS 基因敲除后，GC 即失去对其血压的调节作用，GC 不仅抑制心脏 eNOS mRNA 的转录，还能降低小鼠心脏和体外培养的内皮细胞中阳离子氨基酸转运蛋白 -1 的表达，进而影响 NO 的表达。高浓度的 GC 还可通过抑制儿茶酚胺氧位甲基异位酶合成，或仅通过调节各种信号转导途径（即非经典途径）快速发挥对血管张力的调节作用。

GC 对离子通道表达的影响也能导致血管张力的变化。有研究发现，GC 作用于血管平滑肌细胞能引起钠钙转换体及钙依赖性钾通道蛋白表达下调，钙离子内流增多，钾外流减少，细胞去极化而对缩血管物质反应性增高，导致血压升高。反之，当 GC 不足时将难以维持正常血压，严重时可致外周循环衰竭。

(4) GC 对血管内皮的影响：GC 通过下调血管内皮细胞酶的表达和活性，抑制 NO、PGI$_2$ 等内皮舒张因子的释放。GC 对血管内皮的影响主要是通过其基因组效应实现。

NO 是一种强大的血管扩张药，其释放不平衡在许多心血管疾病中起着中心作用。GC 对内皮细胞 NO 合成有直接的抑制作用。GC 影响 NO 合酶的机制，包括抑制 eNOS 基因转录、促使

*eNOS*mRNA 降解、降低 eNOS 蛋白稳定性、激动剂介导的细胞内 Ca^{2+} 活化降低，降低 eNOS 辅因子的生物利用度。

血管内皮释放的 PGI_2 也具有强大的血管扩张作用，它同时也是一种血小板聚集抑制药和炎症介质。GC 能通过基因组效应抑制内皮细胞中 PGI_2 合成，该抑制作用发生在磷脂酶 A2 和花生四烯酸释放水平上。研究发现，地塞米松在胎儿和成人内皮细胞中的作用存在异质性，表明其作用位点可能是发育调控的。GC 与其受体结合抑制 2 型环氧合酶（COX-2）的启动子活性，与多种炎症因子共同调节 COX-2 的表达。此外，与对 eNOS 的作用相似，GC 也抑制了雌二醇介导的 COX-1 蛋白的增加。这些机制可能共同导致体内 GC 对 PGI_2 的合成抑制作用。

血脑屏障（BBB）由微血管内皮细胞组成，是血液和大脑之间的通透性屏障，维持着中枢神经系统的稳态。在许多中枢神经系统疾病中，血脑屏障完整性受损。GC-GR 复合物能识别并结合位于靶基因启动子区域内的 GC 反应元件，其中某些靶基因的反式激活，可改善内皮细胞的屏障特性。因此，GC 常被用于涉及血脑屏障中枢神经系统疾病的治疗。

(5) GC 对血容量的影响：GC 主要通过水钠潴留作用影响血容量。GC 与 GR 结合可产生暂时或轻度保钠排钾作用及肾小球滤过率的增加。GR 分布于整个肾单位，以近端小管和皮质集合管最多，GC 调节水钠代谢的作用主要发生在肾小球、近端小管及髓袢升支粗段。肾小球近曲小管上皮细胞并不是 GC 的靶器官，但 GC 仍能在该节段对转运水和电解质产生间接影响。11β- 羟基脱氢酶（11β-HSD）可使 GC 分子结构改变而导致循环中 GC 失活，从而限制了其与盐皮质激素受体（MR）的结合。但 GC 与 MR 结合的活性和盐皮质激素与 MR 受体结合的活性相同，在循环中 GC 的量远大于醛固酮，因此当 11β-HSD 的活性被抑制时，GC 就可以与 MR 结合而发挥盐皮质激素的效应而引起血容量增多。正常情况下，肾小球近曲小管内皮细胞的 11β-HSD 酶活性很低，GC 可通过上行性调节受体而间接调节近曲小管节段对钠的转运。在髓袢升支粗段，GC 可刺激 NaCl 的重吸收，这可能是 GFR 升高或该段钠泵数目及活性增加所致。

2. GR 基因多态性与心血管疾病危险因素相关性

GC 是免疫系统、炎症过程和许多其他参与脂肪和葡萄糖代谢过程的调节因子。个体对 GC 敏感性差异很大，高水平 GC 会导致不利的心血管危险因素，如中枢性肥胖、类固醇诱导的糖尿病或血脂异常。人糖皮质激素受体（hGR）基因结构的多态性与动脉粥样硬化、冠心病密切相关。*hGR* 基因定位于 5q31，包括 9 个外显子与 8 个内含子。目前，国际上报道的与心血管疾病相关的 GR 基因有如下多态性。*NR3C1* 基因的 2 号外显子 1220 位点的碱基 A 被 G 替代导致其编码的 363 号氨基酸由天冬酰胺变成丝氨酸，该区域是 GR 的一个调节区域，在这个区域丝氨酸残基的磷酸化能提高 GR 反应基因的转录激活，引起外周组织对 GC 的敏感性增加，特别是血管收缩物质增加，导致皮质醇的基础分泌增加，从而出现代谢紊乱综合征，包括腹部肥胖、高血压。*N363S* 携带者与野生型相比具有较高的 BMI、SBP、DBP、TC 和 TG 水平。2 号外显子 *ER22/23EK* 多态性与 GC 抵抗、胰岛素敏感性增强、LDL-C 降低等均有关，而 Tth111 I 与 ER22/23EK 密切相关。内含子 2BclI 多态性与向心性肥胖、高血压、胰岛素抵抗和心血管危险因素有关。GRα 的 D401H 变异是代谢综合征的危险因素，而 GRα 上的 A3669G 多态性是心血管疾病的保护因素。也有研究结果显示，GR 基因微卫星 D5S207 的多态性与脂质代谢紊乱有关，包括 HDL 水平下降、LDL、TG、CH 水平明显升高，因而发生 IHD 的概率显著增加。

（张 锦）

（三）盐皮质激素对心血管系统的影响与调节

盐皮质激素（MC）是肾上腺皮质球状带细胞分泌的类固醇激素，主要生理作用是维持人体内水和电解质平衡。天然盐皮质激素主要包括醛固酮和脱氧皮质酮，其中醛固酮作用最强。醛固酮（ALDO）是肾素 – 血管紧张素 – 醛固酮系统（RAAS）的终末激素。醛固酮主要通过盐皮质激素受体（MR）调节上皮组织（肾脏、结肠、唾液和汗腺）中离子泵和离子交换通道的表达，最终导致跨上皮钠和水的重吸收增加及钾的排泄。研究表明，盐皮质激素主要通过两种途径对心血管系统产生影响：① RAAS 途径，当体内 Na^+ 浓度过低时醛固酮分泌增多，导致钠水潴留使血压升高，继而引起心血管系统的进一步损伤；②直接对心血管系统产生作用，高水平的醛固酮本身可以独立于对肾上皮细胞的传统作用，通过介导炎症、氧化应激、纤维化引起对心血管系统的直接损害，从而密切影响心血管疾病的发生。本章节将从盐皮质激素 – 受体复合物活化对心血管系统疾病的影响与调节展开介绍。

1. 醛固酮与高血压

血压正常的健康人较少有血管疾病或肾脏疾病。因此，它们的动脉顺应性及数百万健康的肾单位可以处理过多的容量，以防止血压大幅升高。但是，当醛固酮激素异常增多时，醛固酮的保水、保钠、排钾作用可引起低钾血症及血容量增多，并且增强了血管对去甲肾上腺素的反应性，最终引起高血压。此外，醛固酮 –MR 相互作用会逐渐导致动脉顺应性降低及肾脏功能减退，表现为血压升高或突发性高血压。

生理条件下，醛固酮激活血管平滑肌细胞（VSMC）的 MR 有助于调节大动脉的血管紧张度，并参与维持正常血压。对实验动物和心血管疾病患者进行的大量研究认为，醛固酮可选择性刺激血管 MR，通过炎症或非炎症反应参与血管壁的重塑和血管张力的调节，表现 VSMC 增殖、肥大和血管纤维化。在从大鼠胸主动脉分离出的 VSMC 中，醛固酮通过丝裂原活化蛋白激酶（MAPK）信号通路与 Ang Ⅱ 协同发挥促有丝分裂作用，这种促有丝分裂作用依赖于 MR 和 AT_2R 信号转导。对有条件使 VSMC 中 MR 失活的小鼠的研究表明，VSMC 中表达的 MR 在细胞外 Ca^{2+} 和 NO 引起的主动脉紧张度调节中起重要作用。醛固酮还可通过诱导活化的巨噬细胞和 T 细胞中骨架蛋白的释放增强其对血管的促炎作用。大量证据表明，淋巴细胞、血管周围单核细胞浸润在慢性高血压和肾损伤的发生中起重要作用。在高血压动物模型中，输注 DOC- 盐及 Ang Ⅱ 显示循环中 T 淋巴细胞及 T 淋巴细胞分泌的 IL–17 及心脏和血管壁中的 IL–17 蛋白增加。最近，对高血压患者外周血单核细胞（PBMC）的研究表明，与正常人相比，高血压患者 $CD8^+T$ 细胞增加。螺内酯能够降低 IL–17 的表达并增加典型调节性 T 细胞（Treg）转录因子 P3（FoxP3）的合成，表明 MR 阻滞药下调了 T 辅助蛋白 17（Th17）并上调了 Treg 细胞极化。

此外，研究表明，过度激活大脑 MR 在高血压的发展中也起着重要作用。循环 Ang Ⅱ 增加了穹隆下器中 MR 和 AT_1R 的表达，导致下丘脑产生的醛固酮增多并且增强了对下丘脑室旁核（PVN）中 AT_1R 的刺激作用。PVN 神经元激活导致对支配心血管系统的交感神经系统过度刺激，从而加速了高血压的发展。支持这一观点的是在 PVN 中敲除 *MR* 或 *AT₁R* 基因表达可防止皮下输注 Ang Ⅱ 诱发高血压的发生。在脑内输注 Ang Ⅱ 的大鼠中获得了类似的效果，这表明 Ang Ⅱ 诱导的高血压具有关键的中枢 MR 依赖性成分。

在临床试验中，盐皮质激素受体拮抗药（MRA）改善了高血压患者的内皮功能，并且对终末期肾衰竭患者的血压和血管重塑有积极的非利尿药作用。试验证明，当肾素被极度抑制，醛固酮水平最高的情况下，螺内酯在抵抗性高血压中发挥最大的降压作用。

2. 醛固酮与心律失常

对离体心肌细胞的实验表明，醛固酮具有积极的正性变时作用且心肌细胞中 MR 的过表达导致心率增加，可能与心律失常密切相关。在心房颤动患者和心房颤动小鼠模型中也均观察到 11β-HSD、MR 表达的增加和醛固酮依赖性结缔组织生长因子（CTGF）增加。

体外培养的大鼠心肌细胞在醛固酮诱导下 T 型钙通道活性增加，从而导致其心率增加。在体内输注醛固酮或心肌细胞的 MR 过表达诱导的心肌离子通道重塑也具有重要意义。MRA 在心动过速、主动脉缩窄、心律失常、心房颤动、高血压和输注盐皮质激素的小鼠模型中均显示出了有益的电生理作用。

临床研究发现，患有永久性心房颤动的患者血清醛固酮水平升高，经电复律后迅速降低。此外，患有原发性醛固酮增多症的高血压患者发生心房颤动的风险高于无高血压患者。MRA 减少了进行心脏手术患者 HF 的发生及心房颤动相关住院率。同时 MRA 还降低了 HF 或 MI 后患者心律失常和心搏骤停的风险。

3. 醛固酮与冠心病

醛固酮对冠状动脉粥样硬化性心脏病的影响，主要是通过作用于冠状动脉的一系列炎性和非炎性反应，与对心肌的损伤作用实现的。

内皮细胞中的 MR 激活通过促进血管细胞黏附分子 1（VCAM1）的表达来促进血管炎症和重塑。此外，醛固酮还可激活内皮细胞 ICAM-1 启动子区域中的 MR 反应元件导致细胞内黏附分子 1（ICAM-1）的过表达，从而使白细胞黏附于冠状动脉内皮细胞。卡德等研究了内皮细胞（EC）MR 激活的特定作用并研究了用 DOC- 盐处理的 EC-MR（EC-MRKO）小鼠血管对醛固酮的反应。在早期阶段（治疗 8d 后），可以防止 EC-MRKO 中巨噬细胞浸润和心肌促炎基因，即 5 型 C-C 趋化因子受体（CCR5）和诱导型一氧化氮合酶（iNOS）的表达。与野生型（WT）小鼠相比，EC-MRKO 小鼠结缔组织生长因子（CTGF）和胶原沉积显著减少。心脏组织巨噬细胞浸润的减少决定了心脏中促炎和纤维化标志物的下调，同时 ICAM-1 和 CTGF 在血管的表达减少。VSMC 中醛固酮和 Ang Ⅱ 信号之间存在串扰。拮抗 AT_2R 可减少输注醛固酮诱导的血管壁重塑。在高血压患者中，血浆醛固酮水平与血管僵硬度相关。醛固酮与动脉壁的 MR 结合导致 MMP、TGF-β1、CTGF 和 galectin-3 的表达增加，并最终导致细胞外基质（ECM）增多，增加了胶原蛋白与弹性蛋白的比例及纤维连接蛋白和蛋白多糖的含量，这些由醛固酮引起的变化转化为弹性和顺应性受损，导致动脉硬化。

此外，根据在心肌细胞特异性过表达 11β-HSD2 的小鼠中进行的实验结果推测，盐皮质激素与 MR 的过度结合会导致心脏损伤。在 Silvestre 等的研究中，研究了醛固酮、MR 和 AT_1R 之间的相互作用，结果表明在 MI 大鼠中，醛固酮合酶的 mRNA 表达增加了 2 倍且残留非梗死心肌中醛固酮水平几乎是原来的 2 倍。此外，醛固酮合酶的上调取决于 AT_1R 激活，而 MRA 显著限制了心肌梗死后胶原的沉积。在心肌细胞的 MR 特异性过表达小鼠模型中进行的实验表明，长时间过度刺激心脏 MR 会导致冠状血管内皮功能障碍，表现为血管对 NO 所介导的乙酰胆碱舒张反应敏感性降低。这种减敏现象与心脏 ROS 水平升高、心脏 NADPH 氧化酶（NOX）活性增加，以及 NOX 亚基 gp91phox 表达增加有关。

在动脉粥样硬化性心脏病和心力衰竭患者包括患有 2 型糖尿病（T_2DM）患者中冠脉血管 MR 的作用已得到证实。最近有两项研究验证了螺内酯对冠状动脉血流储备的影响。冠状动脉血流储备反映了心脏微血管功能，即使在没有阻塞性冠状动脉疾病的情况下，也与 T_2DM 患者的心血管风险增加有关。Garg 等对 64 例高血压伴 T_2DM 患者进行了一项随机双盲研究，通过正电子发射断层显像未发现心脏缺血的证据。停用其他降压药，使患者每日接受螺内酯 25mg 或氢氯噻嗪 12.5mg 或安慰剂治疗 6 个月，尽管螺内酯与氢氯噻嗪组之间的血压降低程度相似，但每天 25mg 螺内酯组与其他组相比，冠状动脉血流储备显著增加。

Bavry 等在 41 例非阻塞性冠状动脉疾病患者中进行了一项随机双盲安慰剂对照试验。行冠状动脉造影后将患者随机分为依普利酮 25mg 组 4 周，50mg 组 12 周，再次进行冠状动脉造影。与先前的研究不同，依普利酮组和安慰剂组之间没有显著差异。然而，在事后分析中发现，依普利酮倾向于改善基线时最严重患者的冠状动脉舒张功能。这两项研究，在研究人群、标准化治疗、治疗持续时间，以及评估冠状动脉内皮功能的方法上存在差异，可能是造成结果不同的原因。

ALBATROSS 试验旨在研究早期使用 MRA 对急性 MI 的影响，但未能显示因 MI 入院患者早期使用 MRA 的益处。然而，对 REMINDER 和 ALBATROSS 随机对照试验中急性 ST 段抬高心肌梗死（STEMI）患者数据的 Meta 分析得出 MRA 可减少死亡和猝死。因此，还需更多临床试验来证明使用 MRA 对 MI 患者有益。已证实依普利酮用于无 HF 的 STEMI 患者中（REMINDER 试验）可降低生物标志物，如 BNP 或 NT-proBNP Ⅰ 或 Ⅲ 型血清水平。

4. 醛固酮与心力衰竭

醛固酮可以介导心脏病理重塑进展导致心脏舒张和收缩功能障碍，促进心血管疾病的发生发展，并且加速心血管疾病向心力衰竭的发展（表 16-1）。

醛固酮可引起心肌细胞肥大和心肌纤维化。在大鼠模型和人类受试者中进行的多项研究表明，在充血性心力衰竭和没有左心室收缩功能障碍的高血压患者中，血浆醛固酮水平升高与心肌局部醛固酮的产生有关。慢性 MR 激活可引起细胞外基质重塑、细胞生长，最终导致纤维化，这

表 16-1　醛固酮在心血管系统的病理重塑

病理生理效应	相应变化
心脏重塑	心肌肥厚、缺血、纤维化、坏死、收缩和舒张功能障碍、室性心律失常
血管重塑	内皮细胞功能障碍、血管炎症、血管周围纤维化和坏死、血管收缩、血栓形成、动脉粥样硬化、血管硬度增加及顺应性降低

是心血管疾病发展的主要机制。醛固酮与 MR 结合刺激许多促炎和促纤维化分子的表达，内皮素 1、转化生长因子 β、纤溶酶原激活物抑制药 1、结缔组织生长因子、纤连蛋白和 Ⅰ、Ⅲ、Ⅳ 型胶原等，这些分子导致了心脏重塑的病理生理。相关研究显示，纤维化的发展始于血管周围（与冠状动脉和心肌炎症有关），然后扩散到心脏间质。

此外，氧化应激在调节醛固酮诱导的纤维化和重塑过程中发挥核心作用。①醛固酮 -MR 复合物调控着一种 NADPH 氧化酶亚基的表达，这是一种负责产生 ROS 的氧化还原酶，可促进氧化应激的激活。体外实验中醛固酮可以刺激大鼠心肌细胞产生 ROS，并且氧化应激可以通过 Rac1 蛋白的作用激活大鼠心肌细胞的 MR 信号传导，即使在没有配体的情况下也是如此。这提示氧化应激介导了 MR 活性放大环。因此，Rac1 在心脏中的过度表达增加了心脏中 MR 和 MR 靶基因的表达，促进 MR 激活和心脏纤维化；②氧化应激会诱导 DNA 损伤，并可导致与疾病发作有关的重要信号通路翻译后变化（羰基化、亚硫酸修饰）；③氧化应激还与 NF-κB 信号通路激活有关，与炎症依赖性纤维化反应一起使醛固酮促进成纤维细胞增殖和肥大，以及胶原蛋白和纤连蛋白合成。通过激活几种基本的酶途径发挥作用，包括 ERK 磷酸化、ERK/MAPK 和 RAS-Raf-MEK-ERK 信号传导级联活化、p38 丝裂原活化蛋白激酶（p38MAPK）活化、转化生长因子 -＜ unk ＞（TGF-＜ unk ＞）表达增强，以

及抑制诱导型一氧化氮合酶（iNOS）表达等。

不仅如此，大量实验研究还支持了 MR 参与醛固酮和 Ang Ⅱ 依赖性高血压及原发性高血压的心脏重塑。特别是高盐摄入的大鼠输注醛固酮后显示出主要促氧化剂和促炎相关基因（如 NFκB、p38MAPK 和 TGF-β1）的表达增加，并且心肌细胞和外周血单个核细胞（PBMC）中的 ROS 生成增加，最终导致心脏纤维化和冠状动脉血管病。Konishi 等的研究显示，在恶性高血压合并有卒中倾向高血压大鼠（SHR-SP）的左心室中 11β-HSD2、MR 和 1 型胶原蛋白和 3 型胶原蛋白的表达明显升高，提示醛固酮和 MR 可能在高血压患者心脏的重塑中扮演着重要角色。

特异性下调或敲除心肌细胞 MR 的实验突显了在心脏病理生理学中过度刺激 MR 的重要性。在 MI 和压力超负荷引起的心肌肥厚动物模型中，MR 基因的缺失或失活减慢了左心室扩张、心肌肥厚和心力衰竭的发展。此外，Fraccarollo 等研究显示，通过敲除心肌细胞中 MR 的基因可防止梗死后心肌线粒体超氧化物的产生，并消除 NADPH 氧化酶亚基（Nox2 和 Nox4）的上调，从而改善 MI 的愈后，增加非梗死心肌的毛细血管密度及减少心肌梗死区的厚度和瘢痕。因此，心肌细胞特异性敲除 MR 可防止与心脏肥大和纤维化相关的不良心脏重塑。这些变化同时伴随着血流动力学参数的改善，如左心室充盈压、左心室射血分数、左心室收缩末期和舒张末期容积及肺水肿的减少。

作用于中枢的醛固酮增加了下丘脑 RAS 的活性，并参与了心力衰竭时交感神经活动的增加。另外，在对充血性心力衰竭患者的研究中，证实了动物研究的结果，即从衰竭心脏左心室获得的心肌细胞中 MR 的 mRNA 和蛋白表达增加。RALES、EPHESUS 和 EMPHASIS 研究证明了阻断 MR 对中度至重度 HF 患者的益处，提示 MR 过度激活参与了 HF 的病理生理过程。在动物中，MRA 药理作用限制了鼠模型的左心功能不全和

MI 模型进展为心力衰竭，以及舒张性功能障碍鼠向 HF 的转变。

大型临床试验表明，在 NYHA 分级为 Ⅲ 级或 Ⅳ 级慢性心力衰竭患者中使用 MRA 可降低心脏事件和进行性心力衰竭猝死的风险，这也再次证明了醛固酮水平的升高促进了心血管疾病的发生，加速了心力衰竭的发展，提高了心力衰竭患者的死亡风险。

（张　锦）

（四）肾上腺素对心血管系统的影响与调节

1. 影响心血管系统肾上腺素和去甲肾上腺素的来源

人体内肾上腺素和去甲肾上腺素主要有两个来源：①交感神经受到刺激时末梢直接释放去甲肾上腺素至突触间隙；②肾上腺髓质的嗜铬细胞能合成，储存肾上腺素和去甲肾上腺素（但主要是肾上腺素），体内的所有肾上腺素和少量的去甲肾上腺素来自于肾上腺髓质。

2. 肾上腺素受体的分布和作用

肾上腺素受体介导肾上腺素和去甲肾上腺素的心脏和外周效应，肾上腺素受体分为 3 类，分别为 α_1 受体、α_2 受体、β 受体。每种受体又可分为多个亚型，心脏内分布的主要是 β 受体（约占 90%）和 α_1 受体（约占 10%）。

(1) β 受体的分布与效应：心脏的 β 受体主要是 β_1 受体（占 75%～80%），其余为 β_2 受体和 β_3 受体，β_1 受体激动时能加快心率、增加心肌收缩力、提高房室结的电传导性。β_2 受体激动时参与突触前去甲肾上腺素释放、血管舒张、支气管舒张。

β 肾上腺素受体是 G 蛋白耦联受体（GPCR）超家族中的典型成员，β 受体通过耦联 G 蛋白传导信号，遵循 G 蛋白 - 环磷酸腺苷（cAMP）- 蛋白激酶 A（PKA）- 效应分子途径，β_1 受体激活后引起与之耦联的 Gs 蛋白（激动亚型）解离出具有活性的 Gα 亚基，可引起酶活性，离子通

道活动状态和转录因子的活性发生改变，从而调节细胞生长及代谢，细胞骨架结构和基因表达等。在心力衰竭等多种病理状态下，β_1 受体的持续激活引起细胞内 Ga^{2+} 浓度不断升高，导致信号通路由原通路转变为 β_1-AR-Gs-细胞内 Ca^{2+}-钙及钙调蛋白依赖性蛋白激酶（CaMK）Ⅱ通路，从而促进心肌肥厚、心肌细胞凋亡等心肌重构过程，进一步加重心力衰竭。

β 受体另一重要的调节途径是 GPCR 失敏感和 GPCR 通路被抑制。这一途径包括 GPCR 激酶介导的磷酸化和继发的 β- 制动蛋白的招募，β- 制动蛋白能够阻止 G 蛋白与 GPCR 的结合。而且 β- 制动蛋白能介导 GPCR 被内吞入内核体是 GPCR 失敏感的关键机制。

与 β_1 受体不同的是，β_2 受体不仅可以激活 Gs/PKA 通路，还可以激活 Gi 蛋白（抑制型），Gi 蛋白可以继续激活磷脂酰肌醇 3 激酶 / 蛋白激酶 B 细胞存活通路产生保护心脏的效果。在心力衰竭早期，β_2 受体的持续激活引起 PKA 介导的 β_2 受体磷酸化，促使 β_2 受体的蛋白耦联由 β_2-AR-Gs 向 β_2-AR-Gi 转换，且 Gi 蛋白表达上调，保护心脏作用也因此加强。但另一方面，上调的 Gi 蛋白及信号会同时削弱 β_2 受体本身的 Gs/PKA 通路和 β_1 受体的 Gs/PKA 通路，最终抑制了收缩反应，在心力衰竭晚期可进一步加重收缩功能下降。

另外，β 受体还可以经 G 蛋白非依赖性通路传递信号，β- 制动蛋白则在其中发挥重要作用，β- 制动蛋白途径的发现导致偏倚激活理论的产生，后者指不同受体与不同配体结合后能够选择性激活特定的信号通路，从而精确调控心脏功能。

(2) α 受体的分布和效应：心脏的 α_1 受体分为 3 种类型，分别为 α_1A、α_1B、α_1D。经典的 α_1 受体信号传导通路，与细胞膜表面的 Gq/11（G 蛋白家族成员 αq）耦联，激活蛋白激酶 Cβ_1（PLCβ1）。

人类心脏中三种 α_1 受体均存在，α_1 受体主要位于细胞核，并从细胞核向外传递信号。α_1A 和 α_1B 存在于心肌，数量上以 α_1B 为主，但 α_1A 发挥主要作用。α_1D 仅存在于冠状动脉平滑肌细胞中，α_1B 在冠状动脉内皮细胞中也有表达。心力衰竭时，心脏 β 受体失敏感并下调，α_1 受体仅轻微增加，但占比明显升高，α_1 正性肌力作用在心脏正常时最小，但在衰竭的心脏中能达到与 β 受体相当的水平。

α_1 受体的作用：①激活生理性或适应性的肥厚；②防止心肌细胞死亡，对抗 β_1 受体的不良作用；③增强心肌收缩功能，对抗 β 受体失敏感和下调引起的负性肌力作用；④诱导缺血预适应。

α_2 受体与抑制型 G 蛋白（Gi）结合，抑制腺苷酸环化酶活性，从而减少 cAMP 的合成。α_2 受体的作用：①动脉收缩；②静脉收缩；③作用于中枢神经系统，减低交感神经张力，增加副交感神经张力。

3. 肾上腺素与心血管疾病

儿茶酚胺与许多心脏疾病相关，如高血压、心肌缺血、心力衰竭、心律失常、心脏性猝死。

(1) 肾上腺素与心力衰竭的关系：心脏受损或超负荷时的早期反应是交感神经的激活，引起交感神经末梢去甲肾上腺素释放增多，同时再摄取减少，过多的去甲肾上腺素能够影响很多重要脏器，如心、肾、外周血管，使心脏收缩力增强，心率增加，使外周动脉收缩，静脉血管张力增加，以维持正常的血压和心排血量，与血管紧张素Ⅱ共同增加肾近曲小管水和盐的重吸收，从而提高体内的血容量和回心血量，通过提高心脏的前负荷增加每搏量，但去甲肾上腺素的长期刺激也导致了一系列不良后果，如心肌细胞肥大、间质增生、心脏重塑，后者能使心脏质量增加、心腔扩大。

过去 30 年的大量研究已经明确了慢性心力衰竭患者心脏 β 受体的变化，细胞膜表面 β_1 受体密度降低，剩余的 β_1 和 β_2 受体与 G 蛋白失耦联导致反应性下降，而且有证据表明衰竭的心脏 β_2

受体信号传导异常，心肌内 GRK2 和 GRK5（G蛋白耦联的受体激酶 2 和 5）表达数量和活性上调，前者在心脏中发挥多种重要作用，能使心脏β 受体密度和反应性下调，肌力储备下降，这也许是对心脏的一种保护，避免过量肾上腺素对心脏的毒性。

(2) 肾上腺素与高血压的关系：已有研究表明，临界高血压患者交感神经兴奋性增加，心脏和血管的 β 受体密度增加。有原发性高血压家族史的正常血压者血浆中肾上腺素和去甲肾上腺素浓度升高，且随着血压升高器官损害也会加重，治疗的效果下降，交感神经活性也更高。动物实验也证实了儿茶酚胺可独立于高血压单独构成对心血管的损害。

高血压患者交感神经过度激活的机制可能有：①交感神经对外界环境刺激的过度反应；②压力感受器失敏感；③缺血导致化学感受器激活；④胰岛素、瘦素、血管紧张素Ⅱ激活交感神经系统。

(3) 肾上腺素与心律失常的关系：正常心脏中，交感神经分泌的去甲肾上腺素可发挥的作用，如缩短动作电位时程、缩短跨壁复极离散度。

去甲肾上腺素在心房颤动发作中的作用：自主神经引起心房颤动发作可能的机制为交感神经提高了钙流的同时，副交感神经缩短了心房的有效不应期，导致动作电位时程与细胞内钙流不匹配，后者导致前向钠 / 钙交换离子流增加，使心脏的早后除极和触发活动增多，这在人类肺静脉局灶电活动来源的心房颤动起源中有重要作用。

去甲肾上腺素在室性心律失常发作中的作用：交感神经激活导致心肌细胞复极异常，心室颤动阈值降低，易于发生心室颤动，心肌缺血会放大这种效应。

去甲肾上腺素在长 Q-T 综合征中的作用：在某些长 Q-T 综合征患者中，交感神经激活能通过提高 L 型钙通道自发内向离子流诱发早期后除极及启动折返，导致尖端扭转型室性心动过速发作。在正常心脏中，交感神经张力增加会缩短心室动作电位时程和 Q-T 间期，但在长 Q-T 综合征 1 型和 2 型患者中，Q-T 间期会延长，但不同类型的长 Q-T 综合征对交感神经的反应不尽相同。

Brugada 综合征的特殊心电图表现（完全性右束支阻滞伴 ST 段抬高）能够被拟交感药物（异丙肾上腺素）对抗。J 波综合征患者输入异丙肾上腺素能够使 J 波消失，室性心动过速受到抑制。在儿茶酚胺敏感型室性心动过速患者中，β 受体激活引起的胞质钙超载能够引起延迟后除极，触发活动及室性心律失常。β 受体拮抗药或左侧交感神经切除能预防儿茶酚胺敏感型室性心动过速发作。给致心律失常性右心室心肌病患者静脉输入儿茶酚胺，能够诱发室性心律失常，使用抗肾上腺素药物能够抑制室性心律失常发作。

(4) β₃ 受体对心脏的作用：β₃ 受体介导的心肌收缩力减弱机制尚未见文献报道，但目前的证据表明，它参与兴奋 – 收缩耦联的转变和跨膜离子通道的激活。β₃ 受体能够影响心室的舒张作用，在 Langendorff 灌注的心脏中，BRL37344 能降低左心室 dP/dt_{min}，这表明它能够提高心脏的舒张作用。在体动物模型的研究表明血管的 β₃ 受体激动可以引起外周血管舒张和血压下降。

(5) β₃ 受体的信号通路：与 β₁/β₂ 受体作用相反，其不与 Gs 蛋白结合而与 Gi 蛋白相结合。在人类的心室中，Gi 蛋白的激活虽然不能抑制腺苷酸环化酶，但是可以激活 NO 信号通路。研究表明，β₃ 受体激动药在人类心房和心室肌的功能是不同的，主要表现为①在心房和心室的耦联不同；② β₃ 受体在右心房的表达低于左心室；③ eNOs 在心房过度表达。eNOS^ser1177 和 eNOS^ser114 是 eNOS 的两个磷酸化位点，可以调节 eNOs 的活性，Ser1177 磷酸化后可增加 eNOs 的活性，而 Ser114 磷酸化后可降低 eNOs 的活性。NIU 等的研究表明，心力衰竭的心脏使用 BRL37344（β₃ 受体激动药），能够降低磷酸化的

eNOs^{Ser1177} 的表达，而使磷酸化的 eNOs^{Ser114} 的表达增加，这与经典的 $β_3$ 受体激活产生负性肌力作用的途径相反，能够增加 NO 和减少 ROS（活性氧化物）的产生，从而起到保护心脏的作用，说明 $β_3$ 受体在正常心脏和衰竭心脏分别是通过不同机制起到对心脏的保护作用。除了减弱心肌收缩力，$β_3$ 受体激活还引起血管舒张和增加衰竭心脏的 Na^+-K^+-ATP 酶活性。

（6）$β_3$ 受体参与心血管疾病的病理生理过程：在心力衰竭时，$β_3$ 受体主要有以下特征：① $β_3$ 受体能与 Gi/0 相耦联且在心力衰竭时表达上调；② $β_3$ 受体能够抵抗 $β_3$ 受体激动药因激动而导致的脱敏作用；③ $β_3$ 受体能够抵抗异源性的脱敏作用，因为它缺乏 PKA 和 β-ARK 磷酸化的共识序列；④在儿茶酚胺浓度较高时，$β_3$ 受体比 $β_1$/$β_2$ 受体更容易被激活。因此，在衰竭的心脏中，$β_3$ 受体介导的反应将被保留，而 $β_1$ 和 $β_2$ 介导的反应将减少。

在正常的心脏中 $β_3$ 受体表达很少，在生理状态下 $β_3$ 受体不发挥主要作用；在心力衰竭时，交感神经系统将被过度激活，产生较多的儿茶酚胺。出现 $β_1$ 受体下调，$β_2$ 受体脱耦联，但 $β_3$ 受体的表达会明显增加，这在心力衰竭的不同发展阶段起到不同的作用。在代偿期，$β_3$ 受体激活，降低心肌收缩力，减少心肌做功和氧耗量，起到代偿性的反馈调节作用；在失代偿期，$β_3$ 受体明显上调，导致心脏负性肌力作用增强，此时似乎将发挥不良作用，但从人类心脏活检和冠状动脉的研究认为起到有益作用，其机制还是 NO 的产生和抗氧化作用。近期的研究还发现，$β_3$ 受体的激活可以防止心肌纤维化。

心肌缺血再灌注，$β_3$ 受体通过 Akt-NO（蛋白激酶 B- 一氧化氮）信号通路，能够抑制 mPTP（通透性转换孔）的开放，从而起到保护心脏的作用。

在犬的肾周高血压模型中，$β_3$ 受体表现出有益的作用。在 12 周自发性高血压鼠模型中，虽然 $β_3$ 受体上调，但是不会伴随着 $β_3$ 受体诱导的血管舒张反应的增加。$β_3$ 受体在人类的心脏和血管组织中的表达为心血管疾病的治疗打开了全新视角。

（王 东）

（五）生长激素对心血管系统的影响与调节

1. 生长激素生理功能简介

生长激素（GH）是垂体前叶分泌的一种含有 191 种氨基酸的多肽，具有促生长、促合成的作用。胰岛素样生长因子 1（IGF-1）是生长激素的外周靶激素，通过负反馈和调节旁分泌生长激素受体的通路，来抑制生长激素的分泌。GH 主要参与调节机体生长，包括心脏的发育和功能，其作用主要通过刺激组织细胞产生 IGF-1，IGF-1 直接或间接地发挥作用，最终介导 GH 对周围组织的作用。在生理条件下，GH/IGF-1 轴可调节心脏生长和心肌收缩力，有助于正常成人维持心脏质量和功能，血管系统中也有 GHR 与 IGF-1 的功能性受体，GH/IGF-1 轴参与调节血管张力和外周阻力，从而间接影响心脏功能，GH 还可上调心肌中 IGF-I mRNA 的表达，除了 GH 的直接作用，局部产生 IGF-1 的内分泌或自分泌 / 旁分泌作用，也可能对心血管系统产生作用，因此很难区分 GH 的直接作用和 IGF-1 介导的作用。GH/IGF-1 轴在心脏生长、心肌收缩和血管系统中起重要作用，GH/IGF-1 轴异常与心血管疾病密切相关，生长激素缺乏（GHD）和过量，都会增加心血管疾病患病率和死亡率的风险。

2. 生长激素对心脏的影响

心肌细胞中表达的 GH 和 IGF-1 受体对心脏生长和代谢都有直接作用。然而，绝大多数研究都未能显示 GH 对心肌细胞直接、独立于 IGH-1 的肥厚作用，而相关的动物试验模型表明 IGF-1 本身会导致培养的大鼠心肌细胞肥大，GH 增加的心脏蛋白合成功能主要是通过 IGF-1 信号通路之一的激活磷脂酰肌醇 3- 激酶（PI3K-Akt）通路介导的，同时还可延缓心肌细胞的凋亡。GH 和 IGF-1 对心肌收缩力和心排血量也有直接影响，这些影响是由特定肌肉蛋白 mRNA 表达增加介导的，包括肌钙蛋白、肌球蛋白轻链 -2、α- 肌动蛋白。GH 通过促进向 V_3 肌球蛋白亚型的转移降低 ATP 酶的活性，从而降低收缩过程的能量需求。此外，GH 和 IGF-1 增加了心肌细胞内的钙含量和肌丝的钙敏感性。内皮细胞上有 IGF-1 特异性结合位点，IGF-I 还可通过刺激局部一氧化氮（NO）的生成介导内皮依赖性血管舒张，IGF-1 还可通过增加血管平滑肌细胞上 Na^+-K^+-ATP 酶的活性引起血管舒张，可能与血管平滑肌上钾通道敏感性 ATP 基因表达增加有关。

（1）生长激素增多症对心脏的影响：生长激素增多症是指生长激素（正常人群生长激素范围是 0.06～5.0ng/ml，新生儿群体为 15.0～40.0ng/ml，不同年龄群生长激素的含量产生及变化特点不同）和（或）IGF-1 分泌过多引起的临床综合征。GH 水平升高导致肝脏过度产生 IGF-1，导致进行性体细胞损伤和广泛的全身表现，患者通常表现为肢端过度生长，包括手脚、面部过度生长（包括前突）和软组织肥大。成年后 GH 分泌过多，由于骨骺已闭合，长骨不再生长，但肢端的短骨、颅骨及软组织可异常生长，表现为手足粗大、指趾末端如杵状、鼻大唇厚、下颌突出及内脏器官增大等现象，称为肢端肥大症。慢性过量的 GH 和 IGF-1 分泌影响心脏形态和表现，约 3% 的肢端肥大症患者有一种独特的巨型心肌病，它的主要特征是双心室肥大、心肌坏死、淋巴细胞浸润、间质纤维化、舒张功能障碍，以及后期收缩功能障碍和充血性心力衰竭。在肢端肥大症中，左心室肥大的患病率占主导地位，除了肥大外，大多数诊断的患者在静息条件下都有正常的左心室射血分数（55%～78%）。过多的 IGF-1 可以起到保护心肌细胞和减少心肌细胞凋亡的作用，从而阻止心肌细胞减少，GH-IGF-1 轴也能

通过增强钙敏感性和降低血管阻力，增加心脏收缩力。在相关动物实验中，给予正常成年大鼠外源性 GH 和 IGF-1，可引起心脏肥大反应，但不发生明显的纤维化。

（2）生长激素缺乏症对心脏的影响：GH/IGF-1 缺乏会导致心血管系统中与年龄相关的生理变化，包括心肌细胞数量减少、胶原堆积、纤维化增加、蛋白质合成（包括收缩肌动蛋白和肌球蛋白）减少等。此外，GHD 降低了一氧化氮（NO）的生物有效度，导致心肌细胞骨架的调节功能受损。以上这些可能均是 GHD 患者心肌受损的部分原因。GHD 患者超声心动图主要表现为心脏质量的减低，以及心脏左心室质量指数（LVMi）、左心室舒张末内径（LVEDD）、左心室壁和室间隔厚度（IVST）的减小为著。GH-IGF-1 轴可能通过增加氨基酸摄取、蛋白合成、心肌细胞大小和肌肉特异性基因表达来调节心脏代谢，GH 可增加胶原在心脏的沉积速度，而 GH 诱导的 IGF-1 通过减少心肌细胞凋亡来影响心肌的营养状态，从而减少心肌细胞的丢失。

GHD 患者的心功能因心室质量和心肌固有收缩力的降低而下降，心功能受损程度与 GH 缺乏显著相关，这种心功能的损害并不只在年轻患者中被发现，在中年甚至老年 GHD 患者中也存在类似的情况。若使用较常规心脏超声更为敏感的二维斑点追踪超声心动图（2DSTE）评估成年 GHD 患者心血管功能，虽然常规超声心动图检查未见异常，但 2DSTE 发现这些患者心脏左心室纵向、周向和扭转功能受损，提示存在固有心肌疾病的可能，其原因可能与 GHD 使一种心肌钙调蛋白 SERCA2 的表达减少有关。

值得注意的是，尽管心脏形态的改变在儿童期发病的 GHD（Co-GHD）中得到了广泛证实，但在成人期发病的 GHD（Ao-GHD）患者，总体上并没有得到一致的描述。心脏质量的下降主要发生在 Co-GHD 患者中，而在中老年甚至年轻的 Ao-GHD 患者中并不常见。最近的两项研究

报道，通过心脏磁共振（CMR）评估，发现 Ao-GHD 患者亦存在心脏左心室质量减低。Co-GHD 特征是心脏萎缩，与年龄、性别和身高匹配的对照组相比，左心室体积、相对壁厚和心腔尺寸显著减少。相应的患者也会受到低运动综合征的影响，表现为较低的射血分数、心排血量，以及增高的外周血管阻力。这些变化在体育锻炼中更为明显，除了减少骨骼肌的质量和力量外，还会降低运动能力，表现为主观症状、较低的完成工作量和运动时间。

3. 生长激素对血管的影响

GH 和 IGF-1 都对周围血管抵抗有调节作用，然而，难以区分 GH 的直接影响和 IGF-1 介导的效应。动物及人体研究显示，IGF-1 有快速的血管活性作用，给健康大鼠静脉注射 IGF-1，数分钟内可降低平均动脉血压，在人体研究中，单次注射 IGF-I 数小时后，每搏量和心排血量都升高了，但血压没有变化。给慢性心力衰竭患者输注 IGF-1，2h 后出现心排血量、血压的下降，在输注 GH 后 24h 也可观察到相同的效果，并伴随 IGF-1 的同步升高。而在近期的一项健康受试者研究中，GH 可直接增加前臂血流，降低血管外周阻力，这种效果直到 GH 输注后 4h 才被观察到，这种作用可能是通过刺激内皮细胞 NO 系统介导的，也可能由外围 IGF-1 的局部产生介导。越来越多的证据支持 IGF-1 的血管舒张作用，但目前只有少数研究探讨了 IGF-1 在更长期、更生理的外周阻力调节中的作用。有研究发现，IGF-I 基因突变的小鼠血压升高，这种基因突变小鼠所有组织内 IGF-1 水平仅保留野生型小鼠的 30%。类似的，肝脏特异性敲除 IGF-1 基因后，循环中 IGF-1 水平降低 80%，导致了血压升高，表明 IGF-1 减少导致血压升高。IGF-1 的血管作用可能是通过内皮细胞释放 NO 和（或）其他血管舒张药介导的，IGF-I 可刺激体外培养的内皮细胞、血管平滑肌细胞释放 NO，而提前用 NO 合酶抑制剂 L-NAME 预处理可消除 IGF-1 对大动

脉的血管舒张作用。也有报道称，类二十烷醇是 IGF-1 血管舒张作用的介质，吲哚美辛可能阻止 IGF-1 血管舒张。此外，IGF-1 可能通过非内皮依赖性作用引起血管舒张，可能通过增加血管平滑肌细胞中 Na$^+$-K$^+$-ATP 酶的活性有关。GH/IGF-1 影响血管张力的另一可能机制是调节血管平滑肌钾离子通道的基因表达，这个 ATP 敏感的钾离子通道由两个亚基组成，内向整流钾离子通道 Kir6.1 和磺酰脲类受体 2B（SUR2B），其中 Kir6.1 被认为是调节血管张力的关键。此外，血管平滑肌钾离子 ATP 通道也是抗高血压药物的靶点，生长激素治疗垂体切除大鼠可导致 Kir6.1 和 SUR2B mRNA 水平升高，并且与降低收缩压有关。

GH 主要通过内皮依赖及非依赖方式对血管产生影响。作为 PI3K-AKT-NOS 通路的强刺激因子，IGF-1 通过介导 NO 的产生而调节内皮功能。有研究显示，GH 也可直接作用于血管内皮细胞中的 GHR，增加内皮细胞 NO 合酶的磷酸化而使其活性增强。有趣的是，GH 和 IGF-1 对内皮功能的调节存在部分拮抗，GH 可降低胰岛素敏感性而导致高胰岛素血症，发挥促动脉粥样硬化的作用，而 IGF-1 则刺激 NO 的产生，增强胰岛素敏感性、通过增强 Na$^+$/K$^+$ ATPase 活性和调节血管平滑细胞中 K$^+$ 通道的基因表达来诱导血管舒张，发挥抗内皮凋亡及抗炎作用，保护血管内皮。NO 也可促使动脉平滑肌松弛并且抑制其增殖和迁移，从而降低血管张力，还可通过调节血小板功能（如减少其黏附与聚集）、降低脂氧合酶活性等方面减少动脉粥样硬化发生发展的风险。平滑肌细胞同样大量表达 IGF-1 受体。一方面，作为一种强力的促有丝分裂、促迁移和抗凋亡因子，IGF-1 可以通过这些机制促进动脉粥样硬化的发生；另一方面，IGF-1 水平的降低会导致斑块的不稳定。但有研究表明 IGF-1 在斑块形成、动脉壁增厚和增加硬化中发挥保护作用，这些作用可能依赖 IGF-1 主要在内皮细胞中发挥的

显著抗炎和抗氧化特性，以及其增强修复机制的能力。

(1) 生长激素增多症对血管的影响：慢性 GH 和 IGF-1 过量对动脉的负面影响，高达 40% 的患者会出现心脏传导功能障碍。有相关试验表明，肢端肥大症组在体育锻炼期间，节律紊乱记录的频率高于对照组（已治愈的患者组），如异位搏动、阵发性心房颤动、阵发性室上性心动过速、病态窦房结综合征、室性心动过速和束支阻滞。心脏瓣膜病疾病通常被低估，在有关尸检中有 19% 的人被发现了二尖瓣和主动脉异常。只有少数研究报道发现，二尖瓣和主动脉瓣反流的患病率增加。而在最近的一项研究中，证明了在活动性肢端肥大症患者中二尖瓣和主动脉瓣功能障碍的高发病率。

(2) 生长激素减少症对血管的影响：GHD 一直被发现与血管内皮功能障碍和过早血管粥样硬化有关。大多数关于 GHD 中血管结构和功能的研究已然表明，该疾病与颈动脉 IMT 和（或）动脉粥样硬化斑块的增加及血管内皮功能障碍之间存在显著的相关性。也有发现无症状 GHD 患者的颈动脉 IMT 增加，颈总动脉粥样硬化斑块患病率增高。另有研究表明，未接受 GHD 治疗的青春期前儿童已被发现存在 cIMT 的增加，发展为心血管疾病（CVD）的风险更高。因此，CVD 的一级预防及相关早期预测标志物的监测应从儿童期开始。其他研究表明，GHD 患者存在许多与血管内皮功能障碍相关的指标异常，包括多种血栓形成前危险因素的增加，如血管舒张性血流受损、凝血和纤溶系统成分紊乱、炎症性心血管标志物异常等。GHD 患者存在凝血与纤溶系统紊乱，可表现为纤溶酶原激活抑制药 -1（PAI-1）、血纤维蛋白原及凝血因子Ⅷ等水平升高。这种伴有纤溶活性降低的血栓形成前状态，导致 GHD 患者动脉粥样硬化血栓形成事件的风险增加。

（汤旭磊）

（六）甲状旁腺激素对心血管系统的影响与调节

1. 甲状旁腺激素的来源及类型

甲状旁腺激素（PTH）由甲状旁腺主细胞和嗜酸粒细胞合成的直肽链氨基酸，主要是通过对骨骼和肾脏的作用来调节体内钙磷代谢，其总的效应是升高血钙和降低血磷。

PTH 主要通过作用于肾脏和骨骼的特异性受体，调节骨骼重建及钙和磷代谢。PTH 对骨骼的作用一方面通过增加破骨细胞的数目及活力，向血液中释放 Ca^{2+}、P^{3+}。此外，能增加成骨细胞数目，促进骨形成。PTH 对肾脏的作用体现在通过增加近曲小管对 Ca^{2+} 的重吸收，促进 25-（OH）羟化酶活化，使 25（OH）D_2 转变为 25-（OH）D_3，从而增加十二指肠及小肠对 Ca^{2+} 的吸收作用。

甲状旁腺激素相关蛋白（PTHrp）于 1987 年作为恶性肿瘤所致高钙血症中的一种肿瘤因子而被分离，且通过相同的 PTH/PTHrP 受体（PTH-R）发挥作用，具有 PTH 生物学功能而得名。PTHrP 是肾小管、胎盘、乳腺上皮细胞钙转运的一种调节因子，也是迄今检测到的所有组织的发育、生长和分化的调节因子。目前认为，PTHrP 不仅是一种心血管调节肽，而且在心血管系统发育和调节血压方面有着重要作用。

2. 甲状旁腺激素受体

甲状旁腺激素受体（PTHl-R）位于成骨细胞，现已发现 PTH 的两个受体（Ⅰ型和Ⅱ型），其中Ⅰ型受体是 G 蛋白耦联受体，骨和肾内含有相当丰富的编码Ⅰ型受体的 mRNA，可由 PTH 或 THrP 激活。PTHr1 mRNA 分布于骨骼、肾脏及多种器官和组织，并已知其表达定位于肾脏的足细胞、骨骼的成骨细胞等，但骨骼和肾脏中 PTHr1 mRNA 的表达量最高。PTH 与 PTHr1 结合，通过环腺苷酸 / 环腺苷酸依赖型蛋白激酶 A 及环腺苷酸依赖型蛋白激酶 C 细胞内信号转导途径，促进成骨细胞 mRNA 的表达。

3. 甲状旁腺激素对心脏和血管的作用

PTH 有调节心肌细胞内钙离子浓度的作用，而且病理生理中指出，任何促进心肌细胞钙离子跨膜转运的因素均可引起心肌细胞肥大。PTH 对心脏有直接兴奋作用，能增加心肌细胞内源性去甲肾上腺素的释放，与异丙肾上腺素具有协同作用。PTH 可引起心肌细胞肥大，干扰心肌细胞能量代谢，促进心肌细胞凋亡，甚至最终引起心力衰竭。

PTHrP 在心血管系统的分泌途径未有最后定论。PTHrP 除了影响血管发生和动脉硬化外，还影响心脏的血流动力学，如舒张末梢血管和降低血压。在今后对 PTHrP 的研究集中于以下三方面：① PTHrP 促发育的确切机制；② PTHrP 的正常生理作用，包括平滑肌紧张性的调节与局部平滑肌调节系统；③与 PTHrP 分子有关的治疗方面的可能性。

(1) 甲状旁腺激素与高血压：国外调查选取了年龄 > 65 岁参与者 1205 例，测量其收缩压、舒张压水平、25 (OH) D 及 PTH 水平。通过分析表明，PTH 水平升高与舒张压和收缩压变异有显著相关。有前瞻性研究显示，1784 例平均年龄达 67 岁，长达 7 年的随访纵向研究中观察到，PTH 水平是男性收缩期高血压一个正相关的预测因子。

PTH 长期处于高水平时，会导致破骨细胞的活性及数目增加，进一步促进骨骼中的钙磷及基质成分的释放。另外，PTH 还可以通过增强 $1\alpha2$ 羟化酶的活性从而促进肾 $1,25 (OH)_2D_3$ 的合成，进一步促进肠道对钙的吸收，减少肾脏对钙的排泄。在 PTH 升高的患者中，如原发性甲旁亢患者对血管加压系统（如血管紧张素 Ⅱ、肾上腺素）的反应有所增强，都显示 PTH 提供了血压控制不同作用。在这些条件下，升高的 PTH 水平可能是高血压的结果而不是高血压的升高机制。在治疗高血压中使用利尿药或 β 受体拮抗药显示钙

离子水平升高和 PTH 水平下降相反的改变。

(2) 甲状旁腺激素与冠心病：冠心病（CHD）是一种常见的慢性疾病。近年来，越来越多的研究发现 PTH 可能与冠心病相关。国内学者选取 41 例胸痛患者，发现冠状动脉钙化组患者的 PTH 水平明显高于正常对照组，并进一步行 logistic 回归分析显示 PTH 升高为冠脉钙化的一个危险因素。国外研究团队对 1133 例 CHD 患者，进行长达 8 年的医学观察发现，153 例患者出现心血管事件，124 例死亡，行 Cox 生存分析，在校正了心血管危险因素后发现 PTH 对 CHD 的预后具有独立预测价。综上所述，冠心病甲状旁腺激素水平与冠状动脉病变程度密切相关，高水平甲状旁腺激素是影响冠状动脉病变程度的危险因素。PTH 升高与血管炎症反应发生发展相关，使血管平滑肌细胞（VSMC）产生细胞因子的速度上升，最终会引起血管内皮功能受损，这也是冠状动脉内皮细胞受损的相同机制，内皮受损会加快冠脉 AS 的发生及血栓形成，导致心肌细胞缺氧缺血及坏死。国外研究人员通过免疫标记方法发现，在人冠脉狭窄处的斑块巨噬细胞和 VSMC 中都可检测到 PTHrP，提示 PTHrP 参与冠脉病变的途径或许是炎症介质。

(3) 甲状旁腺激素与心力衰竭：PTH 持续保持较高的水平可导致心肌收缩与舒张功能逐渐发生障碍，引起心力衰竭。国外研究人员对 88 例门诊患者检测血清 PTH，发现 PTH 水平与纽约心脏病学会心功能分级呈显著正相关，且 $PTH \geq 47ng/L$ 的患者住院率大幅上升。另一项研究显示，在心脏彩超显示左心室射血分数降低的心力衰竭患者中，PTH 水平与其他反应心力衰竭功能较强的指标有良好的一致性。在射血分数相对降低的心力衰竭患者中，PTH 是独立于肾小球滤过率、左心室射血分数、NT-proBNP 及年龄的危险因素，对该类患者死亡率有预测价值。国内外多项研究结果表明，PTH 水平 3 倍于正常值的患者相对于其他患者有心肌损害加重的

趋势，如果 PTH 持续升高，则会加重心肌纤维化、心肌肥厚等表现，从而导致心脏泵血功能减退，最终出现心力衰竭、心脏性猝死。有研究观察到 PTH 水平与左心室后壁厚度、室间隔厚度及左心室重量指数呈正相关，其原因有两点：①蛋白激酶 C 途径：心肌细胞也是 PTH 作用的一个靶器官，PTH 能够与心肌细胞上的 PTH 受体相互作用，激活蛋白激酶 C（PKC）进一步增加了细胞内环磷酸腺苷的浓度，促进心肌细胞蛋白质的合成，从而引起心肌肥厚。② Ca^{2+} 介导的信号转导通路：PTH 作用于心脏成纤维细胞和心肌细胞上的 PTH 受体，使钙离子内流增加，胞质中的活化 T 细胞核网子去磷酸化，激活心肌肥厚相关基因，促使心肌蛋白合成增加、心肌细胞体积增大、成纤维细胞增生，从而导致心肌肥大。

（4）甲状旁腺激素与动脉粥样硬化：国内外多项基础研究发现，关于 PTH 可能通过以下机制影响动脉粥样硬化的发生发展（AS）。①促进血管壁钙化。首先，现已明确 OPG 可延缓血管钙化速度，然而 PTH 可通过激活蛋白激酶 A 介导途径明显抑制成骨细胞的 OPG mRNA 的表达。其次，OPG 活性的抑制使破骨细胞的数目及活性增强，钙离子在动脉中层和内膜沉积增多，最终使血管壁硬化。② PTH 可能与肾上腺球状带细胞上的 PTH/PTH-rP 受体结合或通过激活 RAAS 从而直接或者间接引起醛固酮产生增多。③ PTH 升高可促进 VSMC 产生细胞因子，激活炎症反应发生，最终导致血管内皮功能受损，加快冠脉 AS 发生。④ PTH 可引起钙超载使线粒体功能受损，从而活性氧增加，诱发氧化应激反应等。⑤ PTH 也可能通过影响血压、血脂及血糖水平进一步加重 AS。

4. 甲状旁腺激素替代治疗与心血管反应

甲状旁腺功能减退对机体的损害众多，一方面在于低钙血症引起的一系列不适症状，另一方面是长期低钙血症引起的众多并发症。虽然血清钙的水平短期轻、中度降低可能不致引起临床上明显的心功能紊乱，但长期而严重的低钙血症则很可能因心肌收缩和舒张功能严重受损，临床表现为充血性心力衰竭和扩张型心肌病。

通常，临床上对于甲状旁腺功能减退症患者纠正低钙的常规治疗是口服维生素 D 类似物和钙元素，而不是用 PTH 替代治疗。可能有如下原因：① PTH 为肽类激素，因此只能通过注射治疗而不能口服，而且价格昂贵；②甲状旁腺功能减退病例人数少、市场小、缺乏充足的志愿者去判定药物的安全及剂量；③ PTH 进入血液后半衰期短，合理的用药方案一直缺乏循证医学证据。综合目前国内外文献报道，甲状旁腺功能减退所致心脏损害经补充钙剂等治疗可取得满意疗效。

（王金羊）

（七）血管升压素对心血管系统的影响与调节

精氨酸血管升压素（AVP）简称为血管升压素（VP），主要通过调节血浆渗透压和心血管活动来维持细胞外液量和动脉血压的稳定。1953 年，Vignaud 等首次发现 AVP 在心血管系统上具有重要的生物学功能。

1. AVP 及其受体

血管升压素又称为抗利尿激素（ADH）是下丘脑视上核（SON）和室旁核（PVN）的大细胞神经元（MCN）合成的环状九肽。其中，第八位氨基酸为精氨酸，故称为精氨酸血管升压素。AVP 以前肽原的形式与轴突载体蛋白结合，通过神经垂体束迁移并储存于神经垂体 / 垂体后叶，后经 MCN 轴突末梢释放并进入血液和垂体门脉系统。促进 AVP 释放的主要因素是血浆渗透压升高、动脉血压下降和心脏灌注减少。

AVP 通过其受体发挥生理作用。目前已知的 AVP 受体为结构相似、分布广泛的特异性 G 蛋白耦联跨膜受体，包括 V1、V2 和 V3 三种受体亚型（图 16-1、图 16-2）。此外，催产素受体也能与 AVP 结合。

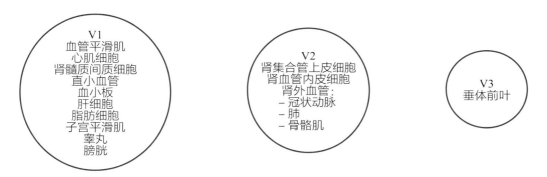

▲ 图 16-1　不同 AVP 受体亚型在体内的分布

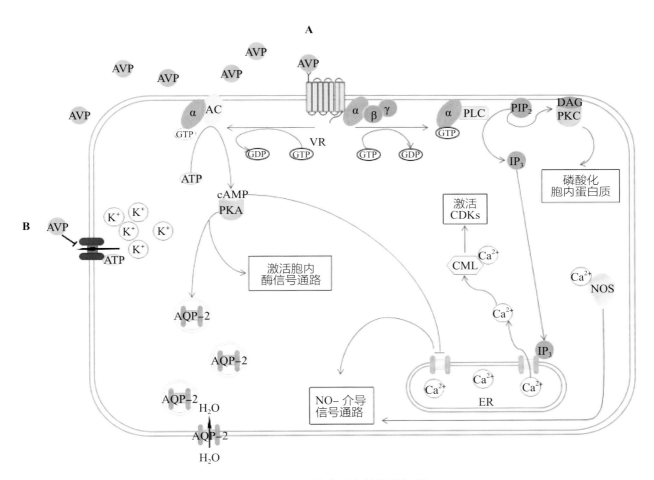

▲ 图 16-2　血管升压素的作用机制

A. 间接作用，通过 G 蛋白耦联受体介导的第二信使信号途径。B. 直接作用，直接抑制 ATP 依赖性钾通道（K_{ATP}）
AC. 环磷酸腺苷；AQP-2. 水孔蛋白 -2 通道；DCKs. Ca^{2+} 依赖性激酶；CML. 钙调蛋白；DAG. 二酰基甘油；ER. 内质网；GDP. 二磷酸鸟苷；GTP. 三磷酸鸟苷；IP_3. 1, 4, 5- 三磷酸肌醇；PIP_2. 磷脂酰肌醇 4, 5- 双膦酸酯；PKA. 蛋白激酶 A；PKC. 蛋白激酶 C；VR. 血管升压素受体；α. G 蛋白 α 亚基；β. G 蛋白 β 亚基；γ. G 蛋白 γ 亚基

2. AVP 对心血管系统的调控作用

（1）AVP 对心血管的直接作用：生理条件下，AVP 不参与维持动脉血压稳定，但当外周或中枢给予高剂量的外源性 AVP 时，动脉血压会发生变化。据报道 AVP 基因天然缺失大鼠和 V1R 基因敲除小鼠的平均动脉压和心率基础值均略低于

正常大鼠。当机体脱水或出血时，血浆渗透压升高、循环血量减少，AVP 释放入血导致其血浆浓度升高，作用于血管平滑肌的 V1R，促使血管收缩并增加外周阻力以维持循环血量的稳定。AVP 已被证明是最有效的血管收缩药。研究发现，AVP 也可直接作用于心脏，小剂量的外源性 AVP 通过 V1R 发挥正性肌力作用，而大剂量的 AVP 则具有相反的作用。

(2) AVP 对心血管的神经源性控制

① AVP 与心肺反射：压力感受器（感知血压变化）、容量感受器（感知血容量变化）和化学感受器（感知血气变化）均能够调节 AVP 的合成和释放，且 AVP 也能够通过三种心肺反射调节心血管活动，如研究发现 AVP 可能通过延髓极后区的 V1R 增强压力感受性反射的敏感性；选择性的 V2R 受体激动药和 V2R 受体拮抗药均可调节压力感受性反射。再如，当血容量过多时，血管扩张刺激牵张感受器，通过含有 AVP 的 PVN 神经元池激活前交感神经元，经 V1R 介导血管舒张。此外，研究发现化学感受器感知缺氧后，其传入神经可投射到延髓相应部位的 AVP 神经元，在刺激呼吸运动的同时促使血压升高和心率加快。

② AVP 与心血管应激反射：AVP 可调节交感肾上腺系统和下丘脑 - 垂体轴，在机体应激反应中发挥重要作用。据研究报道，外源性 AVP 作用于 NTS，通过 V1R 介导心血管交感神经兴奋，抑制急性应激反应，且 AVP 能够调节 ACTH- 皮质激素的神经源性反应，有助于增加急性应激时交感神经介导的血压变异性和心率变异性。已知 AVP 的释放不仅局限于突触，下丘脑 MCN 神经元的胞体和树突也可释放 AVP。由于 PVN 的 MCN 和小细胞神经元均表达 V1R，因此 MCN 胞体和树突释放的 AVP 可作用于两种神经元，在渗透压失衡时参与体液调节和自身调节。此外，MCN 中存在 AVP 和生物活性肽 apelin 共表达。

下丘脑 PVN 是整合神经内分泌、自主神经和行为应激反应的关键部位。过表达大鼠 PVN 中的 V1R 时，应激诱发的压力感受性反射脱敏作用增强，交感神经介导的血压和心率变异性显著增加。因此，PVN 中的 V1R 可能是应激反应中的神经心源性可变因素。

3. AVP 与心血管疾病

(1) AVP 与高血压：原发性高血压（primary hypertension）是机体的一种高肾上腺素能状态，主要表现为外周阻力血管狭窄。研究发现血浆 AVP 浓度升高和血管系统对外源性 AVP 高敏感，与高血压的严重程度密切相关。如果缓慢刺激血管平滑肌上的 V1R，可导致正常大鼠发生持续性高血压。达到缩血管剂量的 AVP 可导致肾髓质受损的盐敏感大鼠发生持续性高血压，如果外周给予 V1R 受体拮抗药可显著降低高血压大鼠的血压。AVP 诱发高血压可能的机制是外周循环释放 AVP 经 V1R 介导引起外周血管收缩；V1R 介导的脑干和脊髓 PVN 交感神经兴奋；脑组织中 RAS 过度激活导致 AVP 释放进入血液循环和肾脏，激活 V2R，促进水的重吸收。

此外，AVP 可能影响高血压的神经源性发生机制。研究发现试验性高血压模型中表现出脑内 AVP 系统过度激活，如 PVN 中 MCN 活性增强、AVP 合成分泌增多及 AVP 受体表达改变。多达 2000 个 PVN 神经元投射到脑干和脊髓，并终止于表达 AVP 的前交感节神经元。已知神经炎症和细胞因子是触发前交感神经元过度激活的高血压机制。高血压条件下促使 AVP 分泌增多的因素多样且复杂。研究发现 MCN 上存在血管紧张素 Ⅱ 1 型受体（AT-1R）和盐皮质激素受体（MR）。自发性高血压大鼠 PVN 中的 AVP 神经元过度表达 MR，敲减 PVN 中的 MR 和 AT-1R，可以通过减少 AVP 向脑干输入防止肾性高血压的发生，而且 PVN 中食欲素 1 型受体（OX1）的激活也可以增强 AVP 信号，维持高血压。此外，在高血压患者中观察到细胞内氯稳态被破坏，MCN 中 $Na^+-K^+-2Cl^-$ 同向转运体亚型 1（NKCC1）上调，而 Na^+-2Cl^- 同向转运体亚型 2（KCC2）下调，从而使 A 型 γ 氨基丁酸（GABA-A）的输入信号由抑制性转变为兴奋性。GABA-A 抑制性输入的变化将驱动大量 AVP 释放入血液，并通过外周 V1R 介导的血管收缩而诱发高血压。

（2）AVP 与心力衰竭：心力衰竭（heart failure）简称为心衰，其特点是血容量增多和外周阻力增加。目前已证实 AVP 是参与心力衰竭的发病机制之一。当心排血量减少时，通过启动压力感受性反射促使 AVP 释放入血（图 16-3），靶向肾脏集合管上皮细胞，通过 V2R 介导 AQP-2 向细胞基底侧膜易位，促进水的重吸收而增加循环血量；AVP 还可作用于阻力血管上的 V1R，发挥缩血管作用。血容量增多和外周阻力增加旨在维持血液循环，但同时会加重心脏负担并导致心力衰竭。因此，心力衰竭的药物治疗主要针对调整心血管的神经内分泌调节。

心力衰竭失代偿期心排血量降低，通过触发压力感受性反射激活交感神经，引起心动过速和血管收缩，并促进肾素 - 血管紧张素 - 醛固酮系统（RAAS）和血管升压素（AVP）的合成和释放，引起血管收缩和血容量增多，产生充血和水肿。

心力衰竭发生过程中，PVN 的前交感神经元通过多种分子机制引起交感神经的过度激活。研究发现，突触外 GABA-A 受体和持续的紧张性抑制电流（I_{tonic}）能够改变投射到脑干的 PVN 神经元的兴奋性，从而可能通过影响脑干心血管活动中枢而参与心力衰竭发生。因此，心力衰竭时使用非选择性 GABA 转运体阻滞药或选择性阻滞药可逆转 I_{tonic} 的衰减，从而减少与心力衰竭相关的交感神经兴奋。尽管如此，在实验性心力衰竭中，参与 PVN-RVLM 交感神经兴奋的机制多是血管紧张素 Ⅱ（Ang Ⅱ）。Ang Ⅱ 能够诱导老年小鼠心脏功能紊乱和重塑，内源性 Ang Ⅱ 也可诱导心脏收缩性损伤。研究发现，SON 神经元共同表达 AVP 和 AT-1AR mRNA，表明 Ang Ⅱ 参与 AVP 分泌的渗透性调节。

（3）AVP 与血管扩张性休克：血管扩张性休克（VS）是外周血管收缩功能障碍导致的以组织低灌注为临床特点的休克状态。第一，AVP 受体下调导致 AVP 敏感性降低是引起 VS 的机制之一。随着血管舒张性休克状态的持续，血管平滑肌对缩血管药物的反应逐渐减弱，可能是受体下调，或受体与细胞内第二信使分离，或两者兼而有之，导致受体活性降低。败血症引起的 VS 患者和动物模型中，体内外实验均已证明缩血管药物受体下调或活性降低。第二，VS 患者和模型动物对生理剂量的 AVP 具有超敏反应。近期研究发现，AVP 可以缓解 K_{ATP}^+ 通道的过度激活，直接关闭 K^+ 通道，或者间接激活一种可抑制 K_{ATP}^+ 通道活性的钙调神经磷酸酶。第三，内源性 AVP

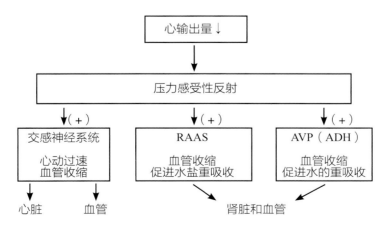

▲ 图 16-3　心力衰竭时神经内分泌的重构

RAAS. 肾素 - 血管紧张素 - 醛固酮系统；AVP. 精氨酸血管升压素

相对缺乏，也是导致病理性血管舒张和引发 VS 的主要因素。研究表明，在感染性休克或失血性休克时，AVP 水平出现早期反应性峰值，随后降至基础水平，这被认为是由于 AVP 水平低下而导致血管麻痹。这种双相反应的潜在机制包括神经垂体储备激素的耗竭，自主神经反射减弱导致 AVP 释放刺激减少，内皮和垂体的 NO 增加或去甲肾上腺素升高而抑制 AVP 释放。由此可见，AVP 是 VS 治疗的潜在关键因素，可通过交替的信号途径与儿茶酚胺类升压药产生协同效应。

综上所述，AVP 是控制动脉血压和调节心血管交感系统的重要支持系统。开发新型中枢作用的心血管药物将是治疗高血压、心力衰竭和血管扩张性休克的潜在靶点。

（陈红梅）

（八）性激素对心血管系统的影响与调节

性激素（sex hormone）种类较多，但在体内含量高、生物活性强的主要包括雌二醇（E_2）、孕酮（也叫黄体酮）（P）和睾酮（T）。性激素主要的靶器官是生殖器官，但实际上对心血管的活动也表现出明显的生理和病理性作用。流行病学调查显示绝经前女性心血管疾病（CVD）的发病率低于同龄男性，但绝经后明显上升。接受雌激素替代治疗（ERT）的绝经后女性 CVD 发病率明显降低，提示正常情况下雌激素和孕激素对心血管具有保护作用。雄激素对心血管既有保护也有损伤作用，但具体作用和机制尚需进一步明确。

1. 性激素对心脏和血管的作用

（1）雌激素和孕激素对心脏和血管的作用：雌激素（E）对心肌细胞有直接作用，可改变心肌生物电。在心肌电生理试验中发现，E_2 可抑制 L- 型和 T- 型 Ca^{2+} 通道，且对 L- 型 Ca^{2+} 通道抑制效应较强，因此抑制胞外 Ca^{2+} 内流，缩短心室动作电位的平台期；同时发现 E_2 由于抑制 K^+ 电流，可明显改变心房肌细胞动作电位时程，但剂量不同其作用表现不同。E_2 还可通过雌激素 α 受体（ERα）抑制 Ito 电流，可能在调节心肌细胞电活动中有重要作用。雌激素的上述效应可能是其抗心律失常作用的电生理学基础。动物试验发现大鼠行双侧卵巢切除术后给予 ERT 14 周，血中雌激素达到生理水平，对全心脏短暂缺血后的收缩功能有明显影响。形态学研究发现 E_2 和孕激素（P）均可通过抑制心脏成纤维细胞生长和心脏重建，保护绝经后女性的心脏功能。

雌激素对全身血管均有扩张作用，降低血管阻力，对血流动力学产生良性影响。雌二醇和孕酮均可使各种动物不同部位的血管产生舒张效应，如可使大鼠、豚鼠、猪、羊、狗和家兔离体血管产生舒张，且此现象不仅发生在大血管，如胸主动脉和肺动脉，而且发生在中、小血管，如冠状血管、股动脉、肠系膜血管、脑血管和静脉血管。雌激素的舒血管作用强弱有无性别差异性，尚需进一步证实。给雌性和雄性大鼠及家兔去内皮的股动脉、胸主动脉、肠系膜动脉、子宫动脉和门静脉急性应用 E_2，均能抑制高 K^+ 所致的各类血管收缩和肌球蛋白轻链的磷酸化，产生快速舒血管效应，因此雌激素的舒血管效应可能无组织类型、试验动物种属和性别差异。但也有不少文献报道，雌激素的舒血管效应存在性别差异，如有研究发现 E_2 和 P 可抑制去氧上腺素、KCl 引起的血管收缩和 Ca^{2+} 内流，其抑制作用正常雄鼠＞睾丸切除雄鼠＞卵巢切除雌鼠＞正常雌鼠，临床观察则发现 E_2 对女性患者冠脉的影响比男性明显，此差异可能与内源性雌激素调节其受体的分布有关。

雌激素的扩血管作用是通过基因组效应和非基因组效应来实现的，其途径可能主要决定于激素的浓度。雌激素的基因效应有以下特征：①所需雌激素浓度低，为生理浓度范围；②起效慢，需数小时或数天；③各种 RNA/ 蛋白合成抑制药和雌激素受体拮抗药可阻断此效应；④ NO 一般参与此过程。雌激素的非基因组效应特征如下：①雌激素剂量大，属于药理浓度范围；②数秒或数分钟内起效；③各种 RNA/ 蛋白合成抑制药和雌激素受体拮抗药不能阻断此效应。药理剂量的雌激素通过非基因组发挥急性舒血管效应，其机制也涉及 NO 释放、前列腺素的生成、激活 K^+ 通道和抑制 Ca^{2+} 通道。

雌激素可抑制血管平滑肌细胞（VSMC）的增殖，此作用与细胞膜上的受体有关。2- 甲氧雌二醇可显著抑制体外培养的兔主动脉 VSMC 的增殖。剂量为 $1\sim40nmol/ml$ 的 E_2 对 VSMC 的抑制主要为细胞静止而非细胞杀伤。ERT 对小鼠损伤的颈动脉 VSMC 增殖有直接的抑制作用。值得注意的是，血管损伤后的肌内膜增生具有性别差异，为雌激素依赖性，提示球囊损伤的 SD 大鼠和雄性大鼠的 c-myc 基因表达水平均显著高于雌性大鼠，且与肌内膜增生相平行。雌激素可通过抑制 c-myc 的表达和 VSMC 的增殖，改善这一状况。ERT 心血管效应的 56% 可能与雌激素抗 VSMC 增殖效应有关。雌激素还可抑制 VSMC 的迁移和弹性纤维蛋白胶原蛋白糖胺多糖（如胶原蛋白和弹力蛋白）的合成和分泌。将不同浓度的 E_2 加至雌性大鼠主动脉 VSMC 的无溴培养基中，用 Boyden 管道仪测定 E_2 对细胞迁移的直接影响，结果表明 E_2 可浓度依赖性抑制 VSMC 迁移，合成雌激素也有类似的作用。雄激素受体拮抗药 ICI184384 和基因转录抑制物放线菌素 D 可阻断 E_2 的 VSMC 迁移抑制效应，提示 E_2 通过与受体结合，于转录水平调节 VSMC 的迁移。

孕酮可能会影响兴奋收缩耦联途径的各个环节。高浓度 P 急性处理可增加雌兔心脏动作电位的持续时间，而较低浓度的 P 可降低雌性豚鼠离体心肌细胞动作电位的持续时间。这可能是由于 P 通过下调 L 型 Ca^{2+} 电流和上调慢延迟整流 K^+ 电流来改变离子通道活性，降低钙通道电流，增加钾通道电流。在先天性和药物性长 QT 综合征的细胞模型中，孕激素似乎对心律失常具有保护作用。因此相对高浓度的 P 可以在细胞水平上影响心肌功能，而生理浓度可能具有保护作用。

P 是一种血管活性激素，具有明显的血管舒张作用。P 可拮抗雌激素的抗氧化作用，增强去卵巢小鼠的 NADPH 氧化酶活性和活性氧的产生。试验报道将孕激素的血管效应与孕激素的类型及其结合的受体相关联，如在培养的人脐静脉内皮细胞中，天然 P 会增加 NO 的合成，提高内皮型一氧化氮合酶（eNOS）的表达和活性，而醋酸甲羟孕酮抑制雌激素对 NO 合成的影响。P 和雌激素协同可保护心血管系统。

(2) 雄激素对心脏和血管的作用：雄激素对心血管系统的影响存在争议。动物试验表明，超生理剂量的睾丸激素可以诱发心脏纤维化和细胞凋亡。抗雄激素疗法被证明对治疗诱发性心肌病是有益的。然而，生理水平的雄激素可能对心肌具有保护作用，老年男性通常比同龄女性发生心血管不良事件的风险更高，睾丸激素缺乏症与人类心血管风险存在相关性，而睾丸激素治疗具有有益作用，睾酮也有明显的扩张血管作用。心肌具有雄激素受体分布，提示睾丸激素对心肌有直接影响，高剂量的合成雄性激素可以诱发心肌肥厚。在大鼠和小鼠的试验性心肌梗死中，睾丸激素治疗会导致心肌肥厚。另有证据表明，睾丸激素会增加血管紧张素 Ⅱ 受体的表达，使心脏纤维化和心肌细胞凋亡。雄激素可调节 cGMP 特异性磷酸二酯酶 5（PDE5）在心脏组织中的表达和功能活性，PDE5 在心肌肥厚和缺血性心肌病中表达明显提高。在实验和临床研究中，PDE5 抑制剂对心脏疾患有明显的治疗作用，被认为是治疗心力衰竭的新选择。然而，另有临床观察发现 PDE5 抑制剂对心力衰竭患者的疗效临床实验失败，主要原因是试验纳入男性患者，而动物实验表明 PDE5 抑制药（西地那非）可通过雌性小鼠的雌激素依赖机制改善心力衰竭，这一结果表明在心力衰竭患者中使用 PDE5 抑制药治疗有时有性别差异性。然而，使用睾丸激素治疗是否有益或至少安全，需要深入了解健康和疾病条件下，内源性雄激素与心血管疾病之间的关系，以及合理的试验设计和足够长的作用时间观察等。

2. 性激素与动脉粥样硬化

(1) 雌激素和孕激素与动脉粥样硬化：类固醇激素与动脉粥样硬化（AS）的性别差异有关。绝经前的女性不容易发生 AS 的部分原因可能是雌激素对于脂质代谢的作用。女性高循环雌激素水平与高密度脂蛋白（HDL）的升高和低密度脂蛋白（LDL）胆固醇水平的降低相关。雌激素可以通过影响 LDL 和它的受体从而改善脂质谱，通过调节 LDL 配体和受体来阻止初级粥样硬化的发生，阻止低密度脂蛋白胆固醇的氧化，通过调节低密度脂蛋白有效地防止血管内皮屏障的破坏。雌激素也可以在 AS 发病过程中调节脂蛋白的活性和结构，阻止初级斑块的形成。炎症在 AS 的发病机制中起着重要作用，多项研究表明雌激素信号作用于免疫细胞，表现出抗炎作用。在 AS 斑块中发现很多浸润细胞，如巨噬细胞、T 细胞、B 细胞和表达性激素受体的肥大细胞，雌激素可能会对 AS 发病的复杂炎症成分产生影响。巨噬细胞是 AS 斑块中发现的主要浸润细胞，而且普遍认为雌激素可以对巨噬细胞产生抗炎作用，雌激素信号可以通过促进免疫细胞向抗炎亚型转化，阻止其与血管内皮细胞的黏附，从而阻止粥样硬化斑块的形成。

不同的性激素受体均参与雌激素抗 AS 作用。ERα 介导了大多数雌激素信号抗粥样硬化的作用，在雄性啮齿动物体内，将 ERα 敲除可不同程度地抑制雌激素的抗 AS 作用。G 蛋白偶联雌激素受体（GPER-1）的抗 AS 作用已在动物试验中得到证实，在人类的血管组织中也有类似作用。激活 GPER-1 受体可改善脂质分布，抑制 AS 发病机制中的炎症成分。总之，雌激素可以通过 ER 亚型改善血脂水平、减少炎症发生，进而阻止与 AS 有关的初级脂肪条纹的形成。但是，AS 是一种多因素导致的疾病，组成血管的各种细胞和循环血中不同细胞均参与其发生。虽然已经有研究证明，不同细胞中的 ER 激活后具有保护性作用，但对于粥样硬化发生中相关雌激素受体信号传导尚需大量研究证实。

(2) 雄激素与动脉粥样硬化：目前雄激素对 AS 的影响知之甚少，人们普遍认为正常生理水平的内源性睾酮具有抗 AS 作用。男性体内较低的雄激素水平与 AS 有关，如临床研究表明，AS 的标志（如内膜、中膜增厚）与男性内源性雄激素水平呈负相关。有证据表明 55 岁以上男性睾酮的利用与腹主动脉钙化沉积的程度成反比。但临床研究表明，女性的高雄激素血症使亚临床 AS 发病风险增加，如青年女性冠状动脉危险性的研究发现无排卵和高雄激素血症的多囊卵巢综合征女性的冠状动脉钙化比值为 2.70。因此，在临床上，正常生理水平的内源性雄激素可能对 AS 有保护作用。男性的低雄激素血症和女性的高雄激素血症都会增加患 AS 的风险。

雄激素通过不同的机制来发挥抗粥样硬化的作用，如激活 AR 通道、通过芳香化酶转化成雌二醇，也可通过其他途径发挥作用；如给性腺切除的 AR 敲除小鼠和性腺切除的野生型小鼠体内均注射外源性睾酮，AS 的发生会降低。然而，AR 敲除小鼠体内的粥样硬化损伤面积仍然明显大于野生型小鼠，而且经过大量的聚合酶链式反应分析发现在动物的股动脉和肝脏中没有芳香化酶 mRNA 的表达，说明抗粥样硬化的机制不是通过睾酮转变成雌激素这种途径实现的。上述结果表明，雄激素可能可以通过 AR 依赖性和 AR 非依赖性的活化机制来抑制 AS 的发生。

3. 性激素与高血压

(1) 雌激素和孕激素与高血压：无论生理剂量还是药理剂量的雌激素，在整体血管灌流和离体平滑肌灌流实验中，均可使血管扩张，但对血压的影响比较复杂，试验方法不同、试验对象的生理状态不同、给药时间和途径不同，所得结果存在差异。不可否认，高血压的形成和发展是多种因素造成的，而且至少有一部分原因是终身作用的性激素信号模式导致的。临床上和流行病学方面的研究都肯定了高血压的形成和发展有性别差异，这种差异体现在那些由血压紊乱带来更为严重的心血管系统并发症在男性群体中更为普遍。虽然在两种性别中，血压的升高都伴随着年龄增长，但是绝经后女性血压随着年龄变化的增幅要比男性的高。与同等年龄的男性群体相比，雌激素在女性中抗高血压作用更为明显。在中枢神经系统中，ERα 和 ERβ 表达于那些控制心率和血压的特定细胞核中，可能参与肾素 - 血管紧张素 - 醛固酮系统（RAAS）的调节。一氧化氮（NO）在中枢神经系统控制血压的信号传导中扮演重要角色，研究表明在人类和鼠类模型中，雌激素通过刺激内皮细胞产生 NO 促进血管舒张，调节血压。肾脏同样也表现出相同来源雌激素信号的抗高血压作用，因为 NO 也参与了肾脏对细胞外液稳态的控制。雌激素信号可通过肾脏血管紧张素转换酶 2（ACE2）影响血压，雌激素可提高 ACE2 的活性对预防肾性高血压有重要作用。当 GPER-1 被激活时，可表现出调节血压和预防高血压的功能。总之，在雌性体内，雌激素信号表现出不同的抗高血压机制，这种机制通过特定的雌激素受体亚型来发挥作用，其中 ERα 在血管内皮合成 NO 和肾脏 ACE2 活性的调控中发挥主要作用。GPER-1 可能主要通过减弱因环氧化酶派生的前列腺素血管收缩作用，调节血压。

（2）雄激素与高血压：多种大鼠模型试验表明，雄激素可诱发血管疾病（如高血压）的发生，但是临床调查结果表明，患有心血管疾病（包括高血压）的男性体内的雄激素水平降低。动物试验和临床研究互相矛盾的结果表明，体内循环的雄激素存在一种最优生理阈值可以阻止高血压的发生。许多研究表明，老年男性群体中，雄激素缺乏症可能与高血压有联系。在一组病例对照研究中，调查了 1993—1997 年的 11606 名年龄在40—79 岁的男性，并追踪其健康状况到 2003 年后，研究发现内源性睾酮浓度与心血管疾病死亡率呈负相关。在肥胖症男性中，睾酮替代疗法可

以降低血压。

在大鼠动物实验中，长期施加雄激素可使高血压病情进一步加重。在一项研究中，持续 10 周给予雄激素缺乏的肥胖雄性大鼠外源性睾酮，体重和脂质分布都有所改善，但血压升高了。这些结果与人体研究中指出的"正常雄激素水平可以抗高血压"相矛盾，有可能是因为在试验中经常使用年轻动物而不是年老动物来复制高血压模型，而高血压是一种在年老动物群体中比较明显的慢性疾病。关于雄激素与高血压在雌性体内的试验很少。然而，有些研究表明，雄激素在雌性体内对于血压的作用与在雄性体内同样重要。研究表明，那些体内雄激素水平过高的多囊卵巢综合征女性通常具有患高血压的风险。虽然在体试验表明，雄激素通过肾脏炎症、RAAS 成分的上调和压力钠尿的调节导致高血压，但通过人体实验观察和离体器官研究表明，雄激素作用于血管内皮细胞和血管平滑肌细胞时可发挥抗高血压作用。如睾酮可以快速地激活 eNOS，使血管内皮细胞通过磷脂酰肌醇 3 激酶 /Akt 信号通路释放 NO，提示雄激素在脉管系统中起到抗高血压的作用。

4. 雌 / 孕激素替代治疗与心血管反应

雌 / 孕激素替代治疗（HRT）可通过纠正雌激素缺乏来保护心血管，以预防心血管疾病的发生。研究表明，接受 HRT 的绝经后女性与未接受 HRT 的女性相比，其发生心血管疾病的死亡率明显降低。然而，这些研究与大量前瞻性临床试验、心脏和雌激素 / 孕激素替代研究（Ⅰ 和Ⅱ）及女性健康倡议（WHI）形成对比，后者在绝经后接受 HRT 的女性中未发现心血管事件的减少。实际上，这些试验表明，HRT 与脑卒中、静脉血栓栓塞性疾病和深静脉血栓形成的风险增加有关。HRT 这种自相矛盾观察结果已被广泛分析讨论，可能与多种潜在因素有关，其中包括患者年龄、启动 HRT 时已存在的心血管疾病和（或）风险、给予的 HRT 类型（把雌激素与孕激素结合）、剂量，以及雌激素与孕激素的血栓栓

塞性等。

实际上，在大多数观察性研究中，女性在更年期前后开始进行 HRT，平均发生时间为 51 岁，而在另一些试验中，参加临床试验（如 WHI）的女性平均年龄则为 65 岁以上。后者所观察的女性一方面具有一定程度的衰老相关血管损伤，另一方面在开始 HRT 之前平均 10 年缺乏雌激素，这是一个相对较晚的开始，可能会改变 ER 和分子信号传导的状态，从而削弱雌激素的益处。可见 HRT 时间点很重要，决定了其有效性。

（李红芳）

二、代谢对心血管系统的影响与调节

（一）糖代谢对心血管系统的影响与调节

1. 糖代谢的概述

糖代谢是指糖类物质在体内生物转化的过程，包括有氧氧化、无氧酵解、磷酸戊糖途径、糖原的合成与分解、糖醛酸途径、糖异生及其他己糖代谢等。葡萄糖在氧供充足的情况下，彻底氧化生成水和二氧化碳，是组织细胞生成 ATP 的主要路径。在无氧或氧供不足的情况下生成乳酸。磷酸戊糖途径主要是为生物合成提供原料分子。糖异生指非糖物质转变为葡萄糖或糖原的过程，可维持血糖平衡及糖原的补充，长期饥饿状态维持酸碱平衡等。

2. 糖代谢的调节

糖代谢的路径与其他物质的代谢构成复杂的代谢网络。糖代谢的核心内容包括分解、储存、合成三个方面。血糖的稳定主要通过体内激素调节这些代谢途径而实现。在血糖或神经刺激下，多种胰岛内分泌细胞释放包括胰岛素、胰高血糖素在内的生物化学分子，以调节代谢并维持葡萄糖稳态，其他内分泌激素也可参与到糖代谢的调节过程。

糖代谢的激素或酶先天的缺失或异常、生活习惯、肥胖，甚至肠道菌群失调等均会引起糖代谢紊乱。糖代谢异常可表现为血糖水平的异常，也可由某些遗传因素导致糖代谢所需酶的缺陷而引起一些少见疾病。胰岛素绝对或相对不足和（或）升糖激素异常升高等，可以引起高血糖和糖尿病。高血糖可引起微血管、大血管及心脏等全身多脏器损害。低血糖对大脑的损伤最严重，严重者危及生命。

糖代谢紊乱与其他多种疾病密不可分，多种内分泌代谢疾病与糖代谢紊乱关系密切。肿瘤细胞有独特的糖代谢特征，导致肿瘤细胞的生长、增殖、转移等的加速。糖代谢异常可通过多种机制参与心血管疾病的发生发展。

3. 糖代谢对血管系统的影响

(1) 正常糖代谢对血管系统的影响：生理状态下，在内皮细胞的合成代谢所需的能量主要来源于糖酵解过程及两条重要的糖酵解旁路代谢途径，包括磷酸戊糖途径和氨基己糖生物合成途径。其中，内皮细胞超过 80% 的 ATP 来自于糖酵解，旁路代谢途径则主要维持胞内氧化还原平衡，合成脂质、核苷酸等，促进血管生成。

(2) 异常糖代谢对血管系统的影响

① 血管内皮功能障碍：一氧化氮（NO）具有强大的舒张血管的作用。与胰岛素抵抗相关的最早血管变化之一是内皮功能障碍的发展，其抑制了 PI_3 激酶介导的 NO 生成，对脉管系统产生不利影响。急性高血糖仅在数小时内即可诱导内皮细胞功能紊乱的发生，构成了糖尿病血管并发症形成的基础，其产生的毒性活性氧（ROS），大量消耗 NO，抵消 NO 的舒血管作用，加重糖尿病相关的内皮功能障碍。此外，晚期糖基化终产物（AGE）是在长期高血糖症发生过程中产生的蛋白质和脂质的非酶促反应糖基化产物，较高水平的 AGE 不仅与内皮细胞凋亡有关，还能破坏血管壁和基底膜的结构完整性，淬灭 NO 活性，最终使血管收缩压和（或）舒张压升高。AGE 还可能影响血管内皮生长因子的表达导致视网膜病

变。高血糖还可引起全身的 RAAS 系统的激活，从而增加全身和肾脏血管舒缩张力，过度的这些变化可能会对微血管产生有害影响。

② 氧化应激反应：ROS 在正常心血管生理活动中是必不可少的，但高血糖引起的过量 ROS 会导致氧化应激，从而增加细胞增殖、迁移、内质网应激、自噬、衰老和坏死。氧化应激是动脉粥样硬化形成中的关键，高糖产生的 ROS 还能激活异常糖代谢途径（如多元醇通路）或使正常旁路（如氨基己糖生物合成途径）过度激活，从而加重血管内皮细胞损伤，主要表现为高血压和加速的动脉粥样硬化等。

③ 炎症反应：高血糖自身和其他糖代谢异常都能促进炎症反应的发生，激活 NF-κB 等多种信号通路以及炎症介质（如 TNFα、IL-6 等），导致高血压和动脉粥样硬化的发生。这些细胞因子能促进血管平滑肌细胞增殖和管壁增厚，或通过上调内皮细胞黏附分子表达，下调内皮 NO 等舒血管物质合成，使内皮依赖的动脉舒张功能降低，也可促进血管紧张素 Ⅱ 释放，共同导致血压升高。同时，还影响低密度脂蛋白和高密度脂蛋白的水平，从而参与了动脉粥样硬化的进程。低血糖也会引起促炎症表型和内皮功能障碍，伴有内源性 NO 介导的舒血管作用受损，这些均在动脉粥样硬化发生发展过程中起着重要作用。

④ 血液的高凝状态：高血糖能激活血液的高凝状态，并且可能涉及凝血的所有阶段，包括血栓形成及其抑制、纤维蛋白溶解、血小板和内皮功能，最终导致血栓形成大于溶解。这些异常主要包括三种机制，分别是非酶促糖基化、氧化应激增加和硫酸乙酰肝素水平降低。胰岛素能通过一些细胞表面受体起作用来调节血小板功能，胰岛素抵抗的激活及胰岛素对血小板聚集的调节作用丧失，也能增加糖尿病相关的动脉粥样硬化血栓形成的风险。低血糖还引起血液凝固性、细胞黏附分子、内皮功能和炎症标志物等发生急性变化，损害内皮功能、血流量及组织灌注，造成血管内凝血和血栓形成的风险增加。此外，低血糖时血糖水平与醛固酮的量呈负相关，而醛固酮对盐皮质激素受体的激活可能在心血管损伤中起重要作用。

⑤ 脂类代谢障碍：糖尿病和血脂异常通常同时发生，糖尿病和糖尿病相关的血脂异常会加速动脉粥样硬化的形成。胰岛素抑制脂解并调节循环中的游离脂肪酸，这是 VLDL 胆固醇组装和分泌的基础。在肝脏中，胰岛素介导三酯甘油向载脂蛋白 B 的转移，并调节脂蛋白脂肪酶的活性以使 VLDL 胆固醇脱脂。因此，在胰岛素抵抗状态下，游离脂肪酸水平升高导致 VLDL 胆固醇过量产生，脂蛋白脂肪酶活性受损导致 VLDL 胆固醇清除率降低，过量的 VLDL 具有很强的致动脉粥样硬化的作用。

⑥ 血管钙化：糖尿病患者可能会发生血管钙化，钙化是动脉粥样硬化的晚期病变。潜在的机制可能与高血糖产生的 AGEs 的作用及高血糖造成的蛋白质翻译后修饰增加有关。

4. 糖代谢对心脏的影响

(1) 正常糖代谢对心脏的影响：心脏的物质代谢具有很大的灵活性，想要维护正常的心脏功能就需要非常精确的能量代谢与之匹配，其可自由利用葡萄糖、乳酸、酮和氨基酸（脂肪酸转化）等营养物质进行代谢产能，其中在糖代谢过程摄取能量主要的来源是外源性的（因内源性途径糖原在心脏中储存较少）。在跨过心肌细胞膜的转运过程中，其表面的 2 种葡萄糖转运蛋白 1 和 4（GLUT1/4，其为胰岛素依赖性蛋白）对进入细胞的葡萄糖分子的数量和速率起着决定性作用。在心肌细胞摄取能量的底物中，葡萄糖供给的能量约占总量的 1/4，但在缺血及缺氧的情况下，其可越过线粒体的有氧氧化，通过糖酵解为机体提供所需能量，这对维持细胞及细胞器内外的离子平衡起重要作用。

(2) 异常糖代谢对心脏的影响

① 异常糖代谢对心脏结构的影响

- 左心室肥大及心室重构：糖尿病是发生左心室肥大（左心室质量增加）的独立危险因素。葡萄糖耐量减少（IGT）与左心室壁厚、质量和心排血量增加相关，左心室壁厚度的小幅增加可能是由高血糖症引起的早期蛋白糖基化的心肌效应导致，也可能是胰岛素通过胰岛素受体或胰岛素生长因子受体刺激心肌肥厚。糖代谢异常经常与高血压相伴发生，可与高血压发挥协同作用，造成冠状动脉狭窄导致严重的冠脉血管病变、心脏重构等。

- 心肌间质纤维化增加：血糖升高导致心肌细胞发生纤维化的机制非常复杂，其最终的作用结果是使心肌细胞的细胞外基质重新塑造。糖基化终末产物（AGEs）在心脏组织中沉积使结缔组织相互交联，使心脏纤维组织过度纤维化，心脏整体顺应性降低、僵硬程度加重，功能受损。AGEs 还通过与糖基化细胞表面受体相结合，促进炎症细胞的表达和活性氧（ROS）的产生，加重心肌细胞的炎症反应和纤维化，诱发心肌细胞凋亡和坏死等一系列过程。

② 异常糖代谢对心脏功能的影响

- 舒张功能不全：心脏的舒张功能障碍与心肌的纤维化程度呈正相关性，在高糖环境的影响下，心肌细胞外基质中胶原纤维成分和比例改变，心肌纤维异常增粗，心脏室壁的顺应性减低，导致心室的舒张功能不全，甚至进一步发生收缩功能不全。

- 收缩功能不全：高血糖能直接导致心肌细胞 Ca^{2+} 的异常调节，使心肌细胞收缩功能发生改变，其主要机制为：a. 血糖较高时，心肌组织和细胞质膜网上的葡萄糖转运蛋白及相关的信号转导分子 mRNA 表达水平和活性均显著下降，使心肌细胞胞内摄取葡萄糖的含量降低；b. 供能的糖酵解过程也发生代谢障碍，进而导致心肌中能量 ATP 供给不足；c. 氧化应激过程活跃，心肌细胞中的收缩及钙调节蛋白在一些分子的介导下出现异常的糖基化，导致心肌细胞功能降低或异常；d. 细胞外持续的高葡萄糖水平，干扰正常的细胞离子转运和心肌 ATP 酶的催化作用，导致胞内 Ca^{2+} 清除过程缓慢，心肌收缩功能障碍心肌收缩速率降低。

- 心脏电生理的改变：急性低血糖时，自主神经系统的激活及大量儿茶酚胺类物质的释放，造成心脏电生理的改变，导致异常传导和复极化。低血糖抑制了复极化 K^+ 电流，延长 Q-T 间期，延长的 Q-T 间期意味着心脏复极的异常，可能与房性或室性心动过速有关，甚至造成心脏性猝死。低血糖本身及其引起的交感神经兴奋引起的 Ca^{2+} 超载增加了心律失常发生风险。故低血糖被公认为致心律失常的因素之一。

- 血流动力学的变化：低血糖直接或间接地参与凝血级联和血栓形成的多个步骤，可导致血小板活化（激活、聚集和分泌）、凝血、纤溶系统紊乱等。因而，这些低血糖发生时的抗调节机制，在尽量保证心脑能量供应的同时，也可能导致严重的心脑血管事件（如心肌梗死）、由于心律失常或卒中而引发的猝死等。虽然现有研究表明，非严重低血糖并不会明显地增加糖尿病患者的总死亡率或心血管病死亡率，但糖尿病患者的长期病程中反复发作的非严重低血糖是否会造成心血管系统早期的病理生理改变，还有待进一步研究。

（汤旭磊）

（二）脂代谢对心血管系统的影响与调节

血液中的脂质和脂蛋白脂质已被证实是普通人群尤其是冠心病最强烈、证据最多的动脉粥样硬化危险因子之一。本章将阐述脂代谢异常对心血管系统的影响。

1. 遗传性脂蛋白异常

对于脂蛋白代谢在基因水平的理解发展迅速。遗传性脂蛋白异常的分类不仅需要临床表型还需要细胞表型。遗传性脂蛋白异常能影响LDL、脂蛋白（a）、脂蛋白残余微粒、富含三酰甘油的脂蛋白（乳糜微粒和VLDL）或HDL。这些基因中的任何一个遗传异常都会导致某种特异性脂蛋白的过量或缺乏。

低密度脂蛋白受体（LDL-R）基因缺陷会导致血浆中LDL颗粒积聚，LDL-R蛋白功能发生了改变会导致家族性高胆固醇血症。到目前为止，LDL-R基因有超过1000多种基因突变被识别。LDL-R突变是家族性高胆固醇血症最常见的病因。载脂蛋白B的缺陷会导致与LDL-R结合能力下降20%～30%。含有缺陷的载脂蛋白B的LDL颗粒其血浆半衰期较正常的LDL颗粒长3～4倍。这些LDL颗粒因为半衰期变长易被氧化修饰，从而增加了其致动脉粥样硬化作用。前蛋白转化酶枯草溶菌素9（PCSK9）基因的突变是家族性高胆固醇血症的一种常染色体显性遗传异常的形式，定位于染色体1p34.1。PCSK9功能缺失突变与未突变者相比有更低的LDL-C水平。在动脉粥样硬化危险因素研究中，患者因为PCSK9基因突变导致终身低LDL-C水平，从而导致冠状动脉事件明显降低，证实了遗传性低LDL-C状况具有心血管保护优势。常染色体隐性遗传高胆固醇血症（ARH）是由于编码LDL-R再循环的蛋白的ARH基因发生了突变，导致LDL-R再循环受抑制所致。载脂蛋白B基因突变能导致成熟载脂蛋白B100肽截尾造成低β脂蛋白血症和β脂蛋白缺乏综合征。载脂蛋白B100在靠近氨基端截尾使其丧失了结合脂质的能力，产生了类似β脂蛋白缺乏综合征，这种罕见的婴儿期隐性脂蛋白异常会导致智力迟缓和发育异常。β脂蛋白缺乏综合征是编码微粒体三酰甘油转运蛋白（MTP）的基因突变所致，而MTP是在肝脏和肠道装配含载脂蛋白β的脂蛋白所必要的。血浆含载脂蛋白β的脂蛋白的缺乏会导致在脂蛋白间循环的脂溶性维生素（A、D、E、K）显著降低，最终儿童患者会导致智力和发育延迟。较为罕见的谷甾醇血症患者常有早发动脉粥样硬化，在成年前常有临床表现。血浆类固醇的专门分析可见谷甾醇、菜油固醇、胆甾烷醇、谷甾烷醇和菜油烷醇水平的升高，血浆胆固醇水平正常或降低，三酰甘油水平正常。谷甾醇血症患者的ATP结合区域G5和G8基因缺陷会导致血浆中LDL颗粒积聚，LDL-R蛋白功能发生了改变（ABCG5和ABCG8）存在突变，继而植物类固醇吸收（而不是分泌）增加。

脂蛋白（a）由一个LDL颗粒和一分子载脂蛋白（a）共价结合而成。载脂蛋白（a）分子的一部分蛋白与纤溶酶原具有高度同源性。哥本哈根心脏研究的数据表明，脂蛋白（a）遗传性地决定了心血管危险因子，基因广谱分析也证实了脂蛋白（a）在心血管疾病中的因果作用。少数环境因素或药物可影响血浆脂蛋白（a）的水平。脂蛋白（a）的发病机制可能为抗纤溶的潜在性和（或）结合氧化脂蛋白的能力。前瞻性的流行病学研究证实了脂蛋白（a）和冠心病呈正相关。

家族性高三酰甘油血症（Ⅳ型高脂蛋白血症）常不伴有角膜环、黄瘤和黄色瘤等临床表现。血浆三酰甘油、VLDL胆固醇、VLDL三酰甘油水平中等至显著地升高，而LDL和HDL胆固醇水平通常降低。总胆固醇水平正常或升高取决于VLDL胆固醇水平。空腹血浆三酰甘油水平浓度为2.3～5.7mmol/L（200～500mg/dl）而饮食后血浆三酰甘油水平会超过11.3mmol/L（1000mg/dl）。其与冠心病的相关性不如家族性混合型高脂血症明显，而且研究结果也不一致。肝脏过度合成VLDL是家族性高三酰甘油血症的一个原因，VLDL颗粒的代谢（摄取）可能正常或减低。虽然三酰甘油的负荷，尤其是餐后的负荷决定着VLDL颗粒的代谢过程，但LPL介导的脂解作用似乎不是关键因素。Ⅴ型高脂蛋白血症是一种较少见的脂质紊乱疾病，其血浆中三酰甘油水平（包括 VLDL 及乳糜微粒）均明显升高，且同高脂饮食、肥胖及控制较差的糖尿病有关。该疾病的发病机制是由多种因素共同作用，从而导致 VLDL 及乳糜微粒的过度产生，并且降低这些脂质颗粒的代谢。家族性高乳糜微粒血症（Ⅰ型高脂血症）是罕见的严重的高三酰甘油血症，空腹血浆三酰甘油水平超过 11.3mmol/L（> 1000mg/dl）。这些患者有反复发作的胰腺炎和黄瘤。这种高三酰甘油血症是由于 LPL 活性显著降低或缺乏、LPL 的激活剂 ApoCⅡ的缺乏。这些缺陷导致餐后乳糜微粒和 VLDL 水解的减少而在血浆中积聚。最终导致血浆三酰甘油水平极度升高（> 113mmol/L，> 10000mg/dl）。

Ⅲ型高脂蛋白血症是罕见的遗传性脂蛋白异常，其特征为血浆中残余脂蛋白颗粒的积聚。这种疾病患者的心血管疾病危险性明显增加，临床表现包括特征性的结节性黄色瘤和掌条纹黄瘤。脂蛋白分析显示胆固醇和三酰甘油水平升高，HDL 胆固醇水平降低。Ⅲ型高脂蛋白血症有 ApoE2/2 表现型或基因型，不能结合至识别其作为配体的肝脏受体。疾病的诊断包括血浆超速离心分离脂蛋白、脂蛋白的电泳，ApoE 表现型或基因型的分析。ApoE 缺陷鼠发展成经典的动脉粥样硬化模型，其广泛应用证实了 ApoE 基因和蛋白的重要性。

家族性混合型高脂血症（FCH）特征为，在同一家族多个成员中均发现总胆固醇和（或）三酰甘油水平的升高。生化异常包括血浆总胆固醇和 LDL 胆固醇水平升高（≥ 0%～95%）和（或）血浆三酰甘油水平升高（≥ 90%～95%）–Ⅱb 型脂蛋白异常表型，通常伴随有低 HDL 胆固醇和 ApoB 水平的升高，并常有小而密的 LDL 颗粒。FCH 的诊断需要这种脂蛋白的异常必须至少影响到一级亲属。上游转录因子（USF1）新的位点、硬脂酰 –CoA 去饱和酶 1 基因可能是家族性混合型高脂血症相关的候选基因。

血浆高密度脂蛋白（HDL）胆固醇降低与冠心病的发生、发展密切相关。HDL 基因的异常是由于合成减少或成熟障碍及代谢的增加。遗传性脂蛋白异常导致血浆三酰甘油水平中等至重度升高，从而导致 HDL 胆固醇水平降低。

载脂蛋白 A–Ⅰ基因缺陷：影响 HDL 颗粒合成的主要缺陷可能是由于载脂蛋白 A-Ⅰ-C-Ⅲ–A–Ⅳ基因复合物的突变。超过 46 种突变影响了载脂蛋白 A–Ⅰ的结构，导致了 HDL 胆固醇水平的显著降低，并不是所有的这些缺陷都与早发心血管疾病有关。卵磷脂 – 胆固醇乙酰基转移酶（LCAT）缺乏：LCAT 是促进血浆中胆固醇酯形成的酶，LCAT 的缺乏会导致中性脂质在角膜的浸润以及红细胞膜成分异常导致的血液系统疾病。此类患者尽管 LCAT 缺乏，HDL 水平非常低，但冠心病风险似乎并没有增加。胆固醇酯转移蛋白（CETP）缺乏：CETP 有助于 HDL 胆固醇酯转移到富含三酰甘油的脂蛋白，这种酶缺乏时会导致 HDL 颗粒内胆固醇酯的积聚。CETP 的缺乏与早发冠心病无关，但也没有冠心病的保护作用。丹吉尔病和家族性高密度脂蛋白缺陷：丹吉尔病和家族性 HDL 缺乏症，是由于编码 ABCA1 转运子的 ATP 结合子 A1 基因（ABCA1）的突变。超过 100 种 ABCA1 基因的突变会导致丹吉尔病（纯合子或复杂的杂合子突变）或家族性 HDL 缺乏（杂合子突变）。虽然，丹吉尔病和家族性 HDL 缺乏症可能会增加冠心病的风险，但他们极低 LDL 胆固醇水平似乎也具有保护作用。

2. 高脂血症和代谢综合征的继发性因素

多种临床疾病均可导致脂蛋白代谢异常。甲状腺功能减退症，是继发性脂蛋白异常并不少见的原因，常表现为 LDL 胆固醇和（或）三酰甘油水平升高。雌激素可能通过肝源性的 VLDL 和 ApoAⅠ合成的增多，能使血浆三酰甘油和 HDL 胆固醇水平升高。男性激素和合成代谢的类固醇能增加肝脏酯酶的活性，已经用于治疗高三酰甘油血症。生长激素虽然可以减少 LDL 胆固醇和增加 HDL 胆固醇水平，但并不推荐用于脂蛋白异常的治疗。

大多数继发性脂蛋白异常血症是由于代谢综合征合并的各种代谢异常。2 型糖尿病常有血浆三酰甘油水平升高和 HDL 胆固醇水平降低，控制不佳的糖尿病、肥胖和中至重度高血糖会产生严重高三酰甘油血症、乳糜微粒血症、VLDL 胆固醇水平升高。家族性脂肪营养不良（完全或部分）可能伴有 VLDL 分泌增加。血浆三酰甘油水平过多常伴有糖原异常沉积。

肾脏疾病（如肾小球肾炎）和蛋白丢失的肾病患者，肝脏脂蛋白分泌的显著增加会使 LDL 胆固醇水平升高，与家族性高胆固醇血症患者的胆固醇水平相似。而慢性肾衰竭的患者表现为高三酰甘油血症和 HDL 胆固醇水平降低。终末期肾衰竭患者转归很差，且有进展性动脉粥样硬化。在器官移植后，免疫抑制药方案（糖皮质激素和环孢素）通常会升高三酰甘油水平和降低 HDL 胆固醇的水平，增加了心血管疾病的危险性，其继发性的高脂血症可能需要治疗。患者同时接受他汀类药物和环孢素的治疗，需注意药物的剂量调整并监测肌病的发生。

阻塞性肝脏疾病，尤其是原发性胆汁性肝硬化会导致异常脂蛋白的形成，称为脂蛋白 -X，其成分类似于 LDL 样颗粒，但胆固醇酯的含量显著减少。脂蛋白 -X 的积聚会导致脸部和掌部多发的黄瘤。

生活方式和药物：影响肥胖的因素都会影响脂质和脂蛋白水平。一些药物会影响脂蛋白，噻嗪类利尿药会增加血浆三酰甘油水平，常见的还有激素类和免疫抑制类药物等。

（彭　瑜）

（三）蛋白质代谢对心血管系统的影响与调节

1. 蛋白质代谢概述

(1) 蛋白质的结构及生理功能：蛋白质是生物体内最重要的生物大分子之一，约占人体固体成分的 45%，它是生命活动最主要的载体。在健康人体内，蛋白质处于不断合成与分解的动态平衡。生物体结构越复杂，其蛋白质种类和功能越繁多。

(2) 结构：蛋白质的基本结构为氨基酸，组成人体蛋白质的氨基酸仅有 20 种，除甘氨酸外多为 L-α- 氨基酸，蛋白质是由许多氨基酸通过肽键相连形成的高分子含氮化合物。蛋白质的分子结构包括一、二、三、四级结构。一级结构是指多肽链中氨基酸的排列顺序，是空间结构和功能的基础。二级结构是指多肽链中某个肽段的主链骨架原子（包括 N/H、C/O 和相邻的两个 Cα）的相对空间位置。α 螺旋和 β 折叠是二级结构的主要形式。三级结构是指整条肽链中全部氨基酸残基的相对空间位置，是在二级结构的基础上进一步折叠形成。四级结构是指蛋白质分子中各亚基的空间排布及亚基接触部位的布局和相互作用。若蛋白质的折叠构象发生改变，尽管其一级结构不变，仍可影响其功能。

(3) 生理功能：蛋白质具有重要的生物学功能，具有复杂空间结构的蛋白质，不仅是生物体的重要结构物质之一，还承担着许多生物学功能。就其结构功能而言，蛋白质构成细胞和生物体结构，是组成人体各种细胞、组织、器官的重要成分。蛋白质作为生物催化剂参与化学催化反应，还发挥免疫保护和代谢调节作用，参与细胞间信息传递、血液凝固、基因表达调控和物质的转运与存储等功能。蛋白质还在维持机体的酸碱平衡和正常的血浆渗透压方面起重要作用。

2. 蛋白质的代谢及调节

组织蛋白质首先分解成氨基酸，然后再进一步代谢。氨基酸分解代谢首先脱氨基，氨基酸的转氨基作用和氨基酸的氧化脱氨基作用主要在肝肾进行，以耦联的方式进行。体内主要的脱氨基方式是联合脱氨基作用，但肌肉是通过嘌呤核苷酸循环脱氨基。大量的氨基酸通过三羧酸循环脱氨，产生能量和其他代谢中间体，并被释放到血液中，以维持随时可用的氨基酸。氨的主要代谢去路是在肝脏合成尿素，在肾脏排出体外。

某些氨基酸（如丝氨酸）在分解代谢中产生一碳单位，四氢叶酸是一碳单位的载体。谷氨酸则脱羧基生成 γ- 氨基丁酸（GABA），GABA 是抑制性神经递质，对中枢神经有抑制作用。组氨酸脱羧基生成组胺，组胺作用为血管舒张药，增加毛细血管通透性。

3. 蛋白质对心血管系统的影响

膳食蛋白质根据其植物或动物来源进行分类。数十年来的研究证据表明，植物和动物蛋白对心血管疾病（CVD）的影响是不同的。

(1) 不同来源蛋白质对心血管系统的影响

① 植物蛋白：早期的观察性研究发现植物蛋白对心血管的健康益处，是基于观察到素食者的血压和血浆胆固醇低于杂食者的。然而，同时也发现这部分素食者不吸烟、饮酒较少、体重较轻、体力活动较多、饮食普遍较健康，而这些因素也都与血压降低有关。

在芝加哥一个超过 1700 名健康中年男性的队列研究，随访了 8 年发现，植物蛋白摄入量与收缩压和舒张压呈负相关，而总蛋白和动物蛋白摄入量与血压呈正相关。对一项多中心干预试验（PREMIER 研究）的数据分析同样发现血压与植物蛋白摄入量成反比，与总蛋白或动物蛋白无关。INTERMAP（国际大营养素与血压的人口研究）研究也报道了植物蛋白摄入量与血压之间的反向关系，该研究没有发现血压与总蛋白或动物蛋白之间的关系。而对日本和中国农村人口的研究发现，两者的关系恰恰相反，血压与动物蛋白质摄入量成反比。

大豆通常是植物蛋白质的主要或唯一来源，一项临床研究中用大豆蛋白几乎完全替代动物蛋白后，可显著降低健康年轻女性和高胆固醇血症患者的血浆胆固醇。有回顾性研究显示，在低饱和脂肪和胆固醇的饮食中每天添加 25g 大豆蛋白，可使低密度脂蛋白胆固醇平均减少 3%。如果大豆被用来代替高饱和脂肪和胆固醇的食物，那么低密度脂蛋白胆固醇也可以降低 3%~6%。还有试验观察到大豆蛋白有益于血压改善，但美国心脏病协会科学咨询得出的结论却是大豆蛋白对血压没有影响。

② 动物蛋白：早期的研究发现动物蛋白（如酪蛋白和牛肉）导致兔子高胆固醇血症和动脉粥样硬化。一项干预研究的结果显示，动物和植物蛋白质消耗对心血管疾病危险因素的影响是相似的。在最初的一些研究中发现，动物和植物蛋白都有助于降低总蛋白摄入量增加引起缺血性心脏病的风险。

然而，随后对蛋白质的特定食物来源（如红肉、家禽、鱼、奶制品、鸡蛋、豆类、坚果、豆类等）进行的更为具体的分析表明，每种蛋白质来源都与不同程度的冠心病（CHD）风险和心血管病死亡率有关。在护士健康研究和健康专业人员随访队列的联合分析中，发现用不同植物蛋白源替代 1 份标准红肉 [3 盎司（85g）]，可减少 13%~30% 的冠心病风险。

虽然鱼类也被认为是一种动物蛋白，但它提供了不同的营养成分（如 omega-3fas），而鱼类消耗量的增加与心血管疾病风险和死亡率的降低有关。有一项 Meta 分析表明，动物蛋白摄入比植物蛋白更能促进脑卒中的恢复。进一步研究表明，鱼而不是红肉是动物蛋白的主要来源。

另一些研究表明，用蛋白质代替精制碳水化合物可能比用复杂碳水化合物代替更可能降低血压。血压和心血管疾病的差异可能部分归因于研究人群的特殊特征。

因此，需要对每种植物和（或）动物蛋白的特性进行专门化，以准确评估与心血管疾病危险因素、发病率和死亡率的关系。确定特定食物来源的特征对于解释膳食蛋白质与心血管疾病结局和血压等中间危险因素的关系至关重要。

(2) 不同来源蛋白质对心血管系统影响的可能原因及机制

植物或动物蛋白质对心血管健康有不同的影响，可能是由于其背景饮食成分和许多其他因素，包括食物基质中提供的非蛋白化合物、特定食物的氨基酸组成及与肠道微生物的相互作用。

① 氨基酸含量或组成的影响：一般来说，植物性蛋白质的必需氨基酸（如蛋氨酸、赖氨酸）含量较低，但提供更多的非必需氨基酸（如精氨酸、甘氨酸）。在动物研究中，赖氨酸和蛋氨酸可以产生显著的高胆固醇反应。乳制品中乳清蛋白含量特别高的必需氨基酸（亮氨酸、异亮氨酸和缬氨酸）促进蛋白质合成，在一些研究中观察到乳清蛋白可用于降血脂。在非必需氨基酸方面，精氨酸可能对血压是特别重要，因为它是血管舒张性一氧化氮的前体。摄入更多的某些氨基酸与低血压有关。

② 肠道微生物群的相互作用：Tang 和 Hazen 的研究显示，肠道微生物群在介导某些动物蛋白对心血管疾病的影响方面的潜在作用。三甲胺 N- 氧化物（TMAO）是通过微生物和肝脏代谢磷脂酰胆碱（卵磷脂）、胆碱和肉碱形成的。红肉等动物性蛋白是胆碱等的主要来源。这些化合物首先被三甲胺裂解酶代谢为三甲胺，三甲胺裂解酶是肠道菌群所特有的。三甲胺然后通过黄素单加氧酶 3 在肝脏中氧化，形成进入循环的 TMAO。TMAO 的血浆浓度与心血管疾病风险相关。血浆 TMAO 升高被证明是主要不良心脏事件的有力预测因子，包括猝死、非致命性心肌梗死和脑卒中。

目前更多证据支持以植物为基础的饮食模式，尤其富含蛋白质的植物性食品，并包括一些动物性蛋白质食物（如鱼 / 海鲜、鸡蛋、低脂乳制品、家禽和瘦肉），比精制的碳水化合物和加工肉类，更能减少心血管疾病的风险。迄今为止的证据还没有定论植物和动物蛋白在降低心血管疾病危险因素方面是否不同的问题，因为很难分离出特定蛋白的独立作用。背景饮食中的文化和个人偏好变化、特定食物来源和与蛋白质一起摄入的伴随化合物，以及食物的制备方式都可能在确定这类蛋白质是否具有有益心血管作用方面发挥关键作用。

（李维辛）

（四）核酸代谢对心血管系统的影响与调节

1. 核酸代谢概述

核酸一般指生物大分子的脱氧核糖核酸（DNA）和核糖核酸（RNA），而核酸类物质还包括核苷酸及其衍生物等小分子物质。构成 DNA 的基本组成单位是脱氧核糖核苷酸，而构成 RNA 的基本组成单位是核糖核苷酸。核苷酸可以分子内环合生成环化核苷酸，或附加磷酸基团生成核苷二磷酸、核苷三磷酸等。核苷酸通过相互之间形成磷酸二酯键而生成 DNA 和 RNA，核苷酸脱去磷酸后生成核苷。以核苷酸或核苷为主要结构单元的生物大分子和小分子都属于核酸类物质，它们参与遗传、基因表达与调控、生化反应等多种生物活动。

2. 核酸代谢对心血管系统的影响和调节

近年来，有多项研究表明核酸代谢和心血管疾病的发生和发展密切相关，尤其是微小 RNA（miRNA）、长链非编码核糖核酸（lncRNA），以及核酸代谢的中间产物尿酸与心血管疾病，如动脉粥样硬化性心脏病、心肌病、心力衰竭、心律失常等成为研究的热点。

（1）miRNA 与心血管疾病

在心血管系统中，miRNA 参与心肌细胞的生长和收缩、心律的发育和维持、斑块的形成、脂质代谢和血管生成，因此在各种心血管疾病尤其是动脉粥样硬化性心脏病中发挥重要作用。目前，对于动脉粥样硬化性心脏病与 miRNA 关系的研究主要集中在以下几点。

① 动脉粥样硬化性心脏病的病理发展过程中，miRNA 在其细胞和分子水平调控。多项动物研究表明，miR-126、miR-155、miR-146 等多种分子参与维持血管的完整性及血管内皮炎症

反应。因此，在心血管疾病的发展过程中，调控上述分子的表达可能是改善内皮细胞功能紊乱的新途径，从而改善疾病的预后。

② 利用动物实验监测 miRNA 的表达情况，提示血中 miR-145、miR-210、miR-124 表达变化可能会成为缺血卒中诊断和预后的一个新的生物标记。

③ 检测人血浆中 miRNA 的表达，比较缺血性心脑疾病与正常状态下 miRNA 的表达异同性。多项研究结果表明，在急性心肌缺血或急性心肌梗死的患者血浆中 miR-1 水平显著升高，因此 miR-1 可以作为一种新的生物标志物，未来对急性心肌梗死进行诊断和分级。

(2) lncRNA 与心血管疾病

① lncRNA 与动脉粥样硬化：动脉粥样硬化是多种因素（如高血脂、高血糖等）引起血管内皮细胞（EC）的功能障碍，而血管平滑肌细胞（VSMC）的迁移和增殖进一步加快动脉粥样硬化的形成。既往研究表明视网膜非编码 RNA3（RNCR3）在 EC 和 VSMC 中表达，而抑制 RNCR3 基因表达则降低了 EC 和 VSMC 在体内的增殖和迁移，加速了动脉粥样硬化的发展。

② lncRNA 与心力衰竭：心力衰竭是各种心血管疾病的终末阶段。多个研究表明，lncRNA 参与调节心肌细胞肥大。有学者通过建立缺血性心力衰竭大鼠模型，发现在衰竭心脏中 1197 个 lncRNA 和 2066 个 mRNA 被上调，而 1403 个 lncRNA 和 2871mRNA 被下调，确定了它们在缺血性心力衰竭大鼠中异常表达，并可能参与了缺血性心力衰竭的发病机制。

③ lncRNA 与肥厚型心肌病：Yang 等从 7 名肥厚型心肌病和 5 例健康人中获取心肌组织，用 lncRNA 微阵列芯片和 RT-PCR 技术分析确定 lncRNA 和 mRNA 的表达情况，结果显示肥厚型心肌病多种 lncRNA 的表达量较正常心肌组织表达量差异大于 2 倍，提示 lncRNA 可能通过多种途径参与肥厚型心肌病的发病。

(3) 尿酸与心血管疾病

尿酸是人体内嘌呤代谢的终产物。研究表明，尿酸水平升高对心血管健康产生有害影响的机制有氧化应激增加、一氧化氮可获得性降低、内皮功能障碍、促进局部和全身炎症、血管收缩和 VSMC 增殖、胰岛素抵抗和代谢紊乱等，因此认为尿酸与心血管疾病如高血压、心房颤动、冠状动脉粥样硬化性心脏病、急性心肌梗死等疾病的发生发展息息相关。

① 尿酸与高血压病：高血压是一种常见的心血管疾病，有研究得出血清尿酸的升高为高血压的危险因素。尿酸导致高血压的机制可能有两方面：一方面，尿酸沉积可损伤肾脏小动脉内膜，激活肾素 - 血管紧张素系统，引起血管紧张素 II 升高，导致高血压发生；另一方面，尿酸可抑制一氧化氮合成酶活性，增加血管紧张素 II 合成，引起血管收缩导致高血压发生。

② 尿酸与心房颤动：心房颤动是临床中常见的心律失常疾病。随着研究的深入，一项横断面研究发现在 8937 例受试者中，高尿酸水平患者的心房颤动率高于正常水平的患者，在调整混杂因素后，多因素回归分析结果发现高尿酸水平与心房颤动发生风险呈正相关。

③ 尿酸与冠状动脉粥样硬化性心脏病：一项 Meta 分析共纳入了涉及 341 389 名成年人的 14 项研究，结果发现高尿酸血症与冠心病死亡风险和全因死亡率相关，血清尿酸每增加 1mg/dl，冠心病和全因死亡率的总体风险分别增加 20% 和 9%。

（甄东户）

（五）水与电解质代谢对心血管系统的影响与调节

1. 水和钠代谢紊乱对心血管系统的影响

(1) 低钠血症对心血管系统的影响

① 对心肌细胞生理特性和心电图的影响：当血浆中 Na^+ 的浓度降低时，心肌动作电位 0 期

Na^+ 进入心肌细胞内的速度减慢，从而使心肌的刺激阈值加大，兴奋性降低；此期去极化速度减慢，幅度减小，传导性降低；在 4 期复极速度减慢，从而使心肌自律细胞的自律性降低。心电图特征表现为，轻度时对心电图影响不大，一般不出现异常改变。严重时 QRS 波增宽，并可出现与高钙时相似的心电图变化。

② 低钠血症与充血性心力衰竭：低钠血症是充血性心力衰竭最常见的临床表现之一，据统计约 20% 的充血性心力衰竭患者伴随有低钠血症。其主要机制为发生充血性心力衰竭时，由于循环血量的增加刺激了容量感受器，激活了交感神经和肾素 – 血管紧张素 – 醛固酮系统，增加了钠的重吸收；同时通过释放精氨酸血管升压素（AVP）增加对水的重吸收而产生抗利尿作用，增加了循环血量。而肾脏对水的重吸收相对更加显著，因此而导致稀释性低钠血症。循环血量的持续增加加重了心力衰竭患者心脏的容量负荷，进一步损伤心肌的收缩功能。研究显示，血清钠离子的水平可以作为入院心力衰竭患者预后的一个独立预测因素。与血钠浓度高于 135 mmol/L 的患者相比，当血钠浓度低于 135 mmol/L 时，患者的死亡率及出院后心力衰竭的复发率都有显著增高。

(2) 高钠血症对心血管系统的影响

当血浆中 Na^+ 的浓度增加时，心肌动作电位 0 期 Na^+ 进入心肌细胞内的速度加快，从而使心肌的刺激阈值降低，兴奋性提高；此期去极化速度加快，幅度增加，传导性加强；在 4 期复极速度加速，从而使心肌自律细胞的自律性提高。心电图特征：心电图对血清 Na^+ 浓度水平改变不敏感，有可能出现 QRS 波时限缩短。

2. 钾代谢紊乱对心血管系统的影响

(1) 低钾血症对心血管系统的影响

① 对心肌兴奋性的影响：理论上如果细胞外液钾离子浓度降低，细胞内、外钾离子浓度差增大，有利于钾外流。会引起心肌细胞膜静息电位绝对值增大，其兴奋性应是降低的。但实际试验显示却恰恰相反，即心肌静息电位绝对值变小，兴奋性增高。这是心肌细胞有名的"反常现象"，当细胞外液钾离子浓度降低时，心肌细胞膜的钾离子通道开放减少，对 K^+ 的通透性降低，K^+ 外流量减少，使静息电位绝对值减小，更接近阈电位，故心肌细胞的兴奋性增高。

② 对心肌传导性的影响：低钾血症时，心肌细胞 *Em*（静息电位）绝对值减小，与阈电位间距变小，去极化时 Na^+ 内流的数量和速度减慢（快 Na 通道是电压依从性通道），故动作电位 0 期去极化速度减慢、幅度降低，兴奋扩布减慢，导致心肌传导性降低。

③ 对心肌自律性的影响：低钾血症时，心肌细胞膜对 K^+ 的通透性降低，自律细胞 4 期复极化过程中 K^+ 外流比正常减慢而 Na^+ 内流相对增加，因而自律细胞的自动去极化速度加快，加速达到阈电位，导致心肌自律性增高。

④ 对心肌收缩性的影响：在急性低钾血症时，K^+ 对复极化 2 期 Ca^{2+} 内流的抑制作用减弱，使 Ca^{2+} 内流加速；另外，低钾血症时钠 – 钾泵的活性降低，细胞内 Na^+ 浓度增高，促使 Na^+/Ca^{2+} 反向转运增强，导致细胞内 Ca^{2+} 浓度升高，使兴奋 – 收缩耦联增强，心肌收缩性增强。但严重而持久的低钾血症，可引起细胞内钾的缺失及钾缺失导致的细胞代谢障碍，心肌结构破坏，使心肌收缩性减弱。

⑤ 对心电图的影响：低钾血症时典型的心电图变化。首先，T 波压低、平坦。T 波主要由心肌复极 3 期 K^+ 外流形成，低钾血症时膜对 K^+ 通透性降低，K^+ 外流减少、减慢，所以 T 波低平；其次，U 波增高。U 波是 Purkinje 纤维的 3 期复极波，一般被心室肌的复极波掩盖而不明显。低钾血症对 Purkinje 纤维的影响大于对心室肌的影响，使 Purkinje 纤维的复极化过程延缓，延迟于心室肌的复极化过程，则 Purkinje 纤维的复极化过程得以显现，出现 U 波增高。U 波是低钾血症特征性的心电图改变；再次，ST 段压低。ST

段与动作电位 2 期对应，低钾血症时 K^+ 外流减慢，Ca^{2+} 内流相对加快，复极化 2 期缩短，使 ST 段不能回到基线而压低；最后，P-R 间期延长、QRS 波增宽和 Q-T 间期延长。P-R 间期反映兴奋由心房传导到心室所用的时间，QRS 波的基底宽度反映兴奋在心室内传播所用的时间，低钾血症时心肌传导性降低，故表现出 P-R 间期延长和 QRS 波增宽。反映心室动作电位时间的 Q-T 间期延长，这也是心室内传导阻滞的表现（图 16-4）。

⑥ 心律失常的表现：低钾血症对心肌生理特性的影响表现为不同类型的心律失常。由于心肌自律性增加，可出现窦性心动过速；异位起搏的插入而出现的房性或室性期前收缩，多源性或室性心动过速，严重者出现心室扑动或颤动；由于心肌传导性降低，可引起各种传导缓慢、房室传导阻滞和有效不应期缩短。

(2) 高钾血症对心血管系统的影响

① 对心肌兴奋性的影响：高钾虽可使心肌细胞膜对钾的通透性增加，但静息期心肌细胞对钾已处于最大的通透状态，因此高钾血症对静息期心肌细胞膜钾通透性的影响相对不明显，故而静息电位的大小主要由细胞内外钾电化学梯度决定。在血清钾离子浓度迅速轻度升高时（血清钾 5.5～7.0mmol/L），由于细胞内、外钾离子浓度差减小，静息期细胞内 K^+ 外流减小，Em 绝对值减小，与阈电位间距缩小，细胞兴奋性增高。当血清钾离子浓度迅速显著升高时（血清钾 7.0～9.0

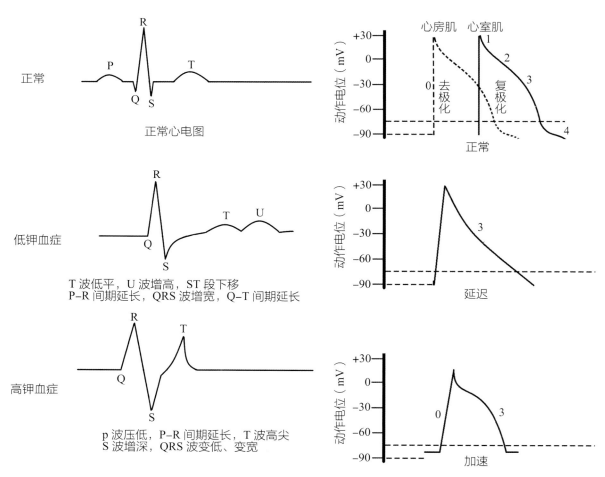

▲ 图 16-4　血浆钾浓度对心肌细胞膜电位及心电图的影响
引自吴立玲，刘志跃. 病理生理学：第 4 版 [M]. 北京：北京大学出版社，2019.

mmol/L ），当 Em 绝对值过小，在接近阈电位水平时会导致细胞膜快钠通道部分或全部失活，出现去极化阻滞，细胞兴奋性降低甚至消失。因此高钾血症随着血钾升高的程度，对心肌兴奋的影响是双向的，兴奋的变化为先增高后降低。

② 对心肌传导性的影响：轻度高钾血症时，心肌细胞 Em 绝对值减小，膜上的快钠通道部分失活或能被激活的快钠通道减少，以致动作电位 0 期去极化速度减慢、幅度降低，兴奋扩布减慢，导致心肌传导性降低。在重症高钾血症时，由于快钠通道失活，可导致严重的心肌传导阻滞，再加上兴奋性降低甚至消失，易致心室颤动和心搏骤停。

③ 对心肌自律性的影响：高钾血症时细胞外液 K^+ 浓度升高，使细胞膜的钾通透性升高，快反应自律细胞 –Purkinje 细胞在 4 期自动去极化时 K^+ 外流加速，持续性慢钠内流相对减慢，自动去极化减慢，导致自律性降低。

④ 对心肌收缩性的影响：高钾血症时，细胞外液 K^+ 浓度的升高对 Ca^{2+} 内流的竞争抑制作用增强，在复极 2 期液 K^+ 外流加速，Ca^{2+} 内流减少；另外高钾血症时 K^+ 浓度升高激活钠 – 钾泵，使细胞外液 Na^+ 浓度增高，促使 Na^+/Ca^{2+} 交换增强，导致细胞内 Ca^{2+} 浓度降低，使兴奋 – 收缩耦联减弱，心肌收缩性下降。

⑤ 对心电图的影响：低钾血症时典型的心电图变化。首先，T 波高尖。高钾血症时心肌细胞膜对 K^+ 通透性升高，复极化 3 期加速，反映 3 期复极的 T 波狭窄而高耸，这是高钾血症的特征性心电图改变；其次，P 波压低、增宽或消失。高钾血症时心肌传导性降低，反映心房去极化的 P 波因传导缓慢而变得压低、增宽或消失；再次，Q–T 间期缩短。高钾血症时复极化 3 期钾外流加速，3 期复极化时间缩短，故 Q–T 间期缩短；最后，P-R 间期延长、QRS 波变低、变宽和 S 波增深。主要与传导性下降和去极化障碍有关。严重高钾血症时，增宽压低的 QRS 波群、增深的 S

波与后面的高尖 T 波连成正弦波，此时，心室停搏或心室颤动即将出现（图 16–4）。

⑥ 心律失常的表现：由于心肌自律性降低，可出现窦性心动过缓、窦性停搏。由于传导性下降，可发生窦房结、心房内、心室内、房室间传导阻滞。在严重的高钾血症时，由于传导性严重受阻，窦房结冲动不易下传到心室肌细胞，而潜在的起搏点（Purkinje 细胞）又不能起跳（自律性受抑制），可引起心室停搏。

3. 钙磷代谢紊乱对心血管系统的影响

(1) 低钙血症对心血管系统的影响

① 对心肌细胞和心电图的影响：当细胞外液 Ca^{2+} 浓度降低时，对 Na^+ 内流的膜屏障作用减小，Na^+ 内流增加，心肌细胞阈电位下移，心肌的兴奋性升高，兴奋的传导加速。Ca^{2+} 浓度降低导致 K^+ 外流加快，复极化 4 期自动除极的速度增快，自律性升高。由于 Ca^{2+} 内流减小，心肌收缩性减弱。但细胞膜内外 Ca^{2+} 的浓度差减小，Ca^{2+} 内流减慢，从而使动电位复极化 2 期（平台期）延长，不应期也延长。心电图的主要变化。首先，O–T 间期延长，U 波不明显；其次，ST 段平坦延长，无 ST 段移位；最后，有半数病例 T 波正常，亦可见 T 波低平或倒置。

② 低钙血症与慢性心力衰竭：慢性心衰竭患者常伴随有低钙血症，其发生机制包括慢性心力衰竭引起肝功能障碍，导致 1, 25（OH）$_2$D$_3$ 合成减少，使钙的吸收减少；慢性心力衰竭引起肾功能障碍，使磷酸盐排出减少，血磷升高，血钙降低。此外，包括维生素 D 缺乏、使用利尿药等机制。血钙降低时肌浆网钙容量减少，心肌细胞发生兴奋时钙通道开放异常、钙内流减少，可引起兴奋 – 收缩耦联障碍，心肌收缩力下降，加重心力衰竭。

(2) 高钙血症对心血管系统的影响：当细胞外液 Ca^{2+} 浓度升高时，对 Na^+ 内流的膜屏障作用加大，动作电位 0 期 Na^+ 内流受抑制，表现出心肌的兴奋性和传导性降低。此时细胞膜内外 Ca^{2+}

的浓度差增大，动作单位复极化 2 期 Ca^{2+} 内流加速，平台期缩短。Ca^{2+} 浓度升高导致 Na^+ 内流减慢，K^+ 外流减慢，复极化 4 期自动除极的速度较低，自律性降低。但当 Ca^{2+} 浓度较高时，慢反应细胞因舒张期持续的 Ca^{2+} 内流增加，4 期自动除极加快，自律性反而增高。

心电图的主要变化为：① ST 段明显缩短或消失；② Q-T 间期缩短，少数 U 波增高或倒置；③ T 波可变宽、低平或倒置；④ 严重时 QRS 波群及 P-R 间期可延长，有时出现 II 度或完全性房室传导阻滞。偶尔出现期前收缩、阵发性心动过速或心室颤动。⑤ 在严重高钙血症时（> 4mmol/L），T 波变宽，Q-T 间期延长，患者可发生致命性心律失常或心搏骤停。高钙血症时短 Q-T 综合征的常见原因，血钙水平升高时，心

外膜的动作电位时程缩短较心内膜更显著，造成复极过程的跨壁离散度增加，易发生心室颤动和 Brugada 综合征等。

（3）低（高）磷血症对心血管系统的影响：磷代谢紊乱对心血管系统没有显著的影响。由于细胞内含有丰富的磷，通常无特异临床表现，只在长期严重缺磷时才会出现症状和体征。主要是骨结构的变化、钙化的缺陷。高磷血症可抑制肾脏 $1\alpha-$ 羟化酶导致低钙血症，从而出现低钙血症的各种临床表现。常发生迁移性钙化，当心血管系统发生钙化，可发生主动脉瓣钙化，引起主动脉狭窄和或关闭不全，促进心血管疾病发生，增加死亡风险。

（雒 彧）

参 考 文 献

[1] 陈家伦 . 临床内分泌学：第 1 版 [M]. 上海：上海科学技术出版社，2011.

[2] Isguven P, Gunduz Y, Kilic M. Effects of thyroid autoimmunity on early atherosis in euthrriod girls with hashimoto's thyrioditis [J]. J Clin Respediatr Endocrinol, 2016, 8(2):150–156.

[3] Ling Y, Jiang J, Gui M, et al. Thyroid function, prevalent coronary heart disease, and severity of coronary a therosclerosis in patients undergoing coromary angiography [J]. Int J Endocrinol, 2015, (2):708272.

[4] Mi-Hyeong Park, Seo-In Park, Jong-Hui Kim, ET AL. The acute effects of hydrocortisone on cardiac electrocardiography, action potentials, intracellular calcium, and contraction: The role of protein kinase C [J]. Molecular and cellular endocrinology, 2019(494):110488.

[5] Robert W, Hunter, Matthew A Bailey. Glucocorticoids and 11 β –hydroxysteroid dehydrogenases: mechanisms for hypertension [J]. Current opinion in pharmacology, 2015, 21:105–114.

[6] Hundemer GL, Curhan GC, Y zamp N, et al. Cardiometabolic outcomes and mortality in medically treated primary aldosteronism: a retrospective cohort study [J]. Lancet Diabetes Endocrinol, 2018, 6(1):51–59.

[7] Hundemer GL, Curhan GC, Yozamp N, et al. Incidence of

atrial fibrillation and mineralocorticoid receptor activity in patients with medically and surgically treated primary aldosteronism [J]. JAMA Cardiol, 2018, 3(8):768–774.

[8] Williams B, Macdonald TM, Morant SV, et al. Endocrine and haemodynamic changes in resistant hypertension, and blood pressure responses to spironolactone or amiloride: the PATHWAY-2 mechanisms substudies [J]. Lancet Diabetes Endocrinol, 2018, 6(6):464–475.

[9] Velmurugan BK, Baskaran R, Huang CY. Detailed insight on β–adrenoceptors as therapeutic targets [J]. Biomed Pharmacother, 2019, 117: 109039.

[10] O'Connell Timothy D, Jensen Brian C, Baker Anthony J, et al. Cardiac alpha1-adrenergic receptors: novel aspects of expression, signaling mechanisms, physiologic function, and clinical importance.[J] .Pharmacol Rev, 2014, 66: 308–333.

[11] Gizem KM, Irem K, Beta-3 adrenoceptors: A potential therapeutic target for heart disease European. Journal of Pharmacology 2019(858):172468

[12] Caicedo D, Diaz O, Devesa P, et al. Growth Hormone (GH) and Cardiovascular System [J]. Int J Mol Sci, 2018, 19(1): 290–309.

[13] Ziagaki A, Blaschke D, Haverkamp W, et al. Long-term growth hormone (GH) replacement of adult

GH deficiency (GHD) benefits the heart [J]. Eur J Endocrinol, 2019, 181(1): 79–91.

[14] 中华医学会骨质疏松和骨矿盐疾病分会。甲状旁腺功能减退症临床诊疗指南 [J]. 中华骨质疏松和骨矿盐疾病杂志，2018,11(04):323–338.

[15] Japundžić–žigon N, Lozić M, Šarenac O, et al. Vasopressin & Oxytocin in Control of the Cardiovascular System: An Updated Review [J]. Curr Neuropharmacol, 2020, 18(1):14–33.

[16] Khor S, Cai D. Hypothalamic and inflammatory basis of hypertension [J]. Clin. Sci. (Lond.), 2017, 131(3): 211–223.

[17] Sato T, Kadowaki A, Suzuki T, et al. Loss of apelin augments angiotensin ii–induced cardiac dysfunction and pathological remodeling [J].Int J Mol Sci, 2019, 20 (2): 239.

[18] Boese AC, Kim SC, Yin KJ, et al. Hamblin MH. Sex differences in vascular physiology and pathophy-siology: estrogen and androgen signaling in health and disease [J]. Am J Physiol Heart Circ Physiol, 2017, 313(3): H524– H545.

[19] Dos Santos RL, DA Silva FB, Ribeiro RF Jr, et al. Sex hormones in the cardiovascular system [J]. Horm Mol Biol Clin Investig, 2014, 18(2): 89–103.

[20] Lorigo M, Mariana M, Oliveira N, et al. Vascular Pathways of Testosterone: Clinical Implications [J]. J Cardiovasc Transl Res, 2020, 13(1): 55–72.

[21] International Hypoglycaemia Study Group. Hypogly-caemia, cardiovascular disease, and mortality in diabetes: epidemiology, pathogenesis, and management [J]. Lancet Diabetes Endocrinol, 2019, 7(5): 385–396.

[22] Low Wang CC, Hess CN, Hiatt WR, et al. Clinical Update: Cardiovascular Disease in Diabetes Mellitus: Atherosclerotic Cardiovascular Disease and Heart Failure in Type 2 Diabetes Mellitus – Mechanisms, Management, and Clinical Considerations [J]. Circulation, 2016, 133(24): 2459–2502.

[23] Richter CK, Skulas–Ray AC, Champagne CM, et al. Plant protein and animal proteins: do they differentially affect cardiovascular disease risk? [J] Adv Nutr,2015,Nov 13;6(6):712–728.

[24] Rodriguez NR, Miller SL. Effective translation of current dietary guidance: understanding and communicating the concepts of minimal and optimal levels of dietary protein [J]. Am J Clin Nutr, 2015 Jun;101(6):1353S–1358S.

[25] Shan K, Jiang Q, Wang XQ, et al. Role of long non–coding RNA–RNCR3 in atherosclerosis–related vascular dysfunction [J]. Cell Death Dis, 2016, 7(6): e2248.

[26] Chen Y, Xia Y, Han X, et al. Association between serum uric acid and atrial fibrillation: a cross–sectional community–based study in China [J].BMJ Open, 2017, 7(12): e019037.

[27] Zuo T, Liu X, Jiang L, et al. Hyperuricemia and coronary heart disease mortality: a meta–analysis of prospective cohort studies [J].BMC Cardiovasc Disord. 2016,16(1):207.

[28] 吴立玲，刘志跃 . 病理生理学 [M]. 第 4 版 . 北京：北京大学出版社，2019.

[29] Tee SL, Sindone A, Roger S, et al. Hyponatraemia in heart failure [J]. Internal Medicine Journal, 2020. 50(6): p. 659–666.

[30] Chorin E, Rosso R, Viskin S. Electrocardiographic Manifestations of Calcium Abnormalities [J]. Annals of Noninvasive Electrocardiology, 2016, 21(1): p. 7–9.

第 17 章

内分泌疾病的心血管表现

一、内分泌系统疾病血管表现

（一）甲状腺疾病的心血管表现

甲状腺疾病是常见的内分泌系统疾病，在美国的患病率是 8.5%～9.4%，女性的易感性至少是男性的 5 倍。科罗拉多大型队列研究中，甲状腺功能减退症（甲减）和甲状腺功能亢进症（甲亢）的患病率分别为 0.4% 和 0.1%，亚临床甲状腺功能减退的患病率为 9%，亚临床甲状腺功能亢进症的患病率为 2.1%。甲状腺激素受体（TR）分布于心肌和血管内皮组织中，使循环血中的甲状腺激素发挥心血管系统的调节作用，因此甲状腺功能异常也伴发心血管系统的临床表现和不良结局。甲状腺激素对心肌细胞具有基因层面上的调控和非基因层面的作用。基因调控效应是甲状腺激素活性形式三碘甲状腺原氨酸（T_3）进入心肌细胞并直接与 TR 结合介导，TR 反过来又调节特定心脏基因的转录。在 T_3 存在的情况下，转录正调控的基因，而抑制负调控的基因。非基因组效应通常与受体无关，并主要发生在细胞膜上，调节离子转运蛋白的活性。

甲状腺激素（TH）通过多种机制与心血管系统有着复杂的关系，主要影响心脏的速率、节律、心肌收缩及冠状动脉缺血性疾病的风险，而在血管上则通过影响平滑调节血压、肌肉张力和内皮功能，以及对心血管危险因素的直接影响（如脂质代谢和炎症途径）。甲状腺功能亢进症和

甲状腺功能减退症可直接影响心肌细胞电生理、心肌收缩力和泵功能，同时对心肌代谢和血管稳态也起着调控作用。尽管甲状腺激素是维持正常心脏功能所必需的，但甲状腺功能亢进症中甲状腺激素水平过高会导致心律失常，尤其是心动过速和心房颤动，以及高心排血量和可能导致心室扩张的病理性左心室肥大。如果不及时治疗会导致充血性心力衰竭。

甲状腺功能减退症常伴发血脂异常、舒张压升高和内皮功能受损，进而加速动脉粥样硬化，增加急性冠脉综合征的风险。对于甲状腺功能异常的早期治疗可以逆转大多数此类心血管异常。在患有严重心血管疾病（如心肌梗死和心力衰竭）的患者中，维持甲状腺功能正常状态是控制心血管不良事件的关键。

1. 甲状腺功能亢进症的心血管表现

(1) 心律失常

甲亢所致的心律失常主要是高甲状腺激素水平增加心肌细胞的自律性，触发其活性增加。

① 窦性心动过速：窦性心动过速是甲亢中最常见的心律失常，表现为持续性的心率增快，在休息甚至是睡眠中仍保持过快的心率，运动后表现更加明显。甲状腺激素诱发心动过速的机制，包括甲状腺激素增加心肌收缩期去极化和舒张期复极化，缩短心房肌细胞动作电位的持续时间来调节心脏传导。

② 心房颤动：心房颤动是甲状腺功能亢进症

中最重要的心律失常。据报道，发病率为 2%～20%。一项针对 40 000 多名甲状腺功能亢进症患者的大型研究报道显示，心房颤动和心房扑动的合并患病率为 8.3%。在所有心房颤动患者中，5%～15% 合并甲状腺功能亢进症，而甲亢是心房颤动发生发展的重要危险因素。甲状腺激素减少了心房不应期和电触发的激活，同时增加了延迟去极化的发生，因此甲亢的患者易发生心房颤动。亚临床甲亢和临床型甲亢在房性心律失常的发生率上无明显差异。在甲状腺功能纠正 4 个月后，约 2/3 的患者可恢复至窦性心律。

③室性心律失常：甲状腺功能亢进症患者室性心律失常发生率远低于房性心律失常，在无心脏基础疾病的甲状腺功能亢进症患者室性心律失常并不常见，患病率与正常人群相似。抗甲状腺治疗可以降低室性心律失常发生。低血钾和缺血后再灌注是甲亢室性心律失常的诱发因素。

(2) 甲亢与心肌病：没有证据表明，甲亢和心肌病之间有直接的联系。甲亢中存在一些诱发心肌病的因素，如心房颤动、高心排血量和心动过速。

(3) 甲亢与心力衰竭和心肌梗死：生理状态下，甲状腺激素对维持心肌泵功能具有积极作用，当心力衰竭发生时，甲状腺激素通过对心肌细胞、间质和脉管系统多方面直接或间接作用发挥心脏保护的作用。甲状腺激素通过激活磷脂酰肌醇 3- 激酶 / 丝氨酸 / 苏氨酸蛋白激酶和蛋白激酶 C 信号级联反应，热休克蛋白 70 和 27 的表达，磷酸化、易位及对 p38 的抑制而对心肌细胞有抗凋亡作用丝裂原激活的蛋白激酶信号传导。而病理性甲状腺激素水平的升高，即甲亢状态下，无论是临床型还是亚临床型甲亢，均可导致心力衰竭发生或原有的症状加重。

(4) 甲亢与动脉粥样硬化：血管平滑肌细胞中有 4 种甲状腺受体（TR），即 α_1、α_2、β_1 和 β_2。研究表明 TRα 在调节血管紧张度中的作用及其对动脉粥样硬化的保护作用。同样，在生理浓度下，T_3 可抑制血管平滑肌细胞生长，发挥抗动脉粥样硬化的作用。T_3 可以诱导新生血管形成，后者对心血管系统产生的作用是把双刃剑。当心肌缺血时，有效的侧支循环的建立可以减少局部缺血并防止进一步的损害，而在动脉粥样硬化斑块中的新生血管则是负面作用。

(5) 甲亢与高血压：甲状腺功能亢进症会引起高动力循环，其特征是心脏收缩力增加和心率增快，心脏前负荷增加和外周血管阻力降低，从而导致心排血量显著增加。尽管甲状腺功能亢进症可以增加收缩压，但净效应取决于心排血量增加与外周血管阻力降低之间的平衡。亚临床甲亢与血压之间的关系尚不清楚，大多数已发表的研究均未发现两者的相关性。甲状腺激素通过肾素 – 血管紧张素系统（RAS），参与心血管重塑、动脉粥样硬化形成、心肌泵功能和血压的调节。T_3 增加肾素的产生和分泌，同时还增加肝脏来源的血管紧张素，诱导血管紧张素转化酶表达，增加血管紧张素 II 水平，升高血压。甲亢与冠状动脉痉挛之间的关系尚未明确，有证据表明甲亢状态下冠状动脉痉挛的患病率更高。

(6) 甲亢与血栓形成：甲亢包括亚临床甲状腺功能亢进症患者血栓形成标志物纤维蛋白原和 X 因子水平升高，与甲状腺功能正常人群相比，甲状腺功能亢进症患者具有较高的血管性血友病因子（von Willebrand）抗原水平，从而导致血小板性栓塞形成风险的增加。经治后的甲状腺功能亢进症患者，血栓生成减少，但其中相关性和机制并未不确定。临床型甲状腺功能亢进症患者脑血栓形成和脑血管事件发生率增加，但究竟是由于这些患者在高甲状腺激素血症时血栓形成增加，还是颈动脉内膜中层厚度或是心房颤动的风险增加相关，原因并不清楚。

2. 甲状腺功能减退症的心血管表现

甲状腺功能减退症的心血管表现与甲亢相反。甲状腺功能低下会降低心脏功能，并诱发心肌细胞结构和功能的变化。甲状腺功能减退症患者外周血管阻力、血浆去甲肾上腺素浓度和肾素活性，促红细胞生成素减少，会引起相应的血流动力学变化。甲状腺功能减退症是导致心力衰竭恶化的关键因素。

(1) 甲状腺功能减退症与心律失常：甲状腺功能减退症导致心律失常的主要原因是心脏传导系统速度减慢和有效不应期延长，因此甲状腺功能减退症引起的心律失常多数属于缓慢型心律失常。

① 房性心律失常：甲状腺功能减退症可表现为窦性心动过缓，当出现感染、发热等应激时原有心力衰竭病史的患者，心力衰竭情况会加重。也有学者提出甲状腺功能减退症亦可引发心房颤动等快速心律失常。

② 室性心律失常：甲状腺功能减退症与心室颤动的发生率较低有关。但长期使用胺碘酮治疗的心房颤动患者，在甲减发生后，可使原有的缺血性心脏病患者更易发生室性心律失常。甲状腺功能减退症患者 Q-T 间期延长使这些患者容易发生室性期前收缩，少数患者也可以在较长的 Q-T 间期时出现室性心动过速。当甲状腺功能减退症患者原有心脏基础疾病时，甲减会导致其死亡率增加。

③ 心脏传导阻滞：甲状腺功能减退症患者会出现各种形式和强度的房室传导阻滞及低 QRS。

(2) 甲状腺功能减退症与心肌病：传统观点认为低甲状腺激素水平对心脏具有保护作用。在甲状腺功能减退状态下，心肌的氧气和能量消耗会减少，因此对心肌缺血耐受性更强。患有慢性心绞痛患者甲状腺激素水平较低，发生危险性梗死的可能性也更少。另外，低水平甲状腺激素又增加心力衰竭患者心血管和全因死亡率。因此，维持稳定且平衡的甲状腺激素水平对于患有潜在心脏疾病患者而言至关重要。

(3) 甲状腺功能减退症与心力衰竭：由于甲状腺激素水平下降，心肌收缩及舒张功能均受损，左心室功能减退、心排血量降低，此时心室功能

障碍主要表现为舒张功能障碍和舒张压升高。严重的心力衰竭和心肌梗死可导致 T_3 的分泌减少。T_3 是心肌细胞基因表达的重要调节剂，长期的低水平 T_3 可引起心肌结构重塑、功能受损及死亡率增加。甲状腺激素补充治疗甲状腺功能减退症可减轻缺血性和非缺血性心力衰竭动物模型中的间质纤维化。

(4) 甲状腺功能减退症与动脉粥样硬化：甲状腺功能减退症尤其是明显临床型甲减，可以使颈动脉内膜中层厚度增加、高胆固醇血症和舒张压高，促进动脉粥样硬化发生。颈动脉内膜中层厚度（IMT）增加，是动脉粥样硬化的早期表现，会增加心血管并发症的风险。甲状腺功能减退症患者接受左甲状腺激素替代治疗后 1 年，颈动脉 IMT 可逆转。亚临床甲状腺功能减退症与冠心病、心血管事件增加相关，但甲状腺激素替代是否可以降低这些患者发生冠心病的风险还有待确定。高同型半胱氨酸血症是动脉粥样硬化的已知的危险因素，而甲减伴随高同型半胱氨酸非常常见，且后者对左甲状腺激素治疗有反应。甲状腺功能减症退患者肾功能的变化可能与血清同型半胱氨酸水平升高有关。踝肱比是动脉硬化的参数，临床型甲状腺功能减退症患者踝肱比亚临床甲状腺功能减退症患者更低，提示临床型甲减动脉硬化指数更高。甲状腺功能减症退患者纤溶活性降低，包括较低的 D- 二聚体水平和较高的 PAI-1 水平，因此认为甲状腺功能减退症患者有更大的血栓形成风险。

(5) 甲状腺功能减退症与血压：甲状腺激素是血压的重要调节激素，尽管甲状腺功能减退症患者心排血量减少，仍有 20%～40% 甲减患者伴有高血压。甲减患者高血压患病率比甲状腺功能正常人群高 3 倍。甲状腺癌患者术后及血压正常的甲减患者在停用 T_4 治疗后 6 周，均出现舒张期高血压。甲状腺功能减退症患者收缩压与舒张压升高，但以舒张压升高为主。甲减包括亚临床甲减会导致动脉硬化和内皮功能障碍、高脂血症

和炎症因子增加。因此，在鹿特丹研究中，甲状腺自身抗体阳性的亚临床甲减患者的主动脉钙化和心肌梗死的患病率高于抗体阴性的亚临床甲减患者。高脂血症和甲状腺自身免疫抗体被认为是降低内皮型一氧化氮合酶表达的原因，从而损害血管舒张功能。此外，由于缺乏 T_3 的正常血管舒张作用，导致动脉粥样硬化和肾素状态低是导致甲减高血压因素。

此外，甲状腺功能减退症患者发生高血压的原因，还与外周血管阻力增加和动脉粥样硬化有关。适当补充甲状腺激素可降低这些患者的舒张压。甲减包括亚临床甲减患者，其内皮依赖性血管舒张率较低，也是甲减患者合并高血压的原因之一，左甲状腺激素治疗可改善内皮依赖性血管舒张功能。

(6) 甲状腺功能减退症与心血管的其他危险因素

① 糖尿病：在甲状腺功能减退的状态下，周围组织由于对葡萄糖清除能力下降而导致血糖升高。由于葡萄糖转运蛋白 2 合成增加和肾脏胰岛素清除率降低，甲状腺功能减退症即便是亚临床甲减，也会增加胰岛素抵抗状态。

② 血脂异常：即便是亚临床甲状腺功能减退患者，也可以发生以总胆固醇、低密度脂蛋白和载脂蛋白 B 升高为主的血脂谱异常。甲状腺激素水平降低会抑制肝脏中 LDL 受体的表达和活性及胆固醇分解酶活性。一部分甲状腺功能减退症患者可以出现三酰甘油和极低密度脂蛋白的增加。脂蛋白（a）是一种更有效的动脉粥样硬化标志物，在甲状腺功能减退症中也增加，而在甲状腺激素替代治疗后水平下降。至于亚临床甲减对高脂血症的影响尚不清楚。甲减中高脂血症归因于 LDL 受体的减少、肝脏中胆固醇的清除能力下降，以及胆固醇 7α- 羟化酶分解胆固醇的活性降低。甲状腺激素治疗亚临床甲减并不能降低总胆固醇水平，但可降低低密度胆固醇。

(7) 亚临床甲状腺功能减退症：亚临床甲状腺功能减退症是甲状腺激素水平正常仅 TSH 高于正常临界范围的轻症甲减，临床表现上可无症状，在美国患病率高达 4.3%～9.5%。亚临床甲状腺功能减退症每年进展为临床型甲减的风险为 1%～5%。一项对 11 项前瞻性队列研究的 Meta 分析显示，亚临床甲减与心血管不良事件（如冠心病）的风险增加相关。亚临床甲减与冠状动脉疾病和心血管死亡率显著相关。因此，即便是亚临床甲状腺功能减退症也可以被认为是心血管疾病的危险因素。

(8) 低 T_3 综合征：低 T_3 是在包括心血管疾病在内的急性和慢性疾病期间发生的一种状态，在既往无甲状腺疾病的情况下，出现 T_3 和（或）FT_3 降低，而反 T_3 升高的状态。低 T_3 综合征是原发基础疾病死亡风险的独立预测因子。

心血管系统是甲状腺激素作用的重要靶点，即使甲状腺功能的细微变化也可能导致心脏功能障碍。甲亢和甲减的许多研究数据表明，调节维持甲状腺激素在正常水平有助于减少心血管不良事件。同样，越来越多的证据表明，在其他患有心血管基础疾病而既往甲状腺功能正常的患者，甲状腺激素水平下降可能预示其心血管的不良预后，在补充甲状腺激素治疗后是否能有效且安全改善这些患者的预后，仍需大量循证医学的证据。

（赵　立　冯晓云）

（二）甲状旁腺疾病的心血管表现

1. 甲状旁腺功能亢进症的心血管表现

甲状旁腺功能亢进症可为原发性、继发性、三发性和假性四种。原发性甲状旁腺功能亢进症是由于甲状旁腺增生、腺瘤或腺癌自主性的合成和分泌过多的甲状旁腺激素（PTH），使血钙持续增高，同时伴有磷代谢紊乱的一种全身性疾病。继发性甲状旁腺功能亢进症是指由低血钙、低血镁和高血磷长期刺激引起的甲状旁腺增生肥大，PTH 过度分泌，钙磷代谢紊乱，最主要见于慢性肾衰竭，还可见于骨质软化症、小肠吸收不良或维生素缺乏等。三发性甲状旁腺功能亢进症是指在继发性甲旁亢的基础上，由于腺体受到持续和强烈的刺激，部分增生组织转变为腺瘤伴功能亢进，从而自主性分泌过多的 PTH。假性甲状旁腺功能亢进症又称异位性甲旁亢，是肺、肝、肾、卵巢和胰腺的恶性肿瘤分泌 PTH 样多肽或溶骨性因子或前列腺素，刺激破骨细胞引起的高血钙及骨吸收。

临床上比较常见的类型是原发性和继发性甲状旁腺功能亢进症。两种病变都伴有高水平 PTH 及血浆钙磷水平紊乱。甲状旁腺素，分子量为9500，是由甲状旁腺主细胞和嗜酸性细胞合成含84 个氨基酸残基的直肽链氨基酸，其半衰期比较短，仅为 2～5min。目前，研究显示甲状旁腺素水平升高不仅引起血钙及血磷水平紊乱，同时也会引发左心室肥厚、高血压及心律失常等病理改变，同时患者的心血管病死亡率显著增加。

(1) 甲状旁腺功能亢进症与心肌肥厚：越来越多的研究提示，左心室肥大是甲状旁腺功能亢进症患者最常见的心脏病变。PTH 的表达增加可导致心肌肥厚、心脏左心室后壁、室间隔厚度增加。心肌细胞是 PTH 作用的一个靶器官，PTH通过增加胞质内钙离子的浓度，增强细胞内蛋白激酶C的活性，进一步增加细胞内 cAMP 的浓度，促进相关蛋白质的合成，从而引起心肌肥厚。证据表明，PTH 可直接或间接的通过激活肾素 – 血管紧张素系统增加肾上腺素分泌醛固酮。醛固酮的分泌降低了心肌细胞的代谢能力，促使心肌细胞纤维化，加重心肌细胞缺氧损伤，进而引起心肌细胞的代偿性肥大。

(2) 甲状旁腺功能亢进症与心肌、瓣膜钙化：甲状旁腺功能亢进症患者心脏瓣膜钙化的发生率明显增加。PTH 能加速包括冠状动脉在内的血管及心脏瓣膜钙化。在原发性甲状旁腺功能亢进症患者术前及术后进行心脏超声检测，结果显示46% 的患者术前存在主动脉瓣钙化，39% 存在二

尖瓣钙化，74% 存在心肌钙化。高水平 PTH 和血磷能刺激血管平滑肌细胞发生表型转化，可加速血管中层钙化而导致动脉硬化。此外，PTH 可通过介导主动脉等大血管炎症而促进动脉硬化、血管内膜增厚、血管阻力增加。血管病变引起脉压增大、弹性动脉张力、心肌氧需升高、心内膜下心肌缺血、心脏后负荷增大。PTH 持续性增高可以促进钙磷在心肌沉积，导致心肌和心脏瓣膜钙化，最终促进尿毒症患者心血管系统发生结构和功能改变。伴有高水平 PTH 的尿毒症大鼠模型和尿毒症患者出现了钙、磷代谢紊乱，心脏组织和血管系统钙化，进行了有效药物治疗或行甲状旁腺切除术后，PTH 水平明显下降，钙、磷代谢得到改善，组织的钙化减轻。

(3) 甲状旁腺功能亢进症与心律失常：许多临床及实验观察发现，甲状旁腺功能亢进症可导致各种心律失常变化。首先，甲状旁腺功能亢进症常常合并钙、磷紊乱，影响心脏传导，引起心律失常。其次，PTH 也可加速包括冠状动脉在内的血管及心脏瓣膜钙化。钙化的心血管影响了心脏瓣膜功能，同时使心肌细胞之间、心房 – 心室之间的传导能力下降，心脏恶性心律失常的发生率及猝死的风险增加。心率变异性（HRV）评估已经作为评估 CVD 预后新颖有效的临床方法。此方法用标准的心电图来监测患者心脏交感及副交感神经的功能状态。较低的 HRV 能改善患者CVD 的预后，包括室性心律失常和猝死。研究表明，钙和磷的血清浓度，特别是 PTH 的表达水平与 HRV 指数高低息息相关。

(4) 甲状旁腺功能亢进症与血管内皮功能受损：血管内皮细胞也是 PTH 作用的一个靶器官，其结构与功能的异常会影响血管的反应性，同时也是导致动脉粥样硬化发生的重要因素。可通过使用高分辨的超声对缺血后血流介导的血管舒张程度来评价血管内皮功能。除了对血管内皮功能的影响外，PTH 对血管的结构也有影响。体外研究发现，PTH 可以促进血管内皮细胞中血管内皮

生长因子 mRNA 的表达，而血管内皮生长因子与内皮细胞的增殖、动脉粥样硬化病变的发生均有明确关系。PTH 可以增加血管内皮细胞晚期糖基化终末产物受体和白细胞介素–6 的表达，而这两者都是致动脉粥样硬化的重要因素。采用超声心动图对原发性甲旁亢患者的心血管系统进行评价，结果发现反映主动脉弹性的两个重要指标"主动脉舒张能力"和"主动脉僵硬指数"均明显异常，提示原发性甲状旁腺功能亢进症患者存在动脉弹性减退。

(5) 甲状旁腺功能亢进症与血压：PTH 具有血管活性作用，短期的效应是扩张血管，通过对抗血管细胞对钙的摄取、对抗去甲肾上腺素和血管紧张素 II 而实现，而其长期效应则会引起血压升高。原发性甲状旁腺功能亢进症患者的高血压发生率明显高于正常人群，且在手术治疗后血压会有一定程度的下降。甲状旁腺功能亢进症可能通过以下两种机制引起高血压。首先，PTH 可以直接激活肾素 – 血管紧张素 – 醛固酮系统，PTH 可促进醛固酮分泌，使尿钠排泄减少，导致体内钠潴留，从而引起血压升高。其次，PTH 通过结合血管平滑肌上的相关肽受体来增加细胞内环磷酸腺苷水平并增加 Ca^{2+} 内流，导致血管壁内膜增厚、僵硬、内皮及血管平滑肌细胞舒张功能异常。

(6) 甲状旁腺功能亢进症与心力衰竭：心室肥大是甲状旁腺功能亢进症患者死亡率的强烈的独立相关因素，心肌细胞活力的下降和能量代谢障碍是心力衰竭发生的重要机制之一，而继发性甲状旁腺功能亢进症患者如晚期 CKD 患者和长期透析患者常有严重器官钙化，尤其是心和肺。心肌细胞、心脏传导系统和瓣环的钙沉积可引起心律失常及充血性心力衰竭。

(7) 甲状旁腺功能亢进症与心血管事件相关病死率：甲状旁腺功能亢进症患者的患病率与死亡率均明显升高，而其死亡的主要原因为心血管疾病。恶性的心律失常和心血管疾病（如心肌梗死、心律失常和心力衰竭）是其死亡的常见原因，且死亡率与年龄和性别无关。一项来自丹麦的研究分析了 1977—1993 年确诊的 1578 例原发性甲状旁腺功能亢进症患者的死亡情况，结果显示，与正常人群相比，女性患者的标准死亡比（SMR）为 1.7（95% CI：1.5～1.9），男性患者为 1.6（95% CI：1.3～2.0），其中女性患者的主要死亡原因为缺血性心脏病、脑血管疾病和肿瘤，男性患者为脑血管疾病与肿瘤。PTH 是预测冠心病的独立危险因素，这可能意味着 PTH 是冠心病发生发展的一个重要因素。心血管事件相关病死率除了与 PTH 有关外，还和 Ca^{2+} 及钙磷乘积成正相关性，且一定范围内降低上述值可以降低甲状旁腺功能亢进症患者的心血管并发症和死亡率。

2. 甲状旁腺功能减退症的心血管表现

甲状旁腺功能减退症（HP）简称甲旁减，是指 PTH 分泌减少和（或）效应不足的一种临床综合征。其临床特征有低钙血症、高磷血症和由此引起的神经肌肉兴奋性增高及软组织异位钙化等，同时 PTH 水平低于正常或处于与血钙水平不相应的"正常"范围。HP 的病因大致包括 PTH 生成减少、PTH 分泌受抑制和外周靶细胞对 PTH 抵抗所导致的假性甲状旁腺功能减退症（PHP）三类。

HP 为少见病，最常见病因是颈前区手术引起的继发性甲状旁腺功能减退，多数国家和地区缺乏患病率资料。在美国，估计 HP 患病率为 37/10 万，丹麦为 22/10 万。目前我国缺少 HP 及 PHP 的流行病学资料。近年来一些研究表明，甲状旁腺功能减退症若长期未获有效治疗，持续性低钙、低镁血症，可导致心室扩张和心功能不全，并可引起多种心律失常。

(1) 甲状旁腺功能减退与 Q–T 间期延长：甲状旁腺功能减退症患者可因低血钙导致心肌复极延长，在心电图上出现 Q–T 间期延长和 ST 段延长的表现，而 QRS 间期多无改变。低血钙所致 Q–T 间期延长不同于其他电解质紊乱（如低血钾）、药物作用（如奎尼丁、胺碘酮等）所致 Q-T 间期延长，其表现为特征性的 ST 段平坦性延长。一般认为，ST 段延长程度与血钙降低程度成正比，当血钙水平恢复后，ST 段很快恢复正常。

(2) 甲状旁腺功能减退症与房室传导阻滞：重度低血钙尤其是游离钙水平显著降低时，可引起功能性的 2∶1 房室传导阻滞（AVB），多在新生儿期发生。高钙血症孕妇的新生儿因甲状旁腺功能受抑制而常有低钙血症，出生后可表现为暂时性或永久性 HP 部分新生儿出生后可有暂时性、生理性甲状旁腺功能降低，早产儿、小于胎龄儿的甲状旁腺需经约 1 周至数月才能发育成熟，故可合并低钙血症。此外，新生儿期交感神经占优势，心率通常为 110～150 次 / 分，心电活动各间期时间较短，一旦出现不应期延长，窦房结发出的高频率激动就有可能落在绝对不应期，出现心肌不应答的电生理现象。需注意的是，影响心室率的主要是血清游离钙离子浓度，因此在临床上有部分患儿血清钙明显下降但并没有出现 AVB，这可能与血清总钙虽低，但游离钙下降不明显有关。

(3) 甲状旁腺功能减退症与心力衰竭：甲状旁腺功能减退症累及心功能严重受损是一个长期缓慢的过程，临床表现为充血性心力衰竭和心脏扩大，表现为劳累后心悸、气促，肺部湿啰音、心脏扩大、心音低钝、奔马律、颈静脉怒张、肝大、腹水，以及下肢水肿等。胸部 X 线检查可见心脏双侧扩大、肺淤血、肺水肿。心脏超声提示心脏各房室腔增大，左心室整体收缩功能减低，可有心包积液。甲状旁腺功能减退症导致出现充血性心力衰竭，被称为甲状旁腺功能减退性心肌病。甲状旁腺功能减退性心肌病的发生主要与甲状旁腺功能减退引起的低血钙、低血镁及 PTH 本身对心肌的作用有关。1943 年，由 Rose 首次报道。1981 年，Giles 等首次提出了甲状旁腺功能减退性心肌病的诊断标准：①甲状旁腺功能减退症诊断明确，且长期未获有效治疗；②隐匿出现

心脏增大及充血性心力衰竭；③改善甲状旁腺功能减退后心力衰竭症状得以纠正；④排除其他引起心肌病的病因。此外，甲状旁腺功能减退引起的低钙性心肌病患者临床症状无明显特异性，可有胸闷、胸痛等类似心绞痛症状，也可出现浮肿等心力衰竭症状，需注意鉴别。

现有多数研究认为，甲状旁腺功能减退症引起的低钙性心肌病所导致的心脏结构改变是可逆的，患者经过早期补充钙剂、活性维生素 D 纠正低钙血症、低镁血症等治疗后心脏结构及心功能可逐渐恢复正常，但长期的严重低钙血症所致心脏明显扩大及严重的心衰竭则常难以逆转。低钙血症引起的心力衰竭，使用洋地黄通常无效，当出现低血压时用升压或扩容等常规药物治疗无效，补充钙剂后通常可血压恢复。

（王育璠　顾丽萍　潘　凌）

（三）肾上腺疾病的心血管表现

1. 原发性醛固酮增多症的心血管表现

原发性醛固酮增多症（PA）简称原醛症，是指肾上腺皮质分泌过多醛固酮，导致潴钠排钾、血容量增多、肾素 - 血管紧张素系统的活性受抑制，临床主要表现为高血压和低血钾综合征。

原醛症一系列的病理生理变化，均由超生理需要量的醛固酮所致，主要表现为高血压、低血钾及碱中毒、肾素 - 血管紧张素系统受抑制。原醛症患者可合并一系列心血管病变，包括高血压、左心室肥大、心律失常、动脉粥样硬化、心肌梗死、心力衰竭等。与原发性高血压患者相比，原醛症患者靶器官损害更为严重。

(1) 原醛症与高血压：醛固酮为潴钠排钾激素，主要生理作用是促进肾脏远曲小管钠离子重吸收及钾离子排泄。原醛症者分泌大量醛固酮，使肾远曲小管 Na^+ 重吸收增加，尿钠排出减少，体钠潴留，血容量增加，进而引起患者血压升高。

高血压是原醛症患者最早和最常出现的症

状，血压多为中度升高，也可呈难治性高血压或恶性高血压，极少数患者血压可完全正常，但这部分患者往往呈相对高血压，即与患病前相比，血压明显升高。不同亚型原醛症患者的高血压程度亦有差别，醛固酮瘤者的血压高于特醛症。近年来的研究表明，原醛症患者与原发性高血压患者相比较，心血管事件发生率及死亡率均更高。

(2) 原醛症与左心室肥大：原醛症患者左心室肥大风险明显高于普通高血压患者，其室间隔、左心室后壁厚度及左心室质量指数均大于原发性高血压患者，且原醛症患者左心室后壁及室间隔厚度与卧位肾素及醛固酮水平相关。

原醛症患者左心室肥大的发生机制可能有以下几个方面：①过量醛固酮引起水钠潴留、循环容量增加而导致血压升高，引起心室重塑；②醛固酮能够激活心血管、骨骼肌等组织中的盐皮质激素受体，增加组织中氧自由基的产生及系统炎症，内皮介导的血管舒张功能下降，使心血管和肾脏出现结构和功能的异常；③醛固酮直接刺激心肌细胞生长，引起心肌细胞肥大、左心室质量增加；④醛固酮使细胞外基质增多，胶原沉积，小血管硬化，最终导致心肌纤维化、动脉硬化。

(3) 原醛症与心律失常：原醛症相关的心律失常主要有心房扑动、心房颤动，严重者可有扭转性心律失常，甚至心室颤动等。原醛症患者心律失常的患病率要明显高于一般高血压患者，主要由过量醛固酮直接作用于心脏的盐皮质激素受体而引起。醛固酮引起的永久性心房颤动的特点为传导障碍、间质性心房纤维化、细胞肥大，而心房压力、心房不应性并未出现变化。此外，原醛症所致的心律失常还与高醛固酮血症引发的电解质紊乱，包括低钾血症、血钙异常及甲状旁腺素 PTH 水平异常升高有关。低钾血症可导致 Q-T 间期延长，而高钙血症可降低心室传导速度，延长有效不应期，从而引起心动过缓、传导阻滞等。同时，醛固酮与 PTH 分泌存在相互影响，原

醛症时过量醛固酮引起水钠潴留，钠可通过远端重吸收，但钙没有相应的重吸收机制，产生低钙血症，从而引起继发性甲状旁腺功能亢进，过多的 PTH 又可通过促进破骨细胞溶解、增加近端肾小管对钙的回吸收等机制形成高钙血症，从而引起心律失常。

(4) 原醛症与动脉粥样硬化：原醛症与亚临床动脉粥样硬化及动脉僵硬度存在密切关系。与原发性高血压和正常人群分别对比，原醛症患者的颈总动脉内中膜厚度、大动脉脉搏传导速度均明显增加。此外，原醛症患者内皮功能更易受损，血管舒张功能减弱。原醛症患者长期升高的醛固酮可导致动脉血管壁的纤维化和增厚，并通过氧化应激及炎症反应增加对内皮功能的损伤。因此，原醛症患者降低醛固酮水平对预防动脉粥样硬化、血管僵硬、内皮损伤等潜在损伤及威胁至关重要。

(5) 原醛症与心力衰竭：原醛症可引起收缩性及舒张性心力衰竭。醛固酮可引起水钠潴留，从而增加了心脏前负荷，原醛症本身引起的高血压增加了心脏后负荷。增多的醛固酮通过降低血管抗氧化能力引起血管内皮功能障碍和损害血管反应性，增加氧化应激，限制一氧化氮的生物活性。醛固酮增多也激活炎症反应，通过增加纤溶酶原激活物抑制剂 -1 的表达而促进组织纤维化。这些都增加了原醛症患者的心力衰竭风险。

原醛症患者的治疗，包括一般药物治疗如螺内酯、依普利酮、阿米洛利和氨苯蝶啶等，以及手术治疗，其目的主要在于纠正高血压、电解质紊乱，降低血醛固酮水平及拮抗醛固酮受体作用。研究表明，原醛症患者治疗后血压水平、左心室，以及代谢综合征发生率均明显改善。对已经发生心力衰竭及心肌梗死的患者醛固酮受体拮抗药也可降低患者死亡率及致残率。

2. 嗜铬细胞瘤的心血管表现

嗜铬细胞瘤起源于肾上腺髓质、交感神经节或其他部位的嗜铬组织，这种瘤持续或间断地释

放大量儿茶酚胺，引起持续或阵发性高血压和多个器官功能及代谢的紊乱。临床症状中以心血管表现为主，包括高血压、低血压休克、心肌病变和心律失常等。因此识别嗜铬细胞瘤的心血管表现并准确诊断十分必要。

(1) 高血压：高血压为最主要症状，有阵发性和持续性两型，持续性者亦有阵发性加剧。

① 阵发性高血压型：为特征性表现。发作时血压可骤升，收缩压可达 200～300mmHg，舒张压亦明显升高，可达 130～180mmHg，伴剧烈头痛、面色苍白、大汗淋漓、心动过速、心前区及上腹部紧迫感，可有心前区疼痛、心律失常、焦虑、恐惧症、恶心、呕吐、视物模糊、复视。特别严重者可并发急性左心衰竭或脑血管意外。发作终止后，可出现面颊部及皮肤潮红、全身发热、瞳孔缩小等迷走神经兴奋症状，并可有尿量增多。诱发因素可为情绪激动、体位改变、吸烟、创伤、小便、大便、灌肠、扪压肿瘤、麻醉诱导和药物等。发作时间一般为数分钟，长者可达 1～2h 或更久。发作频繁者一日数次，少者数月 1 次。随着病程演进，发作渐频，时间渐长，一部分患者可发展为持续性高血压伴阵发性加剧。其中高血压发作时所伴随的头痛、心悸、多汗三联征，对于嗜铬细胞瘤的诊断有重要意义。

② 持续性高血压型：对高血压患者有以下情况者，要考虑嗜铬细胞瘤的可能性，对常用降压药效果不佳，但对 α 受体拮抗药、钙通道阻滞剂有效；伴交感神经过度兴奋、高代谢、头痛、焦虑、烦躁，伴直立性低血压或血压波动大。发生直立性低血压的原因，可能为循环血容量不足，以及维持站立位血压的反射性血管张力下降。一部分患者病情发展迅速，呈急进性高血压过程，表现为舒张压 > 130mmHg，眼底损害严重，短期内可出现视神经萎缩，以致失明，可发生氮质血症、心力衰竭、高血压脑病。需迅速用抗肾上腺素药控制病情，并及时手术治疗。

(2) 低血压和休克：本病可发生低血压，甚至休克，或出现高血压和低血压相交替的表现，这种患者还可发生急性腹痛、心前区痛、高热等，而被误诊为急腹症、急性心肌梗死或感染性休克。低血压和休克的发生可有下述原因：①肿瘤骤然发生出血、坏死，以致停止释放儿茶酚胺；②大量儿茶酚胺引起严重心律失常或心力衰竭，致心排血量锐减；③由于肿瘤主要分泌肾上腺素，兴奋肾上腺素能 β 受体，促使周围血管扩张；④大量儿茶酚胺使血管强烈收缩、组织缺氧、微血管通透性增加，血浆外溢，血容量减少；⑤肿瘤分泌多种扩血管物质，如舒血管肠肽、肾上腺髓质素等。

(3) 心肌病变：嗜铬细胞瘤患者因高血压和儿茶酚胺的长期作用可出现心脏结构与功能改变，临床上可表现为心肌炎、心肌病、心力衰竭、心肌梗死、心肌顿抑等。

① 肾上腺素能心肌炎：死于嗜铬细胞瘤的患者 50%～60% 有心肌炎表现，病理检查结果显示心肌局灶变性、心肌细胞收缩带坏死，炎性细胞浸润及纤维化，电镜检查表明肌节过度收缩和线粒体、内质网肿胀。

② 嗜铬细胞瘤相关的类 Takotsubo 型心肌病：嗜铬细胞瘤患者可出现类似 Takotsubo 心肌病的表现，可能与超大量儿茶酚胺释放有关。

(4) 心律失常：心动过速是嗜铬细胞瘤患者常见的心电图变化，最常见的是窦性心动过速，可与阵发性高血压伴发。极少数情况下嗜铬细胞瘤患者也可表现为心动过缓。

(5) 血管改变：在动物试验中儿茶酚胺对血管有直接的毒性作用，儿茶酚胺激活 α_1A、α_1B 和 α_1D 等受体，通过增加蛋白合成、胶原沉积、平滑肌细胞和外膜成纤维细胞的增殖、肥大和迁移导致血管重构。去甲肾上腺素可诱导内皮功能障碍，引发血管痉挛。嗜铬细胞瘤导致的高血压增加脑出血、动脉夹层、动脉瘤破裂等风险。患者可出现血管内皮损伤、血小板功能异常和心功能异常，继发动静脉血栓形成和心腔内血栓形成，导致各脏器血栓栓塞。

3. 库欣综合征的心血管表现

库欣综合征为各种病因造成肾上腺分泌过多糖皮质激素所致病症的总称，其中最多见者为垂体促肾上腺皮质激素分泌亢进所引起的临床类型，称为库欣综合征，其临床症状中心血管有如下表现。

（1）高血压：与糖皮质激素潴钠排钾，激活肾素－血管紧张素系统，增强心血管系统对血管活性物质的加压反应，抑制血管舒张系统及激活盐皮质激素受体等因素有关。另外，库欣综合征高血压发生与 ACTH、皮质类固醇的高分泌有关，但疾病进一步发展则与自主神经系统兴奋性改变及中枢神经系统调节障碍有关。血浆 PRA 增高、外周血皮质醇与 MR 结合，使皮质醇无法完全转化成无活性的可的松也引起血压升高。红细胞膜 Na^+/H^+ 交换增强，细胞内和细胞外容量增加。细胞内 Na^+ 增多，对儿茶酚胺的敏感性增高，加速高血压的发生和发展。长期高血压可并发左心室肥大、心力衰竭和脑血管意外。

（2）动脉粥样硬化：库欣综合征与亚临床动脉粥样硬化和心血管风险相关，库欣综合征患者与内膜－中膜厚度增加、颈动脉斑块发生率增高，有必要对库欣综合征患者亚临床动脉粥样硬化的早期体征进行严格监测。

（3）左心室功能减退：左心室结构功能异常是库欣综合征患者的常见心脏并发症，而左心室向心性肥厚及舒张功能减退是其主要改变。研究发现约 50%～60% 的患者出现左心室重构，而高血压是其最重要的危险因素，并与皮质醇水平有协同作用。另外，由于凝血功能异常、脂代谢紊乱，易发生动静脉血栓，使心血管并发症的发生率增加。

4. 肾上腺皮质功能减退症的心血管表现

肾上腺皮质功能减退症（Adrenalcortical insufficiancy）是一种可能危及生命的疾病，是由原发性肾上腺皮质功能减退或者下丘脑－垂体－肾上腺轴功能受损所致。临床主要表现为糖皮质激素合成减少或者作用不足，伴或不伴盐皮质激素和肾上腺源性雄激素缺乏的症状。

根据发病机制不同，肾上腺皮质功能减退症可分为原发性、继发性和三发性。原发性肾上腺皮质功能减退症临床表现为肾上腺皮质激素（皮质醇、醛固酮和雄激素）缺乏的相关症状，可有伴随的自身免疫性疾病的临床表现。大多数临床症状具有非特异性，起病较为隐匿，常被延迟诊断和治疗，部分患者因感染、外伤、手术等应激而诱发肾上腺危象，才被临床发现。由于醛固酮和肾上腺雄激素的分泌功能被保留，继发性和三发性肾上腺皮质功能减退仅有皮质醇缺乏的临床表现，有时伴随原发疾病的症状。

肾上腺皮质激素缺乏可累及全身多个系统，主要表现为皮肤黏膜色素沉着、电解质及糖代谢紊乱，胃肠道症状包括食欲不振及恶心呕吐，贫血，性欲减退或第二性征缺乏，在心血管系统主要有以下表现。

（1）低血压：糖皮质激素主要通过对内皮细胞和血管平滑肌细胞的作用来调节血管反应性。一方面，糖皮质激素可抑制内皮细胞产生前列环素、一氧化氮（NO）等血管舒张因子的产生。另一方面，糖皮质激素通过与血管平滑肌细胞上的受体结合并激活该受体，增加血管平滑肌细胞上包括 α- 肾上腺素受体、加压素受体、血管紧张素 II 受体等缩血管物质受体而发挥作用。糖皮质激素缺乏时低血压常见。加之糖皮质激素缺乏时，其对儿茶酚胺"允许作用"减弱、心搏量和外周阻力下降，进一步导致体位性低血压。

部分肾上腺皮质功能减退症患者同时合并盐皮质激素缺乏，肾脏远曲小管对钠离子重吸收减少而钾离子重吸收增多，血容量减少，导致低钠血症及低血压。与单纯糖皮质激素缺乏患者相比，同时合并盐皮质激素缺乏患者更容易出现低血压及体位性低血压。

（2）心律失常：肾上腺皮质功能减退症患者

心律失常主要由于电解质紊乱及糖代谢异常所导致。由于盐皮质激素缺乏，保钠排钾作用减弱，同时糖皮质激素缺乏导致抗利尿激素不恰当分泌增多，出现低钠血症，部分患者同时合并高血钾。部分原发性肾上腺皮质功能减退症患者由于糖皮质激素缺乏同时伴有甲状旁腺功能亢进，可出现血钙增高。糖皮质激素缺乏时，体内升糖激素减少，可出现低血糖，患者血糖经常偏低，但因病情发展缓慢，多能耐受，症状不明显。患者对胰岛素特别敏感，即使注射小剂量胰岛素也可以引起严重的低血糖反应。长期电解质紊乱及糖代谢异常影响心肌细胞功能及代谢，严重时可引起心律失常。

(3) 心脏缩小与心音低钝：糖皮质激素对心脏有正性肌力作用，可增加左心室收缩指数，它对肾上腺和去甲肾上腺素在心脏和血管的效应上有允许效应。糖皮质激素缺乏时，心排血量减少，对心脏的正性肌力作用减弱，心排血量减少，严重时可出现休克。

急性肾上腺皮质功能减退症的治疗包括补充糖皮质激素、纠正水电解质紊乱、去除病因和诱因，以及支持治疗。慢性肾上腺皮质功能减退症的治疗则以激素替代治疗为主。长期合理激素替代治疗后，电解质紊乱得到纠正，大部分患者低血压、心律失常均有明显改善，部分患者心脏缩小及心肌损伤不能完全恢复。

（彭永德　石建霞　胡艳云）

（四）垂体疾病的心血管表现

1. 生长激素瘤的心血管表现

1886 年，垂体生长激素瘤首次被描述为肢端肥大症，随后的研究认识到由于垂体的肿瘤细胞分泌过多的生长激素，发生在儿童骨骺闭合前表现为巨人症，发生在成人则表现为肢端肥大症。生长激素瘤是一种起病隐匿、慢性进展、严重的全身性内分泌疾病。该病的主要特征是过量的生长激素引起全身骨骼、皮肤及软组织肥大的相关

表现和心血管、呼吸系统及代谢紊乱等并发症。

生长激素（GH）是垂体前叶分泌，受下丘脑分泌的生长激素释放激素和生长激素释放抑制激素的调节。主要通过胰岛素样生长因子 -1（IGF-1）介导发挥组织效应。生长激素过分泌对心血管不良影响的研究，集中表现在肢端肥大症患者心血管系统的异常改变，主要包括心肌病和高血压。

(1) 肢端肥大症性心肌病：1895 年，首次报道肢端肥大症合并心脏病，1957 年正式提出肢端肥大症性心肌病的概念。2006 年 AHA 将其归于继发性心肌病中内分泌性心肌病。

① 肢端肥大症性心肌病的主要临床表现。首先，心室肥大。其特点为向心性双心室肥大，心肌壁增厚而心腔狭小。其次，进行性心功能不全，早期表现为舒张功能不全，晚期则发生收缩功能不全和充血性心力衰竭。约占 20% 肢端肥大症患者出现充血性心力衰竭，有心悸气促、下肢水肿，心浊音界增大。心尖区及肺动脉瓣区可闻收缩期杂音，肺部检查湿性啰音，由于心脏肥大及间质纤维化引起收缩及舒张功能障碍所致，尤以后者为著。研究发现，19% 的患者存在二尖瓣、主动脉瓣的异常，瓣环变脆、瓣膜功能紊乱造成功能性反流和狭窄。多普勒超声显示，舒张期充盈波及二尖瓣、三尖瓣早期、晚期速率均下降，这时可无任何临床症状，进展期可因心脏舒张功能障碍导致前负荷不足，继发引起一系列收缩功能障碍。一项研究发现，130 例肢端肥大症患者中舒张期充盈不足者占 28%，左心室射血分数（EF）下降者占 19%；未治疗的进展期患者，收缩期异常更常见。另一项研究表明，年龄＜40 岁的患者中，40% 运动后 EF 值降低，而年龄＞40 岁患者中，有 95%EF 下降。再次，心律失常。高达 50% 肢端肥大症患者可检出心电图异常，室内传导异常，尤其是束支传导阻滞及室上性或室性异位心律，发生率随病程延长而增多。复杂性室性心律失常占 48%，患者可表现心悸、胸闷、

头晕，严重者可有晕厥。最后，高血压。年长患者多见，发病率为25%～50%，多为轻度升高。

美国纽约心脏学会制定的肢端肥大症性心肌病诊断标准为：①确诊为肢端肥大症；②有以下心脏表现，如心脏增大、高血压、心力衰竭，以及心电图和超声心动图呈左心室肥大；③除外其他类型的心脏病。应注意与高血压、冠心病、肥厚型心肌病、心脏淀粉样变性等鉴别。

②肢端肥大性心肌病的影响因素：主要是年龄和病程。心肌活检及尸检结果表明，病程＞10年患者中90%以上有心肌肥厚。前瞻性研究表明，短时间内GH过高分泌，心脏便会受到一定程度的损害，只是GH短期作用心脏后，心脏主要表现为左心室质量增加，向心性肥厚，心排血量增加，外周阻力减少等，尽管心脏有些损害，但其总的表现为心排血量增加等积极结果，也可说GH对心脏作用的早期损害因素与积极因素共存。以上研究表明，GH、IGF-1过度分泌对心脏影响主要是心肌肥厚，且随病程、年龄的增加心肌肥厚发病率增加。肢端肥大性心肌病的其他影响因素，还包括：高血压、代谢紊乱、吸烟及脂蛋白a、半胱氨酸、纤维蛋白原、三酰甘油水平升高，这些均会加速心脏结构和功能的改变，增加心血管疾病的发病率。通过对30例活动期肢端肥大症患者和15例缓解者进行观察，发现这45例患者均有心内膜中层显著增厚，认为可能是心脏及血管对因代谢紊乱、高血压等引起的血流改变和血管壁张力改变的代偿反应。

(2)高血压：流行病学研究发现，肢端肥大症患者中，高血压的患病率为10%～51%，平均约为39%，较普通人群明显升高。与正常对照组相比，肢端肥大症患者出现高血压的年龄提前了10年。肢端肥大症患者高血压的发病机制是多因素的，包括GH/IGF-1轴与心血管系统之间的联系，GH对于ANP释放的抑制作用可能与尿钠排泄减少有关，从而导致肢大患者水钠潴留和（或）高血压的持续存在。水钠潴留引起血容量的增加，血管阻力增加、内皮功能受损。GH过度分泌影响交感-肾上腺-髓质系统、肾素-血管紧张素-醛固酮系统（RAAS）、高胰岛素血症、胰岛素抵抗、内皮细胞功能异常、阻塞性睡眠呼吸暂停（OSA）等均可以明显增加肢端肥大症患者伴发高血压的风险。此外，年龄、病程、体重因素也与高血压风险相关。

(3)治疗：肢端肥大症的治疗方法主要有药物、手术和放射治疗，但放射治疗的作用不太肯定，易造成垂体功能减退，故应用受到限制。最根本的治疗原则仍然是尽快使得GH和IGF-1降至正常水平。现已提出肢端肥大症患者新的生化治疗目标：GH < 0.12nmol/L或糖负荷后的GH ≤ 0.05nmol/L，IGF-1降至与相同年龄性别匹配的正常水平，患者的存活率可以与普通人群相当。

①肢端肥大性心肌病治疗：大量研究表明，肢端肥大性心脏病的病情在治疗后可得到控制。当GH浓度降至5～7.5mol/L或抑制IGF-1到正常水平时可降低心血管的发病率和病死率。当手术、放射治疗不成功时药物治疗将对心脏组织和结构发挥保护作用。肢端肥大症的心血管系统损害，尤其是高血压、心肌病、瓣膜病、心律失常、动脉粥样硬化、冠心病和心功能不全等增加全因死亡率，预后不良。生长抑素类似物奥曲肽可以抑制GH的释放，抑制GH的脉冲式分泌，可逆转肢端肥大症患者的心脏肥厚病变。对肢端肥大症患者用奥曲肽治疗1周，肥厚心室的重量即明显减轻，用药2个月后继续减轻，但没有恢复到正常水平。长效生长抑素类似物如缓释兰瑞肽、长效奥曲肽可更有效的控制GH、IGF-1的水平并改善并发症。有研究发现，经过3、6、12个月的兰瑞肽治疗，可显著降低LVMi（左心室心肌质量指数），改善心室舒张功能且增加心脏舒张期充盈量。另一项研究发现，奥曲肽治疗18个月可显著减少患者心脏体积，左心室体积缩小5.2%～35.2%，且在病情控制者中左心室EF值上

升。以上研究结果均表明肢端肥大症控制后心功能得到改善，但心脏改变能否恢复至发病前水平尚不清。

② 高血压的治疗：高血压治疗方式基本同原发性高血压，主要治疗原则为改善生活方式，降压药物治疗使血压控制平稳达标。降压药物包括利尿药、β 受体拮抗药、钙通道阻滞剂（CCB）、血管紧张素转换酶抑制药（ACEI）和血管紧张素 Ⅱ 受体拮抗药（ARB）等。药物治疗策略有两方面，首先，对于 2、3 级高血压患者从一开始就使用联合方案能使血压尽早达标。其次，对于正常高值血压和 1 级高血压但属于高危或极高危的患者也提倡联合治疗，以降低发生心血管事件的危险。选用药物时应考虑三个方面：第一，由于许多患者需 1 种以上降压药，故提倡开始小剂量联合治疗；第二，降低血压作用持续 24h；第三，提倡每日 1 次服药，维持 24h 降压作用。由于肢端肥大症常合并心血管、呼吸系统及代谢紊乱等并发症，可促进高血压的发生发展，因此各并发症的治疗在一定程度上可缓解肢端肥大性高血压的水平，但在此基础上，常需要选择合理的降压药物治疗。因肢端肥大症并发高血压患者多存在明显水钠潴留，所以在降压药物治疗时多联用利尿药降压效果较好，但利尿药与 β 受体拮抗药联用不适用于有代谢综合征或糖尿病高危者。尽管肢端肥大性高血压降压治疗与原发性高血压的治疗原则无二，但是高 GH 血症状态下，很难用单一的降压药物控制使血压达标。肢端肥大症的治疗可逆转某些患者造成高血压的机制，因此采用合理的方案同时治疗原发肿瘤及高血压使血压水平控制在正常范围内非常重要。

2. 促甲状腺激素瘤的心血管表现

促甲状腺激素腺瘤（TSH-secreting pituitary adenomas，简称 TSH 瘤）是一种由于肿瘤细胞自主性分泌 TSH，下丘脑 - 垂体 - 甲状腺轴反馈调节功能紊乱，刺激甲状腺激素水平升高并出现甲状腺毒症表现，称为中枢性甲亢。

(1) 流行病学：1960 年，首次报道了甲状腺亢进症和 X 线片上蝶鞍占位的患者，提出其病因是分泌促甲状腺激素的垂体瘤。1970 年，应用放免法测定促甲状腺激素并第一次报道了 TSH 瘤。垂体腺瘤约占颅内肿瘤的 10%，其中 TSH 瘤是发病率最低的一种分型，仅占垂体腺瘤的 0.5%～3%，患病率约为 1/100 万。这可能与促甲状腺细胞约占腺垂体细胞总数的 5% 有关。

(2) 临床表现：TSH 瘤可发生于各个年龄段且发病无显著性别差异。欧洲资料显示诊断年龄多为 50—60 岁，国内 TSH 瘤患者发病可能更年轻，大多数为 30—50 岁。其临床表现主要有：① 垂体瘤本身对周围组织的压迫症状，主要是肿瘤向蝶鞍外或鞍上侵袭性生长，引起视野缺损、视力减退、头痛、偶有海绵窦综合征及下丘脑综合征。引起其他腺垂体激素分泌减少，出现其他腺垂体功能减低的症状，如乏力、食欲缺乏、精神萎靡、易感冒、继发性闭经、不育、泌乳、勃起功能障碍等。其中以性腺轴受累最为常见，女性患者多表现为月经紊乱，男性患者可出现青春期性发育延迟或性欲减退。② 甲状腺功能亢进症的症状和体征是 TSH 瘤最常见的临床表现，由于肿瘤分泌 TSH 的活性存在异质性，故临床上甲状腺毒症严重程度差异较大，但多数为轻度到中度甲亢。甲状腺功能亢进症主要包括高代谢症状群和心血管、神经、消化、内分泌、血液等多系统受累表现，包括性情急躁、怕热、多汗、易饥、多食、心悸、消瘦、乏力、手抖等。甲状腺超声提示弥漫肿大，偶有甲状腺结节。有些患者由于瘤体分泌的 TSH 活性极低，可没有甲状腺功能亢进症的表现。与原发性甲亢 Graves 病不同，TSH 瘤导致的甲状腺毒症其严重程度与激素水平不成正相关，相对较轻，且缺乏眼病、胫前黏液水肿等 Graves 病的典型特征。抗甲状腺药物、甲状腺手术、放射性核素碘不易根治。③ 垂体 TSH 瘤与其他功能性腺瘤并存，50% 的 TSH 瘤患者合并生长激素、催乳素的分泌，临床表现有肢端肥大、闭经、泌乳的症候群。

(3) TSH 瘤心血管表现：TSH 瘤引起的中枢性甲亢，引发的心脏毒性作用（如心房颤动、心力衰竭等）较原发性甲亢明显少见。心悸、呼吸困难、心动过速和收缩压增高是甲亢常见的心血管症状。甲状腺功能亢进症患者心率很快、心音亢进，且伴有 I～II 级收缩期杂音。近年来有研究表明，约 1/3 的甲亢病例与二尖瓣脱垂有关，出现中度甚至重度二尖瓣反流而加重心功能不全。少数患者可出现心绞痛，偶尔发生心肌梗死，但冠脉造影无特殊所见，认为可能与甲亢引起的冠状动脉痉挛有关。甲状腺功能亢进症并发严重心律失常、心脏扩大、充血性心力衰竭等症称为甲状腺功能亢进性心脏病，占甲亢的 10%～20%，多见于男性结节性甲状腺肿患者，在 TSH 瘤甲状腺功能亢进症患者中较为少见。甲状腺功能亢进症患者易并发快速性心律失常，最常见为窦性心动过速，有 15%～25% 的患者有阵发性或持续性心房颤动，多数为快速性心房颤动。房内传导阻滞和 P-R 延长发生率分别为 15% 和 5%，偶尔出现 II 度和 III 度房室传导阻滞及病态窦房结综合征，室内传导阻滞最常见为右束支传导阻滞。心脏可以一侧或双侧扩大，以左心室扩大为多见，甲亢性心脏病中约有 10%～30% 出现心功能不全，心力衰竭症状常以右心衰竭为主，严重者也可见左心功能不全或全心功能不全。

(4) 实验室检查：TSH 瘤患者实验室检查的典型特点，是甲亢的同时伴有 TSH 的升高或处在可检测水平。甲状腺功能表现为血清游离三碘甲腺氨酸（FT_3）、游离甲状腺激素（FT_4）水平增高，TSH 正常或者增高。虽然 TSH 瘤患者的甲状腺激素过度分泌是 TSH 水平增高刺激甲状腺细胞所致，但多数研究显示血浆 TSH 水平和甲状腺激素水平没有明显的相关性。其原因可能是肿瘤分泌的 TSH 分子生物活性与正常 TSH 不同。垂体影像学检查首选 MRI 扫描，当有 MRI 检查禁忌时可选用高分辨 CT 检查。TSH 瘤以大腺瘤多见，半数以上大腺瘤可侵犯周围组织结构。近年来随着超敏 TSH 检测方法的应用、影像技术的发展和临床医师认识水平的提高，越来越多 TSH 瘤在疾病早期即被确诊，从而使微腺瘤所占比例明显上升。

(5) 治疗：TSH 瘤的主要治疗方案包括手术、药物及放射治疗，首选经蝶窦入路垂体瘤手术，术后多数患者甲状腺毒症或占位效应得到缓解，也有少数患者经多次手术仍有复发。充分术前准备是手术成功的重要保障，术前准备旨在使甲状腺功能恢复正常、预防甲亢危象并减少围手术期死亡率。β 受体拮抗药是术前准备的基本用药，可有效控制甲亢症状，但不能降低血清甲状腺激素水平。抗甲状腺药物通过阻断甲状腺激素的合成而降低激素水平不仅可以导致 TSH 反馈性分泌增加，还可诱导垂体 TSH 腺瘤呈侵袭性生长及增加纤维化程度，因此仅限于术前联合 β 受体拮抗药和（或）生长抑素类似物短期使用。越来越多的研究显示生长抑素类药物能使大多数患者甲状腺激素水平恢复正常，TSH 水平亦可以显著减低。生长抑素类似物不仅可用于 TSH 瘤的术前准备，还可用于术后肿瘤残留、复发及拒绝手术或身体状况不耐受手术的患者。

3. 促肾上腺皮质激素瘤的心血管表现

促肾上腺皮质激素腺瘤是垂体细胞瘤的一种，起源于腺垂体促肾上腺皮质激素（ACTH）细胞。主要表现为垂体 ACTH 依赖性库欣综合征，亦称库欣病，约占库欣综合征的 70%。库欣综合征死亡的主要原因是血管事件（40%），其中心血管占 29%。心血管表现以高血压最为常见，随着病程的进展，长期高血压可并发左心室肥大、心力衰竭和脑血管意外等。库欣综合征患者常有低血钾表现，低血钾可引起急性心力衰竭、心律失常。此外，由于促肾上腺皮质激素腺瘤导致的库欣综合征患者常合并凝血功能异常，糖脂代谢紊乱等等因素，易发生动静脉血栓，使心血管并发症发生率增加。

(1) 高血压：成年的库欣综合征患者中有 80% 以上出现高血压，高血压患病率随着年龄的增长而增加，患病率与性别无关。高血压的患病率与皮质醇增多的持续时间显著相关，高血压的严重程度与皮质醇水平无明显相关。

(2) 心脏结构改变：库欣综合征导致的皮质醇增多可通过糖皮质激素和盐皮质激素受体直接作用于心血管，包括影响到心脏血管平滑肌、内皮细胞、心肌和巨噬细胞等。库欣综合征患者的心脏结构改变，主要表现在左心室肥大和向心性重构，同时伴有收缩功能减退和舒张功能异常。在皮质醇水平纠正后，尽管部分患者的心肌重构无法完全恢复，但较皮质醇水平偏高时有明显好转。

(3) 冠心病：库欣综合征患者的血管改变主要是系统性的动脉粥样硬化，库欣综合征患者血管内皮依赖性血管舒张功能受损程度高于正常人。此外，研究也发现左心室肥大可通过增加心肌耗氧来介导心肌缺血、心肌梗死等的发生。同时研究也发现库欣综合征与其他可能引起的库欣病在心血管事件发生率上无明显差异。

另外，库欣综合征患者心脏的自主神经系统也发生了改变，虽然部分结果仍存在争议，但心脏自主神经功能失调可导致很多严重后果，如心率变异性降低、心血管事件发生率升高、终末器官损伤和心血管死亡率增加。

(4) 心律失常：库欣综合征患者常有低钾血症的表现，低钾血症会造成心律失常。低血钾抑制细胞膜上的多种钾通道使钾外流减少，相继引起其他跨膜离子流（如钙电流等）发生改变，使心室肌细胞的电生理异常。患者可出现心悸、期前收缩等症状。严重者可出现房室阻滞、室性心动过速及心室颤动，最后心脏停搏于收缩状态。此外，由于库欣病患者存在心肌重构，特别是左心室肥大，亦可导致心律失常的发生。

(5) 心力衰竭：库欣综合征患者可出现心脏左心室肥大，由于心肌细胞过度肥大，可致心肌

细胞变性坏死、纤维化、代偿功能降低。心肌代谢功能失调，出现左心室扩张、心脏收缩、舒张功能降低，每搏量、射血分数和心排血量减少，而发生慢性充血性心力衰竭。此外，由于库欣综合征患者容易发生感染，容易诱发急性心力衰竭和慢性心力衰竭的急性发作。

4. 腺垂体功能减退的心血管表现

垂体前叶功能减退症系腺垂体分泌激素不足所引起，本病可分为部分性与完全性两类，部分性腺垂体功能减退受累激素仅 1~2 种。完全性腺垂体功能减退则为全部垂体前叶激素合成与分泌不足。产后垂体坏死（希恩综合征）是本症最常见的原因。另一常见的病因是垂体及垂体周围的肿瘤，特别是嫌色细胞瘤和颅咽管瘤，外科手术或放射治疗损伤垂体与下丘脑导致的医源性腺垂体功能减退亦不少见。孤立性的个别垂体激素缺乏经常是由于下丘脑的缺陷，使释放激素的分泌缺乏，其中以促性腺激素（Gn）或生长激素（GH）最为常见。由于缺乏的激素不同，腺垂体功能减退的心血管表现也不相同。

(1) 促肾上腺皮质激素（ACTH）分泌不足：垂体分泌的促肾上腺皮质激素（ACTH）减少，可引起肾上腺分泌皮质醇减低，导致肾上腺皮质激素缺乏。心血管表现主要是：①低血压。ACTH 分泌减少导致皮质醇分泌减少会导致血管收缩功能减退，引起血压降低。②心律失常。心律失常主要由于电解质紊乱及糖代谢异常所导致。电解质紊乱主要是以低钠血症为主。③心排血量减少。皮质醇缺乏时，心排血量减少，对心脏的正性肌力作用减弱，心排血量减少，严重时可出现休克。

(2) 促甲状腺激素（TSH）分泌不足：TSH 分泌减少临床上可导致垂体性甲状腺功能减退。甲状腺功能低下会降低心脏功能，并诱发心肌的形态，分子和结构变化。这一系列变化可导致甲状腺功能减退性心脏病。TSH 分泌不足心血管表现主要是：①心律失常。为窦性心动过缓及房性

心律失常表现。同时 Q-T 间期延长常见，易发生室性期前收缩，也可以在较长的 Q-T 间期时出现室性心动过速；②心力衰竭。甲状腺激素水平的不足，心肌舒张和收缩功能受损，左心室功能减退、心排血量降低，主要表现为舒张功能障碍，同时舒张压升高；③血压异常。在甲减危象时患者表现为全身黏液性水肿、低血压等症状。但甲状腺功能不足的患者则较甲功正常的患者高血压患病率高 3 倍；④冠心病。甲状腺功能减退会增加动脉粥样硬化的风险，故冠状动脉粥样硬化性心脏病发生率升高；⑤心肌病。甲状腺功能不足时导致心肌变力、变速作用减弱，心肌对儿茶酚胺敏感性降低或心肌儿茶酚胺受体减少，致使心肌发生非特异性心肌病变，心脏扩大呈球状；⑥心包积液。绝大多数的甲减性心脏病患者有心包积液，积液量大，但因其发生缓慢，一般不引起心包压塞症状，同时可伴有多浆膜腔积液。

(3) 生长激素（GH）分泌不足：GH 主要作用是促进机体生长，维持肌肉的基质和长度并有对抗胰岛素和合成代谢的作用。GH 在心血管生理方面也有重要作用。婴幼儿的心脏发育，成人心脏形态及功能的维持都不能缺少 GH。GH 缺乏可导致心血管疾病，主要表现为心脏功能损伤、增加内脏脂肪、腹部肥胖、高血压和血脂异常等其他疾病。成人 GH 缺乏主要引起血脂谱的变化造成动脉粥样硬化。同时，GH 缺乏的患者血管内皮细胞功能也受到影响，青年或中年患者生长激素缺乏会导致动脉内膜厚度的增加，血液流动受阻、动脉顺应性减少、血管内皮功能受损，造成动脉粥样硬化进而可引起冠心病等。成人 GH 缺乏的另一特征是心脏的形态和功能发生改变。室间隔的厚度增加，左心室壁和心肌舒张功能异常。

(4) 促性腺激素（Gn）分泌不足：Gn 包括黄体生成素（LH）和促卵泡成熟激素（FSH），其分泌不足可导致性腺功能减退。尚未发现 LH，FSH 的水平与心血管疾病的发生风险有直接关系。但特发性低促性腺激素性性腺功能减退患者可伴有先天性心血管病。而成人由于腺垂体功能减退或其他原因引起的 Gn 分泌不足导致性腺功能减退，性激素不足可引起心血管疾病的发生。主要表现为：①高血压。目前性激素水平与血压的关系尚未完全阐明，但男性血压较同年龄组的绝经期前女性要高。②冠心病。性激素的改变被认为是心肌梗死的危险因素，性激素与动脉粥样硬化发生可能存在关联。

(5) 催乳素（PRL）分泌不足：PRL 是腺垂体所分泌的激素中的一种。女性在怀孕后期及哺乳期，催乳素分泌旺盛，以促进乳腺发育与泌乳。尽管有证据显示，PRL 水平与心血管全因死亡率和一些炎症反应指标呈正相关。但目前无明显证明表明，PRL 的缺乏可引起心血管疾病或有心血管保护作用。

（孙海燕 马宇航）

二、营养代谢性疾病的心血管表现

（一）糖尿病的心血管表现

1.糖尿病心脏大血管病变

糖尿病的严重性在于其微血管和大血管并发症，但以动脉粥样硬化为特征的大血管病变是糖尿病患者主要的致死、致残原因。糖尿病大血管病变主要累及心脏、脑血管、外周血管，其中 60%～70% 的糖尿病患者最终死于心脑血管疾病。糖尿病患者心血管疾病的发生率是非糖尿患者群的 2～4 倍，因此糖尿病又被称为心血管病的等危症，AHA（美国心脏病协会）声明糖尿病是一种心血管疾病，其中糖尿病心脏大血管病变是糖尿病心血管病变的主要表现。

(1) 发病机制：糖尿病大血管发生动脉粥样硬化并非单一因素所致，而是通过多种途径及较为复杂的机制来诱发和促进动脉粥样硬化的发生及发展。年龄、性别、高血压、血脂紊乱、肥胖、吸烟、遗传因素是传统的高危因素。高胰岛素血症、糖基化产物的堆积、血管内皮功能损伤、氧化应激、慢性炎症反应、微量白蛋白尿等为非传统的危险因素，以上危险因素互为作用，诱发和促进了糖尿病大血管病变。

(2) 病理表现：基本的病理表现为动脉粥样硬化、血管基底膜增厚、脂肪变性和透明样变性。受累血管有脂质的堆积、大量胶原纤维和弹力纤维等结缔组织形成、钙质沉积，而后动脉中层逐渐出现钙化，继发斑块内出血、破裂、血栓形成。受累血管的弹性减弱、脆性增加，管腔逐渐变窄甚至可完全闭塞。相较于非糖尿病患者，糖尿病心脏大血管病变特点是多支病变、多节段病变，因此冠状动脉狭窄严重，病变更加弥漫严重。

(3) 临床表现：糖尿病心脏大血管病变在临床表现上类似非糖尿病患者，但起病更早、病变范围广、病情更重、预后更差，主要表现为高血压、慢性冠状动脉综合征、急性冠脉综合征。

① 高血压：糖代谢紊乱是高血压的危险因素，它与肥胖、脂代谢紊乱互相作用，促进高血压的进展。因此把这一类高血压又称为代谢性高血压。

② 慢性冠状动脉综合征：又称为慢性心肌缺血综合征，包括稳定型心绞痛、缺血性心肌病和隐匿性冠心病等。

• 稳定型心绞痛：又称为劳力性心绞痛。在体力劳动、情绪激动、应激等情况下出现阵发性胸骨后压榨性疼痛。一般持续数分钟至十余分钟，休息、去除诱因或含服硝酸酯类药物后可缓解。疼痛发作的程度、性质、频率相对稳定，无明显变化。

• 缺血性心肌病：属于冠心病的晚期阶段，由于冠状动脉粥样硬化引起长期心肌缺血、缺氧导致心肌细胞坏死、纤维化。缺血性心肌病可表现为心绞痛、心力衰竭、心律失常，在心脏腔室明显扩大或心房颤动未积极抗凝治疗者心室腔内形成血栓和栓塞。

• 隐匿型冠心病：没有心绞痛相关的临床表现，但行心电图、心脏影像学等检查有心肌缺血的客观证据存在。糖尿病患者由于本身为 ASCVD 的高危患者，且可能同时合并心脏自主神经功能病变，掩盖相关症状，故隐匿型冠心病的概率更高，需要特别关注。

③ 急性冠脉综合征：不稳定的动脉粥样硬化斑块破裂可导致冠状动脉内急性血栓形成，导致急性心肌缺血，包括不稳定型心绞痛、非 ST 段抬高型心肌梗死、ST 段抬高型心肌梗死。

• 不稳定型心绞痛：根据临床表现可分为静息型心绞痛、初发型心绞痛、恶化型心绞痛。该类患者临床症状与稳定型心绞痛相似，但疼痛程度、持续时间均更严重，在静息时也可发生，休息或含服硝酸酯类药物并不能很好缓解症状。但是在老年女性及糖尿病患者症状可不典型，特别是多年糖尿病患者合并有自主神经功能病变者。

• 非 ST 段抬高型心肌梗死：与不稳定型心绞痛合称为非 ST 段抬高型急性冠脉综合征，常因心肌持续严重缺血导致心肌坏死。

• ST 段抬高型心肌梗死：在冠脉病变的基础上，冠脉不稳定斑块破裂继发血栓形成导致冠状动脉血管持续、完全闭塞。临床表现与梗死面积大小、部位、侧支循环的建立相关。糖尿病患者由于心脏自主神经功能损伤，心肌感觉传入神经受累使疼痛中断，心绞痛的痛觉阈值增高可发生无痛性心肌梗死。有报道，糖尿病患者发生无痛性心肌梗死率可达 24%～42%，常因未能及时发现而并发心源性休克。心律失常、心源性休克、心力衰竭是主要的死亡原因。

(4) 实验室检查

① 心电图：心电图对于急性冠脉综合征患者意义较大，可以评估病变部位、病变范围、预估病情。对于慢性冠状动脉综合征患者可表现为正

常或轻度的 ST 段改变。

② 运动负荷心电图：运动后增加心脏负担以激发心肌缺血表现，常采取分级运动平板或脚踏车形式。阳性反应为出现典型心绞痛、心电图出现 ST 段水平型或下斜型压低 ≥ 0.1mV 并持续 2min。试验中需注意安全，如出现心绞痛、血压下降、心律失常、步态不稳需及时中止，同时糖尿病患者，特别是血糖波动较大、有明显的慢性并发症（如眼底病变、肾脏病变者）不适合该检查，以免加重病情。

③ 动态心电图：可检出无痛性心肌缺血、心律失常。同时可观察有无心率变异性的变化，了解是否有糖尿病心脏自主神经功能病变。

④ 心脏超声：糖尿病患者由于心肌病变和间质纤维化，可出现室间隔、左心室增厚，左心房扩大，左心室功能异常，特别是舒张功能的改变。

⑤ 心脏标志物：急性冠脉综合征时心脏肌钙蛋白较肌酸激酶敏感性、特异性更强，特别是出现有动态升高时，但需要注意在疾病早期有可能出现假阴性。

⑥ 放射性核素检查：包括应激性心肌灌注显像、正电子发射断层心肌显像、放射性核素心腔造影。可以较早的提示亚临床病变，发现单独或多处冠状动脉病变，对于既往有心肌梗死者，可以预示恶性心脏突发事件。对于糖尿病患者应激性心肌灌注显像较运动平板检查安全性、可行性高。

⑦ 冠状动脉成像（CTA）：可判断冠脉管腔狭窄程度、管壁钙化及斑块情况。由于钙化会影响对管壁狭窄的判断，故假阴性较多，但是若未见狭窄病变，一般不需再行有创检查。需要注意的是，肾功能不全和（或）服用双胍类的患者行该检查时需考量造影剂对于肾脏的影响，并停用双胍类药物。

⑧ 冠脉造影：是诊断冠心病的金标准。但该检查为创伤性，同时糖尿病大血管病变患者往往会合并有肾脏病变，进一步加重了造影剂对肾脏的负担。

(5) 临床治疗：糖尿病心脏大血管病变应强调早期筛查、规范用药、长期治疗。治疗包括生活方式改变、血糖管理、降压治疗、调脂治疗、抗血小板治疗、抗凝治疗、溶栓治疗、血管重建治疗等。

① 早期筛查：糖尿病确诊时及以后，至少应每年评估心血管病变的风险因素，评估的内容包括心血管现病史及既往史、年龄、有无心血管风险因素（吸烟、血脂紊乱、高血压和家族史，肥胖特别是向心性肥胖）、肾脏损害（尿白蛋白排泄率增高等）、心房颤动等。

② 生活方式：保持合理饮食、适当运动、控制体重、戒烟限酒，保持情绪平和。

③ 血糖管理：血糖改善可以减少心血管突发事件的发生，因此良好的血糖管理可以减少糖尿病患者的心血管事件。在血糖管理中需要重视血糖的早期筛查、早期干预。血糖控制中要重视 HbA1c、血糖波动幅度的评估。而餐后血糖是血糖波动的主要原因之一，在降糖中需加强对餐后血糖的关注。虽然血糖控制可以减少心血管事件，但对于已合并心血管病变的患者需要注意防止发生低血糖现象，低血糖特别是严重的低血糖更易加重心脑血管供血不足，诱发心脑血管意外，因此应根据患者年龄、预期寿命、并发症情况制定血糖控制目标，选择安全性高的降糖药物。

④ 降压治疗：2017 年版中国 2 型糖尿病防治指南建议血压 > 120/80mmHg，即应启动生活方式干预；≥ 140/80mmHg 考虑启动药物治疗；≥ 160/100mmHg 或高于目标值 20/10mmHg 必须启动药物治疗。血压的控制目标在 < 130/80mmHg；若为高龄、一般情况差、预期寿命短、已有严重缺血性心血管疾病者控制目标可放宽到 140~150/90mmHg。

⑤ 降脂治疗：糖尿病患者的血脂异常主

要表现为三酰甘油（TG）、极低密度脂蛋白（VLDL）、低密度脂蛋白胆固醇（LDL-C）、游离脂肪酸（FFA）升高，HDL-C 下降。临床上根据 ASCVD 发病风险进行血脂分层管理，以降低 LDL-C 作为首要目标。依据患者 ASCVD 危险分层的高低，将 LDL-C 降至目标值，非 HDL-C 作为次要目标（表 17-1）。也有部分极高危患者 LDL-C 基线值已在基本目标值以内，这时可将 LDL-C 从基线值降低约 30%。TG 不用作糖尿病血脂控制的首要目标，但是如果空腹 TG ≥ 5.7mmol/L，为了预防急性胰腺炎，可首先使用贝特类药物降低 TG；或 LDL-C 达标后，TG 水平仍较高（2.3～5.6mmol/L），可在他汀类药物治疗的基础上加用降低 TG 的药物。

糖尿病患者每年至少应检查一次血脂（包括 TC、TG、LDL-C、HDL-C），接受调脂药物治疗者，根据疗效评估的需求，应增加血脂检测的次数。

⑥ 抗血小板治疗：阿司匹林是抗血小板治疗的基石，糖尿病合并 ASCVD 者均需要应用阿司匹林（75～150mg/d）作为二级预防，如果阿司匹林不能耐受者，可改用氯吡格雷（75mg/d）作为二级预防。

⑦ 抗凝治疗：急性冠脉综合征患者无论是否采用溶栓治疗，均需在抗血小板基础上联合抗凝治疗，常用药物为肝素、华法林、磺达肝癸钠等。

⑧ 溶栓治疗：时机的掌握很重要，急性心肌梗死发病后 6h 内溶栓效果佳，但对于糖尿病患者效果欠佳，可能与糖尿病急性心肌梗死患者的冠状动脉病变范围大有关。

⑨ 冠状动脉血运重建术：包括经皮冠状动脉介入治疗（PCI）及冠状动脉旁路移植术（CABG）。前者已成为冠心病治疗的主要手段，但糖尿病患者冠状动脉病变复杂，多支病变的比例高，同时合并多种代谢紊乱，易造成支架内再狭窄和支架内血栓。因此，对于左主干合并 2 支以上冠脉病变，或多支血管病变合并糖尿病能耐受开胸手术者应首选 CABG。

⑩ 其他：硝酸酯类药物、曲美他嗪、尼可地尔等可以减少心肌氧耗、提高氧利用率、改善心肌灌注可用于慢性冠脉疾病。

2. 糖尿病心肌病

1954 年，糖尿病心肌病（DCM）由 Lundbaek 首次提出，是一种特异性心肌病。1972 年，Rubler 等在糖尿病患者中描述了这一概念，DCM 发病机制比较复杂，主要的病理改变包括心肌炎症、代谢紊乱、心肌细胞凋亡及纤维化等，DCM 患者在没有冠心病、高血压或瓣膜性心脏病的情况下，临床上主要表现为心力衰竭等，并推测心肌病是由弥漫性心肌纤维化、心脏肥大和糖尿病性微血管病引起。DCM 被认为是引起糖尿病患者心力衰竭及死亡率升高的驱动因素，Framingham 研究进一步证实，即使排除冠心病或风湿性心脏病，糖尿病患者充血性心力衰竭的风险也增加了 4～5 倍，在调查 2 型糖尿病女性患

表 17-1　ASCVD 血脂分层管理目标

危险等级	定　义	LDL-C（mmol/L）	非 HDL-C（mmol/L）
极高危	有明确 ASCVD	＜ 1.8	＜ 2.6
高危	无 ASCVD，年龄 ≥ 40 岁或糖尿病史＞ 10 年合并一项及以上 ASVCD 危险因素者	＜ 2.6	＜ 3.4
中危	无 ASCVD 病史及相关危险因素，年龄＜ 40 岁或糖尿病史＜ 10 年	＜ 3.4	＜ 4.1

ASCVD. 动脉粥样硬化性心血管疾病；LDL-C. 低密度脂蛋白胆固醇；HDL-C. 高密度脂蛋白胆固醇

者心脏结构的改变，发现糖尿病是左心室肥大及心肌僵硬度的独立危险因素。

（1）发病机制：糖尿病心肌病的发病机制复杂多样，包括心肌细胞代谢紊乱、氧化应激、炎症反应、胰岛素抵抗、线粒体功能障碍、心肌纤维化、心肌细胞凋亡、微血管病变、钙稳态缺陷、糖基化终产物的积累和心脏自主神经病变等，与 DCM 的不同阶段有关，并且这些病理过程相互影响，导致 DCM 的具体病理生理机制仍需进一步研究。DCM 涵盖心脏微血管病变、心肌代谢紊乱和心肌纤维化等心脏功能障碍，起初表现为亚临床的心功能异常，其后进展为左心室肥大、舒张期和（或）收缩期功能障碍，最终发展为充血性心力衰竭，重症患者甚至猝死。

（2）病理特征：DCM 是指无明显冠状动脉损害而呈现类似心肌病样的病理改变，随病程逐步发展导致心肌僵硬、心室顺应性减退、心室壁节段运动异常，最终心肌细胞破坏，致使心肌收缩能力减弱。Regan 等对 9 名无冠状动脉粥样硬化糖尿病患者的心肌进行了病理研究发现，心肌血管周及间质存在纤维化和 PAS 阳性物质的沉积及心肌细胞的变性，是糖尿病心肌病的显著特征。Facter 等研究认为心肌间质的病变是产生心肌功能减退的原因，而微小血管的病变并不是产生心肌功能减退的主要因素。施志明等研究发现，STZ 诱导的糖尿病大鼠在 2 周时即有心肌超微结构的病理改变，表现为肌丝的大量丢失及间质的增生。Regan 等首次描述了左心室跨壁组织内发现脂褐素的沉积，心肌组织切片检查发现患者心肌组织中三酰甘油及胆固醇水平均显著增加。

（3）临床表现：充血性心力衰竭是糖尿病心肌病的主要临床表现，以倦怠为首发症状，逐渐出现心悸、劳力性呼吸困难等心力衰竭及心肌缺血症状。在 DCM 的早期阶段，仅表现出左心室顺应性减低和舒张期充盈受损时为亚临床期，此时无明显心功能不全的症状，出现进行性收缩功能不全时为临床期。DCM 患者由于心肌灶性坏死、纤维瘢痕形成，引起心肌电生理特性不均一性而可以导致心律失常，表现为心房颤动、病态窦房结综合征、房室传导阻滞、室性期前收缩及室性心动过速等，主要呈各种室性心律失常。

DCM 尚无统一的诊断标准，临床可以从症状、心电图、心超为中心，磁共振、CT、心肌活检等为辅助提供诊断依据，诊断重点主要是检测心肌异常及排除其他常见心肌病，其诊断的主要参考依据有：①明确的糖尿病病史；②有心力衰竭的临床表现，可伴有心律失常；③超声心动图显示左心室扩大，左心室收缩功能减退，心肌的顺应性降低；④排除了冠心病、高血压心脏病、风湿性心脏瓣膜病等其他心脏病引起的心肌病变；⑤有其他微血管病变，如视网膜、肾血管病变者；⑥必要时行心肌活检。

（4）辅助检查：影像学检查在 DCM 的诊断中有重要的价值。临床超声心动图检查可发现糖尿病患者心功能异常，主要表现为左心室舒张末期压力升高，左心室射血分数减低。1 型及 2 型糖尿病患者在无冠心病状态下，其舒张功能不全的比例可达 30%～75%。左心室做功量大，也最容易受到损害，临床常常应用左心室功能测定来反映心脏的功能，但是在亚临床期，左心室收缩功能未见明显受损，然而心室及心房舒张顺应性及瓣膜的运动功能受损，标志着心肌已经明显受损。在无临床心力衰竭表现的 DCM 患者，以左心室舒张功能的异常为特征。等容舒张时间延长，峰充盈率下降及快速充盈期延长，心室舒张早期和晚期的血流比值下降。当糖尿病患者并发充血性心力衰竭时，有心脏扩大、左心室收缩运动障碍、左心室收缩功能受损等超声心动图表现。心肌背向散射积分及利用超声微泡造影剂进行心肌声学造影是近年新发明的无创诊断技术，前者能较敏感地反映早期糖尿病心肌超微结构的改变和收缩功能受损，后者可评价心肌微循环状态。磁共振波谱提供了一种非侵入性的方法来测量心脏三酰甘油（TG）的含量。使用这种方法发现心肌 TG 含量在糖尿病患者中显著升高。近年来，随着功能磁共振成像的应用，可以对心肌组织氧代谢进行无创性评价，它能够直接反映心肌组织氧含量的变化，为我们提供了一种无创监测糖尿病左心室心肌微循环及氧含量变化的新手段。国内外研究还有通过单光子发射计算机体层成像和螺旋 CT 评估 2 型糖尿病患者的左心室功能，然而这些检测仅仅从形态学方面来对糖尿病心肌病进行评估，而不能提供心室功能、心肌微循环及氧含量方面的信息。正电子发射计算机断层可以检查出心肌脂肪酸利用增加和糖氧化减少这些糖尿病心肌病早期的代谢改变。在实验室检查方面，通过超敏肌钙蛋白等心肌损伤标志物可了解微小心肌细胞坏死。B 型脑钠肽及超敏 C 反应蛋白组合可作为亚临床糖尿病心肌病的初筛组合。检测心肌纤维化相关指标，如 I 型胶原羧端肽、基质金属蛋白酶、转化生长因子 β，可以了解心肌纤维化程度。对疑诊 DCM 患者进行心内膜心肌活检，可以协助除外其他原因造成的心肌病变。

(5) 治疗：糖尿病心肌病发病机制复杂尚未完全清楚，目前没有特异性的治疗方法，可归纳为改善生活方式、糖尿病综合治疗、调节炎症、心肌细胞保护及相关临床症状的治疗等。随着对糖尿病心肌病病理生理机制认识的不断深入，从机制上发现新的靶点和治疗手段，可以为改善糖尿病心肌病预后提供新方向。早期发现亚临床期糖尿病心肌病，有助于早期实施有效措施降低心脏病的发病率和死亡率，对控制 DCM 疾病发展尤为关键。

① 生活方式干预：饮食干预、运动和减重对糖尿病心肌病治疗是有益的，有助于改善血糖控制，同时有助于改善胰岛素敏感性，控制体重亦有助于减轻心脏负担。戒烟、合并酸碱失衡及水电解质紊乱者应注意纠正。

② 基础治疗：包括控制血糖、血脂及血压，改善胰岛素抵抗，是治疗糖尿病心肌病最基本的措施。糖尿病常合并脂代谢紊乱，他汀类药物不仅具有调脂作用，其抗炎、稳定斑块及免疫调节等作用在心血管保护中的地位越来越受到重视，有研究表明他汀类药物可以改善心脏左心室功能及抑制心肌纤维化。控制高血压是 DCM 基本治疗措施，RAAS 系统抑制药和 β 受体拮抗药已经用于糖尿病心肌病心肌细胞凋亡和心肌纤维化的治疗，但效果有限。新型的降糖疗法，如胰高血糖素样肽 1（GLP-1）激动药和钠葡萄糖共转运蛋白 2 抑制药（SGLT2 抑制药）在糖尿病患者远期心血管获益中具有潜在作用，但机制尚不确定。

③ 心肌细胞保护：ACEI、ARB 及螺内酯在不同的位点阻断肾素 - 血管紧张素 - 醛固酮系统激活，改善心肌重构及心肌纤维化。FT011（一种新型抗纤维化药物）在糖尿病心肌病大鼠模型中能减弱心脏重塑及功能障碍，为糖尿病心肌病的治疗提供了一种新颖的药物。柚皮苷是一种应用现代技术从中药中提取的药物，具有调节糖脂代谢，改善胰岛素抵抗，抗炎抗氧化应激和心肌保护等作用，并通过实验证实了柚皮苷通过下调过氧化物酶体增生激活型受体 γ，从而减轻糖尿病心肌损伤。曲美他嗪是一种优化心肌能量代谢的抗心肌缺血药物，研究表明曲美他嗪可以保护 DCM 大鼠的心肌细胞，改善运动耐量，降低死亡率。

④ 心功能不全的治疗：DCM 的早期阶段，主要表现为舒张功能不全。此时注意以改善心肌顺应性及营养心肌治疗为主。晚期发展到收缩功能不全，除了常规的利尿、强心、扩血管等治疗外，近年来出现了各种新的药物及治疗手段，药物方面有钙增敏药左西孟旦及重组人钠尿肽奈西利肽，前者是新型强心药物，有不增加细胞内钙离子浓度，不引起心肌钙超载和氧耗增加，不易导致恶性心律失常及不影响心室舒张功能等优

点；后者属于内源性激素物质，通过扩张动静脉，促进钠排泄，减轻心脏前后负荷的作用。非药物治疗，以心脏再同步化治疗为代表，通过双心室起搏的方式，恢复心室同步收缩的一种治疗方法。循证医学已经证实心脏再同步化治疗顽固性心力衰竭可提高生活质量、降低心力衰竭再住院率及降低病死率。另外，干细胞治疗心力衰竭也进入临床试验阶段。

⑤ 心律失常的治疗：致死性心律失常（如室性心动过速、心室颤动等）可致猝死，应考虑植入 ICD（埋藏式心脏复律除颤仪）治疗。心房颤动是一种常见的心律失常，治疗手段主要有节律控制（行射频消融术或药物复律）、心率控制及抗凝治疗。对于频发的室性期前收缩且临床症状明显者，可行射频消融术治疗或 β 受体拮抗药联合调节自主神经及营养心肌等综合药物治疗方案。缓慢型心律失常合并晕厥或明显活动能力下降时，可考虑植入永久人工心脏起搏器治疗。

随着对糖尿病心肌病发病机制认识的不断更新，细胞和基因的治疗将是未来的重要方向。

3. 糖尿病心血管自主神经病变

糖尿病心血管自主神经病变（CAN）是容易被忽视的常见糖尿病慢性并发症之一，是指排除其他病因，由糖尿病引起的支配心脏和血管的自主神经受损，从而导致的心率调节、心肌收缩力、心脏电生理和血管缩舒的异常，发病率高达20%～65%。CAN 在糖尿病早期，甚至在糖尿病典型症状显现之前，部分患者已表现出了心脏自主神经功能异常症状，如活动耐量降低、静息心动过速及体位性低血压等。CAN 作为糖尿病的一种严重且隐匿的常见并发症，与心血管死亡风险及多种严重的心血管事件相关，同时也是糖尿病合并无痛性心肌梗死的独立危险因素，早期诊治对阻止 CAN 的继发性损伤存在积极意义，但由于其发病隐匿且临床表现多样，CAN 的危害性和早期诊治至今尚未得到足够的重视。

(1) 发病机制：CAN 的病理生理机制复杂，目前尚未完全明确。CAN 时心脏交感神经和迷走神经表现为非均一性的支配密度下降或局部神经纤维过度增生，即神经的去支配和高支配现象，造成心脏自主神经重构，交感与迷走神经对心脏支配失衡。交感神经和迷走神经空间分布和功能上的不均衡造成心肌细胞对儿茶酚胺和乙酰胆碱的敏感性改变，导致心肌细胞电生理紊乱，这是触发和维持恶性心律失常的重要原因之一。长期高血糖状态可引起多元醇通路、氧化应激、晚期糖基化终产物、脂质代谢障碍、血管－神经缺血、自身免疫损伤及神经营养生长因子缺乏等多因素的激活，这些综合因素协同作用导致心脏自主神经缺血缺氧、营养障碍、功能异常等，最终形成不可逆损伤。

(2) 病理特征：CAN 进展过程中交感神经与迷走神经出现不同的结构损伤，组织切片显示自主神经纤维超微结构发生改变，表现为水肿和亚结构缺失，出现纤维断裂、空泡变性伴施万细胞退变等病理变化。交感神经受损主要表现为突触前神经末端和突触后耦合系统受损。CAN 的发病可能有自身免疫反应的参与，在症状严重的患者中可见淋巴细胞及巨噬细胞渗入交感神经节及其他自主神经结构，也有报道在患者体内发现了针对自主神经结构的自身抗体，且抗体表达与自主神经功能障碍发展有关。借助放射性示踪技术，发现 STZ 诱导的糖尿病动物模型交感神经突触前膜出现去甲肾上腺素重吸收障碍，这可能由于交感神经末端去甲肾上腺素转运蛋白受损导致。而对于迷走神经损伤，既往研究证明了其损伤部位不是心脏中迷走神经神经元或神经纤维，也不是由于心脏中胆碱能受体数量和敏感度降低导致，而是由于节前胆碱能神经元或神经纤维缺陷造成的，窦房结中增加的胆碱能神经密度可能是对心脏其他部位迷走神经支配功能降低的代偿现象。

(3) 临床表现：CAN 发病隐匿，无特异性临床表现，目前尚无统一诊断标准，其诊断缺少较为快速、敏感和特异的监测指标，因此在诊疗过程中易被忽视。流行病学资料显示，糖尿病患者随糖尿病病程延长 CAN 发病率呈增长趋势，最终恶性心律失常、心力衰竭、无症状心肌梗死及心脏性猝死的发生率显著增加，严重威胁患者的健康。心血管自主神经病变委员会多伦多共识明确指出，2 型糖尿病一经诊断、1 型糖尿病病程达 5 年时必须筛查心脏自主神经病变的症状及体征。2017 年，ADA 推荐对于出现低血糖时缺乏感知或者有心血管高风险因素及大血管并发症的患者应进行 CAN 评估，并应进一步检查及排除其他并存的疾病或者药物的影响。

CAN 的临床表现主要包括静息心动过速、运动不耐受及体位性低血压等。Low 等发现在 T1DM 患者中自主神经症状出现的比较普遍。CAN 早期迷走神经受损早于交感神经而使交感神经支配占优势，主要临床表现为心率变异性下降、静息性心动过速，随着病程进展晚期交感和副交感神经均受损，表现为心率固定、运动耐受性下降、体位性低血压、严重心律失常、甚至心脏性猝死。糖尿病患者合 CAN 时会引起 Q-T 间期延长，无症状性心肌缺血、心肌梗死甚至心脏性猝死，是糖尿病患者死亡率增加的一个重要原因。

(4) 辅助检查：CAN 的发病率较高，临床表现无特异性，诊断标准不统一，需要引起高度关注。寻找简单、准确的方法早期发现、诊断，及早治疗有助于 CAN 的转归。筛选 CAN 高危患者，预测不良心血管事件的发生是糖尿病患者亟待解决的临床问题。目前用于评估糖尿病心血管自主神经功能的检查方法，主要有心率变异性（HRV）、心血管反射试验（Ewing 法）、压力反射敏感性、肌肉交感神经活动检测和影像学方法等。

HRV 是早期判断糖尿病患者是否伴有心脏自主神经系统损害的最准确、最灵敏的指标之一，简便可行。HRV 分析是测定一段时间内心率在平均值上下波动的程度和连续长时间测定 RR 间期的变异程度，是反映交感 - 副交感神经张力及其平衡协调状态的重要指标。副交感神经受损或交感神经兴奋性增加时，HRV 降低，反之则升高。糖尿病患者 HRV 减低，提示心脏自主神经及平衡协调功能受损。HRV 是指窦性心律在一定时间内周期性改变的现象，包括频域分析及时域分析两大部分，均是反映交感神经及迷走神经之间平衡的一种状态。时域分析的参数包括所有正常 RR 间期标准差（SDNN）、24h 连续 5min RR 间期均值的标准差（SDANN）、相邻 RR 间期差值均方根（RMSSD）、相邻正常 RR 差值 > 50ms 心搏动所占百分比（pNN50）等；频域分析包括极低频（0.003～0.04Hz）、低频（0.04～0.15Hz）、高频（0.15～0.4Hz）、低频 / 高频等参数。HRV 反映心脏自主神经系统功能，并能相对定量评估心脏交感与副交感神经的张力及其平衡，可以协助判断心血管疾病的病情及预后，被视为预测心脏性猝死和心律失常事件的一个有价值的指标。HRV 以其无创、客观、定量、定时的优越性，被美国糖尿病协会推荐为诊断 CAN 的敏感指标。

心血管反射试验：Ewing 等提出心血管反射试验（CARTs），多伦多共识建议 CAN 的诊断应基于 CARTs 的评价，具有良好的敏感性和可靠性。检查方法包括深呼吸心率变化、Valsalva 试验、体位性心率变化、体位性血压变化和握力试验，以上 5 项中前三项为相对敏感的指标，主要反映心血管系统迷走神经的功能，其中深呼吸时心率变化特异性较高，临床上较常用，而后两项的检测反映的是交感神经功能。该试验在临床上已得到广泛的认可，经 CART 检测 CAN 的发病率为 20%～65%。但此方法在临床上需要患者较高的配合度，且干扰因素较多。

(5) 治疗：早期确诊 CAN 对延缓疾病进展、改善生活质量、减少其并发症的发生率和病死率是至关重要的。生活方式干预、血糖稳定、能量平衡、自主神经功能调节等多风险因素综合干预是有效防治 CAN 的基石。

① 改善生活方式：生活方式的改善包括合理的营养、个体化运动处方及减重。在美国糖尿病预防研究（DPP）中，糖尿病前期患者强化饮食和运动的生活方式干预可显著改善自主神经功能。早期 CAN 患者通过耐力训练可改善迷走神经功能，CAN 患者个体化运动前的运动功能评测很重要。

② 抗氧化剂：包括 α- 硫辛酸、牛磺酸、褪黑激素及维生素 A、维生素 C、维生素 E 等。抗氧化剂可以减少活性氧簇的形成，从而改善神经病变血管内皮损伤。

③ 醛糖还原酶抑制药（ARIs）：是通过抑制醛糖还原酶活性，减少山梨醇和果糖在神经组织沉积，达到改善 CAN 效果。在进行临床试验的 ARIs 中，依帕司他获得临床应用许可。

④ 甲钴胺：慢性高血糖下，机体代谢紊乱及微血管病变使神经缺血缺氧，神经营养不足致神经纤维脱髓鞘和轴索变性，导致神经损伤。甲钴胺可渗入神经细胞及胞体内，促进神经细胞的蛋白、核酸、脂质合成，使损伤神经细胞修复，促进髓鞘形成和轴突再生。

⑤ 改善微循环：前列地尔可不同程度的缓解 CAN 症状，且联合用药可以取得更好的治疗效果。

⑥ 血糖管理：DCCT 研究显示强化治疗组尽早地严格且稳定的血糖控制可有效预防 CAN 的发生，但一味追求严格的血糖控制从而导致低血糖，反而会引起较严重的神经损伤。

⑦ 体位性低血压的对症治疗：首先进行生活方式干预，如穿弹力袜、缓慢起立、抬高床尾、适当增加盐和液体摄入、避免进食过多碳水化合物等。若症状不缓解，则需权衡药物治疗可能获益，即在升高立位血压时应避免卧位血压升高过多。选择性 α_1 受体激动药（米多君），是目前被 FDA 批准用于治疗症状性体位性低血压的药物。

此外，有文献报道促红细胞生成素、去氨加压素等药物，也可改善 CAN 相关的体位性低血压症状。

目前 CAN 筛查和诊断技术仍存在一定局限性，随着心电分析技术、放射性核素显像、超声及影像等技术的不断发展，CAN 检查手段会更具可操作性，诊断将更敏感更特异。随着 CAN 发病机制的深入和新药、基因治疗的研发，CAN 治疗未来将有更多选择。

（丁晓颖　顾鸣宇）

（二）低血糖症的心血管表现

低血糖是指血糖低于正常的一种状态。一般非糖尿病成人血糖低于 2.8mmol/L，糖尿病患者血糖低于 3.9mmol/L 即为低血糖。血糖降低并出现相应症状及体征时称为低血糖症（hypoglycemia）。通常用 Whipple 三联征来描述低血糖症，其典型表现为：①有低血糖症状、昏迷及其他精神神经症状，一般在空腹或体力活动后发作；②发作时测到血糖低的证据；③口服或静脉注射葡萄糖后，症状可纠正。

1. 低血糖症的病因与诊断

引起低血糖症的病因很多，包括疾病和药物，前者包括先天性和后天性疾病，后者包括药物和毒物（表 17-2）。目前尚没有定义低血糖的公认实验室数值。当患者除了血糖值低于 3.9mmol/L（70mg/dl）外，还有与低血糖症一致的症状时即可被诊断低血糖症。这种观点反映了低血糖是一种临床表现，是实验室发现的低血糖值，而不是单纯的生化结果。低血糖症的典型神经源性和神经性血糖异常症状出现在葡萄糖水平为 2.8～3.0mmol/L（50～55mg/dl）或以下时，但该阈值因人而异。测量血糖的金标准是通过同位素稀释质谱法进行分析，但在临床实践中，由于低血糖发生的紧急性，这种标准并不完全适用。大多数都是使用手持式即时血糖仪进行测量的。低血糖症的诊断，在出现症状期间必须确认

表 17-2 低血糖的病因

先天性疾病	后天性疾病
早产和出生时窒息的新生儿 低体重足月新生儿 糖尿病母亲所生新生儿 胎儿红母细胞增多症 半乳糖血症 果糖不耐受 糖原累积症 酮性低血糖症 Beckwith–Wiedemann 综合征 内源性高胰岛素血症 氨基酸代谢性疾病 脂肪酸氧化缺陷症 糖异生关键酶缺陷病	对抗调节激素缺乏病 胰升糖素缺乏 生长激素缺乏 皮质醇缺乏 腺垂体功能减退症 嗜铬细胞瘤切除术后 黏液性水肿昏迷 器官疾病 胰岛疾病：胰岛素瘤、胰岛母细胞增殖症、非胰岛素瘤胰源性低血糖综合征 肝脏疾病：肝衰竭、肝癌 肾脏疾病：慢性肾衰竭、肾衰竭血透患者 心脏疾病：慢性充血性心力衰竭 全身疾病：重度营养不良、败血症、饥饿 胰腺外肿瘤：淋巴瘤、骨髓瘤、肾癌、宫颈癌等 自身免疫抗体：抗胰岛素自身抗体、抗胰岛素受体抗体 药物和毒物：降糖药、抗菌药、抗寄生虫药、抗心律失常药、麻醉药、抗精神病药、 　抗哮喘药、抗凝药、其他 其他：过度运动、人为低血糖、接受全胃肠外营养、碳水化合物缺乏性糖蛋白综合征 反应性低血糖：胃大部切除术后倾倒综合征、2 型糖尿病早期、特发性低血糖

血浆葡萄糖浓度较低。在大多数出现低血糖症状的患者中，筛查实验室测试应包括血浆葡萄糖、胰岛素、C 肽、钙、磷酸盐、尿酸、血脂、肌酐、胰岛素抗体、皮质醇和肝功能。在病史采集中需要仔细询问个人病史、家族史、药物使用史并进行详细记录，以明确导致患者发生低血糖的原因。

2. 低血糖的心血管表现

发生低血糖时，在病理生理上，交感肾上腺系统被激活，从而导致反向调节激素的增加，增加心肌的工作量和需氧量。低血糖对心血管风险的影响，包括缺乏发生低血糖后的自我防御调节机制、血流动力学变化、电生理改变、血栓形成、促炎和动脉粥样硬化作用。尤其低血糖会引起心脏的电生理改变，导致 P-R 间期缩短、ST 段压低、T 波变平、T 波面积减少和 QTc 间隔延长。发生低血糖的患者无痛性心肌缺血 / 心肌梗死、QTc 延长和随之而来的心律失常的风险增加。这些低血糖相关的多种因素可能导致心血管

事件（如猝死、心律失常、心肌缺血 / 梗死和动脉粥样硬化恶化等）（表 17-3）。下文将详细介绍低血糖引起的心血管系统临床表现及其病理生理机制。

（1）低血糖症引起血流动力学改变：低血糖症可引起自主神经（主要是交感肾上腺系统）生理和病理生理变化，激活和反馈调节激素（主要为肾上腺素和去甲肾上腺素）释放，引起了一系列的血流动力学变化，包括：①心率加快；②心肌收缩力增加；③周围动脉阻力降低。这种血流动力学变化将导致外周动脉收缩压升高和心排血量增加，中心血压降低，并扩大脉压。以上生理过程最重要的结果是促进肝脏糖异生，维持葡萄糖对大脑和心脏的供应。在健康志愿者的研究中，在输注胰岛素后约 30min 自主神经发生反应，受试者在开始发生低血糖反应时，平均心率从 60 次 / 分增至 89 次 / 分。然而，在自主神经损伤的患者中并不能观察到这种心率的变化。心率的变化主要通过 β_1 肾上腺素受体调节，而血

表 17-3　低血糖时的心血管表现及病理生理特点

一、血流动力学变化
1. 心率加快
2. 心肌收缩力增强
3. 外周血管阻力降低（除肝 - 脾血管外）
临床表现：①心排血量增加；②外周收缩压升高；
　　③中心血压下降。
结果：①益处：维持心、脑重要器官的葡萄糖供应；
　　②坏处：增加心脏负荷，促使动脉硬化发生

二、电生理改变
1. 儿茶酚胺介导的低钾血症
2. 异常的心肌复极
心电图表现：① Q-T 间期和 QT 弥散期延长；② ST
　　段压低；③ T 波低平
结果：室上性、室性和缓慢性心律失常，甚至猝死

三、血栓形成
1. 血小板活性、聚集和分泌增强
2. 纤维蛋白原、Ⅷ因子可溶性 P- 选择素水平、纤溶酶
　　原活化抑制因子 1 水平增加
实验室结果变化：①凝血酶峰值升高；②血浆纤维蛋
　　白凝块渗透（Ks）降低；③纤维蛋白溶解时间 [包
　　括血块溶解时间（t50%）] 延长
结果：血栓形成

四、促炎和动脉粥样硬化作用
1. 单核细胞上 CD_{40} 的表达和血浆 $sCD_{40}L$ 浓度升高
2. 炎症细胞因子增加：ICAM、VCAM、E- 选择素和
　　VEGF
3. 氧化应激增强
4. 内皮功能紊乱

ICAM. 细胞间黏附分子；VCAM. 血管细胞黏附分子；
VEGF. 血管内皮生长因子；$sCD_{40}L$. 可溶性 CD_{40} 配体

压变化通过 α 和 $β_2$ 肾上腺素受体调节。通过对 7 名男性健康志愿者使用胰岛素后的血流动力学测定显示，低血糖发生后，血容量在血糖最低点时下降的平均值为 222ml，然后在 30min 内恢复至发生低血糖前的水平。而发生低血糖反应时，心排血量增加平均值为 2.8L/min。心排血量增加早期是心率增加所致，后期则源于每搏量的提高。由于肺体积基本恒定，因此心排血量的增加不大可能来源于 Frankstarling，而应是源于交感肾上腺素能的活化。总外周血管阻力，特别是四肢血管阻力在发生低血糖时会降低，但肝内血管阻力未受影响。基础左心室射血分数从 47% 上升至静脉注射胰岛素后 5min 内的 54%，在急性低血糖发作时心排血量最高可升至 72%。在急性低血糖发作后 30min，心率可恢复至静息状态，但射血分数、每搏量和心排血量在 90min 后较基线水平仍有升高。作为对低血糖的反应，峰值射血分数在血浆儿茶酚胺大量释放后迅速达到高峰。

(2) 低血糖与心律失常：低血糖引起的心律失常临床并不少见，但多不被临床医师所重视。低血糖时，心肌能量供应不足，心脏的自律性、兴奋性、传导性发生紊乱，因交感神经的兴奋，心脏自主神经功能不平衡，易发生心律失常，因其释放大量肾上腺素兴奋 β 受体，多出现快速性心律失常，如窦性心动过速、阵发性室上性心动过速或房性、室性期前收缩。低血糖时血管活性物质分泌增加（如儿茶酚胺、肾上腺素等），有促心律失常的作用，引起窦房结和潜在起搏点自律性增高及 4 期自动去极化加速。严重的低血糖造成心肌摄取葡萄糖障碍，心肌细胞脂肪酸利用降低，脂肪酸的蓄积进一步加重血糖的利用障碍，造成心肌能量代谢的紊乱，继而抑制心脏的电生理活动，尤其是对窦房结功能的抑制。低血糖增加动作电位时程的机制同很多致心律失常的药物相似。此外，心肌可能存在潜在的异位兴奋灶，低血糖作为激发因素，诱发期前收缩、心房颤动及室上性心动过速等异位心律。低血糖反应中心电图异常相当多见，但表现并不是特异性的，在低血糖纠正后，异常的心电图多可随之改善。急性低血糖可导致心电图的变化，包括 T 波的低平、倒置、Q-T 间期的延长、ST 段的压低等，其中 Q-T 间期的延长、ST 段压低可能继发于冠状动脉循环受损的血流动力学变化。低血糖时机体血钾浓度的急剧降低也参与心律失常的形成，低血糖时予静脉内钾输注，T 波变化可恢复，诱导急性低血糖之前给予选择性 β 受体拮抗药，可阻止 Q-T 间期的延长，这提示 β 肾上腺能受体在一定程度上通过介导血浆钾浓度的

降低，激发心脏的电生理变化。由于已存在缺血性心脏病患者，心律失常可能继发于心肌的缺血损伤。另外，患者多存在心血管病危险因素，低血糖可诱发冠状动脉痉挛致心肌缺血损伤，心律失常可继发于缺血损伤。及时纠正低血糖状态对缓解低血糖所致的心律失常治疗意义重大。

(3) 低血糖导致的血栓形成：低血糖症可在凝血级联反应的多个步骤中直接或间接造成血栓的形成，包括血小板活化、聚集、和分泌。胰岛素引起的低血糖可伴随血小板聚集能力的增强，血小板数量减少和活化的部分凝血活酶时间延长，以及纤维蛋白原和因子Ⅷ的增加。低血糖可通过增加血小板 – 单核细胞聚集和可溶性 P– 选择素水平，以及 PAI–1 水平来促进血小板活化导致血浆纤维蛋白凝块渗透（Ks）降低，纤维蛋白溶解时间（包括血块溶解时间，t50%）延长，以及凝血酶峰值升高。低血糖诱导这些凝血级联相关因子的改变，可能会对心血管系统产生严重影响，导致心肌梗死或卒中等严重后果的发生。

(4) 低血糖症的促炎和致动脉粥样硬化作用：虽然低血糖的反应一般是一过性的，但越来越多的研究开始关注它对心血管系统可能产生长期后续影响。反复低血糖可激活严重的慢性炎症反应、氧化应激和内皮功能紊乱。在 1 型糖尿病患者中，胰岛素导致的急性低血糖可引起单核细胞上 CD_{40} 的表达和血浆 $sCD_{40}L$ 浓度升高、细胞间黏附分子（ICAM）、血管细胞黏附分子（VCAM）、E– 选择素和血管内皮生长因子（VEGF）这些与炎症反应相关的细胞因子表达上调；血清中促炎因子白介素 IL–6，以及其他炎症因子（如肿瘤坏死因子 α、IL–1b 和 IL–8）水平升高；血清组织纤溶酶原激活物和醛固酮水平有所增加，提示了低血糖可导致血管内皮功能障碍。

(5) 低血糖与心肌缺血：心肌细胞以脂肪酸或葡萄糖代谢作为其主要能量底物，在正常情况下，心肌主要以脂肪酸为底物；在心肌缺血或缺氧情况下，心肌则以葡萄糖为主要底物。与高血糖和正常血糖相比，低血糖与心肌缺血的相关性更大，尤其是血糖显著波动的患者，更易出现心肌缺血症状和心电图异常。低血糖时，首先内源性胰岛素分泌减少，继而肾上腺素、去甲肾上腺素、糖皮质激素、胰高血糖素等升糖激素分泌增加，其中肾上腺素、胰高血糖素是作用最强大的对抗激素，当血糖降低时其快速分泌，并可诱导内源性葡萄糖产生。糖皮质激素、生长激素分泌发生在低血糖后的 30～60min，其在稳定血糖的后期起重要作用，保证肝糖输出及降低外周器官血糖的利用，并且这些神经内分泌激素的释放可导致暂时性胰岛素抵抗。低血糖时心脏处于过度应激状态，导致心率增快、心肌负荷加重、心肌耗氧量增加，冠状动脉内压力增高，促使斑块破裂出血及血栓形成，并可能使已有冠状动脉粥样斑块的冠状动脉痉挛。另外，低血糖时血中儿茶酚胺等神经内分泌激素水平升高，血液黏滞度加大亦促进血栓的形成。此外，葡萄糖为脑部的主要能源，脑组织几乎无能量储备，一旦出现低血糖可立即发生脑功能障碍，出现头晕、迟钝等，甚至意识障碍、血压下降，而血压下降又可使冠状动脉缺血，冠状动脉血流量下降，诱发心血管事件。

3. 糖尿病患者低血糖症的心血管临床表现

低血糖对非糖尿病患者可能无明显的不良后果，尤其对健康年轻人的心血管效应是暂时的。但对于糖尿病患者，其发生时的病理生理变化包括血流动力学变化、白细胞激活、血管收缩、炎症介质及细胞因子的释放，可对糖尿病患者心血管产生严重不良效应。

在非糖尿病患者中，急性低血糖时动脉变得更有弹性，动脉壁硬度下降，但糖尿病病程超过 15 年的患者，动脉壁硬度更大、弹性更低，对低血糖的反应更大，表现为中心动脉压下降较小。

由于动脉壁的正常弹性可确保在每次心肌收缩过程中产生的来自高压小动脉反射压力波在舒张早期返回到心脏，因此可在舒张期增强冠状动脉灌注。然而，糖尿病患者显著增加的血管壁硬度加快了反射波在舒张晚期的返回速度，从而影响冠脉灌注，导致心肌缺血。低血糖时机体主要有 5 种激素释放，即肾上腺素、去甲肾上腺素、糖皮质激素、生长激素和胰腺高血糖素等。其中肾上腺素有直接的心血管效应，增加心肌氧耗，促进冠状动脉血管收缩以减少心肌血流供应。低血糖和冠状动脉收缩限制心肌能量底物的利用，最终导致心肌能量代谢失衡。在低血糖应激状态下，机体反应性增加肾上腺能神经系统功能，交感神经活性增加，左心室射血分数显著升高，这种心脏工作量的暂时增加，对健康人不太可能产生功能上的严重影响，但在许多患有冠心病和心脏功能障碍的糖尿病患者中可能会带来严重的后果。

低血糖使缺血心肌对葡萄糖能量利用减弱，导致心肌细胞的电传导不均，从而利于折返的形成，再加上糖尿病患者多合并高血压、冠心病等并发症，对缺血的耐受能力进一步下降，异位节律点阈值降低，遇到缺血应激时更易出现心律失常。糖尿病增加动作电位时程和钙离子摄取，而这本身具有致心律失常作用。低血糖发生时心动过速及血压升高可能导致粥样斑块的不稳定，诱发心肌缺血。另外，老年糖尿病患者多伴有自主神经病变，这种改变可降低心室肌电稳定性，当发生低血糖时更易导致心律失常。低血糖时血糖水平与醛固酮的水平呈相关性，血糖越低醛固酮量越高。醛固酮激活盐皮质激素受体在心血管损伤的病理生理机制中起重要作用，包括导致血管功能障碍、炎症、反射受损、心律失常等。

最近的大规模试验结论认为强化血糖控制可能会因血糖过低而增加心血管风险和死亡率。这样的结果增加了低血糖症对心血管疾病影响的不确定性，但从生理学和病理学角度来看，低血糖对心血管的影响可能涉及多种因素。这些低血糖相关的多种因素可能导致如猝死、心律失常、心肌缺血 / 心肌梗死和动脉粥样硬化恶化等心血管事件。虽然目前提出了很多假说，也开展了很多研究，但由于血糖和心脏监护很少同时进行全面监测和评估，因此低血糖和心血管事件之间的联系尚不能完全被证实。与低血糖相关的 CV 发病率和死亡率的证据仍然停留在理论和假设层面。使用持续血糖监测系统有望可以减少低血糖及其引起的心血管风险。ACCORD 研究的结果显示了严重低血糖症和死亡风险升高之间的联系，但 ADVANCE 研究并未发现反复低血糖和死亡的相关性。低血糖是否仅仅提示心血管风险升高还是其发病原因尚有争议。

在发生低血糖时，患者可出现以下的心血管系统表现，如心率加快、脉压增大（表现为收缩压升高和舒张压降低）、心肌收缩力增强、心排血量增加。心电图变化可表现为 T 波低平、QT 延长、ST-T 段压低的改变，严重的可引起心绞痛发作或心肌梗死和视网膜病变加重。交感肾上腺素能激活是这些表现的主要原因，低血糖还可导致血小板激活。越来越多的临床研究证据表明，低血糖可能是心血管疾病的危险因素。ADVANCE 研究显示，强化血糖控制（目标糖化血红蛋白＜ 6.5%）与传统的血糖控制相比，并不能有效改善心血管死亡率或全因死亡率，反而增加严重低血糖的发生风险（强化血糖控制组 2.7% 比标准对照组 1.5%，$P < 0.00$）。轻到重度的空腹血糖降低（＜ 5mmol/L）与死亡风险的升高有关。空腹血糖与近期和远期死亡率呈现一种 U 型相关。此外，低血糖会触发促炎反应和血流动力学改变，从而诱发可能已经患病的糖尿病心血管系统的心肌缺血。

低血糖对心血管结局的任何影响都可能受到患者的年龄、生活环境、所使用的降糖疗法，以及所达到葡萄糖水平的影响。几项大型的随机、对照试验评估了各种降糖方法对门诊糖尿病患者心血管结局的影响。这些试验都报道了不同疗法对低血糖事件和心血管事件的影响。5 项大型试验 DCCT、UKPDS、ACCORD、VADT 和 ADVANCE 研究了强化降糖和传统降糖对发生心血管疾病的影响（表 17-4）。在这些随访期 3.4～5.6 年的研究中，对严重低血糖发生情况及其后续影响的分析显示，强化治疗组患者发生 1 次或更多次严重低血糖事件的风险是分配到标准治疗组患者的 2.5 倍（95% CI 1.9～3.2）。ADVANCE 研究中为 1.9 倍，ACCORD 和 UKPDS 的风险各为 3 倍。强化治疗组虽然存在较高的严重低血糖风险，但可适度降低首次出现重大心血管事件的风险，包括非致命性心肌梗死、非致命性卒中或心血管死亡（HR0.91，95% CI 0.84～0.99）、心肌梗死风险的降低（HR0.85，95% CI 0.76～0.94），但对卒中（HR 0.96，95% CI 0.83～1.10）或心血管死亡没有影响（HR 1.10，

表 17-4　2 型糖尿病强化治疗组和对照组的心血管预后比较

试验名称	事件数量 [年事件率（%）]		ΔHbA1c （%）	风险率 （95% CI）
	强化治疗	一般治疗		
主要心血管事件				
ACCORD	352（2.11）	371（2.29）	1.01	0.90（0.78～1.04）
ADVANCE	557（2.15）	590（2.28）	−0.72	0.94（0.84～1.02）
UKPDS	169（1.30）	87（1.60）	−0.66	0.80（0.62～1.04）
VADT	116（2.68）	128（2.98）	−1.16	0.90（0.70～1.16）
总人数	1194	1176	−0.88	0.91（0.84～0.99）
				Q=1.32，p=0.72，I^2=0.0%
脑卒中				
ACCORD	73（0.43）	70（0.42）	−1.01	1.00（0.72～1.39）
ADVANCE	238（0.91）	246（0.94）	−0.72	0.97（0.81～1.16）
UKPDS	35（0.26）	17（0.31）	−0.66	0.85（0.48～1.52）
VADT	32（0.71）	37（0.82）	−1.16	0.87（0.54～1.39
总人数	378	370	−0.88	0.96（0.83～1.10）
				Q=0.40，p=0.94，I^2=0.0%
心肌梗死				
ACCORD	198（1.18）	245（1.51）	−1.01	0.77（0.64～0.93）
ADVANCE	310（1.18）	337（1.28）	−0.72	0.92（0.79～1.09）
UKPDS	150（1.20）	76（1.40）	−0.66	0.81（0.62～1.07）
VADT	72（1.65）	87（1.99）	−1.16	0.83（0.61～1.13）
总人数	730	745	−0.88	0.85（0.76～0.94）
				Q=2.25，p=0.52，I^2=0.0%
需住院 / 致死性心力衰竭				
ACCORD	152（0.90）	124（0.75）	−1.01	1.18（0.93～1.49）
ADVANCE	220（0.83）	231（0.88）	−0.72	0.95（0.79～1.14）
UKPDS	8（0.06）	6（0.11）	−0.66	0.55（0.19～1.60）
VADT	79（0.80）	85（1.94）	−1.16	0.92（0.68～1.25）
总人数	459	446	−0.88	1.00（0.86～1.16）
				Q=3.59，p=0.30，I^2=16.4%

ACCORD. 控制糖尿病患者心血管疾病风险性行动研究；ADVANCE. 糖尿病和心血管疾病行动；UKPDS. 英国前瞻性糖尿病研究；VADT. 退伍军人糖尿病试验研究

95% CI 0.84~1.42）。此外，各研究对心血管死亡的影响各不相同，强化降糖在 ACCORD 试验中增加了心血管死亡的风险，在 ADVANCE 和 UKPDS 试验中则是中性或有益作用。

4. 低血糖的防治

成人的正常血糖维持在 3.6~6.0mmol/L 这样一个比较狭窄的范围，提示体内葡萄糖供给和利用的一个动态平衡。低血糖对糖尿病患者的危害明显高于非糖尿病患者，故一般非糖尿病成人血糖低于 2.8mmol/L，糖尿病患者血糖低于 3.9mmol/L 即为低血糖。多项研究表明低血糖激活自主神经系统导致儿茶酚胺大量释放，诱发心律失常、心脑血管病发作，增加心血管事件风险，与临床死亡率增加有关。严格血糖控制在减少微血管病变的同时，不可避免地增加低血糖和严重低血糖的发生，进而可能增加心血管事件，对患者带来不利影响。因此，临床工作中应着重预防低血糖的发生，根据患者具体情况选择合适的降糖方案，避免盲目地使用强化降糖方案，特别是对于已合并明确心血管系统疾病的患者或重症患者应采用个性化的血糖控制方案，以减少更多心血管事件或死亡的发生。应用新型降糖药如钠－葡萄糖共转运蛋白 2 抑制药（SGLT–2i）、胰高血糖素样肽 1 受体激动药（GLP–1R）和二肽基肽酶 4 抑制药（DPP–4i）等可以降低低血糖发生的风险，具有保护心血管、降低体重的效果及长期的安全性和耐受性。

（黄云鸿　陈蕊华）

（三）高脂血症的心血管表现

近年来，中国人群血脂异常患病率明显增加。2012 年全国调查结果显示，成人高三酰甘油血症的患病率为 13.1%，低高密度脂蛋白胆固醇血症的患病率为 33.9%。中国成人血脂异常总体患病率高达 40.40%，较 2002 年的 18.6% 呈大幅度上升。血脂异常是动脉粥样硬化性心血管疾病（ASCVD）的主要危险因素，有效控制血脂异常对我国 ASCVD 的防控具有重要意义。

1. 血脂的分类

血脂是指血浆中三酰甘油（TG）、胆固醇（TC）和类脂（磷脂、糖脂、固醇、类固醇等）的总称。在人体内，胆固醇主要以游离胆固醇及胆固醇酯的形式存在，血脂不溶于水，必须与载脂蛋白（apolipoprotein）结合形成脂蛋白溶于血液后才能被运输和利用。

血浆脂蛋白分为 6 类，即乳糜微粒（CM）、极低密度脂蛋白（VLDL）、中间密度脂蛋白（IDL）、低密度脂蛋白（LDL）、高密度脂蛋白（HDL）及脂蛋白（a）[Lp（a）]。

2. 血脂异常的分类

血脂异常通常指血清中胆固醇和（或）三酰甘油水平升高，俗称高脂血症，实际上血脂异常也泛指包括低 HDL–C 血症在内的各种血脂异常。高脂血症分类较复杂，最常用的有病因分类和临床分类两种。

(1) 病因分类：在临床上，通常根据引起血脂异常的原因将其分为原发性和继发性两类。临床所见的血脂异常，多数同时存在以上两种情况。原因不明的血脂异常称为散发性或多基因性血脂异常。

① 原发性高脂血症：原发性高脂血症占血脂异常的绝大多数。由遗传基因缺陷与环境因素（多为高能量、高脂和高糖饮食，过度饮酒等不良生活方式）相互作用引起。由基因缺陷所致的血脂异常多具有家族聚集性，有明显的遗传倾向，特别是单一基因突变者，临床通常称为家族性高脂血症。

② 继发性高脂血症：继发性高脂血症指的是其他疾病引起的血脂异常，可引起血脂异常的疾病主要有肥胖、糖尿病、甲状腺功能减退症、库欣综合征、肝肾疾病、脂肪萎缩症、多囊卵巢综合征等。

(2) 临床分类：临床上将血脂异常分为高胆

固醇血症、高三酰甘油血症、混合型高脂血症和低 HDL-C 血症（表 17-5）。

3. 高脂血症的心血管表现

血脂异常可见于不同年龄、性别的人群，明显血脂异常患者常有家族史。血脂异常主要表现为脂质在真皮内沉积引起的黄色瘤及脂质在血管内皮沉积引起的动脉粥样硬化。在血脂异常引起的疾病中，动脉粥样硬化性心血管疾病（ASCVD）是对健康危害最大的疾病之一。动脉粥样硬化心血管病包括冠心病、脑卒中和周围动脉疾病。

动脉粥样硬化的发生和发展是一种缓慢渐进的过程，在疾病初期多数患者并无明显症状和异常体征。在动脉粥样硬化发生发展过程中，当病变阻碍血流时便产生症状和体征。当稳定斑块增长并使动脉管腔减少 > 70% 时可能会出现短暂的缺血症状，如稳定性劳力型心绞痛、短暂性脑缺血发作、间歇性跛行。当不稳定斑块破裂并严重阻塞某一主要动脉时，可出现不稳定型心绞痛或心肌梗死的症状、缺血性卒中或肢体静息疼痛。动脉粥样硬化累及动脉壁可产生动脉瘤和动脉夹层。在某些家族性血脂异常（如家族性高胆固醇血症）中，患者可于青春期前发生冠心病，甚至心肌梗死。动脉粥样硬化性心血管疾病的常见症状有心悸、气短、端坐呼吸、胸骨后的压迫性或紧缩性疼痛、胸闷不适、水肿、发绀、晕厥、上腹痛、恶心、呕吐、左后背痛、左手臂痛等。

4. 血脂异常的心血管风险评估

血脂成分多样，功能各异。不同的血脂成分对心血管风险影响不同。更重要的是，各血脂成分在体内生成与代谢及对心血管的影响均非独立进行而是呈网络式交互转化，并受多重因素的影响及调控。

(1) 胆固醇

① LDL-C 和总胆固醇：大量流行病学资料及多项血脂干预的大规模、多中心随机对照临床试验均证实了血清胆固醇水平，尤其是 LDL-C 是预测 ASCVD 发生及死亡的独立危险因素，降低 LDL-C 可明显降低 ASCVD 风险。CARE（Cholesterol and Recurrent Events）研究指出，LDL-C 的水平并不与 ASCVD 的发生风险呈线性相关，LDL-C 在达到一个较高的水平后会导致 ASCVD 的风险急剧增加。

LDL 根据颗粒大小和密度不同可分为 A、B 两型。研究指出，由于 LDL 的 B 亚型，即 sdLDL 具有氧化易感性，其更易引起动脉粥样硬化。多项研究均表明，sdLDL 的升高会引起 ASCVD 的风险增加。

② 家族性高胆固醇血症：家族性高胆固醇血症（FH）是以 LDL-C 升高、外周组织黄色瘤、动脉粥样硬化及早发 ASCVD 家族史为特征的常染色体显性单基因遗传病。FH 是由于 LDL 受体基因突变从而引起 LDL 受体活性的部分或全部功能丧失，导致血浆 LDL-C 水平升高和 ASCVD 风险升高。纯合突变 FH 患者的 LDL-C 水平

表 17-5 血脂异常的临床分类

类 型	TC	TG	HDL-C
高胆固醇血症	增高		
高 TG 血症		增高	
混合型高脂血症	增高	增高	
低 HDL-C 血症			降低

TC. 总胆固醇；TG. 三酰甘油；HDL-C. 高密度脂蛋白胆固醇

通常＞13.0mmol/L（500mg/dl），而杂合突变患者的 LDL-C 水平通常为 4.0～13mmol/L（155～500mg/dl）。

纯合突变较少见，出现心血管疾病较早，许多患者在儿童或青少年时期即发生 ASCVD。杂合突变较常见，患者平均在 42 岁时发生 ASCVD，比一般人群发生 ASCVD 的时间约早 20 年。ASCVD 家族史是诊断 FH 的一个非常重要的线索，77% 的 ASCVD 患者和 54% 的 ASCVD 患者一级和二级亲属表现出与遗传相关的血脂异常。

③ HDL-C：HDL-C 浓度超过 1.6mmol/L（60mg/dl）是 ASCVD 的独立保护因素，对多项大型流行病学研究的数据进行分析发现，HDL-C 每增加 0.0259mmol/L（1mg/dl），男性 ASCVD 风险降低 2%，女性 ASCVD 风险降低 3%。男性心脏血管疾病死亡率降低 3.7%，女性降低 4.7%。HDL-C 的心脏保护作用可能是它具有逆向转运胆固醇及阻止 LDL 氧化等作用实现。

HDL-C 水平低于 1.0mmol/L（40mg/dl）时在男女人群中均是 ASCVD 的独立危险因素，但由于女性的 HDL-C 水平往往高于男性，因此女性的 HDL-C 浓度低于 1.3mmol/L（50mg/dl）也是 ASCVD 的危险因素。HDL-C 水平也可以预测服用他汀类药物患者的主要心血管事件，即使在 LDL-C 水平低于 1.8mmol/L（70mg/dl）的患者中，HDL-C 水平最高五分位数的人发生重大心血管事件的风险也比 HDL-C 水平最低五分位数的人低。

④ 非 HDL-C：非 HDL-C 主要包括 LDL-C 和 VLDL-C。有证据表明，在中度升高的 TG、糖尿病、胰岛素抵抗和（或）已患 ASCVD 的人群中，非 HDL-C 与 LDL-C 具有同样强甚至更好的 ASCVD 风险预测价值。非 HDL-C 可能与持续升高的载脂蛋白 B 水平有关。许多人的 LDL-C 浓度正常，但 TG 升高而 HDL-C 较低。此外，在 TG 水平为 2.3mmol/L（200mg/dl）或更高的人群中，VLDL-C 是升高的。因此单独使用 LDL-C 并不能充分评估 ASCVD 风险。这些缺陷导致人们越来越认识到非 HDL-C 筛查的潜在好处。非 HDL-C 是通过计算得来，非 HDL-C 作为 ASCVD 及其高危人群防治时调脂治疗的次要目标，适用于 TG 水平在 2.3～5.6mmol/L（200～500mg/dl）时，LDL-C 不高或已达治疗目标的个体。

（2）三酰甘油：TG 与 ASCVD 的关系争议较多。有研究发现当校正了 LDL-C 和 HDL-C 时，空腹高三酰甘油血症作为 ASCVD 独立危险因素的相关性减弱或消失。然而，也有大量临床证据表明，TG 水平升高也可能是 ASCVD 的一个独立危险因素。高三酰甘油血症还被认为是胰岛素抵抗的标志物，TG/HDL-C 比值升高（≥2.4mmol/L）是胰岛素抵抗综合征的一个重要指标。

TG 水平随着年龄的增长而增加，高三酰甘油血症作为 ASCVD 危险因素的重要性似乎也在增加。此外，有研究表明，高 TG 水平可能与其他脂质异常协同作用，增加 ASCVD 的风险。研究表明，高三酰甘油血症使 LDL-C 水平＞4.0mmol/L（155mg/dl）的人群 ASCVD 发病率增加了约 2.5 倍。

由于高三酰甘油血症与其他致 ASCVD 的脂质和非脂质的危险因素相互关联，因此直接降低 TG 对 ASCVD 的获益仍然不确定。大多数研究中，三酰甘油水平通常在空腹状态下获得，但是一些研究表明，餐后 TG 可能与空腹 TG 具有同等或更有效的预测 ASCVD 风险的效力。两项前瞻性的研究中发现，非空腹 TG 与心肌梗死和缺血性心脏病独立相关。在校正总胆固醇和 HDL-C 及胰岛素抵抗指标后，空腹 TG 与心血管事件的关系失去统计学意义。但是，当校正以上因素后，非空腹 TG 水平与心血管事件仍显著相关。此外，在 HDL-C 水平正常 [≥1.3mmol/L（50mg/dl）] 的女性中，餐后 TG 是唯一与心血管事件独立相关的变量。

(3) 血脂异常三联征：血脂异常三联征是指高三酰甘油血症、低 HDL-C 和小而致密的 LDL-C 升高。具有血脂异常三联征的个体患 ASCVD 风险较高。这种类型的血脂异常常见于胰岛素抵抗综合征和 T_2DM 患者中。血脂异常三联征可作为一个整体当做 ASCVD 独立的危险因素。

(4) 脂蛋白（a）：大量研究表明，脂蛋白（a）水平的升高是 ASCVD 独立危险因素，与冠状动脉病变的严重程度相关。Lp（a）≥ 500mg/L 的个体发生冠心病风险比 Lp（a）≤ 50mg/L 的个体增高 30%～50%。2018 年美国 AHA 胆固醇指南也指出，Lp（a）≥ 500mg/L 是心血管风险的一个危险因素。

5. 血脂异常的治疗原则

血脂异常的治疗需要制定一个综合策略，解决血脂水平和相关的代谢异常，以及高血压、糖尿病、肥胖、吸烟等其他可控的风险。

(1) 治疗目标：在血脂异常的临床治疗中，一个合理的目标是让血脂达到正常的范围，治疗目标见表 17-6。然而，高危人群中需要设定更加严格的控制目标。孤立性低 HDL-C，包括男性 HDL-C < 40mg/dl，女性 HDL-C < 50mg/dL，并且不伴有高三酰甘油血症。目前，虽然没有单独以 HDL-C 为目标的研究，很难从临床试验中单独分离出升高 HDL-C 的疗效，然而升高 HDL-C 对心血管疾病有保护作用，可以降低冠脉事件发生率。干预目标应该尽量升高 HDL-C，男女患者中都≥ 40mg/dl。无心血管高危因素的单纯性低 HDL-C 无须治疗，临床试验并未证明这部分人群有明确临床疗效。LDL-C 一直是 ASCVD 高危人群血脂谱改善的主要努力方向。然而仅仅聚焦于 LDL-C 的治疗并不能足够预防 ASCVD 高危人群已经存在的动脉粥样硬化、HDL-C 和三酰甘油也非常重要。其他的条件包括患者年轻、性别和 2 型糖尿病或者血糖异常。非 HDL-C 控制目标为超过 LDL-C 目标值 30mg/dl，如在极高危人群 < 100mg/dl，中高

表 17-6　ASCVD 高危患者血脂异常的治疗目标

血脂参数	治疗目标 /（mg/dl）
TC	< 200
LDL-C	< 130（低危）
	< 100（中危）
	< 100（高危）
	< 70（很高危）
	< 55（极高危）
非 LDL-C	高于 LDL-C 治疗目标值 30，或者高于 LDL-C 治疗目标值 25（极高危患者）
TG	< 150
ApoB	< 90（ASCVD 高风险患者，包括糖尿病患者）
	< 80（确诊 ASCVD 的高危患者，或者糖尿病 > 1 项附加风险因素）
	< 70（极高危患者）

ASCVD. 动脉粥样硬化性心血管疾病；TC. 总胆固醇；TG. 三酰甘油；LDL-C. 低密度脂蛋白胆固醇；ApoB. 载脂蛋白 B

危人群 < 130mg/dl。如果在 LDL-C 达标，而小而密 LDL 颗粒尚存在的情况下，载脂蛋白 ApoB 可能会升高。这主要发生在高三酰甘油血症的个体，也有可能在三酰甘油为 100～149mg/dl，小而密 LDL 颗粒遗传基础 TG 水平 < 100mg/dl 的人群。

AACE 支持了 ACC 和 ADA 设定的目标，理想 ApoB 水平 ASCVD 危险人群（包括糖尿病），是 < 90mg/dl，已经确诊的 ASCVD 和糖尿病外加 1 种或多种危险因素的 apoB 控制目标应 < 80mg/dl。正常三酰甘油水平应 < 150mg/dl，150～199mg/dl 被定义为临界值，200～499mg/dl 为升高，超过 500mg/dl 为极高。

(2) 运动治疗：经常的体力运动可以有助于增加肌肉力量和弹性，保持骨密度，提高胰岛素敏感性，体力运动也可以改善肥胖、腹围、高

血压、血脂异常等危险因素。经常锻炼可以降低 VLDL-C、LDL-C，增加 HDL-C，也有众多指南把运动疗程也作为控制血脂异常和降低心血管风险的一种必要基本方法。每周 4~6 次以上、超过 30min 以上的中等强度运动，每日至少消耗 200kcal。有氧运动是首选，无氧运动也是有效的，都可以改善胰岛素抵抗。虽然运动的好处被广泛接受，但是运动计划被证明很难坚持。持续的健身治疗是血脂异常治疗的方案之一。对健身治疗没有依从性的患者需要反复鼓励，需要制定更加丰富的策略来提高依从性，包括消除心理障碍。

(3) 饮食治疗：医学营养治疗研究显示饮食对血脂水平有明显疗效，可能是血脂异常治疗的一种重要工具。饱和脂肪酸是饮食危险因素。多不饱和脂肪酸比单不饱和脂肪酸降低 LDL-C 的作用更强，摄入反式脂肪酸可以增加 LDL-C 水平，减少 HDL-C 水平。流行病研究结果显示，高反式脂肪酸饮食增加心血管风险。推荐水果、蔬菜、谷物、高纤维素、低脂牛奶、鱼类、瘦肉，饱和脂肪酸 < 7% 总热量，反式脂肪酸 < 1%，每日胆固醇 < 200mg，多不饱和脂肪酸占 10%~20%。提高可溶性纤维素摄入（10~25g），可降低胆固醇和 LDL-C。高碳水化合物饮食（> 60% 能量）可能会增加三酰甘油水平。一级预防中，饮食治疗可以作为单一治疗手段至少 3 个月，根据个人目标饮食控制可以延长为 6 个月，高危人群饮食治疗和药物治疗可以同时应用。

(4) 高三酰甘油血症治疗：虽然直接以三酰甘油为目标的治疗获益仍不明确，有数个研究表明此类治疗或有收获。非诺贝特干预研究表明，贝特类降血脂药对降低三酰甘油具有较高的疗效。三酰甘油的降低与心血管事件减少趋势及非致死性心肌梗死的显著降低相关。在 18 年的 HHS 随访中，贝特类药物对三酰甘油的降低与 ASCVD 致死率的显著减少相关。

三酰甘油的升高可以被生活方式的改变有效治愈，然而烟酸或贝特类联合他汀类药物可能是高三酰甘油血症合并低 HDL-C 更合适的治疗选择。当临界高三酰甘油血症（三酰甘油在 150~199mg/dl 范围）与高胆固醇和低 HDL-C 合并存在，此时运动、体重控制、戒烟、生活方式的改变是一线治疗。家族性高三酰甘油血症是一类导致临界和高度三酰甘油升高的疾病。家族性高三酰甘油的治疗重点需要降低高脂血症引起胰腺炎的风险，大多数严重的高三酰甘油血症患者具有 V 型高载脂蛋白血症，以乳糜颗粒和 VLDL-C 升高为特征。在此类患者中降低 TG 水平就比较迫切，才能预防急性胰腺炎和乳糜微粒血症。

(5) 降低胆固醇治疗：他汀类药物是降低 LDL-C 的主要选择，包括阿托伐他汀、瑞舒伐他汀、氟伐他汀、辛伐他汀、匹伐他汀等。他汀类药物作用于肝脏胆固醇合成关键酶（3- 羟基 -3- 甲基戊二酰 -COA 还原酶），提高 LDL 受体水平。临床试验表明，他汀类药物可以剂量依赖性降低 LDL-C 20%~50%，也可以中度降低 VLDL-C、中间密度脂蛋白胆固醇和 TG。Meta 分析显示 5 年随访中，LDL-C 每降低 1mmol/L（38mg/dL），减少 21% 心血管主要事件（非致死性心肌梗死和心血管死亡），减少 19% 冠脉重建。高强度他汀类药物治疗可以减少 10% 全因死亡。LDL-C 降低 2~3mmol/L 可以减少心血管风险 45%~50%。与标准疗法相比，更高强度的他汀类药物治疗可以进一步降低 15% 主要心血管事件。

（彭永德 李 娜 章志建）

（四）高尿酸血症与痛风的心血管表现

随着社会经济的发展，人民生活水平的提高及饮食结构的改变，高尿酸血症和痛风的发病率呈"井喷式"上升，并与当今世界最主要的慢性非传染性疾病——糖尿病、慢性肾脏病和心血管疾病密切相关，成为代谢综合征重要的组成部分之一。2011 年，高尿酸血症合并心血管疾病诊治建议专家共识指出，我国高尿酸血症患者保守估计已达 1.2 亿，中老年男性和绝经后女性为高发人群，且发病年龄有逐渐年轻化的趋势。2018 年流行病学显示，我国痛风的患病率为 2%。高尿酸血症除了可引起痛风发作、痛风石、痛风性肾病、急慢性关节炎、肾脏及输尿管结石外，还可引起多种代谢异常，如高血压、冠心病、动脉粥样硬化、心力衰竭、血脂异常、肥胖及脑卒中等，是心血管疾病及死亡的独立危险因素。因此，高尿酸血症和痛风可导致多种靶器官损害，不同程度地给患者的生理、心理及家庭及社会的经济水平带来了沉重的负担。

1. 尿酸的代谢及作用

尿酸是一种杂环化合物，化学式为 $C_5H_4N_4O_3$，是体内嘌呤代谢的最终氧化产物。人体内尿酸的水平主要取决于三部分，一是内源性嘌呤自身合成或核酸降解（约 600mg/d），约占体内总尿酸的 80%；二是外源性饮食的摄入，即嘌呤饮食（含嘌呤或核蛋白的食物）分解，约占总水平的 20%；三是由肾脏排泄和重吸收决定。在人类进化过程中，由于体内缺乏参与尿酸分解的尿酸分解酶，尿酸产生后，2/3 以原形的形式经肾小球滤过、肾小管重吸收和分泌，最终通过尿液排出体外，其余 20%～30% 的尿酸可能由肠系膜细胞分泌入肠腔排出。

长期以来，尿酸都被视为一种代谢废物。然而，随着分子生物学研究的进展，越来越多的研究证明尿酸在体内是一把"双刃剑"。20 世纪 80 年代以来，尿酸被发现可以作为人体内一种强效的内源性水溶性抗氧化剂和自由基清除剂，参与氧化还原反应、抗氧化损伤，从而减少氧化应激带来的老化、心脏毒性、肾脏毒性和基因癌变，从而发挥保护人体心血管系统和肾脏组织的作用，但在其他抗氧化剂水平偏低及尿酸水平较高的状态下，尿酸又可以作为一种强氧化剂，能够促进氧化应激，增加自由基的产生，同

时又能损伤血管内皮、促进血管平滑肌增生、增强脂质氧化，进而引起血小板黏附、聚集、内皮细胞功能紊乱，促进动脉粥样硬化及动脉血栓的形成。

2. 高尿酸血症的诊断及发病机制

在正常情况下，人体内每天尿酸的产生和排泄基本上保持动态平衡。体内 37℃时尿酸的饱和浓度约为 420μmol/L，当浓度＞ 420μmol/L 时，尿酸盐形成结晶，沉积在肾脏、关节滑膜等可引起组织损伤。目前，将血尿酸＞ 420μmol/L 定义为高尿酸血症。

高尿酸血症受地域、种族、饮食等方面影响较大。目前，关于高尿酸血症的发病机制尚不完全明确，主要包括遗传背景、体内高嘌呤状态、嘌呤合成及尿酸代谢异常等。任何参与尿酸转运的蛋白质基因突变和（或）基因多态性改变、功能障碍都会导致其表达量变化或功能失调，最终导致尿酸排泄减少。

3. 高尿酸血症引起心血管疾病的发病机制

早在 20 世纪 50 年代，Framingham 心脏研究就提出了痛风与心血管疾病相关的假设。随后，大量临床研究和流行病学调查都证实了高尿酸血症与心血管疾病的近期、远期不良事件相关。目前就高尿酸引起心血管疾病发病的确切机制尚不完全明确。因高尿酸血症的风险因素包括男性、高龄、糖尿病、高血压、肥胖、酒精摄入、代谢综合征、女性、绝经等，而这些同样也是心血管疾病的高危因素。两者互相促进和协同。目前被学界较为认可的研究学说包括炎症学说、氧化损伤学说、抑制 NO 学说、析出结晶学说、损伤血管内皮学说等。

(1) 炎症学说：高尿酸血症最显著结局是尿酸盐沉积引起痛风性关节炎的发生发展及关节畸形。尿酸盐晶体可诱导白细胞介素 –1（IL–1）的释放，刺激单核细胞和滑膜细胞表达 TNFa，刺激平滑肌细胞表达单核细胞趋化蛋白 21（MCP21）和活转录因子 NF–κB，刺激环氧化酶 –2 表达，

并且和体内一系列炎症因子水平呈正相关，从而引起炎症级联反应。同时尿酸还可以激活白细胞对内皮细胞的黏附，促进血管闭塞造成局部缺血。这些炎症因子、趋化因子及黏附分子在动脉粥样硬化斑块形成中起主要作用。痛风可以引起全身炎症反应，同样可以增加心血管疾病发病率。此外，炎症也可以促进氧化应激，增加氧自由基的产生，与动脉粥样硬化、心力衰竭都密切相关，从而引起心血管疾病。

(2) 氧化损伤学说：众所周知，氧化应激是动脉硬化发生的重要原因。尿酸对人体有双重作用，最初被公认为是一种有效的抗氧化剂，可以清除超氧化物、羟基、单态氧和氧自由基，保护血管细胞内皮不受氧化应激的损伤破坏。但是，当尿酸在体内的浓度过高时，其尿酸的促氧化性就会显现，增加活性氧簇（ROS）的生成，从而损伤内皮细胞的 DNA、RNA，诱导低密度脂蛋白胆固醇的氧化和脂质的过氧化，最终加速斑块的形成，是动脉粥样硬化发生的重要起始因素，也是动脉粥样硬化持续发展的重要助力。

(3) 抑制 NO 学说：NO 可以通过扩张血管、抑制血小板凝集、防止血细胞与内皮细胞粘连来预防高血压和动脉硬化的发生，是血管内皮重要的保护因素。内皮型一氧化氮合酶（eNOS）负责大部分 NO 的生成。既往研究发现，内皮细胞经高尿酸刺激后，导致内皮细胞产生的 eNOS 酶活性下降，而后 NO 释放减少。在氧化应激状态下时，内皮细胞中升高的 ROS 抑制了 eNOS 的活性。研究表明，高尿酸血症可升高血清内皮素 ET-1 水平及降低 NO 水平，从而导致血管内皮功能障碍，它与动脉粥样硬化及高血压等心血管疾病有密切联系。

(4) 损伤血管内皮细胞学说：内皮细胞不仅仅是血管腔内的一层防护细胞，而且还能分泌一系列血管活性物质，参与多种生理及病理过程。生理状态下能调节血管壁紧张度、抗炎、抗栓、抑制血管平滑肌增殖等保护作用。当其受损或激活时，内皮细胞的功能障碍影响了血管舒张及收缩功能，抗血小板及抗血栓等屏障功能降低及炎症反应增强。因此内皮细胞功能障碍与动脉粥样硬化、高血压、急性冠脉综合征及心力衰竭等心血管疾病的发生、发展有密切关系。高尿酸血症时尿酸易从血液中析出并沉积在血管壁上，直接对血管内膜造成损伤，使血管内皮细胞功能紊乱，增加血小板的黏附性并促使其聚集对全身多个器官均产生影响。体外研究已经证实了尿酸对血管内皮的潜在影响，包括抑制 NO 水平，使内皮素释放入血液循环增多，诱导血管内皮细胞的功能紊乱，并能刺激血管平滑肌细胞的大量增生，促进动脉粥样硬化及动脉血栓的形成，从而进一步促进和加重心血管疾病的发展。

4. 临床表现

(1) 高血压：尿酸与高血压的相关性早在 19 世纪 70 年代就已被提出。1879 年，Mohamed 等发现原发性高血压人群多数来自痛风家族。1994 年，Jossa 等对 619 位意大利男性进行为期 12 年的随访，在校正年龄、BMI、胆固醇、三酰甘油水平后发现尿酸是影响高血压的独立危险因素。近年来类似的结果也得到了大量的流行病学研究证实。2007—2008 年，美国国家卫生和营养调查（NHANES）数据显示，74% 的痛风患者及 47% 的无症状高尿酸血症患者合并高血压。此外，高尿酸血症的药物黄嘌呤氧化酶抑制药也可以通过降低肾素 – 血管紧张素 – 醛固酮促进尿酸的排泄进而协助降压。研究证实，别嘌醇可以预防高血压的发生，同时降低已经诊断高血压病患者的血压。使用非布司他治疗的患者，在 6 个月随访中，与对照组相比，血清尿酸水平明显下降，收缩压 / 舒张压比值下降。最近，在 2018 ESC/ESH 高血压管理的指南上提出尿酸是高血压患者心血管病的新易感因素，因此测定尿酸水平对心血管疾病的风险评估尤为重要。

(2) 动脉粥样硬化：动脉粥样硬化是一种多

因素致病性疾病，其发病与高血压、高脂血症、吸烟、家族史等有极为密切的关系，是心脑血管疾病发生过程中最基础、最重要的一步。颈动脉内膜 – 中膜厚度是反映全身动脉粥样硬化的有效窗口。早在 1988 年，Framingham 研究就表明了高尿酸血症与冠状动脉粥样硬化的相关性。一项纳入 78 个研究的 Meta 分析证明高尿酸血症是动脉硬化的一个重要危险因素，尿酸可促进动脉硬化的进展并加重其程度。

除了颈动脉内膜 – 中膜厚度，外周动脉疾病是动脉粥样硬化的另一个表现。在 1999—2009 年的 NHANES 中，发现血尿酸升高与外周动脉疾病显著相关。因此，尿酸是动脉粥样硬化的危险因素。严格控制好尿酸水平是预防斑块形成的重要保证之一。

(3) 冠心病：越来越多的研究证明，高尿酸血症目前已作为冠状动脉粥样硬化性心脏病发生的独立危险因素，可以显著增加冠心病的发病率。血清尿酸的含量与冠状动脉病变严重程度呈正相关，通过血尿酸水平能够评估冠状动脉病变严重程度。一项以 5069 例研究对象的回顾性分析也指出，在女性患者中，HUA 与冠状动脉病变呈现独立相关，血尿酸水平升高可导致冠状动脉病变的支数增加（$P < 0.001$），但在男性患者中并无明显的统计学意义。

(4) 心力衰竭：高尿酸血症会导致心力衰竭的发病率明显升高，并导致已经存在心力衰竭患者病死率升高。2007—2008 年的 NHANES 数据显示，与血尿酸正常人群相比，高尿酸血症患者伴发心力衰竭的风险显著升高，痛风患者伴发心力衰竭的风险更高。2011 年一项 Meta 分析认为，高尿酸血症与心力衰竭患者全因死亡率密切相关，每升高 1mg/dl 的血尿酸水平发生心力衰竭的风险升高 19%，全因死亡率升高 4%。

2016 年，一项纳入了 123 例慢性心力衰竭患者的临床研究显示，患者接受降尿酸治疗，包括低嘌呤饮食、控制钠摄入、控制体质量、碱化尿液及应用促尿酸排泄药，分别于治疗后检测 B 型尿钠肽、左心室射血分数、左心室舒张末期直径等 3 项指标，发现其在同组之间比较，差异有统计学意义。由此可见，可以将降低尿酸的干预治疗作为重要靶点之一来改善心力衰竭患者心功能及其预后。

(5) 心房颤动：高尿酸血症与心房颤动的关系最初于 2010 年被提出，后有学者进行一项基于大人口样本的前瞻性队列研究，分析结果显示，校正了心血管危险因素及伴随疾病等因素之后，不论性别，尿酸都与心房颤动密切相关。中国的一项横断面研究共纳入 8937 例居民，结果显示，高尿酸血症组比尿酸正常组有更高的心房颤动发生率（$P=0.02$），在校正心血管危险因素后，高尿酸血症仍与心房颤动相关，且这种关联在女性更显著。

此外，高尿酸血症不仅与心房颤动的发生密相关，而且可以预测心房颤动的血栓形成。Liu 等回顾性分析了 1198 例非瓣膜性心房颤动射频导管消融术患者，术前均行经食管超声心动图根据是否发现左心房血栓（LAT）/ 白发性超声显影（SEC），分为 LAT/sEC 组和正常组。研究结果发现 LAT/SEC 组高尿酸血症的患病率明显高于正常组。多因素回归分析显示，高尿酸血症是 LAT/SEC 的独立预测因子，提示高尿酸血症可以用来预测心房颤动患者左房血流淤滞的风险。

综上所述，高尿酸血症不仅是心房颤动的独立危险因素，还可以预测心房颤动患者血栓形成的风险，因此在临床治疗中，对心房颤动患者应当注重对血清尿酸的管理。

(6) 心脏瓣膜病：心脏瓣膜病也是心血管常见疾病之一。有研究显示，高尿酸血症与瓣膜病的心血管事件及预后有一定的相关性。对老年心脏瓣膜病患者按照尿酸水平分为正常组与高尿酸组，研究发现老年心脏瓣膜病患者血清尿酸水平随心功能恶化而升高，差异均有统计学意义（$P < 0.05$）。高尿酸组左心室舒张末期直

径、左心室舒张末期容积水平高于正常组，左心室射血分数水平低于正常组，差异有统计学意义（$P < 0.05$），说明尿酸对于评估、监测老年心脏瓣膜病患者的心功能变化有一定的临床意义，为临床判断心脏瓣膜病患者预后提供了一个新的指标。

（7）心血管不良事件：MRFIT 研究、PIUMA 研究、Rotterdam 队列研究和 Worksite 研究等 4 项前瞻性临床研究均显示血尿酸水平是急性心肌梗死、脑卒中和所有心血管事件的独立危险因素。早在 1976 年，De Muckadell 等即发表了巢式病例研究，发现痛风组患者心绞痛发生率明显高于对照组。在 2007—2008 NHANES 中，痛风患者中心肌梗死发生率为 14%。高尿酸血症患者中心肌梗死发生率为 5.7%，与非高尿酸血症人群相比，OR 值为 1.21。因此，检测尿酸水平对急性心肌梗死的发展和预后具有一定的预测价值。

5. 总结与展望

心血管疾病是当前医学研究的热点之一，种类繁多，其中以高血压、冠心病、心力衰竭、急性心肌梗死等严重影响患者的生活质量和健康。多项证据已经证实了高尿酸血症与心血管疾病的因果关系，心血管疾病中伴有高尿酸血症的患者与不伴高尿酸血症者相比，往往预后更差，病死率更高，在痛风患者中预后差异更为显著。因此，高尿酸血症及痛风患者的心血管并发症评估和管理非常重要，降低血尿酸已作为潜在的治疗靶点。未来还需要我们通过更多的前瞻性研究继续阐明尿酸与心血管疾病之间的关系，从而为研究心血管疾病的发病、发展及治疗上提供了重要的帮助，最终能更多地服务于临床。

（徐浣白　唐珊珊）

（五）水电解质紊乱的心血管表现

1. 低钾血症的心血管表现

临床上，钾代谢紊乱在水盐代谢失衡中常见。钾离子浓度异常可以通过影响心肌细胞静息电位及动作电位，从而影响心肌细胞的兴奋，传导及自律功能，造成心肌细胞电生理及细胞功能发生改变，引发心律失常等一系列心血管功能紊乱表现。

（1）定义及病因：血清 K 浓度 < 3.5mmol/L，称为低钾血症，也是临床最常见的电解质紊乱类型。如果是体内总钾丢失造成低钾血症，称为钾缺乏症。按病因可分为摄入不足、丢失过多及分布异常。

（2）低钾血症对心血管系统影响

① 对心肌细胞电生理影响：首先是兴奋性。低钾血症时，心肌细胞膜对钾离子通透性降低，心肌细胞静息电位减小，与阈电位差距缩短，心肌细胞兴奋性升高；其次是传导性。低钾血症时，因心肌细胞静息电位减少，影响动作电位去极化速度与幅度，因此传导性减慢；再次是自律性。低钾血症时，心肌细胞膜动作电位第 4 期 K^+ 外流减慢，Na^+ 内流相对加速，去极化相对加速，自律性增高。最后是收缩性。严重或者慢性低钾血症时，心肌细胞代谢障碍发生变性坏死，可造成心肌细胞收缩性降低。

② 对心肌细胞功能影响：低钾血症可引起快速性心律失常，包括窦性心动过速、期前收缩、阵发性心动过速等，严重者可出现心室颤动。老年人、器质性心脏病患者、使用地高辛或抗心律失常药物患者，低钾血症引发心律失常风险最高。

对洋地黄类药物敏感性增加。低钾血症时，洋地黄与 Na^+-K^+-ATP 酶亲和力增高，降低了洋地黄类药物治疗效果，同时更容易出现洋地黄中毒。

③ 对循环系统影响：严重低钾，可通过自主神经引起末梢血管扩张，血压降低。长时间低钾血症可使心肌受累、心脏扩张，最终造成心力衰竭。同时由于患者合并多种快速性心律失常，严重者可出现致死性心律失常如心室扑动及心室颤动，可引起心搏骤停、低血压休克、心脏性猝

死等。

(3) 心电图表现：低钾血症典型心电图表现包括 ST 段压低、Q-T 间期延长、T 波低平、出现 U 波。严重低钾血症还可出现 P 波增高、P-Q 间期延长、QRS 波增宽等表现。值得注意的是，由于低钾血症常伴有其他电解质如镁离子、钙离子代谢紊乱，心电图改变可不典型。

(4) 伴随实验室检查异常

① 血气分析：因细胞外液钾离子减少，细胞内 K^+ 外出，H^+ 内流，可继发出现代谢性碱中毒。

② 尿液分析：低钾血症时，肾小管 K-Na 交换减弱，H-Na 交换加强，H 排除增加，尿液呈酸性。严重低钾时因横纹肌溶解，患者还可以出现肌红蛋白尿。

③ 生化检查：低钾血症，骨骼肌发生缺血缺氧性痉挛，严重出现骨骼肌坏死，可出现血清乳酸脱氢酶、肌酸激酶升高。

(5) 诊断及鉴别诊断：低钾血症诊断不难，测定血清钾离子浓度即可做出诊断。主要难点是病因诊断，不同诊断学教材有不同低钾血症鉴别诊断路径，内分泌系统常见低钾血症病因包括药物性因素、甲亢合并低钾周期性瘫痪、特发性低钾周期性瘫痪、原发性及继发性醛固酮增多症等，少见的包括 Liddle 综合征、Batter 综合征等。

(6) 治疗原则

① 补钾时机：对于循环衰竭或者血容量不足患者，先补充血容量，待排尿量达到 30～40ml/h 或 500ml/d，再行补钾。

② 基础治疗：无明显消化道症状患者，鼓励规律进食，适当补充含钾食物，包括肉类、豆类等。

③ 补钾药物及途径选择：临床口服常用包括氯化钾缓释片；肾小管酸中毒患者，因补充氯化钾可进一步加重高氯血症，故补充枸橼酸钾；谷氨酸钾适用于肝硬化伴低钾血症患者；门冬氨酸钾镁适合低钾合并低镁血症患者。静脉包括氯化钾注射液及门冬氨酸钾镁注射液，需要注意的是，低镁血症合并低钾血症较为常见，血清镁水平正常后，低血钾才能得到纠正。

2. 高钾血症的心血管表现

(1) 定义及病因：高钾血症是指血清钾离子浓度＞ 5.5mmol/L，病因为摄入过多、排泄减少、分布异常及分各种原因引起血液浓缩，最主要病因为肾脏排钾减少。有一部分患者因为血小板增多症，红细胞增多，血管溶血，钾离子从细胞内进入血液，可引起假性高钾血症。

(2) 对心血管系统影响

① 高钾血症对心肌细胞电生理影响：首先是兴奋性。急性的轻度的高钾血症，因细胞内钾离子外流受到抑制，静息电位减少，从而兴奋性增高，急性的重度的高钾血症，由于心肌细胞膜静息电位进一步减少，细胞处于去极化状态无法产生动作电位，导致心肌细胞兴奋性降低。慢性高钾血症，对心肌细胞兴奋性影响较小；其次是传导性。高钾血症时，由于心肌细胞静息电位减少，动作电位产生幅度降低，从而导致心肌细胞传导性降低；再次是自律性。高钾血症时，心肌自律细胞对钾离子通透性增加，复极化第 4 期 K^+ 外流相对增加，Na^+ 内流相对减慢，因此 4 期自动去极化速度减慢，自律性降低；最后是收缩性。高钾血症时，细胞外液高钾直接抑制 Ga^{2+} 内流，抑制了 Ca^{2+} 介导的心肌兴奋收缩耦联，心肌收缩力降低。

② 高钾血症对心肌细胞功能影响：高钾血症通过降低心肌传导性及自律性，可引起传导阻滞及心肌细胞功能障碍，严重时可引起致死性心律失常。

③ 高钾血症对循环系统影响：轻度高钾血症因细胞兴奋性升高，血管收缩，可出现短期血压升高，晚期因心肌细胞电生理及功能异常，可出现心音低钝、心率减慢、血压降低，以及各种缓慢性心律失常，严重者出现心室扑动、心室颤动、心搏骤停、休克。总体而言，高钾血症对心

血管系统影响远比低钾血症大，对于急性重度高钾血症，必须尽快纠正血钾水平。

(3) 心电图表现：心电图是辅助诊断高钾血症重要依据。高钾血症心电图特点包括 T 波高尖、P-R 间期延长、Q-T 间期缩短及 QRS 波增宽，严重者可出现心室颤动或尖端扭转型室速等波形改变。由于高钾血症可合并多种电解质紊乱及酸碱平衡紊乱，有时心电图难以见到典型改变。

(4) 合并实验室检查异常

① 血气分析：因细胞外液钾离子升高，细胞内 K^+ 内移，H^+ 外流，可继发出现代谢性酸中毒。

② 尿液分析：低钾血症时，肾小管 K-Na 交换加强，H-Na 交换减弱，H 排出减少，尿液呈碱性。

③ 生化检查：高钾血症引起继发性生化改变较少。

(5) 诊断及鉴别诊断：高钾血症诊断，需排除因静脉穿刺造成红细胞机械性损伤及标本溶血等因素造成假性高钾血症。结合基础疾病及血清钾离子浓度 > 5.5mmol/L，即可诊断。鉴别诊断主要从病因上寻找引起高钾血症的基础疾病及病史。

(6) 治疗原则：总体而言，高钾血症对机体尤其心肌细胞电生理及功能影响远比低钾血症大，对于急性重度高钾血症，临床需要紧急处理，危重患者行心电监护，迅速降低血钾水平，治疗原则有以下几方面。

- 积极治疗引起高钾血症基础疾病。
- 减少含钾药物或者食物摄入。
- 对抗高钾血症对心肌影响：常用 10% 葡萄糖酸钙静推，可反复多次使用。
- 促进钾离子进入细胞内：可用静滴碳酸氢钠或乳酸钠，葡萄糖配合胰岛素静脉滴注。
- 促进钾离子排出：可酌情使用排钾利尿药及降血钾树脂（聚磺苯乙烯交换树脂），促进钾离子从尿液及肠道排出。

- 上述方法效果欠佳或肾衰竭伴高钾血症患者，可行急诊 CRRT 治疗。

3. 低钙血症的心血管表现

钙离子（Ca^{2+}）是机体最重要的阳离子之一。正常成人血钙水平为 2.2～2.6mmol/L（8.8～10.4mg/dl）。起直接生理作用的为游离钙，游离钙水平为 1.17～1.3mmol/L（4.7～5.2mg/dl），占总血钙的 50%。由于细胞外钙与细胞膜电位有关，因此钙代谢紊乱的临床症状与神经、肌肉兴奋性等改变密切相关。对电解质紊乱的患者应常规进行心血管临床表现询问体检及完成心电图检查。

(1) 临床表现：血清蛋白浓度正常时，血钙低于 2.2mmol/L 时称为低钙血症（hypocalcemia）。低钙血症一般指游离钙低于正常值。低钙血症的临床症状与血钙降低的程度可不完全一致，而与血钙降低的速度有关。如维持血液透析患者常有明显的慢性低钙血症却无症状。低钙血症的心血管系统表现主要为传导阻滞等心律失常，严重时可出现心室颤动及心脏性猝死等，心力衰竭时对洋地黄反应不良。

(2) 心电图表现：心电图典型表现为 Q-T 间期和 ST 段延长，严重者可引起心室颤动。

(3) 治疗：诊断低钙血症时的总钙浓度必须是经血清白蛋白矫正后的校正钙浓度，必要时可通过动脉血气分析结果测定游离钙浓度。校正血清总钙浓度（mg/dl）= 实测的血清总钙（mg/dl）-0.09×[血清白蛋白浓度（g/dl）-4.6]。

根据病史、体格检查及实验室检查（如血磷、PTH、血镁、肾功能、淀粉酶、维生素 D 代谢产物等）明确本病的病因。根据病因给予对应的急性或慢性处理。

① 急性处理：低钙血症若症状明显，如伴手足搐搦、抽搐、喉头痉挛、严重心律失常等，则应立即处理。一般采用 10% 葡萄糖酸钙 10～20ml 稀释后静脉注射（> 10～15min），注射后立即起作用。随后用 10% 葡萄糖酸钙稀释与 5%

葡萄糖溶液中，以起始浓度为 50mg/h 元素钙的速度滴注（10ml 10% 葡萄糖酸钙含 90mg 元素钙），调整滴速使血钙水平在正常范围下限。通常滴速为 0.5～1.5mg/（kg·h）元素钙。同时注意是否合并低镁血症，必要时补充镁剂。

静脉补钙过程中应密切监测，特别是心脏情况，以防止严重心律失常的发生。一旦发生心电图异常，应停止给药。

② 慢性处理：慢性低钙血症首先要治疗基本病因，如维生素 D 缺乏、肿瘤溶解综合征等，病因纠正则大多低钙血症可纠正。但有些患者需要维持性治疗低钙血症，如甲状旁腺功能减退症、维生素 D 抵抗等。治疗目标是血钙浓度维持于正常低限，纠正至正常值中上限将导致高钙尿症、肾钙质沉着和肾结石。通常推荐联合应用钙和维生素 D 制剂。

4. 高钙血症的心血管表现

(1) 临床表现：血清蛋白浓度正常时，血钙高于 2.6mmol/L 时称为高钙血症（hypercalcemia）。高钙血症一般指游离钙高于正常值。原发性甲状旁腺功能亢进症与恶性肿瘤占高钙血症 90% 病因。高钙血症临床表现涉及多个系统。死亡的主要原因是严重心律失常和呼吸衰竭。心血管患者常有心悸、气短、心律失常、心力衰竭等主要临床表现。高钙危象可引起急性心力衰竭或急性肾衰而猝死。

① 心律失常：高钙血症可使心肌兴奋性增加，患者容易出现各种心律失常。如未及时治疗，可发生致命性心律失常。

② 洋地黄中毒：钙与洋地黄对心肌和传导系统有协同毒性作用，治疗中如需用洋地黄时，用量要酌情减量，洋地黄浓度监测不能全面反映中毒浓度。

③ 高血压：很多患者可合并高血压。甲状旁腺功能亢进症患者约 1/3 有高血压，血钙升高引起肾结石、肾钙质沉积、间质性肾炎、慢性肾盂肾炎等肾脏疾病有关。高血钙时钙易沉积于血管

壁，引起血管钙化。血钙升高对血管也有直接的收缩作用。有些患者的高血压在血钙纠正后可消失。慢性血钙升高是甲状旁腺功能亢进症患者发生心血管病的独立危险因素，心肌钙化和左心室肥大也促进了心血管病的发生与发展。

(2) 心电图表现：高钙血症引起 Q-T 间期缩短、ST-T 段改变、房室传导阻滞等。

(3) 其他实验室检查表现：监测血钙的同时需要监测血磷、PTH、尿钙、维生素 D 等。

(4) 治疗：确定高钙血症需要重复多次测定血清钙浓度。高钙血症的治疗包括病因治疗和降低血钙治疗。如原发性甲状旁腺功能亢进症可进行手术治疗，恶性肿瘤相关性高钙血症应进行肿瘤的治疗（手术、放疗、化疗）。血清钙＞ 3.75mmol/L 时，可发生高钙危象，若抢救不及时，常发生猝死。即使无症状或症状不明显，亦应按照高钙危象处理（表 17-7）。高钙危象必须同时应用多种治疗方法，并去除病因。急诊抢救手术前的血钙应控制在 3.5mmol/L。

5. 低镁血症的心血管表现

镁是人体极为重要的电解质之一，在细胞内

表 17-7 急性高钙血症的处理措施

1. 补充水分和电解质
生理盐水：2～6L/24h
补充钾盐和镁盐

2. 抑制骨吸收
降钙素（作用快但不持久）：4～8U/Kg，12h/ 次 ×2d
双膦酸盐（作用慢而持久）
唑来膦酸 4mg 静脉滴注（30min）
帕米磷酸 60～90mg 静脉滴注（3h）

3. 利尿并碱化尿液
呋塞米 20mg 肌注
碳酸氢钠 0.6g，每日 3 次

4. 辅助治疗
低钙饮食
透析治疗
中性磷治疗
其他药物（EDTA 钠盐 / 糖皮质激素 / 硝酸镓等）

5. 原发病治疗

液镁的含量仅次于钾，在细胞外液，镁的含量位于钠、钾、钙之后，居第 4 位。正常人血浆镁为 0.80～1.05mmol/L。血浆镁以游离镁、络合镁、蛋白结合镁三种形式存在，处于动态平衡，其中游离镁具有生物活性。机体内镁离子轻微失衡可引起对心血管、神经系统、肌肉系统、内分泌系统、呼吸系统、肾脏和生殖系统等多种系统的影响。心肌内镁含量为 10～11.5mmol/kg。在心血管方面，镁离子在调节血管内皮细胞功能、血管平滑肌张力、心肌兴奋性方面发挥至关重要的作用，包括：①维持正常心肌细胞结构所必需；②心肌收缩时线粒体内氧化磷酸化供能的重要辅酶；③维持心肌细胞膜对各种离子的选择通透性，影响心肌动作电位；④调节血小板聚集和黏附；⑤调节血管内皮功能。血镁紊乱参与了高血压、动脉粥样硬化、冠状动脉粥样硬化性心脏病、充血性心力衰竭和心律失常等疾病的发生发展。

(1) 临床表现：血清镁 < 0.75mmol/L 时称低镁血症（hypomagnesemia），但血清镁并不总能准确反映全身镁的储存量，因此对体内镁缺乏的诊断比较困难。消化道疾病所致镁的吸收减少及排出过多是低镁血症最常见的原因，心血管疾病也可成为低镁血症的原因：①心力衰竭。心力衰竭时消化道充血、水肿和组织缺氧致食欲减退，镁吸收减少。继发性醛固酮增多使肠道镁吸收和肾小管镁重吸收减少。心力衰竭治疗中洋地黄及利尿药的使用使尿镁排出增多，导致血镁降低。②酒精性心肌病。酒精毒性作用使消化道镁吸收减少，肾小管对镁的重吸收减少。某些代谢产物与镁结合致排出增多，而使血镁降低。③急性心肌梗死。急性冠脉供血不足可出现低镁血症，具体机制不明，可能与血镁暂时性转移至其他组织有关。④体外循环。心脏手术患者使用体外循环使细胞内钾外流，细胞外镁转移至细胞内有关。

(2) 心血管表现：低镁血症主要引起心律失常，如频发房性或室性期前收缩、房性心动过速、室性心动过速及心室颤动，严重时可出现心搏骤停及心脏性猝死。表现为心悸、胸闷、胸痛、头晕、乏力等症状，严重时可表现为低血压、少尿、气促、晕厥，甚至出现意识丧失、抽搐、呼吸停顿及死亡。心脏听诊可闻及各类心律失常特征性的表现。

低镁血症改变了细胞膜对钠、钙的通透性，使细胞内钠、钙增加，血管张力失调和内皮功能障碍，导致血压的升高，增加了高血压的遗传易感性，补镁后可使收缩压和舒张压下降 2～4mmHg。在动物模型和人类研究中，缺镁可导致心肌内钠离子增加，引起损伤坏死，致心肌病变。镁缺乏参与冠心病的发生发展，镁缺乏可引起血脂代谢紊乱、脂质过氧化，内皮细胞功能损害导致动脉粥样硬化、缺血性心脏病、心肌梗死风险增加；通过影响血管平滑肌的收缩导致冠脉痉挛，易出现变异性心绞痛；由于增加了氧化应激及血管内的高凝状态，镁缺乏可加重急性心肌梗死后心肌的氧化损伤。低镁血症时对有心功能不全的患者容易诱发心力衰竭及洋地黄中毒。

(3) 心电图改变：① QT 和 PR 间期延长；② ST 段压低；③ T 波倒置；④胸前导联 P 波低平或倒置；⑤ QRS 波增宽；⑥尖端扭转性室性心动过速；⑦难治性心律失常；⑧洋地黄中毒。

(4) 实验室检查：血清镁 < 0.75mmol/L，常伴有低钾及低钙血症，且不能用补钾、补钙及维生素 D 纠正，血磷一般降低，偶可升高。尿镁和尿钙多降低，24 小时尿镁 < 1.5mmol/L，肾性失镁时尿镁升高。镁负荷试验镁保留 > 50%。低镁血症时可出现代谢性酸中毒。

(5) 治疗

① 治疗原发病，去除病因。

② 补充镁剂：补镁治疗要缓慢，使体内镁逐渐恢复正常，一般 4～5 天。需同时补钾及补钙，纠正低钾及低钙血症。肾功能不全时，镁用量要

小，且需密切监测血镁浓度。

轻度缺镁可予饮食及口服补镁，氧化镁 250～500mg，每日 4 次；或氢氧化镁 200～300mg，每日 4 次。对口服镁剂不能耐受或不能吸收者可予20%～50% 硫酸镁注射液肌内注射。严重缺镁可予静脉补充 10% 硫酸镁注射液，速度应缓慢，以免出现低血压。静脉给予镁剂过量可出现血压降低、肌肉麻痹、呼吸衰竭、心脏停搏，应立即静脉注射 10% 氯化钙 5～10ml。

6. 高镁血症的心血管表现

血清镁＞ 2mmol/L 时称高镁血症（hypermagnesemia），高镁血症较少见，常见于肾功能不全患者和医源性镁剂的补充。

(1) 心血管临床表现：高镁血症主要引起心脏兴奋传导障碍和抑制细胞膜的兴奋性。表现为体位性低血压和心动过缓，严重时可发生心脏传导阻滞和心脏停搏，出现面部潮红，乏力，头晕、晕厥、心悸、胸闷等症状，严重时可出现意识障碍、呼吸抑制、昏迷，甚至死亡。

(2) 心电图改变：① Q–T 间期和 PR 间期延长；② QRS 波时限延长；③ P 波振幅降低；④ T 波峰减低；⑤完全性房室传导阻滞；⑥心脏停搏。

(3) 实验室检查：血清镁＞ 2mmol/L，低钙血症、尿钙增多，常伴有肾功能不全。可存在阴离子间隙减低或严重酸中毒时阴离子间隙正常。

(4) 治疗

① 停止镁剂摄入，治疗原发病。

② 钙剂拮抗治疗：缓慢静脉注射 10% 葡萄糖酸钙 10～20ml（100～200mg）或 10% 氯化钙 5～10ml，迅速起效，但作用时间短暂，如需要可重复使用。肾功能正常者可予补液利尿，促进镁从体内排出。肾功能不全患者或治疗效果不佳的严重高镁血症患者需行透析治疗。高镁血症治疗过程中需密切监测血钠、钾、钙离子浓度，及时纠正。

（林　毅　严　率　甄　琴）

（六）骨代谢异常的心血管表现

心血管疾病和骨质疏松症均是老年人致残、致死的重要原因。越来越多的证据显示，骨质疏松患者的冠状动脉钙化和颈动脉内膜厚度明显高于非骨质疏松患者，动脉粥样硬化病变程度与骨密度（BMD）呈负相关。目前，骨骼被认为是"内分泌器官"，与其相关的激素、营养元素、骨转换标志物都影响心脏健康的各个方面。骨组织和血管组织，从细胞与分子角度，有诸多相似点，氧化脂质可存在于动脉粥样硬化的血管壁上，也可累积在骨质疏松症（OP）患者的骨组织及骨组织周围血管，促进骨骼中的间充质干细胞，向破骨细胞方向分化，打破骨重建的平衡，增加骨转换率，骨吸收速度快于骨形成速度，形成 OP，导致粥样硬化与 OP 同时发生。女性绝经后体内雌激素水平显著降低，小肠钙吸收降低，钙排泄增加，骨代谢紊乱，骨骼中的钙拮抗力降低，骨溶解增加，使骨钙动员入血，体循环中的钙沉积于动脉壁内膜，形成血管壁粥样钙化。

1. 维生素 D

对心血管的作用由维生素 D 受体和维甲酸 X 受体（VDR–RXR）复合物介导，通过下调肾素活性，从而调节肾素－血管紧张素－醛固酮系统。

(1) 维生素 D 与血脂异常：维生素 D 不足与动脉粥样硬化性血脂异常有关，血清 25（OH）D 水平也与血清三酰甘油、低密度脂蛋白相关。另外，较高浓度的血清 25（OH）D 水平与总胆固醇和高密度脂蛋白的浓度升高有关。虽然维生素 D 水平与血脂异常有一定的相关性，但其因果关系尚不清楚。

(2) 维生素 D 与高血压：维生素 D 的抗高血压作用包括抑制肾素和甲状旁腺激素，具有抗炎、血管保护和肾脏保护的作用。肾素是肾素－血管紧张素－醛固酮系统的关键调节因子。1, 25（OH）$_2$D$_3$ 可抑制球旁细胞的肾素基因转录，且不受细胞外钙、磷和甲状旁腺激素的影响。大规模的横断面研究发现，维生素 D 缺乏与高血压有关。尽管维生素 D 与血压之间存在联系，但随机对照试验未能证明补充维生素 D 能改善高血压。

(3) 维生素 D 与冠心病：一项前瞻性研究——卫生职业人员随访研究（the Health Professionals Followup Study）纳入 18 225 例男性，随访 10 年，454 例男性发生了非致死性心肌梗死或致死性冠心病。采用巢式病例对照研究用 2:1 的比例选择 900 例年龄相当的受试者为对照组，在校正心肌梗死家族史、体重指数、高血压和糖尿病史、体力活动、血脂因素和种族等影响因素后，与维生素 D 水平正常者相比较，25（OH）D 缺乏者的心血管风险显著增加。25（OH）D 水平在 22.6～29.9ng/ml，相对风险 RR = 1.6，95% CI 1.10～2.32；25（OH）D 水平在 15.0～22.5ng/ml 的男性，心血管风险 RR 1.43，95% CI 0.96～2.13。此项研究结果表明，25（OH）D 水平和男性受试者的心肌梗死风险显著相关。

2. 钙

(1) 钙与血管动脉钙化：早期动脉粥样硬化患者的血管中出现血管钙化现象，其发生与心脑血管疾病的进展密切相关。血管钙化又称营养障碍性钙化，是骨形成的另一种形式，是异位的骨形成，是在动脉血管壁上形成了骨骼样的物质。血管钙化发生的中心环节是血管平滑肌细胞（VSMC）向成骨样细胞的转化。因此，成骨细胞诱导及抑制钙化的有关因子缺失都可导致动脉钙化。血管钙化的主要原因之一是大剂量钙磷产品的应用。钙摄入人体既可以沉积到骨骼和牙齿，亦可以沉积到动脉血管、心脏瓣膜和关节软骨等部位，钙沉积是主动且随意的，钙沉积错误是动脉血管钙化的基础。研究证实，当钙化度 > 400 时，患者的粥样硬化性血管病发生率为 50%～60%；钙化度 > 1000 时，粥样硬化性血管病发生率高达 80%～90%。二尖瓣钙化发生率为 45%，是普通人群的 4.5 倍，主动脉钙化发生率为 52%，

是普通人群的 13 倍。钙代谢紊乱时心血管疾病发生率和病死率均升高。动脉粥样硬化和动脉钙化的发生、发展有许多相似之处。动脉的矿物质沉积可以出现在动脉粥硬化斑块的区域（斑块钙化），也可以出现在没有粥样硬化斑块的部位（非斑块钙化）。冠状动脉和主动脉钙化常常提示动脉粥样硬化斑块的存在。动脉钙化过程包括主动钙化和被动钙化，其中被动钙化与血液中的钙磷浓度有关。

(2) 钙与心血管事件：评估补钙与心血管事件的临床试验很有限。一项为期 5 年的随机、安慰剂对照试验对 1471 名健康绝经后女性进行研究，观察枸橼酸钙 1g/d 对骨密度及骨折的影响，二级终点包括心肌梗死、猝死等心血管事件。研究结果表明，心肌梗死发生率在钙补充组多于对照组，进一步的分析提示，补充钙制剂 24 个月时，心血管事件更显著，且呈持续状态。此项研究样本量较小，难于评估心血管事件，且研究对象为高加索地区老年人，需进一步研究以证实补钙的心血管不良反应。

老年人往往同时面对动脉硬化和骨质疏松症，临床工作中需要注意既要改善骨质疏松症又不能造成或加重动脉硬化，因此需注意尽量避免过量补钙，尤其是已出现血管钙化的患者。对于合并高脂血症的骨质疏松症患者，应积极降脂治疗，避免造成血管损伤，激发血管钙化过程。同时注意定期进行血管钙化及血钙浓度监测。

3. 甲状旁腺激素（PTH）

慢性甲状旁腺激素分泌过多的后果包括骨吸收、骨密度降低和血管组织中的异常矿物质沉积，可能导致血管钙化和动脉粥样硬化。内皮细胞中存在 PTH 受体，提示 PTH 可能独立于钙调节的作用外在 CVD 的发病机制中起重要作用。

(1) PTH 与高血压：研究发现甲状旁腺功能亢进与血压升高有关，而甲状旁腺切除术可以降低血压。其可能机制是 sPTH 与肾素 - 血管紧张素 - 醛固酮系统之间的关系，一项针对 5668 名

多民族成年人的横断面研究表明，sPTH 升高与醛固酮之间存在正相关，这可能是 sPTH 与血压调节之间的潜在机制。PTH 与血压调节之间的另一个间接联系可能为。PTH 诱导钙调节失调，导致血管内皮钙化和血管阻力增加。sPTH 的主要功能是增加血清钙浓度，这可能导致血管平滑肌钙摄取增加，从而导致血管舒张功能障碍。

(2) PTH 与血脂异常：长期升高 sPTH 可通过抑制脂蛋白酯酶（LPL）引起脂质代谢的改变。脂蛋白脂酶是肝后低密度脂蛋白和三酰甘油从循环中清除的重要组成部分。LPL 的活性依赖于细胞内钙浓度，sPTH 介导的钙调节异常是 PTH 与脂质代谢改变之间潜在的机制联系。目前，很少有临床试验研究 PTH 对人类脂质代谢的直接影响，这可能是由于去除其他影响脂质代谢的干扰因素直接控制 sPTH 浓度存在一定困难。在一项对接受血液透析患者进行的干预性研究中，发现高浓度的 sPTH 可能会减弱钙通道阻滞剂对血脂异常的治疗作用。在该研究中，高 sPTH（＞ 300pg/ml）浓度患者与钙通道阻滞剂治疗后低 sPTH（＜ 70pg/ml）浓度患者相比，其总胆固醇、低密度脂蛋白水平升高，而高密度脂蛋白水平降低。然而，另一项对甲状旁腺切除术患者的干预试验表明，术后代谢综合征或心血管疾病风险的发生率并不低。这些信息为进一步研究 PTH 对脂质代谢的影响提供了重要信息。

4. 骨钙素（OC）

骨钙素是一种骨基质蛋白，同时调控调节成骨细胞和破骨细胞的活性。循环中骨钙素以多种形式存在，包括羧化骨钙素（cOC）、部分羧化骨钙素和未羧化骨钙素（UcOC），它们共同组成血清总骨钙素（sOC）。骨钙素与心血管疾病存在密切联系。

(1) OC 与血脂异常：目前研究发现 sOC 浓度与血清三酰甘油呈负相关。在一项针对老年男性的横断面研究中，总 sOC 与腰围和三酰甘油浓度呈负相关。同样，在另一项针对黑人和非西班牙裔白人女性的研究中，sOC 与三酰甘油和瘦素呈负相关，与脂联素呈正相关。在这两项研究中，OC 浓度较低的人患代谢综合征的风险较高。尽管 OC 与血脂之间存在相关性，但由于缺乏研究其因果关系的临床试验，因此机制上尚不清楚 sOC 降低是心血管疾病的影响因素还是结果。

(2) OC 与冠心病：sOC 浓度与动脉粥样硬化风险和心肌梗死发病率之间也存在相关性，但研究并不深入。在一项针对心肌梗死患者及其无病患者的前瞻性研究中，sOC 与早发性心肌梗死呈负相关。另一项研究发现，sOC 与健康成人的动脉粥样硬化参数肱踝脉搏波速度和内膜中层厚度呈负相关。这可能潜在地解释了 OC 与心肌梗死之间的机制联系，还需要进一步的研究证实。

5. 其他

骨特异性碱性磷酸酶（BAP）和Ⅰ型胶原 N 端前肽（P1NP）由成骨细胞产生，参与骨基质钙化和矿化，因此两者都被视为骨形成标志物。Ⅰ型胶原交联 C- 末端肽（CTX）由胶原降解产生，是一种骨吸收标志物。骨转换标志物与心血管危险因素之间存在相关性，但其发病机制并不清楚，而且无干预性研究支持这些标志物是心血管健康的独立影响因素。

(1) BAP：BAP 对血管钙化有影响，提示其在 CVD 的发病机制中发挥作用。由于 BAP 可水解焦磷酸酶，在高 sBAP 存在下，焦磷酸酶的组织钙化抑制作用减弱。研究表明，有血管钙化的绝经后妇女血清 BAP 明显高于无血管钙化的绝经后女性，较高的 sBAP 浓度与高血压、低 HDL 胆固醇有关，高 sBAP 的健康成人和肾病患者心血管病发病率和死亡率增加。

(2) P1NP：一般来说，血脂异常可通过促进骨髓干细胞向脂肪细胞分化的作用优于向骨细胞分化的作用而影响骨重建。已有研究发现，在超重和肥胖的年轻女性中，高密度胆固醇水平与 sP1NP 浓度呈正相关。

（3）CTX：CTX 与 CVD 之间的关系是间接的，sPTH 升高会引起骨转换升高，sCTX 与 sPTH 呈正相关且对 sPTH 存在潜在影响。

（4）骨保护素：在骨代谢中调节作用主要通过骨保护素（OPG）/RANK/RANKL 系统来实现。可与 RANK 竞争性结合 RANKL，阻断破骨细胞（OC）的分化成熟，同时 OPG 还可影响 OC 的存活，从而抑制骨质吸收。研究显示，OPG 也是与心血管密切相关的因子。

① OPG 与血管钙化：OPG 不仅参与了骨的代谢过程，也参与了血管壁的钙化。流行病学调查发现很多绝经期后女性及骨质疏松症老年人同时伴有动脉钙化和心血管疾病。

② OPG 与动脉粥样硬化：近来研究发现，OPG 是一种重要的血管调节因子，与动脉粥样硬化（AS）密切相关。一项大规模调查表明，随着 OPG 浓度的升高，反映 AS 的颈动脉钙化和粥样斑块检出率明显增加，多元回归分析在调整年龄、性别、吸烟、个人或家族冠心病史、糖尿病、高脂血症后 OPG 四分位数与钙化积分、颈动脉斑块独立相关，是反映人类 AS 的一项新的生物指标。目前认为 OPG 对于 AS 的影响主要通过其抑制血管局部炎症免疫反应而起作用。AS 患者血清 OPG 水平是升高的，且血管壁中的 OPG 含量也是增加的。目前多数学者认为，血管病变 OPG 水平升高是机体的一种自我保护的代偿机制，OPG 水平升高不是 AS 的原因，而是防止血管进一步损伤、硬化的一种保护机制。

③ OPG 与腹主动脉瘤（AAA）：有研究发现，OPG 在 AAA 中的局部浓度分别是主动脉粥样硬化斑块及正常人主动脉的活检组织中的 3 倍和 8 倍。AAA 患者血清 OPG 浓度也明显升高。

④ OPG 与高血压：研究也表明高血压、非杓型血压和昼夜血压均升高患者的血清 OPG 水平。高血压伴视网膜病变、较高的 10 年心血管疾病发病风险、3 个或更多靶器官（心脏、血管、肾脏）损害、先前发生过缺血性心脏病患者的 OPG 水平也较高，从而提示 OPG 可作为高血压相关的血管病变，如血管内皮功能障碍和心血管风险的预测指标。

⑤ OPG 与 CAD：Jono 等对 201 例行冠状动脉造影的患者检测血清 OPG，结果显示随着冠状动脉病变支数及严重程度的增加，血清中 OPG 逐渐升高，多元 logistic 回归分析显示，血清中 OPG 与冠心病冠状动脉狭窄程度显著相关，而国内相关研究也得到了类似的结果。Sandberg 等通过对 100 例胸痛患者血浆 OPG 分析，显示血浆 OPG 水平在不稳定型心绞痛患者明显升高而在稳定型心绞痛及健康对照组则升高不明显。研究中获取 6 例急性心肌梗死患者的血栓物质，对其进行组织免疫组化染色，结果显示在易损斑块显示 OPG 系统强表达，从而提示 OPG 可能成为粥样斑块稳定性的指标。Crisafulli 等研究观察了急性心肌梗死患者血清 OPG 的变化，发现心肌梗死后 1h 血清 OPG 水平均显著高于无症状冠心病及健康对照组，心肌梗死后 1 周、4 周，OPG 水平显著下降，但 OPG 水平在急性心肌梗死组仍高于无症状冠心病组及健康对照组。进行 PCI 手术治疗的 ST 段抬高性心肌梗死患者血清 OPG 水平是远期死亡、再次心肌梗死、心力衰竭很好的独立预测因子。

骨代谢和心血管疾病的关系主要基于大量观察研究，今后有必要进一步探讨两者间是否存在因果关系及其潜在的作用机制。对于骨质疏松症患者，测定骨代谢指标除了评估骨转换水平外也有助于评估心血管疾病的发生风险，同时评估心功能则有助于预测将来发生骨折的危险程度。单纯抗骨质疏松症治疗，或单纯预防心血管疾病，无法获得理想效果时，须采用系统和综合治疗措施才能取得良好预后。

（游 利 陈 琳）

参 考 文 献

[1] Jabbar A, Pingitore A, Pearce SH, et al. Thyroid hormones and cardiovascular disease [J]. Nat Rev Cardiol, 2017, 14 (1):39–55.

[2] Razvi S, Jabbar A, Pingitore A, et al. Thyroid Hormones and Cardiovascular Function and Diseases [J]. J Am Coll Cardiol, 2018, 71(16):1781–1796.

[3] Biondi B. The Management of Thyroid Abnormalities in Chronic Heart Failure [J]. Heart Fail Clin, 2019, 15 (3): 393–398.

[4] Wei L, Zhao WB, Ye HW, et al. Heart Rate Variability in Patients with Acute Ischemic Stroke at Different Stages of Renal Dysfunction: A Cross–sectional Observational Study [J]. Chin Med J (Engl), 2017, 130(6):652–658.

[5] 中华医学会骨质疏松和骨矿盐疾病分会，中华医学会内分泌分会代谢性骨病学组. 甲状旁腺功能减退症临床诊疗指南 [J]. 中华骨质疏松和骨矿盐疾病杂志，2018, 11(4):323–337.

[6] Monticone S, D'Ascenzo F, Moretti C, et al. Cardiova–scular events and target organ damage in primary aldos–teronism compared with essential hypertension: a syste–matic review and meta–analysis.Lancet [J]. Diabetes Endocrinol, 2018, 6(1):41–50.

[7] 葛均波，徐永健，王辰. 内科学 [M]. 北京：人民卫生出版社，2018.

[8] Charmandari E, Nicolaides NC, Chrousos GP. Adrenal insufficiency [J]. Lancet, 2014, 383(9935):2152–2167.

[9] Sharma AN, Tan M, Amsterdam EA, et al. Acromegalic cardiomyopathy: Epidemiology，diagnosis, and management [J]. Clin Cardiol, 2018, 41(3):419–425.

[10] Azzalin A, Appin CL, Schniederjan MJ, ET AL. Comprehensive evaluation of thyrotropinomas: single–center 20–year experience [J].Pituitary, 2016, 19(2):183–193.

[11] Nazato DM, Abucham J. Diagnosis and treatment of TSH–secreting adenomas: review of a longtime experience in a reference center [J]. J Endocrinol Invest, 2018, 41(4):447–454.

[12] Charmandari E, Nicolaides NC, Chrousos GP. Adrenal insufficiency [J]. The Lancet, 2014, 383(9935):2152–2167.

[13] Palmeiro CR, Anand R, Dardi IK, et al. Growth Hormone and the Cardiovascular System[J]. Cardiology in Review, 2012, 20(4):197–207.

[14] 中华医学会糖尿病学分会. 中国 2 型糖尿病防治指南（2017 年版）[J]. 中华糖尿病杂志，2018,10(1):4–67.

[15] Jia G, Hill MA, Sowers JR. Diabetic cardiomyopathy: An update of mechanisms contributing to this clinical entity [J]. Circ Res, 2018, 122(4), 624–638.

[16] Lozano T, Ena J. Cardiovascular autonomic neuropathy in patients with diabetes mellitus [J]. Rev Clin Esp, 2017, 217(1): 46–54.

[17] Gerstein HC, Miller ME, et al. Action to Control Cardi–ovascular Risk in Diabetes Study Group, Effects of intensive glucose lowering in type 2 diabetes [J]. N Engl J Med, 2008, 358:2545–2559.

[18] Yang SW, Zhou YJ, Nie XM, et al. Effect of abnormal fasting plasma glucose level on all–cause mortality in older patients with acute myocardial infarction: results from the Beijing Elderly Acute Myocardial Infarction Study (BEAMIS) [J]. Mayo Clin Proc, 2011, 86:94–104.

[19] Control G, Turnbull FM, Abraira C, et al. Intensive glucose control and macrovascular outcomes in type 2 diabetes [J]. Diabetologia, 2009, 52:2288–2298

[20] Jellinger PS, Handelsman Y, Rosenblit PD, ET AL. American Association of Clinal Endocrinoloists and American Colloge of Endocrinology Guidelines for Management of Dyslipidemia and Prevention of Cardiovascular Diease [J]. Endocr Pract, 2017:1–87.

[21] 中国成人血脂异常防治指南修订联合委员会. 中国成人血脂异常防治指南（2016 年修订版）[J]. 中国循环杂志，2016, 31(10):937–753.

[22] Barter P, Gotto AM, LaRosa JC, et al. Treating to New Targets Investigators. HDL cholesterol, very low levels of LDL cholesterol，and cardiovascular events [J]. N Engl J Med, 2007, 357(13):1301–1310.

[23] Lan M, Liu B, He Q. Evaluation of the association between hyperuricemia and coronary artery disease: A STROBE–compliant article [J]. Medicine (Baltimore)，2018, 97(44):e12926.

[24] Huang H, Huang B, Li Y, et al. Uric acid and risk of heart failure: a systematic review and meta–analysis [J]. Eur J Heart Fail, 2014, 16(1):15–24.

[25] Liu FZ, HT Liao, WD Lin, et al. Predictive effect of hyperuricemia on left atrial stasis in non–valvular atrial fibrillation patients [J]. Int J Cardiol, 2018, 258:103–108.

[26] 廖二元，袁凌青. 内分泌代谢病学 [M]. 北京：人民卫生出版社，2019.

[27] 王建枝，钱睿哲. 病理生理学 [M]. 第 4 版. 北京：人民卫生出版社，2018.

[28] Severino P, Netti L, Mariani MV, et al. Prevention of Cardiovascular Disease: Screening for Magnesium Deficiency [J]. Cardiol Res Pract, 2019, 5: 4874921.

[29] Legarth C, Grimm D, Wehland M, et al. The Impact of Vitamin D in the Treatment of Essential Hypertension [J]. International journal of molecular sciences, 2018, 19(2):455.

[30] Pedersen S, Mogelvang R, Bjerre M, et al. Osteoprotegerin predicts long-term outcome in patients with ST-segment elevation myocardial infarction treated with primary percutaneous coronary intervention. Cardiology, 2012, 123 (1): 31-38.

第 18 章

心血管疾病对内分泌系统的影响

一、高血压与内分泌系统代谢异常

高血压是最常见的慢性非传染性疾病，是全球疾病负担最重的疾病，也是中国面临的重要公共卫生问题。目前研究发现，原发性高血压常常伴随以胰岛素抵抗为代表的内分泌系统改变。而在继发性高血压中，如嗜铬细胞瘤、原发性醛固酮增多症等内分泌激素变化的病因也不能忽略。因此，明确高血压疾病与内分泌的关系十分必要。

（一）高血压与胰岛素抵抗

流行病学数据早就提示了胰岛素抵抗和高血压之间可能存在的联系，并且研究提示，空腹胰岛素水平与高血压之间的关联不随年龄、体重及血糖水平变化而变化。但是胰岛素抵抗与高血压之间具体的机制一直未被阐明。由于伴随胰岛素抵抗的高血压患者降压治疗较单纯高血压患者更为复杂，因此厘清两者之间关系对于高血压患者的管理至关重要。

1. 高血压是否会导致胰岛素抵抗

有动物研究资料证明，高血压会使胰岛素介导的糖代谢明显减弱，但后续研究并不能验证这个试验结果，并且从临床研究数据上来看，胰岛素抵抗在继发性高血压患者中不常见，降血压治疗也难以缓解胰岛素抵抗。因此，高血压并不是导致胰岛素抵抗的原因。

2. 胰岛素抵抗是否会导致高血压

一些学者猜想，高血压与胰岛素抵抗导致高胰岛素血症是否存在一定的关系。在高血压患者中，胰岛素抵抗及高胰岛素血症发病率明显高于血压正常的人，但胰岛素瘤患者的高血压患病率与常人并无差异。胰岛素瘤导致的血胰岛素水平仅在空腹状态下轻微升高，胰岛素抵抗可导致血胰岛素水平显著升高并且持续整日。这两种不同的高胰岛素血症模式对于血压是否会有不同的影响效果值得探究。另外有研究发现，胰岛素通过内皮一氧化氮合酶的作用，具有直接的血管舒张作用，但在胰岛素抵抗情况下这种胰岛素介导的内皮血管舒张作用被大大减小。在 2 型糖尿病患者中，胰岛素用量降低会导致血压的下降，而当患者无法用口服降糖药很好地控制血糖时，加用胰岛素会使患者血压升高。有学者提出假设：胰岛素抵抗通过提高血中胰岛素浓度影响交感神经活动从而导致高血压，但这仍旧未能解释胰岛素瘤患者中高血压发病率与正常人群没有差异等现象。

3. 胰岛素抵抗是否与高血压存在相同的病因

胰岛素抵抗与高血压常常同时存在，然而这两者之间似乎又没有明确的直接因果联系，这一现象让部分学者想到胰岛素抵抗与高血压是否存在相同的病因？这一病因是否才是导致胰岛素抵抗与高血压存在关联的原因？据报道，肾素 – 血管紧张素 – 醛固酮系统（RAAS）可能是连接胰岛素抵抗与高血压的关键节点。在胰岛素抵抗大鼠模型中，使用血管紧张素转化酶抑制药（ACEI）或血管紧张素Ⅱ1型受体（AT1-R）阻断药进行 RAAS 阻断可降低胰岛素、三酰甘油、游离脂肪酸和血压的水平。体内与体外实验均证明血管紧张素Ⅱ（AngⅡ）可以提高胰岛素敏感性。另外，AngⅡ在血压调节中也起到重要作用。其作用于 AT1R，使小动脉平滑肌收缩，刺激肾上腺皮质球状带分泌醛固酮，通过交感神经末梢突触前膜的正反馈使去甲肾上腺素分泌增加，这些作用均可使血压升高。因此，AngⅡ可能就是高血压与胰岛素抵抗常伴随出现的根本原因。但是这其中更深一层的机制仍值得进一步探究。胰岛素抵抗作为原发性高血压的常见伴发疾病，对于高血压的诊断、治疗和预后有重要意义，阐明胰岛素抵抗与原发性高血压之间的关系能有助于高血压的防治，这需要深入基础研究和进一步临床研究。

（二）高血压与内分泌激素代谢异常

1. 恶性高血压与内分泌激素代谢异常

长期持续高血压使肾小球内囊压力升高，肾小球纤维化、萎缩，肾动脉硬化导致肾实质缺血和肾单位不断减少。慢性肾衰竭是长期高血压的严重后果之一，而恶性高血压时，可在短期内出现肾衰竭。肾脏是重要的内分泌器官，参与多种内分泌激素代谢。肾脏功能异常可导致多种内分泌激素异常，如促红细胞生成素减少可引起肾性贫血；25-羟维生素 D_3 障碍和肾小管对甲状旁腺激素的反应低下可导致钙、磷代谢失调和肾性骨病。

2. 继发性高血压与内分泌激素代谢异常

继发性高血压是指由某些确定的疾病或病因引起的血压升高，约占所有高血压的 5%。继发性高血压尽管所占比例不高但是绝对人数相当较多，而且某些继发性高血压，如原发性醛固酮增多症、嗜铬细胞瘤、肾素内分泌瘤等均与内分泌因素有密不可分的关系。提前关注到这一类高血压中的内分泌因素，并对因处理，有助于提高治

愈率并及时阻止病情进展。

醛固酮分泌过多可导致高血压的发生。此型高血压常伴随低钾，可有肌无力、周期性瘫痪、烦渴、多尿等症状。实验室检查有低血钾、高血钠、代谢性碱中毒、血肾素活性降低、血浆和尿醛固酮增多等。血浆醛固酮 / 血浆肾素活性比值增大有较高诊断敏感性和特异性。一般需要加用降压药物治疗，选择醛固酮拮抗药螺内酯和长效钙通道阻滞剂。当临床上高血压发作表现为阵发性血压升高伴心动过速、头痛、出汗、面色苍白，需要测定其血或尿儿茶酚胺或其代谢产物，如有明显增高提示患者可能患有嗜铬细胞瘤。超声、放射性核素、CT 或 MRI 可作定位诊断，手术切除肿瘤是最佳疗法。当高血压患者伴有向心性肥胖、满月脸、水牛背、皮肤紫纹、毛发增多、血糖增高等表现时，需要关注患者是否有皮质醇增多症。24h 尿 17-羟和 17 酮类固醇增多，地塞米松抑制试验和肾上腺皮质激素兴奋实验有助于诊断。颅内蝶鞍 X 线检查、肾上腺 CT、放射线核素肾上腺扫描可确定病变部位。治疗主要采取手术、放疗和药物方法根治病变本身，降压治疗可采用利尿药或与其他降压药物联合应用。

（徐 磊 胡琴丰）

二、心力衰竭与内分泌系统代谢异常

（一）心力衰竭

心力衰竭是目前疾病负担最重及死亡率最高的心血管疾病之一。得益于过去数十年对其神经内分泌的研究进展带来的药物方面的突破，其死亡率明显下降。然而截至目前，心力衰竭对国家以及患者本身均是一个沉重负担，因此迫切需求新疗法和新药物来辅助治疗心力衰竭。

（二）心力衰竭时的内分泌系统代谢异常

在过去数十年中，研究发现心力衰竭晚期甚

至早期存在部分激素的变化，如糖皮质激素、生长激素、雄激素等均会发生变化，有学者将这种多种激素出现变化的情况命名为多激素缺乏综合征。

目前研究显示，在心力衰竭患者中，多个激素系统如生长激素（GH）、甲状腺激素、雄激素及胰岛素均有明显的变化。心力衰竭时交感神经兴奋性增强，大量肾上腺素（E）、去甲肾上腺素（NE）释放入血，副交感神经功能障碍。心力衰竭时，RAAS失衡。肾脏低灌注刺激肾小球旁体的 β_1 受体，使得RAAS异常激活，加重心脏损伤和心功能恶化。心力衰竭时，心房牵张受体敏感性下降，使得精氨酸加压素（AVP）分泌增加，导致血浆AVP水平升高。此外，心力衰竭时，血液循环中脑钠肽、内皮素水平升高。

1. 心力衰竭与雄激素

(1) 雄激素与慢性心力衰竭的预后：大规模的人群研究证明雄激素水平与慢性心力衰竭临床预后有一定的关联。EPIC-Norfolk研究特别指出，血清睾酮水平最高的1/4患者的心血管死亡风险比之睾酮最低的1/4患者要低25%～30%。在另一项研究随访接受冠脉造影术的男性人群7.7年后发现，游离睾丸激素是慢性心力衰竭死亡率的一个独立预测指标。

除此之外，雄激素对慢性心力衰竭的患者预后具有直接影响。在Jankowska等的一项研究收集了男性心力衰竭患者中，总睾丸激素、硫酸脱氢表雄酮（DHEA-S）、胰岛素样生长因子-1（IGF-1）的血清水平，并发现每种合成代谢激素的缺乏均是预后不良的独立标志。

(2) 心力衰竭中的雄激素疗法：目前，已有部分靶向雄激素的心力衰竭治疗方案，并且提示雄激素疗法在心力衰竭中的积极作用。Pugh等开展的一项研究中，外源性补充雄激素（100mg/每2周，肌内注射）12周后，可以显著增加患者步行距离。另外一项持续12周的双盲随机临床研究表明，长效雄激素补充可以显著改善心力衰竭

患者一些替代指标（如耗氧量、通气效率、肌肉力量等），提示心力衰竭患者可以从中获取收益。此外，部分研究结果显示雄激素能够显著改善心力衰竭患者的胰岛素抵抗症状，提示雄激素可能与慢性心力衰竭患者的代谢存在某种关联。

2. 心力衰竭与GH/IGF-1

(1) GH/IGF-1与心力衰竭及其进展：部分心血管组织可产生IGF-1，现有大量证据支持GH/IGF-1在心血管系统中发挥重要作用。大多数研究提示，慢性心力衰竭患者IGF-1水平较低，并且较低的IGF-1水平通常提示的较差的预后，反映在功能指标上表现为肌肉力量较差及神经内分泌系统过度活跃。另一项规模更大的研究表明，慢性心力衰竭患者中，生长激素缺乏的比例高达30%。也有一些研究尝试用IGF-1作为慢性心力衰竭死亡率的有效预测指标。Jankowska等发现较低的IGF-1与心力衰竭较高死亡率有关。但另一项研究却发现，相比于独立的IGF-1水平，GH/IGF-1比值升高能够更好地预测更高的死亡率。然而另外一项在丹麦进行的研究表明，IGF-1与慢性心力衰竭及进展并无明显关联。

以上这些研究之间的矛盾之处可能是多种因素影响所致，包括患者的测定方法、性别、疾病严重程度、患者治疗方案等。由于GH/IGF-1系统的复杂性，单个的因子水平（如IGF-1水平）可能无法反映其实际活动。

(2) GH治疗与慢性心力衰竭：1996年，GH替代治疗首次应用在7位特发性心肌病患者身上并使患者获取了一定收益。一项Meta分析证实，GH治疗可以对慢性心力衰竭患者的许多心血管指标产生有益作用。在另外一项研究显示，在GH治疗期间，IGF-1的上升与左心室射血分数上升存在某种关联。Cittadini等选择了慢性心力衰竭和GH缺乏并存的患者，进行了为期6个月的GH治疗，患者的运动功能及血流动力学均得到了明显改善。

3. 心力衰竭与胰岛素抵抗

(1) 慢性心力衰竭与胰岛素抵抗之间存在双向联系：胰岛素抵抗可以作为一个独立危险因素预测慢性心力衰竭，并且慢性心力衰竭患者易患胰岛素抵抗或明显的糖尿病。心力衰竭时，胰岛素抵抗的代谢后果包括心肌中底物从葡萄糖摄取转变为脂肪酸氧化，从而导致能量代谢受损引起游离脂肪酸过量，影响心脏的舒张与收缩功能。

(2) 胰岛素抵抗治疗与心力衰竭：有研究证明胰岛素抵抗可以作为心力衰竭一个重要的治疗靶点，但是大多数能够改善胰岛素抵抗的药物对于慢性心力衰竭也有不良影响。因此，阐明心力衰竭导致胰岛素抵抗的具体机制有望开发出改善心力衰竭患者胰岛素抵抗的药物。

慢性心力衰竭通常代表着较差的预后。而心力衰竭时内分泌改变可以作为一个崭新的治疗靶点。关注心力衰竭时内分泌改变，并以此为依据将心力衰竭患者分群，给予对应的治疗，这可能是未来心力衰竭治疗的新方向。

（徐　磊　胡琴丰）

三、动脉粥样硬化与内分泌系统代谢异常

（一）动脉粥样硬化

动脉粥样硬化是一种称为动脉硬化的血管病，且是其中常见而最重要的一种，可影响心、脑、肾、眼等脏器及外周血管的动脉系统。脂质代谢紊乱是动脉粥样硬化病变的基础，其特点病变从动脉内膜开始，通常脂质和复合糖类首先积聚，出血及血栓形成，进而纤维组织增生及钙质沉着，并有动脉中层的蜕变和钙化，导致动脉壁增厚变硬、血管腔狭窄。由于积聚在动脉内膜中的脂质具有黄色的动脉瘤样外观，因此被称为动脉粥样硬化。

动脉粥样硬化不再被认为是单纯的动脉壁脂质堆积疾病。Ross 教授于 1999 年提出"动脉粥样硬化是一种炎症性疾病"的观点。炎症反应贯穿于动脉粥样硬化的全过程。炎症是具有血管系统的生物体对损伤因子的复杂防御反应。多种炎症介质参与动脉粥样硬化病变的形成与发展。

（二）动脉粥样硬化与糖尿病

2 型糖尿病和动脉粥样硬化均严重影响人类健康，但其病因和发病机制尚未完全阐明。目前，动脉粥样硬化和 2 型糖尿病均被认为是炎症性疾病。炎症因子与糖尿病和心血管疾病之间的关系已受到广泛关注，糖尿病和心血管疾病是否具有共同的炎症病理基础需要进一步证实。有研究旨在通过观察正常糖耐量者、糖耐量异常者、2 型糖尿病不伴和伴大血管并发症的患者相关炎性标志物水平变化情况及颈动脉内膜中层厚度，以分析炎症反应与糖尿病及动脉粥样硬化的相互关系。结论表明，在不同糖代谢阶段，糖耐量异常阶段炎症反应最强，而糖尿病出现大血管并发症后炎症反应可能较无大血管并发症时有所增强。各种非特异性炎性标志物可能联合起来，对不同糖代谢阶段的炎症反应有影响，但与动脉粥样硬化无明显相关性。

（三）急性冠脉综合征与内分泌系统代谢异常

1. 急性冠脉综合征

冠状动脉粥样硬化性心脏病简称冠心病，指由于冠状动脉粥样硬化使管腔狭窄或阻塞导致心肌缺血、缺氧而引起的心脏病，为动脉粥样硬化导致器官病变的最常见类型。冠心病的发病率和死亡率逐年上升，严重威胁人类健康。冠心病是 80% 以上心脏性猝死的病因，我国冠心病发生率仍呈不断升高的趋势。急性冠脉综合征（acute coronary syndrome，ACS）是冠心病的危重形式，占冠心病患者的 30%～40%。ACS 是冠心病猝死中最常见的病因，其发生率甚至大于心律失常。

2. 急性冠脉综合征与糖代谢异常

近年来，大规模的临床研究发现冠心病患者糖代谢异常的发生率显著增加。口服葡萄糖耐量试验（OGTT）测量表明，相比于空腹血糖异常的患者，餐后葡萄糖异常的患者更多。国外的前瞻性研究显示，引起冠心病的糖尿病危险因素可以从糖尿病的早期开始，也可以在糖尿病临床症状发作之前很多年开始，并且可以在葡萄糖耐量受损（IGT）时期开始，它甚至可能在 IGT 之前就存在。因此，对急性冠脉综合征和糖代谢异常的研究具有重要的临床意义。

先前非糖尿病 ACS 患者的 OGTT 检查表明，2 型糖尿病或糖耐量受损的发生率可高达 65%。无论患者是否有糖尿病，入院时均显示血浆葡萄糖和糖化血红蛋白水平升高。在 ST 段抬高型心肌梗死患者中，入院血糖已成为患者充血性心力衰竭和死亡的主要独立预测因子。空腹血糖比入院时随机血糖更能准确预测早期死亡率。在没有糖尿病史的 ACS 患者中，血糖升高可能反映了既往未诊断的糖尿病。一项研究的对象为在症状发作后 6h 内接受再灌注治疗的急性前壁心肌梗死患者，发现再灌注前持续性高血糖患者的心功能显著低于无持续性高血糖的患者，提示持续性高血糖对心脏功能的影响较大。

3. 急性冠脉综合征与甲状腺激素代谢异常

ACS 患者的甲状腺激素也有异常变化。ACS 患者在发生急性冠状动脉后，血清游离三碘甲状腺原氨酸（FT_3）降低，反三碘甲状腺原氨酸（rT_3）增加。其机制可能为应激状态抑制了 5'-脱碘酶的活性，从而导致外周组织中三碘甲状腺原氨酸（T_3）的产生减少。体内细胞因子的增加会抑制促甲状腺激素释放激素（TRH）、T_3、甲状腺结合球蛋白（TBG）的合成，从而引起 T_3、促甲状腺激素（TSH）的水平下降。在氧供不足的情况下，人体会通过降低甲状腺激素（T_3、T_4）总量的分泌，减少 T_4 向 T_3 的转化，进而降低机体代谢，从而减少人体对氧气和能量的消耗。

近年来，内分泌系统与心血管系统的关系逐渐为人们所认识和关注，内分泌代谢异常会引起心血管系统疾病，心血管疾病也会影响内分泌系统的异常。未来需要更加关注及更深入地研究心血管系统对内分泌系统的影响，以及内分泌系统与心血管系统间的相互作用，为临床疾病的诊治提供更多的指导和建议。

（徐　磊　章金廷）

参 考 文 献

[1] Pradeepa R, Surendar J, Indulekha K, et al. Relationship of diabetic retinopathy with type 2 diabetes: the Chennai Urban Rural Epidemiology study (CURES) eye study-3 [J]. Diabetes Technology & Therapeutics, 2015, 17(2):112–118.

[2] Smith W, Malan NT, Schutte AE, et al. Retinal vessel caliber and its relationship with nocturnal blood pressure dipping status: the SABPA study [J]. Hypertension Research, 2016, 39(10):730–736.

[3] Varghese M, Adhyapak SM, Thomas T, et al. The association of severity of retinal vascular changes and cardiac remodeling in systemic hypertension [J].Therapeutic Advances in Cardiovascular Disease, 2016, 10(4):224–230.

[4] Douglas P Zipes. Braunwald 心脏病学 [M]. 第 2 版 . 陈灏珠，译 . 北京：人民卫生出版社，2007:1921.

[5] Long E, Ponder M, Bernard S. Knowledge, Attitudes, and Beliefs Related to Hypertension and Hyperlipidemia Self-Management among African-American Men Living in the Southeastern United States [J]. Patient Education & Counseling, 2017, 100(5):1000–1006.

[6] Loriaux, DL.Diagnosis and Differential Diagnosis of Cushing's Syndrome [J].N. Engl. J. Med, 2017, 376(15): 1451–1459.

[7] Elagizi A, Köhler TS, Lavie CJ. Testosterone and Cardiovascular Health [J]. Mayo Clinic Proceedings, 2018, 93

(1): 83–100.

[8] Perrone–Filardi P, Paolillo S, Costanzo P, et al. The role of metabolic syndrome in heart failure [J]. European Heart Journal, 2015:ehv350.

[9] Khaw K T, Dowsett M, Folkerd E, et al. Endogenous testosterone and mortality due to all causes, cardiovascular disease, and cancer in men: European prospective investigation into cancer in Norfolk (EPIC–Norfolk) Prospective Population Study [J]. Circulation, 2007, 116(23): 2694–2701.

[10] Wehr E, Pilz S, Boehm BO, et al. Low free testosterone is associated with heart failure mortality in older men referred for coronary angiography [J]. European journal of heart failure, 2011, 13(5): 482–488.

[11] Jankowska EA, Drohomirecka A, Ponikowska B, et al. Deficiencies in circulating testosterone and dehydroepiandrosteronesulphate, and depression in men with systolic chronic heart failure [J]. European journal of heart failure, 2010, 12(9): 966–973.

[12] Caminiti G, Volterrani M, Iellamo F, et al. Effect of long–acting testosterone treatment on functional exercise capacity, skeletal muscle performance, insulin resistance, and baroreflex sensitivity in elderly patients with chronic heart failure a double–blind, placebo–controlled, randomized study [J]. Journal of the American College of Cardiology, 2009, 54(10): 919–927.

[13] Doehner W, rauchhaus M, Ponikowski P, et al. Impaired insulin sensitivity as an independent risk factor for mortality in patients with stable chronic heart failure [J]. Journal of the American College of Cardiology, 2005, 46(6): 1019–1026.

[14] Bartnik M, Ryden L, Ferrari R, ET AL. The prevalence of abnormal glucose regulation in patients with coronary artery disease across Europe: The Euro Heart Survey on diabetes and the heart [J]. Eur Heart J, 2004, 25(21):1880–1890.

[15] Hu DY, Pan CY, Yu JM, et al. The relationship between coronary artery disease and abnormal glucose regulation in China: the China Heart Survey [J]. Eur Heart J, 2006, 27(21):2573–2579.

[16] Suleiman M, Hammerman H, Boulos M, et al. Fasting glucose is an important independent risk factor for 30–day mortality in patients with acute myocardial infarction [J]. Circulation, 2005, 111(6):754–760.

[17] Iervasi G, Pingitore A, Landi P, et al.Low–T_3 syndrome: a strong prognostic predictor of death in patients with heart disease [J]. Circulation, 2003, 107(5):708–713.

第五篇

呼吸内分泌学

主　编　张　波　张　旻
副主编　蔡晓频　洪　靖　包爱华　丁凤鸣

第 19 章

呼吸系统的内分泌功能

20 世纪 60 年代，由于对前列腺素的分离提纯、胺前体摄取和脱羧细胞（APUDcell）系统的深入了解，以及到 20 世纪 80 年代对心血管内分泌功能的发现和近年对细胞因子功能的深入认识，使人们清楚地看到，在经典内分泌系统外还存在着一个广阔的领域——弥散性激素分泌系统和器官激素分泌系统，这些系统所分泌的肽类、胺类物质，通过旁分泌、自分泌甚至内分泌方式，维持机体内环境稳定，给内分泌腺某些激素的作用提供了精细调节的网络系统。有些在发挥自身作用时则需要特定的内分泌激素作为介导，有些则与内分泌激素一道发挥"双效应"；反之，如果它们失调同样也导致功能障碍和疾病。

一、肺部内分泌系统概述

（一）肺也是一个内分泌器官

肺脏的主要功能是呼吸，包括通过吸气和呼气动作完成与外界大气的气体流动，实现通气功能，以及促进氧气和二氧化碳在肺泡毛细血管网的交换，实现换气功能，从而维持生命必需的血氧供应和内环境稳定，但这并非是肺脏的唯一功能。由于肺部具有较高的代谢活性，因此还具很多其他的功能，如很早就认识到一部分肺组织可以产生和代谢花生四烯酸的衍生物、前列腺素和白三烯类。在肺部的这些组织中，肺血管内皮组织发挥的作用尤其重要，不仅可以代谢局部产生的一些物质，还可以影响其他部位随血流转运至其旁的一些物质，如血管紧张素 I 向血管紧张素 II 的转化。由于这些被肺组织代谢或影响的物质会在远隔部位发挥化学信使的作用，影响其他组织的功能，因此某种意义来看肺脏和许多其他脏器同样具有了内分泌功能。

（二）肺部内分泌细胞的种类及分布

肺部内分泌细胞分为孤立和簇状两种存在式。孤立细胞存在于从咽部到气管乃至于肺泡的各级结构，以及较大的传导性气道内黏液分泌腺体内。肺内支气管和远端细支气管分布着数量巨大的孤立性分泌细胞，并可由于肺部罹患不同的疾病而发生改变。

与孤立细胞不同，簇状肺内分泌细胞分布更多的是在肺内支气管，尤其常见于支气管分叉处。在远端气道特别是终末细支气管内，簇状内分泌细胞数量要多于孤立的内分泌细胞。人体解剖研究发现，约每 2500 个上皮细胞中就有一个内分泌细胞，70% 的内分泌细胞位于支气管，24% 位于终末细支气管，只有 4% 位于肺泡管。所有内分泌细胞中，孤立型占绝大多数，只有少部分簇状内分泌细胞被发现，全部位于终末细支气管或肺泡管。研究发现，不同个体之间及同一肺脏不同肺叶之间，内分泌细胞数量均没有显著差异。

（张　旻　包爱华）

二、肺脏分泌旁分泌激素／细胞因子／免疫因子的细胞

（一）Ⅱ型肺泡上皮细胞

Ⅱ型肺泡上皮细胞，又称肺泡立方上皮细胞、大肺泡细胞、角细胞及壁龛细胞等，位于肺泡壁上，为立方形，占肺实质细胞的15%～16%，覆盖肺泡表面积的10%。此类细胞含有较多的细胞器，如高尔基复合体、粗面内质网、核糖体、多囊泡体及线粒体，细胞有嗜银板层体，主要分泌并合成肺泡表面活性物质。

（二）肺血管内皮细胞

肺血管内皮细胞（EC）覆盖血管腔表面，并与血液成分直接接触，且有独特的结构－细胞膜反折而形成大小不等的小囊泡（caveolar），其开口处由一极薄的隔膜（diaphragm）遮盖，使其形成血细胞不能进入而血液循环物质可透过微循环"室"，EC的腔壁表面存在各种酶及受体，能迅速进行生物化学反应，释放或代谢灭活各种生物活性物质。加上EC表面的指状突起（figer-like projection），使EC接触表面明显增加，有助于加速代谢。EC分泌前列腺素Ⅰ（PGI）、内皮舒张因子（endothelial relaxing factor）、内皮收缩因子（endothelial constricting factor）、血管紧张素-2（AT-2），维持血管的渗透性和舒缩功能，并能清除组胺、5-羟色胺、二磷酸腺苷等物质。

（三）肥大细胞

肥大细胞（mast cell）位于肺小血管周围、肺泡间质和支气管壁，细胞中充满嗜碱颗粒，当受到刺激脱颗粒时释放出组胺及其他生物活性物质，如某些肽类酶、肝素等，引起支气管哮喘。

（四）神经分泌细胞

神经分泌细胞（Kulchitsky cell）起源于胚胎神经嵴，属于APUD细胞的一种，其主要作用是合成和分泌生物胺和多肽类激素。

（五）肺泡巨噬细胞

肺泡巨噬细胞（alveolar phagocyte）含有丰富的蛋白水解酶，肺泡巨噬细胞能产生多种细胞因子，它们在肺防御、肺组织重建和纤维化过程中起重要作用。内毒素（endotoxin）是体外促肺泡巨噬细胞产生细胞因子的主要刺激物，使其产生大量的IL-6和TNF及少量IL-1β，防止日常吸入的微粒引发肺炎。轻度或中度入侵，可能不致引起炎症反应。肺巨噬细胞还能产生IL-8、TGF-β、PDGF样肽、TGF-α、IGF-1和IFNγ。巨噬细胞产生的细胞因子中，IL-1β和TNF对IL-8的生成有诱导作用，提示IL-8产生是通过自分泌和旁分泌方式调节的。肺泡巨噬细胞分泌的IL-8使中性粒细胞汇集入肺，PDGF样肽、TGF-α、IGF-1、TGF-β、IFNγ、IL-1和TNF相互作用，对细胞和纤维化反应也有调节作用。

（张 旻 包爱华）

三、肺脏可分泌的血管活性物质

（一）调节肺功能肾素－血管紧张素－醛固酮系统

肾素－血管紧张素－醛固酮（RAAS）系统不仅存在血液循环中，肺脏也是RAA合成与代谢的主要器官，肺血管内皮细胞含有丰富的血管紧张素转换酶（ACE），是循环血中血管紧张素（AT）-1转变为AT-2的主要场所，AT-2在ACE的作用下代谢为无活性的AT-3，进一步代谢为无活性肽，AT-2刺激醛固酮的合成分泌，影响水盐代谢。急性缺氧时，ACE活性下降。由于ACE是一种激肽酶（kininase），激活舒张血管的缓激肽酶，因此ACE活性下降可减弱缺氧

的加压反应。一些影响肺部通气功能障碍的疾病（如阻塞性肺气肿、肺结节病）ACE 活性升高，当治疗好转时下降，因此 ACE 的活性可作为疾病进展或追踪疗效的有用指标。激活肺循环和肺实质局部 RAA，能通过增加血管渗透性、血管紧张度和成纤维细胞活性等多种机制造成肺损伤，运用 ACE 抑制药（ACEI）和 AT-2 受体拮抗药（ARB）可使实验性肺损伤减轻，提示 RAA 系统激活在其发病过程中的作用及此类药物在弥漫性肺部疾病中的治疗意义。

（二）前列腺素系统

前列腺素主要在组织器官局部起调节作用。天然前列腺素（PG）有 20 多种，按 5 碳环结构分为 A、B、C、D、E、F 等 9 类。机械、物理和化学刺激，IgE 介导的 I 型变态反应，肺泡缺氧，各种因素引起的肺栓塞均可激活细胞膜磷脂酶 A_2（phospholipase A_2），使细胞膜磷脂裂解，形成 PG 的前体花生四烯酸（AA）。AA 在环氧酶作用下，形成极不稳定的中间产物——内过氧化物（PGG 和 PGH），继而转化为各种前列腺素。除 PGI 和 PGA 外，其他 PG 在肺脏被 15-羟 -PG 脱氢酶灭活。PG 主要作用有 3 点：①调节肺血容量。低氧性肺动脉高压时有 PGF2a 样物质的释放，静注 PGI，或雾化吸入均可使肺血管阻力降低。采用血栓素合酶抑制药与硝苯地平（心痛定）联合治疗，可使肺和肺血管阻力明显下降。应用 PGI 可预防或治疗内毒素所致的肺损伤；②血栓素 A_2（TXA_2）是引起支气管哮喘的重要介质之一，组胺和白三烯引起 TXA_2 释放，加重支气管哮喘。哮喘发作时，PGF2a 的释放增加，哮喘患者雾化吸入 PGF2a 时支气管收缩反应的敏感性比正常人高 8000 倍，提示支气管哮喘对 PG 有特异性反应。β 受体激动药可阻止白三烯和组胺引起的 TXA_2 释放而起治疗作用，吸入 PGI 能防止运动和其他刺激诱发的哮喘发作，用 PG 辅以 β 受体激动药喷雾可治疗支气管哮喘；③改善心、脑、肾动脉

硬化，糖尿病的神经血管等病变。因它能使小血管平滑肌扩张，可改善因动脉硬化引起的心脑供血不足，增加微循环的灌注。

（三）内皮素——一氧化氮系统

在肺部，一氧化氮合酶（NOS）不仅存在于血管内皮细胞，亦广泛存在于支气管树的自主神经纤维，其中与气道平滑肌舒张有关的非胆碱能、非肾上腺能神经末梢释放的主要递质是一氧化氮（NO）。

1. 一氧化氮

NO 是内皮细胞源性舒张因子（EDRF）的重要成分，它是由 L- 精氨酸在 NOS 作用下生成的。生理情况下，当血管内皮细胞受到剪切力等作用时，可持续产生少量 NO，在维持血管基础张力，抑制血小板聚集，抑制组织增殖，神经传递及免疫学方面有重要作用。NO 既有血管内皮舒张作用，又有氧自由基性质。在慢性缺氧时大量产生的 NO 与氧自由基反应生成大量含氮氧自由基，这不仅减弱了 NO 的血管舒张作用，并与缺氧引起的血管内皮收缩因子协同作用，导致肺血管收缩及平滑肌增生。肺内产生的 NO 参与通气 / 血流比值的调节。NO 通道支配肺动脉神经末梢释放兴奋性神经递质，肺动脉内存在着 NO 的基础释放，可能是维持肺循环低张、低压状态的一个重要因素。

2. 内皮素

内皮素（ET）主要是以 ET-1 和巨 -ET 两种形式存在，还有少量的 ET-3。ET 通过肺血管内皮细胞的 ET-B 受体促进 EDRF 和 PGI_2 的释放，引起肺血管的舒张。气管上皮含有巨 -ET 转换酶（ECE），可促使巨 -ET 转变为 ET-1。体内 ET 约有 30% 由肺清除，有一种中性内肽酶，可水解 ET 分子的两个肽键，使其失活。同时，肺组织中分布有密集的 ET 受体。因此，肺不仅是 ET 合成、分泌代谢的主要场所，还是 ET 的靶器官。气管、支气管有较多对 ET-1 具有高度亲

和力的特异性结合位点。ET 是较强的气管平滑肌收缩药，致支气管痉挛作用比白三烯 D_4 强 4 倍。不论是呼吸道或经静脉给药，ET 均可致气管、支气管和细支气管持续性强烈收缩。ET-1 的收缩效应强度最高，诱发支气管收缩反应起效缓慢，持续时间长。ET 的收缩作用通过 ETA 受体起作用，特异性 ETA 受体拮抗药 BQ123 可抑制 ET-1 收缩气管的作用。ET-1 能刺激培养的动物气管上皮细胞和肺泡巨噬细胞合成花生四烯酸及其代谢产物，如 PGE_2、PGF_2、PGD_2。这些代谢产物有使气管收缩作用，ET 还能刺激血小板活化因子（PAF）、白三烯、组胺及氧自由基的生成和释放，参与支气管收缩，血小板活化因子受体拮抗药、白三烯 D_4 受体拮抗药、吲哚美辛、TXA_2 受体拮抗药等对 ET 的收缩支气管作用有不同程度的抑制效应，但不被肾上腺素、异丙肾上腺素和阿托品阻滞，也不受地塞米松的影响。一般认为，ET 致气管平滑肌收缩的机制，是通过激活 L 型 Ca^{2+} 通道使细胞外液 Ca^{2+} 内流及 ET 与受体结合后产生磷酸肌酸而使细胞储存 Ca^{2+} 释放的结果。此外，ET 还诱导支气管黏膜下腺体分泌，增加血管通透性，导致黏膜水肿。

（四）其他血管活性物质

肺脏分泌的血管活性物质还有组胺、心钠素、白三烯、肿瘤坏死因子等。

1. 组胺

组胺的主要作用是引起支气管平滑肌收缩，使血管通透性增加，黏膜水肿、黏液分泌增加、肺血管收缩及肺内血小板聚集，引起其他血管活性物质释放 [如 PG、血小板激活因子（PAF）及白三烯]。体内组胺有两种受体，即 H_1 和 H_2，H_1 受体与血管通透性和肺血管平滑肌及气道平滑肌收缩有关，H_1 受体效应可被组胺 H_1 受体拮抗药 [苯海拉明、氯苯那敏（扑尔敏）等] 阻断。H_2 受体效应与胃酸分泌和子宫松弛有关，不被 H_1 受体拮抗药所阻断。

2. 心钠素

除心脏外，肺也是分泌心钠素（ANP）的重要器官之一。肺脏 ANP 作用有 3 方面：①利钠利尿作用，肺分泌的 ANP 和心房分泌的 ANP 一样促使机体利尿和排钠；②扩张肺动脉和支气管，并能拮抗组胺或去甲肾上腺素引起的肺动脉和支气管痉挛；③静脉注射 ANP 可使肺表面活性物质含量增加。急性呼吸窘迫综合征（ARDS）患儿血中 ANP 含量明显升高；机械通气患者由于肺受到牵张，ANP 含量明显升高；呼吸衰竭时 ANP 含量上升，其浓度与右心房压及肺动脉楔压呈正相关。慢性肺心病患者血中 ANP 升高，急性发作期上升更明显。先天性支气管肺发育不良患者血中 ANP 高于正常人 10 倍以上，说明 ANP 升高可以降低肺血容量和肺动脉高压。胸腔积液时胸水中 ANP 含量升高，其机制可能是从肺小静脉和毛细血管渗入胸腔积液中，或者是直接分泌于积液中。实验性肺水肿 ANP 含量上升，但预先注射 ANP 可以防止或减轻肺水肿的产生，同时可见肺表面活性物质含量上升。临床上尝试用 ANP 注射治疗肺动脉高压，但作用维持时间短暂。

3. 白三烯

白三烯与 PG 均系细胞膜磷脂，在磷脂酶 A_2 催化下，由花生四烯酸裂解而来，是 AA 经脂氧化酶途径生成的产物。白三烯的主要生物作用是引起气道黏膜肿胀、腺体分泌增加、炎症加重、引起平滑肌收缩。

4. 肿瘤坏死因子

能使肺血管通透性增高，并促使中性粒细胞在肺中聚集。体外试验注射肿瘤坏死因子（TNF）能使肉瘤组织产生出血坏死，在肿瘤免疫和抗感染中有重要作用。

（张　旻　包爱华）

四、肺部内分泌功能未来的潜在研究方向

随着对肺部内分泌功能的深入研究，肺部内分泌的活性和多种产物在不同肺部疾病发生发展中的作用得到越来越多的深入发掘。在一些机制不明的肺部疾病，特别是在原发性肺动脉高压、支气管哮喘、ARDS、呼吸机相关肺损伤及肺部肿瘤等领域，肺部内分泌系统在相关疾病发生发展中的作用和深入机制，以及相关小分子阻断药物的开发，将使其在肺部疾病的诊断、评估和治疗中具有较大的临床价值，是未来潜在的研究方向。

（张　旻　包爱华）

参 考 文 献

[1] 廖二元，莫朝辉 . 内分泌学 [M]. 第 2 版 . 北京：人民卫生出版社，2007.

[2] Atanasova KR, Reznikov LR. Neuropeptides in asthma, chronic obstructive pulmonary disease and cystic fibrosis [J].Respir Res, 2018, 19(1):149.

[3] Mcmahon DB, Carey RM, Kohanski MA, et al. Neuropeptide regulation of secretion and inflammation in human airway gland serous cells [J].Eur Respir J,2020, 55(4):1901386.

[4] Jiramethee N, Erasmus D, Nogee L, et al. Pulmonary neuroendocrine cell hyperplasia associated with surfactant protein C gene mutation [J].Case Rep Pulmonol, 2017:9541419.

[5] Hor P, Punj V, Calvert BA, et al. Efficient generation and transcriptomic profiling of human iPSC–derived pulmonary neuroendocrine cells [J].iScience, 2020, 23(5): 101083.

[6] Yao E, Lin C, Wu Q, et al. Notch signaling controls transdifferentiation of pulmonary neuroendocrine cells in response to lung injury [J].Stem Cells, 2018, 36(3):377–391.

[7] Garg A, Sui P, Verheyden JM, et al. Consider the lung as a sensory organ: A tip from pulmonary neuroend–ocrine cells [J].Curr Top Dev Biol, 2019, 132:67–89.

[8] Branchfield K, Nantie L, Verheyden JM, et al. Pulmonary neuroendocrine cells function as airway sensors to control lung immune response [J].Science, 2016; 351(6274):707–710.

[9] Sui P, Wiesner DL, Xu J, et al. Pulmonary neuroen–docrine cells amplify allergic asthma responses [J].Science, 2018, 360(6393): eaan8546.

[10] Ouadah Y, Rojas ER, Riordan DP, et al. Rare pulmonary neuroendocrine cells are stem cells regulated by Rb, p53, and Notch [J].Cell, 2019, 179(2):403–416.

[11] Barrios J, Kho AT, Avn L, et al. Pulmonary neuroend–ocrine cells secrete γ–aminobutyric acid to induce goblet cell hyperplasia in primate models [J].Am J Respir Cell Mol Biol, 2019, 60(6):687–694.

[12] Kobayashi Y, Tata PR. Pulmonary neuroendocrine cells: sensors and sentinels of the Lung [J].Dev Cell, 2018, 45(4): 425–426.

第 20 章

内分泌与代谢病的呼吸系统表现

一、内分泌系统疾病的呼吸系统表现

（一）肢端肥大症的呼吸系统表现

肢端肥大症是垂体持续异常分泌过多的生长激素导致的内分泌疾病。生长激素分泌过多的主要原因是垂体生长激素瘤，其次是垂体生长激素细胞增生。由于垂体病变分泌过多生长激素，高水平的生长激素和胰岛素生长因子（IGF-1）导致全身器官和组织细胞增生肥大。呼吸系统是一个重要的靶器官，呼吸系统并发症是肢端肥大症常见表现，并且是主要的死亡原因。

1. 上呼吸道和气管阻塞

患者上呼吸道黏膜增生变厚并充血，舌体肥大，颌骨突出，舌骨垂直生长甚至移位，声带肥大并固定与增生的喉骨，致声带间隙狭窄和上呼吸道阻塞，喉咽在吸气时发生塌陷，尤其是在睡眠中。广泛的组织水肿，也加重了上呼吸道狭窄。此外，由于甲状腺肿或脂肪堆积，气管受到外部压迫，导致气管偏移、扭曲、狭窄。肢端肥大症早期表现为慢性上呼吸道阻塞的症状，包括声音嘶哑和活动后呼吸困难。麻醉、气管插管、拔管或急性上呼吸道病毒感染时发生急性上呼吸道阻塞。

2. 肺功能受损

锁骨和肋骨增长变粗致胸廓畸形，椎体增大使胸椎后凸，椎间隙前方变窄，前屈受限。生长激素促进肺泡增生、肺泡容积增大和数量增多，最终导致肺容量增大。肺细胞和平滑肌细胞增殖导致肺上皮过度生长和间质组织增厚，从而使肺组织顺应性下降。支气管壁增厚或迂曲，以及血管充血引起小气道狭窄，表现为小气道阻塞为特征的肺功能受损。

3. 呼吸肌无力

过多的生长激素和 IGF-1 导致呼吸肌纤维发生退行性变，同时伴有异常胶原的堆积，引起呼吸肌肌力和（或）舒缩速度的下降，呼吸肌舒缩活动不能产生维持一定的肺泡通气量所需的胸腔压力，从而出现呼吸衰竭。表现为呼吸频率加快，呼吸不同步，如周期性腹压及胸压呼吸交替、错乱和不平行腹压呼吸、腹部双峰性呼吸运动及胸腹矛盾呼吸等。

4. 睡眠呼吸暂停

睡眠呼吸暂停（SA）是肢端肥大症患者的常见表现，可见于 20%～80% 的患者。其中 2/3 患者为单纯阻塞型睡眠呼吸暂停（OSA），剩余 1/3 的患者同时合并 OSA 和中枢性睡眠呼吸暂停（CSA）。过量的生长激素和 IGF-1 不仅导致呼吸道狭窄，还会影响大脑中枢对呼吸的控制，并且导致颅骨和面部骨骼解剖改变与软组织肿胀。患者夜间表现为打鼾，鼾声响亮且不规律，伴间歇性呼吸停顿。呼吸暂停是主要症状。患者多有胸腹呼吸的矛盾运动，严重者可出现发绀、昏迷，少数患者会突然憋醒。白天表现为嗜睡、精神不振、记忆力减退、反应缓慢等、低氧血症等，睡眠中可出现严重的呼吸困难甚至心律失常。

（二）抗利尿激素分泌失调综合征的呼吸系统表现

抗利尿激素分泌失调综合征（SIADH）是由于抗利尿激素过量分泌导致体内水分潴留、稀释性低钠血症、尿钠和尿渗透压升高的临床综合征。SIADH 的病因复杂而且隐匿，已知可继发于多种呼吸系统疾病、肿瘤、药物应用或外科手术，其中呼吸系统疾病引起的 SIADH 在所有病因中更为多见。多种肿瘤可异源性分泌抗利尿激素，以小细胞肺癌、原发性脑肿瘤等相对多见，而部分非小细胞肺癌伴多发性副癌综合征也可引起 SIADH。

肺组织内散在分布着神经 – 内分泌细胞，具有胺前体摄取和脱羧基化作用，可以分泌过多的抗利尿激素。小细胞肺癌细胞类似于淋巴细胞，胞质含神经内分泌颗粒，可分泌 AVP、5– 羟色胺、ACTH、血管活性肠肽等多种内分泌激素，引起类癌综合征。其他肺部疾病，包括肺部感染、慢性阻塞性肺疾病、肺纤维化等，可由于胸膜腔内压增加、低氧血症和高碳酸血症引起肺血管阻力增加，肺静脉回心血量减少，从而兴奋左心房和颈静脉窦压力感受器，通过迷走反射刺激中枢，或者通过外周化学感受器和压力感受器引起抗利尿激素的释放。感染的肺肉芽组织（如肺结核、结节病等），还可直接分泌抗利尿激素类活性物质。

除去呼吸系统疾病本病的临床表现，如发热、咳嗽、咳痰、消瘦等之外，由于 ADH 分泌过多，尿钠排出增加，血容量正常或增加，从而引起稀释性低钠。慢性低钠常无明显症状，仅表现为少尿、体重增加等。血钠缓慢下降可表现为深反射减弱、全身肌无力、过度换气等。血钠迅速下降则表现为急性脑水肿的症状和体征，包括恶心、呕吐、易激惹或嗜睡、食欲不振、软弱无力，严重时可有意识改变、精神失常、惊厥甚至

昏迷。肿瘤分泌 5– 羟色胺引起类癌综合征还可表现为哮鸣样支气管痉挛。如在治疗过程中，不适当的补液可导致急性肺水肿的发生，表现为烦躁、呼吸加快、发绀、双肺可闻及湿啰音等症状。

（三）甲状腺疾病的呼吸系统表现

甲状腺激素通过多种甲状腺激素受体（TR）基因调节和非核受体的直接调节完成复杂的机体生理代谢功能。TR 包括 TRα 和 TRβ，TRα 包括 $TR\alpha_1$、$TR\alpha_2$、TR_3、$TR\Delta\alpha_1$ 和 $TR\Delta\alpha_2$，TRβ 包括 $TR\beta_1$、$TR\beta_2$、$TR\beta_3$ 和 $TR\Delta\beta_3$，其中肺表面主要表达 $TR\Delta\beta_3$，其次是 $TR\beta_3$、$TR\Delta\alpha_1$ 和 $TR\Delta\alpha_2$。甲状腺激素对于成年呼吸系统的作用了解尚不充分。甲状腺功能亢进和甲状腺功能减退都可能引起呼吸系统的症状，并且部分症状存在重叠。

1. 甲状腺功能亢进症的呼吸系统表现

甲状腺功能亢进症（hyperthyroidism，简称甲亢）是指由于甲状腺分泌甲状腺激素过多，引起以神经、循环、消化等系统兴奋性增高和代谢亢进为主要表现的一组临床综合征。其病因包括弥漫性毒性甲状腺肿（Graves 病）、多结节性毒性甲状腺肿、甲状腺自主高功能腺瘤、碘致甲状腺功能亢进症、桥本甲状腺毒症及垂体 TSH 腺瘤。

(1) 呼吸肌无力：甲亢患者可出现多种肌病，严重者可累及呼吸肌。过多的甲状腺激素抑制磷酸肌酸激酶的活性，减少肌细胞内肌酸和磷酸的含量，并且作用于肌细胞内线粒体，使其肿胀、变性、能量代谢紊乱，从而导致呼吸肌无力，甲状腺毒症可使肌肉质量减少 20%，肌肉强度降低 40%。严重的呼吸肌无力在甲亢危象中并不少见，呼吸肌疲劳和衰竭可导致呼吸性酸中毒，甚至需要机械通气。

(2) 肺动脉高压：少数甲亢患者可出现肺动脉高压。过多的甲状腺激素降低外周动脉阻力和

平均动脉压，激活肾素 – 血管紧张素 – 醛固酮系统，导致血容量增加。同时甲状腺激素对血管平滑肌发挥非基因效应，包括对离子通道和内皮一氧化氮合酶的影响，导致肺动脉血管收缩舒张功能下降。另外，高水平的甲状腺激素和血管内皮生长因子对血管生成有协同作用，并且可诱导内皮素 –1、肿瘤坏死因子、转化生长因子、白介素 –6、胰岛素样生长因子 –1 和成纤维细胞生长因子的产生，促进血管收缩和重构。上述机制共同导致肺动脉压力升高，表现为劳累性呼吸困难及乏力。甲亢引起的肺动脉高压通常可逆，经过抗甲亢治疗后肺动脉压可降至正常。

（3）胸腔积液：甲亢患者胸腔积液继发于甲亢心脏病导致的心力衰竭，右心衰竭影响体循环静脉压和胸壁淋巴管对胸膜漏出液的清除，发生于右侧的胸膜漏出液通常是由于体循环静脉压显著升高，而发生于左侧的胸膜漏出液通常是肺循环静脉压显著升高所致。右侧胸腔积液更易出现，且量多于左侧。

（4）肺栓塞：肺栓塞是甲亢的罕见表现。甲亢患者常伴有内皮功能障碍、纤溶活性降低和血液高凝，这些都使静脉血栓形成和肺栓塞的风险增加。

2. 甲状腺功能减退症的呼吸系统表现

甲状腺功能减退症（hypothyroidism，简称甲减）是由多种原因引起的 TH 合成、分泌或生物效应不足所致的全身地代谢综合征。严重者可引起黏液性水肿昏迷。甲减可引起多种呼吸系统症状，但轻度甲减患者呼吸功能改变往往不显著。

（1）气道反应性增加：甲减患者咳嗽反射敏感性增加，气道高反应性增加，具体机制不明。部分研究报道显示，C 反应蛋白、白细胞介素 –8 等炎症指标水平升高，提示炎症反应增加。流行病学研究显示甲减患者咳嗽、呼吸困难和痰液分泌的患病率相比甲状腺功能正常者增加了

2～3 倍。

（2）肺功能改变：甲减患者对缺氧和高碳酸血症引起的换气反射减弱，从而引起肺功能的改变，用力肺活量（FVC）相比甲状腺功能正常者下降。这可能是严重甲减患者出现昏迷的主要原因之一，黏液性水肿昏迷患者呼吸变得浅而弱，呼吸频率变慢。

（3）睡眠呼吸暂停：睡眠呼吸暂停是甲减的常见呼吸系统表现，25%～50% 的明显甲状腺功能减退症患者发生夜间呼吸异常，包括打鼾、窒息和严重的呼吸暂停。即使肺功能正常的甲减患者发生睡眠呼吸暂停的风险也显著增加。对缺氧和高碳酸血症引起的换气反应减弱、膈肌力量减弱可能是甲减患者发生睡眠呼吸暂停的机制。补充甲状腺激素使甲状腺功能正常后可逆转。

（4）肺动脉高压：甲减也可导致肺动脉高压，但报道罕见，表现为乏力、劳累性呼吸困难等。甲减引起肺动脉高压的机制不明，猜测生理水平的甲状腺激素可能对于血管内皮功能具有保护作用。

（5）胸腔积液：甲减单纯累及胸膜引起胸腔积液非常少见，甲减患者的胸腔积液多继发于心包积液、甲减心肌病后的心力衰竭。甲减单纯引起胸腔积液的机制可能与毛细血管通透性增加有关，纠正甲减可减少胸腔积液的量。甲减引起的胸腔积液为漏出液，通常为少量至中量，可无明显症状。大量胸腔积液可导致呼吸困难。

（6）上气道梗阻：甲减合并甲状腺肿可压迫气管引起上气道梗阻，见于 14%～31% 的单纯甲状腺肿患者和 26%～60% 的行甲状腺切除术的患者。胸骨后甲状腺肿出现器官压迫更为常见，其发生率为 35%～73%。由于气管错位或气管横截面积减小，上气道梗阻导致气流下降，手术治疗后可显著改善气流。

（宋璐璐）

二、营养代谢病的呼吸系统表现

（一）糖尿病的呼吸系统表现

1.糖尿病酮症酸中毒的呼吸系统表现

糖尿病酮症酸中毒是胰岛素不足和升糖激素不适当升高引起的糖、脂肪、蛋白质和水盐与酸碱代谢严重紊乱综合征，常见于1型糖尿病，往往有自发酮症酸中毒的倾向。2型糖尿病也可被某些诱因发生酮症酸中毒，常见的诱因包括急性感染、胰岛素不适当减量或突然中断、暴饮暴食（进食较多碳水化合物）、呕吐或腹泻、脑卒中、心肌梗死、创伤、手术、妊娠、分娩和精神刺激等。

由于脂肪动员和分解加速，血液和肝脏中的游离脂肪酸大量增加，在胰岛素绝对缺乏的情况下，游离脂肪酸在肝内重新酯化受阻而不能合成三酰甘油；同时由于糖的氧化受阻，游离脂肪酸氧化障碍，大量游离脂肪酸转变为酮体，一方面酮体在组织中的利用减少，另一方面肾脏因失水使酮体排出困难，从而造成酮体在体内堆积。酮体中的乙酰乙酸和β羟丁酸均为有机酸，在机体代偿过程中消耗体内的碱储备，为了保持pH正常，早期通过体液缓冲系统和肺与肾脏的调节来维持酸碱平衡，表现为呼吸深快、呼气中有烂苹果味儿，动脉血气分析提示二氧化碳分压＜35mmHg，为酮症酸中毒代偿期；当代谢紊乱进一步加重，血酮浓度持续升高超过机体的代偿能力时，血pH降低，出现酮症酸中毒失代偿；当pH＜7.0时，可致呼吸肌麻痹，患者表现为呼吸困难甚至昏迷。

2.糖尿病乳酸酸中毒的呼吸系统表现

糖尿病患者机体乳酸产生过多和（或）清除减少导致代谢性酸中毒。乳酸产生过多的主要原因有两类，一类是心力衰竭、心源性休克、脓毒败血症、呼吸衰竭、严重贫血等导致组织缺氧的疾病，另一类是糖尿病服用二甲双胍、恶性肿瘤、严重感染等与组织缺氧无关的疾病；乳酸清除减少的原因则有肝衰竭、肾衰竭、糖尿病酮症

酸中毒、非酮症性高渗性糖尿病昏迷等。其他某些先天性代谢疾病如线粒体呼吸链病、丙酮酸羟化酶缺陷症等，以及甲醇、一氧化碳中毒等少见原因也可以导致乳酸酸中毒。血乳酸水平升高可对中枢神经、呼吸、消化和循环系统产生明显的影响。糖尿病乳酸酸中毒轻症可有乏力、恶心、食欲减退、头昏、嗜睡、呼吸加快等表现；中至重度可有口唇发绀、深大呼吸甚至潮式呼吸但无烂苹果味儿，伴腹痛、呕吐、头痛、血压下降、意识障碍等表现，最终可导致昏迷及休克。

（二）肥胖症的呼吸系统表现

肥胖低通气综合征（OHS）是肥胖症的常见表现，低通气是指肥胖者日间出现高碳酸血症和低氧血症，且不能用神经肌肉、机械或代谢等原因解释的低氧血症状态。肥胖导致低通气的机制有两个方面：①肥胖导致口咽部黏膜下脂肪沉积，特别是软腭水平，导致上呼吸道阻塞；②肥胖特别是中心性肥胖导致膈肌向头部移位，从而导致膈肌机械运动效率减低；③中心性肥胖更容易使肺体积减小。低通气导致低氧或酸中毒可以导致呼吸肌运动下降。多种内分泌激素也参与肥胖低通气的发生，肥胖患者瘦素水平显著升高，对瘦素敏感性下降，通过改变呼吸驱动从而导致觉醒时低通气；肥胖低通气患者生长激素和IGF-1水平下降，IGF-1与二氧化碳分压水平呈负相关，提示生长激素水平下降可能是肥胖低通气发生的机制之一。

肥胖低通气综合征患者表现为通气障碍和睡眠性呼吸困难。OHS的定义是肥胖（BMI＞30kg/m²）睡眠呼吸障碍和清醒白天高碳酸血症，同时要排除其他导致通气不足的原因。肥胖导致口咽部黏膜下脂肪沉积，特别是患OHS为肥胖引起呼吸障碍最严重的形式，严重者可出现呼吸衰竭，在一些诱发因素作用下还可发生急性呼吸衰竭或慢性呼吸衰竭急性加重，加重支气管哮喘或哮喘样症状，甚至导致严重的后遗症（如死亡率增加、慢性心力衰竭、肺动脉高压、肺栓塞及

肺间质疾病）。合并睡眠呼吸暂停的患者表现为夜间打鼾，特点是鼾声响亮且不规律，伴间歇性呼吸停顿，往往是鼾声 – 气流停止 – 喘气 – 鼾声交替出现。夜间或晨起口干是打鼾的可靠征象，呼吸暂停气流中断多为数十秒，个别长达 2min 以上，多伴随大喘气、憋醒或响亮的鼾声而终止。患者多有胸腹呼吸的矛盾运动，严重者可出现发绀、昏迷，夜间憋醒，少数患者会突然憋醒而坐起，感觉心悸、胸闷、心前区不适，深快呼吸后胸闷可迅速缓解。白天表现为困倦、嗜睡、疲倦乏力，患者常觉不清醒、入睡快、认知障碍、注意力不集中、精细操作能力下降，记忆力、判断力和反应能力下降，症状严重是不能胜任工作，头痛头晕。常在清晨或夜间出现，隐痛多见，可持续 1～2h；性格变化，烦躁、易激动、焦虑和多疑。

（三）低钾血症的呼吸系统表现

低钾血症是指血钾 < 3.5mmol/L 的一种病理生理状态。造成低钾血症的主要原因是体内总钾量丢失，即钾缺乏。也可由于钾离子转移到细胞内或血液稀释导致血清钾降低，而总钾量正常。低钾血症的临床表现取决于低钾发生的速度、程度和细胞内外钾浓度异常的轻重。

1. 缺钾性低钾血症

当血清钾 < 3.0mmol/L 时，骨骼肌兴奋性显著减降低，患者表现为疲乏、软弱、乏力；当血清钾 < 2.5mmol/L 时，可出现全身性肌无力、肢体软瘫、腱反射减弱或消失，甚至累及膈肌、呼吸肌，导致膈肌、呼吸肌麻痹，引起呼吸、吞咽困难，重者可窒息。

2. 低血钾性周期性瘫痪

低钾周期性瘫痪是一组以周期性发作的骨骼肌迟缓性瘫痪为特点的临床综合征，患者伴有钾离子代谢异常。典型的表现为饱餐后睡眠是或清晨突然发生对称性肌肉瘫痪，多由下肢开始，近端重于远端，严重者可累及膈肌和呼吸肌，导致呼吸困难。

（四）骨代谢疾病的呼吸系统表现

佝偻病和骨软化症是一组以骨基质钙盐沉着障碍为主的慢性全身性疾病，表现为骨组织内类骨组织（未钙化骨基质）的过多积聚。病变发生在婴幼儿及儿童者，即称为佝偻病；如果发生在成人，则称为骨软化症。维生素 D 缺乏是发生佝偻病和骨软化症的主要原因。研究显示，儿童维生素 D 缺乏患病率呈升高趋势，而老年人维生素 D 缺乏则更为普遍。佝偻病和骨软化症可通过多种机制累及呼吸系统，导致呼吸系统疾病。

1. 呼吸困难

严重的佝偻病导致胸廓畸形，如鸡胸、漏斗胸、串珠胸、脊柱侧弯等，减少胸廓容量，影响肺脏生长发育，限制胸廓运动，导致通气功能和气体交换功能障碍，从而引起肺功能受损。严重的佝偻病或某些特殊类型的佝偻病，如维生素 D 抵抗性性佝偻病 1A 型还可能通过严重降低呼吸肌张力而引起急性呼吸功能异常。轻者表现为活动耐量下降、劳累性呼吸困难等，严重者甚至可出现呼吸衰竭。佝偻病引起的呼吸衰竭起病较早，部分患者甚至在婴儿期即起病。

成人骨软化症对呼吸的影响与佝偻病类似，但程度比佝偻病轻微，呼吸衰竭少见。

2. 呼吸道感染

佝偻病和骨软化症患者发生呼吸道感染的风险显著高于一般人群。可能至少存在两种机制，即维生素 D 缺乏和呼吸功能异常，其中维生素 D 缺乏被认为是主要的机制。维生素 D 缺乏与呼吸道感染的相关性已在诸多研究中被证实，然而补充维生素 D 后对于呼吸道感染的改善存在争议。部分研究认为，补充足量的维生素 D 能够有效地降低儿童或成人的呼吸道感染风险，但在其他研究中却没有被充分的证实。佝偻病和骨软化症患者呼吸功能异常，胸廓畸形导致肺不张，呼吸道排出痰液能力下降，从而容易患呼吸道感染。

（宋璐璐）

参 考 文 献

[1] 廖二元. 内分泌与代谢病学 [M]. 第 3 版. 北京: 人民卫生出版社，2013.

[2] 葛均波，徐永健，王辰. 内科学 [M]. 第 9 版. 北京: 人民卫生出版社，2018.

[3] Pivonello R, Auriemma RS, Grasso LFS, et al. Complications of acromegaly: Cardiovascular, respiratory and metabolic comorbidities [J].Pituitary, 2017, 20(1):46–62.

[4] Benfante A, Ciresi A, Bellia M, et al. Early lung function abnormalities in acromegaly [J].Lung, 2015, 193 (3): 393–399.

[5] Kamenicky P, Mazziotti G, Lombes M, et al. Growth hormone, insulin–like growth factor–1, and the kidney: Pathophysiological and clinical implications [J].Endocr Rev, 2014, 35(2): 234–281.

[6] Camilo GB, Carvalho ARS, Guimaraes ARM, et al. Computed tomography airway lumen volumetry in patients with acromegaly: Association with growth hormone levels and lung function [J].J Med Imaging Radiat Oncol, 2017, 61(5): 591–599.

[7] Camilo GB, Carvalho ARS, Machado DC, et al. Correlations between forced oscillation technique parameters and pulmonary densitovolumetry values in patients with acromegaly [J].Braz J Med Biol Res, 2015, 48(10): 877–885.

[8] Camilo GB, Carvalho ARS, Machado DC, et al. CT pulmonary densitovolumetry in patients with acromegaly: A comparison between active disease and controlled disease. Br J Radiol, 2015, 88(1054): 20150315.

[9] Stormann S. Assessment of lung function in a large cohort of patients with acromegaly [J].Eur J Endocrinol, 2017, 177: 15–23.

[10] Zhang F, Guo X, Gao L, et al. Lung function and blood gas abnormalities in patients with acromegaly [J].J Clin Neurosci, 2020, 73: 130–135.

[11] Matteo P, D Francesca, Luigi A, et al. Obstructive Sleep Apnea in Acromegaly and the Effect of Treatment: A Systematic Review and Meta–Analysis [J].J Clin Endocrinol Metab, 2020, 105(3): undefined.

[12] Nai Q, Ansari M, Pak S, et al. Cardiorespiratory Failure in Thyroid Storm: Case Report and Literature Review [J].J Clin Med Res, 2018, 10(4):351–357.

[13] Vallabhajosula S, Radhi S, Cevik C, et al. Hyperthyroidism and pulmonary hypertension: an important association [J].Am J Med Sci, 2011, 342 (6): 507–512.

[14] Grine S, Charfi N, Kamoun M, et al. Hyperthy–roidism: A rare cause of pulmonary embolism: Report of two cases [J].Indian J Endocrinol Metab, 2013, 17(6): 1104–1107.

[15] Sorensen JR, Winther KH, Bonnema SJ, et al. Respiratory Manifestations of Hypothyroidism: A Systematic Review [J].Thyroid, 2016, 26(11):1519–1527.

[16] Thavaraputta S, Dennis JA, Laoveeravat P, et al. Hypothyroidism and Its Association With Sleep Apnea Among Adults in the United States: NHANES 2007–2008 [J].J Clin Endocrinol Metab, 2019, 104(11):4990–4997.

[17] Lanfranco F. Sleep apnea syndrome and hypothyroidism [J].Endocrine, 2013, 44(3):551–552.

[18] Zhang M, Zhang W, Tan J, et al. Role of hypothyroidism in obstructive sleep apnea: a meta–analysis [J].Curr Med Res Opin, 2016, 32(6):1059–1064.

[19] Araz O, Ucar EY, Yalcin A, et al. The incidence and severity of pulmonary hypertension in obstructive sleep apnea with hypothyroidism [J].Med Sci Monit, 2013, 19:883–887 .

[20] 何彦侠，李秀业，吴文杰，等. 甲状腺功能减退致胸腔积液临床特点分析 [J]. 疑难病杂志，2018, 17(2):190–193.

[21] 中华医学会中华医学会杂志社，中华医学会全科医学分会，中华医学会中华全科医师杂志编辑委员会内分泌系统疾病基层诊疗指南编写专家组. 甲状腺功能减退症基层诊疗指南（2019 年）[J]. 中华全科医师杂志，2019,18(11):1022–1028.

[22] Piper AJ, Grunstein RR. Obesity hypoventilation syndrome: mechanisms and management [J].Am J Respir Crit Care Med，2011，183(3):292–298.

[23] Mokhlesi B, Masa JF, Brozek JL, et al. Evaluation and Management of Obesity Hypoventilation Syndrome. An Official American Thoracic Society Clinical Practice Guideline [J].Am J Respir Crit Care Med, 2019, 200(3):e6–e24.

[24] Rapoport DM. Obesity hypoventilation syndrome: More than just severe sleep apnea [J].Sleep Med Rev, 2011, 15(2):77–78.

[25] Piper AJ, Grunstein RR. Obesity hypoventilation syndrome: mechanisms and management [J].Am J Respir Crit Care Med,2011, 183(3):292–298.

[26] Pépin JL, Borel JC, Janssens JP. Obesity hypov–

entilation syndrome: an underdiagnosed and undertreated condition [J].Am J Respir Crit Care Med, 2012, 186 (12): 1205−1207.

[27] 中华医学会呼吸病学分会睡眠呼吸障碍学组 . 阻塞型睡眠呼吸暂停低通气综合征诊治指南（2011 年修订版）[J]. 中华结核和呼吸杂志，2012,35(1):9−12.

[28] Mokhlesi B, Masa JF, Brozek JL, et al. Evaluation and Management of Obesity Hypoventilation Syndrome. An Official American Thoracic Society Clinical Practice Guideline [J].Am J Respir Crit Care Med, 2019, 200(3): e6−e24.

[29] Zhang M, Shen F, Petryk A, et al. "English Disease": Historical Notes on Rickets, the Bone−Lung Link and Child Neglect Issues [J].Nutrients, 2016, 8(11):722.

[30] Laaksi I, Ruohola JP, Tuohimaa P, et al. An association of serum vitamin D concentrations ＜ 40 nmol/L with acute respiratory tract infection in young Finnish men [J].Am J Clin Nutr, 2007, 86(3):714−717.

第 21 章

肺癌与内分泌疾病

肺部恶性肿瘤（即气道或肺实质发生的恶性肿瘤）或称肺癌，是全球最常见的癌症，也是目前世界上死亡率最高的恶性肿瘤，对人类健康和生命的威胁最大。对肺癌的精准治疗基于准确的肺癌病理分型。随着医学发展，尤其是分子生物学的发展，针对特定基因突变的靶向治疗的问世，临床个体化治疗的需求，肺癌病理分型日益细化。目前肺癌病理分类应遵照 2015 年世界卫生组织（WHO）制定的肺肿瘤分类标准，该病理分型能更恰当地指导治疗策略和预测临床病程。按照 2015 年 WHO 病理分类标准，肺癌分为腺癌、腺鳞癌、鳞状细胞癌、大细胞癌、肉瘤样癌和神经内分泌肿瘤等六大类，肺部神经内分泌肿瘤又进一步分为类癌（包括典型类癌和不典型类癌）、小细胞肺癌（SCLC）、大细胞神经内分泌癌和弥漫性特发性肺神经内分泌细胞增生（一种癌前病变）四大类。在肺部神经内分泌肿瘤这一类中，类癌（包括典型类癌和不典型类癌）与发生于其他部位的类癌病变相似，有一些共同特征，按恶性程度其级别低于大细胞神经内分泌癌或小细胞癌（病程更具侵袭性），属于低级别神经内分泌肿瘤。

肺癌与内分泌系统之间的联系非常紧密：一方面，肺癌引起异位激素分泌导致机体内分泌系统功能及代谢紊乱；另一方面，一些肺低级别神经内分泌肿瘤可以通过内分泌抑制治疗（如使用生长抑素类似物等）来抑制肿瘤的生长。本章将对肺癌内分泌副肿瘤综合征和肺低级别神经内分泌肿瘤的内分泌治疗进行介绍。

一、肺癌内分泌副肿瘤综合征

（一）肺癌内分泌副肿瘤综合征概述

1. 副肿瘤综合征

副肿瘤综合征（PNS）为恶性肿瘤伴发的一组临床症候群，由于肿瘤影响远处组织或器官产生相应症状和或体征，而并非原发肿瘤直接侵犯或转移到该组织或器官所致。PNS 可以早于肿瘤诊断之前或同时被发现，部分病例还可能作为首发症状。故早期识别可能有助于早期发现肿瘤，进而治愈肿瘤。随着肿瘤的切除或有效的治疗后，PNS 相关症状或体征可以消失或减轻，也可以随肿瘤复发而再次出现，甚至可能是肿瘤复发的最早迹象。然而，多数 PNS 的临床表现类似于非肿瘤性疾病，不易被识别。PNS 发生率随肿瘤类型而变化，肺癌和胸腺肿瘤是最常发生 PNS 的肿瘤，在所有恶性肿瘤患者中，PNS 发生率估计为 8%。随着癌症患者生存期的延长及医学诊断技术的进步，PNS 患病率可能会增加。

回顾历史，Guichard 在 1949 年第一次最早将癌症患者中发生的多发性神经炎命名为 PNS。其实早在 Guichard 之前的很长时间，人们就已经认识到一种肿瘤以外的现象，如 Trousseau 在

1865 年报道，突发性和游走性血栓性静脉炎（也称为 Trousseau 综合征）可能是某些癌症的首发症状。这是首次对 PNS 状态（伴发于肺癌和其他恶性肿瘤的高凝状态）的描述。不幸的是，Trousseau 本人在诊断血栓性静脉炎 2 年后死于胃癌。

PNS 的发病机制尚不十分清楚，目前较多证据支持以下两个可能的机制：①肿瘤细胞分泌激素、生物活性肽、酶或细胞因子等；②免疫系统针对肿瘤异位表达的正常组织抗原，产生与肿瘤和正常组织之间交叉反应的抗体，通过自身免疫 / 免疫机制攻击正常组织，受攻击的组织或细胞发生功能障碍或死亡。PNS 患者的血清或脑脊液（CSF）中可检测到副肿瘤性抗体，如抗 Hu 抗体。

PNS 几乎可以累及所有的器官或组织，主要包括内分泌系统、神经肌肉系统、结缔组织、血液系统等的异常改变，依据受累器官系统的不同，PNS 主要分为 5 大类，分别是内分泌副肿瘤综合征、神经系统副肿瘤综合征、副肿瘤血液病综合征、副肿瘤肌肉皮肤病综合征和其他类。最常见的 PNS 是内分泌 PNS 和神经系统 PNS。

2. 肺癌副肿瘤综合征

肺癌是 PNS 发生率最高的肿瘤。10% 的肺癌患者合并 PNS。肺癌 PNS 的发生类型与肺癌的病理分型密切相关，但并不一定与癌症的分期或预后相关。最常见的两种肺癌 PNS 类型是鳞癌伴发的恶性肿瘤体液性高钙血症（HHM）和小细胞肺癌伴发的抗利尿激素分泌不当综合征（SIADH），两者均属于内分泌 PNS。此外，肺癌还可以发生其他类型 PNS，如神经系统 PNS、肺性肥大性骨关节病、皮肌炎和多发性肌炎等。

(1) 神经系统 PNS：肺癌是最常发生神经 PNS 的肿瘤，其中多由 SCLC 所致。通常认为神经 PNS 是免疫机制介导发生，已在许多患者检测到相关自身抗体。神经 PNS 表现多样，累及神经系统多个部位，如 Lambert-Eaton 肌无力综合征（LEMS）、小脑性共济失调、感觉神经病变、边缘叶脑炎、脑脊髓炎、自主神经病变、视网膜病变及眼 – 肌阵挛等。其中 LEMS 最为常见，可见于约 3% 的 SCLC 患者，可发生在 SCLC 病程的任意时间点，但也可能是早期 SCLC 的标志，LEMS 由于神经肌肉接头传递障碍，主要表现为肌无力，早期发现特别重要。在伴有 LEMS 的 SCLC 患者中，80% 以上是在诊断 SCLC 之前就有神经系统 LEMS 症状，一般是在诊断前数月到数年。合并神经 PNS 的 SCLC 患者中，多达 70% 的肿瘤尚处于局限期。如果在有神经系统综合征的患者中查出副肿瘤自身抗体，应注意评估恶性肿瘤。免疫抑制治疗通常不能改善神经 PNS。然而，随着原发肿瘤得到有效治疗，神经 PNS 的症状可能趋于稳定。

(2) 肺性肥大性骨关节病：肺性肥大性骨关节病是指肺癌或其他肺病伴随的杵状指和管状骨骨膜增生。临床特征是对称性疼痛性关节病，通常累及踝、膝、腕、肘关节、掌骨、跖骨和指（趾）骨也可能受累。患者的长骨（即胫骨和腓骨）X 线显示特征性骨膜新骨形成。同位素骨扫描或 PET 扫描通常显示长骨弥漫性摄取，症状可能在肿瘤切除后缓解。对于不可手术的患者，一般使用非甾体类抗炎药或双膦酸盐药物进行治疗。

(3) 皮肌炎和多发性肌炎：皮肌炎和多发性肌炎是炎性肌病的两种不同形式，都是特发性炎性肌病，临床上都表现为肌无力。相当一部分病例伴有恶性肿瘤，可以是肺癌的首发症状，也可以在病程后期出现。除肺癌以外，该类疾病也见于其他部位的原发癌，如卵巢、宫颈、胰腺、膀胱和胃。提示恶性肿瘤风险增加的相关临床因素为发病时年龄偏大、吞咽困难、肌肉活检发现毛细血管损伤证据、皮肤坏死，以及皮肤白细胞破碎性血管炎。伴间质性肺病患者的恶性肿瘤发生率似乎较低。所有新诊断出皮肌炎和多发性肌炎的患者都应评估有无潜在恶性肿瘤。

3. 肺癌内分泌 PNS

肺癌内分泌 PNS 是指肺癌分泌激素或肽类

物质，形成异位激素分泌导致机体内分泌系统功能及代谢紊乱的综合征。诊断内分泌 PNS 需要满足以下几条标准。①内分泌功能异常，且不受生理性反馈调节；②相应的内分泌腺体未见肿瘤转移；③内分泌 PNS 的症状随肿瘤负荷增加而恶化；④内分泌功能随着肿瘤的治疗而得到改善；⑤有证据表明肿瘤中存在相应的激素或肿瘤分泌相应的激素。较为常见的肺癌内分泌 PNS 有 HHM、SIADH、异位库欣综合征（ECS），较为少见的肺癌内分泌 PNS 有低血糖症、肢端肥大症、类癌综合征等。以下分别介绍各种肺癌内分泌 PNS 的临床表现、诊断和治疗。

（二）HHM

1. HHM 的患病率

HHM 是恶性肿瘤发生高钙血症的主要原因，肿瘤溶骨性转移伴局部释放细胞因子（包括破骨细胞活化因子）是恶性肿瘤发生高钙血症的另一个原因。HHM 占肺癌高钙血症的 46%～76%。肺癌患者高钙血症的发生率与肿瘤分期有关，早期肺癌高钙血症发生率为 2%～6%，随肿瘤进展而增加，高钙血症总体发生率可达 8%～12%。肺癌中发生高钙血症最多的病理类型是鳞状细胞癌，文献报道高达 23% 的鳞状细胞癌发生高钙血症。一项研究连续纳入了 1149 例肺癌，结果 6% 肺癌患者存在高钙血症。在高钙血症的肺癌患者中，鳞状细胞癌、腺癌和 SCLC 分别占 51%、22% 和 15%。大多数伴有高钙血症的患者均为晚期（Ⅲ～Ⅳ期）肺癌，预后非常差，中位生存期仅为 1～3 个月。

2. HHM 的发病机制

HHM 的发生有以下 4 种机制：①肿瘤分泌甲状旁腺激素相关蛋白（PTHrP），这是 HHM 发生的最主要机制。肿瘤分泌的 PTHrP 与 PTH 存在密切的同源性，尤其在氨基末端，此处前 13 个氨基酸几乎相同。PTHrP 像 PTH 一样与相同的 PTH 受体结合，从而活化相似的受体后通路，增加骨质吸收及远端肾小管对钙的重吸收，以及抑制近端肾小管对磷酸盐的转运。但与 PTH 不同，PTHrP 不会增加 1α 羟化酶活性，不刺激 1,25- 二羟维生素 D 生成，因此，PTHrP 不会增加肠道钙吸收。PTHrP 致高钙血症是由于 PTHrP 对肾脏和骨骼的综合作用；②肿瘤产生 1,25- 二羟维生素 D。目前尚无肺癌产生 1,25- 二羟基维生素 D 的病例报道；③肿瘤异位分泌甲状旁腺激素（PTH）。有罕见的肺癌引起异位 PTH 分泌的 HHM 病例报道；④由粒细胞集落刺激因子（G-CSF）介导的刺激破骨细胞或破骨细胞祖细胞导致骨吸收增加。

3. HHM 的临床表现

高钙血症的临床症状，包括循环系统紊乱（口渴、多尿、脱水和肾衰竭），胃肠道症状（厌食、恶心、呕吐、腹痛和便秘），神经系统紊乱（疲劳、肌肉无力、精神错乱、嗜睡、烦躁和昏迷），以及精神障碍（抑郁、焦虑和认知功能障碍）等，症状严重程度受患者基线肾功能、神经系统状况、高钙血症进展速度及高钙血症程度的影响。轻度高钙血症患者 [钙浓度＜ 12mg/dl（3mmol/L）] 可能无症状或诉非特异性症状，如便秘、乏力及抑郁。血清钙浓度长期为中度高钙血症 [钙浓度 12～14mg/dl（3～3.5mmol/L）] 时患者可能耐受良好，但急剧升高至该浓度可能引发明显的症状，包括多尿、烦渴、脱水、厌食、恶心、肌无力及意识改变。对于重度高钙血症患者 [钙浓度＞ 14mg/dl（3.5mmol/L）]，可能出现更严重的症状，包括嗜睡、意识模糊、木僵及昏迷。这些症状更可能出现于老年患者及血钙浓度快速升高的患者。高钙血症引起的胰腺炎是一种较少见但严重的并发症。

4. HHM 的诊断

高钙血症患者，同时测定血清全段 PTH 水平极低或受到抑制，血清 1,25- 二羟维生素 D 水平正常或偏低，应高度怀疑 HHM。检测到血清 PTHrP 水平升高，就可确定 HHM。PTHrP 是一个有价值的肿瘤标志物，不仅为确诊 HHM 提供依据，还能预测预后、评估肿瘤治疗效果、预测双膦酸盐类的疗效，PTHrP 水平越高预后越差，PTHrP 浓度超过 12pmol/L 通常与高钙血症治疗效果不佳及治疗 14d 内高钙血症复发有关。虽然 HHM 的预后一般较差，但采用双膦酸盐治疗后血钙水平变为正常的患者生存时间明显延长。

但目前大多数医院尚未普遍开展 PTHrP 的检测，临床即使不能检测 PTHrP，对于伴有高钙血症的恶性肿瘤患者，结合患者低水平 PTH（PTHrP 介导的高钙血症抑制了内源性 PTH 的分泌）和 1,25- 二羟维生素 D，支持临床诊断 HHM。对于血钙的检测需要注意考虑白蛋白水平的影响，由于癌症患者白蛋白浓度通常 < 4.0mg/dl，在不能检测离子钙的情况下，应同时测量钙和白蛋白的浓度，并使用以下公式进行校正。

校正的 Ca（mg/dl）= 测得的 Ca（mg/dl）+ 0.8×[（4.0- 白蛋白（mg/dl）]或校正的 Ca（mmol/L）= 测得的 Ca（mmol/L）+0.02×[（4.0- 白蛋白（mg/dl）]

5. HHM 的治疗

针对潜在肿瘤治疗是控制 HHM 的根本方法，高钙血症治疗措施取决于高钙血症的程度、血钙进展速度及伴随症状。无症状或症状轻微的高钙血症 [血清钙 < 12mg/dl（3mmol/L）] 患者不需要立即治疗。嘱咐患者避免任何可能加重高钙血症的因素，这些因素包括高钙摄入（元素钙 > 1000mg/d）、应用噻嗪类利尿药和碳酸锂治疗、液体入量不足、长时间卧床休息或不活动等。大量饮水（每日至少饮用 6～8 杯水），以最大限度地降低肾结石风险。慢性中度高钙血症 [血清钙水平 12～14mg/dl（3～3.5mmol/L）] 的患者，通常无症状或症状轻微，也不需要立即治疗，同样需要大量饮水和避免任何可能加重高钙血症的因素。对于急性中度高钙血症伴有神志改变的患者，需要立即静脉注射生理盐水补液和双膦酸盐类药物治疗，具体措施与重度高钙血症的治疗相同。

重度高钙血症 [血清钙水平 > 14mg/dl（3.5mmol/L）] 的患者需要立即开始紧急治疗，包括以下措施。

（1）补液纠正脱水：静脉注射生理盐水初始速度 200～300ml/h 以扩充血容量，然后调整输液速度，使尿量维持在 100～150ml/h。生理盐水输注速度应综合考虑多种因素，如高钙血症的严重程度、患者年龄、是否有共存疾病，特别是心脏病或肾脏基础疾病。输液过程中密切监测生命体征、实验室检测等。患者出现水肿时应停止输注生理盐水，可酌情使用襻利尿药。高钙血症所致多尿、恶心、呕吐，都是血容量不足的原因。血容量不足时肾脏钙清除率降低，从而加重高钙血症。补充生理盐水可纠正脱水，增加肾小球滤过率，并减少肾钙的重吸收。

（2）降钙素：降钙素可抑制骨吸收并增加钙的肾脏排泄。降钙素的疗效相对较弱，但它起效快，用药后 4～6h 内开始起效，最多可使血清钙浓度降低 1～2mg/dl（0.3～0.5mmol/L）。鲑降钙素（4U/kg），每 12h 肌内注射或皮下注射给药 1 次；剂量可增至最多每 6 小时 6～8U/kg。并在数小时后复测血钙水平。如果观察到血钙降低，说明患者对降钙素敏感，可每 6～12h 重复给予降钙素（4～8U/kg）。降钙素仅在最初 48h 内有效，故 48h 后不建议使用。通常对血钙水平高于 14mg/dl 且有症状的患者使用降钙素。降钙素的鼻喷剂对于高钙血症疗效不佳。

（3）双膦酸盐类药物：因其对破骨细胞介导的骨吸收抑制作用和较低的毒性而被广泛使用。目前用于治疗恶性肿瘤相关高钙血症的双膦酸盐类药物有帕米膦酸二钠、唑来膦酸（ZA）、伊班膦酸、氯膦酸二钠和依替膦酸，首选的静脉用双膦酸盐类药物是 ZA 或帕米膦酸二钠。建议优先使用 ZA（4mg，静脉注射 15min 以上），因为该药比帕米膦酸二钠（60～90mg，静脉注射 2h 以上）更强效，且输注时间更短。静脉注射双膦酸盐后，血清中的钙水平通常会在2～4d内下降，4～7d血钙达到最低点，疗效通常持续长达3周。达到正常血钙的时间与患者治疗前血PTHrP的水平呈正相关。虽然静脉用双膦酸盐类药物的耐受性通常良好，但仍可能出现不良反应，包括流感样症状（发热、关节痛、肌痛、乏力、骨痛），肾功能受损和下颌骨质坏死。对于肾功能受损（肌酐＞4.5mg/dl）的患者，建议静脉应用双膦酸盐类药物治疗高钙血症时应谨慎。使用生理盐水充分补液以及减少双膦酸盐类药物治疗剂量和（或）减慢输注速度（ZA：4mg，静脉注射30～60min；帕米膦酸二钠：30～45mg，静脉注射4h）可将风险降至最低。

降钙素联合生理盐水补液治疗可以在12～48h内快速明显降低血清钙浓度，而双膦酸盐类药物会在用药第2～4天起效，但疗效更持久，可以维持对高钙血症的控制。

(4) 地诺单抗：对于ZA治疗无效的高钙血症患者或因重度肾损害而禁用双膦酸盐类药物的患者，可选择地诺单抗。地诺单抗是靶向核因子–κB配体的单克隆抗体的受体激活药，有关地诺单抗治疗恶性肿瘤所致高钙血症的病例报道和队列研究越来越多，尤其是对于经双膦酸盐类药物治疗后高钙血症仍持续存在的患者。其中一项研究纳入了33例存在恶性肿瘤所致高钙血症且在接受双膦酸盐类药物治疗后血清钙水平仍持续升高[根据白蛋白水平校正后血清钙浓度＞12.5mg/dL（3.1mmol/L）]的患者，对这些患者给予地诺单抗治疗：120mg，皮下给药，1周1次，持续4周，此后1月1次。在10d内，21例患者（64%）的血清钙降至＜11.5mg/dl（2.9mmol/L）。与双膦酸盐类药物不同，地诺单抗并不通过肾脏清除，因此用于慢性肾脏病患者不受限制。此外，少数非常严重的高钙血症患者有必要进行更积极的治疗。对于血清钙浓度为18～20mg/dl（4.5～5mmol/L）且有神经系统症状但循环稳定的患者，或并发肾衰竭的重度高钙血症患者，除

上述治疗外，还应考虑血液透析，应选择无钙或几乎不含钙的透析液进行血液透析。

（三）抗利尿激素分泌不当综合征

SIADH是指肿瘤细胞异位分泌ADH所致的一种水排泄受损的疾病，特征是稀释性低钠血症及尿钠增多。通常由SCLC引起，约10%的SCLC患者会出现SIADH。在所有引起SIADH的恶性肿瘤中，SCLC约占75%。患者症状的严重程度与低钠血症的程度和血清钠下降速度有关。一般症状有厌食、恶心和呕吐。急性低钠血症可引起脑水肿，出现易激惹、躁动、人格改变、意识模糊、昏迷、癫痫发作，甚至呼吸骤停等严重症状。

SIADH的治疗着重于恶性肿瘤的治疗。大多数SCLC患者的低钠血症会在开始化疗后数周内缓解。对于慢性或持续时间不明的低钠血症，限制液体入量是主要治疗方法，建议的目标液体摄入量为小于800～1000ml/d。另外，可使用地美环素，或加压素受体拮抗药等药物治疗。对于急性重度低钠血症，可谨慎地输注高渗盐水（3%氯化钠），纠正血钠的速度为1～2mmol/（L·h），24h纠正不超过8～10mmol/L。

（四）异位库欣综合征

1. 异位库欣综合征概述

ECS是由于非垂体的肿瘤组织不受控制的异位分泌过量的促肾上腺皮质激素（ACTH）及ACTH类似物，导致双侧肾上腺皮质增生并分泌过量的皮质醇而引起的一种库欣综合征（CS）。罕见的肿瘤还可异位分泌促肾上腺皮质激素释放激素（CRH），依次导致垂体ACTH细胞增生且过度分泌ACTH、皮质醇水平升高及双侧肾上腺增生引起ECS。研究认为，ECS肿瘤细胞中类似于正常垂体ACTH细胞中某些特定基因的不恰当抑制或表达可能导致这些肿瘤异位分泌ACTH和其他黑素皮素原（POMC）衍生肽。1928年美

国学者 Brown 首次报道 1 例 SCLC 引起 CS 成为首例 ECS 病例报道。ECS 约占所有 CS 患者的12%。ECS 病例中约有 50% 的病因是肺神经内分泌性肿瘤，类癌和 SCLC 分别占 ECS 病例的36%～46% 和 8%～20%。尽管在没有 CS 临床症状的肺癌患者的肿瘤组织中均检测到 ACTH 免疫组化染色阳性，但临床表现为 ECS 的 SCLC 患者只占 1.6%～4.5%。伴有 ECS 的 SCLC 患者预后比不伴 ECS 的 SCLC 患者更差。

2. 异位库欣综合征的诊断

ECS 的临床特征包括水肿（尤其是双下肢水肿）、近端肌无力、体重减轻、骨质疏松、高血压、高血糖、低血钾性代谢性碱中毒，几乎所有的 ECS 患者都表现低钾血症和高血糖。需要注意的是,SCLC 的 ECS 很少表现经典的 CS 体征（满月脸、水牛背、痤疮、多毛、紫纹、向心性肥胖），这可能是由于 SCLC 肿瘤的侵袭性导致暴露于过量 ACTH 的持续时间较短暂所致。如果肺癌患者存在 CS 的临床特征，临床还需要注意排除引起 CS 的医源性原因，如是否使用外源性糖皮质激素。

实验室检查可以选择以下任何一项诊断准确性较高的初筛试验：①不同日 24h 尿游离皮质醇检测 2 次；②深夜唾液皮质醇检测 2 次（就寝时间或在 23 时至 0 时，正常值 < 145ng/dl）；③小剂量地塞米松过夜抑制试验（0 时口服 1mg 地塞米松治疗，次日上午 8 时采血测量皮质醇，血皮质醇水平低于 1.8μg/dl 则为小剂量抑制试验阳性）。初筛试验异常，同时血 ACTH 水平 > 15pg/ml，进一步行大剂量地塞米松抑制试验（HDDST），HDDST 分为过夜法和标准两日法两种方法。过夜 HDDST 方法如下：0 时口服 8mg 地塞米松，次日上午 8 时采血测量皮质醇。血皮质醇水平低于 5μg/dl（140nmol/L）或抑制率50% 以上为 HDDST 阳性。标准两日法 HDDST 方法如下：试验前采集 24h 尿游离皮质醇（UFC）或次日清晨 8 时血皮质醇，之后口服地塞米松

2mg，每 6 小时 1 次，连续 2 天，后测 24h UFC 或次日清晨 8 时血皮质醇，与试验前结果比较，如 24h UFC 或次日清晨 8：00 血皮质醇下降大于 50%，则为 HDDST 阳性；反之则为 HDDST 阴性。ECS 患者 HDDST 通常为阴性。然而有6%～31% 的 ECS 患者 HDDST 阳性。影像学检查进行 ECS 肿瘤的定位，首选 CT 扫描。[111]In-奥曲肽扫描有助于肿瘤功能性的评价。

3. 异位库欣综合征的治疗

ECS 的理想治疗方法是根治性切除肿瘤，从而去除 ACTH 的来源，治愈代谢紊乱。肿瘤无法切除或未能明确定位肿瘤的患者可使用内科药物治疗来抑制皮质醇的分泌或作用，严重 ECS 患者的术前准备也可以使用药物控制症状，相关药物有以下几类。

(1) 肾上腺酶抑制药：肾上腺酶抑制药是最常用的药物，可抑制一种或多种参与皮质醇合成的酶。这类药物有酮康唑、美替拉酮和依托咪酯。建议将酮康唑作为一线药物。酮康唑的不良反应包括头痛、镇静、恶心和呕吐。对于男性，酮康唑对雄性激素生成的抑制作用可能导致男性乳房发育、性欲减退及勃起功能障碍（阳痿）。因为有罕见的肝毒性，用药期间必须定期监测肝功能，在第 1 个月需每周监测 1 次肝功能，其后3 个月每月监测 1 次，之后监测频率可降低。酮康唑用于治疗库欣综合征尚未获得美国 FDA 批准，目前仍然是一种超适应证用药。必须慎重地权衡酮康唑治疗的潜在获益与风险。如果酮康唑不能控制皮质醇分泌，可以加用美替拉酮。与酮康唑一样，美替拉酮用于库欣综合征的治疗也是一种超适应证使用。

(2) 肾上腺抑制药：米托坦是一种肾上腺皮质抑制药，主要用于治疗肾上腺癌。也作为 ECS 患者的辅助用药，以达到药物性肾上腺切除，米托坦主要不良反应是恶心、呕吐和厌食。

(3) 糖皮质激素受体拮抗药：米非司酮通过阻断糖皮质激素受体作用，来控制皮质醇增多症

的症状。一项库欣综合征患者回顾性研究显示，米非司酮迅速改善库欣综合征的部分症状，其中最显著的是皮质醇引起的精神症状，治疗第 1 周内即得到改善，高血糖也有所改善，部分患者出现低钾血症的不良反应。由于米非司酮是阻断皮质醇作用而非抑制皮质醇分泌，所以皮质醇水平的测定不能用于判断米非司酮疗效。米非司酮尤其适合于 CS 发生紧急危重情况如皮质醇引起的精神病症状时使用，因为其迅速改善症状。

(4) 生长抑素类似物：奥曲肽是一种长效生长抑素类似物，可迅速减少部分非垂体性肿瘤异位分泌 ACTH，但通常不能缩小肿瘤。[111]In 奥曲肽扫描显示肿瘤阳性摄取支持奥曲肽治疗有效。该药可一月 1 次注射给药，但花费较高，对 ECS 的治疗价值有限。

部分 ECS 患者在药物治疗控制高皮质醇血症症状的过程中，出现反弹性胸腺增生，影像学上需要注意与前纵隔肿瘤复发或转移瘤相鉴别。当这些药物治疗效果不佳时，最后可考虑双侧肾上腺切除术。ECS 患者的预后同时取决于肿瘤组织学类型和皮质醇增多症的严重程度两个因素的影响。大多数 SCLC 导致 ECS 的患者均处于晚期，对化疗的反应较差，预后不良。

(五) 非胰岛细胞肿瘤性低血糖症

1. 非胰岛细胞肿瘤性低血糖症概述

多种肿瘤可导致低血糖症，包括胰岛细胞肿瘤和非胰岛细胞肿瘤。非胰岛细胞肿瘤性低血糖症（NICTH）比较罕见，但却是恶性肿瘤的严重并发症。NICTH 肿瘤细胞分泌胰岛素样生长因子 2（IGF-2），这种 IGF-2 由于加工不完全，比正常成熟的 IGF-2（分子量为 7.5kDa）大得多，也被称为"大 IGF-2"（分子量为 10～17kDa）。大 IGF-2 不能与 IGF-1、IGFBP-3 和酸不稳定亚基共同形成 IGFBP 异源三聚体复合物（分子量 150kDa）。该复合物的重要作用是限制血循环中的 IGF 不能发挥胰岛素样作用。当 IGFBP 异

源三聚体复合物的形成受到阻碍时，IGF 就会与 IGFBP-3 螯合成二元复合物，使 IGF 的生物活性增加，发挥胰岛素样作用。此外，大 IGF-2 还抑制胰高血糖素和生长激素释放。多个效应最终导致骨骼肌持续利用葡萄糖和抑制肝脏葡萄糖释放、糖原分解和糖异生从而导致低血糖的发生。一项纳入 28 例 NICTH 患者的研究显示，25 例患者的血清大 IGF-2 浓度升高，而成熟 IGF-2 的浓度降低。恶性肿瘤引起低血糖的原因，还包括广泛性肿瘤浸润导致肝脏受损（肝糖原的贮存与利用受损）或肾上腺破坏（糖皮质激素分泌受损），巨大肿瘤过度消耗葡萄糖，或肿瘤细胞直接分泌胰岛素等。文献报道肺部肿瘤分泌胰岛素或 IGF-1 引起 NICTH 的病例比较罕见。与 NICTH 相关的肺和胸膜肿瘤包括间皮瘤、孤立性纤维瘤、肺癌和支气管肺泡癌。NICTH 多见于间叶性肿瘤、纤维瘤、类癌、骨髓瘤、淋巴瘤、肝细胞癌和结直肠癌。

2. 非胰岛细胞肿瘤性低血糖症的诊断

诊断低血糖症，首先要证实 Whipple 三联征是否存在。Whipple 三联征包括以下 3 方面：①与低血糖相一致的症状（出汗、心悸、乏力和震颤等）；②症状存在时通过精确方法（而不是家庭血糖监测仪）测得血糖浓度偏低（血糖水平 < 2.8mmol/L）；③血糖水平升高后上述症状缓解。Whipple 三联征是诊断低血糖症的必要指标。详细地询问病史，包括症状的性质和发生时间（特别是与进餐的关系）、是否存在基础疾病、特殊用药史等。低血糖症状更常见于空腹状态，可能包括意识模糊、疲乏、出汗或进行性嗜睡，部分患者以昏迷作为低血糖的首发症状。一项纳入 NICTH 患者的研究显示，48%（31/65）的患者低血糖是肿瘤的初始表现，52%（34 例）的患者低血糖发作之前肿瘤已存在。NICTH 患者也可能出现低钾血症，很可能是大 IGF-2 分子的胰岛素样活性所致。

实验室评估包括在低血糖发作时，同时检

测血糖、胰岛素、胰岛素原、C 肽和 β– 羟丁酸。NICTH 患者在低血糖发作时血清胰岛素（通常 < 1.44U/ml）和 C 肽浓度（通常 < 0.3ng/ml）较低，β– 羟丁酸浓度也较低。血清大 IGF_2 和 IGF-2/IGF-1 之比可能升高。低血糖伴低血清胰岛素、C 肽和 β– 羟丁酸水平的患者，应行胸部、腹部和盆腔影像学检查来评估有无肿瘤。

3. 非胰岛细胞肿瘤性低血糖症的治疗

NICTH 的治疗包括以下 3 个部分：①立即纠正低血糖。当患者意识丧失或不能进食碳水化合物时，静脉给予 50ml50% 葡萄糖可导致血糖水平快速升高，并密切监测血糖水平；②治疗潜在恶性肿瘤。当肿瘤分泌 IGF 或胰岛素时，完全切除肿瘤可治愈低血糖。如手术被推迟，应持续纠正低血糖，措施包括增加热量摄入（通过肠内或肠外营养），必要时静脉给予葡萄糖。如肿瘤不可切除，通常实施舒缓性减瘤手术。根据肿瘤类型可选择化疗、放疗、冷冻消融、射频消融或栓塞肿瘤滋养血管等措施控制肿瘤，从而改善低血糖；③在无法治疗潜在恶性肿瘤的情况下，需要内科治疗预防低血糖反复发作。糖皮质激素（如泼尼松龙 40mg/d）、胰高血糖素或重组人生长激素（rhGH）有助于升高血糖，但在选择用药前需要考虑这些药物与化疗药物之间的潜在相互作用。研究显示，NICTH 患者使用生长抑素类似物和二氮嗪对低血糖无效。

（六）肢端肥大症

1. 肢端肥大症的概述

肢端肥大症通常是由垂体分泌生长激素（GH）的腺瘤引起。异位肢端肥大症较为罕见（占病例的 1%），是由于异位分泌 GH 释放激素（GHRH）或 GH 引起。异位分泌 GHRH 或 GH 最常见的肿瘤是肺类癌和胰岛细胞肿瘤。引起肢端肥大症的其他类型肺癌包括 SCLC、支气管肺泡癌和表皮样癌。某些肿瘤细胞通过分泌 IGF-1 也可引起肢端肥大症。

2. 肢端肥大症的临床表现

肢端肥大症患者由于肢端和软组织过度的生长，及皮肤增厚，出现典型的外貌特征，如颌部增大（巨颌症）及手足增大、肿胀，这会导致鞋和手套的尺码越来越大，戒指也需要加宽；面部特征变得粗糙、鼻和额骨增大、牙齿分散，巨舌、声音低沉，皮肤变厚可能出现皮赘。

3. 肢端肥大症的诊断

诊断肢端肥大症最佳的单一检查为测定血清 IGF-1 水平，若存在典型的肢端肥大症临床表现，血清 IGF-1 浓度明确升高可确诊。口服葡萄糖耐量试验（OGTT）是确诊肢端肥大症特异性最高的动态试验。进行 OGTT 时，在服用 75g 葡萄糖前及服糖后 2 小时测定血清 GH，肢端肥大症的诊断标准为 GH 浓度 > 1ng/ml。而正常受试者在摄入 75g 葡萄糖后 2 小时内血清 GH 浓度下降至 1ng/ml 或以下。如果肢端肥大症患者血浆 GHRH 水平 > 0.3ng/ml 则可早期识别异位分泌 GHRH 的肿瘤。如果血浆 GHRH 水平低或检测不到则提示异位分泌 GH 的肿瘤。

4. 肢端肥大症的治疗

手术完整切除肿瘤是治疗异位肢端肥大症的根本方法，通常可导致 GH 水平恢复正常和肢端肥大症的临床特征消退。对于残存的肿瘤、肿瘤复发和无法手术切除的肿瘤，可以使用奥曲肽和其他生长抑素类似物等药物控制。

（七）类癌综合征

1. 类癌综合征概述

类癌综合征是指由消化道和肺部某些高分化神经内分泌肿瘤（NET）产生的多种体液因子所介导的一系列症状，这些肿瘤可以合成、储存并释放多种多肽（如激肽释放酶、胰多肽、缓激肽、胃动素、生长抑素、血管活性肠肽、神经肽 K、P 物质、神经激肽 A、神经激肽 B、ACTH、胃泌素、GH、肽 YY、胰高血糖素、β– 内啡肽、神经降压素和嗜铬粒蛋白 A 等）、生物胺（如血清素、5-羟色氨酸、去甲肾上腺素、多巴胺和组胺等）和前列腺素。其中部分肿瘤产物可导致类癌综合征，但目前还不清楚每种产物的相对作用及其引发综合征中特定表现的特异性。

2. **类癌综合征的临床表现**

(1) 阵发性皮肤潮红：阵发性皮肤潮红和（或）腹泻是类癌综合征的典型临床表现，这是由 5-羟色胺和其他血管活性物质进入体循环所致。皮肤潮红见于 85% 的患者，往往突然发生，持续 30s～30min。潮红主要累及面部、颈部和上胸部，皮肤变为红色至紫红色或紫色，同时伴有轻度的烧灼感。重度潮红者可伴有血压下降和脉搏加快。随着疾病进展，潮红的发作时间可能会更长，范围可能更广。大多数潮红为自发性发作，但也可由进食、饮酒、排便、情绪事件、肝脏触诊和麻醉等事件所诱发。

(2) 分泌性腹泻：分泌性腹泻见于 80% 的患者，往往是该综合征最严重影响日常活动能力的症状。腹泻可从每天数次到每天 30 次以上，通常为非血性水样便，可出现爆炸样（explosive）排便，伴有腹部绞痛。腹部绞痛可能是由于肠系膜纤维化或原发性肿瘤导致的肠梗阻。腹泻往往与潮红发作无关。粪便通过肠道的时间可能极短。

(3) 其他表现：有 10%～20% 的类癌综合征患者会出现喘息和呼吸困难，往往出现于潮红发作期间。类癌性心脏瓣膜病变的典型特征是纤维组织斑块样沉积（该表现具有诊断意义）。这种斑块样沉积多见于瓣膜尖和心腔的心内膜，偶见于肺动脉或主动脉内膜。类癌综合征还有一些次要表现，皮肤粗糙脱屑、舌炎、口角炎和意识模糊，这是由于膳食中的色氨酸被用于合成大量 5-羟色胺而引发烟酸缺乏症所致，而摄食不足、腹泻或吸收不良可进一步加重病情。一些胃或肺功能性 NET 患者会有不同于经典综合征的临床和生化表现。在肺 NET 变异型患者中，潮红可能非常严重且持久，持续数小时到数日。可伴有定

向障碍、焦虑和震颤。该变异型的其他表现还有眶周水肿、流泪、流涎、低血压、心动过速、腹泻、呼吸困难、哮喘、水肿和少尿等。

3. **类癌综合征的诊断**

当患者有提示性症状，但无其他原因可以解释的慢性严重腹泻和（或）皮肤潮红时，通常考虑类癌综合征的存在。然而，必须与引起皮肤潮红和腹泻的其他疾病进行鉴别诊断，如皮肤潮红的鉴别诊断包括生理性事件、药物及类癌综合征外的若干疾病（如围绝经期综合征、酒精依赖和嗜铬细胞瘤等）。此外，其他类型的 NET 也能引起严重的慢性腹泻。

类癌综合征最有效的初始诊断性试验是检测 24h 尿 5-羟吲哚醋酸（5-HIAA）的排泄量，5-HIAA 是 5-羟色胺代谢的终末产物，其诊断类癌综合征的敏感性和特异性均较高，但需要在采集尿液前 3d 起，严格避免某些药物及含 5-羟色胺和食用色氨酸的食物（食物包括鳄梨、菠萝、香蕉、奇异果、李子、茄子、核桃、山核桃、西红柿、车前草、胡桃和南瓜等；药物包括对乙酰氨基酚、香豆酸、苯巴比妥、利舍平、对乙酰苯胺、麻黄碱、尼古丁、苯妥拉明、咖啡因、氟尿嘧啶、甲氧卡巴莫、苯那西丁、美沙拉敏、ACTH、乙醇、丙咪嗪、左旋多巴、MAO 抑制药、吩噻嗪、阿司匹林、异烟肼、肝素、甲基多巴等）。需要注意的是，前肠（胃十二指肠）、肺 NET 通常缺乏芳香族氨基酸脱羧酶，所以检测尿 5-HIAA 排泄量往往不高。这种情况下，影像学检查寻找 NET 更为重要。由于血清嗜铬粒蛋白 A（CgA）的特异性相对较低，不推荐诊断类癌综合征时筛查 CgA。

一旦在生化层面确诊类癌综合征（通常依据 24 小时尿 5-HIAA 排泄量升高），必须进行影像学检查（如 CT、MRI 和 [111]In 奥曲肽扫描等）对肿瘤进行定位。[68]Ga-DOTA TATE 的 PET/CT 功能性成像更为敏感，有条件时应优选这种检查。

（八）其他内分泌副肿瘤综合征

1. 肿瘤性骨软化症

肿瘤性骨软化症（TIO）是一种罕见的、由肿瘤引起的代谢性骨病，特点是肾脏排磷增加导致的低血磷和骨骼矿化障碍。主要表现为骨痛、肌肉痛、近端肌无力、活动受限，严重者身高变矮、多发性病理骨折、骨骼畸形甚至致残等。TIO 的典型生化特点是低血磷和高尿磷，伴有正常血钙和甲状旁腺激素（PTH）水平，1, 25- 二羟维生素 D_3（1, 25-$(OH)_2D_3$）水平正常或降低，碱性磷酸酶水平升高。引起这种代谢性骨病的肿瘤多是体积较小、生长缓慢的肿瘤，来源于间叶组织，病理类型为磷酸盐尿性间叶性肿瘤混合结缔组织亚型（PMTMCT），也有见于肉瘤、前列腺癌和肺癌的病例报道。TIO 的致病机制是由于 TIO 相关的间叶肿瘤异位表达并分泌 FGF23 及其他促进尿磷排泄的蛋白（phosphaturic protein）。多数患者循环中的 FGF23 水平增高。后者通过抑制近端肾小管上钠 / 磷共转运蛋白的表达导致肾脏对磷的重吸收减少，从而引起尿磷增多。除了抑制钠 / 磷共转运蛋白的表达，FGF23 还通过抑制 1a 羟化酶活性、增加 24a 羟化酶活性导致肾脏合成 1, 25-$(OH)_2D_3$ 减少。TIO 的隐匿性造成疾病识别延迟，从发生症状到正确诊断常需 2.5 年以上。由于肿瘤体积较小且位于隐蔽部位，致使常规影像技术很难定位，识别肿瘤已成为主要的诊断难题。研究表明，诊断为 TIO 患者的肿瘤检出率为 65%～80%。随着诊断技术的进步，生长抑素类似物奥曲肽扫描，全身 MRI、(^{18}F) FDG-PET/CT，^{68}Ga-DOTA TATE 的 PET/CT 等检查对检出致病肿瘤特别有价值。TIO 的根治性治疗是完全切除肿瘤，这能及时逆转生化异常，并使骨病在 6～12 周内恢复。如果上述技术不能定位肿瘤，则需要给予内科治疗。使用磷酸盐（元素磷）1～2g/d，分 3～4 次使用，骨化三醇 0.5～1μg/d，分 2 次使用。使用磷酸盐和骨化三醇治疗的成人患者应至少每 6 个月监测 1 次血清磷酸盐、钙、肌酐和 PTH。如果无法定位肿瘤，可考虑使用奥曲肽治疗。

2. 异位分泌人绒毛膜促性腺激素的肿瘤

异位分泌人绒毛膜促性腺激素（HCG）或 α 亚单位的肿瘤主要见于肺癌或恶性胰岛细胞瘤。在男性，高水平的 HCG 可以刺激睾丸间质细胞生成类固醇激素，提高芳香化酶活性，导致雌激素水平升高，出现男性乳房发育。男童性早熟或成年男性乳房发育应检测 HCG 水平，注意除外睾丸肿瘤或异位分泌 HCG 的肿瘤。分泌 HCG 的肿瘤患者还可以发生甲状腺功能亢进症，临床表现有体重减轻、心动过速、心律不齐或躁动不安。这可能是 HCG 刺激促甲状腺激素（TSH）受体引起的。女性患者 HCG 升高通常没有明显症状。

3. 罕见肺癌内分泌副肿瘤综合征

文献报道，1 例大细胞肺癌的患者发生胰高血糖素瘤综合征的罕见病例，这是由肿瘤分泌胰高糖素所致，临床表现为坏死性游走性红斑样皮疹、糖耐量减低、体重减轻和贫血。另 1 例大细胞肺癌患者表现为 Zollinger-Ellison 综合征，这是由肿瘤分泌胃泌素所致。

（蔡晓频）

二、肺低级别神经内分泌肿瘤的内分泌治疗

（一）肺神经内分泌肿瘤的分类

神经内分泌肿瘤（NET）是一组起源于肽能神经元和神经内分泌细胞的肿瘤，是一类具有独特分子表型和临床特征的恶性肿瘤。可发生于全身多个部位，包括胸腺、肺、胃肠道和卵巢。其中胃肠道是最常受累的部位，肺是第二常见的受累部位。虽然这类肿瘤会因起源部位不同而具有一些独特的临床和病理特征，但无论起源于何处，神经内分泌特征是共有的。2015 年，WHO

发布第 4 版肺、胸膜、胸腺及心脏肿瘤分类，提出肺神经内分泌肿瘤（pNET）这一新的分类方法。该分类将小细胞肺癌（SCLC）、肺大细胞神经内分泌癌（LCNEC）、肺类癌（PC）包括典型类癌（TC）、不典型类癌（AC）和特发性弥漫性肺神经内分泌细胞增生（DIPNECH）统一归为 pNET。pNET 为一组病理特征和临床行为均具有明显异质性的肿瘤。pNETs 根据分化程度和恶性程度排序分为低级别 NET 即 PC（包括 TC 和 AC）和高级别 NEC 包括 LCNEC 和 SCLC。DIPNECH 是只与 PC 相关的癌前病变。2015 年，世界卫生组织（WHO）指南基于肺 NET 的组织病理学特征更新了相关诊断标准，包括细胞大小、细胞形态、分裂指数、组织的生长模式、坏死，其中有丝分裂率和坏死是两个鉴别关键点。有丝分裂率（而非 Ki-67 指数）是级别的主要决定因素。

（二）肺低级别神经内分泌肿瘤的特征

1. PC 的患病率

PC 占成人所有肺部恶性肿瘤的 1%～2%，占所有类癌的 20%～30%。PC 是儿童最常见的原发性肺部肿瘤，通常出现于青春期后期。TC 发病率约为 AC 的 4 倍。PC 全球发病率为每年 0.2/10 万～2 例 /10 万，大部分病例系列研究显示女性发病率高于男性，白种人发病率高于非洲裔。目前尚不清楚 PC 是否与吸烟有关。虽然有病例对照研究显示，吸烟是 PC 的一项危险因素（OR 1.50，95% CI 1.0～2.40），但尚未证实其因果关系。

2. PC 的临床表现

PC 的临床表现与其他原发性肺部恶性肿瘤类似，中心型肿瘤多见，多数患者因咯血、咳嗽、哮喘或者反复阻塞性肺炎而就诊。胸部 X 线片显示圆形或卵圆形阴影，大小为 2～5cm，可伴有肺门或肺门旁肿块，或肺不张。随着健康体检的普及，约 1/4 患者无明显临床症状，通过常规胸部 X 线检查发现外周孤立性肺结节而诊断。

PC 患者可能发生类癌综合征，主要见于肿瘤较大（＞ 5cm）或肿瘤肝转移的患者，对于 TC 的局限性肿瘤患者较少发生类癌综合征。类癌综合征是由于全身性释放血管活性物质（如 5-羟色胺和其他生物活性胺类）导致。急性症状包括皮肤潮红、腹泻和支气管痉挛，慢性患者可有静脉毛细血管扩张、右侧心脏瓣膜病，以及腹膜后和其他部位的纤维化等表现。罕见 PC 患者进行活检或操作诱发类癌危象发生，患者迅速出现面色潮红、腹泻和支气管收缩，同时伴有其他严重表现，包括酸中毒、严重的高血压或低血压、心动过速或者心肌梗死，其结局可能是致命的。对于所有类癌综合征和（或）尿 5-HIAA 水平升高的患者，均应术前预防性使用和术中使用奥曲肽以避免类癌危象的发生。约 1%～2%PC 患者伴发 ECS，罕见病例可以发生肢端肥大症，约 5% 的 TC 和 AC 与多发性内分泌腺瘤 1 型相关。

3. PC 的诊断

影像学检查首选胸部计算机断层扫描（CT），CT 可更好地分辨肿瘤的形态特征、范围、位置及纵隔淋巴结有无肿大。鉴于大多数 PC 患者（80%～90%）表达 SSTR，基于 SSTR 的诊断性成像检查，如 ^{68}Ga-DOTA TATE/TOC 和 ^{111}In 奥曲肽扫描能更早地检出 PC，而 ^{68}Ga-DOTATATE/TOC 对 SSTR 更有亲和力，敏感度和特异度更高，确诊需要通过活检病理诊断。周围型肺部病变，CT 或超声引导经胸穿刺活检，支气管镜检查及肺泡灌洗，中央型肺部病变纤维支气管镜下刷检和活检。超声内镜引导下经支气管针吸活检（EBUS-TBNA）可显著提高传统诊断技术的诊断率，而不增加发病率。纵隔淋巴结也可以用 EBUSTBNA 进行评估。

TC 的病理形态显示，细胞核为规则的圆形至卵圆形，染色质均匀分布，核仁小且不明显。细胞通常呈多边形，以独特的器官样、小梁状或岛状生长模式排列，具有纤细的血管间质。核分裂象罕见，每 10 个高倍镜视野（HPF）＜ 2，未见坏死。AC 存在类癌形态学表现，且每 10 个

HPF 中可见坏死或 2～10 个核分裂象。存在细胞学异型性。

WHO 推荐免疫组织化学标志物协助诊断肺 NET，包括嗜铬粒蛋白 A（CGA）、突触小泡蛋白（SYN）、神经细胞黏附分子（NCAM-1/CD56），其中 SYN 的敏感度高于 CGA 和 CD56，而 CGA 一般与肿瘤负荷相关，可用于监测肿瘤复发或治疗效果。

PC 分期依据 2010 年第 7 版支气管肺癌 TNM 分期。TC 最常表现为 Ⅰ 期肿瘤，而超过 50% 的 AC 在就诊时为 Ⅱ 期（支气管肺淋巴结受累）或 Ⅲ 期（纵隔淋巴结受累）。

（三）肺低级别神经内分泌肿瘤的治疗

1. 手术治疗

早期 PC 患者首选治疗是手术切除。手术是获得治愈机会的最佳治疗选择。手术目标是整块切除全部肿瘤，并尽可能多地保留有功能肺组织。手术方式还包括纵隔淋巴结清扫。TC 手术切除后的预后极好。5 年生存率为 87%～100%，10 年生存率为 82%～87%。TC 切除术后的复发率为 3%。AC 的预后比 TC 差。5 年生存率跨度比较大，为 30%～95%；10 年生存率为 35%～56%。

2. 术后监测

在淋巴结受累的 TC 及所有 AC 手术切除后，必须进行治疗后监测。欧洲神经内分泌肿瘤学会（ENETS）推荐监测方案如下：①对于 TC，3 个月和 6 个月时进行常规 CT 检查，随后每 12 个月进行 1 次，在最初 2 年加测 CGA，随后每年进行 1 次胸部 X 线检查和生化全套，每 3 年进行 1 次 CT 检查，长此以往；②对于 AC，推荐进行更为密切的监测，术后 3 个月时行 CT 扫描，随后每 6 个月进行 1 次，持续 5 年，并测定生化标志物。推荐 1 年时和怀疑复发时进行基于生长抑素受体的成像检查。5 年后，推荐每年进行 1 次 CT 扫描。目前，没有证据表明术后 PC 患者需进行辅助放化疗。

3. 系统性治疗

进展性、播散性或 SSA 难治性 PC 患者可采用系统性治疗。具体有如下措施：①靶向治疗。临床前研究显示，PC 通常表现出哺乳动物雷帕霉素靶蛋白（MTOR）信号通路的过度活动，依维莫司为 MTOR 信号通路抑制药。一项 Ⅲ 期 RADIANT-4 试验中，与安慰剂相比，依维莫司可明显延长肺 NET 患者的 PFS，降低疾病进展或死亡风险（HR：0.48，95% CI 0.35～0.67，P=0.000 01），且大多数不良反应为 1 级或 2 级。故 ENETS 指南推荐依维莫司作为转移性/进展期肺 NET 的一线治疗，美国 FDA 也批准依维莫司应用于不能手术切除、局部进展的无功能性肺 NET 患者。在某些情况下，奥曲肽扫描阴性的患者，依维莫司可能是合适的一线治疗方案；②细胞毒化疗。PC 通常增殖活性较低，常表现出化疗耐药，但细胞毒性药物仍然是具有高增殖活性和低表达 SSTR 进展期 PC 患者的治疗选择。NCCN 相关 NET 指南表明，对于进展期或转移性 PC，仅当无其他治疗选择时，才考虑细胞毒性化疗（没有首选方案）。ENETS 指南也表明，全身化疗一般仅限于其他治疗失败的 AC 患者，且必须具备一定的条件（Ki-67 > 15%，病情进展迅速，SSTR 表达阴性）。对于高度侵袭性 AC 患者，选择以顺铂或卡铂为基础的化疗方案（如用于 SCLC 的方案）。对于肿瘤生长较为惰性的 TC 或 AC 患者，使用以替莫唑胺为基础的化疗；③肽受体放射性核素治疗（PRRT）。PRRT 通过使用放射性核素（如 ^{111}In、^{90}Y、^{177}Lu）标记 SSA，制成一种新型复合药物，借助 SSA 与 SSTR 的特异性结合，将标记核素的 SSAs 输送至肿瘤细胞表面，随后核素内化并释放高能量的 β 射线导致细胞凋亡，有较强的抗肿瘤效果。可选择性应用于高水平表达 SSTR 的晚期 PC 患者；④中药治疗。与靶向药物、化疗等治疗方法相比，中药抗肿瘤具有多靶点治疗、长期应用医疗花费成本低、不良反应小等优势，尤其适合于发展缓慢、生存期长的 PC 患者。

4. 肺低级别神经内分泌肿瘤的内分泌治疗

(1) 生长抑素类似物治疗的适应证

生长抑素类似物（SSA）具有抑制多种激素分泌作用和抑制肿瘤生长的作用，SSA 抑制激素分泌作用是通过抑制腺苷酸环化酶活性和调节钙离子通路实现。SSA 抗增殖作用根据是否依赖于生长抑素受体（SSTR）分为直接和间接途径，直接途径中，SSA 可与 SSTR 的 5 个亚型（SSTR1、SSTR2、SSTR3、SSTR4、SSTR5）发生特异性结合，启动特定的信号转导途径，抑制生长因子的产生，阻滞细胞周期，诱导细胞凋亡等；而间接途径不依赖于 SSTR，可间接通过抑制生长因子合成和激素分泌、抗血管生成、调节免疫系统等途径实现。奥曲肽与兰瑞肽是第一代被批准用于临床的 SSA，对 SSTR2 和 SSTR5 具有较高的亲和力，帕瑞肽是第二代新型多受体靶向（SSTR1、SSTR2、SSTR3、SSTR5）SSA。与第一代 SSA 相比，帕瑞肽对 SSTR2 的亲和力较低，但对 SSTR1、SSTR3 和 SSTR5 的亲和力较高。有研究报道，PC 患者中 SSTR 表达升高。

①晚期或转移性 PC 的患者：对于晚期或转移性 PC 患者且奥曲肽扫描阳性，推荐应用 SSA 治疗。SSA 特别适合于表现出激素相关症状的功能性 PC、具有低增殖活性（Ki-67 < 10%）、SSTR 阳性、分化良好、缓慢进展的肿瘤。SSA 治疗此类肿瘤的部分缓解率（PR）为 5%～10%，疾病稳定率（stabledisease，SD）为 30%～50%，症状改善率可达 40%～60%。ENETS 等指南推荐 SSA 作为一线治疗选择。虽然 SSA 在非功能性肿瘤中的应用尚有争议，SSA 在非功能性肿瘤中的应用基于 SSA 抗增殖作用。

②合并类癌综合征且不可切除 PC 的患者：对于合并类癌综合征且不可切除 PC 的患者，推荐采用 SSA 治疗。约 1/3 的进展期 PC 患者伴有类癌综合征。在超过 80% 的类癌综合征患者中，SSA 治疗能高度有效地抑制生物活性胺类的释放，显著改善皮肤潮红和腹泻。

(2) 生长抑素类似物治疗的方法：奥曲肽长效制药（Sandostatin LAR），初始剂量通常为 1 次 20～30mg，每 4 周 1 次肌内注射。对于症状难治的患者，逐步增加奥曲肽 LAR 的剂量或补充短效奥曲肽可能是必要的。兰瑞肽剂量为 1 次 60～120mg，每 4 周 1 次肌内注射给药。对于治疗类癌综合征，兰瑞肽的临床疗效和耐受性与奥曲肽相似。

(3) 生长抑素类似物治疗的不良反应：奥曲肽和兰瑞肽通常都有很好的耐受性。少数情况下，患者可能出现恶心、腹部不适、腹胀和（或）脂肪泻，这些症状常发生在开始治疗后最初数周内，此后症状缓解。胰源性吸收不良可能是促发因素，可通过补充胰酶来缓解。SSA 另一个作用是抑制胆囊收缩，可导致胆石症。因此，建议患者每 6 个月复查腹部影超。

与第一代 SSA 相比，帕瑞肽的不良反应较多，如高血糖、严重的心动过缓（心率 < 40 次/分）、疲劳和恶心等均较常见。目前没有证据表明，帕瑞肽具有更强的抗增殖活性，因此该药尚未作为晚期 PC 患者的常规治疗药物。

（蔡晓频）

参 考 文 献

[1] Travis WD, Brambilla E, Burke AP,et al. Introduction to The 2015 World Health Organization Classification of Tumors of the Lung, Pleura, Thymus, and Heart [J].J Thorac Oncol, 2015, 10(9):1240-1242.

[2] Travis WD, Brambilla E, Nicholson AG, et al. The 2015 World Health Organization classification of lung tumors: impact of genetic, clinical and radiologic advances since the 2004 classification [J].J Thorac Oncol, 2015, 10(9):1243-1260.

[3] Mcc1elland MT. Paraneoplastic syndromes related to

lung cancer [J].Clin J Oncol Nurs, 2010, 14: 357–364.

[4] Christoforos E, Drionisios S, Theodore K, et al. Endocrine paraneoplastic syndromes in lung cancer [J]. Hormones (Athens)2018;17(3):351–358.

[5] Clines GA. Mechanisms and treatment of hypercal–cemia of malignancy [J].Curr Opin Endocrinol Diabetes Obes, 2011, 18: 339–346.

[6] Hu MI, Glezerman IG, Leboulleux S, et al. Denosumab for treatment of hypercalcemia of malignancy [J].J Clin Endocrinol Metab, 2014, 99(9):3144–3152.

[7] Hansen O, Sorensen P, Hansen KH, et al. The occurrence of hyponatremia in SCLC and the influence on prognosis: a retrospective study of 453 patients treated in a single institution in a 10–year period [J].Lung Cancer, 2010, 68(1):111–114.

[8] Castinetti F, Fassnacht M, Johanssen S, et al. Merits and pitfalls of mifepristone in Cushing's syndrome [J].Eur J Endocrinol. 2009, 160(6):1003–1010.

[9] Pelosof LC, Gerber DE. Paraneoplastic syndromes: an approach to diagnosis and treatment [J].Mayo Clin Proc, 2010; 85: 838–854.

[10] Nauck MA, Reinecke M, Perren A, et al. Hypog–lycemia due to paraneoplastic secretion of insulin–like growth factor–I in a patient with metastasizing large–cell carcinoma of the lung [J]. J Clin Endocrinol Metab, 2007, 92: 1600–1605.

[11] Hauso O, Gustafsson BI, Kidd M, et al. Neuro–endocrine tumor epidemiology: contrasting Norway and North America [J].Cancer, 2008, 113(10): 2655–2664.

[12] Yao JC, Hassan M, Phan A,et al. One hundred years after "carcinoid": epidemiology of and prognostic factors for neuroendocrine tumors in 35,825 cases in the United States [J].J Clin Oncol, 2008, 26(18):3063–3072.

[13] Travis WD, Giroux DJ, Chansky K, et al. The IASLC Lung Cancer Staging Project: proposals for the inclusion of broncho–pulmonary carcinoid tumors in the forthcoming (seventh) edition of the TNM Classification for Lung Cancer [J].J Thorac Oncol, 2008, 3(11):1213–1223.

[14] Phan AT, Oberg K, Choi J, et al LH JR. NANETS consensus guideline for the diagnosis and management of neuroendocrine tumors: well–differentiated neuroendocrine tumors of the thorax (includes lung and thymus) [J]. Pancreas, 2010 Aug, 39(6):784–798.

[15] Caplin ME, Baudin E, Ferolla P, et al. Pulmonary neuroendocrine (carcinoid) tumors: European Neuroendocrine Tumor Society expert consensus and recommendations for best practice for typical and atypical pulmonary carcinoids [J].Ann Oncol, 2015, 26 (8): 1604–1620.

[16] Yao JC, Fazio N, Singh S, et al. Everolimus for the treatment of advanced, non–functional neuroendocrine tumours of the lung or gastrointestinal tract (RADIANT–4): a randomised, placebo–controlled, phase 3 study [J].Lancet, 2016, 387(10022):968–977.

[17] Bajetta E, Catena L, Pusceddu S, et al. Everolimus in combination with octreotide long– acting repeatable in a firstline setting for patients with neuroendocrine tumors: a 5–year update [J].Neuroendocrinology, 2018, 106(4): 307–311.

[18] Pavel ME, Hainsworth JD, Baudin E, et al. Everolimus plus octreotide long–acting repeatable for the treatment of advanced neuroendocrine tumours associated with carcinoid syndrome (RADIANT– 2): a randomized, placebocontrolled, phase 3 study [J].Lancet, 2011, 378(9808): 2005–2012.

[19] Vitale G, Dicitore A, Sciammarella C, et al. Pasireotide in the treatment of neuroendocrine tumors: a review of the literature [J].Endocr Relat Cancer, 2018, 25(6): R351–R364.

[20] Prasad V, Srirajaskanthan R, Toumpanakis C, et al. Lessons from a multicentre retrospective study of peptide receptor radionuclide therapy combined with lanreotide for neuroendocrine tumours: a need for standardised practice [J].Eur J Nucl Med Mol Imaging, 2020, 47(10): 2358–2371.

[21] 邢加彰，程月鹃，白春梅．生长抑素类似物治疗神经内分泌肿瘤进展 [J]．临床药物治疗杂志，2019, 17(8): 26–31.

[22] Pavel M, O'toole D, Costa F, et al. ENETS consensus guidelines update for the management of distant metastatic disease of intestinal, pancreatic, bronchial neuroendocrine neoplasms (NEN) and NEN of unknown primary site [J].Neuroendocrinology, 2016, 103(2): 172–185.

[23] Brokx HA, Paul MA, Postmus PE, et al. Long–term followup after first– line bronchoscopic therapy in patients with bronchial carcinoids [J].Thorax, 2015, 70(5): 468–472.

[24] Dalar L, Ozdemir C, Abul Y, et al. Endobronchial treatment of carcinoid tumors of the lung [J].Thorac Cardiovasc Surg, 2016, 64(2): 166–171.

[25] 焦培培，王超，谭煌英．生长抑素类似物在胃肠胰神经内分泌肿瘤中的治疗进展 [J]．癌症进展，2020,18(18):1837–1839.

[26] 李雪，李峻岭．肺神经内分泌肿瘤的诊疗进展 [J]．癌症进展，2018,16(1):13–17.

第 22 章

肺部感染与内分泌疾病

肺部感染指包括终末气道、肺泡腔及肺间质在内的肺实质炎症，常见感染病原体为细菌、病毒、真菌及非典型病原体（如军团菌、支原体、衣原体）等。现有研究发现，肺部感染与内分泌疾病密切相关。首先，内分泌激素对于肺炎严重程度和治疗预后具有重要评估价值。在肺炎病情判断中，传统评估指标与内分泌激素生物学指标联合使用，可以显著增强其预测患者死亡风险的能力，从而协助临床医师制订合理的治疗方案。其次，重症肺炎患者往往因全身重度炎症反应使病情难以控制，这与致炎因素作用下引起的内分泌代谢紊乱密不可分。高血糖作为胰岛素抵抗和 B 细胞功能损伤的后果，又进一步促使胰岛素抵抗和 B 细胞功能损伤加重，如不及时纠正往往引起感染病情进一步恶化，导致全身重要脏器功能障碍，甚至衰竭。肺部感染合并内分泌疾病时需要同时控制感染和纠正体内内分泌代谢障碍，对于降低患者死亡率具有重要意义。

一、内分泌激素在肺炎病情评估中的价值

临床上肺炎诊断主要依据肺部影像学表现，同时结合发热、脓痰、胸痛等临床症状。准确评估肺炎病情严重程度有利于判断患者是否需要住院治疗及预测死亡风险。目前已应用于临床的肺炎病情严重度评估方法包括 CURB-65、肺炎严重指数（PSI）等评分系统，以及降钙素原、C 反应蛋白和白细胞计数等生物学标志物。然而近年来研究发现，内分泌激素对于肺炎病情程度判断具有良好的临床应用前景。

（一）肾上腺髓质素

肾上腺髓质素（ADM）是从人嗜铬细胞瘤中分离出的一种含 52 个氨基酸的多肽。它能以内皮依赖性或非依赖性的方式舒张血管，降低全身动脉压，同时具有抗菌、抗炎等多种活性。ADM 可以由多种组织细胞合成，包括肾上腺髓质、内皮、血管平滑肌细胞、心肌和中枢神经系统。在败血症动物模型中，外源性 ADM 可以减轻急性肺损伤、降低血管渗透性及降低死亡率。内源性肾上腺髓质素过表达同样对病情具有缓解作用。

由于血液中的 ADM 易于被快速降解和清除，因此目前主要通过检测性质更为稳定的肾上腺髓质素前体中段（MR-proADM）来评估 ADM 水平。Pro-ADM 片段与肺炎严重程度及炎性细胞因子应答强度相关。现已在高危社区获得性肺炎患者中证实，MR-proADM 是一种有效预测死亡风险的生物学标志物。在一项 1653 名患者的队列研究中，MR-proADM 水平随 PSI 分级和 30 天死亡率增加而持续升高，尤其在高危患者中 MR-proADM 具有超越 PSI 的预后价值。尽管 MR-proADM 与降钙素原水平大体一致，但其在预测 30 天死亡率方面的准确性高于降钙素原。

当 MR-proADM 与 CURB-65 相结合时，其预测死亡风险的能力更强。研究发现，CURB-65 评分为 0～1 及 Pro-ADM ≤ 0.75nmol/L 的患者具有低度死亡风险；CURB-65 评分 2 分及 Pro-ADM ≤ 1.5nmol/L 或 CURB 等级为 0～1 及 Pro-ADM 水平为 0.75～1.5nmol/L 的患者具有中度死亡风险；CURB-65 评分 3 分及以上或者 Pro-ADM > 1.5nmol/L 的患者则有高度死亡风险。

虽然肾上腺髓质素在动物感染模型中表现出保护作用，但 MR-proADM 水平升高的患者死亡率更高。尤其在被判定具有高度死亡风险的人群中，MR-proADM 水平和死亡率的相关性更显著。这种看似矛盾的现象可以采用"火灾与消防员"的理论来解释，即在火灾现场出现的消防员对火灾具有保护作用，但却不是导致火灾的原因。随着感染加重而升高的 MR-proADM 可能代表一种内源性肾上腺髓质素的保护作用，以减轻感染导致的器官损伤和细胞凋亡。

（二）血管升压素和心房钠尿肽

血管升压素（AVP）和心房钠尿肽（ANP）是两种调控血钠水平的内分泌激素。其中，AVP 是垂体后叶释放的一种肽类激素，由 18 个氨基酸组成，具有血管收缩和抗利尿作用，能够在血管舒张性低压情况下恢复血管张力。由于 AVP 的半衰期短且易与血小板结合，因此目前主要通过检测羧基端 AVP 前体（CT-proAVP）评估活性 AVP 的释放水平。心房钠尿肽（ANP）是由心房肌细胞合成并释放的肽类激素，由 28 个氨基酸组成。ANP 能抑制肾素 - 血管紧张素 - 醛固酮系统，具有强大的利钠、利尿、舒张血管作用。由于 ANP 同样存在半衰期短的问题，因此目前主要通过检测 ANP 激素前体片段（MR-proANP）评估活性 ANP 的释放水平。

近年来的研究发现，在重症感染患者中 CT-proAVP 和 MR-proANP 的血液浓度均显著增加，显示这两项指标可以作为判断肺炎患者病情的生物学标志物。CT-proAVP 和 MR-proANP 均与 PSI 呈显著正相关，并且在社区获得性肺炎死亡患者中浓度明显升高，因此可以作为预测患者死亡风险的潜在评估指标。在一项包括 PSI、C 反应蛋白、降钙素原和 CT-proAVP 在内的死亡风险预测多因素分析中，CT-proAVP 被发现是唯一可以作为独立预测死亡风险的生物学标志物。由于 CT-proAVP 和 MR-proANP 在 PSI 风险等级 Ⅰ～Ⅲ 的患者中阴性预计值分别达到了 98.7% 和 98.5%，因此它们更有助于准确识别无须入院治疗的低死亡风险患者，协助医生判断患者是否需要住院治疗。

（三）皮质醇

下丘脑 - 垂体 - 肾上腺轴在调节宿主对感染的反应中起重要作用。虽然重症肺炎患者体内高水平的炎性介质及其前体可能引起皮质醇产生和释放减少，从而导致严重疾病相关皮质激素缺乏（CIRCI），但研究发现患者是否存在 CIRCI 与病情预后之间并没有相关性，而皮质醇水平升高与疾病严重程度、死亡风险之间却存在密切的联系。

皮质醇水平与 PSI 评分和住院死亡率直接相关，是社区获得性肺炎患者病情严重程度的良好预测指标。Christ-Crain 等观察到，当总皮质醇临界值为 34.8μg/dl 时，其预测死亡风险的准确性显著优于白细胞计数、C 反应蛋白和降钙素原。与单用 PSI 相比，总皮质醇与 PSI 联合应用可以明显提高病情评估的准确性。Salluet 等在一项前瞻性研究中发现，重症社区获得性肺炎死亡患者的基线总皮质醇水平明显高于生存患者。与 D- 二聚体、C 反应蛋白及 CURB-65 评分相比，基线总皮质醇对死亡的预测能力更高。此外，近年的研究发现皮质醇在肺炎导致败血症引起的器官损伤中也有较高的预测价值。上述数据支持皮质醇水平升高与疾病严重程度、住院死亡率的相关性。

（丁凤鸣）

二、重症肺炎胰岛素抵抗及 B 细胞功能损伤的研究

重症肺炎激发的全身性炎症反应会导致机体神经体液及内分泌代谢出现严重紊乱，表现之一是胰岛素抵抗和持续血糖升高，以及随着病情不断加重而出现不同程度的胰岛 B 细胞功能损伤。高血糖作为胰岛素抵抗和 B 细胞功能损伤的后果，同时又是胰岛素抵抗和 B 细胞功能损伤加重的原因，形成"感染 – 代谢障碍 – 胰岛素抵抗 – 血糖升高 – 加重代谢障碍 – 病情恶化"的恶性循环，导致感染病情持续加重和全身多脏器功能障碍。

胰岛素从分泌到与受体结合及受体后信号转导等整个过程中，任何一个环节出现障碍都会导致胰岛素促进葡萄糖摄取和利用率下降，即使机体代偿性分泌高于正常生理浓度的胰岛素，也不能发挥正常生物学效应，该现象称之为胰岛素抵抗。胰岛素抵抗的原因众多，其中炎症起重要作用。

（一）炎症因子与胰岛素抵抗

肺部重症感染时，大量细菌、病毒等病原体入侵导致肺组织正常结构破坏，并能够诱导中性粒细胞、肺巨噬细胞、肺血管内皮细胞等炎症细胞释放大量促炎因子。尽管各种炎症因子所形成的庞大网络有助于维持机体内环境稳定，但同时其对机体也造成不利影响，如 IL-6 作为一种主要促炎因子，可通过上调细胞因子信号转导抑制因子 3（SOCS3）表达影响胰岛素信号转导，介导胰岛素抵抗发生。而 TNFα 作为另一种主要促炎因子，可直接增强胰岛素受体底物（IRS）–1 和 IRS–2 的丝氨酸磷酸化，从而抑制胰岛素受体酪氨酸自身磷酸化导致酪氨酸激酶活性下降。

（二）脂肪细胞内分泌调节功能障碍与胰岛素抵抗

脂肪细胞内分泌调节功能障碍在炎症导致的胰岛素抵抗中也扮演着重要角色。脂肪细胞是许多炎症因子分泌的场所。在致炎因素作用下，脂肪细胞除了产生大量 IL-6 和 TNFα 等炎性因子加重胰岛素抵抗之外，还可产生和分泌过多游离脂肪酸（FFA）。过量 FFA 导致胰岛素抵抗的机制包括①使胰岛素介导的葡萄糖摄取和利用减少，导致组织对胰岛素敏感性下降；②使肝糖异生升高，促进基础胰岛素分泌，并使肝脏清除胰岛素能力下降，出现高胰岛素血症；③抑制胰岛素受体酪氨酸激酶活性，从而抑制 IRS–1 和磷脂酰肌醇 3– 激酶活性，导致葡萄糖转运蛋白 GluT4 由胞质向细胞膜转运减少。此外，重症肺炎通过激活下丘脑 – 垂体 – 肾上腺皮质轴促进糖皮质激素分泌，后者可直接作用于脂肪细胞，抑制葡萄糖转运和摄取，导致胰岛素抵抗。

（三）血管内皮损伤与胰岛素抵抗

重症肺炎导致血管内皮损伤是胰岛素抵抗的另一个重要因素。炎症因子被激活后，可产生多种黏附分子，促使中性粒细胞等炎症细胞黏附于血管内皮上。而炎症细胞可以通过释放大量氧自由基导致血管内皮损伤，使血管内皮通透性下降而限制胰岛素往代谢活跃组织的转运，促进胰岛素抵抗形成。同时血管内皮损伤可造成血管收缩、血流下降、毛细血管床压积减少，以及葡萄糖在外周的摄取和利用减少，从而导致胰岛素抵抗。

（四）胰岛 B 细胞损伤与胰岛素抵抗

不仅外周靶组织（如肝脏、肌肉、脂肪组织）中存在胰岛素受体，胰岛 B 细胞上也存在胰岛素受体和 IRS–1。B 细胞所分泌的胰岛素不但作用于经典的外周胰岛素靶器官，还可与 B 细胞膜上的胰岛素受体结合，通过磷脂酰肌醇 3– 激酶信号转导通路和钙通道及其相关途径自行调控胰岛素再合成和分泌，因此 B 细胞也可能存在胰岛素抵抗而导致胰岛素合成和分泌减少。

重症肺炎过程中，炎症因子如 IL-6、TNFα

及 FFA 等，对 B 细胞胰岛素信号传导通路中的酪氨酸激酶活性，以及对 IRS-1、IRS-2、GluT4 等一系列环节均具有影响，使正常甚至高于正常浓度的胰岛素不能发挥其生物学效应，造成胰岛 B 细胞出现胰岛素抵抗。同时当机体下丘脑 - 垂体 - 肾上腺皮质轴激活引起糖皮质激素分泌增加、脂肪细胞分解而导致血浆中 FFA 过多时，FFA 可直接损伤 B 细胞线粒体、葡萄糖激酶及 GluT2 的功能，导致胰岛素合成减少或者分泌障碍。

此外，炎症因子触发的胰岛 B 细胞线粒体内氧化应激也是导致 B 细胞损伤和凋亡的重要原因。胰岛 B 细胞是最容易受到氧化应激影响的细胞之一。当活性氧簇（ROS）产生过多或发生代谢障碍并超过内源性抗氧化防御系统对其消除能力时，过剩的 ROS 将参与氧化生物大分子过程，引起细胞脂质过氧化并致使溶酶体、线粒体损伤，从而直接导致胰岛素抵抗、胰岛素合成和分泌功能损伤甚至功能衰竭。

（五）持续高血糖与胰岛素抵抗

重症肺炎过程中，无论是外周靶组织还是胰岛 B 细胞的胰岛素抵抗及胰岛 B 细胞功能损伤都将导致血糖升高，而持续的高血糖又促使胰岛素抵抗。在外周靶组织中，高血糖可以改变胰岛素受体 mRNA 剪接，直接影响胰岛素受体表达，从而使受体活性下降。高血糖环境可以使酪氨酸激酶活性降低导致其不能正常催化 IRS-1 酪氨酸残基磷酸化，影响受体后信号转导。此外，高血糖还可通过提高细胞内二酯酰甘油水平激活蛋白激酶 C，使胰岛素受体出现丝氨酸 / 苏氨酸磷酸化而下调酪氨酸激酶活性。

持续高血糖也可直接损害 B 细胞的分泌功能，包括以下机制：①减少 B 细胞中葡萄糖转运子 2（GluT2）基因表达；②抑制 B 细胞 Ca^{2+} 动员；③使 B 细胞膜上的 K^+ 通道关闭障碍；④下调葡萄糖激酶及己糖激酶活性；⑤使胰岛基因转录受损，胰岛素合成减少；⑥使三羧酸循环过程中生成大量还原性电子载体，为 ROS 生成提供电子的中间物质，使 ROS 生成过剩，导致 B 细胞线粒体损伤和凋亡。

高血糖作为代谢紊乱的结果和诱因，同时还是导致组织器官微循环障碍的重要因素。其机制包括使氧自由基生成增加、激活环氧化酶使前列腺素等收缩血管物质生成增多、使内皮细胞营养因子生成减少导致组织水肿、增加内皮素 -1 的活性导致血管收缩，以及损害 ATP 敏感的 K^+ 通道等。上述机制均可引起致微循环障碍，进而导致重要脏器功能衰竭。

（丁凤鸣）

三、糖尿病合并重症肺炎的诊治

糖尿病患者免疫功能低下易并发肺部感染，且往往临床表现较重易导致重症肺炎。重症肺炎激发的应激反应会引起血糖升高，而高血糖又会加重感染，损害组织和脏器功能，形成恶性循环，因此重症肺炎是糖尿病患者死亡的重要原因之一。由于疾病早期往往缺乏病原学证据，因此必须联合使用强力广谱、有效覆盖所有可能致病菌的抗生素。但长期应用广谱抗生素容易导致菌群失调或病原菌发生耐药使病情加重，如不及时控制易引发多器官功能不全而导致患者死亡。因此制订使用抗生素的有效策略，避免耐药情况发生，同时严格控制患者的血糖水平，是糖尿病患者合并重症肺炎的诊治关键。

（一）糖尿病合并重症肺炎的诊断标准

依据 2019 年 ADA 糖尿病诊断标准诊断糖尿病。需要注意的是，在无症状人群中需要检测有无糖尿病并评估未来发生糖尿病的风险。高危人群包括有超重或肥胖（BMI ≥ $25kg/m^2$）和有一个或者更多糖尿病患病危险因素的任何年龄成年人。即使没有这些危险因素的人群，也应该在 45 岁开始进行糖尿病筛查。重症肺炎诊断标准按美国感染疾病学会/美国胸科学会（IDSA/ATS）于 2007 年制定的重症肺炎诊断，有如下主要标准。①需要有创机械通气；②感染性休克需要血管收缩药治疗。次要标准有以下 9 条：①呼吸频率每分钟 ≥ 30 次；②氧合指数（PaO2/FiO2）≤ 250；③多肺叶浸润；④意识障碍/定向障碍；⑤氮质血症（BUN ≥ 7mmol/L）；⑥白细胞减少症（WBC < 4×10^9/L）；⑦血小板减少（血小板计数 < 100×10^9/L）；⑧低体温（T < 36℃）；⑨低血压，需要强力的液体复苏。符合 1 条主要标准或 3 项次要标准以上者可诊断。同时满足糖尿病和重症肺炎诊断标准的患者即符合糖尿病合并重症肺炎诊断。

对于糖尿病合并重症肺炎的治疗，尽早合理有效使用抗生素是救治成功的关键。此外，由于感染引起炎症反应可引起胰岛素抵抗，并直接损伤胰岛 B 细胞，从而导致胰岛素分泌减少、血糖升高，而高血糖又会加重感染并损害组织和脏器功能使病情恶化，因此控制感染和调整血糖必须双管齐下。

（二）采用抗生素降阶梯治疗方案控制感染

在抗生素使用方面，目前推荐采用抗生素降阶梯治疗方案，此方案在 2001 年第 22 届国际化疗会议上首次被提出，是糖尿病重症肺炎治疗的重要进展。降阶梯治疗要求采用抗生素"一步到位、重拳出击"，即在治疗初始参考所在医院或当地以往所检测的病原学耐药资料选用最佳的广谱抗生素，以覆盖革兰阴性与革兰阳性等所有可能引起感染的致病菌，力争在用药 48~72h 内控制病情，使临床症状改善、体温下降。当病原学检测与药敏试验结果回报后，尽可能根据临床情况和病原菌的药敏试验结果修改治疗方案，改用针对性强的窄谱抗菌药物予以降阶梯处理。针对性治疗强调微生物学支持，目的是减少细菌耐药，避免广谱抗生素的不良反应或并发症，也是为了平衡患者个体和社会之间的需求差异。

国内糖尿病患者重症肺炎的病原学研究显示，金黄色葡萄球菌、大肠埃希菌、肺炎克雷伯菌、流感嗜血杆菌、鲍曼不动杆菌、铜绿假单胞菌是肺部感染的主要病原体，因此在初始经验治疗中可采用以具有抗假单胞菌活性的广谱抗生素（如碳青霉烯类）为核心，遵循早期、覆盖广、足量、短程的原则防止病情迅速恶化，提高抗感染疗效。待病情控制后适时合理地把握经验治疗向靶向治疗的转换时机，在降级治疗中根据药敏结果选择窄谱抗生素。降阶梯治疗可以避免抗生素耐药情况发生，同时避免抗生素滥用和医疗资源浪费。临床经验表明，抗生素降阶梯治疗方案是糖尿病合并重症肺炎控制感染的最佳方法。

（三）推荐采用胰岛素泵控制血糖

在控制血糖方面，推荐使用胰岛素泵治疗以严格维持血糖在正常范围。胰岛素泵能够模拟人体正常胰腺分泌模式，24h 持续向患者体内泵入微量胰岛素，并按照糖尿病饮食，进食前按需输入负荷量胰岛素，使血糖得到理想控制，同时可以减少液体的输注，减轻心脏负荷。有研究报道，在 54 例糖尿病合并肺部重症感染患者中，使用胰岛素泵持续皮下输注胰岛素进行治疗，结果显示这些患者的血糖稳定在正常范围，并能与抗感染药物发挥协同作用有效控制感染。

（丁凤鸣）

四、肺结核合并内分泌疾病的考量

肺结核是由结核分枝杆菌侵犯肺组织引起的慢性传染性疾病。在结核感染过程中，患者可出现一系列内分泌代谢系统紊乱，并且两者往往发生相互影响。

（一）肺结核合并糖尿病

糖尿病作为一种代谢性疾病，可致患者出

现血糖升高，并导致一系列相关临床症状，同时还可致使患者免疫力下降，为结核菌感染提供最佳的入侵条件。近年来，肺结核合并糖尿病的发病率呈现逐年攀升的趋势。糖尿病患者易感染肺结核有如下 4 点原因：①糖尿病患者的血压和组织含糖量高，可促进结核菌生长繁殖；②糖尿病患者葡萄糖利用障碍使脂肪分解产生大量三酰甘油，给结核菌提供能量；③糖尿病患者肝脏转化维生素 A 的功能较低，使呼吸道黏膜防御功能降低；④糖尿病患者血清白蛋白减少，抗体形成下降致体液免疫功能减退，并且患者同时存在细胞吞噬功能低下。由于上述原因，糖尿病患者易感染肺结核并且病情较重。肺结核病对糖尿病的发生发展也存在负面影响。结核患者长期发热、消耗，可致胰腺代谢障碍。活动性肺结核亦致胰腺营养不良和萎缩，使糖尿病患者出现糖代谢紊乱。由于上述原因，肺结核患者往往出现糖耐量降低，血糖不易控制。在治疗过程中，血糖控制水平很大程度上决定了肺结核的治疗效果。临床资料显示，血糖控制效果较佳的患者，病灶吸收率、痰菌阴转率、空洞闭合率均较高。造成这种原因可能与以下原因有关：①糖尿病患者血糖控制后结核菌可利用的养分和能量减少，不利于结核菌增殖；②血糖控制有利于患者增强体液免疫和细胞免疫功能，有利于机体清除结核菌。因此在治疗过程中，应加强患者血糖监测，针对血糖控制不理想情况及时调整给药方案，使血糖控制在理想范围内，以此来提高肺结核治疗效果。

（二）肺结核合并甲状腺功能减退症

甲状腺激素参与蛋白质生物合成的调节。正常情况下，甲状腺分泌的激素主要是 T_4，约占总量的 90% 以上，T_3 的分泌量较少，但 T_3 的生物活性约是 T_4 的 5 倍，因此甲状腺生理活性主要由 T_3 完成。T_3 与靶细胞的核受体结合后进入细胞核，通过与靶基因结合促进转录。此外，T_3 还能增加核糖核酸聚合酶活性，增加 RNA 合成，从而促进蛋白质及各种酶的形成。近年来研究表明，重症肺结核患者 T_3 水平明显降低。其可能有如下原因：①重症肺结核患者呼吸道症状及中毒症状较重，出现呼吸功能不全和心功能下降引起组织缺氧和多器官功能损害，使外周组织 T_4 脱碘障碍，致使 T_3 降低；②各种细胞因子如 TNFα、IL-1 等生成增加对 T_3、TSH、甲状腺球蛋白、甲状腺激素结合蛋白均有明显的抑制作用；③重症肺结核全身消耗大，但患者本身食欲不振、营养物质的缺乏，加之肝肾功能减退，各种蛋白质合成的减少，可导致甲状腺激素代谢途径障碍；④慢性炎症状态可引起甲状腺球蛋白水平降低及影响 T_3 与其结合，缺氧、酸中毒和心肌损害均可使 T_3 在组织中的利用增加，血清中 T_3 减少；⑤应激状态使儿茶酚胺、糖皮质激素和皮质醇分泌增加，抑制 T_4 转为 T_3；⑥ T_3、T_4 下降还与肺结核患者体内存在酸碱平衡障碍、抗氧化能力减弱、还原型谷胱甘肽（即 5- 脱碘辅酶因子）减少有关。临床工作中，部分重症肺结核患者以低 T_3 综合征最为常见，患者表现为 T_3 下降，但 T_4、TSH 基本正常。其产生原因既往认为是机体维持最低代谢率，减少能量消耗的保护性机制，但近年来研究认为其是组织细胞核 T_3 受体上调，循环 T_3 相对不足的表现。因此，T_3 浓度变化可以作为肺结核患者预后观察指标，用于指导肺结核患者的营养支持及临床治疗。

（三）肺结核合并肾上腺功能异常

众多内分泌腺中肾上腺最易受结核影响。临床上，艾迪生病（又称原发性慢性肾上腺皮质功能减退症）泛指任何原因引起的肾上腺组织破坏导致慢性原发性肾上腺皮质功能减退，而研究表明约 1/3 的艾迪生病可由结核所导致。结核可直接破坏肾上腺组织，但通常在血行播散感染结核 10 年后肾上腺皮质出现退化时，患者才出现明显症状。活动性肾上腺结核感染会导致患者的肾上腺出现显著增大，此时应使用抗结核药物（如异烟肼）控制感染。但是在肾上腺受累的结核患者中，当肾上腺出现萎缩及钙化，抗结核治疗清除结核菌并不能恢复患者的肾上腺功能，因此在抗结核治疗同时需要考虑补充肾上腺皮质激素，以避免出现肾上腺危象。活动性肺结核患者除了结核感染直接导致肾上腺增生外，结核分枝杆菌细胞壁中的脂阿拉伯甘露糖及分枝杆菌热激蛋白可以诱导单核巨噬细胞产生 TNFα、IL-1β 和 IL-6，从而激活下丘脑 - 垂体 - 肾上腺轴促进皮质醇分泌而间接引起肾上腺增生。因此，活动性肺结核患者的基础肾上腺皮质激素及经 ACTH 刺激后的肾上腺素皮质激素水平可以正常或增高。

此外，也有报道称，肺结核可以使患者出现血清睾酮、雌二醇等性腺激素水平下降。因此在肺结核的病情判断及治疗过程中，临床医师需要同时考虑内分泌激素水平的调控，维持体内代谢稳定。

综上所述，肺部感染与内分泌疾病在诊断和治疗方面有密切联系。内分泌激素对于肺部感染的病情评估具有重要价值。在重症肺炎的治疗中，应重视对内分泌系统改变的调节和干预，及早阻断恶性循环，减少全身多器官衰竭的发生。在肺结核的疾病管理中，也应重视纠正内分泌紊乱，改善患者预后。

（丁凤鸣）

参 考 文 献

[1] Espana PP, Caapelastegui A, Mar C, et al. Perf-ormance of pro-adrenomedullin for identifying adverse outcomes in community-acquired pneumonia [J].J Infect, 2015, 70(5):457-466.

[2] Liu D, Xie L, Zhao H, et al. Prognostic value of mid-regional pro-adrenomedullin (MR-proADM) in patients with community-acquired pneumonia: a systematic review and meta-analysis [J].BMC Infect Dis, 2016, 16:232.

[3] Albrich WC, Dusemund F, Rüegger K, et al. Enhanc-ement of CURB-65 score with proadrenomedullin (CURB65-A) for outcome prediction in lower respiratory tract infections: derivation of a clinical algorithm [J].BMC Infect Dis, 2011, 11:112.

[4] Legramante JM, Mastropasqua M, Susi B, et al. Prognostic performance of MR-pro-adrenomedullin in patients with community acquired pneumonia in the Emergency Department compared to clinical severity scores PSI and CURB [J]. PLoS One, 2017, 12(11):e0187702.

[5] Tao W, Shu YS, Miao QB, et al. Attenuation of hyperoxia-induced lung injury in rats by adrenomedullin [J].Inflammation, 2012, 35(1):150-157.

[6] Christ-Crain M. Vasopressin and Copeptin in health and disease [J].Rev Endocr Metab Disord, 2019, 20(3): 283-294.

[7] Annborn M, Dankiewicz J, Nielsen N, et al. CT-proAVP (copeptin), MR-proANP and Peroxiredoxin 4 after cardiac arrest: release profiles and correlation to outcome [J].Acta Anaesthesiol Scand, 2014, 58(4):428-436.

[8] Gaggin HK, Januzzi JL. Potter LR. Natriuretic peptides in heart failure and acute coronary syndrome [J].Clin Lab Med, 2014, 34(1):43-58.

[9] Idzikowska K, Zielińska M. Midregional pro-atrial natriuretic peptide, an important member of the natriuretic peptide family: potential role in diagnosis and prognosis of cardiovascular disease [J].J Int Med Res, 2018, 46(8):3017-3029.

[10] Yagmur E, Sckaer JH, Koek GH, et al. Elevated MR-proANP plasma concentrations are associated with sepsis and predict mortality in critically ill patients [J].J Transl Med, 2019, 17(1):415.

[11] Krüger S, Ewig S, Giersdorf S, et al. Dysnatremia, vasopressin, atrial natriuretic peptide and mortality in patients with community-acquired pneumonia: results from the german competence network CAPNETZ [J]. Respir Med, 2014, 108(11):1696-705.

[12] Salluh JI, Shinotsuka CR, Soares M, et al. Cortisol Levels and Adrenal Response in Severe Community-Acquired Pneumonia: A Systematic Review of the Literature [J].J Crit Care, 2010, 25(3):541.e1-8.

[13] Holub M , Džupová O, Růžková M, et al. Selected Biomarkers Correlate With the Origin and Severity of Sepsis [J]. Mediators Inflamm, 2018, 2018: 7028267.

[14] Rehman K , Akash MSH, Liaqat A, et al. Role of Interleukin-6 in Development of Insulin Resistance and Type 2 Diabetes Mellitus [J].Rev Eukaryot Gene Expr, 2017, 27 (3)：229-236.

[15] Akash MSH, Rehman K, Liaqat A. Tumor Necrosis Factor-Alpha: Role in Development of Insulin Resistance and Pathogenesis of Type 2 Diabetes Mellitus [J].J Cell Biochem, 2017, 119(1): 105-110.

[16] Grandl G, Wolfrum C. Hemostasis, Endothelial Stress, Inflammation, and the Metabolic Syndrome [J].Semin Immunopathol, 2018, 40(2): 215-224.

[17] Czech MP. Insulin Action and Resistance in Obesity and Type 2 Diabetes [J].Nat Med, 2017, 23(7): 804-814.

[18] Ly LD, Xu S, Choi SK, et al. Oxidative Stress and Calcium Dysregulation by Palmitate in Type 2 Diabetes [J].Exp Mol Med, 2017, 49(2): e291.

[19] Giri B, Dey S, Das T, et al. Chronic Hyperglycemia Mediated Physiological Alteration and Metabolic Distortion Leads to Organ Dysfunction, Infection, Cancer Progression and Other Pathophysiological Consequences: An Update on Glucose Toxicity [J].Biomed Pharmacother, 2018, 107: 306-328.

[20] Chen C, Cohrs CM, Stertmann J, et al. Human Beta Cell Mass and Function in Diabetes: Recent Advances in Knowledge and Technologies to Understand Disease Pathogenesis [J].Mol Metab, 2017, 6(9): 943-957

[21] Angeli F, Reboldi G, Poltronieri C, et al. Hyperglycemia in Acute Coronary Syndromes: From Mechanisms to Prognostic Implications [J].Ther Adv Cardiovasc Dis, 2015, 9(6): 412-24.

[22] American Diabetes Association. Standards of Medical Care in Diabetes-2019 [J].Diabetes Care, 2019, 42 (Suppl 1): S1-S193.

[23] 佟淑平，杜闻博，王洪军，等．重症肺炎合并糖尿病的抢救与治疗 [J]．临床肺科杂志，2012,17(12):2273-2274.

[24] Landau Z, Raz I, Wainstein J, et al. The Role of Insulin Pump Therapy for Type 2 Diabetes Mellitus [J].Diabetes Metab Res Rev, 2017, 33(1):e2822.

[25] Pizzol D, Gennaro FD, Chhaganlal KD, et al. Tuberculosis and Diabetes: Current State and Future Perspectives [J].Trop Med Int Health, 2016, 21(6): 694-702.

第 23 章

哮喘与内分泌疾病

支气管哮喘是一种慢性气道炎症性疾病，其炎症主要为变应性炎症。神经－内分泌－免疫系统在哮喘的发生发展中起重要作用。先看看神经系统与哮喘的关系，支配支气管的神经有胆碱能神经、肾上腺素能神经、非肾上腺素能非胆碱能神经。正常人的气道静态张力主要受胆碱能神经控制。哮喘患者气道胆碱能神经张力增高，胆碱能神经反射增强从而引起气道平滑肌收缩和哮喘。其主要机制有：①炎症介质激活胆碱能神经节，使节后纤维释放乙酰胆碱增加，或胆碱能受体敏感性增强，炎症介质不断刺激传入神经末梢部位的受体，加强了胆碱能神经反射；②免疫系统与哮喘的关系。哮喘属于 I 型变态反应，故抗原特异性免疫反应在哮喘发病过程中起到重要作用，在这一过程中 T 淋巴细胞特别是 CD4$^+$T 辅助（Th）细胞起到重要作用。Th 细胞至少可以分为两个亚群，即 Th 和 Th2 细胞。目前有观点认为，Th/Th2 细胞失去平衡，Th2 细胞免疫占优势是哮喘发病的重要基础；③内分泌系统与哮喘的关系更为复杂，主要体现在哮喘与下丘脑－腺垂体－靶腺激素、胰岛素、胰高血糖素、生长激素、抗利尿激素及肥胖的关系上。下面从两个方面具体论述哮喘与内分泌系统的关系。

一、哮喘发病机制中的内分泌因素

（一）下丘脑－腺垂体－肾上腺皮质轴

下丘脑分泌的促肾上腺皮质激素释放激素，促使腺垂体分泌促肾上腺皮质激素，腺垂体分泌的促肾上腺皮质激素又促进肾上腺皮质分泌糖皮质激素。这些激素组成一个相互调控且极为灵敏有效的分泌系统，称为下丘脑－腺垂体－肾上腺皮质轴（HTPA），它们在人体的生理和病理活动中发挥着十分重要的作用。

下丘脑－腺垂体－肾上腺皮质轴，作为神经－内分泌－免疫系统系统的枢纽，能通过控制皮质醇的释放，调节变应性炎症。HTPA 功能紊乱是诱发哮喘的重要原因。既往研究发现，在哮喘发作的急性期，内源性皮质激素水平升高，其升高的幅度关系到哮喘发作持续时间长短，发作期内源性皮质激素升幅较低或较缓解期无明显升高的患者，其哮喘持续时间更长。另有多项研究提示，哮喘患者可能存在肾上腺皮质激素基础水平低下，或者尽管基础水平无明显差异，但面对外界刺激时肾上腺皮质反应功能迟钝。具体有如下机制：哮喘机体急性应激作用下产生 IL-4、IL-6 及 TNFα 等炎性细胞因子，短期内可激活 HTPA，血浆皮质醇升高，对哮喘起到抗炎、抗氧化、调节免疫等保护性作用。而哮喘发病后期，因皮质醇增多后负反馈性抑制 CRH 及 ACTH 的释放，长期作用下致使 HTPA 反应性下降及功能抑制。

多项研究显示，即使未使用外源性 GC 治疗的哮喘患者，同样存在 HTPA 功能减退，并以皮质醇基础水平分泌减少为主要表现，并与病情程度有关，随着病情加重逐渐降低；血浆皮质醇水平低下又能诱发哮喘急性发作及哮喘持续状态。总之，哮喘患者血浆皮质醇水平的改变，对病情严重程度的评估、治疗疗效的判断及预后的推测等有重要意义，故推荐临床上对哮喘患者行血浆皮质醇监测。

吸入性糖皮质激素作为哮喘治疗中的重要药物，其短期作用有利。在哮喘发作时，吸入的糖皮质激素通过影响炎性细胞和黏液腺细胞的基因表达、抑制炎性细胞释放炎性介质和细胞因子、抑制气道黏液腺分泌、增加肾上腺素能受体的数目和功能、调节免疫等作用达到治疗哮喘炎症的目的。但就长期应用角度来看，哮喘合并肾上腺皮质功能低下与外源性激素的使用抑制肾上腺皮质功能矛盾方面的研究不清楚，有望通过监测血浆皮质醇，指导外源性激素的合理使用来解决。

（二）下丘脑 – 腺垂体 – 甲状腺轴

下丘脑分泌的促甲状腺激素释放激素 TRH，通过垂体门脉系统到达腺垂体，促进腺垂体促甲状腺激素 TSH 分泌，进而调节甲状腺激素的分泌，血中甲状腺激素浓度增高时，通过负反馈作用于下丘脑和腺垂体，减少 TRH 和 TSH 分泌。TRH、TSH 和甲状腺激素相互联系和调控，形成一个系统，称为下丘脑 – 腺垂体 – 甲状腺轴（HPTA）。

近年来大量研究证实，哮喘患者常存在甲状腺病态综合征 ESS，哮喘急性发作时血浆 T_3、T_4 水平可以明显降低，且难治性哮喘及重症哮喘患者血清甲状腺激素水平下降较普通哮喘患者更显著，但可以随病情的控制而逐渐恢复。哮喘患者出现 ESS 可能有如下原因：①细胞免疫应答产生异常，诱导机体内炎症的发生，损害甲状腺功能；②哮喘患者体内炎症因子抑制相关酶的

活性，抑制 T_4 脱碘，合成 rT_3 增加，从而产生 ESS；③哮喘机体缺氧、感染等直接损伤甲状腺；④有研究表明，糖皮质激素虽可促进 TRH 分泌，但其下调 TRH 受体的表达，抑制 TSH 分泌，抑制甲状腺功能，故长期大剂量全身应用可造成 ESS。

甲状腺激素在哮喘患者体内水平的改变，对病情严重程度的评估、治疗效果的判断及预后的推测等有重要意义，故推荐临床上对哮喘患者行甲状腺激素水平监测。目前对于哮喘合并 ESS 是否使用甲状腺激素治疗暂无一致结论，尚需进一步证实。

（三）下丘脑 – 腺垂体 – 性腺轴

下丘脑分泌的促性腺激素释放激素 GnRH 作用于腺垂体，促使腺垂体分泌促性腺激素，其主要为卵泡刺激素 FSH 和黄体生成素 LH。在男性，FSH 又可称为精子生成素，LH 可称为间质细胞刺激素，男女这两种激素化学性质完全相同。在女性，FSH 和 LH 作用于卵巢，使卵巢分泌雌激素和孕激素，雌激和孕激素又对腺垂体和下丘脑发挥一系列负、正反馈作用调控 FSH 和 LH 分泌；在男性，FSH 和 LH 分别作用于间质细胞和曲细精管上皮细胞，促进睾丸的雄性激素、雌性激素等激素的合成分泌和精子的生成，而雄性激素和雌性激素又可反馈抑制 FSH、LH 和 GnRH 的分泌。上述这些激素相互调控形成一个系统，称为下丘脑 – 腺垂体 – 性腺轴（HPSA）。

在青春期前，男孩哮喘的发病率远高于女孩。喘息首次发作通常在婴儿期，这一时期，男孩哮喘发病率约是女孩的 2 倍。在 14 岁之前，男孩发展成为慢性哮喘的风险是女孩的 4 倍。到了青春期（10—14 岁），男孩和女孩的哮喘发病率相当。青春期之后男女发作次数和患病率都有所下降，但是女性哮喘发病率约是男性的 2 倍。青春期的女性如果月经初潮较早（在 12 岁之前），其发生哮喘的风险是初潮较晚女性的 2 倍。在成年女性，伴随月经周期出现的性激素水平周期性

变化可影响哮喘症状。大概有 40% 的哮喘女性会出现月经前哮喘急性发作，这可能与月经周期中黄体期和黄体后期雌激素和孕激素水平波动较大有关。在所有怀孕的女性中，约有 8% 的孕妇患有孕期哮喘，其中约 10% 会出现哮喘急性发作。女性哮喘患者在绝经前期是哮喘急性发作的高峰时间。而在女性绝经期后，哮喘发病的性别差异就消失了，女性因为哮喘急性发作入院频率也较绝经前女性显著降低。男性哮喘发病率和急性发作严重度随年龄变化没有女性显著，在男性患者，青春期后至 50 岁左右，哮喘发病率和发作严重程度相对稳定。50 岁后，由于睾酮水平下降，男性哮喘发生和急性发作的程度有所上升。性激素对哮喘的发生和急性发作严重度的影响比较复杂，可能与性激素的浓度、时间和局部组织的微环境有关。临床研究表明，绝经后女性哮喘发生和急性发作频率 / 程度相比，绝经前女性的风险降低。绝经后女性的激素替代疗法与哮喘发生和哮喘急性发作的关系复杂，到底是保护因素还是危险因素既往观察和实验结果矛盾。雄激素的抗炎作用很明确，其作用主要是通过减少 Th2 细胞的反应实现。月经前女性哮喘急性发作的患者，给予睾酮可以明显改善症状，给予哮喘持续状态的女性患者睾酮 - 促性腺激素混合物可迅速缓解哮喘持续状态症状。性激素影响哮喘有如下作用机制：①雌激素作用于气道上皮细胞，可引起 NO 生成增多，气道上皮增生，气道平滑肌细胞增殖，肺泡上皮 NO 生成增多，细胞增殖增加。孕激素降低气道平滑肌细胞和肺泡上皮细胞增殖。两者均可使平滑肌松弛，雄激素可使气道平滑肌松弛；②研究报道，DHEA 能够增强 Th1 细胞标志物的表达，诱导抗原递呈细胞的成熟，产生 Th1 细胞免疫反应。目前尚无雌激素和孕激素对肺内抗原递呈细胞功能改变的报道；③所有的淋巴细胞都表达两种雌激素受体，与雌激素结合后激活细胞内信号通路。在女性月经周期的黄体期和怀孕期，高雌激素水平使女性免疫系统

向 Th2 免疫反应迁移，哮喘易急性发作。孕激素对淋巴细胞的作用与雌激素相似，抑制 Th1 型细胞反应，使女性免疫系统向 Th2 免疫反应迁移；④与雌激素结合后，嗜酸粒细胞脱粒并增加黏附性。孕酮也已被证明能增加嗜酸粒细胞有关的气道高反应性，这可能与孕酮转化为雌激素有关。目前尚无数据显示雄激素对嗜酸粒细胞有作用。

综上所述，哮喘的发生与性激素水平关系密切，性激素对哮喘的调节作用不仅表现在青春期，也发生在肺发育阶段，并贯穿于整个生命中。但是，性激素对哮喘的具体调节机制还不完全清楚，性激素类型、浓度、暴露时间及众多因素可能都参与了性激素对哮喘的调节，但总的趋势是雌性激素刺激或加强免疫应答，特别是促进体液免疫应答，而雄性激素抑制免疫应答。免疫分子则可直接或间接抑制（或促进）性激素的分泌，不过一般情况下影响较小。吸入糖皮质激素也可以降低性激素的水平，但影响机制如何、剂量依从怎样等问题，目前尚少见报道。

（四）胰岛素和胰高血糖素

研究表明，胰岛素是一种前炎性激素，具有诱发和促进炎症的作用，而胰高血糖素则有抗炎和兴奋受体扩张支气管的作用，糖尿病和支气管哮喘很少发生在同一例患者就说明了这一点。哮喘发作时胰岛素可轻度升高，这可能与免疫分子刺激胰腺细胞分泌有关。在严重哮喘的治疗过程中血糖也可发生紊乱。

糖皮质激素能降低胰岛素敏感性，从而导致高血糖，同时促进胰岛素分泌和降低胰高血糖素分泌。一般较小吸入量糖皮质激素主要作用在肺的局部，可能对胰岛素和胰高血糖素影响较小，但剂量依从关系如何有待进一步研究探讨。

（五）生长激素

支气管哮喘患儿的生长激素（growth hormone，GH）水平一般无明显改变。但有一些研究表明，

哮喘患儿的 GH 水平在哮喘急性发作期明显升高，这可能是在神经 – 内分泌 – 免疫系统中，应激时神经兴奋，促进下丘脑分泌 GHRH，还有免疫分子的反馈作用促进垂体前叶过多分泌 GH 而造成的。糖皮质激素具有抑制和刺激 GH 分泌的双向作用，它可以影响机体生长的多个方面，如 GH 的分泌、GH 受体的表达、干扰血小板源生长激素作用、软骨骨细胞增生、胶原蛋白合成、骨矿物质代谢和机体氮平衡等，从而干扰患者的内分泌和代谢过程，影响患者发育。但多数研究表明，吸入糖皮质激素对哮喘患者生长激素的分泌影响较小，哮喘患者的生长抑制可能是哮喘本身或吸入糖皮质激素导致的机体代谢平衡发生紊乱所致。研究表明，吸入糖皮质激素 1 年对各年龄阶段支气管哮喘患儿的身高增长速率、体重、BMI 未发现明显影响，但在各时间段可能出现程度不一的个体身高暂时性抑制影响。再有，吸入糖皮质激素 1 年，哮喘患儿生长激素、IGF–1 及 IGFBP–3 无明显变化。一般认为，对儿童哮喘吸入激素的治疗尽量做到个体化给药，监测其生长发育情况，根据病情及个体化给药的反应，及时调整吸入激素剂量，让哮喘患儿得到更有效更安全的治疗。

IGF–1 参与气道上皮和肺泡损伤后的修复，但机制尚不清楚。通过调节 IGF–1 的浓度和 IGF–1 刺激过程可使气道上皮细胞的生长达最佳状态，提示 IGF–1 参与气道上皮细胞的增生。哮喘患者支气管活检也显示 IGF–1 的表达与气道上皮基膜网状组织的厚度密切相关。

（六）抗利尿激素

抗利尿激素（ADH）在哮喘发作时，特别是重症哮喘，由于胸膜腔内压增加造成回心血量减少和左心房、颈动脉窦压力感受器兴奋及缺氧的直接刺激作用，引起 ADH 分泌增多，称抗利尿激素分泌失调综合征（SIADH）。糖皮质激素能促进水钠潴留和缓解哮喘症状而降低 ADH 水平。吸入糖皮质激素同样可以通过改善哮喘症状降低 ADH 水平，但相关详细机制和量效关系等问题有待进一步研究。

（七）肥胖与哮喘

大量流行病学研究表明，肥胖是哮喘发生的高危因素。然而，肥胖和哮喘相关的详细机制目前尚不清楚。肥胖和哮喘是复杂的疾病，与基因、环境及生活方式均有关。近 20 年来，全球范围内肥胖及哮喘的发病率呈现出同步增长现象，且急剧上升。自 2015 年以来，美国疾病控制和预防中心已将肥胖列为儿童哮喘的主要风险因素，导致这些疾病的机制可能始于儿童时期，包括肺力学的改变、并发症、饮食摄入和体育活动少、胰岛素和（或）葡萄糖代谢的改变及全身性炎症。

在哮喘儿童中，超重与药物应答降低和生活质量下降有关。杜克大学医学院研究人员最新研究显示，23%～27% 的儿童哮喘新发病例直接归因于肥胖。如果没有超重和肥胖，10% 的儿童哮喘本可以避免。也就是说，肥胖是儿童哮喘的一个主要且可预防的风险因素。在该项叙述性文献综述中，从 PubMed 中检索了 2008 年 1 月至 2018 年 6 月期间所有发表的研究，使用了以下关键词：哮喘（asthma）、超重（overweight）、肥胖症（obesity）、肥胖（obese）、儿童（children）或儿科（paediatric）。通过回顾文献发现，越来越多的证据强调了"肥胖性哮喘"这一表型的存在，其特征为：与其他表型相比，具有额外的其他症状且哮喘难以控制、控制较差、急性加重更频繁和更严重、对吸入性糖皮质激素的应答降低、生活质量较低。

多项涵盖成人、青少年及儿童的前瞻性研究均表明，肥胖先于哮喘发生，且随着体重指数（BMI）的增加，哮喘发生率增加。肥胖不仅增加已有哮喘患者的发病严重程度，也影响哮喘药物治疗的效果。有报道从 18 岁开始，体重增加

25kg 的女性发生哮喘的概率约是体重恒定女性的 5 倍。哮喘患者通过外科手术减肥后，哮喘患病率、发病严重程度、药物治疗效果及入院率皆有明显改善。肥胖的哮喘患者，通过饮食控制体重减轻后，肺通气量改善。因此，肥胖的哮喘患者应该首先减轻体重。

多项研究发现，儿童时期患上哮喘可能导致儿童肥胖风险增加，儿童哮喘患者常超重或肥胖，但并非所有儿童哮喘患者为肥胖者或变肥胖，科学文献并未证实哮喘本身导致肥胖。通常认为，儿童哮喘患者肥胖的原因之一是呼吸系统的问题使他们玩耍和锻炼较少。此外，许多哮喘药物能产生不良反应——体重增加。USC 研究近期发表在《美国呼吸道与危重护理医学杂志》上，该儿童健康研究是长期空气污染影响儿童呼吸系统、诱发新陈代谢疾病方面最大型、详尽的研究之一。回顾 20 年的数据，USC 研究者发现，空气污染增加了肥胖风险；哮喘发作时使用哮喘吸入器的儿童患者，肥胖的可能性减小 43%；有趣的是，该研究说明体育锻炼和其他哮喘药物都与肥胖无关。

（张雪莲）

二、哮喘治疗的内分泌考量

（一）糖皮质激素

许多研究表明，吸入糖皮质激素可引起骨质疏松，其机制除影响性激素外，还可能通过影响降钙素、甲状旁腺素等激素的分泌和钙磷代谢而造成。此外，吸入糖皮质激素还可能影响前列腺素、醛固酮、肾素等许多内分泌激素的合成、分泌和代谢，目前其机制大多不明了，未来需进一步深入研究。总之，哮喘患者的内分泌状态和吸入糖皮质激素对哮喘患者内分泌状态的影响，目前尚有许多现象和机制仍不清楚，需要广泛研究探讨。

（二）交感神经兴奋

甲亢治疗中，常用到 β 肾上腺素受体拮抗药普萘洛尔，以控制甲亢患者因交感神经兴奋所产生的症状。应注意的是，伴有哮喘病的甲亢患者，不宜选用普萘洛尔，而宜选用阿替洛尔。阿替洛尔的用法为每次口服 0.1g，每日 3 次。

（三）白细胞介素 6

白细胞介素 6（IL-6）是系统性炎症和代谢功能障碍的生物标志物，国外有研究探讨 IL-6 浓度与代谢功能障碍和哮喘严重程度之间的关系。研究结果发现，系统性 IL-6 炎症和代谢异常最常发生在一部分肥胖的哮喘患者中，也发生在一小部分非肥胖的患者中，与更严重的哮喘有关。IL-6 抑制药或是减少重度哮喘患者代谢异常的潜在治疗方法之一，血浆 IL-6 可在这些试验中作为指导患者分层的生物标志物。

（四）胰高血糖素样肽 1

胰高血糖素样肽 1（GLP-1）可以调节精氨酸代谢的改变和高级糖基化终产物（AGEs）的形成，这是肥胖相关哮喘的关键机制。肥胖症中的精氨酸失调会促进炎症和支气管收缩。长时间的高血糖、血脂异常和氧化应激会导致 AGEs 的产生，AGEs 与其受体（RAGE）结合会进一步加剧炎症。通过结合其广泛分布的受体，GLP-1 抑制了 RAGE 激活和精氨酸失调的作用。虽然 GLP-1 途径在内分泌和心血管文献中得到了全面研究，但在肺部研究中却未得到充分认识。深入了解 GLP-1 和肺可能会导致肥胖相关哮喘的新疗法。

（五）线粒体功能障碍

最近的证据表明，线粒体水平上存在导致肥胖或哮喘的病理生理分子途径的交叉点。线粒体不仅充当细胞的代谢动力源，而且还充当威胁的传感器，应激信号的调节剂和细胞毒性的效应子。线粒体功能降低和代谢活性低是肥胖的公认特征。有三类不同的实验证据将线粒体功能障碍与哮喘联系起来：①哮喘与线粒体代谢异常有关；②线粒体功能障碍可能诱发哮喘样特征或加剧哮喘严重程度；③针对线粒体的疗法似乎对预防或逆转哮喘特征有效。重要的是，气道上皮细胞中的线粒体功能障碍似乎是气道重塑的有力触发因素，而与细胞炎症无关。这与肥胖－哮喘表型在临床上相关，尽管炎症水平很低，并且对抗炎治疗的反应较差，但仍具有夸大的症状。

总而言之，线粒体功能障碍是肥胖和哮喘双发流行的共同原因。导致原发性线粒体功能障碍的环境和生活方式因素可能会增加这两种疾病的风险。此外，从肥胖或哮喘的发病机制中出现的继发性线粒体功能障碍可能会增加另一者的风险。线粒体健康为中心的策略可能与肥胖症和哮喘的预防和治疗有关，应积极考虑。

（六）肥胖和哮喘共病

肥胖和哮喘共病让管理难度加倍。2018年11月，发表在《Nutrients》的一项叙述性文献综述，阐述了可能用于管理超重／肥胖儿童哮喘的策略。该项叙述性回顾有如下建议：①关键点。识别和诊断哮喘儿童是否超重／肥胖，认识到"肥胖性哮喘"这一表型的存在；②治疗。通过早期干预和阶梯策略管理哮喘，肥胖的哮喘儿童对支气管扩张药无应答更常见，他们需要更强效的控制药物，对白三烯受体抑制药应答更佳；通过多学科干预减轻体重，增加体力活动，改善对饮食指南的依从性，评估是否需要补充维生素D。患有严重肥胖相关并发症的儿童，可使用特定药物（奥利司他或二甲双胍）。总之，目前建议以预防为中心的治疗策略，并动员家庭辅助进行减重策略，可有效控制体重和实现哮喘的最佳管理。

（七）1型糖尿病和哮喘

一项来自瑞典全国人口数据库的调查结果发现，1型糖尿病和哮喘经常在个人和家族中同时发生。与一般人群相比，有其中一种疾病的人患另一种疾病的风险更高。然而，一般都是首先发生哮喘（平均年龄为3岁），随后发生1型糖尿病（平均年龄为5.9岁），没有发现相反的情况。研究者认为，吸入糖皮质激素治疗哮喘可能会增加患1型糖尿病的风险。瑞典斯德哥尔摩卡罗林斯卡学院医学流行病学和生物统计学系 AwadI. Smew 等则指出，尽管这两种疾病之间可能存在因果关系，但研究结果支持由共同因素导致的家族性风险。了解哮喘和1型糖尿病并发症情况及家族风险，对理解特应性和自身免疫性疾病之间的关系很重要，而且可能具有未来的临床意义，对这两种疾病之间已知联系的认识对医生治疗这些患者是很重要的。

（张雪莲）

参 考 文 献

[1] 金华良，董竞成. 支气管哮喘与下丘脑－垂体－肾上腺轴 [J]. 中华结核和呼吸杂志. 2012,35(7):524-527.

[2] 魏春华，温明春，杜秀伟，等. 支气管哮喘患者血浆皮质醇水平及相关因素回顾分析 [J]. 国际呼吸杂志. 2014, 34(7)：486-490.

[3] Zhao JY, Zhang CQ. Clinical significance of altered thyroid hormone level in patients with cough variant asthma [J]. J Clin Pulm Med,2014,19(3):492-494.

[4] Zein JG, Erzurumsc. Asthma is Different in women [J]. Curr Allergy Asthma Rep,201,15(6):28.

[5] Choi IS. Gender-specific asthma treatment [J].Allergy Asthma Immunol Res,2011,3(2):74-80.

[6] Erceg D, Nenadic N, Plavec D. Inhaled corticosteroids used for the control of asthma in a "real-life" setting do not affect linear growth velocity in prepubertal children [J].Med Sci Monit, 2012,18(9): 564-568.

[7] Peters MC, Mcgrath KW, Hawkins GA, et al. Plasma interleukin-6 Concentrations, Metabolic Dysfunction, and Asthma Severity: A Cross-Sectional Analysis of Two Cohorts [J].Lancet Respir Med,2016, 4(7):574-584.

[8] Nguyen DV, Linderholm A, Haczku A, et al.Glucagon-like Peptide 1: A Potential Anti-Inflammatory Pathway in Obesity-Related Asthma,2017, 180:139-143.

[9] Khan F, Mat A, Hogan AE, et al. Preliminary asthma-related outcomes following glucagon-like peptide 1agonist therapy [J].QJM, 2017,110(12):853-854.

[10] Nguyen DV, Linderholm A, Haczku A, et al. Obesity-related, Metabolic Asthma: A New Role for Glucagon-Like Peptide 1 Agonists [J].Lancet Respir Med,2017, 5(3):162-164.

[11] Bhatraju NK, Agrawal A. Mitochondrial Dysfunction Linking Obesity and Asthma [J].Ann Am Thorac Soc,2017, 14 (Supplement_5):S368-S373.

[12] Di Genova L, Penta L, Biscarini A, et al. Children with Obesity and Asthma: Which Are the Best Options for Their Management[J].Nutrients,2018, 10(11):1634.

[13] Smew AI, Lundholm C, Savendahl L, et al.Familial Coaggregation of Asthma and Type 1 Diabetes in Children.[J].JAMA Netw Open,2020, 3(3): e200834.

第 24 章

慢性阻塞性肺疾病与内分泌疾病

慢性阻塞性肺疾病（COPD）是常见病、多发病，是全球范围内发病率和死亡率最高的疾病之一。据统计，目前 COPD 在全球人群中发病率约为 10%，在中国预计有 2500 万例 COPD 患者，发病率随年龄增高而增加。预计到今年，全球 COPD 病死率由 1990 年的第 4 位将上升到第 3 位。最新研究显示，在我国 20 岁及以上人群中，慢阻肺的患病率为 8.6%，40 岁以上为 13.7%，60 岁以上超过 27%，男性患患者数是女性的 2.2 倍，全国总患者数约达 9990 万，而且受全球人口老龄化、空气污染、吸烟等因素的影响，患病率将呈进一步上升趋势，与高血压、糖尿病一起构成慢性疾病的重大疾病负担。目前认为，COPD 不再是单纯气道和肺脏疾病，而是一种全身性炎症，可影响多个器官和脏器，并导致多种并发症，使病情更加复杂，死亡率进一步增高。COPD 最主要的并发症有缺血性心脏病、心房颤动、心力衰竭、骨质疏松、焦虑、抑郁、肺癌、感染、代谢综合征、糖尿病、支气管扩张症和认知功能障碍等。COPD 对内分泌系统的影响，糖尿病和代谢综合征最为常见，然而在 COPD 的缓慢进展过程中，其他内分泌腺功能受累亦不少见，可有肾上腺糖皮质激素、甲状腺激素、生长激素等分泌异常，应予关注。

一、COPD 患者激素水平的变化

COPD 是一种慢性的呼吸系统疾病，是一种以持续气流受限为特征，可以预防和治疗的常见疾病，气流受限多呈进行性发展，与气道和肺对有毒颗粒或气体的慢性炎症反应有关。在疾病的发生发展过程中，常累及多个系统引起多种并发症，尤其在急性发作时，机体内外环境会发生一系列的变化，从而导致患者体内激素水平发生改变，如甲状腺激素、生长激素、皮质醇等，这些激素水平的变化直接影响疾病的转归，因此对于这些激素水平变化的深入了解，有助于人们对 COPD 有更全面的认识。

（一）COPD 与甲状腺激素

甲状腺激素是人体重要的内分泌激素，在体内有广泛的生理作用，其中最主要的是促进组织氧化和物质能量代谢。因此，当机体处于严重疾病状态，内环境发生一系列复杂变化时，将导致甲状腺激素分泌异常，也必将对疾病本身产生影响。近年来，许多非甲状腺疾病的危重症患者血清甲状腺激素的变化已引起越来越多的关注和报道。COPD 虽是一种慢性疾病，但在其病程中常出现急性加重，急性加重是促进疾病持续进展的主要因素，可引起身体各器官的代谢异常和内环境紊乱，这也必将引起甲状腺激素水平发生变化。COPD 急性加重（AECOPD）时甲状腺激素水平的异常与 AECOPD 病理过程密切相关，也可以影响呼吸系统的病理生理功能，使 AECOPD 病情进一步加重、呼吸衰竭进一步恶化。

1. COPD 患者合并甲状腺激素分泌异常的表现

COPD 除具有呼吸系统本身疾病的症状和体征外，还可引起患者全身（或称肺外）的不良效应，导致多种并发症的发生。急性加重期机体内环境发生一系列复杂的变化，并发症会加重整体疾病的程度，如对循环系统、中枢神经系统、血液系统、肾脏、肝脏、消化系统、骨质疏松、代谢综合征及免疫功能均有明显影响。并发症可使原有的基础疾病进一步恶化，增加了病残率和病死率。当身体出现多发性创伤、严重感染、心肌梗死、急性脑血管疾病、糖尿病酮症酸中毒、高血糖高渗状态、营养不良等严重疾病状态时，人体甲状腺激素水平就会出现异常，需及时加以鉴别，以免延误治疗造成严重后果。这种并非是甲状腺本身病变，而是由于严重疾病、饥饿状态导致的循环甲状腺激素水平减低的状态称之为甲状腺功能正常病态综合征（ESS），又称非甲状腺疾病综合征（NTIS），也称为低 T_3 综合征，是机体的一种保护性反应，是以甲状腺激素代谢紊乱和非甲状腺功能疾病为特征，血清学检测以总 T_3、游离 T_3 减少，总 T_4、游离 T_4 及促甲状腺激素（TSH）水平正常或下降，反 T_3 水平升高。ESS 起病隐匿，广泛存在于临床各种重症疾病中，主要为原发病的临床表现和甲状腺功能检查的指标异常。ESS 与各种疾病预后不良之间存在相关关系，患者血清中 T_3、T_4 水平变化与疾病的进展和预后密切相关。此种情况经积极治疗原发病，原发病得以改善或治愈后，甲状腺激素多可恢复正常水平。这说明其异常继发于全身的严重疾病，是可逆的。甲状腺功能正常状态下 T_4 通过 I 型碘化甲状腺原氨酸 5'脱碘酶（D1）和 II 型碘化甲状腺原氨酸 5'脱碘酶（D2）转变为活性 T_3。另一方面 III 型碘化甲状腺原氨酸 5'脱碘酶（D3）灭活甲状腺激素，促进 T_4 向没有活性的 rT_3 转化。当机体处于严重疾病状态时，I 型脱碘酶活性抑制，III 型脱碘酶活性增强，表现为 T_4 向 rT_3 转化，血清 rT_3 增加，T_3 产生减少，出现低 T_3 血症。ESS 实验室检查的特征是血清 FT_3、TT_3 减低，rT_3 增高，TT_4 正常或者轻度高，TSH 通常正常。甲状腺可能是 COPD 的肺外靶器官，低 T_3、低 T_4 经常见于 COPD 重症患者。严重病例除可有 FT_3、TT_3 减低外，还可出现 TT_4 和 FT_4 减低，TSH 仍然正常，称为低 T_3/T_4 综合征，往往与 COPD 的严重程度相关。患者的基础疾病经治疗恢复以后，甲状腺激素水平可以逐渐恢复正常，但是在恢复期可以出现一过性 TSH 增高，也需要与原发性甲减相鉴别。本病多不需要给予甲状腺激素替代治疗，因甲状腺激素治疗不适当地提高机体代谢率可能带来不良反应。有研究称，20% 的 COPD 稳定期病例合并 ESS，而 AECOPD 病例可高达 70%，低体重指数和低氧血症是 COPD 合并甲状腺激素水平异常的独立危险因素。

2. COPD 患者出现甲状腺功能紊乱的机制

COPD 患者甲状腺激素水平变化机制复杂，可能有如下原因及机制：①甲状腺结合球蛋白的变化。慢性缺氧、感染、慢性消耗、营养不良、肝淤血致肝功能减退，血浆中白蛋白降低，可引起甲状腺结合球蛋白（TBG）水平降低或与甲状腺激素亲和力减低，影响甲状腺激素与 TBG 结合，使 TT_3 水平下降；②碘缺乏。COPD 急性加重时严重缺氧易引起胃肠道淤血及黏膜水肿，肠道对碘的吸收减少。严重缺氧往往伴有心功能不全，肾血流量减少。肾小管重吸收碘减少。使用利尿药后，尿碘排除增加，也加重缺碘，使 TT_3 形成减少；③下丘脑－垂体－甲状腺轴受损，由于机体长期慢性缺氧，AECOPD 时缺氧加重，使下丘脑－垂体－甲状腺轴功能紊乱受损，TSH 分泌相对受到影响，甲状腺激素的分泌也受到影响；④外周甲状腺激素代谢障碍，AECOPD 患者一方面长期的慢性缺氧甲状腺激素的分泌受到抑制，另一方面机体处于应激状态，皮质醇、儿茶酚胺、糖皮质激素等分泌增多，抑制 5'- 脱碘酶，使外周组织 T_4 转化为 T_3 减少；⑤炎症损伤。COPD 患者长期反复呼吸道感染和（或）毒血症直接损害甲状腺，使其合成 TT_3 功能减退。严重感染产生一系列炎性细胞因子，如 IL-2、IL-6、IL-17 和肿瘤坏死因子，这些炎性细胞因子可以抑制 T_4 脱碘成为 T_3；⑥药物的影响。COPD 急性发作期在治疗过程中常使用糖皮质激素，可抑制 TSH 对甲状腺的作用，从而抑制 T_4 转化为 T_3，使 T_3、T_4 下降。但近年来分子生物学的研究也发现，ESS 时细胞核 T_3 受体数目明显增加，以积聚更多的 T_3 维持细胞正常功能，从而使血浆 T_3 水平减低，提示 T_3 受体上调才真正是机体在细胞水平的一种代谢代偿机制。

3. COPD 与甲状腺功能紊乱的相互关系

一系列研究显示，COPD 患者急性发作期由于肺换气功能障碍、肺通气功能障碍加重，导致缺氧加重。会出现血清 FT_3、TT_3 和（或）TT_4 水平的降低，但经治疗缓解后上述指标均有所升高。王伟等对 80 例 COPD 急性发作患者观察显示，COPD 急性发作期血清 TT_3、FT_3 水平明显低于对照组及缓解期，而且死亡组较存活组有更明显的下降，表明其降低幅度与病情的严重程度有密切关系。此外，随着病情的好转，甲状腺功能可恢复至接近正常或正常，提示甲状腺激素的变化与 COPD 预后相关。因此动态观察血清甲状腺激素水平对 COPD 病情判断、疗效观察具有重要的临床意义。王治国等的研究结果亦显示 COPD 患者组 TT_3、FT_3 的平均值显著降低，并且与病情严重程度呈正相关。因此，COPD 患者甲状腺激素水平与其严重性、进展和预后密切相关。

对于 ESS 究竟是疾病过程中的一种代偿或者是一种病理性改变，目前还不够明确。但普遍认为，其甲状腺功能异常程度和性质，常提示疾病的预后。目前，大多数学者认为，是否需要补充甲状腺激素治疗可能是机体的一种保护机制，以减少能力消耗，利于疾病的康复，补充甲状腺激素反而可能破坏正逐渐形成的相对稳定状态，加重心肌等组织的损伤。但也有实验证实，小剂量应用甲状腺激素后肺部情况改善，二氧化碳潴留得到较明显缓解，还有利于纠正心力衰竭，明显改善心功能，增加心排血量，提高了撤机的成功率。总之，测定 COPD 患者血清甲状腺激素水平有助于动态了解病情变化，可为判断预后提供有效的参考。

（二）COPD 与瘦素

COPD 病死率高，影响其预后的因素众多，其中包括年龄、体重指数、急性期炎症反应轻重程度及并发症等。近年来研究发现，瘦素在 COPD 的病程发展中发挥作用。瘦素是脂肪细胞分泌的激素，并能参与调节能量平衡，降低能量摄入并增加能量消耗，调节肺的生理功能，参与炎症反应及肺动脉高压的发生发展。

1. 瘦素在肺部疾病发生发展中的作用

瘦素是一种由肥胖（obese，OB）基因编码的 16kDa 非糖基化蛋白质，位于人类 7 号染色体。OB 基因突变与食欲过剩、肥胖、能量消耗减少、代谢功能障碍等有关，它在循环血中以游离形式或通过与瘦素结合蛋白结合的形式存在，其在血中循环浓度代表机体脂肪所含比例。生理状态下，瘦素通过抑制食欲、增加能量消耗、抑制脂肪合成和胰岛素分泌等减少机体脂肪的沉积。其是一种多效分子，有多种生物学活性，包括调节能量平衡、神经内分泌、免疫功能、血细胞生成等。目前研究证实，支气管上皮细胞、Ⅱ型肺泡上皮细胞、肺泡巨噬细胞和间质淋巴细胞能够合成和分泌瘦素，而且瘦素除了具有代谢功能，还参与机体多种生理过程，包括免疫反应（先天性和获得性）。瘦素能促进多种炎症因子的释放，如在炎症反应早期增加 TNFα（tumer necrosis factor-α）的分泌，在炎症反应晚期增加 IL-6（IL-6）的分泌及刺激白细胞介素 -12（IL-12）

的分泌，能增强自然杀伤细胞功能。此外，瘦素可通过增加辅助性 T 细胞（TH）TH1 细胞反应和抑制 TH2 路径，对 CD_4^+T 淋巴细胞的增殖和巨噬细胞的吞噬有直接效应。同时，在体外实验中，瘦素刺激人体单核细胞增殖、分化，上调多种活性因子表达，如 CD_{25} 和 CD_{38}。研究也证实，IL-6、TNFα 等细胞因子刺激后，可以诱导肝细胞生成急性期反应蛋白，显著增加血清瘦素水平，从而引起恶病质。由此目前提出了细胞因子-瘦素学说，认为感染、肿瘤等引起食欲减退、恶病质与多种细胞因子诱导瘦素增加有关，即在炎症状态下瘦素水平增高，高水平的瘦素又进一步抑制食欲、减少摄入，导致营养不良的发生。

2. 瘦素与 COPD 的关系

COPD 患者的常见营养问题是体重减轻、肌肉和脂肪量消耗，且是肺功能、健康状况，甚至残疾和死亡率的决定性因素。目前已经公认营养不良的 COPD 患者预后较差，超重和肥胖对 COPD 有保护作用，提示体重指数（BMI）与 COPD 患者的死亡率负相关。胸部肌肉量减少和肌肉力量减弱是营养不良对呼吸系统产生的负面影响，从而导致肺功能下降，引起呼吸困难。一项最新研究表明，COPD 患者合并肌少症提示预后更差。由此可见，营养状况是独立于气流阻塞严重程度外，影响 COPD 患者病死率的原因之一，其营养不良的机制虽未完全明确，但近年来研究表明与瘦素水平有关，瘦素在这里起了很关键的作用。瘦素与 COPD 患者下丘脑瘦素受体结合后可抑制神经肽 Y 引起食欲降低，可降低胰岛素的水平，抑制脂肪的合成，引起能量消耗增加，从而降低体质量。瘦素还能加快棕色脂肪组织、肌肉、去甲肾上腺素的更新转换，使交感性兴奋向这些产热组织的传递加快，导致产热加快，代谢率增加，并且与长期低氧或肺动脉高压所致中枢神经系统功能紊乱、交感神经系统兴奋、释放儿茶酚胺增多、抑制脂肪组织释放瘦素及低氧状态下的糖耐量异常有关。因此，瘦素受体在全身表达，包括中枢神经系统，参与调节神经内分泌功能、摄食行为和能量消耗，促进脂肪分解及降低体重。

瘦素在疾病状态下为促炎因子，协助释放炎症介质，并可调节免疫向正向发展保护机体。但 COPD 患者体内发现气道发生慢性炎症和全身免疫功能下降，证实瘦素与 COPD 密切相关。肺部的炎症过程中，增加的瘦素水平证实瘦素参与 COPD、支气管哮喘等呼吸系统常见病的发生和发展，并与全身或气道炎症严重程度及肺功能下降程度相关。

3. 瘦素在 COPD 不同阶段的表达（急性加重期、稳定期）

陈济明等对国内外公开发表的有关瘦素水平与 COPD 关系的研究文献进行 Meta 分析显示，COPD 患者存在能量代谢异常，同时 AECOPD 瘦素明显高于治疗后和稳定期，可能是因为 AECOPD 时，常伴有明显感染症状，可引起系统性炎症反应，进而引起脂肪细胞上瘦素 mRNA 表达增强，间接引起血清瘦素水平上升。此时，存在暂时性的能量失衡。而在治疗后或稳定期时，炎症刺激减轻，瘦素水平明显下降，低瘦素水平可能为瘦素的正常反馈调节机制的表现，血清瘦素水平降低可以减少患者脂肪的消耗和能量代谢，刺激饮食，纠正能量负平衡状态，从而避免 COPD 患者 BMI 进一步下降及营养状态进一步恶化。此种变化与缺氧、二氧化碳潴留、气道阻力之间也有显著的相关性，并且急性加重期的血清瘦素水平与 IL-6 水平呈显著正相关，但进入稳定期后其与 IL-6 水平无明显相关性。

研究发现，与正常人相比，稳定期 COPD 患者瘦素水平明显降低，可能反映了 COPD 患者营养不良。研究还证实，COPD 稳定期合并营养不良患者血清中瘦素明显低于未合并营养不良者，可能是由于前者营养状态差，脂肪细胞消耗增多，使瘦素的合成减少，因而瘦素水平减低。同时，由于稳定期时炎症反应较轻，不足以引起瘦素水平的升高，此时瘦素发挥生理调节的作用，通过其水平的降低以减少厌食和高代谢，继而减轻体重降低的程度。因此，COPD 稳定期时，加强营养治疗非常重要。

4. 瘦素与 COPD 预后的关系

影响 COPD 患者的预后因素众多，其中包括年龄、BMI、急性期炎症反应轻重程度及并发症等。瘦素作为一种多功能激素，在 COPD 的病程发展中发挥作用，除抑制摄食及增加能量代谢作用外，还具有促炎及调节免疫反应的功能，这些机制与 COPD 患者的营养状态、炎症反应、肺功能下降及肺动脉高压等并发症的发病过程关系密切。但循环中瘦素水平在不同年龄、不同性别、不同地域及不同人种的 COPD 患者预后相关性研究较少，并且瘦素及瘦素受体在 COPD 患者的体重变化及病情发展的病理生理学机制中尚不明确，这些仍需要进一步研究。

（三）COPD 与胰岛素抵抗

1. COPD 患者出现糖耐量异常及胰岛素分泌异常的表现

COPD 患者由于低氧和（或）二氧化碳潴留、反复感染等因素，机体的多个系统的功能均受到不同程度的影响，内分泌系统亦不例外，主要影响糖的代谢，表现为血糖水平升高和胰岛素分泌异常。一系列研究显示，糖代谢异常是 COPD 患者常见的并发症，COPD 患者在不应用糖皮质激素等严重影响糖代谢药物的情况下，出现空腹血水平升高，且与 COPD 严重程度相关，其中 $PaCO_2$ 可通过影响胰岛 B 细胞功能来影响糖的代谢。在 COPD 患者中，发现伴随血糖水平升高的同时，出现外周组织对胰岛素的敏感性下降，呈胰岛素抵抗状态，这恰是导致血糖水平升高的重要原因，此情况多在患者病情加重并且出现急性严重低氧和（或）二氧化碳潴留时发生，但随着病情的改善，患者的糖代谢异常及胰岛素分泌异常大多会逐渐得到纠正。

2. COPD 患者胰岛素抵抗的机制

COPD 患者易出现糖代谢异常、胰岛素抵抗，探寻其机制可能有以下几点。

(1) 低氧血症：缺氧直接影响胰岛 B 细胞的功能，影响机体对胰岛素的敏感性，胰岛素分泌延迟和胰岛素抵抗；缺氧还可影响肝脏功能，对胰岛素、抗胰岛素激素的灭活及葡萄糖摄取能力下降，糖负荷后易出现高血糖、高胰岛素血症。

(2) 炎症反应：COPD 患者局部或全身炎症反应可诱发出现全身炎症效应，对胰岛细胞结构和功能造成一定影响。炎症因子在 COPD 急性加重期的炎症状态下会削弱胰岛素的作用，如 C 反应蛋白在炎症状态下损伤血管内皮，降低胰岛素转运，增加胰岛素抵抗。

(3) 拮抗激素：当机体由于感染、缺氧和（或）二氧化碳潴留等情况处于应激状态时，一系列拮抗激素（如儿茶酚胺、糖皮质激素、胰高糖素等）分泌增多，而胰岛素的分泌受到抑制，导致糖原分解，糖异生增加，但外周组织对胰岛素敏感性降低，出现胰岛素抵抗，造成血糖升高。

(4) 自身免疫损伤：COPD 患者由于肺泡巨噬细胞对凋亡细胞清除不足，可促发胰腺的自身免疫反应，损伤胰腺，使胰岛素分泌减少、胰岛素抵抗，导致血糖增高。

3. 如何改善 COPD 患者的胰岛素抵抗

COPD 患者的胰岛素抵抗与缺氧和（或）二氧化氮潴留及局部或全身炎症等有关。因此，针对缺氧及改善炎症效应的治疗，可改善患者的胰岛素抵抗状态，增加胰岛素敏感性。有研究应用无创通气治疗 COPD 可提高胰岛素敏感性，改善胰岛素抵抗。

（四）COPD 与皮质醇

1. COPD 出现肾上腺皮质功能异常的表现

皮质醇是由肾上腺皮质束状带分泌的一种糖皮质激素，其合成与分泌受多种因素的影响，如应激、创伤、炎症等，除此之外检测方法、检测时间等的差异亦影响血皮质醇的测定，由于干预因素较多，往往结果不能统一。COPD 患者由于气流受限，患者需要额外增加呼吸做功，炎症反应持续存在或反复加重，缺氧及二氧化碳潴留均可能导致患者的应激反应，急性加重期由于感染、吸烟、吸入过敏原、空气污染等诱因情况下更会加重应激反应，而应激反应可导致促肾上腺皮质激素、皮质醇等异常释放，从而引发机体一系列病理、生理改变。

COPD 对血浆皮质醇的影响，不同时期的文献报道在皮质醇水平表达上亦有不同，早期的文献报道多认为 COPD 患者血皮质醇水平是升高的，这些学者认为引起血皮质醇升高的可能原因为：① COPD 患者长期缺氧，肝肾功能受到影响，血清皮质醇降解减慢；②慢性疾病状态，出于机体的一种保护性适应，表现为低 T_3 综合征，外周组织耗氧量降低，皮质醇分解代谢减慢；③应激状态下皮质醇分泌及合成增加。但早期测定血清皮质醇方法操作及标本处理步骤复杂，且易受多种因素影响，结果可能偏差较大，故基于此得出的结论可信度受到影响。近期研究结果普遍认为，COPD 患者存在不同程度的肾上腺皮质功能低下，血皮质醇多无明显升高，甚至处于较低水平，患者病情越严重其血皮质醇水平下降程度也越明显。赵华等研究结果显示，呼吸困难评级 2 级及以上组的老年 COPD 患者，清晨血皮质醇水平显著低于同年龄健康对照组。韦鹏等研究结果认为，AECOPD 患者在三个不同时间段（8am、4pm、0am）皮质醇水平均较非 COPD 患者降低，其中 8：00 这一时间段重度、极重度患者皮质醇水平又低于轻、中度组。各种研究结果的差异可能与地域、实验组纳入标准及采取标本的时间点有关，需要有更大样本量进一步研究证实。而且，随着皮质醇检测手段的不断提高，更易于操作的实验技术的不断发现和应用，人们对于 COPD 状态下皮质醇的认识也将不断深入，并影响临床治疗的决策。

2. COPD 患者出现肾上腺皮质功能异常的原因

目前普遍认为，AECOPD 患者存在不同程度的肾上腺皮质功能不全，出现这种结果的机制可能与以下几方面有关。①营养不良。COPD 患者长期处于高代谢、高消耗状态，常伴有营养不良、体重下降，肾上腺皮质功能处于低下状态；病情恶化进一步影响肾上腺皮质功能，导致皮质醇合成和分泌功能下降；②缺氧和高碳酸血症。COPD 患者长期处于低氧状态会损伤脑细胞功能、抑制垂体功能受、垂体反应性降低、机体内环境紊乱，以及肾上腺皮质功能紊乱，皮质醇分泌下降；③炎症因子作用。COPD 患者存在持续的全身系统炎症反应，于急性期加重炎症因子水平升高，且与疾病炎症程度相关，这些炎症因子直接导致肾上腺皮质功能减退；④长期糖皮质激素应用。患者长期使用包括吸入制剂在内的糖皮质激素治疗，也可能引起医源性肾上腺皮质功能障碍。

3. 外源性糖皮质激素治在 COPD 患者中的应用

AECOPD 患者存在肾上腺皮质功能减退，而皮质醇的浓度恰恰是机体适应和抵御疾病、维持内环境稳态和各系统器官正常的保障。因此，目前的普遍观点认为，AECOPD 患者应适当补充糖皮质激素，用以抑制炎症、纠正低氧血症进而促进肺功能的恢复，可能是改善患者预后的有效手段。

在 AECOPD 患者全身应用糖皮质激素可缩短康复时间，改善肺功能和氧合，降低早期反复和治疗失败的风险，缩短住院时间。

（张金苹）

二、COPD 与骨质疏松

COPD 是一种与生活方式相关，可累及骨骼、血液、心脑血管等多个系统的全身性、慢性炎症性疾病。临床表现不仅为进行性气流受限，更是一种复杂的全身性疾病，从而导致该病的患病率和病死率均较高。骨质疏松（OP）是最常见的骨骼疾病，是一种以骨量低、骨组织微结构损坏，导致骨脆性增加，易发生骨折为特征的全身性骨病。骨质疏松初期通常没有明显的临床表现，因而被称为"寂静的疾病"或"静悄悄的流行病"。但随着病情进展，骨量不断丢失，骨微结构破坏，患者会出现骨痛、脊柱变形，甚至发生骨质疏松性骨折等后果。后凸畸形使胸阔活动降低，肺容积减小，当后凸角度角 > 55° 时肺功能损害最为严重。OP 是 COPD 重要的并发症之一，COPD 患者中骨质疏松的患病率明显高于同龄健康人群，高达 36%～60%。这些骨质疏松患者容易发生骨折，以胸椎多发，且椎体骨折发生率随着 COPD 病程的延长逐年升高，并影响肺功能，甚至加重疾病进展，增加了 COPD 患者的致残率及病死率，严重影响了治疗效果和预后，并严重影响了患者的生活质量，也给家庭和社会带来沉重的经济负担，但在临床诊疗过程中却容易被漏诊，故针对骨质疏松的早期诊断和预防是 COPD 患者管理的重要目标，以便能及时治疗，尽量改善患者生活质量。

（一）COPD 患者出现骨质疏松的原因

目前 COPD 患者并发骨质疏松的机制尚不十分清楚，所有可能引起骨量丢失、骨质量下降的因素均可促进 COPD 患者发生骨质疏松。这些因素包括高龄、绝经后女性、吸烟、肺功能降低、糖皮质激素的应用、维生素 D 缺乏、营养不良等。

1.吸烟

吸烟是骨质疏松的一个独立危险因素，且与吸烟量呈正相关，而 COPD 患者往往有大量吸烟史。有研究显示，男性 COPD 患者合并骨质疏松的吸烟量明显多于骨量正常者。同时，吸烟是 COPD 并发骨质疏松的危险因素，其 OR=2.5。可能的机制是烟草中所含有尼古丁等有毒、有害性物质，会抑制胃肠道对钙的吸收，并可抑制成骨

细胞活性，而加速骨溶解作用，造成骨质疏松的发生。

2.低氧与高碳酸血症

COPD 是以不可逆性气流阻塞为特征，严重时出现呼吸衰竭，表现为低氧血症和高碳酸血症。已有国外研究者发现，COPD 慢性阻塞性肺疾病患者骨量的丢失，与高碳酸血症或呼吸性酸中毒相关，其骨密度测定值与血二氧化碳分压呈负相关。COPD 患者体内骨量丢失与血氧分压降低、血二氧化碳分压升高呈明显相关性，即长期合并慢性呼吸衰竭及低氧血症的 COPD 患者骨密度下降更为明显。缺氧引起骨质疏松可能的机制是组织细胞长时间缺氧可使胃肠道淤血，对钙的吸收减弱，同时缺氧影响肾脏的正常功能，导致维生素 D 合成减少，从而使钙离子在肠道和肾小管的重吸收减少，导致骨量的丢失，骨密度减低。另一方面缺氧可直接抑制成骨细胞的活性，导致骨质疏松的发生。

3.维生素 D 缺乏

维生素 D 是一种类固醇激素，在骨骼的钙化过程中起重要作用。长期卧床的 COPD 患者室外活动相对较少、日光照射不足，并且在慢性缺氧状态下羟化酶的活性降低，维生素 D 的合成减少，钙吸收降低。长期维生素 D 缺乏及慢性负钙平衡，导致继发性甲状旁腺功能亢进症，高水平的甲状旁腺激素能够刺激破骨细胞分化，破骨细胞可以溶解骨骼中矿化的胶原基质，从而引起骨质疏松。

4.糖皮质激素类药物的应用

糖皮质激素类药物（GC）的应用是 COPD 合并骨质疏松的主要危险因素。长期规律应用 GC 的 COPD 患者急性加重的发病率显著降低，但骨密度也会降低。应用 GC 早期会有短暂的骨吸收增加。后期转为破骨细胞、成骨细胞产生减少，凋亡增加，骨形成受到抑制，破坏骨重构的调节。GC 导致的骨量丢失分为两个阶段：①快速期，在使用 GC 最初 3 个月内骨密度就开始迅

速下降，第 6 个月时达到顶峰，1 年后骨量可丢失 12%～20%；②继而是慢速期，在这一阶段骨量丢失呈现平稳而缓慢的趋势，每年约丢失 3%。所以 GC 会导致骨强度和骨质量均下降，即使骨密度较高时仍易发生脆性骨折。

5. 低体重及肌少症

低体重指数（BMI）是影响骨密度和脆性骨折发生的主要危险因素，当 BMI ≤ 22kg/m² 时与骨质疏松的发病相关。COPD 患者由于自身摄入减少、消化和吸收功能障碍，以及机体分解代谢增加导致体内能量负平衡，年龄、性别差异，疾病引发的缺氧，体液因素，心理精神因素等，均导致 COPD 患者低 BMI，肌量减少、肌强度下降，四肢肌肉和呼吸机萎缩。因此，低体重的 COPD 患者更易发生骨质疏松和骨折。

6. 肺实质损伤

骨质疏松和 COPD 关系密切，骨结构破坏和肺实质损伤存在一定的相关性。COPD 和骨质疏松两者之间的联系纽带可能是全身性炎症反应，即肺部释放出的炎症因子导致了骨质疏松，抑或是骨质疏松加重了肺部系统性炎症的相关表现。已有研究显示，基质金属蛋白酶 9（MMP-9）和肿瘤坏死因子 α（TNFα）是 COPD 疾病中重要的炎性因子，通过促进呼吸道的炎症反应和气道壁的纤维化进程，从而加速了 COPD 的进展。而且能够激活破骨细胞，参与骨骼的代谢和重塑，介导破骨细胞的增殖分化，增加炎症性的骨破坏，在骨质疏松的发生、发展中发挥着重要的作用。另有研究发现，血清中的骨保护素（OPG）与人体骨密度有重要的相关性，因 OPG 可对抗并减少骨质的再吸收，从而对骨质产生重要的保护作用，而 COPD 患者的血清 OPG 水平较健康人明显下降。

7. 缺乏运动

COPD 患者的肺功能下降，日常及户外活动明显减少，由于缺乏运动骨骼的机械刺激减少，导致成骨细胞生成减少并诱导凋亡，从而降低骨密度。运动可改善机体敏捷性、力量、姿势及平衡等，减少跌倒风险。运动还有助于增加骨密度。因此，规律的体力活动可以预防骨质疏松，维持骨密度，降低 COPD 合并骨质疏松的发病率。

（二）COPD 与糖皮质激素性骨质疏松

糖皮质激素性骨质疏松（GIOP）是药源性糖皮质激素的十大不良反应之一。GIOP 是在使用 GC 治疗疾病过程中引起骨量丢失、骨量减少、骨微结构破坏、骨强度下降为特征的一种疾病，它会导致骨脆性增强，使患者易于发生骨折。由于 GC 被广泛用于慢性非感染性炎性疾病、过敏性疾病及器官移植，每年有超过 1% 的成人应用 GC 治疗，一项绝经后女性的队列研究显示，有 2.7%～4.6% 的女性在使用 GC，这一比例在 80 岁以上人群中上升到 5.2%。因此，GIOP 是应用 GC 后出现的常见不良反应之一，即使是生理剂量的糖皮质激素也可引起骨量丢失，GC 诱导 GIOP 并无最小安全剂量，绝经后女性及 50 岁以上的男性为高危人群。GC 对骨骼的作用成剂量和时间依赖性，GC 剂量越大，骨量流失越多。有充分的证据显示，≥ 5mg/d 的泼尼松或相当剂量的泼尼松应用 3 个月或更长时间会增加骨折的风险。长期使用略高于 2.5mg/d 的泼尼松，也与骨折危险性增高相关。应用 GC 导致的椎体或非椎体骨折的患者中，高达 30%～50% 的人使用 GC 超过 3 个月。在相同骨密度的情况下，GIOP 较绝经后骨质疏松患者的骨折危险性更高。文献还报道这种骨折风险与每日应用剂量较累积剂量相比具有更强的相关性。一项 Meta 分析研究结果还显示，既往或正在应用口服 GC 会增加任何类型骨折的风险，但相对风险度无明显差异。已公认中等到大剂量的 GC 与骨量丢失及骨折危险性增高显著相关，骨量丢失在 GC 治疗 6～12 个月时最为明显，小梁骨受累较皮质骨更为显著，第 1 年可达 5%～15%，1 年后以 2%～3% 的速度持续丢失。GC 没有安全剂量，低至 2.5mg/d 的泼尼松也会使髋骨和脊柱骨折的风险增加，且没有性别差异。泼尼松剂量增加到 > 7.5mg/d 时，这种风险增加超过 5 倍，而 10mg/d 的剂量连续使用 3 个月，髋骨骨折的风险增加 7 倍，椎骨骨折风险明显增加 17 倍。这种升高在长期大量应用 GC，尤其是绝经后女性、老年男性人群中更加显著。及时停用 GC，在不合并其他致骨量丢失的原因时，一般骨密度不再继续下降，并可以在停药后数月至数年内恢复至基线水平。但关于吸入性糖皮质激素对骨密度的影响还尚有争议。有研究表明，长期小剂量使用吸入性糖皮质激素的 COPD 患者与对照组相比骨量减少和骨质疏松的发病率并未上升。Mathioudakis 等的研究显示，适当剂量的吸入性糖皮质激素可以改善 COPD 患者的全身炎症水平，他们不仅不会加速甚至还可以减缓骨质的丢失。但 Wong 等的一项长达 6 年的研究发现，即使小剂量吸入性糖皮质激素也可能导致患者多部位的骨量丢失。

GIOP 的诊断指标，包括长期使用 GC 的病史，伴骨密度低下和（或）脆性骨折。脆性骨折是指骨强度下降的最终后果，有过由糖皮质激素引起的脆性骨折即可诊断为 GIOP 性骨质疏松。骨密度的测定方法应该是双能 X 线吸收法，这是目前国际公认的金标准。单光子、单能 X 线、定量计算机断层照相、定量超声检查等对诊断仅有参考价值。对于儿童、绝经前女性和 50 岁以下男性，分析结果时应更注重 Z 值（Z 值即为与同年龄、同性别正常人比较相差的标准差倍数），Z 值 ≤ -2.0 则被认为是"骨量低于该年龄预期范围"状态或低骨量。对长期应用 GC 治疗的患者应每 6～12 个月监测骨密度。

（三）COPD 患者如何防治预防骨质疏松

COPD 患者合并骨质疏松的总体患病率为 38%，明显高于无 COPD 患者。骨质疏松因常无明显症状容易被忽视，部分患者直到发生骨折才被重视。因此 COPD 合并骨质疏松的高危患者应尽早筛查，尽快识别，并在疾病早期采取能够改善或控制骨质疏松危险因素的手段，以避免骨折的发生。

1. 调整生活方式

（1）加强营养，均衡膳食：建议摄入富含钙、低盐和适量蛋白质的均衡膳食，推荐每日蛋白质摄入量为 0.8～1.0g/kg，并每天摄入牛奶 300ml 或相当量的奶制品。

（2）充足日照：建议上午 11：00 到下午 3：00，尽可能多地暴露皮肤于阳光下晒 15～30min（取决于日照时间、纬度、季节等因素），每周 2 次，以促进体内维生素 D 的合成。

（3）规律运动：建议进行有助于骨健康同时又不会增加 COPD 患者心肺负担的体育锻炼和康复治疗。运动可改善机体力量、姿势及平衡等，减少跌倒风险。运动还有助于增加骨密度。推荐规律的负重及肌肉力量练习，以减少跌倒和骨折风险。肌肉力量练习包括重量训练，其他抗阻运动及行走、太极拳等。运动应循序渐进、持之以恒。

（4）戒烟、限酒：避免过量饮用咖啡及碳酸饮料。

（5）科学合理用药：在 COPD 稳定期尽量避免或少用糖皮质激素，在急性发作期尽量缩短应用糖皮质激素的时间，并尽量避免大剂量应用。

2. 骨健康基础补充剂

基础用药是钙剂和维生素 D。单独使用钙剂对于 COPD 合并骨质疏松患者并不能预防骨量丢失，故应将钙剂与维生素 D 制剂联合使用。研究证实，钙剂加维生素 D 制剂对于长期应用相当于泼尼松 15mg/d 以下剂量 GC 的患者可以保持骨量。每日需摄入足够的钙，50—70 岁男性为 1000mg/d；超过 50 岁女性及超过 70 岁的男性 1200mg/d；尽可能通过饮食摄入充足的钙，饮食中钙摄入不足时，可给予钙剂补充。营养调查显示，我国居民每日膳食约摄入元素钙 400mg，故尚需补充元素钙约 500～600mg/d。钙剂选择需考虑其钙元素含量、安全性和有效性。充足的维生素 D 可增加肠钙吸收、促进骨骼矿化、保持肌力、改善平衡能力和降低跌倒风险。维生素 D 不足可导致继发性甲状旁腺功能亢进症，增加骨吸收，从而引起或加重骨质疏松。同时补充钙剂和维生素 D 可降低骨质疏松性骨折风险。维生素 D 不足还会影响其他抗骨质疏松药物的疗效。美国国家骨质疏松基金会（NOF）推荐的维生素 D 摄入量为 800～1000U/d，同时建议在高危骨折患者中监测血清 25- 羟维生素 D [25（OH）D] 水平。NOF 建议应维持血清 25（OH）D 水平为 75nmol/L（30ng/ml），治疗过程中需监测血钙、尿钙水平，调整剂量。

（四）COPD 患者骨质疏松的治疗

在临床上，COPD 患者应用 GC 时应严格掌握适应证和禁忌证。随着患者病情好转，GC 应及时减量或停用。对于病情需要者，一般措施是尽可能减少 GC 用量或改变给药途径，如静脉用药改为口服。患者在服用 GC 期间要保证营养和足够的膳食钙摄入，适当增加户外活动，戒烟限酒。合并骨质疏松者除良好的生活方式、基础骨健康补充剂外，有效的抗骨质疏松药物治疗也很重要。有效的抗骨质疏松药物可以增加骨密度，改善骨质量，显著降低骨折的发生风险。抗骨质疏松药物按作用机制可分为骨吸收抑制药、骨形成促进药、其他机制类药物及传统中药。

在普通人群中，≥ 40 岁的成年人（无妊娠可能的女性及男性）伴有中到高危骨折风险（5 年内脊柱骨折发生率 < 5% 视为骨折风险低危，5%～10% 为中危，≥ 10% 为高危），应给予口服双膦酸盐治疗；< 40 岁的成年人（无妊娠可能的女性和男性）伴有脆性骨折史，或持续 GC 治疗者(以泼尼松 ≥ 7.5mg/d 的剂量持续 ≥ 6 个月)，若髋骨或脊椎 BMD 的 Z 值 < -3，或双能 X 线

（DXA）评估髋或脊椎的骨质丢失每年 ≥ 10%，应口服双膦酸盐治疗；有生育潜能但无妊娠计划的女性，存在中、高危骨折风险时应口服双膦酸盐；接受大剂量 GC（相当于泼尼松 ≥ 30mg/d 或累积每年 > 5g）治疗的 ≥ 30 岁成年人应开始口服双膦酸盐。但各国指南对于干预的阈值又因导致骨折和致死的风险不同而有所不同，这还需要以后不断补充新的临床证据及更新。

已有充足的临床证据显示，骨吸收抑制药——双膦酸盐在治疗糖皮质激素性骨质疏松（GIOP）方面的有效性。一项临床研究显示，泼尼松摄入量达 7.5mg/d 或相当于 7.5mg 泼尼松的 GC，给予 5mg/d 或 10mg/d 的阿仑膦酸钠和阿法骨化醇治疗，与安慰剂相比，可使骨量明显增加。最初的数据显示，这种治疗并没有减少椎体骨折的风险，但 2 年的延伸研究显示，与安慰剂比较，阿仑膦酸钠组明显降低了骨折的风险。骨形成促进药能增加成骨细胞和骨细胞功能并减少其凋亡，以及促进成骨前体细胞分化为成骨细胞，主要为甲状旁腺激素（如特立帕肽）。特立帕肽因其可以刺激骨形成可能优于双膦酸盐，对于长期应用 GC 的绝经后女性能显著增加脊柱和髋部骨密度，尚缺乏对骨折危险性效果的数据。有研究显示，特立帕肽与利塞膦酸盐相比，可以显著增加骨小梁的骨密度（16.3%vs.3.8%）。因此，对于 GIOP 来说，特立帕肽无疑是最有效的药物，但由于它的价格昂贵、需要注射，以及潜在的依从性等问题，限制了其在 GIOP 患者中的普遍应用。

另外，地舒单抗是较有前景的药物，它是一种单克隆抗体，可抑制 RANK 配体（RANKL），已证明可以改善女性绝经后骨质疏松的骨密度。美国风湿病学会（ACR）2017 版 GIOP 预防和治疗指南，在 GIOP 治疗推荐中将地舒单抗排在口服双膦酸盐、静脉双膦酸盐、特立帕肽之后的次选药物。

（张金苹）

三、COPD 治疗中的内分泌考量

（一）COPD 治疗中的糖皮质激素的使用

1. 糖皮质激素在 AECOPD 患者中的作用

COPD 是一种慢性炎症性疾病，在急性发作时，气道炎症增强，嗜酸性粒细胞和中性粒细胞性气道炎症加重，CD_4^+T 细胞的数量也增多，常见的诱发因素为细菌或病毒感染，且呼吸道局部炎症常累及全身。糖皮质激素广泛抗炎作用正是治疗 AECOPD 的主要理论依据。糖皮质激素首先进入靶细胞结合糖皮质激素受体，引起该受体结构的构象变化，后该复合物进入靶细胞核内并附着于 DNA 上，在基因转录和表达的过程中，糖皮质激素阻止了炎症细胞的趋化和激活，抑制细胞因子的合成合成和释放，降低气道高反应性，修复气道损伤上皮，恢复黏液纤毛运动，增强支气管扩张药的作用等，同时可上调 β_2 受体表达，增强 β_2 受体激动药功能从而减轻全身炎症反应。在 AECOPD 患者中糖皮质激素的作用归结为改善肺功能和动脉血氧不足，降低治疗失败率，降低早期复发风险并缩短住院时间，但不能显著降低病死率。

2. COPD 患者糖皮质激素的选择

糖皮质激素治疗 AECOPD 包括吸入和全身应用两种方式。其给药剂量和途径的选择取决于患者病情，住院早期的患者因病情危重吸入到肺内的激素量有限，单独应用布地奈德雾化吸入不能快速缓解气流受限，因此雾化吸入布地奈德不宜单独用于治疗 AECOPD，需联合应用短效支气管扩张药吸入，并且患者常合并全身性的炎症反应，故建议给予全身激素治疗。AECOPD 患者全身应用糖皮质激素可缩短康复时间，改善肺功能和氧合，降低早期反复和治疗失败的风险，缩短住院时间。因此 AECOPD 住院患者宜在应用支气管扩张药的基础上，加用糖皮质激素口服或静脉治疗。AECOPD 治疗时减少糖皮质激素应用的"REDUCE"临床研究表明，口服糖皮质激素的 5d 治疗效果，不亚于 14d 糖皮质激素治疗过程，而且缩短了住院时间。但是世界各地学术团队在论述 AECOPD 治疗方案时，推荐应用的糖皮质激素剂量和疗程存在一定的差异。目前推荐使用泼尼松 30～40mg/d，疗程 9～14d（表 24-1）。与静脉给药相比，口服泼尼松应该作为优先的推荐途径。但是，AECOPD 糖皮质激素治疗的临床试验中报道了多项不良事件，包括癫痫发作、失眠、体重增加、焦虑、抑郁症状和高血糖等。故目前 AECOPD 糖皮质激素的最佳疗程尚未明确。

表 24-1　AECOPD 应用糖皮质激治疗时间推荐剂量和疗程

指南、报告或共识	推荐糖皮质激素剂量和疗程
慢阻肺全球策略（2017GOLD）报告	推荐应用泼尼松 40mg/d，治疗 5d
2017ERS/ATSAECOPD 管理指南	门诊患者，建议短期（≤ 14d）口服糖皮质激素
	住院患者，如胃肠道功能正常，建议口服糖皮质激素
中华医学会呼吸分会，慢性阻塞性肺疾病防治指南（2013 年修订版）	建议口服糖皮质激素，泼尼松 30～40mg/d，治疗 10～14d
慢性阻塞性肺疾病急性加重（AECOPD）诊治中国专家共识（2017 年更新版）	推荐使用泼尼松 30～40mg/d，治疗 9～14d
日本呼吸学会（JRS）慢性阻塞性肺疾病（COPD）诊治指南（2010）	建议口服糖皮质激素 30～40mg/d，治疗 7～10d

（二）COPD 治疗中糖皮质激素抵抗的机制

GC 是目前慢性炎症性疾病和自身免疫性疾病已知抗炎活性最强的药物，也是治疗气道炎症性疾病最重要的药物。GC 在支气管哮喘、炎症性肠病、类风湿关节炎、系统性红斑狼疮等疾病治疗的疗效和地位已得到肯定，且多个指南和共识均推荐在 AECOPD 患者中应用 GC，但大量研究结果表明，GC 在 COPD 治疗中虽可部分改善肺功能和动脉血氧不足，但却不能有效抑制气道炎症进行性发展，亦不能逆转因气道炎症导致的肺功能下降，出现所谓 GC 不敏感的现象。由此可见，COPD 患者体内存在明显的 GC 抵抗，导致 GC 抗炎作用减弱，对 GC 抵抗机制的深入研究，有助于阐明 COPD 炎症机制的本症，对其治疗产生深远影响。

研究显示，在很多细胞类型中，肺部炎症及其释放的促炎症因子影响糖皮质激素受体（GR）、组蛋白去乙酰化酶（HDAC）2 和表面活性蛋白 –D 的活性。GR 是一种细胞内的可溶性蛋白，与 GC 呈高亲和力和专一性结合，是 GC 发挥生理和药理作用的中介物。人类的 GR 有 GR-α 和 GR-β 两种亚型，GR-β 缺乏完整的类固醇结合区，无激素结合活性。GC 是通过 GR-α 发挥抗炎作用的。呼吸系统许多疾病（如哮喘、COPD 等）都使用 GC 进行治疗，但它们之间疗效并不一致，不同个体间疗效亦不一致，有些患者能获得较好疗效，而有些患者却不能达到预期效果。有研究发现，这些患者的 GR 有不同程度的改变，并发现 GR 数量的改变与这些疾病的疗效存在一定关系。细胞对 GC 反应的先决条件是细胞内存在 GR，一般来说，GR 含量与 GC 反应成正比。GR 数量的减少可能是导致 COPD 患者对 GC 抵抗的重要机制。

GR-β 位于细胞核内，认为是 GR-α 的拮抗药，可以减弱 GR-α 的抗炎活性。其在 GC 不存在的情况下，与 GC 反应元件结合，由于 GR-β 含有完整的转录激活区和 DNA 结合区，且可以同 GR-α 形成异二聚体，因此，GR-β 极有可能在转录水平上与 GR-α 相互拮抗，通过影响 GR-α 的功能而发挥作用。后来 Oakley 等研究发现，人的 GR-α 仅与 GR-β 异源二聚体形成是 GR-β 发挥对 GR-α 拮抗作用的重要方式。但 GR-β 在 GC 抵抗形成中的作用仍存在争议，在 COPD 患者 GC 抵抗中 GR-β 是否发挥一定作用有待进一步研究证实。有研究表明，在暴露于香烟烟雾提取物后肺泡上皮细胞和巨噬细胞 GR-α 的表达活性明显降低。

与糖皮质激素敏感者相比，糖皮质激素抵抗患者体内有更多的 IL-8、巨噬细胞移动抑制因子（MIF）和 GR-β。相反，在糖皮质激素抵抗患者中，HDAC2 和丝裂原活化蛋白激酶（MAPK）磷酸酶 1 的活性明显减弱。因此，中性粒细胞、肺泡巨噬细胞、淋巴细胞、肥大细胞等炎症反应不仅参与了 COPD 发病机制，还诱导了糖皮质激素抵抗。

核因子（NF-κB）是一种转录因子，参与多种与炎症有关的基因表达调控及细胞凋亡等生理病理过程，在气道炎症介质基因的表达中起十分重要的作用。NF-κB 不仅可以促进炎症因子表达，也可通过与 GR 间直接的蛋白 – 蛋白相互作用来发挥对 GR 活性的抑制作用。炎症过程中，被细胞因子活化的 NF-κB 增加，NF-κB 活化后与活化的 GR-α 仅形成蛋白 – 蛋白复合物，使 GR-α 与 GC 反应元件结合减少，由于 GC 通过 GR-α 发挥作用，上述过程必然导致 GC 抗炎作用下降，即活化的 NF-KB 增加会导致 GC 抵抗。该机制在炎症组织的 GC 抵抗中可能起重要作用，可能参与 COPDGC 抵抗的形成。关于 NF-κB 与 GR-α 作用的详细分子机制并不十分清楚。

研究表明，HDAC 活性是 GC 发挥抗炎作用的中介，其表达或活性的下降必将引起 GC 抗炎作用下降，导致 GC 抵抗。目前 HDAC 分为

HDAC1～11，不同类型有不同的活性。HDAC2 在诱导糖皮质激素抵抗中有重要作用，其在 COPD 患者和吸烟者的肺泡巨噬细胞中明显减少，氧化应激是 HDAC2 减少的主要因素。HDAC2 不仅可通过对 GR 的去乙酰化影响 GR 与转录因子 NF-kB 的结合，同时也是 GR 发挥反式抑制最重要的辅抑制因子，其功能的损伤引起了 GR 功能失常。氧化应激通过转录后修饰降低 HDAC2 和 GR 的活性，但氧化应激是否通过其他去乙酰化酶调节 GR 活性仍未可知。

（张金莘）

参 考 文 献

[1] Wang C, Xu JY, Yang L,et al. Prevalence and risk factors of chronic obstructive pulmonary disease in China (the China Pulmonary Health study): a national cross-sectionalstudy [J]. Lancet,2018,391(10131):1706-1717.

[2] Chan KY, Li X, Chen WJ, et al. Prevalence of chronic obstructive pulmonary disease (COPD) in China in 1990 and 2010.Global Health Epidemiology Research Group (GHERG) [J]. J Glob Health,2017,7 (2):020704.

[3] 中华医学会呼吸病学分会慢性阻塞性肺疾病学组 . 慢性阻塞性肺疾病诊治指南（2013 年修订版）[J]. 中华结核和呼吸杂志，2013,36(4):255-264.

[4] 中华医学会内分泌学分会 . 成人甲状腺功能减退症诊治指南 [J]. 中华内分泌代谢杂志，2017,33(2):167-180.

[5] Carani C, Fsidori AM, Granata A, et al. Multicenter study on the prevalence of sexual symptoms in male hypo- and hyperthyroid patients [J]. J Clin Endocr Metal, 2005, 90 (12):6472-6479.

[6] 王伟，蒋萍 . 老年 COPD 患者血清甲状腺激素变化的临床分析 [J]. 医学前沿，2016,6(17):177-179.

[7] 王治国，石庆学，郭佳，等 .COPD 患者肺功能与甲状腺激素水平的相关性分析 [J]. 标记免疫分析与临床，2017, 24(5):516-519.

[8] 胡智慧，李永春 . 瘦素与慢性阻塞性肺疾病患者营养不良和呼吸肌疲劳的关系探讨 [J]. 医学与哲学，2009,30(9):46-48.

[9] 单锡峥，刘锦铭 . 营养风险筛查与 COPD 患者预后分析 [J]. 临床肺科杂志，2013,18(8):1374-1375.

[10] Joppa P, Tkacovak R, Franssen FM, et al. Sarcopenic obesity, functional outcomes, and systemic inflammation in patients with chronic obstructive pulmonary disease [J].J Am Med Dir Assoc, 2016, 17(8):712-718.

[11] 陈济明，宋冰，杜秀芳，等 . 慢性阻塞性肺疾病患者血清瘦素表达 Meta 分析 [J]. 中国老年学杂志，2014, 34: 73-77.

[12] 迟晓文，张薇 . 慢性阻塞性肺疾病患者血清瘦素水平的变化及其与 IL-6 的关系 [J]. 中华临床医师杂志，2013, 6 (12):5255-5259.

[13] 赵华，肖亚强，黄业，等 . 老年 COPD 患者应激激素水平与预后的关系 [J]. 广西中医药大学学报，2019, 22: 26-28.

[14] 韦鹏，陈昌枝 . 慢性阻塞性肺疾病急性加重期血清皮质醇的表达特征 [J]. 中华肺部疾病杂志，2014, 7(1): 59-63.

[15] Cheng T, Wan H, Cheng Q,et al. Computed tomography manifestation of acute exacerbation of chronic obstructive pulmonary disease: A pilot study [J].Exp Ther Med, 2016,11(2):519-529.

[16] 中华医学会骨质疏松和骨矿盐疾病分会 . 原发性骨质疏松诊疗指南（2017）[J]. 中华骨质疏松和骨矿盐疾病杂志，2017,10(5):413-443.

[17] Harrison RA, Siminoski K, Vethanayagam D,et al. Osteoporosis-related kyphosis and impairments in pulmonary function: A systematic review [J]. J Bone Miner Res, 2007, 22(3):447-457.

[18] 李俏俏 . 不同分期的 COPD 患者并发骨质疏松的相关因素分析 [J]. 医学研究杂志，2014, 43 (8):150-155.

[19] Okazaki R, Watanabe R, Inoue D. Osteoporosis associated with chronic obstructive pulmonary disease [J].J Bone Metab, 2016, 23(3):111-120.

[20] Yange T,Ya L, Jiansheng L. Effects of therapies for regulating and reinforcing lung and kidney on osteoporosis in rats with chronic obstructive pulmonary disease [J]. J Tradit Chin Med,2015,35(2):175-183.

[21] Pobeha P, Petrasova D, Tkacova R, et al. Circulatory osteoprotegerin is related to osteoporosis of the hip in patients with COPD [J].Respir Med, 2014, 108 (4): 621-627.

[22] Mathioudakis AG, Amanetopoulous G, Gialmanidis IP, et a1. Impact of long–term treatment with low–dose inhaled corticosteroids on the bone mineral density of chronic obstructive pulmonary disease patients: aggravating or beneficial [J].Respirology,2013,8:147–153.

[23] Wong CA, Walsh U, Smith CJ, et a1. Inhaled cortico–stemid use and bone mineral density inpatients with asthma [J].Lancet,2000,355:1399–1403.

[24] 慢性阻塞性肺疾病急性加重（AECOPD）诊治专家组 . 慢性阻塞性肺疾病急性加重（AECOPD）诊治中国专家共识 [J]. 国际呼吸杂志，2017, 37(14):1041–1057.

[25] Adcock IM, Marwick J, Casolari P, et al. Mechanisms of corticosteroid resistance in severe asthma and chronic obstructive pulmonary disease (COPD) [J].Cur Pharm Des, 2010, 16(32):3554–3573.

第 25 章

睡眠呼吸障碍与内分泌疾病

睡眠呼吸障碍（SDB），又称睡眠相关呼吸疾病（SRBD），是一组以睡眠期出现呼吸异常事件为主要特征的睡眠疾患，可伴或不伴清醒期呼吸异常。睡眠呼吸障碍患病率高，是睡眠疾病中仅次于失眠的第二大类疾病，对人类健康危害严重。根据睡眠呼吸疾病国际分类（2014 版），睡眠呼吸障碍分为五种类型：阻塞型睡眠呼吸暂停低通气综合征（OSAHS）、中枢型睡眠呼吸暂停综合征（CSAS）、睡眠相关肺泡低通气症（sleep-related alveolar hypopnea）、睡眠相关低氧血症（sleep-related hypoxemia），以及睡眠孤立症状和正常变异。

正常人从清醒状态进入睡眠期，呼吸中枢对化学、机械和皮层冲动传入的反应性降低，化学敏感性下降，呼吸肌感受呼吸中枢的传出冲动也减少，引起肺泡通气量减少，伴动脉二氧化碳分压轻度增高（2~8mmHg），尤其进入快动眼（REM）睡眠后，上述呼吸生理变化更加明显，不过机体仍能维持正常呼吸生理稳态，不会发生显著通气量下降和（或）低氧血症。然而，若存在上气道结构异常、呼吸中枢调控不稳定，以及化学感受器或机械性刺激感受器的反应性下降和觉醒阈值变化，可产生不同程度的夜间呼吸障碍，甚至引起严重低氧血症和（或）高碳酸血症。上述睡眠期间呼吸节律和通气量的改变，表现为不同类型的睡眠呼吸障碍。

睡眠呼吸障碍与内分泌疾病有着密切的联系。一方面，多种内分泌疾病可引起睡眠呼吸障碍，如在甲状腺功能亢进症和甲状腺功能减退症患者中脑电图检测出异常的睡眠调节、Cushing综合征的抑郁症状，可导致失眠、肾上腺皮质功能不全引起的低钠血症和低血糖同样可引起睡眠障碍。阻塞型、中枢型和混合型睡眠呼吸暂停综合征在甲状腺功能减退、肢端肥大症和伴自主神经功能障碍的糖尿病神经病变患者中均有不同程度存在。多种病理生理学机制共同参与了内分泌疾病合并的睡眠呼吸障碍。而与此同时，许多睡眠呼吸疾病对内分泌系统疾病也有显著的影响。

一、内分泌疾病所致的睡眠呼吸障碍

（一）垂体疾病所致的睡眠呼吸障碍

1. 垂体瘤所致的睡眠呼吸障碍

垂体瘤（pituitary tumor）是一组起源于腺垂体、神经垂体及胚胎期颅咽管囊残余鳞状上皮的肿瘤。其中来自腺垂体瘤占大多数。在垂体瘤患者中睡眠疾病普遍存在，进而导致睡眠质量下降。多项研究指出，睡眠 - 觉醒节律性在垂体肿瘤压迫视交叉的患者中均存在不可逆性改变。此类疾病患者由于视交叉受压而手术，或是术后放疗者，合并有不同程度的睡眠障碍，其特征为睡眠质量下降，睡眠启动的延迟和日间嗜睡。间接证据表明，上述睡眠障碍可能是下丘脑功能障碍所导致。有研究认为，前期压迫的视交叉折中了视网膜下丘脑束的功能。通过该神经束，双眼传递了昼夜节奏的信息给下丘脑核团。催乳素瘤尚无证据表明影响到睡眠特点。重组人生长激素对成人睡眠特征的影响还不清楚。

2. 肢端肥大症所致的睡眠呼吸障碍

肢端肥大症（acromegaly）是腺垂体分泌生长激素（GH）过多所致的体形和内脏器官异常肥大，并伴有相应生理功能异常的内分泌与代谢性疾病。睡眠呼吸障碍常存在于肢端肥大症中，尽管生化指标控制良好，如睡眠呼吸暂停综合征，尤其是男性患者。肢端肥大症患者呼吸暂停事件多为阻塞型。患者激素水平对睡眠呼吸暂停的发生发展影响不显著。对于合并睡眠呼吸暂停的肢端肥大症患者，气道狭窄和咽部组织肥大是最典型的特征性改变；手术切除垂体肿瘤能不同程度改善患者主观和客观的睡眠障碍。研究表明，约6%～10%的肢端肥大症患者认知功能受损，而睡眠质量与认知功能和生活质量具有相关性。

3. 腺垂体功能减退症所致的睡眠呼吸障碍

腺垂体功能减退症（anterior pituitary hypofunction）为各种原因导致的甲状腺激素生成减少，或因外周组织对甲状腺激素的敏感性减低，继而引起一系列代谢减退的表现，如怕冷、出汗减少、皮肤干燥、反应迟钝、心率减慢、食欲不振、大便干燥及疲乏无力等。通常会伴有顽固性睡眠障碍和失眠。

4. 侏儒症所致的睡眠呼吸障碍

侏儒症（dwarfism）是由于多种原因导致的生长激素分泌不足而致身体发育迟缓。侏儒症又称拉伦综合征（Laron syndrome），是一种生长严重迟缓的罕见疾病，也称为原发性生长激素不敏感综合征。典型的临床表现为侏儒症，面部表型、肥胖和性腺功能减退。此外，他们还患有低血糖症、高脂血症和睡眠障碍，而癌症发病率却较低。史密斯－马吉利综合征（Smith-Magenis Syndrome，SMS）是一种罕见的基因疾病，通常患者几乎不知痛为何物。这种疾病由17号染色体异常引起，会影响身体多个部位生长发育，导致智力缺陷、面部表情异常、睡眠障碍及行为问题。补充生长激素能纠正SMS的睡眠障碍。

（二）甲状腺／甲状旁腺疾病所致的睡眠呼吸障碍

1. 甲状腺肿所致的睡眠呼吸障碍

不同原因引起的慢性甲状腺肿大，称之为甲状腺肿（goiter）。巨大的甲状腺肿可以导致一系列压迫症状，如呼吸困难和吞咽困难。研究发现，甲状腺肿患者易合并阻塞型呼吸睡眠暂停综合征（OSA）。而甲状腺切除术可不同程度的改善OSA患者的鼾声和睡眠呼吸暂停的症状。

2. 甲状腺功能亢进症所致的睡眠呼吸障碍

甲状腺功能亢进症（hyperthyroidism，简称甲亢），是因甲状腺合成释放过多的甲状腺激素，造成机体代谢亢进和交感神经兴奋，引起心悸、出汗、进食和便次增多，以及体重减少的病症。鉴于运动功能亢进的特性，甲亢患者更容易出现入睡困难，伴有震颤的甲亢患者可出现睡眠维持困难。而亚临床甲亢或亚临床甲减患者并未出现睡眠质量的下降。

3. 甲状腺功能减退症所致的睡眠呼吸障碍

甲状腺功能减退症（hypothyroidism，简称甲减），是由于甲状腺激素合成及分泌减少，或其生理效应不足所致机体代谢降低的一种疾病。甲状腺功能减退症的症状千变万化，包括冷漠、嗜睡、性格改变和智力退化，这些都可能与甲状腺功能减退症诱导的睡眠障碍有关。中枢型、阻塞型和混合型睡眠呼吸暂停常见于甲状腺功能减退症。甲状腺功能减退症与异常的通气驱动、异常的睡眠结构和睡眠呼吸暂停相关。一项纳入5515例甲减患者的临床研究中证实，甲减和睡眠呼吸暂停具有相关性。在伴有严重黏液水肿的患者中发现了重度睡眠呼吸暂停综合征，接受甲状腺激素单药替代治疗后呼吸暂停显著改善。黏液水肿是睡眠呼吸暂停的一项可逆因素。重度阻塞型睡眠呼吸暂停综合征合并甲状腺功能减退症可能会出现严重致死性呼吸暂停。

4. 甲状腺炎所致的睡眠呼吸障碍

甲状腺炎（thyroiditis）是一类累及甲状腺的异质性疾病，由自身免疫、病毒感染、细菌或真菌感染、放射损伤、药物等多种因素导致的甲状腺滤泡结构破坏。绝大多数桥本甲状腺炎患者均有不同程度的阻塞型呼吸睡眠暂停综合征。两者的因果关系还有待进一步探究。

5. 甲状腺癌所致的睡眠呼吸障碍

甲状腺癌（thyroid carcinoma）是最常见的甲状腺恶性肿瘤，约占全身恶性肿瘤的 1%，包括乳头状癌、滤泡状癌、未分化癌和髓样癌 4 种病理类型。甲状腺癌患者伴有不同程度的睡眠障碍，[131]I 治疗和肿瘤转移可能加剧睡眠问题。

（三）肾上腺疾病所致的睡眠呼吸障碍

1. 库欣综合征所致的睡眠呼吸障碍

库欣综合征（Cushing syndrome，CS）又称皮质醇增多症（hypercortisolism），是由于多种原因引起的肾上腺皮质长期分泌过多糖皮质激素所产生的临床综合征。库欣综合征患者常并发睡眠结构改变、睡眠片段化、睡眠呼吸暂停、鼾症和白天过度嗜睡。库欣综合征患者因抑郁而导致失眠，精神障碍也是其睡眠障碍的原因之一。在纳入 1612 例库欣综合征患者的临床研究中，相比于对照患者，CS 患者 OSA 的发病率升高 2.82 倍。腕动计的监测结果表明，CS 患者睡眠片段化更严重，夜间肢体活动明显增多。

2. 原发性醛固酮增多症所致的睡眠呼吸障碍

原发性醛固酮增多症（primary hyperaldosteronism）是由肾上腺皮质病变引起醛固酮分泌增多，导致潴钠排钾、体液容量扩增、肾素 - 血管紧张素系统受抑制，临床表现为高血压和低血钾的综合征。在原发性醛固酮增多症患者特异性睡眠阶段中出现心率变异性改变。研究发现，在难治性

高血压和睡眠呼吸暂停综合征患者中醛固酮分泌显著增多。

3. 肾上腺皮质功能减退症所致的睡眠呼吸障碍

肾上腺皮质功能减退症（adrenocortical hypofunction），又称艾迪生病（Addison 病），由于双侧肾上腺的绝大部分被毁所致，继发性者由下丘脑 - 垂体病变引起。肾上腺皮质功能减退症代谢异常（如低钠血症和低血糖）可导致睡眠障碍。

4. 嗜铬细胞瘤所致的睡眠呼吸障碍

嗜铬细胞瘤（pheochromocytoma）起源于肾上腺髓质、交感神经节或其他部位的嗜铬组织，这种瘤持续或间断地释放大量儿茶酚胺，引起持续性或阵发性高血压和多个器官功能及代谢紊乱。对于嗜铬细胞瘤合并睡眠呼吸暂停综合征患者出现难治性高血压，手术切除嗜铬细胞瘤后 OSA 也有所改善。

（四）代谢性疾病所致的睡眠呼吸障碍

1. 糖尿病所致的睡眠呼吸障碍

糖尿病（diabetes）是一组以高血糖为特征的代谢性疾病。高血糖则是由于胰岛素分泌缺陷或其生物作用受损，或两者兼有引起。糖尿病时长期存在的高血糖，导致各种组织，特别是眼、肾、心脏、血管、神经的慢性损害、功能障碍。糖尿患者群中睡眠障碍普遍高发。在代谢综合征大样本临床研究中（包含糖尿病、肥胖、高血压和血脂障碍），绝大多数患者伴有白天嗜睡、晨醒过早、睡眠保持困难、入睡困难和睡眠时间缩短，女性患者较男性情况严重，部分人还会出现失眠。研究表明，睡眠障碍在糖尿患者群中的发病率约为 52%。类型未定的睡眠呼吸暂停发病率最高为 69%；阻塞型睡眠呼吸暂停综合征发病率为 60%；不宁腿综合征发病率为 27%。失眠在中国北方糖尿病患者中发病率明显升高（约 20.2%）。

2. 肥胖症所致的睡眠呼吸障碍

肥胖症（obesity）是一种以体内脂肪过度蓄积和体重超常为特征的慢性代谢性疾病，由遗传

因素、环境因素等多种因素相互作用所引起。流行病学研究表明，肥胖症和睡眠障碍疾病具有相关性，肥胖患者睡眠疾病的发病率显著升高。阻塞型睡眠呼吸暂停综合征是最常见的肥胖症相关睡眠障碍疾病，进而导致多种慢性健康疾病。增多的内脏脂肪组织可能分泌了炎症性细胞因子，进而改变觉醒节律障碍。

（陆　欢）

二、睡眠呼吸疾病对内分泌系统的影响

（一）睡眠呼吸障碍对糖尿病的影响

睡眠障碍和糖代谢疾病的发生、治疗和预后具有独立相关性，如 2 型糖尿病。睡眠时间缩短、阻塞型睡眠呼吸暂停综合征、日夜颠倒和失眠均与罹患 2 型糖尿病的风险增高有关，在糖尿病患者中能预测更差的结局。研究表明，OSA 与代谢障碍疾病具有双向促进作用，包括肥胖、胰岛素抵抗、2 型糖尿病、非酒精性脂肪肝和心血管疾病。较短和较长的睡眠持续时间和较差的睡眠质量，与血红蛋白增高具有相关性。睡眠障碍的存在与糖尿病不良后果发病率增高具有相关性，如视网膜病和骨质疏松。

（二）睡眠呼吸障碍对血脂异常 / 脂蛋白异常的影响

阻塞型睡眠呼吸暂停综合征是全身脂毒性的诱因之一。OSA 在睡眠期间增加了血浆游离脂肪酸的含量，间接反映大量脂肪组织被分解。过多的血浆游离脂肪酸可以导致异位脂肪堆积、胰岛素抵抗、血管功能障碍和血脂异常（dyslipidemia）。失眠也与血管内皮功能异常相关（如肱动脉血流介导的血管扩张功能）。

（三）睡眠呼吸障碍对肥胖症的影响

尽管肥胖可以通过多种病理机制改变睡眠，研究表明伴有睡眠疾病的患者更易出现肥胖症。睡眠增量、睡眠减少、睡眠质量下降都可能增加肥胖的风险。发作性睡病患者的腹部皮下脂肪组织增多，而内脏脂肪减少。不宁腿综合征与肥胖症的发病具有一定的相关性。

（四）睡眠呼吸障碍对甲状腺疾病的影响

长期以来，阻塞型睡眠呼吸暂停综合征被认为能增加自体免疫疾病发生的风险。研究发现，OSA 患者罹患桥本甲状腺炎的发病率显著升高，尤其是重度 OSA 和女性患者。研究还发现失眠可以起到肿瘤预警的作用，为肿瘤早检测、早治疗提供契机。流行病学研究提示绝经后女性，尤其是非肥胖女性，以及失眠的高发人群，更易罹患甲状腺癌。

上文概述了睡眠呼吸障碍与内分泌疾病之间的关系。许多内分泌疾病可伴有不同程度、不同类型的睡眠呼吸障碍，影响患者的生活质量，同时睡眠呼吸障碍可增加某些内分泌疾病发生的风险。多种病理生理学机制共同参与了两者双向促进作用，深入研究两者之间的相互影响，将有利于疾病的临床诊治。

（陆　欢）

参 考 文 献

[1] 马利军 . 2014 版 AASM 睡眠疾病国际分类解读 [J]. 中华实用诊断与治疗杂志，2017,32(3):209–212.

[2] Murakami Y, Kato Y. Sleep disorders in several pathologic states–endocrine diseases [J]. Nihon rinsho. Japanese journal of clinical medicine,1998,56(2): 457–460.

[3] Romijn JA. Pituitary diseases and sleep disorders [J].Curr Opin Endocrinol Diabetes Obes,2016,23(4): 345–351.

[4] Turan O, Akinci B, Ikiz AO, et al. Airway and sleep disorders in patients with acromegaly [J].Clin Respir J, 2018, 12(3):1003-1010.

[5] Wennberg A, Lorusso R, Dassie F, et al. Sleep disorders and cognitive dysfunction in acromegaly [J].Endocrine, 2019,66(3): 634-641.

[6] Janecka A, Kolodziej-rzepa M, Biesaga B. Clinical and Molecular Features of Laron Syndrome, A Genetic Disorder Protecting from Cancer [J].In Vivo, 2016,30(4): 375-381.

[7] Sridhar G R, Putcha V, Lakshmi G. Sleep in thyrotoxicosis [J].Indian J Endocrinol Metab,2011,15(1): 23-26.

[8] Grunstein R R, Sullivan CE. Sleep apnea and hypothyroidism: mechanisms and management [J].Am J Med, 1988,85(6): 775-779.

[9] Chiang KY, Ma T, IP M, et al. Respiratory arrest requiring resuscitation as a rare presentation of obstructive sleep apnoea and hypothyroidism [J].BMJ Case Rep, 2019, 12(8): e230163.

[10] Vandyck P, Chadband R, Chaudhary B, et al. Sleep apnea, sleep disorders, and hypothyroidism [J].Am J Med Sci, 1989, 298(2): 119-122.

[11] Ersoy B, Seniha KY, Kizilay D, et al. Diagnostic difficulties by the unusual presentations in children and adolescents with Hashimoto thyroiditis [J].Ann Pediatr Endocrinol Metab,2016,21(3): 164-168.

[12] Shipley JE, Schteingart DE, Tandon R, et al. Sleep architecture and sleep apnea in patients with Cushing's disease [J].Sleep,1992,15(6): 514-518.

[13] Wang LU, Wang TY, Bai YM, et al. Risk of obstructive sleep apnea among patients with Cushing's syndrome:a nationwide longitudinal study [J].Sleep Med, 2017, 36: 44-47.

[14] D'angelo V, Beccuti G, Berardelli R, et al. Cushing's syndrome is associated with sleep alterations detected by wrist actigraphy [J].Pituitary,2015,18(6): 893-897.

[15] Weeks AC, Kimple ME, Davis DB. The Importance of Exclusion of Obstructive Sleep Apnea During Screening for Adrenal Adenoma and Diagnosis of Pheochromocytoma [J].J Investig Med High Impact Case Rep,2015,3(3): 1562895082.

[16] Szymanski FM, Karpinski G, Hrynkiewicz-szymanska A, et al. Resistant hypertension in an obese patient with obvious obstructive sleep apnea and occult pheochromocytoma [J].Can J Cardiol,2012,28(3): 395-397.

[17] Gupta S, Wang Z. Predictors of sleep disorders among patients with type 2 diabetes mellitus [J].Diabetes Metab Syndr, 2016,10(4): 213-220.

[18] Khandelwal D, Dutta D, Chittawar S, et al. Sleep Disorders in Type 2 Diabetes [J].Indian J Endocrinol Metab,2017,21(5): 758-761.

[19] Parish JM, Adam T, Facchiano L. Relationship of metabolic syndrome and obstructive sleep apnea [J].J Clin Sleep Med,2007,3(5): 467-472.

[20] Chattu VK, Chattu SK, Burman D, et al. The Interlinked Rising Epidemic of Insufficient Sleep and Diabetes Mellitus [J].Healthcare (Basel), 2019,7(1): 37.

[21] Sharma SK, Jha S. Do Sleep Disorders Predispose to the Development of Type 2 Diabetes Mellitus? [J].Indian J Chest Dis Allied Sci,2015,57(2): 77-79.

[22] Barone MT, Menna-barreto L. Diabetes and sleep: a complex cause-and-effect relationship [J].Diabetes Res Clin Pract,2011,91(2): 129-137.

[23] Polesel DN, Nozoe KT, Decleva D, et al. Obesity, dyslipidemia, and sleep disorders: complexity requires complementary analysis [J].Chest, 2013,143(4): 1187-1188.

[24] Bak YG, Park HS. Quality of sleep and serum lipid profile in patients with restless legs syndrome [J].J Korean Acad Nurs, 2011, 41(3): 344-353.

[25] Sakellaropoulou AV, Hatzistilianou MN, Emporiadou MN, et al. Evaluation of thyroid gland function in children with obstructive apnea hypopnea syndrome [J]. Int J Immuno-pathol Pharmacol,2011,24(2): 377-386.

[26] Bozkurt NC, Karbek B, Cakal E, et al. The association between severity of obstructive sleep apnea and prevalence of Hashimoto's thyroiditis [J].Endocr J, 2012, 59(11): 981-988.

第 26 章

肺部疾病与抗利尿激素分泌异常综合征

一、概述

抗利尿激素分泌异常综合征（SIADH）是由于抗利尿激素（ADH）分泌过量或 ADH 受体基因突变导致的一组以体内水分潴留、稀释性低血钠、尿钠增加和尿渗透压升高为特点的临床综合征。

（一）抗利尿激素分泌异常综合征的病因

SIADH 常见病因为恶性肿瘤、中枢神经系统疾病、肺部感染、多种药物应用等。部分病因不明者称为特发性 SIADH。一项单中心在住院患者中对 SIADH 病因的分布回顾性研究，发现最常见的病因是恶性肿瘤和药物引起的 SIADH，其次是特发性 SIADH、肺部感染、疼痛、恶心，以及中枢神经系统疾病。SIADH 在小细胞肺癌和头颈癌中最常见。

（二）抗利尿激素分泌异常综合征的临床表现

SIADH 的病因多种多样，临床症状和体征无特异性。其临床症状与抗利尿激素分泌量、低钠血症的程度有关，同时取决于水负荷的程度。低钠血症是一常见的临床生化异常，多数患者在限制水分时，可不表现典型症状。如果予以水负荷，则可出现水潴留及低钠血症表现。通常血钠＞ 125mmol/L 以上的患者或慢性低钠血症的患者，临床症状轻微，可无临床症状，或仅有食欲差、恶心和呕吐。血钠＜ 125mmol/L，尤其是快速降低的患者会发生急性脑水肿，表现为头痛、恶心、呕吐、烦躁不安、肌肉痉挛、定向力障碍，严重者可表现为惊厥、昏迷。通常血钠小于 110～115mmol/L 时，会发生抽搐，造成大脑不可逆损伤。血钠＜ 105mmol/L 时，将危及生命。

（三）抗利尿激素分泌异常综合征的诊断

SIADH 的诊断包括两步，第一步是定性诊断，即明确是否为 SIADH（表 26-1）；第二步是

表 26-1　抗利尿激素分泌异常综合征诊断标准

1. 定性诊断	
主要标准	血浆渗透压＜ 275mOsm/kg 尿渗透压＞ 100mOsm/kg 正常水、盐摄入情况下，尿钠＞ 30mmol/L 临床上无脱水和水肿 肾功能、肾上腺皮质功能、甲状腺功能均　正常 未使用利尿药
次要标准	血尿酸＜ 0.24mmol/L 血尿素氮＜ 3.6mmol/L 生理盐水不能纠正低钠 尿钠排泄分数＞ 0.5% 尿素排泄分数＞ 55% 限水治疗可以纠正低钠
2. 病因诊断	

病因诊断，即明确导致 SIADH 的原发病因。

（四）抗利尿激素分泌异常综合征的治疗原则

SIADH 的治疗原则主要是基础疾病治疗与低钠血症的治疗。需根据低钠血症的严重程度、急缓等随时调整治疗策略。SIADH 患者的一线治疗应是限制液体摄入。酌情选择抗利尿受体拮抗药、利尿药、尿素等药物。

SIADH 可能由多种肺部疾病引起，包括支气管肺癌（简称肺癌）、纵隔网状细胞肉瘤和间皮瘤、肺气肿、腺病毒肺炎，以及葡萄球菌、肺炎球菌或流感性肺炎、活动性肺结核和曲霉菌性肺炎。

本文将对 SIADH 合并肺癌、SIADH 合并肺结核、SIADH 合并肺部感染进行总结。

（洪　靖）

二、肺癌合并抗利尿激素分泌异常综合征

低钠血症（hyponatremia，HN）是临床上最常见的电解质异常。HN 是指血清钠水平低于 135mmol/L，可根据病情严重程度（轻度为 130～134mmol/L，中度为 125～129mmol/L，< 125mmol/L 为重度），或病情发展（急性、48h 内减少或慢性、48h 以上减少）进行分类。

抗利尿激素分泌异常综合征（SIADH）约占所有 HN 病例的 1/3，是在血容量异常患者中最常见的原因，也是某些人群中 HN 的最常见病因，如疗养院居民和癌症患者。

1957 年，Schwartz 和 Bartter 报道 2 例肺癌有 HN，并伴有持续尿钠流失 SIADH，也称为 Schwartz-Bartter 综合征。这是首次揭示 SIADH 与肺癌之间的关联。后来的研究已证明，SIADH 是一种常见的副肿瘤综合征，其中 70% 与恶性肿瘤有关的病例是小细胞肺癌（SCLC）。

（一）肺癌合并抗利尿激素分泌异常综合征的患病率

文献报道，SCLC 中 SIADH 的发生率悬殊比较大，为 6%～44%。这其中可能的原因包括种族、遗传，以及研究患者处于疾病的不同阶段，包括局限期和广泛期 SCLC。众所周知，局限期 SCLC 患者的 SIADH 发病率较低。另外，需要注意的是，HN 和（或）SIADH 患者在临床实践中诊断不足，因此各家报道的发生率和患病率仍可能被低估。

肺癌是全球发病率最高的癌症，也是导致癌症相关死亡的主要原因。SCLC 是一种高度恶性的肺癌，占所有新诊断出肺癌病例的 15%～20%。SCLC 是肺的神经内分泌肿瘤，与旁分泌和副肿瘤综合征相关。

（二）肺癌合并抗利尿激素分泌异常综合征的临床特点

无症状性 HN 被描述为肺癌的首发征兆。HN 甚至被认为是筛查肺癌的潜在标志。SIADH 的临床症状与 ADH 分泌量、HN、水负荷的程度有关。症状可归因于 HN，在血清钠浓度低于 130mmol/L 时，开始出现轻微症状，包括疲劳、厌食和轻度恶心。随着血清钠水平的下降，死亡率和发病率迅速增加。血清水平为 120～125mmol/L，临床症状可能不确定，尤其在老年人群中。但是，诸如恶心、意识混乱、步态不稳和认知障碍等症状，死亡率高达 23%。浓度低于 115mmol/L 时伴有木僵、癫痫发作、昏迷和永久性脑损伤的高风险，其中约 50% 的患者无法存活。

一项对 357 例 SCLC 的回顾性研究发现 40 名 SIADH，其中有 33 例（82%）在初诊时观察到 SIADH。另 4 例患者在临床确诊 SCLC 前 1～4 个月就出现明显的 HN。因此对于 HN 早期 SIADH 的表现不典型，应该注意的是，最初仅使用胸部 X 线检查患者，其敏感性不如 CT。

（三）肺癌合并抗利尿激素分泌异常综合征的住院时间

SIADH 影响肺癌患者生活质量，延长住院时间，增加治疗费用。一项来自意大利 28 家医疗机构的研究中对肺癌患者亚组分析显示，HN 的严重程度，以及住院期间未纠正的 HN 与总生存期显著相关。表明 SIADH 引起的 HN 可导致住院时间增加。

（四）肺癌合并抗利尿激素分泌异常综合征的死亡率

SIADH 与降低癌症患者的生存率有关。前瞻性和回顾性研究，评估了 SIADH 对 SCLC 的预后影响。但也有其他研究，SIADH 对 SCLC 患者生存率没有影响。

一个来自中国的单中心研究表明，SCLC 之前或过程中的 SIADH 是无进展生存期和总生存率的不良预后指标。SIADH 可预测早期复发，并可能表明耐药性的出现。以 SIADH 为首发症状的 SCLC 患者，耐药性迅速发展可能是预后不良的一个潜在因素。

（五）肺癌合并抗利尿激素分泌异常综合征的潜在机制

SCLC 引发 SIADH 的潜在机制可能包括以下几个方面：①化学疗法诱导的中枢 ADH 释放；②急性肿瘤溶解，随之而来的大量异位 ADH 释放，或增强 ADH 的外周作用；③多种抗癌药物可能导致 SIADH，包括顺铂、长春新碱、环磷酰胺、卡马西平和美法仑等药物。研究发现，长春新碱、长春碱通过对下丘脑 – 垂体轴的神经毒性导致 ADH 异常分泌而诱导 SIADH。环磷酰胺与 SIADH 的发展有关，推测环磷酰胺是通过增强 ADH 肾脏作用及可能增加 ADH 分泌的发生。顺铂可以通过刺激 ADH 的分泌来加速 SIADH。顺铂还可以引起肾小管损伤，从而导致食盐性肾病。另外，在顺铂给药期间经常使用的大量液体可能会导致稀释性 HN。

（六）肺癌合并抗利尿激素分泌异常综合征的治疗

在可能的情况下，纠正 SIADH 根本原因是最合适的治疗方法。病因治疗不仅有助于缓解 SIADH，还可以明显改善部分患者的预后。但是，对于许多患有肺部肿瘤相关的 SIADH 患者，HN 的根本原因可能无法治疗，如潜在的癌症无法治愈，或者不能停用引起 HN 的化疗药物。

越来越多的证据表明，纠正 HN 对于改善临床症状，改善患者的生活质量和预后，以及预防和逆转神经系统后遗症都非常重要。SIADH 继发的 HN 治疗取决于相关症状的存在、HN 的严重程度和持续时间。

（七）恶性肿瘤伴低钠血症的治疗

SIADH 的诊疗流程详见图 26-1。

1. 一般原则

HN 超过 48h，称为慢性 HN，大脑已经适应低渗状态。一旦大脑适应，血钠浓度升高得过快（即血清钠升高在治疗的第 1 个 24h 超过 $8 \sim 12 mmol/L$，第 1 个 48h 超过 $18 \sim 24 mmol/L$）将导致渗透性脱髓鞘综合征（ODS），潜在的严重中枢神经系统并发症，甚至死亡。为了防止这些严重的损伤，应缓慢纠正低血钠。对于高 ODS 风险的患者，建议血钠 4h 上升不应超过 $8 mmol/L$。对于一般 ODS 风险的患者，建议血钠 4h 上升不应超过 $10 \sim 12 mmol/L$。

2. 血管升压素

血管升压素是人体调节水平衡最主要的激素，它的分泌受渗透压感受器和压力感受器调节。托伐普坦与集合管上的 V_2 受体结合并阻断其活性，使水通道蛋白 2（AQP2）从内膜上脱落，降低其表达，阻止了 V_2 受体介导的肾脏水重吸收，可以增加尿液中游离水的排泄、减少水

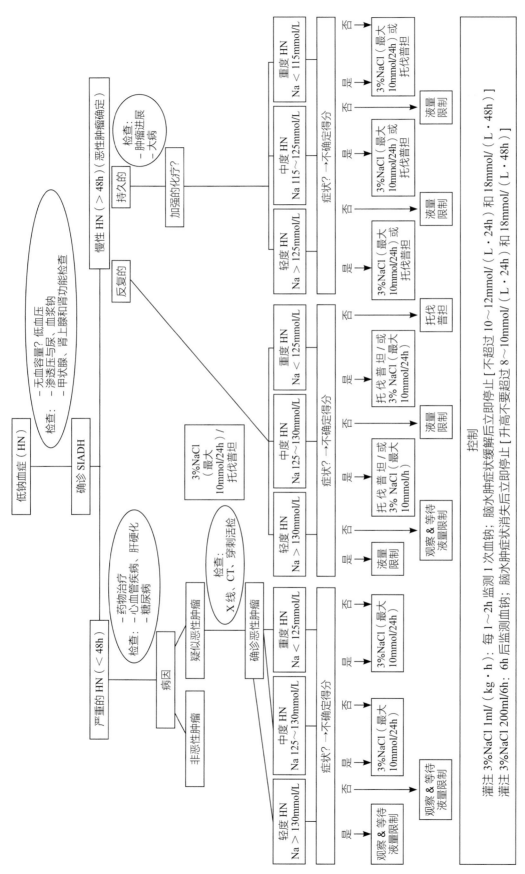

▲ 图 26-1 SIADH 的诊疗流程

潴留、增加血清钠离子水平。在美国，有2种经FDA批准的血管升压素受体拮抗药，考尼伐坦（conivaptan）和托伐普坦（tolvaptanis）。考尼伐坦是静脉注射的制剂，除了拮抗血管升压素2受体，还可阻断血管升压素1A受体。一般最多只能使用4d，因此不适用于恶性肿瘤相关的SIADH患者。托伐普坦是一种口服药物，已被批准用于正常血容量性HN和高血容量性HN。起始剂量为15mg，服药24h后，根据血钠浓度调整剂量，可增加到每天30mg，最大剂量每天可达60mg。托伐普坦疗程大多为4天到2周，最长的研究达614天。托伐普坦是治疗恶性SIADH相关HN的有效疗法。文献报道，托伐普坦治疗后使血清钠正常化率为50%～94%。这类药物治疗轻中度HN疗效肯定，但在急性症状性HN疗效不明确。托伐普坦不仅改善总体生存率，而且缩短住院时间。

托伐普坦禁忌证，包括低容量性HN、无尿症患者、没有口渴感、对口渴反应不适当的患者，以及急需快速升高血清钠水平的患者。

托伐普坦常见不良反应，包括口渴、口干和多尿，从另一方面讲这证明了该化合物的有效性。比较少见的不良反应，包括肝酶的可逆升高。有报道，托伐普坦有急性肝毒性，因此FDA将其使用限制在1个月或更短，并提醒住院的肝病患者，纠正HN速度过快。迄今为止，托伐普坦按照适应证处方HN没有渗透性脱髓鞘病例或肝毒性的不良反应。托伐普坦可能导致低血钠校正过度。在接受托伐普坦治疗6%的患者中，HN的纠正速度过快。个别有抗药性，2例因SCLC所致SIAD患者对托伐普坦的继发耐药。这可能是由于ADH水平非常高，超过托伐普坦在肾V_2受体竞争的能力，而不是在受体水平上的适应性机制，此外还可能是肿瘤病变的进展。

3. 液体限制

限水是SIADH的一线治疗，对控制症状十分重要。限制水量约为800～1000ml/d。在癌症患者中，体液限制可能很困难。这可能是癌症化疗方案需要水合作用，体液限制可能会损害营养和生活质量。口腔炎患者可能会发现体液限制过分痛苦。另外，体液限制对纠正HN效果有限，一般仅增加血钠2～4meq/（L·d）。限制体液不能纠正HN的预测因素包括：①尿渗透压超过500mOsm/kg；②尿钠和钾的总和是否大于血清钠；③是否24小时尿量少于1000ml。值得注意的是，为血清钠水平恢复正常，有些患者可能仍需要限制液体，尤其是对于尿渗透压高于600mOsm/kg的患者。

4.3%高渗盐水

是否补钠要根据患者HN的程度、急缓、有无严重的临床症状等具体情况而定。轻症患者不需补钠。有癌症和HN的患者血清钠水平可能低于125meq/L，并伴有严重的CNS症状，如谵妄、癫痫发作或遗忘，建议应用3%高渗盐水（513meq/L）的紧急治疗。静脉内推注100～300ml的3%高渗盐水，或者每2h输注1ml/（kg·h）的3%高渗盐水，每2h进行1次血钠检查，目的是在1h或更短时间内将血钠增加4～6meq/L。在最初的24h内将总钠浓度限制在为10mmol/L以内。之后每24h内额外增加8mmol/L，直至血清钠浓度达到130mmol/L。

5. 利尿药

利尿药是增加肾脏以外水排泄的有效药物。这些药物作用于Henle襻上升支，能够降低髓质浓度差，通过利尿作用，尿钠排出约为70meq/L。严重水中毒的患者，可给予20～40mg呋塞米注射，提高了尿中无溶质水的清除，既可避免血钠过快升高，又可避免心脏负担过重。如果用半量生理盐水（154meq/L）替代每小时尿量，那么利尿药引起的钠丢失相当于50%水的排泄，50%溶质的排泄。不建议使用噻嗪类利尿药。为有效起见，建议对尿液中的钠含量进行测量，确定口服或静脉补钠量。另外，需要注意避免血容量不足和其他电解质失衡。

6. 尿素

尿素是 SIADH 的有效疗法，已使用了 30 多年。尿素诱导游离水的渗透排泄而没有相关的电解质消耗。剂量通常为 15～30g/d 或 0.25～0.50g/kg。尿素没有严重不良反应，纠正低血钠比较缓和。

7. 地美环素

地美环素通过降低腺苷酸环化酶的表达，减少环内腺苷酸单磷酸的生成，AQP2 基因的转录和肾脏内髓质中 AQP2 的丰度，减轻 SIADH 中的 HN。地美环素的疗效差异很大，总体看效果非常有限。有报道显示，这种药物可引起急性肾损伤、光敏性和肝毒性。在治疗 HN 中不常规应用。

最后，临床医生还要关注非癌症相关药物对 HN 的影响，如噻嗪类利尿药和选择性 5- 羟色胺再摄取抑制药，以及控制恶心、呕吐和急性疼痛等问题。

（洪　靖）

三、肺结核合并抗利尿激素分泌异常综合征

（一）肺结核合并抗利尿激素分泌异常综合征的患病率

低钠血症通常与肺结核有关。来自美国田纳西州中部胸科医院 522 例新诊断为活动性肺结核的患者中，有 10.7% 患有低钠血症。文献报道，约有 29% 的肺结核患者血浆 ADH 较高，表明肺结核与 SIADH 之间存在潜在的因果关系。据估计，与肺疾病相关的 SIADH 病例中约有 2.1% 可归因于肺结核。

（二）肺结核合并抗利尿激素分泌异常综合征的临床特点

目前文献报道称，结核病引起的 SIADH 病例不是很多。大多数情况是由严重的肺结核，或结核性脑膜炎引起的，但是也有轻度肺结核并伴有 SIADH 的病例。除了肺结核的临床表现，合并 SIADH 的患者，症状轻者包括头痛、恶心和眩晕，重者有虚弱、精神错乱、意识障碍，甚至昏迷。由结核病伴轻度肺部感染引起 SIADH 的罕见病例表现癫痫持续状态。

（三）肺结核合并抗利尿激素分泌异常综合征的潜在机制

结核病患者导致 ADH 水平异常，可能有以下几种机制：①脑部感染（包括感染和恶性肿瘤）诱发 ADH 的产生，有报道非特异性炎症可能会刺激 ADH 从垂体后叶释放；②白介素 6（IL-6）在 ADH 的释放中起着重要作用，以应对炎性疾病（如肺炎和肺结核）。Ogawa 等报道称，结核病患者的单核细胞或巨噬细胞显示出比健康受试者产生的 IL-6 水平更高。这些报道表明，IL-6 可能在引起结核病患者低钠血症中起重要作用；③左心室的机械感受器可以感觉到由于肺部广泛肺结核对肺的破坏而导致胸腔内血管的血流减少，从而导致 ADH 非渗透性释放；④有研究者在结核患者肺组织中检测到高浓度的 ADH，推测在局部肺中直接释放 ADH，或结核性肺组织从垂体后叶吸收了不适当释放的激素。

此外，Lee 等报道了 1 例结核病合并尿崩症患者，存在低钠血症。即使在不使用去氨加压素的情况下，也有 ADH 水平升高，提示可能有异位 ADH。

有病例报道，在开始抗结核治疗 2 天后发生 SIADH。推测由于抗结核药物的作用，ADH 从结核性肺组织中加速的短暂释放可能已经引起了 SIADH。药物的杀菌特性可能已经影响了肺结核组织的完整性，这可能导致了 ADH 的释放。

用氧气、支气管扩张药、苯妥英钠、地美环素或锂治疗，不能改善患者的低钠血症。不排除是由于继发于纤维胸的迷走神经刺激引起，这可能是由于胸膜刺激或拉伸引起的。因此，提出了是否可以将纤维胸作为引起 SIADH 胸部疾病的

问题。上述推测有待进一步细胞学和组织学方面的深入研究和证实。

（四）肺结核合并抗利尿激素分泌异常综合征的治疗

肺结核与 SIADH 患者采用标准的抗结核治疗措施。这里简单分析肺结核相关的 SIADH 患者应用托伐普坦治疗无效的原因。一个可能的解释是利福平和托伐普坦的药物相互作用。利福平是细胞色素 P_{450} 依赖性单加氧酶（CYP）的强诱导药，尤其是肠上皮和肝脏中的 CYP3A4、1A2、2C9、2C8 和 2C18/19。托伐普坦是一种敏感的 CYP3A4 底物，无抑制活性。在健康受试者中，与利福平合用时，托伐普坦的平均最大浓度（Cmax）和药时曲线下面积（AUC）降低。这可能影响托伐普坦的疗效。因此，托伐普坦在与利福平联合给药时，可能需要调整托伐普坦的剂量。

已知 N- 乙酰基转移酶 2 的基因多态性会引起异烟肼的 N- 乙酰化能力的个体差异。在对异烟肼药代动力学和药效学的研究中，大多数纯合快速乙酰化剂需要的剂量是纯合慢速乙酰化剂的 2 倍，才能获得等效的 AUC 和 2h 异烟肼血药浓度。乙酰化状态尚未被描述为影响托伐普坦的代谢，而 CYP3A4 先前已被确定为参与该利尿药代谢的唯一酶。因此，似乎不太可能是 N- 乙酰基转移酶 2 的多态性导致托伐普坦的疗效降低。以后进一步研究结核病相关 SIADH 的机制，抗结核药物和利尿药物在该人群中的相互作用是必要的。

（洪　靖）

四、肺炎合并抗利尿激素分泌异常综合征

（一）肺炎合并抗利尿激素分泌异常综合征的患病率

SIADH 被广泛报道为肺炎患者低钠血症的病因。低钠血症见于社区获得性肺炎（CAP）成人患者的 8%～31% 和儿童患者的 27%～45%。低钠血症在军团菌肺炎患者中尤为常见。在一项回顾性研究发现 46% 的军团病患者呈现低钠水平，而其他病因引起的 CAP 患者中仅有 14% 存在低钠水平特征。对儿童的研究表明，CAP 中的低钠血症大多是继发于 SIADH。一项回顾性分析显示，老年患者中 63% 有低血容量低钠血症，22% 有 SIADH。尽管各研究之间的结果有所差异，但低钠血症的存在和程度与成人和儿童肺炎的严重程度有关。

（二）肺炎合并抗利尿激素分泌异常综合征、低钠血症的病因

针对社区获得性肺炎 CAP 患者的 ADH 水平研究不多。一项包括 28 例成人 CAP 患者的研究发现，患者 ADH 水平增加，肾脏水液排泄存在障碍。在肺结核和呼吸道合胞体病毒性肺炎患儿的研究中，发现了 ADH 水平升高与缺氧和高碳酸血症的程度相关。

SIADH 被广泛认为是肺炎患者低钠血症的病因，压力调节性 ADH 释放可能继发于低血容量或低血压、炎性细胞因子（如白介素 6）和低氧，可以直接作用于下丘脑。一项针对低钠血症患者的小规模机制研究表明，无论是否出现低钠血症，在肺炎中渗透压对 ADH 分泌有影响。通过研究免疫 - 神经内分泌途径与白介素（IL）-6 和其他细胞因子非渗透释放抗利尿激素，认为炎症与低钠水平息息相关。其他研究也发现，动脉血二氧化碳和氧化作用刺激了垂体后叶和垂体前叶激素释放，从而导致钠离子紊乱。由于垂体后叶 ADH 的产生是通过促肾上腺皮质激素释放激素和促肾上腺皮质激素的分泌来直接调节的。因此，ADH 作为一种应激激素，类似于皮质醇，并在急性应激状态下保留体液。在严重的疾病中，应激反应本身是 ADH 上调的主导因素，超过渗透压刺激。

另外，细胞因子对肾脏的直接影响导致肾盐流失。军团菌可能有直接的肾毒性作用，在某些情况下可导致急性肾小管坏死或伴有盐损失的间质性肾炎，其他的利钠激素可能在这方面也很重要。研究发现了肺炎患者心房利钠肽和 B 型利钠肽水平的升高，这些激素可能通过增加尿钠排泄而导致钠水平偏低。

一项对 70 例正常血容量低钠血症（6%）患者的研究，发现有 4 例因服用外源性糖皮质激素导致肾上腺抑制而继发低钠血症。在仔细评估皮质醇功能后，3.8%SIADH 患者被重新归类为继发于类固醇功能不全的低钠血症。出现 SIADH 和肺炎的患者，应该对肾上腺功能不全进行常规评估，特别是服用过类固醇患者。

（三）肺炎合并抗利尿激素分泌异常综合征的临床特点

CAP 患者通常为轻度低钠血症（130～134mmol/L）和无症状。但流行病学数据一致表明，CAP 患者和低钠血症患者死亡率增加，入院频率增加，延长住院时间。因此，CAP 患者低钠血症与住院费用增加有关。肺炎和低钠血症患者的较高死亡率表明，积极治疗低钠血症有可能改善预后。

研究发现，与低血容量低钠血症和正常人群的 SIADH 相比，CAP 高血容量低钠血症患者，住 ICU 的患者更多，肺炎预后更差，死亡率更高。肺炎的严重程度和潜在疾病是导致患者预后恶化的主要因素。虽然与 SIADH 相关肺炎患者死亡率增加的原因尚不清楚，但可能是 AVP 升高有直接的有害影响。AVP 有 3 种不同的受体亚型 V_{1A}、V_{1B} 和 V_2。刺激血管平滑肌中的 V_{1A} 受体促进全身血管阻力的增加，刺激心肌细胞中的同一受体则促进心肌细胞肥大。刺激脑垂体前叶中的 V_{1B} 受体可促进促肾上腺皮质激素释放，刺激肾集合管中的 V_2 受体可促进水潴留的增加，这在 SIADH 中起主要作用。研究发现 SIADH 与长期死亡率的相关性比与急性期死亡率的相关性更大。

（四）肺炎合并抗利尿激素分泌异常综合征的治疗

临床指南建议，将液体限制剂作为 SIADH 的一线治疗方法，但是对于 SIADH 和肺炎患者，要根据具体情况确定。①由于肺炎的抗生素治疗导致血浆钠浓度正常化，因此可能无须针对低钠血症进行特别的治疗；②在肺炎患者液体限制可能会加剧低血压或低血容量。静脉输液维持血压和血容量比限制输液更能全面纠正低钠血症。对 CAP 治疗的回顾性分析表明，静脉输液最有可能作为初始治疗。低渗液体与低钠血症的发生有关。因此，选择等渗盐水非常重要。高渗盐水是治疗 SIADH 引起严重症状性低钠血症的选择。目前没有证据建议对儿童或成人的 SIADH 和肺炎患者进行液体限制。如果使用抗生素肺炎好转，但是 SIADH 未能解决，应仔细寻找 SIADH 的其他原因，如潜在的支气管扩张或小细胞癌。如果存在 SIADH 可能是持续性、症状性的，需要采取特殊治疗。

更大规模的前瞻性队列研究，针对不同人群的肺炎患者合并 SIADH 的病因、治疗和预防具有重要临床价值。

SIADH 病因复杂，临床表现无特异性，常常被原发病掩盖。有恶性肿瘤、肺部感染的患者注意防治血钠异常。SIADH 继发的低钠血症治疗取决于相关症状的存在、低钠血症严重程度和持续时间。在可能的情况下，纠正根本原因是最合适的治疗方法。对于癌症患者，继发于 SIADH 的低钠血症治疗选择与 SIADH 的其他原因相同，包括体液限制，钠的应用或使用选择性升压素受体拮抗药。其他药物（如尿素和地美环素）可用于治疗 SIADH 引起的血容量性低钠血症。

（洪　靖）

参 考 文 献

[1] Verbalis JG, Goldsmith SR, Greenberg A, et al. Diagnosis, evaluation, and treat ment of hyponatremia: expert panel recommendations [J].Am J Med, 2013, 126 (10 Suppl 1):S1–42.

[2] Spasovski G, Vanholder R, Allolio B, et al. Clinical practice guideline on diagnosis and treatment of hyponatraemia [J].Eur J Endocrinol, 2014, 170(3):G1–47.

[3] Iyer P, Ibrahim M, Siddiqui W, et al. Syndrome of inappropriate secretion of anti–diuretic hormone (SIADH) as an initial presenting sign of non small cell lung cancer–case report and literature review [J].Respir Med Case Rep, 2017,22:164–167.

[4] Wang X, Liu M, Zhang L, et al. Syndrome of Inappropriate Antidiuretic Hormone Secretion: A Poor Prognosis in Small–cell Lung Cancer [J].Arch Med Res, 2016, 47(1):19–24.

[5] Doshi SM, Shah P, Lei X, et al. Hyponatremia in hospitalized cancer patients and its impact on clinical outcomes [J].Am J Kidney Dis, 2012, 59(2):222–228.

[6] Berardi R, Caramanti M, Castagnani M, et al. Hyponatremia is a predictor of hospital length and cost of stay and outcome in cancer patients [J].Support Care Cancer, 2015, 23(10):3095–3101.

[7] Berardi R, Mastroianni C, Lo Russo G, et al. Syndrome of inappropriate anti–diuretic hormone secretion in cancer patients: results of the first multicenter Italian study [J]. Ther Adv Med Oncol,2019, 11: 1758835919877725.

[8] Rosner MH, Dalkin AC. Electrolyte disorders associated with cancer [J].Adv Chronic Kidney Dis, 2014, 21 (1):7–17.

[9] Sawano T, Kawasaki H, Wajima N, et al [A case of syndrome of inappropriate antidiuretic hormone secretion in a patient with esophageal carcinoma possibly induced by cisplatin in neoadjuvant chemotherapy] [J].Gan To Kagaku Ryoho, 2014, 41(8):999–1003.

[10] Castillo JJ, Vincent M, Justice E. Diagnosis and management of hyponatremia in cancer patients [J]. Oncologist, 2012,17(6):756–765.

[11] Gralla RJ, Ahmad F, Blais JD, et al.Tolvaptan use in cancer patients with hyponatremia due to the syndrome of inappropriate antidiuretic hormone: a post hoc analysis of the SALT–1 and SALT–2 trials [J].Cancer Med, 2017, 6(4):723–729.

[12] Petereit C, Zaba O, Teber I, et al. A rapid and efficient way to manage hyponatremia in patients with SIADH and small cell lung cancer: treatment with tolvaptan [J]. BMC Pulm Med,2013,29:13:55.

[13] Salahudeen AK, Ali N, George M, et al. Tolvaptan in hospitalized cancer patients with hyponatremia: a double–blind, randomized, placebo–controlled clinical trial on efficacy and safety [J].Cancer, 2014, 120 (5):744–751.

[14] Makin A, Verbalis JG, Greenberg AMD, et al. Small cell lung cancer and hyponatremia: interim results from a prospective, observational, global registry [C].Poster presented at the European Multidisciplinary Conference in Thoracic Oncology, Lugano, Switzerland. May 9–11, 2013.

[15] Garrahy A, Hannon AM, Zia–ul–hussnain HM, et al. Secondary resistance to tolvaptan in two patients with SIAD due to small cell lung cancer [J].Eur J Clin Pharmacol, 2018, 74(2):245–246.

[16] Berardi R, Antonuzzo A, Blasi L, et al. Practical issues for the management of hyponatremia in oncology [J]. Endocrine,2018, 61(1):158–164.

[17] Platania M, Verzoni E, Vitali M. Hyponatremia in cancer patients [J].Tumori, 2015, 101(2):246–248.

[18] Thajudeen B, Salahudeen AK. Role of tolvaptan in the management of hyponatremia in patients with lung and other cancers: current data and future perspectives [J]. Cancer Manag Res,2016, 8:105–114.

[19] Filippatos T, Elisaf M, Liamis G. Pharmac–ological management of hyponatremia [J].Expert Opin Pharmacother, 2018,19(12):1337–1344.

[20] Schutz FA, Xie W, Donskov F, et al. The impact of low serum sodium on treatment outcome of targeted therapy in metastatic renal cell carcinoma: results from the International Metastatic Renal Cell Cancer Database Consortium [J].Eur Urol,2014, 65(4):723–730.

[21] Miell J, Dhanjal P, Jamookeeah C. Evidence for the use of demeclocycline in the treatment of hypon–atraemia secondary to SIADH: a systematic review [J].Int J Clin Pract, 2015, 69(12):1396–1417.

[22] Hashimoto M, Kuriiwa S, Kojima A, et al. Mild Lung Tuberculosis in a Patient Suffering from Status Epilepticus Caused by the Syndrome of Inappropriate Secretion of Antidiuretic Hormone (SIADH) [J].Intern Med, 2017, 56(4):429–433.

[23] Park SJ, Shin JI. Inflammation and hyponatremia: an underrecognized condition [J].Korean J Pediatr, 2013,

56(12):519–522.

[24] Shoaf SE, Bricmont P, Mallikaarjun S. Effects of CYP3A4 inhibition and induction on the pharmacokinetics and pharmacodynamics of tolvaptan, a non–peptide AVP antagonist in healthy subjects [J].Br J Clin Pharmacol, 2012,73(4):579–587.

[25] Miyashita J, Shimada T, Hunter AJ, et al. Impact of hypona–tremia and the syndrome of inappropriate antidiuresis on mortality in elderly patients with aspiration pneumonia [J]. J Hosp Med, 2012, 7(6):464–469.

[26] Kr ger S, Ewig S, Giersdorf S, et al. Dysnatremia, vasopressin, atrial natriuretic peptide and mortality in patients with community–acquired pneumonia: results from the german competence network CAPNETZ [J]. Respir Med, 2014,108(11):1696–1705.

[27] Schuetz P, Haubitz S, Christ–crain M, et al. Hyponatremia and anti–diuretic hormone in Legionnaires' disease [J]. BMC Infect Dis, 2013, 13:585.

[28] Vazquez M, Jockers K, Christ–crain M, et al. MR–pro–atrial natriuretic peptide (MR–proANP) predicts short– and long–term outcomes in respiratory tract infections: a prospective validation study [J].Int J Cardiol, 2012, 156(1):16–23.

[29] Cuesta M, Garrahy A, Slattery D, et al. The contribution of undiagnosed adrenal insufficiency to euvolaemic hyponatraemia: results of a large prospective single–centre study [J].Clin Endocrinol (Oxf),2016, 85(6):836–844.

[30] Cuesta M, Slattery D, Goulden EL, et al. Hyponatraemia in patients with community–acquired pneumonia: prevalence and aetiology, and natural history of SIAD [J].Clin Endocrinol (Oxf),2019, 90(5):744–752.

第 27 章

累及肺、内分泌系统的全身性疾病

一、结节病

（一）结节病定义

结节病是一种病因和发病机制不明、以非干酪样坏死性上皮细胞肉芽肿为病理特征的系统性肉芽肿性疾病，可累及多个器官，常累及肺脏（包括纵隔、肺门淋巴结和肺组织）。此外也可表现为眼和皮肤浸润，肝、脾、淋巴结、唾液腺、心血管系统、神经系统、肌肉和骨骼等系统受累。

（二）结节病流行病学

结节病全世界范围内均有发病，患病率和年发病率尚不确切。发病情况存在地区差异，与年龄、种族、性别有关，存在家族和特定族群的聚集现象。有报道，非洲裔美国人患结节病的风险是 2.4%，美国白种人为 0.85%。国内外研究数据提示，女性患病率多于男性，好发于年龄 < 40 岁的成年人，20—29 岁为高发年龄段。国内报道，平均患病年龄为 47.63 岁。97% 的患者有胸内受累证据，但仅 43% 的患者有呼吸系统症状。30% 的结节病患者会出现肺外结节病。通常女性患者更可能有皮肤和眼部受累，而男性患者易有心脏受累。

（三）结节病累及内分泌系统的表现

1. 下丘脑垂体受累

结节病可累及中枢或周围神经系统的任何部位。结节病浸润性病变累及下丘脑和垂体，可引起甲状腺、性腺或肾上腺功能异常，引起尿崩症、下丘脑 – 垂体功能减退（低促性腺激素型性腺功能减退症及继发性甲状腺功能减退症）、继发性肾上腺皮质功能减退症、乳溢 – 闭经综合征等。临床表现为多尿或口渴、睡眠异常、食欲下降、体温或性欲异常。当患者出现上述症状时，需进行内分泌学相关激素评估，如已通过其他部位活检明确为结节病时，则不需行中枢神经系统活检。

2. 尿崩症

需注意在结节病患者中，尿崩症可由单一因素或多个因素导致。下丘脑垂体直接受累可导致中枢性尿崩症或原发性烦渴症，而结节病患者可能出现高钙血症也可引起多尿。因此，对于出现多尿的结节病患者，需监测血钙、必要时进行禁水加压试验明确诊断。

3. 结节病甲状腺浸润

结节病可引起弥漫性甲状腺肿，也有报道可引起孤立性甲状腺结节。受累患者的甲状腺功能大多数正常，但也有报道甲状腺组织弥漫性病变导致原发性甲状腺功能减退症。

（四）结节病累及呼吸系统的表现

结节病是一种多系统疾病，90% 的患者会累及肺部。病变会累及肺的任何部位，以肺上叶和支气管血管束为多。肺部受累通常伴有肺门和纵隔淋巴结肿大。

结节病累及呼吸系统时，主要临床表现为咳嗽、咳痰，部分患者出现胸闷、气短、胸痛等症状，可能与结节病累及气管、支气管，引起气管狭窄、气道变形、气道高反应有关，肺功能检查主要表现为肺通气功能限制性障碍和弥散功能显著下降等特点。大部分结节病患者 6min 步行试验（6MWT）距离缩短，动脉血气可正常或低氧血症和低碳酸血症（过度通气），肺结节病的典型影像学表现是双侧肺门、纵隔淋巴结肿大伴或不伴肺内浸润征。胸部 X 线片是最常用于筛查结节病的方法。

（五）结节病诊断与鉴别诊断

结节病的诊断需要满足以下 3 个方面。①临床和 X 线摄影表现符合结节病；②排除可能表现相似的其他疾病；③组织病理学检查发现非干酪样肉芽肿。

其诊断标准可归纳为：①胸部影像学检查显示双侧肺门及纵隔淋巴结对称肿大，伴或不伴有肺内网格、结节状或片状阴影；②组织学活检证实有非干酪性坏死性肉芽肿，且抗酸染色阴性；③ SACE 或 SL 活性增高；④血清或 BALF 中 sIL-2R 高；⑤旧结核菌素（OT）或 PPD 试验阴性或弱阳性；⑥ BALF 中淋巴细胞 > 10%，且 CD_4^+/CD_8^+ 比值 $\geqslant$ 3；⑦高血钙、高尿钙症；⑧ Kveim 试验阳性；⑨除外结核病或其他肉芽肿性疾病。以上 9 条中①②③为主要条件，其他为次要条件。

1. 结节病的临床表现

结节病是一种可累及全身器官的疾病，其临床表现繁多复杂，与病变累及部位、肉芽肿是否处于活动期有关，缺乏特异性临床表现。有研究表明，约 97% 的结节病患者会出现纵隔淋巴结肿大，但有呼吸道症状的患者 < 50%。有症状者可表现为咳嗽、呼吸困难和喘息等，有极少数患者可能会表现出胸痛及咯血。结节病肺外受累最常见的部位，包括皮肤、眼、网状内皮系统、肌肉骨骼系统、外分泌腺、心脏、肾脏和中枢神经系统（CNS）。皮肤受累见于 25% 左右的结节病患者，并且常常是早期表现。结节病内分泌系统下丘脑垂体受累和甲状腺肿大；眼部病变引起前、中及后葡萄膜炎，以及视网膜静脉周围炎；结节病眼外病变可累及泪腺、结膜和眼肌；结节病可累及咽、喉、鼻孔和（或）鼻窦；结节病心脏受累的表现包括心脏传导阻滞和心律失常（心脏传导系统受累所致）、心力衰竭、瓣膜功能障碍及心包疾病；神经系统症状常见症状包括颅单神经病、神经内分泌功能障碍、局灶性或多灶性脑病、脊髓病、脑积水、无菌性脑膜炎和周围神经病。结节病偶尔可发生于子宫、卵巢和睾丸。

2. 结节病的影像学检查

（1）胸部 X 线片检查：胸部 X 线片是疑似胸内结节病的首选检查，并且胸部 X 线表现可在患者无明显症状时出现。胸部 X 线具有诊断意义的表现为双边、对称性肺门淋巴结肿大、右侧气管旁淋巴结肿大及肺实质浸润性病变。目前结节病的分期依据胸部 X 线对肺结节病的分期标准（Scandding 分期），分为 5 期：0 期为 X 线无异常；Ⅰ 期为仅肺门和（或）纵隔淋巴结肿大；Ⅱ 期为肺部弥漫性病变，伴肺门淋巴结肿大；Ⅲ 期为仅肺部弥漫性病变；Ⅳ 期为肺纤维化。

（2）胸部 CT 及高分辨率 CT 检查：胸部 CT 也是常用的肺结节诊断及鉴别诊断的方法，与胸部 X 线片相比，胸部 CT 能发现更小的肺部结节，敏感性更高。HRCT 可显表现为肺门和纵隔淋巴结肿大，支气管血管束串珠样增厚或不规则增厚，沿支气管、血管及胸膜下区域分布的结节，支气管壁增厚，磨玻璃样不透明影，肺实质肿块或结节性实变偶伴有空洞，肺实质条索、囊腔、纤维化伴肺结构变形和牵引性支气管扩张。

（3）支气管肺泡灌洗液：支气管肺泡灌洗液（BALF）的淋巴细胞成分、比例、亚群的测定可以协助诊断结节病判定活动性。有研究认为，对结节病最具特异性的检查存在以下三联征：①CD$_4^+$/CD$_8^+$ 比值 > 4∶1；②淋巴细胞百分比 ≥ 16%；③经支气管活检显示非干酪样肉芽肿。

(4) 结节病患者的其他血清学检查异常

①高钙尿症和高钙血症。

②血清碱性磷酸酶浓度升高提示弥漫性肉芽肿性肝脏受累。

③血清标志物：血清 ACE、腺苷脱氨酶（ADA）、血清淀粉样蛋白 A（SAA）和可溶性 IL-2 受体等可升高。在未经治疗的结节病患者中，有 75% 出现血清 ACE 水平升高。

④ Kveim 试验：Kveim 试验基本上只用于研究，用结节病患者经加热灭菌的脾细胞悬液（Kveim-Siltzbach 试剂）进行皮内试验，约经 3 周的时间，可诱发出结节病肉芽肿性反应。

(5) 组织病理学：典型结节病肉芽肿的组织病理学表现为非坏死性，致密的中央区充满了巨噬细胞、上皮样细胞、多核巨细胞和 CD$_4^+$ 阳性 T 淋巴细胞，周围包绕着 CD$_8^+$ 和 CD$_4^+$ 阳性 T 淋巴细胞、B 淋巴细胞、单核细胞、肥大细胞和成纤维细胞，外围由透明胶原蛋白层包绕。患者患病时间不同，肉芽肿中淋巴细胞浸润和纤维包绕的比例也不同。结节病肉芽肿的其他组织病理学表现，可包括星状小体、舒曼（Schaumann）小体和含草酸钙和其他钙盐等的双折射性晶体颗粒。少数坏死性结节病样肉芽肿病患者的组织病理学表现为血管周围的包块，含多个相互融合的肉芽肿和肺实质坏死部分。

下列表现支持坏死性结节病样肉芽肿病的诊断：①淋巴管炎分布区域内存在非坏死性结节性肉芽肿；②针对真菌和分枝杆菌感染的染色呈阴性；③分枝杆菌 PCR 检查呈阴性；④坏死中心周围区域的血管壁没有纤维素样坏死（通过弹性蛋白染色评估确定）；⑤血清抗中性粒细胞质抗体阴性。

活检部位的选择：应选取有受累表现、最容易获取的组织进行活检，包括皮肤病变、皮下结节、可触及的淋巴结、肿大的腮腺、结膜病变、增大的泪腺等。若患者不存在上述部位受累，则可对肿大的胸内淋巴结或肺实质进行活检或细针抽吸活检。

无须活检的情况：无症状患者存在双侧肺门淋巴结肿大（Ⅰ期）；出现典型 Lofgren 综合征症状（LS）；表现为结节性红斑（EN）、肺门淋巴结肿大、游走性多关节痛及发热。

(6) 放射性示踪剂扫描检查：在疑似心肌结节病患者的评估中，可应用 ^{201}Tl 显像和 MIBI-TcSPECT，但是通常优选 MRI 和 FDG-PET。生长抑素受体在恶性肿瘤和炎性疾病中可过度表达，锝标记地普奥肽扫描可对诊断有所帮助。

3. 结节病的鉴别诊断

应对疑似结节病的所有患者进行综合评估，包括病史、体格检查、胸部 X 线片、肺功能测定（PFT）、外周血细胞计数、血清生化检查、尿液分析、心电图、眼科检查和结核菌素皮肤试验，同时排除其他诊断。

(1) 结节病与内分泌系统的疾病相鉴别：下丘脑垂体病变需要与其他鞍区占位相鉴别，如生殖细胞瘤、朗格汉斯细胞组织细胞增生症、淋巴细胞性垂体炎等。甲状腺肿大需要与自身免疫性甲状腺炎、朗格汉斯细胞组织细胞增生症等相鉴别。

(2) 肺结节病与其他肺部肉芽肿性疾病鉴别

①感染性疾病：结节病需要与分枝杆菌感染、真菌感染，如组织胞质菌病、芽生菌病、肺孢子菌肺炎（pneumocystis jirovecii）等鉴别。

②过敏性肺炎（HP，也称外源性变应性肺泡炎）：HP 肉芽肿通常位于呼吸性或终末细支气管附近，而结节病肉芽肿位于支气管血管结构周围、具有沿淋巴结构分布的特点。与结节病肉芽肿相比，HP 肉芽肿更小、没有那么分散，且伴有更严重的肺间质慢性炎症。

③肺组织细胞疾病——肺朗格汉斯细胞组织细胞增生症（嗜酸性肉芽肿）和 Erdheim-Chester

病，也可造成上肺野炎症和瘢痕。染色时朗格汉斯细胞呈 S-100 和 CD1a 阳性。Erdheim Chester 病（ECD）是一种罕见、多系统受累的非朗格汉斯组织细胞疾病。最常见的表现是长骨多灶性硬化性病变，活检可见大片泡沫样组织细胞，伴或不伴组织细胞浸润骨外组织。Erdheim-Chester 病细胞表达组织细胞标志物 CD68，但与朗格汉斯细胞组织细胞增多不同，不表达 CD1a 或 S100。

④异物肉芽肿（FBG）：可由吸入或静脉注射异体物质所致。FBG 的组织病理学典型表现为血管周围纤维化及聚集的多核巨细胞和肉芽肿。可极化物质可能出现于肉芽肿和巨细胞内，或者出现于细胞外的血管壁中。

⑤血管炎症相关疾病——肉芽肿性多血管炎（Wegener 肉芽肿）、嗜酸性肉芽肿性多血管炎（Churg-Strauss 综合征）和肺淋巴瘤样肉芽肿病，这些疾病与结节病的区分点在于它们的血管中心性特点及伴有血管炎证据。血清抗中性粒细胞胞质抗体（ANCA）检测可能有助于识别系统性血管炎。

（六）结节病的治疗

1. 肺结节病的治疗

多数肺结节病患者无症状且疾病不进展，或者出现自发缓解，所以大多数肺结节病患者无须治疗。对于肺部受累较严重的患者，结节病的治疗旨在减轻肉芽肿性炎症负荷、防止发生不可逆的终末器官损害（如蜂窝样变和纤维化肺病）。

(1) 下列无症状患者群体无须进行糖皮质激素治疗

①Ⅰ期放射影像学改变的无症状患者。

②Ⅱ期放射影像学改变但肺功能正常或轻度异常（轻度限制性或阻塞性表现伴气体交换正常）的无症状患者。Ⅱ期放射影像学改变的未经治疗患者中，约有 50% 会在 36 个月内实现放射影像学缓解。

③Ⅲ期病变但肺功能正常或轻度异常的无症状患者，可密切随访这些患者 3～6 个月。但是Ⅲ期放射影像学改变的未经治疗患者中，仅有约 33% 会在 5 年后表现疾病消退，所以Ⅲ期患者中大多数需要治疗。

(2) 治疗方案

①糖皮质激素：目前糖皮质激素为治疗结节病的首选药物。关于激素治疗的剂量和疗程有不同的观点。通常建议初始剂量为每天口服泼尼松 0.3～0.6mg/kg，逐渐减量至 10～15mg/d，对于出现临床改善的患者，维持量持续至治疗 12 个月。病情较重的患者起始治疗可予较大剂量的糖皮质激素静脉用药 1～2 周，然后改为口服，逐渐减量，维持至少 2 年以上。结节病容易复发，应持续随访，一旦复发及时加量或重新使用激素治疗。气道黏膜受累的结节病患者可使用吸入激素，尤其伴有气道高反应或持续咳嗽患者，一般不推荐单独应用。糖皮质激素治疗短期内可明显改善患者的症状、肺功能，及其胸部影像学表现，但其是否能使患者长期获益仍不清楚。

②二线药物治疗：对于临床反应不充分或不耐受糖皮质激素，结节病患者常用的二线治疗药物包括甲氨蝶呤、硫唑嘌呤、来氟米特及羟基氯喹等。应用二线药物治疗的适应证尚无统一标准，如结节病患者应用糖皮质激素后，原有病情（症状、体征、影像学及肺功能等）进展或出现不良反应，应考虑使用细胞毒性药物替代激素或者与激素联合治疗，可减少激素用量及激素相关的不良反应。其他二线治疗药物，包括麦考酚钠（mycophenolate）、环磷酰胺（cyclophosphamide）、英夫利西单抗、沙利度胺（thalidomide）、己酮可可碱（pentoxifylline）、阿普斯特（apremilast）等。

③结节病三线药物治疗：临床上少数严重的结节病患者，使用上述一线和二线治疗均无效。对这类患者可考虑使用生物制品作为其第三线治疗。

2. 肺外结节病的治疗

在某些肺结节病患者中，即使肺部情况不需要治疗，肺外疾病提示需要治疗。决定是否治疗肺外结节病，应根据受累的具体器官系统，以及通过临床和实验室检查确定的损害程度确定。眼部、神经系统、心肌或肾脏结节病或者高钙血症因可发生重度视力丧失、致命性心律失常或隐匿性肾损伤，均需治疗。

3. 高钙血症的治疗

30%～50% 的结节病患者有高钙尿症，10%～20% 的患者有高钙血症，日光暴露会加重病情。高钙血症的发生是由于肺和淋巴结中活化的单核细胞（特别是巨噬细胞）能够在肾外通过骨化二醇合成骨化三醇，且这种作用不受甲状旁腺素（PTH）的影响。甲状旁腺素相关蛋白（PTHrP）升高也是造成非 iPTH 依赖性的高钙血症的常见原因，一些结节病患者的高钙血症也可能与 PTHrP 相关。有研究显示显示，结节病患者的肉芽肿组织活检中，有 85%（17/20）存在 PTHrP。因此结节病患者高钙血症或高钙尿症的治疗目标是减少肠道钙吸收和骨化三醇合成，减少钙摄入量（不超过 400mg/d）、减少草酸盐摄入量、不使用膳食维生素 D 补充剂，避免日光照射。严重的高钙血症可使用糖皮质激素和双膦酸盐治疗。

4. 糖皮质激素性骨质疏松的预防和治疗

因为结节病本身存在高钙血症和高尿钙症的风险，相较于其他需要使用糖皮质激素的疾病，预防结节病患者发生糖皮质激素导致的骨丢失尤为重要。

(1) 保证充足的钙和维生素 D：对于无高钙血症或高钙尿症的结节病患者，在接受全身性糖皮质激素治疗期间，需要保证充足的钙和维生素 D 摄入，推荐剂量为总钙摄入量 1200mg/d 和维生素 D 摄入量 800U/d。完成糖皮质激素治疗时，应停用钙和维生素 D 补充剂，以防止随后出现高钙血症。监测血清钙和尿钙水平。

(2) 监测维生素 D 水平：结节病患者的 25- 羟基维生素 D 水平通常较低，但由于活化巨噬细胞会产生 1,25- 二羟维生素 D，其水平可为正常或升高。在加用维生素 D 补充剂之前应检测血清 25- 羟维生素 D（骨化二醇）和 1,25- 二羟维生素 D（骨化三醇）水平，并应在治疗期间定期检测。

(3) 评估发生脆性骨折的危险因素：存在危险因素的患者需要进行 FRAX 骨折风险评估，双能 X 线吸收法（DXA）检测骨密度，必要时可使用双膦酸盐抗骨质疏松治疗。通常建议对需要使用 ≥ 7.5mg/d 的全身性糖皮质激素治疗 3 个月以上，且被认为发生骨折风险较高的绝经后女性和 ≥ 50 岁男性，使用双膦酸盐以预防骨丢失和骨折。

二、朗格汉斯细胞组织细胞增生症

（一）朗格汉斯细胞组织细胞增生症定义

朗格汉斯细胞组织细胞增生症（LCH）是一种罕见的组织细胞疾病，为单核巨噬细胞系统中 CD_{1a}^+/CD_{207}^+ 树突细胞异常增生，累及多器官系统并造成重要脏器损害为特点的疾病。这些组织细胞可与淋巴细胞、巨噬细胞和嗜酸性粒细胞共同浸润其他器官，最显著的部位是皮肤、淋巴结、肺、胸腺、肝脏、脾脏、骨髓或中枢神经系统（CNS）。

（二）朗格汉斯细胞组织细胞增生症流行病学

LCH 是一种罕见的组织细胞疾病，其真实发病率尚不明确。估计为 0.5/10 万～5.4/10 万。该病可发生于任何年龄，儿童多见。50% 的患者在 1—15 岁诊断。成人发病年龄多在 20—40 岁，诊断的平均年龄是 35 岁，55 岁以上诊断的患者占 10%。男性多于女性。肺 LCH 是发生于成人，几乎普遍与吸烟有关，而肺外 LCH 似乎与吸烟没有明显关系。

（三）朗格汉斯细胞组织细胞增生症累及内分泌系统的表现

LCH 任何器官都可以累及，最常见的是骨

（80%）、皮肤（33%）和垂体（25%）。成人多表现为多系统受累，易累及垂体柄，引起垂体前叶和后叶功能受损。临床上可以有多饮、多尿、矮小、甲减、性发育迟滞、高催乳素血症等症状。LCH 最常受累的是下丘脑-垂体-性腺轴，其次是下丘脑-垂体-甲状腺轴、生长激素和胰岛素样生长因子轴及下丘脑-垂体-肾上腺轴，同时需注意是否存在鞍区病变引起的压迫症状，如颅内高压、视力、视野改变等。

1. 尿崩症

多尿、夜尿增多和烦渴，是最常见的 LCH 中枢神经系统受累的表现。LCH 是儿童中枢性尿崩症最常见的原因。多系统受累的 LCH 患者更易发生尿崩症。如果患者存在颅底骨或面部骨如颞骨、蝶骨、筛骨、颧骨、眶骨等，以及鼻窦、颅前窝、颅后窝病变可能侵蚀脑实质，这类患者尿崩症发生风险增加 3 倍，因而目前这些病变被认为"累及中枢神经系统风险的病变"。慢性的或反复活动的 LCH 更易引起远期内分泌及中枢神经系统疾病，长期维持治疗可以减少再次活动，持续治疗是否能减少中枢神经系统疾病的发生仍需进一步研究。

2. 其他垂体激素缺乏

LCH 病变累及下丘脑和垂体，可引起甲状腺、性腺或肾上腺功能异常，引起下丘脑-垂体功能减退（低促性腺激素型性腺功能减退症及继发性甲状腺功能减退症）、继发性肾上腺皮质功能减退症、乳溢-闭经综合征等。临床表现为多尿或口渴、睡眠异常、食欲下降、体温或性欲异常。LCH 诊断年龄大、表现低危、复发少、影像学存在鞍区肿块的患者更易出现垂体前叶功能受损表现。生长激素缺乏是鞍区 LCH 第二常见的表现，占 LCH 患者的 10%~13%。主要表现为身材矮小。第三常见的是促性腺激素缺乏。促肾上腺皮质激素和促甲状腺激素缺乏及催乳素中度升高较少见。促甲状腺激素缺乏占 LCH 患者的 3.9%~41.6%。促肾上腺皮质激素缺乏约占 LCH

患者的 1%~41.6%，存在尿崩症的 LCH 患者约8%。中度催乳素升高占垂体柄增粗 LCH 患者的12%~44.4%。

3. 下丘脑受累

表现为垂体功能减退、神经精神及行为改变、体温调节及睡眠异常、代谢异常、食欲异常引起的肥胖、渴感缺乏等，因为存在渴感缺乏，此类人群观察 DI 疗效有一定困难。

4. LCH 的其他内分泌系统受累

甲状腺 LCH，发生于甲状腺的原发性、孤立性 LCH，临床表现主要为甲状腺弥漫性或结节性肿大，甲状腺功能下降或淋巴细胞性甲状腺炎，伴疼痛者较少，偶有患者无意中发现。有研究发现甲状腺疾病家族史与 LCH 有关。LCH 可因肿瘤细胞破坏甲状腺而造成甲状腺功能低下，也可伴腺瘤性结节性甲状腺肿、淋巴细胞性甲状腺炎或乳头状癌等。甲状腺的 LCH 可呈单结节或多结节型，其临床表现、B 超和实验室检查特点与结节性甲状腺肿极为相似。临床上甲状腺孤立性 LCH 极易与常见的良性结节性甲状腺肿或甲状腺肿瘤混淆。

超声引导下细针活检对诊断甲状腺 LCH 有一定价值，因此甲状腺 LCH 的初步诊断可以借助超声检查或甲状腺细针穿刺，但是穿刺细胞学常被误诊为非典型滤泡上皮细胞或甲状腺乳头状癌和髓样癌，需要结合免疫组化 langerin、$CD_{1\alpha}$ 和 S-100 染色做出正确诊断。据文献报道，langerin、$CD_{1\alpha}$ 和 S-100 对诊断 LCH 的敏感性分别为 100%、95.7% 和 100%，特异性分别为100%、94.4% 和 27.8%，因此 langerin 更有助于LCH 的诊断。LCH 中的朗格汉斯细胞是单克隆性，其组织学特点（如核分裂、浸润周围组织等）与预后无明显相关性，但临床特征则与其预后密切相关。一般而言，累及的脏器越多、患者年龄越轻疾病进展越快、预后越差。而成年发病的单系统单灶性病变多数进展缓慢，且预后较好，存活率可达 95% 以上。LCH 治疗方法与是否累及患者的多个脏器和多个系统有关，发生在甲状腺的孤立性 LCH 一般采取保守性手术切除治疗，且孤立性病灶手术切除后，预后相对较好。

（四）朗格汉斯细胞组织细胞增生症累及呼吸系统的表现

肺朗格汉斯细胞组织细胞增生症（PLCH）以前称为肺嗜酸性肉芽肿、肺朗格汉斯细胞肉芽肿病和肺组织细胞增生症 X，是少见的囊性间质性肺病，主要在年轻成人中发病。成人 LCH 比儿童更易累及肺部。成人患者中多数有吸烟史，因此认为烟草烟雾是该病的促进因素。在日本，其患病率估计为男性 0.27/10 万，女性 0.07/10 万。估计有 3%～5% 的成人弥漫性实质性肺疾病是由 PLCH 引起。

PLCH 患者可能无症状，也可表现为自发性气胸、干咳、呼吸困难、胸痛等呼吸系统或全身症状。高分辨率 CT 检查是最敏感的诊断性检查，可以显示 LCH 的特征性囊肿和结节。支气管镜检查对 PLCH 的诊断具有一定作用，BALF 中细胞免疫化学 CD1α 朗格汉斯细胞阳性率＞5%（正常值＜1%）提示为 PLCH，PLCH 的确诊依赖肺活检。

（五）朗格汉斯细胞组织细胞增生症诊断与鉴别诊断

除临床表现外，组织学和免疫组织化学诊断是确诊 LCH 的关键。LCH 的诊断基于活检，需要结合临床情况来解读受累组织的病理学评估结果。2009 年国际组织协会《朗格汉斯细胞组织细胞增生症评估治疗指南》制定 LCH 的诊断标准为：①初诊依据病理检查，在光镜检查的基础上，具有 4 项指标（ATP 酶阳性、CD31/S100 阳性、α–D–LC 甘露糖酶阳性、花生凝集素结合试验阳性）中的 2 项或以上即可诊断 LCH；②在初诊的基础上，朗格素阳性、CD1α 抗原阳性、电镜发现病变细胞含 Birbeck 颗粒 3 项的任意 1 项及以

上为阳性即可确诊。近年研究发现，Birbeck 颗粒是由朗格汉斯细胞细胞膜表面 Langerin（CD207）内化后形成的，即 CD207 表达阳性可以代表 Birbeck 小体，且检测方便，与 CD1α 相比前者对诊断 LCH 的敏感性和特异性更高，故将其纳入 LCH 的诊断标准。指南特别指出只有在危险病灶如颈椎的扁平椎或齿状突孤立性受累，或伴有椎管内软组织肿块、有中枢神经系统风险的 LCH 患者，由于活检风险大于组织诊断的需要，可以将 Birbeck 颗粒作为必需的项目。

鞍区 LCH 主要进行头颅 MRI 检查，鞍区可见肿物占位的，即为鞍区受累。存在尿崩症的患者表现为 T1 相垂体后叶高信号缺失。诊断鞍区 LCH 的标准为活检病理，活检通常在最具代表性并易于获取的部位进行。由于风险较大，孤立性垂体病变是否进行活检取决于病变大小及神经外科医生的把握度。出现尿崩症表现的患者应积极取颅外病变的活检，避免鞍区损伤。

LCH 表现形式多样，常累及骨、皮肤、淋巴结、垂体、肝脏、脾脏、肺、甲状腺、中枢神经系统等。根据临床表现和累及器官的范围 LCH 分为 3 种类型，单系统单中心、单系统多中心、多系统型。多系统型根据是否累及重要脏器分为低危和高危 2 种类型，累及重要脏器（如骨髓、肝脏和脾者）为高危，其余（包括肺）为低危。通常优选溶骨性骨病变或皮肤病变进行活检。由于 LCH 骨病变经过单纯刮除或化疗几乎能完全恢复，外科医生不应实施广泛性切除。确诊孤立性垂体病变能需要垂体活检，但垂体活检为有创性，存在一定的风险，对于疑似存在垂体孤立性病变的患者，在外周血或脑脊液中检测到 BRAF–V600E 突变支持该诊断，对于不能行垂体活检者，可采用垂体 MRI 监测病情变化。

（六）朗格汉斯细胞组织细胞增生症的鉴别诊断

LCH 是一种罕见且累及多个器官系统的疾

病、骨、淋巴结、胸腺、肝脏或脾脏中的 LCH 需与淋巴瘤、实体瘤或原发性 CNS 肿瘤（包括生殖细胞瘤和脑膜瘤）相鉴别。皮肤受累需要与血管炎、皮肤淋巴瘤或 Erdheim-Chester 病的皮肤受累相鉴别。肺受累需要与肺部疾病鉴别。若患者 HRCT 示囊性变化，PLCH 的鉴别诊断包括肺部淋巴管平滑肌瘤病、结节性硬化症、淋巴样间质性肺炎、Birt-Hogg-Dubé 综合征和结节病。若患者的 HRCT 显示为网状、结节状或毛玻璃样阴影，而无囊性变化，鉴别诊断的范围较大，常包括外源性变应性肺泡炎和其他特发性间质性肺炎，如非特异性间质性肺炎。LCH 还需要与下列疾病相鉴别，如其他组织细胞和树突细胞疾病、转移性实体瘤或造血系统肿瘤、噬血细胞性淋巴组织细胞综合征和巨噬细胞活化综合征等全身性疾病。

（七）朗格汉斯细胞组织细胞增生症的治疗

原发病治疗

(1) 治疗方案：由于 LCH 病情轻重悬殊，预后差异大，目前还没有针对 LCH 的标准治疗方法。多系统-LCH（MS-LCH）病死率高。因此，综合考虑各种危险因素，采取个体化治疗非常重要，治疗方案需结合临床分型及分级而定。

(2) 风险分层

LCH 的表现差异大，有些患者呈临床惰性病程，只有单个器官系统受累（低危疾病），有些患者则有多系统损害，发生急慢性并发症和死亡（危险器官受累的多系统疾病）。诊断时，患者风险分层的依据是疾病范围，以及"危险"器官（即骨髓、肝或脾）是否受累。将患者分为单系统 LCH、低危多系统 LCH 和危险器官受累的多系统 LCH。"CNS 危险"区域包括乳突、蝶骨、眶骨、筛骨或颞骨，这些部位受累提示 CNS 受累风险增加。目前的风险分层并不检测循环细胞有无 BRAFV600E 突变，但该突变与高危临床特征、复发风险增加和疾病范围相关。

①单系统 LCH（SS-LCH）的治疗：单系统 LCH 患者通常没有全身性症状（如体重减轻或发热）。可在骨、皮肤、淋巴结（排除另一个 LCH 病变的引流淋巴结）、肺、CNS 等任意一个器官/系统发现单灶或多灶病变，或其他少见部位（如甲状腺、胸腺），多数预后良好。通常根据受累部位和病灶数量选择治疗，以减少毒性，可采取泼尼松单药治疗、长春碱联合泼尼松治疗、骨病灶刮除，以及对皮肤病变的外用治疗。对一部分患者也可选择密切观察，发现进展时进行治疗。建议局部治疗孤立的皮肤或者骨受累的 SS-LCH。单系统单中心的骨损害时，可保守治疗，但骨活检以确诊，治疗上进行局部骨注射皮质醇，骨损害即可自发愈合。

- 肺部病变——肺 LCH（PLCH），是一种罕见的肺间质病变，可以仅有肺受累或者是系统性 LCH 的肺部表现，占弥漫性肺疾病的 4%～5%。好发年龄为 20—40 岁，约 90% 的成人 PLCH 患者有吸烟史或被动吸烟史。约 2/3 的 PLCH 患者在首诊时有症状，其中最常见的症状为呼吸困难和干咳。10%～15% 的成人 PLCH 患者可伴有肺外症状，约 15% 的患者发生气胸。70% 的患者有弥散功能减低，疾病早期以限制性通气功能障碍为主，疾病进展以阻塞性通气功能障碍为主。肺部 HRCT 见双肺多发边界模糊的小结节影，有囊性变，囊腔和结节主要位于上肺和中肺，肺底部较少受累，部分严重病例也可累及肺底。随着疾病的发展，结节病变会逐渐减少，可更清晰地观察到肺组织的纤维化改变和多发的囊性空泡，通常直径＜10mm。最常见于成年吸烟者。对于肺 LCH 患者，首要治疗措施是戒烟，戒烟可以部分甚至完全缓解病情。如果患者病情严重或者肺功能下降快，要考虑使用糖皮质激素，初始剂量推荐泼尼松 0.5～1.0mg/kg，逐月递减，连续服用 6～12 个月。严重的呼吸障碍和终末期患者行肺移植病情有严重进行性时可以加用皮质类固醇或化疗药物。对于肺 LCH 患者，治疗的目的是恢复肺功能。疾病预后总体来说，成人 LCH 的预后要好于儿童，孤立性 LCH 要好于累及多系统的 LCH。成人 LCH 的 10 年生存率达 86%。

累及肺脏的 LCH，即肺 LCH（PLCH）患者首选观察随访，戒烟显得尤为重要，出现气胸的 LCH 患者可进行持续胸腔引流对症治疗，对复发性疾病 LCH 可考虑外科胸膜固定术。如果患者肺部组织不可逆损伤、严重肺水肿的患者，可考虑行肺移植治疗。

- 累及眼眶、乳突、颞骨或蝶骨的单颅骨的病变（CNS 风险）：这些骨骼有病变的患者出现 LCH 累及垂体或脑部的风险升高，其导致的内分泌异常（如尿崩症）、并发症和死亡的风险也升高。为防止这种进展，会给予患者更强化的治疗，通常推荐长春碱联合泼尼松治疗，如同低危多系统疾病所采用的方案。

②累及多系统的 LCH（MS-LCH）的治疗：累及 2 个及以上系统的 LCH 即为 MS-LCH，伴或不伴有"危险器官/系统"受累，危险器官/系统包括肝、脾、肺和造血系统，但不包括单纯肺受累。根据是否累及危险器官（肝、脾、骨髓）将 MS-LCH 分为低危组和高危组，前者预后好，以减少疾病再活动、预防永久并发症的全身化疗为主，后者预后较差，以减少疾病再活动和降低病死率治疗为主。

- 化疗：首选药物是长春碱，也可联合类固醇类治疗，或类固醇单独使用。长春碱 + 泼尼松龙是最常用的诱导方案，给药持续时间为 6 周，后续治疗取决于 6 周时疾病的缓解情况，以及诊断时"危险器官"[即造血系统、肝和（或）脾]是否受累。若患者得到充分缓解，则进行后续化疗，直到完成总共 12 个月的治疗。后续化疗包括长春碱和泼尼松龙，对于有危险器官受累的患者加用巯嘌呤。若患者未能得到充分缓解，给予第二次诱导化疗期或采用二线化疗方案。长春碱常见的不良反应包括便秘、轻度血细胞减少，少数人可出现脱发。青少年和成人周围神经病变。泼尼松可引起食欲过盛和体重增加（几乎所有患者）、情绪变化、高血压、糖尿病、骨质疏松和肌痛。除长春碱、类固醇外，全身化疗药物还包括吲哚美辛、甲氨蝶呤、环磷酰胺等。长疗程、多药化疗可降低 MS-LCH 病死率、再活动率，可预防并发症的发生。

一线治疗失败或者疾病早期进展的 MS-LCH 患者预后极差，应早期更换挽救性治疗方案。基于核苷类似物的抗细胞增殖、免疫调节及对幼稚前体细胞的杀伤作用，克拉屈滨和氯法拉滨被应用于临床，克拉屈滨单用主要为一线治疗失败的患者，且联合阿糖胞苷的疗效更好；当克拉屈滨或阿糖胞苷疗效不佳时可更用氯法拉滨，短期效果良好且骨髓抑制等不良反应较小。目前，对于高危难治性患者，克拉屈滨和阿糖胞苷大剂量应用是较为常用的方案。

- 放疗：有一定的疗效，相对于全身化疗可能更安全。特别是对于骨组织 LCH 病变效果较好，但在脑、皮肤中效果不佳。

- 靶向治疗：BRAF 基因突变抑制药是治疗 LCH 的新方向。目前 BRAF 抑制药包括广谱 RAF 激酶抑制药和 BRAFV600E 抑制药，前者以索拉非尼为代表，后者以维莫非尼为代表。BRAFV600E 抑制药的不良反应包括皮疹、关节痛、发热、恶心、呕吐、腹泻、疲劳和继发皮肤鳞状细胞癌的风险。

- 造血干细胞移植（HSCT）：HSCT 主要适用于伴危险器官受累的难治性 LCH 患者，国际上推荐可采用清髓或非骨髓异基因 HSCT，自体 HSCT 亦有成功个案报道。目前异基因 HSCT 为多种挽救治疗无效的 LCH 治疗推荐，但预处理方案尚有争议。

(3) 垂体功能受累的治疗：即便针对 LCH 采取治疗，垂体前叶激素缺乏仍可持续存在。对于垂体激素缺乏的 LCH 患者，早期进行相应激素的替代治疗。尿崩症患者使用 DDAVP 进行替代治疗。

(4) PLCH 支持性治疗：PLCH 患者所有治疗方案的主要重点都是戒烟和避免吸入香烟烟雾。部分患者在仅戒烟后病情即缓解或稳定。若患者有与吸烟相关的慢性阻塞性肺疾病（COPD），或经肺量计检查显示有可逆性气流受限，则可通过吸入性支气管扩张药治疗而改善症状，还可联合吸入性糖皮质激素治疗。劳力性呼吸困难患者可接受肺康复治疗。

肺动脉高压治疗：肺动脉高压的支持性治疗措施包括在需要时给予辅助供氧和利尿药，可使用内皮素受体拮抗药、磷酸二酯酶 V 型抑制药、类前列腺素（伊洛前列素）或这些药物联用，但具体效果尚需进一步观察。

三、IgG₄ 相关性疾病

（一）IgG₄ 相关性疾病定义

IgG₄ 相关性疾病（IgG₄-RD）是一种免疫介导的纤维炎性疾病，可累及多个器官。2003 年，KAMISAWA 等认识到自身免疫性胰腺炎患者可在胰腺之外有广泛的器官参与，提出"IgG₄ 相关性自身免疫性疾病"。2011 年国际共识提出了 IgG₄-RD 的最新定义，IgG₄-RD 是一类原因不明的慢性、进行性自身免疫性疾病，其主要特征为血清中 IgG₄ 升高，多种器官 IgG₄ 阳性细胞浸润，受累组织和器官由于大量淋巴细胞和 IgG₄ 阳性浆细胞浸润，同时伴有组织纤维化而发生肿大或结节性／增生性病变。IgG₄-RD 可累及多个器官（如胰腺、肝胆、泪腺、腮腺、甲状腺、中枢神经、肾脏等），也可只累及一种脏器。

（二）IgG₄ 相关性疾病流行病学

IgG₄-RD 的确切患病率尚不清楚，据报道该病在日本的患病率为 0.28～1.08 例 /10 万人口，IgG₄-RD 好发于中老年男性。涎腺炎、泪腺炎以及甲状腺炎更常见于女性。

（三）IgG₄ 相关性疾病累及内分泌系统的表现

1. IgG₄ 相关性甲状腺炎

IgG₄-RD 可累及全身各个器官，累及甲状腺者称为 IgG₄ 相关性甲状腺疾病（IgG₄-RTD）。2005 年，在自身免疫性胰腺炎患者中发现甲状腺功能减退与甲状腺球蛋白抗体阳性有关。IgG₄ 相关性甲状腺疾病（IgG₄-RHT）基本分为 4 个亚型，分别是慢性纤维性甲状腺炎（RT）、IgG₄ 相关的桥本甲状腺炎（IgG₄-HT）、纤维变异性桥本甲状腺炎（FVHT）及 IgG₄ 水平升高的 Graves 病。

(1) 慢性纤维性甲状腺炎：RT 是甲状腺 IgG₄-RD 这是一种罕见的甲状腺炎，表现为硬性甲状腺肿，可引起邻近组织受压相关症状（如呼吸困难、吞咽困难、声音嘶哑）。RT 是一类以侵袭性炎性纤维化过程为特征的、自身免疫性慢性甲状腺炎，对激素反应较好，临床表现为甲状腺单发结节，伴局部压迫症状、炎性表现及低钙血症。RT 的病理学特征是甲状腺结构破坏，被大量纤维组织取代；肉眼可见受累区域呈纤维化改变，纤维组织进入或代替周围肌肉组织。大多数患者甲状腺功能正常，随着甲状腺逐渐被浸润，30%～40% 的患者最终发展为甲状腺功能减退。在 RT 患者中，30% 的患者在发病过程中出现其他器官纤维化病变。RT 的组织病理学诊断标准为：①甲状腺部分或全部组织纤维化的炎症过程；②侵犯周围组织，包括带状肌肉；③炎性细胞浸润，无巨细胞、淋巴滤泡、癌细胞或肉芽肿；④闭塞性静脉炎；⑤未发现肿瘤。

(2) IgG₄ 相关的 HT：IgG₄-HT 是甲状腺特异性疾病，与 RT 不同，它与 IgG₄-RD 的其他全身表现没有关联。HT 根据血清 IgG4 水平可分为两组：IgG4-HT 和非 IgG4-HT。IgG4 相关型 HT 表现为弥漫性淋巴细胞浸润、明显的间质纤维化及甲状腺滤泡上皮细胞的重度变性；而非 IgG4 相关型 HT 患者中的病理改变轻微，提示前者可能与 IgG4-RD 更为接近。自身抗体水平反映了甲状腺实质受破坏程度，并与 IgG4 阳性浆细胞浸润及纤维化有关，甲状腺功能受到显著影响并需要更大剂量的甲状腺激素替代。临床研究发现，IgG4-RHT 临床进展很快，最终可发展为亚临床甲状腺功能减退，超声表现为弥漫性低回声，且其循环中甲状腺自身抗体水平高于非 IgG4-HT。

IgG4 相关型 HT 与 RT 的鉴别点在于，当 IgG4-RD 仅累及甲状腺时表现为 IgG4 相关型 HT；累及多个器官时，则表现为 RT。IgG4-RHT 的组织学特征为甲状腺滤泡间纤维化、甲状腺滤泡变小、滤泡细胞明显变性、巨细胞 / 组织细胞浸润增加。与 IgG4 无关的桥本甲状腺炎则以小叶间纤维化为主，无其他组织学特征。需要注意在部分风湿性关节炎和 Castleman 综合征等炎症条件下，IgG4/IgG 浆细胞比例也会升高。对于 IgG4-RTD 疾病，超声是目前影像学检查最常用的方法，IgG4-HT 表现为甲状腺弥漫性低回声，而非 IgG4 甲状腺炎则伴有弥漫性粗回声。这可能是由于 IgG4-HT 间质纤维化和滤泡细胞变性程度较高所致。在 RT 例中，超声提示低回声区，CT 表现出低密度浸润性肿块，造影后肿块回声略有增强，MRI 显示 T1 和 T2 图像低信号。在排除其他恶性疾病的情况下，CT/MRI 结合 PET 检查已被用于诊断，特别是对治疗后进行疾病监测起着很大作用。

(3) 纤维变异性桥本甲状腺炎：纤维变异性桥本甲状腺炎（FVHT）特征性表现为甲状腺在短期内明显增大，患者常有明显的颈部压迫症状，多伴有明显的甲状腺功能减退，临床上通常与肿瘤性疾病难以鉴别。FVHT 镜下可以看到广泛的纤维组织替代甲状腺实质，伴大量淋巴细胞浸润，但病变均仅局限于甲状腺组织内。

(4) IgG4 水平升高的 Graves 病：与 IgG4-RD 相关的 Graves 病例也有报道。最近研究发现，Graves 患者血清 IgG4 水平随治疗时间变化，与甲状腺功能无关，提示 IgG4 可能与 Graves 有间接关系。

2. IgG4 相关性垂体炎

(1) 下丘脑垂体受累：IgG4-RD 病变累及下丘脑和垂体，可引起尿崩症、下丘脑 - 垂体功能减退（低促性腺激素型性腺功能减退症及继发性甲状腺功能减退）、继发性肾上腺皮质功能减退等。临床表现为多尿或口渴、睡眠异常、食欲下降、体温或性欲异常。目前报道的 IgG4 相关性垂体炎中，多表现为垂体功能低减及中枢性尿崩。

(2) 垂体和（或）垂体柄肿大致占位效应：常见症状包括头痛、视力视野障碍及眼球运动障碍。

(3) 合并其他器官受损：由于 IgG4 相关性疾病多器官累及的特点，患者还常合并其他器官受损。多数患者在出现垂体炎症状前已有其他器官受累症状，提示 IgG4 相关性疾病需要长期随诊，定期评估。

(4) 影像学检查：IgG4 相关性垂体炎的 MRI 表现和普通垂体炎类似，多提示垂体和（或）垂体柄体积增大或占位，常于 T1WI 增强相均匀强化。也可在病程中或治疗后出现空泡蝶鞍。

2011 年，Leporati 等提出了 IgG4 相关性垂体炎的诊断标准：①垂体组织病理，垂体组织被富含淋巴和浆细胞的单核细胞浸润，每高倍视野超过 10 个 IgG4 阳性细胞；②垂体 MRI，蝶鞍占位和（或）垂体柄增粗；③其他器官活检，证实 IgG4 相关性疾病；④血清学，血清 IgG4 增高（＞140mg/dl）；⑤对糖皮质激素的反应，激素治疗后垂体占位迅速消退、症状好转。满足标准①，或同时满足标准②③，或同时满足标准②③⑤即可诊断。

3. IgG$_4$相关性疾病引起的糖尿病

关于血糖异常与 IgG$_4$-RD 的关系鲜有研究。通常认为血糖升高是继发于 IgG$_4$ 相关性自身免疫性胰腺炎（AIP）。AIP 是由自身免疫介导，以胰腺肿大和胰管不规则狭窄为特征的一种特殊类型的 IgG$_4$-RD。患者多以黄疸、肝功能异常到消化科就诊。由于累及胰腺，患者多数伴有血糖升高，AIP 患者胰腺组织间质性炎症引发糖尿病。但近年来有研究提示，在 IgG$_4$ 水平增高但无 AIP 的患者中血糖异常比例增多。最近有学者提出了 IgG$_4$ 相关性糖尿病，但目前国际上并没有一致的定义。NaokoIto 等研究显示，在血清 IgG$_4$ 水平明显增高的患者，利用 PET-CT 排除 AIP 后，行 OGTT 诊断 IGT 的比例为 17.4%，DM 比例为 52.1%，IGT 及 DM 的比例均高于日本同年龄段人群患病率，提示单纯血清 IgG$_4$ 升高可以引起胰腺内分泌功能损害。因此，提出存在 IgG$_4$ 相关性糖尿病。既往研究对于激素治疗后胰岛功能的改变报道不一致。NaokoIto 等的研究认为，IgG$_4$ 相关性疾病通常存在组织器官的肿胀和间质性炎症。此种免疫机制参与的糖尿病，使用激素治疗不会导致血糖升高，反而可通过抑制 IgG$_4$ 相关的浆细胞局部浸润改善胰岛功能。日本的另一项研究报道，51.6% 的 AIP 患者在诊断 AIP 同时发现 DM，33% 的患者发病前患有 DM。接受糖皮质激素治疗后，以上两组患者仅有 55% 和 36% 的 DM 有所改善。IgG$_4$-RD 作为新命名的一种全身性疾病，其累及器官正逐步增多。

（四）IgG$_4$ 相关性疾病累及呼吸系统的表现

IgG$_4$ 相关性肺病（IgG$_4$-RLD），是指 IgG$_4$-RD 累及呼吸道、肺实质、胸膜及纵隔，伴或不伴其他脏器受累。此病表现多样且隐匿，临床表现上 IgG$_4$-RLD 无特异性，有近 75% 的无症状患者在常规胸部 X 线或 CT 检查时发现。还有一些患者以不典型的呼吸道症状就诊，如咳嗽、咳痰、咯血、气短、胸闷、憋气等。

IgG$_4$-RLD 影像上可以表现为实性结节、肺泡间质改变、多发磨玻璃影、支气管血管束，同时可存在纵隔及肺门淋巴结肿大。患者常可伴有药物过敏、变应性鼻炎、哮喘等病史。病理学是 IgG$_4$-RD 诊断的重要依据。与其他 IgG$_4$-RD 相似，基本病理学改变包括不同程度的纤维化，以 IgG$_4$ 阳性细胞为主的淋巴细胞、浆细胞浸入，并沿支气管血管束、小叶间隔分布或呈弥漫性分布及闭塞性血管炎。一般无管壁的坏死和肉芽肿。

（五）IgG$_4$ 相关性疾病诊断与鉴别诊断

1. IgG$_4$ 相关性疾病诊断

2011 年制定的 IgG$_4$-RD 诊断标准：① 1 个或多个器官特征性的弥漫性或局限性肿大或肿块形成；②血液学检查示血清 IgG$_4$ 升高（＞1350mg/L）；③组织学检查显示，大量淋巴细胞和浆细胞浸润，伴纤维化；组织中浸润的 IgG$_4$ 阳性浆细胞与浆细胞的比值＞40%，且每高倍镜视野下 IgG$_4$ 阳性浆细胞＞10 个。满足①+②+③为确诊；满足①+③为可能；满足①+②为可疑。如果患者以单一脏器表现为主，不能满足综合诊断标准时也可根据脏器特异性诊断标准进行诊断。

2. IgG$_4$ 相关性疾病的鉴别诊断

(1) 与其他 IgG$_4$ 增高的疾病相鉴别：血清 IgG$_4$ 升高是诊断 IgG$_4$-RD 的重要指标，但 IgG$_4$ 增高也可见于过敏、恶性肿瘤如胰腺癌等，IgG$_4$ 相关性疾病需与恶性肿瘤、类风湿关节炎、巨大淋巴结增生、变应性肉芽肿性血管炎、韦格纳肉芽肿、干燥综合征、原发性硬化性胆管炎、继发性腹膜后纤维化等，均可出现血清 IgG$_4$ 水平升高或组织中 IgG$_4$ 阳性浆细胞的浸润，因此在诊断 IgG$_4$ 相关性疾病时应紧密结合临床与病理，切勿单纯依靠组织病理学的改变来诊断。Ghazale 等的研究报道，血清 IgG$_4$ 水平＞1400mg/L 时，AIP 诊断的特异性为 93%；约有 10% 的胰腺癌患者血清 IgG$_4$ 水平升高，但＞2800mg/L 的比例不足 1%。

（2）IgG$_4$ 相关性垂体炎需主要与淋巴细胞性垂体炎相鉴别：淋巴细胞性垂体炎又称自身免疫性垂体炎，主要累及成年女性，尤其是妊娠晚期及产后早期。患者常表现为垂体功能低减，病理表现为垂体淋巴细胞慢性或局灶浸润，常伴有散在的浆细胞、嗜酸性粒细胞和成纤维细胞，疾病后期会表现为纤维化。与 IgG$_4$ 相关性垂体炎血清学表现为 IgG$_4$ 高不同，淋巴细胞垂体炎多表现为高垂体抗体。此外，还需要排除神经类肉瘤病、Wegener 肉芽肿和朗格汉斯细胞组织细胞增生症的垂体受累。

（3）与其他肺部疾病鉴别：需要与肺肉芽肿性病变、肺癌等鉴别。影像学上结节状 18F-FDG 高摄取可能是鉴别 IgG$_4$-RLD 和空洞型肺癌的重要特征。IgG$_4$-RLD 在 PET-CT 上表现为对 18F-FDG 的高摄取，这可能是因为病灶被大量淋巴细胞、浆细胞及少量中性粒细胞浸润，增加病灶内糖酵解所致。

（六）IgG$_4$ 相关性疾病的治疗

2015 年共识明确，对仅表现为无症状轻度淋巴结肿大、腺体肿大的患者可考虑随诊观察；所有症状、活动性的 IgG$_4$-RD 患者均需要进行治疗；如果疾病进展可能会造成器官功能衰竭（如病变累及胆管、肾脏、主动脉、肠系膜、胰腺、硬脑膜等），即使患者无临床症状，也应进行治疗。

1. 糖皮质激素类药物：糖皮质激素类药物是所有活动、初治 IgG$_4$-RD 患者诱导缓解治疗的首选。共识提出对于急性自身免疫性胰腺炎（伴或不伴硬化性胆管炎），起始泼尼松剂量为 30～40mg/d 或 0.67mg/（kg·d），维持 2～4 周后开始减量，每 2 周减 10～20mg/d，20mg/d 维持 2 周后，每 2 周减 5mg。药物疗程各个报道并不一致。在初始治疗后的 3～6 个月可选择停药，而对一些易复发的患者应进行维持治疗，一些日

本学者提出可小剂量激素维持治疗 3 年。但仍有 32% 的患者无论是停用激素还是小剂量激素维持治疗，病情仍会复发。

2. 免疫抑制药治疗：如果 IgG$_4$-RD 患者存在糖皮质激素类药物治疗的禁忌证，或对于部分（而非全部）IgG$_4$-RD 患者糖皮质激素类药单药治疗无法控制病情，或长期使用糖皮质激素类药物发生不良反应，可使用免疫抑制药或在糖皮质激素类药物基础上联合使用免疫抑制药。诱导缓解治疗使患者达到临床缓解后，维持治疗可以使部分患者获益。如 IgG$_4$-RD 疾病复发，可再次起始进行糖皮质激素类药物治疗，同时应考虑联合免疫抑制药，包括硫唑嘌呤、吗替麦考酚酯、甲氨蝶呤、他克莫司、环磷酰胺等。除传统药物外，利妥昔单抗在 IgG$_4$-RD 中也观察到了良好的疗效及应用前景，部分患者可单用利妥昔单抗达到临床缓解，相应疗效及安全性有待大规模随机对照研究。

3. IgG$_4$ 相关性甲状腺炎甲状腺功能正常：HT 患者伴甲状腺功能正常时，可暂不治疗，定期随访甲状腺功能；若伴有甲状腺功能减退症和亚临床甲状腺功能减退症时，可使用左甲状腺激素钠替代治疗；对于 HT 患者，激素主要用于 HT 脑病及疼痛的缓解，对 IgG$_4$ 相关性 HT 患者采用激素治疗，可延缓纤维化过程、改善甲状腺功能。对于甲状腺自身抗体滴度较高、伴亚临床甲状腺功能减退症或甲状腺功能正常的 IgG$_4$ 相关性 HT 患者，是否应该使用激素仍有争论。激素治疗效果主要取决于受累脏器的病变时期，处于炎性反应早期的患者对激素治疗反应较好，而已经形成纤维化的患者反应较差。Raissian 等认为病理类型与治疗反应无关，激素对已呈现广泛纤维化病变的患者也有一定效果。除激素治疗外，应用环磷酰胺、利妥昔单抗等也有一定效果。

4. IgG$_4$ 相关性垂体炎：IgG$_4$ 相关性垂体炎首选激素治疗。大部分 IgG$_4$ 相关性垂体炎患者对激素反应良好，IgG$_4$ 水平迅速降至正常，垂体

占位和增粗的垂体柄迅速缩小，部分患者在激素治疗后其他部位病变包括腹膜后、鼻旁窦心、下颌下腺、泪腺和腮腺亦迅速缩小。常规泼尼松剂量推荐 30mg～60mg/d。一些垂体前叶功能缺损的患者在服用替代剂量的激素后病情即缓解，提示该病对激素非常敏感。少数病例在激素减量时出现垂体占位复发现象，但最后大部分患者可停药。

（王　娜）

参 考 文 献

[1] Dumas O, Abramovitz L, Wiley AS, et al. Epid-emiology of Sarcoidosis in a Prospective Cohort Study of U.S. Women [J].Ann Am Thorac Soc, 2016, 13 (1): 67–71.

[2] Ungprasert P, Carmona EM, Utz JP, et al. Epidemiology of Sarcoidosis 1946–2013:A Population–Based Study [J]. Mayo Clin Proc,2016,91(2):183–188.

[3] Mañá J, Rubio–rivas M, Villalba N, et al. Multidisciplinary approach and long–term follow–up in a series of 640 consecutive patients with sarcoidosis: Cohort study of a 40–year clinical experience at a tertiary referral center in Barcelona, Spain [J].Medicine (Baltimore), 2017, 96(29):e7595.

[4] Tasnim F, Sobia N, Igor E, et al. Vertigo as a predominant manifestation of neurosar–coidosis [J].Case Rep Med, 2015, (2):397046.

[5] Gungor S,Ozseker F, Yalcinsoy M, et al. Conventional markers in determination of activity of sarcoidosis [J].Int Immunopharmacol, 2015, 25:174–179.

[6] Ungprasert P, Carmona EM, Crowson CS, et al. Diagnostic Utility of Angiotensin–Converting Enzyme in Sarcoidosis: A Population–Based Study [J].Lung, 2016, 194:91–95.

[7] Wijsenbeek MS, Culver DA. Treatment of Sarcoidosis [J].Clin Chest Med, 2015,36:751–761.

[8] Baughman RP, Grutters JC. New treatment strategies for pulmonary sarcoidosis: antimetabolites, biological drugs, and other treatment approaches [J].Lancet Respir Med, 2015,3:813–822.

[9] Kobayashi M, Tojo A. Langerhans cell histiocytosis in adults: Advances in pathophysiology and treatment [J]. Cancer science, 2018, 109 (12):3707–3713.

[10] Emile JF, Abla O, Fraitag S, et al. Revised classification of histiocytoses and neoplasms of the macrophage–dendritic cell lineages [J]. Blood, 2016, 127(22)：2672–2681.

[11] Picarsic J, Jaffe R. Nosology and Pathology of Langerhans Cell Histiocytosis [J]. Hematol Oncol Clin North Am, 2015,29(5):799–823.

[12] Emile J F, Abla O, Fraitag S, et a1. Revised classific-ation of histiocytoses and neoplasms of the macrophage-dendritic cell lineages [J]. Blood, 2016, 127 (22): 2672–2681.

[13] Kotecha R, Venkatramani R, Jubran RF, et al. Clinical outcomes of radiation therapy in the manag–ement of Langerhans cell histiocytosis [J].Am J Clin Oncol, 2014, 37(6): 592–596.

[14] Lars H, Winfried R. Smoking–related Interstitial Lung Disease [J].Dtsch Arztebl Int, 2015, 112(4):43–50.

[15] Sun WG, Zhong LS, Chen H. A case of adult generalized cutaneous langerhans cell histiocytosis [J].Ann Dermatol, 2016, 28(2):262–264.

[16] Suri HS, Yi ES, Nowakowski GS, et al. Pulmonary Langerhans cell histiocytosis [J].Orphanet J Rare Dis, 2012,7(1): 16–21.

[17] Girschikofsky M, Arico M, Castillo D, et al. Management of adult patients with Langerhans cell histiocytosis: recommendations from an expert panel on behalf of Euro–Histio–Net [J].Orphanet J Rare Dis, 2013, 8(1): 72.

[18] Haroche J, Cohen–aubart F, Emile JF, et al. Dramatic efficacy of vemurafenib in both multisystemic and refractory Erdheim–Chester disease and Langerhans cell histiocytosis harboring the BRAF V600E mutation [J]. Blood,2013, 121(9): 1495–1500.

[19] Váradi Z, Bánusz R, Csomor J, et al. Effective BRAF inhibitorvemurafenib therapy in a 2–year–old patient with sequentially diagnosed Langerhans cell histiocytosis and Erdheim–Chester disease [J].Onco Targets Ther, 2017, 24(10):521–526.

[20] Park Y S, Chung SH, Lee SK, et al.Melatonin improves experimental colitis with sleep deprivation [J].Int J Mol Med,2015,35(4): 979–986.

[21] Hisanori U, Kazuiehi O, Yasufumi M, et al. A novel

clinical entity, IgG$_4$-related disease (IgG$_4$RD): general concept and details. Mod Rheumatol, 2012, 22 (1): 1–14.

[22] Li XJ, Liu HM. Recent progress of IgG$_4$-related Hashi-moto's thyroiditis [J].Int J Endocrinol Metab, 2014, 34(4):257–259.

[23] Leporati P, Landek-salgado MA, Lupi I, et al. IgG$_4$-related hypophysitis: a new addition to the hypophysitis spectrum [J]. J Clin Endoerinol Metab, 2011, 96(7):1971–1980.

[24] Naoko I, Kunimasa Y, Mitsuhiro K, et al. Analysis of pancreatic endocrine function in patients with IgG$_4$-related diseases, in whom autoimmune pancreatitis was ruled out by diagnostic imaging [J].Endocrine Journal, 2014,61(8):765–772.

[25] Moralex AT, Cignarella AG, Cignarella AG, et al.An update on IgG$_4$-related lung disease [J]. Eur J Intern Med, 2019, 66:18–24.

[26] Matsui S, Yamamoto H, Minamoto S. Proposed diagnostic criteria for IgG$_4$-related respiratory disease [J]. Respir Investig，2016, 54(2): 130–132.

[27] 季兰岚，张卓莉 . 2015 年 IgG$_4$ 相关疾病诊断及治疗国际专家共识推荐意见解读 [J]. 中国实用内科杂志，2017, 37(4):301–302.

[28] Khosroshahi A, Wallace ZS, Crowe JL, et al. International Consensus Guidance Statement on the Management and Treatment of IgG$_4$-Related Disease [J].Arthritis Rheumatol,2015,67(7): 1688–1699.

[29] Khosroshahi A, Stone JH. Treatment approaches to IgG$_4$-related systemic disease [J].CurrOpin Rheumatol, 2011, 23(1): 67–71.

[30] Hart PA, Topazian MD, WITZIG TE, et al. Treatment of relapsing autoimmune pancreatitis with immunomo-dulators and rituximab: the Mayo Clinic experience [J]. Gut, 2013, 62(11):1607–1615.

第六篇

消化内分泌学

主　编　焦　凯　汤旭磊
副主编　罗佐杰　王养维　苏　恒　何金汗

第28章

消化系统的内分泌功能

一、胃肠内分泌细胞的结构和功能

（一）概述

胃肠内分泌细胞是指散在分布于胃、小肠与大肠的上皮和（或）腺体中不同类型的内分泌细胞，尤其在胃幽门部和十二指肠上段分布较多。胃肠道内分泌细胞并不聚成明确的器官或亚结构，但细胞的总量超过其他内分泌腺腺细胞的总和，主要与胃肠道黏膜的面积巨大有关，因此，胃肠道也是人体内最大的内分泌器官。胃肠内分泌细胞分泌的激素统称胃肠激素，这些激素除了参与胃肠道自身的运动和分泌功能的调节，也参与调节其他靶器官或靶细胞的活动。

（二）胃肠内分泌细胞的发生、形态和分布

1. 胃肠内分泌细胞的发生

覆盖在胃肠道的单层细胞不断快速更新，与其他来自内胚层的器官（如肝和肺）上皮细胞不同，后者在生命早期分化，成年后则更新缓慢。在胃肠道中发现的肠内分泌细胞表达几种激素，甚至是转录调节因子，它们最初与神经系统有关。因此，肠内分泌细胞的起源一直存在争议，一些科学家认为是内胚层细胞，另一些科学家认为是神经嵴起源。然而，谱系追踪实验已经令人信服地证明，肠黏膜所有的各类上皮细胞，包括肠内分泌细胞，都是由肠隐窝或胃腺颈部区域的多能干细胞分化而来，是内胚层来源的。因此，虽然神经元和肠内分泌细胞表达一组共同的基因，但它们具有不同的胚胎学起源。

每个肠隐窝包含4～6个干细胞；然而，这些细胞的确切类型直到最近才被揭示。Wnt信号在正常肠隐窝的增殖活性中起重要作用。基于这一认识，Barker N等发现Wnt的靶基因富含亮氨酸重复序列G蛋白耦联受体5/G蛋白耦联受体49（leucine-rich repeat-containing G-protein coupled receptor 5/G-protein coupled receptor 49，Lgr_5/GPR_{49}）表达局限于小肠隐窝最底部的干细胞成分。最重要的是，使用 $Lgr5$-$CreERT_2$ 转基因和 $Rosa26R$ 报告基因小鼠进行的遗传谱系追踪研究，最终证明包括肠内分泌细胞在内的所有上皮谱系均来自肠内表达 Lgr_5 的干细胞。表达 Lgr_5/GPR_{49} 的干细胞进一步可分化分有两个方向：一是分化为表达 Hes1 的胃肠吸收细胞祖细胞，最后分化为肠吸收细胞，$Notch$ 基因对其分化有促进作用；二是分化为表达碱性螺旋-环-螺旋（basic helix-loop-helix，bHLH）转录因子 Math1 的分泌祖细胞（secretory progenitor），Notch 基因对其分化有抑制作用。分泌祖细胞进一步分化为共表达 Math1 和独立生长因子1（growth factor independence 1，Gfi1）非依赖基因的细胞，这种细胞可以有3种结局。一种是分化为共表达 Gfi 和神经原质蛋白3（neurogenin 3，Ngn3）的内分泌祖细胞，在 isthmin 1（Ism1）诱导下，最终分化为神经源性分化蛋白D阳性

的内分泌细胞；第二个途径是直接分化为表达Krueppel样因子4（Krueppel-like factor 4，Klf4）的杯状细胞；第三种途径是先分化为帕内特（Panth）细胞和Klf4杯状细胞的共同祖细胞，再进一步分化为表达的杯状细胞或表达Y染色体性别决定区基因盒9 [sex-determining region on Y（SRY）-box-9，SOX9] 的Panth细胞。

肠内分泌细胞的发生和分化中涉及多种信号途径和多种转录因子，如Notch信号通路、bHLH转录因子、锌指蛋白（zinc-finger）转录因子、同源结构域转录因子、配对和同源结构域蛋白转录因子、NK类和同源域蛋白转录因子等。仍有许多问题没有解决，例如胃肠内内分泌细胞在胃肠道中是如何向特定细胞分化，控制它们在胃肠道的分布和数量是否有治疗价值等。与胰腺的内分泌细胞聚集在一起形成胰岛不同，胃肠内分泌细胞常一单个细胞分散存在于整个胃肠道黏膜。我们对肠道激素的区域特异性表达机制知之甚少。虽然利用遗传学手段已经揭示了肠内分泌细胞分化过程中几个关键转录因子的功能，但这些转录因子在多种内分泌细胞类型中如何指导和控制基因表达的确切机制尚未明确。目前还不清楚这些转录因子在成年个体能不能控制激素的表达，以及在多大程度上控制的激素表达。然而，在不久的将来，通过采用Cre/LoxP系统，在个体发育的不同阶段进行基因缺失等进行研究，将克服这种限制。由于胃肠道上皮在成人的一生中不断更新，因此有可能在将来的某一天利用这些细胞的分化来治疗代谢和胃肠道疾病。胃肠内分泌细胞分化调节的相关机制可以参阅本章的相关综述文献（May CL等，2010）。

2. 胃肠内分泌细胞的形态和分类

在常规HE染色的切片上，胃肠内分泌细胞不易与其他细胞区分。这些胃肠内分泌细胞因其分泌颗粒具嗜铬性、嗜银性或亲银性，因此采用非特异性的组织学染色（如铬或银浸染），可以将内分泌细胞的内分泌颗粒染成黑色终产物，这些细胞则可以显示出来。但使用甲苯胺蓝染色，内分泌细胞的细胞质不着色，因此被称为"透明细胞"。由于抗体制备技术的发展引起方法学极大进展，免疫细胞化学染色方法的应用，彻底改变了内分泌系统形态学研究的方式。目前主要用免疫组织化学染色法来显示这些细胞。通过特定激素性肽（和胺）的特异性抗体，可以确定每种特定细胞的类型和分布。有趣的是，不同物种间内分泌细胞的分布并不是恒定的，这是否是由饮食习惯差异造成的结果还有待确定。

胃肠内分泌细胞大多位于胃肠道其他上皮细胞之间，常单个存在，外形不规则、多呈圆锥形、可有突起。基底部附于基膜，细胞基底部可形成基底侧突与邻近细胞相接触。胞质中含有少量粗面内质网与高尔基复合体，最显著的形态特点是含有激素的内分泌颗粒集中分布于细胞基底部，因此胃肠内分泌细胞也称为基底颗粒细胞。不同的内分泌细胞，其分泌颗粒的形状、大小与电子密度不同。然而，考虑到颗粒形态的巨大种间差异，这种分类的应用是具有很大的局限性。也许最重要的用途就是用于人类病理学研究，在这种情况下，可根据已知的不同分泌颗粒的超微结构特征判断内分泌肿瘤类型。

胃肠内分泌细胞具有高度极性，刺激后随时可通过基底部细胞膜释放激素。胃肠内分泌细胞根据其超微结构结构特点可分为两型：开放性和闭合型。开放型内分泌细胞较多，细胞游离面面向胃肠道腔面，细胞游离面有明显微绒毛。这类细胞对胃肠腔内食物成分的刺激和pH变化等化学信息敏感，可感受管腔内相关刺激引起其内分泌活动的改变。闭合型细胞较少，细胞的顶部被相邻的胃肠道上皮细胞覆盖而不能与胃肠道腔面接触。这种细胞不能感受胃肠腔内成分的刺激，其内分泌活动主要感受胃肠运动的机械刺激，或者受其他内分泌细胞分泌激素的调节。

根据内分泌细胞的分泌的主要激素产物及其分泌颗粒的超微结构特征，肠内分泌系统至少由15种不同类型的细胞组成。包括分泌生长抑素（somatostatin，SS）的 D 细胞，分泌血管活性肠肽（vasoactive intestinal peptide，VIP）的 D_1 细胞，分泌生长激素释放肽和肥胖抑制素的 $P-D_1$ 细胞，分泌 5- 羟色胺（5-hydroxytryptamine，5-HT）即血清素的嗜铬细胞（enterochromaffin cell，EC 细胞），分泌 P 物质（substance P，SP）的 P 细胞，分泌铃蟾肽（bombesin，BN）的 P 细胞，分泌组胺的嗜铬样（enterochromaffin like，ECL）细胞，分泌 17 个氨基酸胃泌素的 G 细胞和分泌 34 个氨基酸胃泌素的肠胃泌素（intestinal gastrin，IG）细胞，分泌胆囊收缩素 - 促胰酶素（cholecystokinin-pancreozymin，CCK-PZ）的 I 细胞或 CCK 细胞，分泌抑胃多肽 / 葡萄糖依赖性促胰岛素释放肽（gastric inhibitory polypeptide/glucose-dependent insulinotropic polypeptide，GIP）的 K 细胞，分泌肠高血糖素（enteroglucagon，EG）或高血糖素样肽 1/2（glucagon-like peptide 1/2，GLP1/2）、胃泌酸调节素（oxyntomodulin，OXM）和酪酪肽（protein YY，PYY）的 L 细胞，分泌胃动素的 M 细胞，分泌神经降压素（neurotensin，NT）的 N 细胞，分泌胰多肽（pancreatic polypeptide，PP）的 PP 细胞，分泌促胰液素（secretin）或血清素（5-HT）的 S 细胞。

3. 胃肠内分泌细胞在胃肠道的分布

胃肠内分泌细胞分布于胃肠道不同部位，采用 Singh 亲银（argentaffin）法和 Grimelius 嗜银反应两种特异性染色法对大鼠小肠上皮肠内分泌细胞（嗜银和嗜银细胞）进行计数。结果发现，这些细胞在十二指肠近端和回肠末端的数量最多，大鼠小肠上皮内的肠内分泌细胞大部分为嗜银细胞。根据现有资料，将胃肠道不同器官的胃肠道内分泌细胞主要类型总结如下。

（1）胃：胃的不同部位存在的细胞类型也有变化，贲门部位是否存在胃肠内分泌细胞还不清楚。胃体部位主要有 D 细胞、ECL 细胞；胃底部位主要有 D 细胞、D_1 细胞、$P-D_1$ 细胞、EC 细胞、ECL 细胞、P 细胞、PP 细胞；幽门部主要为 D 细胞、D_1 细胞、EC 细胞、G 细胞、P 细胞、PP 细胞。胃窦部位主要的内分泌细胞包括 G 细胞和开放型的 D 细胞。有的研究认为在人胃体部只存在 SS 细胞和 ECL 细胞，不存在分泌胃泌素、CCK、胃动素、促胰液素、GIP、NT、EG 和 PYY 的内分泌细胞，在人的胃窦部主要存在的内分泌细胞是 SS 细胞和分泌胃泌素的 G 细胞（分泌 17 个氨基酸胃泌素的细胞较丰富，分泌 34 个氨基酸胃泌素的细胞数量相对较少），不存在分泌其他激素的内分泌细胞（引自 Greeley GH 主编的 *Gastrointestinal Endocrinology*）。

（2）十二指肠：十二指肠存在的胃肠内分泌细胞类型较少，主要为 G 细胞、I 细胞、S 细胞。在人的十二指肠主要存在的内分泌细胞是分泌 SS 的 D 细胞、分泌 34 个氨基酸胃泌素的 IG 细胞、分泌 CCK 的 I 细胞、分泌促胰液素的 S 细胞、分泌胃动素的 M 细胞、分泌 GIP 的 K 细胞，不存在分泌其他激素的内分泌细胞（引自 Greeley GH 主编的 *Gastrointestinal Endocrinology*）。

（3）空肠：空肠存在的胃肠内分泌细胞种类较多，包括 D 细胞、D_1 细胞、EC 细胞、I 细胞、K 细胞、L 细胞、M 细胞、P 细胞、S 细胞。在人类空肠相对较多的胃肠内分泌细胞是分泌 CCK 的 I 细胞和 GIP 的 K 细胞，其次是分泌 SS 的 D 细胞、分泌胃动素的 M 细胞和分泌促胰液素的 S 细胞，分泌 NT 的 N 细胞和分泌 EG 或 GLP 的 L 细胞也少量存在，分泌其他激素的细胞没有发现。

（4）回肠：回肠存在的胃肠内分泌细胞类型与空肠差不多，但部分细胞类型不同，包括 D 细胞、D1 细胞、EC 细胞、K 细胞、L 细胞、M 细胞、N 细胞。人类回肠最多的胃肠内分泌细胞是分泌 NT 的 N 细胞、分泌 EG 的 L 细胞，其次是分泌

PYY 的 L 细胞和分泌 SS 的 D 细胞，其他内分泌细胞没有发现。

(5)结肠：结肠存在的胃肠内分泌细胞类型除了在胃和空肠、回肠均存在的 D 细胞、D1 细胞、EC 细胞外，还有 L 细胞和 PP 细胞。人类结肠存在的胃肠内分泌细胞主要是 D 细胞、分泌 EG 和 PYY 的 L 细胞，未见其他类型的胃肠内分泌细胞。

(三)胃肠内分泌细胞分泌的激素

目前已知胃肠内分泌细胞分泌的激素或生物活性物质主要成分为肽类和胺类。

1. 肽类激素

胃肠内分泌细胞分泌的肽类激素较多，主要包括胃泌素（有 17 个或 34 个氨基酸两种类型）、EG（指的是存在于肠道的 GLP，与抗高血糖素抗血清的氨基末端有交叉反应，与抗高血糖素抗血清的羧基末端不存在交叉反应；从下部肠道分离出两类具有这种特征的肽：69 个氨基酸的肠高血糖素和 37 个氨基酸的 OXM）、SS（在胃是 12 个氨基酸；在肠为 28 个氨基酸）、GLP1（一种 30 个氨基酸的肽）、GLP2（一种 32 个氨基酸的肽）、葡萄糖依赖性促胰岛素释放多肽（glucose-dependent insulinotropic polypeptide，GIP）也称抑胃肽（胃窦处分泌的 GIP 为 17 个氨基酸的肽、肠分泌的 GIP 为 34 个氨基酸的肽）、胆囊收缩素（cholecystokinin，CCK，有 58 和 39 个氨基酸两种类型）、胃动素（一种 22 个氨基酸的肽）、促胰液素（一种 27 个氨基酸的肽）、神经降压素（neurotensin，NT，一种 13 个氨基酸的肽）、PYY（一种 32 个氨基酸的肽）、生长激素释放肽（一种 28 个氨基酸的肽）、胰多肽（pancreatic polypeptide，PP，一种 36 个氨基酸的肽）、VIP（一种 28 个氨基酸的肽）、BN（一种 14 个氨基酸的肽）、obestatin（一种来自 preproghrelin 前体的 23 个氨基酸的肽）、SP（一种 11 个氨基酸的肽）、CGRP（一种 37 个氨基酸的肽）、胰抑素（一种 48 个氨基酸的肽）。

2. 胺类

胃肠内分泌细胞分泌的生物活性胺种类较少，主要包括组胺和 5- 羟色胺（5-HT）。

(四)激素分泌的调节

胃肠内分泌细胞的分泌可以受到多种因素的调节，包括肠腔内容物、黏膜层的机械刺激、血循环的各种因子和神经支配。胃肠内分泌细胞具有高极性，含有激素的内分泌颗粒集中分布于细胞的基底部，胃肠内分泌细胞的分泌颗粒中含肽和（或）胺类激素，刺激后随时可通过基底部细胞膜释放激素进入固有层的毛细血管，经血循环运送并作用于靶细胞，为经典的内分泌作用；如果内分泌细胞的产物在局部释放，只影响周围细胞的活动（如 SS），就是旁分泌作用，具有旁分泌功能的内分泌细胞常具有很长的基部突起，产生的因子可以作用于邻近较大范围的细胞。而自分泌是指内分泌细胞分泌的产物作用于自身细胞调节自身的分泌。神经递质因子的受体被认为位于基底侧细胞膜上，而免疫反应性神经纤维则位于这些细胞附近。

开放型胃肠内分泌细胞通过各种机制共同感受肠道内的各种物质的刺激，包括内分泌细胞表面膜上的 G 蛋白耦联受体（G-protein-coupled receptors G-protein-coupled receptors，GPCR）家族或通过溶质载体（solute carriers，SLC）家族。几种管腔物质的作用机制与舌黏膜中的味觉感受器相同。虽然这些感受器不参与味觉的主观感知，但在某种意义上，肠道"品尝（taste）"这些化学物质，以确定吸收到血液中的物质的性质，从而调节胃肠道，调节新陈代谢。在闭合型细胞中，缺乏一个主要的调节元件，即来自肠腔内容物的刺激。

其中研究已获得了一些比较清楚的结论：① D 细胞：胃部主要分泌 14 个氨基酸的 SS，在小肠则分泌 28 个氨基酸的 SS，主要以旁分泌方式调节邻近细胞的分泌。② EC 细胞：分泌的 5-HT 可刺激平滑肌收缩，与肠的运动有关，尚可抑制胃酸分泌、扩张血管。③ ECL 细胞：释放的组胺主要作用于邻近的壁细胞，刺激盐酸的分泌，还可调节 SS 的分泌。④ G 细胞：在胃分泌的 17 个氨基酸胃泌素，在小肠则分泌 34 个氨基酸胃泌素，刺激壁细胞的泌酸功能并促进胃体区生长因子分泌，对胃体 SS 分泌也有调节作用。⑤ I 细胞：产生 58 个氨基酸和 39 个氨基酸的 CCK，兼有促进胰外分泌部的胰酶分泌和胆囊收缩的作用，故称为 CCK-PZ，也能调节 SS 的分泌，刺激胰岛素分泌。⑥ S 细胞：产生的 27 个氨基酸的促胰液素可刺激胰导管上皮细胞分泌水和碳酸氢盐，导致胰液分泌量剧增。此外，还能与 G 细胞相拮抗，抑制胃泌素的释放和胃酸的分泌。⑦ M 细胞：分泌 22 个氨基酸的胃动素，启动胃移行性运动综合波（migrating motor complex，MMC）活性，抑制胃酸分泌。MMC 是禁食期间发生在胃和小肠的一种循环的、重复出现的运动模式。⑧ N 细胞：分泌的 13 个氨基酸的 NT 可抑制胃酸的分泌。⑨ L 细胞：分泌的 37 个氨基酸的 OXM 和 36 个氨基酸的 PYY 可抑制胃酸的分泌；分泌的 30 个氨基酸的 GLP-1(7-36)可刺激胰岛素释放并调节 SS 的分泌；分泌的 32 个氨基酸的 GLP-2 作用还不清楚。

在整个胃肠道中，管腔因素在调节激素释放中起重要作用。这种调节可以通过直接作用于极化的内分泌细胞或通过激活固有神经反射途径来实现。因此，动物的进食习惯可确保用于调节消化和吸收过程所需激素的适当释放。在胃中，迷走神经在整合分泌过程中起重要作用，尽管在最终的效应机制中存在明显的种间差异。在肠内，肠腔内容物激活固有神经通路似乎对激素应答的整合更为重要，有关胃肠内分泌细胞的定位、分泌物、刺激物及受体和主要功能简要总结于表 28-1。

（黄晓峰）

二、消化道内分泌病理生理

（一）前言

胃肠道黏膜内的内分泌细胞分泌的激素统称为胃肠激素。胃肠激素的化学成分是多肽，可作为循环激素、也可作为旁分泌激素在局部或者分泌到肠腔发挥作用。胃肠器官不仅是消化器官，而且因为胃肠道黏膜面积大、所含内分泌细胞的数量多，所以也是人体内最复杂、最大的内分泌器官。有些胃肠激素不仅存在于胃肠道，而且还存在于脑组织内；也有一些肽类物质最早发现存在于脑内，现在发现胃肠、胰等消化器官中也存在，这种肽类物质被称为脑肠肽，如胃泌素、P 物质、胆囊收缩素、神经降压素、生长抑素等均属脑肠肽。

根据来源和结构以及功能的相似性，胃肠激素大致分为四个家族：①胃泌素族，主要是胃泌素和胆囊收缩素；②促胰液素族，主要有促胰液素、舒血管肠肽、胰升糖素和抑胃肽；③ P 物质族，包括 P 物质、神经降压素、铃蟾肽；④胰多肽族，有胰多肽、神经肽 Y、酪酪肽。

胃肠激素的生理功能主要表现在以下几个方面：调节消化道的运动和消化腺的分泌；调节胃肠道血流；调控其他激素的释放；刺激消化道组织细胞的代谢和生长；细胞保护作用以及调节食欲作用。

（二）胃肠激素对消化器官的调节作用

胃肠激素可作为循环激素、旁分泌激素发挥作用，有些胃肠激素也可以作为支配胃肠的肽能神经元递质而发挥作用。作为神经 – 内分泌 – 免疫网络中的一分子，胃肠激素与其他活性物质如化学递质、细胞因子等共同作用，影响着胃肠道的分泌、运动、吸收、血液供给和代谢，维持机体正常的生理功能。

1. 胃肠激素对消化器官调节的特点

(1) 功能多样性：胃肠激素对胃肠道的影响

表 28-1　胃肠道内分泌细胞的定位、调节和主要功能

EEC	定位	分泌物	刺激物	受体	主要功能
G 细胞	胃窦	胃泌素	促进分泌：GRP、肽、氨基酸；抑制分泌：生长抑素	细胞外钙离子感传感受体（CaSR）、G 蛋白耦联受体 C 类 6 族亚型 A（AGPR$_{C6A}$）、生长抑素受体（SSTR）	增加壁细胞盐酸分泌
P–D1 细胞	胃底	生长激素释放肽、肥胖抑制素	促进分泌：糖类、苦啤酒	1 型味觉受体亚基 3（T$_1$R$_3$）、2 型味觉受体（T$_2$R）	饥饿控制和生长激素释放
D 细胞	胃窦（开放型）胃体（闭合型）	生长抑素 生长抑素	促进分泌：H$^+$、胃泌素、CCK	CCK–A 受体、CCK–B 受体	抑制胃泌素释放；抑制胃酸分泌
S 细胞	十二指肠	肠促胰液素	促进分泌：肠促胰液素释放肽（SRP）		刺激胰腺分泌；延迟胃排空
I 细胞	十二指肠	CCK	促进分泌：脂肪产物、肽、氨基酸	GPR$_{120}$、游离脂肪酸受体 1（FFAR$_1$）、GPR$_{92}$、CaSR、T$_1$R$_1$、T$_1$R$_2$、T$_1$R$_3$	刺激迷走神经，增加胰酶原分泌，促进胆囊收缩
K 细胞	十二指肠–空肠	葡萄糖依赖性促胰岛素释放肽（GIP）	促进分泌：糖类、LCFA、氨基酸	钠葡萄糖共转运蛋白 1 型（SGLT–1）、GPR$_{120}$、FFAR1	
L 细胞	近端回肠	GLP–1	促进分泌：糖类、长链脂肪酸、氨基酸、苦啤酒	T$_1$R$_2$~T$_1$R$_3$、SGLT–1、GPR$_{120}$、FFAR$_1$、GPR$_{C6A}$、T$_2$R	延迟胃排空；增加胰岛素分泌
L 细胞	远端回肠，结肠	PYY，GLP–1	促进分泌：短链脂肪酸	FFAR$_2$、FFAR$_3$	抑制胃肠运动；抑制胃和胰腺的分泌
M 细胞	小肠	促胃动素	促进分泌：脂肪、H$^+$；抑制分泌：氨基酸和 SS		启动 MMC 相
N 细胞	回肠	NT	促进分泌：脂肪酸	P 型肾上腺素能受体、GRP/BN 受体、毒蕈碱受体	抑制胃分泌并延迟胃排空；刺激胰腺和肠分泌

涉及消化道器官的分泌、运动、吸收、血液循环和新陈代谢，说明胃肠激素对消化道器官功能的影响是多方面的。

(2) 机制多样性：胃肠激素种类多，发挥作用的机制涉及广泛。例如，胃肠激素可以通过中枢神经系统发挥调节胃肠道功能的作用；SP 可以通过调节背根神经元的兴奋性影响内脏痛阈和肠道敏感性。有的胃肠激素主要是通过外周器官发挥作用，例如 Das 与其受体结合，促进胃酸、胃蛋白酶分泌以及胃窦、幽门括约肌收缩，抑制胃排空。因此，胃肠激素呈现出中枢和外周水平的不同调节机制。

(3) 作用多样性：胃肠激素对胃肠道器官有的表现为刺激作用，例如胃泌素（Gas）能够刺激胃壁细胞上的 Gas 受体，促进胃酸的分泌。有的呈现出抑制作用，例如生长抑素（SS）通过抑制 cAMP 的生成，进而抑制胃壁细胞合成和分泌胃酸。还有的胃肠激素因为受体的类型不同或作用方式不同而表现出双重作用，例如 CCK 通过其 A 型受体（CCKA）机制胃酸分泌，通过其 B 型受体（CCKB）刺激胃酸分泌；而血管活性肠肽（VIP）既可增加胃黏膜 cAMP，直接刺激胃酸分泌，又能增加 SS 分泌，抑制胃酸的分泌，因此呈现双向作用。

(4) 调节方式多样性：直接作用，胃肠激素通过其受体直接作用于胃肠道组织细胞，生成生物学效应。例如 Gas 直接激活胃壁细胞上的 Gas 受体，促进胃酸分泌；胃泌素释放肽（GRP）直接与 G 细胞的 GRP 受体结合，刺激释放 Gas。间接作用，胃肠激素对胃肠消化功能是通过其他活性物质发挥调节作用的，例如，降钙基因相关肽（CGRP）可能通过抑制 Gas 分泌、增加 SS 分泌，实现其对胃酸分泌的调节作用。

2. 胃肠道激素对消化器官的调节作用

(1) 对胃酸分泌的调节：胃酸是由胃壁细胞分泌的，干预胃壁细胞即可影响胃酸分泌。在胃壁细胞表面主要有乙酰胆碱受体、胃泌素受体和组织胺受体，刺激或者抑制这些受体可增加或减少胃酸分泌。

刺激乙酰胆碱受体受体促进胃酸分泌，抑制乙酰胆碱受体减少胃酸分泌。迷走神经兴奋时，其神经末梢释放的乙酰胆碱可弥散至壁细胞表面，与乙酰胆碱受体结合可促进胃酸分泌。酪酪肽（PYY）可能通过收缩胃血管，减少胃黏膜血流，抑制胆碱能神经实现抑制胃酸分泌的作用。

调节 G 细胞的 Gas 合成、分泌以及干预 Gas 受体活性等因素均可影响胃酸的分泌。胃泌素（Gas）和生长抑素（SS）是调节胃酸分泌的主要胃肠激素，其他胃肠激素大多是通过调节 Gas 和 SS 的分泌发挥作用。胃窦 G 细胞分泌的 Gas 可直接与胃泌素受体结合刺激壁细胞分泌胃酸，又可刺激肠嗜铬样（ECL）细胞分泌组胺，间接促进壁细胞分泌胃酸。SS 通过抑制壁细胞内的 cAMP 生成，进而抑制 G 细胞释放 GAS。此外，SS 也能直接抑制 GAS 的基因表达，还可以通过抑制 ECL 细胞释放组胺，从而抑制胃酸的分泌。从铃蟾皮肤提取的含 14 个氨基酸的多肽称为铃蟾肽，是由哺乳类动物的胃和十二指肠 P 细胞分泌的。含有 27 个氨基酸残基的铃蟾肽称为胃泌素释放肽（GRP）。GRP 可以直接作用于 G 细胞上的受体而刺激 Gas 释放，促进胃酸的分泌。GRP 也能刺激 D 细胞释放 SS，通过间接作用抑制胃酸的分泌，但 G 细胞对 GRP 的刺激反应更强，因此 GRP 的作用以促进胃酸分泌为主。CCK 与其 A 型受体 CCKA 结合，通过内源性 SS 抑制胃酸分泌，与其 B 型受体 CKKB 即 GAS 受体结合，刺激胃酸分泌。表皮生长因子（EGF）和 VIP 对胃酸的分泌也呈双向调节，但调节机制有所不同。一方面，EGF 通过减少壁细胞内 cAMP 含量抑制 Gas 的分泌，导致胃酸分泌减少；另一方面，它也能通过刺激 Gas 的合成刺激胃酸的分泌。而 VIP 是通过增加胃黏膜 cAMP 直接刺激胃酸分泌，又能通过促进 SS 分泌间接抑制胃酸分泌。降钙基因相关肽（CGRP）对胃酸的分泌的调节可能与通过抑制 GAS 分泌增加 SS 的分泌有关。抑胃肽（GIP）通过刺激 SS 释放实现其对胃酸分泌的抑制作用。甘丙肽（GAL）有抑制 GAS 的作用，可直接、间接调节 GAS 的合成、释放及其作用，均可影响胃酸的分泌。

由于胃壁细胞表面存在组胺受体，故壁细胞邻近的肥大细胞分泌的组胺可弥散至壁细胞表面，与组胺受体结合促进胃酸分泌。另外，胃酸刺激促胰液素的分泌、促胰液素负反馈作用又可减少胃酸分泌。

(2) 对胰液分泌的调节：胰液主要成分是胰蛋白酶、水和 HCO_3^-。刺激胰液分泌的胃肠激素主要有促胰液素（secretin，Cec）和 CCK。抑制胰液分泌的胃肠激素主要有胰高糖素（GL）、酪酪肽（PYY）、胰多肽（PP）和 SS。

十二指肠内的酸碱度是调节胰液的分泌的主要因素，酸度越强，胰液分泌越多。其主要机制是酸度越强，Sec 分泌越多。Sec 能够刺激胰导管细胞主要分泌水和 HCO_3^-，以中和十二指肠内的酸度，但对胰酶分泌的作用相对较弱。CCK 与 Sec 相反，主要刺激胰腺泡细胞分泌胰蛋白酶，对水和 HCO_3^- 的作用较小。神经降压素（NT）与 CCK 和 Sec 有一定的协同作用，GAS、VIP 对胰液分泌也有微弱的刺激作用，能够刺激胰腺分泌。胰高糖素可通过减弱 Sec、CCK 刺激而抑制胰腺分泌。肠腔内脂肪可使结肠、回肠黏膜的内分泌细胞分泌 PYY，PYY 及 PP 可抑制基础胰液分泌以及迷走神经刺激引起的胰液分泌。近年来，对于胰液分泌机制研究表明，在生理情况下 CCK 经迷走胆碱能神经通路刺激胰腺分泌，但当迷走神经传入功能丧失后，局部的肠 - 胰神经通路可代偿性地调节胰酶分泌，例如，临床上发生急性十二指肠扩张时，肠 - 胰神经反射可直接抑制胰液分泌。形态学研究也发现，胰腺的内外分泌细胞间及毛细血管间有直接联络，内分泌激素可刺激或抑制外分泌，例如 GL、SS、PP 可抑制外分泌，而胰岛素可增强 CCK 对胰酶分泌的刺激作用。

(3) 对胃肠运动的调控：胃肠运动包括胃特有的运动形式"容受性舒张"，小肠特有的运动形式"分节运动"，以及胃肠道平滑肌共有的运动形式"紧张性收缩"和"蠕动"。胃肠运动受许多因素影响，对温度和化学试剂敏感，受肠肌间神经丛支配。胃肠激素是调控胃肠运动的重要因素之一，主要通过两条途径发挥作用：①以内分泌形式通过血循环或旁分泌形式，作用于胃肠平滑肌细胞相应的受体；②经胃肠肽能神经释放递质，对胃肠运动起调控作用。例如 CCK 通过神经介导或直接刺激胃肠道平滑肌，使胆囊收缩，致 Oddi 括约肌松弛，使胃松弛及排空延缓，引起剂量依赖性的下段食管括约肌（LES）松弛。胃动素（MOT）通过直接作用或神经介导对胃肠道平滑肌发挥作用，是唯一只在消化间期发挥作用而与进食无关的激素。在消化期间 MOT 呈周期性释放，引起胃和小肠产生消化间期移行性运动复合波，诱发胃强烈收缩和小肠明显的分节运动，对胃肠腔内容起清扫作用。MOT 的胃排空作用与食物的种类有关，它主要加速葡萄糖的胃排空，对脂肪餐的胃排空无明显影响。

PYY 由小肠结肠内分泌细胞分泌，NPY 存在于肌间神经丛、黏膜下神经丛以及其他周围和中枢神经元中。PYY 和 NPY 属同族肽，依据受体亚型分布不同，PYY 与 NPY 的作用可分为直接作用和神经介导，最终效应反映了对平滑肌的直接收缩作用与抑制己酰胆碱（Ach）释放的间接舒张作用之间的平衡。

胃肠运动受肠肌间神经丛支配。胃肠道环行肌和纵行肌间的肌间神经丛主要有两类神经元，一类是含垂体腺苷酸环化酶激活肽（PACA）/VIP，同时含 NO 合成酶（NOS），支配环行肌的抑制性运动神经元，其功能为介导松弛，抑制节律性收缩活动；另一类含 Ach，同时含速激肽、SP 和神经激肽 A（NKA），支配兴奋性运动神经元，对环行和纵行肌均有支配作用，引起平滑肌收缩，增加基础张力或节律性收缩幅度。两类均受胃肠激素支配，但两类之间无交叉。胃肠蠕动初期 SS 释放，解除了对 PACA/VIP/NOS 运动神经元的抑制，致环行肌松弛、纵行肌收缩，随后 Ach/ 速激肽释放增加，引起环行肌收缩和纵行肌松弛，推进肠内容物。因此，肠肌间神经丛支配胃肠运动受胃肠激素调控。

(4) 胃肠激素对血流的调节：参与肠系膜血流调节的神经有三类，即交感神经、副交感神经和非肾上腺非胆碱（NANC）血管舒缩神经。

NANC 主要是肽能神经，大多与经典的肾上腺素能或胆碱能递质共存，释放的胃肠肽有 VIP、NPY、CGRP 和 SP 等。NANC 神经除释放递质直接作用外，还通过内皮细胞和肥大细胞释放血管舒张因子，间接作用于血管平滑肌。CGRP 是迄今发现的最强内源性舒张血管物质，VIP 也是 NANC 递质，有广泛的血管扩张作用，两者均参与胃肠道血流的应变性调节。神经降压肽可引起小肠血管舒张和血压降低；生长抑素能减低内脏及门静脉血流；NPY 能引起血管收缩。大多数胃肠黏膜产生的肽类注入腹部循环，都有扩血管作用。餐后这些物质被释放进入胃肠黏膜组织间隙，对餐后胃肠道充血有调节作用，所以胃肠激素是血流应变性调节的重要因素。

(5) 细胞保护作用：生长抑素具有广泛的细胞保护作用，它能防止氧自由基对胃黏膜的损伤，使细胞存活率、乳酸脱氢酶漏出和谷胱甘肽氧化酶活性恢复正常。神经降压肽对实验性溃疡有保护作用；神经降压肽对肝细胞亦有保护作用。

(6) 调节其他激素的释放：抑胃肽有促胰岛素分泌作用；促胰液素、缩胆囊素也有促胰岛素分泌作用；而甘丙素和降钙素基因相关肽有抑制胰岛素分泌作用。另外，生长抑素具有抑制多种激素分泌的作用。

（三）胃肠道内分泌激素分泌紊乱的原因

食物是引起胃肠激素分泌的天然刺激物，但不同内分泌细胞对不同食物成分的反应强度有差异。例如，酸性物质是促胰液素细胞的最强刺激物，而蛋白质和脂肪的消化产物对分泌胆囊收缩素的细胞有较强的刺激作用。正常情况下，在空腹时各种胃肠激素分泌都比较少，而饭后则有不同程度地升高。在某些情况下，胃肠激素会分泌异常，将其归类如下。

1. 生物学因素

某些细菌病毒感染可导致胃肠激素分泌异常。例如幽门螺杆菌（Hp）感染时，十余种胃肠激素发生明显增多，其中 GAS 增幅最大，其次为生长抑素（SS），并且表皮生长因子、肠高糖素、缩胆囊素和抑胃素等都有变化。在轮状病毒（RV）感染引起的胃肠炎时，血清 P 物质（SP）明显低于正常人，但患者粪上清液中 SP 水平明显高于其血清 SP，提示在 RV 胃肠炎的发病机制中，SP 水平的变化可能与严重水泻有关。

2. 疾病因素

发生某些胃肠道疾病时，胃肠激素会发生明显的变化，胃肠道疾病与胃肠激素可以互为因果，但有时也难以辨明因与果。例如，慢性萎缩性胃炎大鼠胃动素、胃泌素分泌减少；创伤应激后兔的血浆中胃动素（MOT）、胃泌素（GAS）、胰高血糖素（GL）含量升高；胆汁反流性胃炎患者胃、十二指肠黏膜中的 SS、VIP、胃动素（MT）、血管加压素（AVP）含量明显减少，β-内啡肽（β-EP）含量显著增加，提示胃肠激素可能参与胃、幽门和十二指肠的运动调节以及胆汁反流的发生。另外，某些十二指肠球部溃疡患者的胃酸增高是由于胃、十二指肠黏膜中 D 细胞分泌生长抑素减少而导致胃泌素分泌增多；乳糜泻患者 CCK 和 SEC 释放异常引起胰腺的分泌功能降低；急性腹泻患者常有血清胃动素等增多；食管下段神经节变性致使 VIP 减少或缺乏引起食管下括约肌张力增加，可能诱发贲门失弛缓症；先天性巨结肠患者习惯性便秘可能是因为病变部位结肠壁肌间神经细胞缺乏 Vip，引起肌张力增加所致；胆囊平滑肌的 CCK 受体缺乏引起胆囊排空障碍，可能是胆结石发生的原因之一。胃肠道中内分泌肿瘤（如胃泌素瘤、血管活性肠肽瘤、胰高血糖素细胞瘤和胰多肽瘤）常常是胃肠激素分泌增多的重要原因之一。例如，胃泌素瘤多见于胰腺及胃窦部，常因胃酸分泌增多导致多发性消化性溃疡、腹泻、胃肠道出血和穿孔等；而血管活性肠肽瘤（vipoma）是以水样泻、低血钾、无胃酸或低胃酸为特征的内分泌肿瘤综合征。

3. 运动因素

有研究显示，短期的饮食调节联合一个运动周期可降低胃饥饿素（ghrelin）水平，升高 PYY 及胰高血糖素样肽 –1（GLP-1）水平，从而有效改善摄食与体质量。长时间耐力运动（马拉松赛）后 GAS、PP、SEC、VIP、SS 等血浆浓度显著升高，而短时间大强度运动对 VIP、SEC、NT 的血浆浓度影响不大或无影响。

运动时 GAS 的释放与迷走神经兴奋、扩张胃窦、食物等因素有关；VIP 的释放也与迷走神经、十二指肠内容物有关。有人认为，运动时胃肠激素浓度升高可能与运动时胃肠道缺血及能量代谢需求有关。有研究显示，运动训练时血浆浓度 VIP、SEC 升高，但在补充葡萄糖后，则可使运动时升高的 VIP、SEC 浓度明显下降，甚至趋于正常。

4. 不良生活方式

不良的饮食习惯、不良的生活作息、不良的情绪及压力、不良的生活环境都会引起神经内分泌的变化，这些变化长期存在也会导致胃肠激素分泌的异常，继而呈现胃肠道功能异常。

（李志超）

三、脑肠轴

（一）脑肠轴与能量代谢平衡

1. 脑肠轴参与能量平衡与中枢整合的主要核团、激素和神经通路

(1) 参与能量稳态调节的主要中枢结构域：中枢结构域主要包括室旁核（paraventricular nucleus，PVN）、杏仁核（arcuate nucleus，ARC）、腹内侧核（ventromedial nucleus，VMN）、背内侧核（dorsomedial nucleus，DMN）、下丘脑外侧区（lateral hypothalamic area，LHA）。脑干和前脑经下丘脑整合参与摄食和能量稳态调节，脑干主要是脑干孤束核（nucleus of the solitary tract，NTS）。

ARC 收集外周传入的食欲信号，整合处理后与两个不同神经元区域协调。ARC 分泌神经肽 Y（neuropeptide Y，NPY）、刺鼠相关肽（agouti-related peptide，AgRP）及神经递质 γ 氨基丁酸（GABA），因而亦被称为 "NAG 神经元"。同时，ARC 还表达胰岛素受体（insulin receptor，IR）和瘦素受体（leptin receptor，LepR），感知外周糖脂代谢信号。ARC 具体作用表现在两个方面：① ARC 中间区域神经元共表达 NPY 和 AgRP，增加饥饿感和食欲，促进进食和增重；② ARC 侧面区域神经元共表达阿黑皮素原（pro-opiomelanocortin，POMC）和可卡因和安非他明调节转录物（cocaine-and-amphetamine-regulated transcript，CART），减低饥饿感和食欲，抑制摄食并减轻体重。两个区域协调平衡维持体重稳定。

(2) 信号传入：自主神经（包括迷走神经）和肠神经系统组成神经联系通路。食物摄入后，感觉传入主要是迷走神经或非迷走神经（躯体感觉传入纤维）经脑干孤束核传入神经信号，或者直接经血液循环激素上传中枢神经系统，再经中枢黑皮质素通路（central melanocortin pathways）上传更高级中枢整合，最终协调饥饱感觉和摄食行为。

目前认为，肠道感觉内皮细胞称 "neuropod cell"，这类细胞有个类似手臂、与迷走神经形成的突触，以谷氨酸为神经递质，传递肠道感受到的信号，而神经内分泌联系则通过循环激素。例如，食物摄取激素 CCK、GLP-1 或 PYY 等，通

过其相应受体刺激迷走神经传入，经孤束核上传至下丘脑，由 PVN 和 ARC 进行能量稳态平衡整合。由弓状核 AgRP 神经元释放的 AgRP 和 NPY 对能量平衡发挥刺激性作用；而 POMC 神经元释放的 α-MSH 则发挥抑制性作用。除此之外，免疫信号，包括细胞因子和微生物因素都参与脑肠轴的整合调节。

2. 下丘脑 AgRP 神经元与功能

"刺鼠相关蛋白 / 神经肽 Y" 神经元（agouti-related protein，AgRP/neuropeptide Y）简称 "AgRP 神经元"，位于下丘脑血脑屏障较薄弱区，被称为大脑感知外周代谢状态的 "一线神经元"。经典理论认为，AgRP 神经元发出神经投射至下丘 POMC 神经元、室旁核、臂旁核等中枢代谢调节神经元或核团，并释放 AgRP、NPY 及抑制性神经递质 GABA，发挥提升食欲、增加摄食量、增加体脂含量、下调基础代谢率等作用。因此，AgRP 神经元近年来已成为新型减肥药与降糖降脂药的作用靶点。AgRP 神经元调控代谢的功能机制包括如下几个方面。

(1) AgRP 神经元 -PVN 通路抑制摄食：AgRP 释放至 PVN 神经元，拮抗 α-MSH 发挥其摄食促进功能；AgRP 神经元激活 PVN 至后脑延髓腹内侧核、迷走神经复合体和蓝斑的投射亦可抑制摄食；PVN 神经元分泌促皮质激素释放激素（corticotropin releasing hormone，CRH）和催产素（oxytocin，OXT），两种激素亦均有抑制摄食的效应。AgRP 神经元 -PVN- 促甲状腺激素释放激素神经元，降低 *TRH* 基因转录，减少甲状腺激素释放。此外尚有 AgRP 神经元 -PVN 催产素神经元投射、PVN-AgRP 神经元神经投射环路、PVN "促甲状腺激素释放激素 / 垂体腺苷酸环化酶激活肽神经元"（thyrotropin-releasing hormone /pituitary adenylate cyclase activatingpolypeptide，TRH /PACAP neuron）- AgRP -SIM1 神经元神经环路等分别参与摄食与基础代谢率调节。

(2) AgRP 神 经 元 -PBN 神 经 通 路：AgRP 神经元 - 下丘脑臂旁核（parabrachial nucleus hypothalamus，PBN）投射是新近发现的重要摄食调控神经通路。PBN 是重要的味觉和内脏信号传递核团，参与调节食欲、代谢、睡眠等多项生理功能。此外，AgRP 神经元 -PVN- 孤束核环路、AgRP 神经元 - 背内侧核 - 室旁核投射、AgRP 神经元 - 蓝斑 / 室旁核 - 孤束核投射、中缝核 -AgRP 神经元投射均参与整合摄食行为和能量代谢平衡。

3. 能量稳态（Energy homeostasis）

能量稳态是大脑与外周器官，主要包括肝脏、胰腺、肌肉、脂肪组织和胃肠道，通过神经、激素双向交流整合完成的。摄入的营养物质通过改变胃肠道的机械张力和胃肠道肽的分泌向大脑发出信号。这些信号在中枢摄食或和厌食区域进行整合，从而调节食物摄取、代谢和能量平衡。胰腺激素主要是从进食开始到进食结束以及对食物的组成反应中发挥短期调控，如胰岛素的头相分泌、早期相分泌、二相分泌 / 胰液分泌等，调节着食物的消化吸收及血糖稳态。而胰岛素和脂肪源性的瘦素则发挥着长效信号作用，调节着体重和脂肪储存。整合机制出现障碍会导致体重和代谢失常。

（二）脑肠轴相关激素 / 神经递质进展

1. 食欲减退肽（anorexigenic peptides）

(1) 缩胆囊素（Cholecystokinin，CCK）：小肠 I-cell 分泌，感受长链脂肪酸，主要活性形式是 CCK8，通过 CCK_1 受体（主要表达在胃肠道）和部分 CCK_2 受体（主要在脑内表达），以旁分泌方式通过 CCK_1 受体，经迷走神经传入中枢抑制摄食。CCK 可以穿过血脑屏障直接作用于 NTS 和 NPY/AgRP 神经元产生饱感。

(2) Nesfatin-1：主要在下丘脑 PVN 和 ARC 表达；外周在胃、胰腺、脂肪表达。在胃黏膜与 ghrelin 分泌（X/A-like 细胞中的促食欲肽 ghrelin）细胞共表达，外周的 nesfatin-1 可以穿过血脑屏障在中枢神经系统发挥食欲抑制作用，抑制胃排空，降低小肠动力，具有葡萄糖依赖的促胰岛素分泌效应，可降低血糖。

(3) 胰高糖素样多肽 -1（glucagon-like peptide 1，GLP-1）：GLP-1 系前胰高糖素元基因在中枢神经和胃肠道翻译加工后的产物。主要由空回肠的 L 细胞分泌，与 PYY 共表达。GLP-1 的主要活性形式是 GLP-1$_{7-36}$，胰岛 A 细胞产生的 GLP-1 以旁分泌形式影响胰岛 B 细胞功能，GLP-1$_{7-36}$ 通过 G 蛋白耦联受体促进胰岛素分泌和胰岛 B 细胞增殖并抑制凋亡，抑制胰高血糖素分泌，抑制胃酸分泌、减慢胃排空。GLP-1 抑制胃排空效应可能由肠道神经元释放一氧化氮（NO）介导，大约 30% 的肠道神经元表达 GLP-1 受体和一氧化氮合酶（nNOS）。

GLP-1 作用于 PVN、ARC 和 NTS 参与摄食调节，直接作用为抑制摄食，迷走神经切断术可以阻断 GLP-1 的抑制摄食效应。虽然此前研究多显示 GLP-1 或其类似物能够抑制摄食、增加能量消耗，但是高脂摄入状态下，虽然 GLP-1 分泌水平升高，但并不能防止体重增加。在肥胖或超重人群，餐后 GLP-1 分泌模式钝化。令人疑惑的是，有研究发现减重后，餐后 GLP-1 分泌水平竟比减重前降低，3 个月后才逐渐恢复，这提示或可能在此阶段促进体重反弹。所以目前质疑单独使用 GLP-1 减重效能，但联合使用 GLP-1 受体激动药和胰高血糖素受体激动药减重前景看好。GLP-1 和 GIP 联合制剂无论降糖还是减重在二期临床研究中效果显著。近来研究显示，GLP-1 的裂解产物具有对胰岛 B 细胞、心血管和神经的保护作用。

(4) GLP-2 与 GLP-1：均由肠道 L 细胞的胰高糖素元剪切而来，并等分子分泌于 L 细胞表面，有鲜味、甜味、胆汁酸受体及各种脂肪酸受体，故甜味剂或味精都能促进其分泌。GLP-2 主要由摄食后肠腔内碳水化合物，特别是短链脂肪酸刺激分泌。其生理效应由位于肠道和下丘脑区

域的 GLP-2 受体介导，主要功能是通过增加小肠的吸收表面积和肠上皮细胞刷状缘营养转运子（包括 SGLT-1）的表达和功能，从而促进肠道营养吸收，并抑制胃肠动力，保护肠黏膜形态和完整性。根据 GLP-2 的功能特性，其类似物主要用于治疗短肠综合征、炎症性的结肠炎或化疗引起的结肠炎。

(5) 酪酪肽（PYY）：由肠道 L 细胞分泌，与 GLP-I、GLP-2 共存，在人体从十二指肠到直肠表达水平逐渐增高，肠神经节、脑干、下丘脑亦有表达，与 CCK 和肠促胰液素等共分泌。PYY 的主要存在形式是氮末端的 PYY$_{3-36}$，蛋白质饮食促进其分泌，很可能通过 NPY/AgRP 神经元抑制 POMC/CART 神经元 α-MSH 释放，发挥摄食抑制作用。餐后 PYY 持续升高数小时调节饱感，并抑制胃酸分泌、胃排空和胃肠动力，增加回肠吸收。改善胰岛素敏感性，调节血糖稳态。众多研究提示，PYY 水平降低可能是肥胖的发生因素之一。老年人餐后饱腹感增加和饥饿抑制可能与 PYY 和 CCK 水平升高有关，长期效应是摄食减少、营养不良。

(6) 胰多肽（PP）：36 肽的 PP 同属 NPY 家族。进食后由胰岛 PP 细胞分泌，结肠和直肠也有少量分布。PP 由迷走传入神经经 α-MSH 通路激活 ARC 中 Y$_4$ 受体发挥摄食抑制作用。PP 还降低胆囊收缩和胰腺外分泌，抑制胃排空，增加能量消耗。此外，血浆 PP 水平与内脏脂肪和肝细胞脂肪沉积相关。

(7) 氧化调节蛋白（OXM）：OXM 亦是 GLP-1 系前胰高糖素元基因在中枢神经和胃肠道翻译加工后的产物，与 PYY 和 GLP-1 由肠的 L 细胞共分泌，抑制胃酸分泌，降低胃肠动力，减慢胃排空，抑制摄食，抑或增加能量消耗。有研究认为 OXM 通过 GLP-1 受体发挥生物效应，亦由二肽激肽酶 4（DPP-IV）降解。

(8) 胰高糖素：胰岛 A 细胞分泌，低血糖状态下分泌增加。通过调整迷走神经张力和胃排空

速率抑制摄食。在啮齿类动物实验研究中，与 GLP-1 联用减重效果明显。

（9）抑胃多肽（GIP）：GIP 又称葡萄糖依赖性促胰岛素多肽，由十二指肠和空肠近端的 K 细胞分泌，为 42 肽。葡萄糖和脂肪摄入促进其分泌，影响 GIP 分泌的主要是葡萄糖和脂肪的吸收速率。研究显示，GIP 在脂肪细胞的直接作用是促进能量储存，GIP 受体敲除小鼠高脂饮食介导的肥胖受到抑制。GIP 和 GLP-1 均促进葡萄糖依赖的胰岛素分泌和胰岛 B 细胞增殖，抑制凋亡。

（10）胰淀素：胰淀素与胰岛素共合成共分泌，抑制胃酸分泌和胃排空，降低餐后血糖；可能通过 5- 羟色胺、组织胺、多巴胺系统参与摄食抑制。胰淀素类似物已经上市，用于血糖控制和减重。

（11）尿鸟苷素（uroguanylin，UGN）：尿鸟苷素在大鼠主要表达于胃肠道嗜铬细胞；人类主要表达于十二指肠和结肠的孤立上皮细胞（solitary epithelial cells）。UGN 餐后释放，经鸟苷酸环化酶受体 guanylyl cyclase C（GUCY$_2$C）激活。其主要效应为抑制摄食，并加速胃排空、激活脂解，刺激棕色脂肪产热。

（12）瘦素（leptin）：瘦素主要由白色脂肪组织产生分泌，在 ARC 抑制 NPY/AgRP 神经元并激活 POMC/CART 神经元，减少摄食并增加能量消耗，并通过 CCK 介导放大肠道饱信号。此外，瘦素使 POMC 神经元释放黑皮质素，下调下丘脑外侧区神经元表达黑色素浓集激素，后者抑制下游伏隔核神经元活性，降低摄食量。然而，瘦素与摄食和体重平衡维持关系的机制却尚未完全清楚。

（13）胃瘦素（gastric leptin）：虽然 leptin 主要产自脂肪组织，但胃内分泌细胞亦有分泌，并经胃主细胞释放入胃腔。胃瘦素分泌的发生由食物摄入、胰岛素、肠促胰素、CCK 等通过迷走神经介导触发，胃主细胞释放的瘦素与可溶性受体相结合抵抗胃液和蛋白质水解。进入十二指肠后，瘦素与膜受体结合，发挥肠道生物效应。此外，通过肠黏膜进入体循环，穿过血脑屏障在中枢参与短程摄食调节。

（14）神经降压素（NT）：在中枢神经和肠道内分泌细胞表达，摄入脂肪促进分泌，经其 1~3 型受体发挥效应。控制胃肠动力、胰液和胆汁分泌，并有肠促胰素效应。在外周，NT 作用于 NT-1R，通过迷走神经或 ARC 中 POMC 分泌增多，抑制摄食，并影响瘦素和多巴胺系统的乐享回路。NT、PYY、GLP-1 共表达和共分泌，协同作用。

2. 食欲促进肽（orexigenic peptide）

（1）Ghrelin：Ghrelin 最初发现在大鼠胃内 X/A-like 细胞，为 28 肽，属于生长激素促分泌素受体 1a 的内源性配基（growth hormone secretagogue receptor 1a，GHSR-1a），GHSR-1a 主要在下丘脑、脑干的摄食平衡及摄食乐享区域（大脑内稳态进食区和享乐性进食区）表达，通过 GABA 能抑制性冲动、抑制 POMC/CART 神经元活动，增加能量摄入。

Ghrelin 在人类由肠道 P/D1-type 细胞分泌，主要在十二指肠和远端小肠，胰腺等亦有低强度表达。外周分泌的 Ghrelin 通过脑肠轴迷走传入神经或体液途径刺激 ARC，促进营养素摄取，增加脂肪沉积和体重。Ghrelin 亦通过迷走神经间接刺激胃酸分泌并促进胃排空。酰基化的 Ghrelin 为其活性形式，未酰化或去酰化的 Ghrelin 则可能发挥拮抗效应。

（2）内源性大麻素：内源性大麻素由细胞膜磷脂产生，以自分泌或旁分泌形式作用于大麻素 CB-1R 和 CB-2R 受体，效应器主要在大脑，CB-1R 受体活化减低迷走传入神经冲动、增加食欲。摄入美味食物后小肠释放内源性大麻素使血液中浓度明显升高，或作用于大脑奖赏区维持能量稳态。

3. 参与摄食调节和能量平衡的其他因素

（1）肠道菌群：虽然肠道菌群与脑肠轴的交互作用目前尚不明确，但发现肠道菌群与体重关系明显，肠道菌群分解食物并产生短链脂肪酸（SCFA），后者通过作用于肠道肽类释放参与能量平衡的维持。游离脂肪酸受体（FFA-2R；FFA-3R）在肠道内分泌细胞广泛表达，特别是 L 细胞和 P/D_1 细胞，SCFA 与 FFA2、FFA3 受体结合，诱导 GLP-1 和 PYY 分泌，并减少 Ghrelin 分泌。此外，肠道菌群可以直接或通过产生 GABA，刺激肠道内迷走传入神经元，或者参与摄食调节。目前粪便微生物移植（fecal microbiota transplantation，FMT）治疗肥胖兴起，并在小鼠获得成功；但由于在人体试验发现可造成严重感染，目前叫停。

(2) 肠道中食物成分之间的相互作用

① 谷氨酸：谷氨酸主要作用在下丘脑和边缘系统，参与味觉、中枢兴奋性递质传递和碳水化合物代谢等。有研究报道，啮齿类动物长期随意摄入谷氨酸可导致脂肪减少和体重减轻。

② 脂肪酸：小鼠实验研究发现，脑室内注射不饱和脂肪酸可以导致下丘脑和外周组织胰岛素抵抗减低和体重减轻，可能与下丘脑弓状核细胞内长链酯酰辅酶 A 增多有关。

③ 果糖：与葡萄糖进入中枢神经抑制摄食不同，果糖在中枢促进摄食。

④ 肠道载脂蛋白Ⅳ：肠道载脂蛋白Ⅳ由肠上皮细胞吸收了长链脂肪酸后从乳糜微粒衍生而来，作用于中枢，参与短程摄食抑制；或还有肠促胰素作用。

(3) 胃肠感受器和信号传导：存在于舌味蕾中的蛋白质 CD_{36}、GPF_{120} 可能与高脂饮食偏好有关；GLP-1、CCK 等亦在味蕾中表达。肠道中还有不同的甜味感觉细胞，通过迷走传入神经参与摄食调节。

（三）胃肠道葡萄糖感应与中枢整合

人类从食物中摄取的主要能量是葡萄糖，从口腔、小肠、胰腺到门静脉，各种特化的细胞作为葡萄糖感受器，时时感受并监测着血糖的变化。下丘脑作为中枢主要的能量整合中心，除了能够接收来自肠道葡萄糖感受器发出的信号，其自身也能够直接感受血糖水平，并通过自主神经发出信号调节外周组织葡萄糖的产生或利用，调节血糖平稳。

1. 口腔葡萄糖感应

舌主要感受葡萄糖，作为维持葡萄糖稳态的第一道屏障，舌表面和上腭上皮广布着味蕾，味蕾由若干味觉受体细胞（taste receptor cell，TRC）组成，Type Ⅱ TRC 感受包括葡萄糖在内的糖，感知甜味并调节葡萄糖吸收。甜味感觉由两种 G 蛋白耦联受体（GPCR）TAS_1R_2 和 TAS_1R_3 感受。TRC 去极化则激活舌上皮下结缔组织内的感觉传入纤维，上传脑干孤束核内的初级味觉感受核团，参与味觉感知。激素（如 GLP-1 和胰高糖素）通过旁分泌作用于味觉受体细胞进一步增强味觉和葡萄糖感受。

甜味感觉通过向外周组织发出冲动在葡萄糖稳态的调节中发挥着重要作用。味觉细胞上的 GLP-1 受体与 GLP-1 的结合不仅调节着食物的适口性，还影响着进餐后血糖的漂移。肥胖或糖尿病状态下，味觉感受器或效应器的组成蛋白表达异常，味觉细胞的神经支配减少，味蕾中 GLP-1 分泌增多，通过旁分泌协同导致味觉异常，甜味感知减弱，因此寻找甜食的行为增多，最终高能食物摄入增加而肥胖。

2. 小肠葡萄糖感应

小肠是摄取碳水化合物的主要感受器，如下多种细胞可特化为葡萄糖感知细胞。

(1) 特化的肠上皮细胞 - 刷状细胞（brush cell）：与味蕾细胞类似，特化的肠上皮细胞 - 刷状细胞传递味觉信号，起葡萄糖感受器作用。葡萄糖的吸收涉及钠 - 葡萄糖转运子（SGLT），首先由上皮细胞顶膜经葡萄糖转运子 -1（GLUT-1）顺钠离子的电化学势差进入上皮细胞；再由上皮细胞基底膜的 GLUT-2 以易化扩散模式出上皮细胞被吸收。除了 GLUT-2 外，还以胞吐

（exocytosis）形式吸收入组织间隙。如果肠腔葡萄糖浓度过高使 GLUT-1 饱和，GLUT-2 即由上皮细胞基底部转到顶部，由 GLUT-2 完成从肠腔转入上皮细胞再通过基底膜吸收。

(2) 肠道内分泌细胞（enteroendocrine cell，EEC）：由 L 细胞分泌 GLP-1 及 K 细胞分泌 GIP，这类细胞其顶膜面对肠腔感知葡萄糖，而基底膜则于感知葡萄糖后发生胞吐，分泌囊泡释放 GLP-1 或 GIP，进入血流，或直接与肠道神经元或传入纤维的 GLP-1 受体结合。其机制可能主要是，在 SGLT-1 作用下，钠 - 葡萄糖共转运进入细胞，钠离子的微弱电流导致细胞膜去极化，钙通道开放，外钙内流，释放 GLP-1 或 GIP。小肠 TAS$_1$R$_2$/TAS$_1$R$_3$ 受体的 G 蛋白的 α 味蛋白与 GLP-1 和 GIP 共存，因此，甜味受体被激活亦导致 GLP-1 释放，而 TAS$_1$R$_2$/TAS$_1$R$_3$ 受体功能障碍会严重影响葡萄糖刺激的 GLP-1 释放。

(3) 肠道神经元（enteric neuron）：新近发现小肠的黏膜下神经元和肌间神经元既被肠腔内的葡萄糖激活，亦被 EEC 激活。作用方式其一如上述，GLP-1/GIP 直接与神经元受体结合；其二，肠道神经元似乎能够直接感受葡萄糖。

(4) 肠神经胶质细胞（enteric glial cell，EGC）：目前研究结果提示，EGC 通过释放胶质细胞源性神经营养因子（glial-derived neurotrophic factor，GDNF），与胰岛 B 细胞特异受体(glycosylphosphoinositol-anchored coreceptor，GFRα) 结合，具有胰岛 B 细胞保护作用；并且 GDNF-GFRα 参与胰岛内副交感支配，对胰岛激素分泌发挥重要调节作用，维持葡萄糖稳态。

3. 下丘脑葡萄糖感应

由于肠道产生的 GLP-1 在门静脉很快被酶解，有人提出模型：在摄食感受之初，肠道产生 GLP-1，作用于肠道神经元，并上传大脑。之后，由脑干区域整合并再产生 GLP-1 作用于下丘脑 GLP-1 受体，受体激活后分泌儿茶酚胺，通过自主神经系统（autonomous nervous system，

ANS）传出通路作用于交感节前神经元，支配糖代谢相关组织器官；并且由中枢 GLP-1 敏感细胞发出信号指令胰岛素分泌并指令肌肉准备葡萄糖储存；进餐后血糖升高时大脑直接感受葡萄糖水平，并发出指令使骨骼肌出现暂时的胰岛素抵抗，使葡萄糖向肝脏转移，为维持两餐间的相对空腹血糖稳态做准备。

4. 门静脉葡萄糖感应

肝门脉葡萄糖水平与迷走神经传入呈负相关，门脉葡萄糖感受器很可能调节胰岛 B 细胞和 A 细胞分泌。当肝门脉葡萄糖水平超过肝动脉时，肝糖原合成增加；并促进骨骼肌和脂肪等组织葡萄糖利用。但迄今为止，门脉葡萄糖感受机制尚不清楚，或可能与 GLUT-2、GLUT-3 或 SGLT-3 有关。

5. 中枢葡萄糖感应

下丘脑葡萄糖感受神经元被划分为葡萄糖兴奋性神经元（主要位于 ARC 外侧）和葡萄糖抑制性神经元（主要位于 ARC 中间部位和 VMN）两大类。下丘脑葡萄糖兴奋性神经元对葡萄糖的感受反应与胰岛 B 细胞类似，而且下丘脑葡萄糖敏感神经元表达的 GLUT-4 和 SGLT-1 亦可能参与葡萄糖感知；下丘脑葡萄糖抑制性神经元的激活则与一氧化氮（NO）的产生抑制氯离子通道有关。大脑神经胶质细胞也参与葡萄糖感知。通过脑肠轴，下丘脑自身的葡萄糖感受器细胞也能够直接感受血糖水平，整合后由自主神经传出，控制机体糖代谢稳态。葡萄糖感知受损会导致糖代谢障碍并发展为糖尿病。

（四）胰岛素对代谢中枢的调控作用

脑内胰岛素水平远高于血浆，研究提示神经胶质型细胞可能是脑内胰岛素来源之一。外周胰岛素亦可经血脑屏障转入脑内，作用于下丘脑等核团参与调控葡萄糖稳态。

(1) 胰岛素可抑制 AgRP 神经元活性，以降低肝糖生成；激活 POMC 神经元，抑制摄食，提高

胰岛素敏感性，增强机体葡萄糖摄取和利用，促进糖原合成，促进三酰甘油合成；降低激素敏感脂肪酶活性，抑制脂肪水解。

（2）胰岛素可激活 VMN 葡萄糖敏感神经元中类固醇生长因子（steroidogenic factor-1，SF-1）阳性神经元，降低其对 POMC 神经元兴奋作用。

（3）胰岛素可激活 POMC 神经元至 LHA 投射，抑制摄食；并抑制 AgRP 神经元至 LHA 神经投射，增加外周胰岛素敏感性。

（4）腹侧被盖区（ventral tegmental area，VTA）和黑质（substantia nigra，SN）含胰岛素受体阳性多巴胺能神经元，胰岛素可激活多巴胺转运体表达，抑制觅食行为与摄食欣快感。胰岛素可促内源性大麻素释放，抑制 VTA 神经元活性，减少摄食。高脂饮食可削弱此作用。

（5）迷走神经背侧复合体（dorsal vagal complex，DVC）神经元亦可感受胰岛素信号。

（焦　凯）

四、胰腺的生理功能

胰腺是脊椎动物所具有的兼具内分泌与消化功能的一个重要器官。在人类，胰腺位于上腹部，位置较深，横卧于腹膜后，相当于 $L_{1\sim2}$ 腰椎平面。胰腺由 84% 外分泌腺、2% 内分泌腺、10% 细胞外基质和 4% 的胰管及血管组成。作为

内分泌腺体，胰腺的功能主要是调节血糖水平，以及分泌胰岛素、胰高血糖素、生长抑素和胰腺多肽等激素。作为消化系统的一部分，它具有外分泌的作用，通过胰管将胰液分泌到十二指肠，其分泌受神经体液双重调节，以体液调节为主。

（一）胰腺内分泌功能

1. 胰岛的血供特点

胰腺主要由脾动脉和胰十二指肠上、下动脉的分支供血，胰头血供来源于胃十二指肠动脉和肠系膜上动脉的胰十二指肠前、后动脉弓；胰体尾部血供来自于脾动脉的胰背动脉和胰大动脉，通过胰横动脉构成胰腺内动脉网（图 28-1）。它们的分支经小叶间结缔组织，沿途发出小支进入小叶内，小叶内的毛细血管分布于腺泡周围和胰岛内。胰岛结构独特，血管化程度高，富含有孔的毛细血管网，组成类似于肾小球状的网状结构，其毛细血管网的密度是胰腺外分泌部的 5～10 倍，占胰岛体积的 8%～10%。此外，胰岛的毛细血管比胰腺外分泌部的毛细血管要宽，直径增大 20%～30%。胰腺毛细血管分布于胰岛细胞索之间，并与胰岛细胞紧贴，仅隔各自的薄层基膜。毛细血管汇成数个出岛小血管，呈放射状离开胰岛，至腺泡周围再度形成毛细血管。由于出岛小血管的起止两端均为毛细血管，故称为胰岛 – 腺泡门脉系统。以这种方式循环的血流量占

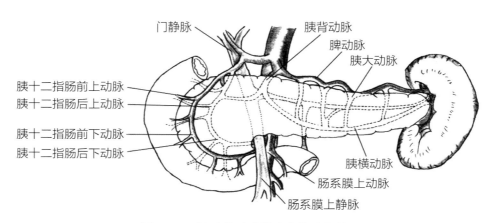

▲ 图 28-1　胰腺的动脉供应和静脉回流

全胰腺血流量的15%～20%，使胰岛激素对外分泌腺的控制和调节起重要作用。腺泡周围毛细血管汇合成小叶内静脉，进入小叶间结缔组织。不同动物的入岛小动脉进入胰岛分支所形成毛细血管的状况是不同的。胰腺内动脉和静脉同行，静脉血最终汇入门静脉。

胰岛的血流调节主要发生在毛细血管前水平，即小动脉。小动脉血管平滑肌受神经调节，也对大多数内皮血管活性物质，如嗜铬粒蛋白、突触素、ATP、ADP等有反应。近期研究表明，胰岛内皮细胞通过分泌肝细胞生长因子、层粘连蛋白等维持胰岛内分泌细胞的血管壁，在维持B细胞功能和生长中起重要作用。其次年龄、胰岛细胞组成也影响胰岛的血流，妊娠18～25周胎儿的胰腺血管系统与成人非常相似，但血管生成及血管重塑更为活跃。近年来研究发现胰岛周细胞通过调节胰岛毛细血管直径控制局部血流，胰岛周细胞覆盖了40%的微血管系统，具有收缩力，并由交感神经轴突支配。此外，葡萄糖浓度增加激活B细胞会抑制周细胞，扩张毛细血管。综上所述，胰岛的血流通过神经系统、B细胞的代谢产物、内皮源性血管活性物质、激素和胰岛周细胞等共同作用进行调节，通常与胰岛素释放的需求有关，且在糖耐量异常和糖尿病时受到干扰。

2.胰岛细胞组成

胰岛占胰腺总重量的比例不到5%，但在人体中细胞数量却超过10亿个。胰岛由五种内分泌细胞组成：A细胞，占胰岛细胞总数的35%，分泌胰高血糖素；B细胞，占胰岛细胞总数的54%，分泌胰岛素；D细胞，占胰岛细胞总数的11%，分泌生长激素抑制素；还有PP细胞（分泌胰多肽）及ε细胞（分泌生长素），两者数量均极少。另外，在胰岛中还存在其他类型的细胞，如血管细胞和成纤维细胞样细胞。

人类胰岛的组成既不是均匀的也不是静态的，在不同个体及胰岛不同区域之间均有所差异。通过对小鼠的研究，传统上认为B细胞聚集在胰岛中心，周围被A细胞、D细胞还有PP细胞环绕。上述各种细胞分泌不同的激素，这些激素互相调节，共同维持血糖稳定。血糖的体内平衡主要取决于A细胞和B细胞的直接作用，其中胰岛素起着降低血糖的作用，而胰高血糖素与胰岛素相对抗，起着升高血糖的作用。也就是说，当血糖浓度升高时，B细胞释放胰岛素以降低血糖；当血糖浓度降低时，A细胞分泌胰高血糖素以升高血糖，从而使血糖保持相对稳态。

3.胰岛细胞间的联系方式

(1)胰岛细胞分布和解剖关系是细胞间相互联系的结构基础。胰岛的各种细胞分布并非随机组合，而有着十分严密的分布位点和相互联系的解剖关系，为细胞之间建立有效的信息传递和相互联系奠定了基础。A细胞的外缘和B细胞之间常含有D细胞，大多数D细胞是细长的，具有胞体和丝状伪足结构。这种丝状伪足是动态的，且具有分泌功能，使D细胞能够到达胰岛内的B细胞，从而实现对B细胞活性的有效调节。但有时也存在A、B、D三种细胞的毗邻排列或组合结构。胰岛细胞的分布组合是由胰岛细胞表面的细胞黏附分子的作用决定的。黏附分子介导细胞之间的相互作用，影响细胞的生长与分化，对维持胰岛的正常结构与功能至关重要。若缺乏黏附分子，胰岛细胞随机分布则导致胰岛丧失其正常结构与功能。

(2)胰岛细胞特殊分化膜结构是细胞间相互调节的结构基础。胰岛内各种细胞间的信息传递、物质转运及相互影响与其他内分泌腺有着许多不同之处。胰岛细胞之间具有一些特殊分化的膜结构，包括紧密连接、间隙连接和桥粒，构成细胞间相互调节的结构基础。

① 紧密连接（tight junctions）：紧密连接被认为是细胞间隙的屏障，其存在使胰岛激素的局部扩散和转运进入有序的通道。其特点是随着细胞外环境的变化而做出迅速而相应的形态与密度

变化。

② 间隙连接（gap junctions，GJ）：间隙连接的中央通道直径约 2nm，可允许离子或分子量小于 1200Da 的物质通过这一通道，由一个细胞迅速转运到所连接的另一个细胞。这种激素分泌方式称为间隙连接分泌，存在于多种胰岛细胞间，与紧密连接一起形成连接复合体。间隙连接将许多胰岛细胞紧密联系在一起，组成功能上统一的胰岛亚基合胞体。合胞体对于刺激的反应具有功能整合性和同步性特点。胰岛的 A 细胞、B 细胞、D 细胞之间的调节具有同种细胞之间的整合性和均一性，以保证对血糖的精细调节。

③ 桥粒（desmosome）：桥粒的作用是维持细胞间的连接，是整合细胞间连接网络的重要参与者。一旦桥粒受到破坏，则会引起角质形成细胞的松散，但其在胰岛细胞内的确切功能尚不明确。

4. 胰岛研究新进展

(1) 胰岛 B 细胞异质性的新认识：胰岛 B 细胞异质性体现在 B 细胞的新生、复制及去分化的过程和结果上，直观差异主要表现在 B 细胞的大小、颗粒度和胰岛素分泌水平等，并且受到小岛组成、细胞极性、胞间连接及黏附和细胞 – 胞外基质黏附以及周围血管、神经和微环境等的影响。近年来有研究利用单细胞分析技术发现，部分 B 细胞在分泌胰岛素的同时还可分泌胰高血糖素、生长抑素等，进而提出 B 细胞的可塑性观点。此外，研究人员还观察到 B 细胞可根据特定的内源性或外源性因素调整其基因和蛋白表达谱，而 B 细胞的异质性正源于此。

胰岛 B 细胞表达一系列独特而复杂的分子，包括转录因子、膜转运蛋白、代谢酶、G 蛋白耦联受体和激素等。选择一个极具代表性的标记以对 B 细胞进行划分亚群，显得极为迫切，其中 Wnt/PCP 效应分子 Flattop（Fltp）有望成为这一候选标记。Fltp 在内胚层来源的器官，如胰腺、肺和胃肠道中广泛表达，尤其在 Wnt/PCP 信号元件表达活跃的细胞中，Wnt/PCP 对胰腺和胰岛的发育及细胞极化至关重要。活化的 Wnt/PCP 信号通路在不同时期均发挥调节 B 细胞极化，维持成熟和功能状态。研究表明，Fltp– 的 B 细胞可能作为种子细胞，弥补代谢需求转化为 Fltp⁺ 的成熟 B 细胞，即可依据 Fltp 的特性将 B 细胞分为两个亚群，一类具备增殖能力 Fltp– 的 B 细胞亚群；另一类分化成熟、充分极化且具备完整分泌功能的 Fltp⁺ 的 B 细胞亚群。该成熟机制可能是由于 Wnt/PCP 介导的（Fltp⁺）细胞骨架中肌动蛋白和微管的重新调节，以及基因表达的变化。胰岛 B 细胞新标志物 Fltp 的出现，将有利于概括生理状态下 B 细胞的异质性和再分化特性，对糖尿病的治疗提供了新的设计策略和靶点。

(2) 胰岛 D 细胞的新发现：胰岛内各类细胞有规律的排列，而胰岛 D 细胞作为胰岛第三大类细胞组分，其释放的生长抑素是胰岛素、胰高血糖素及胰多肽的重要抑制剂。既往研究强调胰岛内 D 细胞依赖的反馈调控对于各种激素的重要性，但对如何控制 D 细胞的线索知之甚少，胰岛内分泌细胞间密切的共定位也使得很难区分调控作用的发挥是源于 D 细胞的直接作用，还是由局部产生的中介介导的间接作用。

随着基因工程技术、新的细胞标记分离筛选技术、组学技术及新一代测序技术的发展，使得对任何组织细胞中所有基因的表达进行无偏倚评估成为可能。通过转基因小鼠分别标记并经流式分选纯化获得胰岛 A、B、D 三类细胞。转录组学研究及生物信息学分析获得的数据表明，与 A 细胞和 B 细胞中基因（Gcg，27.8%；$Ins2$，18.9%）的表达相比，D 细胞中其主要内分泌信号基因（Sst，3.5%）表达相对较少。这直观地反映了胰岛素及胰高血糖素释放进入循环调控血糖需求量大，而 D 细胞分泌的生长抑素需求相对较小，负责胰岛内的局部反馈。另外，胰岛内仅 D 细胞会选择性表达 Ghrelin 敏感受体基因（$Ghsr$）。Ghrelin 作为一种胃肠肽激素，其受体在全身各个器官系统均有表达，既往研究多假设 B 细胞表达 *Ghsr* 基因，而新近的发现揭示了 Ghrelin 抑制胰岛素分泌的机制是通过与胰岛 D 细胞表面 GhsR 结合，引起 Gαq/11 和 Ca^{2+} 级联释放经典通路促进生长抑素释放，再通过旁分泌途径释放生长抑素发挥减少 B 细胞胰岛素释放的作用。

（3）人类多能干细胞在胰岛研究中的作用：近年来，人类多能干细胞（human pluripotent stem cell，hPSC）及其胰源性定向分化方面的研究飞速发展，尤其是自从 2014 年 Rezania 团队首次报道成功将 hPSC 诱导生成表达胰岛素的 B 样细胞开始，通过 hPSC 衍生的 B 样细胞已被广泛应用到糖尿病及其基础研究各领域。

① 胰岛 B 样细胞模型：既往对胰岛细胞尤其是 B 细胞的研究往往依赖于动物模型、体外人源性胰岛、人源性胰岛细胞系三种类型的模型。这些模型存在一定的局限性，包括种属差异、捐献来源不足、遗传背景不可控及经济因素等。因此，在体外诱导 hPSC 逐步分化获得 B 样细胞，其用于研究人类胰腺谱系及 B 细胞分化的发生发展过程具备显著的优势，甚至可实现利用基因编辑工具对患者来源 hPSC 的 B 样细胞进行改造或修复变异基因的研究。目前，已有多个研究小组将 hPSC 诱导人胰腺细胞分化技术与基因组编辑技术相结合，包括常染色体隐性致病基因所致的 Wolfram 综合征，常显基因所致的成人发病型糖尿病（MODY），以及其他一些常见单基因变异所致糖尿病的研究，进一步明确影响 B 细胞的部分基因及分子机制。

② 筛选新型治疗药物的平台：由于遗传和环境因素都在糖尿病发病机制中起着重要作用，有一个相关的平台来研究这些因素及治疗靶点，将有助于我们对糖尿病的了解和治疗。因此，hPSC 衍生的 B 样细胞可能成为精密医学相关的最新模型，甚至可用于大量药物和小分子的高通量筛选。目前已经有研究者利用特殊遗传背景的 hPSC 衍生的 B 样细胞通过高通量筛选方法，获得了一些有潜在治疗效用的小分子物质，如 T5224、加尼西替尼（galunisertib）等。同时利用该细胞模型也筛查到一些环境毒素，如多氯联苯、酚甲烷及克螨特（农药），会增加糖尿病的患病风险。

胰岛研究中 hPSC 在通往最终成功的道路上仍是挑战与机遇并行。挑战来自于诱导分化方法的优化，大规模诱导培养及分选平台的建立，诱导过程中细胞效率的问题等；机遇源于随着对 hPSC 研究的深入，利用新技术如外泌体、miRNA 等可进一步优化诱导分化胰岛细胞的条件及效率，因此认为以干细胞为基础的细胞疗法可能会比预期的更早问世。

（二）胰腺外分泌生理功能

胰腺外分泌腺由腺泡、腺管和间质组成。腺泡是合成、贮存和分泌包括蛋白酶、淀粉酶和脂肪酶等在内的消化酶的组织。这些酶被分泌到胰管中，然后流入小肠，分解脂肪和蛋白质，用于吸收碳水化合物。腺管分泌水和电解质并输送胰液。维持正常的消化功能需要足量的胰液、通畅的胰管引流，以及食物与胰液充分的混合。胰液是无色无臭的碱性液体，pH 为 7.8～8.4，渗透压与血浆大致相等。胰液中的蛋白质主要是由腺泡细胞分泌的多种消化酶，包括胰淀粉酶、胰脂肪酶、胰蛋白酶、糜蛋白酶等。

在非消化期胰液几乎不分泌或很少分泌。进食后胰液便开始分泌。进食时胰液分泌受神经和体液双重控制，但以体液调节为主。调节胰液分泌的体液因素主要有促胰液素和缩胆囊素。促胰液素和缩胆囊素之间存在协同作用，即一个激素可加强另一个激素的作用。此外，迷走神经对促胰液素也有加强作用，在阻断迷走神经后，促胰液素引起的胰液分泌量将大大减少。激素之间以及激素与神经之间的相互加强作用，对进餐时胰液的大量分泌具有重要意义。

（三）内外分泌腺的相互联系与影响

胰腺是一个具有内、外分泌功能的整体，两方面互相协调及影响，胰腺内分泌与外分泌存在解剖学、分子生物学、功能及临床联系。

1. 内外分泌腺的解剖与血流动力学

胰岛内毛细血管压力大于外分泌组织毛细血管压力，故血流方向是由胰岛血窦直接到达其周围外分泌腺毛细血管，即由胰岛内向外流出的离心式流动。这种血流方式占全胰血流量的15%～20%，它对胰腺内、外分泌的控制与调节起着十分重要的作用。电镜下，腺泡细胞与胰岛细胞之间没有明显的结缔组织被膜分离，表明两者的组织液或代谢产物是相互沟通的。同时，胰岛–腺泡门脉系统的发现是胰岛与腺泡间密切联系的重要佐证。有研究证明，胰腺腺泡细胞膜上有胰岛素受体，且胰岛分泌的几种激素调节和影响腺泡的分泌和代谢活动。这种特殊的解剖与血流动力学是胰腺内外分泌调节的基础。另外，由于从胰岛输出的血液中含有胰岛素浓度的高低以及胰岛素对腺泡细胞的生长、分化及酶合成和分泌有重要影响，故称胰岛素为胰腺外分泌的"促激素"。

2. 内外分泌腺的细胞起源及相互转化

人胰腺导管源细胞是 B 样细胞的一种潜在细胞来源，具有间充质特性，然后分化为 B 样细胞。当它们在促内皮生长培养基中培养时，导管细胞相关标志物表达减少、间充质细胞标志物的表达增加。研究发现，调控 INGAP、Pdx1、Neurog3、Mafa 转录因子可诱导影响胰腺导管细胞向 B 样细胞分化。关于胰腺导管细胞转化为胰岛素样细胞有效转录因子的筛选显示，多顺反子载体对 Pdx1、Neurog3、Mafa 三种转录因子的转化效果优于单独载体对三种因子的转化，其中 Pdx1 首次表达时重编程效率高于 Neurog3、Mafa。

以细胞角蛋白 CK 作为胰腺导管细胞标志物，新生儿期胰岛外周 CKs7、CKs19、CKs20 表达水平高于成年期，同时观察到该区域是新生儿胰岛相关细胞再生的主要区域。免疫组织化学和形态测量学的评估表明，在特定损伤因素如胰腺部分切除结扎部分胰腺导管情况下，该区域可形成 B 样细胞、A 样细胞，该区域的胰岛相关细胞再生不改变该区域细胞数量。研究证实通过调控少数基因或生长因子可实现完全分化的胰腺谱系的相互转换。

3. 胰腺内分泌对外分泌功能的影响

胰岛素能促进胰腺腺泡细胞合成蛋白质，并刺激腺泡细胞的生长和分化，如邻近胰岛的腺泡细胞的增殖较其他部位的腺泡细胞活跃；且 B 细胞释放的胰岛素越多，腺泡细胞的分化也越多。胰岛素还可以刺激胰酶的合成与分泌。胰岛素促进胰蛋白酶和胰脂肪酶的合成，在胰岛素的作用下，腺泡细胞的内质网弯曲和扩大，高尔基体变化不明显，但可见酶原颗粒大小不一，酸性磷酸酶活性增强等，同时胰岛素有促进腺泡细胞分泌的作用。胰高血糖素抑制胰腺的外分泌，它既可抑制胰酶的合成，又可抑制其释放，且这种抑制作用在空腹状态下更明显。胰高血糖素还可抑制胰泌素刺激胰腺分泌。胰高血糖素对腺泡细胞的抑制作用表现为腺泡细胞的核固缩、内质网成为致密板层、高尔基体缩小和分泌颗粒发育不成熟。胰多肽对胰腺的外分泌也有明显的抑制作用，尤其是影响碳素氢盐和胰蛋白酶的分泌，使胰液分泌量减少，但不引起腺泡萎缩。生长抑素对胰腺外分泌的作用主要是抑制胰液和胰酶的分泌。

（邓武权）

五、肝脏内分泌

肝脏与内分泌系统密切相关。作为机体物质代谢的主要场所，肝脏可参与多种激素的摄取、转化、降解等过程。一些激素还可在肝脏中发挥作用。因此，早期常将肝脏作为内分泌激素的代谢器官或靶器官。随着科学技术的进步及发展，人们逐渐发现肝脏可通过合成并释放一系列活性物质、代谢所需的酶及辅助因子，对其他靶组织功能进行调控，提示肝脏可能是内分泌系统的一部分。肝脏疾病或肝脏分泌因子水平的变化可导致机体代谢失调，引起相关疾病，而内分泌系统的异常亦会影响肝脏功能。本节主要介绍肝脏作为内分泌系统的组成部分对激素发挥的代谢作用，以及常见肝脏分泌因子对相关内分泌及消化系统疾病的影响。

（一）肝脏对激素的转运及代谢

肝脏作为机体重要的代谢器官，可参与激素的代谢过程。肝脏对各类激素（胺和氨基酸类、多肽蛋白类及类固醇类）的转运、活化及代谢已有较多研究。

1. 肝脏对激素的转运

肝脏可制造多种激素结合蛋白，这些蛋白可作为亲脂性血浆激素特异性转运系统，与循环中的亲脂性类固醇（皮质酮、睾酮、雌二醇、雌酮等）及甲状腺激素进行可逆性结合，并将其转运至靶细胞。只有游离的激素具有生物活性，激素与结合蛋白结合后可调节和缓冲游离激素水平的急剧改变、保护激素免受酶破坏、维持血浆总激素稳定状态的水平。结合蛋白可与多种激素结合，激素在结合水平上的竞争会影响激素的浓度及效力。肝脏主要制造以下几种类固醇结合蛋白和甲状腺激素结合蛋白，包括可结合皮质醇、皮质酮、睾酮、孕酮等的皮质类固醇结合球蛋白（corticosteroid binding globulin，CBG），结合双氢睾酮、睾酮、雌酮、雌二醇等的性激素结合球蛋白（sex hormone-binding globulin，SHBG，又称睾酮 – 雌二醇结合球蛋白），结合维生素 D 及 25- 羟维生素 D_3 视黄醇结合球蛋白，主要结合 T_4、少量结合 T_3 的甲状腺激素结合球蛋白（TBG），以及结合 T_4 的甲状腺激素结合前白蛋白（TBPA）。此外，肝脏还可产生一些低亲和力结合蛋白，如白蛋白、α_1 酸性糖蛋白等。

2. 肝脏对激素的代谢

肝脏对激素的代谢存在两种相反方式。一方面，肝脏可分泌一些激素所需前体，提供给激素的合成，并可活化激素，增强活性；另一方面，肝脏在激素的降解和灭活中具有重要作用。

(1) 肝脏对激素的活化：肝脏可产生激素前体，提供激素合成所需的特异性底物或复合底物。酪氨酸是甲状腺激素、促黑激素等胺类激素合成的前体。它由苯丙氨酸在苯丙氨酸羟化酶的作用下形成，该酶仅存在于肝脏。血管紧张素原是肾素的底物，主要在肝脏合成。肝脏还可通过肝特异酶作用将激素前体或生物活性弱的激素转化为活性形式。T_4 可在肝脏发生转化，通过特异性 5′- 脱碘酶使转化为生物活性强的 T_3。肝脏血管内皮细胞产生的血管紧张素转换酶可使血管紧张素 I 转化为血管紧张素 II。食物中维生素 D 在肝脏中被特异性维生素 D_3 25- 羟化酶羟化，转化为 25- 羟维生素 D_3。25- 羟维生素 D_3 是循环及储存维生素 D 的主要形式。肝脏还可使雄激素转化为雌激素，并使生物活性弱的雌酮转化为生物活性强的雌二醇。

(2) 肝脏对激素的灭活：激素在发挥作用后，被分解转化，活性降低或失去活性，这一过程称为激素的灭活。正常情况下，各种激素的生成与灭活处于相对平衡状态。激素的灭活主要在肝脏中进行。大多数肽类激素通过受体介导的降解途径，经组织蛋白酶和肽酶裂解为氨基酸或灭活片段释放入血，或经胆汁排出。例如，胰岛素在肝脏中被谷胱甘肽胰岛素转氢酶还原二硫键成巯基，使 A、B 链分开灭活。此外，部分肽类激素还可经肝细胞内吞作用进入细胞。胺类激素（如肾上腺素、去甲肾上腺素）可在肝内进行脱氨或与葡萄糖醛酸结合而灭活。肝脏也是降解、灭活类固醇激素的主要器官。雌激素与醛固酮可在肝内与葡萄糖醛酸结合而失去活性；雄激素在肝脏与硫酸结合失去活性。当肝脏发生疾病时，其对激素的灭活功能下降，造成某些激素在体内的堆积，引起物质代谢紊乱。例如严重肝病时，醛固酮及抗利尿激素过多，造成水钠潴留，出现水肿或腹水。

（二）肝脏是神经内分泌系统的一部分

除参与激素的活化、代谢外，肝脏也具有分泌特性。研究发现，肝脏中的实质细胞及非实质细胞均具有神经分泌系统特性，可表达并分泌相关蛋白，表明肝脏属于神经内分泌系统。

1. 胺前体摄取与脱羧系统（APUD）和弥散神经内分泌系统（DNES）

除内分泌腺外，机体存在许多散布的内分泌细胞，这些细胞可分泌激素样物质，调节机体生理活动。20 世纪 60 年代末，英国学者 Pearse 首先提出"胺前体摄取与脱羧系统"（amine precursor uptake decarboxylation，APUD）概念，将体内可合成和产生胺的内分泌细胞称为 APUD 细胞。APUD 细胞具有共同的特点，均可通过摄取生物胺的前体并通过细胞内氨基脱羧酶的作用使其脱羧，产生胺类产物。研究证实，APUD 系统广泛存在于无脊椎和脊椎动物中，遍布全身各组织器官，以脑及胃肠道最多。随着 APUD 系统研究的深入，APUD 细胞的种类不断增加，人们发现许多 APUD 细胞不仅产生胺，还可产生肽。神经系统中的神经元也可合成并分泌与 APUD 细胞相同的胺或肽。过去认为只存在于胃肠道或脑内的激素（如生长激素、胆囊收缩素、促胰液素等），在两者中同时存在。因此，内分泌细胞与神经系统关系密切。基于此现象，Pearse 进一步提出将具有分泌功能的神经元（分泌神经元）及 APUD 细胞统称为弥散神经内分泌系统（diffuse neuroendocrine system，DNES）。DNES 是对 APUD 系统的发展及扩充，将神经及内分泌系统联系起来。随着 APUD 系统和 DNES 系统概念的提出以及受体、肝脏分泌因子的发现，一些学者将肝脏作为 DNES 系统中重要的内分泌器官。

2. 肝脏中具有神经内分泌活性的细胞

Pearse 提出，肝脏可能是 APUD 细胞分布的器官，但并未明确肝内有哪些细胞属于 APUD 系统。肝实质细胞可能是 APUD 细胞。APUD 细胞特征之一为含有特异性烯醇酶，而肝实质细胞可以制造肝性烯醇酶，但一般认为正常肝细胞并不具备 APUD 特征。APUD 瘤是由 APUD 细胞发生的肿瘤。肝脏原发性 APUD 瘤的报道进一步证实了肝脏中 APUD 细胞存在的可能性。后续研究发现，肝脏中的一些细胞具有神经内分泌活性。

(1) 肝脏祖细胞（hepatic progenitor cell，HPC）：肝脏祖细胞是一类分布于肝脏，具有双向分化潜能的异质性细胞，可分化为成熟的肝细胞和胆管细胞。在肝癌及肝再生动物模型中，门静脉周围存在一种小的原始上皮细胞组成的细胞。此种细胞核呈卵圆形，核大，胞质少，故小鼠肝脏祖细胞又称为卵圆细胞。人类肝脏也存在祖细胞，并在多种肝脏疾病中被激活，其数量增加并向肝细胞和（或）胆管细胞分化。肝脏祖细胞的起源现在仍具有多种观点。

肝脏祖细胞可表达嗜铬粒蛋白 A（chromogranin A，CGA）、神经细胞黏附分子（neural cell adhesion molecule，NCAM）、甲状旁腺素相关肽（PTH-related peptide，PTHrP）、S-100 蛋白、神经元特异性磷酸丙酮酸水合酶（neuron-specific enolase，NSE）、神经营养因子（neurotrophin，NT）和其受体等，其中多种蛋白均在神经内分泌系统表达。CGA 是一个亲水性分泌蛋白，是神经肽类家族中的一员，其广泛分布于神经内分泌系统，存在于神经内分泌颗粒基质中。CGA 已被证明是一种神经内分泌细胞的标志物。NCAM 是一种糖蛋白，在胚胎中广泛分布，但在成人主要局限于神经系的细胞和内分泌细胞中。NSE 是一种可参与糖酵解途径的烯醇化酶，存在于神经组织和神经内分泌组织中。脑组织细胞的活性最高，外周神经和神经分泌组织的活性水平居中，常被用作神经内分泌细胞和肿瘤反应标志物。PTHrP为碱性单链多肽类激素，其N末端含甲状旁腺激素（parathyroid hormone，PTH）同源序列。因肝脏祖细胞中表达神经内分泌系统相关蛋白，故认为其具有神经内分泌特征。

(2) 肝脏非实质细胞：除肝实质细胞外，肝脏中还存在多种非实质细胞，包括肝星状细胞（hepatic stellate cell，HSC）、枯否氏细胞（Kupffer cell，KC）、肝窦内皮细胞（liver sinusoidal endothelial cell，LSEC）、小窝细胞（pit cell）等。这些非实质细胞均具有分泌细胞功能，可分泌激素或激素样物质。

HSC也被称为贮脂细胞、Ito细胞、间质细胞、窦周细胞或维生素A储存细胞等。肝星状细胞位于肝脏Disse间隙内，具有静息和活化两种状态。HSC形状不规则，细胞表面不平整，有树突状突起附着于窦内细胞表面、相邻肝细胞表面或伸入肝细胞之间。正常肝组织中，HSC处于静息状态，胞质内存在大小不一、数量不等的富含维生素A的脂滴。当肝脏受物理、化学和微生物感染等病理因素刺激时，HSC发生增殖活化转变为肌成纤维细胞，参与肝纤维化。HSC具有间充质和神经内分泌等特征，是细胞外基质的主要合成者。HSC可表达突触素（synaptophysin，SYN）、胶质纤维酸性蛋白（glial fibrillary acidic protein，GFAP）、NCAM、巢蛋白、NT和其受体。HSC通过分泌肝细胞生长因子（HGF）、干细胞因子（SCF）及脑源性神经营养因子（brain-derived neurotrophic factor，BDNF）与祖细胞相互作用。SYN是一种跨膜糖蛋白，仅在神经和神经内分泌细胞中表达，其存在于神经/神经内分泌的分化明确相关。此外，HSC还可分泌多种肝内细胞因子，也可能参与生成某些肽类介质或组织激素，如某些生长因子、细胞黏附因子等。

KC属于单核巨噬细胞系统，位于肝窦内皮细胞之间或之上，占体内巨噬细胞总数的80%~90%。KC分为激活与未激活两种类型，未激活时胞质突起少，体积较小；激活后细胞体积增大、变圆，胞质量多，充满多种形态的溶酶体和吞噬体，有发达的内质网、高尔基体及分泌型囊泡。活化的KC具有吞噬、分泌功能及免疫调节与监视作用。KC有多种分泌产物，可分泌前列腺素类物质（如前列腺素D_2、前列腺素E_2和血栓素）、活性氧类物质（如过氧化氢、一氧化氮）及分泌因子（如TNFα、IL-1、IL-6、TGF-β）等。研究表明，肝脏活化的KC可释放大量的炎性细胞因子，如IL-1、IL-6和TNFα等进入血液循环，进而增加系统毛细血管通透性，促进白细胞黏附和外渗，最终导致全身炎症反应综合征及相应器官功能损害。

LSEC和KC可能相互转化。LSEC是肝脏非实质细胞中数目最多的细胞，约占肝脏非实质细胞总数的70%。LSEC呈扁平状，含少量粗面内质网。LSEC含有较大的窗孔，细胞间有空隙，无完整基膜。窗孔和空隙可通过血浆，但不能通过血细胞，其具有高的通透性，能快速进行物质交换。LSEC可参与生成多种生物活性物质，如多形核白细胞趋化因子、血小板衍化生长因子、激肽、游离花生烯酸、前列腺素I_2、前列腺素E_2、血管紧张素转换酶等。

肝小窝细胞在肝脏非实质细胞所占比例较少，介于窦壁内皮细胞与肝实质细胞间。研究认为，肝小窝细胞内含有杆状核心空泡及内分泌器官细胞所见的某些胞质颗粒，可产生多种细胞因子。与肠道内分泌细胞相似，肝小窝细胞中可表达神经元特异性烯醇酶，故被认为属于APUD系统细胞。

（三）肝细胞因子（hepatokine）及其对相关疾病的作用

肝脏产生并分泌进入血液循环的一系列蛋白质称为肝细胞因子。随着技术的发展，肝脏中分泌的一系列蛋白被发现，其功能也被进一步阐明。Keane 等在 2008 年对小鼠肝脏及血浆中的蛋白进行鉴定，发现肝脏及血浆中分别含有 7099 和 4727 个蛋白，且有均含有 1818 个相同的蛋白，表明肝脏中有约 25% 的蛋白可被分泌入血。而肝脏分泌的主要蛋白包括白蛋白、C 反应蛋白和纤连蛋白，调节凝血和纤溶的蛋白，载脂蛋白等载体，以及调节代谢的蛋白等。这些蛋白可参与 23 条信号通路的调控，如嘌呤代谢、补体和凝血、脂肪酸代谢、雌激素受体信号通路、丙酮酸代谢、胰岛素受体信号通路、糖酵解及糖异生、表皮生长因子信号转导、血小板衍生生长因子信号转导等相关通路。因此，肝脏所分泌的肝细胞因子在维持各个系统功能及机体稳态中起到重要的调控作用。

肝细胞因子的分泌可通过两种方式：经典途径及非经典途径。经典或常规分泌的肝细胞因子依赖细胞器内质网 – 高尔基体途径转运新合成的蛋白，并最终到达细胞膜，通过分泌囊泡或分泌颗粒向细胞膜转运跨膜蛋白或转运可溶性蛋白到胞外。通过经典途径分泌的蛋白 N- 末端均含有一个信号肽，并通常在内质网和高尔基体进行翻译后修饰（如糖基化）。研究发现，小鼠肝细胞在健康状态下分泌 564 种蛋白质，其中 168 个含有 N- 末端分泌肽。不含 N- 末端信号肽的蛋白则通过囊泡分泌。细胞外囊泡的成分可迅速改变以应对代谢变化。因此，它们在调节组织间相互作用和代谢方面的具有一定作用。肝细胞因子可调控机体糖脂代谢或其他激素功能，在脂肪肝等多种代谢性疾病中具有重要调控作用。

1. 胰岛素样生长因子（insulin-like growth factor，IGF）

IGF 是胰岛素家族的一类小分子多肽类生长因子，因与胰岛素氨基酸序列具有同源性而命名。IGF 包括胰岛素样生长因子 –1（IGF-1）及胰岛素样生长因子 –2（IGF-2），IGF-1、IGF-2 及其各自的受体（IGF$_{1R}$、IGF$_{2R}$）与胰岛素样生长因子结合蛋白 1-6（insulin-like growth factor- binding protein 1-6，IGFBP1-6）共同组成胰岛素样生长因子系统。IGF 可调控物质代谢、促进细胞增殖和分化，与多种疾病的发生发展相关。

（1）IGF-1：1957 年，Salmanh 和 Daughudy 发现体内生长激素（growth hormone，GH）通过血清中某种物质介导而发挥促生长作用。1978 年，这种生长介素从人血浆中被分离纯化，并命名 IGF-1。IGF-1 包含 70 个氨基酸，是由 3 对二硫键连接形成的单链多肽，与胰岛素具有 45%～50% 的同源性。心脏、骨骼肌等多种组织均可通过旁分泌或自分泌的形式为细胞提供 IGF-1，但血液循环中的 IGF-1 主要来自于肝脏分泌。肝脏中 IGF-1 的合成及分泌受 GH 调节，GH 与相应受体结合，激活 IGF-1 基因。生成的 IGF-1 通过内分泌、旁分泌或者自分泌的形式与靶组织细胞膜上的 IGF 受体结合，引起 IGF 受体磷酸化和细胞内基质（如 PP185）酪氨酸磷酸化，从而引起一系列磷酸化反应发挥生物学效应。

IGF-1 在矮小症、糖尿病、肥胖、骨质疏松、甲状腺疾病等疾病中发挥作用。GH 分泌不足导致矮小症，GH 的作用可间接通过 IGF-1 受体介导。IGF-1 具有类胰岛素样作用，可促进组织摄取葡萄糖，调节糖异生及糖酵解，增强肝脏及骨骼肌胰岛素敏感性，从而降低血糖。此外，IGF-1 可促进蛋白质和脂肪合成，对脂肪增殖分化发挥作用，与肥胖相关。阻断 AMP 活化蛋白激酶 –TBC 结果域家族成员 1（AMPK-TBC1D1）可促进 IGF-1 分泌，引起小鼠肥胖、糖尿病及脂肪肝。IGF-1 还有促有丝分裂作用，促进软骨细胞分裂、增殖及软骨基质的合成，改善软骨的愈合。IGF-1 及 IGF-1R 还与甲状腺功能、甲状腺良恶性结节及甲状腺相关眼病的形成及发展也有着密切的联系。此外，临床试验发现低水平 IGF-1 与心血管疾病风险增加之间存在强相关性。

（2）IGF-2：Dulak 和 Temin 在 20 世纪 60 年代发现某些细胞可分泌一种促进细胞生长的物质，即 IGF-2。成熟 IGF-2 与胰岛素的序列同源性为47%。IGF-2可与IGF-1R、IGF-2R和胰岛素受体A/B（insulin receptor A/B，IR-A/B）结合。IGF-2激活IGF-1R促进机体生长，调节细胞的增殖、分化和代谢，激活IR-A促进有丝分裂，激活IR-B促进代谢。IGF-2主要在动物的胚胎发育中发挥重要的促进作用，*IGF-2*基因表达异常导致发育障碍。IGF-2的表达随代谢状态的变化而变化，尤其在肥胖、糖尿病、动脉粥样硬化和代谢性骨病中变化显著。IGF-2与糖尿病关系密切，其可调节B细胞的数量和功能。IGF-2在动脉粥样硬化的炎症反应中起着重要作用。此外，过表达IGF-2诱导肝脏异位脂质沉积。IGF-2及其衍生物Preptin还与代谢性骨病相关。

2. 胎球蛋白（fetuin）

（1）Fetuin-A：Fetuin-A，又名α_2-HS-糖蛋白，是一个64kDa大小的糖蛋白。其主要由肝脏合成并分泌，是第一个被认为可通过调控其他器官维持代谢平衡的肝细胞因子。胰岛素抵抗和炎症反应是Fetuin-A相关糖尿病发展的主要原因。Fetuin-A与肝脏脂质积累与导致动脉粥样硬化的脂质水平密切相关。

（2）Fetuin-B：Fetuin-B是一种由*Fetub*基因编码，分子量约60 kD的酸性糖蛋白，与Fetuin-A具有22%的同源性。Fetuin-B在NAFLD中发生变化。Fetuin-B在糖尿病及胰岛素抵抗中也发挥一定作用。Fetuin-B还是一种将维生素D缺乏与儿童肥胖联系起来的关键蛋白。

3. 成纤维细胞生长因子21（fibroblast growth factor 21，FGF21）

FGF21属于FGF家族成员，在2000年由Nishimura等发现。成熟的人类FGF21由181个氨基酸组成。FGF21主要由肝脏分泌，参与NAFLD的发病机制及进程，还可改善肥胖、增强胰岛素敏感性、降低血糖。

4. 血管生成素样蛋白（angiopoietin like proteins，ANGPTL）

ANGPTL是一类分泌糖蛋白，与血管生成素（Ang）具有相似的结构域。ANGPTL家族共有8个亚型，大部分的ANGPTL可调节血管生成。其中一些亚型还是机体代谢及能量平衡的重要调控因子。

（1）ANGPTL3：ANGPTL3是一种多功能的分泌蛋白，ANGPTL3在人类仅表达于肝脏，在小鼠主要在肝脏中表达。ANGPTL3可调控机体脂质代谢，与肥胖、糖尿病及NAFLD相关。

（2）ANGPTL4：ANGPTL4主要在肝脏、脂肪组织表达及分泌。ANGPTL4 mRNA在人类肝脏中表达最高，其次是脂肪组织，而在小鼠中两者顺序相反。ANGPTL4在脂质储存和动员中发挥重要作用，是脂质代谢强有力的调控因子。ANGPTL4中糖尿病及动脉粥样硬化中也存在作用。

（3）ANGPTL6：ANGPTL6又称血管生成素相关生长因子（angiopoietin-related growth factor，AGF），主要由肝脏合成并分泌。Oike等于2003年发现ANGPTL6，并发现其在代谢性疾病中的作用。

（4）ANGPTL8：ANGPTL8又名betatrophin、lipasin、RIFL，是一种主要由肝脏和脂肪分泌的蛋白。ANGPTL8主要在人类肝脏中表达，而在小鼠肝脏及脂肪组织中表达水平最高。肝脏中ANGPTL8的表达受营养状态调控。研究表明，ANGPTL8在调节脂质代谢方面起重要作用，主要通过影响LPL活性来调节TG水平。ANGPTL8可与ANGPTL3或ANGPTL4形成复合物抑制LPL活性。ANGPTL8还可通过改善胰岛素抵抗在糖代谢中发挥作用。

5. 硒蛋白P（selenoprotein P，SeP）

SeP是一种42kDa的糖蛋白，主要由肝脏分泌，在硒的转运中起重要作用。SeP负责将硒从肝脏运输到其他组织，如大脑及睾丸。Misu等首先利用基因表达系列分析和DNA芯片法证明SeP是一种肝细胞因子，并观察到其mRNA水平与人胰岛素抵抗相关。SeP可能是治疗胰岛素抵抗相关疾病、T_2DM 血管生成受损的新靶点。此外，SeP 还与肝衰减指数（LAI）之间存在相关性，可认为是肝脏脂肪累积的半定量指标。

6. 白细胞衍生趋化因子 2（leukocyte cell-derived chemotaxin 2，LECT_2）

LECT_2 是一个 16 kDa 大小的肝分泌蛋白，主要在人类肝细胞中表达。LECT_2 可参与糖代谢，与肥胖及 NAFLD 有关。LECT_2 还可能是肝纤维化的潜在治疗靶点，并可能是筛选和诊断肝纤维化及肝癌的潜在生物标志物。此外，LECT_2 可能直接介导动脉粥样硬化的进展。

7. 肝磷脂（hepassocin，HSP）

HSP 又称纤维蛋白原相关蛋白 1（fibrinogen like protein 1，Fgl1 或 hepatocyte-derived fibrinogen-related protein 1，H frep1）。最初其被发现仅在肝脏的肝实质细胞中表达分泌，但 Demchev 等发现 HSP 在 BAT 中也有表达。HSP 可促进肝细胞生长和增殖，肝再生可增加肝脏中 HSP 表达。研究表明，HSP 与 NAFLD、胰岛素抵抗及 T_2DM、肥胖相关。

8. 其他新型肝细胞因子

随着研究人员不断的探索，越来越多新的肝细胞因子被发现。同时，一些已知的蛋白被发现也在肝脏中高表达并分泌。这些因子与相关疾病的作用也同时被报道。

（1）Ectodysplasin A（EDA）：EDA 是一类 II 型跨膜蛋白，属于肿瘤坏死因子超家族。Awazawa 等在 2017 年证明其也是一种与肥胖、胰岛素、NAFLD 相关的肝细胞因子。

（2）卵泡抑素（follistatin，FST）：FST 属于 TGFβ 家族，最初发现其可抑制垂体中 FSH 的产生，后被证实在 NAFLD 和 T_2DM 等代谢性疾病中也具有作用。运动可刺激肝脏中 FST 的分泌。健康人静脉或口服给予葡萄糖后血中 FST 降低。FST 还可促进 BAT 的生成，影响机体能量代谢平衡。

（3）色素上皮衍生因子（pigment epithelium-derived factor，PEDF）：PEDF 是一种 50kDa 的分泌糖蛋白，在肝脏中高表达。肥胖、胰岛素抵抗和 NAFLD 患者肝脏和血中 PEDF 均升高。PEDF 与胰岛素抵抗及葡萄糖耐受不良相关，还可减少肝脏脂质沉积。

（4）Tsukushi（TSK）：TSK 是一种非典型的蛋白多糖，可控制多种生物的发育过程。2019 年来自两个团队的研究均发现 TSK 是一种新型的肝细胞因子，在肝脏高表达。肝脏中 TSK 的表达和分泌在肥胖小鼠中上升，并可受能量消耗上调。TSK 可能是肝脏应激的生物标志物，可能将 NAFLD 与血脂异常及动脉粥样硬化的发展联系起来。

（5）激活素 E（activin E）：Activin E 是属于 TGFβ 家族成员的肝细胞因子，在肝脏中高表达。Activin E 可抑制肝细胞增殖，促进凋亡。Activin E 在糖脂代谢中起着重要的病理生理作用，可能是治疗肥胖及胰岛素抵抗的新靶点。

（6）Adropin：Adropin 由 Enho 基因编码，也是一种肝分泌蛋白。肥胖、T_2DM 及 NAFLD 患者血清中 Adropin 水平降低。故 Adropin 在肥胖、胰岛素抵抗及脂肪肝、肝脏炎症及纤维化中发挥作用。

（7）Gpnmb（glycoprotein non-metastatic melanoma protein B）：Gpnmb 也称为 Osteoa-ctivin，属于 I 型膜糖蛋白，具有 N- 端信号肽、跨膜螺旋结构和 C- 端胞质结构域，剪切后释放至胞外。Gpnmb 在 T_2DM、肝脏脂肪变性患者血中升高，是一个具有调控体内糖脂代谢作用的靶点，是肥胖和糖尿病治疗的潜在靶点。

（四）肝脏细胞因子在临床中的应用及展望

大量的研究表明，肝细胞因子通过旁 / 自分泌或分泌入血，参与调节肝脏和其他组织的功能，从而与肥胖、糖尿病、胰岛素抵抗、脂肪肝等疾病显著相关。肝细胞因子可能成为相关疾病的辅助诊断指标或治疗相关疾病的新靶点。对已知分泌蛋白工作机制的进一步了解以及新型肝细胞因子的发现，可为相关疾病的预测与治疗提供新的靶点及思路。

（吴　桐　何金汗）

六、胆汁酸对内分泌代谢的影响

胆汁酸（bile acid，BA）在肝细胞内由胆固醇合成，是一种24碳胆烷酸羟基衍生物，胆汁的主要成分，通过"肝肠循环"参与脂类食物的消化吸收、预防胆固醇析出而形成结石，在胆道和肠道中可发挥抗微生物的作用，预防肠道细菌逆行移位。近年来胆汁酸作为内分泌功能的信号分子受到广泛的关注和重视，尤其是与代谢疾病之间的关联。

（一）胆汁酸的代谢及生理作用

1. 胆汁酸的合成

人体的胆固醇无法直接被分解利用，通过一系列的酶促反应生成胆汁酸，是胆固醇去路的主要途径。胆汁酸的合成途径分为经典途径和非经典途径。经典途径为主要代谢通路，胆固醇在肝细胞内质网的胆固醇7a-羟化酶（cholesterol 7-hydroxylase，CYP7A1）催化下形成7a固醇，后者再经过固醇核的还原、羟化、侧链的断裂等反应，生成初级胆汁酸。初级胆汁酸进入肠道，促进脂类的消化吸收，在回肠和结肠上段细菌的作用下，结合胆汁酸水解为游离胆汁酸，进而发生7位脱羟基、移去甘氨酸和牛磺酸形成次级胆汁酸。非经典途径主要发生在一些病理状态下，当肝脏中CYP7A1的活性下降时，非经典途径通过产生鹅脱氧胆酸调节体内的代谢平衡。肝脏中生成的疏水性初级胆汁酸可以被甘氨酸或牛磺酸共价修饰形成胆酸盐。

2. 胆汁酸的代谢

"肝肠循环"是胆汁酸的主要的代谢途径。肝脏中合成0.2～0.6g胆汁酸，肝脏中生成的胆酸通过肝细胞表面的胆汁酸转运蛋白胆盐输出泵（bile salt export pump，BSEP）被运送到胆小管分泌到胆汁中并储存在胆囊中，进餐后胆囊收缩将胆汁酸排入肠道，95%的胆汁酸在回肠中被再吸收。在结肠胆酸（cholic acid，CA）和鹅脱氧胆酸（chenodeoxycholic acid，CDCA）重吸收循环至肝脏。5%胆汁酸经粪便排出体外。当肝细胞浓度增加时，胆汁酸会溢出到血液中。血液循环中的胆汁酸通过肾脏中的肾小管时被再吸收，并通过全身循环回肝脏。

3. 胆汁酸的分类

胆汁酸是胆固醇在肝细胞中经一系列酶促反应形成的代谢产物。1848年，人类在牛胆汁中首次发现胆酸（cholic acid，CA）。随后，在牛、鹅、熊和小鼠胆汁中相继发现了多种胆汁酸。人体中的胆汁酸按其合成部位及结构差异分为初级、次级和三级胆汁酸。此外，胆汁酸与胆汁中的甘氨酸或牛磺酸结合形成甘氨结合型胆汁酸或牛磺结合型胆汁酸，并以钠盐的形式存在。初级胆汁酸由胆固醇在肝细胞中合成，包括胆酸（cholic acid，CA）和鹅去氧胆酸（chenodexycholic acid，CDCA），部分初级胆汁酸通过肠道菌群作用转化为次级胆汁酸，包括石胆酸（lithocholic acid LCA）、（deoxycholic acid，DCA）和酮基石胆酸（keto-lithocholic acid，KLCA）。三级胆汁酸包括牛磺石胆酸（taurolithocholic acid，TLCA）、甘氨去氧胆酸（glycodeoxycholic acid，GDCA）等，是重吸收次级胆汁酸在肝脏及肠道中的代谢产物。

4. 胆汁酸的生理作用

(1) 胆汁酸生化特性：胆汁酸有亲水和疏水两个侧面，具有较强的界面活性，能降低油水之间的界面张力，促进脂类乳化，同时能够扩大脂肪和脂肪酶之间的接触面积，加速脂类的消化吸收。胆汁酸还具有防止胆道结石生成的作用，如果胆汁酸及卵磷脂与胆固醇的比值降低，可使胆固醇过饱和而以结晶形式析出形成结石。胆汁酸是胆汁中主要的渗透活性物质，具有利胆作用，能够增强胆汁分泌和排泄，在胆道和小肠中胆汁酸发挥抗微生物作用。防止胆道和肠道细菌过长及肠道菌群移位。胆汁酸能够增强大肠的正向推动能力促进排便。另外，胆汁酸还是一种信号调节分子，在转录和转录后水平调节许多代谢过程。

(2) 胆汁酸对脂类和脂溶性维生素消化吸收的作用：脂类对动物代谢具有重要作用，是动物主要的能量储存形式，也是信号传导和质膜骨架成分。胆汁酸通过形成混合胶束促进脂类和脂溶性维生素的溶解、消化和吸收。但是，只有当胆汁酸浓度超过其临界胶束浓度，混合胶束才可以有效发挥其功能。因此，小肠中胆汁酸浓度对于食物中脂类和脂溶性维生素溶解、消化和吸收具有至关重要的作用。此外，胆汁酸对脂类和脂溶性维生素消化吸收的作用存在剂量和组成差异。人食物中额外添加 CA 也可显著提高胆固醇吸收。

(3) 胆汁酸对肝脏代谢稳态及健康的作用：肝脏位于消化道和全身循环的中央位置，在机体葡萄糖代谢和脂代谢上发挥着关键作用。肝脏一方面可以通过肝糖原和糖异生作用维持葡萄糖稳态，另一方面通过吸收食物中三酰甘油和胆固醇合成新的胆固醇，新合成的胆固醇在肝脏作用下合成胆汁酸，进一步作用于肠道，发挥其促进脂类代谢作用。肝脏代谢异常会导致包括糖尿病和动脉粥样硬化在内的多种疾病发生，因此，维持肝脏代谢稳态对动物和人类健康具有十分重要的作用。

（二）胆汁酸作为信号分子作用

1995 年 Forman 等发现了一种具有激素受体的结构特征蛋白，可与类视黄醇 X 受体形成异二聚体复合物法尼醇 X 受体（farnesoid X receptor，FXR），又名胆汁酸受体（bile acid receptor，BAR）。FXR/BAR 广泛表达于肝脏、小肠、肾脏、肾上腺、胃、脂肪和心脏，是合成胆固醇、胆汁酸、类固醇、类维生素 A 和法尼基蛋白所必需的信号分子，也是胆汁酸的天然受体。FXR/BAR 可调控胆汁酸性肠肝循环，在胆汁酸合成、胆汁酸分泌、肠胆汁酸重吸收及胆汁酸摄入肝细胞过程中起重要作用。胆汁酸的合成是一个非常严格的调控过程，FXR 缺乏可导致肝脏和胆道的代谢紊乱，如胆汁淤积和肝纤维化。因此，FXR 的激活是胆汁酸合成调控的关键控制机制。

胆固醇 7 羟化酶（cholesterol 7-hydroxylase，CYP7A1）是胆汁酸合成的限速酶，通过调控胆汁酸合成相关基因来维持肝实质细胞中胆汁酸的动态平衡。目前有两种 FXR 依赖的胆汁酸抑制 CYP7A1 基因转录机制。在肝脏中，FXR 诱导小异二聚体伴侣（small heterodimer partner，SHP）抑制 CYP7A1 表达。SHP 不直接催化组蛋白酶的修饰，其负责协调在 CYP7A1 启动子上的序贯性染色质重塑相关的辅助因子的募集。研究表明，胆汁酸合成的负反馈调节是通过 SHP 和 FXR 的级联行动调控完成的，胆汁酸水平升高，激活 FXR 依赖的细胞信号通路，诱导 SHP，抑制 CYP7A1，导致胆汁酸合成的减少。在肠道中 FXR 诱导成纤维细胞生长因子 19（fibroblast growth factor，FGF_{19}）、激活肝成纤维细胞生长因子受体 4（fibroblast growth factor receptor 4，$FGFR_4$）信号，以抑制 CYP7A1 表达。FGF19 是 FGFR4 的配体，能够刺激鼠肠道中 FGF15 和人类同源基因 FGF19 的转录。

G 蛋白耦联膜受体（G protein-coupled receptors，GPCR）是胆汁酸另外一个重要受体。G 蛋白耦联胆汁酸受体 5（G protein-coupled bile acid receptor 5，TGR-5）是一种细胞表面胆汁酸受体，是 GPCR 视紫红质样超级家族中的一员。脱氧胆酸、胆汁酸和 CDCA 的结合型或游离型都可以激活 TGR-5 受体，而石胆酸是 TGR-5 受体最有效的天然拮抗药。TGR-5 受体 mRNA 的转录表达在胆囊中最丰富，在褐色脂肪、肝脏和肠道中较少。TGR-5 受体的激活，对于胆囊的收缩、填充、能量代谢和保肝利胆具有重要的作用。此外，胆汁酸还可以通过在肠神经内分泌细胞中激活 TGR-5 刺激胰岛素的分泌，导致胰高血糖素样肽 -1 的分泌。

（三）胆汁酸与内分泌疾病之间关系

1. 胆汁酸与糖代谢

研究发现，胆汁酸可能通过 FXR 对糖代谢进行调节。*FXR* 基因缺陷小鼠表现为外周血中非酯化脂肪酸升高、糖耐量受损和胰岛素抵抗。进一步研究揭示，胆汁酸可激活小肠细胞内的 FXR，诱导其产生 FGF15/19，FGF15/19 以内分泌因子的方式发挥作用，改善葡萄糖耐量，增加胰岛素敏感性，这提示胆汁酸在调节糖代谢中发挥重要作用。胆汁酸对糖类的调节作用也可通过 TGR-5 实现。饮食中添加 TGR-5 激动药能够降低高脂饮食喂养小鼠的血糖水平，增加糖耐量。胆汁酸可激活小肠细胞表面的 TGR-5，介导肠内分泌细胞分泌胰高血糖素样肽 1。已知胰高血糖素样肽 1 能够增加胰岛素的合成与分泌，抑制胰高血糖素分泌，抑制食欲及摄食，延缓胃排空。胆汁酸还可直接激活胰岛细胞上的 TGR-5，促进胰岛素的分泌。

2 型糖尿病又名成人发病型糖尿病。2 型糖尿病部分患者以胰岛素抵抗为主。由于胰岛素抵抗，胰岛素敏感性下降，血中胰岛素增高以补偿其胰岛素抵抗。在胰岛素抵抗的患者中，可观察到胆汁酸合成以及 12α- 羟化胆汁酸与非 12α- 羟化胆汁酸的比例都有所增加。并且随着 GLP-1 增加，固醇 12α 羟化酶（sterol 12 α hydroxylase，*CYP8B1*）基因缺失小鼠的 12α- 羟化胆汁酸水平降低，葡萄糖耐量提高，这表明 12α- 羟化胆汁酸可能是胰岛素发挥作用的负调节剂。此外，激活胰岛细胞内 FXR 后，胆汁酸能够调节胰岛素的转录和分泌。

2. 胆汁酸与脂类代谢

（1）胆汁酸对三酰甘油的调节作用：甾醇调节因子结合蛋白 1c 是调节脂肪酸和三酰甘油合成相关基因的关键转录因子，在鼠肝脏和原代肝细胞中，胆汁酸激活 FXR 后，可抑制甾醇调节因子结合蛋白 1c 的表达。在人原代肝细胞中，FXR 还能够诱导过氧化物酶体增殖物激活受体 α 的表达，进而促进脂肪酸氧化。此外，研究发现，牛磺熊去氧胆酸可通过调节内质网应激减少人脂肪干细胞内脂肪的生成。胆汁酸通过激活肝内 FXR 改变脂类代谢相关基因的表达。

（2）胆汁酸对胆固醇的调节作用：胆汁酸对胆固醇的代谢调节作用主要是通过 FXR 实现的。外周组织的胆固醇由高密度脂蛋白转移至肝脏，进而代谢成为胆汁酸。这一过程在预防动脉粥样硬化的发生和促进体内胆固醇的清除中起重要作用。应用 FXR 激动药 GW4064 处理 ob/ob 和 db/db 小鼠，能够显著改善小鼠的高胆固醇血症，降低高密度脂蛋白胆固醇水平。近几年研究发现，在胆固醇的体内转运过程中，除上述经典的胆固醇逆转运途径外，胆固醇还可由血经肠道直接分泌。FXR 在肠道中高度表达，但其对胆固醇经肠道直接分泌的潜在调控作用尚不清楚，需要进一步的实验研究来阐释胆汁酸对胆固醇代谢的调节机制。

3. 胆汁酸与肥胖

由于 Takeda G 蛋白耦联受体 5（takeda TGR5）能调节细胞内甲状腺激素活性，从而增加褐色脂肪组织中的生热作用。因此，通过饮食补充胆酸，可以改善高脂饮食导致的肥胖，并减少白色脂肪组织中的脂肪积累。TGR5 还可通过增加褐色脂肪组织和肌肉中的能量消耗来调节葡萄糖平衡，并且通过活化前体蛋白转化酶 I 以增加肠 L 形细胞和胰岛 A 细胞中的胰高血糖素样肽 -1（glucagon-like peptide，GLP-1）释放。TGR5 激活可改善高脂饮食诱导的肥胖小鼠的肝脂肪变性和肥胖，并提高胰岛素敏感性。FXR 也在 L 细胞中表达，但抑制 GLP-1 合成。TGR5 和 FXR 对 GLP-1 信号传导似乎具有相反的作用。但 FXR

主要在肝中表达。近年来，肥胖研究领域的重大突破在于发现了肠道微生物和能量代谢及肥胖间存在的密切联系，并且有研究表明，靶向胆汁酸作为微生物菌群产生的能量稳态分子介质将干预肥胖。胆汁酸–核受体–肠道微生物–肥胖间形成更为完整的网络，这为进一步研究提供指导意义。

4. 胆汁酸与甲状腺

甲状腺激素可以加快肠道蠕动，在胆汁酸肠肝循环有重要作用。研究发现，甲状腺激素能提高胆汁酸合成限速酶 CYP7A1 和侧链氧化酶的活性，促进两者 mRNA 转录。同时，甲状腺激素通过增加 *NTCP* mRNA 的表达，调节胆汁酸的代谢与吸收。钠依赖牛磺胆酸钠转运多肽（NTCP）位于肝细胞基底侧膜，是胆汁酸的主要摄取转运体，参与胆汁酸的吸收。随着近年甲状腺疾病发病率持续升高，临床研究表明甲状腺功能亢进引起的患者肝脏功能损害会导致血清胆汁酸浓度增高。作为反映甲状腺功能亢进引起肝损伤的指标，血清总胆汁酸含量变化比 ALT 更为敏感。

5. 胆汁酸和肠道菌群

胆汁酸参与机体消化的过程中，胆汁酸分子是机体与肠道微生物相互作用的纽带。一方面，肝脏排泄胆汁酸分子对肠道微生物形成选择压力；另一方面，肠道微生物通过修饰胆汁酸分子激活 FXR 调节机体能量和脂质代谢。具有 BSH 活性的菌种能有效降低小鼠和犬血清胆固醇水平，而胆盐水解产物牛磺酸胆盐能够抑制一定剂量的艰难梭菌（*C. difficile*）毒素 A 和毒素 B 裂解活性，从而有效避免结肠上皮细胞遭受毒素损伤。肠道细菌释放 BSH 作用于胆盐的酰胺键，反应生成甘氨酸或牛磺酸及游离胆汁酸。肠道细菌可进一步催化游离胆酸的脱羟基反应。目前已有报道，拟杆菌属（*Bacteroides*）、梭菌属（*Clostridium*）、双歧杆菌属（*Bifidobacterium*）、乳酸杆菌属（*Lactobacillus*）和肠球菌属（*Enterococcus*）普遍具有 BSH 活性，但不同株细菌其 BSH 活性不同，例如瑞士乳杆菌（*L. helveticus*）和发酵乳杆菌（*L. fermentum*）只能解离牛磺酸胆盐而不能解离甘氨酸胆盐，推测微生物 BSH 具有识别类固醇类和氨基酸两类物质的能力。Li 等研究发现，抗氧化剂 tempol 可以特异性地抑制小鼠肠道乳酸杆菌（*Lactobacillus*）的生长并降低其所携带的 BSH 的活性，导致 TβMCA 在小鼠肠道中大量积聚，而 TβMCA 作为强效的 FXR 拮抗药，可提高胰岛素敏感性并减轻肥胖。

（卫　静）

七、肠道菌群与内分泌

内分泌系统主要由产生单种或多种激素的腺体组成，而肠道微生物群可以产生大量激素或激素性质的化学物质，这些化学物质被释放到血液中并运输至肠道远端部位或肠道以外的器官来发挥作用。这提示我们肠道微生物群可以作为一个虚拟器官在宿主体内发挥内分泌功能。从形态学及生化角度来看，它比任何其他内分泌器官都要庞大，其生化性质也更多样化。肠道微生物本身及其代谢产物在膳食和宿主之间起到重要的桥梁作用。大量数据证实，肠道微生物可作为内分泌器官并影响着机体的各个方面。肠道菌群在内分泌系统的作用日益被人重视，越来越多的研究也开始关注针对内分泌系统疾病的特异性肠道菌群制剂，未来这将成为治疗内分泌疾病的新方向。

（一）肠道菌群与内分泌系统功能

1. 肠道菌群代谢物对内分泌功能的影响

（1）短链脂肪酸（short-chain fatty acids，SCFA）：SCFA 是最重要的肠道菌群代谢产物。肠道菌群对宿主最基本的贡献是及时提供脂肪酸代谢产物（如 SCFA）作为宿主重要的能量来源。大量研究证实 SCFA 对宿主健康有益，除了肠道本身外，它们还通过内分泌途径影响机体其他器官，如肝脏、脂肪组织、脑和肌肉。因此，SCFA 参与了宿主能量调节、糖脂代谢、免疫和炎症相关的生理病理过程。SCFA 的受体和转运体在胃肠道均有表达，说明其与机体胃肠道功能存在一定关系。例如，SCFA 可以调节肠道内 5- 羟色胺（5-HT）和肠脑轴神经肽 YY 的释放。许多时候 SCFA 甚至可作为代表肠道菌群的标志性产物，通过经典的内分泌信号介导赋予肠道菌群更多的功能。

研究发现，SCFA 可以结合并激活特定的 G 蛋白耦联受体（GPR），例如内分泌细胞、脂肪细胞及免疫细胞均表达有 GRP_{43} 和 GRP_{41}，并且在肠道内分泌 L 细胞上也有表达。调整 SCFA 的比例和数量将激活这些 GPR，最终促进肠道激素，如 GLP-1 和 PYY 的分泌。将敲除 $GRP43$ 和 $GRP41$ 的转基因小鼠暴露于短链脂肪酸或特定益生元后，会出现 GLP-1 和 PYY 的分泌水平改变。有研究表明 GPR41 无论在空腹或进食后都能够调控胰岛素分泌，GPR_{43} 可依赖血糖变化促进胰岛素分泌和胰岛 B 细胞的增生。当敲除 $GRP41$ 或过表达 GPR_{41} 受体时，可影响血糖水平但不改变胰岛素敏感性。以上均证实 SCFA-GPR 通路是血糖控制及胰岛素分泌的重要途径。此外，膳食纤维在肠道微生物菌群作用下可以发酵形成 SCFA。但相较啮齿动物，SCFA 对人体葡萄糖代谢和胰岛素抵抗及体重的影响没有那么显著，然而膳食纤维形成的 SCFA 对代谢综合征改善作用仍值得肯定。

(2) 氨基酸来源的微生物代谢物及其对宿主代谢的影响：与微生物代谢相关的氨基酸物质大多会对宿主代谢产生不良影响。研究显示体内支链氨基酸（BCAA）的产生与肠道菌群密不可分。在成人中，包括缬氨酸、亮氨酸和异亮氨酸在内的血清 BCAA 水平均与胰岛素抵抗具有相关性。高脂饮食的大鼠骨骼及肌肉中 BCAA 含量均升高，胰岛素抵抗明显，说明 BCAA 参与了机体的代谢紊乱。最近有研究发现组氨酸和胰岛素抵抗之间存在直接联系，肠道细菌将组氨酸转

化产生咪唑丙酸盐，而后者可通过激活 p38γ/p62/mTORC1 通路，进而抑制胰岛素受体引起胰岛素抵抗并导致葡萄糖代谢紊乱。但目前尚无研究证实减少这种代谢产物可以防治或改善葡萄糖代谢。并非所有氨基酸衍生代谢物都会危害机体，来源于体内的必需氨基酸——色氨酸的微生物代谢产物包括吲哚和吲哚酸衍生物等，在维持肠道稳态方面发挥着重要的作用。肠道菌群代谢产物中的吲哚 - 丙酸已被证明可通过增强肠道屏障功能提高机体免疫反应。体内研究表明，吲哚 - 丙酸可通过保护胰岛 B 细胞功能改善胰岛素分泌以降低 2 型糖尿病的患病风险。另外，吲哚和吲哚 - 乙酸盐还可以刺激肠道 L 细胞分泌 GLP-1 来调节宿主代谢。

(3) 细菌成分：内分泌因子的新前沿，除细菌代谢物外，特定细菌成分也可作为调节宿主内分泌功能的因子。它们与宿主局部或远端表达的受体相互作用。例如，肠道细菌产生 N- 酰基酰胺（一种内源性大麻素模拟物），可影响宿主葡萄糖代谢。此外，通过蛋白质组学方法鉴定的一种模拟宿主下丘脑肽的新型细菌蛋白，也可通过旁分泌方式调节宿主内分泌代谢。有报道称缺乏细菌酪蛋白分解蛋白酶 B（ClpB）的小鼠出现了摄食行为的改变，这就证明当机体摄入食物后，细菌成分可立即参与调解，其具体机制可能是通过刺激肠道释放饱腹感相关激素参与食欲的调控。目前关于影响宿主代谢的细菌蛋白质尚在研究中，但细菌成分与机体的关系及作用仍需进一步研究。

2. 肠道菌群——虚拟的内分泌器官

微生物群可产生多种激素性质的化学物质，这些化学物质释放到血液中，通过血液循环在远端部位发挥作用。这些物质不仅在局部肠道神经系统发挥作用，还作用于大脑中枢在内的其他器官。当激素产物释放到间质组织供血液和淋巴毛细血管摄取后，这些产物通常作用于远离肠道菌群的靶器官或组织发挥效能。除此以外，肠道菌

群在调节复杂内分泌网络方面也间接发挥着作用，并且整个肠道菌群中的某些特定细菌也可以对宿主分泌的激素做出反应。所以肠道菌群能够影响宿主体内的其他器官，并具有对其他器官分泌物做出反应的能力。这就符合了定义"器官"的最重要条件，而正是这些特性使肠道菌群成为人体"虚拟器官"。肠道菌群作为虚拟内分泌器官，通过菌体自身、衍生的代谢物或其他成分以旁分泌、内分泌或神经系统来影响宿主代谢、免疫及行为。同样，机体也可以通过神经－内分泌等途径监控或调节肠道菌群的变化。

一般的内分泌系统或器官只分泌一种或几种特定激素，与其不同的是肠道菌群具有产生数百种产物的潜能。从形态学和生物化学的角度来看，它比人类任何其他内分泌器官都要庞大得多，其生化复杂性甚至超过了大脑。例如，肠道菌群产生的多种激素也是中枢神经系统内的神经递质。大脑中最重要的抑制性递质－氨基丁酸是由几种乳酸菌产生，而去甲肾上腺素、多巴胺和5-羟色胺等单胺也是由某些菌株产生。面对肠道菌群的复杂性，代谢组学和宏基因组学的兴起成为有利研究武器。组学方法揭示了肠道菌群可以通过其代谢产物影响器官功能，细菌衍生的代谢物和组分可以与宿主局部起作用，激活细胞受体或神经末梢以及通过循环系统在肠道外起作用。

3. 微生物内分泌学说

微生物内分泌学是研究微生物产生和识别神经化学物质的能力，这些神经化学物质来源于微生物本身或它们所居住的宿主。因此，是一门将微生物学、神经生理学和内分泌学等学科结合在一起形成的交叉学科。微生物内分泌学的理论基础源于大量关于神经内分泌信号的实验研究为研究者提供了理解微生物群在宿主中的行为影响，重要的是宿主通过基于神经内分泌的机制影响微生物群的能力。肠道内的细菌不仅产生类似激素的物质以调节激素输出，它们还可能对宿主细胞

分泌的激素做出应答。20世纪30年代Lyte及其同事首次证明某些病原体可以在体外识别外源性儿茶酚胺（CA），并且通过识别增加了细菌的增殖能力。随后Sperandio等发现肠出血性大肠埃希菌（EHEC）接触肾上腺素（E）和去甲肾上腺素（NE）时毒力会增加，原因在于肾上腺素与其压力性感受受体结合发出信号，使得EHEC侵入肠黏膜将毒素传递到人体细胞内。这种双向交流被称为"微生物内分泌学"或"跨界信号传递"，它介导细菌和哺乳动物宿主之间的共生和致病关系。在哺乳动物的胃肠道中，肠道细菌和宿主细胞紧密相连，其内在机制可能与菌群代谢产生的各种生物化学信号分子，参与了机体病理生理功能的调节。

大量动物实验已证实肠道微生物群可以作为内分泌器官行使其职能。高通量测序技术的迅速发展已破译了肠道微生物组的组成，许多研究已经将肠道微生物群的组成（在分类学和功能水平上）与不同疾病相关联。目前这一研究领域正在蓬勃发展，代表着内分泌学领域研究的新纪元，但现在尚未到用微生物代谢物或特定的肠道细菌来取代目前靶向内分泌系统药物的阶段。

（二）肠道菌群对内分泌系统疾病的影响

1. 肠道菌群与1型糖尿病

近年来研究发现，肠道菌群可作为环境因素通过调节肠道通透性、固有免疫等影响1型糖尿病的发生发展。嗜黏蛋白阿克曼菌（*Akkermansi-amuciniphila*，简称为Akk菌）是肠道内含量较少的一种益生菌，研究显示1型糖尿病小鼠体内缺乏Akk菌，Akk菌的丰度与1型糖尿病患者的发病率呈负相关，提示Akk菌在1型糖尿病中起保护作用。AKK菌作用的具体机制可能是促进肠道黏液产生使黏液层增厚，且降低体内炎症因子Foxp3$^+$、Treg、IL-10、TGF-β水平以减少胰岛炎性状态。此外，1型糖尿病患儿的肠道菌群多样性明显下降，肠道内发生以拟杆菌等菌属增

多的变化。除了菌群改变患儿血清的促炎细胞因子和脂多糖增多，肠道通透性明显增加。相比于人体内的肠道菌群变化，1 型糖尿病鼠其拟杆菌、颤螺菌、萨特菌群、双歧杆菌密度增加。其中颤螺菌作为一种重要的肠道细菌，可以通过介导肠道上皮细胞的破坏引起菌群异位。同时在给予正常小鼠移植 1 型糖尿病鼠的粪便菌群后可诱导胰岛炎的发生，间接证实了 1 型糖尿病鼠携带有致糖尿病的菌群。

有研究认为肠道菌群与 1 型糖尿病发展的两个阶段相关：第一个阶段，异常定植的肠道菌群无法正常训练宿主免疫，造成婴儿对包括 1 型糖尿病在内的免疫介导疾病易感性增加；第二个阶段，伴随着肠道菌群的多样性降低以及拟杆菌门物种丰度的增加，儿童体内 1 型糖尿病相关自身抗体血清转为阳性。母乳低聚糖可为婴儿提供"健康"的细菌，饮食干预可影响自身反应性以及调节 T 细胞数量和活性。这些都提示肠道菌群在 1 型糖尿病的发生发展中具有重要的作用。另外，1 型糖尿病患者体内有多种针对胰岛 B 细胞的自身抗体，研究表明肠道菌群改变与胰岛自身抗体产生相关。肠道内拟杆菌和硬壁杆菌的比例变化以及多雷拟杆菌和普通拟杆菌的增多均引起了胰岛自身抗体水平升高，且自身抗体阳性的 1 型糖尿病患儿存在丁盐酸产生菌和黏蛋白降解菌减少。也有队列研究发现，饮食、肠道菌群结构、机体代谢均与胰岛自身抗体发生有关。因此，加强肠道菌群与免疫系统的研究对于减少 1 型糖尿病的发病风险可能具有潜在重大意义。

2. 肠道菌群与 2 型糖尿病

2 型糖尿病的发生发展是一个缓慢的过程，而肠道菌群在这个过程中也是动态变化的。2 型糖尿病小鼠肠道菌群的多样性和相对丰度明显改变，拟杆菌在科、属、种水平以及普氏菌在科、属水平上显著减少。有研究将正常人的菌群与糖耐量异常患者、初发 2 型糖尿病患者比较发现，糖耐量异常者中大肠埃希菌富集，而 2 型糖尿病患者中拟杆菌属的丰度升高；糖耐量异常者的肠道菌群中与能量代谢及有关细菌生长菌群降低。这提示糖尿病前期肠道菌群在种类及功能上就出现改变，其机制可能是疾病早期菌群失调引发了肠道屏障受损，使肠道细菌及其产物（LPS、PG 等）易位到外周代谢组织，进而引发了慢性低度炎症。德国一项队列研究发现，在排除肥胖对肠道菌群的影响后，2 型糖尿病患者中埃希菌属 / 志贺菌属略增多，并且用药和膳食补充剂也可在一定程度上改善菌群的变化。这就证实了肠道菌群可以通过肥胖以外的因素影响 2 型糖尿病的病程进展。

二甲双胍作为糖尿病一线治疗药物具有独特的降糖机制，研究表明其可通过重塑菌群组成改善 2 型糖尿病。二甲双胍可增加黏液产生菌（Akk 菌）、短链脂肪酸产生菌等的丰度，降低具核梭杆菌及厚壁菌门的丰度；通过调节菌群增加胰岛素敏感性及肠道 L 细胞释放的 GLP-1，活化十二指肠 AMPK 以抑制肝糖异生以及增加 GLP-1 水平，从而降低血糖；通过调节菌群增强肠道屏障功能、增加短链脂肪酸水平、减少炎症因子胆汁酸分泌等来改善血糖。除了二甲双胍，作为亚洲人群常用的降糖药阿卡波糖可以增加肠道中乳杆菌属及双歧杆菌属、减少拟杆菌属，从而改变参与胆汁酸代谢的菌群基因相对丰度来达到降糖目的。一些研究也证实传统中药可以改善肠道菌群组成和病理状态，例如灵芝可将厚壁菌门与拟杆菌门细菌比值降至正常；小檗碱可通过逆转高脂饮食引起的肠道菌群改变，显著减低肠道菌群的多样性，从而通过调节患者肠道菌群达到治疗 2 型糖尿病的目的。这些都说明了在糖尿病治疗中，肠道菌群可以协助药物调控机体的血糖和代谢平衡，但其具体机制仍有待广泛深入的研究。

3. 肠道菌群与甲状腺疾病

甲状腺功能的状态对肠道细菌具有重要影响。甲状腺功能亢进可改变胃肠道功能的运动，从而导致了肠道黏膜细菌繁殖的变化；甲状腺功能减退时，由于胃肠道多聚糖的沉积可导致黏膜层水肿从而影响菌群的密度。同样，肠道细菌的种群可以影响甲状腺激素的肝肠循环及代谢。研究证实，啮齿类和人体的粪便残渣内活性β–葡萄糖醛酸酶和硫酸脂酶可增加甲状腺激素在肠道中分离和重吸收。肠道菌群也参与内源性3–T1AM（甲状腺脱羧酶的衍生物）和三碘甲状腺激素衍生物的合成，而这些衍生物对于甲状腺脱碘酶同工酶形成有关键作用。此外，肠道菌群的路透乳杆菌对维持体内甲状腺激素稳态有一定作用。给予路透乳杆菌喂养的小鼠，相比于对照组甲状腺滤泡上皮细胞变大的同时甲状腺腺体增大。这些小鼠体内存在较高水平的 T₄ 和更加纤细的体型。

肠道内菌群失调可能引起甲状腺功能异常，而甲状腺功能的异常也会导致肠道炎症和肠漏的发生。桥本甲状腺炎患者存在肠道菌群结构的变化。肠道内益生菌株鼠李糖乳酸杆菌和双歧杆菌可以增加桥本甲状腺炎患者干扰素 IFNγ 的生成。最新研究发现，桥本甲状腺炎存在甲减患者其 α 菌群的多样性增多而硬壁菌门和拟杆菌均减少。值得注意的是，桥本甲状腺炎患者不论甲功正常与否，普氏菌菌群均减少。众所周知，肠道组织普氏菌细菌群可抑制免疫系统 T 细胞的活化，具有减轻免疫反应的作用。因此，推测普氏菌菌群的减少可增强机体免疫系统对外界环境的敏感性，增大自身免疫系统疾病风险，可能促进了桥本甲状腺炎的发生发展。而对于原发性甲状腺功能减退的患者而言，肠道菌群的 α 及 β 多样性均出现明显改变，其肠道产生短链脂肪酸的能力明显降低，最终导致血清脂多糖水平升高，将原发性甲状腺功能减退的患者粪便菌群移植到小鼠后，其总甲状腺激素水平下降。

过去 40 年甲状腺癌发病率以每年平均 3% 的速度增长，越来越多的数据表明，肠道菌群的组成和代谢变化可能是甲状腺癌发病重要的环境因素。肿瘤的发生和发展与整体菌群对机体的代谢有关，包括脂肪水平代谢。甲状腺肿瘤患者体内肠道菌群代谢形成的亚麻酸、鞘磷脂及 γ– 氨基丁酸参与了不同类型肿瘤的形成或代谢。相比与健康人群，甲状腺癌患者其肠道菌群的密度和种类增多，肠道菌群的种类增多与多种恶性肿瘤发生相关，如绝经期或绝经后乳腺癌、结肠癌等。硬壁菌群与拟杆菌的比值作为菌群稳态水平的标志，发现甲状腺癌患者存在比值的升高。另外，在肠道炎症和结肠癌中具有致病因素的蛋白菌，其水平在甲状腺癌也存在升高。甲状腺癌患者多形杆状菌、巨单胞菌、锚螺菌科在肠道的密度降低，而这些菌在糖酵解产物 SCFA 的形成中有积极作用。流行病学及病理学数据提示黄酮类水平与甲状腺癌相关，而黄酮类和异黄酮的代谢受到肠道菌群（如巨单胞菌）的影响。某些黄酮类可抑制甲状腺激素的合成引起 TSH 水平的升高，导致甲状腺结节的产生。

4. 肠道菌群与多囊卵巢综合征

多囊卵巢综合征（POCS）是生育期女性最常见的内分泌疾病，估计全球发病率为 5%～15%。POCS 的发病机制复杂，涉及基因、神经内分泌、代谢等多种因素，其中肠道菌群、内毒素及炎症也起着非常重要的作用。研究表明 POCS 患者粪便内细菌较正常人菌群数减少且菌群结构发生变化，例如支原菌，脲原体属等菌群明显减少。菌群失调的 POCS 患者肠道壁通透性增高，由革兰阴性菌产生的脂多糖进入血循环系统导致慢性低水平炎症状态，激活了免疫系统与胰岛素受体之间的作用，引起高胰岛素水平，同时促进了睾酮水平的升高。

众所周知，PCOS 患者存在性激素代谢紊乱，而激素水平的变化对肠道菌群有重要影响。消除肠道菌群的雌性小鼠表现出更高的睾酮水平而雄性小鼠出现睾酮的降低；再给予健康动物菌群后，其发情周期及睾酮水平得到改善。这些研究都说明性类固醇激素水平可能驱动了肠道菌群的性别差异。细菌多样性和特定细菌属的丰度与雄激素有正相关性。同样，移植了 PCOS 患者粪菌的小鼠表现出卵巢功能障碍而导致不孕。有研究已证明益生菌可治疗 PCOS，添加双歧杆菌 V$_9$ 有助于调节性激素分泌从而改善 PCOS 患者症状，并可能增加了肠道内有益的短链脂肪酸的合成。这些研究均表明肠道菌群在 PCOS 综合征的发生发展中均有重要的作用，尚需进一步了解其机制。

（三）肠道菌群在临床治疗中的应用及展望

肠道菌群的组成和功能在内分泌疾病中起着至关重要的作用。肠道菌群影响了机体能量代谢的吸收、肠壁通透性，还参与碳水化合物、胆汁酸、短链脂肪酸等代谢过程，形成菌群 – 肠 – 靶器官轴。肠道菌群改变可引起胰岛素抵抗、炎症和代谢紊乱，从而介导代谢性疾病的发生发展。随着该领域的快速发展，肠道菌群在临床治疗中的相关性也变得越来越重要。目前，通过饮食、益生菌、药物、手术、粪菌移植、遗传工程菌等手段进行的肠道菌群干预已成为防治内分泌疾病的新靶点。因此，无论作为一种独立的治疗手段，还是作为干预措施的一部分，调节肠道菌群在治疗内分泌疾病中均具有很大的应用潜力。

1. 饮食干预

饮食是维持肠道健康特别是肠道微生物多样性的关键。饮食多样性与肠道菌群多样性之间存在一定的联系，饮食越多样化，肠道菌群越丰富。也可以通过改变一些膳食成分来调节肠道菌群，例如增加纤维或蔬菜的摄入可以增加肠道微生物的多样性，也可以通过补充益生元或益生菌进行改善。这些方法都增加了一些肠道中有益细菌的数量，如嗜黏蛋白阿克曼菌或普氏栖粪杆菌。膳食纤维可增加饱腹感、提高胰岛素敏感性、维持糖脂代谢平衡。流行病学研究表明，膳食纤维提高了肠道微生物多样性，与 2 型糖尿病发病率成反比。高膳食纤维促进人体有益菌（产

乙酸和丁酸等）的增加，并抑制产吲哚和硫化氢的有害细菌。

同样，饮食的构成对疾病的发生发展也有着重要影响。在肥胖与肠道菌群的联系中，饮食因素研究的最多。例如，肠道中占主导地位的细菌类型是与长期的饮食习惯有关的。发酵食品和纤维的摄入与更健康更多样化的菌群有关，而生活在工业化环境中的人们往往比生活在更传统环境下的人们微生物多样性更低。研究表明西式饮食损害小鼠结肠黏液层的渗透性和生长能力，而双歧杆菌和菊粉可部分恢复肠黏膜屏障效应。长期西方化饮食使菌群多样性减少，导致原生菌群丧失、纤维相关酶的降解减少、优势菌株从普氏菌向拟杆菌转变，而拟杆菌属与糖尿病、肿瘤的发生密切相关。饮食西方化的程度越大，对肠道微生物的危害越大，此现象在肥胖者和二代移民中更显著。以上研究为探索肠道菌群在饮食、代谢与健康的相互关系提供了新思路。

2. 益生元和益生菌

益生元和益生菌都能够调节肠道菌群平衡。益生元是人工模拟母乳中的低聚糖，能够直接到达肠道，能够促进人体肠道内有益菌的生长，提升肠道自我保护能力，促进营养素的合成和生长，另外还能抑制有害菌的繁殖，从而起到调节肠道菌群平衡的作用。益生元可选择性地促进双歧杆菌、乳杆菌等益生菌的生长或活力，并通过益生菌形成优势菌群进而竞争性地拮抗有害菌，或者通过其代谢作用产生短链脂肪酸和细菌素等物质抑制有害菌的生长。高脂膳食可显著减少粪便中短链脂肪酸含量和双歧杆菌、罗氏菌属数量，通过补充益生元低聚果糖和阿拉伯木聚糖能够恢复两者的数量，改善高脂膳食小鼠肠道蠕动时间，减少粪便中厚壁菌门和大肠埃希菌属的数量。

益生菌是一种外来菌，它的种类有很多，不是人体自身体内产生的，通过直接添加到人体的肠道内，调控有益菌的数量，从而保持肠道菌群

平衡。益生菌能改善肠道菌群紊乱，降低黏膜通透性，减轻肠道炎症反应；而益生元可刺激肠道有益菌生长繁殖，改善糖耐量。目前益生菌（如乳杆菌和双歧杆菌）已广泛用于胃肠功能紊乱的治疗。需要关注的是，有研究认为益生菌对抗生素所致肠道菌群改变的恢复可能无效，甚至对菌群的恢复不利。欧美国家目前还没有受批准的益生菌疗法，且益生菌的定植受宿主肠道菌群的影响，而目前尚未发现益生菌在肠道持续定植的证据。因此，益生菌和益生元对代谢性疾病的作用有待进一步探究，提高益生菌的功效需克服宿主菌群的定植抗性，探索疾病或者人群特异性的干预方案及开展大规模的随机双盲临床试验。

3. 粪便移植（fecal microbiota transplantation，FMT）与遗传工程菌群

粪便菌群移植又叫粪便移植，是一种重塑肠道正常菌群的方法，是治疗肠道菌群紊乱导致各种疾病的重要手段。治疗时将健康者粪样中的功能菌群移植到患者肠道内，重新组建具有正常功能的肠道菌群。研究证明，接受体型偏瘦者FMT的肥胖者肝脏和外周组织胰岛素敏感性显著改善，肠道有益菌丁酸盐菌明显增加。接受肥胖供体来源FMT无菌小鼠的体重较瘦供体来源的无菌小鼠体重增加明显。通过复制肥胖型大鼠模型并对其使用粪菌移植治疗，发现能够加强营养性肥胖大鼠肠道内屏障功能的作用，同时有效减轻体内内毒素血症，改善肥胖大鼠的血脂含量和减轻肝脂肪变性。另外，肥胖患者的体内菌群多样性减少，而在接受了来自瘦供体的FMT后菌群的多样性显著增加。目前关于FMT的内分泌疾病治疗应用研究仍较少，仍有待进一步的深入研究。

近年来，表达治疗因子的转基因细菌成为遗传代谢性疾病研究的新方向，转基因细菌补充剂可通过清除肠道内的毒素治疗肝脏和肠道疾病。这种方法使其能将有害氨变成安全的化合物，已在动物测试和健康人类志愿者身上表现出良好

的应用前景。目前工程菌主要包括大肠埃希菌Nissle 1917、乳酸乳球菌、卵形拟杆菌和干酪乳杆菌等。大肠埃希菌 Nissle 1917 可表达一种脂类前体分子 N- 酰基磷脂酰乙醇胺，引起进食减少和体重减轻。应用改造工程菌的方法治疗代谢性疾病的尝试也在进行，例如利用经遗传修饰产生胰高血糖素样肽 –1 的重组乳酸乳球菌刺激糖尿病小鼠的胰岛素分泌，通过增加胰岛素前体基因和免疫抑制因子基因表达的工程菌逆转小鼠的糖尿病症状等。但目前工程菌的研究仍处于实验阶段，尚未广泛应用于临床治疗中。

小结

肠道菌群调控宿主免疫、营养、能量代谢等过程。菌群失调参与了肥胖和糖尿病等代谢性疾病的发生发展，其机制包括引起慢性低度炎症、生成短链脂肪酸、调节胆汁酸盐合成代谢等。以纠正肠道菌群失调为靶标的干预手段（如调整饮食结构、补充益生元和益生菌、药物治疗、Roux-en-Y 胃旁路术、粪便移植和遗传工程菌等）已成为治疗肥胖和糖尿病的新思路和新方向。目前，临床用于调节肠道菌群的治疗方法较少，效果有限，需要结合宏基因组学、转录组学、蛋白质组学和代谢组学的研究进行较大样本的前瞻性研究。在精准医学背景下，未来可能将个性化、具有遗传修饰的微生物群用于代谢性疾病的防治，通过饮食影响菌群的"菌群营养学"有望形成临床新的治疗策略和并具有巨大的研究前景。

（赵国宏 高 彬）

八、糖尿病肠道手术前后内分泌改变

近期国际糖尿病联盟（IDF）发布了第9版全球糖尿病地图（Diabetes Atlas）。据统计，2019年全球成年糖尿病患者约 4.63 亿，患病率为9.3%。预计到 2030 年，糖尿病患者数将增加到

5.784 亿，患病率达 10.2%；2045 年将增加至 7.002 亿，较 2019 年增加 51%，患病率将达 10.9%。2019 年，全球约有 420 万人死于糖尿病或其并发症，相当于每 8 秒有 1 个人死于糖尿病，约占全球全因死亡的 11.3%。

中国是全球糖尿病患者数最多的国家，约 1.164 亿，相当于全球每 4 名糖尿病患者就有 1 名来自中国；糖尿病患病率为 10.9%，相当于每 9 名成年人中就有 1 名糖尿病患者；预计 2030 年（1.405 亿）和 2045 年（1.472 亿）中国糖尿病患者数仍居全球首位。

综上所述，糖尿病已经成为严重威胁我国乃至世界人民生命健康的慢性疾病之一，糖尿病的防治迫在眉睫。而对于糖尿病的治疗国际糖尿病联盟最早提出了 5 个要点，分别为医学营养治疗、运动疗法、血糖监测、药物治疗和糖尿病教育。然而，这些治疗方法很难从根本上治愈糖尿病，保持患者血糖的长期稳定，也不能从根本上阻止糖尿病的各种并发症的发生和发展。

目前已知以控制饮食及口服降血糖药物来治疗糖尿病成效不佳，而以胰岛素治疗则仅能解决暂时的问题。英国的前瞻性糖尿病研究显示，即使结合各种新的治疗方法，仅有不到 1/3 的糖尿病患者可以得到良好控制，大部分患者仍持续产生大血管及微血管的并发症。糖尿病是造成心脏及脑卒中相关的死亡的危险因素还是肾功能衰竭、失明，以及大于 60% 的非外伤性下肢截肢疾病主要原因。

1980 年，Pories 等行胃旁路手术治疗肥胖症时发现，合并 2 型糖尿病（T_2DM）的患者术后血糖迅速恢复正常，甚至部分患者可不再服用降糖药物。2004 年 Ferchak 等通过系统性回顾研究发现，合并 T_2DM 的肥胖患者在接受胃旁路术后 9 年，有 71% 的患者不需要药物降糖并能保持血糖正常，明显高于非手术组，且延缓了糖耐量受损患者发展为糖尿病患者，以及糖尿病相关并发症的发生率、病死率明显降低。肥胖是 T_2DM 发生的主要危险因素之一，减重可以延迟甚至预防糖尿病前期（糖耐量受损）进展为糖尿病。基于减重代谢手术对于 T_2DM 治疗的诸多益处，2009 年美国糖尿病学会在 T_2DM 治疗指南中正式将此类手术列为肥胖症合并 T_2DM 的治疗措施之一，2011 年国际糖尿病联盟正式推荐减重代谢手术可作为肥胖症合并 T_2DM 的治疗方法。

减重代谢手术的正式出现被认为始于 20 世纪中叶。减重代谢外科从最初的实验性手术，已经发展成为具有科学意义和技术挑战的普通外科亚专科，用于治疗、改善世界范围流行的肥胖及其并发症，成为 20 世纪最伟大的医学成就之一。减重代谢外科的发展大致可分为 3 个时期：前 20 年（1950—1970 年）见证了减重手术的诞生，为其发展奠定基础；接下来的 20 年（1970—1990 年）各种术式不断发展和演变；近 30 年（1990 年至今），微创技术应用和完善，代谢生理机制研究激增，患者认知也在不断提高。目前，全球减重手术的数量呈迅速增长的态势，1997 年全世界每年仅报道 40 000 例手术；至 2015 年，全球报道的年例数已超过 468 000 例，增幅超过 10 倍。而在中国大陆地区，据暨南大学附属第一医院胃肠外科的问卷调查显示，2008 年报道的例数为 117 例，而到 2018 年则达到了 10 575 例，增幅接近 100 倍。由此可见，包括中国大陆在内，世界范围内减重手术的施行例数都在迅猛增长，减重代谢外科的正在高速发展。

中国医师协会肥胖和糖尿病外科医师委员会（CSMBS）于 2014 年及 2019 年发布的中国肥胖和 2 型糖尿病外科治疗指南（以下简称指南）中说明，目前减重代谢外科被广泛接受的术式包括腹腔镜胃袖状切除术（laparoscopic sleeve gastrectomy，LSG）、腹腔镜 Roux-en-Y 胃旁路术（laparoscopic Roux-en-Y gastric by pass，LRYGB）、胆胰转流十二指肠转位术（biliopancreatic diversion with duodenal switch，BPD/DS）。

（一）减重代谢外科手术简介

1. 腹腔镜胃袖状切除术（LSG）

LSG 是以缩小胃容积为主的手术方式，切除胃底和胃大弯，保持原胃肠道解剖结构，可改变部分胃肠激素水平，对肥胖患者的糖代谢及其他代谢指标改善程度较好。绝大多数合并代谢综合征的单纯肥胖患者可以选择行 LSG。LSG 操作相对简单、安全，并发症发生率较低，近年得以迅速发展，成为开展最多的主流减重手术方式。针对伴有 2 型糖尿病的患者，究竟应该行 LSG 还是 LRYGB 是一直持有争议的问题。多数学者认为，对于糖尿病病史较长、年龄较大、体质指数（BMI）和 C 肽较低者，应该采用 LRYGB。然而，现有资料并不支持 LRYGB 治疗 2 型糖尿病优于 SG 的结论。Gagner 等强烈推荐 SG 作为肥胖伴有 2 型糖尿病的首选手术，理由是大量文献证明 SG 可以获得与 RYGB 相似的降糖效果；一旦 SG 后 2 型糖尿病复发，有更多的修正手术选项，例如改为 DS 或者单吻合口的十二指肠回肠襻式吻合。由于 LSG 术后最常见的并发症为胃食管反流（gastroesophageal reflux disease，GERD），而术前合并 GERD 的患者术后可能导致症状加重，故术前需进行充分评估。例如，合并食管裂孔疝时，术中需同期修补食管裂孔疝。

2. 腹腔镜 Roux-en-Y 胃旁路术（LRYGB）

LRYGB 可以获得显著、持久的减重效果，并且对肥胖伴有的 2 型糖尿病等代谢性疾病具有非常好的治疗效果，因而成为经典、最常用的减重手术方式之一。LRYGB 是同时限制摄入与减少吸收的手术方式，除减重效果显著外，可改善糖代谢及其他代谢指标。LRYGB 对于 T_2DM 缓解率较高，可能与其改变胃肠道激素分泌和十二指肠旷置对胰岛细胞功能的影响有关。对于合并中重度反流性食管炎或代谢综合征严重的肥胖或超级肥胖患者，可考虑优先选择 LRYGB。由于 LRYGB 旷置的大胃囊与食管不相连，胃镜检查较难实施，因此，对于有胃癌前期病变或有胃癌家族史的患者，须慎重选择。RYGB 的独特之处在于能够很好地解决肥胖伴有的胃食管反流问题。

3. 胆胰转流十二指肠转位术（BPD/DS）

BPD/DS 是目前减重与治疗代谢性疾病效果最好、最持久，同时也是技术难度最大、并发症发生率最高的手术方法。Strain 等进行的长达 9 年的随访资料显示，BPD/DS 术前平均 BMI 为 53.4，术后 1～9 年始终维持 30 左右，减重效果非常突出，且该组资料显示术前糖尿病患者占 26%，术后随访 9 年无 1 例复发。可见 DS 治疗肥胖伴有的代谢性疾病长期效果亦非常突出。然而，由于 BPD/DS 操作复杂，远期并发症发生风险很大，主要表现为稀便、脂肪泻、维生素缺乏和蛋白质营养不良。尽管其减轻体重、治疗代谢性疾病的效果非常突出，过高的手术及营养并发症限制了其广泛应用。BPD/DS 主要用于在能保证术后维生素和营养素补充前提下的超级肥胖患者（BMI > 50）、肥胖合并严重代谢综合征患者或病史较长的 T_2DM 患者。

为了解决 BPD/DS 存在的上述问题，不少术者尝试将 DS 手术中十二指肠回肠 Roux-en-Y 式吻合改成十二指肠回肠襻端侧吻合（single-anastomosis duodeno-ileal switch，SADIS），从而简化手术操作、减少并发症发生，同时获得较好的减重及代谢改善效果。SADIS 具有非常突出的减重效果，术后前 3 个月多余体重减轻率（excess weight loss，EWL）为 17.8%，2 年后可达 100%，其减重、改善代谢性疾病效果与 BPD/DS 相当，营养缺乏等并发症发生率有所减少。SADIS 是否优于传统 DS？2016 年 ASMBS 发布声明，认为目前尚缺乏足够的随机对照和前瞻性研究数据，难以得出任何有关这项新技术与经典 DS 相比的安全性、有效性及持久性的确切证据。国际肥胖与代谢外科联盟（International Federation for the Surgery of Obesity and Metabolic Disorders，IFSO）

2018 年的声明也指出目前尚缺乏 SADIS 优于标准 DS 的证据，需要更大样本、更多中心、更长时间随机对照的研究。

（二）肠道手术引起内分泌改变的临床表现

病理性肥胖合并 T_2DM 患者单纯减轻体质量并不能使血糖恢复正常，不同手术方式均可明显减少摄食量，但控制血糖效果有明显差异，术后血糖最快在 1 周内可恢复正常，而体质量减轻则多在 1 个月以后，血糖恢复正常早于体质量下降，表明手术治疗 T_2DM 的机制可能与胃肠道激素调节有关。目前认为，参与调节胰岛素分泌的胃肠道激素可能包括生长激素释放肽、胰高血糖素样肽 -1、酪酪肽、瘦素、抵抗素、脂联素等内分泌激素。生长激素释放肽主要由自胃底 P-D1 细胞分泌，其受体主要存在于下丘脑摄食中枢和胰腺，低浓度的生长激素释放肽通过调节其受体，有可能改善胰岛 B 细胞的功能。LSG 术切除了大部分胃底，减少了生长激素释放肽的分泌，使胰岛功能改善，从而达到降低血糖的效果。此外，各种减重手术均可减少或避免食物在胃内存留，使食物快速到达回肠末端，刺激回肠 L 细胞分泌胰高血糖素样肽 -1 和酪酪肽增多，降低血糖水平。

肠腔内葡萄糖是最强的肠促胰素刺激物，这主要依赖钠调控的葡萄糖转运体，SGLT-1（SLC5A1）转运体主要大量分布在有吸收功能的小肠细胞的肠腔侧。最近的研究显示，不仅是葡萄糖，SGLT-1 的特异非代谢性底物 α- 甲基 - 葡萄糖胺（α-MDG）也可以促使 GLP-1 从小肠中分泌。除了 SGLT-1，另一种促进葡萄糖转运的转运体（GLUT-2）也被认为可以感知肠道内葡萄糖。同时 GLUT-2 参与到肠腔葡萄糖刺激肠促胰素释放这一过程中。此外，GLUT-2 在大肠特定神经元中也有表达，研究显示，GLUT-2 通过作用于神经系统参与全身血糖调控。因此，就目前看来，对整个系统而言，要想实现血糖的控制，GLUT-2 是不可或缺的，但 GLUT-2 并非通过直接感知肠腔内葡萄糖而实现。

减重外科手术如 RYGB 旁路手术在 2 型糖尿病患者和啮齿动物糖尿病模型中可以迅速降低血糖，目前尚不清楚是何种机制导致如此显著和长时间的血糖改善。在 RYGB 手术中，十二指肠与胃通过旁路与空肠直接连通，从而避免了营养元素通过近端小肠，而更多地营养元素进入空肠。Rubino 等于 2016 年在 Diabetes Care 杂志上发表联合声明，将减重代谢外科作为治疗 2 型糖尿病的最新临床指南。与腹腔镜十二指肠旁路比较，腹腔镜 Roux-en-Y 胃旁路术对 2 型糖尿病的效果更好，基于前肠理论对糖尿病的解释不是很合理。对于有或无糖尿病的患者，胃旁路手术均能明显改善脂肪蛋白、胰岛素抵抗、系统性和血管炎症介质及内皮功能障碍状态。相反的观点认为，对糖尿病患者行减重手术后监测的血糖数据显示并不是那么乐观，血糖监测曲线呈 U 形改变，因为体质量减轻会导致口服降糖药和注射胰岛素的用量分别减少 85% 和 100%，但长期缓解和治愈很少发生。

新近研究显示，糖尿病和肥胖症患者中，减重代谢手术后游离甲状腺激素和促甲状腺激素均降低，腹腔镜胃旁路手术不仅影响代谢，还可以影响甲状腺系统的反馈调节。减重代谢手术对内分泌系统的影响是多因素共同的结果，是目前治疗 2 型糖尿病较为有效的方法，其对甲状腺激素的影响可以作为治疗甲状腺功能减退的新方法。

（三）肠道手术引起内分泌改变的机制

目前，临床上常用的术式均是通过限制摄入、减少吸收或两者兼有的原理来达到治疗 T_2DM 患者的目的。然而，研究者们至今对于减重手术缓解 T_2DM 的确切机制尚不完全明了，已开展的多个基础实验研究和临床资料回顾性分析结论均认为其主要作用机制可能与以下因素有关：饮食调控和体重控制、肠 - 胰岛轴、肠道微生物等。

1. 饮食调控和体重控制

限制摄入型手术方式减少了胃容积，使患者进餐早期即产生饱胀感，从而减少了食物的摄入量；吸收减少型手术方式则通过缩短部分功能段小肠的长度来减少外周营养物质的消化和吸收。上述机制可能导致患者热量摄取的减少和体重的减轻，从而对T$_2$DM治疗起到积极作用。减重手术能够产生持久的体重下降效果，并能在一定程度上改善与体重增加密切相关的某些并发症，如高三酰甘油血症、睡眠性呼吸暂停综合征等。该假说认为，任何一种RYGB后的患者饮食都会发生巨大的变化，从禁食转变为流质、半流质饮食。改造手术通过缩小胃体积使患者提早产生饱胀感，从而减少了进食量。旁路手术除回肠转位术外使进食的食物快速通过消化道，造成营养吸收不良和热量摄取减少，由于最开始时糖负荷较小，残余的胰岛B细胞分泌的胰岛素足够应对血糖改变，因此血糖再一次能够得到平衡。

2. 肠-胰岛轴

肠-胰岛轴学说认为手术治疗T$_2$DM的效果与食物（未消化或未完全消化）及早进入末端回肠和结肠密切相关，其科学性目前也是为大多数学者所肯定。

(1) 前肠假说：该假说认为，胃转流术后近端空肠释放的抑胃肽（GIP）的减少，从而导致IR的减轻或胰岛素敏感性的提高。因上段空肠壁上存在的一种K细胞，食物刺激其释放抑胃肽GIP水平增加，从而造成IR，引起血糖的提高，造成2型糖尿病。行胃转流术后，减少或停止对近端小肠的刺激，从而减少了K细胞释放抑胃肽，进而减轻了胰岛素的抵抗，使糖尿病患者血糖水平得以下降。Porise等提出一种可能，即胃转流手术排斥可能引起糖尿病激素的产生位点，患者近端小肠过量产生某种不直接增加胰岛素的分泌，却有拮抗胰岛素，诱发IR和继发高胰岛素血症的激素。Rubino等观察糖尿病GK大鼠模型，分别进行十二指肠空肠旁路术、排除近端小肠但保留胃的胃空肠吻合术以及胃空肠切除术后发现，近端小肠的排空是2型糖尿病糖耐量提升的关键因素，且可以选择性地降低糖尿病患者抑胃肽的水平而不影响非糖尿病患者。

(2) 后肠假说：该假说认为，手术后食物过早刺激后肠，使GLP-1、PYY等激素分泌增多，促进葡萄糖依赖性胰岛素分泌，抑制胰高血糖素分泌，并抑制胃排空，减慢小肠内食物的转运，产生饱胀感，减少能量摄入。Cummings等发现，接受回肠转位术的大鼠，因一段远端回肠间置在近端空肠间，过早接受食糜刺激，血GLP-1、PYY浓度与对照组相比明显升高，其胰岛素敏感性、B细胞功能均获得明显改善。研究表明GLP-1不仅通过食糜直接刺激回肠末端L细胞分泌，还可刺激十二指肠后产生神经信号作用于L细胞产生。较为矛盾的是，十二指肠被旷置的RYGB术较仅限制胃容积的AGB术后GLP-1水平升高更为明显，由此回肠产生的神经信号更为强烈。

3. 肠道微生物

人体肠道中定植着数量庞大、种类繁多的肠道菌群，其细胞数量高达10^{14}个，所携带的基因数是人体自身基因总数的100倍。肠道微生物作为人体第二基因组，从出生时便与人建立共生关系，与人体代谢有非常密切的联系。肠道菌群的组成、功能与宿主间存在动态平衡，即肠道稳态。肠道稳态的失衡是肥胖症、糖尿病发生的重要因素。临床研究显示，肥胖症和（或）T$_2$DM患者的肠道各类菌群丰度通常发生偏移，而不同的减重代谢手术方式对肠道菌群有不同的影响，肠道微生物的改变又影响着减重代谢手术的效果。

减重手术后肠道动力、肠内容物及肠道pH等发生快速、显著的变化，引起了体内肠道菌群定植的迅速变化。Kong等和Tremaroli等的研究结果显示，RYGB、SG术后肥胖个体肠道菌群的丰富性显著增加，部分变形菌门、拟杆菌门升高而厚壁菌门显著下降。而Ryan等的报道则与之相反，该研究发现，SG术后糖尿病小鼠拟杆菌门显著下降。DJB术后糖尿病大鼠厚壁菌门升高，拟杆菌门、大肠埃希菌显著降低。通过高脂饮食诱导糖尿病复发后，复发组大鼠厚壁菌门降低，拟杆菌门与变形菌门升高，大肠埃希菌升高。大肠埃希菌的产物脂多糖亦发生相应变化，通过调节机体慢性低水平炎症水平，在糖尿病缓解、缓解后复发中起关键作用。

（四）肠道手术改善内分泌代谢的临床治疗效果

在传统的治疗理念中，肥胖合并2型糖尿病（T2DM）属于内科治疗范畴，应采用生活方式干预、口服降糖药物和注射胰岛素等内科治疗方法。而在无法解除肥胖的前提下，内科治疗糖尿病无论采用口服降糖药物还是注射胰岛素，其在短期内可能取得一定效果，但效果无法长期维持。作为一种安全、有效的治疗方式，减重代谢手术在减轻体重、控制血糖及改善胰岛素抵抗方面优于内科治疗，且可以显著减少患者高血压、高血脂等心血管疾病的危险因素。然而，部分内分泌科医生在短时间内无法转变观念，一方面认为减重代谢手术的中长期疗效缺乏有力的研究数据支持，另一方面是对手术有创操作的并发症及死亡风险怀有顾虑。

截至目前，我国乃至世界范围内仍缺乏大样本多中心前瞻性研究在患者选择、手术方式及术后随访等诸多方面对减重代谢外科与内科治疗进行长期、具有针对性的比较。但世界范围内仍有不少医学团队在进行各自独立的大小样本对照研究。2010年，一项大规模的综合分析报告了135 246例接受减重手术的患者，其中4070例糖尿病患者且有完整的后续追踪，86.6%的患者糖尿病病情有改善，而78.1%的患者可达到糖尿病病情完全缓解。糖尿病病情缓解与体重减轻幅度呈正比，其中胆胰分流手术和（或）十二指肠转位的缓解率（98.9%）最高，其次为胃绕道手术（83.7%），胃束带手术（47.9%）最低。手术后患者的血清胰岛素、糖化血红蛋白（HbA1c）及血糖皆下降。总体而言，减重及降糖效果最好的是腹腔镜胆胰转流术、腹腔镜下胆胰转流术＋十二指肠转位术；腹腔镜Roux-en-Y胃旁路术因降糖效果好、手术简单常被列为首选术式；腹腔镜袖状胃切除术降糖效果不如腹腔镜Roux-en-Y胃旁路术，但因其手术操作简单常用于早期糖尿病患者；腹腔镜可调节胃束带术效果最差。影响降糖效果的因素除手术方式外，还与糖尿病患者的病程、年龄、术前血糖控制情况有关。

事实上，对于肥胖及T2DM的治疗，内科与外科的治疗指征应相互包容且彼此补足，减重代谢外科医生有责任使内分泌科医生知晓手术治疗糖尿病的有效性和局限性。两者的精诚协作会覆盖更大范围的潜在患者，为更多深受病患困扰的人群带来希望，为符合手术指征的患者制订更好的治疗方案。

（五）肠道手术未来的发展模式及对内分泌调节的展望

减重与代谢外科经历了65年历程，其发展史就是不断寻求最高性价比的过程，即最好的减重效果，最少的并发症，能达到两者平衡的技术就脱颖而出，反之则被淘汰。对减重外科发展具有深远影响的事件主要有从肠道转流到胃转流，从开放手术到腹腔镜手术、胃绑带和胃袖状切除技术的产生，从单纯降低体重到代谢支持的转变，以及新技术和设备的出现。

目前，全球范围内施行量最多的几种减重代谢手术依次为SG、RYGB、单吻合口胃旁路术（OAGB/MGB）、胆胰分流并十二指肠转位术（BPD/DS）。几种手术治疗肥胖症和相关代谢性疾病各有特点，手术方式选择的目的在于改善手术治疗的近期和远期结局。由于患者具体情况的差异，包括肥胖的程度及特征、糖尿病的病程及胰岛细胞功能、家族肿瘤病史等，所以术前需要借助预测因素来合理选择手术方式和进行手术设计。因此，针对不同人群手术方式的比较，是众多学者所关注的问题。如何更加准确预测术后的转归，未来应该是基础与临床研究密切结合，应用现代系统生物学的方法，从精准医学的角度来进行更加个性化的结局预测，以决定个性化手术设计，尽最大可能提高远期疗效。

1. 减重代谢手术的微创化或无创化仍然是其发展的重要趋势

减重代谢外科进入 20 世纪 90 年代，各种术式已较为成熟，此时期腹腔镜技术的发展是减重代谢外科繁荣的重要原因。腹腔镜技术大大降低了肥胖患者减重代谢手术难度及创伤，使患者易于接受。21 世纪以来，微创手术技术进一步快速发展，其中以机器人辅助手术以及经自然腔道手术为主要代表，通过更精细的手术操作或更小的创伤等优势进一步促进减重代谢外科的发展。2010 年后，我国减重代谢外科学者在国内陆续开展机器人手术系统辅助减重代谢手术，进一步促进了国内减重代谢外科的微创化。其中，我国自主知识产权的"妙手 S"手术机器人已完成国内首例国产机器人辅助下 SG。

2. 减重代谢手术的数据库研究是其科学研究的发展基调

在大数据时代，医学研究也从循证研究进一步发展为真实世界研究，从区域层面、国家层面甚至全球层面收集真实的临床数据，并纳入统一的数据库。基于数据库进行更深层次的研究，也是目前各界关注的焦点。目前，在全球范围内比较成熟完善的减重数据收集系统主要有美国密歇根州注册系统（MBSC）、美国全国的 MBSAQIP 注册系统，同时 IFSO 的注册系统也开始在全球范围内进行推广，纳入越来越多的国家和减重中心，尤其是 MBSC。迄今为止，在包括《新英格兰医学杂志》（NEJM）、《柳叶刀》（Lancet）、《美国医学会外科杂志》（JAMA Surgery）、外科年鉴（Annals of Surgery）、《美国外科医师学院院报》（JACS）及《美国代谢与减重外科学会官方期刊》（SOARD）等高质量专业期刊上发表超过 40

篇论著文章，对于减重外科的质量控制和患者安全起到巨大的提升和推动作用。在国内，上海率先建立起全市范围内的减重代谢手术病例注册系统，大华北地区（包括北京市、天津市、内蒙古自治区、河北省、山东省、山西省、河南省）也建立起了区域性的数据库。如前所述，未来的数据库不仅是临床资料的数据库，也不局限于临床医生的职责，而应是结合了生物学样本的数据库，且临床与基础研究者密切合作，通过对于生物学样本进行深入的研究，与临床资料进行对应转化。

3. 基于减重代谢手术机制的跨学科合作仍然将在减重代谢外科发展中发挥重要作用

随着基础科研的不断进步，减重代谢外科领域对胃肠道及代谢生理机制认识不断深入，这也为更加安全高效的减重代谢术式，特别是基于设备的减重代谢术式提供了理论依据。此外，基于对胃肠道激素的认识，催生出胰高血糖素样肽（GLP-1）类似物等一系列减重降糖的新药物。认识的加深同样也为术式的改进提供指导，使其在保留手术有效性的基础上，进一步提高手术的易操作性，控制并减少并发症。相信随着未来手术创伤的减小与安全性的提高，其临床应用的边界也一定会更加拓宽。

4. 科学普及与健康管理在减重代谢外科发展中将越来越受到重视

减重代谢外科的健康、高速发展离不开人群对于减重代谢手术的正确认识，手术治疗肥胖与代谢异常疾病的观念的普及离不开减重代谢外科医生及机构的长期努力。另外，修正手术在减重代谢手术中所占比例越来越高，这提示减重代谢外科医师应认识到术后健康管理在患者远期手术疗效中的重要作用，进一步采取各种方式加强患者手术后的健康教育与管理。术前科普教育与术后健康管理在未来减重代谢外科学科体系中，将占据更重要的位置。

（蒋子剑　杨雁灵）

参 考 文 献

[1] May CL, Kaestner KH. Gut endocrine cell development [J]. Mol Cell Endocrinol, 2010, 323(1):70−75.

[2] Latorre R, Sternini C, DE Giorgio R, et al. Enteroendocrine cells: A review of their role in brain−gut communication [J].Neurogastroenterol Motil, 2016, 28 (5): 620−630.

[3] Fukui H, Xu X, Miwa H. Role of gut microbiota−gut hormone axis in the pathophysiology of functional gastrointestinal disorders[J]. J Neurogastroenterol Motil, 2018, 24 (3):367−386.

[4] Van den Houte K, Scarpellini E, Verbeure W, et al. The role of GI peptides in functional dyspepsia and gastroparesis: A systematic review [J]. Front Psychiatry, 2020, 11:172.

[5] Waterson MJ, Horvath TL. Neuronal regulation of energy homeostasis: beyond the hypothalamus and feeding[J]. Cell Metab, 2015, 22:962−970.

[6] Monteiro MP, Batterham RL. The importance of the gastrointestinal tract in controlling food intake and regulating energy balance[J]. Gastroenterology, 2017, 152 (7): 1707−1717.

[7] Fournel A, Marlin A, Abot A, et al. Glucosensing in the gastrointestinal tract: Impact on glucose metabolism.[J]. Am J Physiol−Gastr L, 2016,310(9): G645−G658.

[8] Cristina García−Cáceres, Quarta C, Varela L, et al. Astrocytic insulin signaling couples brain glucose uptake with nutrient availability[J]. Cell, 2016, 166(4):867−880.

[9] Arrojo E Drigo R, Jacob S, García−Prieto CF, et al. Structural basis for delta cell paracrine regulation in pancreatic islets[J]. Nat Commun, 2019,10(1):3700.

[10] Bader E, Migliorini A, Gegg M, et al. Identification of proliferative and mature beta−cells in the islets of Langerhans[J]. Nature, 2016,535(7612):430−434.

[11] Adriaenssens AE, Svendsen B, Lam BY, et al. Transcriptomic profiling of pancreatic alpha, beta and delta cell populations identifies delta cells as a principal target for ghrelin in mouse islets[J]. Diabetologia, 2016, 59 (10): 2156−2165.

[12] Meex RCR, Watt MJ, Hepatokines: linking nonalcoholic fatty liver disease and insulin resistance[J]. Nature Reviews Endocrinology, 2017,13(9): 509−520.

[13] Kowalska I.. Bobrus−Chociej A, Białokoz−Kalinowska I. et al. Hepatokines and non−alcoholic fatty liver disease [J]. Acta Biochimica Polonica, 2016, 63 (3): 459−467.

[14] Esfahani M, Baranchi M, Goodarzi MT. The implication of hepatokines in metabolic syndrome[J]. 2019,13(4): 2477−2480.

[15] Xu Y.Recent progress on bile acid receptor modulators for treatment of metabolic diseases.[J]. J Med Chem, 2016, 59(14):6553−6579..

[16] Pathak P, Xie C, Nichols RG, et al. Intestine farnesoid X receptor agonist and the gut microbiota activate G - protein bile acid receptor - 1 signaling to improve metabolism[J]. Hepatology, 2018, 68(4):1574−1588.

[17] Molinaro A, Wahlström A, Marschall HU. Role of bile acids in metabolic control [J]. Trends Endocrinol Metab, 29(1):31−41.

[18] Rastelli M, Cani PD, Knauf C. The gut microbiome influences host endocrine functions[J]. Endocrine reviews, 2019, 40(5): 1271−1284.

[19] Dodd D, Spitzer MH, Van TW, et al. A gut bacterial pathway metabolizes aromatic amino acids into nine circulating metabolites[J]. Nature, 2017, 551(7682): 648−652.

[20] Ainsworth C. Therapeutic microbes to tackle disease[J]. Nature, 2020, 577(7792): S20−S22.

[21] 朱利勇，嵇光年，孙许龙，等．从术式变迁看减重代谢外科发展趋势 [J]. 中国实用外科杂志，2019, 39(4): 316−321.

[22] Rubino F, Nathan DM, Eckel RH, et al. Metabolic surgery in the treatment algorithm for type 2 diabetes: A Joint Statement by International Diabetes Organizations [J]. Diabetes Care,2016,39(6):861−877.

[23] Kim DJ, Paik KY, Kim MK, et al. Three−year result of efficacy for type 2 diabetes mellitus control between laparoscopic duodenojejunal bypass compared with laparoscopic Roux−en−Y gastric bypass[J]. Ann Surg Treat Res, 2017,93(5):260−265.

第 29 章
内分泌代谢对消化系统的影响与调节

一、内分泌与能量代谢调控

能量代谢、新陈代谢是生命最基本的特征之一。生物体内物质代谢过程中所伴随的能量释放、转移和利用等，称为能量代谢。机体的能量代谢也受内分泌系统的调控。

（一）肠促胰素对能量代谢的调控

1. 肠促胰素的合成、分泌和降解

20 世纪初，人们发现食物可以刺激肠道分泌一种促进胰岛素分泌降低血糖的激素，后将其命名为"肠促胰素"。1964 年，Elrick 等就发现，在血糖变化水平相同的情况下，口服葡萄糖比静脉输注葡萄糖可引起更多的胰岛素分泌，这种现象即为"肠促胰素效应"。肠促胰素是肠道细胞受食物刺激后分泌并释放入血的激素，包括由十二指肠和空肠近端 K 细胞分泌的胰高糖素样多肽 1（glucagon like peptide-1，GLP-1），以及由肠道 L 细胞分泌的葡萄糖依赖性促胰岛素多肽（glucose-dependent insulinotropic polypeptide，GIP），两者均能促进胰岛素分泌和调节。其中，GIP 是最先被发现的肠促胰素，因对胰腺 A 细胞和 B 细胞作用有限而限制了其临床应用；GLP-1 可促进 B 细胞分泌胰岛素和抑制 A 细胞分泌胰高血糖素，对胰岛细胞有双向调节作用，并具有保护 B 细胞功能、抑制食欲等独特作用。GLP-1 由人的 2 号染色体长臂胰高血糖素原基因编码再经修饰加工而

成，由 30 个氨基酸多肽组成。生理性的 GLP-1 半衰期极短，从肠道分泌入血后在 $1\sim2min$ 内即可被二肽基肽酶Ⅳ（dipeptidyl peptidase 4，DPP-4）所降解。GLP-1 以分泌颗粒的形式储存，通过感受细胞液中 Ca^{2+} 和环腺苷酸水平，以胞吐方式释放。DPP-4 可以分开来自于 GLP-1 氨基末端的二肽使其失去活性，估计仅有 $10\%\sim15\%$ 的具有分泌活性的 GLP-1 进入循环系统，其半衰期短暂（$<2min$）。GLP-1 受体是 463 个氨基酸组成的 G 蛋白耦联受体，具有 7 次跨膜结构，属于促胰泌素受体样家族，GLP-1 通过与广泛分布于全身各器官组织的 GLP-1 受体结合来发挥作用，胃肠道、肝脏、心血管、肾、肺、中枢和外周神经系统等胰腺外的组织和器官也有调节作用，除了调节血糖水平以外，还与调节食欲、减轻体重、中枢神经系统神经元的保护和再生、学习记忆等多种生理功能相关。

2. 肠促胰素在血糖稳态和能量代谢中的作用及其机制

（1）GLP-1 促进胰岛素分泌并呈葡萄糖依赖性：在高血糖状态，GLP-1 与胰岛 B 细胞上的 GLP-1 受体结合，细胞内 ATP/ADP 比值升高，ATP 依赖性钾通道开放，细胞内 cAMP 增加和蛋白激酶 A 激活，增加 L 型电压门控钙通道的 Ca^{2+} 内流和内质网 Ca^{2+} 释放而活化钙调蛋白，使胰岛素释放增加；在血糖正常或低血糖状态，GLP-1 与其受体结合仅引起 Ca^{2+} 少量内流和胰岛素微量

释放。

(2) GLP-1 调节脂肪代谢，改善胰岛素抵抗：胰岛素受体后的信号传导通路主要有磷脂酰肌醇 3 肌酶 / 蛋白激酶 B（PI3K/AKT）通路和丝裂原活化蛋白激酶 / 细胞外信号调节激酶（MAPK/ERK）通路，后者主要介导胰岛素基因转录调控，促进细胞有丝分裂使细胞生长发育；而 PI3K/AKT 通路是胰岛素发挥生理作用的主要通路，参与胰岛素对葡萄糖代谢的调控，与胰岛素抵抗（insulin resistance，IR）的发生密切相关。GLP-1 通过激活 PI3K 通路促进胰岛素刺激的葡萄糖摄取，提高外周组织对胰岛素的敏感性；还可激活细胞表面的 PPARγ 和 PPARα，减少载脂蛋白 CⅢ 合成，使血浆中脂肪降解和三酰甘油清除增加而改善脂代谢。

(3) GLP-1 在摄食调节中的作用：GLP-1 的致厌食作用与下丘脑的摄食中枢有关，下丘脑室旁核（PVN）的神经肽 Y（NPY）神经元区存在高密度的 GLP-1 受体。GLP-1 与受体结合，通过激活弓形核、孤束核向室旁核的次级神经元传递信号，引起厌食效应。Katsurada 等认为，GLP-1 能提高室旁核特定亚组神经元中 Ca^{2+} 水平，而这些神经元能释放降低食欲的神经肽，如促肾上腺皮质激素释放激素（CRH）。进一步研究表明，GLP-1 对下丘脑 – 垂体 – 肾上腺轴（HPA）具有直接激活作用，这种激活是通过与室旁核的单突触完成的。信号传递过程可能是 GLP-1 与 G 蛋白耦联受体结合激活 cAMP 和蛋白激酶 A 的胞内信号转导通路，从而引起 CRH 神经元内核转录因子 CKEB 磷酸化，后者再与 CRH 基因的启动子结合而导致 CRH 的表达。另外，GLP-1 的厌食作用还与瘦素（leptin）有关。孤束核中的 GLP-1 神经元是瘦素作用靶点。

（二）甲状腺激素对能量代谢的调控

1. 甲状腺激素的合成、分泌和降解

甲状腺激素（thyroid hormone，TH）包括 T_3 和 T_4，由甲状腺合成并分泌到血液中，血液中 TH 主要以 T_4 形式存在，而由 T_3 发挥主要生物活性。甲状腺激素的合成主要受 HPT 轴调节，促甲状腺激素释放激素（thyrotropin–releasing hormone，TRH）和促甲状腺激素（thyroid stimulating hormone，TSH）的微小变动都会影响 TH 的合成和分泌。TH 由甲状腺利用碘和酪氨酸合成，合成过程主要发生在腺泡上皮细胞顶缘的微绒毛部位，首先甲状腺通过 Na^+–I^- 同向转运载体逆化学梯度摄入碘，进入滤泡后 I^- 在甲状腺过氧化物酶（thyroid peroxidase，TPO）催化下活化，取代酪氨酸残基上的氢原子，形成一碘甲状腺原氨酸（MIT）和二碘甲状腺原氨酸（DIT），然后 2 分子的 DIT 耦联生成四碘甲状腺原氨酸（T_4），或 1 分子的 MIT 与 1 分子的 DIT 发生耦联形成三碘甲状腺原氨酸（T_3）。在甲状腺球蛋白上形成的甲状腺激素在腺泡腔内以胶质的形式贮存，当甲状腺受到 TSH 刺激后，溶酶体中的蛋白酶使甲状腺球蛋白中的 T_3 和 T_4 裂解，游离 T_3（FT_3）和游离 T_4（FT_4）释放入血。在外周组织中 T_4 被 Ⅰ 型脱碘酶或 Ⅱ 型脱碘酶去掉一个碘原子，成为 T_3。TH 的生理作用主要是通过甲状腺激素受体（thyroid hormone receptor，TR）进行的。T_4 和 T_3 经蛋白分解从甲状腺释放进入血液，与甲状腺激素结合蛋白结合转运。血浆 T_4 半衰期为 7 天，T_3 半衰期 1.5 天。20% 的 T_4 与 T_3 在肝降解，形成葡萄糖醛酸或硫酸盐代谢产物，经胆汁排入小肠，在小肠内重吸收极少，绝大部分由小肠液进一步分解，随粪排出。约 80% 的 T_4 在外周组织脱碘酶的作用下，变成 T_3（占 45%）与 rT_3（占 55%）。TH 几乎作用于机体所有的器官和组织，对生长、发育、代谢、生殖和组织分化等各种功能均有影响，可促进脂肪代谢，增加机体的耗氧量和产热量，促进机体的能量消耗，平衡过多的能量摄入，减轻肥胖的发生。

2. 甲状腺激素能量代谢中的作用及其机制

(1) 甲状腺激素在摄食调节中的作用：甲状

腺激素可调节新陈代谢和食欲，尤其是具有生物活性的 T_3，刺激基础代谢率。在下丘脑室旁核（PVN）中，瘦素通过协调 MCR-4 激活和增加细胞内 cAMP 水平的途径刺激 TRH 的产生。下丘脑 T_3 刺激食欲形成通路，抑制食欲形成信号。血液中 TH 水平受到 CNS，尤其是下丘脑的调控。发现 PVN 的神经肽 Y（NPY）可以通过抑制 PVN 中 proTRH 基因表达来抑制 HPT 轴的正常功能。而 NPY 的表达又受到中枢胰岛素的负向调控，所以当中枢胰岛素信号通路出现异常时，可以通过影响 NPY 的表达而影响到 HPT 轴的功能。而 α-MSH 可以刺激下丘脑 PVN 中促垂体的 TRH 合成神经元，促进 proTRH 的表达。另有研究发现，CNS 中的瘦素能阻止禁食诱导的 PVN 中 proTRH 表达水平降低以及循环中 TH 水平下降现象的发生。临床发现危重患者循环中甲状腺激素水平显著降低，甚至检测不到 T_3，这与下丘脑 PVN 中 TRH 表达下降有关；持续的脑损伤会损害下丘脑 – 垂体轴，影响到垂体前叶激素的释放，如 TSH。因此，中枢可以通过一些特殊的神经元或神经肽，调控下丘脑中 TRH 或垂体中 TSH 的表达和释放，进而影响循环中 TH 的水平。T_3 通过甲状腺激素受体（TR）作用于肝脏，上调肝细胞中葡萄糖 -6- 磷酸酶（G6Pase）、磷酸烯醇丙酮酸羧化激酶（PEPCK）及葡萄糖转运体 -2（GLUT-2）mRNA 表达水平，增加肝脏糖异生、肝糖原分解及肝糖输出，此外，T_3 还下调蛋白激酶 B（PKB）mRNA 表达，减少肝糖原的合成，与胰岛素对肝脏糖代谢的调控作用相拮抗；另一方面，T_3 通过 TR 作用于肌肉，增加 GLUT-4、磷酸甘油酸酯激酶（PGK）和缺氧诱导因子 1（HIF-1α）的 mRNA 相对表达量，增加肌肉葡萄糖转运和糖酵解，与胰岛素发挥协同作用。

（2）甲状腺激素对能量消耗和产热的作用：甲状腺激素是调节机体能量代谢的重要激素，作用强大而持久。TH 可使绝大多数组织的耗氧量

和产热量增加，尤其以心、肝、骨骼肌和肾等组织最为显著，作用机制是使营养物质在体内的氧化加速，产热增多，但 ATP 的生成却并不增多。TH 作用于骨骼肌和棕色脂肪组织（brown adipose tissue，BAT）发挥基础代谢和产热效应。寒冷条件下的产热效应主要通过线粒体增殖和解耦联作用完成。T_3 通过与其受体结合，作用于过氧化物酶增殖激活受体（PPAR）后调节白色脂肪组织（white adipose tissue，WAT）的生成和脂肪细胞分化。另外，可通过调节肝脏脂质合成和分解，降低呼吸商，促进脂肪氧化。在骨骼肌中，T_3 通过上调 GLUT$_4$ 基因和 GLUT-4 蛋白的双重表达，激活腺苷酸环化酶上一级的蛋白激酶，抑制乙酰辅酶 A 羧化酶（ACC）羧化能力，增加肉碱棕榈酰转移酶（CPT-1α）的结合能力。TH 促进能量代谢主要依赖于糖异生途径，同时增强胰岛素诱导的 GLUT-4 的表达，还可以通过联合儿茶酚胺升高脂肪敏感脂酶活性，促进脂质分解和合成，最终效应表现为加速糖和脂肪代谢。TH 的产热作用与 Na^+-K^+-ATP 酶的关系十分密切，能促进脂肪酸氧化，产生大量热能。目前认为 TR 对 BAT 适应性产热的调控是由 TR 两个异构体通过不同的调节机制来实现。TH 还可以通过影响 CNS 对机体整体的能量平衡进行调控。动物实验研究表明，甲状腺功能亢进或在中枢注射 T_3，能够降低下丘脑腺苷酸活化蛋白激酶（AMP-activated protein kinase，AMPK）的活性，增加交感神经系统（sympathetic nervous system，SNS）活性，从而激活棕色脂肪组织的产热作用，最终导致体重下降。抑制中枢 TR 的作用则可以抑制 CNS 介导的棕色脂肪组织激活，并逆转甲状腺功能亢进导致的体重减轻。通过调节下丘脑 AMPK 信号，TH 能够调节全身的能量平衡。TH 还可以通过对下丘脑促甲状腺激素释放激素神经元中的 MC4R 基因进行反馈抑制，从而调控食物的摄入和能量消耗。

（三）肾上腺皮质激素对能量代谢的调控

1. 肾上腺皮质激素的合成、分泌和降解

肾上腺皮质激素属于类固醇激素，按其生理作用分为糖皮质激素、盐皮质激素、性激素。胆固醇为合成肾上腺皮质激素的前体或原料，它主要来源于血浆低密度脂蛋白（LDL）或高密度脂蛋白（HDL）。在肾上腺皮质细胞的线粒体内膜或内质网中所含裂解酶与羟化酶等酶系的作用下，使胆固醇先变成孕烯醇酮，再进一步通过如下过程变成各种皮质激素：①盐皮质激素途径在球状带进行，终产物是醛固酮；②糖皮质激素在束状带进行，终产物是皮质醇；③类固醇性激素途径在网状带进行，终产物是睾酮和雌二醇（E_2）。糖皮质激素半衰期为 80～115min。肝脏是灭活的主要场所，肾上腺皮质激素的降解代谢主要在肝脏进行，此种氧化-还原过程可在可在包括肌肉、皮肤、肠等许多组织以及淋巴细胞、成纤维细胞中进行，主要降解方式有羟化、氧化、还原和结合等反应。代谢产物是水溶性较大的葡萄糖醛酸形式为主，其次是酯形式，使其丧失激素的生理活性，分子的水溶性增加，并失去与皮质类固醇结合球蛋白结合的能力。90% 以上的代谢产物经尿液排泄，其次是粪便，仅微量产物经汗液和唾液排出。糖皮质激素主要作用为调节糖、蛋白质及脂肪代谢，进而影响全身，尤其是肝、肌肉、心、脑等重要脏器。盐皮质激素主要调节钾、钠、氯及水代谢。性激素主要作用于肌肉、毛发以及第二性征等，有蓄氮作用。不论男女都有小量孕酮及微量 E_2，前者属皮质激素合成代谢中间产物。

2. 糖皮质激素在能量代谢中的作用及其机制

（1）糖皮质激素促进糖异生：糖皮质激素激活肝细胞中糖异生关键酶磷酸烯醇式丙酮酸激酶和 G6Pase，使糖异生加快；增强肝细胞对胰高血糖素及肾上腺素的敏感性；抑制外周组织特别是肌肉组织对氨基酸的摄取及蛋白质合成；增加激素敏感性脂肪酶（HSL）和脂肪三酰甘油脂肪酶（ATGL）的 mRNA 表达，促进脂肪组织的分解，从而使糖异生的底物氨基酸、甘油及乳酸增多。此外，糖皮质激素抑制肝外组织摄取和利用葡萄糖，升高血糖。糖皮质激素可通过受体后作用降低胰岛素受体的亲和力，导致高胰岛素血症及胰岛素抵抗，抑制胰岛素出胞过程中 Ca^{2+} 内流及胰岛素原 mRNA 的表达，以及抑制胰岛 B 细胞分泌胰岛素，导致血糖升高。

（2）诱导胰岛素抵抗：体外、体内实验均表明，糖皮质激素可通过增加激素敏感性脂肪酶（HSL）和脂肪三酰甘油脂肪酶（ATGL）的 mRNA 表达水平，促进脂肪组织的脂肪分解作用，产生的大量游离脂肪酸（free fatty acid，FFA）进入血液循环，形成高游离脂肪酸血症，进而引起全身性胰岛素抵抗。糖皮质激素引起脂肪细胞胰岛素抵抗，机制是引起胰岛素受体底物-1（IRS-1）降解，减弱磷脂酰肌醇-3-羟激酶（PI3K）磷酸化水平，进而影响 PKB 的磷酸化，从而阻断胰岛素信号通路。糖皮质激素抑制肝脏脂肪分解，增加极低密度脂蛋白（VLDL）的装配及分泌，最终导致肝脏脂质沉积，并引起胰岛素抵抗。糖皮质激素诱导脂肪组织的分解作用产生大量的 FFA，经血液运送到肝脏，脂肪酸在肝脏中产生大量中间代谢产物，如神经酰胺和二酰甘油等抑制胰岛素信号通路，直接导致胰岛素胞内信号受阻。一方面，产生的炎症因子（如 TNFα、IL-1 等）直接抑制胰岛素正常的信号通路；另一方面，上调神经酰胺生物合成的相关基因表达，进一步增加神经酰胺在胞内的水平，过高的神经酰胺除抑制胰岛素信号通路外，还可诱导线粒体应激（mitochondrial stress）和内质网应激（ER stress），进一步导致肝脏胰岛素抵抗。此外，糖皮质激素还可以通过诱导磷酸烯醇式丙酮酸羧激酶和 G6Pase 活化，激素激活糖原合酶，抑制糖原磷酸化，增加肝脏糖异生，导致胰岛素抵抗。糖皮质激素干扰骨骼肌细胞对葡萄

糖的摄取和利用，抑制脂肪组织中 GLUT-4 在胞内的转位及糖转运活性，从而抑制脂肪细胞对葡萄糖的摄取。糖皮质激素诱导 3T₃-L1 细胞产生的胰岛素抵抗是由于激活了细胞分裂素活化蛋白激酶（MAPK）、磷酸酶 -1,4（MKP-1,4），抑制了 p38MAPK 的活性，进而抑制了细胞膜上的 GLUT-4 的活性，从而使得葡萄糖的摄取降低，形成胰岛素抵抗。

（3）糖皮质激素和盐皮质激素与能量食欲调控：糖皮质激素通过糖皮质激素受体（GR）和盐皮质激素受体参与摄食和能量平衡。在下丘脑，糖皮质激素受体影响促食欲神经肽 NPYf 的表达，阻碍 CNS 中瘦素和胰岛素的减退食欲作用。糖皮质激素对食欲因子的调节主要通过 5'- 磷酸腺苷激活的蛋白激酶 - 乙酰辅酶 A 羧化酶 - 肉碱棕榈酰转移酶 1-NPY（AMPK-ACC-CPT1-NPY）和 AMPK- 雷帕霉素靶蛋白 - 真核起始因子 4E 结合蛋白 1/ 核糖体 p70S6 激酶 -NPY（mTOR-4EBP1/p70s6k-NPY）等通路进行。GR 介导的糖皮质激素信号对于脂肪细胞、肝细胞等细胞内脂质的适当储存和利用及肌内蛋白质水解至关重要，通过这些系统间复杂的组织网络相互作用影响全身组成、能量利用和稳态。研究表明，β₃ 肾上腺素能受体激动药能促进肥胖小鼠内脏白色脂肪的分解，并通过激活白色脂肪的线粒体解耦联蛋白诱导白色脂肪棕色化，提高肥胖小鼠的能量消耗。TH 与肾上腺素信号通路一起调节棕色脂肪组织（brown adipose tissue，BAT）的适应性产热。

（李 励 班碧秀 罗佐杰）

二、下丘脑 - 垂体 - 肾上腺相关激素对消化系统的影响

下丘脑 - 垂体 - 肾上腺轴（hypothalamic-pituitary-adrenal axis，HPA）是经典的内分泌调节回路，在维持机体水电解质、摄食、生殖、免疫、行为、心理和衰老等生命活动方面起到举足轻重的作用，同时对于血糖、胃肠运动、平滑肌收缩、血管扩张、生长、脑肠轴、肠道菌群及肠道屏障等也有重要影响。近年来，HPA 对消化系统疾病及消化系统活动的影响也渐渐引起了大家的关注。在应激等状态下 HPA 被激活，出现各级激素的分泌失调，作用于消化系统，出现消化器官功能的紊乱，导致疾病发生及进展。

内分泌与肠道菌群及肠道屏障的关系将在神经内分泌章节进行阐述。本部分着重描述 HPA 主要激素对除肠道菌群及肠道屏障以外的消化系统活动调节及影响。与此同时，肾上腺还可分泌醛固酮和儿茶酚胺，这两个关键的内分泌激素除了调节血压和体内钠钾的水平以及心率、汗液分泌和交感神经系统的活动以外，在消化系统的活动中也有着独特的调节作用，本部分将一并阐述。

（一）促肾上腺皮质激素释放激素对消化系统的影响

促肾上腺皮质激素释放激素（corticotropin releasing hormone，CRH）由下丘脑释放，CRH 细胞分布在中枢神经及外周器官，包括下丘脑、肾上腺皮髓质、肺，以及肝脏、十二指肠、胰腺等消化器官，通过与相应 CRH 受体结合后发挥生理功能。CRH 对消化系统的影响分为中枢效应和外周效应，主要参与摄食、调节胃肠功能等活动。在应激情况下，CRH 可作用于中枢神经，发挥中枢效应，间接参与调节肠道微环境，维持肠道稳态。动物实验表明，将外源性 CRH 注射到大鼠的中枢神经系统，导致大鼠结肠的运动、黏液素释放和黏膜肥大细胞脱颗粒增加。而消化器官中同样存在着 CRH 受体，在啮齿动物和人类的结肠黏膜中已发现 CRH 受体的表达，CRH 可直接作用这些受体，对胃肠功能产生影响。在动物腹腔内直接注射 CRH 拮抗药，可改善以上应激诱导的肠道黏膜屏障改变，从另一方面证实 CRH 可直接作用于消化系统，调节肠道运动，发

挥外周效应。其中的可能机制是，在应激状态下 CRH 可随着血液循环到达消化系统与相应的 CRH 受体结合，激活肥大细胞促使肠上皮对大分子物质的通透性增加，同时使细胞 Cl⁻ 分泌增多，导致肠道黏膜功能改变、黏膜屏障受损，促进疾病的发生。同时，由于肠上皮细胞通透性增加，还会造成肠腔内细菌移行，进而增加感染风险。除了胃肠道以外，CRH 还可以作用于食管，增加食管对机械扩张的敏感性。因此，当各种因素影响下导致 CRH 分泌失调，消化器官可出现上述病理生理学功能紊乱，进而出现相应临床症状，导致疾病的发生。例如，CRH 被认为是引起应激相关功能性胃肠疾病发生的重要因素之一，在肠易激综合征患者静脉注射外源性 CRH 可诱发类似应激刺激后反应，出现结肠运动和感觉功能、胃酸分泌等胃肠道生理功能异常。外源性 CRH 可以诱导胃肠道的应激反应，导致胃酸分泌减少，十二指肠重碳酸盐分泌增加、运动改变，使得食管细胞间隙增大，这可能与胃食管反流病的发病机制有关。此外，腹部手术后出现胃酸分泌抑制、胃排空障碍、肠蠕动减少，考虑同样是受 CRH 影响。通过外周静脉注射 CRH 受体的拮抗药后，症状可得到缓解。

（二）促肾上腺皮质激素对消化系统的影响

促肾上腺皮质激素（adrenocorticotropic hormone，ACTH）由垂体前叶释放，其前身是阿片促黑素皮质激素原分解后产生的 39 肽 ACTH、13 肽黑色素细胞刺激素（MSH）、91 肽 β 促脂素（β-LPH）、31 肽 β 内啡肽和 1 个分子的氨基端阿皮素（N-POMC）。ACTH 的主要功能包括促进肾上腺皮质增生和类固醇激素的合成及释放，刺激脂肪分解，释放三酰甘油和脂肪酸，以及促进皮肤色素沉着。作为脂肪降解激素，ACTH 在消化系统中与脂肪代谢密切相关，主要通过调节皮质醇的合成和分泌来发挥作用。而作为类固醇激素合成及释放的关键调节因子，ACTH 与相应

受体结合后，在胃肠道黏膜屏障调节方面也有着关键的作用。目前研究发现的 ACTH 结合受体（MCR）有 5 种，其中 MCR-1 在肠道及肝脏均有分布，同时还在许多炎症细胞中均有表达，包括单核细胞、巨噬细胞、小胶质细胞、嗜中性粒细胞、肥大细胞和星形胶质细胞等。ACTH 直接与 MCR-1 结合，可以促进去甲肾上腺素释放，减少促炎性细胞因子分泌。ACTH 还参与乙酰胆碱的释放调节，其机制是运动迷走神经核神经元被中央 α- 促黑素细胞激素（α-MSH）/ACTH 激活，进而触发乙酰胆碱从其末梢释放。乙酰胆碱直接与单核细胞 / 巨噬细胞 α7 烟碱型乙酰胆碱受体结合，激活 cAMP，阻断 NF-κB 核易位，抑制促炎性细胞因子的产生，并促进单核细胞 / 巨噬细胞释放抗炎细胞因子。此外，ACTH 可直接下调胃肠免疫细胞的活性，增强交感神经及副交感神经活性，降低体内免疫反应，打破体内炎症因子的稳态。而白介素（IL）、干扰素（IFN）和肿瘤坏死因子（TNF）等炎症因子的失衡则可能促进功能性胃肠疾病的进展。

（三）皮质醇激素对消化系统的影响

皮质醇是人体昼夜节律活动的标志物，昼夜节律的调节系统组成之一，由肾上腺皮质分泌，其主要在肝脏进行降解代谢，参与组织重塑、创伤修复和细胞调节等过程，还与食物摄取功能相关。皮质醇可降低肝脏对低密度脂蛋白胆固醇（LDL-c）的摄取，降解四肢脂肪，使脂肪重新分布，增加肝脏、肠道等内脏脂肪的沉积，促进能量储存而导致肥胖。另外，皮质醇对消化系统的影响可导致消化道溃疡，这也是外源性糖质激素类药物常见的不良反应之一。内源性皮质醇的分泌往往与应激有关，在受到外界应激源刺激时，皮质醇主要产生两类作用：①调节作用，主要改变机体对应激源的反应；②储备作用，组织机体对潜在应激源的反应，或者帮助机体适应慢性应激源。在各种应激源的刺激下 HPA 激活，

进而促进皮质激素的产生，还导致胃黏膜屏障受损并出现溃疡病变，称为"应激性溃疡"。既往观点认为，在应激源刺激下皮质醇水平升高促发了胃溃疡的形成，且血浆皮质醇水平与应激后溃疡程度呈正相关。但动物实验发现，在应激时人为的抑制皮质醇分泌或使用糖皮质激素受体拮抗药并不能保护胃黏膜，与之相反的是，经以上处理后胃黏膜糜烂反而加重。表明应激时虽然皮质醇水平升高，但损伤胃黏膜的并不是皮质醇本身，可能是其他有害因素导致。出现这种情况的原因可能是，应激时突然降低的皮质醇水平会减弱应激期间胃黏膜的抵抗力，增加胃黏膜对应激中产生有害物质或作用的敏感性。换言之，皮质醇的急剧增加反而可增强消化道的耐受力，以应对应激引起的损伤。内源性皮质激素的胃保护作用主要是通过维持胃黏膜血流供应、促进胃部黏液分泌、减弱胃的蠕动能力以及降低胃部微血管通透性来促进胃黏膜愈合。因此，虽然各种致溃疡性刺激会引起内源性糖皮质激素产生增加，但实际上不是糖皮质激素升高直接导致溃疡加重病情进展，而是其升高帮助胃黏膜抵抗了致溃疡性刺激的有害因素，这与外源性糖皮质激素在药理学剂量下产生的作用是不同的。

皮质醇还参与消化系统的免疫调节，主要通过调节炎症反应的强度和持续时间，以促进淋巴细胞的成熟。皮质醇对炎症反应调节的作用决定着肠道疾病的发展，当血皮质醇水平较低时，可上调紧密连接蛋白而降低结肠上皮屏障功能，也就是说血皮质醇水平下降会增加炎症的风险。研究发现，在很多炎症性肠病和肠易激综合征患者中，HPA 活性是下降的。而 HPA 激活时可增加内脏超敏反应，改变结肠屏障通透性，减轻肠道炎症。因此，很多肠道炎性症疾病的患者体内皮质醇对肠道免疫的调节作用是不足的，需要使用外源性皮质醇激素进行治疗。

皮质醇同时可激活糖原合酶，抑制糖原磷酸化酶，增加肝中葡萄糖生成；此外，它还可激活肝 G6Pase 和磷酸烯醇式酮酸羧激酶（PEPCK），增加 PEPCK 活性，增加靶组织对儿茶酚胺的敏感性。在调节血糖上，皮质醇与胰岛素作用相反，但并不抑制胰腺释放胰岛素。而对于食欲、糖异生、葡萄糖运输和蛋白质合成等的影响，皮质醇与胰岛素的作用也是相反的，但两者协同促进肝糖原沉积。

在对电解质的影响方面，皮质醇具有很强的保钠作用，主要是通过泌尿系统，而并不是消化系统实现的。但高浓度的血皮质醇作用于胃肠道 Ca^{2+} 通道，抑制胃肠道对 Ca^{2+} 的吸收。皮质醇还可抑制细胞局部炎症反应由血管内向血管外蔓延，进而间接抑制肠 Ca^{2+} 吸收，改变维生素 D 的代谢，对结肠离子转运有直接调控作用。长期使用类固醇会减少胃肠道对 Ca^{2+} 的吸收，同时增加 Ca^{2+} 排泄，使得体内钙水平下降，出现低钙血症。

（四）肾上腺其他激素对消化系统的影响

1. 醛固酮

醛固酮属肾上腺盐皮质激素一种，是肾素 – 血管紧张素 – 醛固酮系统（renin–angiotension-aldosterone system，RAAS）的一部分，主要生理作用通过肾小管调节钠、钾水平，增加钠的重吸收，促进 K^+、H^+ 排泄，酸化尿液。醛固酮也可作用于肾外组织，调节细胞的离子交换，调控全身血压的变化。在消化系统中，醛固酮可影响胃肠道电解质的排泄，使钠的排泄减少、钾的排泄增多，还可以调节唾液中钠、钾浓度，使唾液中钠浓度降低、钾浓度升高。

醛固酮还被发现与肝纤维化有关，研究发现血醛固酮的高低与肝纤维化进展成正比，可考虑作为评估肝纤维化的指标之一。传统观点认为，由于肝功能减退，对醛固酮灭活能力减退，同时，肝硬化特别是腹水会诱发肾脏血流动力学改变，激活了全身 RAAS。但新的研究发现，全身 RASS 的变化与肝纤维化严重程度并不同步。实际上，肝脏中也存在醛固酮受体，肝脏组织局部 RASS 的激活可促使肝纤维化的进展，醛固酮合成基因（$CYP11B2$）在肝星状细胞内表达，醛固酮活性的增加改善了其参与组织纤维化和重塑过程。在肝纤维化的动物模型中使用醛固酮抑制剂与肝脏组织中的醛固酮受体竞争性结合后，醛固酮活性下降，可减少肝纤维化的形成。

2. 儿茶酚胺

儿茶酚胺包括肾上腺素、去甲肾上腺素和多巴胺。儿茶酚胺与靶组织的受体结合发挥生理功能，兴奋 β 受体而使平滑肌松弛，兴奋 α 受体使平滑肌收缩。消化器官中存在 α 受体和 β 受体，儿茶酚胺的水平影响着消化系统各器官的运动及功能。儿茶酚胺过高可对肠道动力产生抑制作用，这可能由 β 受体介导，可也能是由 α_2 受体介导的抑制乙酰胆碱 / 一氧化氮释放的结果。另外，儿茶酚胺能刺激肽类物质分泌入唾液、胰液，调控消化系统的活动。儿茶酚胺中的多巴胺是合成肾上腺素和去甲肾上腺素的前体，通过与胃、食管及肠道平滑肌中的多巴胺受体结合，能调控胃、食管括约肌的紧张度及肠道的蠕动。

在代谢方面，儿茶酚胺可在消化器官中影响三大能量物质的合成或分解。儿茶酚胺可从肝脏、脂肪组织和骨骼肌中快速动员产生能量的底物，具有产热和脂肪分解作用。在肝脏内，儿茶酚胺通过激活肝糖原分解，促进糖异生和抑制糖原合成，从而使肝糖输出增加。在低血糖时，肾上腺激素分泌进入循环，血中儿茶酚胺增多，肝脏交感神经兴奋，协同刺激肝糖原的输出来达到升糖的目的。

在应激情况下，糖皮质激素和儿茶酚胺通过其周围介质介导关键调节 1 型和 2 型细胞因子，辅助细胞免疫和体液免疫成分的产生，起到调节免疫的作用。而免疫调节与肠道黏膜屏障密切相关。皮质醇和儿茶酚胺均可抑制 TH-1 反应和细胞免疫，并将免疫反应传递至 TH-2 反应和体液免疫。因此，儿茶酚胺通过细胞因子间接调节肠

道黏膜屏障稳态，稳态的失衡则可能导致肠道疾病的发生。

儿茶酚胺还可调控消化系统的血管活动及消化器官血液分布，主要通过循环中的肾上腺素兴奋 β 受体发挥作用。在进食后，消化器官血管扩张，较多的血液流入消化系统，促进对食物的消化和吸收。在应激状态下，通过肾上腺素调控作用，将血液从消化器官微循环如肠壁血管、肠系膜微循环转移至重要器官，如心脏、大脑等，以确保重要器官的血流量，但也会导致胃肠道局部微循环缺血、胃肠道黏膜的 pH 下降。去甲肾上腺素则具有调节迷走神经反射的作用，可调节食管下括约肌和胃十二指肠的神经反射。此外，去甲肾上腺素和多巴胺信号的缺失以及内源性疼痛调节系统活性的降低，可能与抑郁症、肠易激综合征和其他功能性躯体疾病有关。

除了直接作用以外，儿茶酚胺激素可兴奋交感神经系统，与交感神经系统一起参与消化系统的活动。在功能性胃肠疾病中，神经传导通路（中央应激回路）特定输出的改变、病理性应激诱导及遗传因素，这三大要素与疾病的发生及进展的病理生理作用相关，其中神经输出传导通路的改变可能是肠易激综合征和功能性消化不良的病因之一。在正常人和动物体内，外界应激刺激交感神经兴奋后，会导致胃排空减慢，远端结肠运动增加。而在常见的功能性胃肠疾病中，胃肠对神经系统反应速率变化的敏感性降低，使得胃肠蠕动功能出现异常。肠道组织中同样存在交感神经元功能组件，调节大肠杯状细胞的黏蛋白生成、肠上皮细胞的水吸收、肠黏膜的通透性等。当机体受到内外源性应激刺激后，部分的交感神经元组件激活，增加了肠壁的通透性，黏蛋白的数量和免疫功能发生改变，使得慢性结肠炎的炎症再次激活，打破了原肠道黏膜的稳态，疾病进入活动期。此外，去甲肾上腺素 - 交感神经纤维还支配着肠道的血管和淋巴器官，间接参与了肠道免疫的调节。肠道交感神经可激活免疫细胞

分泌 IL-6，抑制 TNFα 和 IL-1 受体，同时激活 HPA，对抗应激诱导的免疫炎症反应。儿茶酚胺水平升高还会使胃液分泌增多，肠液分泌减少，导致胃肠道黏膜 pH 下降，胃肠黏膜屏障作用遭到破坏。

总之，下丘脑 – 垂体 – 肾上腺相关激素在不同的程度和深度对消化系统产生调节和影响，与部分消化系统疾病的发生、发展密切相关，其机制错综复杂，它们之间更明确的联系仍有待更多的研究去证实和解密。

（黄振兴　莫薇薇　罗佐杰）

三、甲状腺激素对消化系统的影响

甲状腺激素（thyroid hormone，TH）包括 3, 5, 3′, 5′– 四碘甲状腺原氨酸（3, 5, 3′, 5′–tetraiodothyronine，T_4），俗称甲状腺激素（thyroxine）和 3, 5, 3′– 三碘甲状原氨酸（triiodothyronine，T_3）。TH 合成受下丘脑 – 垂体 – 甲状腺轴调节，由甲状腺滤泡细胞合成和分泌 T_4 和 T_3，T_4 全部由甲状腺分泌，仅 20% 的 T_3 直接来源于甲状腺。TH 几乎作用于机体所有器官和组织，同样与消化系统密切相关，对消化系统发育、组织分化、营养物质代谢等多种功能均有影响。

（一）甲状腺激素的生理代谢

甲状腺激素的生理代谢与消化系统密切相关，其中肝脏是 TH 转运和代谢的第一参与者。TH 经甲状腺释放入血后，主要与肝脏合成的 3 种血清转运蛋白结合，即甲状腺激素结合球蛋白（thyroxine–binding globulin，TBG）、转甲状腺激素蛋白（transthyretin，TTR）和人血清白蛋白（human serum albumin，HSA）结合。这些蛋白质主要起缓冲系统的作用，为 TH 提供了一个快速交换的循环池，维持稳定的 FT4 浓度。肝脏在单次循环中吸收了 5%～10% 血浆中的 T_4，从而影响了 T_4 血浆水平。由于只有 0.03% 的血清 T_4

和 0.3% 的血清 T_3 是未结合的，因此，肝功能异常可通过影响 TH 血清转运蛋白，进而引起 TH 生物利用度的变化。

TH 在靶细胞内的代谢和作用，以及跨细胞的转运过程（例如在血脑屏障和肠道壁），都依赖于质膜甲状腺激素转运体。甲状腺激素转运体控制细胞对 TH 的摄取和外排。迄今为止，约有 16 种人转运体参与细胞膜转运甲状腺激素，包括单羧酸转运蛋白（monocarboxylate transporter，MCT）、有机阴离子转运体多肽（organic anion transporting polypeptide，OATP）、L 型氨基酸转运体（L type amino acid transporter，LAT）和钠 / 牛磺胆酸共转运体（sodium/taurocholate cotransporter，NTCP）等，其中肠道、肝脏等消化器官富有特定的甲状腺激素转运体。肝 NTCP 是一种参与胆汁酸肠肝循环的 7 个跨膜结构域糖蛋白，是溶质载体基因家族（solute carrier，SLC）10A 的成员（由 SLC10A1 编码）。SLC10A 家族有 7 名成员，其中人类 NTCP 仅在肝脏中有特异性表达，表达受多种配体依赖性转录因子（如视黄酸受体 α、糖皮质激素受体）和多种肝脏转录因子的调控，且是唯一能够运送 TH 的 SLC10 家庭成员，特异性促进 T_3、T_4 及其硫酸盐的摄取，并将这些衍生物转运到肝脏进行脱碘。因此，SLC10A1 可能在为肝脏脱碘酶 D1 提供快速降解的碘甲状腺原氨酸硫酸盐方面完成一个关键步骤。SLC10A2 是另一种胆汁酸转运蛋白，表达于肠道和肾脏。SLC17A4 属于 SLC17 家族成员，作为钠依赖性无机磷酸盐转运体，被证实是该家族中唯一能运输 TH 的，且对 T_3 的表观亲和力处于亚微级范围，是迄今为止发现的所有甲状腺激素转运体中最高的。在最近的全基因组相关研究中，发现 SLC17A4 位点的变异与血清 FT4 浓度有关；在 mRNA 水平上，SLC17A4 在人肝、肾、结肠、小肠和胰腺中表达，在大鼠肾脏、肝脏和胃肠道表达；小鼠局部免疫组织化学研究 SLC17A4 蛋白表达于小肠顶膜，但目前关于 SLC17A4 的转录调控研究较少。对 *SLC17A4* 基因敲除小鼠的进一步研究将揭示其与肠道细胞甲状腺激素转运的相关性，并有助于阐明其调节血清 T_4 浓度的机制。如果 *SLC17A4* 在人类肠道细胞中的分布与在啮齿动物中观察到的相似，那么 *SLC17A4* 可能是促进从肠道摄取碘甲状腺激素的一个很好的候选基因。

T_4 经过质膜转运蛋白进入靶细胞内后，进一步通过脱碘酶（iodothyronine deiodinase，DIO）在甲状腺外组织中实现 TH 的活化和失活过程。Ⅰ 型和 Ⅱ 型脱碘酶（DIO-1、DIO-2）将循环中 T_4 脱去 1 分子碘后，形成具有更高生物活性的 T_3。而 Ⅰ 型和 Ⅲ 型脱碘酶（DIO-1、DIO-3）可将 T_4 和 T_3 转化为相对不活跃的 rT_3 和 T_2 来抑制细胞内活动，并且 DIO-1 可继续将 rT_3 转化为 T_2。最近，T_2 被证明具有甲状腺激素类似物的活性，并模拟 T_3 对肝脏代谢的部分作用，这意味着 T_2 或 rT_3 可能不仅是最初认为的惰性代谢物。DIO-1、DIO-2 和 DIO-3 在不同组织中的表达水平和活性不同，因此，不同组织间的微循环 TH 水平及其与受体结合的可利用性存在差异，其中 DIO-1 主要在肝和肾中表达；DIO-2 在垂体、CNS 和骨骼肌中表达；DIO-3 在肝、CNS 和皮肤中表达。细胞质 T_3 进一步通过被动扩散进入细胞核，并结合甲状腺激素受体（thyroid hormone receptor，THR）下游基因启动子区内的甲状腺激素反应元件（thyroid hormone response elements，TRE），调控靶基因转录和蛋白质表达而实现功能。哺乳动物中由两个基因编码 THR：*THRα* 和 *THRβ* 基因。每个基因由于启动子的不同以及选择性剪接的方式而产生不同的同工体，主要有 *THRα₁*、*THRα₂*、*THRα₃*、*THRβ₁*、THR-$β_2$、*THRβ₃*，截短的 THR $Δα_1$、THR $Δα_2$、THR $Δβ_3$，以及新近发现的加长 *THRβΔ* 等，不同亚型在不同组织分布存在差异。肝脏中广泛表达 THR，主要为 *THRβ₁* 和 *THRβ₃* 亚型。THR 通过与其他核受体形成同二聚体或异二聚体而发挥转录作用，

如维甲酸 X 受体（retinoid X receptor，RXR）、维生素 D 受体（vitamin D receptors，VDR）和其他维甲酸受体亚型。除了通过与核 THR 的相互作用传递信号外，TH 在质膜或细胞质中的活动被称为非基因组效应，TH 可与整合素 $αvβ_3$ 膜受体蛋白结合，被称为膜结合 THR，与核 THR 无关。TH 通过识别整合素 $αvβ_3$ 的两个不同的 TH 结合区，激活不同细胞内信号通路，发挥 TH 的特异性效应。

甲状腺激素主要在经肝脏和肾脏代谢，包括结合反应（酚羟基的硫酸化、磺化或葡萄糖醛酸化）和丙氨酸侧链的氧化脱氨基反应，形成相应的碘甲缩醛和醚环裂解。不同组织中的多个硫酸基转移酶（sulfotransferase，SULT）同工酶催化碘甲状腺激素的硫酸化，有研究表明大鼠肝脏中 SULT1C1 同工酶在较高的 T_3 硫酸化（T_3 sulfation，T_3S）率中起主要作用。在酚环中引入硫酸盐基团可改变其电子环境，使 T_4、T_3 及其代谢物（rT_3 和 T_2）加速降解。T_4 的硫酸化完全阻断了 T_3S 的外环脱碘，同时，硫酸化的碘甲状腺原氨酸可以作为 T_3 等生物活性激素的贮存库，在需要激素作用的组织中，通过硫酸化酶作用可以从 T_3S 中回收这些激素。TH 的葡萄糖醛酸化的主要位点也在肝脏，经过葡萄糖醛酸化的 TH 通过胆汁 – 粪便排泄，胆汁分泌 T_4 葡萄糖醛酸（T_4 glucuronide，T_4G）进入肠道被认为是 TH 其中一个主要的排泄机制。人肝微粒体中的尿苷二磷酸葡萄糖醛酸转移酶（uridine diphosphate-glucuronosyltransferase，UGT）-1A1（UGT1A1）和人肾微粒体中的 UGT1A9 同工酶已被证明可使 T_4 葡萄糖醛酸化。在大鼠中葡萄糖醛酸化途径非常突出，当实验用药刺激 UGT 时，胆汁中 T_4G 分泌的增加，使循环中 T_4 下降、TSH 升高，进而导致甲状腺肿大。另外，肠道也可以作为 TH 的贮存池：在肠道细菌中的 β 葡萄糖醛酸酶催化作用下，T_3G、T_4G 可在肠腔内解除葡萄糖醛酸结合，恢复 TH 状态。随着恢复的 TH 在肠道的

吸收，重新进入门静脉循环，再次可用于肝脏。此外，TH 还通过丙氨酸侧链的脱氨和脱羧反应、乙醚链断裂进行代谢、降解。

外源性 TH 从肠道吸收良好但不完全，其吸收过程受多种因素影响，在大多数吸收不良疾病状态下减少，但在胃空肠切除后综合征中增加。这可能与黏膜细胞中的葡萄糖醛酸形式（T_4G 和 T_3G）结合，随后在门静脉血中出现前解除结合有关。当出现过量的 T_4 时，肠道吸收减少，而在甲状腺功能减退时，肠道吸收增加，进而参与调节循环 TH 水平。肝脏进一步从循环中吸收了大部分的 T_4 和 T_3，并通过胆汁将一部分激素返回肠道，也可从肠系膜循环直接将 T_4 和 T_3 分泌到肠道。最近的研究表明，肠道是 TH（尤其是 T_3）的主要贮存器，并且可能作为 T_4 和 T_3 交换的慢交换位点，在调节激素活性、维持甲状腺外的血清 TH 稳态方面发挥作用。

（二）甲状腺激素对肠道发育的影响

甲状腺激素被公认为是肠道发育、生长和分化的重要调节因子。最早的证据来源于 20 世纪初对无尾两栖动物变态期间胃肠道重塑的观察。事实上，两栖动物的蜕变是由 TH 严格控制的，胃肠道经历了剧烈的重塑，包括第一阶段的细胞凋亡和后续的细胞增殖爆发。TH 可通过 $THR\alpha_1$ 核受体正向调节 Notch 信号通路中多个基因的表达，包括直接调控 Jag1 基因及间接调控 Notch1、DLL-1、DLL-4 和 Hes-1 的表达，进而控制肠道细胞增殖和分化之间的平衡，诱导肠隐窝干细胞生成与哺乳动物类似的吸收上皮。在哺乳动物中，除了肠道的自主发育特性，TH 也参与肠道发育过程中。小鼠胚胎肠管由多层内胚层（产生单层上皮）和间充质层（产生结缔组织和平滑肌组织）组成，在内胚层到肠上皮成熟过程中的发育变化，是通过原始肠重塑的步骤而实现的，包括胎儿期绒毛形成，出生后隐窝形成，以及断奶时成熟，这使得动物能够适应从液体到固体食物

的饮食变化。在啮齿类动物断奶时，出生后第 2 周内循环中 TH 浓度显著增加，TH 可诱导肠微绒毛膜的结构（膜流动性）和功能（免疫球蛋白 G 结合减弱）成熟。在出生后肠道成熟过程中，TH 刺激广泛的黏膜生长，并逐步吸收肠细胞的成年型消化酶。临床上，新生儿甲状腺功能减退导致乳糖酶、蔗糖酶和肠道碱性磷酸酶（intestinal alkaline phosphatase，IAP）的正常变化明显延迟，而甲状腺功能亢进导致这些酶的早期变化。在成年个体中，肠隐窝底部的干细胞随着沿隐窝绒毛轴的迁移而增殖，分化为不同的上皮细胞，上皮细胞最终通过绒毛顶端附近的程序性细胞死亡被移除，这一过程在所有脊椎动物中都是保守的。T_3 可通过影响成年个体肠干细胞发育和功能，进而参与肠道细胞发育进程。首先，临床上可观察到肠道异常疾病的患者 T_3 水平发生改变；其次，T_3 缺乏或敲除 $THR\alpha$ 可导致小鼠肠道缺陷，包括干细胞增殖；最后，$THR\alpha$ 突变的患者发生便秘、肠蠕动减少、回肠肌活性明显降低、肠上皮增殖细胞数量显著减少，提示 $THR\alpha$ 在人类肠道中的关键作用。

TH 在两栖动物和哺乳动物出生后肠道成熟过程中控制肠上皮祖细胞的增殖，这个过程与一组共同调节的 TH 靶基因和信号通路密切相关，即 Wnt/β-catenin 途径。有研究比较了野生型与 $THR\alpha$、$THR\beta$ 和 $THR\alpha\beta$ 基因敲除动物的消化酶和两种肠道调节因子 CDX-1 和 CDX-2 的形态特征和表达，$THR\alpha-/-$ 小鼠肠道形态异常，表现为隐窝绒毛轴上皮细胞数量减少和增殖的隐窝细胞减少，CDX-1、CDX-2 及消化酶表达下调，而注射 T_3 可以部分逆转这些参数；在 $THR\alpha\beta$ 双突变体中发现类似的（空肠）或更严重的（回肠）表型；相比之下，$THR\beta^{-/-}$ 小鼠没有发生变化，提示 TH 主要通过 $THR\alpha$ 亚型对出生后肠黏膜成熟的直接影响。肠道发育过程中 TH 信号具有重要保守性，可能在两栖动物和哺乳动物的干细胞生理学中发挥类似作用。T_3 是肠上皮发育和稳态

的重要调节因子，但其在肠道内的作用机制尚不完全清楚。目前只有有限的资料描述了 TH 在人类肠道发育中的作用，在人类大肠腺癌 Caco-2 细胞中发现一个新的甲状腺激素反应原件，定位在 ATG 起始密码子上游约 620 个核苷酸（-620）的区域，可能介导了 T_3 诱导的肠细胞分化标志物 - 肠道碱性磷酸酶（IAP）的激活，进而影响人肠道细胞分化。

（三）甲状腺激素对肠道功能的影响

TH 可影响胃肠道蠕动。TH 可直接兴奋胃肠道组织，也可引起 β- 肾上腺素能神经兴奋性升高，刺激消化道电生理活动及机械活动。甲亢时表现为高代谢症候群，患者食欲亢进、多食消瘦，胃肠蠕动加快，胃排空增快，口 - 盲肠通过时间缩短，肠吸收减少，排便次数增多、大便溏稀，甚至出现顽固性吸收不良性腹泻。少数老年患者可出现厌食，甚至恶病质。如甲状腺明显肿大压迫食管，可引起吞咽梗阻症状。与之相反，甲减时可出现腹胀、便秘和胃炎，严重甲减患者可出现巨结肠、肠梗阻。甲减还可引起黏多糖在肠壁堆积、肠壁黏液性水肿，导致肠壁内的神经传导障碍，严重时引起肠壁内神经病变。目前对于 Graves 病患者胃肠道症状严重程度与血清 TH 水平相关性暂无定论。Graves 病也属于 T 淋巴细胞功能紊乱所致的自身免疫性疾病之一，因此，甲状腺自身抗体在肠道的作用引起研究学者的重视。TRAb 可与 TSHR 结合发挥作用，后者除了在甲状腺滤泡上皮细胞表达，目前在人的胃、十二指肠、回肠和结肠组织中均有表达。胃肠道组织还表达促甲状腺激素释放激素受体（thyrotrophic-releasing hormone receptor，TRHR），可与循环中的甲状腺激素释放激素（thyrotrophic-releasing hormone，TRH）或者与存在于胃肠道组织中的 TRH 结合，刺激胃肠道组织自分泌 TSH 或接受类似 TRH 作用的胃肠道激素，如舒血管活性肠肽 VIP 的刺激，进而局部调节胃肠组织的分泌及运动功能。

TH 在成人肠道生理学中的作用的研究主要集中在代谢过程，如营养物质的吸收和分泌。早在 1889 年就有人注意到甲亢、恶性贫血与自身免疫性胃炎之间的关系。甲亢时也可伴有轻度贫血，而恶性贫血占 2%～5%，常伴有胃泌素、胃动素升高，进而胃酸分泌增多，表现为高胃泌素血症、消化性溃疡。甲减时胃肠消化吸收功能下降、食欲减退、胃酸减少、骨髓造血活力下降或伴有月经过多，也可导致贫血。

TH 可影响消化道屏障功能。肠道上皮更新在哺乳动物体内非常迅速，每 4～5 天更新一次，并且在整个生命中持续进行。在生理条件下，肠道干细胞自我更新并产生可增殖的祖细胞，这些祖细胞在向轴心顶端迁移时增殖和分化，最终通过凋亡，剥落在肠腔内，包括 Wnt/β-catenin、Notch 在内的多种信号通路间的精细调谐串扰。正常水平的 TH 对维持肠道上皮细胞内稳态至关重要，TH 通过表达通道蛋白和溶质转运蛋白、介导连接相关的收缩蛋白，参与肠道上皮细胞的功能调节以及屏障修复和维持。临床上可见创伤或危重患者出现甲状腺功能减退或 TH 水平降低，而 T_4 的使用可减轻氧化物诱导的肠上皮损伤。

（四）甲状腺激素与肝脏

甲状腺与肝脏健康和疾病存在着复杂的关联。一方面，肝脏在 TH 的激活、失活、转运和代谢中起着重要的生理作用。因此，甲状腺功能异常可见于慢性丙型肝炎、肝硬化、肝细胞癌和胆管癌等肝病。自身免疫性甲状腺疾病常见于丙型肝炎病毒感染患者，他们在单独使用干扰素 α 或联合使用利巴韦林治疗期间以及之后，有患甲状腺功能减退或甲状腺毒症的风险。与此同时，TH 也影响着肝细胞活性和肝脏物质代谢。甲状腺功能减退症患者血清肝酶异常，严重者可出现其他生化改变和临床体征，如高氨血症和腹水，类似于肝衰竭。甲减本身可能与血清丙氨酸氨基转移酶（ALT）和 γ- 谷氨酰转移酶（GGT）浓度的轻微升高有关，这可能是由于脂质代谢受损、肝脂肪变性或甲减所致肌病有关。甲亢患者的肝功能检查、糖脂代谢也可异常，发生率在 15%～76%，基本机制是代谢率增加导致的耗氧量增加，肝静脉周围区域相对缺氧，进而导致细胞凋亡和氧化应激。血清碱性磷酸酶（ALP）升高是甲亢最常见的异常，见于 64% 的甲亢患者，这种 ALP 增高既取决于肝脏和骨源性，由于成骨细胞活性增强，也可能是继发于激素诱导的胆汁淤积。其他常见的生化异常包括门冬氨酸氨基转移酶（AST）升高（27%）、ALT 升高（37%）、GGT 和总胆红素升高（62%）。TH 参与肝脏脂质代谢，有助于胆红素的产生和组成。TH 过量可引起胆汁淤积的增加，组织学上提示肝细胞内小叶中心胆汁淤积。一项实验性人体模型显示，甲亢导致胆固醇结石的形成，继发于 TH 诱发肝成石核受体基因的过度表达，如 Lxrα 和 Rxr。在大多数情况下，甲亢引起肝功能和组织学的微小变化，在光镜下，常见非特异性的轻微的小叶炎性浸润、核不规则和 Kupffer 细胞增生；电镜下可见滑面内质网增生、胞质糖原减少、线粒体大小和数目增加。如果甲亢严重，肝损伤可能更严重，导致汇管区坏死和静脉周围纤维化。甲亢患者的肝脏受累通常是自限的，但少数病例报告甲亢患者伴有暴发性肝衰竭，尤其是合并心力衰竭的患者可导致充血性肝病。在大多数患者中，肝酶和胆红素水平观察到轻微异常，但临床特征可能包括黄疸、凝血异常、肝大，甚至由于窦性充血和富含蛋白质的液体渗出到窦周间隙而导致腹水。自身免疫性甲状腺疾病引起的甲亢，特别是 Graves 病，也可能与自身免疫性肝胆疾病有关，如原发性胆汁性肝硬化和自身免疫性肝炎。甲状腺毒症继发肝功能不全的治疗应以及时恢复正常甲状腺功能为基础，肝功能通常随着甲功的恢复而正常。此外，Oddi 括约肌表达甲状腺激素受体，TH 对括约肌有直接的促松弛作用。

1. 甲状腺激素与肝脏氧化应激

过量 TH 对肝脏损伤的机制可能与其在肝脏中耗氧量增加导致基础代谢率提高有关。这是 T_3 通过激活线粒体细胞色素 C 氧化酶的短期机制以及通过细胞内信号转导改变细胞核和线粒体基因表达的长期途径所实现的。在后一种机制中，影响呼吸链基因的因素可能包括关联的 THR 上调，或者 T_3 刺激核呼吸因子、激活核编码呼吸基因的表达，包括线粒体转录因子 A 的表达。在肝脏中，T_3 加速有氧代谢可促进线粒体、微粒体和过氧化物酶体部位活性氧（ROS）和活性氮（RNS）的生成，引起细胞抗氧化剂的高消耗和抗氧化酶的失活，从而导致氧化应激，并伴随着肝脏脂质过氧化和蛋白质氧化的增加。T_3 还导致肝脏 Kupffer 细胞增生和肥大，从而增强其吞噬能力和相关的呼吸爆发活动。活化的肝巨噬细胞表现出高度促氧化状态，可能是 ROS 和 RNS 的另一个来源。T_3 增加了 Kupffer 细胞内的 TNFα 合成和释放，TNFα 反应与动物直肠温度升高一致，提示 TNFα 作为内源性热原和诱导 ROS 生成的特性，在 TH 产热和氧化应激过程中起一定作用。这些发现对于甲亢危象患者出现发热、肝功能异常的解释有一定临床意义。TH 在实验动物肝脏中引起的促氧化状态被认为是一种轻微的氧化还原改变，因为除了 Kupffer 细胞及肝脏其他巨噬细胞显著增生和肥大外，肝实质没有出现形态学变化。在甲亢患者中，与氧化应激相关指标发生显著变化，包括血脂质过氧化指标、过氧化氢、脂质过氧化氢水平升高，以及抗氧化物质的下降（如 α- 生育酚、辅酶 Q、抗坏血酸和还原硫醇），并且这些循环指标的变化与尿中脂质过氧化产物升高相关，经治疗甲亢或补充抗氧化剂后指标可显著降低或趋于正常化。

另外，T_3 可重建肝脏细胞的氧化还原稳态。T_3 通过激活呼吸基因的转录，加速线粒体的 O_2 消耗，增加 ROS 的产生，发挥产热作用。在肝脏中，ROS 的产生发生在肝细胞的不同部位和

Kupffer 细胞的呼吸爆发中，触发 NF-κB 的激活，依赖于 Kupffer 细胞的多种氧化还原相关细胞因子（TNFα、IL-1 和 IL-10）表达上调，并与肝细胞特异性受体结合后，触发抗氧化酶（锰超氧化物歧化酶、诱导型一氧化氮合酶）、抗凋亡蛋白（Bcl-2）和急性期蛋白（结合珠蛋白、β-纤维蛋白原）的表达，以实现免疫、转运和抗氧化功能（结合珠蛋白、铜蓝蛋白、铁蛋白），以及促进有丝分裂及肝细胞增殖。T_3 作用可能代表着重建氧化还原稳态、促进细胞存活和保护肝脏免受缺血再灌注损伤的一种可能，因此有学者提出 T_3 介导的氧化应激状态下细胞自我保护机制，并可能作为新的预处理策略用于人类肝脏手术中或使用活体供体的小体积移植物进行肝移植时的缺血再灌注损伤。在 1h 缺血、20h 再灌注动物模型中可引起严重的肝实质损伤（血清 AST 和 TNFα 水平升高），肝脏氧化应激状态升高，NF-κB 和 $STAT_3$ 的 DNA 结合能力丧失，意味着保护细胞能力的下降，AP-1 活化增强提示肝毒性的增加。如在缺血再灌注前 48h 予一定剂量 T_3 预处理，则可消除上述改变。T_3 作用于 Kupffer 细胞，引起 JNK 磷酸化和 AP-1 激活，促进依赖细胞周期素激酶 -1（CDK-1）的表达以及细胞增殖，可有效地补偿因缺血再灌注损伤引起的肝细胞坏死。T_3 诱导的交替兴奋反应可能涉及解耦联蛋白基因的转录上调，减少线粒体 ROS 的生成和过氧化不饱和脂肪酸阴离子的输出；加速底物循环，如增加线粒体氧化磷酸化和降低 ROS 生成的 ATP 循环，促进 ROS 清除；激活 Nrf2 防御途径，上调抗氧化蛋白和第 2 阶段解毒酶和转运体。缺血预处理在人类肝切除和肝移植中的作用仍然存在争议，T_3 作为一种新的肝脏预处理方案具有一些优势，因为它是一种内生物质，广泛使用且耐受性良好，在低剂量下无明显不良反应。然而，用 T_3 或者甲状腺激素类似物预防活体供者肝手术和肝移植中缺血再灌注损伤，尚待进一步的实验和临床试验。

T_3 的非基因组作用可能通过抗氧化的 NF-κB、AP-1 和 $STAT_3$ 激活的机制反过来影响氧化应激相关的基因表达。在经典的 T_3 介导的基因组效应中，CREB 结合蛋白及其相关蛋白 p300 激活连接的 TR，可作为 NF-κB 和 AP-1 的共刺激因子协同作用，这提示在涉及 T_3 诱导的氧化应激的过程中，机体可整合不同的 T_3 信号以实现代谢和氧化还原平衡。

2. 甲状腺激素与肝脏糖脂代谢

甲状腺激素与糖脂代谢调节密切相关。正常甲状腺功能状态对维持人体糖脂代谢起重要作用。TH 的缺乏或过量会打破这种平衡，导致碳水化合物代谢的改变。临床上甲亢患者常出现糖耐量减低或临床糖尿病，胰岛素敏感性降低，空腹或餐后胰岛素和胰岛素原水平升高，游离脂肪酸升高。亚临床和显性甲亢患者口服葡萄糖耐量试验后葡萄糖和胰岛素反应增强，而甲减患者胰岛素敏感性变化报道不一，可能存在外周胰岛素抵抗。TH 通过影响 CNS 及周围靶器官，如肝脏、白色及棕色脂肪组织、胰岛 B 细胞和骨骼肌，从而参与到全身糖脂代谢中。TH 调节肝脏胰岛素敏感性，对肝脏糖异生尤为重要。THR 通过直接作用于基因表达以及与其他核受体的串扰来调节胆固醇和碳水化合物代谢，包括过氧化物酶体增殖物激活受体（PPAR）、肝 X 受体（LXR）和胆汁酸信号通路。

在肝脏局部，TH 主要作用于糖原的合成及转运、脂质的合成代谢进而影响肝脏局部及全身胰岛素敏感性。TH 在肝脏有胰岛素拮抗作用，而对在外周组织上与胰岛素有协同作用。甲亢时糖异生增加，内生葡萄糖及非氧化葡萄糖周转加快，大量的 TH 增强了肝脏对肾上腺素、胰高血糖素、皮质醇和生长激素的反应性，糖原分解相关酶活性上调，促进糖原分解，肝糖输出增多。TH 通过提高肝脏 GLUT-2 的表达而增加肝脏葡萄糖输出，减少肝细胞内葡萄糖蓄积，从而减少对肝糖异生的抑制作用，并通过增加糖原分解，刺激内源性葡萄糖生成；TH 还能增加丙氨酸向肝细胞的转运，促进丙氨酸向葡萄糖的转化；TH 还可正向调控其他肝糖异生酶；TH 增加葡萄糖 –6 磷酸 mRNA 表达和增加 PEPCK 合成，后者可减少胰岛素对肝葡萄糖生成的抑制作用。甲亢时循环中 FFA 增多，与葡萄糖存在代谢竞争关系，使外周组织葡萄糖利用减少。此外，甲亢的高代谢状态增加机体对胰岛素的需要量，而过多的 TH 增加了胰岛素的降解率，进而血糖升高。甲亢状态时，由于进食增多，肠道己糖激酶和磷酸激酶活性增加，导致肠道葡萄糖的吸收增加。总体上，TH 可导致肝脏对胰岛素敏感性降低。T₃ 还可以通过作用于交感神经通路，连接下丘脑室旁区和肝脏，集中调节肝葡萄糖生成和胰岛素敏感性。下丘脑室旁核 T₃ 给药可增加肝脏葡萄糖生成，且与血浆 T₃、胰岛素、糖原和皮质醇无关，而选择性肝交感神经切除术可消除这种影响，支持下丘脑室旁核中 T₃ 敏感神经元通过肝交感神经介导肝葡萄糖生成。TH 通过诱导 β₂ 肾上腺素受体 mRNA 和抑制腺苷酸环化酶级联反应的抑制性 G 蛋白 RNA 的表达，促进肾上腺素和胰高血糖素的糖原分解和糖异生作用。

TH 对血脂的影响主要包括提高脂类的氧化利用，促进脂肪组织三酰甘油的合成和动员，使循环 FFA 升高和提高脂蛋白脂酶活性。临床上甲状腺功能异常患者可合并血脂谱改变。T₃ 对脂肪生成和脂肪分解都有刺激作用。一方面，TH 可能通过调节胆固醇酯转运体蛋白和增加肝脏脂肪的生成，增加肝脏对脂肪酸的摄取、促进脂肪合成。T₃ 促进肝内脂肪分解及氧化，增加儿茶酚胺和胰高血糖素对脂肪的分解作用，表现为激活肝脏脂肪酶和脂肪自噬作用，促进胆固醇合成、转化为胆酸并排出，增加肝脏胰岛素抵抗及相应的糖脂代谢紊乱。TH 对 LDL 的调节主要通过调节 LDL 受体活性，LDL 的前体载脂蛋白 B（Apoprotein B，apoB）在肝脏中形成，同时肝脏

也存在受体介导的 LDLc 清除，当 TH 增多可使肝细胞表面的 LDL 受体表达增加，促进 LDL–c 的分解代谢，并增加 apoB48、降低 apoB100，进而抑制 LDLc 合成，最终使循环中 LDL–c 和 TC 水平下降。在甲亢患者血脂谱上表现为 TC 下降，而在甲减或亚临床甲减患者的血脂则表现为 TC 和 LDL 增高，TG 和 HDL 下降。由于 TH 对于肝脏糖脂代谢的影响，研究人员开发了应用甲状腺激素的类似物治疗肥胖症和糖尿病的尝试。

3. 甲状腺激素与肝脏自噬

TH 主要通过增加肝脏氧化应激、糖脂代谢紊乱等机制影响肝细胞稳态，一定程度上助长了肝损伤、非酒精性脂肪肝（NAFLD）、肝细胞癌（HCC）和糖尿病的发生。另外，TH 又增强了自噬过程而抵消其部分不良作用。T₃ 对肝脏的自噬作用依赖于 THR，当 THR 结合了其辅阻遏物 NCoR–HDAC3，可消除 T₃ 诱导的肝细胞自噬。此外，TH 上调了参与自噬过程的关键基因，包括 ULK1、PINK1、Beclin-1、DAPK2、betatrophin 和 LC3。TH 还可以调控主转录因子，即转录因子 EB（transcription factor EB，TFEB），后者可调控自噬及溶酶体相关基因。除转录调控外，TH/THR 复合物还可调控转录后机制引起自噬。T₃ 通过诱导转录调节因子，如 PPARs、PPARγ 共激活因子 –1（PPARγ coactivator–1，PGC–1）和核呼吸因子，引起线粒体活性和生物合成增加、ROS 产生，随后胞内钙释放、激活 CAMKK2，激活的 CAMKK2 可依次磷酸化 AMPK、ULK1，最终抑制 mTOR 信号通路、激活细胞自噬。SQSTM1 是自噬的关键适配蛋白，该蛋白的磷酸化有助于自噬清除泛素化蛋白聚集体。T₃/THR 相互作用后诱导 DAPK2 转录，进而磷酸化 SQSTM1，通过自噬促进蛋白质聚集体的清除。总体而言，TH/THR 信号轴在转录和翻译后调控层面上介导了肝脏自噬过程。T₃ 通过激活自噬促进肝脏脂肪酸 β– 氧化，并且

可通过调控肝脏脂质自噬影响肝细胞稳态。脂质进入自噬体后被运送到溶酶体，降解为脂肪酸，称为脂肪耗失，又称"噬脂"，是自噬调节脂质代谢的主要途径，主要作用于肝脏和脂肪组织，对于调节机体脂质代谢的平衡至关重要。在高脂饮食、慢性肥胖和胰岛素抵抗的小鼠模型中，持续性脂质上升，肝细胞内脂滴长期蓄积导致肝细胞自噬水平降低，自噬体与溶酶体融合效率降低，抑制 TG 的 β-氧化，形成的脂滴数目和体积增加，导致 NAFLD 等疾病。目前研究表明，T_3 上调了肝营养富集因子 betatrophin 的转录，betatrophin 定位脂滴并可能介导了肝脏脂质自噬过程。TH 通过促进脂肪吞噬作用刺激肝脏内脂质的周转，在体内外实验中均能防止肝脂肪变性。此外，TH 通过有丝分裂作用刺激代谢率并提高线粒体的周转，从而消除由肝癌或乙型肝炎病毒 HBx 蛋白引起的线粒体功能障碍。TH 诱导自噬进而预防肝损伤、肝脂肪变性和肝癌的发生，这一发现支持了它们在临床应用中的治疗潜力。

（五）甲状腺激素与胰腺

甲状腺激素作为最强大的发育激素之一，对胰腺发育同样起着重大影响。生理 T_3 水平可促进妊娠晚期未成熟胰岛 B 细胞成熟和葡萄糖刺激的胰岛素分泌能力，调节着胰岛 B 细胞在发育阶段的生长和发育环境。THRα 和 THRβ 的不同亚型均在人胰腺中表达，但在胰腺发育和功能调节中发挥不同作用。T_3 可诱导导管细胞数量的增加，促内分泌基因 Neurog3 激活，B 细胞数量增加，腺泡室减少。T_3 还可促进人胚胎干细胞（hESC）分化为 B 细胞，并促进人胎儿胰岛样细胞团的成熟。两种情况下，胰岛素含量和分泌均增加。而 TH 缺乏会损害胰腺细胞的成熟，B 细胞对葡萄糖反应性明显下降。妊娠期甲减可导致胎儿 B 细胞成熟障碍、B 细胞数量减少。经丙基硫氧嘧啶干预后的大鼠幼鼠胰腺发育迟缓，并

在母鼠行甲状腺切除后母乳喂养的崽鼠中发现胰腺 α-淀粉分解活性的延迟诱导，提示 TH 水平下降可累及胰腺外分泌功能的健全。雌性兔甲减模型中，大、中型胰岛细胞数量减少，小胰岛细胞数量增加，同时 $THRα_{1-2}$ 和 $THRβ_1$ 表达上调，可能作为对 TH 水平下降的一种补偿。而母体甲减使胎儿的胰腺程序发育障碍，而导致后代的晚期糖尿病。在一项研究中，切除晚期胎羊甲状腺术后，胎儿甲状腺激素浓度降低，导致胰腺 B 细胞体积增加，血浆胰岛素和瘦素浓度升高，但 A 细胞没有增加。T_3 能刺激妊娠期胰岛 B 细胞的增殖和胰岛素分泌，然而局部的低浓度 TH 只可能维持胰岛 B 细胞增殖和胰岛素基础分泌，而不促进葡萄糖刺激胰岛素分泌调节能力的成熟。这将导致胰腺对葡萄糖刺激的敏感性降低，胰岛形态学改变，胰岛素分泌减少，从而促进后代成年期糖尿病的发展。此外还涉及甲减状态下的氧化应激、脂质过氧化对胰腺的损伤。因此，胰腺的正常发育需要不同胎期不同的 TH 水平。

另外，过量 TH 可诱导胰岛 B 细胞成熟和衰老，增加 B 细胞凋亡。甲亢状态和高脂饮食可导致胰岛功能明显受损，葡萄糖刺激的胰岛素分泌受损。这可能是导致甲亢患者糖耐量下降、高血糖的原因之一。甲亢患者伴有外周组织胰岛素抵抗，同时胰岛素刺激下的葡萄糖氧化速率增加。事实上，由于肌肉胰岛素抵抗，葡萄糖主要通过糖酵解产生乳酸进行利用；葡萄糖被释放到循环中并返回肝脏，从而使肝脏葡萄糖生成增加。甲亢诱导脂肪细胞分泌促炎症介质，如 IL-6、TNFα 和某些促炎脂肪因子，也是外周胰岛素抵抗原因之一。此外，甲亢患者循环中胰岛素半衰期缩短，加重了胰腺负担和糖尿病的风险。因此，临床上可观察到，甲亢患者高血糖的风险会增加，而先前存在的糖尿病会因甲亢而恶化。

（杨海燕　巫丽丽　罗佐杰）

四、雌激素、雌激素受体与消化系统疾病

雌激素（estrogen）是一类主要由雌性个体卵巢、雄性个体睾丸以及肾上腺产生并分泌的甾体类激素。除卵巢外，一些性腺外组织，如乳房脂肪组织的骨髓间充质细胞、成骨细胞、软骨细胞、主动脉平滑肌细胞、血管内皮和大脑的许多部分，也产生雌激素。雌激素除了作用于生殖系统，参与机体的生殖生理过程外，对心血管系统、呼吸系统、CNS 等非生殖系统的功能活动同样具有调节作用。越来越多的研究也证实性激素（主要是雌激素和雄激素）及其受体与消化系统有着非常紧密的联系，并参与消化系统多种疾病的发生和发展，包括胃食管反流病（gastroesophageal reflux disease，GERD）、食管癌（esophageal cancer，EC）、胃癌（gastric cancer，GC）、消化性溃疡（peptic ulcer）、易激综合征（irritable bowel syndrome，IBS）、炎症性肠病（inflammatory bowel disease，IBD）等等。本章将主要介绍雌激素与消化系统相关疾病的关系并讨论胃肠道疾病的预防和治疗的策略。

（一）雌激素受体

雌激素受体（estrogen receptor，ER）具有 3 个亚型，即雌激素受体 α（estrogen receptor alpha，ERα）、雌激素受体 β（estrogen receptor beta，ERβ）和 G 蛋白耦联的雌激素受体（G protein-coupled estrogen receptor，GPER，又称 GPR30），它们介导雌激素效应。

ER 又分为雌激素核受体和雌激素膜受体两种类型。当受体与雌激素结合后，分别引发经典的基因组信号通路和快速的非基因组通路，调节和维持生命体的基本活动。经典核受体包括 ERα 和 ERβ 2 种亚型，ERα 和 ERβ 具有相似的结构，均包含氨基末端结构域、羧基末端结构域和 DNA 合成域这 3 个功能区。雌激素与这两类 ER 结合后主要通过基因组效应产生调节作用，即雌激素识别 ERα 或 ERβ 的配体结合位点并与之结合，引发受体的变构效应，形成配体 - 受体复合物并二聚化成为二聚体，二聚体进入细胞核，在核内识别特异的靶基因启动子序列，启动该基因的转录过程，产生相应的调节蛋白质以发挥生物学效应。

ERα 和 ERβ 同属于核类固醇 / 甲状腺激素受体家族，ERα 由位于 6q25 染色体上的雌激素受体 1（Estrogen receptor 1）基因编码，有 3 个已知的亚型，包括 1 个全长的 ERα 和 2 个缺乏 N 末端结构域的较短的 ERα 亚型，这些同种亚型能与全长 ERα 发生异二聚化，从而抑制 ERα 活性。ERβ 由位于 14q22–24 染色体上的雌激素受体 2（estrogen receptor 2）基因编码，ERβ 在消化道各个分段不同类型的组织和细胞中广泛表达，但在男性中的表达程度低于女性。ERβ 至少有 5 种不同的亚型，4 种较短的 ERβ 亚型和 1 种全长 ERβ 亚型，4 个较短的 ERβ 亚型的配体结合能力活性较弱且没有同源二聚化的能力，但它们却可以优先与 ERα 二聚化形成 ER 异源二聚体。以上雌激素受体 ERα 和 ERβ 的生物学特性和差异，对雌激素信号传导和靶基因调控均产生不同的影响。

膜受体即 G 蛋白耦联雌激素受体（GPER，又称 GPR30），与其他 G 蛋白耦联受体一样，GPER 同样具有 7 个跨膜区域以及 G 蛋白（鸟苷酸结合蛋白）结合位点。在生物学效应的作用上，雌激素识别并结合 GPER，通过激活 G 蛋白将信号传递给下游信号分子，启动信号通路。G 蛋白被激活，一方面可以活化酪氨酸激酶和金属蛋白酶，释放肝素结合表皮生长因子（heparin-binding epidermal growth factor-like growth factor，HB-EGF），并反式激活表皮生长因子受体（epithelial growth factor receptor，EGFR）进一步激活 MAPK/ERK 信号通路或增加转录激活因子 STAT3 的表达，以调节细胞增殖或调整 Ca^{2+} 水平；另一方面可以激活腺苷酸环化酶（AC）产生第二信使

（cAMP）从而启动 PKA 信号通路，参与细胞功能活动的调节。因此，与核受体 ERα 和 ERβ 相比有所不同，GPER 是通过介导雌激素的快速非基因型效应来实现其生物学功能。此外，GPER 与核受体 ERα 和 ERβ 的各自作用有相互协作，有相互拮抗，亦可独立于核受体单独介导雌激素快速信号通路的生物学效应，参与调节消化道细胞的病理生理过程，包括增殖、代谢、炎症、免疫和分泌等。

（二）雌激素、雌激素受体与胃食管反流病

在蒙特利尔共识报告中胃食管反流病（gastroesophageal reflux disease，GERD）被定义为一种发生在胃食管交界处，由胃内容物异常反流到食管从而引起食管症状和并发症的疾病，其发病率高，且易复发，严重影响患者生存质量。下食管括约肌（lower esophageal sphincter，LES）的抗反流能力、食管的廓清能力及食管黏膜上皮的屏障功能受损与否则是影响 GERD 发病的重要环节。尽管流行病学研究早已发现，GERD 的发生受性别、年龄、肥胖、食管功能（食管运动障碍）、解剖异常（胃食管疝）、幽门螺杆菌感染、环境、饮食等多种因素影响，且男性在 GERD 的发病占绝对优势。然而，人们对 GERD 发病机制知之甚少。由于 GERD 有发展为食管腺癌（esophageal adenocarcinoma，EAC）的可能，因此，与其他消化道肿瘤一样，人们一直以来都认为 GERD 其发病与体内雌激素水平有关。而雌激素可能通过参与对脂肪组织、免疫反应和食管上皮屏障功能这三者的调控来影响 GERD 的发生和发展。

肥胖以脂肪组织在全身范围广泛沉积为特点，脂肪细胞不仅是储存脂肪的组织，同时还是重要的内分泌器官。脂肪分泌的脂肪因子瘦素（leptin）能诱导包括食管癌细胞在内的多种类型的细胞增殖。作为 GERD、Barrett 食管（barrett's esophagus，BE）和 EAC 的重要危险因素，腹型

肥胖被认为是通过增加腹压，使 LES 松弛，导致其抗反流能力减弱，胃酸反流增多，使下食管暴露在胃酸中，从而增加 GERD 的风险。

最近一项病例对照研究显示，血清瘦素浓度越高，BE 的风险就越高。而雌激素则通过提高脂肪细胞内瘦素 mRNA 的表达，使中枢对瘦素的敏感性降低，从而引起瘦素抵抗。有动物研究表明，在高雌激素水平的作用下，雌激素通过影响瘦素受体的表达和下丘脑对瘦素的敏感性，从而进一步影响体内脂肪的分布，使皮下脂肪增多，内脏脂肪减少，而绝经后妇女血液循环中雌激素水平下降到一定程度时，内脏脂肪的积累则逐渐增多。因此，男性和女性体内雌激素水平的差异所引起的内脏脂肪积累程度的不同，可能导致某些类型的 GERD 在男性中患病率增加。

雌激素还通过改变炎症细胞的活性来影响 GERD 的发生和发展。众所周知，性激素参与调节人体免疫系统的功能，而雌激素则具有减少迁移、黏附和产生分泌化学介质等抗炎活性。通过对反流性食管炎的大鼠模型研究发现，雌性大鼠受反流性食管炎的损害明显小于雄性大鼠，而去卵巢雌性大鼠与正常雌性大鼠比较，前者的食管损伤加重。同时，还发现雌激素对去卵巢大鼠和雄性大鼠食管黏膜均起保护作用。其中机制可能是雌激素在反流性食管炎的背景下可抑制肥大细胞 TNFα 的表达，通过靶向巨噬细胞抑制因子（macrophage inhibitory factor，MIF）抑制巨噬细胞活性，从而减轻食管损伤。因此，食管上的肥大细胞及分布在肥大细胞上的雌激素受体可能是雌激素介导的炎症反应的重要组成部分。在对 GERD 模型中其他炎症细胞的研究发现，中性粒细胞和淋巴细胞同样表达雌激素受体，由此可见，雌激素在某些病理条件下还可能通过参与抑制单核 / 巨噬细胞系统，影响绝经后女性 GERD 病变的发展。尽管这些炎症细胞及其相关的细胞因子被认为与胃

内容物反流引起的食管上皮损伤和 BE 的发生有关，而且雌激素可通过 ER 介导中性粒细胞和淋巴细胞的激活，但炎症细胞与雌激素之间的具体关联尚未明确。食管屏障功能损伤作为 GERD 发病的重要环节，雌激素则可以通过上调食管闭合蛋白（紧密连接蛋白的一种）的表达，来增强食管自身的抗酸反流能力。

总而言之，部分研究结果提示食管组织损伤的严重程度存在显著的性别差异，强调了雌激素在控制胃食管反流病相关食管上皮损伤中的作用。同时一些队列研究发现在绝经后妇女中使用激素替代疗法（hormone replacement therapy，HRT）可使 EAC 风险降低约 50%。因此，人们寄希望于利用雌激素对食管的保护作用，通过替代治疗使雌激素作为 GERD 患者的治疗手段之一。

然而，一些相反的证据表明，女性雌激素可以通过松弛食管下括约肌来增加胃食管反流症状的风险，反流症状和绝经后雌激素替代治疗之间存在正相关。而对于从未在绝经后使用过雌激素的女性，反流症状的风险要低于过去或正在使用雌激素的女性，并随着雌激素剂量的增加和雌激素使用时间的延长，反流症状的风险显著增加。这些相互矛盾的证据表明，了解雌激素在 GERD 发病机制中的作用非常重要，但确切机制却有待进一步研究。如能阐明雌激素相关的内分泌因素在 GERD 发病机制中的作用，以此为依据建立 GERD 风险分层评估体系，同时通过结合传统抑酸药物给予对应的治疗，可能是未来 GERD 治疗的新方向。

（三）雌激素、雌激素受体与食管癌

食管癌（esophageal cancer，EC）是最常见的恶性肿瘤之一，据全球统计，男性在食管癌当中大约占到发病总例数的 70%。尽管众多研究提示遗传因素、环境因素均可能促进食管癌的发生和发展，但这些因素均不能圆满解释男女在食管癌发病率、死亡率、预后方面的差异，因此，越来越多的研究开始关注男女体内性激素水平差异与食管癌发生发展的关系。

较早的研究发现，生理剂量的雌激素（50mg/kg）明显抑制 ER 阳性的食管癌细胞的生长，但对于 ER 阴性的食管鳞癌细胞，在给予不同剂量（50mg/kg 和 500mg/kg）的雌激素干预后，并未出现类似现象。这提示雌激素可以通过 ER 抑制食管鳞癌细胞生长，而不同剂量的雌激素可以影响食管鳞癌的发展变化。然而，ER 是雌激素发挥作用的中介，离开 ER 去谈雌激素是食管的保护因素还是癌变的促进因素毫无意义。因此，明确不同剂量的雌激素对 ER 的不同作用、与食管癌病理特性的关系非常必要。当前研究表明无论在食管腺癌（esophageal adenocarcinoma，EAC）还是食管鳞状细胞癌（esophageal squamous cell carcinoma，ESCC），雌激素受体 ERα 和 ERβ 均有表达，当 ERα 和 ERβ 同时存在于细胞中并与雌激素结合时，ERα 对激活蛋白 1（activator protein-1）的转录位点起激活作用，而 ERβ 可抑制 ERα 的转录功能。雌激素受体作为雌激素发挥作用的重要组成部分，与食管癌的发生和发展关系密切。ERα 主要表达于胞质，而 ERβ 表达于胞核。ERα 表达阳性的食管鳞癌患者中，男性所占比例明显高于无 ERα 表达的患者。ERα 和 ERβ 在 ESCC 中的表达定位与肿瘤的淋巴结转移、静脉侵袭、肿瘤分期、5 年生存期等因素相关。ERα 表达阳性且 ERβ 表达阴性是食管鳞癌患者的预后不良的独立因素。将 ERα 和 ERβ 转染入 ESCC（EC-GI-10）细胞系，并给予雌二醇、ERα 激动药（propyl-pyrazole-triol，PPT）及 ERβ 激动药（diarylpropionitrile，DPN）进行干预，结果发现 PPT 抑制 ERα 阳性 EC-GI-10 细胞增殖，而雌二醇和 DPN 对 ERβ 阳性 EC-GI-10 细胞起促进增殖作用。这些研究结果表明，虽然雌激素受体的作用各不相同，但雌激素可通过受体影

响细胞的增殖和分化，从而发挥其对受体表达阳性的食管肿瘤细胞的调控作用。在对雌激素及相关下游通路的进一步研究中，有一项研究发现，$17\beta\text{-}E_2$ 可通过雌激素受体非基因组作用诱导 ESCC 细胞内 Ca^{2+} 释放，以及细胞外 Ca^{2+} 内流，使胞内 Ca^{2+} 水平升高，从而激活 ESCC 细胞上的雌激素受体 – 钙离子信号通路发挥其抗增殖作用，并以此来解释男性在 ESCC 中发病高于女性的原因。

总之，基于当前食管癌的流行病学结果和细胞及动物实验，许多学者提出女性体内的高雌激素水平是食管癌的发生和发展的保护因素，雌激素通过激活雌激素受体诱导细胞凋亡和细胞周期阻滞来参与调节食管癌细胞的增殖和分化。

（四）雌激素、雌激素受体与消化性溃疡

消化性溃疡（peptic ulcer）以胃溃疡和十二指肠溃疡最为常见，一种或多种有害因素对黏膜的破坏超过黏膜抵御损伤和自身修复的能力是导致溃疡发生的根本原因。其中有害因素包括幽门螺杆菌、胃酸、胃蛋白酶、内源性氧化剂等，而机体胃腺的颈黏液细胞以及十二指肠黏膜上皮细胞分泌的碳酸氢盐与黏液构成黏液 – 碳酸氢盐屏障，是阻止胃酸和胃蛋白酶对消化道黏膜侵袭最为主要的方式之一。

20 世纪 80 年代，我国学者通过对卵巢摘除的雌性大鼠研究发现，卵巢摘除术后大鼠胃酸分泌量和血清胃泌素水平显著增加，给予雌二醇补充后可完全逆转卵巢摘除造成的影响，表明雌激素对胃酸的分泌有抑制作用。在小鼠胃底腺壁细胞的体外实验，同样给出了雌激素抑制胃酸分泌的证据。组胺诱导的壁细胞可以观察到胃酸分泌的增多，在 $17\text{-}\beta$ 雌二醇加入后，胃酸的分泌降低约 20%。然而，随着抑酸药质子泵抑制剂（proton-pump inhibitors，PPI）的出现及其在临床上的广泛应用，全球消化性溃疡的发病率得到了有效的控制。尽管雌激素调控胃液分泌的作用机制有其特殊的生理意义，但进一步的相关研究已逐渐减少。

十二指肠黏膜上皮碳酸氢盐分泌是保护十二指肠黏膜免受胃酸侵袭的重要因素，雌激素可能通过增强黏液分泌或者壁细胞活性来影响溃疡的发生和发展。在对阿司匹林诱导雄性大鼠溃疡动物模型研究中，通过给予雌激素进行干预，发现几乎在所有的模型中，雌激素均可减轻十二指肠消化性溃疡导致的大鼠消化道黏膜损伤，表现出显著的抗溃疡活性。进一步对不同性别小鼠十二指肠黏膜进行雌二醇处理发现，雌二醇可结合雌激素受体，使 Ca^{2+} 快速内流，从而激活囊性纤维化穿膜传导调节蛋白（cystic fibrosis transmembrane conductance regulator，CFTR）通路以及 Cl^-/HCO_3^- 的交换，刺激近端十二指肠黏膜碳酸氢盐分泌（duodenal mucosal bicarbonate secretion，DMBS），实现对十二指肠黏膜损伤的保护。基于这一启示，在十二指肠溃疡患者和健康受试者的对比观察中证实，基础及酸刺激的人十二指肠碳酸氢盐分泌与内源性血清雌激素水平相关，雌激素水平升高可以增高十二指肠黏膜碳酸氢盐分泌，从而降低十二指肠发病的风险。在后续研究中还发现染料木黄酮（Genistein）增加十二指肠黏膜 PI3K 活性，并诱导 PI3K 下游信号分子 Akt 的磷酸化，刺激十二指肠碳酸氢盐分泌。而 PI3K 抑制药 Wortmannin、LY294002 以及雌激素受体拮抗药 ICI182、ICI780 均可阻断染料木黄酮诱发的碳酸氢盐分泌，由此推测雌激素通过雌激素受体介导的快速细胞信号通路实现增强促碳酸氢盐分泌作用是通过雌激素受体介导的快速细胞信号通路实现的。此外内源性雌二醇通过上调十二指肠黏膜 CFTR 和 SLC26A6 的表达和功能活性，增强氯离子碳酸氢盐转运体的转运能力，介导十二指肠黏膜碳酸氢盐分泌，表明雌激素促进消化道碳酸氢盐分泌的作用机制还可能存在多条相互关联的途径。

胃黏膜的完整性以及防御机制维持受黏液 – 碳酸氢盐屏障、上皮细胞间的紧密连接和黏膜血流的影响。而一氧化氮（NO）代谢异常是造成内皮功能障碍的重要因素。由于雌激素可引起 eNOS 的激活，从而促进 NO 的合成，舒张局部血管，增加黏膜血流量。因此，有研究尝试从雌激素可以调节消化道黏膜血流变化的角度，探讨雌激素对胃十二指肠损伤的保护作用。然而，该研究结果表明，雄性大鼠胃黏膜血流量大约是雌性大鼠的 2 倍，在给予外源性雌激素干预后，雄性大鼠胃黏膜血流量减少，而雌性大鼠胃黏膜血流量并未受影响。尽管该研究并没有解释雌激素对消化性溃疡疾病和腺癌等胃病有保护作用，但增加了对大鼠基本胃黏膜生理学方面的性别差异的了解。

（五）雌激素、雌激素受体与胃癌

胃癌（gastric cancer，GC）是常见恶性肿瘤之一，流行病学研究表明，男性在胃癌的发病中占主导地位，男性与女性胃癌的发病率为（2～3）：1。一项基于上海妇女健康的前瞻队列研究表明，雌激素等激素暴露可降低胃癌发生风险。另一项激素替代治疗巢式病例对照研究（nested case–control study）显示，与不使用激素替代疗法的个体相比，使用雌激素患胃腺癌的风险降低了 50% 以上。此外，最近的一项 Meta 分析进一步证实了这一假设，即更长时间接触雌激素胃癌发生的风险更低。这些结果提示雌激素对胃癌的发生可能起到保护作用。在胃癌细胞系的体外研究和动物研究结果中，同样得出类似的结论。

由于雌激素受体同样在乳腺癌、前列腺癌和卵巢癌等肿瘤中表达，而胃癌中 ER 的结合作用位点与乳腺癌和子宫内膜癌的高度相似，因此，人们推测胃癌的发生与发展具有激素依赖性。然而，根据组织学亚型的不同，雌激素对胃癌的作用可能有所不同。免疫组化结果显示，ERα 仅在低分化腺癌中表达，而在高分化腺癌中以 ERβ 为主。研究发现，肠型胃腺癌在内源性雌激素水平较高的女性中较少见，且肠型胃癌中雌激素和雄激素受体的分布存在性别差异。因此，雌激素可通过 ERα 和 ERβ 介导对胃癌细胞的分化与增殖，雌激素对胃癌的作用可能与胃癌的组织学类型有关。

ER 亚型特异性表达与胃癌分期的关系分析发现，ERα 和 ERβ 在肿瘤组织中的表达与胃癌分期的相关性结果报道并不一致。但在对出现淋巴结转移和肝转移案例的相关研究中，检测到 ERβ 表达减少以及 ERα 表达增高。同时发现 ERβ 阳性的肿瘤患者具有较好的生存预后。这表明 ERβ 表达降低与恶性胃腺癌预后不良和淋巴结转移的发生有关，提示 ERβ 是阻止胃癌发生的保护因素。此外，有报道发现胃癌患者良好的预后与 ERα 的阳性表达呈正相关，但更多研究结果显示 ERα 阳性预示生存预后不良，而 ERα 阳性的胃癌组织恶性程度更高。

随着对胃癌的发病机制与雌激素信号通路的相关研究的逐渐深入，抗雌激素药物和三苯氧胺（tamoxifen）已被证明可以促进肿瘤发展并增加胃癌的总体发病率。因此，激素治疗可能是治疗胃癌的有效策略然而，目前对 ERα 和 ERβ 受体之间的相互作用，特别是 ERβ 相关的致癌机制尚不清楚。已有研究发现，在 ERα 与 ERβ 共表达时，他莫昔芬对 ERα 的部分激动药活性被完全抑制。表明 ERβ 可调节 ERα 的转录活性，而这两种受体的相对表达水平可能是决定细胞对激动药和拮抗药反应的关键因素。如果出于治疗目的使用雌激素可能会增加其他癌症（乳腺癌或卵巢癌）发生的风险以及其他未知的不良反应。值得注意的是，雌激素对胃癌细胞的促进生长作用与雌激素浓度有关。生理浓度的雌激素可刺激 ERα 亚型（ERα36）的表达和胃癌细胞的生长，高浓度的雌激素则表现出抑制效应。雌激素浓度与其调控胃癌细胞生长功能之间的关系可能是胃癌在男性中发生占优势的原因。

鉴于雌激素受体可作为判断胃癌预后的标志物或潜在治疗靶点，如能从分子、细胞、组织和个体水平上，阐明雌激素受体每个亚型，包括其组织特异性配体，在参与胃癌的发生发展中所起的作用和机制，及其相互之间的作用，将为防治胃癌提供更多新的手段。

（六）雌激素、雌激素受体与肠易激综合征

肠易激综合征（irritable bowel syndrome，IBS）是以慢性腹痛和排便习惯障碍为典型特征的，常见的功能性胃肠道（gastrointestinal，GI）疾病。以当前罗马Ⅳ标准为诊断标准统计，在欧洲和北美 IBS 的发病率为 5%～20%，中国为 7%～12%。IBS 反复、间歇性发作的症状，虽然不会对患者生命造成威胁，但严重影响患者生活质量，并给公共医疗系统带来沉重的经济负担。

受当地文化、患者就诊意愿、诊断时使用的诊断标准等因素的影响，不同国家和地区 IBS 的发病率的性别差异报道并不一致。一般来说，在就诊患者中，女性患者多于男性，男女比例为 1:（2～2.5），以青壮年多见，而患有严重肠病的女性，有更高的 IBS 罹患风险。此外，在不同年龄段的患者当中，IBS 发病率也存在性别差异。女性 IBS 最常发生在 20 岁前后到 45 岁，此后随着年龄的增长发病率逐渐下降，而到了 70 岁以后女性和男性的 IBS 发病率开始逐渐趋于一致。相反，在 20—70 岁的男性中 IBS 的发病率几乎保持不变。

临床观察结果表明，女性 IBS 患者当中，便秘相关症状比男性 IBS 患者更常见。相比之下，男性则以腹泻相关的症状为主。然而，在月经期间，当卵巢激素水平下降，女性 IBS 患者出现腹泻的症状却比便秘更为普遍。此外，一些与 IBS 相关的慢性疼痛表现，如纤维肌痛、慢性疲劳综合征、慢性盆腔疼痛和偏头痛等，在患有 IBS 的女性中发生率更高。而且，女性在月经期间腹胀和腹痛 IBS 症状等出现更频繁和程度也更为严重。这些结果都提示性激素可能在 IBS 发病的病理生理过程中起到重要的作用，而且女性 IBS 症状跟不同时期（月经周期、妊娠和绝经等）体内性激素状态之间可能有着密切联系。

胃肠动力学异常作为 IBS 症状发生的重要的病理学基础，多项研究表明，雌二醇和孕酮可以通过多种机制参与调控胃肠道收缩和转运活动。在妊娠晚期卵巢激素水平升高时，由雌二醇介导的支配近端结肠的非肾上腺素能、非胆碱能神经释放的 NO 增加，可延长胃肠道转运时间。在一项对发情周期雌性幼鼠的研究中，观察到幼鼠在发情前期和发情期之间（即排卵前，雌激素水平上升的时期）胃肠转运速度低于与发情后期－间情期（即排卵后，雌激素水平下降和孕酮水平上升的时期），从而推测雌激素可能通过一种双相转运模式对胃肠活动起调控作用。17β 雌二醇可通过抑制 RhoA 信号通路，从而抑制胆碱能激动药卡巴胆碱（carbachol）诱导的平滑肌收缩。与雌激素相似，来自不同物种的研究数据表明，孕酮对胃肠道运动同样有抑制作用。然而，根据剂量的不同，低剂量孕酮似乎能诱导胃肠动力的增加。

此外，5- 羟色胺（serotonin，5-HT）是参与调节胃肠道运动和分泌功能的重要神经递质，月经状态可影响血浆 5-HT 浓度，从而影响胃肠运动。与健康志愿者相比，IBS 伴腹泻（IBS-D）患者餐后血小板耗竭血浆（postprandial platelet-depleted plasma）5-HT 浓度异常升高，而 IBS 伴便秘型（IBS-C）患者 5-HT 浓度下降，提示 5-HT 水平升高可引起胃肠道转运活动加快，这些观察结果与动物研究结果一致。对 IBS 妇女月经期间血浆 5-HT 水平变化的观察发现，在月经期间，雌激素水平较低的 IBS-D 妇女与雌激素较高的 IBS-D 妇女相比，血浆 5-HT 浓度升高。因此，在不同的生理周期，IBS-D 妇女卵巢激素对

与 5-HT 相关的胃肠道转运功能异常可起动态调节作用。

雌激素受体介导的免疫激活参与 IBS 的发生与发展。由于免疫细胞中的 T 细胞和巨噬细胞，均表达雌激素受体，因此，雌激素可通过与雌激素受体结合并激活相应的信号通路，调节免疫细胞的激活和增殖以及细胞因子的产生来直接调节免疫反应。有研究使用定量免疫组织化学对 IBS-D 和 IBS-C 患者的结肠免疫细胞进行染色，并将结果与显微镜结肠炎（microscopic colitis，MC）、溃疡性结肠炎患者和健康对照组进行比较可以看到，IBS 患者黏膜免疫细胞计数较健康对照组显著增加，但免疫浸润程度显著低于显微镜结肠炎和溃疡性结肠炎患者。进一步分析结果显示，与对照组相比，IBS 患者的 CD3$^+$、CD4$^+$、CD8$^+$T 细胞和肥大细胞数量增多，其中女性 IBS 患者的肥大细胞计数高于男性，而 CD3$^+$ 和 CD8$^+$T 细胞相对较少。由于雌二醇已被证明能促进肥大细胞的分泌，而雌二醇受体拮抗药他莫昔芬则抑制这一功能。因此，推测雌激素受体的激活抑制了肥大细胞的脱颗粒作用，对性别相关 IBS 症状产生重要影响。此外，通过分析雌激素信号通路的激活与促炎、抗炎细胞因子和调节免疫应答相关基因 microRNA 的关系，发现在 IBS 中 ER 和 GPER 表达均上调，明确了雌激素受体在便秘型 IBS（IBS-C）和腹泻型 IBS（IBS-D）的发生和发展中的作用。由于在 IBS 患者中 ERα 和 GPER 表达均上调，因此，探讨 IBS-D 患者体内 GPER 的表达情况与腹痛的严重程度的相关性，以及 GPER 介导的雌激素效应与结肠肥大细胞激活之间关系，则为 IBS 性别差异的发病机制的研究开辟了新途径。GPER 介导的雌激素效应同时还参与了内脏疼痛和胃肠运动的调节。

（七）雌激素、雌激素受体与炎症性肠病

炎症性肠病（inflammatory bowel disease，IBD）是一种慢性特发性肠道炎症性疾病，包括溃疡性结肠炎（ulcerative colitis，UC）和克罗恩病（Crohn's disease，CD），该病具有慢性迁延、终生复发的倾向以及难以治愈的特点。其病因和发病机制尚未完全阐明，但遗传易感性、环境因素、免疫系统功能异常和肠道微生物因素被认为在该病的发生和发展中起着关键作用。

IBD 在西方国家较为常见，欧洲 UC 年发病率最高发病率分别为 24.3/10 万，CD 为 12.7/10 万，UC 和 CD 的患病率分别为 505/10 万、322/10 万。我国发病率也呈逐年上升趋势。我国 IBD 协作组根据住院患者粗略推算 UC 患病率约为 11.6/10 万，CD 约为 1.4/10 万。大部分地区 UC 较 CD 常见，CD 发病率女性高于男性，UC 则男性略高。

流行病学研究结果表明，口服避孕药（oral contraceptives，OC）或者外源性激素替代（hormone replacement therapy，HRT）可影响 IBD 发生和发展。Meta 分析显示，OC 的使用与 CD 风险增加近 50% 相关。这种风险似乎随着使用时间的延长而增加。而两项美国女性前瞻性队列研究，即护士健康研究（Nurses' Health Study，NHS）和 NHS Ⅱ 的合并分析结果，则进一步提供了更为令人信服的数据，认为口服避孕药的使用与 CD 风险的增加有关，但与 UC 无关，从而将 OC 与 CD 联系起来。有趣的是，NHS 和 NHS Ⅱ 队列的巢式病例对照研究结果，进一步提示内源性睾酮水平与 CD 风险呈负相关。由于口服避孕药可使睾酮和脱氢表雄酮硫酸盐（DHEAS）下降，因此，推测口服避孕药的使用可能是通过介导内源性睾酮水平的变化来影响 CD 的发生。

另外，UC 的风险似乎随着 HRT 时间的延长而增加，但 HRT 对 CD 的发病风险没有影响。然而，在一项使用英国综合医疗研究数据库（United Kingdom General Practice Research Database）的病例对照分析中却得出不同的结果：HRT 与 CD 的发生呈正相关。导致 HRT 与 CD 之间的相关性报道结果不一致的原因可能有两种，一是口服避孕药与绝经期激素治疗在剂量和配方上有显著差异；二是外源性激素的作用可能因女性的年龄或内源性激素环境（如绝经前的高雌激素环境或绝经后的雌激素耗竭状态）而有所不同。

尽管当前已有实验数据表明，雌激素可调节黏膜免疫系统，维持肠道屏障功能，但以上流行病学结果并未体现出女性体内的高雌激素水平对女性 IBD 的发生和发展起到的保护的作用。由于雌激素与不同雌激素受体亚型结合发挥不同的效应，而且雌激素受体在肠道的表达和分布存在差异，因此，雌激素可能通过复杂的分子调控机制介导 IBD 的发生和发展。

在对经典的雌激素受体 ERα 和 ERβ 的研究当中发现，ERα 敲除小鼠 IBD 的发病率明显减少，疾病严重程度也明显降低。使用 E2 对小鼠进行干预后，对照组小鼠的结肠炎症反应减轻，炎症因子的表达水平均无明显增加。与同样使用 E2 干预的 *ERβ* 基因敲除小鼠相比，*ERβ* 基因敲除小鼠的结肠炎症损伤程度更为严重。而活动期 CD 和 UC 患者与缓解期和健康对照组相比，肠黏膜 ERβ 在蛋白水平表达降低。同时，活动期 CD 和 UC 患者升高的细胞因子观察分析发现，IL-6 与 ERβ 表达呈负相关，提示雌激素的免疫调节作用与 ERβ 有关。

值得关注的是，到目前为止，虽然没有证据表明 GPER 可以直接调节 IBD 或 IBD 微环境中的免疫反应，但已有研究发现 GPER 可通过 NF-κB、cAMP/PKA/CREB 信号通路调节 IL-1β、IL-6、IL-10 等免疫反应介质，以及前列腺素内源性过氧化物合成酶 2（prostaglandin endoperoxide synthase 2）和前列腺素 D$_2$ 合成酶（prostaglandin D2 synthase）的表达，从而参与调节巨噬细胞和粒细胞的免疫功能。总的来说，IBD 的发生与发展与雌激素细胞内的信号传导以及组织当中雌激素受体的表达情况相关，雌激素可通过多种信号转导途径发挥生物学作用，而且雌激素受体多种信号传导途径之间存在复杂的交互调节机制。

（八）小结

雌激素作为一类最具代表性的性类固醇激素，关于其调节机体生理活动作用的研究已经由经典的生殖系统延伸到了消化、呼吸、心血管乃至神经等多个非生殖器官及系统。越来越多的临床及生物学研究结果证实，雌激素对消化道的功能活动具有重要调节作用，而且对消化系统疾病的发生发展产生重要的影响。随着今后雌激素与雌激素受体之间相互作用的分子机制逐步阐明，与雌激素和雌激素受体相关的临床药物的应用将可能成为消化系统疾病诊治的新方向。

（梁春峰　颜　新　罗佐杰）

五、脂代谢对胰腺和胆系的影响

（一）脂代谢对消化系统影响的概述

血脂是血浆中的中性脂肪和类脂的总称，其主要成分是存在于血浆中的胆固醇（total cholesterol，TC）和三酰甘油（triglycerides，TG）。血脂是细胞基础代谢的必需物质。脂代谢分为外源性代谢途径和内源性代谢途径。外源性代谢途径是饮食摄入的 TC 和 TG 在小肠中合成乳糜微粒（chylomicrons，CM）及其代谢过程；内源性代谢途径是由肝脏合成极低密度脂蛋白（very low-density lipoprotein，VLDL），再由 VLDL 转变成中密度脂蛋白（intermediate density lipoprotein，IDL）和低密度脂蛋白（low density lipoprotein，LDL），LDL 被肝脏或其他器官代谢的过程。此外，还有一个胆固醇逆转运途径，即高密度脂蛋白（high density lipoprotein，HDL）的代谢。

血脂代谢紊乱时会导致诸多系统的疾病。脂代谢异常最常见于 TC、TG、LDL 升高，HDL 降低。

有研究表明脂代谢与消化系统密切相关。

TC 主要用于合成细胞质膜、类固醇激素和胆汁酸。TC 又分为游离胆固醇和胆固醇酯。正常生理情况下，TC 以游离胆固醇的方式分泌进入胆汁或转变为胆汁酸后排入肠道，进入肠道的 TC 通过重吸收再回到肝脏进而抑制肝内 TC 和胆汁酸的合成。脂代谢紊乱时 TC 在肝细胞质内堆积，在肝细胞内质网 7α- 羟化酶催化下转化为胆汁酸。当 7α- 羟化酶减少或活性下降时，TC 转化为胆汁酸随之减少，易形成胆固醇结石。

TG 是由甘油和 3 个脂肪酸形成的酯，其代谢过程从脂肪动员开始，通过 β 氧化途径，最终生成大量的 ATP。TG 的主要功能是供给与储存能量、固定和保护内脏组织。脂代谢异常时，大量 TG 被水解成游离脂肪酸（FFA）。一方面，当血液中 FFA 升高时，进入肝脏的 FFA 增多，肝脏合成和释放的 VLDL 及胆固醇酯增加。而胆固醇酯调节 VLDL 的产生，其浓度升高会导致 VLDL 合成增加。同时，TG 大量积聚会加速 FFA 氧化，产生超氧阴离子和活性氧，损伤线粒体，影响 β 氧化途径，加重肝细胞的脂肪变。另一方面，FFA 会直接损伤胰腺腺泡细胞和胰腺的毛细血管，破坏胰腺的毛细血管网，导致胰腺局部缺血、胰液外漏和局部酸性环境等，进而加重 FFA 毒性，同时激活胰蛋白酶原，导致胰腺腺泡细胞的自我消化，最终引起高脂血症性胰腺炎。

LDL 是血浆中 TC 含量最高的脂蛋白，血浆中 70% 的 TC 存在于 LDL 中。LDL 主要由 VLDL 转变而来，可将内源性 TC 转运到外周组织中。LDL 在肝脏中分解代谢，肝细胞通过低密度脂蛋白受体（low density lipoprotein receptor，LDLR）摄取 LDL 和清除 TC。LDL 升高时，一方面，肝细胞中的极低密度脂蛋白受体（very low density lipoprotein receptor，VLDLR）诱导细胞内 TG 积聚，从而导致肝脂肪变性。另一方面，较多的 LDL 被摄入肝细胞内，抑制 LDLR 的合成，使 LDLR 代谢途径发生障碍，血中 LDL 进一步升高，加速 TC 排泄，导致胆汁中 TC 增加，易形成胆囊胆固醇结石。载脂蛋白 B（apolipoprotein B，Apo B）是 LDL 的主要载脂蛋白。Apo B 升高后，血浆中 TC 和 LDL 也会升高，并通过肝细胞表面 LDLR 途径向肝内运转，使分泌到胆汁中 TC 浓度上升，导致胆汁中 TC 过度饱和，进而增加胆石症的发生。

HDL 是一种很小的颗粒，由脂质和蛋白质构成。HDL 主要在肝脏合成，少量在小肠合成，其功能是将内源性胆固醇转运到外周组织。在肝脏卵磷脂胆固醇脂酰转移酶（lecithin cholesterol lipid acyltransferase，LCAT）作用下，游离胆固醇转化成胆固醇酯，脂蛋白形成球形的 HDL，在脂蛋白脂肪酶（lipoprotein lipase，LPL）作用下转化成 HDL2。LCAT 活性降低导致 HDL 成熟受阻，造成小颗粒 HDL 水平的升高，而后者易被肾脏清除。LPL 减少，使富含 TG 的 VLDL 代谢缓慢，其分解产物如载脂蛋白 A Ⅰ、载脂蛋白 A Ⅱ、载脂蛋白 C Ⅰ 及磷脂等相应减少，致使 HDL2 合成减少。B 类 Ⅰ 型清道夫受体是 HDL 代谢的受体，主要表达在肝脏等组织，介导 TC 的选择性吸收。脂肪聚集增加肝脏 VLDL- 载脂蛋白 B 的分泌，延缓肝脏对 CM 残粒、VLDL 和 LDL- 载脂蛋白 B 的清除，加速 HDL- 载脂蛋白 A Ⅰ 的降解。HDL 自肝外组织吸收游离的 TC，逐步转变为胆固醇酯，向 LDL 逆向转运。TC 从动脉壁内膜流出，参与氧化 LDL 的逆向转运，抑制 LDL 氧化，降低氧化应激反应，减少脂肪肝的发生。

综上所述，脂代谢异常与代谢相关脂肪性肝病（metabolic dysfunction-associated fatty liver disease，MAFLD）、胆石症、胰腺炎等消化系统疾病密切相关。

（二）脂代谢与肝脏

肝脏是人体最大的腺体，重 1.0～1.5kg，含

有 2.5×10^{11} 个肝细胞，由 $5.0 \times 10^5 \sim 10.0 \times 10^5$ 个肝小叶组成，有丰富的细胞器如内质网、线粒体和溶酶体等。独特的组织结构和化学组成特点赋予了肝脏复杂多样的生物化学功能。肝脏是多种物质代谢的中枢，在脂质的消化、吸收、分解、合成及运输等代谢过程中发挥着重要作用。

肝脏是人体内脂质合成的主要场所之一，也是脂代谢的核心器官。正常人每 100g 肝脏湿重含 $4.0 \sim 5.0$g 脂质，这些脂质包括磷脂、TG、FFA、TC 及胆固醇酯等，其中磷脂占 50% 以上。肝细胞上的甘油磷脂主要包括磷脂酰胆碱和磷脂酰乙醇胺，主要通过二酰甘油途径合成。胆碱经胆碱激酶活化成磷酸胆碱，再经磷酸胆碱胞苷酰转移酶催化为 CDP- 胆碱；而乙醇胺经乙醇胺激酶活化成磷酸乙醇胺，再经磷酸乙醇胺胞苷酰转移酶催化为 CDP- 乙醇胺。生成的 CDP- 胆碱和 CDP- 乙醇胺分别与二酰甘油缩合成磷脂酰胆碱和磷脂酰乙醇胺。肝脏通过糖酵解途径生成 3- 磷脂甘油，在磷脂酸磷脂酶作用下合成 1, 2- 二酰甘油，再通过酯化二酰甘油羟基生成 TG。但肝细胞不能储存 TG，需与载脂蛋白 B100、载脂蛋白 C 等组装成 VLDL，分泌入血，再运输至肝外组织。TG 氧化分解产生大量 ATP 供机体需要，1g TG 彻底氧化可产生 38kJ 能量。TG 分解代谢从脂肪动员开始。在三酰甘油脂肪酶的催化下，TG 水解成二酰甘油；二酰甘油在二酰甘油酶的作用下进一步水解为单酰甘油，再被单酰甘油酶水解为甘油和脂肪酸。甘油在甘油激酶作用下，转变为 3- 磷酸甘油，然后脱氢生产磷酸二羟丙酮，进入糖代谢途径分解产生 ATP；脂肪酸分解的核心途径是 β 氧化。脂肪酸先经过脂酰 CoA 合成酶活化生成脂酰 CoA 进入线粒体，然后在脂肪酸 β 氧化酶系的作用下，脂酰 CoA 分解产生乙酰 CoA、$FADH_2$ 和 NADH，在这过程中产生大量 ATP。体内 TC 主要在肝脏合成，占自身合成 TC 的 70%~80%，基本原料是乙酰 CoA 和 NADPH 等。乙酰 CoA 合成甲羟戊酸，再经十五碳化合物转变成三十碳鲨烯，鲨烯经环化酶环化为羊毛固醇，最后经氧化、脱羧、还原等反应转变为 TC。TC 在肝脏中转化为胆汁酸随胆汁排出，这是 TC 在体内代谢的主要途径。LDL 在肝脏中主要参与内源性胆固醇的转运，HDL 则参与 TC 的逆向转运。

脂代谢异常时，肝脏内脂肪的合成与分解代谢失去平衡或转运发生障碍，脂肪就会在肝细胞内积聚，导致 TG 等物质在肝内过量积聚而引起脂肪肝。代谢相关脂肪性肝病（MAFLD，旧称非酒精性脂肪肝 non-alcoholic fatty liver disease，NAFLD）是除外酒精和其他明确因素所致的以肝脏脂肪变性和肝细胞脂肪过度蓄积为主要特征的临床病理综合征，包括单纯性脂肪肝、非酒精性脂肪性肝炎、脂肪型肝纤维化，最终可能演变成肝硬化、肝癌。目前对于 MAFLD 的发病机制主要集中在"二次打击"学说、胰岛素抵抗、瘦素抵抗、氧化应激炎症因子等。然而，脂质的合成增加或储存异常、脂肪酸从头合成增加、脂质输出异常、脂质氧化失调等脂代谢与 MAFLD 的发病机制之间存在着复杂的因果关系。

1998 年 James OF 和 Day CP 提出 NAFLD 的"二次打击"学说，是目前比较广为接受的经典假说。脂肪在肝脏内积聚造成脂代谢紊乱形成"初次打击"，肝脏中脂肪酸的合成水平上升、外周血液中 FFA 上升，导致肝脏摄取脂肪酸增加、肝细胞线粒体 β 氧化功能下降，造成脂肪酸的降解变少或 TG 与 Apo B 结合后以 VLDL 形式输出。"二次打击"是脂代谢紊乱或胰岛素抵抗等"一次打击"后，大量脂肪蓄积在肝脏，发生氧化应激与脂质过氧化损伤，从而引起肝脏发生炎症、坏死或者纤维化。

胰岛素抵抗可能是成为联系 MAFLD 病因与特征的重要桥梁，胰岛素抵抗的严重程度与 MAFLD 的病情进展相关。胰岛素抵抗是

MAFLD"二次打击"的"初次打击"因素。胰岛素抵抗使得 FFA 增加、肝脏脂肪代谢障碍，从而使肝细胞内合成 TG 增加，肝细胞内脂肪异位沉积，导致肝细胞脂肪变性，完成"初次打击"，并使肝脏易受"二次打击"。高胰岛素血症会造成脂肪组织分解产生更多的 FFA，肝脏中存储过多的脂肪造成血脂代谢紊乱，从而造成细胞膜结构功能异常，肝细胞对于胰岛素的敏感度与反应性降低；FFA 还会抑制胰岛素信号的传导，减少机体对胰岛素的清除，导致胰岛素抵抗现象进一步加重。而胰岛素抵抗时，胰岛素抑制脂肪组织分解的作用减弱，脂肪分解增加，释放 FFA 增多，导致血液中 FFA 增加；同时脂肪酸从内脏组织动员增加，FFA 直接经由门静脉排至肝脏，引起肝细胞内 FFA 堆积。高胰岛素血症可抑制线粒体的氧化，使肝细胞内 FFA 进一步增高。过量的 FFA，特别是不饱和 FFA 在肝内积聚是脂肪性肝炎的发病因素。FFA 不仅可损伤肝细胞质、线粒体及溶酶体膜，还可通过加强 TNF 等细胞因子毒性，引起细胞膜损伤，导致线粒体肿胀变性和通透性增加以及肝细胞变性、坏死和炎症细胞浸润。

瘦素在 MAFLD 的形成中也起着重要的作用。瘦素是脂肪组织分泌的一种肽类激素，主要调节机体能量代谢稳定。正常生理条件下，瘦素与胰岛 B 细胞之间存在着双向反馈调节关系。一方面，胰岛素可以增加血浆瘦素的浓度；另一方面，瘦素通过增加 ATP 依赖性 K^+ 通道开放来抑制胰岛素的分泌。当瘦素缺乏和瘦素受体敏感性下降时，反馈调节被破坏，导致高胰岛素血症，进而发生胰岛素相关的肝内脂肪贮积及改变胰岛素信号的传送，增加肝细胞内脂肪酸，使之转变为 TG，发展为脂肪肝。在"二次打击"中，瘦素也可以与其他细胞因子相互作用，影响炎症反应，使肝脂肪贮积发展为脂肪性肝炎。

氧化应激可能是造成"二次打击"的重要因素，线粒体反应性氧化体系（reactive oxygen species，ROS）的激活是 MAFLD 发生氧化应激的主要原因。线粒体是脂肪酸氧化的主要细胞器，FFA 的增多可激活线粒体 ROS，启动不饱和脂肪酸氧化，最终导致脂质过氧化，加重 ROS。

（三）脂代谢与胆道

胆道系统主要包括胆囊、肝总管和胆总管。胆汁主要由肝细胞分泌，成人每天分泌胆汁 800～1200ml，经肝总管流入胆囊内储存和浓缩。进食时，Oddi 括约肌开放，胆囊收缩，促使胆汁经胆总管流入十二指肠。胆汁的主要成分包括胆汁酸、胆盐、胆固醇、磷脂和胆红素。胆道在脂质的代谢中起着重要作用。脂质不溶于水，不能与消化酶充分接触，胆道中的胆汁酸盐有较强的乳化作用，可降低脂 - 水之间的界面张力，极大地增加消化酶与脂质的接触面积，促进脂质消化。胆汁中的胆固醇磷脂泡可溶解 TC，调节脂代谢的稳态，防止 TC 析出形成结石。

脂代谢紊乱对胆道系统的影响多见于胆道系统结石，目前相关研究表明，脂代谢异常与胆道系统结石形成具有相关性。胆石症是由胆汁成分异常、胆道运动功能失调共同作用所致的消化系统疾病，可发生在胆囊、肝内胆管和胆总管，受胆汁成分改变、成核异常和胆囊功能障碍、遗传、环境等多种因素影响。胆汁中包括的胆固醇、胆酸盐、卵磷脂等成分比例失调时，会导致胆汁体系的平衡被破坏，造成胆石症。依照结石的化学成分及外观，可将其分为混合性结石、胆色素结石与胆固醇结石三类。脂代谢在不同程度上参与胆石症的形成，脂代谢紊乱在胆固醇结石症（cholesterol gallstones diseases，CGD）的形成中起着重要作用。胆固醇结石多发生在胆囊内，80% 以上的胆囊结石为胆固醇结石。

正常的胆囊黏膜可以分泌少量的黏液，对胆囊黏膜起保护作用。但过多分泌的黏液可构成结石的网状支架，胆汁中的胆固醇结晶和胆色素颗粒会聚集在网眼中形成沉淀。在生理状态下，胆囊黏膜能够吸收少量的脂质成分。脂代谢紊乱时，胆汁中 TC 过饱和或胆汁酸明显减少，导致胆囊黏膜处于高浓度的胆固醇环境中。当胆囊内 TC 的量显著超过胆囊黏膜上皮细胞的吸收能力时，胆道系统胆汁便会出现胆固醇结晶，进而形成胆道系统结石。

外周细胞内的胆固醇可通过水溶扩散、清道夫受体 BI 参与 TC 的选择性摄取、腺苷三磷酸结合转运体 A1 介导胆固醇的主动转运等途径转运至肝细胞，再由肝细胞分泌入胆汁中。血清 TC、TG 含量与胆汁胆固醇饱和指数成正比。当肝脏分泌的胆汁中 TC 过饱和、TC 在胆囊胆汁中短时间内结晶、胆囊内胆汁淤积时易形成胆囊结石。因此，胆汁中的 TC 浓度和饱和指数越高，胆固醇胆石症的发生风险越高。TC 是一种相对不易溶解的两性分子，生理状态下 TC 以胆汁酸和磷脂包裹成微胶粒的形式溶解在胆汁中，即在胆固醇、胆汁和磷脂三者之间保持着一种动态平衡。当外在或内在某些原因破坏了这种动态平衡时，也会加速胆道系统结石形成的过程。

脂蛋白在吸收、生成和转化中的代谢失衡与结石的形成存在直接的关系。胆汁中处于溶解状态的胆固醇形成胆固醇单水结晶的过程被认为是成核的过程。正常胆汁的胆固醇含量往往接近于饱和状态，胆固醇和卵磷脂不溶于水，与胆汁酸结合成微胶粒状存在于胆汁中。这些微胶粒的稳定性取决于胆固醇、卵磷脂、胆汁酸三者之间相对密度。当卵磷脂增高或胆汁酸浓度降低时可形成胆固醇的过饱和状态，过饱和的 TC 在其核心周围结晶沉淀，自内向外呈螺旋形增长，并使胆固醇晶体呈放射状、层状、条索状排列，形成胆固醇性结石。胆汁出现胆固醇结晶的速度受胆汁中促成核和抗成核因子之间动态平衡的影响。胆囊壁脂质的吸收、转运对胆固醇结石形成具有一定程度的影响。胆囊壁的脂质吸收减弱促进了胆汁中胆固醇的过饱和而出现沉淀；胆囊壁脂质转运障碍使得泡沫细胞向胆囊腔排出，成为胆囊结石的核心；胆囊黏膜吸收沉积的胆固醇使胆囊壁的收缩能力减弱。

脂代谢、胰岛素抵抗与胆道系统结石形成有着密切的相关关系。一方面，高胰岛素血症可以提高 LDLR 的活性，致使 LDL 从血液转运到肝脏，进一步促进肝脏 TC 进入胆汁；另一方面，胰岛素可以通过限制肝内胆固醇的生物合成，增加胆固醇排泄到胆汁中，进而增加胆固醇结石发生的风险。胰岛素同时也可以显著上调肝脏细胞表面 LDLR 的生物活性，促进 LDLR 从血液循环向肝脏组织进行转移，提高胆固醇的排泌水平，使得胆汁中胆固醇的浓度呈现过饱和状态，加速结石的形成。胰岛素还可以通过抑制胆盐的合成，使胆道中胆汁酸的分泌减少，提高胆汁中钙离子含量，以及促使胆囊分泌更多的黏多糖类物质，打破胆汁中促成核和抗成核因子之间动态平衡，加快胆汁中胆固醇结晶速度，从而促进结石形成。

胆结石形成机制是一个极为复杂的问题，然而脂代谢在胆石症的形成过程中起着重要的作用。

（四）脂代谢与胰腺

胰腺分为外分泌腺和内分泌腺两部分。外分泌腺由腺泡和腺管组成，腺泡分泌胰液，胰管排出胰液。胰液中含有胰脂肪酶、胆固醇酯酶、磷脂酶 A2、胰蛋白酶和淀粉酶等多种消化酶。胰液对脂代谢有着重要作用。胰脂肪酶可将三酰甘油分解为脂肪酸、单酰甘油和甘油；胆固醇酯酶可将胆固醇酯水解为 TC 和脂肪酸；磷脂酶 A2 可将卵磷脂水解为溶血卵磷脂。胰液含有水解糖、脂肪和蛋白质三类营养物质的消化酶，是最重要的消化液。当胰液分泌障碍时，食物中的脂肪和蛋白质不能被完全吸收容易引起脂肪泻。内分泌腺由大小不等的胰岛细胞组成，胰岛细胞之间分布着丰富的毛细血管，有利于胰岛细胞分泌的激素进入血液循环。胰岛细胞主要包括 α（A）细胞、β（B）细胞、δ（D）细胞、PP（F）细胞等。其中 A 细胞分泌胰高血糖素，升高血糖；B 细胞分泌胰岛素，降低血糖；D 细胞分泌生长抑素，以旁分泌的方式抑制 A、B 细胞的分泌；F 细胞分泌胰多肽，抑制胃肠运动、胰液分泌和胆囊收缩。胰岛素会促进葡萄糖进入脂肪细胞合成脂肪酸和 α- 磷酸甘油。肝糖原存储饱和时，肝细胞合成糖原受阻，多余的葡萄糖转化为脂肪酸，以 TG 的形式装载于 VLDL 中。胰岛素能够促进脂肪合成与储存，抑制脂肪的分解与利用，降低脂肪酸的浓度。

急性胰腺炎（acute pancreatitis，AP）发病的早期，机体处于全身炎症反应综合征状态。随着神经内分泌的变化，脂肪动员增加，大网膜和腹膜的脂肪组织坏死后脂质被吸收入血流，导致血液中 TG、TC 水平上升。继胆源性和酒精性之后，脂代谢紊乱成为急性胰腺炎发病的常见病因，尤其是高 TG 血症可以使 AP 的病理损害进一步加重。高脂血症性急性胰腺炎（hyperlipidemia acute pancreatitis，HLAP）是由严重高 TG 血症引起的一类急性胰腺炎。其发病机制可能与大量的 TG 致使分解产生的 FFA 增多，导致 FFA 对胰腺的毒性、胰腺微循环障碍、Ca^{2+} 浓度改变、氧化应激等有关。

FFA 在 HLAP 发病进展中起着启动的作用。正常生理情况下，FFA 与白蛋白的结合物对细胞没有影响。当细胞内堆积的 FFA 超过其合成和分解代谢所需量时，多余的脂质便会酯化并以 TG 的形式储存于脂肪小滴内。一旦超过非脂肪细胞储存脂质的能力时，就会出现细胞功能障碍或细胞死亡。当血清 TG 升高时，渗出腺泡细胞外的胰腺脂肪酶对胰腺内或周围的 TG 进行降解，产生过多的 FFA，结合蛋白趋于饱和状态，高浓度聚集在胰腺内的 FFA 产生组织毒性，损伤胰腺腺泡细胞和小血管，启动 AP。同时过多的 FFA 会

导致腺泡细胞内 pH 下降，诱发酸中毒。在酸性环境中，水解酶组织蛋白酶 B 活性增强，加速胰蛋白酶原激活，加重胰腺腺泡细胞自身消化及胰腺炎的病理损害。

胰腺微循环障碍是 HLAP 发病的重要因素。TG 在胰脂酶的作用下生成 FFA，过度堆积的 FFA 和 CM 导致胰腺毛细血管堵塞，使胰腺处于缺血状态。在缺血状态下，胰腺腺泡结构可能受到破坏，CM 被胰腺脂肪酶进一步降解。同时，外周循环血内 TG 及 CM 的增多可减缓血流速度，血液黏滞度增加，导致血液淤积，加重胰腺缺血、坏死。在胰管阻塞等急性应激因素的共同作用下，胰腺微循环的损害进一步加重，导致 HLAP 发生。

细胞内 Ca^{2+} 水平的异常增高与 HLAP 的发病机制亦有着重要关系。在生理状态下，细胞外 Ca^{2+} 浓度与细胞内 Ca^{2+} 浓度保持着动态平衡的状态。钙通道开启与关闭的动态平衡机制保证了细胞进行正常生理活动。当脂代谢紊乱时，高浓度的不饱和脂肪酸通过减少细胞线粒体 ATP 的产生，进一步使细胞内的 Ca^{2+} 进入细胞质，同时开放细胞膜的钙通道也产生 Ca^{2+} 内流。TG 被水解成 FFA，FFA 可引起胰腺细胞钙超载，加重细胞损伤；而脂质的堆积可诱发内质网应激反应，引起 Ca^{2+} 内流相关蛋白等表达异常，细胞胞质内 Ca^{2+} 浓度增加。腺泡细胞内 Ca^{2+} 升高，一方面可以促进胰蛋白酶原的激活、细胞凋亡；另一方面还可以活化核转录因子，启动一系列炎症级联反应，引起 AP。

（五）脂代谢与消化系统肿瘤

目前研究认为脂肪组织不仅仅是存储脂肪的位点，还是内分泌器官。脂肪组织可以产生和释放潜在致癌的炎症因子，肿瘤细胞过度增殖可能也会导致机体脂代谢异常活跃。脂代谢紊乱患者发生消化系统肿瘤的风险会有所增加，并且不同的消化系统恶性肿瘤的血脂代谢异常也不同。胰

岛素抵抗可能是其发病的主要原因，高 TG、低 HDL 会加重胰岛素抵抗。高胰岛素血症可以减少胰岛素样生长因子（insulin-like growth factor，IGF）结合蛋白 -1 和结合蛋白 -2 在肝脏的合成，导致游离的 IGF 增多。IGF 会促进细胞生长和增殖，拮抗细胞凋亡。

（梁杏欢　黄雪梅　匡雅琪）

参 考 文 献

[1] Katsurada K, Maejima Y, Nakata M, et al. Endogenous GLP-1 acts on periventricular nucleus to suppress feeding: Projection from nucleus tractus solitaries and activation of corticotrophin-releasing hormone, nesfatin-1 and oxytocin neurons [J]. Biochem Biophys Res Commun,2014,451(2): 276-281.

[2] Sinha RA, Singh BK, Yen PM. Thyroid hormone regulation of hepatic lipid and carbohydrate metabolism [J]. Trends Endocrin Metab, 2014, 25(10):538-545.

[3] Lopez M, Varela L, Vazque MJ, et al. Hypothalamic AMPK and fatty acid metabolism mediate thyroid regulation of energy balance [J]. Nat Med, 2010, 16(9):1001-1008.

[4] Riezzo G, Chimienti G, Clemente C, et al. Colonic Transit Time and Gut Peptides in Adult Patients with Slow and Normal Colonic Transit Constipation [J]. Biomed Res Int, 2017, 2017: 3178263.

[5] Shahidi M, Phillips RA, Chik CL. Intestinal Perforation in ACTH-Dependent Cushing's Syndrome [J]. Biomed Res Int, 2019, 2019: 9721781.

[6] Vandana S, Kavitha B, Sivapathasundharam B. Salivary cortisol and dehydroepiandrosterone as oral biomarkers to determine stress in patients with recurrent aphthous stomatitis [J]. J Oral Maxillofac Pathol, 2019, 23(2): 213-217.

[7] Li Y, Zhang Y, Chen T, et al. Role of aldosterone in the activation of primary mice hepatic stellate cell and liver fibrosis via NLRP3 inflammasome [J]. J Gastroenterol Hepatol, 2020,35(6):1069-1077.

[8] Briski KP, Mandal SK. Hindbrain metabolic deficiency regulates ventromedial hypothalamic nucleus glycogen metabolism and glucoseregulatory signaling [J]. Acta Neurobiol Exp (Wars), 2020, 80(1): 57-65.

[9] Sirakov M, Kress E, Nadjar J, Plateroti M. Thyroid hormones and their nuclear receptors: new players in intestinal epithelium stem cell biology?[J]. Cell Mol Life Sci, 2014, 71(15):2897-2907.

[10] Videla LA. Hormetic responses of thyroid hormone calorigenesis in the liver: Association with oxidative stress [J]. IUBMB Life, 2010, 62(6):460-466.

[11] Sinha RA, Singh BK, Yen PM. Thyroid hormone regulation of hepatic lipid and carbohydrate metabolism [J]. Trends Endocrinol Metab, 2014, 25(10):538-545.

[12] Chi HC, Tsai CY, Tsai MM, et al. Molecular functions and clinical impact of thyroid hormone-triggered autophagy in liver-related diseases[J]. J Biomed Sci, 2019. 26(1):24.

[13] Chaoran C, Zhenxing X, Yingbin S, et al. The Roles of Thyroid and Thyroid Hormone in Pancreas: Physiology and Pathology[J]. Int J Endocrinol, 2018, 2861034.

[14] Paterni I, Granchi C, Katzenellenbogen JA, et al. Estrogen receptors alpha (ERalpha) and beta (ERbeta): subtype-selective ligands and clinical potential [J]. Steroids, 2014, 90: 13-29.

[15] Barton M, Filardo EJ, Lolait SJ, et al. Twenty years of the G protein-coupled estrogen receptor GPER: Historical and personal perspectives [J]. J Steroid Biochem Mol Biol, 2018, 176: 4-15.

[16] Nam SY, Choi IJ, Ryu KH, et al. The effect of abdominal visceral fat, circulating inflammatory cytokines, and leptin levels on reflux esophagitis[J]. J Neurogastroenterol. 2015, 21(2): 247-254.

[17] Zielinska M, Fichna J, Bashashati M, et al. G protein-coupled estrogen receptor and estrogen receptor ligands regulate colonic motility and visceral pain[J]. Neurogastroenterol Motil, 2017, 29(7): e13025.

[18] Romano SN, Gorelick DA. Crosstalk between nuclear and G protein-coupled estrogen receptors[J]. Gen Comp Endocrinol, 2018, 261: 190-197.

[19] Liss KH, Finck BN. PPARs and nonalcoholic fatty liver disease [J]. Biochimie, 2017, 136:65-74.

[20] Milligan G, Shimpukade B, Ulven T, et al. Complex Pharmacology of Free Fatty Acid Receptors [J]. Chemical reviews, 2017, 117(1):67-110.

[21] Cardoso RM, Creemers E, Absalah S, et al. Hyperalphalipoproteinemic scavenger receptor BI knockout mice exhibit a disrupted epidermal lipid barrier[J]. BBA–Molecular and cell biology of lipids. 2020, 1865(3):158592.

[22] Akhtar DH, Iqbal U, Vazquez–Montesino LM, et al. Pathogenesis of Insulin Resistance and Atherogenic Dyslipidemia in Nonalcoholic Fatty Liver Disease[J]. Journal of Clinical and Translational Hepatology, 2019, 7(4):362–370.

[23] Hanashima S, Yano Y, Murata M. Enantiomers of phospholipids and cholesterol: A key to decipher lipid–lipid interplay in membrane [J]. Chirality, 2020, 32(3):282–298.

[24] Cree–Green M, Wiromrat P, Stuppy JJ, et al. Muscle insulin resistance in youth with obesity and normoglycemia is associated with altered fat metabolism [J]. Obesity, 2019, 27(12):2046–2054.

第 30 章

内分泌疾病的消化系统表现

一、神经内分泌疾病的消化系统表现

（一）下丘脑疾病

下丘脑受到各种致病因素的侵犯，导致其结构、代谢及功能受损，可引起下丘脑疾病。主要的临床表现为下丘脑功能异常及轻度的神经精神症状，故称下丘脑综合征。其症状表现为内分泌代谢功能失调、自主神经功能紊乱、睡眠、体温调节和性功能障碍、尿崩症、多食肥胖或厌食消瘦、精神失常、癫痫等。下丘脑功能紊乱往往是肥胖和代谢综合征的发病条件之一，在肥胖和代谢综合征的诊治中，值得特别注意。

1. 下丘脑病变部位与临床表现的关系

(1) 视前区受损：自主神经功能障碍。

(2) 下丘脑前部视前区受损：高热。

(3) 下丘脑前部：摄食障碍。

(4) 下丘脑前部、视上核和室旁核受损：中枢性特发性高钠血症、尿崩症或 AVP 不适当分泌综合征。

(5) 下丘脑腹内侧正中隆突受损：性功能减退，以及 ACTH、GH 和 PRL 分泌异常或尿崩症等。

(6) 下丘脑中部外侧区受损：厌食和体重下降。

(7) 下丘脑腹内侧区受损：贪食、肥胖和性格改变。

(8) 下丘脑后部受损：意识改变、嗜睡、运动功能减退和低体温。

(9) 乳头体与第三脑室壁受损：精神错乱和严重记忆障碍。

2. 下丘脑性肥胖 / 消瘦的消化系统表现

(1) 病变累及下丘脑腹内侧核或结节部（饱食中枢）。患者因多食而肥胖，常伴生殖器发育不良(肥胖 – 生殖无能症)。因易饥饿，无饱食感，食量明显增加，8—10 岁时肥胖就较明显。肥胖为进行性肥胖，多呈均匀性，有时向心性分布，脂肪分布以面部、颈及躯干最显著，其次为肢体近端。患者皮肤细嫩、手指尖细，常伴骨骼过长现象。智力发育不全或减退，或为性早熟及尿崩症。由于脂肪过多堆积，男性乳腺似女性型，女性乳腺更丰满。研究发现，下丘脑可感受血脂变化，并通过神经体液调节适应其变化，下丘脑损伤可导致脂肪增加。同时脂质在下丘脑的积聚也可引起下丘脑脂毒性和内质网应激。下丘脑肥胖是心血管病、代谢综合征、脂代谢异常和高血压的风险因素。

(2) 下丘脑性肥胖的大部分患者有潜在的肿瘤，尤其是颅咽管瘤。少数患者有炎症、肉芽肿、外伤史或浸润性疾病。常见的临床症状包括头痛、视觉障碍、性腺功能减退及嗜睡。有些患者可表现为行为异常，如假怒（shamrage）、反社会的变态人格和癫痫。当病变累及下丘脑外侧、腹外侧核（摄食中枢）时，患者有厌食、体重下降、皮肤萎缩、毛发脱落、肌肉无力、怕冷、心率减慢、基础代谢率降低等临床表现。

(3) 下丘脑前方及下行至延髓中的自主神经纤维受损时，可引起胃及十二指肠消化性溃疡。

（二）尿崩症与抗利尿激素不适当分泌综合征

1. 尿崩症

(1) 尿崩症（diabetes insipidus，DI）：是指精氨酸加压素（arginine vasopressin，AVP）又称抗利尿激素（antidiuretic hormone，ADH）严重缺乏或部分缺乏，或肾脏对 AVP 不敏感，致肾小管重吸收水的功能障碍，或 AVP 降解太快而引起的一组临床综合征，主要表现为多尿、烦渴、多饮与低比重尿和低渗尿。病变在下丘脑 - 神经垂体称为中枢性尿崩症（central diabetes insipidus，CDI）；病变在肾脏称为肾性尿崩症（nephrogenic diabetes insipidus，NDI）。尿崩症可发生于任何年龄，但以青少年为多见，男女比例为 2∶1。中枢性尿崩症症状的严重程度取决于引起 AVP 合成与分泌受损的部位和程度。视上核、室旁核内大细胞神经元消失 90% 以上时才会出现尿崩症症状，因此根据视上核、室旁核内大细胞神经元消失的程度，临床症状呈现从轻到重的移行过程，可以表现为亚临床尿崩症、部分性中枢性尿崩症和完全性中枢性尿崩症。而遗传性肾性尿崩症多见于儿童。ANP 降解过快见于妊娠期，是暂时性尿崩症中的一种特殊类型。

(2) 尿崩症的临床表现

① 烦渴多饮和低渗性多尿：尿崩症以低渗性多尿为特征，其显著症状为多尿，尿量可达 2.5～20L/d（文献报道的最高尿量达 40L/d），尿比重 1.001～1.005。尿渗透压常为 50～200mOsm/kg H_2O，尿色淡如清水。起病常较急，一般起病日期明确，少见起病缓慢，同时出现烦渴、多饮（喜冷饮）。部分患者症状较轻，如有足够的水分供应，除因饮水和小便次数多影响生活质量外，一般可正常生活学习和工作。部分患者出现失水、皮肤干燥、心悸、汗液及唾液减少，伴便

秘、乏力、头痛、头晕、焦虑、失眠、烦躁、记忆力减退与消瘦，严重者可有电解质紊乱和视力下降，部分患者体型消瘦。

当病变累及口渴中枢时，口渴感丧失，或由于手术、麻醉、颅脑外伤等原因，患者处于意识不清状态，如不及时补充大量水分，可出现严重失水，血浆渗透压与血清钠浓度明显升高，出现高钠血症，表现为极度软弱、发热、精神症状、谵妄甚至死亡，多见于继发性尿崩症。当尿崩症合并腺垂体功能不全时，尿崩症症状反而会减轻，糖皮质激素替代治疗后症状再现或加重。长期多尿可导致膀胱容量增大，因此排尿次数相应有所减少。继发性尿崩症除上述表现外，尚有原发病的症状与体征。

先天性尿崩症出生后即有多尿，以尿布更换频繁、多饮和消瘦为特征。遗传性中枢性尿崩症常幼年起病，由于口渴中枢发育不全，可出现脱水和高钠血症。但成年后，多饮多尿症状可减轻。Wolfram 综合征患者常伴糖尿病、视神经萎缩及耳聋，如未及时发现，多因严重失水、高钠血症和高渗性昏迷而夭折。

② 尿崩症的主要并发症相关的临床表现：饮水过多、过快时可发生水中毒，表现为头痛加剧、恶心呕吐、体温下降，精神错乱、惊厥、昏迷甚至死亡；患者因失水过多、禁饮、高热、昏迷、口渴中枢功能异常或发育不全致渴感消失，可导致高钠血症，血浆渗透压可＞350mOsm/L；急性高渗性脑病多见于婴幼儿童，表现为呕吐、发热、呼吸困难、抽搐，重者死亡；慢性高钠血症多见于成年患者，表现为淡漠、眩晕、无欲、嗜睡、肌张力高、腱反射亢进、抽搐等；中枢性尿崩症可导致骨量减少或骨质疏松，二膦酸盐治疗可获得改善。

(3) 头部损伤和颅内手术损伤垂体和下丘脑引起的尿崩症：临床症状的轻重与垂体柄断裂或受损的程度有关，可有 3 种不同的临床表现：暂时性、持续性和三相性。暂时性尿崩症常在术后

第一天突然发生，在几天以内可以恢复，此类型最为常见，占50%～60%。持续性者也于术后突然发生，但持续时间长，可达数周或为永久性。三相性尿崩症的特征包括急性期、中间期和持续期：急性期在损伤后发生，尿量突然增多，尿渗透压下降，约持续4～5天；中间期尿量突然减少，尿渗透压增高，持续5～7天；接着进入持续期，表现为永久性尿崩症。对于三相性表现的病理生理机制一般认为：第一阶段是由于损伤造成神经源性休克，而不能释放AVP，或由受损神经元释放无生物学活性的前体物（AVP分泌衰竭）；第二阶段表现的少尿、尿渗透压增高，是由于AVP从变性损伤的神经元中溢出，使循环中AVP突然增多所致（抗利尿期）；持续性中枢性尿崩症出现是产生AVP的神经元永久性损伤所致。

(4) 妊娠期间的尿崩症：指在妊娠期发生的尿崩症。正常妊娠时血浆渗透压下调约10mOsm/L，而血浆容量增加约10%，体内水的总量增加7～8L。妊娠中期以后，开始有多尿、口渴，直至妊娠终止，多在分娩后几周消失或明显好转，发生于妊娠期的尿崩症十分少见。通常认为是妊娠时的ADH相对不足或胎儿血中的半胱氨酸氨基肽酶增高，使AVP降解增加所致。有人认为，此类患者在未妊娠时即有轻微中枢性尿崩症，尿量2.0～2.5L/d，妊娠时尿量增加至3～5L/d。其可能解释是：①妊娠时基础血浆渗透压降低，口渴阈值下降；②肾小管对AVP敏感性降低；③肾脏分泌的前列腺素和血孕酮与甲状腺激素增加，拮抗了AVP的作用；④肾上腺皮质类固醇分泌增加，促进利尿。

2. 抗利尿激素不适当分泌综合征

抗利尿激素分泌失调综合征（syndrome of inappropriate antidiuretic hormone secretion, SIADH）是指内源性抗利尿激素（ADH，即精氨酸加压素AVP）分泌异常增多或活性作用超常，导致体内水潴留、尿排钠增多、尿渗透压升高及稀释性低钠血症等临床表现的一组综合征。SIADH常见病因为恶性肿瘤、呼吸系统及神经系统疾病、炎症、药物、外科手术。部分病因不明者称之为特发性SIADH，多见于老年患者。

SIADH的临床表现：SIADH基本呈现为正常容量性低钠血症的临床表现，患者血钠降低，无血容量降低的临床表现；临床症状的轻重与ADH的分泌有关，但也取决于水负荷的程度。多数患者在限制水分时，可不表现典型症状。但如予以水负荷或水潴留药物则可出现低钠血症的表现。

(1) 稀释性低钠血症：低钠血症症状的严重性与血钠降低的速度及血钠的水平有关，血钠水平降低越快，例如每小时降低的速度大于0.5mmol/L，血钠的浓度越低，症状就越严重，主要表现为神经系统的症状。当血钠水平大于120mmol/L时，多数患者可无临床症状。低钠血症的临床症状无特异性，当血钠水平低于120mmo/L时，可出现疲倦、厌食、恶心、呕吐、神经过敏、头痛、肌肉无力和痉挛等；血钠水平低于110mmol/L时，可有延髓麻痹，呈木僵状态，锥体束征阳性，甚至昏迷、抽搐，严重者可致死。

(2) 无水肿性水潴留：因为体内大量水潴留，SIADH还存在血液稀释的表现，临床上除低钠血症外，还可出现低肌酐血症、低尿素氮血症和低尿酸血症，血氯降低的程度与低钠血症一致。SIADH的另一重要特征是水潴留而不伴有组织间隙水肿，血压一般正常。患者体内水潴留于细胞内，一般不超过3～4L，故虽有体重增加而无水肿。这可能是由于当细胞外液容量扩张到一定程度时，心房利钠素释放增加，抑制钠的重吸收，尿钠排泄增多，所以不会出现水肿，但会进一步加重低钠血症和低渗状态。

（三）神经性厌食与神经性贪食

1. 神经性厌食

神经性厌食是一种主要影响青年女性的慢

性精神心理性神经内分泌疾病，起病多与特殊的家庭、精神心理变态、挫折及特殊的文化背景有关，是生理、心理、社会综合因素影响的结果。本病常见于15—24岁的青年女性。普通人群成年妇女中该病的患病率为1%～2%，男女比例为1：9。在青年女性中患神经性厌食者达1%。

(1)神经性厌食的临床表现：神经性厌食症患者无下丘脑结构上的缺损，但下丘脑功能异常是显而易见的。患者对摄食和体重存在严重偏见，因恐惧肥胖而做出心理行为异常反应，呈特征性的失真体型；闭经、促性腺激素呈青春期前的水平；过度的运动会导致呕吐。基础生长激素水平升高，IGF-1水平降低。下丘脑 - 垂体 - 肾上腺功能异常，皮质醇浓度升高，ACTH水平降低，ACTH对CRH的反应减弱。T_3、T_4水平降低，反T_3升高，TSH对TRH的反应正常或呈高峰延迟的表现。同时，患者可有高催乳素血症、泌乳、体温调节异常表现及部分性尿崩症。一旦患者体重增加，神经内分泌及下丘脑功能紊乱的临床表现即可缓解。

(2)神经性厌食的胃肠并发症：因长期频繁呕吐，胃酸腐蚀食管，易并发食管炎、食管糜烂或溃疡，而食管病变又可诱发呕吐，食管疝也与进食后呕吐有关。再进食时偶可致急性胃扩张，表现为急性发作恶心呕吐伴腹胀腹痛，经一段治疗后多可缓解。有时也发生十二指肠或空肠扩张，与再进食引起的胰腺炎和肠梗阻有关，故再进食者出现腹痛时需测定血和尿淀粉酶。

患者因滥用泻药导致腹泻、腹泻与便秘交替、蛋白质丢失和营养吸收不良。进食不足也可致便秘，肝糖原储存减少，血糖下降。

(3)神经性厌食的其他并发症：会出现心血管并发症、泌尿系统并发症、血液系统并发症、骨骼并发症、皮肤并发症、内分泌及代谢并发症等。

2.神经性贪食

神经性贪食（bulimia nervosa，BN）是一种罕见的以暴食为主导行为的进食障碍。本病在20世纪初由法国医师Pierre Jan首次报道，至80年代末正式确定为该病名。患者具有其他摄食障碍疾病的共同心理 - 病理特点。患者害怕发胖，同时对体型和体重存在歪曲的认识与期望，把摄食作为全部生活的焦点。只是BN患者失去对进食的控制，以至于采取拒食、导吐等行为来抵消进食过多。BN可见于社会各阶层的成员，发病年龄较神经性厌食晚。BN患者大部分有神经性厌食病史。患者以青年女性多见，部分为青少年，16—35岁女性的患病率为1%～2%，女性发病率为每年29/10万，男性为每年0.1/10万。

(1)神经性贪食的临床表现：神经性贪食与神经性厌食重叠，约50%的神经性贪食患者伴有厌食，神经性贪食的首发症状是患者对体重的偏见。患者具有极度饥饿感和贪婪的食欲，对多食行为具有不可抗拒的力量，表现为食欲贪婪和暴饮暴食；因害怕变胖，对肥胖有恐惧感，食后引吐、催吐及服用泻药。BN患者要满足饥饿感就不停进食，平均1～2小时1次，每次可获热量4810kJ（1150kcal），每日获得热量14 230～20 920kJ（3400～5000kcal），通常一顿饭进食一种食物，暴饮暴食，晚上加餐或有偷吃行为，暴食后又引吐。部分BN患者服用依米丁（可引起肌病和心血管病）。这些患者恐惧肥胖，将引吐作为控制体重的方式，直到胃内物吐尽才感到满意。其他控制体重的不良方式，如过度锻炼、滥用利尿药及泻药的现象也很常见。

(2)神经性贪食的并发症：神经性贪食患者体重减轻不严重，有的呈肥胖体型，面部呈满月脸伴腮腺肥大。诱吐可导致躯体各系统损害①水和电解质紊乱（代谢性碱中毒、低血钾和低血钠），长期发展可出现精神失常、水和电解质平衡紊乱、继发性闭经和继发性骨质疏松症等；②便秘、腹泻、食管炎、胃炎、胃肠道出血(Mallory-weis综合征)，以及食管或胃穿孔；③直立性低血压、心律失常和依米丁依赖性心肌病；④月经紊乱和闭经，血 PRL、E_2 和睾酮降低或正常；⑤癫痫发作和可逆性脑萎缩，但脑电图和影像学检查多无异常发现；⑥上切牙磨损和龋齿；⑦皮肤瘀点、手磨损和皲裂（Russell 征）；⑧内分泌功能异常主要有血 LH 和 FSH 下降，GH 升高或正常，血皮质醇降低或正常，血 T_3、T_4 降低或正常。

(3) 导泻型和非导泻型 BN：导泻型患者经常自我诱吐或滥用导泻药或利尿药。非导泻型患者采用其他不适当的抵消行为（如禁食或过度体育锻炼），但不经常自我诱吐或滥用导泻药或利尿药。也有学者将 BN 分为清除型及非清除型，前者应用各种方法清除胃内容物，后者用饥饿或过度锻炼来消除多食的后果。若体重降到预期体重的 85% 以下，即属于贪食清除型。在临床上同一患者有两型之间相互转化的现象。

（庞雅玲　王养维）

二、腺垂体疾病的消化系统表现

（一）垂体肿瘤

1. 垂体瘤

垂体瘤是一组从垂体前叶和后叶及颅咽管上皮残余细胞发生的肿瘤，常见的功能性垂体瘤依次为催乳素瘤（PRL 瘤，50%～55%）、生长激素瘤（GH 瘤，20%～23%）、促肾上腺皮质激素瘤（ACTH 瘤，5%～8%）等。另外无功能腺瘤占 20%～25%。其临床表现主要与激素分泌过多、激素分泌过少及肿瘤占位压迫有关。该病导致的消化系统临床表现亦可从以上几方面分述如下。

(1) 功能性垂体瘤引起激素分泌过多相关症状与垂体瘤分泌的激素种类有关。

① GH 瘤：在青春期及青春期前发病引起巨人症，在成年人发病则引起肢端肥大症。患者可有食量增多，内脏普遍肥大。GH 瘤并发其他肿瘤的危险性增加，可能与 GH 和 IGF-1 的促有丝分裂作用有关。GH 瘤与结肠息肉、胃肠肿瘤及腺癌关系密切，其患病率分别为 54%、10% 和 6.9%，也有 GH 瘤合并胰腺癌的报道。肢端肥大症患者胃肠道增大、褶皱多，肿瘤常隐藏而不被放射影像学发现。皮赘是有无结肠息肉的重要线索，患者年龄 > 50 岁，病程超过 10 年，皮赘多于 3 个者，应高度警惕有结肠息肉和（或）腺癌的可能。并发糖尿病者，可有口干、多饮、多尿、易饥多食、体重减轻等糖尿病症状，亦有以恶心呕吐为首发症状的 GH 瘤并发糖尿病酮症酸中毒（diabetic ketoacidosis，DKA）的报道。

② ACTH 瘤：主要表现为向心性肥胖、体重增加等，少部分患者可有腹痛。严重者可出现低钾血症、碱中毒，引起腹胀、食欲缺乏。并发糖尿病者，可有口干、多饮、多尿、易饥多食、体重减轻等糖尿病症状。

③ TSH 瘤：少见。可引起甲状腺毒症表现，具体消化系统表现可详见本章甲状腺毒症与 Graves 病部分。

(2) 肿瘤压迫正常腺垂体引起腺垂体功能减退症：详见本节腺垂体功能减退症 / 垂体危象部分。

(3) 肿瘤压迫正常神经垂体引起中枢性尿崩症：表现多尿、烦渴、多饮。患者喜欢冷饮，不少患者吃饭只进食半流食，进食馒头、米饭需用大量汤水才能咽下。因频繁排尿、饮水，不能良好休息，可导致食欲减退、消瘦。

(4) 垂体肿瘤占位效应：特别是大腺瘤或巨大腺瘤（直径 > 30mm），都可以产生占位效应，可出现颅内压增高的症状、体征。颅内压增高的典型表现是头痛、呕吐、视盘水肿。呕吐多是伴随着头痛出现的，呕吐呈喷射性，易发生于饭后，有时可导致水电解质紊乱和体重减轻。病变累及下丘脑时可出现神经性厌食或多食，渴感减退或缺失。

2. 垂体卒中

垂体卒中是由于腺垂体或垂体肿瘤发生急性

出血或梗塞、坏死，导致垂体体积突然增大，压迫垂体和其周围组织引起的临床综合征。体积大、生长速度快的垂体瘤易发生垂体卒中，可自动发生，也可有诱因。分为暴发型和隐匿型两类。暴发型患者有剧烈头痛，胃肠症状为明显的厌食、恶心、自发的呕吐，或进食、饮水后呕吐，以及腹痛、腹泻。严重者发生休克、昏迷甚至死亡。服用镇静药、安眠药诱发昏迷的患者常无胃肠道症状。

（二）腺垂体功能减退症与垂体危象

1. 腺垂体功能减退症

成人腺垂体功能减退症又称为 Simmond 病，是指各种原因导致一种或多种垂体激素缺乏，从而导致一系列内分泌功能减退的临床表现。按发病部位和病因分为原发性和继发性。常见病因包括产后垂体缺血性坏死（亦称 Sheehan 综合征）、垂体肿瘤、垂体手术或放疗后。

该病消化系统的临床表现主要包括与垂体肿瘤相关及与激素缺乏有关两方面。其中垂体肿瘤引起的消化系统表现详见本节垂体瘤与垂体卒中部分。

（1）TSH 缺乏：属继发性甲状腺功能减退症，一般出现较晚，由于在垂体功能低下时 TSH 仍有微量分泌，其临床表现常较原发者轻，患者可有食欲减退、腹胀、便秘。严重者可出现麻痹性肠梗阻或黏液性水肿性巨结肠。

（2）ACTH 缺乏：由 ACTH 不足导致的糖皮质激素缺乏的临床表现与 Addison 病相似，绝大多数起病缓慢，表现为极度疲乏、软弱、厌食、恶心、呕吐、上腹痛及体重减轻。心率缓慢，血压低，不耐受饥饿，易出现低血糖，抵抗力差，常并发感染、感染性休克与昏迷。低钠血症也可能是 ACTH 缺乏的特征性表现，尤其是老年人。少数患者以恶心、呕吐为首发症状，需要与胃肠道疾病相鉴别，该类患者多有产后大出血或垂体肿瘤、手术等相关病史，多伴低钠血症，检测垂

体相关激素水平低下，抗生素治疗无效，激素治疗有效。对有体重减轻和厌食病史的患者，需要警惕急性皮质醇缺乏症，患者多有软弱、乏力、恶心、呕吐等症状较前加重，可出现低血容量性休克、发热和急腹症。

（3）激素缺乏与非酒精性脂肪肝（NAFLD）：研究发现，腺垂体功能减退症患者中 NAFLD 患病率普遍高于正常人群，考虑与该病多合并有多种激素的缺乏有关。研究显示，性激素、TSH、糖皮质激素均参与糖脂代谢，与 NAFLD 有关。

近几年国内外有研究认为 GH 缺乏与 NAFLD 的发生发展有关。动物实验研究显示，特异性敲除小鼠肝脏 GH 受体可导致胰岛素抵抗、糖耐量异常以及严重的肝脏脂肪变；而应用 IGF-1 和 GH 治疗可改善 GHD 小鼠脂肪性肝炎。GHD 患者 GH 替代治疗也可降低肝酶水平，改善肝脏病变，但因临床研究中纳入的患者单纯 GHD 少见，多合并其他垂体前叶激素缺乏，GH 与脂肪肝之间的关系并未明确。

2. 垂体危象

垂体功能减退性危象简称垂体危象，在全垂体功能减退基础上，各种应激如感染、腹泻等均可诱发垂体危象。该病如得不到及时正确的诊治，常可危及生命。临床可呈现高热型、低温型、低血糖型、循环衰竭型、水中毒型及混合型。各种类型可有相应的症状。

消化系统最为显著的临床症状是厌食、呕吐等，也可伴有中上腹疼痛。垂体功能减退症患者单独采用甲状腺激素替代治疗可诱发厌食、腹痛、休克等症状。水中毒型患者主要是因进水量过多，水排泄障碍加重进而出现水中毒症状，最终造成脑水肿，临床表现有无力、厌食、呕吐、昏迷等。某些患者在危象前期即可出现极度的乏力、厌食、恶心、呕吐频繁，有些病例因以恶心呕吐为首发症状而就诊于消化内科，易与胃肠道疾病相混淆。而腹痛腹泻作为垂体危象的常见诱因，也易被误诊为"急性胃肠炎"，从而延误疾

病的诊治。垂体危象患者出现恶心呕吐的机制复杂，可能与 ACTH 缺乏、低钠血症、低血糖、水中毒等多种因素有关。垂体危象患者血电解质均比较低，其中以低钠常见，通常情况下血清钠 < 120mmol/L。结合详细的病史询问、查体及激素检测多可做出诊断。一旦高度怀疑垂体危象应强调，在抗感染的前提下及时的静脉补充糖皮质激素是治疗的关键。

某些腺垂体功能减退症患者由于厌食、消瘦甚至恶病质非常明显，需要与神经性厌食相鉴别。后者亦有厌食、消瘦、闭经或月经稀少，由于神经紊乱及营养不良可影响垂体功能，出现某些类似于腺垂体功能减退的症状。但神经性厌食多见于年轻女性，多有精神刺激史，常有明显的情绪变化，其消瘦程度较腺垂体功能减退为重，先有厌食，后出现闭经、无腋毛与阴毛脱落，可伴有神经性贪食交替出现。内分泌检查除性腺功能减退外，其余垂体功能均正常。

（王养维　余湘尤　刘玲娇）

三、甲状腺疾病的消化系统表现

（一）甲状腺毒症与 Graves 病

甲状腺毒症是指血循环中甲状腺激素过量，引起神经、循环、消化等系统神经兴奋性增加和代谢亢进为主要表现的临床综合征，是一种代谢变化和组织功能的病理生理变化。其中由于甲状腺腺体自身功能亢进以及合成和分泌甲状腺激素增加所导致的甲状腺毒症，称为甲状腺功能亢进症，简称甲亢。在临床实践中应注意区分甲亢和甲状腺毒症，甲亢则指甲状腺组织产生和释放激素过多，而甲状腺毒症则强调其产生的后果。

Graves 病（Graves' disease，GD），即弥漫性毒性甲状腺肿，是自身免疫性甲状腺疾病的主要类型之一。GD 的年发病率为 14/10 万，在中国人群的发病率为 0.25%～1.09%，是引起甲状腺功能亢进症的最常见原因，占碘充足地区全部甲状腺毒症的 70%～80%，已有的流行病学研究显示我国范围内约有 1000 万的 GD 患者。GD 好发于女性，女性与男性发病比约 5：1，可以发病于任何年龄，高峰期在 20—40 岁。GD 以促甲状腺激素受体抗体（thyrotropin receptor antibody，TRAb），尤其以甲状腺刺激性抗体（thyroid stimulating antibody，TSAb）的产生为特征，TRAb 与甲状腺滤泡上皮细胞的促甲状腺激素（thyroid-stimulating hormone，TSH）受体结合使之活化，刺激甲状腺细胞增殖，导致甲状腺激素合成和分泌增加。约 25% 患者会合并 Graves 眼病（GO）。甲亢患者出现胃肠道症状发生率为 30%～50%。该组病症的消化系统表现较多，甚至误诊为原发性胃肠道系统疾病。

(1) 食欲与体重：食欲亢进是甲亢常见症状。由于代谢亢进，营养物质消耗加速，患者多食易饥饿，大多数患者食量较前增加，仍不能补偿消耗，故体重降低。少数病情较轻的青少年，因进食增加，消耗不多，故体重反而增加。

(2) 腹泻、便秘、恶心、呕吐：由于过多甲状腺激素作用，胃排空能力及肠蠕动增加，从而使大便频率增加。本病患者常出现腹泻，大便常含不消化食物、无脓血。大便隐血试验多次阴性，部分患者有脂肪泻。腹泻伴食欲减退、恶心呕吐，可出现低血钾等电解质紊乱，提示甲亢已发展到严重阶段，为甲亢危象先兆。慢性消化不良症状包括腹胀、嗳气，恶心及呕吐。其机制可能是由于甲状腺激素直接作用或对于中枢神经系统的影响。甲亢患者可并发溃疡性结肠炎，这两种疾病都多见于青中年女性，均有腹泻及体重减轻，因此需加以鉴别，例如甲亢患者大便中出现黏液、脓血，甲亢症状控制后腹泻仍不减轻，要考虑合并结肠炎。当肠炎和 Graves 病同时发生，恶性贫血的发生率随之增加。甲亢引起便秘者较少见，其原因可能与肠道功能障碍，结肠发生痉挛性收缩有关。

(3) 腹痛：甲亢患者腹痛部位不固定，可局限为某处或弥漫性，疼痛性质不定，持续性疼痛及间歇性疼痛都有发生，排便后部分疼痛可减轻。甲亢患者出现腹痛常是危象表现，因此需与消化系统及其他引起腹痛的急腹症相鉴别。推测可能与胃肠运动功能紊乱有关。

(4) 吞咽障碍：这是甲亢较为罕见的表现，可急性或隐匿性发生，由于甲状腺肿的直接挤压导致。

(5) 消化道分泌及吸收功能：约 1/3 甲亢患者可检测出针对壁细胞的抗体，伴胃酸缺乏，胃泌素释放亦有减少。对葡萄糖和半乳糖的吸收可能增加，糖耐量试验提示吸收高峰提前。

(6) 肝脏损害：甲状腺激素对肝脏也有直接毒性作用。甲亢患者可出现肝损害，病情较轻者，肝功能正常，肝脏活检也无异常。病情较重的甲亢患者，可出现肝功异常，包括血清谷丙转氨酶、碱性磷酸酶及胆红素的轻度升高，低蛋白血症，有时出现黄疸。甲亢肝损害一般不严重，在甲亢控制后即可恢复。甲亢导致肝损害的可能机制：①肝脏相对缺氧。甲亢时心排血量增加，但内脏动脉血流并不增加，而内脏耗氧量增加，于是造成相对的缺氧状态，尤其是肝小叶中心区域的细胞氧供不足，可以发生肝小叶中央坏死；②分解代谢亢进。甲状腺激素可促进肝糖原分解、脂肪氧化分解和蛋白代谢加强，引起负氮平衡，再加上维生素和去脂物质的缺乏，可使肝脏自身保护机制发生障碍，更易出现肝损害；③甲状腺激素对肝脏代谢的影响。甲状腺激素对肝脏的影响是多因素的，如干扰胰岛素样生长因子内平衡、NAPDHP$_{450}$ 的调节、脂肪酸的合成、刺激线粒体代谢变化等；④甲状腺激素对胆汁酸代谢的影响。甲状腺激素对肝脏阴离子转运和胆汁排泄有很大影响，促进肝血红素降解增加，并抑制葡萄糖醛酸转移酶，使非结合胆红素增加，引起黄疸；⑤甲亢是一种自身免疫性疾病，可对肝脏造成免疫损伤，有些患者可合并原发性胆汁

性肝硬化，慢性肝内胆汁淤积而损伤肝脏；⑥心力衰竭及感染、休克等因素损害肝脏。甲亢特别严重者，尤其是伴有感染、心力衰竭、危象或原有肝脏疾病者，可出现黄疸、肝大、预后严重。肝衰竭是 Graves 病患者获得成功救治前的一个重要的死因。另外，少数患者，并未发生危象或其他并发症，而出现黄疸，主要是游离胆红素增高，这种情况可能是由于原有先天性或获得性缺陷，胆红素由血浆转移至肝细胞中，或是肝内胆红素结合障碍，在发生甲亢时显现出来。

（二）甲状腺功能减退症与甲状腺炎

1. 甲状腺功能减退症

(1) 概述：甲状腺功能减退症，简称甲减，是指组织中的甲状腺激素作用不足或缺如的一种病理状态，即指甲状腺激素的合成和分泌减少或组织作用减弱所致的全身代谢减慢综合综合征。主要分为临床甲减和亚临床甲减。甲减的患病率与 TSH 的诊断切点值、年龄、种族、性别等因素密切相关。国外报告甲减的患病率 5%～10%。根据 2010 年我国 10 个城市甲状腺疾病患病率调查，TSH > 4.2mU/L 为切点，甲减的患病率为 17.8%，其中亚临床甲减患病率为 16.7%，临床甲减患病率为 1.1%。女性患病率明显高于男性，且随着年龄增长，患病率升高。我国甲减年发病率为 2.9%。根据病因分为原发性和继发性。原发性甲减占全部甲减 99%，包括自身免疫、甲状腺手术及 ^{131}I 治疗。按起病年龄分为呆小病（克汀病）、幼年型和成年型，严重者发展为黏液性水肿。

(2) 甲状腺激素不足，基础代谢低下，可影响胃肠道，症状如下。

① 一般早期出汗减少、怕冷、颜面水肿、行为迟缓、精神萎靡、疲倦嗜睡、记忆力减退。

② 舌大，声音嘶哑，如合并干燥综合征，可因唾液腺萎缩出现明显口干。

③ 食管运动障碍可发展为食管下段括约肌压力降低，食管体收缩幅度降低，引起吞咽困难和

反流。这些随着甲减治疗可好转。

④ 食欲不振、腹胀、便秘是最为常见的胃肠道反应。大部分患者伴有轻到中度体重增加，因组织中亲水性糖蛋白聚集引起的液体潴留，但不会超过体重的 10%。甲减患者在胃肠道方面总体表现为胃肠道运动功能减慢。放射性核素示踪技术可见轻度便秘到严重麻痹性肠梗阻。便秘和肠蠕动减慢是常见表现。便秘可导致粪便嵌塞（巨结肠黏液性水肿）。腹部胀气（黏液性肠梗阻）如果伴发肠绞痛和呕吐，症状和机械性肠梗阻类似。甲减对小肠吸收有着较复杂的影响。尽管多种物质的吸收速率降低，但是由于肠道蠕动减慢，吸收时间延长，总的吸收量可能增加，另一方面，甲减的特征是氨基葡聚糖在全身间质组织中积累，在胃肠道平滑肌中也如此，会导致胃肠道平滑肌水肿，从而可能出现吸收不良。胃和小肠黏膜的萎缩，以及肠壁的黏液性水肿浸润可经组织学检查证实。结肠可能出现严重扩张，腹腔中液体量也常常增加。

⑤ 胃黏膜萎缩，腺体减少，自身免疫性甲状腺炎可伴有胃壁细胞抗体，患者可出现胃酸明显缺乏，胃酸分泌减少是由于相关的自身免疫性胃炎。在约 1/3 的原发性甲减患者血清中可能出现抗胃壁细胞抗体（循环性）。在其他甲减患者中胃泌素水平降低可能是胃酸分泌少的原因，可能继发于胃黏膜萎缩。原发性甲减患者会发生有临床症状的恶性贫血。

⑥ 肝功检查结果一般正常，但是转氨酶水平可能升高，胆囊收缩减弱，可出现扩张，但并不清楚这种改变是否会诱发胆囊结石产生。胆固醇在肝脏合成延缓，肝脏对胆固醇排泄减少，出现高胆固醇血症。胆汁酸代谢会出现甘氨酸、牛磺酸结合胆酸的概率增加。

⑦ 血清中癌胚抗原水平的升高，可能仅仅由甲减引起，也可见于器官梗阻。甲减可出现腹水，但较少见，且常与胸腔积液和心包积液同时存在。腹水和胸腔积液、心包积液特征为富含蛋白质和黏多糖。高胆固醇血症是黏液性水肿的一个特征，但腹水中胆固醇浓度较低。

2. 甲状腺炎

(1) 概述：甲状腺炎是由于自身免疫、感染、药物及放射线等原因所致甲状腺组织损伤的一组异质性疾病。其病因不同，临床表现及预后差异较大，患者可表现甲状腺功能正常、一过性甲状腺毒症或甲状腺功能减退，同一病程中 3 种功能异常均可发生，部分患者发展为永久性甲减。甲状腺炎按疾病缓慢可分为急性、亚急性和慢性甲状腺炎。按组织病理学可分为化脓性、肉芽肿性、淋巴细胞性和纤维性甲状腺炎；按病因可分为感染性、自身免疫性和放射性甲状腺炎。

(2) 临床常见的几种甲状腺炎分述如下。

① 亚急性甲状腺炎（subacutethyroiditis，SAT）：又称为亚急性肉芽肿性甲状腺炎、巨细胞性甲状腺炎、DeQuervain 甲状腺炎等。多由病毒感染甲状腺引起，甲状腺短暂性疼痛，以破坏性甲状腺组织损伤为特征。甲状腺功能变化与两类消化系统表现相关：①甲状腺毒症阶段：见本节甲亢的消化系统表现；②甲减阶段：见本节甲减的消化系统表现。

② 慢性淋巴细胞性甲状腺炎：又称桥本甲状腺炎（Hashimoto thyroiditis，HT），是自身免疫甲状腺炎的一个类型，以淋巴细胞浸润为病理特征。发病率约为 1%～2%，男女比例为 1：（5～10），好发于 30—50 岁。HT 起病隐匿、进展缓慢，早期甲功可正常。随着病程进展，甲状腺组织破坏出现甲减，相关消化系统表现详见本节甲减。

HT 还可与 Graves 病并存，称为桥本甲亢，检测血清中存在 TSAb 和 TPOAb，临床表现为甲亢和甲减交替出现，可能与促甲状腺激素受体抗体中，刺激性抗体或阻断性抗体哪个占主导作用有关。甲亢或甲减的消化系统表现均见本节相关内容。

③ 无痛性甲状腺炎：又称亚急性淋巴细胞性甲状腺炎、寂静性甲状腺炎，与 HT 类似。甲状

腺淋巴细胞浸润程度较 HT 轻，表现为短暂、可逆的甲状腺滤泡破坏，约一半的患者血中存在甲状腺自身抗体。典型的甲状腺功能变化类似亚急性甲状腺炎，甲状腺功能变化与两类消化系统表现相关：①甲状腺毒症阶段：见本节甲亢的消化系统表现；②甲减阶段：见本节甲减的消化系统表现。

（三）甲状腺肿瘤

甲状腺结节中甲状腺癌的患病率为 5%～15%，甲状腺的恶性肿瘤一般分为甲状腺腺癌和甲状腺淋巴瘤。甲状腺腺癌发病高峰年龄在 49—69 岁，女性多发，男女比约为 1：3，恶性程度高的甲状腺癌少见于 < 40 岁，但年龄 > 40 岁者甲状腺癌发生转移及恶性程度增高。根据肿瘤形态主要分为乳头状癌、滤泡细胞癌、未分化癌、甲状腺髓样癌。

1. 甲状腺肿瘤的分类

(1) 乳头状癌：乳头状癌在临床最常见，恶性程度较低，占甲状腺癌 50%～70%，多见于儿童及年轻女性。生长缓慢，主要为淋巴转移，血行转移较少，有的则以肺、骨转移为主。

(2) 滤泡细胞癌：滤泡细胞癌占甲状腺癌 10%～15%，多见于 40 岁以上，女性是男性 2～3 倍，儿童罕见。一般通过血行转移远处扩散，特别扩散至骨、肺、肝等器官。侵犯范围及程度决定其预后。临床上有甲状腺结节性肿大、质硬，单结节多见，后期出现临近转移组织侵蚀及疼痛和远处转移等表现。

(3) 未分化癌：未分化癌占甲状腺癌的 5%～10%，多见于 55 岁以后，女性和男性比例为 (1.3～1.5)：1。恶性程度高。可迅速侵蚀临近组织和发生全身广泛转移，如皮肤、血管、肺、食管、肝脏，预后差。

(4) 甲状腺髓样癌：又称甲状腺滤泡旁细胞癌，占甲状腺癌的 2%～3%，50 岁以后发病常见，恶性程度高于滤泡细胞癌。肿瘤易侵蚀淋巴管，也可发生血行转移。肿瘤分泌降钙素，故血液中降钙素浓度增加，但血钙一般不低，甲状腺滤泡旁细胞属于胺前体摄取脱羧化细胞（amine precursor uptake decarboxylation cell，APUD），可分泌血清素和 ACTH，表现有类癌症状和库欣综合征。也可以分泌前列腺素和血管活性肽引起相应症状。32% 病例可出现腹泻，尤其在转移的患者。其机制可能为前列腺素激活了腺苷酸环化酶 / 环磷腺苷机制，导致肠液分泌引起腹泻。也可以合并多发性内分泌腺综合征 II a 和 II b，即可同时伴有肾上腺嗜铬细胞瘤、甲状旁腺瘤，合并甲状旁腺功能亢进症（简称甲旁亢），出现相关症状和体征。

(5) 甲状腺淋巴瘤：甲状腺淋巴瘤十分罕见，占甲状腺恶性肿瘤 1%～2%，男女比约为 1：3。可在桥本甲状腺炎基础上发生，临床上桥本甲状腺炎或甲亢患者有迅速增大的甲状腺肿，甲状腺扫描呈现冷结节需要进一步明确诊断。甲状腺淋巴瘤易与未分化癌的小细胞癌混淆，需病理严格鉴别。

2. 甲状腺肿瘤的临床表现

所有的甲状腺肿瘤临床上主要为肿瘤压迫及转移带来的表现。较大的甲状腺肿瘤可能会造成气管移位，或者压迫器官、食管或颈部血管，从而引起相应的临床症状和体征，如吸气性喘鸣、吞咽困难或窒息感。如果喉返神经压迫可出现声音嘶哑，常提示是甲状腺癌。但良性的结节性甲状腺肿偶尔也会引起声带麻痹。甲状腺肿瘤囊内出血可能出现急性痛性肿大，并可能会诱发或加剧阻塞性症状。

（王养维　闫　妮）

四、甲状旁腺疾病的消化系统表现

（一）甲状旁腺功能亢进症

甲状旁腺功能亢进症简称甲旁亢，可分为原

发性、继发性、三发性和假性四类。原发性甲旁亢（primary hyperparathyroidism，PHPT）是由于甲状旁腺肿瘤或增生引起甲状旁腺激素（简称 PTH）分泌超过正常引起的，多见于 20—50 岁成年人，也可见于儿童和老年人。甲旁亢主要表现为高钙血症，当血钙高于 3.0mmol/L 时，症状明显。典型的原发性甲旁亢临床表现主要表现在骨骼和泌尿系统，包括多发性肾结石、消化性溃疡以及广泛性骨吸收等。近 50 年来甲旁亢的临床表现变迁很大，典型症状已经相当少见。

1. 高钙危象的消化系统表现

由于血钙过高，导致大量钙自尿排出，患者常出现多尿、口渴、多饮症状。高血钙使神经肌肉激惹性降低，胃肠道平滑肌张力降低，胃肠蠕动减慢，表现为食欲不振、恶心、呕吐、反酸、腹胀、腹痛、便秘等。肠梗阻亦有报道。当血钙 ≥ 3.75mmol/L（> 3.5～4.0mmol/L）时，可出现高钙危象，主要症状有恶心、呕吐、腹痛、脱水、嗜睡、烦躁，逐渐出现意识不清、昏迷。如果不及时抢救，死亡率可达 60%。

2. 消化性溃疡、胰腺炎

(1) 消化性溃疡：1930 年最初报道甲旁亢患者中有 8% 合并有消化性溃疡，随后也有研究显示，10%～24% 甲旁亢患者有消化性溃疡。这与高血钙可刺激胃泌素分泌、胃酸分泌增多有关，随着甲状旁腺功能亢进症的手术治疗，高血钙被纠正的同时，高胃酸、高胃泌素血症和溃疡病均可得到纠正。国内外有以消化性溃疡甚至溃疡出血为首发症状的个案报道，但随着质子泵抑制药的广泛应用以及 PTH 检测技术的广泛开展，甲旁亢患者合并消化性溃疡已变得非常罕见，基本仅见于 MEN-1 或 MEN-4 的患者。若为 MEN-1 的一部分，常伴有胃泌素瘤，分泌大量胃泌素，引起顽固性消化性溃疡。除十二指肠球部外，溃疡还可发生于胃窦、十二指肠降段或空肠上段等处，称为卓 - 艾综合征（Zollinger-Ellinger syndrome）。对于经久不愈及反复发作的溃疡病，

需注意血钙的变化，尤其是高血钙伴低血磷的患者，常需要检测 PTH 排除甲旁亢可能。

(2) 胰腺炎：1947 年 Martin 等首次报道了胰腺结石与 PHPT 的相关性；1957 年 Cope 等首先描述了胰腺炎可以是 PHPT 的首发症状。随着人们对疾病认识的深入，PHPT 与胰腺炎的关系得到了一致的认可。其胰腺炎可表现为急性、反复复发性及慢性，患病率为 5%～10%。存在 4 种可能的机制：①钙离子容易沉积于有碱性胰液的胰管和胰腺内产生结石，使胰管堵塞；②高血钙可激活胰蛋白酶原形成胰蛋白酶导致胰腺自身溶解，从而导致急性胰腺炎；③遗传因素如 SPINK1 和 CFTR 等胰腺炎易感基因突变可导致 PHPT 患者更易于发生胰腺炎；④血 PTH 升高对胰腺有直接毒性作用，导致胰腺腺泡组织的损伤而引起胰腺炎。

PHPT 引起急性胰腺炎的临床表现一般以腹痛、恶心呕吐等消化道症状为主，并伴有白细胞升高，血清淀粉酶、脂肪酶升高等急性胰腺炎的典型表现，缺乏典型 PHPT 的骨骼、肌肉和泌尿系表现，易误诊为普通的急性胰腺炎。但一般胰腺炎时血钙降低，若患者血钙正常或增高，甚至出现高钙危象，应追查是否有甲旁亢存在。临床上应将慢性、反复复发性胰腺炎作为甲状旁腺功能亢进症的一个重要线索。

（二）甲状旁腺功能减退症

从甲状旁腺激素的生物合成、释放入血、靶器官受体结合，最终发生生理效应的过程中，任何环节的缺陷均可引起甲状旁腺功能减退症（简称甲旁减）。甲旁减患者因 PTH 不足或作用缺陷造成高血磷、低血钙、尿钙尿磷低。临床表现以低血钙所致的神经肌肉兴奋性增高为主，可导致麻木、肌肉痉挛、手足抽搐。

消化系统表现主要与低血钙有关，患者内脏的平滑肌痉挛，可出现肠道痉挛、肠蠕动加快、恶心、呕吐、呃逆、腹痛、腹胀和便秘等，

有的患者可出现胆绞痛。长期低血钙可导致胃酸缺乏、肠吸收不良、发作性腹部绞痛和脂肪泻，易误诊为肠道炎症、肠道易激综合征或胃肠自主神经病变。如果有低钙血症及其相应的临床表现，经补钙治疗即好转应考虑甲旁减可能。少数患者由于惊厥，导致视盘水肿及颅内压增高，颅内压增高时，可引起喷射样呕吐。

（王养维　余湘尤　刘玲娇）

五、肾上腺疾病的消化系统表现

（一）库欣综合征

库欣综合征，又称皮质醇增多症，系由多种原因引起肾上腺皮质分泌过多糖皮质激素所致。其主要临床表现有满月脸、多血质、向心性肥胖、紫纹、痤疮、糖尿病倾向、高血压、骨质疏松等。本病多见于女性，男女比例为 1 :（2～3）。以 20—40 岁居多，约占 2/3。肾上腺病变可分为双侧增生（最为多见）、腺瘤或癌。

皮质醇有保钠排钾的作用，高水平的血浆皮质醇是高血压、低血钾的主要原因，长期低血钾可使肾小管上皮细胞呈空泡样变性，导致肾脏浓缩功能减退，表现为多尿、夜尿增多、口干、尿比重低。

消化系统依不同临床类型可以有多饮、多食伴向心性肥胖（典型病例）或摄食减少伴体重减轻（重型，异位 ACTH 综合征或肾上腺癌）。

（二）原发性醛固酮增多症

原发性醛固酮增多症，指肾上腺皮质分泌过量醛固酮，导致体内潴钠排钾，血容量增多，肾素 - 血管紧张素系统活性受抑。临床主要表现为高血压和（或）低血钾。国外报道，在 1、2、3 级高血压患者中，原醛症的患病率分别为 1.99%、8.02% 和 13.2%，而在难治性高血压患者中，其患病率为 7.1%。与同样血压水平的原发性高血压患者相比，原醛症患者心脏、肾脏等高血压靶器官损害更为严重。

随着原发性醛固酮增多症病程的进展，后期可表现为低钾血症及严重钾丢失，长期低钾血症的临床表现如前所述，与消化系统相关的主要表现为口干、多饮，严重低血钾时可引起吞咽困难、肠麻痹、便秘等。

（三）嗜铬细胞瘤和副神经节瘤

嗜铬细胞瘤（pheochromocytoma，PCC）和副神经节瘤（paraganglioma，PGL）是分别起源于肾上腺髓质和肾上腺外交感神经链的肿瘤。肾上腺外起源的包括交感神经节、副交感神经节或其他部位嗜铬组织的肿瘤。PCC 占 80%～85%，PGL 占 15%～20%，两者合称嗜铬细胞瘤和副神经节瘤（pheochromocytoma and paraganglioma，PPGL）。副神经节瘤也常被称为肾上腺外嗜铬细胞瘤。本病是一种较少见的继发性高血压。国外报道在普通高血压门诊中嗜铬细胞瘤和副神经节瘤的患病率为 0.2%～0.6%，在肾上腺意外瘤中约占 5%。本病各年龄均可发病，但以青中年最多，儿童高血压中嗜铬细胞瘤发生率相对较高，为 1.7%。本病有家族史者称为家族性嗜铬细胞瘤，约占 5%，为常染色体显性遗传。家族性嗜铬细胞瘤既可表现为单独的嗜铬细胞瘤，也可同时伴有其他异常。嗜铬细胞瘤瘤体尚可分泌血管活性肠肽、脑啡肽、促肾上腺皮质激素（adrenocorticotrophic hormone，ACTH）、5- 羟色胺、降钙素、甲状旁腺素样激素、神经肽 Y 和其他物质，临床表现复杂多样。PPGL 多位于肾上腺髓质，髓外主要分布于腹膜后腹主动脉前、左右腰椎旁间隙、肠系膜动脉开口处主动脉旁的嗜铬体，更少见的部位尚有肾上极、肾门、肝门、肝及下腔静脉之间、腹腔神经丛、近胰腺处、髂窝或近髂窝血管处、卵巢内、膀胱内、直肠后、胸腔内、脊柱旁、颈部或颅内等处。

由于瘤组织可阵发性或持续性地分泌大量去

甲肾上腺素、肾上腺素及微量多巴胺，临床上常呈阵发性或持续性高血压、头痛、多汗、心悸及代谢紊乱综合征，并可造成心、脑、肾等严重并发症。

高血压发作时，患者常有恶心、呕吐等胃肠道症状。长期高浓度儿茶酚胺导致患者肠蠕动减慢而出现便秘、结肠扩张，甚至肠梗阻，还可发生胃肠道壁内血管增生性或闭塞性动脉内膜炎而致腹痛、肠梗阻、溃疡出血、穿孔、腹膜炎等。儿茶酚胺还可减弱胆囊收缩力，使胆汁潴留致胆石症。如肿瘤位于盆腔或直肠附近，用力排大便时因腹压增加可诱发高血压事件。

日本学者 Takuya Hatada 于 1994 年报道，一名 45 岁女性因右侧肾上腺嗜铬细胞瘤出血坏死导致腹痛、心悸、头痛、出汗、呼吸急促、恶心、呕吐、肠梗阻。英国学者 K. Harries 等于 2004 年报道，一名 31 岁女性罹患食管副神经节瘤，其主要临床表现为间断呕血及吞咽困难。日本学者 Shin-ichi Ikuta 等 2007 年报道，一名 49 岁女性因慢性水样泻就诊时发现右侧肾上腺占位，手术后经病理检查确诊为分泌血管活性肠肽的嗜铬细胞瘤，该患者没有嗜铬细胞瘤典型的头痛、心悸及出汗，无高血压，却有分泌血管活性肠肽的肿瘤可引起水样泻、低血钾和胃酸缺乏综合征。华西医院儿外科的袁淼等于 2018 年报道，一名 9 岁的小男孩经病理检查诊断为后纵隔副神经节瘤，该病例以呕吐为首发症状，伴有间断头痛及高血压。

（四）肾上腺皮质功能减退症

慢性肾上腺皮质功能减退症，是由于双侧肾上腺因自身免疫、感染或肿瘤等破坏，或双侧大部分或全部切除所致，也可继发于下丘脑分泌促肾上腺皮质激素释放激素（CRH）和（或）垂体分泌 ACTH 不足所致。本症临床上呈衰弱无力、体重减轻、色素沉着（原发性肾上腺皮质功能减退症）或肤色变淡（继发性肾上腺皮质功能减退

症）、血压下降等。患者以中年及青年为多，年龄大多在 20—50 岁，男女患病率几乎相等，自身免疫引起者以女性为多，女性与男性之比为（2~3）：1。

除因感染、创伤等应激而诱发肾上腺危象外，起病多缓慢，临床症状在数月或数年逐渐发生。早期表现为易疲乏、衰弱无力、精神萎靡、食欲不振、体重减轻等。病情发展后可有色素沉着、体位性低血压。

消化系统方面，食欲不振为早期症状之一，较重者有恶心、呕吐、腹胀、腹痛、腹泻等不适。国外报道约有 10% 自身免疫性 Addison 病患者合并乳糜泻，便秘较少见。腹痛位于上腹部，系隐痛。胃肠 X 线检查仅提示功能失常。少数患者有时呈嗜盐症状，与失钠有关。继发性肾上腺皮质功能减退症合并有其他腺垂体功能减退时，可有甲状腺功能减退，表现为不耐寒、便秘等。

当患者并发感染、创伤，或因手术、分娩、饮食失调而发生腹泻、失水，中断皮质醇治疗、大量出汗或过度劳累等均可诱发危象。本病可呈渐进性或突发性出现。症状有烦躁、头痛、食欲缺乏、恶心、呕吐、腹泻、腹痛、发热等。体检可见口唇及手指发绀，严重失水可出现皮肤松弛、眼球下陷、舌干、极度软弱、血压下降及呼吸加速等周围循环衰竭表现。血压下降早期，患者仍保持清醒，之后血压继续下降，可出现昏迷、惊厥等，皮下或黏膜下可见广泛出血，瘀点或瘀斑，毒血症明显，常并发弥散性血管内凝血。肾上腺动静脉中血栓形成时，可出现骤起腹痛，疼痛位于患侧脐旁约在肋缘下 6.5cm，伴有恶心呕吐。一般早期无高热、休克、心率及呼吸显著加速等表现，常被误诊为急腹症，需详细询问病史及进行仔细的体格检查，与其他急腹症进行鉴别。后期常有发热，体温可达 40℃ 以上。有慢性肾上腺皮质功能减退症突然出现呕吐和腹痛常预示肾上腺危象的发生。

（五）其他若干高血压、低血钾综合征

1. 糖皮质激素可治性醛固酮增多症

糖皮质激素可治性醛固酮增多症（glucoc-orticoid–remediable aldosteronism，GRA）是一种比较罕见的内分泌遗传性疾病，1966 年由加拿大医生 Sutherland 率先报道。临床上主要表现为中重度高血压，不同程度的低血钾、血容量增加、高醛固酮血症，以及血浆肾素活性受到抑制。患者发病年龄往往较轻，并常呈家族发病趋势，但散发病例也不少见。有些患者的血钾可保持在正常范围内，始终无低血钾表现，该病的一个重要特点为，此类高盐皮质激素所导致的一系列临床表现可被外源性糖皮质激素所逆转。

2. 表象盐皮质激素过多综合征

表象盐皮质激素过多综合征是一种由于 11-羟类固醇脱氢酶功能缺陷引起的罕见常染色体隐性遗传性疾病，多以儿童起病，表现为高血压、低血钾、低肾素和醛固酮降低，给予低盐饮食和螺内酯可改善症状，ACTH 则加重病情。1977 年首先由 New 和 Ulick 报道，迄今全球共发现 60 余例该病患者。

与上述两种疾病相关的消化系统表现均是由于长期低钾可使肾浓缩功能减退，导致多尿、夜尿增多、口干、多饮、尿比重低。

（王养维　李　婧）

六、多发性内分泌腺瘤病的消化系统表现

（一）多发性内分泌腺瘤病 1 型

1. 甲状旁腺肿瘤临床表现为甲状旁腺功能亢进症

相关临床表现详见本章第四部分甲状旁腺功能亢进症。

2. 胃肠胰内分泌瘤的消化系统表现

可为功能性或无功能性，以胃肠及胰腺受累为主要临床特征。依赖于影像学及功能影像学，以及激素水平分泌为诊断依据。相关临床表现详见本章第八部分。

3. 垂体瘤的消化系统表现

相关临床表现详见本章第二部分。

4. 肾上腺腺瘤的消化系统表现

相关临床表现详见本章第五部分。

5. 前肠类癌的消化系统表现

5%～15% 的 MEN-1 患者患有类癌，虽然散发性的类癌主要是起源于中肠和后肠，MEN-1 类癌主要起源于前肠（胸腺、气管、胃等）。

（二）多发性内分泌腺瘤病 2 型

1. 甲状腺髓样癌的消化系统表现

一般无特异消化系统表现。压迫食管可出现吞咽困难，还可出现腹泻，与类癌综合征有关。

2. 嗜铬细胞瘤的消化系统表现

相关临床表现详见本章第五部分。

3. 甲状旁腺增生或腺瘤临床表现为甲状旁腺功能亢进症

相关临床表现详见本章第四部分甲状旁腺功能亢进症。

4. MEN-2B 的消化系统表现

MEN-2B 的消化系统表现是由甲状腺髓样癌、嗜铬细胞瘤和多发性黏膜神经瘤构成，该综合征的标志即特征性的黏膜瘤表现，可出现于舌部远侧、唇部和上下眼睑结膜下部以及整个胃肠道黏膜。可能会有胃肠道黏膜纤维瘤的临床表现。胃肠道的神经节瘤病可引起肠梗阻、结肠扩张或伴发痢疾的儿童急腹症样表现，且可能为 MEN-2B 的首发临床表现。

（李晓燕　王养维）

七、自身免疫性多内分泌腺综合征的消化系统表现

（一）自身免疫性多内分泌腺综合征 I 型

APS-I 又称自身免疫多内分泌腺病 – 念珠

菌病 - 外胚层发育不良（autoimmune polyendo-crinopathy-candidiasis-ectodermal dysplasia，APECED），以慢性皮肤黏膜念珠菌病、自身免疫性甲状旁腺功能减退症和 Addison 病三联征为特征，是该病的主要组成部分。APS-Ⅰ患者发生几乎所有器官自身免疫疾病的风险均明显增加。18% 患者有肠道吸收不良。反复发作性念珠菌病经常累及口腔和指甲，较少累及皮肤和食管。食管感染时可出现胸骨后烧灼感，吞咽时有疼痛及梗阻感，严重者出现食管狭窄。胃肠和肛门念珠菌感染可出现腹痛、气胀和腹泻。怀疑食管和胃肠道感染时可通过内镜取病变处标本做病理学检查和念珠菌鉴定。其他非内分泌腺病也由自身免疫引起，包括慢性萎缩性胃炎、恶性贫血、小肠吸收不良综合征等。其他经常出现的消化系统表现有无脾症和胆结石，15% 以上患者患有无脾症或脾萎缩。伴有脂肪泻的吸收不良原因不清楚，但通常是间歇性的，当低钙血症时症状加重。

（二）自身免疫性多内分泌腺综合征Ⅱ型

APS-Ⅱ（MIM 269200）比 APS-Ⅰ相对常见，女性的发病率超过男性，通常在成人阶段发病并表现出家族聚居性。APS-Ⅱ同一个体发生 2 个或 2 个以上的下列疾病：Addison 病、Graves 病、自身免疫甲状腺炎、1A 型糖尿病、原发性性腺功能减退症、重症肌无力或乳糜泻。具体消化系统临床表现见相关疾病章节。其中乳糜泻可见于伴发麦胶性肠病的患者，多于幼年发病，进食含麦胶食物后腹泻，大便为无色乳糜状。严重者有体力减轻、疲乏无力、发育迟缓及水电解质紊乱。停服含麦胶食物后腹泻自行停止。APS-Ⅱ与消化系统相关的少见伴发症还包括自身免疫性肝炎、吸收不良综合征、胃肠疾病（溃疡性结肠炎 / 原发性胆汁性肝硬化），可引起相应的临床表现。

（李晓燕　王养维）

八、非内分泌腺内分泌疾病的消化系统表现

（一）胰岛素瘤

胰岛素瘤是内源性高胰岛素血症引起低血糖最常见的原因之一，是胰腺内分泌肿瘤中发病率最高的一种肿瘤，约占功能性胰内分泌肿瘤的 70% 左右，年发病率约 1/25 000，患病率女性稍多于男性，约占 60%，多见于 40—50 岁，90% 为单发，80% 直径在 2cm 以下，约 90% 为良性，肿瘤发生于头、体、尾大致相近，胰外异位的不到 1%。胰岛素瘤可以是散发的，也可以是家族性的。临床症状与肿瘤大小不成正比。该瘤主要是由胰岛 B 细胞组成，可产生大量胰岛素，进入患者血液出现高胰岛素血症，临床上以反复发作的空腹低血糖症为特征

1. 低血糖的发作情况

多数起病缓慢，主要诱因为饥饿、劳累和精神刺激，有时与饮酒、月经来潮和发热等有关。低血糖多发生于清晨或黎明前或饭前饥饿时，由轻渐重，由偶发到频发，逐渐加重加频，从每年仅 1～2 次发作逐渐增加至每日数次发作。低血糖发作的频率有很大的个体差异，决定于肿瘤分泌胰岛素量、机体对低血糖的应激能力和自动加餐的次数，发作时间长短不一，最短仅 3～5min，长者可达数日，甚至 1 周以上。进食或注射葡萄糖后可中止发作。

2. 低血糖症的临床表现

低血糖时首先是大脑皮质受累，伴有交感神经兴奋的表现，如出汗、乏力、饥饿、心悸、震颤、面色苍白、脉速等；如果低血糖持续存在，出现中脑、脑桥和延髓受累，伴有神经精神症状，表现为头痛、复视、焦虑、行为异常、神志不清、昏睡以至昏迷，或一过性惊厥、癫痫发作。临床表现与血糖降低程度不一定成比例，初发者血糖未降至 2.8mmol/L 时就出现症状；久病者血糖降至 1.1mmol/L 时仍清醒自如。如果血糖

下降缓慢或长期处于低下水平，患者对低血糖反应差，虽然血糖已在 2.5mmol/L 以下，可无交感神经兴奋症状而出现精神错乱、行为异常、嗜睡、昏睡或昏迷等表现。

3. 低血糖症的其他症状

复视、视物模糊、出汗、心悸、乏力的多种组合发生率为 85%，精神错乱或行为异常者 80%，意识障碍或遗忘症者 53%，癫痫大发作占 12%。早期轻症大多以交感神经兴奋为主；较重者常呈中枢神经抑制，从意识蒙眬、昏睡到昏迷、抽搐、精神失常、木僵、肢体瘫痪、锥体束征阳性等。其中以意识障碍最多，其次为抽搐及行为精神异常。因而本病易误诊为神经及精神疾患。久病多发后常影响智力、记忆力及定向力等。

4. 低血糖症的预后

患者为了预防低血糖发作常进食过多，引起肥胖，后者又可导致代谢综合征和高血压等并发症。恶性胰岛素瘤的病情重，常伴顽固性低血糖症，多伴有肝大、消瘦、腹泻、腹内肿块和腹痛等，预后不良。

（二）胃肠胰腺内分泌肿瘤的消化系统表现

1. 胃泌素瘤的消化系统表现

胃泌素瘤（gastrinoma）是一种分泌胃泌素的肿瘤，多系胰岛 A_1 细胞肿瘤，10%～15% 发生于十二指肠 G 细胞，肿瘤分泌大量胃泌素导致胃酸分泌过多，引起复发性、多发性和难治性的消化性溃疡和（或）腹泻等综合征群。1955 年 Zollinger 和 Ellison 首先报道了两例患者，以后发现这种肿瘤能分泌一种促分泌物质。1969 年 Gregory 证明这种强烈的促分泌物质即胃泌素，故此症被称作卓 - 艾综合征（Zollinger–Ellison syndrome，ZEs）或胃泌素瘤。进一步临床资料提示此征由分泌胃泌素的肿瘤（胃泌素瘤）或胃窦 G 细胞增生所致，以后将前者引起的类型称之为 Zollinger-Ellison 综合征 II 型，后者引起的称为 I 型。国外研究显示总人群患病率为 1/10 万，

约占胰腺胃肠道瘤的 20%，占消化性溃疡的 0.5%～1%。其发病机制目前尚不清楚，男性稍多于女性，平均发病年龄为 45—50 岁。约 25% 与多发性内分泌腺瘤综合征 –1（MEN–1）相关。

胃泌素瘤虽多数为恶性，但因瘤体小、发展缓慢，所以肿瘤本身很少引起明显的症状，直到疾病的晚期才出现恶性肿瘤浸润的症状。临床表现主要与大量胃酸分泌有关，分述如下。

(1) 顽固性多发性消化性溃疡：90%～95% 患者在病程中出现消化性溃疡，可有消化性溃疡的家族史，反流性食管炎亦较常见。这是因胃泌素强烈而持续刺激胃黏膜，使胃酸和胃蛋白酶大量分泌所致。与普通消化性溃疡比较，本病溃疡的特征是顽固、多发、易合并出血穿孔等并发症，对常用剂量抑酸药无效，易复发。75% 溃疡发生于十二指肠球部和胃窦小弯侧，25% 发生于非典型部位，如食管下端、十二指肠球后部及空肠等处。溃疡常呈单个，也可多个，直径一般小于 1cm，少数可大于 2cm。40%～50% 患者可产生消化性溃疡的并发症，如出血、穿孔、幽门梗阻和胃 - 空肠 - 结肠瘘等，且不易被常规治疗所控制。患者在胃大部切除术后，溃疡极易迅速复发，常发生于吻合口或吻合口远端。

(2) 间歇性急性发作性腹泻：约 1/3 的患者伴有腹泻，35% 可为本病的初发症状。部分病例腹泻可出现在溃疡产生时，5%～10% 仅有腹泻而无溃疡存在。腹泻常呈大量的水样或脂肪泻，间歇性发作，每日 10～30 次，其量可达 2500～10 000ml，严重者可产生水电解质紊乱，出现脱水、低钾血症和代谢性酸中毒，脂肪及维生素 B_{12} 吸收不良等症状。产生腹泻的主要原因是大量胃液进入空肠，在禁食状态下，每日大约有 15L 液体进入小肠，使容量增加刺激了肠蠕动。此外，胃泌素可减少肠黏膜对水和电解质的吸收，导致渗透性腹泻。一般治疗难以控制，抽取胃液或全胃切除或应用 PPI 可使腹泻症状缓解。

(3) 多发性内分泌腺瘤综合征 –1（MEN–1）：

约 25% 的患者并发其他内分泌肿瘤，累及内分泌腺的分布依次为甲状旁腺、胰腺、垂体、肾上腺、甲状腺等部位，亦可合并支气管和小肠的类癌。嗜铬细胞瘤有，但罕见。

2. 胰高血糖素瘤的消化系统表现

胰高血糖素瘤是一种胰腺内分泌肿瘤，由于胰岛 A 细胞的肿瘤自主分泌过量的胰高血糖素入血引起胰高血糖素瘤综合征，主要出现皮肤坏死性游走性红斑（Necrolytic migratory erythema，NME）、非胰岛素依赖型糖尿病、舌炎临床三联征。1942 年 Becker 首次报道本病；1974 年 Mallinson 提出了"胰高血糖素瘤综合征（Glucagonoma syndrome）"的命名。胰高血糖素瘤为罕见病，一般病史较长，发病年龄为 20—73 岁，女性比男性略多。瘤体较其他功能性内分泌肿瘤大，直径多在 3cm 以上，几乎都发生在胰腺，其中 50% 位于胰尾，30% 位于胰体，10% 在胰头。恶性者占 60%～82%。70% 以上的患者在临床确诊时已发生转移，最常见的转移部位是肝脏，其次为局部淋巴结。80% 为单发，20% 可伴有 MEN-1 型，因此对患者要注意调查家族史。临床表现如下。

(1) 表皮坏死性游走性红斑（NME）：多自腹股沟、会阴部开始，逐渐向四肢蔓延；病变形态不定，有疼痛和瘙痒感，先出现红斑，后形成水泡，并和附近红斑融合，疱破结痂，愈合后无瘢痕形成，但伴有色素沉着；容易并发细菌性或真菌性感染，延缓愈合。

(2) 黏膜炎症：因黏膜受累，常伴口角炎、唇炎、舌炎、指甲松动、外阴及阴道炎。

(3) 贫血：常有正细胞正色素性贫血，偶有红细胞系统增生不良，血清维生素 B_{12} 及叶酸多正常，口服及胃肠外给铁难以改善贫血。贫血的原因可能为：①胰高血糖素的促分解作用造成氨基酸缺乏和营养不良；②恶性肿瘤晚期的慢性消耗；③胰高血糖素可能抑制红细胞生成。

(4) 体重减轻：绝大多数患者表现为体重进行性减轻，发生率为 56%～90%，在皮损好转时可改善。

(5) 腹泻、腹痛：约半数患者有腹泻，腹泻可能与肿瘤还分泌其他多肽（如 VIP）有关。

(6) 糖耐量异常、轻型糖尿病。

(7) 深静脉血栓：发生率为 12%～35%，深部静脉血栓可引起肺梗死、脑梗死和肾梗死，凝血机制未见异常；其他内分泌肿瘤很少发生这种并发症；其发生机制不清。

(8) 神经精神症状：少数患者出现精神抑郁、共济失调、痴呆、视神经萎缩、眼球震颤、视觉障碍和反射异常等，可能与大剂量胰高血糖素作用于中枢神经系统有关。

3. 生长抑素瘤的消化系统表现

生长抑素瘤（somatostatinoma. SSoma）是发生于胰腺或小肠、释放大量生长抑素的神经内分泌肿瘤，临床上常表现为糖尿病、胆结石和脂肪泻生长抑素瘤三联征。本病是罕见的功能性内分泌肿瘤之一，起病年龄 27—84 岁，多见于 50 岁以上者，男女均可发病。本病于 1977 年首次报道，68% 起源于胰腺 D 细胞，其余的 32% 源于胰腺外的器官。90% 的肿瘤呈单个孤立性分布，恶性率高。具体临床表现如下。

(1) 胆结石：生长抑素抑制胆囊收缩素（CCK）的释放，导致胆囊收缩能力下降，引起胆汁淤积，易发生胆结石。

(2) 消化不良和脂肪泻：生长抑素抑制胰外分泌腺的分泌，使消化酶分泌减少，又因五肽胃泌素、组胺及饮食对刺激盐酸的释放受抑，出现消化不良和脂肪泻。因抑制了糖、氨基酸和脂肪的吸收，抑制小肠吸收水、电解质和营养物质（葡萄糖、氨基酸和三酰甘油），并可引起消化不良的症状，如嗳气和腹胀、腹痛、腹泻、脂肪泻、体重减轻等。抑制唾液腺分泌引起口干。

(3) 代谢紊乱：生长抑素抑制生长激素的释放，故生长抑素瘤患者对胰岛素的需要量减少，易出现低血糖表现；另一方面，因 SS 抑制胰岛素的释放，也可出现糖耐量减低或糖尿病。因 SS 同时也抑制胰高血糖素的释放，无严重的高血糖及血酮过高，而仅呈轻度糖尿病或糖耐量减低；偶尔发生酮症酸中毒。

(4) 十二指肠生长抑素瘤：多数在早期即出现梗阻症状，半数以上伴发 I 型神经纤维瘤和嗜铬细胞瘤。胰腺生长抑素瘤症状出现得较晚，多伴有肝脏转移。

(5) 生长抑素瘤还可分泌 ACTH，导致库欣综合征。

4. 血管活性肠肽瘤的消化系统表现

血管活性肠肽（VIP）瘤（vasoactine intestinal peptide secreting tumors，VIPoma）多发生于胰腺，为罕见内分泌肿瘤，占胰腺内分泌肿瘤的 2%～7%，仅次于胰岛素瘤及胃泌素瘤。主要由胰岛的 D_1 细胞分泌大量血管活性肠肽而引起，分为良性和恶性两种。它引起以大量水泻、严重低血钾、无胃酸或低胃酸及 VIP 细胞瘤为特征的临床综合征。曾称为胰性霍乱 – 水泻 – 低钾血症 – 低（无）胃酸（watery diarrhea hypokalemia achlorhydria/hypochlorhydria，WDHA，WDHH）综合征。因本病由 Verner 和 Morrison 于 1958 年首次报道，故又称为 Verner–Morrison 综合征，本病病因未明。临床表现几乎 100% 均有分泌性腹泻、脱水、体重减轻、电解质紊乱与代谢性酸中毒，具体表现如下。

(1) 分泌性腹泻：VIP 瘤最突出的临床表现是分泌性腹泻，几乎所有的患者都发生。在肿瘤早期，腹泻可为突发和周期性的；后期或恶变后则呈持续性腹泻，导致严重的水和电解质紊乱，甚至引起休克、酸中毒和心肾衰竭而死亡。典型的腹泻为分泌性水样腹泻，无黏液、脓血和细胞，粪液与血浆呈等渗；每日的腹泻量为 3～10L，呈淡茶水样；昼夜排便次数大于 10 次，大便常规化验无异常，禁食或止泻药不能缓解。有时尿酚酞试验阳性。

(2) 低钾血症：发生于所有患者。因大量钾和碳酸氢盐从便中丢失，造成严重而持续的低钾血症，血钾常降低至 2.2mol/L 以下。由于严重缺钾、代谢性酸中毒和脱水，患者常表现为恶心、呕吐、乏力和腹胀，严重者可引起周期性瘫痪、低钾性肾病、肾性尿崩症、肾功能不全、严重心律失常甚至心脏停搏。患者虽经积极补钾也难使血钾恢复正常。

(3) 无（低）胃酸症：是本病特征性表现之一，因为 VIP 抑制胃酸分泌，发生于 75% 的患者，其中 1/2 为低胃酸，1/4 为无胃酸，少数为正常或高胃酸。肿瘤切除后会出现反跳性高胃酸症。

(4) 其他电解质紊乱：半数以上的患者血钙升高，有时有颜面潮红和手足抽搐等，可能与低血镁有关。25% 病例由于钾、钙和镁的紊乱，临床上可出现轻瘫、肌无力或疼痛、心脏节律和传导异常以及强直性痉挛，严重病例可出现猝死。

（三）类癌与类癌综合征

类癌又称嗜银细胞瘤，于 1907 年首次由病理学家 Oberndorffer 提出，肿瘤分泌过量的 5– 羟色胺（5–HT）以及代谢产物 5– 羟吲哚乙酸（5–HIAA）引起阵发性皮肤潮红、腹泻、哮喘和心脏瓣膜病变及右心衰竭等一组临床综合征，又命名为类癌综合征。

1. 类癌与类癌综合征的分类

类癌的临床表现主要取决于肿瘤的位置、分泌的激素和病变程度。肺类癌通常在进行肺部放射线摄影检查时发现，而中肠道类癌因肠梗阻、腹部不适或腹痛为体征而得到诊断，直肠类癌可表现为出血或梗阻。有些肺类癌分泌 CRH 或 ACTH，表现为库欣综合征，部分肺类癌因分泌 5– 羟色胺、5HTP 或组胺，表现为类癌综合征。中肠道类癌可分泌 5– 羟色胺和速激肽，通常表现为类癌综合征。类癌综合征的发生取决肿瘤是否有功能、肿瘤的原发部位及其转移部位。

2. 类癌与类癌综合征的临床表现

(1) 阵发性皮肤潮红：文献报道，皮肤潮红分为以下四种类型：①红斑型，表现为突发性、弥漫性皮肤潮红，波及部位为面部、颈部和上胸部，持续的时间 1～5min。此型多来源于小肠、阑尾或近段结肠的中肠类癌瘤（20%～70%）。②紫色型，发生时间也相同，反复出现在皮肤同一部位，持续的时间约数分钟或稍长些，面部可见血管扩张，与晚期中肠道类癌有关。③持续型，皮肤潮红持续时间长达 2h，甚至数天。发作时常伴流泪、唾液腺肿大、低血压和面部水肿。有时波及全身，常与恶性支气管类癌瘤有关。④鲜红型，局部皮肤呈亮红色，斑片状，发作频率不定，主要见于慢性萎缩性胃炎和肠色素样细胞增生。这种类型常与组胺释放增多和代谢产物增多有关。

(2) 长期腹泻与消化不良：30%～80% 的类癌综合征患者会出现腹泻，可能与多种因素有关。许多肿瘤分泌的物质如 5-HT、速激肽、组胺、激肽释放酶和前列腺素类激素可以促进肠的蠕动、刺激肌电活动和影响紧张度，常伴有腹痛、腹胀和里急后重，易出现消化性溃疡。分泌性腹泻可以出现电解质平衡紊乱，吸收不良综合征，结合肿瘤的分解作用，伴消瘦，甚至出现恶病质。其他症状包括体重减轻、出汗。

(3) 其他表现：腹内纤维化可以导致肠粘连和肠梗阻，是类癌患者肠梗阻的常见原因，较类癌本身更易导致肠梗阻。腹膜后纤维化可以导致尿道梗阻，从而损害肾功能。这类患者有时需要置入尿道支架治疗。动脉和静脉的狭窄和闭塞往往是致命性的，缺血的肠必须经手术切除，大部分肠被切除后可能最终导致短肠综合征。类癌综合征其他少见的临床表现有皮肤角化过度的糙皮样皮肤损害、色素沉着、肌病和性功能障碍。

（四）异源性激素分泌综合征

1. 异源性 CRH/ACTH 分泌综合征

异源的 CRH/ACTH 综合征占 Cushing 综合征总病因的 10%～20%。库欣综合征以女性占优势，男女比例为 1∶8；而异源性 CRH/ACTH 综合征以男性多见，常突然起病，病情进展迅速；以近端肌病和周围性水肿较多，常伴有高血压、低血钾和严重的血糖异常；可有色素沉着，但多毛症少见。其他常见肿瘤表现有食欲减退、体重下降和贫血等。产生异源性 CRH/ACTH 肿瘤主要来源于神经内分泌细胞。其临床表现如下。

(1) 皮肤色素沉着。

(2) 严重低钾血症和代谢性碱中毒可见于 80%～100% 的患者，且钾离子缺乏比垂体库欣综合征更严重。考虑可能与高水平皮质醇的盐皮质激素样作用有关，由于皮质醇在异位分泌中较在垂体库欣综合征中水平更高，以及 11β- 羟类固醇脱氢酶活性降低，这种盐皮质激素作用在激素异位分泌者中更加明显。11β- 羟类固醇脱氢酶活性下降，使肾小管内皮质醇灭活减少，导致更多的皮质醇与受体结合。

(3) 食欲减退、体重下降、贫血和类固醇性糖尿病。

2. 异源性 TSH 分泌综合征

异源性 TSH 分泌综合征较少见，以男性患者较多见，发病年龄多在 50 岁以上，原发肿瘤多为滋养层（如睾丸畸胎瘤、葡萄胎和绒膜癌等）；也可见于非滋养层来源的肿瘤（如胃癌、肠癌、胰腺癌、乳腺癌、泌尿生殖道癌、前列腺癌、间皮瘤或间皮癌、支气管类癌和支气管肺癌等）；偶见于卵巢畸胎瘤（皮样囊肿）。关于肿瘤异源分泌 TSH 的性质尚未完全明了。其临床表现如下。

(1) 肿瘤患者血中 TSH 或 TSH 类似物增高。

(2) 对 TRH 试验无反应。

(3) 常以乏力为主要表现，大多数无高代谢综合征的临床表现，可伴有消瘦或神经质，应注意与淡漠型甲亢鉴别。

(4) 甲状腺一般不肿大。

(5) 无突眼及眼征。

(6) 血 T_3 和 T_4 测定可增高或正常，TSH 与

PRL 通常升高且与肿瘤分期有关。

(7) ^{131}I 吸收率增高。

(8) 有的患者血 HCG 升高。

3. 异源性 GHRH/GH 分泌综合征

Steiner 于 1968 年首次报道异源性 GH 综合征。在肢端肥大症总病例中，由异源性 GHRH 所致病例不到 1%。除了存在垂体外肿瘤，其临床特点与垂体 GH 瘤所致肢端肥大症无区别。异源性 GHRH 综合征患者一般都有垂体增生，而 GH 瘤患者为垂体腺瘤，两者难以鉴别。异源性 GH 综合征早期难以明确诊断，一般患者在出现骨关节病症状后平均 7~8 年才获确诊。

异源性 GHRH 或 GH 综合征所致肢端肥大症的临床特征与垂体 GH 瘤所致者相同，常有典型肢端肥大症表现。诊断时年龄常超过 40 岁，病程 7~8 年，男女之比约 1:2.7，可伴肿瘤局部压迫症状、糖耐量异常、胃泌素瘤、甲状旁腺功能亢进症、溢乳症、Cushing 综合征和类癌综合征等相应的消化系统表现（详见相应章节的消化系统表现）。

4. 恶性肿瘤相关的高钙血症

高钙血症是恶性肿瘤中最常见的内分泌并发症，发生于 5%~10% 的全部癌症患者。恶性肿瘤相关高钙血症的发病率达每年 15/10 万，约是原发性甲状旁腺功能亢进症发病率的一半。恶性肿瘤是住院患者高钙血症发生的最常见原因。高钙血症通常发生于肿瘤晚期，预后不良，发现高钙血症后的平均生存期只有 4~8 周。但乳腺癌和多发性骨髓瘤除外，肺癌、腺癌和多发性骨髓瘤占所有肿瘤相关性高钙血症的 50%。引起高钙血症的原因有三种情况：①癌瘤骨转移，使骨质破坏，骨钙直接进入血液；②肿瘤分泌异源性 PTH 相关肽（PTH-related peptide，PTHrP）或 PTH（少见）；③肿瘤分泌除 PTHrP 或 PTH 以外的其他骨吸收因子。其临床表现如下。

(1) 高钙血症：肿瘤相关性高钙血症表现可分成四组：①非特异性症状：包括疲倦、乏力、虚弱、头痛、行为异常和全身不适等（约 50%），血钙常 < 3.5mmol/L（14mg/dl）；②胃肠道症状：包括厌食、恶心、呕吐、腹部不适和腹胀、便秘等（占 1/3~3/4）；③肾性尿崩症：由于大量的钙离子从肾脏排泄所致，患者表现为口渴、多尿和多饮，如饮水不足则会发生失水；④神经系统症状：血钙常 > 3.5mmol/L（14mg/dl），包括嗜睡、视力障碍、意识模糊、昏睡甚至昏迷，但无神经系统定位体征。

(2) 原发肿瘤的表现：如局部肿块压迫症状、妇科炎症、肺部症状、血液系统表现、消耗性疾病表现如恶病质和贫血等，有时可有发热等全身表现。

(3) 预后不良：肿瘤性高钙血症的临床预后比较差，常见的并发症为肾石病、肾衰竭和骨折。恶性肿瘤如肺癌、乳腺癌和多发性骨髓瘤引起者，多数已是肿瘤的晚期表现，其预后差。由于高钙血症对各种降低血钙的药物均不敏感，治疗十分困难，常因高血钙危象或肾衰竭而死亡。良性肿瘤所致的高钙血症很少见，切除肿瘤后可痊愈。

（庞雅玲　王养维）

九、产能物质代谢性疾病的消化系统表现

代谢性疾病一般是指新陈代谢的某一个或多个环节出现障碍，而把由于原发器官疾病为主所致的代谢障碍归入该器官疾病的范畴内（如内分泌腺疾病）。代谢性疾病包括产能物质代谢病及非产能物质代谢病，其中产能物质代谢病包括碳水化合物代谢病、脂质代谢病以及蛋白质与氨基酸代谢病。长期代谢异常影响个体的生长、发育、成熟和衰老等过程，甚至通过表观遗传方式影响下一代。本部分我们将重点讨论产能物质代谢性疾病在消化系统的临床表现。

（一）糖尿病 / 糖尿病急性并发症 / 糖尿病慢性并发症

碳水化合物代谢性疾病的种类众多，糖尿病是典型代表。糖尿病是由遗传和环境因素共同作用引起的一组以糖代谢紊乱为主要表现的临床综合征。临床以慢性高血糖为主要特征，并发多种急慢性并发症。无并发症者在消化系统多表现为食欲亢进和易饥饿，进食量增多而体重下降。病情较重者多诉食欲不振、食欲缺乏、恶心、呕吐或腹胀，伴胃肠神经病变者更为明显。

1. 糖尿病急性并发症

(1) 糖尿病酮症酸中毒：糖尿病酮症酸中毒（diabetic ketoacidosis，DKA）是由于胰岛素不足和升糖激素不适当升高引起的糖、脂肪、蛋白质和水盐与酸碱代谢严重紊乱综合征。多数患者有不同程度的消化道症状，如恶心、呕吐、腹痛或上消化道出血等。DKA 所致的腹痛较轻，位置不定，伴或不伴恶心、呕吐和腹泻。此可能是 DKA 本身（尤其是酸中毒）的一种表现，血常规检查和粪便常规检查无特殊发现，并随着 DKA 的缓解而消失。血清淀粉酶、谷草转氨酶和谷丙转氨酶可呈一过性升高，一般在治疗后 2～3 天恢复正常。淀粉酶显著升高且伴有腹痛和血钙降低，提示 DKA 诱发了急性胰腺炎。肥胖、糖尿病神经病变，严重高 TG 血症和高脂肪饮食是急性胰腺炎的主要危险因素。少数患者腹痛剧烈，酷似急腹症，以儿童及老年患者居多，易误诊，应予以重视。DKA 合并急腹症时，后者的临床表现往往很不典型，对任何可疑对象均应进行进一步的实验室检查（如血清淀粉酶，脂肪酶，上腹部 CT）尽早明确诊断。

急性食管坏死综合征少见，但后果严重。病因与 DKA、酒精摄入、血栓栓塞、组织低灌注状态、胃内容物腐蚀、胃肠 - 食管麻痹、幽门梗阻、感染和血管病变有关。其主要表现为上消化道出血、上腹部疼痛、呕吐、厌食和发热等；实验室检查可见贫血和中性粒细胞升高。食管镜检可见黏膜变黑和糜烂，黑色的食管与胃贲门的界线清晰。活检组织可发现坏死黏膜组织。

(2) 高渗性高血糖状态：高渗性高血糖状态（hyperosmolar hyperglycemic state，HHS）是糖尿病严重急性并发症之一，以严重高血糖伴或不伴酮症酸中毒、血浆渗透压显著升高、失水和意识障碍为特征。临床表现为严重失水，患者有口唇及口腔黏膜干燥，少尿，体重减轻，皮肤弹性差，脉细弱而快，血压偏低，严重者出现休克，甚至可引起急性肾衰竭而少尿或无尿。尽管失水严重，失水体征明显，但患者饮水不多，口渴多不明显。糖尿病多食症状也不明显，有的甚至厌食。值得注意的是，消化系统疾病如肠系膜血栓栓塞、急性胰腺炎、消化道出血等可作为 HHS 的诱因存在，需仔细鉴别。

(3) 糖尿病乳酸性酸中毒：机体乳酸产生过多和（或）其清除减少引起血乳酸明显升高（≥ 5mmol/L），导致代谢性酸中毒（血碳酸氢盐 ≤ 10mmol/L，动脉血气 pH ≤ 7.35），称为乳酸性酸中毒。在糖尿病基础上发生的乳酸性酸中毒称为糖尿病乳酸性酸中毒（diabetic lactic acidosis，DLA），其发病率为 0.25%～4%，多发生在服用大量苯乙双胍伴肝肾功能不全和心力衰竭等的糖尿病患者，虽不常见，但后果严重，死亡率高。

在发病早期阶段，DLA 的临床表现常被基础疾病掩盖，以致难以确定。一般发病较为迅速，主要表现为不同程度的代谢性酸中毒，当血乳酸明显升高时，可对中枢神经、呼吸、消化和循环系统产生严重影响。乏力、食欲降低、嗜睡、腹痛、头痛、血压下降、意识障碍、昏迷及休克是糖尿病乳酸性酸中毒的常见表现。轻症可仅有乏力、恶心、食欲降低、头昏、嗜睡和呼吸稍深快；中至重度可有腹痛、恶心、呕吐、头痛、头昏、疲劳加重、口唇发绀、无酮味的深大呼吸至潮式呼吸、血压下降、脱水表现、意识障碍、四肢反射减弱、肌张力下降、体温下降和瞳孔扩大，最后可导致昏迷及休克。

2. 糖尿病慢性并发症

(1) 糖尿病胃肠自主神经病变：糖尿病胃肠自主神经病变引起的消化道症状最为常见，表现为便秘、上腹饱胀和胃部不适等，严重者表现为顽固性便秘或腹泻，或便秘与腹泻交替，甚至大便失禁。较多发生于糖尿病控制差的年轻 1 型糖尿病病例，常伴有其他慢性并发症。胃电图有助于明确诊断，并为鉴别诊断提供依据。食管功能障碍表现为食管蠕动减少，食物通过时间延迟，食管远端异常的蠕动压力波，并因此引起胸部不适、吞咽困难和呃逆等症状，食管测压可见压力波的振幅降低。胆囊功能障碍主要表现为脂肪餐后收缩减弱，一般仅在进行 B 超检查或胆囊造影时意外发现。肛门直肠功能紊乱的表现多种多样，常见的症状为局部不适、大便不净、异物感、痒痛、便秘或失控性"腹泻"等，严重者可伴下腹或骶部胀痛，最常发生于晚间睡眠中。检查可发现静息与加压后肛门内压下降，肛门与直肠的抑制性反射及肛周皮肤反射减退或消失，以及肛门括约肌松弛或舒缩功能障碍。直肠对充盈与扩张不敏感，并可发现局部末梢神经病变的电生理异常。

(2) 糖尿病合并胆囊 – 胆道感染：糖尿病患者免疫功能低下，易发生感染，其发病率为 35%～90%。糖尿病合并感染多较严重，不易控制，而且感染还往往加剧糖尿病的代谢紊乱，易诱发急性并发症，严重降低糖尿病患者的生活质量和生存时间。糖尿病易并发胆囊炎和胆囊结石，其原因可能与糖尿病脂代谢紊乱、自主神经病变、胆囊舒缩功能障碍和胆汁排泄障碍有关。胆囊结石又易并发胆源性胰腺炎，加重糖尿病。糖尿病易并发气肿性胆囊炎，病原菌为厌氧菌中的梭状芽孢杆菌，其次为大肠埃希菌。除有普通胆囊炎症状外，其特点是腹膜炎症状缺如，腹部触诊可触到捻发感，腹部 CT 或 B 超发现胆囊、

胆囊腔壁或肛周间隙存在气体。其发病机制可能与糖尿病周围血管病变有关。

（二）低血糖症

血糖降低并出现相应症状及体征时称为低血糖症。低血糖症不是一种独立的疾病，而是由多种原因引起的血浆葡萄糖浓度过低综合征。肝、肾、内分泌疾病、药物和恶性肿瘤等都可以引起低血糖症，但低血糖症的临床表现往往因原发病而忽视。

低血糖症的典型临床表现有交感神经兴奋综合征和脑功能紊乱。交感神经兴奋主要表现为发作性和进行性的极度饥饿、大汗、焦虑、躁动、易怒、心悸、手足颤抖、面色苍白和情绪激动等。如血糖下降严重且历时较长，可因脑组织缺糖而引起神志改变、认知障碍、抽搐或昏迷，持续 6h 以上的严重低血糖常导致永久性脑损伤。

（三）遗传性胰岛素不敏感综合征

引起胰岛素不敏感的遗传因素很多，主要包括胰岛素基因突变、胰岛素受体基因突变、胰岛素受体底物变异、糖原合成酶变异、糖代谢酶耦联蛋白变异等。这些疾病均有不同程度的胰岛素抵抗，有糖耐量减低或临床糖尿病。

（四）肥胖症与代谢综合征

肥胖症指体内脂肪堆积过多和（或）分布异常、体重增加，是遗传因素环境因素等多种因素相互作用所引起的慢性代谢性疾病。肥胖症作为代谢综合征（metabolic syndrome，MS）的主要组分之一，与多种疾病如 2 型糖尿病、血脂异常、高血压、冠心病、卒中、肿瘤等密切相关。除此之外，肥胖还可伴随或并发消化系统疾病。

1. 胆石症

胆石症的发生率随着 BMI 的升高而呈直线上升，有研究发现，当肥胖者减肥时，胆石症的发生率也呈增加趋势，这可能与胆汁中的胆固醇过

饱和促进胆固醇结晶的成核作用有关。同时，减肥期间的胆囊收缩功能下降也促进了胆石形成。当肥胖者的减肥速度超过每周 1.5kg 时，胆石症的发生率迅速升高。如果患者接受的是低热量饮食（1255kJ/d）、低脂饮食（1～3g/d）快速减肥时或采取胃部手术者，其新发胆石症的发生率可达 25%～35%。低热量饮食中的低脂促进了胆结石的形成，是因为一餐中需要超过 4～10g 的脂肪来促进胆囊的最大收缩。因此，提高低热量饮食中的脂肪含量有助于避免新发胆结石的形成。减肥时给予熊去氧胆酸（600mg/d）可以显著减少胆结石的形成。

2. 胰腺炎

主要是增加胆石症相关性胰腺炎和高三酰甘油血症相关性胰腺炎的发生率。胰腺炎的病情较非肥胖者重，男性肥胖特别容易诱发重型胰腺炎。胰周和腹膜后的大量脂肪堆积是引起胰腺炎后脂肪坏死和局部并发症的重要原因。

3. 非酒精性脂肪肝

非酒精性脂肪肝与肥胖、糖尿病、血脂异常、高血压和胰岛素抵抗等因素密切相关，是代谢综合征在肝脏的组分之一。临床表现为肝大、异常的肝生化指标、脂肪肝、脂肪性肝炎（NASH）、纤维化、肝硬化。丙氨酸转氨酶（ALT）和天冬氨酸转氨酶（AST）是最常升高的肝酶，但这些酶的升高一般不超过正常上限的 2 倍。肝酶水平常常和组织学异常的严重程度不平行。众多数据提示分别有约 75%、20%、2% 的肥胖患者患脂肪肝、脂肪性肝炎和肝硬化。肥胖者发生 NASH 的因素还未知，可能与肥胖诱发的脂质代谢改变有关；其次还可能与肝脏脂质过氧化和相关的细胞因子直接损伤肝细胞，引起肝炎和肝纤维化有关。伴 NASH 的肥胖者常被建议减重，但减重是否可改变疾病的进程尚未明确。当肥胖患者逐渐减重 10% 或更多，肝化学异常可缓解，并且肝体积、肝脂肪含量和肝硬化性肝炎的表现也有所减轻。胃部手术或极低热

量饮食所致的体重迅速降低也可减少肝脂肪含量，但会提高肝脏炎症并加速肝硬化性肝病的进展。

（五）脂质代谢性疾病

血脂谱异常症是指血脂水平异常（过高或过低）的代谢紊乱综合征，可直接或间接导致动脉粥样硬化、冠心病、胰腺炎、肾脏病变等。

1. 家族性脂蛋白脂酶缺陷症

脂蛋白酯酶缺陷症是一种少见的常染色体隐性遗传性疾病。脂蛋白酯酶活性缺乏影响三酰甘油的分解代谢，导致乳糜微粒代谢受阻，在体内积聚。乳糜微粒栓子阻塞胰腺的毛细血管，引起局限性胰腺细胞坏死而导致复发性胰腺炎。1/3～1/2 的患者可发生急性胰腺炎，常于进食高脂饮食或饱餐后发生，腹痛程度与血浆三酰甘油水平呈正相关。

患者在婴儿或儿童期常出现脂肪食物不耐受，表现在进食脂肪或饱餐后出现反复发作性腹痛，较重患者有典型急性胰腺炎发作史。婴幼儿反复发作腹痛伴血浆呈乳状时，应高度怀疑此症。

2. 家族性载脂蛋白 CⅡ 缺陷症

脂蛋白 CⅡ（apolipoprotein CⅡ，Apo-CⅡ）缺陷症是一种少见的常染色体隐性遗传病。Apo-CⅡ 缺陷导致功能性脂蛋白酯酶缺陷，脂蛋白酯酶不被激活，三酰甘油分解障碍，血中乳糜微粒蓄积。本症的临床表现与脂蛋白酯酶缺陷症相似，纯合子患者发病年龄一般较脂蛋白酯酶缺陷症发病较晚，患者多在婴幼儿期发病，表现为反复发作性腹痛、胰腺炎、网膜色素变性和发育障碍。杂合子患者的三酰甘油可正常或轻度增高，一般不发展为胰腺炎。

3. 葡萄糖脑苷脂累积病

葡萄糖脑苷脂累积病（glucocerebroside storage disease，GSD）由法国皮肤科医生 Gaucher 等首先描述。1919 年定名为戈谢病（gaucher disease，

GD）。1965 年证实其病因是溶酶体中酸性 β 葡萄糖脑苷脂酶（glucerebrosidase，GBA）缺陷。GSD 是先天性脂质代谢紊乱疾病中最常见的一种疾病，为常染色体隐性遗传病。细胞溶酶体中酸性 β 葡萄糖脑苷脂酶（GBA）基因突变使 GBA 失活，不能将葡萄糖脑苷脂裂解成蜡胺和葡萄糖，而被单核吞噬细胞系统中的巨噬细胞吞噬，堆积于溶酶体中而形成 Gaucher 细胞（gaucher cell，GC）。GC 细胞可增值扩张，从而导致受累器官肿大和功能受损。肝大多数为轻到中度，极少数患者有肝功能异常、门脉高压和肝功能衰竭。脾脏大较肝脏明显，脾大引起上腹部不适、脾功能亢进和恶病质，少数患者脾大达盆腔，可引起活动时呼吸困难、尿频、性交困难和其他压迫症状，发生脾梗死者有左上腹痛。脾功能亢进可使血小板减少，而表现鼻出血、皮下瘀斑，女性月经量过多，术后和产后出血。

（六）蛋白质与氨基酸代谢性疾病

1. 系统性淀粉样蛋白变性

系统性淀粉样蛋白变性（systemic amyloidosis，SA）是由于淀粉样蛋白在全身细胞外组织间隙、细胞质甚至细胞核中沉积，从而导致细胞和器官功能受损的一种临床现象。

由于沉积的淀粉样蛋白和受累器官有所不同，因此临床表现不均一。消化系统从口到肛门，包括肝脏和胰腺在内均可有淀粉样蛋白沉积。肝脏 100% 累及，因此消化系统的临床表现根据受累的消化器官不同而异。巨舌是系统性淀粉样变的临床特点之一，常为正确诊断的线索。舌由于大量淀粉样蛋白的沉积而增大，因而舌常伸于上下齿之间，并有言语不清。睡觉时舌往后掉，堵塞气道而发鼾声和呼吸困难，唇和牙龈增厚。由于食管平滑肌中有淀粉样蛋白沉着而使食管蠕动功能障碍，常引起非特异性症状，如餐后反流、吞咽不畅和吞咽困难等症状，也会引起

恶心、呕吐和上腹痛。胃蠕动功能有严重障碍，加之胃张力减低，甚至发生胃瘫（自主神经受累），从而胃排空延迟，食物潴留而使患者常感上腹饱胀和食欲减退。有些患者有胃溃疡、呕血和幽门梗阻。大、小肠肠壁肌肉中均有淀粉样蛋白沉着，加之神经和血管壁受累而引起便秘、腹泻、严重吸收不良，甚至导致脂肪泻；由于小肠缺血可引起肠坏死和缺血性肠炎。肠黏膜常有溃疡而有慢性渗血。极少数患者可发生肠穿孔，横结肠淀粉样蛋白沉积而形成的假性肿瘤可引起肠梗阻。

肝脏因大量淀粉样蛋白沉积而肿大，但除血清碱性磷酸酶增高外，其他肝功能指标很少改变。慢性肝病的其他表现，如蜘蛛痣、脾大、食管静脉曲张和门脉高压均不常见。约有 5% 的患者有肝内胆汁淤积，其发生机制不明，预后不良。胰腺腺泡由于大量淀粉样蛋白沉积而被破坏，导致胰腺功能不全而影响食物消化，引起脂肪泻。

2. 酪氨酸血症

Ⅰ型酪氨酸血症又称酪氨酸代谢紊乱症、遗传性酪氨酸血症、肝源性酪氨酸血症。中度的血清酪氨酸升高可严重累及肝脏、肾脏及中枢神经系统。

新生儿型又称急性型，早期表现为生长、发育迟缓、易怒、呕吐、腹泻、发热。还通常有肝大、黄疸、肝衰竭，低血糖和出血倾向。表现为黑粪，血尿，瘀斑。通常在 2 岁前因肝衰竭而导致死亡。

慢性型患者在 1 岁前可无临床表现。典型症状为生长、发育迟缓，进行性肝硬化，肾小管功能障碍，维生素 D 抵抗性佝偻病。通常在 10 岁前因肝衰竭或肝细胞瘤而导致死亡。可见贫血、血小板减少、白细胞减少，血清转氨酶正常或轻度异常，血清胆红素升高，血浆白蛋白降低，凝血因子降低。

（董春萍　王养维）

十、其他代谢性疾病的消化系统表现

（一）水和电解质代谢性疾病

1.低钠血症

低钠血症是指血清钠浓度低于135mmol/L，但在不同临床实验室中该数值可以有少许差别。低钠血症代表一种水相对钠过剩的状态。它可由水摄入大量增加（原发性烦渴症）引起和（或）由水排泄障碍导致。低钠血症的症状主要发生在神经系统，与血清钠浓度改变的严重程度及改变速度有关。低钠血症几乎都伴有低渗透压，正是血浆渗透压降低促使水分向细胞内移动，增加了脑水肿的可能。直接引起的症状主要是脑水肿相关的神经功能障碍和脑细胞对渗透性水肿的适应性改变。癫痫发作和昏迷不常见，通常出现在低钠血症急性加重时。症状性慢性低钠血症一般不会导致严重的神经系统异常，如脑疝、脑水肿等。

急性低钠血症的消化系统表现：恶心和不适是最早的表现，恶心、呕吐可能是致命性脑水肿的预兆症状。

慢性低钠血症的消化系统表现：轻到中度的慢性低钠血症通常没有症状，在血清钠浓度低于120mmol/L的慢性低钠血症患者中，约有1/3的患者有恶心、呕吐症状。但即使低钠血症程度很轻微，也与住院患者死亡率增加有关。

2.高钠血症

高钠血症是指血清钠浓度高于155mmol/L。虽然高钠血症是一种较为少见的电解质紊乱，但严重高钠血症患者会出现神经系统损伤，尤其是血清钠发生急性和迅速变化者。症状的轻重往往与血钠升高的速度有关。急性高钠血症比慢性者常见，其症状也比慢性者重。

急性高钠血症消化系统表现：最初是口渴，老年患者因渴感减退，可造成或加重高钠血症。当出现更严重的体液丢失时可引发腹痛，原因为肠系膜缺血所致。

慢性高钠血症消化系统表现：主要为烦渴。也有患者表现为恶心、呕吐。

3.低钾血症

低钾血症是指血清钾浓度低于3.5mmol/L的临床状态，临床表现的严重程度通常与血清钾降低的程度和持续时间有关，通常血清钾低于3.0mmol/L之前没有临床症状。低钾血症引起的神经肌肉症状与动作电位产生的改变有关，血清钾浓度降低会影响肌肉的去极化及收缩能力，从而导致肌无力。

低钾血症的消化系统表现：腹痛、厌食、恶心、呕吐，原因为累及胃肠道肌肉，导致肠蠕动消失及相关症状，在这些患者中，部分低血钾由伴发的腹泻引起。

4.高钾血症

高钾血症通常是指血清钾浓度大于5.5mmol/L，是一个常见的临床问题。当血钾水平轻度升高（＜6mmol/L）或中度升高（6～7mmol/L）时，大多数无症状。高钾血症最严重的表现为肌无力或肌麻痹、心脏传导异常及心律失常。这些表现常发生于慢性高钾血症血清钾浓度≥7.0mmol/L时，或者也可能发生于血清钾急剧升高但＜7.0mmol/L时。高钾血症引起的肌无力和心脏表现与神经肌肉传导受损有关。可影响动作电位的产生（称为膜兴奋性）、静息膜电位大小及细胞膜钠通道的活化状态。

高钾血症的消化系统表现与原发病、血钾升高的程度、速度有关。高钾血症使乙酰胆碱释放增加，引起恶心、呕吐、腹痛等消化系统症状。

5.低钙血症

血清蛋白浓度正常时，血清总钙低于2.2mmol/L称为低钙血症。血清总钙受血清蛋白、pH和许多电解质的影响，血清总钙并不能代表血清离子钙水平，因而严格的低钙血症的定义是指血清离子钙＜1.18mmol/L的临床状态。低钙血症可伴有一系列临床表现，轻则几乎没有症状，重则出现危及生命的癫痫发作、难治性心力衰竭或喉痉挛。除了严重程度，低钙血症的发生速度和病程也对临床表现具有决定作用。低钙血症直接增加了神经元的易激惹性，急性低钙血症的标志是手足搐搦，其特征是神经肌肉易激惹。手足搐搦的症状可能较轻，表现为口周麻木、手足感觉异常和肌肉痛性痉挛；症状也可能较重，表现为手足痉挛、喉痉挛，以及局灶性或全面性癫痫发作，后者必须与发生于重度手足搐搦时的全身强直性肌肉挛缩进行鉴别。其他的症状特异性较低，如乏力、易怒、焦虑和抑郁。部分患者即使有重度低钙血症，也没有神经肌肉症状。相比而言，外胚层和牙齿改变、白内障、基底节钙化和锥体外系障碍是慢性低钙血症的特征。这些慢性改变最常见于甲状旁腺功能减退症的患者。

本病的消化系统表现为腹痛、腹泻、胆绞痛等自主神经受累表现。

6. 高钙血症

血清总钙＞2.75mmol/L或血清离子钙＞1.75mmol/L即为高钙血症。轻度高钙血症患者（钙浓度＜3mmol/L）可能无症状或诉非特异性症状，如便秘、乏力及抑郁。血清钙浓度长期为3～3.5mmol/L时患者可能耐受良好，但急剧升高至该浓度可能引发明显的症状，包括多尿、烦渴、脱水、厌食、恶心、肌无力及意识改变。对于重度高钙血症患者（钙浓度＞3.5mmol/L），这些症状常常加重。

高钙血症的消化系统表现为厌食、胃肠道蠕动减弱、恶心、呕吐、腹胀、便秘、全身软弱无力、反射迟钝、吞咽困难等。便秘可能与平滑肌张力降低和（或）自主神经功能异常有关。高血钙刺激胃黏膜，使胃泌素分泌增加、胃酸增高，患者常有消化性溃疡。在高血钙刺激下，胰管内钙盐沉积，引起阻塞，可导致胰腺炎。目前提出的胰腺炎发生机制包括胰管钙沉积和钙激活胰腺内的胰蛋白酶原。在大鼠实验中，急性高钙血症引起血清淀粉酶呈剂量依赖性升高以及急性胰腺炎的特征性形态学表现。胰腺炎和消化性溃疡病

没有其他胃肠道症状常见。

对于多发性内分泌肿瘤-1型（multiple endocrine neoplasiatype 1，MEN-1）合并卓-艾综合征和甲状旁腺功能亢进的患者，单纯的甲状旁腺切除术使得血清胃泌素浓度和胃酸分泌显著降低。

7. 低镁血症

血清镁低于0.75mmol/L即为低镁血症。有症状的镁缺乏常伴有多种生化异常，如低钾血症、低钙血症及代谢性碱中毒。因此，往往很难将特异的临床表现单独归因于低镁血症。神经肌肉过度兴奋可能是镁缺乏患者的主诉。镁缺乏患者中常出现低钙血症，低钙血症也可能促发了低镁血症患者的临床表现。在消化系统可表现为恶心、呕吐、腹痛等不适。

8. 高镁血症

血清镁高于2.0mmol/L即为高镁血症。高镁血症较少见，肾功能损害是发生高镁血症最主要的病因，但大多数引起症状的高镁血症均与使用含镁药物有关。过量的镁可阻断神经传导及在末梢部位阻断乙酰胆碱释放，减低神经肌肉接头传导，并使突触后膜反应性减低和轴索兴奋阈值增高，从而使神经肌肉功能降低。可导致自主神经功能障碍，出现恶心、呕吐，肠胃蠕动功能减弱而发生腹胀。

9. 低磷血症

当血清磷浓度＜0.8mmol/L即为低磷血症。当同时伴有磷损耗时（不仅仅是因为磷进入细胞内），低磷血症能引起各种临床症状和体征。临床表现在很大程度上取决于磷损耗的严重程度和慢性程度，在有症状的患者中，血浆磷浓度通常＜0.32mmol/L。除了对钙、镁代谢的影响，低磷血症的临床表现主要是由于细胞内的磷损耗引发的结果，这种细胞内的磷损耗可影响许多器官系统。低磷血症的影响可分为矿物质代谢改变引起的影响和腺苷三磷酸（ATP）损耗所致的影响。

低磷血症诱发的肌肉功能障碍在消化系统表现包括吞咽困难和肠梗阻（累及平滑肌）。

10. 高磷血症

当血清磷浓度高于 1.9mmol/L 即为高磷血症。高磷血症的症状通常很轻，严重高磷血症的临床表现主要取决于原发病。伴随的低血钙、其他代谢紊乱和异位钙化灶可出现感觉异常、手足抽搐、腹痛、恶心呕吐、肌阵挛、惊厥、意识障碍等症状。

（二）维生素代谢性疾病

1. 维生素 A 相关性疾病

(1) 维生素 A 缺乏：维生素 A 缺乏症通常是根据临床表现诊断的，但测量血清视黄醇水平 [低于 20ug/dl（0.7umol/L）提示缺乏] 也可支持诊断。眼干燥症是由维生素 A 缺乏引起的一系列眼部疾病。其特点是泪腺功能不全引起的结膜和角膜病理性干燥，可进展为角膜干燥症（干燥）和角膜软化症。因为维生素 A 是视网膜视觉感光色素的底物，故维生素 A 缺乏也可引起夜盲症和视网膜病变。晚期眼干燥症可能是不可逆的。维生素 A 缺乏还会引起骨生长不良。维生素 A 缺乏时消化系统无特殊临床表现。

(2) 维生素 A 过量与中毒：分为急性维生素 A 中毒和慢性维生素 A 中毒。

① 急性维生素 A 中毒：成人单次摄入 > 660 000U（> 200 000μg）的维生素 A 时，会发生急性毒性反应，症状包括恶心、呕吐、眩晕和视力模糊。当使用剂量非常大时，出现上述初期症状后可能还会出现嗜睡、不适和反复呕吐。消化系统症状表现为恶心、呕吐。

② 慢性维生素 A 中毒：长期以 10 倍以上剂量摄入维生素 A 可发生慢性中毒，即成人长期摄入约 33 000U（10 000μg）视黄醇可能发生毒性反应。在 ≥ 1 个月的婴儿中，每日大量进食鸡肝，观察到了维生素 A 的部分毒性作用；大量是指每份含 36 000U（11 000μg 视黄醇），这已经是该年龄段推荐膳食摄入量的 20 倍以上。毒性反应的症状和体征包括皮肤干燥、恶心、头痛、乏力、易激惹、肝大、脱发、骨质增生、脑脊液压力增加（假性脑瘤）。慢性中毒的消化系统体征非特异，会出现肝毒性表现，出现肝大体征。

2. 维生素 B 相关性疾病

(1) 维生素 B_1：维生素 B_1 又称为硫胺素，是丙酮酸转化为乙酰辅酶 A（coenzyme A，CoA）的催化剂（催化作用所需的辅酶），并参与许多其他细胞代谢活动，包括三羧酸（tricarboxylic acid，TCA）循环，还参与神经冲动传导的启动。维生素 B_1 缺乏时消化系统症状表现为食欲缺乏、便秘、肠蠕动减慢、腹胀。

(2) 维生素 B_2：维生素 B_2 又称核黄素，属于黄素类天然化合物。黄素在许多生化反应，尤其是氧化还原反应中起关键作用。核黄素缺乏比通常认为的更常见，许多病例由于病情轻微以及症状和体征无特异性而未得到诊断。核黄素缺乏的临床表现包括咽痛、咽黏膜充血、黏膜水肿、唇炎、口炎、舌炎、正细胞正色素性贫血及脂溢性皮炎。由于核黄素缺乏通常伴有可引起类似症状的其他水溶性维生素缺乏，不一定能确定上述所有变化是否都是核黄素缺乏造成。尚无摄入高剂量核黄素后出现不良反应的报道。这可能是因为过量的核黄素通常不会被吸收，因其水溶性低，故人类胃肠道不能吸收有毒剂量的核黄素。

(3) 维生素 B_3：维生素 B_3 又称烟酸，烟酸（烟酸和烟酰胺）是碳水化合物、脂肪酸和蛋白质合成与代谢的必需营养素。烟酸缺乏消化系统的表现包括舌红和许多非特异性症状，如腹泻和呕吐。烟酸过量时，治疗剂量烟酸（如 1000~3000mg/d）的消化系统常见不良反应包括面色潮红、恶心、呕吐、血清转氨酶水平升高和便秘。当每日摄入量不足 1000mg 时，仅有少数文献报道了中毒病例。一项临床试验将受试者分为两组，分别给予长效或短效烟酸制剂，起始剂量均为 500mg/d。在几个月的随访期间，烟酸的剂量逐渐提高至最大剂量 3000mg/d，结果表明当烟酸剂量低于 1000mg/d 时没有出现胃肠道或肝脏毒性。速释组的毒性程度最轻，以胃肠道反应为主，只在缓释组中观察到肝酶的轻度升高。当烟酸剂量为 2000～6000mg/d 时，上述不良反应最常见且严重。如此高剂量的应用使得肝脏对烟酸的代谢饱和，更常出现药物的不良反应。在烟酸剂量为 3000mg/d 的患者中，肝功能障碍和急性重型肝炎也有过报道。

(4) 维生素 B₅：维生素 B₅ 又称为泛酸，是一种必需营养素，其临床缺乏很少见，可能是因为它不仅可以从许多食物中获得，还可从结肠细菌获得。泛酸缺乏仅在严重营养不良者中有过报道，通常发生在饥荒和战争情况下。缺乏时消化系统症状表现不典型，主要为胃肠道不适。泛酸没有已知毒性，过量摄入后可经肾脏排出。

(5) 维生素 B₆：由吡哆醇、吡哆胺、吡哆醛以及它们的磷酸化衍生物组成维生素 B₆。吡哆醇和吡哆胺主要存在于植物类食物中；吡哆醛主要来自于动物类食物。肉类、全谷物、蔬菜和坚果是维生素 B₆ 的最佳来源。烹煮、食品加工和存储会导致维生素 B₆ 利用度降低，症状明显的维生素 B₆ 缺乏很可能较为罕见，主要表现为皮炎、舌炎和小红细胞性贫血。维生素 B₆ 中毒消化系统表现为恶心。

(6) 维生素 B₁₂：缺乏可引起舌炎，包括疼痛、肿胀、压痛和舌乳头消失，这是因为胃肠道细胞分裂较快，所以对这些维生素缺乏导致的核酸缺乏较敏感。有些患者可能存在与引起缺乏症的基础疾病有关的胃肠道症状，如与炎症性肠病（inflammatory bowel disease，IBD）、乳糜泻，或者其他吸收不良状态相关的疼痛或腹泻。

3. 维生素 C 相关性疾病

(1) 维生素 C：维生素 C 又称为抗坏血酸，是一种可逆性生物还原剂（电子供体），它对于维持含有铁和铜的多种酶的活性很重要。抗坏血酸提供了还原分子氧所需的电子。这些抗氧化能力也可稳定许多其他化合物，包括维生素 E 和叶酸。也可作为叶酸还原为二氢叶酸和四氢叶酸的辅因子。

(2) 维生素 C 缺乏：维生素 C 是一种必需的膳食营养素，缺乏时会导致抗坏血酸缺乏临床综合征，即坏血病，主要是胶原合成受损和结缔组织病变所造成的。根据维生素 C 摄入不足史和典型的临床症状可做出临床诊断。维生素 C 缺乏可导致坏血病，表现为明显的皮肤症状（瘀点、毛囊周围出血及瘀斑）、牙龈炎、关节痛和伤口愈合不良，在摄入维生素 C 缺乏膳食数月内即可出现。最具特异性的症状（早在摄入不足后 3 个月即可出现）是毛囊角化过度和毛囊周围出血，伴瘀点和毛发卷曲。其他常见症状包括瘀斑、牙龈炎（伴出血、牙龈萎缩和龋齿）、干燥综合征、关节痛、水肿、贫血和伤口愈合不良。出血性皮损最初是扁平的，但可能发生融合并逐渐可触及，尤其是在下肢。这一表现可能类似于系统性血管炎。肌肉或骨膜出血可能导致肌肉骨骼疼痛，且疼痛可能很严重。全身性症状包括无力、不适、关节肿胀、关节痛、抑郁、神经病变和血管舒缩不稳定。维生素 C 缺乏在消化系统的表现非特异，可表现为厌食。

(3) 维生素 C 过量：大剂量的维生素 C（以 g 计量）可引起粪便隐血试验出现假阴性结果。流行病学数据显示，通过膳食和补充剂摄入维生素 C 的量与男性草酸肾结石之间存在相关性，尤其是剂量非常高的情况下。维生素 C 过量可导致腹泻和腹胀。

4. 维生素 D 相关性疾病

维生素 D 缺乏在消化系统无特殊症状。过量或急性中毒的症状是由高钙血症引起，消化系统表现为厌食、呕吐。

5. 维生素 E 相关性疾病

维生素 E 缺乏时消化系统无特异性表现。维生素 E 过量时消化系统症状多为恶心，罕见表现为新生儿坏死性结肠炎。

（三）血色病 / 铜累积症

血色病的临床表现与组织中铁沉积过多相关，消化系统表现为肝脏疾病，如肝功异常、肝硬化。

铜累积症，又称威尔逊病（也称肝豆状核变性），是一种由基因异常导致细胞铜转运障碍的常染色体隐性遗传病。胆汁排铜受损导致铜在一些器官内蓄积，最主要为肝脏、脑和角膜。随着时间的推移，肝脏进行性损伤，最终发生肝硬化，但不同患者进展速度并不相同。少部分患者（约 5%）发生急性肝衰竭，最常见于进展期肝纤维化患者。相关消化系统表现为急性肝衰竭、肝大和（或）脾肿大、黄疸、厌食和呕吐、脂肪肝等。

（王养维　林　燕）

十一、罕见内分泌代谢性疾病的消化系统表现

罕见病是指那些发病率为万分之一甚至百万分之一的极其罕见的疾病。由于这些疾病发病率较低，临床工作中常常更容易误诊、误治，给患者及其家属带来痛苦和经济负担。本部分将对可能具有消化系统临床表现的部分罕见内分泌代谢性疾病进行阐述。

（一）自身免疫性垂体炎

自身免疫性垂体炎（autoimmune hypophysitis，AH）是一类自身免疫介导的炎症侵犯下丘脑、垂体及其邻近器官的罕见疾病。临床分为原发性和继发性 AH。前者被认为是下丘脑垂体器官特异性的自身免疫疾病，后者常伴发于系统性的自身免疫疾病。淋巴细胞性垂体炎是原发性 AH 中最常见的类型，占 71.8% 左右。国内有学者认为淋巴细胞性垂体炎是一种分布全国各地的常见病，发病率可能高于糖尿病，但由于我们对垂体炎关注甚少，所以误诊很多。AH 伴发其他自身免疫性疾病的情况时可归类为自身免疫性多发性内分泌腺病综合征（APS）。AH 患者临床上主要表现为垂体占位、腺垂体功能减低、中枢性尿崩症甚至出现下丘脑功能障碍相关临床表现。

本病的消化系统表现主要与垂体占位效应以及腺垂体功能减退有关：①垂体占位效应：主要见于淋巴细胞性垂体炎的急性期，垂体增大引起颅内高压、恶心、呕吐等消化系统症状，病灶侵犯硬脑膜时还可有脑膜炎的临床表现（头痛、视野缺损等）。文献报道急性 AH 患者中 50%～70% 可出现恶心症状，其机制主要与垂体淋巴细胞及浆细胞浸润，导致垂体组织的鞍外扩展有关。②腺垂体功能减退：通常较为隐匿，主要表现为全身不适、恶心、呕吐、食欲不振、头晕、低血压，主要与 ACTH 缺乏有关。有报道提示 AH 相关的腺垂体功能减退症中垂体 – 肾上腺 – 皮质醇轴受累最常见（约 56%），这与其他病因所致的腺垂体功能减退症不同。如得不到及时的诊治，糖皮质激素缺乏状态可非常严重，甚至危及生命。当病变累及下丘脑时，还可出现缺乏饱腹感、体重严重增加等下丘脑综合征的临床表现。另外，继发性 AH 合并有系统性疾病的其他表现时可累及胰腺、肝脏，引起相应的消化系统表现。

国内有学者对 32 例淋巴细胞性垂体炎病例进行临床特征分析时发现，11 例患者出现头痛、恶心呕吐及视盘水肿等颅内占位效应表现，12 例患者出现恶心、食欲不振、乏力等垂体功能减退的表现。另有基于文献的我国自身免疫性垂体炎临床特征分析数据显示，我国报道的 166 例 AH 患者中有 25 例出现恶心呕吐症状，2 例合并有自身免疫性胰腺炎。AH 引起的上述消化道症状缺乏特异性，易被当作普通的消化道疾病来对待，从而延误病情；在合并恶性肿瘤时若出现恶心、呕吐、食欲不振等表现甚至可能限制临床医师的思维，导致漏诊及误诊。

（二）21-羟化酶缺乏症

21-羟化酶缺乏症是由位于染色体 6p21.3 区域内的 *CYP21A2* 基因突变导致肾上腺皮质类固醇激素合成障碍的一种先天性疾病，是先天性肾上腺增生症（congenital adrenal hyperplasia，CAH）中最常见的类型，占 90%～95%，呈常染色体隐性遗传。其临床表型可分为经典失盐型、单纯男性化型、非经典型。经典型患者可发生肾上腺危象，导致生命危险；高雄激素血症使女性男性化、男性性早熟，导致骨龄加速进展、矮身材以及青春发育异常，并影响生育能力。

本病的消化系统症状主要见于 21-羟化酶完全缺乏的经典失盐型患者。除了两性的特征性临床表现外，新生儿起病的患儿表现为不同程度肾上腺皮质功能不足的表现，如软弱无力、恶心、呕吐、喂养困难、腹泻、慢性脱水等。当基因突变导致 21-羟化酶活性低于 1% 时患儿机体内醛固酮、皮质醇完全缺乏，可出现新生儿肾上腺危象，常表现为拒食、呕吐、腹泻、体重锐减、昏睡等，伴严重的代谢性酸中毒、低血钠、高血钾，若不及时诊治，病死率高。小婴儿反复呕吐、腹泻，易误诊为普通的消化道疾病。事实上，在临床工作中，由于临床医生对该病的认知度不高，在许多病例中该诊断仍被延误，这种疾病在新生儿有显著高的病死率。通过新生儿筛查可降低本病的病死率，目前已被逐渐推广。应用放射免疫法检测血清 17-OHP 水平是 21-OHD 的一级筛查方法。

（三）先天性肾上腺发育不良

先天性肾上腺发育不良（adrenal hypoplasia congenita，AHC）是由 *DAX-1* 基因突变导致的 X 染色体连锁隐性遗传病。*DAX-1* 基因主要在下丘脑、垂体、肾上腺以及性腺中表达，影响类固醇激素的合成及相关器官发育。该类患者主要表现为进行性精神萎靡及皮肤色素沉着，临床表现为肾上腺皮质功能低下以及低促性腺激素性性腺功能减退。该病国外报道发病率高于 1∶12 500，国内尚无发病率报道，目前国内外对本病的研究仍以个案报道为主。

本病的消化系统表现与其失盐为主的肾上腺皮质功能不全有关，高发年龄段为婴儿期，可出现呕吐、进食差、乏力、昏睡。在发生应激情况时，可出现肾上腺危象，表现为恶心、呕吐、腹痛或腹泻、严重脱水等。病情严重时可导致休克，危及生命。部分患者可出现持续性黄疸。本病重症患儿在乏力、厌食、体重降低的基础上出现急腹症表现时需要考虑肾上腺危象的可能。由于对本病的认识不足，临床工作中易被误诊为先天性肾上腺增生症及 Addison 病，导致用药不当，也应当引起重视。基因诊断是 AHC 诊断的金标准，也可用于患儿家庭的产前咨询。

（四）自身免疫性胰岛素受体病

自身免疫性胰岛素受体病（autoimmune insulin receptopathy，AIR），又称 B 型胰岛素抵抗，是由胰岛素受体自身抗体导致的一种罕见病。AIR 好发于非洲裔美国女性，由 KAHN 等在 1976 年首次报道，目前对该病的描述大多数来自个案报道或病例系列报道。主要临床表现为高血糖、黑棘皮征、高雄激素血症、自身免疫性疾病等，另外约 25% 的患者病程中会出现自发性低血糖。AIR 是自身免疫性低血糖的主要原因之一。

该病在消化系统的临床表现仅见于个案报道。有文献报道，一例以呕吐、腹痛及全身乏力起病的患者，最终诊断为 B 型胰岛素抵抗、糖尿病酮症酸中毒。另有文献报道一例患者以"全身疲乏、食欲减退、雷诺现象、颜面及肢端水肿 3 个月"就诊，最终诊断为 SLE 相关的 B 型胰岛素抵抗。当本病伴发原发性胆汁性肝硬化、慢性活动性肝炎时可出现相应的消化系统表现。

（五）新生儿糖尿病

新生儿糖尿病（neonatal diabetes mellitus，NDM）是指出生后 6 个月内出现的一种罕见的单基因糖尿病，但也有在出生 6 个月后发病的病例报道。该病可进一步分为永久性新生儿糖尿病（permanent neonatal diabetes mellitus，PNDM）和暂时性新生儿糖尿病（transient neonatal diabetes mellitus，TNDM）。其病因为胰岛 B 细胞发育、功能或胰岛素信号通路中起关键作用的单个基因突变造成胰岛 B 细胞缺失或功能丧失而致病。目前已发现 23 种不同的 NDM 临床亚型，其中 6q24 区印迹异常是造成 TNDM 最常见的致病原因，ATP 敏感钾通道的编码基因 KCNJ11 和 ABCC8 的激活突变则是导致 PNDM 最常见的原因，常以糖尿病酮症酸中毒或血糖明显升高起病。

不同亚型的 NDM 遗传方式及在消化系统的临床表现不同，如 GATA6、PTF1A、PDX1、GATA4 等基因突变可导致胰腺发育异常，出现胰腺内外分泌功能障碍。FOXP3 基因突变可导致 IPEX 综合征，主要表现为自身免疫性甲状腺疾病、肠病及剥脱性皮炎，其特征性的肠病表现为在出生的第一个月或第一年间内的慢性严重性水泻；病理切片检查可见在黏膜的固有层上有绒毛萎缩与单核细胞浸润。EIF2AK3 基因突变可致 B 细胞破坏，导致 Wolcott-Rallison 综合征（新生儿期 T1DM、多发性骨骺发育不良、生长发育迟缓、肝肾功能损害）。肝脏疾病是 Wolcott-Rallison 综合征患者的特征表现之一，主要表现为反复急性发作的细胞溶解伴胆汁淤积，超声可见肝大，同时有肝酶升高和（或）胆红素水平升高，常并发低血糖，重症患者可发生昏迷。该病发病率极低，预后不佳，大部分在幼年时期死亡，死因多为肝衰竭和肾衰竭为主的多器官功能衰竭。对伴发骨骼发育不良和（或）反复发作肝功能衰竭的 PNDM 患者需要考虑该综合征的可

能，最好早期行影像学检查及 EIF2AK3 编码区域基因的测序。

（六）先天性高胰岛素性低血糖血症

先天性高胰岛素性低血糖血症（congenital hyperinsulinemic hypoglycemia，CHI）是一种胰岛素持续不恰当分泌导致的反复发作的严重低血糖症，胰腺 B 细胞中 ATP 敏感 K 通道的编码基因 ABCC8 和 KCNJ11 突变是最常见病因。本病是婴儿频发性和持续性低血糖的最常见原因，常表现为巨大儿、摄食不良、不耐受饥饿和顽固性低血糖等，常有低酮体血症和低脂肪酸血症。若得不到及时救治，极易导致脑损伤。

本病的临床表现多不典型，消化系统表现主要为摄食不良、喂养困难，与低血糖状态有关。胰腺增强 CT 提示胰腺无占位征象，可与胰岛素瘤所致低血糖相鉴别。肝脏不大，可与糖原累积症鉴别。部分患儿有肝大，考虑与宫内高胰岛素血症导致肝脏内糖原堆积过多有关。CHI 从胰腺组织病理学上可分为弥漫型和局灶型，弥漫型表现为胰腺弥漫分布的细胞核明显增大的 B 细胞；局灶型表现为胰腺内局灶性的结节或腺瘤样增生肥大的 B 细胞。在外科手术前鉴别弥漫型和局灶型具有重要意义。二氮嗪是治疗 CHI 的首选及一线药物，少部分局灶型患儿可行胰腺手术治疗。

（七）Bartter 综合征、Gitelman 综合征

Bartter 综合征属于肾远曲小管和集合管离子通道病，其特征是肾小管髓袢升支粗段盐的转运显著减少或缺乏，其主要临床特点为肾脏盐丢失、低血压与低钾性碱中毒。Gitelman 综合征是 Bartter 综合征的特殊类型，其致病基因为 SLC12A3。除上述临床特点外，常合并低镁血症和低尿钙症，两者需仔细鉴别。

两者在消化系统的临床表现主要与低血钾有关。血清钾浓度降低会影响肌肉的去极化及收缩能力，累及胃肠道肌肉时可使肠蠕动减弱，轻度

缺钾仅有食欲不振、轻度腹胀、恶心、便秘；严重低钾血症通过自主神经引起肠麻痹而发生腹胀或麻痹性肠梗阻，可有肠管黏膜水肿。

（八）卟啉病

卟啉病系由血红素生物合成的特异性酶缺陷所致的卟啉代谢异常综合征，分为肝细胞性卟啉病和红细胞生成性卟啉病，最常见的急性间歇性卟啉病（AIP）即属于肝细胞性卟啉病，而红细胞生成性卟啉病以红细胞生成性原卟啉病（EPP）最常见，主要累及神经系统和皮肤，有光感性皮肤损害、腹痛及神经精神系统表现。卟啉病的消化系统表现主要在胃肠道及肝胆系统。

1. 胃肠道

腹痛是卟啉病最典型的消化道表现，最常见于 AIP，也可见于 EPP 等其他卟啉病亚型。AIP 多于 20—40 岁起病，男女比约为 2∶3，呈常染色体显性遗传，临床表现为腹痛、神经精神异常和红色尿三联征，无光感性皮损。典型卟啉病的腹痛多由饮酒、感染、月经、药物等诱发。这些诱因增加了机体对血色素的需求，进而肝内游离的血色素减少，机体通过负反馈调节卟啉代谢通路，使得具有神经毒性的卟啉前体异常升高聚集，胃肠组织内 5- 羟色胺增加，引起神经递质功能异常，导致胃肠自主神经紊乱，或其毒素直接刺激胃肠平滑肌，均可导致以腹痛为主要表现的消化道症状。典型腹痛性质为间歇性的急性腹痛，为绞痛性或痉挛性，异常剧烈，部位不固定，可放射至背部、膀胱区或生殖器。腹痛发作时限、次数及间歇时间长短不一。常伴恶心、呕吐，可有顽固性便秘、腹胀、肠梗阻伴肠扩张和肠鸣音减少，排尿困难和膀胱功能紊乱等自主神经功能紊乱表现，腹泻相对少见。腹痛发作时腹部 X 线检查可见双侧膈肌痉挛或出现逆向运动，胃、小肠、结肠痉挛和肠胀气，易误诊为急腹症，有时甚至进行剖腹探查。临床工作中应注意仔细鉴别。卟啉病患者腹部柔软，几乎无腹肌

强直、压痛、反跳痛和腹式呼吸消失等表现，症状与体征不平行。急腹症如急性阑尾炎、急性胰腺炎、胆囊炎、肠梗阻、肾绞痛等，腹部多有固定的压痛、反跳痛和腹肌强直等体征，尿液经暴晒、酸化后不变红色，尿 PBG 试验阴性。有报道 AIP 急性发作的病死率在 25% 左右，并且其临床表现谱广、无特异性，极易误诊和漏诊。

2. 肝胆系统

卟啉病的肝胆系统表现最常见于 EPP。EPP 呈常染色体显性遗传，多儿童发病，平均发病年龄 2.6 岁，因染色体 18q21.3 突变导致血红蛋白合成酶（FECH）缺乏而发病。FECH 是一种催化亚铁与原卟啉结合的线粒体酶，FECH 缺乏使原卟啉在红细胞及肝脏中过度沉积。原卟啉沉积在红细胞及皮肤表现为光感性皮损，当原卟啉形成过多、超越肝最大排泄阈时，沉积在肝细胞和微小胆管中可引起胆汁淤积。文献报道的 EPP 以皮肤表现为主，肝胆系统受累相对少见。当胆汁含大量原卟啉时，6%～12% 可出现胆囊炎和胆石症，许多患者伴发缺铁性贫血和维生素 D 缺乏症。原卟啉不溶于水，胆道是其唯一的排泄途径，故 EPP 患者红细胞中携带大量原卟啉，而尿卟啉值在正常范围内。原卟啉在肝脏长久蓄积可诱发肝脏损伤及肝硬化，甚至出现肝功能衰竭、门脉高压引起食管静脉曲张破裂出血而死亡。文献报道 EPP 患者肝硬化、肝衰竭发生率 1%～4%，多见于成人，鲜有儿童发病，这与原卟啉长久蓄积造成肝损伤的机制相一致。EPP 患者出现肝硬化时需要与酒精性肝硬化、原发性胆汁淤积性肝硬化以及糖原累积症、肝豆状核变性、血色病等遗传代谢性肝病鉴别。EPP 患者自幼起病，有特征性的皮肤表现，肝组织病理表现为肝细胞内色素沉着，通常使用荧光显微镜在冰冻切片上检测沉积物中有原卟啉红色荧光，或应用偏光显微镜下检测具有双折光特性的原卟啉结晶，糖原、铜、铁染色均阴性，可予以鉴别。有研究显示，AIP 患者肝癌发病率较正常人群升高。迟发性皮

肤卟啉病年长者亦可发生肝硬化和肝细胞肿瘤。

（九）POEMS 综合征

POEMS 综合征是一种罕见的单克隆浆细胞疾病，多为中年起病，以男性多见，其病因及发病机制尚不清楚，国内及国外相关报道均倾向于是多种因素作用的结果，包括浆细胞瘤或单克隆性浆细胞增生、血管内皮生长因子（vascular endothelial growth factor，VEGF）过度表达、自身免疫异常。VEGF 为 POEMS 发病机制的核心，临床表现为多发性神经紊乱（polyneuropathy，P）、脏器肿大（organomegaly，O）、内分泌改变（endocrinopathy，E）、M 蛋白增高（M-protein，M）和皮肤改变（skin changes，S），并可出现全身凹陷水肿、胸腹水、杵状指和心力衰竭等。

本病的消化系统表现主要为肝脾大及腹水：①肝脾大：POEMS 综合征脏器肿大主要见于肝（62%～82%）、脾（37%～39%）和淋巴结（65%），偶可见胰腺、心脏及肾脏肿大。有报道显示肝大，但肝功能大都正常，且很少有食管静脉曲张和脾功能亢进。肿大的脏器随着疾病转归而逐渐缩小。肝脾大可被误诊为病毒性肝炎。②腹水：POEMS 综合征在症状上常表现为水肿和多浆膜腔积液，与水负荷增多有关。腹水可在周围神经损害的数月甚至数年前出现，约 10% 的患者以腹水为首发症状，最终发展为伴有周围神经病变的典型 POEMS 综合征。易被误诊为结核性腹膜炎。VEGF 是 POEMS 综合征的特征性血清标志物，脏器肿大及水负荷增多的发病机制均与 VEGF 的高表达诱导内皮细胞增生、促进新生毛细血管形成、增加血管通透性有关。VEGF 升高是 POEMS 综合征的主要发病机制，其病理性变化能解释该综合征的大部分临床症状。

POEMS 综合征为临床少见疾病，表现多样，可累及多个系统，误诊率高，致残率高。缺乏对该疾病的认识、该病缺乏特异性的症状和体征是造成误诊率高最主要的两个原因。提高对该病的认识，建立整体性、全面性诊断思维，进行血清、尿免疫固定电泳及 VEGF 测定是降低误诊率的关键。

（十）糖原累积病、半乳糖血症等先天性代谢异常

先天性代谢异常（inborn errors of metabolism，IEM）又称为遗传性酶病，主要指代谢过程中酶缺陷所导致的疾病，是由于编码酶蛋白的结构基因发生突变，或由于基因的调控系统异常，导致机体酶蛋白的结构或数量异常，从而引起的先天性代谢紊乱。该病的遗传方式一般都属于常染色体隐性遗传。

1. 糖原累积病（glycogen storage disease，GSD）

GSD 是一类先天性酶缺陷所导致的糖代谢障碍性疾病，可累及肝脏、骨骼、肌肉、心脏及肾脏等，以糖原含量和（或）结构异常为特点。多根据缺陷的酶不同及发现的时间不同进行分类，除 GSDIX 为 X 染色体连锁遗传外，其余为常染色体隐性遗传。GSD 多发生于婴幼儿和青少年，典型临床表现为反复低血糖、肝大、生长发育落后、肌无力，部分患者还出现高脂血症、高乳酸血症、高尿酸血症。

各型 GSD 发病机制不完全相同，临床表现也有差异。消化系统表现多与长期大量糖原在肝脏累积有关，后者引起肝细胞功能发生障碍，可导致肝纤维化甚至肝硬化、肝肿瘤。例如，GSD I a 型消化系统症状，如腹部膨隆、腹泻和呕吐可作为儿童患者就诊的主要原因，患儿出生时即肝大或出生后肝脏快速增大，导致腹部隆起。同时因高脂血症可诱发胆石症及胰腺炎，亦有以腹痛、腹胀为主的急性胰腺炎症状入院者。从未确诊及治疗的成年患者可出现肝腺瘤、胰腺炎甚至肝腺瘤癌变。GSD I b 型除以上症状外，还可引起炎症性肠病、肛周溃疡等消化系统表现，临床上与 Crohn 病相似。肝穿刺活检病理学显示肝脏呈马赛克样苍白染色，细胞肿胀，脂

肪变性，核内有大量糖原沉积；基因检测可以确诊。GSD Ⅲ 型绝大多数患者肝脏受累，常有显著肝大、肝纤维化、脾大和低血糖，低血糖不如 GSDI 型严重。肝脏受损的发生机制与糖原脱支酶活性缺乏有关，后者使糖原在糖链分支处分解葡萄糖时出现障碍，导致大量形态结构异常的短侧链糖原在肝脏蓄积。肝脏受损可随年龄增加而略有缓解。实验室检查可见新生儿的肝酶显著升高，随着肝病缓解肝体积缩小，肝酶可有降低。GSD Ⅳ 型是由于糖原分支酶活性缺乏所致，引起支链淀粉累积于肝脏等组织，刺激肝脏发生肝硬化，但肝糖原沉积不多。典型肝脏受累者，常于出生后 2～3 个月出现肝大，快速进展为肝硬化、脾大，常因肝衰竭于 3—5 岁夭折。

本病罕见，误诊率高，易被误诊为病毒性肝炎、脂肪肝等，临床医师要提高认识。婴幼儿肝脏明显肿大伴单纯血清丙氨酸氨基转移酶轻度升高者，应警惕肝糖原累积症。有条件者及早做肝活检，可早期明确诊断，以提高患者的生存率及生活质量。

2. 半乳糖血症

半乳糖血症是由于乳糖或半乳糖转变成 6- 磷酸葡萄糖所需的酶活性缺如或明显减低所致的一种遗传性糖代谢性缺陷症。经典型半乳糖血症患儿常在围生期发病，在摄取母乳或含乳糖配方奶粉数天内，患儿会出现危及生命的并发症、喂养问题、腹泻、呕吐、腹胀、肝大、黄疸、低血糖等。如果未及时治疗，可能会发生败血症、休克和死亡。轻型患儿随着病程延长可出现肝硬

化，与半乳糖及其旁路产物在肝脏堆积所致肝功能衰竭有关。由于本病缺乏临床特异性，故需注意与其他引起黄疸、肝大、肝功能异常的疾病（如希特林蛋白缺乏症、胆汁淤积症、尼曼匹克病、肝豆状核变性、瓜氨酸血症 Ⅰ 型、酪氨酸血症 Ⅰ 型、丙酸血症等）相鉴别。本病一旦确诊后需终生进行饮食控制。经典型半乳糖血症患儿临床表现重、病死率高，重点在于早诊断、早治疗。

3. 遗传性果糖不耐受症

遗传性果糖不耐受症是一种因果糖 -1- 磷酸醛缩酶活性先天性缺乏导致机体不能利用果糖的一种常染色体隐性遗传性疾病。患儿症状多在进食果糖后 20～30min 出现呕吐、恶心及低血糖症状。若长期食用果糖，可对肝脏、小肠等造成损害，乃至引起慢性肝病、肝脾大、肝硬化、腹水及肝衰竭。

4. 黏多糖贮积症（mucopolysaccharidosis，MPS）

MPS 是一种因溶酶体水解酶缺陷造成酸性黏多糖降解受阻、黏多糖在体内积聚而引起的一系列临床症状。各型 MPS 病程进展与严重程度差异较大，但有一些共同的临床特点，如多器官受累、身材矮小、特殊面容、骨骼系统异常等。其消化系统表现主要在肝脾大，腹部膨隆，部分患儿有腹股沟疝或脐疝。也有部分患者可出现腹泻或便秘。本病需要与多发性硫酸酯酶缺陷症、全身性神经节苷脂沉积症、甘露糖苷增多症等罕见病相鉴别。

（王养维　刘玲娇）

参 考 文 献

[1] 林果为 . 实用内科学 [M]. 第 15 版 . 北京：人民卫生出版社，2017.

[2] LEE GOLDMAN. 西氏内科学 [M]. 第 25 版 . 北京：北京大学医学出版社，2016.

[3] 廖二元，袁凌青 . 内分泌代谢病学 [M]. 第 4 版 . 北京：人民卫生出版社，2019.

[4] 陈家伦 . 临床内分泌学 [M]. 上海：上海科学技术出版社，2011.

[5] 张抒扬 . 罕见病诊疗指南（2019 版）[M]. 北京：人民卫生出版社，2019.

[6] Melith ME. Diagnosis and treatment of pituitary adenomas: a review [J]. JAMA,2017(5):516–524.

[7] 中华医学会骨质疏松和骨矿盐疾病分会 . 原发性甲状旁腺功能亢进症诊疗指南 [J]. 中华骨质疏松和骨矿盐疾病杂志，2014,(3):187–198.

[8] 中华医学会骨质疏松和骨矿盐疾病分会 . 原发性甲状旁腺功能减退症临床诊疗指南 [J]. 中华骨质疏松和骨矿盐疾病杂志，2018,11(4):323–338.

[9] Abraham–Nordling M, Bystrm K, Trring O, et al. Incidence of hyperthyroidism in Sweden[J]. Eur J Endocrinol, 2011, 165 (6):899–905.

[10] Shan Z, Chen L, Lian X, et al. Iodine Status and Prevalence of Thyroid Disorders After Introduction of Mandatory Universal Salt Iodization for 16 Years in China: A Cross–Sectional Study in 10 Cities[J]. Thyroid 2016, 26(8):1125–1130.

[11] 孙玮，卢慧，高冠起 . Graves 病导致肝损害的研究现状 [J]. 山东医学高等专科学校学报，2019, 041 (002): 133–134..

[12] De LS, Lee SY, Braverman LE. Hyperthyroidism.[J]. Naika Internal Medicine, 2016, 25(6):1104.

[13] Sterns RH. Disorders of plasma sodium–causes, consequences, and correction [J]. N Engl J Med, 2015, 372 (1): 55–65.

[14] Nigro N, Winzeler B, Suter–Widmer I, et al. Symptoms and characteristics of individuals with profound hyponatremia: a prospective multicenter observational study [J]. J Am Geriatr Soc,2015,63(3): 470.

[15] 肖政辉 . 儿童危重症低钠血症与高钠血症危象 [J]. 中国小儿急救医学，2015,(10):676–679.

[16] Sterns RH. Disorders of plasma sodium–causes, consequences, and correction[J]. N Engl J Med,2015 Jan, 372 (1): 55–65.

[17] Goldstein SA. K2P potassium channels, mysterious and paradoxically exciting[J]. Sci Signal,2011,4(184): pe35.

[18] Ma L, Zhang X, Chen H.TWIK–1 two–pore domain potassium channels change ion selectivity and conduct inward leak sodium currents in hypokalemia[J].Sci Signal, 2011, 4(176): 37.

[19] 陈丽平 . 慢性肾脏病高磷血症的综合管理及药物选择 [J]. 临床合理用药杂志，2017, 10 (32):180–181.

[20] Laurent H, Benjamin R, Nadia L, et al. Thiamine deficiency in tropical pediatrics: New insights into a neglected but vital metabolic challenge[J].Front Nutr, 2016, 3:16.

[21] Ghavanini AA, Kimpinski K. Revisiting the evidence for neuropathy caused by pyridoxine deficiency and excess[J]. J Clin Neuromuscl Dis,2014,16(1): 25–31.

[22] Nanda A,Savardekar AR, Patra DP. Diagnosis and management of lymphocytic hypophysitis: A synopsis on current perspective [J]. Neurol India, 2018, 66(2): 405–406.

[23] 中华医学会儿科学分会内分泌遗传代谢病学组 . 先天性肾上腺皮质增生症 21– 羟化酶缺陷诊治共识 [J]. 中华儿科杂志，2016, 54(8):569–576.

[24] Suntharalingham JP, Buonocore F, Duncan AJ, et al. DAX–1 (NR0B1) and steroidogenic factor–1 (SF–1, NR5A1) in human disease[J].Best Pract Res Clin Endocrinol Metab, 2015, 29(4): 607–619.

[25] Bourron O, Caron–Debarle M, Hie M, et al. Type B Insulin–resistance syndrome: a cause of reversible autoimmune hypoglycaemia [J]. Lancet, 2014, 384 (9953): 1548.

[26] Letourneau LR, Carmody D, Wroblewski K, et al. Diabetes presentation in infancy: high risk of diabetic ketoacidosis[J]. Diabetes Care,2017,40(10): e147–e148.

[27] Franco ED , Flanagan SE , Houghton JA , et al. The effect of early, comprehensive genomic testing on clinical care in neonatal diabetes: an international cohort study[J]. The Lancet, 2015, 386(9997): 957–963.

[28] Demirbilek H, Hussain K. Congenital hyperinsulinism:diagnosis and treatment update[J]. J Clin Res Pediatr Endocrinol,2017,9(Suppl 2): 69–87.

[29] Dispenzieri A, Kourelis T, Buadi F. POEMS syndrome: diagnosis and investigative work–up [J]. Hematol Oncol Clin North Am, 2018,32(1):119–139.

[30] Welling L,Bernstein LE, Berry GT, et al. International clinical guideline for the management of classical galactosemia: diagnosis, treatment, and follow–up[J]. J Inherit Metab Dis, 2017, 40(2):171–176.

第 31 章

消化系统疾病对内分泌系统的影响

一、胃肠道疾病对内分泌系统的影响

（一）胃炎及胃溃疡与内分泌系统疾病

胃是一个中空的肌性器官，既是消化器官，也是内分泌器官。慢性胃炎及胃溃疡的病因包括幽门螺旋杆菌（helicobacter pylori，Hp）感染、遗传易感性、十二指肠 – 胃反流、年龄、药物和毒物等。其治疗主要为去除病因、控制症状、促进愈合、预防复发和防止并发症。在病因、发病机制、诊疗、预后等方面，胃炎及胃溃疡与胰腺、甲状腺、代谢综合征等内分泌与代谢相关性疾病息息相关。

1. 糖尿病

(1) 流行病学：有研究显示，在 1 型糖尿病（type 1 diabetes mellitus，T_1DM）患者中，10%～15% 的儿童和 15%～25% 的成人显示抗壁细胞抗体（anti-parietal cell antibodies，APCA）呈阳性，5%～10% 的患者会合并慢性自身免疫性萎缩性胃炎（chronic atrophic autoimmune gastritis，CAAG）。同时，糖尿病患者的胃炎及胃溃疡的患病率也高于非糖尿病患者。

(2) 病因及发病机制：慢性胃炎、胃溃疡与糖尿病的发病机制均涉及遗传易感性和环境因素。在 T_1DM 患者中存在特定的 HLA 单倍型（*HLA-DQA1*0501*、*HLA-DQB1*0301*），该基因型增加 CAAG 的风险。在小鼠胃炎模型中发现，在 CAAG 的 易 感 基 因（*Gasa1*、*Gasa2*、*Gasa3*

和 *Gasa4*）中，有三个基因与小鼠糖尿病易感基因共存，这进一步说明慢性自身免疫性萎缩性胃炎与 T_1DM 有很强的关联。此外，谷氨酸脱羧酶抗原是胰腺和胃共同存在的自身抗原，这可能与三者的发病有关。糖尿病患者合并萎缩性胃炎、胃溃疡患者的 Hp 感染率高于非糖尿病患者。Hp 感染也会导致胰岛素抵抗，并已被确定为 2 型糖尿病（ type 2 diabetes mellitus，T_2DM）的易感因素。

(3) 治疗：质子泵抑制药（proton pump inhibitors，PPI）被广泛用于治疗慢性胃炎和胃溃疡。有研究显示，PPI 对 T_2DM 患者血糖控制有好处，其机制可能与 PPI 通过负反馈效应间接提高血清胃泌素水平有关，但也有研究显示 PPI 并不能改善糖尿病患者的血糖。

Hp 作为慢性胃炎及胃溃疡的主要病因，证实 Hp 阳性的慢性胃炎及胃溃疡，无论有无症状和并发症，均应行 Hp 根除治疗，除非有抗衡因素存在。有研究显示，根除 Hp 可以改善 T_2DM 患者的血糖状态，其机制可能与根除 Hp 后，炎症因子的释放减少有关。然而，T_2DM 患者的 Hp 根除率低于非糖尿病患者，其机制可能有四个方面：①高糖状态使糖尿病患者并发感染性疾病的风险升高，抗生素的使用频率高于正常人，从而引起抗生素耐药；②糖尿病合并胃炎、胃溃疡患者，药物的吸收障碍，进而影响血药浓度，影响药物发挥作用；③糖尿病患者服用的降糖药物与根除 Hp 的药物之间的相互作用，可能影响糖尿病患者 Hp 的根除率。④ Hp 的两个毒力基因 *cagA*、*vacA* 的存在会加重 T_2DM、胃炎和胃溃疡及其并发症的病情；⑤糖尿病患者，炎症因子水平升高，自身免疫功能紊乱，对 Hp 的自我清除能力减退。

胃泌素 -17 是一种由 G 细胞分泌的激素，可以一定程度上反映胃酸分泌状态和胃窦黏膜细胞的功能，血清胃泌素 -17 的水平与胃炎严重程度和 Hp 感染有关。

另有动物实验显示，胃泌素可促进胰腺导管复合体中 B 细胞的增生，调节胰腺 B 细胞再生和功能，改善动物模型的糖耐量。T_2DM 患者合并慢性胃炎患者血清胃泌素水平降低，这可能会影响糖尿病患者的血糖控制。这些发现提示胃泌素可能对胰腺 B 细胞分泌胰岛素有潜在的促进作用，为糖尿病的治疗提供了新的研究方向。

2. 甲状腺疾病

(1) 流行病学：CAAG 与自身免疫性甲状腺疾病（autoimmune thyroid disease，AITD）之间的联系于 20 世纪 60 年代首次被定义为 "甲状腺胃综合征"。目前 CAAG 与 AITD 归入自身免疫性多腺体内分泌综合征，其特征是两种或两种以上的内分泌和非内分泌自身免疫性疾病。

(2) 病因及发病机制：甲状腺胃综合征的发病机制主要涉及胚胎学、病理生理学和遗传学。甲状腺是从原始肠道发育而来的，因此甲状腺滤泡与壁细胞具有相同的内胚层来源。此外，这两种细胞都是极化的，其特征是存在顶端的微绒毛。这些微绒毛具有酶活性。胃黏膜和甲状腺滤泡细胞都显示出通过细胞膜浓缩和运输碘的能力，这一过程是由 Na^+/I^- 同向转运体介导。相同的胚胎学起源和相似的生理功能可能与两种疾病的同时发生有关。其遗传易感性与 HLA-DR3、HLA-DR4、HLA-DR5 以及参与外周耐受（如 $FOXP_3$ 和 CD_{25}）和免疫突触调节（如 CD_{40}、CTLA-4 和 $PTPN_{22}$）的免疫调节基因突变有关。

有研究显示，Hp 感染与 AITD 的发生呈正相关，同时，根除 Hp 可降低甲状腺自身抗体。AITD 患者 Hp 感染率高的机制可能与 Hp 抗原与壁细胞表面的 H^+-K^+ATP 酶之间的分子模拟机制相似，也是 Hp 和人体蛋白之间的分子模拟，甲状腺球蛋白、甲状腺过氧化物酶和 Hp 抗原之间的部分结构的同源性可能是导致机体免疫功能紊乱、最终导致 AITD 的原因。

(3) 临床特征及治疗：甲状腺胃综合征的典型的临床特征是贫血和口服甲状腺激素吸收不良。它开始是铁吸收不良引起的缺铁性贫血，但随着胃黏膜的进行性损害，就会引起盐酸和内因子分泌不足，从而导致维生素 B_{12} 吸收障碍的巨幼细胞贫血。甲状腺激素、铁剂、维生素 B_{12} 的替代疗法为其主要治疗方法。但口服药物的吸收率低，这与壁细胞的减少、质子泵抑制药、组胺 H_2 受体阻断药等引起胃 pH 的升高有关。因此，增加药物剂量、调整药物剂型及给药途径将有助于甲状腺胃综合征的临床治疗，但同时有必要监测血清相关指标，以确保治疗的有效性和防止医源性疾病，如甲状腺功能亢进的发生。

3. 代谢综合征

代谢综合征是指人体的糖、脂肪、蛋白质等物质发生代谢紊乱的病理状态，是一组复杂的代谢紊乱综合征，是导致糖尿病、心血管疾病的危险因素。Hp 感染者的代谢综合征患病率高于未感染者，长期胃部炎症及胃溃疡会影响代谢稳态，并且胃溃疡和代谢综合征发生率呈正相关。有研究表明，Hp 感染与脂代谢紊乱有关，根除 Hp 治疗可提高慢性胃炎患者高密度脂蛋白水平。

4. 骨代谢

膳食钙盐的生物利用率取决于胃酸分泌、胃和肠的生理功能、组织和循环中的维生素 D 水平，以及摄入的钙化合物的化学结构和数量。胃炎及胃溃疡引起的胃酸分泌、胃生理功能的异常将影响钙盐相关代谢。

（郭庆红）

（二）功能性肠病

1. 胃肠激素与功能性消化不良

功能性消化不良（functional dyspepsia，FD）是一种与肠道运动功能异常相关的异质性疾病，包括胃排空加速或延迟、近端胃舒张功能受损、胃扩张感觉增强和十二指肠前运动障碍。胃动素和胃饥饿素可能促进胃排空，是功能性消化不良的潜在临床治疗靶点。虽然功能性消化不良患者的空腹胃动素水平与健康受试者无差异，但外源性胃动素刺激对功能性消化不良患者胃近端调节的抑制作用更强。关于胃动素在胃排空方面的作用，临床上对胃轻瘫或功能性消化不良患者使用米替西林（一种胃动素受体激动药）和ABT-229（一种胃动素激动药），但仍不清楚它们是否能减轻功能性消化不良患者的腹胀和疼痛等症状。GSK962040（一种胃动素受体激动药）已进行Ⅱ期临床试验，用于有食物不耐症的危重患者。GSK962040能使胃轻瘫患者胃排空速度加快35%～60%，因此其对于功能性消化不良患者临床治疗的意义可有进一步的深入研究。

至于胃饥饿素，少数研究报道功能性消化不良患者血浆胃饥饿素水平低于正常人，而也有研究表明功能性消化不良患者血浆胃饥饿素水平较正常人升高，并与症状的严重程度相关，因此胃饥饿素在功能性消化不良患者中的作用仍存在争论。血浆胃饥饿素浓度可能随着幽门螺杆菌感染引起的胃萎缩的进展而降低。除了胃萎缩外，肥胖和应激也会影响血浆胃饥饿素水平，这都使我们理解胃饥饿素如何参与功能性消化不良的病理生理过程变得复杂。胃饥饿素可能作为一种潜在的治疗功能性消化不良的药物，Akamizu等报道了胃饥饿素的应用可改善功能性消化不良患者的食欲。然而，由于他们的研究是不包括安慰剂组的初步研究，故仍需进一步包括对功能性消化不良症状和胃肠动力评估的大规模临床研究。

功能性消化不良患者空腹和餐后血浆CCK浓度均较高。摄入高脂肪饮食会显著增加血浆缩胆囊素（cholecystokinin，CCK）水平，并与恶心的严重程度相关，这表明高脂肪饮食相关的CCK参与了功能性消化不良症状的发展。Chua等报道，与健康对照组相比，接受CCK-8刺激的功能性消化不良患者表现出更严重的消化不良症状，提示功能性消化不良患者对CCK刺激过敏。此外，由于CCK促进下丘脑5-羟色胺分泌，功能性消化不良患者中枢神经系统可能对5-羟色胺有超敏反应。因此，餐后CCK可能通过影响功能性消化不良患者中枢神经系统5-羟色胺信号传导，进而参与其症状的发展。

肠促胰岛素分泌激素在餐后葡萄糖代谢和胃肠运动中起作用，这充分提示肠促胰岛素分泌激素参与了功能性消化不良食物摄取相关的病理生理过程。虽然功能性消化不良患者和健康对照人群的空腹血浆葡萄糖依赖性促胰岛素多肽（glucose-dependent insulinotropic polypeptide，GIP）和胰高血糖素样肽-1（glucagon-like peptide 1，GLP-1）浓度没有差异，但功能性消化不良患者对输注到十二指肠的脂质有更高的敏感性。此外，症状严重的功能性消化不良患者在脂质刺激后表现出更高的GIP和GLP-1水平，进而支持功能性消化不良患者中肠促胰岛素分泌激素介导的肠对营养物质高敏感性的观点。Witte等研究报道功能性消化不良患者血浆GLP-1的浓度与正常人相比发生改变，但餐后GLP-1的分泌与患者的恶心有关与之前研究一致。GIP和GLP-1可能是治疗糖尿病/代谢综合征和功能性消化不良的重要靶点，应鼓励进一步的临床研究。

多肽YY（Peptide YY，PYY）和GLP-1通过抑制胃肠运动起到"回肠制动"的作用，提示其参与FD的病理生理过程。因此很容易推测FD患者血浆PYY可能升高。但Pilichiewicz等报道FD患者的空腹和餐后PYY水平均低于健康人，Bharucha等研究表明没有发现FD患者和健康人群之间存在差异。即使FD患者血浆PYY水平没有增加，这个问题仍需要进一步研究。

2. 胃肠激素与肠易激综合征

肠道内分泌细胞相互作用、相互整合，与肠神经系统、自主神经系统和中枢神经系统的传入和传出神经纤维相互作用和整合，调节胃肠道的若干重要功能，如运动、分泌、吸收、内脏敏感性、局部免疫防御、细胞增殖和食欲。

肠道内分泌细胞分布于除食管外的胃肠道的全程，介于黏膜上皮细胞与肠腔之间。一些肠道内分泌细胞只存在于肠道的特定区域，而另一些则存在于整个肠道，例如 5- 羟色胺和生长抑素分泌细胞遍布胃肠道，而产生胃饥饿素和胃泌素的细胞则存在于胃中；分泌肠促胰液素、胆囊收缩素（CCK）、胃抑制肽（GIP）和胃动素的细胞则存在于小肠上部；分泌多肽 YY（PYY），胰多肽（PP）和胰高血糖素的细胞位于小肠下部和大肠。这些细胞具有特殊的微绒毛，微绒毛充当肠道内容物（主要是营养物质）的传感器，感受诸如压力或肠道内容物 [主要是营养素和（或）细菌副产物] 的变化，并通过向固有层释放激素对内腔刺激做出反应。肠腔内碳水化合物、蛋白质和脂肪的含量触发肠内分泌细胞释放不同的信号物质（即激素），如胃饥饿素、CCK 和 PYY 的释放是由蛋白质和脂肪触发的，胃饥饿素的释放受碳水化合物抑制。因此，低脂肪、蛋白质和碳水化合物的饮食会加重肠易激综合征腹泻型（IBS-D）患者的症状，而低脂肪、蛋白质和高碳水化合物的饮食会加重肠易激综合征便秘型（IBS-C）患者的症状。在感染后肠易激综合征（PI-IBS）患者中，富含蛋白质和脂肪的食物也会加重症状。这些信号物质可能在局部作用于附近的结构（旁分泌模式）或通过进入循环血液并到达远处的目标（内分泌模式）。在肠易激综合征患者中，胃肠道内分泌细胞的异常包括内分泌细胞密度的改变和不同内分泌细胞比例的改变。在肠道菌群分解富含可发酵低聚糖、双糖、单糖、多元醇和高纤维的食物后，导致气体过度产生、肠腔内压增加和结肠扩张。腔内压力的增加可导致 5- 羟色胺和 P 物质释放，5- 羟色胺激活肠神经系统黏膜下感觉分支，将感觉传递到中枢神经系统，从而引起腹痛和腹部不适感。此外，5- 羟色胺通过中间神经元和运动神经元控制胃肠运动和氯化物分泌，这可能导致胃肠运动和分泌紊乱。

IBS 患者胃动素水平的研究结果不一。相关研究表明，与健康对照组相比，IBS 患者胃动素水平可以升高也可以降低。既往研究表明胃肠动力障碍和内脏高敏感性在 IBS 的发病机制中起着关键作用，但高水平的胃动素可能不能反映 IBS 患者胃肠动力的改变。此外，在健康志愿者中的研究表明外源性胃动素不影响直肠感觉。这些发现表明胃动素水平的改变可能是 IBS 的结果而不是原因。红霉素（一种胃动素受体激动药）对结肠运动的影响也是有争议的，部分研究表明红霉素加速了肠道经过时间，而尚有其他研究未证实这一点。

有研究表明肠易激综合征患者胃黏膜分泌胃饥饿素的细胞密度改变。尽管证据仍然不足，但有报道称 IBS-C 患者的胃饥饿素细胞密度降低。因为可以通过抑制促进运动的胃饥饿素来解释肠经过时间的延长，腹泻型肠易激综合征患者的胃饥饿素阳性细胞增多，这就支持了此类患者胃肠排空加快的证据。

El Salhy M 等研究表明，IBS-D 患者十二指肠分泌 CCK 的细胞密度降低，而 IBS-C 患者的 CCK 密度没有改变。在 IBS-D 患者中，分泌 CCK 的细胞密度降低可能与胃的快速排空有关。IBS 患者在空腹和餐后血浆 CCK 水平可能升高，类似于 FD 患者的情况。CCK 对肠动力产生的刺激作用大于对胃的刺激作用，因此高 CCK 水平可能与感染后 IBS 患者出现的腹泻症状有关。

在 IBS-C 和 IBS-D 患者中，分泌 GIP 的细胞密度均显著降低，但关于 IBS 患者中 GIP 的其他相关研究很少。Li 等研究表明 IBS-C 患者血清 GLP-1 水平显著降低，且与腹痛和腹部不适的严重程度呈负相关。但由于 GLP-1 抑制肠道运动，GLP-1 的减少会导致胃肠运动加速，与上述研究似乎存在矛盾，故关于 GLP-1 对结肠运动的作用的观点仍然存在分歧。在安慰剂对照试验中，Camilleri 等表明 GLP-1 受体激动药 ROSE-010 改善了 IBS-C 患者的结肠经过时间，Hellstrom 等发现，ROSE-010 给药可以缓解 IBS 患者的急性疼痛。此外，动物实验发现，GLP-1 受体激动药也可降低内脏敏感性，并通过中枢促肾上腺皮质激素释放因子和外周迷走神经途径加速结肠转运。

由于 PYY 抑制结肠转运，结肠转运延迟的 IBS-C 患者 PYY 的表达增加似乎是合乎逻辑的。然而，IBS-D 和 IBS-C 患者结肠和直肠中 PYY 阳性的内分泌细胞数均较小，但在感染后 IBS 患者结肠中分泌 PYY 的细胞高表达。这些差异反映了 IBS 发病的复杂病理生理过程。IBS 患者存在自发的亚型转换，这就可能是由于其肠内分泌细胞的复杂行为所致。

3. 胃肠激素与胃食管反流病

胃食管反流病（gastroesophageal reflux disease，GERD）的发病机制复杂，涉及食管暴露于胃反流量、食管上皮抵抗和内脏敏感性的改变。胃反流是一种伤害食管并引起症状的有害物质。食管暴露于胃反流是疾病严重程度的主要决定因素。这种暴露是通过破坏反流屏障和降低食管清除和缓冲反流的能力，从而导致反流疾病。反流屏障的破坏在 GERD 发生发展过程中起到至关重要作用。在正常情况下，腹内压是正的，而胸膜腔内压是负的，这是一个物理原理，应该促进胃内容物反流到食管。不足为奇的是，每天每个人都会出现少量的反流，但是食管、食管下括约肌（Lower esophageal sphincter，LES）、裂孔处的膈肌和胃的正常解剖和生理结构阻止了病理 GERD 的发生。食管下括约肌（LES）是食管远端一短段张力收缩的平滑肌。相对于胃内压力，健康人

的 LES 静息压各不相同，从 10～30 mmHg 不等。LES 压力在一天中会有较大的波动，随着运动复合体的迁移，LES 压力的波动会超过 80mmHg；而在餐后状态时，LES 压力会有较小的波动，趋向于较低的压力。LES 通常提供了一个足够的屏障，以抵消通过胃食管交界的胃食管压力梯度，是防止胃反流最为重要的生理屏障。而 LES 功能障碍是导致病理性反流最常见原因，反流事件主要通过 4 种机制出现：①一过性 LES 松弛；② LES 低压；③吞咽相关性 LES 松弛；④在低压力期间的 LES 异常紧张。临床上 90% 的反流事件与一过性 LES 松弛有关。总的来说，LES 压力受到肌源性和神经源性因素，包括腹内压、胃扩张、激素、食物和药物等影响。降低食管清除和缓冲反流的能力在 GERD 的发病过程中也起到不可或缺的作用。反流事件发生后，食管通过蠕动开始清除反流的胃酸，同时通过吞咽唾液发挥缓冲反流的作用。因此，当食管蠕动障碍以及唾液功能受损时可以导致反流暴露和酸清除时间延长，进而造成食管排空受损。吞咽过程中蠕动功能的评估是 GERD 疾病严重程度的一个有价值的替代指标。蠕动功能障碍是食管炎严重程度的重要因素。然而，即使正常的反流负担的背景下，如果上皮抵抗力降低以及内脏敏感性增加，也可以诱发 GERD 症状及其并发症形成。

通过前面的介绍，我们知道胃肠激素和胃肠感知、运动、黏膜屏障等生理功能密切相关。而食管蠕动障碍、LES 张力异常、食管屏障抵降低抗及内脏敏感性改变在 GERD 中具有重要作用，因此胃肠激素在 GERD 中的作用一直消化病专家研究的热点。事实上，已经有许多研究已经证实胃肠激素与 GERD 密切相关。

许多基于健康人群的在体实验发现，多种胃肠激素确实可以直接影响 LES 的收缩舒张运动。Ledeboer M 发现，在健康受试者中静脉注射 CCK-33 可显著降低 LES 压，但不影响 LES 一过性舒张频率和胃酸暴露时间。相似的，Boulant

J 在一项针对健康受试者的实验中也发现 CCK-A 受体亚型参与了由胃胀引起的短暂的食管下括约肌松弛的发生。另一项围绕胃泌素在 LES 功能调节作用的人体实验表明静脉注射猪胃泌素和合成胃泌素均可刺 LES 导致张力增加，进而增强抗反流能力；内源性胃泌素也有类似的作用，胃泌素也刺激酸的分泌，酸也被发现可以增加括约肌的抵抗力，但胃泌素的作用似乎与分泌刺激无关。以上针对健康受试者的人体试验，都提示胃肠激素在调节 LES 收缩舒张过程中发挥着重要作用。虽然 LES 功能障碍是诱发 GERD 的重要因素，但是上述试验结果却未能直接证实这些胃肠激素确实参与 GERD 的发生发展。

因此，许多消化病专家为了进一步验证胃肠激素 GERD 的作用，纷纷开展在开展针对 GERD 患者的临床研究。Perdikis G 等开展一项研究，分别检测 20 例胃食管反流病（GERD）患者近端消化道激素，包括胃泌激素、胆囊收缩素（CCK）、胃动素、胰多肽；远端肠激素包括神经紧张素、肽 YY 的基础水平和餐后水平。结果发现，无论 LES 压力大小，GERD 患者的基础肽 YY 水平与对照组相比均有中度下降。在 LES 压力异常的患者中，与对照组相比，胃动素的基础水平和餐后 CCK 反应明显降低，基础水平的神经紧张素和餐后胃泌素的反应则明显增加。各组胰腺多肽水平相似。这些肠道激素的变化在 LES 压力较低的患者中更为明显，可能反映了 GERD 的一级或二级异常。Gadenstätter M 等发现 GERD 患者食管体运动性差并且基础血浆胃动素水平低，神经紧张素水平高；GERD 患者餐后胃动素水平明显升高；抗反流手术后，所有观察到的肠神经肽的变化都恢复到正常值；以上结果表明肠神经肽的改变可能与 GERD 食管蠕动受损的病理生理学有关，抗反流手术可以恢复肠道神经肽的正常生理功能；这可能有助于改善 GERD 的食管运动，从而对抗十二指肠胃反流。Tseng PH 等研究发现，GERD 患者的 PYY 水平与对照组相比

较低；在 GERD 患者中，胃饥饿素水平与反酸的频率和严重程度成反比；在男性 GERD 患者中，腐蚀性食管炎与非腐蚀性食管炎相比，PYY 水平显著升高，而脂联素水平较低；Barrett 食管患者的脂联素水平明显低于无 Barrett 食管患者。这些试验结果表明胃肠激素紊乱可能参与 GERD 患者的炎症反应和症状感知。除此之外，Greer KB 也发现血清高水平 insulin、IGF-1 和罹患 Barrett's 食管风险呈正相关，而高 IGFBP-1、IGFBP-3 与罹患 Barrett 食管风险呈负相关；同时 Kendall BJ 研究发现高血清瘦素与 Barrett 食管风险增加有关，其机制尚待确定。以上临床试验进一步证实了胃肠激素直接参与 GERD 的发生发展，因此进一步研究这些激素在 GERD 发病机制中的确切作用是必要的。

4. 胃肠激素在上消化道疾病的临床运用及其前景

相对于仅影响单一途径的药物，如 $5-HT_4$ 受体激动药（作为胃促动力药）或最近的抗呕吐药物 [$5-HT_3$ 或神经激肽 1（NK_1）受体拮抗药] 而言，通过调节脑肠轴影响上消化道疾病的药物的开发目前还处于不成熟阶段。目前最受关注的领域如下。

(1) 胃动素：因为发现红霉素也能激活胃动素受体，且随后使用红霉素进行了诸多研究，目前对胃动素受体功能的了解较为充分。这些研究表明，红霉素和胃动素刺激运动的能力与胃肠移行复合运动的Ⅲ期相似。然而，临床治疗的需要是设计一种非抗生素的胃动素受体激动药，能在一段持续的时间内增加胃排空动力，而不仅仅是促进短暂剧烈的胃肠运动。此外，许多使用胃动素的研究都发现了由这种肽引起的短暂刺激，在红霉素治疗后确实会出现餐后胃排空增加，并有理由假设胃动素受体激动药可能成为一种潜在的治疗药物。就促进胃排空这种能力而言，红霉素可能比其他类型的胃促动力药（如 $5-HT_4$ 受体激动药）更有效。

为了解胃动素和红霉素作用的异同，有必要了解两者的作用部位。胃动素受体主要在肠道上部表达，研究表明在犬的迷走神经末梢也可能存在功能性胃动素受体。大多数受体在肠道内平滑肌上表达，而在肠道神经系统内表达较少。这是一个自相矛盾的观察，也许是因为受体的功能不仅受其在组织内的受体密度控制，而且还受其与效应器结合的效率控制。利用兔离体胃进行的实验证明了这一原理，在实验中低浓度的胃动素受体激动药优先促进神经介导的收缩，而高浓度的胃动素受体激动药则直接引起肌肉收缩。这些数据表明，胃动素激活肠内神经系统内受体的能力可能与胃动素受体激动药以协调方式增加胃排空的机制最为相关。这一结论与人类的研究一致，即小剂量红霉素（40mg）可引起胃推进活性的增加，而阿托品可抵抗这种作用。相比之下，较高剂量的红霉素（200mg）可诱发抗阿托品、非推进性收缩活性，这也与膳食诱导的饱腹感增加有关。同样，重复给小剂量红霉素可增加胃排空，而高剂量红霉素可引起恶心和胃痉挛。综上所述，许多研究集中在高浓度胃动素受体激动药直接导致肌肉收缩的能力上，这是一种无论使用胃动素或红霉素都能导致快速自我脱敏的反应，其生理或临床相关性值得怀疑。

任何受体激动药作为临床药物的研究进展都必须考虑到该药物的效果可能会随着重复给药而消退的可能性。这种情况可能发生的依据不仅源于大量只关注高浓度的胃动素受体激动药直接收缩肌肉能力的文献，还源于少数胃动素促胆碱能神经活动可能是暂时性的研究。有研究认为，这种短暂但强烈的活动可能与胃动素参与启动 MMC 第Ⅲ阶段有关。然而，低浓度的红霉素可以诱导家兔离体胃中胆碱能活性的相对持久的增加。对这种差异的解释尚不清楚，研究推测肽和非肽（吗丁胺）由于结构不同，可能存在不同的结合位点。重复服用高剂量红霉素（250～400mg，每天 4 次）确实可产生耐受，而

低剂量（50～100mg，每天 3 次，睡前 1 次）则不能。与之类似的是，反复静脉注射红霉素可以改善与胃瘫相关的症状，前提是对每个患者进行剂量滴定，以达到既有效又避免耐受的目的。

红霉素目前在临床上用于治疗需要肠内营养的患者，帮助控制糖尿病患者的血糖水平，以及治疗糖尿病或非糖尿病患者胃轻瘫的症状。尽管红霉素能起到一定效果，但抗生素药物在有胃肠道疾病患者中的持续使用会加剧抗生素耐药性的上升。因此，迫切需要一种非抗生素的胃动素受体激动药。

(2) 胃饥饿素：在胃肠道疾病方面，胃饥饿素受体激动药可能会影响多种上消化道功能，从而可能提供一种新的、更完整的治疗功能性消化不良等复杂疾病的方法。作为胃动力促进药，胃饥饿素激活其受体的治疗潜力已在术后胃肠梗阻或感染性肠梗阻的动物模型中得到证实。在相关动物模型中，外源性给予胃饥饿素也能减轻消化不良的症状，如胃排空延迟、厌食和呕吐。同样，在食欲受损的癌症患者中，胃饥饿素可能会增加用餐期间的能量摄入量和对于食物的品尝能力。这些观察结果表明，胃饥饿素可能在肠上部发挥防御作用，其受体激动药可能成为治疗这些疾病的新药物。

用胃饥饿素受体激动药作为治疗胃肠道疾病的新药物是很具有吸引力的，但使用这种药物的难点在于胃饥饿素具有广泛增加内分泌细胞分泌能力的作用。虽然短期服用胃饥饿素受体激动药可能没有什么不良反应，但因为重复用药是治疗许多上消化道疾病所必需的，故长期服用胃饥饿素受体激动药可能会带来未知的问题。一项研究表明，持续静脉注射胃饥饿素可引起胰岛素敏感性下降，故谨慎使用胃饥饿素是十分必要的。

(3) 缩胆囊素：作用于 CCK_1 受体的拮抗药已经应用许久，氯谷胺（loxiglumide）及其 r- 对映体右氯谷胺（dexloxiglumide）在胃肠道生物学方面研究最为充分。一些数据表明，右氯谷胺可以

减少一过性 LES 松弛的发生率，增加胃排空，并抑制胆囊收缩和刺激结肠运输。据报道在 II 期临床试验中，右氯谷胺可改善功能性消化不良和便秘主导型肠易激综合征患者的症状，这是该药的主要适应证。然而，到目前为止，这些初步发现还没有转化为 III 期临床研究。在没有临床数据的情况下，目前最可靠的结论是，CCK₁ 受体拮抗药可能对多种病因引起的复杂症状性疾病效果不明确，而对 CCK 受体信号调节失调是潜在病因的疾病可能有效。如对于接受富含脂肪肠内营养的危重患者，右氯谷胺即可提高胃排空率。

(4) 未来研究方向：如上所述，消化和进食处于复杂完整的肠 - 脑 - 能量轴的中心。参与这两个过程的神经元和激素通路通常是联系在一起的，认识到这些联系有望使我们对胃肠道生理学的理解以及发现更有效治疗复杂疾病的药物提供转变。这一理论推动了 CCK₁ 受体拮抗药的开发和对胃饥饿素、胃动素功能的研究。有研究考虑通过抑制脂肪摄入后释放的神经降压素恢复 LES 压力，但选择性神经降压素受体拮抗药 SR 48692 对人的食管运动没有影响。这表明神经降压素松弛 LES 的能力不一定表明内源性神经降压素在 LES 松弛中的作用。此外，在目前已知可改变进食行为的多肽中确定新的止吐药物也是目前研究的兴趣所在。在寻找新的治疗机会时，迫切需要继续挖掘脑 - 肠轴的神经元和激素方面，以提供对上消化道疾病更全面的治疗。

（王景杰　林　强　孟宪博）

（三）炎症性肠病

1. 溃疡性结肠炎

溃疡性结肠炎（ulcerative colitis，UC）是一种影响结肠黏膜层的慢性复发性和缓解性炎症性肠病（inflammatory bowel disease，IBD）。尽管目前在相关研究方面取得了相当大的进展，但 UC 的病因仍然不明，涉及遗传和环境因素、免疫失调和肠道菌群等的多因素改变。有研究表明，心理因素对 IBD 的病程有影响，可能涉及神经内分泌介质和外周免疫细胞之间的相互作用。此外，与健康人群相比，UC 患者在应激下的应激反应增强，肥大细胞活化更明显，上皮损伤更大。

(1) 溃疡性结肠炎与甲状腺疾病：UC 和甲状腺疾病的共存这一说法并未得到证实。研究表明，与普通人群相比，UC 患者的甲状腺功能障碍患病率增加了 2～4 倍。也有一些研究发现，在 UC 患者和一般人群中，甲状腺功能亢进症的患病率没有差异。因此，目前尚不清楚同时发生的甲状腺疾病和 UC 是偶然发生的，还是反映了共同的免疫学基础。

甲状腺激素的吸收发生在小肠水平，一些影响肠道的疾病会导致甲状腺激素吸收障碍。几乎所有受 UC 影响的甲状腺功能减退患者，即使在 UC 的缓解期，对甲状腺激素的需求也在增加。尽管 UC 的损害似乎并不直接影响甲状腺激素的吸收部位，但甲减患者中存在这种疾病，需要谨慎个体化口服甲状腺激素治疗。

甲状腺癌（TC）是一种起源于甲状腺组织的内分泌肿瘤。甲状腺乳头状癌（PTC）是最常见的组织学类型，占 TC 病例的 80% 以上。近年来，TC 的发病率显著增加，据报道全身炎症性肠病或溃疡性结肠炎的患者甲状腺癌的风险增加。家族史、辐射暴露、碘摄入异常和肥胖是导致甲状腺癌的主要危险因素。使用免疫抑制剂会增加患癌症的风险，尤其是免疫抑制剂引起的淋巴增生性疾病，与 TC 的发生有关。因此，免疫抑制治疗可能是 TC 的致癌因素之一。Th₂ 细胞因子中的 IL-5 能吸引嗜酸性粒细胞进入肠组织，引起 UC 的组织损伤和肠道炎症；而 Th₂ 细胞因子（IL-4、IL-5 和 IL-13）与 TC 的发病有关，由于结肠和甲状腺没有相同的胚胎学起源，相同的触发抗体可能不是导致 GD 和 UC 之间联系的原因。

(2) 溃疡性结肠炎与糖尿病：肠道是葡萄糖稳态的一个关键调节器。除了营养吸收和屏障功能外，肠道还参与调节免疫系统、激素分泌和神经信号，并容纳数以万亿计的微生物，这些微生物不断与人类宿主相互作用。溃疡性结肠炎（UC）的特征是肠道炎症，妨碍了肠道的正常功能。英国大规模队列研究显示，UC患者患2型糖尿病的风险增加，而克罗恩病（Crohn Disease，CD）患者患2型糖尿病的风险没有增加。而丹麦的一项全国性队列研究中，UC和CD患者发生2型糖尿病的风险是相似的。因此有必要进一步研究IBD治疗对糖尿病风险的影响。

（3）溃疡性结肠炎与糖皮质激素：溃疡性结肠炎是一种病因不明的慢性结肠炎性疾病，具有反复性、持续性和难治愈的特点，严重影响患者的生活质量。其中，重症溃疡性结肠炎病情凶险、并发症多，常危及患者生命。

近年来，生物制剂、粪菌移植、微生物制剂出现给临床医生提供了新的治疗方案。然而，糖皮质激素仍然是治疗活动性溃疡性结肠炎（从轻度直肠炎到严重的全结肠炎）的主要药物。在远端疾病中，局部类固醇是治疗的选择；而在扩展的疾病中，全身性类固醇治疗是必要的。静脉糖皮质激素（IVCS）成为治疗严重UC恶化的主要手段。但糖皮质激素并不能作为一种维持治疗的治疗选择，因为它们与多种不良事件相关，如感染、骨质疏松和糖耐量异常。

溃疡性结肠炎合并糖尿病可加重病情和炎症反应，需及早选择合适的方案进行干预。溃疡性结肠炎合并糖尿病的治疗采用美沙拉嗪联合地塞米松灌肠治疗，可有效加速症状消退，减轻炎症反应，改善患者预后。在接受皮质类固醇、硫嘌呤类药物或生物制剂治疗的老年UC患者中，感染和肿瘤发生等不良事件的频率很高，因此使用这些药物时应注意。治疗的最终目标可能是组织学缓解。虽然糖皮质激素的作用机制是明确的，但对糖皮质激素难治性和依赖性UC的原因研究甚少。

2. 克罗恩病与内分泌疾病

克罗恩病（Crohn Disease，CD）是一种胃肠道慢性炎症性疾病，炎症通常呈节段、不对称性及透壁性。胃肠道均可受累，其中最常见的是末端回肠和结肠。疾病通常呈反复发作与缓解交替、进行性进展的特点，最终导致肠道损伤和各种并发症。越来越多的研究发现，一些基础疾病，如维生素D的缺乏会增加罹患克罗恩病的风险。而克罗恩病也与糖尿病、维生素D缺乏、生长激素缺乏等疾病的发生具有密切的关联。

（1）克罗恩病与1型糖尿病：在一项涉及1型糖尿病和炎症性肠病（IBD）患者的队列研究中发现，与对照人群相比，1型糖尿病患者的IBD患病率增加了6倍。大量研究表明克罗恩病和T_1DM都是由多种因素引起的，包括遗传异常、环境因素和免疫系统功能障碍，其中基因层面的改变在两种疾病的发生过程中起着重要的作用。其中，T_1DM患者中 *PTPN2* 基因突变在胰岛B细胞的破坏中发挥作用；而在克罗恩病患者中，*PTPN2* 基因突变起到调节先天免疫反应的作用。*PTPN2* 基因敲除可能加重B细胞死亡从而升高了T_1DM患病风险。

除了 *PTPN2* 基因以外，*PTPN22* 基因突变也会导致细胞因子失衡，使T细胞和B细胞丧失识别自身抗原和外来抗原的能力。这些失衡会导致T_1DM患者胰腺组织以及克罗恩病患者肠道组织的破坏，进而介导疾病的发生。

（2）克罗恩病与维生素D缺乏：研究显示炎症性肠病（IBD）患者的血清维生素D水平通常较低，维生素D缺乏症的患病率可达68.4%，而在未接受治疗的IBD人群中更容易发生维生素D缺乏。维生素D及其受体在肠道炎症过程中对肠上皮细胞和天然免疫细胞具有特异性保护作用。作为一种免疫系统调节剂，它主要通过靶向T淋巴细胞的CD_4^+细胞来抑制辅助性T细胞1型（Th_1）细胞驱动的免疫反应。而Th_1细胞主要通过产生促炎细胞因子（包括干扰素$-\gamma$、IL-2和$TNF\alpha$）来诱导炎症。当血清维生素D含量下降时，$TNF\alpha$、IL-2、IL-6等炎症因子分泌增多，机体抑炎作用下降，肠黏膜屏障受损，最终引起肠道炎症的发生。

维生素 D 含量与 CD 疾病活动性之间存在关联，维生素 D 水平的下降会有克罗恩病活动指数（CDAI）的升高。而且伴有维生素 D 缺乏的 CD 患者通常拥有较低的健康相关生活质量、较高的疾病活动度，预后较差。

(3) 克罗恩病与生长激素缺乏

以往有研究表明小儿 CD 常并发生长停滞，但是在成人 CD 中这方面的报道甚少。一项动物实验表明，在 STAT5 基因敲除小鼠中，其大部分 GH 作用被阻滞，肠屏障功能发生受损，表明 GH 是维持肠屏障稳态的必要条件。通常来说，GH 诱导的细胞内信号是由生长激素受体（GHR）介导的。免疫细胞不仅表达 GHR，表明它们可能对 GH 做出反应，而且许多免疫细胞也会表达 GH。GH 会对淋巴细胞（包括 T 细胞和 B 细胞）以及非淋巴细胞（单核细胞和中心粒细胞）发挥免疫作用，在某些情况下可能会影响和调节免疫功能以限制炎症。因此认为 GH 可能会对屏障功能产生积极的影响，并且起到抑制炎性肠病的炎症作用。

(4) 治疗

①生物单抗治疗：肿瘤坏死因子 -α（TNFα）是由机体单核巨噬细胞和 T 细胞产生的炎性细胞因子，具有广泛的生物学功能。在炎症过程中，可刺激促炎细胞因子生成，促进炎性细胞聚集，诱导内皮细胞损伤并且破坏上皮间紧密连接，从而使肠黏膜屏障受损；而抗肿瘤坏死因子 -α（anti-TNFα）类药物主要通过结合可溶性和跨膜性 TNFα，从而抑制炎症的发展。

TNFα 拮抗药目前主要用于风湿性疾病、炎症性肠病等自身免疫性疾病，但是在糖尿病及其常见并发症中可见 TNFα 等细胞因子引起的炎症反应，侧面反映相关疾病的发生进展与炎症反应存在着密切的联系，同时也为日后疾病的诊断提供可供参考的生物标志物，为疾病的治疗提供潜

在的靶点。

②合并维生素 D 缺乏的治疗：针对炎症性肠病并发维生素 D 缺乏的患者，补充维生素 D 对炎症减轻及临床缓解具有重要意义。主动维生素 D 治疗可显著降低 CDAI 评分和 C 反应蛋白（C-reactive protein，CRP）水平，改善生活质量评分，其显著的短期效果得益于免疫反应的改善。许多临床研究提供的证据表明，补充维生素 D 可能对 CD 患者有治疗益处。在临床治疗中，通过化学补充或者紫外线照射的方式增强机体血清维生素 D 水平，有望提高克罗恩病的治愈率。有研究发现血清维生素在 50nmol/L 以上的克罗恩病患者有着显著增高的血清 IL-10 水平，提示有更强的抗炎效果，但是尚不清楚两者的具体相关性，因此目前尚无法制订具体的维生素 D 维持剂量及血清浓度。

③合并生长激素缺乏的治疗：重组人生长激素（rhGH）目前常用来治疗生长激素缺乏症患者的生长发育不良。研究发现 rhGH 亦能有效改善肠壁纤维化、提高胶原表达量。尽管 GH 可用于改善儿童 CD 患者的临床疾病活动及生长停滞，但是对于成人 CD，GH 对于黏膜炎症的缓解效果并不明显，因此目前对于使用 GH 治疗克罗恩病其疗效仍有待进一步研究。

（王玉平）

二、肝胆疾病对内分泌系统的影响

（一）病毒性肝炎

肝炎病毒慢性持续感染主要是由乙型肝炎病毒（hepatitis B virus，HBV）和丙型肝炎病毒（hepatis C virus，HCV）所致，它们除引起肝脏损害外，还会引起糖、脂类代谢、免疫功能异常。近年来大量研究资料提示，慢性 HBV 和（或）HCV 感染与 2 型糖尿病（T₂DM）、脂肪肝、甲状腺疾病、勃起功能障碍等的发生发展密切

相关。

1. 病毒性肝炎与肝源性糖尿病

肝脏是糖代谢的重要器官，各种原因引起的肝功能损伤均能影响葡萄糖的代谢，导致糖耐量异常或者肝源性糖尿病（hepatogenous diabetes，HD）的出现。

(1) 流行病学：有研究显示糖耐量异常见于 50%～80% 慢性肝病患者，患者直接发展为肝源性糖尿病的比例为 20%～30%。

临床研究表明，慢性 HCV 感染、胰岛素抵抗（insulin resistance，IR）和糖尿病（diabetes mellitus，DM）之间存在相关性。流行病学观察发现，CHC 患者中有 14.5%～33% 发展为 2 型糖尿病。慢性 HCV 感染与 DM/IR 显著相关。HCV 相关的肝硬化患者中 T_2DM 的患病率高于其他肝病引起的肝硬化患者。

(2) 临床特点：①大部分肝源性糖尿病患者无典型的糖尿病"三多一少"症状，多表现为慢性肝病的临床表现，糖尿病的慢性及急性并发症少见，易漏诊；②肝源性糖尿病多出现在中老年男性；③慢性肝病可于肝源性糖尿病之前发生，也可与肝源性糖尿病同步发生，且其损害程度与肝源性糖尿病的发生、严重程度呈正相关；④空腹血糖大多正常或者轻度增高，以餐后血糖升高为主；⑤高胰岛素血症较单纯的 2 型糖尿病明显，但 C 肽水平可大致正常或下降；⑥要同时治疗肝病和糖尿病两个方面，有相当一部分患者给予积极治疗肝病和饮食控制后，血糖多可恢复正常，药物治疗首选胰岛素；⑦肝源性糖尿病的预后与基础肝病明显相关。

(3) 诊断标准：①糖尿病发病前有明确的肝病史；②无糖尿病的既往史及家族史，通常无糖尿病的典型症状，很少发生糖尿病的急慢性并发症；③有明确的肝功能损害及肝功能障碍的临床表现、血生化检查指标或影响及组织学证据；④胰岛素释放试验，空腹血浆胰岛素水平偏高，餐后胰岛素反应延迟或反应不良，血清 C 肽释放

试验通常正常或有轻度下降，其与胰岛素比值明显降低；⑤肝功能的变化与血糖及糖耐量的变化密切相关；⑥排除噻嗪类利尿药、糖皮质激素、降压药、避孕药等药物引起的糖代谢异常；⑦排除原发性糖尿病、肾上腺、甲状腺、胰腺、垂体、肾等疾病所致的继发性糖尿病；⑧符合美国糖尿病协会（ADA）的糖尿病诊断标准：空腹血糖 ≥ 7.0mmol/L，餐后 2h 血糖 ≥ 11.1mmol/L。

(4) 高血糖的机制

①病毒直接作用：小鼠胰岛素瘤 6 细胞（通常称为 MIN6 细胞系）是广泛用于糖尿病研究的产生小鼠胰岛素的胰腺 B 细胞系。最近研究表明，HCV 感染可能对 MIN6 细胞的命运产生影响，HCV 或为糖尿病发展过程中调控 B 细胞死亡的独立危险因素。HCV 通过直接诱导 MIN6 细胞的死亡而抑制了胰腺 B 细胞的增殖。

B 细胞量不足是 T_2DM 发病机制中的重要因素。HCV 感染患者的急性胰岛素应答是异常的。然而，该病毒对 B 细胞的潜在影响尚不明确，目前尚无体外模型来验证 HCV 感染与人类 B 胰岛细胞直接损害之间的相关性。

②胰岛素分泌与代谢异常、敏感性降低

- 胰岛素受体减少，结合力下降。
- 肝酶活性降低，肝糖原合成减少，肝脏及周围组织摄取葡萄糖和利用葡萄糖的能力减弱，加速糖代谢紊乱。
- 胰岛素拮抗物质如胰高血糖素、糖皮质激素、生长激素及游离脂肪酸等各种胰岛素拮抗物质增多，通过对胰岛素的抑制引起糖原合成减少、分解加速，血糖升高。
- 糖异生增加。
- 胰岛素抵抗。

许多研究表明 HCV 感染与 IR 之间存在因果关系，一项针对台湾患者的大型纵向前瞻性队列研究发现，CHC 是糖尿病的独立预测因子。HCV 相关的 IR 除了降低持续病毒学应答率（SVR）之外，还可以加速肝纤维化进程和肝细胞癌的发

展，与 CHC 患者的不良预后相关。

（5）治疗

目前对于肝源性糖尿病诊治尚无明确的指南，积极治疗肝脏原发疾病为主，同时兼顾血糖控制。包括以下几方面。

①生活方式干预：避免高糖饮食，选择碳水化合物含量高、低脂肪、高蛋白、丰富纤维素及维生素饮食，同时适当补充微量元素及支链氨基酸等。对于病情较轻的肝源性糖尿病患者，适当的体育锻炼可以降低血糖，改善胰岛素抵抗。

②保肝治疗：积极合理治疗肝脏疾病，给予保肝对症治疗，病毒性肝炎患者积极抗病毒治疗，修复受损的肝细胞，改善肝脏功能，糖尿病也会随之好转。

③降糖治疗：肝源性糖尿病大多继发于慢性肝病，一些糖尿病常用的口服降糖药如二甲双胍易导致乳酸酸中毒的不良反应，阿卡波糖具有升高血浆氨而诱发肝性脑病的风险，还有一些降糖药物可刺激胰岛细胞分泌胰岛素从而加重胰岛素抵抗，故不主张口服降糖药。肝源性糖尿病即使高胰岛素血症明显，但临床上使用胰岛素仍有效，主张尽早使用。一方面，可以有效降低血糖，胰岛素抵抗得到改善；另一方面，对于肝脏细胞的修复作用和肝脏功能的恢复有意义。应用胰岛素治疗肝源性糖尿病与普通糖尿病有所区别，由于前者肝功能损害较重，降解胰岛素的作用时间较长，应特别警惕低血糖的发生，优先选择短效胰岛素，由小剂量开始，使用过程密切监测血糖变化。

2. 病毒性肝炎与甲状腺疾病

HCV 感染与甲状腺功能障碍（包括慢性甲状腺炎，甲状腺功能减退和甲状腺功能亢进）有关。慢性 HCV 感染患者中，抗甲状腺自身抗体的患病率为 4%～15%，因此有学者提出一种自身免疫机制假说。但是，HCV 的作用仍不清楚。与普通人群相比，CHC 患者更可能出现血清抗甲状腺激素过氧化物酶和抗甲状腺球蛋白抗体水平的升高，这可能是由于辅助性 T 细胞的激活所致。最近，已经证实 HCV 可以在体外直接感染人甲状腺细胞系 ML1。另外，研究表明甲状腺功能减退症是由免疫机制而非直接的 HCV 感染介导的。其发病机制可能包括 HCV 所致自身抗原表达的变化和免疫系统的持续刺激、淋巴细胞感染、染色体畸变、甲状腺细胞 MHCII 类分子异常表达，以及 HCV 病毒抗原和甲状腺抗原之间的交叉反应。

3. 病毒性肝炎与勃起功能障碍

勃起功能障碍（erectile dysfunction，ED）的定义为始终无法实现或维持足以使性行为令人满意的勃起。慢性肝病通常伴有性腺功能低下、睾丸萎缩和性欲降低，所有这些因素都可能导致 ED 的发展。但是，有关 ED 与病毒性肝炎之间关系的大规模研究仍较少。2012 年，台湾的 Chung SD 等基于人群的病例对照方法分析了病毒性肝炎与勃起功能障碍之间的相关性。该研究纳入了 6429 名 ED 患者为病例组，并随机选择 32 145 名受试者作为对照组，结果显示在调整了潜在的混杂因素之后，ED 与先前诊断的病毒性肝炎有关，尤其是与乙型和丙型肝炎合并感染有关。

（1）ED 在慢性病毒性肝炎中的患病率及高危因素：关于 ED 在慢性病毒性肝炎中的患病率目前尚无大规模的统计数据，来自不同研究中心的分析结果有所不同。韩国的一项单中心横断面研究分析了在慢性病毒性肝炎患者中 ED 与抑郁的相关性。该项研究结果显示，在慢性病毒性肝炎患者中 ED 的患病率约为 40%；多因素回归分析结果显示，年龄、抑郁是慢性病毒性肝炎患者发生 ED 的独立危险因素。而来自韩国的另一项研究分析了慢性 HBV 感染患者中 ED 的患病率情况。该项研究结果显示，ED 总体患病率为 24.6%，CHB 组 ED 患病率为 8.6%，HBV 相关肝硬化组（HBV-LC）ED 患病率为 41.2%；多元回归分析结果显示肝病分期、高血压、抑郁以及血清白蛋白水平分别是 ED 的独立预测因素。

因此，从上述研究结果可以看出，肝硬化患者中 ED 患病率明显高于慢性肝炎患者，提示临床医师在日常工作中需重视肝硬化患者中 ED 发生情况的筛查，及时给予适当的支持治疗，尤其合并高血压、抑郁或低蛋白血症的肝硬化患者。

埃及的一项研究分析了慢性 HCV 感染患者中 ED 患病率情况，结果显示 ED 总体患病率为 29.3%，HCV 相关肝硬化组（HCV-LC）ED 患病率显著高于 CHC 组。此外，该研究报道 ED 严重程度与肝病的严重程度密切相关；在 HCV-LC 组，血清胆红素水平与 ED 评分呈负相关，而血清白蛋白水平与 ED 评分呈正相关。

(2) 慢性肝病患者 ED 的发病机制：目前慢性肝病患者中 ED 的具体发病机制尚不完全明确。研究发现，在男性肝硬化患者中血浆睾酮和促性腺激素水平降低，认为激素水平的异常可能与下丘脑垂体功能的改变有关，从而导致性功能受损；并且在酒精中毒或坏死后肝硬化患者中，血浆睾酮浓度与疾病严重程度相关。但是酒精性肝病患者应用睾酮治疗并未达到显著的治疗作用，提示除睾酮水平降低外，其他因素也可能参与慢性肝病患者 ED 的发生。相反地，给没有发生睾丸萎缩的酗酒患者服用雄激素，在其没有戒酒的情况下性功能有所恢复，提示酗酒患者存在雄激素敏感性降低的情况。

日本的一项研究发现，在酒精性和病毒性肝硬化患者中，ED 与血浆白蛋白水平存在明显的负相关，提示血浆中游离睾酮 / 白蛋白结合睾酮水平与性欲呈正相关，而不是睾酮总浓度。肝硬化患者中睾酮总量发生变化，同时血浆白蛋白产生减少，进而影响游离 / 白蛋白结合睾酮比例，导致细胞或组织对性激素反应发生改变。此外，低白蛋白血症引起的体液潴留可能影响肝硬化患者的体能，并且由于蛋白质营养不良造成肌肉萎缩，肌力下降，从而进一步导致身体功能下降，进而导致性功能下降。

在非肝硬化患者中，ED 的发生可能与 HCV或其他病毒性肝炎导致的氧化应激、胰岛素抵抗和细胞凋亡增加有关。在这一过程中，HCV 非结构蛋白可能作为关键介质，通过刺激线粒体活性氧簇（ROS）诱导氧化应激和炎症发生。伴有 C 反应蛋白（CRP）水平升高的慢性全身性炎症减少内皮细胞中一氧化氮（NO）的合成，最终导致内皮细胞功能障碍，这可能是病毒性肝炎患者发生 ED 的机制之一。这一假说至少在 HCV 感染患者中得到支持。因为在 HCV 相关的冷球蛋白血症患者中 ED 的发生率高于无冷球蛋白血症的 HCV 患者。而冷球蛋白血症的特征是免疫复合物和补体沉积到血管内皮表面引起血管炎症。

此外，Abdelhamid AA 等分析了 HCV 感染相关的 ED 患者的同型半胱氨酸（Hcy），胰岛素样生长因子 -1（IGF-1）和雌激素（E_2）水平的变化。结果显示，ED 的严重程度与慢性 HCV 之间密切相关；与慢性 HCV 感染相关的 ED 患者的 Hcy 和 E_2 水平显著升高，IGF-I 水平降低。

(3) 病毒性肝炎患者 ED 的治疗：目前用于 ED 治疗的一线推荐药物为 5 型磷酸二酯酶抑制药（phosphodiesterase type 5 inhibitor，PDE5-I），包括西地那非、他达拉非和伐地那非。尽管 PDE5-I 可以用于轻中度肝功能不全患者，但前提是在使用之前必须充分进行个体收益 / 风险评估。目前尚无证据支持该类药物在重度肝功能异常患者中的使用。

PDE5-I 在慢性病毒性肝炎患者中的使用数据有限。尽管尚无使用 PDE5-I 发生肝毒性不良反应的报道，但 PDE5-I 主要通过细胞色素 P_{450} 3A4（CYP3A4）途径代谢，因此抑制或诱导 P_{450} 3A4 的药物会影响 PDE5-I 的清除。所以临床医师在治疗病毒性肝炎过程中，要充分考虑到潜在的药物 - 药物相互作用。例如，用于治疗 HCV 感染的蛋白酶抑制药 boceprevir 和 telaprevir，这些直接抗病毒药可阻断 HCV 复制中的关键酶——NS3/NS4 蛋白酶的合成。两种药物都是

CYP3A4 抑制药，在共同给药过程中会增加其他通过这种途径代谢的药物浓度。因此，建议在含有 boceprevir 的方案中需谨慎使用西地那非、他达拉非和伐地那非，并对患者进行 PDE5 相关不良事件的监测，且剂量不得超过以下剂量：西地那非：每 48 小时 25mg；他达拉非：每 72 小时 10mg；伐地那非：每 24 小时 2.5mg。在含 boceprevir 的方案中，不建议使用西地那非或伐地那非，而他达拉非用于治疗 ED 的 72h 内单次使用剂量不得超过 10mg，并要增加对他达拉非相关不良事件的监测。

（李　敏）

（二）脂肪性肝病

肝脏及其多种功能在调节代谢中起着基础性作用，也是多种代谢紊乱的必然目标。肝脏和所有内分泌器官之间无数的、持续的关系和反馈机制反映在一个改变经常导致另一个功能失调。由于肝脏参与了如此多的代谢过程，它显然是一个关键的组成部分，不仅对内分泌系统有影响，也是内分泌失调治疗过程中一个至关重要的靶点。

肝脏作为一种次级内分泌器官，但在促进人体内环境平衡方面起着至关重要的作用。虽然在充分了解肝与内分泌相互作用方面仍然存在知识空白，但已经确定的是，主要内分泌器官的疾病状态可导致肝功能障碍，相反，肝脏疾病也可导致内分泌功能的改变。近几十年来，脂肪性肝病的患病率及与其进展而相关的并发症正迅速增加。肝脂代谢和胆固醇合成依赖于适当的内分泌功能和反馈机制。因此，有必要认识到脂肪性肝病患者内分泌相关疾病状态的潜力，并将这些情况的管理纳入常规治疗的范畴。此外，对晚期肝病患者，特别是失代偿期肝硬化和急性肝功能衰竭患者，内分泌功能的适当监测也是至关重要的。

1. 非酒精性脂肪性肝病

非酒精性脂肪性肝病（NAFLD）是一种慢性肝脏疾病，其范围包括从良性脂肪变性（脂肪堆积）到晚期肝硬化和癌症。NAFLD 与 2 型糖尿病、肥胖、高脂血症或代谢综合征（MS）具有密切关系。目前研究表明，肝细胞脂肪变性在美国普通人群中的患病率接近 30%，同时有研究表明，预计到 2025 年，继发于 NAFLD 的肝硬化或肝细胞癌（HCC）将替代慢性丙肝感染而成为美国肝移植的主要适应证。

当血浆摄取的游离脂肪酸（FFA）或从头合成的 FFA 总量超过 FFA 氧化总量并从肝细胞中以三酰甘油的形式输出时，过量的三酰甘油在肝细胞中积累，导致脂肪变性，这是 NAFLD 的组织学特征。在脂肪变性存在的情况下，细胞内过量的 FFA 也可能引起氧化应激，导致肝细胞凋亡和星状细胞活化，从而导致纤维化。越来越多的证据表明，NAFLD 和 MS 之间存在双向、复杂的相互关系。在忽略体重指数的情况下，与血糖水平正常或糖耐量受损的受试者相比，2 型糖尿病的存在对于继发 NAFLD 具有较高的风险。然而，证据表明并非所有的胰岛素抵抗患者都患有 MS、NAFLD 或 NASH，这提示迄今为止未知的遗传或环境因素也可能参与了 NAFLD 的发病机制及其进展。

在胰岛素抵抗的发生和 NAFLD 的发病机制中，细胞因子具有至关重要的作用。一些脂肪细胞因子，包括脂联素、瘦素、抵抗素和肿瘤坏死因子等，都与胰岛素敏感性的改变和 NAFLD 的发生有关。脂联素可影响肝脏糖异生，而有助于肌肉对葡萄糖和 FFA 的外周利用。脂肪联素也被认为具有抗炎作用，在小鼠模型中，给予外源性脂肪联素可减少脂肪变性，并可作为肝脏炎症的标志物。脂肪组织产生的另一种细胞因子——瘦素，参与调节食物摄入。在动物模型中，瘦素缺乏会导致多种代谢和内分泌紊乱，包括明显的肥胖、性腺功能减退、甲状腺功能减退、胰岛素抵抗和糖尿病。

2 型糖尿病（T_2DM）的发生发展对肝病患

者的预后具有不良影响。有研究表明，DM 对 NAFLD 患者的生存有负面影响。不管肝脏疾病的原因是什么，已经有研究表明移植前或移植后糖尿病的存在增加了肝脏移植后心血管并发症和死亡的风险。

NAFLD 的标志是代谢综合征（MS），其特征是一组代谢异常综合征，包括躯干肥胖、葡萄糖耐受不良、高血压和血脂异常（三酰甘油水平升高，高密度脂蛋白水平降低）。胰岛素抵抗是该综合征最重要的代谢异常，在 NAFLD 的发病机制和进展中起着重要的作用。在胰岛素抵抗的发生发展中，细胞因子发挥着重要作用。2 型糖尿病可能会对肝病患者的预后产生负面影响，尤其是 NAFLD 患者，其代谢综合征增加了心血管疾病、2 型糖尿病和 NASH 的风险。世界范围内 NAFLD 的发病率呈上升趋势，肝硬化和肝细胞癌可能成为未来肝移植的主要适应证。目前普遍认为，肝移植后发生代谢综合征的风险较高。

(1) 2 型糖尿病：证据表明，患有代谢疾病的人群比普通人群具有更高的 NAFLD 发病率。具体而言，2 型糖尿病与 NAFLD 的关系尤为密切。相关研究发现，在 65 岁以下 2 型糖尿患者群中超声检查，非酒精性脂肪肝的患病率为 69%。2 型糖尿病患者中 NAFLD 的患病率要高于一般人群，而这两种疾病的发病机制均与胰岛素抵抗（IR）密切相关。NAFLD 与胰岛素抵抗（IR）之间存在着错综复杂的病理生理关系。T_2DM 可能促进 NAFLD 进展为肝硬化和 HCC 的发展。此外，T_2DM 的存在确定了 NAFLD 患者全因和肝相关死亡率的增加。肝脏是参与胰岛素抵抗期间控制血糖水平的主要器官之一。目前，NAFLD 的具体药理学治疗还未被批准，大多数建议的干预措施与通常用于治疗 T_2DM 的干预措施相同，以证明紧密的相互作用存在于这两种情况之间。

(2) 肥胖：在超重个体人群中 NAFLD 的患病率为 57%，非糖尿病肥胖人群的患病率为 98%。NASH 在肥胖人群中的中位患病率为 33%，范围为 10%～56%。减肥手术逐渐成为一种常见的治疗选择，其术中进行肝脏活检也较为普遍。肥胖患者内脏脂肪可通过释放肝脏中积累的 FFA 来促进 IR。肝脂肪含量也与 IR 相关。由于身体脂肪分布与年龄变化相关，尤其是内脏脂肪随年龄的增长而增加的同时，NAFLD 的患病率也随之增加。内脏脂肪组织释放的 FFA 等使得非酒精性脂肪肝发病机制和多样化的发病水平提高。肥大的脂肪细胞通过分泌脂肪，诱导巨噬细胞在内脏脂肪中的聚集。聚集的巨噬细胞通过释放促炎细胞因子，介导慢性炎症，进而加剧 IR。

(3) 男性性功能减退症：男性性腺功能减退包括生化和临床特征，如低睾酮和（或）低精子计数、勃起功能障碍、性欲下降，体重增加和内脏脂肪减少。NAFLD 被认为是存在勃起功能障碍（ED）的危险因素。在对 192 例 NAFLD 患者的前瞻性研究中，约 45% 的患者被诊断为 ED；同样，IR 和低血清睾酮水平被确定为 ED 的预测因素。不幸的是，这两种疾病之间的确切致病联系尚未确定。在对 HFC 诱导的 MS 模型的研究中，包括 TNFα 和 IL-6 在内的几个与炎症相关的基因与 NASH 发生后乙酰胆碱诱导的阴茎松弛的最大表达呈负相关。

(4) 骨相关疾病：骨质疏松症和骨软化症是慢性肝病患者的常见并发症，特别好发于慢性肝病终末期。因此，这些情况被归类为肝性骨营养不良。

骨软化症是一种罕见的情况，其特征是骨质矿化不良，但在晚期原发性胆管炎患者中经常报道，特别是在缺乏阳光照射的国家。骨质疏松症主要以骨量减少和骨微结构恶化为其特征，是慢性肝病患者常见的一种全身性骨骼疾病。此外，NAFLD 和肥胖也可能损害儿童患者的骨矿获取，这使人们注意到与年龄无关的骨质疏松症的其他潜在危险因素。尽管目前有广泛的证据表明 NAFLD 和骨质疏松症之间存在某种联系，但确切的病因关系尚未确定。仍需要进一步的临床研究来确定其具体关系，并找出适合这类患者的治疗方法。

(5) 维生素 D 缺乏症：维生素 D 具有多效性作用，尤其是对新陈代谢和免疫系统的作用，正在得到越来越多的研究。NAFLD 与 25-OH 维生素 D 水平低有关。值得注意的是，最近的一项元分析发现，NAFLD 患者缺乏维生素 D 的可能性比对照组高 26%。然而，这两种情况相当频繁，这种联系可能是偶然的。本研究具有两个局限性，分别是采用横断面方法和非酒精性脂肪肝的诊断方法。其他研究发现 25-OH 维生素 D 水平可以预测 NAFLD 的组织学病变程度，NASH 患者的维生素 D 水平较单纯脂肪变性患者低。而在 Dasarathy 等的研究中，对照组人数较少，BMI 较低，且年龄不匹配。这些因素可能影响维生素 D 水平，因为肥胖患者的维生素 D 水平较低。

(6) 生长激素缺乏症：最近研究发现生长激素和胰岛素样生长因子 -1（IGF-1）不足与 NAFLD 进展为 NASH，甚至肝硬化有关。非酒精性脂肪肝在 NAFLD 患者中比对照组更常见，生长激素缺乏症（GHD）患者有更大的风险发生非酒精性脂肪肝。在韩国一组垂体功能低下的男性中，垂体功能低下的男性 NAFLD（通过腹部超声诊断）的发生率明显高于对照组（32.5% vs. 70.6%，$P = 0.001$）。与非 NAFLD 患者相比，非 NAFLD 患者的 CRP 和 FFA 明显升高。此外，调整 BMI 后 NAFLD 的严重程度与 GH 呈负相关（$P = 0.020$）。严重的垂体功能减退性 GHD 与更严重的 NAFLD 相关。在一个研究中显示，NAFLD 发生于 GHD 患者 6.4 年半（中位数为 3 年）后。GHD 导致内脏肥胖、体重减少、血脂异常和 IR。然而，其确切的病理生理机制尚待阐明。

(7) 甲状腺功能减退症：甲状腺激素浓度的改变，通常涉及调节能量消耗、体内脂肪分布、脂质利用和葡萄糖稳态，是可能导致 NAFLD 发生的其他潜在因素。在对 2324 名患者的横断面研究中发现，甲状腺功能减退症与 NAFLD 有关，

与相关的已知代谢危险因素无关，且呈剂量依赖性。即使在亚临床甲状腺功能减退的情况下也是如此，因为在此情况下，促甲状腺激素（TSH）水平处于正常水平的顶端。在最近的一项研究中，经活检证实为非酒精性脂肪肝（NAFLD）的 425 名受试者与 TSH 水平正常的患者相比，甲状腺功能低下患者的 NASH 患病率明显更高（52.4% vs. 37.2%）。使用多变量分析，低甲状腺功能与 NASH 和晚期纤维化的存在独立相关，其风险与 TSH 水平的增加成正比。关于甲状腺功能减退与非酒精性脂肪肝相关性的假说仍未被充分证实。进一步的研究是必要的，以阐明甲状腺功能障碍在这一多器官综合征的进展中的作用和可能的治疗意义。

(8) 代谢综合征和胰岛素抵抗：代谢综合征是糖尿病、中枢性肥胖、高脂血症等代谢异常的综合表现。糖尿病在肝硬化患者中的有着较高的发病率。NAFLD 和 NASH 是 IR 和代谢综合征的肝脏表现。在 NAFLD 患者中，2 型糖尿病患者的发病率增加与 IR 和肥胖并没有具体联系。基于这些发现，有人建议对 NAFLD 患者进行 2 型糖尿病筛选。胰岛素抵抗（insulin resistance，IR）是 NAFLD 发病机制的核心。在 Day 等提出的两种假说中，系统性 IR 导致的三酰甘油积累和脂肪变性是第一个假说；而三酰甘油的长期积累导致的氧化应激是第二个假说。多重 hit 假说提示，在 NAFLD 的发病机制和随后的肝纤维化过程中存在多种并行现象。不考虑这两个主要的假设，IR 是 NAFLD 和 NASH 的主要潜在原因。

2. 酒精性脂肪性肝病

酒精性肝病通常与甲状腺激素水平异常相关，包括 T4、甲状腺结合球蛋白（TBG）升高，游离 T4、TSH 正常。有研究分析了 31 例酒精性肝病患者酒精摄入与肝病严重程度的相关性以及酒精性肝病与临床异常的关系，根据组织学特征的严重程度，如脂肪改变、肝炎和肝硬化，对患者进行分类，测量所有受试者甲状腺激素和结合

蛋白的循环浓度，分析与组织学和肝功能检测相关的变化及临床内分泌状态。结果显示，酒精性肝炎和肝硬化患者血液中游离脂肪酸的减少与TSH的正常或降低有关。尽管摄入了类似的酒精，但仅有脂肪改变的受试者没有出现异常，而且fT$_3$与肝功能检测之间存在观察到的相关性，这表明fT$_3$的变化反映了潜在肝脏疾病的严重程度。

酒精性肝病尤其与大量与性相关的改变有关。由于酒精对睾丸的直接抑制作用，酒精性肝病患者的临床症状往往更明显。酒精性肝病与性腺类固醇激素循环水平异常有关。在与酒精相关的肝脂肪变性、肝炎和肝硬化患者中发现循环雌醇增加和睾酮降低。这些发现表明，酒精的直接影响和肝功能障碍决定了男性性腺激素的变化。

（陈　琳）

（三）自身免疫性肝病

1. 自身免疫性肝炎概况

自身免疫性肝炎（autoimmune hepatitis，AIH）是一种针对肝细胞的自身免疫反应所介导的肝脏实质性炎症。据文献报道，全世界每年AIH合并发病率和患病率分别为1.37/10万和17.44/10万，女性的发病率和患病率高于男性，而老年人的患病率高于年轻人。AIH的病因目前多认为是在基因易感性和免疫紊乱的基础之上，某些外来抗原通过分子模拟机制而导致的肝细胞损伤的过程。AIH的表现形式多种多样，从无症状转氨酶升高到急性重型肝炎。AIH最为特征性的病理改变为界面性肝炎，表现为界面肝细胞呈单个或小簇状坏死脱落，导致小叶界面呈虫蚀状，炎症细胞沿破坏的界面向小叶内延伸并包绕坏死的肝细胞。界面性肝炎对于AIH的诊断是非特异性的，它同样可存在于其他慢性肝病中。AIH如果不加以治疗，最终会导致肝硬化，甚至发展为肝细胞癌。目前AIH尚无特异性的诊断指标，AIH的诊断基于临床和生化的相对特征改变，包括血清IgG/γ-球蛋白水平升高，自身抗体的存在，以及典型

的或相符合的组织学改变，并排除其他疾病，如急慢性病毒性肝炎、酒精性脂肪性肝炎、药物性肝损害等。AIH标准的治疗方案为泼尼松（泼尼松龙）和硫唑嘌呤联合治疗。泼尼松（泼尼松龙）可缓解症状、促使血清转氨酶和IgG水平复常，用于诱导缓解；而硫唑嘌呤需6～8周才能发挥最佳免疫抑制效果，多用于维持缓解。需要评估激素性不良事件如骨质疏松、代谢综合征或精神反应，在治疗过程中还需要评估患者对药物的依从性以及对预后的影响。AIH的预后差异较大，未经治疗的患者可缓慢进展为肝硬化，或发展为急性、亚急性、暴发性肝病，最终以各种并发症而死亡。而对药物治疗应答良好者可以长期存活。

2. AIH与内分泌的关系

(1)AIH与自身免疫性内分泌疾病之间的关系：AIH具有潜在的遗传背景，HLAⅡ类等位基因*DRB1*03：01*是AIH最常见的遗传危险因素。而HLAⅠ类等位基因*HLA-A*等位基因*A*03：01-02*、*A*31：01*、*A*32：02*，对AIH有保护作用（OR = 0.3，P = 0.002）。

AIH患者常会伴发其他自身免疫性疾病，如类风湿关节炎，干燥综合征，慢性甲状腺炎。*HLA-DR3-DQ2*单倍型和部分非HLASNP参与了1型糖尿病患儿及其家属自身免疫性疾病的家族性聚集。1型糖尿病（T$_1$DM）目前多认为是一种自身免疫性疾病。在糖尿病合并AIH患者中T$_1$DM患病率高于一般人群，T$_2$DM似乎没有增加。AIH似乎在T$_1$DM患者中更常见。研究显示糖尿病并不影响AIH患者的预后。AIH患者中45岁以上和45岁以下糖尿病的发病率存在显著差异（10.6% vs. 4.5%，P = 0.028），提示随着年龄增长，糖尿病在AIH患者中发病率增加。

AIH患者中并发自身免疫性甲状腺疾病(autoimmune thyroid disease，AITD)较常见，AIH与AITD之间存在相关性。Gideon de Sousa等研究发现糖尿病（T$_1$DM或T$_2$DM）合并AIH

患者中 AITD 发生率高于无 AIH 的糖尿病患者（$P < 0.001$）。主要组织相容性复合体区域被认为在 AITD 的发生发展中起重要作用。*HLA* 等位基因，特别是 HLA-DP β 链的氨基酸信号可能参与了早发型自身免疫性甲状腺疾病的分子发病机制。HLA 区域可能是决定多种自身免疫性疾病易感性的危险区域。HLA 不稳定性介导了自身免疫性疾病的发展，是否存在 HLA 多态性与 AIH，T_1DM 同时相关，需要进一步积累证据。

（2）AIH 与雌激素的关系：AIH 多发生在中老年女性患者中，雌激素与 AIH 之间可能存在密切关系。性别差异在自身免疫性肝病和自身免疫性疾病中的确切机制一般尚不清楚。免疫遗传学和性激素都发挥着复杂的，也许是相互的作用。一项慢性肝病（chronic liver disease，CLD）与激素之间关系的横断面研究显示，在任何病因的 CLD 发生早期，激素水平就会发生明显的改变，出现性激素、皮质醇和胰岛素代谢紊乱，在一定程度上激素水平的紊乱可能会影响预后。

雌激素在自身免疫性疾病中的作用表现为，雌激素通过与雌激素受体（ER）结合发挥作用。ER 除了在生殖组织中高表达外，在免疫系统的大多数细胞中亦有广泛表达，从而影响固有免疫反应和适应性免疫反应。ER 是一种配体激活转录因子，ER 与靶 DNA 中称为雌激素反应元件（ERE）的特定基因序列结合，调控靶基因功能。一方面，ER 通过直接与靶基因启动子结合从而调控靶基因的表达；另一方面，它还可与其他转录因子结合，这些转录因子包括特异性蛋白 1（Sp1），激活蛋白 1（AP-1）、NF-κB 和 p300 蛋白。ER/Sp1 和 ER/AP-1 可激活大量的基因和通路，发挥调节作用。雌激素可激活泛素 - 蛋白酶体途径（UPP），影响蛋白质的翻译后修饰和降解；激活 PI3K/Akt 通路和其他激酶的环境信号可使 ER 磷酸化，从而调控基因表达。除基因调控途径外，雌激素还可通过非基因机制，通过与膜雌激素受体（mER）结合，在某些细胞类型中触发下游信号，被称为雌激素通过膜受体、酪氨酸激酶和下游信号通路介导的快速效应。

（3）AIH 长期激素治疗对内分泌的影响：AIH 目前的治疗方案相对有限，需要长期给予免疫抑制药治疗。长期使用免疫抑制药可能会影响免疫系统和内分泌系统的正常功能，增加糖皮质激素剂量可提高生化缓解率，但同时会增加终末事件和不良事件的发生率。

（朱陇东）

（四）肝硬化、肝癌

1. 肝硬化

肝硬化是慢性和急性肝损伤最常见的终末阶段。随着全球糖尿病、肥胖症和代谢综合征的增加，非酒精性脂肪肝正逐渐成为所有人群中肝硬化的主要原因。在工业化国家，肝硬化的两个主要原因仍然是慢性丙型肝炎和酗酒。肝硬化的主要病因包括自身免疫性肝炎、代谢性肝病、肝豆状核变性、原发性肝硬化。无论何种病因，肝硬化及其并发症都会严重影响身体其他器官，并导致严重的并发症。肝硬化最重要的并发症是门脉高压，也是肝硬化患者主要的死亡原因。此外，胃食管静脉曲张出血、腹水、肝脓肿、凝血病和自发性细菌性腹膜炎等并发症都是可能肝硬化的致死原因。在肝硬化背景下，肝 - 肾和肝 - 肺综合征累及肾脏和肺，是预后不良的警告信号。

内分泌系统是一个复杂的系统，广泛涉及人体的生理、病理过程和功能。蛋白质、细胞因子和白细胞介素的合成及破坏离不开肝脏的参与。因此，肝硬化患者的内分泌器官功能异常是预料之中的。生长激素（GH）和胰岛素样生长因子 -1（IGF-1）分泌模式的变化已被描述在慢性肝病中。根据以往的研究，在甲状腺激素结合球蛋白的代谢和甲状腺激素的改变中，肝脏具有重要的作用。肾上腺功能不全也被发现于代偿性或失代偿性肝硬化患者。

肝脏是许多蛋白质代谢和分解代谢的主要器

官，因此肝脏与内分泌系统的相互作用具有重要意义。内分泌激素是由不同的内分泌腺体产生并分泌的蛋白质或类固醇。肝脏是一个完全参与体内多种激素代谢和分解代谢的器官，与内分泌系统有着密切的相互作用。低血清 IGF-1 的生长激素抵抗在肝硬化中普遍存在，可能导致胰岛素抵抗、骨质疏松和性腺功能减退。肝硬化对甲状腺的影响主要表现为病态甲状腺功能正常综合征或甲状腺功能减退，但大多数患者临床表现为甲状腺功能正常。肾上腺功能不全、骨相关疾病和性腺功能减退是肝硬化患者肾脏系统的其他临床异常。

(1) 胰岛素样生长因子 -1 和生长激素：肝脏在 GH/IGF-1 轴中起中心作用，因为它是 IGF-1 的主要来源。GH 产生于脑垂体前叶，通过诱导肝细胞中 *IGF-1* 基因转录刺激肝脏中 IGF-1 的产生。IGF-1 通过对垂体前叶的局部抑制作用和对下丘脑生长抑素分泌的抑制作用，对生长激素的产生和分泌有负反馈作用。

肝硬化患者的基础血浆 GH 水平较正常升高，这可能是由于肝硬化患者对生长激素释放激素的反应增强所导致的。另一方面，由于肝硬化患者对 GH 的应答减弱，导致患者血清中 IGF-1 水平较低。因此，缺乏 IGF-1 的负抑制反馈作用，导致 GH 水平大幅升高。IGF-1 水平下降是由于肝细胞质量下降、肝硬化 GH 受体下降以及 IGF 结合蛋白（IGFBP）作为 IGF-1 作用的阻断药所致。这些 GH/IGF-1 轴的改变被认为是肝硬化患者脂质和碳水化合物代谢障碍、胰岛素抵抗和低骨量的原因。

(2) 甲状腺功能障碍：多种甲状腺功能的异常改变可在肝硬化患者中被发现。这些变化范围从甲状腺的大小、形态和结构模式到甲状腺激素代谢和调节的改变。从形态学上看，肝硬化患者的甲状腺腺体积比非肝硬化对照组增加了 17%，儿童 C 型肝硬化而非代偿性肝硬化的甲状腺体积显著增大；与正常人群相比，肝硬化患者甲状

腺下动脉的阻力指数和搏动指数均升高；与非肝硬化组相比，cir- rhotic 患者的甲状腺组织学特征为血管周纤维化、滤泡直径更短、更薄、上皮宽度。

肝脏是促使四碘甲状腺氨酸（T_4）向三碘甲状腺激素（T_3）外周转化的主要器官，也是体内多种蛋白的主要来源。因此，肝硬化患者的甲状腺功能障碍和相关激素的失调是可以预见的。肝硬化患者出现的肝功能障碍可导致 D_1 活性降低，进而导致游离 T_3 水平不足。虽然大多数患者甲状腺功能正常，但进行性肝功能障碍可导致与此相关的游离 T_3 水平进一步降低及出现相应的临床表现。此外，循环 T_3 和 T_4 体内转运依赖于肝细胞产生的 T_4 结合球蛋白（TBG）、促甲状腺激素（TSH）和白蛋白。

肝硬化的严重程度、预后与甲状腺激素分泌之间的关系是另一个研究主题。相关文献报道称，较低 T_4 变异的病态优生素综合征与肝硬化患者的短期和长期存活率降低有关。

(3) 骨相关疾病：肝性骨营养不良是指由慢性肝病、肝硬化或肝癌引起的骨相关性疾病，其中最常见的是骨质疏松症，骨软化症也可能在肝硬化中出现（很少）。肝硬化骨质疏松症的病理生理基础尚不清楚，但提出了几种机制观点。肝硬化患者存在营养不良、性腺功能减退、饮酒和使用皮质类固醇等骨质疏松的危险因素。原发性胆汁性肝硬化患者常见于绝经后女性，易患骨质疏松症。

肝硬化中 IGF-1 水平的降低可能导致骨质疏松。国外 George 等研究发现，在肝硬化患者中，骨密度低与血清 IGF-1 水平降低相关。骨质疏松症的患病率在研究中有被报道，这些研究定义骨质疏松症为 T 评分 < -2.5。根据这些研究报道，在肝硬化患者中，腰椎骨质疏松症比股骨颈更常见。骨质减少的患病率（-2.5 < T 评分 < -1）甚至高于骨质疏松。

(4) 肾上腺功能不全：大量研究表明，肝硬

化和相对肾上腺功能不全（RAI）相关，一些研究者称这种临床症状为肝肾上腺综合征。RAI指的是与疾病严重程度相关的皮质醇分泌不足。肝硬化RAI的确切病因尚不清楚，但所提出的机制之一是肾上腺中胆固醇（类固醇生物合成的主要前体）的消耗或合成受损。在肝硬化患者中，在败血症和感染性休克期间出现肾上腺功能不全，并与死亡率增加有关。一些研究表明，肾上腺功能不全在稳定的肝硬化以及因败血症以外的原因（如出血和腹水）而导致的失代偿相关的肝硬化中经常发生，在肝移植受者中，术后会立即发生肾上腺功能不全。皮质类固醇激素在重症肝病患者中的作用仍不确定。血清总皮质醇过高估计肾上腺功能不全肝硬化和游离皮质醇测量可能是有用的。最后，肝脏疾病导致肾上腺功能障碍的机制还没有充分的文献报道。然而重要的是，已经注意到，在最初的检测中肾上腺功能正常的患者，随后发展为明显的肾上腺衰竭，这被称为肾上腺衰竭综合征。因此，肝脏疾病中的肾上腺功能障碍可能与脓毒症的发病机制不同，这一领域为进一步研究脓毒症的提供了可能。

（5）下丘脑－垂体－性腺轴：性腺功能减退是肝硬化患者常见的临床特征。这些患者有男性型乳房、性欲减退、女性化、睾丸萎缩和低睾素水平，以及不育和精子减少。在Pugh评分较高的儿童患者中，这些特征更为严重。在较严重的肝硬化患者中，勃起功能障碍和性活动减少较为常见。评估肝硬化的严重程度可采用终末期肝病模型（MELD）。上述异常在酒精性肝硬化患者中尤显突出，因为酒精直接作用于睾丸，具有抑制作用。这些临床变化是由几种激素异常引起的。雌激素/雄激素比在肝硬化时升高，而血清睾酮和二氢表雄酮水平降低。几项研究也显示血清雌二醇轻度升高。高催乳素血症是肝硬化患者的常见并发病，可能通过抑制促性腺激素而引起性腺功能减退。性结合激素球蛋白（SHBG）是一种由肝脏产生，能与睾酮高度结合的蛋白质。雌激素可刺激SHBG的产生，而雄激素抑制SHBG的产生和分泌。在雌激素大量存在的情况下，SHBG的产生增加，游离睾酮和双氢表雄酮随之减少。这也可能参与肝硬化女性化特征。最后，值得我们注意的是IGF-1在性腺功能减退中的作用。IGF-1刺激睾酮的产生和精子的形成。因此，肝硬化中IGF-1缺乏可导致性腺功能减退。研究表明，这些症状一般在肝移植后都能恢复正常。

（6）遗传性血色素沉着症的内分泌异常：遗传性血色素沉着病（HH）是由于HFE基因突变引起的常染色体隐性遗传失调，导致不同器官间质旁细胞对铁的过度吸收和铁的积累，进而导致器官功能障碍。这会导致关节病、糖尿病、心肌病、肝硬化和性腺功能减退。HH患者的糖尿病患病率通常在20%～50%。肝铁超载可能首先引起胰岛素抵抗状态，然后B细胞破坏促进需要胰岛素治疗的C肽阴性糖尿病的发展。在动物模型中，通过静脉切开术、低铁饮食或铁螯合剂减少铁超载；通过刺激胰岛素分泌和提高胰岛素敏感性，对糖尿病具有保护作用。

2. 肝癌

在部分原发性肝癌患者中，由于癌组织本身代谢异常或癌组织对机体产生各种不良影响而引起内分泌或代谢方面的失调，可有特殊的肝外内分泌异常的全身性表现。这些表现较为少见，因为这些全身性表现可在肝癌局部症状出现之前发生而成为首发症状，如能及时发现这些特殊表现，将有助于该病的早期诊断。此外，及时的处理某些症状可减轻患者的痛苦，并延长其生存期限。

肝癌最常见的内分泌异常表现是低血糖症，其发生率为4.6%～27%。根据组织学特征和临床表现可将肝癌伴低血糖分为两型。其中Ⅰ型常见，其癌细胞分化差，且癌肿生长迅速，患者有明显消瘦、乏力、食欲减退等症状，低血糖症常于肿瘤后期出现，易于控制。Ⅱ型较少见，癌细胞分化良好，癌肿生长速度缓慢，患者食欲较好，晚期才出现衰弱无力，常在死亡前2～10个月内发生，症状严重，不易控制。

肝癌伴低血糖症的机制可能有5个方面：①癌组织对葡萄糖的摄取增加。这可能与癌组织的糖原酵解增加，消耗过多有关，同时葡萄糖从肝向血中释放受到部分的或完全的阻止。②大量正常肝组织被肝癌组织取代，剩下的肝细胞无法合成足量的葡萄糖以适应迅速生长的肿瘤及机体其他组织的需要。③肝糖原的积累异常。肝糖原积贮于肝癌组织中，但肝癌组织缺乏分解肝糖原的酶，在胰岛素的破坏减少的情况下，可引起低血糖发生。④色氨酸作用。色氨酸一方面在肝脏使磷酸烯醇丙酮酸羧化激酶失去活性，导致糖原合成受阻；另一方面色氨酸部分分解为烟酸，抑制脂肪分解，由脂肪供应能量的来源减少，导致葡萄糖利用过多，引起低血糖发生。⑤肿瘤产生胰岛素样物质。

在伴有血小板增多症的肝癌中以肝母细胞瘤较为多见。在吴孟超报告的403例HCC中，伴血小板增高者6例，发生率为1.5%。肝癌伴血小板增多症的发生与血小板生成素的增加可能有关，增高的血小板生成素曾在肝癌组织的浸出物中被发现。在切除肿瘤后，血小板数量可恢复至正常水平，这说明肿瘤与血小板增高有关。

国外Helzberg等报告1例肝癌伴甲亢患者，临床表现有焦虑、两手震颤和心动过速，血清T_4、T_3、游离T_4及TSH水平显著升高，并随病情进展而加重。其发生机制为肿瘤产生一种能刺激垂体分泌与释放TSH的异位TRH样物质。

（陈　琳）

（五）胆道疾病

1. 胆道炎症和胆结石概况

胆道炎症根据炎症所在部位分为胆管炎和胆囊炎。胆道结石是指由多种原因引起的胆道系统内结石形成。据我国相关文献报道，胆囊结石合

并胆总管结石发病率为9.2%～33.0%。急性胆管炎多因胆道梗阻后继发胆道感染引起。慢性胆囊炎、胆囊结石患者一般预后良好，但一旦出现症状或症状反复发作，特别是发生胆绞痛，需要积极处理，必要时行外科手术。

2. 胆道疾病与内分泌的关系

（1）胆道疾病与自分泌、旁分泌：当胆道发生损伤后，胆管上皮细胞发生反应，形成神经内分泌表型，它们以自分泌和旁分泌的方式分泌和响应神经激素和神经肽。在某些胆道损伤模型中，活化的胆管细胞可将炎性细胞和肌成纤维细胞招募到损伤部位，并在那里分泌细胞外基质（ECM）成分和促炎性、促纤维化细胞因子，从而导致瘢痕和纤维化。血管生成与胆管反应同时发生，以满足增殖的胆管上皮细胞不断增加的营养需求。胆管细胞分泌VEGF，从而实现对胆管细胞增殖的自分泌调节和对胆管周围血管丛（peribiliary plexus，PBP）增殖的旁分泌调节。

（2）胆道疾病与神经内分泌：肝胆系统神经会受到儿茶酚胺、乙酰胆碱等影响。副交感神经系统通过迷走神经向肝脏发出信号，并释放乙酰胆碱。乙酰胆碱刺激似乎对胆道细胞有促进增殖的影响。行迷走神经切断术的胆道结扎（bile duct ligation，BDL）小鼠胆汁量减少，M_3毒蕈碱受体表达减少，胆管细胞凋亡增加。此外，cAMP信号失活导致胆管分泌减少。

交感神经系统在应激时激活肾素－血管紧张素－醛固酮系统（RAS）。胆管细胞也表达局部RAS成分，在胆汁淤积型BDL小鼠模型中其表达增加。在AngII治疗后出现胆汁分泌增加、胆管上皮细胞增殖和纤维化，但在AT1R拮抗药氯沙坦治疗后减少。在体外，AT_1受体激活并通过依赖PKA/ERK1/2/pCREB的方式促进胆管细胞的增殖。

精氨酸加压素（AVP）是一种由脑垂体后叶释放的神经激素。AVP的主要作用由两个G蛋白耦联受体V_1和V_2调节。在BDL小鼠和人类

多囊性疾病中，V_2 受体均上调。此外，体外刺激 AVP 可促进小胆管细胞和囊性胆道上皮细胞增殖。

α 降钙素基因相关肽（α-calcitonin gene-related peptide，α-CGRP）是一种酸性神经肽。α-CGRP 通过自分泌和旁分泌方式促进胆汁分泌。与野生型小鼠相比，*α-CGRP* 基因敲除小鼠不再表达 α-CGRP；当实行胆管结扎术后，*α-CGRP* 基因敲除小鼠胆管细胞增殖水平明显低于野生型小鼠，而且这种增殖的信号途径是通过诱导 cAMP 水平升高，并刺激 cAMP 依赖性蛋白激酶 A 和 cAMP 反应元件结合蛋白与 DNA 的结合实现的。α-CGRP 在胆道的表达对胆汁淤积症时胆管细胞增殖的调节起重要作用。

P 物质（substance P，SP）属于神经肽中速激肽家族。SP 在胆汁淤积时，以 cAMP/PKA/ERK1/2 依赖方式促进胆管细胞增殖，激活 SP/NK-1R 轴，导致大胆管的细胞衰老，并分泌炎性细胞因子，促进纤维化进展。

神经肽 Y（neuropeptide Y，NPY）是一种广泛表达于肝脏神经的神经肽。NPY 对胆汁上皮细胞有抑制增殖的作用。胆汁淤积时 NPY 分泌减少。

组胺是由肥大细胞产生的一种胺能分子。基因敲除动物模型或色甘酸钠治疗后可减少肥大细胞征募，降低组胺水平，对胆管生长、纤维化形成、肝损伤和血管生成有抑制作用。

(3) 胆道疾病与内分泌：胆汁酸可以影响下丘脑 - 垂体 - 肾上腺（HPA）轴。当疾病或压力激活了下丘脑 - 垂体 - 肾上腺（HPA）轴，导致下丘脑分泌促肾上腺皮质激素释放激素（CRH），进一步促进垂体 - 促肾上腺皮质激素（ACTH）分泌。高浓度的胆汁酸会刺激肾上腺皮质的功能而导致胆汁淤积。其可能的机制包括胆汁酸可抑制小鼠肝脏和肾脏中参与皮质醇分解的酶，如 5β- 还原酶、$1\beta_1$- 羟基甾体脱氢酶 I 和 II。此外，胆汁酸可通过钠依赖的胆汁酸转运体（ASBT）

进入大脑，抑制 CRH 的转录和蛋白水平。通过 S1PR2-ERK-SF1 信号通路刺激类固醇生成。

褪黑素（melatonin，MT）是松果体分泌的一种吲哚类激素。褪黑素具有抗血管生成作用，在 PSC 小鼠模型中，miR200b 拮抗 N- 乙酰基转移酶（arylalkylamine N-acetyltransferase，AANAT）和褪黑激素的表达，导致胆道增生、血管生成和纤维化的增加。

雌激素（estrogen，ER）通过与其受体结合发挥生理功能。肝内胆管系统是雌激素的靶组织之一，导致胆汁流动的中断和（或）胆汁成分的改变（胆汁淤积）。ERα 表达水平与 PBC 密切相关。雌激素及其肝代谢物可抑制胆汁酸和药物转运体的活性，从而引发胆汁淤积。最近的研究显示，ER 对肝脏的影响可能受其与 ERa 的相互作用的调节。

（朱陇东）

三、胰腺疾病对内分泌系统的影响

（一）急性胰腺炎

急性胰腺炎（acute pancreatitis，AP）是胰酶异常活化引起胰腺及周围组织自身消化的一种急性化学性炎症。胆石症、高三酰甘油血症和酗酒是急性胰腺炎最常见三个病因，约占所有发病的 80%。急性胰腺炎按严重程度分为轻症急性胰腺炎（MAP）、中度重症急性胰腺炎（MSAP）和重症急性胰腺炎（SAP）。急性胰腺炎的总死亡率约为 5%，但重症急性胰腺炎（SAP）死亡率可高达 30%。

AP 在组织学上存在 3 种炎症坏死模式：1 型坏死（主要形式），表现为小叶周围、小叶间胰腺组织炎症或胰腺周围脂肪组织坏死；2 型坏死，主要表现为胰腺导管的炎症或坏死；3 型坏死，仅涉及腺泡细胞本身的炎症或坏死。AP 可导致胰腺内分泌和外分泌功能不全，患者早期常有高血糖、尿糖及高三酰甘油等代谢紊乱，后期可能发生胰腺外分泌功能不全（pancreatic exocrine insufficiency，PEI），对食物消化吸收功能减退，出现脂肪腹泻、体重下降、腹痛、腹胀和营养素吸收障碍等胃肠功能异常。胰腺外分泌功能不全在重症急性胰腺炎中更为常见。AP 伴发的血糖升高，主要由于胰腺内分泌部细胞受损使血糖调节异常。AP 后出现高血糖和糖耐量异常（impaired glucose tolerance，IGT）的发生率为 59.25%，而只有约 35.2% 的患者出现胰腺外分泌功能不全。因此，AP 时关注内分泌功能维护，有助于保持胰腺功能正常，防止胰腺炎后糖尿病的发生。

1. 急性胰腺炎时胰腺内分泌功能损伤的表现

AP 源于外分泌腺泡中酶原活化，胰蛋白酶原异常激活可导致腺泡细胞破坏，通过胰岛－腺泡轴影响胰岛内分泌细胞，使胰岛细胞分泌的 C 肽（CP）、胰岛素（INS）、胰高糖素（GG）等发生波动，临床以血糖波动为表现。INS 和 GG 的比值改变会导致血糖发生变化。血糖同时受多种因素调节，它的变化仅在一定程度反映出了胰岛内分泌细胞功能的变化，CP、INS 和 GG 变化可以反映内分泌细胞功能的变化。

血糖的变化是胰腺内分泌功能最直观的表现，AP 发生后血糖水平会出现相应升高，并在 14 天左右恢复正常，原因可能与如下两个方面有关。

(1) AP 对患者是一种应激源，在应激状态下交感神经系统兴奋，儿茶酚胺、生长激素、糖皮质激素和胰高糖素等升高血糖激素增加。急性应激反应时，拮抗激素占优势，刺激 A 细胞分泌胰高血糖素增加，导致脂肪和蛋白质分解增加，糖异生底物增多，使葡萄糖生成增加。此外，急性胰腺炎患者，尤其是重症胰腺炎患者胰岛素拮抗激素增加，通过抑制胰岛素受体，降低葡萄糖转运子的活性，使葡萄糖利用降低。炎症反应时大量细胞因子释放，也刺激拮抗激素的分泌，导致血糖升高。

(2) AP 引起的应激反应可使组织对胰岛素的敏感性降低及反应性低下，发生胰岛素抵抗。对 AP 患者住院期间血糖进行了监测发现，AP 患者初期（＜ 6h）的血糖升高可能是由于应激和胰岛素抵抗引起，而发病 1 天以后，血糖升高可能是由于胰岛 B 细胞受损所致胰岛素分泌减少。发病 14 天后，血清胰岛素及 C 肽并没有恢复至正常水平，证实 AP 存在胰岛细胞的损伤。Das 等发现 AP 后约有 40% 发生前驱糖尿病和糖尿病，近 25% 患者在 AP 后发生糖尿病，其中 70% 的患者需要永久性胰岛素治疗，急性胰腺炎患者血糖升高水平与疾病的严重程度具有相关性，疾病越重，组织破坏越严重，则血糖升高越明显。同时，高血糖也会对胰腺组织造成损伤，高血糖导致单核巨噬细胞发生过度氧化应激，从而释放炎性细胞因子，产生一系列连锁反应，最终导致全身炎症反应综合征及多器官衰竭；高血糖合并酮症时出现呕吐，十二指肠腔内压力增高，乳头括约肌松弛，十二指肠液反流入胰腺激活酶原；高血糖时机体对脂肪的利用下降，对非蛋白能量供给的利用下降，蛋白质消耗增多，导致低蛋白血症；高血糖患者可使继发的感染难以控制，而难以控制的感染常发生又可导致胰岛素抵抗，从而形成恶性循环，胰腺炎患者血糖显著升高，并且病情越重则血糖升高越明显，严重影响胰腺炎患者的预后。

2. 急性胰腺炎时内分泌功能受损机制

急性胰腺炎时内分泌损伤的病理生理机制尚未明确，急性胰腺炎可导致胰腺内分泌及外分泌的不足，这是由于胰腺在葡萄糖代谢和食物消化中的关键作用。胰腺的内分泌功能主要由散在分布的胰岛细胞来执行。对胰岛形态学光镜观察后发现，胰岛细胞的形态结构变化在急性胰腺炎初期并不明显，胰岛细胞功能和形态异常可能与如下机制有关。

(1) 免疫分子调控异常：免疫事件是 AP 发生和发展的基础，近年有发现特异性 microRNA 参与 AP 的发病过程，其中产生 IL-17 的 CD₄ 辅助性 T 细胞（Th17）在胰腺组织中积聚。急性胰腺炎患者 miR-155 水平显著升高，miR-155 过度表达与 SAP 相关，并且 miR-155 通过靶向细胞因子信号转导抑制分子（suppressor of cytokine signaling，SOCS）增加 Th17 介导的炎症反应，而 miR-155 的表达水平和炎症反应及 AP 的严重程度呈正相关，与负调控因子 SOCS1 的水平呈负相关。研究还发现，miR-155 的表达随着疾病的进展而增加，抑制 miR-155 的表达可显著改善胰腺的病理改变，从而可能改善胰腺胰岛的分泌功能。

(2) 胰岛内分泌部的结构破坏：胰腺腺泡细胞破坏是急性胰腺炎的组织学特征，急性胰腺炎时胰腺外分泌部充血坏死，部分区域正常腺泡消失，可见坏死区域胰岛结构不完整、腺泡受损，部分胰岛细胞坏死，随着胰腺炎时间的延长，胰岛 B 细胞内残存的正常胰岛素颗粒逐渐减少，出现血清胰岛素水平降低，胰岛 B 细胞内胰岛素颗粒甚至完全耗竭，可能与 B 细胞过度表达诱导性一氧化氮合成酶（iNOS）以及产生的过量一氧化氮（NO）有关。

(3) 胰腺内、外分泌部调节失衡：胰腺内、外分泌部有非常紧密的联系，胰岛细胞散在分布在外分泌组织内，与外分泌腺泡细胞紧密接触。内分泌胰腺中的毛细血管可以延伸到周围的外分泌组织中，形成一种称为"胰岛素－腺泡门系统"的微循环模式。在 AP 时，胰腺内分泌功能受损，外分泌部的自我调节作用有限且因缺乏局部高浓度胰岛素的营养作用，导致外分泌胰腺萎缩，两者作用失衡，致使胰腺内、分泌功能损伤程度逐渐加重。

3. 急性胰腺炎时其他内环境紊乱表现

(1) 低钙血症：急性胰腺炎特别是重症急性胰腺炎常存在低钙血症，AP 时高血糖及相伴的胰高血糖素刺激甲状腺分泌降钙素，抑制肾小管对钙的重吸收，抑制钙自骨质内游离，使血钙降低。当发生 SAP 时，大量胰脂肪酶分泌入血液及腹腔中，胰脂肪酶分解脂肪形成脂肪酸，后者与钙结合成脂肪酸钙沉积形成钙皂而使钙大量消耗。与 MAP 患者比较，SAP 患者血钙浓度降低更为显著，低血钙是重型急性坏死性胰腺炎患者多系统器官衰竭的早期敏感指标，血钙明显下降提示病情严重。

(2) 高三酰甘油血症：高三酰甘油血症可能是急性胰腺炎的病因，也可继发于胰腺炎。高脂血症性急性胰腺炎（HLP）的诊断标准为，发病 72h 内除有 AP 临床表现外，血清三酰甘油（TG）值 ≥ 11.3mmol/L，若血清 TG 值在 5.65～11.30mmol/L，但血清呈乳状者，在排除其他 AP 常见病因即可诊断。HLP 表现除腹痛等临床症状外，血生化伴有血 TG 明显升高，但部分患者血、尿淀粉酶呈现轻中度升高或不升高。

4. 急性胰腺炎时维护胰腺功能的治疗

(1) 胰岛素的应用：近年来，采用胰岛素强化治疗控制应激性高血糖在危重症患者的治疗中受到广泛关注，对 ICU 危重症患者采用胰岛素强化治疗（intensive insulin therapy，IIT）控制应激性高血糖后，显著降低了并发症和死亡率，显示 IIT 控制高血糖的良好效果。IIT 是指不满足于把血糖水平控制在"可接受水平"，而是采用胰岛素严格控制血糖水平，使其接近 4.4～6.1mmol/L 的水平。随着对胰岛素作用和应激性高血糖机制认识的加深，发现胰岛素除了能降低血糖外，还有改善免疫功能、抗炎、抗氧化、抑制细胞凋亡和舒张血管等功能。此外，SAP 时肠道通透性增加，已在动物模型和人体中得到证实，并且与疾病的严重程度相关。因此，保护肠黏膜屏障可减少 SIRS 和 MODS 的发生。采用强化胰岛素控制血糖，能减轻应激性高血糖对肠黏膜的直接损伤，改善局部的微循环障碍，增加肠道黏膜的血流灌注，减轻因缺血－再灌注引起的氧自由基的损伤。

(2) 生长抑素（somatostatin，SS）：SS 及其

类似物被广泛应用于 AP 的治疗，其与胰腺细胞表面存在着生长抑素受体直接结合，通过抑制腺苷酸环化酶的活性，减少细胞内 cAMP 的合成，降低胰腺的外分泌功能。因此，生长抑素能减轻胰腺炎性病变，从而使急性胰腺炎时胰蛋白酶、脂肪酶及淀粉酶等胰酶释放减少，同时生长抑素能减少腹腔和胰腺血流量，可直接降低胰腺外分泌功能和减少入血的胰酶。此外，生长抑素还可降低迷走神经兴奋性，通过减少乙酰胆碱的释放，抑制神经性胰腺外分泌功能。因此，生长抑素能减轻胰腺炎时病理生理改变，抑制消化液分泌，降低血清及腹腔液中胰淀粉酶活性，抑制炎症发展，缓解临床症状。

（宋正己）

（二）慢性胰腺炎

慢性胰腺炎是一类多种致病因素引发的胰腺进行性纤维炎症性综合征，病因包括遗传因素（多种基因突变 / 多态性）和环境触发因素（自身免疫等）。由于胰腺具有重要的外分泌和内分泌功能，因此慢性胰腺炎患者除可发生外分泌功能不足所导致的胃肠功能异常、吸收障碍外，还可出现以胰岛素分泌不足为主要特征的高血糖。同时，外分泌功能和内分泌功能异常也可导致代谢性骨病的发生率显著增加。

1.慢性胰腺炎所致的 3c 型糖尿病

3c 型糖尿病之前被称为胰源性糖尿病，是由于各种胰腺外分泌疾病通过多种机制引起高血糖所致。与 1 型和 2 型不同，3c 型糖尿病包含多种病理生理机制所致的糖尿病。导致 3c 型糖尿病的常见原因包括慢性胰腺炎、胰导管腺癌、血色病、囊性纤维化及之前的胰腺手术。慢性胰腺炎是 3c 型糖尿最常见的原因（79%），其他原因包括胰腺导管腺癌（8%）、血色病（7%）、囊性纤维化（4%），以及之前的胰腺手术（2%）等。

(1) 流行病学：19 世纪初期有文献报道称，欧美 3c 型糖尿病的发病率在 0.50%～1.15%。采用慢性胰腺炎和胰腺导管腺癌患者中糖尿病患病率的方法估计 3c 型糖尿病在所有糖尿病中占比为 0.5%～1%。采用糖尿病患者中胰腺疾病患病率的方法估计 3c 型糖尿病占所有糖尿病比例的9.2%。1 项 150 例糖尿病患者参与的小型研究显示，3c 型糖尿病的发病率为 5.4%。2012 年德国一项纳入约 1900 例患者的回顾性研究报道，3c 型糖尿病约占糖尿病患者的 9%，另有研究显示西欧 3c 型糖尿病约占糖尿病患者的 5%～10%。

我国尚缺乏关于 3c 型糖尿病的流行病学调查，国内广西医科大学第一附属医院 1 项纳入 118 例慢性胰腺炎患者的回顾性分析显示，长期饮酒慢性胰腺炎患者胰源性糖尿病的患病率为52.86%。国内关于采用胰功肽实验的研究发现，胰腺外分泌功能不全（pancreatic exocrine insufficiency, PEI）在单纯 2 型糖尿病患者中约为 7.9%，1 型糖尿病患者中约为 30.4%，提示我国 3c 型糖尿病并不少见。

(2) 临床特征：除了糖尿病共有的临床特征之外，3c 型糖尿病有其特殊表现。由于胰腺长期慢性炎症、纤维化及钙化导致胰岛细胞受损，3c 型糖尿病患者不仅胰岛 B 细胞分泌胰岛素减少，还伴随 A 细胞分泌的胰高血糖素及 PP 细胞分泌的胰多肽的降低。多种胰岛素拮抗激素生成的减少，肝糖原储存不足，碳水化合物吸收不良和营养不良，慢性腹痛或恶心导致的不规律饮食，以及可能存在的酒精性肝病和外周胰岛素敏感性增加等，这些情况共同导致患者的血糖波动幅度较大，血糖控制困难，严重低糖发生率较高。

典型的 PEI 症状包括腹痛、胀气、恶心、脂肪泻，亦可出现营养状况不良，体内必需氨基酸、脂肪酸、微量元素和脂溶性维生素、高密度脂蛋白胆固醇等水平降低，以及由此导致的骨质疏松、免疫力下降、心血管事件风险增高等。临床上最常出现的并发症为脂肪泻及骨质疏松。

(3) 诊断标准：3c 型糖尿病的诊断和鉴别诊断比较困难，一项纳入约 30 000 例患者的回顾性分析报道显示，仅 2.7% 的 3c 型糖尿病可被正确诊断。

目前唯一的 3c 型糖尿病诊断标准是 2013 年由 Ewald 和 Bretzel 提出的，主要标准（必须全部具备）包括胰腺外分泌功能不全（通过单克隆粪弹性蛋白酶-1 测试或直接检测）；经食管超声、MRI 及 CT 检查一致的胰腺影像学异常；无 1 型糖尿病的自身免疫标志。次要标准：B 细胞功能受损（HOMA-β 或血糖 /C 肽比值检测）；无胰岛素抵抗（ HOMA-IR 检测）；肠促胰素分泌受损；血清脂溶性维生素水平降低。

(4) 糖尿病并发症：3c 型糖尿病急性并发症，如低血糖和 DKA 的数据很少。一项纳入 36 例慢性胰腺炎相关糖尿病的研究显示，使用胰岛素治疗者低血糖的发生率为 78%，其中严重低血糖的发生率为 17%。

一项纳入 54 例慢性胰腺炎或全胰切除所致 3c 型糖尿病的前瞻性研究显示，视网膜病变的发生率为 31%，与糖尿病病程相关。其他回顾性报道显示，糖尿病视网膜病变的发生率为 37%，糖尿病肾病为 29%，周围血管病变为 26%。

(5) 胰腺癌的风险：由于糖尿病和慢性胰腺炎都是胰腺导管腺癌的危险因素，因此在慢性胰腺炎所致的 3c 型糖尿病中胰腺导管腺癌的风险尤其引人关注。台湾一项基于人群的队列研究显示，同时存在糖尿病和慢性胰腺炎的患者胰腺导管腺癌的风险显著升高（HR=33.5）。其他一些有慢性胰腺炎史和未分型糖尿病患者中的研究显示，胰腺导管腺癌的风险中度升高（RR=4.7-12.1）。

(6) 高血糖的机制

① 胰岛素缺乏：慢性胰腺炎糖尿病风险增加的关键机制是胰岛素产生的不足。一项横断面研究显示，慢性胰腺炎患者存在进展性胰岛素不足，在糖尿病发生前即有轻度胰岛素缺乏，3c 型糖尿病发生后胰岛素缺乏更加严重。另一项横断面研究显示，不合并糖尿病的慢性胰腺炎患者中

部分存在空腹血糖异常。与年龄、性别和 BMI 匹配的健康对照人群相比，慢性胰腺炎患者处置指数（静脉葡萄糖耐量试验中调整胰岛素敏感性后测定的胰岛素分泌能力）较低。这种情况在慢性钙化性胰腺炎患者中最为显著。尽管显性糖尿病往往出现于慢性胰腺炎的后期，但随着胰腺外分泌功能的下降其内分泌功能也逐渐降低。

胰岛素相对缺乏的可能机制为，炎症环境和胰腺实质内细胞因子水平增加可以在显著的 B 细胞破坏之前介导 B 细胞功能的异常；随着慢性胰腺炎的进展，胰腺外分泌腺的广泛纤维化可缓慢破坏胰岛组织。

② 肝脏胰岛素抵抗：继发于胰腺切除、慢性胰腺炎、胰腺导管腺癌和囊性纤维化的 3c 型糖尿病患者存在肝脏胰岛素抵抗。导致 3c 型糖尿病持续性肝葡萄糖产生增多和单纯的肝脏胰岛素抵抗的因素较多，胰多肽反应的缺失可能在其中发挥关键作用。已经证实胰多肽缺乏是各种原因导致的 3c 型糖尿病的共同表现，而目前公认胰多肽是一种葡萄糖调节激素，可调节肝脏胰岛素敏感性。

慢性胰腺炎中肝脏胰岛素作用的异常除与胰岛素受体改变有关外还可能与炎症导致的肝细胞 I-κB 激酶 β 和 NF-κB 的激活有关。阻断 NF-κB 的激活可改善肝脏胰岛素的敏感性，机制与激活 PPARr 有关，后者也是噻唑烷二酮类降糖药物的作用机制。已有研究发现慢性胰腺炎大鼠中罗格列酮可逆转肝脏胰岛素抵抗，但此种作用在人体中是否存在尚不清楚。

③ 外周胰岛素抵抗：采用较为准确的评价胰岛素敏感性和胰岛素分泌功能的方法（高胰岛素 - 正常葡萄糖钳夹技术和频繁采样的 IVGTT 试验）均证实慢性胰腺炎患者存在胰岛素抵抗，且这种抵抗作用独立于其他代谢综合征的组分。一项钳夹试验显示，与健康对照组和 1 型糖尿病相比，同时存在慢性胰腺炎和糖尿病的患者全身胰岛素敏感性（主要反映外周胰岛素介导的葡萄

糖摄取）较低。另外一项钳夹试验显示，与对照组相比，3c 型糖尿病患者基础内源性葡萄糖产生增加，可被外源性胰岛素输注抑制。胰岛素抵抗是高血糖的原因还是结果仍有待进一步研究阐明。

④肠促胰素效应减弱：近年来肠道激素，尤其是肠促胰素在糖尿病发生发展中的作用越来越受到重视。胰高糖素样肽 -1（GLP-1）是一种生理性肽类肠道激素，主要由回肠末端、结肠和直肠中的神经内分泌 L 细胞分泌，GLP-1 受体激动药 / 类似物已应用于 2 型糖尿病的临床治疗。GLP-1 与胰岛 B 细胞上特异性受体结合后，可提高 B 细胞对葡萄糖的敏感性、刺激 B 细胞中胰岛素基因的转录和翻译，促进胰岛素的合成和分泌。此外，还有研究显示 GLP-1 可通过调控 ERK1/2 通路预防致炎性细胞因子 IL-1β、IFNγ 和 TNFα 所致的胰岛 B 细胞破坏。2 型糖尿病患者存在 GLP-1 的缺乏和葡萄糖依赖的胰岛素促泌肽（GIP）抵抗。有研究显示，与 2 型糖尿病相比，3c 型糖尿病患者 GLP-1 的敏感性未见异常，但针对 GIP 的晚时相胰岛素分泌反应降低。

胰酶替代治疗（PERT）是在小肠内提供具有生物活性的猪胰酶以替代内源酶的治疗方法。2018 年胰腺外分泌腺功能不全的诊断和治疗的指南建议 PEI 应早期开始治疗，且首选 PERT。由于肠道营养物质的吸收可以刺激肠促胰素的分泌，因此一些研究者探讨采用 PERT 来刺激肠促胰素分泌，从而改善血糖控制。多项研究显示，在慢性胰腺炎和囊性纤维化患者中 PERT 确实可以改善餐后 GIP 和 GLP-1 的分泌，此外，在慢性胰腺炎患者中还伴随有胰岛素分泌反应的增加。

(7) 高血糖的处理：目前尚缺乏慢性胰腺炎患者中降糖药物的头对头研究，因此在降糖药物的选择上主要考虑针对慢性胰腺炎所致糖尿病的病理生理机制，以及已知胰腺导管腺癌的风险因

素。胰岛素和二甲双胍是一线治疗药物。

从已获得的队列研究的数据可以看到，继发于慢性胰腺炎的糖尿病患者一半使用胰岛素治疗。胰岛素治疗针对慢性胰腺炎后糖尿病胰岛素缺乏的关键病理生理机制，同时也部分逆转了患者的分解代谢旺盛状态，是目前专家共识推荐的治疗方式。但是使用外源性胰岛素治疗 3c 型糖尿病同时也存在发生严重的或不可预知的低血糖的风险，尤其是在慢性胰腺炎有可能增强外周胰岛素敏感性的患者中。由于依从性和潜在的低血糖风险，所以在 3c 型糖尿病患者实施胰岛素治疗之前应充分评估和讨论强化血糖管理的获益和风险。

二甲双胍具有预防胰腺导管腺癌的作用，建议处于糖尿病早期，血糖轻度升高（HbA$_{1c}$ < 8%）且胰腺外分泌功能尚可的患者使用二甲双胍控制血糖，降低癌症风险。由于二甲双胍的胃肠反应以及可能降低体重的作用，当患者已存在脂肪泻、体重降低时，须谨慎选择。磺脲类和格列奈类因为有较高的低血糖发生率，而慢性胰腺炎患者可能存在食物摄入量和摄入时间的不规律性，使用磺脲类或格列奈类发生低血糖的风险更高，故不推荐作为一线治疗。噻唑烷二酮类降糖药可增加骨折及心力衰竭的风险。α 糖苷酶抑制药可导致胃肠道症状加重、碳水化合物吸收不良和体重减轻，故不推荐使用。

新型的降糖药物方面，GLP-1 类似物和二肽基肽酶 4（DPP4）抑制药可能引起恶心、呕吐、体重减轻等不良反应，并且还有潜在增加急性胰腺炎和胰腺癌的风险，因此应避免在慢性胰腺炎患者中使用。钠 - 葡萄糖转运蛋白 2（SGLT-2）抑制药可以改善血糖控制、促进减肥，无显著低血糖风险，但它具有诱导分解代谢状态和脱水的可能性，并缺乏长期安全的证据，故也应谨慎使用。

2. 慢性胰腺炎与骨量减少 / 骨质疏松

多种胃肠道疾病与机体的骨量丢失有关，如

慢性胰腺炎、克罗恩病、炎症性肠病、肝硬化、胃切除术后等。慢性胰腺炎患者骨量减少和骨质疏松的风险显著增加，主要原因包括饮食摄入较差、营养不良、25-羟维生素 D 缺乏、体力活动减少、大量吸烟/饮酒以及慢性全身性炎症等。

（1）流行病学：自从 1997 年首次报道慢性胰腺炎患者的骨质疏松以来，很多研究均显示慢性胰腺炎患者更容易发生骨质疏松和骨量减少，且发病年龄趋于年轻化。部分研究发现骨质疏松与胰腺外分泌功能不全导致的脂肪吸收不良有关。

一些研究直接探讨了慢性胰腺炎患者的骨折风险。一项丹麦的人群研究显示，与对照组相比，慢性胰腺炎患者骨折发生率增加（HR=1.7）。美国的一项研究也显示，慢性胰腺炎患者骨质风险与他胃肠道疾病相似，特别要指出的是慢性胰腺炎患者并没有其他胃肠道疾病患者额外的骨折疏松风险因素，如长期的糖皮质激素使用等。有研究发现慢性胰腺炎患者的骨量减少与长期使用阿片类止痛药物导致的性腺功能低下有关。

（2）发病机制：骨代谢是机体精细调控下破骨细胞和成骨细胞相互作用的复杂动态过程。破骨细胞通过释放酸和相应的酶以吸收旧骨，成骨细胞在其上合成有机类骨质，继而矿化形成新骨。成骨细胞通过合成骨保护素（OPG）抑制破骨细胞生成，NFκB 受体激活物（RANK）是破骨细胞生成的关键细胞因子受体。成骨细胞合成 RANK 配体，与破骨细胞前体细胞及成熟破骨细胞结合。RANK 配体与 RANK 结合后可使得巨噬细胞前体细胞向破骨细胞系分化，同时激活成熟破骨细胞，导致骨吸收增加。致炎性细胞因子 IL-1、IL-6 和 TNFα 可诱导破骨细胞表面 RANK 配体的表达，直接加速骨吸收的进程。

慢性胰腺炎时与慢性炎症状态有关的高水平致炎性细胞因子可以增加骨的转换。有研究显示，骨转换标志物，如骨钙素、1 型胶原氨基端前肽和羧基端前肽的水平与慢性胰腺炎患者骨转换异常有关；骨密度与血清炎性标志物，如高敏 C 反应蛋白和 IL-6 之间存在直接关系。维生素 D 除了是重要的骨代谢调节激素外，还具有抗炎效应。PEI 导致脂溶性维生素吸收障碍，90% 以上的慢性胰腺炎患者中存在维生素 D 缺乏。慢性胰腺炎患者中的研究显示，血清 25-羟维生素 D 和低骨量之间存在关系。慢性胰腺炎骨量减少/骨质疏松的风险因素见表 31-1。

处理：鉴于慢性胰腺炎患者骨质疏松风险增高，以及骨折后带来的经济及生活质量负担增加，有必要针对此类人群制订相应的指南。2017 年发布的 HaPanEU 慢性胰腺炎指南特别指出，绝经后妇女、之前有轻微外力骨折史、50 岁以上男性及营养不良者合并慢性胰腺炎时，应完善 DEXA 检查评价骨代谢情况。也有观点认为应对所有慢性胰腺炎患者常规进行骨密度评估，以便采取相应预防措施。初级预防措施包括恰当的营养摄入（特别是钙和维生素 D）、适当的负重训练、戒烟/戒酒。诊断骨量减少之后，除了初级预防措施外，还应每 2 年复查 1 次 DEXA。确诊骨质疏松的患者应该寻找其他继发性骨质疏松的原因，同时积极给予抗骨质疏松治疗。

与对照人群相比，慢性胰腺炎患者维生素 D 缺乏的概率更高，合并胰腺外分泌功能不足（EPI）时更为明显。合并 EPI 的慢性胰腺炎患者给予 PERT 治疗可增加体内维生素 D 的水平。也

表 31-1　慢性胰腺炎患者骨质疏松和骨量减少的危险因素

可控危险因素	不可控危险因素
• 营养不良（BMI 降低、肌少症） • 吸收功能障碍/胰腺外分泌功能不全（特别是未治疗或管理不善） • 饮食较差 [维生素 D 和（或）钙摄入；饮食总量和质量] • 血清 25-羟维生素 D • 吸烟 • 活动过少 • 慢性炎症状态	• 年龄增长 • 女性 • 轻微外力骨折史 • 骨质疏松家族史

有研究显示，尽管给予恰当的 PERT 治疗，CP 患者体内的脂溶性维生素水平仍然较低，发生骨病的概率较高，原因可能与 PERT 的选择、剂量或依从性不当有关。推荐慢性胰腺炎患者无论是否合并 EPI，均进行脂溶性维生素（A、D、E、K）缺乏的筛查。由于维生素 D 是最容易缺乏的脂溶性维生素，推荐所有的慢性胰腺炎患者均应常规补充维生素 D。慢性胰腺炎合并 EPI 时，推荐 PERT 治疗的同时补充脂溶性维生素，可以增加脂溶性维生素的吸收效率，预防后期的缺乏及并发症的发生。脂溶性维生素 D 和维生素 K 缺乏的患者容易出现骨病。炎性肠病（如克隆恩氏病）患者的骨密度降低与维生素 K 缺乏有关，建议接受 PERT 治疗的慢性胰腺炎患者有指征时应同时补充维生素 D 和维生素 K。

总之，由于约 2/3 的慢性胰腺炎患者存在代谢性骨病，因此应该在慢性胰腺炎早期进行骨量减少和骨质疏松的筛查。合并 EPI 的慢性胰腺炎患者应使用 PERT 纠正吸收不良，改善营养状况，同时补充脂溶性维生素，如维生素 D、维生素 K 及钙剂等。合并骨量减少的慢性胰腺炎患者除接受初级预防外，应定期（每 2 年）复查 DEXA。合并骨质疏松的慢性胰腺炎患者应专科就诊，寻找继发性骨质疏松的原因，同时积极抗骨质疏松治疗，如二膦酸盐的使用等。

（蔡芸莹 苏 恒）

四、消化道肿瘤对内分泌系统的影响

（一）胃癌

1. 胃癌切除术后骨代谢异常

许多研究表明胃癌切除术后存在骨代谢紊乱，包括骨量减少、骨质疏松等，骨折的风险明显增加。一项含有 19 个队列研究共 1204 名患者的 Meta 分析显示，胃癌切除术后患者骨密度明显下降，骨质疏松发病率增加。一项日本的前瞻性研究表明，与切除前相比，胃癌切除术后患者骨密度明显降低，超过一半的胃癌患者在胃切除术后的 1 年内有骨密度降低，并且会持续到术后 2 年。患者骨质疏松或骨量减少常发生在腰椎、股骨颈、全髋等部位。

（1）发生机制：胃癌切除术后患骨质疏松风险增加，其原因可能包括钙及维生素 D 吸收不良、继发性甲状旁腺功能亢进症及胃癌化疗等。

（2）钙及维生素 D 吸收不良：胃癌切除术后患者钙、维生素 D 吸收不良。胃十二指肠吻合术（Billroth Ⅰ）和胃空肠造口术（Billroth Ⅱ）均改变了正常胃肠生理。因大部分胃被切除，胃切除术后进食时胃泌素和降钙素的分泌水平明显下降，而血清胃泌素水平的降低则会导致胃酸分泌减少，影响膳食钙的吸收。胃倾倒综合征或由于脂肪吸收不良而形成的不溶性钙皂也可能导致钙吸收不良。小肠是维生素 D 唯一的吸收场所，胃癌切除术后，食物在小肠中迅速通过，可导致维生素 D 吸收不良。维生素 D 在肝脏中羟基化为 $25-(OH)-VD_3$，又经过肾脏羟化为 $1,25-(OH)_2-VD_3$，在调节钙和骨代谢中起着非常重要的作用。临床上血清 $25-(OH)-VD_3$ 是判断维生素 D 缺乏的首选指标，而胃癌切除术后患者血清 $25-(OH)-VD_3$ 水平的下降也部分反映了饮食中维生素 D 摄入量的减少。除此之外，在骨胶原基质的形成中蛋白质代谢也有重要作用，蛋白质营养不良在胃癌患者的骨质疏松或骨量减少中可能起到了一定作用。

（3）继发甲状旁腺功能亢进：甲状旁腺激素（PTH）具有升高血钙，降低血磷的作用，能够作用于破骨细胞，促进破骨细胞释放酸和相应的酶，溶解骨矿物质，导致骨质疏松或骨量减少。胃癌切除术后，患者血钙、血 $25-(OH)-VD_3$ 的水平普遍下降，而 PTH 水平上升，提示继发性甲状旁腺功能亢进，这与胃癌患者的骨质疏松或骨量减少有关。

（4）化疗药物的影响：全身化疗药物，如氟尿嘧啶和顺铂是胃癌术后常用的药物，被证明可通过诱导成骨细胞和前成骨细胞的凋亡，从而提高破骨细胞活性而导致骨丢失、骨形成的延迟。除此之外，化疗会影响患者的食欲，导致营养不良，也是术后化疗导致骨质疏松或骨量减少的原因之一。肿瘤坏死因子α（TNFα）能够抑制成骨细胞分化成熟，诱导破骨细胞的分化及对骨的吸收，所以使用TNFα可能与患者的骨质疏松或骨量减少有关。

(5) 临床表现：胃癌术后患者骨质疏松的临床表现无特异性，与原发性骨质疏松的表现一致。可以表现为腰背痛或全身疼痛、驼背或身高下降等，同时可伴有脊柱畸形引起的呼吸系统和消化系统的症状、脆性骨折等。部分患者可没有临床表现，当发生严重骨质疏松而引起骨折时才被发现。

(6) 治疗

①一般治疗：世界卫生组织确定低体质指数（BMI）是骨质疏松性骨折的危险因素之一，术前BMI偏低与术后1年骨密度下降有关，高体重是术后骨质疏松的显著保护因素。因此在胃癌切除术围术期，维持正常范围的BMI能一定程度降低术后骨质疏松或骨量减少的发生。美国胃肠病学会（AGA）建议胃切除术后应接受有关改变生活方式重要性的教育，其中包括定期进行负重运动在内的体育活动。

②钙和维生素D：AGA建议对于胃癌切除术后有骨质疏松高风险因素或证实已经有骨质疏松者应补充钙剂和维生素D。目前没有针对胃癌术后患者制定的钙剂和维生素D补充剂量。结合美国胃肠病学院（ACG）提出的建议，70岁及以下男性和绝经前女性每天需要总钙摄入量为1000mg，绝经后女性和71岁及以上男性则每天需要1200～1500mg；维生素D 400～800U/d为常规的要求总摄入量，对于绝经后女性及50岁及以上男性总摄入量为800～1000U/d。建议维生素D补充剂的剂量应足以使血清25-（OH）-VD$_3$水平达到约30ng/ml（75nmol/L），并建议维持这一水平。

③药物治疗：美国国家骨质疏松症基金会（NOF）建议，绝经后的女性以及年龄在50岁以上的男性患者骨折风险增大，需要药物干预。美国FDA推荐治疗骨质疏松症的药物中，目前只有破骨细胞抑制药双膦酸盐被认为对胃癌患者骨质疏松的治疗和预防有效，其中对胃癌患者骨病疗效研究较多的是阿仑膦酸钠。有研究对胃癌切除术后诊断为骨质疏松的患者使用口服和静脉注射的阿仑膦酸钠治疗，患者血清碱性磷酸酶（ALP）和抗酒石酸酸性磷酸酶5b（TRACP-5b）水平及尿I型胶原交联氨基末端肽（NTX）水平下降，骨密度升高，两种剂型治疗效果无差异。

目前并没有针对胃切除术后骨质疏松的监测和管理计划。ACG建议胃切除术后10年及以上的患者，尤其是绝经后女性、50岁以上的男性和低创伤骨折患者应定期接受双能量X射线吸收法骨密度测定检查。

2. 胃癌与低T$_3$综合征

低T$_3$综合征，也称非甲状腺疾病综合征，它是指机体因为存在饥饿、慢性中重症的消耗性疾病或急性中重度应激状态，血中甲状腺激素水平出现异常，以低T$_3$为主，反T$_3$升高，T$_4$和促甲状腺激素（TSH）水平正常或稍降低的临床综合征。低T$_3$综合征临床上仅表现为原发病的症状及甲状腺功能检查的异常，无甲状腺激素下降的类似"甲减"的临床症状。中晚期胃癌患者的总T$_3$和游离T$_3$明显降低，T$_4$和TSH无显著变化，表明胃癌可以引起甲状腺功能检测的改变，引起血T$_3$的下降，而TSH和T$_4$无明显变化，即低T$_3$综合征。

胃癌患者由于长期食欲缺乏或并发幽门梗阻等，热量摄入不足，引起碘甲腺原氨酸脱碘酶I（DIO1）生物活性受抑制或含量下降，使外周T$_4$向T$_3$的转换减少，rT$_3$水平的增加。患者血清中IL-1、TNFβ、IFNγ等细胞因子可以通过抑制

cAMP 产生，从而抑制促甲状腺激素诱导的甲状腺球蛋白的分泌，以及对甲状腺过氧化物酶表达和功能的抑制，从而引起甲状腺激素合成和分泌下降。同时，胃癌患者血中皮质醇增高，抑制促甲状腺激素释放激素的分泌及抑制 TSH 对 TRH 刺激的反应性，导致 TSH 的水平下降，进一步引起 T_3 的降低。

因为低 T_3 综合征无明显临床症状，仅表现为甲状腺功能检测的异常，所以不需要甲状腺激素替代治疗。低 T_3 综合征是胃癌发生时的一种代偿机制，但是如果原发疾病不能缓解或进一步加重，代偿机制的作用将导致明显的甲状腺失代偿，由此导致的代谢功能低下容易加重原发疾病，形成恶性循环。因此，胃癌本身的治疗和管理是关键，胃癌患者应定期监测甲状腺功能。

3. 胃癌与血糖降低

有研究发现，胃癌患者发生非胰岛细胞瘤性低血糖，其中胃癌切除术后患者发生低血糖者更多见。胃癌患者相关低血糖机制可能与胃癌切除术后餐后高胰岛素血症、高水平胰岛素样生长因子 Ⅱ（IGF-Ⅱ）等有关。美国内分泌学会临床指南中也指出，非胰岛细胞瘤性低血糖常与肿瘤产生过多加工不完全的 IGF-Ⅱ 有关。胃癌切除术后由于胃排空过快，含糖食物快速到达小肠，刺激了胰岛素大量的分泌，继而产生了反应性低血糖。对于胃癌切除术后引起的低血糖轻到中度者主要是饮食调整，可以添加果胶延缓碳水化合物的吸收，重度者则可使用生长抑素。

（二）结直肠癌

1. 结直肠癌与营养物质代谢

结肠癌转移相关基因 -1（MACC1）可以促进肿瘤细胞中的 Warburg 效应或有氧糖酵解，从而对肿瘤细胞的代谢产生调节作用。研究表明在结肠癌细胞中线粒体的呼吸作用也是增强的，主要机制是定位于线粒体的转移相关基因 1（MTA1）可以结合 ATP 合酶，增强了结肠癌细胞生成 ATP 的能力，从而在能量缺乏的情况下为细胞提供能量，有利于结肠癌细胞的生长与增殖。相反，如果敲除 MTA1，则线粒体的呼吸作用减弱，糖酵解、ATP 的含量、能量代谢相关 mRNA 等也降低，而细胞内糖原的含量增加。因此，在结直肠肿瘤细胞中，不仅糖酵解显著增强，有氧氧化也明显增加，从而为肿瘤的快速增殖和生长提供大量能量。

结直肠癌患者脂肪酸代谢发生异常改变，导致患者体内能量代谢异常。当结直肠癌细胞的转移能力增强时，多种脂质（如三酰甘油、鞘脂、磷脂等）的含量表现出下降趋势。胆固醇的代谢受到胆固醇转运蛋白的调节，结直肠癌患者胆固醇转运蛋白（NPC1L1）的表达明显低于癌旁组织，而且它的低表达与临床预后不良相关，当敲除 NPC1L1 时可以降低结直肠癌细胞内的胆固醇水平，肿瘤细胞内胆固醇的堆积也可以引起炎症反应进而促进肿瘤的发生发展。

2. 结直肠癌与激素

（1）结直肠癌与甲状腺激素：转甲状腺激素蛋白 TTR 是一种可转运甲状腺激素 T_3、T_4 及视黄醇的载体蛋白，在肝脏及小肠等部位合成，对人体正常生理功能起着重要的调节作用。有研究通过测定健康人群、结直肠恶性肿瘤和结直肠息肉患者血清中 TTR 的水平，发现结直肠恶性肿瘤患者血清中 TTR 的水平低于健康人和结直肠息肉患者；并且肿瘤恶性度越高，血清 TTR 的水平越低。由此可见，结直肠肿瘤可以影响血清中 TTR 的水平，进而对甲状腺激素的摄取和利用产生影响。此外，结直肠癌的治疗也会对甲状腺功能产生影响。雷戈拉非尼（Reg）在治疗结直肠癌的过程中可导致约 50% 的患者发生甲状腺功能减退，有些患者甚至还可诱发甲状腺自身免疫，Reg 引起的甲状腺功能减退经 L-T_4 治疗可以缓解。

（2）结直肠癌与性激素：有研究对结直肠癌患者血清中雌激素 E_2 及其受体 β（ERβ）的水平

进行了测定，发现结直肠癌患者的血清 E_2 水平相比健康人明显升高，而结直肠癌患者血清中 ERβ 水平则显著低于健康人，说明 ERβ 和 E_2 与大肠癌的发生发展有密切关系。E_2 在肿瘤细胞形成的缺氧环境下通过 G 蛋白耦联雌激素受体（GPER）的作用，使缺氧诱导因子 HIF1α 和血管内皮生长因子（VEGF）的表达上调，从而促进结直肠癌细胞的增殖和迁移。

3. 结直肠癌与糖尿病

一项针对结直肠癌患者和一般人群进行的队列研究表明，在诊断后 1～5 年内，结直肠癌患者发生糖尿病和肥胖的风险 HR 分别为 1.36 和 1.40。结直肠癌对糖尿病的影响随着时间的推移而变化，在平均 4.81 年的随访期间，结直肠癌对糖尿病的影响程度有所不同。在结直肠癌接受全身化疗或无转移迹象的患者亚组中，发现结直肠癌患者在诊断后的第 1～5 年糖尿病的发生风险持续升高。

结直肠癌患者糖尿病风险增加有以下可能机制：一是肿瘤的转移，如结直肠癌的肝转移，导致肝脏对糖的摄取和转化发生了异常，或是转移至胰腺，引起胰岛素分泌紊乱等；二是在进行肿瘤的治疗时，对糖的摄取和转化或者胰岛素的分泌产生了影响，例如结直肠癌根治性切除手术时创伤引起的应激，会使血糖发生异常。

（三）胆系肿瘤

1. 胆囊癌概况

胆囊癌（gall bladder cancer，GBC）是胆囊的恶性肿瘤，在我国消化道肿瘤中居第 5～6 位，在胆道恶性肿瘤中最为常见。GBC 早期症状不明显，多数患者一经确诊都是晚期，预后较差。GBC 的发生与多种遗传和环境因素有关。其临床表现为右上腹疼痛、消化不良、厌油腻、嗳气、食欲缺乏。病程晚期如癌组织侵犯胆管可出现黄疸，同时伴有消瘦、乏力，甚至出现恶病质。治疗包括根治性手术、系统性化疗、放射治疗。

2. GBC 与内分泌的关系

罹患胆道癌的风险与糖尿病的发生存在相关性。关于糖尿病与常见癌症风险之间的关系在西方国家已被广泛研究，主要为 2 型糖尿病，迄今为止很少有研究探讨 1 型糖尿病与癌症的关系。早在 20 世纪 90 年代，丹麦的一个大样本研究结果显示糖尿病患者罹患多种癌症的风险升高，尤其是肝脏、胆道和胰腺癌的风险升高。

最近的一项来自国内的研究结果发现 2 型糖尿病（type 2 diabetes mellitus，T_2DM）患者整体癌症风险增加，这与国外的同类研究结果接近，但是在具体发生癌症的部位存在差异。吸烟、肥胖、某些心理因素等常见危险因素的暴露差异和遗传背景差异可能是造成这种不一致性的原因。我国大样本研究显示，在 T_2DM 患者中，位列男性前 10 位易患癌症为胃、结肠、直肠、肝脏、胰腺、气管 / 支气管和肺、大脑中枢神经系统、前列腺癌、膀胱癌、肾癌；位列女性前 10 位易患癌症为胃、结肠、直肠、肝脏、胰腺、气管 / 支气管和肺、大脑中枢神经系统、乳腺癌、子宫内膜、甲状腺癌。该研究发现标准化发病率比（standardized incidence ratio，SIR）显著增加的癌症部位包括肺、肝、胆囊、胃、结肠、直肠、胰腺、肾脏和子宫内膜。如果以城市和农村 2 型糖尿病患者分层后分析，发现城市 SIR 显著增加的癌症部位包括肝脏、胆囊、结肠、直肠、胰腺、前列腺、膀胱、肾脏和子宫内膜；在农村地区 SIR 显著增加的癌症部位包括肺、肝、胆囊、胃、结肠、直肠、食管、胰腺、乳腺、前列腺、肾脏和子宫内膜。研究显示，尽管 2 型糖尿病患者存在发生 GBC 的风险，但这种风险性较低。目前对于这些较不常见的癌症，数据有限或缺乏，需要更多的研究。

许多生物学机制可能与 T_2DM 患者整体或某些癌症风险升高有关。糖尿病和癌症之间通过高胰岛素血症、高血糖和炎症的直接联系可能解释了 T_2DM 患者发生癌症的高风险。有研究表明，糖尿病持续时间和使用外源性胰岛素与癌症风险相关。似乎长期接触胰岛素与癌症风险有直接关系。糖尿病患者有高胰岛素血症，并伴有胰岛素敏感性降低、代偿性高胰岛素血症，以及胰岛素样生长因子（IGF）–1 水平升高，这可能会刺激胰腺、结肠、乳腺和其他器官的细胞增殖。胰岛素本身对包括乳腺癌细胞系在内的各种组织具有有丝分裂作用，乳腺癌细胞系通常雌激素受体呈阳性。在乳腺癌中，胰岛素诱导芳香化酶活性，降低性激素结合球蛋白（SHBG），导致游离雌激素水平升高，进而增加有丝分裂原性。胰岛素可能通过胰岛素样生长因子 –1（IGF–1）受体发挥有丝分裂作用。前瞻性研究表明，体内循环有 IGF–1 的人患常见上皮性癌症（如乳腺癌、结肠癌和前列腺癌）的风险更高。2 型糖尿病与 GBC 之间的相互作用机制需要进一步研究。

（四）胰腺癌与内分泌系统疾病

胰腺癌（pancreatic cancer，PC）主要分为两大类：胰腺内分泌细胞引起的癌症以及胰腺外分泌细胞引起的癌症。与外分泌 PC 相比，胰岛细胞癌非常罕见且生长缓慢。外分泌 PC 从将酶输送到小肠的导管系统的导管细胞发育而来，通常被称为胰腺腺癌或胰腺导管腺癌（pancreatic ductal adenocarcinoma，PDAC），是最常见的胰腺肿瘤，占所有 PC 的 85% 以上。

1.胰腺癌与糖尿病

糖尿病可能是 PDAC 的首发症状。3c 型糖尿病（type 3c diabetes，$T_{3c}D$）又称胰源性糖尿病，是指继发于胰腺受损的糖尿病，包括胰腺炎、胰腺外伤、胰腺肿瘤、胰腺囊性纤维化、血色病等，主要特征为胰腺内分泌腺及外分泌腺均受损。PDAC 可以引起 3C 型糖尿病，称为 PDAC 相关糖尿病（PDAC–DM），PDAC–DM 的发作通常在诊断 PDAC 之前 2～5 年发生。其机制可能为以下五个方面。

（1）胰岛素抵抗：继发于胰腺癌的糖尿病可能是由于癌症释放的介质而引起的副肿瘤作用。胰腺导管腺癌的癌切除术可以改善胰岛素抵抗和 B 细胞功能障碍。胰腺导管腺癌患者的葡萄糖代谢能力降低（即胰岛素抵抗），这在糖尿病患者中更为明显，但在血糖正常的胰腺导管腺癌患者中也存在。

（2）B 细胞功能障碍：胰腺任何部分的肿瘤，均可破坏胰岛 B 细胞及胰岛其他组织，导致糖尿病的发生。

（3）免疫异常：胰腺癌患者胰腺中的胰岛数量通常减少，有时伴有炎性浸润。巨噬细胞通过聚集肿瘤环境中的 TNFα 和白细胞介素 –1 而上调 MMP9 和 S100–A8。这种炎性环境可能部分解释了在胰腺导管腺癌中观察到的 B 细胞功能异常。

（4）肾上腺髓质素：胰腺癌的产物肾上腺髓质素在胰腺癌患者发生糖尿病的过程中起到一定作用，该物质抑制葡萄糖刺激的胰岛素分泌。在糖尿病发生之前，PC 患者会在其他局部或全身性 PC 症状出现之前出现体重减轻，可能是由于肾上腺髓质素导致的脂肪动员及脂肪酸利用率提高所致。

（5）胰腺癌下丘脑：在 PDAC 恶病质的整个过程中，下丘脑内神经胶质细胞增生，其中小胶质细胞增生是下丘脑特有的。循环免疫细胞在 PDAC 恶病质期间浸润下丘脑，小胶质细胞对 PDAC 肿瘤来源的因子反应并产生精氨酸酶 –1，发挥抗炎作用。口服集落刺激因子 –1 受体拮抗药清除小胶质细胞会加剧恶病质，表明小胶质细胞在胰腺癌恶病质中具有神经保护作用。下丘脑中的小胶质细胞在 PDAC 恶病质早期显示出激活的形态。总之，小胶质细胞对胰腺癌衍生的细胞因子有反应，并在 PDAC 期间在下丘脑中处于激活状态，减少小胶质细胞或阻止其活化会加剧恶病质，表明下丘脑小胶质细胞在胰腺癌中具有保护作用。

2.胰腺癌与激素

（1）胰腺癌与糖皮质激素：糖皮质激素受体（GR）在人胰腺导管腺癌的肿瘤细胞中过度

表达，糖皮质激素受体表达与肿瘤分化程度成反比。在地塞米松（Dex）治疗后，表达糖皮质激素受体的胰腺癌细胞系的生长受到抑制。地塞米松在体外没有抗增殖作用，但是降低了胰腺癌细胞的侵袭性，并且在体内显著减少了复发肿瘤的体积以及肝和脾转移的数量。吉西他滨（Gem）目前被用作肝癌和胰腺癌的一线治疗药物，地塞米松及其与吉西他滨的结合可抑制糖皮质激素受体的表达。在体外，通过使用糖皮质激素受体（GR）小干扰 RNA 可以防止抗增殖协同作用，这表明 Gem 和 Dex 的抗增殖协同作用需要糖皮质激素受体，通过激活胱天蛋白酶（Caspase）3、Caspase8 和 Caspase9，抑制糖皮质激素受体信号传导途径和诱导细胞凋亡，从而有助于这种联合治疗的协同作用。结果表明，Dex 可以增强 Gem 的抗肿瘤功效，Dex 和 Gem 组合的协同抗肿瘤活性是通过糖皮质激素受体信号传导。Dex 和 Gem 的组合在体外和体内均显示出显著的协同抗肿瘤活性和较低的毒性，这可用于治疗高表达糖皮质激素受体患者的联合化疗方案。

(2) 胰腺癌与性激素：绝大部分无法切除的胰腺癌男性患者均患有性腺功能减退，表现出低水平的睾丸激素。胰腺癌恶病质中，性腺功能减退可能是肌肉消瘦、体重减轻以及加速死亡的潜在原因。胰腺癌组织表达雌激素受体 α（ERα）、雌激素受体 β（ERβ）和孕酮受体（PR），ERα、PR 表达与肿瘤呈正相关，ERβ 与肿瘤转移呈负相关，在胰腺癌组织中 ERβ 比 ERα 更重要。肿瘤中 ERβ 表达的存在与不良预后相关。在分化程度较低的肿瘤中发现了 ERβ 较高表达的趋势，ERβ 在肿瘤向更具侵袭性的表型发展发挥作用，而长期存活者的 ERβ 表达明显降低。在体外，PDAC 细胞对使用雌激素调节剂的治疗有反应，较低的浓度通常会诱导细胞增殖，而较高的浓度会阻止细胞增殖。该反应取决于 ERα 和 ERβ 的表达，特别是取决于它们的比例。

（姬　瑞）

五、消化道内分泌肿瘤

（一）胃泌素瘤

1. 概述

胃泌素瘤（Gastrinoma）是一种少见的胃肠胰腺神经内分泌肿瘤，主要临床表现为胃液、胃酸分泌过多而引起的多发、难治性、非典型部位的消化性溃疡和（或）腹泻等综合征，又称为卓 – 艾综合征（Zollinger-Ellison sydrome，ZES）。其中约 25% 为多发性内分泌腺瘤综合征 –1 型（MEN-1）的表现之一，呈家族性分布（遗传性胃泌素瘤），其余为散发病例（散发性胃泌素瘤）。胃泌素瘤大多发生在胰腺、十二指肠，其次可位于肝、肾、脾门、肠系膜、胃、淋巴结等部位，当肿瘤直径 > 3cm 时，应高度怀疑恶性。

2. 发病机制及病理生理

(1) 发病机制：胃泌素瘤的发病机制尚不清楚，有研究报道 HER-2/neu 的出现和透明质酸受体 CD_{44} 的高表达、p16INK4a 甲基化、染色体 1q31～32、1q21～23 的高频率等位基因缺失与胃泌素瘤的转移特性密切相关。

(2) 病理生理：胃泌素瘤以高胃泌素血症为特征。胃泌素（Gastrin）是由胃窦与十二指肠黏膜 G 细胞分泌的多肽类激素，包括胃泌素 34（G-34）、胃泌素 17（G-17）、胃泌素 14（G-14）等，主要发挥生理功能的为 G-17 与 G-34。胃泌素刺激壁细胞分泌大量胃酸、胃液，导致顽固性溃疡；胃泌素增加胃肠蠕动，同时刺激胰泌素和胆囊收缩素分泌，导致胰液分泌亢进，从而导致严重腹泻和持续性腹痛。胃泌素刺激黏膜细胞增殖，在 ZES 患者中可见胃黏膜明显增生，长期高胃泌素血症可导致肠嗜铬细胞样细胞增生，甚至形成肿瘤。

3. 临床表现

(1) 腹痛：是最常见的症状，表现为持续进行性腹痛，常由消化性溃疡所致。溃疡多为多发性、难治性、非典型部位（球后十二指肠降段和水平段，或空肠近端），药物及手术治疗效果欠佳。

(2) 腹泻：量大，呈水样或脂肪泻，严重者可发生水、电解质紊乱，大多数患者的腹泻症状可由鼻胃管抽取胃液或应用质子泵抑制药（PPI）得到缓解。

(3) 多发性内分泌腺瘤综合征1型（MEN-1）：10%～40%的患者合并其他内分泌肿瘤，多累及甲状旁腺、胰腺、垂体、肾上腺、甲状腺等部位，常伴有家族遗传史。

4. 诊断

(1) 定性诊断

①胃液分析：夜间12h胃液总量＞1000ml，基础泌酸量（BAO）≥15mmol/h，胃大部切除术后BAO≥5mmol/h，对诊断有一定意义。应同时测定最大排酸量（MAO），BAO/MAO比值＞0.6高度提示胃泌素瘤，但该比值＜0.6不能排除。

②血清胃泌素测定：空腹胃泌素浓度＞1000ng/L，伴有相应的临床症状者，可确诊本病。

③激发试验：适用于怀疑本病而空腹胃泌素轻度升高者。常用的激发试验有胰泌素激发试验、钙输注试验、标准餐实验。

(2) 定位诊断

①生长抑素受体核素显像（SRS）：约90%的胃泌素瘤存在生长抑素受体，将核素标记的奥曲肽注入体内，经ECT显像可以发现病灶，对确定原发性肿瘤及和转移灶最敏感。

②B超、CT、MRI检查：有助于判断瘤体的定位和大小。

③纤维内镜和超声内镜检查：超声内镜能准确显示胰腺，对胰腺内小的腺瘤有高度的敏感性。

④选择性动脉内促胰液素刺激试验（SASI）：将导管选择性插入胰周动脉，另将导管插入肝静脉，从动脉导管注入促胰液素30U，于注射前和

注射后20s、40s、60s、90s和120s，分别取肝静脉血检测血清胃泌素值。

⑤经皮肝穿刺门静脉插管采血样（PTPVS）：分别采集胰、十二指肠、空肠静脉血来测定胃泌素的浓度，有助于定位诊断。但该方法创伤大，目前较少采用。

⑥手术探查：散发各处的胃泌素瘤如无禁忌证可行腹腔镜探查，必要时剖腹探查，术中取胰腺组织行冰冻切片病理学检查。

5. 治疗与预后

(1) 内科治疗：常用的药物有PPI、生长抑素衍生物、H₂受体拮抗药及化疗药物，其中PPI为首选治疗。对于肿瘤不能切除或已发生转移的患者，链脲佐菌素有治疗作用，必要时可联合5-FU、阿霉素，目前多主张从腹腔动脉穿刺插管行链脲佐菌素介入化疗，可增加疗效，减少不良反应。

(2) 手术治疗：对于局限性胃泌素瘤患者（非MEN-1），建议行根治性切除及周围淋巴结清扫。对于MEN-1合并胃泌素瘤或非功能性胰腺神经内分泌肿瘤（NF-pNET）的患者，肿瘤直径≤2cm者不建议手术治疗；肿瘤直径＞2cm则建议行挖除术，仅对少数特殊病例可行胰十二指肠切除术。由于PPI的疗效显著，现已不推荐实施胃大部切除术。

(3) 预后胃泌素瘤恶变率较高，但其恶性程度较低，经手术切除后可治愈。伴发MEN-1型的胃泌素瘤患者的预后好于散发型患者。该疾病死亡原因多为恶性肿瘤的转移，其次是消化性溃疡及严重腹泻所致的水电解质紊乱。

6. 胃泌素瘤对内分泌代谢系统的影响

(1) 胃泌素与胰岛细胞再生：胃泌素可诱导B细胞再生，刺激胰岛素分泌、预防胰岛素抵抗。有研究发现，长期的胃泌素治疗可改善95%胰腺切除（PX）大鼠的代谢，控制B细胞群扩增。Khan等发现在胰岛素缺乏和胰岛素抵抗性糖尿病患者中观察到明显的胃泌素差异化表达，胃泌

素 –17 还可以部分保护培养的 B 细胞免受链脲佐菌素诱导的 DNA 损伤和死亡的侵害，提示胃泌素具有促进 B 细胞增殖和抗凋亡的作用。Tamaki 等的研究采用醋酸艾塞那肽和胃泌素联合治疗 2 型糖尿病模型 db/db 大鼠，结果显示可有效降低血糖，并可诱导 B 细胞再生。

(2) 胃泌素受其他内分泌激素的影响：生长抑素被认为是胃泌素释放的生理调节剂，对胃泌素的释放有抑制作用，可能是通过减少胃泌素基因的转录、增加胃泌素 mRNA 转化而实现。甲状腺激素具有抑制胃酸分泌的作用，胃酸分泌相对减少可通过反馈机制促进胃泌素分泌，同时甲状腺激素对 G 细胞具有营养功能。甲状旁腺功能亢进患者常伴随高胃泌素血症，提示甲状旁腺激素（PTH）和胃肠激素之间存在一定的联系。研究发现 PTH 可能对胃泌素的释放有直接作用，通过将 PTH 注入胃窦等区域，可以观察到 PTH 诱导胃窦部释放胃泌素。

(3) 胃泌素瘤与甲状旁腺亢进症：在 MEN–1 患者中，原发性甲状旁腺亢进症通常是首发表现，常表现为多腺性甲状旁腺增生。其发病时间较早（20—35 岁），无明显性别差异，伴有更严重的腰椎骨密度减低。

(4) 胃泌素瘤与内分泌肿瘤：MEN–1 的胃泌素瘤患者可合并功能性垂体瘤，如催乳素瘤、生长激素瘤、ACTH 腺瘤。ZES 患者合并库欣综合征的病例报道很少，有研究对 75 名胃泌素瘤的患者进行了前瞻性观察，59 例散发性胃泌素瘤的患者中有 3 例伴有库欣综合征，由于产生异位 ACTH 而出现严重症状，预后较差。

(5) 胃泌素瘤的其他内分泌功能：胃泌素可合成和分泌 CRH 或 ACTH，导致异源性 CRH/ACTH 分泌综合征。此外，胃泌素瘤可分泌生长激素释放激素（GHRH）、黄体生成素（LH）和促红细胞生成素（EPO），造成轻度糖尿病、胆石症和脂肪泻。

综上所述，对于胃泌素瘤的患者，初诊时和每年的随访中有必要检查 PTH、离子钙和催乳素，以协助诊断是否伴发内分泌疾病，目的是排外 MEN–1 诊断。对于临床诊断为 MEN–1 等遗传性疾病的患者，应进行疾病遗传学知识的咨询并行相应的遗传学检测。

（汤旭磊）

（二）胰岛细胞瘤

1. 定义

胰岛素瘤又称胰岛 B 细胞瘤，是最常见的胰腺内分泌肿瘤，主要由 B 细胞组成并分泌过量胰岛素，于 1927 年由 Graham 首先报道。胰岛细胞瘤占 GEP–NEN 的 20%～30%，其中恶性所占比 < 10%，以过量分泌胰岛素所引起的低血糖、中枢神经系统症状为主要临床表现。

2. 临床表现

胰岛细胞瘤患者最典型的表现为 Whipple 三联征，其包括低血糖症状、发作时血糖 < 2.8mmol/L；口服或静脉注射葡萄糖后症状缓解。因反复低血糖发作致使患者有意识地反复进食，故胰岛素瘤患者多为肥胖体型。还有一些非典型的症状，包括因为长期的低血糖，损害了该类患者的中枢神经系统，在临床上出现精神分裂、癫痫发作、性格改变等临床表现，以至于临床医师常误诊为癫痫、癔症、精神分裂症等。

3. 诊断

(1) 定性检查：胰岛素瘤确切的诊断依赖低血糖症状，以及无外源性胰岛素应用下胰岛细胞分泌过多的胰岛素，所以临床上需要动态地密切监测血糖，同步监测胰岛素和 C 肽水平。胰岛细胞瘤的定性检查包括糖化血红蛋白（HbA1c）、空腹血糖、胰岛素，胰岛素原、嗜铬粒蛋白 A（CgA）等检测。HbA1c 反映的是患者过去 2～3 个月的血糖平均水平，可作为胰岛细胞瘤的筛查指标。典型的低血糖症状、Whipple 三联征、胰岛素血糖比值 > 0.4 是胰岛素瘤定性诊断的重要依据。无 Whipple 三联征的患者并不能完全排除胰岛细胞瘤可能，部分胰岛细胞瘤患者胰岛素水平仍维持在正常水平。因此，饥饿试验对症状不典型的患者有重要意义，若 72h 饥饿试验不能诱发，则可排除胰岛素瘤的诊断。

胰岛素的前体分子是胰岛素原，需裂解生成胰岛素后才发挥生物功能。胰岛细胞瘤分泌过量的胰岛素，同时胰岛素原转化为胰岛素的过程中又有酶的缺陷，从而使得胰岛素原与胰岛素水平均有升高。正常血浆胰岛素原与胰岛素的比值不超过 25%，在胰岛素瘤患者中比值升高，有恶性病变时更加明显。

胰岛细胞瘤可产生大量的 CgA 释放入血。据报道，血清或血浆 CgA 诊断神经内分泌肿瘤的敏感性和特异性分别为 70% 和 95%。此外，CgA 在术后随访中对胰岛细胞瘤是否复发转移有一定的提示作用。

(2) 定位检查：最常用的方法有 B 超、CT 和 MRI 检查，均有助于对胰岛细胞瘤的诊断和定位。

① B 超检查：在 B 超上胰岛细胞瘤表现为类圆形、边界清的均匀低回声结节，彩色多普勒超声显示点状或短条状血流信号；B 超价廉、方便，可用于胰岛细胞瘤的筛选。

② CT 检查：在 CT 上胰岛细胞瘤可表现为平扫呈等密度而强化扫描时动脉期成高密度，临床上怀疑胰岛细胞瘤的患者，CT 的准确定位率几乎达 100%。

③ MRI 检查：在 MRI 上胰岛细胞瘤表现为在 T_1WI 脂肪抑制呈低或等信号，边界不清，T_2WI 或 STIT 呈高信号，边界清。对于部分患者由于过敏或甲亢等原因不能行 CT 增强扫描时，可首选 MRI。

CT、MRI 等无创性检查手段对于直径 > 2cm 的肿瘤诊断阳性率较高，而直径 < 1cm 的肿瘤则诊断阳性率较低，容易漏诊或误诊。

近年来，超声内镜（EUS）的应用越来越广泛。在 EUS 上胰岛细胞瘤的表现多为类圆形低回声、边界清楚以及肿块周围可以发现晕环样改变。由于 EUS 在内镜下直接观察腔内病变，镜头距离病灶近，减少了胃肠道气体及腹壁脂肪的干扰，文献报道其阳性检出率可达 80%～90%，同时对于直径 < 1cm 肿瘤的检出也更具优势。此外，超声内镜引导下细针穿刺可获取肿瘤组织作进行细胞涂片、细胞学检查等，对明确肿瘤类型及性质有重要价值。然而，该检查为有创性操作，费用较高，技术难度大，尚未在我国普遍开展。

1989 年，Doppman 等首先使用选择性胰动脉内钙离子注射（CaStim）及肝静脉取血测定胰岛素，据此定位胰岛细胞瘤。目前，已改造为选择性动脉刺激静脉采血测定胰岛素（ASVS），其对影像学检查结果为阴性的胰岛细胞瘤定位的准确率可高达 93%～95%。该技术原理为，胰岛细胞瘤细胞对该刺激起反应分泌胰岛素，而正常的 B 细胞的反应则受到抑制，与刺激前后经肝静脉采血测胰岛素值，如刺激后的胰岛素水平较基础水平升高 2 倍或以上则为阳性，从而通过供血区域判断出肿瘤所在的位置。ASVS 对胰岛细胞瘤的检出率较高，但是其亦为有创性操作，技术复杂，危险性较高，而且其对多发性或弥漫性肿瘤的定位诊断有一定局限性，目前在临床上较为少用。

(3) 病理学检查　对活检标本进行病理学诊断，明确诊断和判断肿瘤的性质，其中 Ki-67、CK、CgA、Sgn 是行免疫组化判断肿瘤性质的较好指标。有丝分裂计数在病理检查中对判断肿瘤性质也有较好的帮助。

4. 治疗

目前外科手术切除仍是治疗 PNET 的首选治疗，切除范围以达到根治要求为标准。术式的选择应充分考虑肿瘤的大小、部位、血供以及毗邻关系等方面。主要术式包括 5 种：①肿瘤切除术，若肿瘤直径≤ 2cm 且边界清楚的非功能性 PNET 或胰岛细胞瘤可考虑行单纯剥离摘除；②胰体尾切除术，位于胰体尾且较大而深的肿瘤、多发肿瘤或胰岛增生的患者可行胰体尾切除术，为保留胰腺功能，应尽可能避免切除过多胰腺组织；③胰十二指肠切除术，适用于胰头部的胰岛细胞肿瘤，可根据病灶大小、局部浸润范围等行保留器官的各种胰头切除术式；④节段性胰腺切除术，位于胰体的肿瘤可行此术式；⑤有肝脏转移的，可考虑原发灶和肝脏转移灶同期或分期切除，如肿瘤位于胰头部，建议先行肝转移灶切除，然后二次手术行胰十二指肠切除。

外科手术治疗经验较丰富，但并发症较多，包括胰瘘、切口愈合不良、出血、术后胰腺炎等。近年来，有关于内镜超声引导下无水乙醇注射治疗良性胰岛细胞瘤的疗效分析报道，该法有较好疗效，与传统手术方法比较，其更安全、微创，并发症也相对较少。但由于该法难度大，对术者的技术要求高。

对于不能切除或已有转移的恶性 PNET，可用内科药物或介入治疗：①化疗，主要针对分化差的 PNET，首选链佐霉素，联合氟尿嘧啶疗效可得到较大的提高；②分子靶向药物，近期研究表明，舒尼替尼和依维莫司均可延长 PNET 的无进展生存期；③针对胰岛细胞瘤治疗的药物，生长抑素类药物可抑制胰岛细胞瘤分泌胰岛素，控制低血糖发作。

5. 预后

胰岛细胞瘤的预后较胰腺癌好，临床上完全切除原发及转移病灶后，患者的 5 年生存率可达 60%～80%；对于无法手术切除转移或多发病灶的病例，预后仍较差。

（孙蔚明）

（三）生长抑素瘤

生长抑素瘤又称生长抑素瘤综合征，来源于胰岛 D 细胞，是胰腺神经内分泌肿瘤（pNET）中最罕见的功能性内分泌肿瘤之一，于 1977 年首次被描述，发病率约为 1/4000 万，主要见于成年人，发病年龄为 26—84 岁，平均年龄为 53 岁，女性多见，多为恶性。

1. 生理特点

生长抑素是一种强有力的肽类激素抑制剂，在体内分布广泛。在中枢神经系统中，生长抑素对垂体激素（如生长激素、促甲状腺激素、促肾上腺皮质激素和催乳素）起抑制作用；在胃肠道和胰腺中，生长抑素可抑制胰岛素、胰高血糖素、胃泌素、胃动素、促胰液素、胆囊收缩素、胰多肽、胃抑多肽、血管活性肠肽等的释放。此外，它还对胃酸的分泌、胰腺的外分泌、胃排空、十二指肠和胆囊运动以及葡萄糖、氨基酸、三酰甘油的吸收有直接的抑制作用。

2. 病理特点

生长抑素瘤的瘤体较大，为 1.5～10cm，平均为 5cm。90% 的肿瘤呈单个孤立性分布，边界清楚。约 68% 的生长抑素瘤起源于胰腺，其中近 75% 的生长抑素瘤位于胰头，约 20% 发生于胰尾，另外 5% 的生长抑素瘤可广泛分布于整个胰腺实质。也有来源于胰腺外的器官，如十二指肠占 19%，乏特氏壶腹占 3%，小肠占 3%。有报道称，在肺、肾和甲状腺中有罕见的胃肠外原发性病例。

3. 病理分型

生长抑素瘤有两种临床病理学类型，即胰型与十二指肠型。胰型生长抑素瘤多位于胰头部，直径为 5～6cm。十二指肠型生长抑素瘤多位于十二指肠降部近乏特壶腹部或位于壶腹内，直径为 2～5cm，可胆道梗阻、胰腺炎及出血等并发症。

4. 发病机制

生长抑素瘤的病因及发病机制非常复杂。大电导钙激活钾通道（BKCa 通道）广泛表达于多种组织细胞膜上，参与了多种生理活动。BKCa 通道可通过膜去极化增强电子驱动力，促进 Ca^{2+} 流入细胞内并调节癌细胞的增殖、迁移、侵袭和转移。有研究表明，在人生长抑素瘤 QGP-1

细胞系中检测到了 BKCa 通道的功能表达，且 BKCaγ1 可促进人体生长抑素细胞的增殖，因此，BKCaγ1 可能是生长抑素瘤的新型治疗靶点。

5. 临床表现

生长抑素瘤临床表现为"糖尿病、胆石症、脂肪泻"三联征。大多数生长抑素瘤为恶性肿瘤，其中 3/4 的患者在诊断时已有远处转移或局部浸润，肝脏是最常见的浸润部位（42%）。

(1) 糖尿病：生长抑素本身可减少和（或）延迟葡萄糖的吸收，同时又具有抑制胰高糖素和胰岛素的双重作用。

(2) 胆石症：生长抑素抑制胆囊收缩素的释放，抑制胆囊排空，减少胆汁引流，增加胆汁中的胆固醇饱和度，增加慢性胆囊炎和胆石症的发生机会。

(3) 脂肪泻：生长抑素抑制胰泌素及胃酸、胃蛋白酶的分泌，抑制肠道对糖、脂肪和氨基酸的吸收，导致消化吸收不良及脂肪泻。

(4) 贫血：生长抑素可抑制促红细胞生成素的释放，部分患者可出现正细胞正色素性贫血。

(5) 其他：生长抑素可引起盐酸、胃蛋白酶、胰液分泌减少，导致糖、脂肪、氨基酸的消化吸收障碍，临床出现食欲不振、胃酸缺乏、消化不良、餐后饱胀、嗳气、恶心、呕吐、体重减轻等症状。

6. 实验室检查

(1) 神经内分泌肿瘤生物学标志物：嗜铬分泌蛋白 A（chromogranin A，CgA）、嗜铬分泌蛋白 B（chromogranin B，CgB）、嗜铬分泌蛋白 C（chromogranin C，CgC）是神经内分泌颗粒的主要成分。突触素是一种不可或缺的膜钙结合糖蛋白，是神经元突触小泡的主要成分。CgA 在神经内分泌细胞中具有较高的表达，它和突触素一起被认为是神经内分泌肿瘤的首选指标。

(2) 血清生长抑素：生长抑素瘤患者血浆生长抑素大多数 > 1000pg/ml。如果血浆生长抑素水平在临界值，需要用特殊的激发试验，例如用精氨酸和甲苯磺丁脲刺激试验排除。但是，甲状腺髓样癌、肺小细胞癌、嗜铬细胞瘤等亦可出现高浓度血浆生长抑素。

(3) 血清葡萄糖和 OGTT：生长抑素可抑制胰岛素的释放，正常有功能的胰腺组织可能被生长抑素瘤所替代，因此，55%～95% 的胰腺内生长抑素瘤会出现空腹血糖或 OGTT 异常，此外，生长抑素同样可抑制胰高糖素的释放，20% 的患者可出现低血糖发作。

(4) 胃酸分泌测定：由于生长抑素能直接抑制胃酸分泌、胃排空、十二指肠运动、胆道和胆囊运动、胰腺外分泌功能，生长抑素瘤患者的基础胃酸分泌量和最大胃酸分泌量均显著减少。

(5) 粪便常规：患者腹泻次数 3～10 次 / 天，粪便恶臭，每天排出脂肪量 20～76g。显微镜下可见大量脂肪球。

(6) 定位检查

• 胃肠钡餐或十二指肠低张造影检查：对位于十二指肠降段或胰头部肿瘤，可见充盈缺损、十二指肠环变大、压迹等改变。

• B 超、CT、PET-CT 或 MRI 检查：由于本病瘤体通常较大，常可发现胰腺原发肿瘤及肝脏转移性肿瘤，定位诊断率高。

• 选择性腹腔动脉造影：诊断意义与 B 超、CT 和 MRI 相仿。

• 超声内镜：对于常规检查未能定位诊断而临床又存在综合征的患者，超声内镜的使用有所助益，特别是在发现病灶后可同时穿刺活检，提高生长抑素瘤的术前确诊率。

(7) 放射性核素标记：生长抑素瘤通常表达有生长抑素受体（somatostatin receptor，SSTR），利用其与放射性核素标记的生长抑素类似物的特异结合，进而显示肿瘤原发及转移病灶的方法，称为生长抑素受体显像（somatostatin receptor scintigraphy，SRS）。近年来，^{68}Ga-DOTA-SSTR PET/CT 对神经内分泌肿瘤有较高诊断价值，不仅可明确原发肿瘤位置，还可检出一些其他检查不能发现的微小转移灶，对神经内分泌肿瘤患者的分期及预后评估有一定意义。

(8)病理组织学检查：确诊生长抑素瘤的金标准是病理组织学检查，光镜下生长抑素瘤呈腺管状或条索状排列，核卵圆形，包浆嗜酸性，呈粉红色颗粒。免疫组织化学检测细胞角蛋白（CK）、神经元特异性烯醇化酶（NSE）及 CD_{56} 均呈弥漫性阳性有助于定性诊断，而生长抑素（SS）的阳性表达则有助于进行功能分类，从而确诊生长抑素瘤。

7. 诊断

生长抑素瘤的临床表现复杂多样，缺乏特异性症状及体征，诊断十分困难。如果患者存在典型临床症状，应想到有患生长抑素瘤的可能性。根据患者的临床症状，结合实验室检查及 B 超、CT、MRI、PET-CT、选择性腹腔动脉造影等影像学检查来确定肿瘤的位置，内镜超声引导下的细针穿刺活检有利于提高生长抑素瘤的术前确诊率。

8. 治疗

目前尚无标准化的治疗方案，并且由于晚期就诊，总体生存率很低。

(1)外科手术：仍是治疗生长抑素瘤首选的方法，特别是对于小于 2cm×2cm 的肿瘤，手术范围应包括完整切除肿瘤及一定范围的邻近组织，若术中发现肿瘤有恶性的表现应同时行根治性淋巴结清扫。手术方法包括胰腺肿瘤剜除术、保留脾脏的胰体尾切除术（SPDP）、保留十二指肠的胰头切除术（DPPHR），对于已无法行根治性切除的巨大肿瘤或肝脏转移性肿瘤，可采用姑息性的减容术。

(2)内科治疗：肿瘤晚期无手术条件者可采用内科综合的治疗措施。可单用链脲霉素或阿霉素治疗，或链脲霉素加 5-FU 治疗，也可用生长抑素类似物、分子靶向治疗、细胞毒性化疗和新型分子靶向治疗。在具有广泛肝转移的患者中，可以使用其他治疗方式包括肝动脉栓塞、化学栓塞，以及对于小的病变（<3cm）可行射频消融和冷冻消融。

9. 预后

预后不良的预测因素包括直径>3cm、细胞学分化差、区域和（或）门静脉转移及手术切除不完全。5 年和 10 年生存率在 Ⅰ～Ⅱ 期中分别为 64%～75% 和 45%～71%，在 Ⅲ～Ⅳ 期中分别为 19%～60% 和 8%～33%。

（甄东户）

（四）胰高糖素瘤

1. 流行病学

胰高血糖素瘤（glucagonoma，GCGN）是起源于胰岛 A 细胞，又称胰岛 A 细胞瘤，肿瘤细胞分泌过量的胰高血糖素。1942 年 Becker 等首次报道该病。胰高血糖素瘤是一种临床罕见的神经内分泌肿瘤，年发病率约为 1/2000 万，占所有神经内分泌肿瘤的 1% 以下。该病主要见于 40—50 岁中老年人，女性发病率略高于男性。GCGN 主要发病部位为胰腺，且好发于胰体尾部。大多数为恶性，凡病程中出现皮肤黏膜损害者往往提示恶性。因 GCGN 临床上较罕见，病程较长，且早期临床表现及检验缺乏特异性，故早期诊断困难，超过半数的患者确诊时已出现远处转移。常见转移部位为肝脏（多为囊实性）和局部淋巴结，其次为骨、肺、肾上腺。

2. 病因及发病机制

大多数胰高血糖素瘤是散发的。遗传时，约 3% 与常染色体显性多发内分泌腺肿瘤（1 型）有关，更少的与常染色体显性林道综合征（Von Hippel-Lindau syndrome）有关。与遗传综合征有关的肿瘤无功能。

胰高血糖素瘤是一种罕见的胰岛 A 细胞肿瘤，其分泌胰高血糖素可能不受抑制，从而通过糖异生和脂解作用导致血糖水平升高。在 44.1% 的散发性胰腺神经内分泌肿瘤中存在 Men1 基因突变。这些突变导致了 menin 的异常表达，

menin 是一种抑癌因子和 B 细胞增殖和 A 细胞可塑性的调节因子。*Men1* 突变也存在于 1 型多发性内分泌肿瘤中。胰高血糖素受体的失活突变可能导致 A 细胞增生。*Rb* 和 *p53* 突变可能在胰高血糖素瘤的发生中起作用。当转录因子 neurogenin-3、NK2 同源盒和配对的 box 转录因子 -4 失去调控时，胰腺中的 A 和 B 细胞可以发生转分化。其发生机制尚不明确。本病在临床和病理上与烟酸缺乏症、肠病性肢端皮炎有相当的重叠，提示可能有相同的发病机制。

3. 病理

NME 的组织学分析表明，表皮上层有海绵状变性和角化过度、坏死、颗粒层丢失、角质细胞空泡化、角化异常的角质细胞和中性粒细胞。表皮中层有裂痕和大疱，在真皮层有血管周围淋巴细胞和组织细胞浸润。还发现散在的坏死角质细胞，中性粒细胞浸润和微脓肿。CD_{34}、突触素和嗜铬粒蛋白 A 的免疫组织化学染色通常为阳性。

4. 临床表现

胰高血糖素瘤的典型临床表现被称为高血糖素瘤综合征（glucagonoma syndrome，GCGNS），又称 GCGN 综合征或四联征，包括皮肤坏死性游走性红斑、体重下降、糖尿病或糖耐量下降、舌炎或口唇炎、贫血、腹泻、静脉血栓及神经精神障碍等。

(1) 坏死性松解性游走性红斑（necro-lytic migratory erythema，NME）：NME 是胰高血糖素瘤综合征最具有特征性的皮肤表现，Wilkison 首次提出了此概念。NME 几乎出现于所有患者的某一时期，就诊过程中以此为主诉者占 67%～72%。NME 可能的发生机制包括：①通过手术切除肿瘤或药物稳定胰高血糖素水平可以使皮疹消退，所以高胰高血糖素血症可能起了一定作用；胰高血糖素升高后，促进分解代谢和糖异生，造成低氨基酸血症，使皮肤营养不良；肿瘤合成大量胰高血糖素需要消耗大量锌有关；胰高血糖素升高

可使花生四烯酸、前列腺素和白三烯水平升高，使个体易于发生炎症反应，更易出现皮肤炎性损害。②肝功能障碍可能在 NME 的发展中起重要作用。肝脏疾病进一步减少了肝内胰高血糖素的降解，使血清胰高血糖素水平升高。此外，肝功能障碍导致白蛋白减少，白蛋白是锌和脂肪酸的主要载体，从而导致脂肪酸和锌缺乏。③其他因素导致的自身免疫性疾病等相关。当然，NME 也不能完全是胰高血糖素瘤的表现，假性胰高血糖素瘤有 NME 症状，但无胰高血糖素升高。通过控制血糖和补充氨基酸、补充锌剂可以有效治疗皮损。此症状好发于躯干或易受压、摩擦部位。起初为红斑，然后出现水疱、中心坏死、渗出，产生痂皮。当边缘向外扩散时，中心开始愈合，最后痂皮脱落，遗留色素沉着。全身皮损变化此起彼伏，反复发作，常并存红斑、水疱、结痂、色素沉着等多种形态，患者往往因皮肤病来首诊，较易误诊，需与湿疹、疱疹样皮炎、类天疱疮等鉴别。

(2) 糖尿病：由于高血糖和胰高血糖素刺激胰岛 B 细胞分泌胰岛素增加，故糖尿病症状多较轻，一般不发生酮症酸中毒，故易误诊为 2 型糖尿病。

(3) 消瘦：90% 患者体重下降超过 5kg，伴营养不良、低蛋白血症、血浆氨基酸含量严重减少，其可能原因为，胰高血糖素抑制消化腺分泌，致消化、吸收不良；肿瘤原发灶及转移灶生长消耗；极少部分合并胺及胺前体摄取及脱羧系统其他内分泌肿瘤，影响蛋白及脂肪代谢。

(4) 贫血：表现为虚弱、不适、结膜苍白等，也可有明显的肝脾大。这种贫血属于正常色素正常细胞性贫血，患者的血清铁、维生素 B_{12} 和叶酸盐水平均正常。其可能原因为，胰高血糖素的促分解作用造成血氨基酸缺乏，营养不良，恶性疾病的晚期消耗作用，以及胰高血糖素可能有抑制红细胞生成的作用。

(5) 血栓性病变：30% 的患者最终可出现血

栓性病变，主要为深静脉血栓和肺栓塞，也有脑动脉和肾动脉血栓形成的报道。约50%的死亡病例均归因于此。

(6) 其他：①舌炎、口角炎，口腔疼痛是口腔黏膜受到损害的结果，发生率约为30%；②约20%的患者出现精神和神经症状，如抑郁、痴呆、躁动、感觉过敏、失眠、共济失调或肌无力等；③胃肠道症状如腹泻、厌食，一般没有恶心、呕吐；④糖尿病症状。

5. 辅助检查

(1) 一般化验检查：低氨基酸血症，尿糖阳性、血糖升高或葡萄糖耐量下降，血沉增快，正细胞正色素性贫血，胰头部肿瘤十二指肠液中可发现肿瘤细胞。

(2) 放射免疫法测血清胰高血糖素：①基础测定中，血清胰高血糖素正常范围50～150pg/ml，GCGN时，一般超过1000pg/ml；但肾功能不全、烧伤、菌血症、Cushing综合征、低血糖、肝衰竭及严重应激状态时，胰高血糖素亦可轻度升高，不超过500pg/ml；口服或静脉注入葡萄糖往往不能抑制胰高血糖素的分泌。②血浆胰高血糖素激发试验：可使用胰腺A细胞促分泌剂，如精氨酸、丙氨酸。注射后血浆胰高血糖素增高，但此种反应也见于原发性或继发性的胰岛A细胞增生，因此，此试验并非胰高血糖素瘤的特异性诊断方法。

(3) B超及CT是肿瘤及转移定位的首选检查。MRI亦是常用的检查方法。

(4) 选择性内脏动脉造影（腹主动脉造影）成为诊断胰高血糖素瘤的金标准，属于有创检查。显示高血供病灶。

(5) CT引导下细针穿刺活检是最准确的，但由于操作复杂和有创性，在临床中并不常用。

(6) 超声内镜定位。

(7) 某些生化标志物也可用于诊断和监测肿瘤的进展。在非特异性标志物中，嗜铬粒蛋白A是高分化神经内分泌肿瘤的标志物；神经元特异性烯醇化酶是低分化肿瘤的标志物；胰多肽是无功能胰腺肿瘤的标志物。

(8) 有研究报道，^{68}Ga-DOTATATE和^{18}F-FDGPET/CT在胰高血糖素的诊断和治疗中的应用，^{68}Ga-DOTATATE是分化良好的胰高血糖素瘤的示踪剂，准确性高。

6. 诊断

胰高血糖素瘤综合征的诊断基于临床表现、血清胰高血糖素水平升高和分泌胰高血糖素的胰岛细胞肿瘤。诊断的金标准是用选择性的内脏血管造影，特别是腹腔、肠系膜上静脉和胰腺动脉造影来显示肿瘤，这项技术还可以检测肝转移。然而，因为超声和CT成本低、使用广泛，常作为一线检查方式。其他检查方法如PET、MRI、奥曲肽闪烁成像和生长抑素受体闪烁成像。

主要标准包括影像学研究证实存在胰腺肿瘤，胰高血糖素水平升高（＞1000pg/ml），NME，1型多发性内分泌肿瘤个人史。次要标准包括新发糖尿病，锌水平降低，低氨基酸血症，非特异性体重减少，腹泻，口角炎或唇炎，不明原因的肺栓塞，贫血（正色素、正细胞），神经精神障碍，嗜铬粒蛋白A或神经元特异性烯醇化酶水平升高。

7. 鉴别诊断

应注意与假性胰高血糖素瘤综合征，其他与NME症状相似的疾病鉴别。

8. 治疗

(1) 手术治疗：常规手术和腹腔镜手术切除肿瘤是胰高血糖素瘤和NME最权威的治疗方法。在手术切除前，应控制血糖水平、肠外营养和给予肝素治疗防治静脉血栓形成。胰腺切除术最常见的不良反应是胃排空延迟和胰腺瘘管形成。由于在诊断时，大部分高分化胰高血糖素瘤已转移，因此手术切除并非总是可行的。患者有肝转移的1～2级肿瘤可手术切除治疗，如果没有不可切除的肝外转移的证据，将至少保留30%的肝脏。在某些情况下可以建议肝移植。局部消融技术如微波消融或射频消融，适用于小于 5cm 的病灶。在不可切除的病例中，肝动脉栓塞可用于减少肝动脉循环。其他的选择包括经动脉栓塞或肝动脉注射放射性物质来抑制血管生成和破坏现有的血管。

(2) 化学疗法：有手术禁忌证的患者可应用多柔比星、链脲霉素、氟尿嘧啶、氯脲霉素、达卡巴嗪、替莫唑胺、伊立替康、铂类化合物、依托泊苷、紫杉烷等药物化疗可选择性地破坏胰岛细胞。这些药物通常用于提高疗效。分化良好的肿瘤生长缓慢，很少对化疗有反应。舒尼替尼是一种酪氨酸激酶抑制剂，不论使用奥曲肽与否，都显示出良好的效果。干扰素可以改善症状和减少增殖，由于不良反应明显，这种疗法被用作生长抑素类似物难治性肿瘤的最后手段。

(3) 生长抑素类似物：生长抑素类似物，尤其是奥曲肽，对于 NME 有明显的治疗效果。

(4) 肽受体放射性核素治疗。

9. 肿瘤分期及预后

胰高血糖素瘤的当前分期与所有胰腺神经内分泌肿瘤的分期相似。胰高血糖素瘤基于 TNM 分期，它考虑了原发肿瘤的大小和位置、组织学分化、肿瘤的转移和侵袭及激素综合征的存在。分级是基于增殖的测量（通常是 Ki-67 增殖指数或有丝分裂指数）及分化。肿瘤分期和分级对预后有重要意义。如果治疗得当，大多有较好的预后，生存期在 3～7 年甚至更长。很多患者最后并不是死于肿瘤本身，而是死于并发症，最常见的是血栓栓塞、感染或消化道出血。

（孙蔚明）

参 考 文 献

[1] ELGS A, LCGSS A, Francesco Cicone Nuclear Medicine Specialist, et al. Thyro-entero-gastric autoimmunity: Pathophysiology and implications for patient management [J]. Best Practice & Research Clinical Endocrinology & Metabolism, 34(1):101383.

[2] Iwai N, Okuda T, Oka K, et al. Helicobacter pylori eradication increases the serum high density lipoprotein cholesterol level in the infected patients with chronic gastritis: A single-center observational study[J]. PLoS ONE, 2019,14(8):e0221349.

[3] Sanger GJ, Lee K. Hormones of the gut-brain axis as targets for the treatment of upper gastrointestinal disorders [J]. Nature Reviews Drug Discovery, 2008, 7(3): 241-254.

[4] Mittal R, Debs LH, Patel AP, et al. Neurotransmitters: The critical modulators regulating gut-brain axis[J]. Journal of Cellular Physiology, 2017, 232(9):2359-2372.

[5] Virili C, Stramazzo I, Santaguida MG, et al. Ulcerative colitis as a novel cause of increased need for levothyroxine [J]. Frontiers in Endocrinology, 2019, 10:233.

[6] Lihong C. Assessment of thyroid cancer risk in more than 334,000 patients with inflammatory bowel disease: a case-control study and a Meta-analysis[J]. World Journal of Surgical Oncology, 2018, 16(1):182.

[7] Tan B, Li P, Lv H, et al. Treatment of vitamin D deficiency in Chinese inflammatory bowel disease patients: A prospective, randomized, open-label, pilot study [J]. Journal of Digestive Diseases, 2018,19(4): 215-224.

[8] Denson LA, Kim MO, Bezold R, et al. A randomized controlled trial of growth hormone in active pediatric crohn disease[J]. Journal of Pediatric Gastroenterology & Nutrition, 2010, 51(2):130-139.

[9] Desbois AC, Cacoub P. Diabetes mellitus, insulin resistance and hepatitis C virus infection: A contemporary review [J]. World Journal of Gastroenterology, 2017, 23(9): 199-213.

[10] Abdelhamid AA, Sherief MH, Nemr NA, et al. Homocysteine, insulin-like growth factor one and oestrogen levels in patients with erectile dysfunction-associated chronic hepatitis C virus infection[J]. Andrologia, 2018, 50:e13116.

[11] Lammert C, Mckinnon EJ, Chalasani N, et al. Novel HLA Class I Alleles Outside the Extended DR3 Haplotype Are Protective against Autoimmune Hepatitis [J]. Clinical and Translational Gastroenterology, 2019, 10(6):1

[12] Gideon DS, Nicole P, Marianne B, et al. Diabetes Mellitus and Autoimmune Hepatitis: Demographical and

Clinical Description of a Relatively Rare Phenotype[J]. Hormone & Metabolic Research, 2018, 50(7):568–574.

[13] Ray G, Bhargav M. A Study of Hormonal Abnormalities in Chronic Liver Disease[J]. The Journal of the Association of Physicians of India, 2019, 67(4):47–62.

[14] Lee YA, Wallace MC, Friedman SL. Pathobiology of liver fibrosis: a translational success story[J]. Gut, 2015, 64(5):830.

[15] Ehrlich L, Scrushy M, Meng F, et al. Biliary epithelium: A neuroendocrine compartment in cholestatic liver disease [J]. Clin Res Hepatol Gastroenterol, 2018, 42(4): 296–305.

[16] Cao H, Zhu B, Qu Y, et al. Abnormal expression of ER α in cholangiocytes of patients with primary biliary cholangitis mediated intrahepatic bile duct inflammation [J]. Frontiers in Immunology, 2019, 10: 2815.

[17] Bhattamisra SK, Siang TC, Rong CY, et al. Type–3c diabetes mellitus, diabetes of exocrine pancreas–an update [J]. Current Diabetes Reviews, 2019, 15(5): 382–394.

[18] Woodmansey C, Mcgovern AP, Mccullough KA, et al. Incidence, demographics, and clinical characteristics of diabetes of the exocrine pancreas (type 3c): A retrospective cohort study [J]. Diabetes Care, 2017, 40 (11): 1486–1493..

[19] DUGGAN S N, SMYTH N D, MURPHY A, et al. High Prevalence of Osteoporosis in Patients with Chronic Pancreatitis: A Systematic Review and Meta–analysis[J]. Clinical Gastroenterology & Hepatology, 2014, 12(2):219–228.

[20] Wang M, Hu RY, Wu HB, et al. Cancer risk among patients with type 2 diabetes mellitus: a population–based prospective study in China[J]. entific Reports, 2015, 5(1):11503.

[21] Atsumi Y, Rino Y, Wada H, et al. Changes in bone metabolism after gastric cancer surgery in male patients: a prospective observational study[J]. Gastric Cancer, 2019, 22:237–243.

[22] Pobocki J, Anna Jasińska, Syrenicz A, et al. The neuro–endocrine neoplasms of the digestive tract: Diagnosis, treatment and nutrition[J]. Nutrients, 2020, 12(5):1437.

[23] Angelis CGD, Valdivia PC , Venezia L, et al. Diagnosis and management of Zollinger–Ellison syndrome in 2018[J]. Minerva endocrinologica, 2018, 43(2):212–220.

[24] Khan D, Vasu S, Moffett C, et al. Expression of gastrin family peptides in pancreatic islets and their role in β –cell function and survival[J]. Pancreas, 2018, 47(2):190.

[25] 中华医学会肿瘤学分会胰腺癌学组（筹）. 胰腺神经内分泌肿瘤诊治专家共识 [J]. 中华肿瘤杂志，2014, 36 (9):717–720.

[26] Nesi G, Marcucci T, Rubio CA,et al. Somatostatinoma: Clinico–pathological features of three cases and literature reviewed [J]. Journal of Gastroenterology and Hepatology, 2008, 23(4):521–526.

[27] Noda S, Chikazawa K, Suzuki Y, et al. Involvement of the γ1 subunit of the large–conductance Ca^{2+}– activated K^+ channel in the proliferation of human somatostatinoma cells[J]. Biochemical and Biophysical Research Communications, 2020, 525(4):1032–1037.

[28] 陈泓磊，陈创奇，马晋平，等. 生长抑素瘤的临床病理特征与诊治分析 [J]. 消化肿瘤杂志（电子版），2012 (02):112–115.

[29] 赵雨. 胰高血糖素瘤的临床病理特点及 Glicentin 和 HAb18G/CD147 在胰高血糖素瘤中表达的研究 [D]. 北京：北京协和医学院，2015.

[30] Fathala A , Qahtani MHA , Abouzied MM . Molecular imaging of a glucagonoma with 18F–FDG PET/CT and 68Ga–DOTATATE PET/CT imaging: A case report and review of the literature[J]. Radiology Case Reports, 2019, 15(1):19–22.